POPULAR 2024 MEDICINE

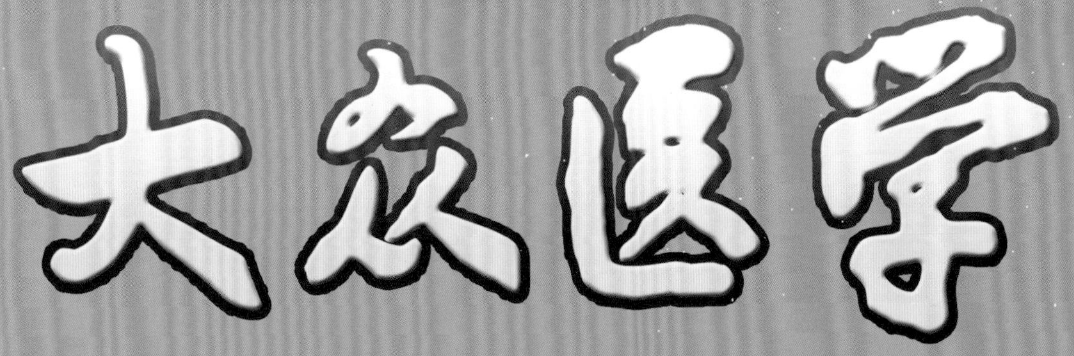

合订本

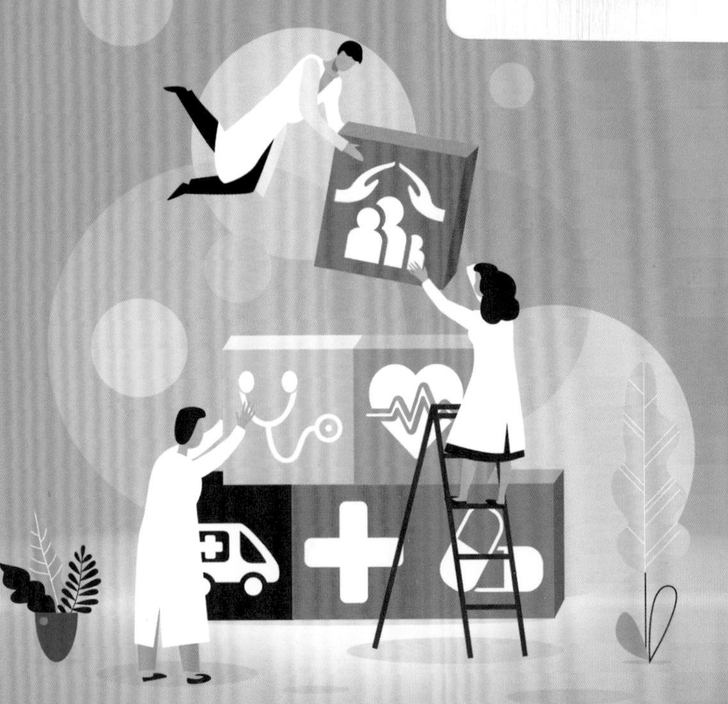

上海科学技术出版社

图书在版编目（CIP）数据

《大众医学》2024年合订本 / 《大众医学》编辑部编. -- 上海 : 上海科学技术出版社, 2024. 12.
ISBN 978-7-5478-6999-4

Ⅰ. R

中国国家版本馆CIP数据核字第2024NS6873号

《大众医学》2024年合订本

上海世纪出版（集团）有限公司
上 海 科 学 技 术 出 版 社 出版、发行
（上海市闵行区号景路159弄A座9F-10F）
邮政编码201101 www.sstp.cn
上海中华印刷有限公司
开本889×1194 1/16 印张 60 插页 1
字数：1440千字
2024年12月第1版 2024年12月第1次印刷
ISBN 978-7-5478-6999-4/R·3179
定价：135.00元

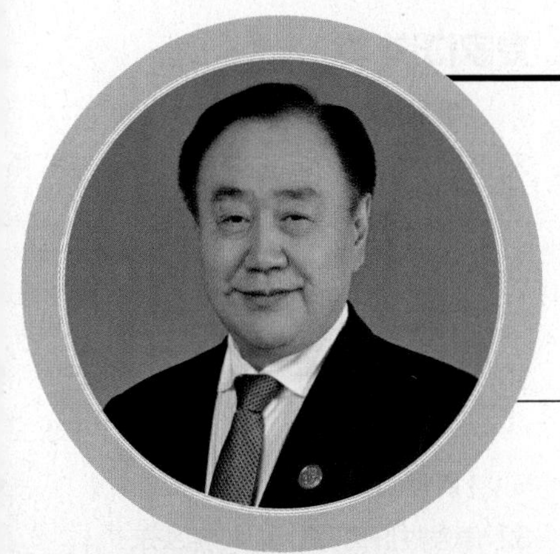

整合医学：不仅看“病”，更看“病人”

樊代明

中国工程院院士，中国抗癌协会理事长，世界整合医学会终身荣誉会长，亚太消化病联合学会会长，消化系肿瘤整合防治全国重点实验室主任，国家消化系统疾病临床医学研究中心主任，曾任中国工程院副院长、第四军医大学校长。长期从事消化系疾病的临床与基础研究工作，在国际上率先提出整体整合医学理论并付诸实践。

医学经历了几千年，特别是近几十年突飞猛进的发展，为人类健康做出了巨大贡献。但随着自然、社会环境的变化，以及人类对生存、长寿、健康的追求，加之专科细划、专业细化、医学知识碎片化，现代医学也遇到了前所未有的难题。人类需要在回顾总结医学发展历史的同时，提出未来医学发展的方向和道路。因此，整体整合医学（简称整合医学）的概念和实践应运而生，并得到国内外医学界的广泛响应。

整合医学是从人的整体出发，将医学相关领域先进的知识理论和临床各专科有效的经验和技术加以有机整合，并根据社会、环境、心理的现实进行修正和调整，使之成为更符合、适合人体健康和疾病诊疗的新的医学知识体系。整合医学是一种不仅看“病”，更看“病人”的认识论和方法学。其理论基础包括三个方面。

一是整体观。人是一个有生命的整体，不同的个体有其独特性。我们不能简单地把局部、瞬间、直接观察到的现象笼统地认为是整体的表现，不能一概将与正常相异的数据与指标都认为是疾病，也不能一概认为疾病都对人体有害。我们要从整体观察，综合评估。病人是病的人，而不只是生病了。医学必须把病人当成人，而不是病。

二是整合观。要从整体出发、以人为本，要还器官为病人、还症状为疾病、身心并重、医护并重、中西医并重、防治并重。整合医学不仅要把已知的各生物因素加以整合，还要将社会、环境和心理等因素加以整合；不仅要将现存与生命相关各领域先进的医学发现加以整合，还要把与医学相关学科有效的经验加以整合；不仅要从自然科学的单元思维考虑问题，还要从哲学的多元思维分析问题。

三是医学观。医学是一门极为复杂的学科，既不等于单纯的科学，也不同于纯粹的哲学，还有社会学、人类学、心理学、语言学、法学、经济学、艺术……一切与人类身心有关的学问，都应该被视为医学的组成部分。我们可以用科学的理论帮助医学，但不能用之束缚医学；可以用科学的方法研究医学，但不能用之误解医学；可以用科学的数据助诊疾病，但不能用之取代医生；可以用科学的方法形成指南，但不能以偏概全。

从整体观、整合观和医学观出发，将人视为一个整体，并将人放在更大的整体（包括自然、社会、心理等）中考察，将医学研究中发现的数据和证据还原成事实，将临床实践中获得的知识和共识转化成经验，将临床探索中发现的技术和艺术聚合成医术，这就是整合医学。整合医学是新时代医学发展的必然方向和必由之路，必将更好地服务于人类的健康。PM

创刊于1948年

Contents 目次 2024年1月

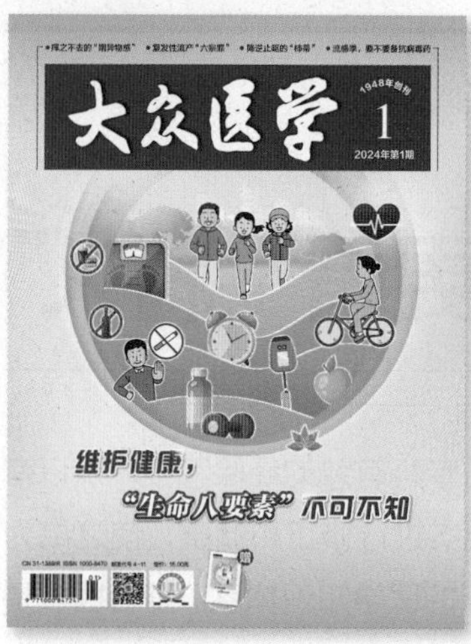

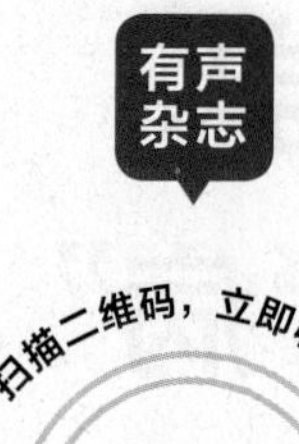

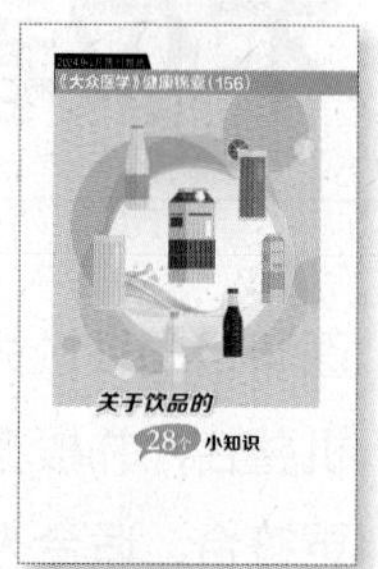

大众医学
官方微信公众号

大众医学
官方视频号

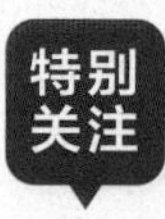

维护健康，“生命八要素”不可不知

什么是生命八要素？其与中风有什么关联？如何根据生命八要素指标预测自己未来发生中风的风险？如何更好地保护心脑血管、远离中风，维护健康？本刊特邀多学科专家对如何提升“生命八要素”评分进行具体指导。

本期封面、内文部分图片由图虫创意提供

首届国家期刊奖　第三届中国出版政府奖期刊奖提名奖　新中国60年有影响力的期刊
华东地区优秀期刊　中国百强报刊　上海市健康科普品牌　中国优秀科普期刊

大众医学®（月刊）

2024年第1期 Dazhong Yixue

顾问委员会

主任委员 王陇德 陈孝平

委　员（按姓氏拼音排序）

陈君石 陈可冀 曹雪涛 戴尅戎
樊　嘉 范先群 顾玉东 郭应禄
黄荷凤 廖万清 陆道培 刘允怡
郎景和 宁　光 邱贵兴 邱蔚六
阮长耿 沈渔邨 孙　燕 汤钊猷
王正国 王正敏 吴咸中 项坤三
曾溢滔 曾益新 赵玉沛 钟南山
周良辅 庄　辉

名誉主编 胡锦华
主　编 贾永兴

编辑部
主任/副主编 黄　薏
副主任 王丽云
文字编辑 张　磊 莫丹丹 蒋美琴 曹　阳
美术编辑 李成俭 陈　洁

主　管 上海世纪出版（集团）有限公司
主　办 上海科学技术出版社有限公司

编辑、出版 《大众医学》编辑部
编 辑 部 （021）53203131
网　址 www.popumed.com
电子邮箱 popularmedicine@sstp.cn

邮 购 部 （021）53203260

营销部
副 总 监 夏叶玲
客户经理 潘　峥 马　骏
订阅咨询 （021）53203103 13816800360
广告总代理 上海高精广告有限公司
电　话 （021）53203105

编辑部、邮购部、营销部地址
上海市闵行区号景路159弄A座9F-10F
邮政编码 201101

发行范围 公开发行
国内发行 上海市报刊发行局
国内邮发代号 4-11
国内统一连续出版物号 CN 31-1369/R
国际标准连续出版物号 ISSN 1000-8470
国内订购 全国各地邮局
国外发行 中国国际图书贸易总公司（北京邮政399信箱）
国外发行代号 M158

印　刷 上海中华印刷有限公司
出版日期 1月10日
定　价 15.00元

80页（附赠32开小册子16页）

杂志如有印订质量问题，请寄给编辑部调换

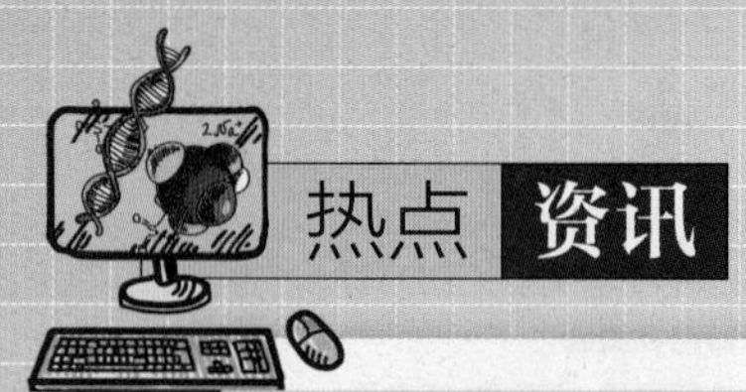

频繁做 CT 检查，恐增患癌风险

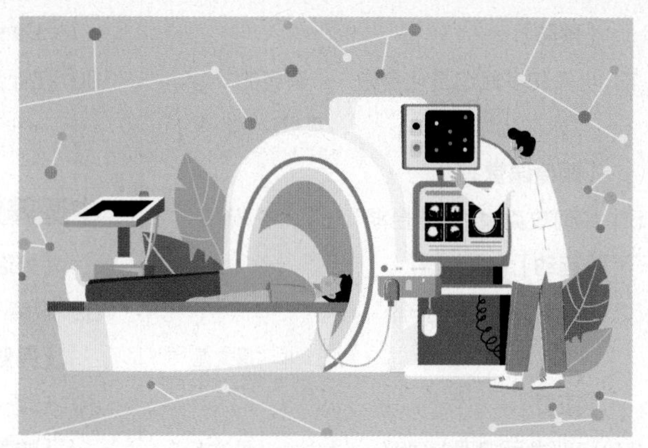

CT 检查是常用的疾病诊断工具之一，但频繁进行 CT 扫描可导致辐射高剂量累积，有潜在的致癌风险。近期，一项研究收集了超 94 万名 CT 检查受试者（<22 岁）的研究数据，发现 CT 检查剂量的累积与血液系统恶性肿瘤的发生风险之间存在密切相关，每增加 100 毫西弗的辐射剂量，罹患血液系统恶性肿瘤的风险升高 96%；罹患淋巴瘤和骨髓恶性肿瘤的风险也呈上升趋势。目前，一次 CT 检查的平均辐射剂量约为 8 毫西弗，随着检查次数的增加，即使是低剂量的 CT 辐射也会使血液系统恶性肿瘤患病风险增加，尤其是儿童和青少年。

亲友陪伴助孤独者延寿

现代社会中，发达的社交网络容易使人在不知不觉间缺少真实的人际互动，这种情况在年轻一代中更为明显。近期一项研究发现，社交连接的缺失可能会对孤独者的身体健康产生负面影响，相较有正常社交连接的人，他们无法经常找到可倾诉对象的人，死亡风险升高 39%；与朋友和家人互动较少的独居者，死亡风险也明显升高。因此，建立紧密的社交关系有助于缓解孤独感，降低与之相关的健康风险。

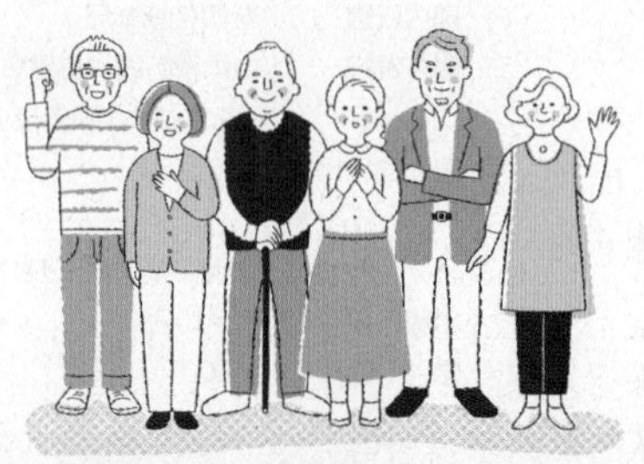

中国癌症疾病负担报告：肺癌、肝癌和胃癌为前三位死因

近期，中国疾病预防控制中心殷鹏团队评估了 2005—2020 年中国癌症负担的变化。数据显示：2020 年中国癌症相关死亡人数 239.78 万，相比 2005 年增加了 21.6%；2005—2020 年，肺癌、肝癌、胃癌、食管癌及结直肠癌居男性癌症相关死亡前五位；2005 年，居女性癌症相关死亡前五位的依次为肺癌、胃癌、肝癌、食管癌、结直肠癌，2020 年依次为肺癌、肝癌、胃癌、结直肠癌和乳腺癌。

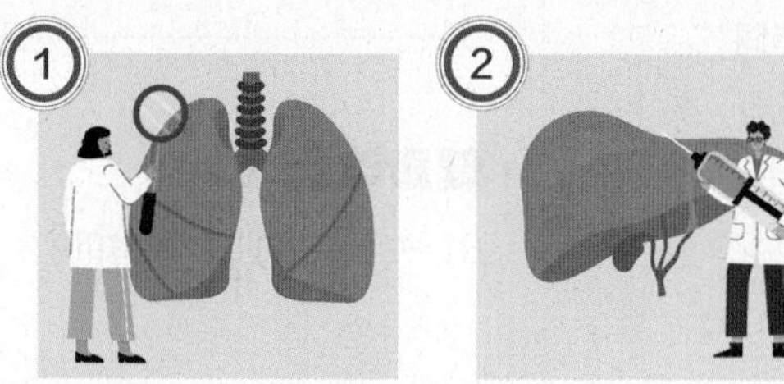

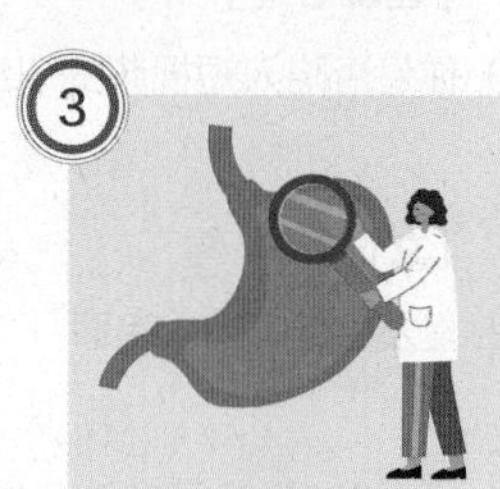

脊柱健康个性化测量门诊上海“诞生”

随着社会发展，电脑、手机使用频率增加，脊柱疾病的发病率越来越高，患者越来越低龄化。近期，上海市第十人民医院开设了脊柱健康个性化测量门诊，可根据患者的睡眠习惯、工作学习场景、脊柱病变情况等提出个体化方案。医生为患者测定与脊柱有关的数据，记录身高、体重、睡眠偏好等数据后，通过后台 AI 数据库测算，生成专属健康报告，确定患者需要多硬的床垫、多高的枕头，以及工作时合适的桌椅高度。

每分钟走百步，降低 2 型糖尿病发生风险

近期，一项研究统计了 50 多万名成人的步行数据，发现与平均或正常步行速度不到 3 千米 / 小时的人相比，步行速度在 3 ~ 5 千米 / 小时的人，2 型糖尿病患病风险降低 15%；步行速度在 5 ~ 6 千米 / 小时的人，2 型糖尿病患病风险降低 24%；步行速度超过 6 千米 / 小时的人，2 型糖尿病患病风险降低 39%；步行速度每小时每增加 1 千米，罹患 2 型糖尿病的风险降低 9%。

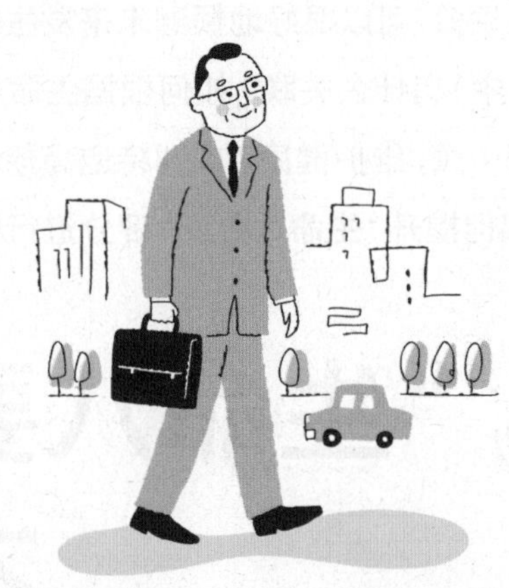

步行速度 4 千米 / 小时，在男性相当于每分钟走 87 步，在女性相当于每分钟走 100 步，更快的步行速度与更好的心肺健康和肌肉力量有关。

76 家医院携手成立“长三角胰腺肿瘤联盟”

胰腺癌因其发病隐匿、早期诊断率低、进展迅速、预后差等特点被称为“癌症之王”。近期，“长三角胰腺肿瘤联盟”在上海成立，由上海交通大学医学院附属瑞金医院胰腺疾病诊疗中心作为牵头单位，联合上海、浙江、安徽、江苏等地共 76 家医院，集胰腺外科、重症监护、内镜微创、影像介入、肿瘤病理及实验室为一体，构建多中心共享胰腺癌专病队列数据库与全生命周期生物样本库，以期真正把控全局，攻克“癌王”。

食品将有“电子身份证”

近年来，公众食品安全和营养健康需求提升，消费者更加注重阅读食品标签。随着标签标示信息的增多，传统标签字号过小，难以辨认，在一定程度上限制了消费者获取更多信息。

近期，为扩展食品标签展示形式，为消费者阅读食品标签提供便利，国家卫健委启动数字标签试点工作。消费者扫描印在食品外包装上的“数字标签”二维码，即可获取信息，阅读商品名称、品牌、净含量、配料、营养成分表等；还可实现页面放大、语音识读、视频讲解等功能，满足阅读标签的不同需求。目前已有多家企业加入数字标签的试点工作，多款产品陆续进入市场，覆盖乳制品、饮料、包装饮用水、方便食品、肉制品、植物油、糖果等主要食品类别。

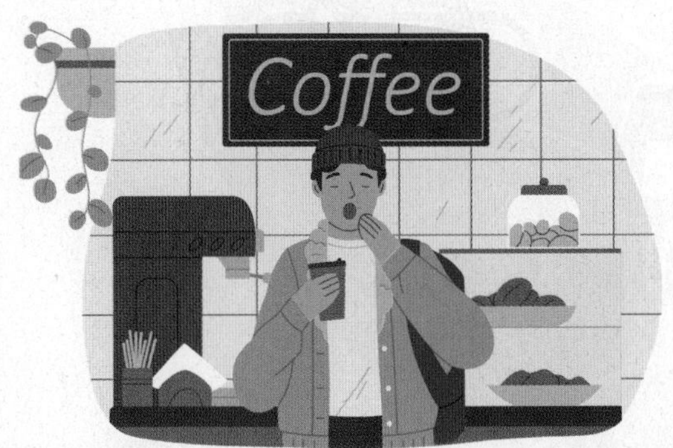

不吃早餐 + 熬夜，患代谢综合征风险升高

不吃早餐和熬夜是许多人难以改掉的不良生活习惯。多项研究显示，不吃早餐可损害人体免疫系统，并可能导致患心脏病的风险增加；熬夜或夜班工作导致的昼夜节律紊乱会增加心肌梗死发病风险。近期一项研究发现，不吃早餐“叠加”晚睡，会使代谢综合征的患病率增加，尤其是男性。PM

（本版内容由本刊编辑部综合摘编）

近期，“首批90后已成中风高发人群”的新闻冲上热搜。在社交媒体上，自述本人、朋友或家人，年纪轻轻就中风的消息比比皆是，言语中颇有些无可奈何。每到秋冬季节，“公交车司机突发中风，强忍不适将车停稳，保护全车人安全”的报道亦屡见不鲜。

2023年7月，复旦大学高翔教授和首都医科大学附属北京天坛医院王安心教授研究团队在国际知名医学期刊*Stroke*（《中风》）上发表了题为《生命八要素与卒中风险：一项前瞻性社区研究》的论文，阐明了由“生命八要素”指标构建的心血管健康评分，可以很好地预测未来发生卒中的风险。

什么是生命八要素？其与中风（卒中）有什么关联？如何根据生命八要素指标预测自己未来发生中风的风险？如何更好地保护心脑血管、远离中风，维护健康？本刊特邀高翔教授对该研究进行专业解读，并邀请临床医学、运动医学等领域的专家对如何提升“生命八要素”评分进行具体指导。

维护健康，“生命八要素”不可不知

策划　本刊编辑部
执行　黄　薏
支持专家　高　翔　陈世益　丁荣晶　麻　静
王继光　陈海冰　程　翔　吴云成

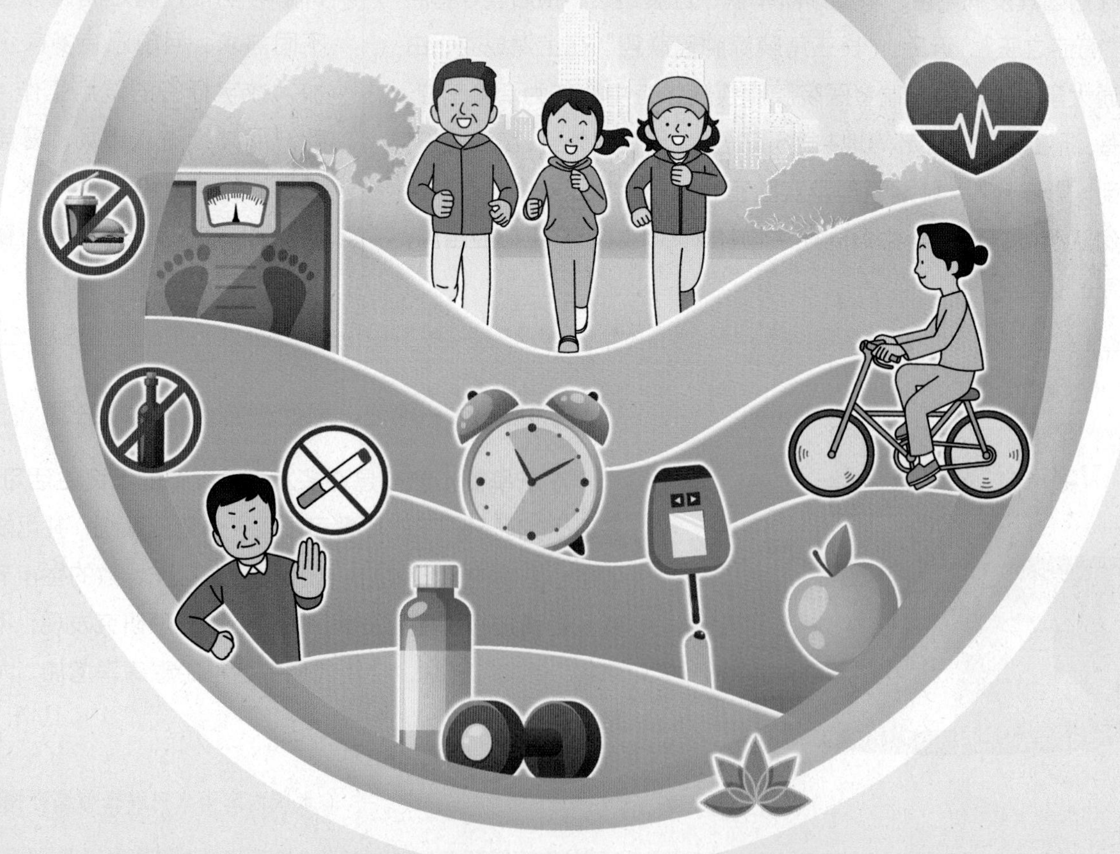

做到“生命八要素”，卒中风险降七成

复旦大学营养研究院院长　高 翔

2022年9月，美国心脏协会（AHA）提出了促进心血管健康的“生命八要素（Life's Essential 8，LE8）”，即健康饮食，体力活动，戒烟，睡眠健康，健康体重（体质指数，BMI），健康的血脂、血糖和血压。这是一个综合性指标体系，包括了一系列行为因素（健康生活方式）和代谢因素。根据“LE8”中每个指标对应的分值（0～100分），可生成一个复合心血管健康（CVH）评分（0～100分）。

“开滦研究”的三个发现

我们团队在*Stroke*上发表的研究成果《生命八要素与卒中风险：一项前瞻性社区研究》，通过运用LE8心血管健康评分对两个中国大型队列（开滦Ⅰ和开滦Ⅱ）共68 885人进行了研究，得出以下三个结论：

❶ LE8心血管健康评分越高，卒中风险越低

研究显示，与评分较差（＜50分）的受试者相比，理想评分（≥80分）的受试者总卒中风险、缺血性卒中和出血性卒中风险，分别降低67%、70%和44%。

也就是说，通过LE8心血管健康评分可以预测未来的卒中风险，分值越高，卒中风险越低；那些尽可能做到“生命八要素”的人，卒中风险可降低约七成。

❷ 年纪越轻，卒中风险与评分的相关性越强

研究发现，在65岁及以下的受试者中，与LE8心血管健康评分较差（＜50分）者相比，LE8心血管健康评分理想（≥80分）者的卒中风险降低了86%。

也就是说，在相对年轻（65岁以下）的受试者中，LE8心血管健康评分与卒中的相关性更强。

❸ LE8心血管健康评分理想者仅占5%

按照“心血管健康评分”的分级原则，80～100分为理想，50～79分为中等，0～49分为较差。我们的研究发现，心血管健康状况理想（评分≥80分）的受试者仅占约5%，而心血管健康状况较差（评分＜50分）的受试者约占25%。

“开滦研究”的两大启示

目前的研究结果对我国的卒中预防策略可提供一些新的启示和方向：

❶ 从“行为”到“代谢”，全面预防

生命八要素包含4个行为因素（饮食、体力活动、戒烟、睡眠）和4个代谢因素（BMI、血脂、血糖和血压），坚持健康的生活方式、积极控制代谢危险因素，有助于降低卒中风险。

❷ 越年轻，干预效果越好

相对于年老者，中青年人群有较高LE8心血管健康评分者，未来卒中风险的降低幅度更明显。这就提示大家，应在中青年阶段就采取有效的生活方式干预，控制危险因素，以最大限度降低未来发生卒中的风险。

专家简介

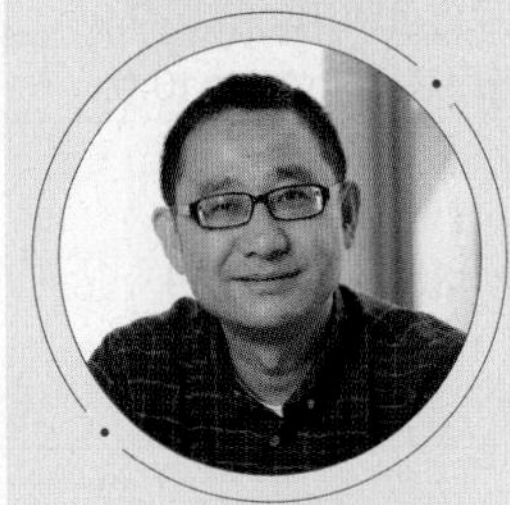

高 翔　复旦大学营养研究院院长，复旦大学公共卫生学院特聘教授，流行病学学者，联合国教科文组织创意与可持续发展中心咨询委员会委员，曾任美国宾州州立大学（PSU）营养系终身教授、营养流行病室主任。主要研究方向为营养、睡眠、神经性疾病和衰老。

测一测：你的心血管健康能打几分？

心血管健康评分表

指标	评分	标准	备注	得分
饮食	100	符合5项	每天吃蔬菜>500克 每天吃水果>300克 每天吃鱼≥100克（建议食用海鱼） 每天摄入全谷物≥85克 每天摄入食盐<5克	
	80	符合4项		
	50	符合3项		
	25	符合1~2项		
	0	均不符合		
运动 （分钟/周）	100	≥150	标准中的时间主要指 中等强度有氧运动时间	
	90	120~149		
	80	90~119		
	60	60~89		
	40	30~59		
	20	1~29		
	0	0		
吸烟状态	100	从不吸烟	如果家中经常有人在房间内吸烟， 则减去20分，评分为0者除外	
	75	已戒烟≥5年		
	50	1年≤戒烟<5年		
	25	戒烟<1年		
	0	当前吸烟		
睡眠 （小时）	100	7~<9	平均夜间睡眠时间	
	90	9~<10		
	70	6~7		
	40	5~6或≥10		
	20	4~5		
	0	<4		
体质指数 （BMI，千克/米^2）	100	18.5~24.9	BMI=身高（米）/体重（千克）的平方	
	60	25~29.9		
	40	30~34.9		
	20	35~39.9		
	0	≥40		
胆固醇 （非高密度脂蛋白胆固醇， 毫克/分升）	100	<130（<3.4毫摩/升）	非高密度脂蛋白胆固醇 =血清总胆固醇(TC)−高密度脂蛋白胆固醇 1毫摩/升=38.7毫克/分升 如果是药物治疗后的水平，应减去20分	
	60	130~159（3.4~<4.1毫摩/升）		
	40	160~189（4.1~<4.9毫摩/升）		
	20	190~219（4.9~5.7毫摩/升）		
	0	≥220（>5.7毫摩/升）		
血糖 空腹血糖（FBG，毫克/ 分升）或糖化血红蛋白 （HbA1c，%）	100	没有糖尿病，FBG<100 （<5.6毫摩/升）或HbA1c<5.7		
	60	没有糖尿病，FBG100~125 （5.6~7.0毫摩/升）或HbA1c5.7~6.4		
	40	糖尿病且HbA1c <7.0		
	30	糖尿病且HbA1c7.0~7.9		
	20	糖尿病且HbA1c8.0~8.9		
	10	糖尿病且HbA1c9.0~9.9		
	0	糖尿病且HbA1c≥10.0		
血压 （毫米汞柱）	100	<120/80	如果是经药物治疗后的水平， 应减去20分，评分为0者除外	
	75	<130/80		
	50	130~39/80~89		
	25	140~159/90~99		
	0	≥160/100		
总分				
心血管健康评分	总分除以8			

LE8 心血管健康评分不仅有助于大家了解当前的健康状况，还可以提醒大家重视并采取适当的措施来改善心脑血管健康状况。

大家可以通过定期监测“生命八要素”指标，如监测血压、血胆固醇、血糖水平，关注自己的体重、饮食和睡眠习惯，进行适度的体育锻炼，戒烟和限制酒精摄入等，根据相应分值算出自己的心血管健康评分。80 ~ 100 分表明健康状况较理想，50 ~ 79 分为中等，0 ~ 49 分为较差。

当然，要获得更准确的评估，应咨询医生，他们可以根据个人的健康状况和风险因素，提供更详细的评估和建议。

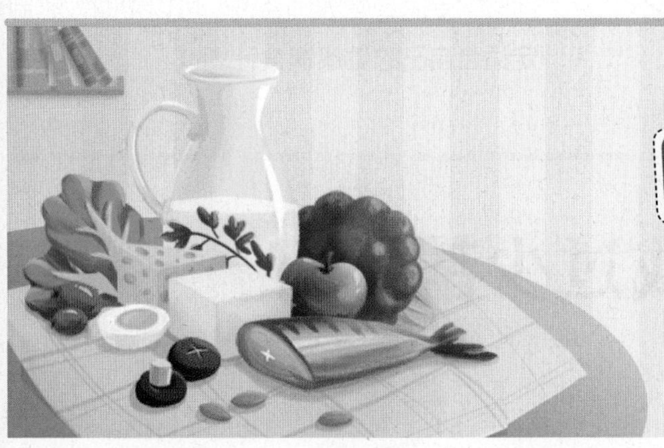

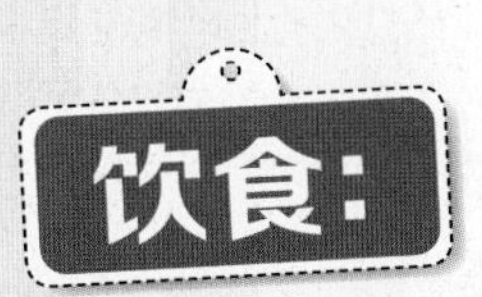

饮食：“管住嘴”，莫让“病从口入”

复旦大学营养研究院院长　高 翔

膳食结构欠合理，埋下健康隐患

饮食因素在心脑血管健康中扮演着重要角色，与心脑血管疾病之间存在直接关联。不良饮食习惯可导致一系列健康问题，包括高血压、高胆固醇血症、肥胖和糖尿病，这些都是心脑血管病的危险因素。

国际医学期刊《柳叶刀》子刊发表的一项针对我国各省居民饮食状况的分析显示：2002—2018 年，我国居民全谷物、大豆、坚果、蔬菜、水果、红肉和含糖饮料的平均消费量呈上升趋势；然而，除红肉和含糖饮料外，其他食物平均摄入量均低于膳食指南规定的推荐水平。其中，果蔬、全麦食物摄入不足，是缺血性心脏病、卒中的主要饮食危险因素。

健康膳食，“有章可循”

保护心脑血管健康，需要摄入足够的营养。大家在日常饮食中应遵循以下原则：

❶ 以水果、蔬菜、豆类、坚果、谷类、植物蛋白质、脂肪含量高的鱼类（海鱼）为主的饮食；每天摄入的谷类食物，至少一半是全谷物；尽量以不饱和脂肪酸（多不饱和脂肪酸、单不饱和脂肪酸）代替饱和脂肪酸，同时增加富含膳食纤维食物的食用量，尤其是富含可溶性膳食纤维的食物。

❷ 注意“六个少吃”，即少吃加工肉类、少吃富含饱和脂肪酸的食物、少吃富含反式脂肪酸的食物、少吃胆固醇、少吃盐和少吃精制碳水化合物。

当然，大家也可直接遵循地中海饮食或得舒饮食（DASH）等健康饮食模式，以达到维护健康、预防心脑血管疾病的作用。

饮食模式	特点
✔ 地中海饮食	强调多摄入新鲜水果、蔬菜、全谷物、坚果、橄榄油和鱼类，同时限制红肉、加工肉制品和高糖食物的摄入。
✔ 得舒饮食（DASH）	强调增加水果、蔬菜、全谷物、瘦肉、鱼类、坚果和低脂乳制品的摄入，同时限制盐的摄入。

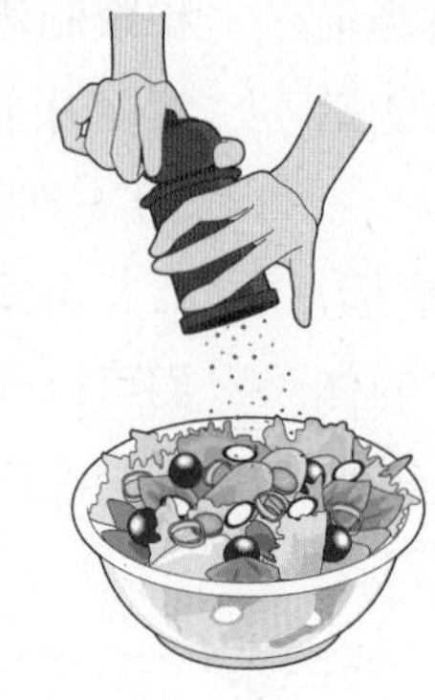

给年轻人的健康饮食建议

工作忙、不会做饭或常吃外卖的年轻人，可以采取以下措施来实现健康饮食：

❶ **选择健康的外卖食品**

尽量选择包含蔬菜、鱼、鸡肉和全谷物的外卖食品；避免选择过多快餐和加工食品，尽量减少高盐、高糖和高脂肪食品和加工食品的摄入。

❷ **学习简单、健康的烹饪方法** 将烹饪变为一项有趣的爱好，在家中制作健康食物。

❸ **规划饮食** 提前规划饮食，准备健康的午餐和晚餐，避免依赖外卖或快餐。

维护健康的饮食习惯需要自律和计划，向医学专家或营养师咨询，可以帮助大家制定适合自己的健康饮食计划。

睡眠：过多或过少都不好

复旦大学营养研究院院长 高 翔

睡眠不足，卒中风险增加

人体是存在昼夜节律的，人的睡眠行为与心血管系统固有的节律不一致时，会导致多种不良心血管结局。比如：睡眠不足、睡眠质量差、就寝时间过晚等，会增加心血管疾病的发生风险。

我们团队曾于2014年在国际知名医学期刊*Circulation*（《循环》）上发表研究论文，提示失眠（尤其是入睡困难和早起后精神不振）者未来更容易死于心脑血管疾病（含卒中）。今年，我们团队在*Heart*（《心脏》）上发表了一篇基于中国开滦研究的文章，提示睡眠不足（每日睡眠不足7个小时）者，未来发生心衰的可能性增加。

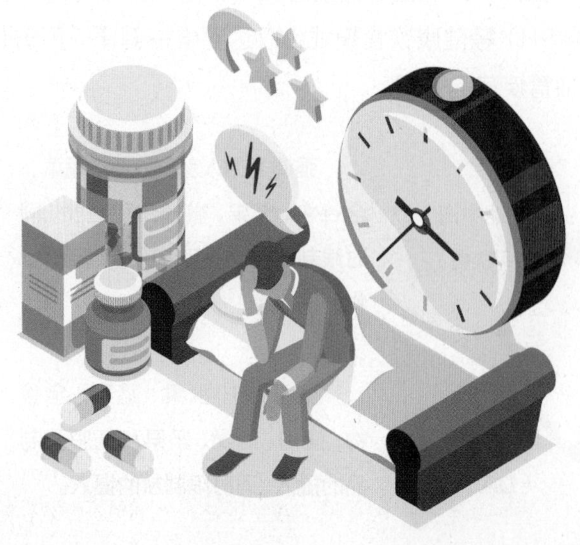

睡眠不足可通过多种途径增加卒中的发生风险。首先，睡眠不足会导致长期精神紧张和焦虑情绪，这些因素通过激活交感神经系统和下丘脑－垂体－肾上腺轴来增加血皮质醇水平，进而导致血压升高、血管收缩、血小板聚集、胰岛素抵抗、糖耐量异常等，从而引发卒中。其次，睡眠不足会改变饮食和身体活动行为。有研究发现，睡眠不足可导致瘦素分泌减少、饥饿素分泌增加，即会引发人的进食行为。我们团队的研究发现，失眠者未来摄入热量增高，且口味变重，更容易吃高油、高盐的食物。

为了解其背后机制，我们在开滦研究中发现，睡眠障碍可能增加味觉和嗅觉障碍的发生风险，从而使人更倾向于食用重口味的食物。该研究成果于2020年发表在《美国营养师》杂志。此外，睡眠不足还会增加机体的炎症水平，增加动脉硬化的发生风险，进而增加卒中的发生风险。

夜间睡眠不足，不妨白天小睡

现代社会节奏快、压力大，很多成年人都存在睡眠不足的问题，尤其是年轻人。为保护心脑血管、远离卒中，大家在条件允许的情况下，应尽量保持充足的睡眠时间（7～8小时）。晚上就寝前，应放下电子用品，放松心情，营造良好的睡眠环境。此外，可以通过适当锻炼来帮助睡眠。如果因为工作太忙等原因，夜间睡眠时长不足，可在白天适当小睡。研究发现，适当的白天小睡（1小时以内）与中风等心脑血管疾病的发生风险降低有关。

保健品、“熬夜水”，补不了缺觉的危害

很多年轻人知道睡眠不足有害健康，但又做不到早睡、睡足，于是便希望通过食用保健品来补一补。于是，打着养生旗号，宣称“适合熬夜喝”的饮品——熬夜水应运而生。这种饮品的配料五花八门，基本上都会添加一些具有保健功效的中药，如人参、大枣、贡菊、罗汉果等。实际上，试图通过服用保健品、喝熬夜水来抵消缺觉造成的危害，是不可取的，无异于掩耳盗铃。普通人，尤其是年轻人，在身体健康的情况下，不需要专门进补；即便要补，也应该知道需要补什么、如何补，才能做到“对症下药”。没搞清楚情况就盲目进补，并不能解决根本问题。

睡眠过多，亦不利于健康

适宜的夜间睡眠时长为7～8小时。很多研究发现，睡眠时间过长的人，未来发生糖尿病、高血压、癌症等多种慢性病的风险增加。具体原因目前不是很明确，可能的原因包括长时间睡眠增加体内慢性炎症反应等。当然，还有一个可能是，睡眠时间过长的人，可能已经存在精力与体力不足、抑郁症、睡眠呼吸暂停综合征等情况，即睡眠时间过长可能是健康出现问题的信号。

体力活动：

“懒动”的危害仅次于吸烟

复旦大学附属华山医院运动医学科　罗智文　陈世益（教授）

缺乏运动，卒中风险增加

研究显示，60岁以下成年人如果每天有较长时间的久坐和很少的体力运动，将会面临比其他人高数倍的卒中风险。我国的相关研究也表明，那些久坐时间超过8小时且体力活动较少的人群，与每天久坐时间少于4小时且体力活动水平较高的人群相比，卒中风险增加7倍。

目前，久坐已被世界卫生组织列为致病和致死的主要原因之一，其危害仅次于吸烟。在中国，久坐已经成为现代人最常见的不良生活方式之一。相关调查显示，超过80%的中国成年人体力活动量不足。

运动是良药，健康益处多

运动是一种天然、无副作用的治疗方法。大量研究证实，运动对高血压、冠心病、卒中、肺病、癌症、运动损伤、骨关节炎、骨质疏松症等至少27种慢性病有预防或治疗作用。流行病学研究表明，每周坚持进行150分钟中等强度的运动，可使2型糖尿病的发病风险降低26%；长期坚持锻炼可使2型糖尿病的发病风险降低41.1%、心血管病的发病风险降低33%。

对健康有益的运动应在控制体重、预防和管理健康问题、提升情绪和能量、促进良好睡眠和生活质量等方面发挥积极作用，兼顾提供乐趣和社交机会。

合理选择运动项目，长期坚持

选择适合自己的运动类型是一个重要的健康决

策。运动既要帮助人们实现健身目标，也应该是安全、可持续和可接受的。

运动量和运动项目的选择，应考虑个人偏好、健康状况、运动强度、便利性、时间限制，以及是否需要额外的监测或支持等。不同的运动类型有不同的优势和劣势。例如：步行是一种适合大多数人的运动方式，对关节的压力较小，但步行消耗的能量少于跑步。此外，身体状况也需要考虑，有心脏、关节、肝脏、肾脏等疾病者应在开始运动前向医生咨询。

年轻人，别为不运动找借口

工作太忙，没时间运动；运动太枯燥，坚持不了……年轻人该如何让自己动起来呢？不妨参考以下建议：

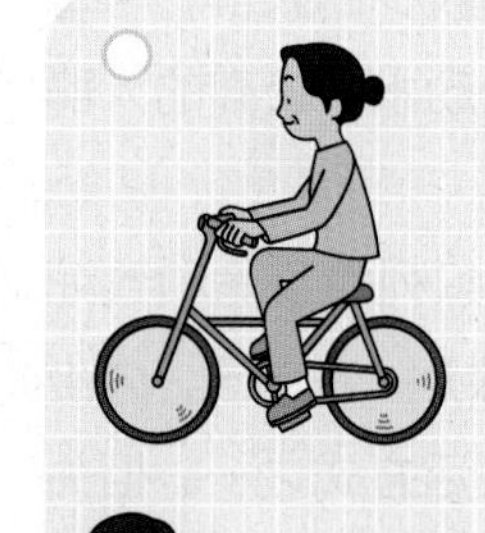

- **将运动融入生活** 每天步行或骑自行车上下班，不坐电梯、改走楼梯，做家务时有意识地增加身体活动量，等等。
- **创造运动机会** 在运动时间、条件受限的情况下，寻找安全和创造性的方式来增加身体活动，如在家进行有氧运动、舞蹈、做操等。

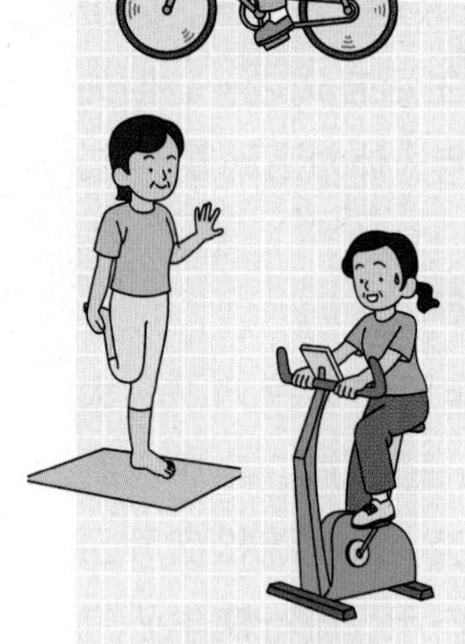

- **利用碎片时间** 短时间内进行高效率的活动，如在看电视广告期间做一些简单的拉伸或健身运动。
- **与社交结合** 与朋友一起参加体育活动，既参与了社交，又增加了运动的乐趣。

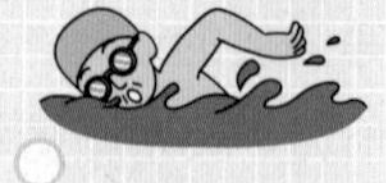

- **建立习惯** 将运动视为一种习惯，而不是一项任务。

慢性病患者，运动悠着点

对高血压、糖尿病等慢性病患者而言，进行科学、合理、安全的运动至关重要。运动前应咨询医生，以确保所选择的运动类型和强度适合自己的健康状况。

糖尿病患者每周应至少进行 150 分钟中等强度的体育运动和至少 2 天锻炼主要肌肉群的活动。运动时要多喝水，以防脱水。运动前要测血糖，若血糖低于 5.6 毫摩 / 升（100 毫克 / 分升），需要摄入含 15 ~ 30 克碳水化合物的小点心，以免发生低血糖；若血糖高于 15 毫摩 / 升（240 毫克 / 分升），则不宜运动，需要检测尿酮体。

高血压患者应进行全身性、有节奏、中等强度的有氧运动，避免憋气和爆发力强的运动；若运动中出现头晕、头痛、胸闷、胸痛、心慌、乏力等不适，应停止运动并就医；运动强度不宜过大，以运动次日关节、肌肉无明显疼痛、僵硬为宜。此外，每日晨起时应监测血压、心率。

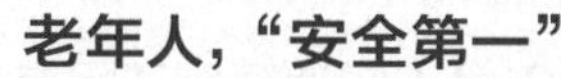

老年人，“安全第一”

老年人应根据自身健康状况选择合适的运动类型和强度。在开始新的运动项目前，应咨询医生。

65 岁以上老年人宜参加包括有氧运动、抗阻训练、平衡能力（预防跌倒）和柔韧性练习的综合运动，每周至少 2 次。运动量要“低起点、慢进阶、少变化、循序渐进”。抗阻训练对老年人很重要，可防止肌力快速下降。

老年人运动时应注意观察身体反应，如心率和呼吸等。避免在寒冷、酷暑等极端天气情况下进行户外运动；运动时适当饮水，避免脱水；避免高风险运动，以免发生运动损伤。

专家简介

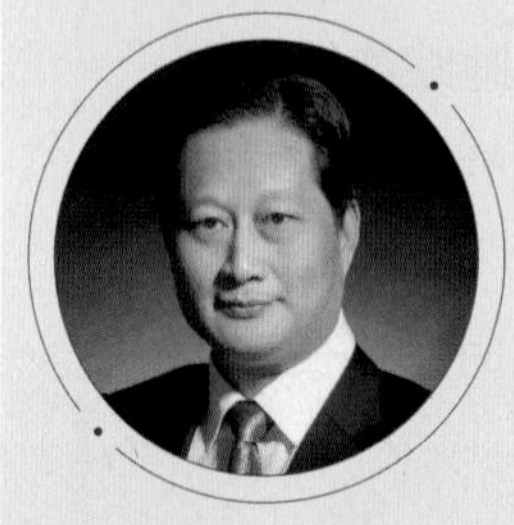

陈世益 复旦大学附属华山医院运动医学科教授、博士生导师，复旦大学运动医学研究所所长，中华医学会运动医学分会主任委员，中国医师协会骨科医师分会运动医学专业委员会主任委员，上海市医学会运动医学专科分会名誉主任委员，上海市体育科学学会常务理事。

戒烟：健康获益比想象中多

北京协和医院康复医学科主任医师　丁荣晶

吸烟“重创”心脑血管

很多人都知道，吸烟损害肺功能，是导致肺癌的主要原因之一。但很多人不知道，吸烟对心脑血管的伤害更大。1990年美国已有报告指出，根据前瞻性队列研究和病例对照研究结果，明确证实吸烟是导致冠心病、动脉硬化性外周血管疾病和卒中的重要原因。迄今为止，已有大量研究从基础和临床的不同角度证实了吸烟对心脑血管的危害。然而，我国居民吸烟人数仍居世界前列，近年来的调查数据显示，我国年轻人的吸烟率显著增加。

烟草烟雾中含有7000多种化学物质，其中有250多种有毒有害物质，60多种是致癌物和促癌物。烟草烟雾中的尼古丁、一氧化碳、氧化微粒物、多环芳烃等成分与心血管系统损害直接相关，主要生物学机制包括内皮功能损害、冠状动脉痉挛、血栓形成、使机体处于炎症状态等。

临床研究发现，吸烟对心脑血管的危害极大：

❶ 吸烟导致心血管病年轻化，使首次发生心肌梗死的时间提前10年。

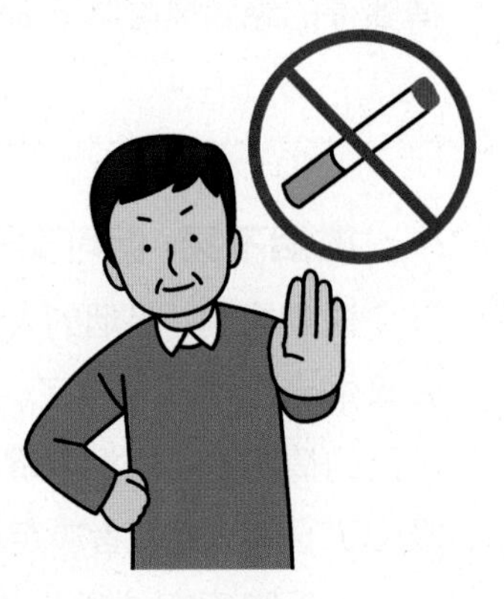

❷ 吸烟可使冠心病、急性心肌梗死的发病风险分别增加2倍和最高达7倍，且发病率与吸烟量呈线性关系；即使每日吸烟<5支，发生急性心肌梗死的风险也会增加40%，且年纪越轻，吸烟的相对危害越大。

❸ 吸烟是猝死最重要的危险因素，可使猝死的相对危险增加3倍以上。

❹ 吸烟使缺血性卒中的相对危险增加90%，使蛛网膜下腔出血的相对危险增加190%。

❺ 吸烟使外周血管病的患病危险增加10～16倍、间歇性跛行的发病率增加4倍、截肢的风险增加2倍，70%的下肢动脉粥样硬化性闭塞症和几乎所有血栓闭塞性脉管炎都与吸烟相关。

❻ 吸烟者死于主动脉瘤的风险显著增加，且与每日吸烟量有明显的量效关系。

戒烟有益，任何时候都不晚

戒烟带来的健康获益，远比想象中多：

❶ 吸烟者在60岁、50岁、40岁和30岁时戒烟，分别可赢得3、6、9、10年的预期寿命。

❷ 戒烟使血小板聚集率下降，血纤维蛋白原浓度下降，高密度脂蛋白胆固醇（HDL-C，俗称“好胆固醇”）水平增加，动脉顺应性改善。

❸ 戒烟可降低心血管病发病及死亡风险。大量研究表明，戒烟者发生冠心病的风险低于持续吸烟者；戒烟2个月，血压和心率开始下降；戒烟6个月，心血管病各危险参数值降低、动脉僵硬度改善；戒烟1年，冠心病发病风险降低50%。

❹ 戒烟使冠心病的远期死亡风险降低36%，远高于药物治疗对冠心病远期死亡风险降低的作用（他汀类药物降低29%，β受体阻滞剂降低23%，血管紧张素转化酶抑制剂降低23%，阿司匹林降低15%）。

❺ 戒烟使心肌梗死后的死亡风险降低46%，使

冠状动脉介入治疗后因心血管病死亡的相对风险降低44%，使冠状动脉旁路移植术后因心血管病死亡的相对风险降低75%。

❻ 与持续吸烟者相比，戒烟者发生心搏骤停的绝对风险降低8%。

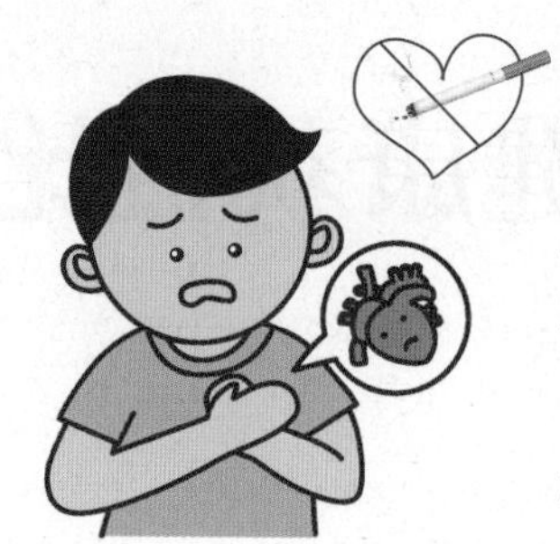

❼ 戒烟1年后，卒中再发危险降低20%；戒烟5年后，卒中再发危险降到与不吸烟者相同。

❽ 戒烟使间歇性跛行静息痛的发生率降低16%。

戒烟不易，但可实现

说到戒烟，吸烟的人会说“想戒就戒”。确实，部分吸烟者想戒烟就戒了，没感觉有什么不舒服。但更常见的情况是，吸烟者嘴上说想戒烟，但戒了几天又吸上了；有些吸烟者决定戒烟还不到一天，就已无法忍受，手脚不知往哪儿放，心烦意乱，头晕、咳嗽、咽部不适等接踵而至，像患了大病。

吸烟者戒烟后出现的症状，如烦躁不安、易怒、焦虑、情绪低落、注意力不集中、失眠、心率降低、食欲增加、体重增加等称为戒断症状，对戒烟者造成困扰，是导致戒烟失败的最主要原因。

不同国家对戒断症状发生率的文献报道显示，约50%的戒烟者会出现戒断症状。戒断症状通常在吸烟者停用尼古丁1天内开始出现，前14天最为强烈，约1个月后开始减弱；最长可持续6个月左右。

对戒烟者而言，首先要有戒烟的决心，同时要让自己尽量远离烟草，尽可能避免接触容易吸烟的环境或场景。一般来说，人体对吸烟的渴求，通常在数分钟内缓解，有吸烟冲动时，可通过转移注意力的方式控制吸烟，如外出跑步、咀嚼口香糖、喝茶、与人聊天等。若戒断症状明显，可至医院的戒烟门诊咨询，必要时可在医生指导下使用戒烟药物。

戒烟“副作用”，莫以讹传讹

一些人认为，戒烟后“复吸”会导致烟瘾越来越大，越吸越多，比不戒烟还麻烦。其实，戒烟后重新开始吸烟是正常现象，它是戒烟过程的一部分。通常，戒烟者在成功戒烟前，平均会经历4次认真的尝试戒烟。第一次戒烟不成功不要紧，只要坚持尝试，就一定能彻底摆脱烟草，并不会出现烟越吸越多的现象。

还有一些人发现，戒烟后容易发胖，不如不戒。的确，体重增加是导致戒烟失败的重要原因。开始戒烟时，吸烟者应注意控制饮食，增加运动量，尽可能避免用进食来替代对烟草的渴望。

有些人听到一些传闻，如某人戒烟后浑身不舒服、某人戒烟后患了癌症等，便认为戒烟不好，会让人得病。这其实是一种误解。吸烟的人停止吸烟后，或多或少会产生一些戒断症状，这些症状会使人联想到戒烟会让人生病。其实，戒断症状持续时间很短，不会对人体造成器质性损害。很多人听说某某戒烟后患癌症了、发生心肌梗死了，便认为错在“戒烟”。实际上，戒烟后生病或死亡与戒烟并没有因果关系。戒烟后发病不是戒烟造成的，而是长期吸烟造成的，大家千万不要本末倒置。

专家简介

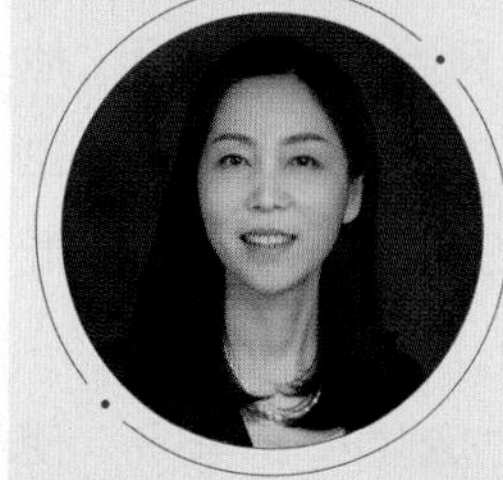

丁荣晶 北京协和医院心脏康复学科带头人、康复医学科副主任、主任医师，中华医学会心血管病学分会心脏康复学组委员、心身医学分会委员兼双心学组组长，中国康复学会心血管疾病预防与康复专委会副主委、康复心理专委会副主委，《心血管疾病戒烟干预中国专家共识》执笔专家。

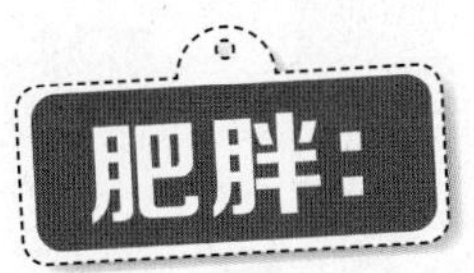 不仅影响"颜值"，更危害健康

上海交通大学医学院附属仁济医院内分泌科　麻 静（教授）刘 文

超重与肥胖，健康危害大

当前，肥胖已成为影响我国居民健康的严重公共卫生问题。过去 30 年间，随着社会经济的快速发展，我国居民的生活方式和膳食结构发生了显著变化，肥胖患病率呈明显上升趋势。我国约有一半的成年人和 20% 的儿童存在超重或肥胖，我国是世界上超重和肥胖人数最多的国家。

脂肪组织不仅能贮存脂肪，还是重要的内分泌器官，可以产生许多脂肪因子。特别是内脏脂肪组织，可分泌多种促炎因子，后者可导致血管内皮损伤、血流动力学改变和心肌重塑，进而引发动脉粥样硬化，影响心脏的结构和功能。

肥胖是由不同炎症因子诱导产生的一种全身慢性低度炎症状态，会引发一系列健康问题，特别是心脑血管疾病。同时，肥胖还可导致血脂异常、2 型糖尿病、高血压、睡眠障碍等，这些疾病也都是心脑血管疾病的高危因素。

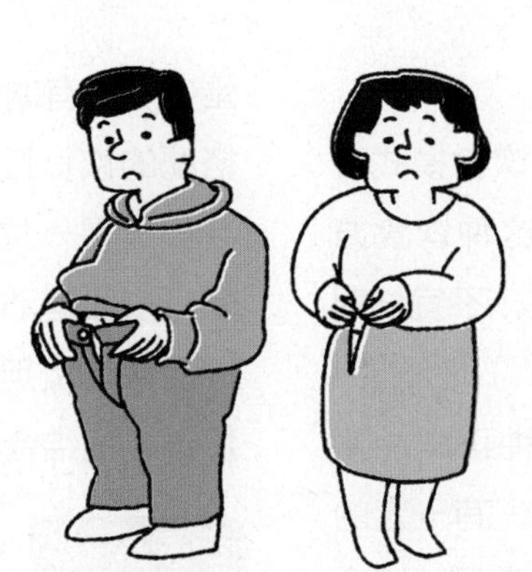

体质指数（BMI）可用来简单评估人体的肥胖程度。目前，我国成人超重和肥胖的诊断标准分别为：24.0 ≤ BMI < 28.0 千克 / 米 ^{2} 和 BMI ≥ 28.0 千克 / 米 ^{2}。

值得一提的是，BMI 只能粗略地评估身体成分，不能精准测定脂肪分布、体液含量等，具有一定的局限性。比如：肌肉减少性肥胖是一种肌少症和肥胖并存的疾病，其特征是体脂量高、骨骼肌质量减少及功能低下，发病原因复杂，包括衰老，以及久坐不动、饮食不当、缺乏运动等不良生活方式，等等。这类患者的 BMI 可能达不到肥胖的诊断标准，但在肌肉减少与脂肪积聚的双重压力下，患者发生代谢性疾病的风险更高。

腰围（WC）、腰臀比（WHR）和腰围身高比（WHtR）是反映中心性肥胖的间接测量指标。其中，腰围被认为是比 BMI 更便捷、有效、与健康风险更紧密相关的测量指标。我国成人中心性肥胖的诊断标准为：男性腰围≥ 90 厘米、女性腰围≥ 85 厘米。

减重是个"技术活"

肥胖属于慢性、易复发、进行性的疾病，是遗传、膳食、生活方式、行为、心理等因素综合作用，因能量摄入大于能量消耗而造成能量过剩的结果。减重是一个复杂的过程，如何安全而有效地减重至关重要。其中，饮食、运动和行为干预是科学减重的首要措施。

❶ 平衡膳食

控制总能量的平衡膳食模式是减重的基础：坚持谷类为主的平衡膳食模式，每日膳食应包括谷薯类、蔬果、畜、禽、鱼、蛋、奶和豆类食物，避免高糖、高脂肪和加工食品等的摄入；夜间进食和不吃早餐会增加患肥胖风险，应尽量避免；进食速度过快与肥胖（特别是腹型肥胖）有关，成年人每餐进食时间应在20分钟以上。

❷ 运动干预

加强运动是科学减重的核心，有氧运动、抗阻运动和高强度间歇运动均可有效减重。

- **有氧运动** 是指以有氧代谢为主的运动，如快走、长跑、跳广场舞、长距离骑行等。
- **抗阻运动** 是通过对抗阻力使肌肉力量得到锻炼的运动方式，如举哑铃、做俯卧撑等。
- **高强度间歇运动** 是指多次、短时间、高强度的运动方式：在两次高强度运动之间有几秒到几分钟不等的低强度运动或休息，如此循环进行。

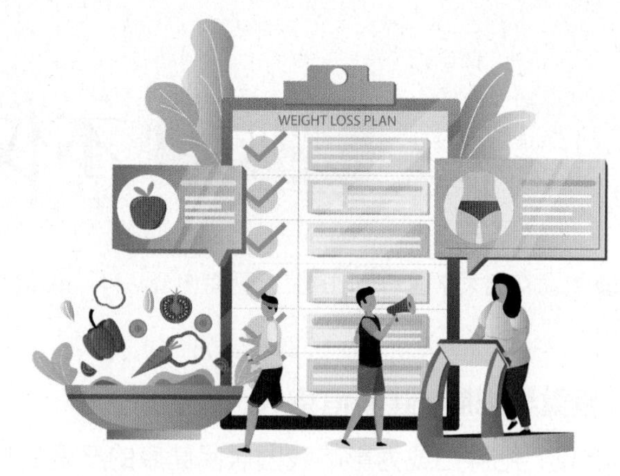

通常，维持中等强度运动（每周 150 ~ 250 分钟）可达到适度减重的目的；每周运动时间在 250 分钟以上，可达到明显减重效果。

值得一提的是，长期、持续的心理压力可能诱发暴饮暴食，使能量摄入额外增加，同时身体活动和睡眠时间减少又会促使脂肪在体内堆积，故健康、积极的心态有助于减重。

药物治疗是临床减重的重要手段，如果经过 3 ~ 6 个月的生活方式干预仍不能有效减重，可考虑药物治疗。重度肥胖（BMI ≥ 37.5 千克 / 米 ^{2} 或 BMI ≥ 32.5 千克 / 米 ^{2} 且有并发症）患者可考虑减重手术治疗，但在术前需要进行全面评估，术后也需要进行长期随访和营养管理。

减重不易，误区不少

高蛋白质、低碳水化合物和低脂肪的饮食模式可以控制总能量摄入，但研究表明，采用这种饮食方式虽可短期减重，但长期减重效果不明显，不宜长期使用。

间歇性断食，又称“轻断食”，是一种正常能量摄入与限制能量摄入交替进行的膳食模式，有一定的减重作用，但长期效果尚无明确证据。过度限制饮食在减重初期可能效果明显，但长期节食会导致身体功能紊乱，如胃肠道功能异常等，还会导致肌肉流失、营养不良。更重要的是，一旦恢复正常饮食，很容易导致体重反弹。

不少人认为，主食富含碳水化合物，多吃容易发胖，不吃主食有助于减重；还有人认为，肉类食物能量较高，不吃肉可以减重。实际上，碳水化合物是机体重要的能量来源，长期不吃主食并不利于减重，可以选择优质、健康的碳水化合物，如全谷物等。肉类富含蛋白质，有助于肌肉合成、基础代谢率提升等，荤素搭配的饮食模式更有助于减重。

值得一提的是，运动虽是减重的重要方法之一，但只依靠运动，往往无法达到理想的减重效果，还会增加身体负担，造成肌肉劳损等。运动应与饮食和生活方式相结合，减肥才更有效。

专家提醒：

减重是一个长期的过程，没有捷径。减肥者不仅要减轻体重，还应该关注自己的体脂率、腰围，以及整体健康状况的改善。

专家简介

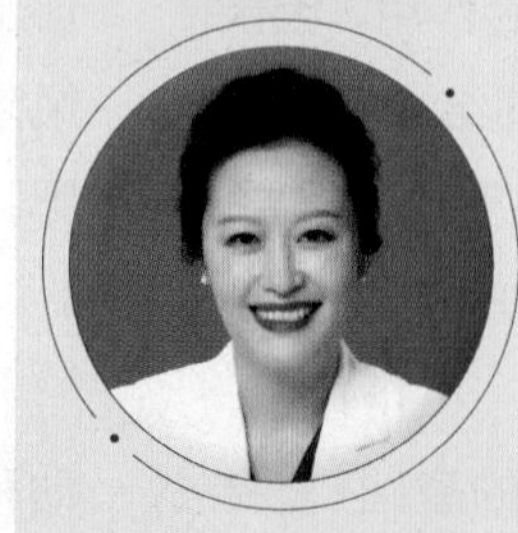

麻　静 上海交通大学医学院附属仁济医院内分泌科主任、主任医师、博士生导师，上海市医学会内分泌专科分会副主任委员，中华医学会内分泌学分会肝病与代谢病学组委员，中国医师协会内分泌代谢医师分会青年委员，上海市中西医结合学会糖尿病及其并发症专业委员会常委。

血压："知晓"很重要，"达标"要做到

上海交通大学医学院附属瑞金医院高血压科教授　王继光

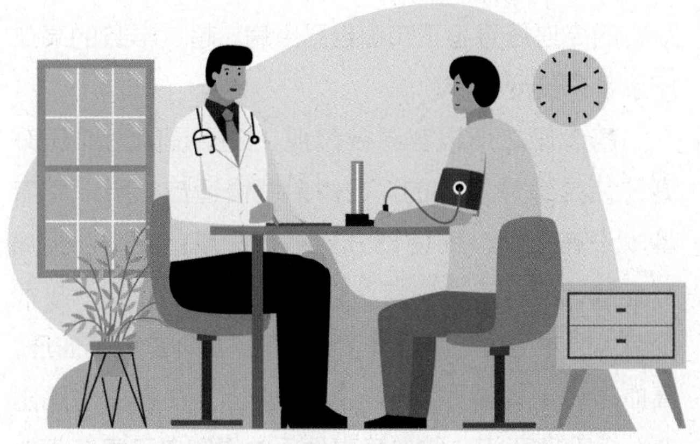

血压升高，多器官受累

血压是维持所有脏器血液灌注的重要条件，必须维持在正常范围内，才能保障人体健康。成年人的理想血压范围为 90/60 ~ 120/80 毫米汞柱。血压升高时，血管壁的压力增加，可导致血管弹性下降（动脉硬化）和斑块形成（动脉粥样硬化）。研究发现，高血压是心脑血管疾病最重要的危险因素，与卒中、冠心病等心脑血管事件的发生密切相关；收缩压每升高 20 毫米汞柱或舒张压每升高 10 毫米汞柱，心脑血管疾病的发生风险增加 1 倍以上。值得一提的是，高血压对心、脑、肾、眼等器官功能的损害是缓慢、长期和持续的，血压一天得不到有效控制，这种损害就会一直存在。

我国现有2.45亿高血压患者，中青年"增幅"明显

近半个世纪以来，随着我国居民生活水平的提高、人均预期寿命的延长和人口老龄化，我国高血压的患病率已从 20 世纪五六十年代的 5% 上升至目前的约 25%。《中国心血管病报告 2022》显示，我国心血管病患病率处于持续上升阶段，高血压患病人数高达 2.45 亿，相当于每 6 个成年人中就有 1 名高血压患者。

特别值得一提的是，我国高血压的患病率在各个年龄组均呈上升趋势，但中青年人群高血压患病率的升幅最大。究其原因，可能与吸烟，饮酒，高糖、高脂、高盐饮食，体力活动减少，缺乏睡眠等不良饮食和生活习惯，以及生活、工作压力大等因素有关。

高血压造成靶器官损害与年龄有一定关系：在年龄较小的人群中，高血压造成的肾损害较为明显，主要表现为蛋白尿等；中年以后，以心脏结构和功能改变较为突出，表现为动脉粥样硬化、冠心病，严重时可发生心肌梗死、猝死等；70 岁以后，则以脑血管病变为主，表现为脑梗死、脑出血等。

很多人认为，老年人血压高容易发生中风、心梗等心脑血管事件，必须及时治疗；年轻人身体素质好，血压高一点，只要没有不适，就可以不管。事实恰恰相反，虽然高血压对各阶段人群均会造成靶器官损害，但与老年人群相比，中青年人群因发病早、病程长，高血压造成的健康危害更严重，疾病管理的成本更高，且一旦发生心梗、中风、肾功能衰竭等并发症，对生活质量的影响更大。

专家简介

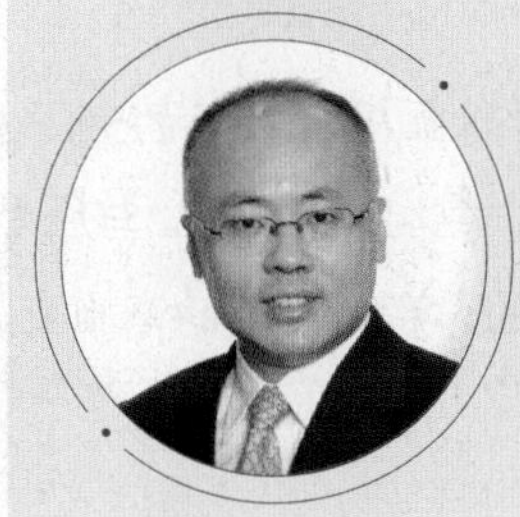

王继光　上海交通大学医学院附属瑞金医院高血压科主任、瑞金北院高血压科主任、医学博士、博士生导师，上海市高血压研究所所长，亚太高血压学会（APSH）主席，亚洲动脉学会（POA）主席，中国高血压联盟（CHL）主席，中国医师协会高血压专业委员会副主任委员。

“血压高”基本“没感觉”，易被忽视

高血压不可怕，可怕的是不知道、不干预。虽然随着人们健康意识的提高，我国高血压的知晓率、治疗率与过去相比已有明显提高，但仍有较大的提升空间。相关数据显示，目前我国高血压的知晓率、治疗率分别为 51.6% 和 46.8%。也就是说，仍有半数左右的高血压患者不知道自己患病，超过半数的高血压患者未接受治疗。

高血压之所以容易被忽视，主要是因为血压升高往往是缓慢发生的，机体会慢慢适应，所以患者基本没有症状。即使部分患者有头晕、头胀、头痛等症状，但由于这些症状并非高血压“专属”，故很少有人会想到是“血压高了”，不会主动去测量血压，高血压就这样被“忽略”了。临床上，在发生了脑出血、心肌梗死等心脑血管事件后才得知自己患有高血压的病例并不鲜见。

定期测血压，提高“知晓率”

要及时发现高血压，必须定期测量血压，不能“凭感觉”。由于各年龄段人群均可能罹患高血压，故所有成年人均应定期测量血压；儿童和青少年高血压虽不常见，但危害大，最好也能每年至少测量 1 次血压。

过去，人们习惯使用汞柱血压计测量血压，但其近年来已逐渐被测量更方便的电子血压计所取代。通常，家庭自测血压应首选电子血压计。购买血压计时，应选择那些经过准确性验证的电子血压计，并选择大小合适的袖带。

测量血压前，应坐位休息至少 5 分钟。测量时保持安静，不要讲话。每次测量 2 ~ 3 遍，间隔 30 ~ 60 秒，取平均值。正在接受降压治疗的高血压患者，每天早上起床后、夜晚睡觉前应测量血压，每次测量 2 ~ 3 遍，取平均值。

若血压低于 120/80 毫米汞柱，说明血压完全正常，以后可以每年测量 1 次；如果血压在 120/80 毫米汞柱以上，但不超过 130/80 毫米汞柱，属于正常高值，可每半年测量 1 次；如果血压在 130/80 毫米汞柱以上，但低于 140/90 毫米汞柱，最好能连续测量 5 ~ 7 天的血压；如果血压超过 135/85 毫米汞柱，提示存在高血压，患者应尽早去医院就诊，接受正规治疗。

关注血压，更应关注“靶器官”情况

由于高血压会损害血管、心、脑、肾、眼等器官和组织，高血压患者应在医生指导下进行相应检查，

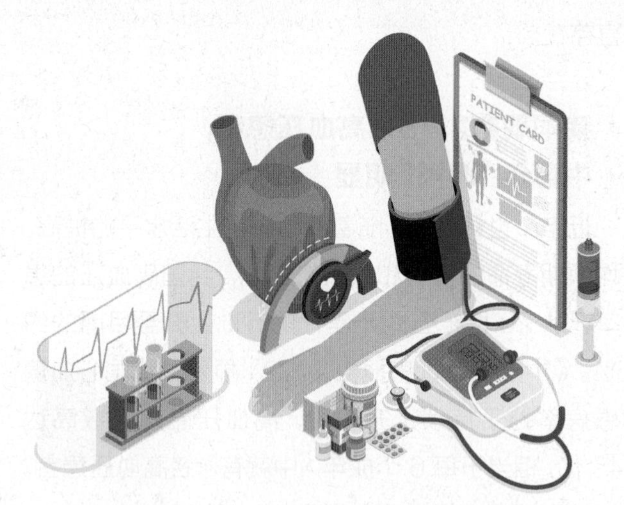

年轻人高血压，注意排查继发因素 专家提醒

我国继发性高血压的患者数占高血压总人数的5%~10%。常见的继发性高血压有肾实质性高血压、肾血管性高血压、原发性醛固酮增多症、嗜铬细胞瘤等。与原发性高血压患者需要终身服药不同，继发性高血压患者若能将病因去除，是可以被治愈的。年纪较轻的高血压患者，特别是血压很高、波动幅度很大者，应仔细检查，以明确有无继发性高血压。

以了解靶器官损害情况。比如：心电图、超声心动图检查可以筛查高血压患者是否存在左心室肥厚，肾功能、尿微量白蛋白检测可以判断患者是否存在肾脏损害，颈动脉超声检查可以判断患者是否存在颈动脉粥样硬化斑块，眼底检查可判断患者是否存在视网膜小血管病变，等等。

治疗要尽早，“达标”是关键

在我国，高血压的治疗率不高，达标率更低（仅为16.8%）。对高血压患者而言，如果接受了治疗，但血压控制不达标，仍面临较高的心脑血管事件发生风险。

《中国高血压防治指南》规定：普通高血压患者，没有心、脑、肾等靶器官损害，也没有除高血压外的其他危险因素（如糖尿病等），应将血压控制在140/90毫米汞柱以下，若能耐受，可进一步降至130/80毫米汞柱以下；合并冠心病、卒中、慢性肾病、糖尿病的患者，若能耐受，应将血压控制在130/80毫米汞柱以下；65～79岁老年高血压患者，降压目标为140/90毫米汞柱以下，若可耐受，可降至<130/80毫米汞柱；80岁以上老年人，降压目标可适当放宽，收缩压降至150毫米汞柱以下即算达标。

该用药时就用药，别有顾虑

很多高血压患者对服用降压药物有顾虑，担心药物有副作用，更担心一旦用药就“停不下来”，甚至以后会“无药可用”。实际上，除少部分轻度高血压患者可以在一定时间内（一般为3个月）尝试通过控制饮食、加强运动等强化生活方式管理来降低血压外，对大多数高血压患者而言，这种做法并不能解决问题，而应在医生指导下及时启动药物治疗，争取在数周内（老年患者在数月内）将血压降至正常范围，以最大限度降低并发症的发生风险，保护靶器官。

糖尿病与心脑血管病“如影随形”

同济大学附属第十人民医院内分泌科教授　陈海冰

血糖高，心脑血管“遭殃”

最近20余年来，我国成年人糖尿病的患病率从1995年的2%上升到2001年的5.5%，再上升到2009年的9.7%，可谓“一路走高”。按照世界卫生组织的诊断标准，中国糖尿病的流行率已从2010年前的9.7%上升至2017年的11.2%。如果按照美国糖尿病协会的标准，将糖化血红蛋白指标也考虑进来，那么我国成年人糖尿病的患病率已高达12.8%。这意味着，全国有近1.3亿糖尿病患者。同时，我国还有35.2%的成年人处于糖尿病前期，加上已患糖尿病者，相当于近一半的成年人存在血糖异常。

大量研究已证实，高血糖可引发糖尿病慢性并发症，包括微血管并发症及大血管并发症。糖尿病患者发生心脑血管疾病（如冠心病、心力衰竭、房颤、中风、外周血管病等）的风险比血糖正常人群高2～4倍。

专家简介

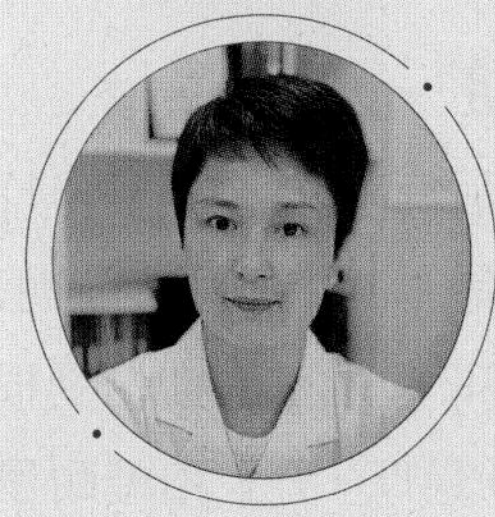

陈海冰　同济大学附属第十人民医院内分泌代谢科主任、主任医师、博士生导师，上海市医学会内分泌专科分会副主任委员、高尿酸学组组长。擅长内分泌系统常见疾病，包括痛风和高尿酸血症、糖尿病及其慢性并发症的综合治疗。

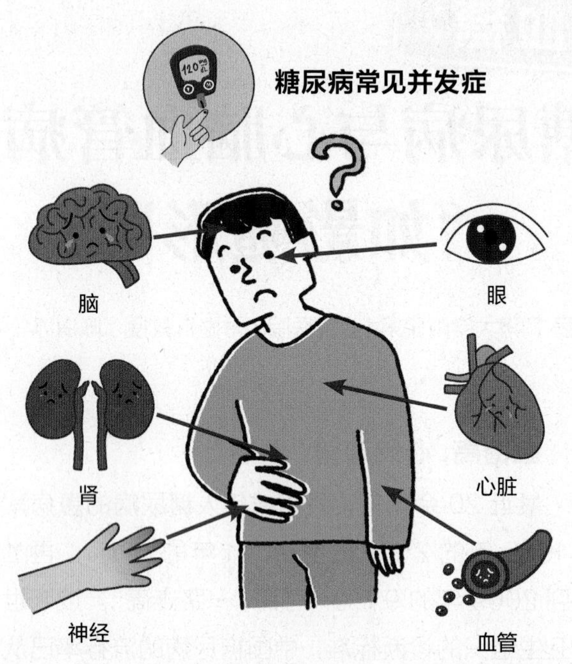

仅测空腹或餐后血糖，易漏诊糖尿病

临床上通常采用糖耐量试验来诊断糖尿病。空腹血糖超过 7.0 毫摩 / 升和（或）糖负荷后 2 小时血糖超过 11.1 毫摩 / 升，可诊断为糖尿病。

DECODE 研究结果表明：单纯检测空腹血糖，仅能发现 40% 的糖尿病患者；单纯检测餐后 2 小时血糖，仅能发现 31% 的糖尿病患者。因此，进行糖尿病筛查时，需要同时检测空腹和餐后 2 小时血糖，以提高早期糖尿病的检出率。此外，各国指南已纷纷将 HbA1c>6.5% 作为糖尿病的诊断标准。糖化血红蛋白可以反映近 2 ~ 3 个月的平均血糖水平，短期生活方式改变和血糖波动等不会影响其检测结果，能准确地反映相对较长一段时期内的平均血糖水平。

常被忽视的“糖尿病前期”

很多患者不知道，在确诊糖尿病前，往往有 9 ~ 12 年（平均为 10.5 年）的“潜伏期”，即糖尿病前期，也称糖调节受损（IGR）阶段。IGR 包括空腹血糖受损（IFG，空腹血糖介于 6.1 ~ 7.0 毫摩 / 升）和糖耐量减低（餐后 2 小时血糖介于 7.8 ~ 11.1 毫摩 / 升）两种类型。

研究发现，在糖调节受损阶段，患者已存在多种心血管危险因素；通过生活方式或药物干预，可明显延缓“糖调节受损”向“糖尿病”转变。也就是说，早期发现糖调节受损并及时干预，可阻止或延缓 2 型糖尿病的发生和发展。

血糖高，并非都需要药物治疗

发现血糖升高后，患者首先要做的是进行饮食控制和合理运动。并非所有高血糖患者都需要服药，医生会根据患者的糖化血红蛋白水平、动态血糖监测结果、合并症和并发症、预期寿命等情况，综合判断是否启动药物治疗。当糖化血红蛋白超过 7% 时，往往需要启动药物治疗。

需要提醒的是，一旦确诊患有糖尿病，患者就需要终身治疗。一些患者讳疾忌医，认为只要不吃药就不是糖尿病患者，服药后糖尿病就无法逆转；还有一些患者用药不规范，感觉不适时用药，没感觉时就停药，这些做法都是不可取的。

血糖不达标等于“白治”

在饮食、运动、药物的共同帮助下，糖尿病患者有望实现血糖控制。值得一提的是，血糖若不达标，等于白治疗，既不能延缓病情进展，也无法避免并发症的发生。

每位糖尿病患者都需要了解血糖控制目标。理想的血糖控制目标是：空腹血糖控制在 6.1 毫摩 / 升以下，餐后 2 小时血糖控制在 8 毫摩 / 升以下，糖化血红蛋白控制在 7% 以下。

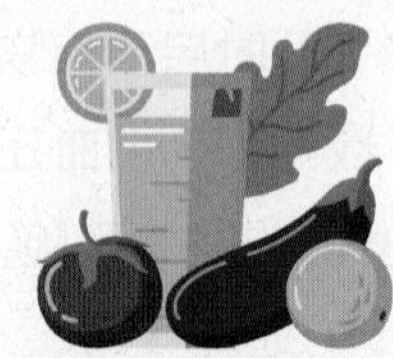
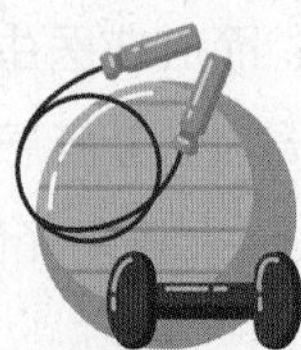
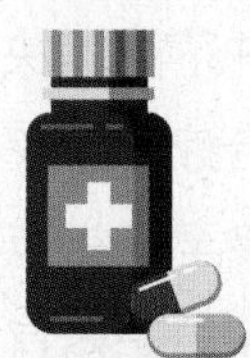

"血脂高"助推心脑血管病年轻化

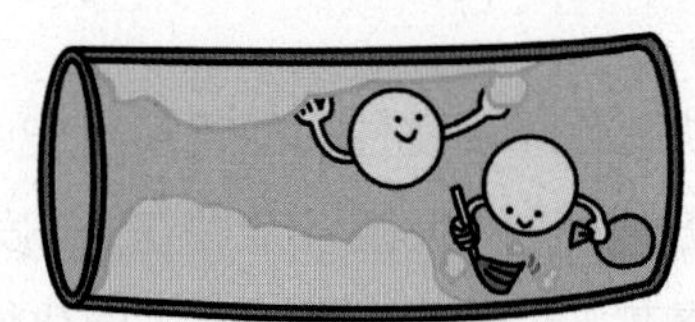

华中科技大学同济医学院附属协和医院心血管内科　程 翔（主任医师）　苏冠华　熊语嫣

血脂异常，动脉易"硬化"

血脂是血清胆固醇、甘油三酯和类脂（如磷脂）等物质的总称。与临床密切相关的血脂成分主要是总胆固醇（TC）、低密度脂蛋白胆固醇（LDL-C）和甘油三酯（TG）。高脂血症是由于脂代谢异常导致血液中甘油三酯或（和）胆固醇增高，又称血脂异常。

血脂异常可导致动脉粥样硬化，是冠心病（包括心梗）、卒中的重要危险因素。防治高胆固醇血症可明显降低心血管病的发病率和死亡率。然而令人遗憾的是，由于大部分血脂异常患者没有明显症状，治疗率和控制率堪忧。

患病率高，年轻化明显

近30年来，我国血脂异常的患病率明显增加，尤其是高胆固醇血症。《中国居民营养与慢性病状况报告（2020年）》显示，我国18岁及以上居民血脂异常的总体患病率高达35.6%，几乎每3个成年人就有1个血脂异常。

值得注意的是，随着生活水平的提高、饮食结构的改变，血脂异常逐渐年轻化。一些年轻人对血脂异常置之不理，再加上经常加班、熬夜、吸烟、酗酒等不良生活方式，导致急性心梗和卒中进一步年轻化。一些家族性高胆固醇血症患者甚至在儿童或青少年时期就出现了严重的冠心病，甚至发生了急性心梗。

重点关注"坏胆固醇"

血脂检测的常规项目包括总胆固醇（TC）、甘油三酯（TG）、低密度脂蛋白胆固醇（LDL-C）和高密度脂蛋白胆固醇（HDL-C）；其他指标如载脂蛋白A1（ApoA1）、载脂蛋白B（ApoB）、脂蛋白（a）[Lp(a)]等，也被越来越多的医院作为血脂检测项目。通常所说的对健康有害的"高血脂"，指的是TC、TG和LDL-C中有一个或多个高于正常水平。LDL-C，就是人们常说的"坏胆固醇"，是导致心脑血管疾病的"罪魁祸首"之一，也是医生重点关注的指标。现有临床研究表明，降低LDL-C可降低高危人群发生动脉粥样硬化性心血管事件（如心梗、脑梗等）的风险。

人人都应对血脂"心中有数"

40岁以下成年人应每2～5年进行1次血脂检测（包括TC、LDL-C、HDL-C和TG）；40岁及以上成年人每年应至少进行1次血脂检测，且检测指标中应至少包括1次Lp(a)的检测。

鉴于血脂异常人群年轻化，血脂检测应被列入小学、初中和高中体检的常规项目。家族性高胆固醇血症者的一级和二级亲属均应进行血脂筛查。

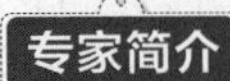

专家简介

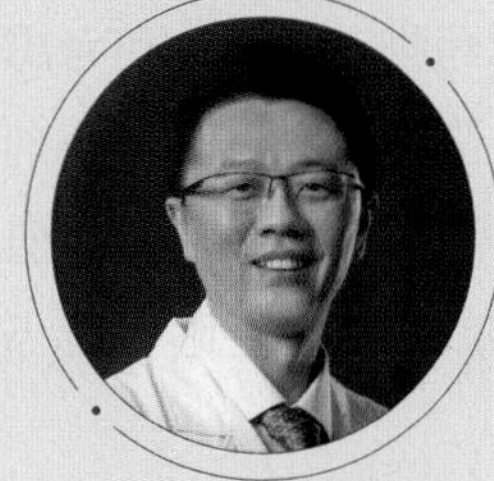

程 翔　华中科技大学同济医学院附属协和医院心内科主任、主任医师、二级教授、博士生导师，中国医师协会心血管内科医师分会委员，中华医学会心血管病学分会青年委员会副主任委员，湖北省医师协会心血管内科医师分会主任委员，湖北省医学会心血管病学分会副主任委员，武汉医学会心血管病学分会主任委员。

有动脉粥样硬化性心血管疾病史、早发心血管疾病家族史（男性一级直系亲属在55岁前或女性一级直系亲属在65岁前患动脉粥样硬化性心血管疾病）、家族性高胆固醇血症、多个动脉粥样硬化性心血管疾病危险因素（如高血压、糖尿病、肥胖、吸烟等），以及有皮肤或肌腱黄色瘤及跟腱增厚者，是进行血脂检测的重点人群。

发现“血脂高”，并非单纯用药

生活方式是调脂治疗的基础。当生活方式干预不能使血脂“达标”时，应考虑加用药物。不同个体调脂治疗的目标值可能不同，患者需要咨询心血管专科医生，以确定启动药物治疗的时机。

他汀类药物是降胆固醇治疗的基础，中等强度的他汀类药物是中国人群调脂治疗的首选策略。当使用他汀类药物不能使LDL-C达标时，可联合使用非他汀类药物，如胆固醇吸收抑制剂（如依折麦布、海博麦布）或PCSK9抑制剂（如阿利西尤单抗、依洛尤单抗）。

甘油三酯（TG）升高与不良生活方式和饮食习惯密切相关，加强运动和控制饮食可减轻肥胖及胰岛素抵抗，进而有效降低TG。饮酒也是导致TG升高的重要因素之一，故TG升高者应严格限制酒精摄入。降低TG的药物主要包括贝特类药物、高纯度n-3多不饱和脂肪酸和烟酸类药物。这三类药物均可用于治疗严重高TG血症患者，以减少急性胰腺炎的发生。

调脂目标因人而异

● 普通人，即没有高血压、高血糖和心脑血管疾病的人，LDL-C < 3.4毫摩/升就属正常。

● 有高血压、肥胖、吸烟和心脑血管家族史等高危因素的人群，LDL-C应< 2.6毫摩/升。

● 心脑血管疾病（如冠心病、心肌梗死、冠脉支架植入术后、冠脉搭桥术后、脑梗死等）患者，LDL-C应降至1.8毫摩/升以下，必要时可考虑进一步降低。

值得一提的是，合并糖尿病、慢性肾病、脑卒中者，妊娠女性，儿童，高龄老人，以及家族性高胆固醇血症患者，其血脂代谢状态及对药物治疗的反应具有一定特殊性，需要采取更为个体化的血脂管理策略。

关注不良反应，但不必“因噎废食”

他汀类药物可导致肝功能异常（转氨酶升高）、肌肉损伤（常表现为肌肉疼痛、肌酸肌酶升高，横纹肌溶解极罕见），但发生率不高，仅有0.5% ~ 2%，停药后大都可以恢复正常。

对血脂异常患者而言，调脂药物带来的益处远比副作用大，故患者大可不必因噎废食。只要在用药过程中（尤其在用药早期）注意观察和监测（肝功能、肌酸激酶等），安全性是完全有保证的。有些患者因为担心药物副作用而拒绝用药或不敢长期用药，甚至选择一些保健品来代替药物，如深海鱼油等。深海鱼油的主要成分是从深海鱼类中提炼出来的不饱和脂肪酸，对降低甘油三酯有一定的辅助作用，但没有降胆固醇的作用，且市售的保健品鱼油达不到有效浓度，不能代替他汀类药物。

定期随访，争取长期达标

进行降脂治疗的患者应定期随访，观察疗效与不良反应，必要时在医生指导下调整治疗方案，争取长期达标。治疗开始时，患者应每4 ~ 6周复查血脂、肝功能、肌酸激酶等指标；稳定后，可3 ~ 6个月复查1次。如果治疗后血脂未能降至目标值，应在医生指导下调整用药剂量或改用其他药物，必要时可考虑联合用药。若经治疗后血脂已降至目标值，则按原剂量继续用药。一般地说，若服药后转氨酶较正常值上限升高3倍以上、肌酸激酶较正常值上限升高5倍以上，应及时停药并就诊。

“卒”不及防？“中招”或非“意外”

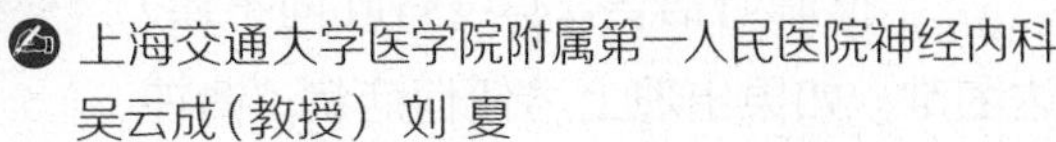

上海交通大学医学院附属第一人民医院神经内科
吴云成（教授）刘 夏

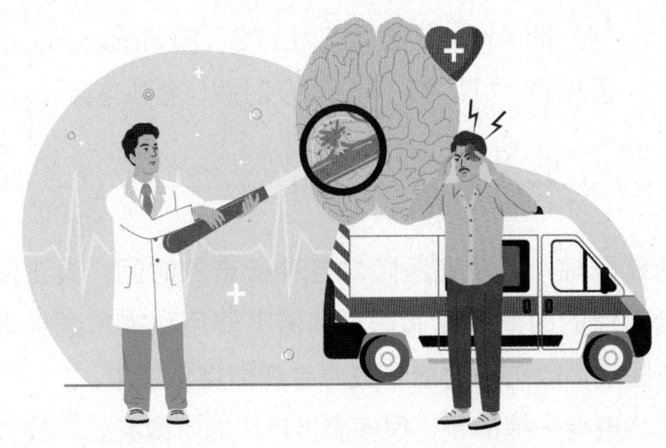

卒中，俗称中风，是脑血管在某一部位突然阻塞或破裂而引起的常见疾病，包括缺血性卒中和出血性卒中两大类型。缺血性卒中的发病率远高于出血性卒中，约占卒中患者总数的80%。流行病学调查显示，我国每年约有250万新发卒中患者，卒中发病率以每年8.7%的速度快速增长，且有年轻化的趋势。卒中起病急、病情进展迅速，可导致肢体瘫痪、言语障碍、吞咽困难等症状，具有高致残率、高死亡率和高复发率的特点，给患者家庭和社会造成沉重的经济负担。

卒中突袭？隐患实则久矣

“三高”，即高血压、高血脂（血脂异常）、高血糖（糖尿病）是卒中的常见高危因素。很多人不知道自己有“三高”，或即使知道了也不重视。吸烟，酗酒，高盐、高糖、高脂饮食，熬夜，压力大，情绪激动等不良生活方式，均不利于心脑血管健康，如：高盐饮食是高血压的危险因素；吸烟会导致血管内皮功能紊乱，促进血栓形成；大量饮酒可使卒中发生风险增加20%；长期精神紧张、焦虑可导致交感神经兴奋、血管收缩和痉挛，造成血管内皮损伤、脂质沉积而导致动脉硬化。此外，

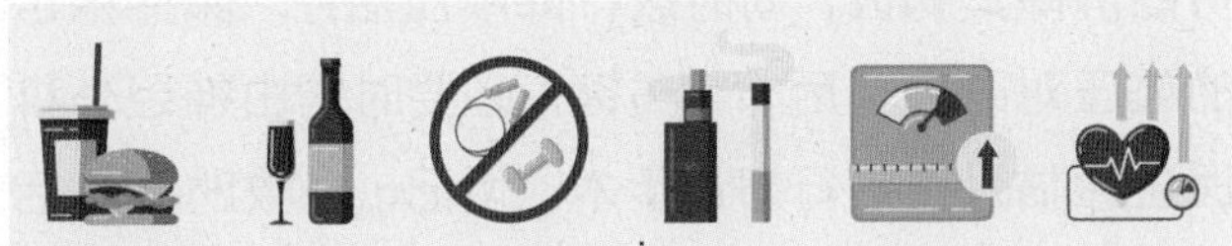

超重和肥胖也会增加卒中的发病风险，最新研究发现，体质指数每增加5，卒中风险增加110%。

值得一提的是，很多年轻人认为，卒中只发生于老年人，自己不必担心。实际上，近年来卒中的发病有逐渐年轻化的趋势，这与年轻人常有的一些不良生活习惯，如熬夜、抽烟、喝酒、过度劳累、肥胖、高脂和高糖饮食等密切相关。

专家简介

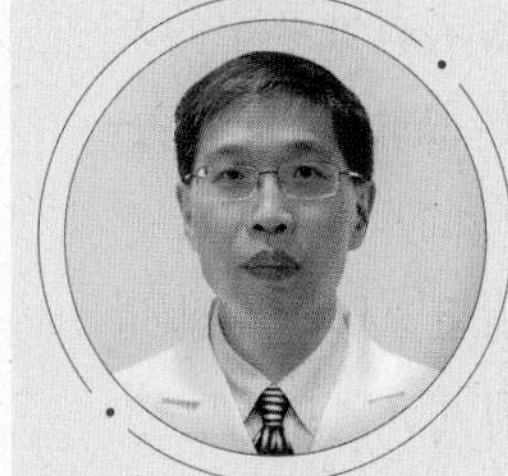

吴云成　上海交通大学医学院附属第一人民医院神经内科主任、主任医师、教授、博士生导师，中国卒中学会理事、脑小血管病分会常委、重症脑血管病分会委员，中国医师协会神经内科医师分会委员、睡眠学组委员，中华医学会神经病学分会帕金森病及运动障碍疾病学组委员、神经调控协作组委员，上海市中西医结合学会神经内分泌专委会副主任委员、候任主任委员。

卒中若来袭，要学会识别

卒中患者往往急性起病，突然出现头痛、头晕、口角歪斜、口齿不清、肢体麻木无力或行走不稳等神经缺损症状。大家可以通过一些简易方法帮助识别。

谨记“中风120”。“1”，指1张脸，看有没有两侧脸不对称、口角歪斜；“2”，指2条胳膊，看双臂平举时是否出现一侧无力；“0”，指聆听语言，有没有吐词不清、表达困难。如果出现上述任何症状，请在第一时间拨打120急救电话。

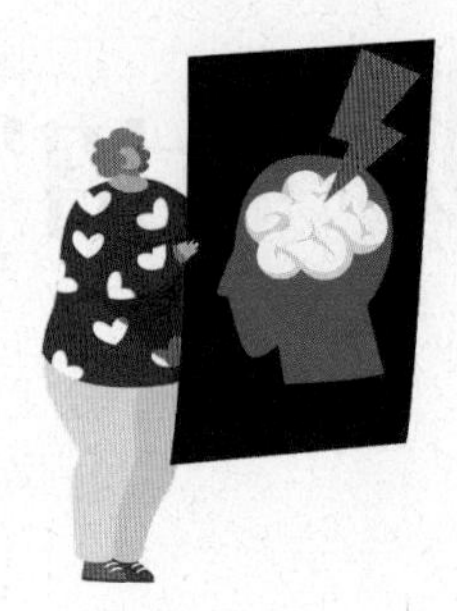

国际上号召用“BE FAST”（中文意思是“赶紧的”）帮助快速识别脑卒中。“B”即Balance，平衡出现障碍，头晕、行走不稳；“E”即Eyes，视物模糊、视力减退；“F”即Face，口角歪斜；“A”即Arms，肢体乏力；“S”即Speech，言语障碍；“T”即Time，及时拨打急救电话。

疑似卒中后，救治要及时

怀疑自己或家人发生卒中后，是先打电话给家人，还是向在医院工作的亲戚咨询？都不对！应该果断拨打120急救电话！急性脑梗死的黄金急救时间是4.5小时，此时可通过溶栓药物把堵在脑血管里的血栓溶解，使闭塞的血管再通；若存在颅内大血管闭塞，可选择取栓治疗，最佳治疗时间为发病6小时内。对于急性出血性卒中患者，要积极寻找并尽可能消除其病因，同时进行降颅压治疗，保持稳定的血压对改善预后非常关键，必要时需由神经外科医生评估是否进行急诊手术。切记：急救时间包括前往医院，以及在医院做各种检查的时间，真正留给治疗的时间非常有限。尽量不要用私家车送患者去医院，以防中途堵车或患者病情突然加重。

值得一提的是，很多流传甚广的所谓家庭急救方法，其实并没有科学依据，反而会帮倒忙。比如：擅自给患者服用降压药，却不知血压过低会加重脑缺血；匆忙服用阿司匹林，却不知这么做可能加重脑出血。此外，在等待救护车期间，千万不要给患者喂食、喂水，或试图通过指尖放血以缓解症状，应让患者平躺，头转向一侧（避免呕吐引起窒息），保证呼吸通畅，等待救护车。

卒中可治，更可防

控制高血压是预防卒中的核心环节，降压一定要达标。同时，控制好血糖、血脂，也是预防卒中的重要措施。此外，保持健康的生活方式，合理膳食、戒烟限酒、加强运动、劳逸结合、控制体重等，也可有效降低卒中的发生风险。PM

走出误区，避免“踩雷”

误区❶：

卒中发病急，没有征兆

分析：大多数卒中都不是突然发生的，隐患早已存在，预警信号容易被忽视。大家务必关注自身健康，积极治疗高血压等，以消除易导致卒中的危险因素，发现异常尽早就医。

误区❷：

降压药、调脂药“吃吃停停”

分析：不规律服用降压药会导致血压波动，加重动脉硬化及靶器官损害。他汀类药物除有调脂作用外，还有抗动脉粥样硬化的作用，若无禁忌证，一般情况下需长期服用。

误区❸：

阿司匹林是预防卒中的神药

分析：阿司匹林通过抗血小板聚集，可有效降低缺血性卒中的发生风险。但不容忽视的是，其有一定的诱发颅内出血的风险。因此，患者应在医生指导下，根据具体情况决定是否需要服用。

一心想减药，能不能实现

复旦大学附属华山医院内分泌科副主任医师 吴 晞

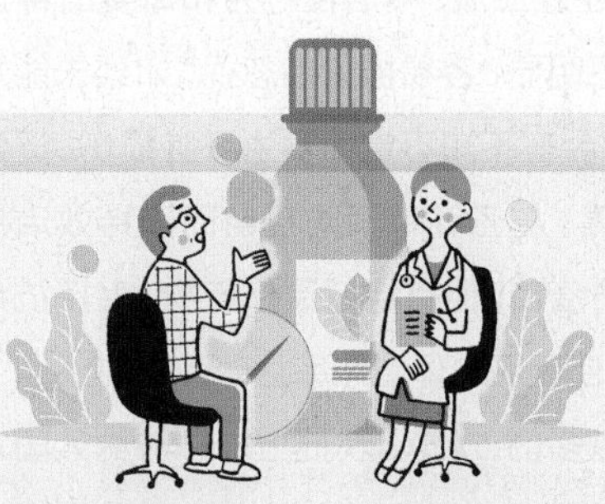

医生手记

许多糖尿病患者在血糖得到控制后，渴望减药，甚至停药。其中，一些患者经医生指导和自身努力达成了愿望，如前不久刚退休的老张。他一年前体检时被诊断为2型糖尿病，空腹血糖高达12.5毫摩/升，来我院就诊后，采用短期胰岛素强化治疗，并配合饮食和运动调整。1个多月后，他的空腹血糖降到了正常范围，而后依然保持健康生活方式，并在医生指导下将胰岛素从每天注射4针逐渐减为2针、1针，最后停用胰岛素，改为口服降糖药。现在半年过去了，他已经停药，在单纯饮食和运动控制下，血糖依然可以保持相对正常，糖化血红蛋白维持在6%~7%的正常范围。

哪些糖尿病患者有可能实现减药、停药的愿望？减药、停药后，需要注意哪些问题？

对大多数糖尿病患者而言，血糖高是因为胰岛功能无法应对长期不良生活方式带来的糖、脂等营养物质过度，且随着人体衰老，胰岛功能总有不同程度的退化。要使血糖保持稳定，需要饮食、运动和药物治疗等。糖尿病患者要认识到，糖尿病可以通过治疗和管理得到控制，要相信医生的专业建议和指导，与医生建立良好的沟通和合作关系，要相信自己可以通过改变生活方式和饮食习惯来控制病情，要保持乐观心态，避免过度焦虑和压力。做到这些，减药和停药是有可能实现的。当然，并不是所有患者都可以实现。

这些患者有望实现减药、停药

一般来说，以下患者有可能实现减药或停药：2 型糖尿病病程较短（＜5 年）、病情较轻；通过饮食控制、运动等非药物治疗手段能够良好控制血糖，且能长期坚持；胰岛功能相对较好，没有明显并发症和伴发疾病；胰岛相关抗体（谷氨酸脱羧酶抗体或蛋白酪氨酸磷酸酶 IA2 抗体）阴性。

这些方法有助于减药、停药

早期胰岛素强化治疗、减重手术、强化生活方式管理和某些药物（如葡萄糖激酶激动剂、过氧化物酶体增殖受体全激动剂、胰高血糖素样肽-1 受体激动剂等）治疗是有希望帮助患者实现停药、减药的四大手段。患者应在医生指导下，根据自身病情，采取合适的治疗方案。

要实现减药或停药，患者需要做到以下几点：

1. 遵医嘱有步骤地调整药物剂量或停药。
2. 坚持饮食控制、运动等非药物治疗措施，保持良好的生活习惯。
3. 定期监测血糖，及时调整治疗方案。
4. 与医生保持良好的沟通，及时反馈病情变化。

需要提醒的是，实现减药或停药后并非一劳永逸，患者应继续保持良好的生活习惯，定期监测，如有病情变化或不适症状，要及时就医。PM

专家忠告

追求减药或停药不是糖尿病治疗的终极目的，保持长期、稳定的血糖控制，乃至血压、血脂等各项代谢指标的长期控制，才是有效防治并发症、实现糖尿病“长治久安”的关键。

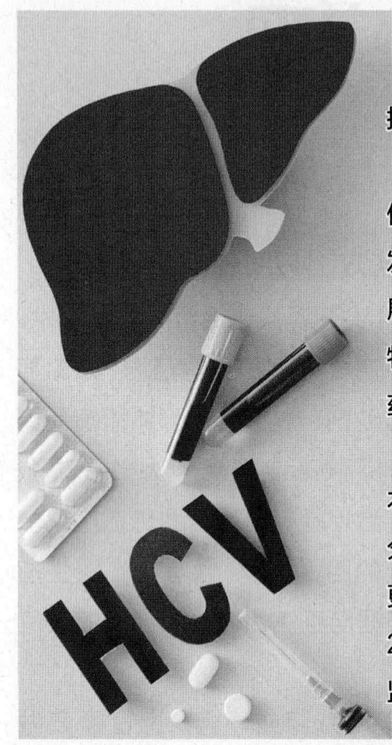

我国约有1000万丙肝病毒（HCV）感染者，每年新报告丙肝患者约20万人。丙肝病毒的传播途径与乙肝病毒（HBV）类似，主要经过血液、不洁性行为和母婴三种途径传播。丙肝早期症状不明显，容易被人们忽视，如果未能及时发现、及时治疗，患者会在不知不觉中发生肝脏损伤，逐渐发展成肝硬化，甚至肝癌。与乙肝有预防疫苗而无特效治疗药物不同，丙肝没有预防疫苗，但有特效治疗药物，直接抗病毒药物（DAAs）的面世使丙肝总体治愈率达95%以上。

目前，随着越来越多的DAAs获批上市并被纳入国家基本医保目录，药物价格可及性明显增加，中华医学会肝病学分会和感染病学分会组织专家对丙肝诊治的推荐意见进行更新，形成了《丙型肝炎防治指南（2022年版）》（以下简称2022年版指南），简化了丙肝的诊断流程、治疗方案、治疗监测及疗效评估。

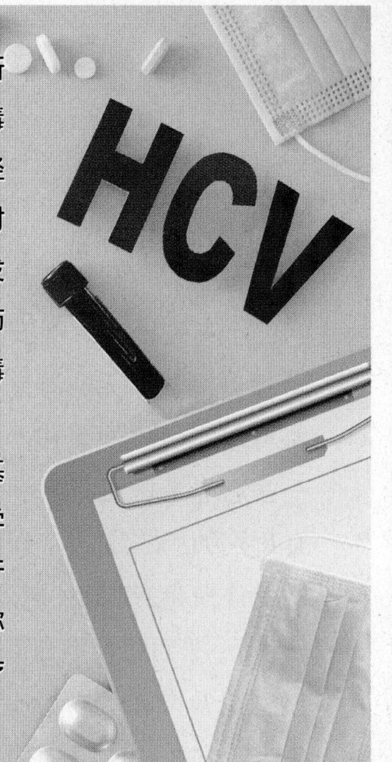

丙肝诊治，由繁至简

清华大学附属北京清华长庚医院肝胆胰中心教授　魏来

诊断流程简化，无须检测HCV基因型

血清抗-HCV检测用于HCV感染者的筛查。若筛查结果为阳性，应进一步检测HCV RNA，以明确是否为现症感染。HCV核心抗原是HCV复制的标志物，在HCV RNA检测不可进行时，可替代HCV RNA用于诊断HCV感染。不过，有相当比例的抗体阳性人群没有进行核酸检测，多次就诊、频繁转诊等是主要原因之一。为使患者得到规范诊治，2022年版指南提出，快速诊断测试可被用来初步筛查抗-HCV，如唾液快速检测等，以简化抗-HCV的筛查，提高筛查的可及性；同时对阳性者采用指血或静脉血检测HCV RNA，可避免潜在的HCV感染者需要第二次就诊来明确诊断及治疗，从而减少“漏诊”。

HCV基因容易变异（我国以1b型为主，其次为2a型和3型，4型、5型和6型少见），感染者体内的HCV基因型会发生变化，可能影响药物治疗的敏感性，并可能与治疗失败有关。前几年，丙肝患者进行抗病毒治疗前需要检测HCV基因型，以决定基因型特异性DAAs方案。2022年版指南指出，丙肝治疗首选泛基因型DAAs方案，一般不需要在治疗前检测HCV基因型；仅在基因3型比例较高的地区，如果患者存在肝硬化，需要明确是否为基因3型，如果是，可联合利巴韦林进行抗病毒治疗。因此，丙肝患者进行抗病毒治疗前，需要评估肝脏疾病的严重程度、肾脏功能、HCV RNA定量检测、HBsAg（乙肝病毒表面抗原）、合并疾病以及合并用药情况，必要时可进行HCV基因型检测。

治疗方案简化，首推泛基因型方案

2022 年版指南考虑了药物的可及性、医保报销、使用简便性等，首推泛基因型 DAAs 方案。泛基因型方案对所有已知基因型及亚型，甚至未知基因型或混合基因型，以及多种不同临床特点的患者，病毒清除率均较高，同时还具有疗程统一、药物相互作用较少的优点。除基因 3 型肝硬化、失代偿期肝硬化等少数特殊患者需要联合利巴韦林治疗外，其他情况不需要联用利巴韦林。

泛基因型方案的应用可以减少治疗前的基因型检测和治疗中的频繁监测，更适合于基层医疗工作者对慢性 HCV 感染者进行治疗和管理。2022 年版指南推荐了 2 个泛基因型方案，包括索磷布韦 / 维帕他韦，以及我国自主研发的可洛派韦联合索磷布韦。考虑到药物的可及性，未再对其他泛基因型方案进行推荐。

在今后一段时间内，基因型特异性方案仍会推荐用于临床，主要考虑其在中国的可负担性优于泛基因型方案，以及一些特殊人群（如肾损伤等患者）的需要。比如：我国基因 1b 型 HCV 感染患者比例超过 50%，考虑到现阶段基因 1b 型 DAAs 药物的价格低于泛基因型药物，2022 年版指南针对基因 1b 型 HCV 感染患者推荐了 4 个治疗方案。

监测流程简化，治疗终点提前

全面进入 DAAs 时代，丙肝抗病毒治疗的效果好、安全性高，治疗前和治疗过程中的监测可以简化。2022 年版指南建议：治疗前、治疗 4 周、治疗结束时、治疗结束后 12 周，共 4 个时间点，评估肝肾功能、HCV RNA。抗病毒治疗的终点为治疗结束后 12 周，采用敏感检测方法（检测下限 ≤ 15 国际单位 / 毫升）检测不到血清或血浆中的 HCV RNA（12 周持续病毒学应答），而不是以前的 24 周持续病毒学应答。

需要提醒的是，未治疗或治疗失败的患者，应每年进行 1 次肝脏瞬时弹性成像等检查，评价肝纤维化的进展情况；有进展期肝纤维化或肝硬化基础的患者，无论是否获得持续病毒学应答，均应每 3 ~ 6 个月复查 1 次腹部超声和甲胎蛋白，以监测是否发生肝癌。PM

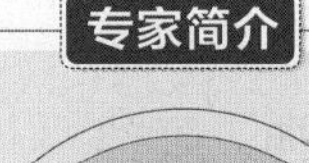

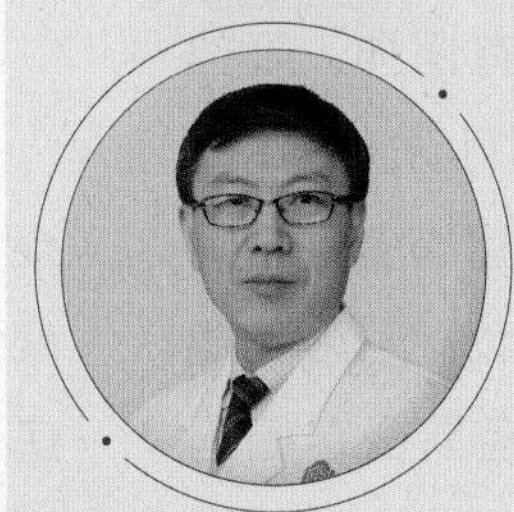

魏来 清华大学附属北京清华长庚医院肝胆胰中心主任、主任医师、教授，世界卫生组织病毒性肝炎防治策略和技术专家委员会委员，曾任亚太肝病学会秘书长、中华医学会肝病学分会主任委员。擅长乙肝、丙肝、脂肪肝、不明原因转氨酶增高、不明原因黄疸等肝病的诊治。

专家感言

丙肝的治疗目标是清除患者体内的病毒，减轻丙肝病毒引起的相关肝损伤，阻止病情进展为肝硬化、肝衰竭或肝癌，提高患者的长期生存率，改善生活质量，同时减少病毒的传播。随着丙肝的扩大筛查，以及诊断流程、治疗方案、监测流程和疗效评估的简化，更多丙肝患者有望得到规范的诊断和治疗，进而早日实现世界卫生组织提出的“2030年消除病毒性肝炎公共卫生危害”的目标。

“癫痫”俗称“羊癫疯”“羊角风”，是一种较为常见的神经系统疾病。当前，老百姓对癫痫这种疾病存在不少误区，如认为只有四肢抽搐才是癫痫、癫痫是一种遗传病、癫痫患者不能生育、癫痫患者都有智力问题，甚至认为癫痫是一种不治之症。其实，大多数癫痫患者经正规抗癫痫药物治疗或手术治疗后，病情能得到良好控制，甚至能被治愈，癫痫早已不是不治之症。

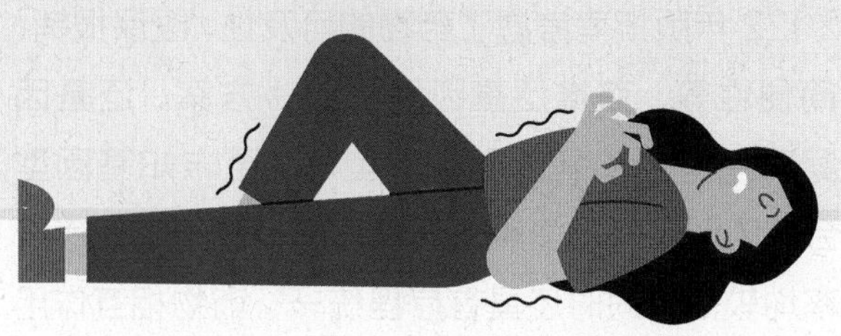

关于“癫痫”的八大误区

上海交通大学医学院附属仁济医院神经外科　郭烈美　周洪语（主任医师）

误区一：

只有口吐白沫、四肢抽搐，才是癫痫

【分析】提起癫痫，人们的第一反应就是某人突然倒地、意识丧失、口吐白沫、四肢抽搐，甚至大小便失禁。这么说虽然没错，但也不完全对。

实际上，癫痫是表现为反复、刻板、发作性症状或体征的一类疾病的总称。不同癫痫患者在发病时，可有不同的临床表现，常见的有“大发作”（表现为意识丧失、口吐白沫、肢体抽搐），也有愣神、局部肢体抖动、眨眼、吞咽、咀嚼等各种“小发作”。此外，即使是同一名患者，癫痫发作时也可有多种不同的表现。因此，不能将癫痫等同于“大发作”，不能因为患者没有意识丧失、肢体抽搐而轻易否定癫痫的诊断。

误区二：

癫痫即“羊癫疯”，患者精神有问题

【分析】“羊癫疯”患者并不是“疯子”。虽然有些颞叶癫痫患者发作时表现为精神运动性症状（如到处游走等），有些额叶癫痫患者发作时表现为过度运动（如在床上或地上翻滚），同时伴明显的情绪改变，如愤怒、恐惧、秽语等，但患者在不发作时可恢复至正常状态。这些所谓“疯”了的表现，只是患者的大脑异常放电，影响了相应的脑区所引起的症状，一般持续数分钟或数十分钟后可自行缓解，并不等同于精神病发作。希望大家对癫痫加深认识，接纳“癫痫”这种疾病和癫痫患者。

误区三：

癫痫是遗传病

【分析】大多数癫痫并非遗传病。引起癫痫的病因众多，一般可分为原发性癫痫和继发性癫痫。继发性癫痫是后天疾病导致的，如脑外伤、脑肿瘤、脑血管病、脑炎等，遗传给后代的可能性很小。原发性癫痫，即找不到明确病因的癫痫，具有一定的遗传倾向，但并不等同于遗传病。遗传病是指具有明确致病基因的疾病。目前的研究发现，仅有很少一部分原发性癫痫具有明确的致病基因，属于遗传病范畴。

需要提醒的是，大部分癫痫患者没有家族史，属于散发病例，即父母正常，也有可能生下癫痫患儿。对大部分原发性癫痫患者而言，其后代患癫痫的概率比正常人群高，但不一定都会患病。

误区四：

癫痫患者不能生育

【分析】这需要具体情况具体分析。对继发性癫痫患者而言，遗传给后代的可能性很小。虽然有些抗癫痫药物对胎儿会产生一定影响，但只要在专业医生的指导下科学服药，患者是可以正常生育的。对原发性癫痫患者而言，如果排除了遗传病因素，只要在医生指导下科学服药且病情稳定，也是可以考虑生育的。对有明确致病基因的原发性癫痫患者而言，因疾病遗传风险较大，不宜生育。

值得一提的是，癫痫患者应在病情得到良好控制的情况下再考虑生育。在癫痫活跃期，患者服用的抗癫痫药物剂量较大，可能导致胎儿发育不全或畸形。若孕期发生癫痫大发作，会导致胎儿缺氧，影响其正常发育。

此外，癫痫患者应避免与癫痫患者婚配，因为癫痫夫妇生育的后代，癫痫的发病风险显著增加。

误区五：

小儿癫痫可慢慢自愈，不需要积极治疗

【分析】大多数癫痫不会自愈，需要及时治疗。相比成人，儿童和青少年癫痫的发病率较高，儿童的发病率约为成人的10倍。很多家长认为，孩子患了癫痫，长大了自然就好了。其实，仅有少部分癫痫可以自愈，如伴中央颞区棘波的儿童良性癫痫，药物容易控制，生长发育不受影响，部分患儿在青春期时可停止发作。尽管如此，这些孩子在青春期以前，依旧会有癫痫发作，若没有及时进行正规治疗，孩子的身体、心理和智力发育都会受影响。所以，孩子一旦患了癫痫，就要及早接受正规治疗，等癫痫自愈是不科学的。

误区六：

热性惊厥会发展成癫痫

【分析】热性惊厥是儿童常见疾病，指发热后出现惊厥、肢体抽搐等，与儿童大脑发育未成熟、发热时大脑容易出现异常放电等因素相关。随着年龄增长，热性惊厥的发病率逐渐降低。

虽然有研究显示，长时间的热性惊厥可能导致脑损伤，尤其是颞叶内侧和海马体结构的损伤，有可能发展为颞叶癫痫，但热性惊厥并不等同于癫痫，少数几次、短时间发作的热性惊厥并不会发展为癫痫。当然，多次、长时间的热性惊厥需要引起家长重视，提防其进展为癫痫。大宗病例研究显示，热性惊厥进展为癫痫的总体风险率为3%，危险因素包括第一次热性惊厥前就存在异常的神经系统状态、没有热性惊厥家族史、复杂热性惊厥等。

误区七：

联合多种抗癫痫药物，疗效更佳

【分析】抗癫痫治疗的原则是：首选单药、足量治疗；若效果不佳，可考虑换药及联合用药。研究发现，约50%的患者在接受第一种抗癫痫药物治疗后，可较好控制癫痫发作；联合第二种抗癫痫药物治疗，可使另外13%的患者获得良好控制；对剩余控制不佳的患者而言，联用第三种甚至第四种抗癫痫药物后，仅可使不到4%的患者获得良好控制。由此可见，对难治性癫痫患者而言，联用多种抗癫痫药，获益可能并不大。而且，联合用药容易发生药物之间的相互作用，增加药物副作用和患者的经济负担。

因此，癫痫患者必须在专业医生的指导下选择合适的抗癫痫药，抗癫痫药物并不是越多越有效，切记不能自行联合使用多种抗癫痫药物。

误区八：

癫痫是不治之症

【分析】研究表明，经过正规的抗癫痫药物治疗后，约70%的新诊断癫痫患者的病情能得到良好控制。30%的难治性癫痫患者可通过外科手术和神经调控治疗获得良好控制，改善生活质量。比如：对颞叶内侧癫痫患者而言，外科手术可达到70%以上的治愈率。因此，癫痫不是不治之症，且随着医疗水平的不断提高，抗癫痫治疗的效果会越来越好。PM

医生手记

前不久，门诊来了一位阿姨，因晕厥就诊。她六十多岁，声音洪亮，腿脚有力，身体一直不错。她说自己长这么大很少进医院，平时有小毛病忍忍就过去了，这次决定来看病，是因为她送孙子上学时突然晕倒在地，她不知道自己怎么就失去了意识，醒来时除了脸上蹭破点皮外，没有其他异常。她说，自己以前偶尔也晕过几次，但是没什么严重后果，就没当回事。

这到底是怎么回事？“故障”出在哪里？这种突然发生、短时间、可以自行恢复的意识丧失，叫作晕厥，是由于大脑短暂性血流灌注减少所引发的。患者一般突然倒地，可伴有头晕、恶心、面色苍白等症状，恢复后一般不留后遗症。

大脑短暂“死机”，出了什么“故障”

首都医科大学附属北京天坛医院心内科
吴越阳　王佳玉（副主任医师）

在所有晕厥患者中，70% 有反复发作的病史，严重影响患者的身心健康和生活质量，且有导致猝死的风险。因此，晕厥不是小事，发生晕厥后要及时去医院就诊，排查原因，采取相应的防治措施。

晕厥病因，在脑或在心

晕厥一般分为三类：神经介导的反射性晕厥，病因在脑；直立性低血压性晕厥，病因在血压；心源性晕厥，病因在心。临床上，对发生过晕厥的患者，医生一般会按照以下顺序排查原因。

1 心源性晕厥

心律失常、心脏器质性疾病等可使心脏搏动太快或太慢，导致心排血量骤然减少，引起大脑短暂缺血、缺氧。通常采用心电图、心脏超声、冠脉 CT 等检查可以明确诊断。心血管疾病经治疗后，晕厥能够得到明显改善。对心脏搏动缓慢或停搏导致的晕厥者而言，植入心脏起搏器是有效的治疗方法。而对心脏搏动太快导致的晕厥者而言，应明确心律失常的类型：若为室上性心动过速，通常可采取药物或射频消融治疗；若为严重室性心动过速或室颤等恶性心律失常，则须植入 ICD（植入型心律转复除颤器）治疗。

2 直立性低血压性晕厥

直立性低血压是由于体位改变，如从平卧位突然转为直立，或长时间站立，导致脑供血不足，进而引起低血压。排查直立性低血压性晕厥，通常需要医生对患者进行详细的问诊，如果患者从蹲、坐体位（如排便等）站起后发生晕厥，可能符合这种诊断。现在，医学上还可以通过一定的检测手段（如直立倾斜试验）来辅助诊断，其实质是人为造成患者体位改变，同时检测血压变化，观察相关症状。明确诊断为直立性低血压者，若没有合并高血压，每天应保证摄入 2000 ~ 3000 毫升水分和 10 克食盐，起床时动作要缓慢，可使用腹带或弹力袜减轻静脉血流淤滞，还可以口服米多君等药物进行治疗。

3

反射性晕厥

反射性晕厥是由于调节血压与心率的自主神经反射活动异常，引起血压突然降低及心率减慢，导致短暂的脑血流量骤减。这类晕厥最常见，预后也最好，包括血管迷走性晕厥、颈动脉窦性晕厥等。血管迷走性晕厥与精神刺激、情绪紧张、急性创伤等诱因刺激有关，减少诱因是主要预防措施。颈动脉窦性晕厥常发生于突然向后转头时，如果确诊，患者要控制转头的动作和速度，也要避免衣领过紧等。出现头晕等晕厥先兆时立刻平躺，症状一般可很快缓解，这么做既能防止晕厥，也能避免因突然摔倒而受伤。

除上述原因外，服药不当也可能导致晕厥。晕厥患者近期如服用镇静药、安眠药、抗抑郁药等药物，应当详细告知医生，必要时在医生指导下适当减药或停药，并观察晕厥发生的情况是否有变化。

面对晕厥，该怎么急救

当发现有人突然倒地，该怎么判断呢？家属或现场其他人员首先应在患者身边保护，避免其受到周围环境的伤害，同时让其保持平卧位，将其头歪向一侧，避免呕吐物堵塞呼吸道，并托起其下巴，保持呼吸道通畅。其次，要注意观察，若患者有心跳、呼吸，则不需要进行心肺复苏，切不可盲目进行心外按压，以免造成损伤。如果患者呼之不应，无脉搏和心跳，则应迅速呼救、拨打“120”急救电话，并尽可能早地进行心肺复苏。

发生过晕厥的患者应到医院进行相关检查，首选心内科，排除心脏器质性疾病，明确血压情况；然后到神经内科，排查脑血管有无堵塞，以及是否存在其他神经病变。

有晕厥史，要注意这些问题

日常生活中，患者应注意以下问题：第一，及时治疗相关基础疾病，保持血压稳定；第二，遵医嘱用药，不可擅自用药或停药；第三，养成良好的饮食习惯，注意三餐规律、营养均衡，避免暴饮暴食、饥饿和缺水，不饮酒，少吃油腻、辛辣、刺激的食物；第四，适当运动，促进血液循环，避免长时间站立或长时间卧床休息，特别要注意避免突然站起或下蹲，以免影响大脑的血供；第五，保持良好的心态，避免情绪波动过大；第六，避免长时间处于闷热、空气不流通的环境。

需要提醒的是，近期发生过晕厥的患者尽量不要独自照顾孩子或独自生活，外出时最好有人陪同。PM

晕厥容易与这些病混淆

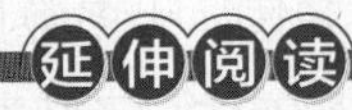

晕厥是指突然的意识丧失，也就是一瞬间的“不省人事”，与以下疾病不一样。

- **眩晕** 可以理解为“天旋地转”，常见于耳石症等疾病。
- **昏迷** 根据程度不同，可分为深昏迷和浅昏迷。昏迷的意识丧失是持续的，很难在短期内恢复。
- **癫痫** 俗称“羊角风”“羊癫风”，是大脑神经元异常放电导致短暂大脑功能障碍的一种疾病。晕厥患者在意识丧失之后可出现短暂的抽搐，常见于晕厥时间较长的患者。癫痫患者常在意识丧失前就表现为持续的肢体抽搐、痉挛。

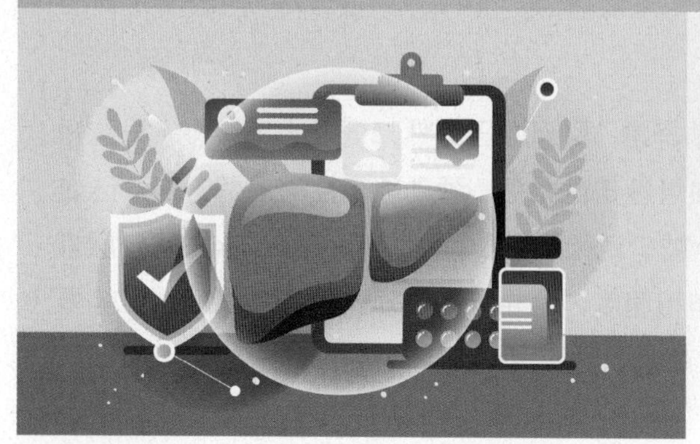

原发性肝癌，掀起你的盖头来

上海市嘉定区中心医院普外科　王红玲
海军军医大学第三附属医院肝外二科　王葵　李静

原发性肝癌是我国常见的恶性肿瘤之一，流行病学调查数据显示，在我国，肝癌发病率居所有恶性肿瘤第四位，死亡率则高居第二位，肝癌是严重影响我国居民健康的恶性疾病之一。

《“健康中国2030”规划纲要》中的一项重要目标是将居民总体癌症五年生存率提高15%。作为从事肝脏疾病诊疗的医务工作者，不仅需要不断提升肝癌诊疗技术水平，还要大力普及相关知识，让百姓了解如何防癌、治癌，才能真正提高肝癌患者的长期生存率。

什么是原发性肝癌？哪些人更容易患肝癌？患了肝癌，是不是意味着“被判了死刑”？实际上，原发性肝癌是一种可防可治的疾病。

原发性肝癌是什么

肝脏起源的恶性肿瘤包括原发性肝癌、肝母细胞瘤、肝脏肉瘤、恶性间质瘤、淋巴瘤等，其中，最常见、发病率最高的是原发性肝癌。

人体正常肝脏组织中主要有两种细胞成分，分别为肝细胞和胆管上皮细胞，来源于这两种细胞的恶性肿瘤分别被称为肝细胞型肝癌和胆管细胞型肝癌，两者统称为原发性肝癌。

在原发性肝癌患者中，肝细胞型肝癌占大多数（70%左右），胆管细胞型肝癌相对少见（约占30%）。因此，人们常说的原发性肝癌，主要指肝细胞型肝癌。原发性肝癌与继发性肝癌的区别在于，后者是指人体其他部位的恶性肿瘤转移到肝脏。

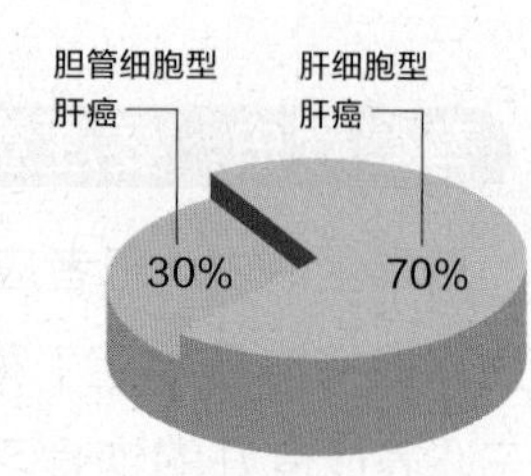

原发性肝癌分类

哪些人容易患原发性肝癌

在我国，大多数原发性肝癌与乙型肝炎（乙肝）病毒感染有关，乙肝患者发生原发性肝癌的风险远远高于非乙肝患者，慢性乙肝－肝硬化－肝癌的疾病进程被称为“肝病三部曲”。

需要指出的是，并非所有肝癌都与乙肝相关。在西方国家，丙型肝炎病毒感染、酒精性肝病、非酒精性脂肪性肝病所致的肝硬化是原发性肝癌的主要危险因素。近年来，随着我国乙肝病毒传播逐步得到控制，乙肝相关原发性肝癌的发病率呈明显下降趋势；与此同时，随着居民生活水平的提高，非酒精性脂肪性肝病、酒精性肝病等慢性非传染性肝病的发病率逐年升高，进而导致与这些慢性肝病相关的原发性肝癌患者数量逐年上升。

黄曲霉毒素等有毒物质也与原发性肝癌的发生关系密切，长期接触这些有毒物质的人群要引起重视。家族中有原发性肝癌患者的人群也属于原发性肝癌的高危人群。

在原发性肝癌患者中，男性患者多见，特别是40岁以上的男性，发病率为女性的2～3倍，这可能是因为中年男性更喜欢饮酒和熬夜，工作、生活压力更大。

总体而言，原发性肝癌的高危因素包括中年男性、肝癌家族史、肝炎病毒感染、长期饮酒、非酒精性脂肪性肝病、长期接触黄曲霉毒素等。需要指出的是，多种高危因素叠加会大大增加原发性肝癌的患病风险。比如：中年男性慢性乙肝患者如果长期饮酒，发生原发性肝癌的风险会增加数十倍。

原发性肝癌有什么症状

肝脏是人体最大的内脏器官，正常成人肝脏长约25厘米、宽约15厘米、厚约6厘米。大多数原发性肝癌患者（尤其是早期患者）没有症状；当肿瘤长得比较大，刺激了肝包膜，可引起腹部胀痛不适；肿瘤压迫了胆管，可导致皮肤、巩膜黄染；肿瘤发生破裂出血，可导致腹部剧烈疼痛、休克等表现。

值得注意的是，由于大多数原发性肝癌患者合并慢性肝病，故患者还会出现慢性肝病相关症状，如肝硬化患者脸色灰暗、颈部皮肤可出现“蜘蛛痣”等，严重肝硬化患者可出现腹水、腹胀，或因食管－胃底曲张静脉破裂而引起呕血等危险情况。

原发性肝癌疗效如何

原发性肝癌的治疗方法很多，主要分为根治性治疗和姑息性治疗两大类。根治性治疗主要包括手术切除、肝移植和局部消融治疗，适合早期患者；姑息性治疗包括局部治疗（介入、放疗等）和全身治疗（靶向治疗、免疫治疗、化疗等），适合中晚期患者；对身体状况不佳的终末期患者，一般进行对症支持治疗。

目前，原发性肝癌的治疗已经发展到精准化和个体化阶段，医生会根据患者的具体病情，选择不同的治疗方案，多数患者需要联合两种或两种以上的治疗方法。需要指出的是，原发性肝癌的治疗效果与肿瘤确诊时的分期密切相关。早期肝癌患者的疗效最好，患者五年生存率可达70%以上；中期肝癌患者五年生存率为50%左右；晚期肝癌患者的疗效较差，三年生存率仅为40%左右；终末期肝癌患者的平均生存期仅有3个月左右。

日常生活中要注意什么

总的来说，原发性肝癌患者需要高蛋白质、高能量饮食，食物品种无特殊要求，患者可以根据自己的口味选择喜欢的食物，没有所谓需要忌口的食物。平日尽量不要熬夜，保证肝脏有充分的休息和恢复时间。

接受手术治疗的患者，待胃肠道功能恢复后，就可以正常饮食，尽可能少量多餐，食物品种尽量丰富，及时补充营养，增强身体抵抗力。接受介入治疗或者药物治疗的患者，可能会因治疗影响而出现食欲不佳的情况，此时需要额外补充蛋白粉等营养制剂。药物尽量安排在餐后服用，以减少对胃肠道的刺激。

特别需要指出的是，原发性肝癌患者必须戒酒，因为酒精会进一步损害肝功能，使患者失去进一步治疗的机会。PM

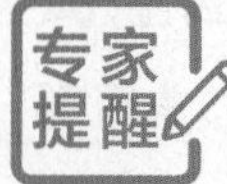

由于长期服用中药可能加重肝脏负担，甚至损害肝功能，故原发性肝癌患者一般不需要吃中药。少数需要通过中医中药调理身体的患者，应去正规医院请中医师诊治。

上海市健康科普专项计划（项目编号 JKKPZX-2023-A14）

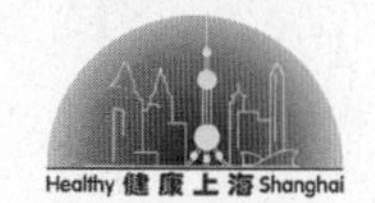

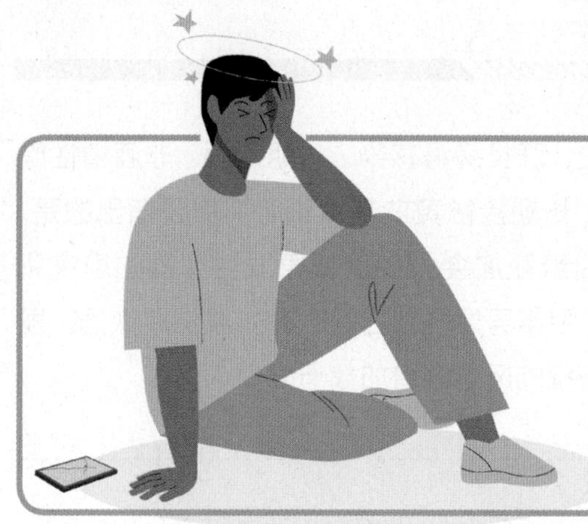

头面部有眼、耳、口、鼻、脑等重要器官，以及丰富的血管、神经组织，重要性不言而喻。头面部外伤不仅会影响容貌和感官功能，严重时还会危及生命。有些头面部伤害的救治必须争分夺秒，如果能在医务人员到来之前采取正确的处理措施，或可降低风险；但若处理不当，则可能“雪上加霜”。

头面部受伤，危机四伏

本刊记者 蒋美琴
受访专家 应佑国

保持呼吸道通畅最重要

刘女士在家跌倒时面部着地，口鼻出血，家人立即将她送往医院。途中，刘女士出现呼吸困难、烦躁不安。接诊医生检查后发现其呼吸道梗阻，立即实施气管插管等抢救措施，刘女士转危为安。

受伤后，大家普遍关注的是伤口范围、出血、骨折等问题。而对口腔颌面部创伤者，首先应关注呼吸道是否通畅，因为外伤出血一般不会导致死亡，但气道堵塞容易致死。口腔颌面部结构被破坏后，容易导致气道梗阻，影响呼吸，伤者可能很快因窒息而死亡。家属或施救者可从以下几点进行初步判断，紧急处理后尽快将患者送医。

❶ 查看患者的口鼻，如果有出血，尽量使其侧卧，以便血液从口鼻流出，避免血液积聚在鼻咽部或进入呼吸道，引起呛咳甚至窒息。需要注意的是，头部外伤大多伴有颅脑损伤，如颅内出血、挫伤、对冲伤等，若患者意识不清，血液更易被吸入气道，导致窒息。

❷ 查看患者口鼻内是否有异物，如血块、假牙等。若有，要及时清理。

❸ 观察患者的呼吸情况，如果发现其呼吸减弱、意识不清，应及时送医抢救。有些创伤虽表面不严重或无明显外伤，但内部组织有血肿、骨折等，可压迫呼吸道，导致缺氧甚至窒息。

专家简介

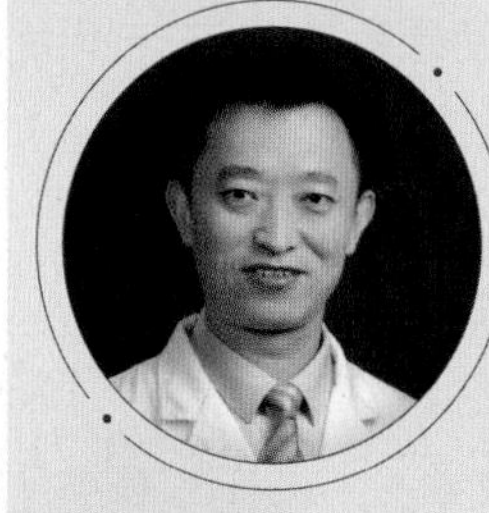

应佑国 上海交通大学医学院附属第九人民医院急诊科（北部）主任医师，上海市医学会危重病专科分会青年委员、急诊医学专科分会院前急救学组委员，上海市中西医结合学会重症医学专委会委员，上海市康复医学会重症康复专委会常委。擅长多发伤患者的综合救治、紧急困难人工气道建立等。

专家提醒

有些患者的外伤看似不严重，但可能出现伤口感染。颌面部潜在间隙感染不仅可导致头面部肿胀，还可能压迫气道，引起窒息；如果脓肿破溃，脓液被吸入气道，亦可导致患者窒息；如果感染深入胸腔纵隔，则更加凶险，纵隔感染的死亡率高达90%以上。因此，头面部创伤不可大意，患者应及时就医。

离断组织保存有门道

> 小汪操作机器不当，头发被卷入机器，导致头皮撕脱。同事将头皮组织冲洗干净并放入冰块中，将小汪送至医院急救。医生看到放在冰块中的头皮组织，遗憾地告诉他们，头皮组织被冻伤，不能使用了。

颌面部创伤导致的组织离断主要包括牙齿断裂或脱落、局部耳郭离断、头皮撕脱、皮肤和肌肉组织离断等。离断组织大部分是可以再植的，但必须妥善保存。一些人知道离断的组织要低温保存，但对保存方法一知半解，直接将组织放入冰块中。正确的做法是：将离断组织装入密封袋或干净的瓶子中密封，用毛巾等包裹隔温后，放入盛有冰块和水的容器中，不要让组织与冰块直接接触。如果条件不允许，施救者可直接携带离断组织，立即陪同患者到医院就诊。

专家提醒

有些人看到离断的组织上有污物，担心会引起感染，就用水将其冲洗干净。殊不知，这么做反而可能弄巧成拙，会破坏组织，不利于修复。

异物插入不要拔

> 陈先生正在工地干活，突然，一根掉落的钢钎直接插入了他的面部。同事小李见状，想将钢钎拔出，小张赶紧阻止，立即陪同陈先生去医院处理。CT检查发现，钢钎深入颅底，必须进行手术治疗。

如果头面部被异物插入，不要贸然拔出，且尽量不要触碰患者头部。因为头面部有大量血管和神经，盲目拔出异物可能造成二次伤害，引起大出血、脑组织损伤等严重后果。应立即呼叫救护车，将伤者送至医院处理。

等待过程中，同伴可以采取以下处理措施：如果局部有出血，可用消毒纱布或干净的毛巾、布料等盖住出血部位，适当按压以止血。同时，注意观察患者的呼吸和脉搏。观察呼吸时，一看呼吸节律是否规整，如果呼吸有中断，或者断断续续，要警惕颅内损伤；二看呼吸幅度，如果吸气幅度几乎不可见，要警惕呼吸停止。测脉搏可间接判断心搏、血压情况：如果脉搏较强且在每分钟 60 ~ 100 次，说明心搏、血压尚正常；如果脉搏微弱，甚至摸不到，应立即呼叫患者，察看其意识是否清醒；如果有血压计，可给伤者测量血压。

意外不知何时会降临，除提高防范意识外，大家还应学习和掌握一些急救知识，以备不时之需。PM

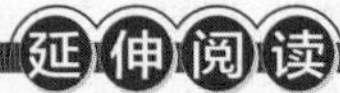

多发伤救治，要顾全大局

延伸阅读

很多创伤是多发伤，合并颌面、颅内、胸部、骨盆等多部位创伤，应及时采取合适的应对措施。

- **合并颈椎外伤** 多见于骑助动车者，撞击头部的外力可能导致颈椎损伤。疑似颈椎损伤者应保持平卧位，救助者不要盲目移动患者身体，避免对其颈部造成二次损伤，可使用颈托或用双手握住患者头部，固定其颈部以免晃动，同时呼叫救护车，等待专业人员处理。
- **合并胸部开放伤** 使用干净的毛巾压迫伤口，一方面可以止血，另一方面可以闭合伤口，避免发生气胸。如果已存在开放性气胸，这么做可使其变成闭合性气胸，减轻伤害。
- **腹部开放伤** 如果腹部脏器外露，不要自行回纳，可用碗、广口瓶等干净的容器盖住脏器，进行适当保护。

请叫我“矢气”

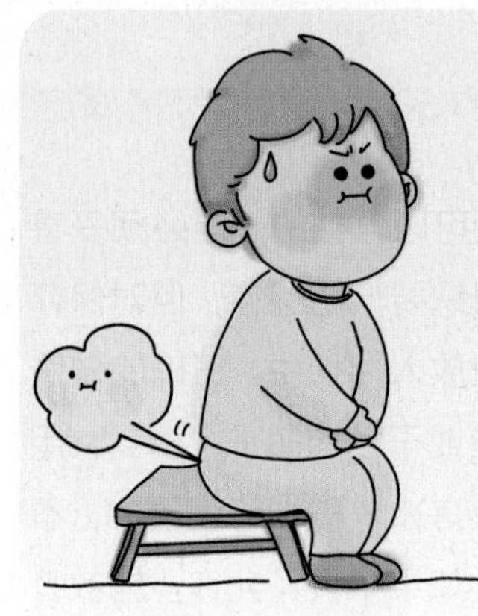

说来有点不好意思，我是从主人肛门窜出来的气体，大名叫“矢气”，但人们通常喊我的小名——屁。他们觉得我微不足道，所以经常会说“屁大点事儿”，有时候还会用我的名字骂骂咧咧，我着实太委屈了！

同济大学附属第十人民医院消化科
副主任医师　赵玉洁
绘图　曹　阳

人生之气，无用无害

世上本没有我，人们吃了食物后，就有了我。人类在进食的时候，会把一部分空气和食物一起吞咽下去；食物与唾液、胃液、胰液等消化液混合后，在肠道细菌的作用下发酵，就会产生气体——那就是我。我如果走到下出口（肛门），敲敲肛门括约肌的门，就顺利出去了。

虽然我是无用的废气，但也无害！99% 的我是无味的，由 59% 氮气、21% 氢气、9% 二氧化碳、7% 甲烷和 3% 氧气组成，剩余 1% 是肠道细菌腐败或分解蛋白质产生的氨、硫化氢、粪臭素、吲哚、挥发性胺和挥发性脂肪酸等“有味”的成分，能让人们切实感受到我的存在。大家碰到我多少会有点尴尬，但这是不可避免的生理现象。人生之气，岂有不放之理？每个人都释放过我，也闻到过别人释放的我。

成也矢气，败也矢气

正常情况下，一个人每天排气约 500 毫升，差不多可以制造 7 ~ 10 个我。频繁制造我或者完全远离我，都是非正常现象。

我的状态与进食的种类密切相关：如果主人喜欢吃富含淀粉的食物（如红薯、土豆、豆类、面食等），我可能会频繁出现，因为这些食物中含有的“低聚糖”在肠道内被细菌分解、发酵，会产生大量氢气和二氧化碳；如果喜欢吃肉类等富含蛋白质的食物，我可能会臭不可闻，因为大量蛋白质在肠道内滞留、分解、发酵，产生硫化氢、粪臭素等，会出现类似臭鸡蛋一样的气味。也有一部分肠道肿瘤患者，由于癌组织溃烂、脱落，在细菌作用下也会产生恶臭气体。

如果主人长时间不把我放出去，会腹胀如鼓，甚至伴有腹痛。此时，排除消化不良的可能后，要警惕肠梗阻、肠套叠、肠扭转等疾病。尤其是新生儿，如果几天不排气、无胎粪，一定要排查先天性肛门闭锁症。

臭屁不响，响屁不臭

在公共场合，大家都不太喜欢我。如果默默地排出了无声、无味的我，那就你知、我知、天知、地知。但我也是有点小脾气的：有时候，我喜欢吹哨子，把自己鼓得很大、然后跑得特别快，“嗖”地一下撞开肛门括约肌，发出响亮的声音而无臭味，通常我是趁主人进食大量碳水食物时这么玩；当主人进食大量蛋白质食物时，由于分解成臭臭的硫化物、粪臭素，而且气体量少、我跑得又慢，所以气味“杀伤力”很强却悄无声息。对，我就喜欢看你控制不了我又干不掉我的样子！不过不得不承认，人们真的很善于观察和总结，“臭屁不响，响屁不臭”，说得一点儿没错！PM

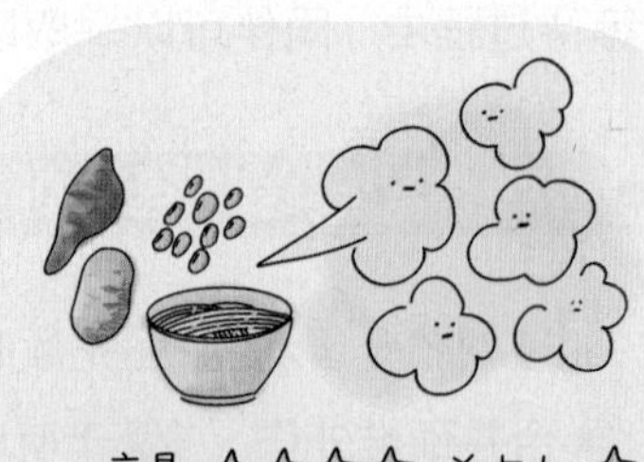

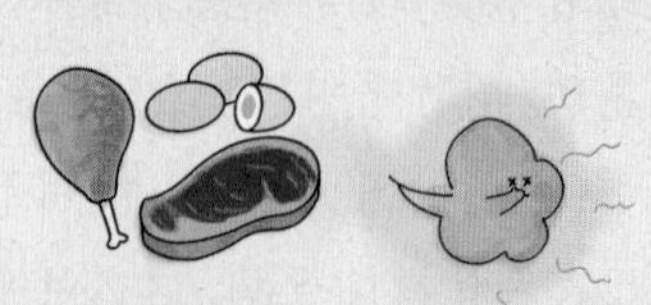

腰肌劳损? 缘是"石头"作祟

上海交通大学医学院附属仁济医院泌尿外科副主任医师　夏 磊

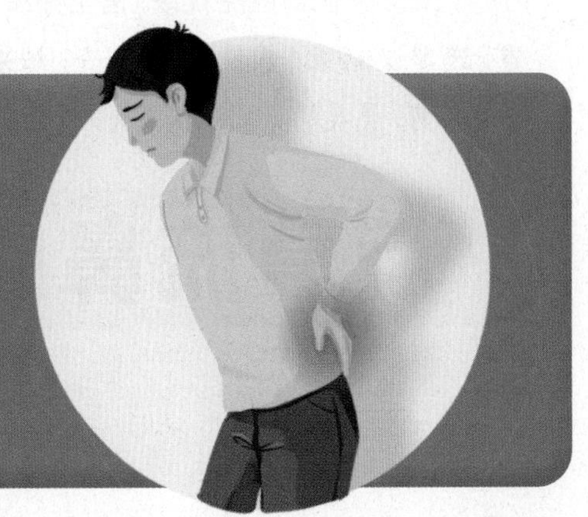

刘先生是一位长期久坐的办公室职员，近半年来，他总感觉左侧腰背部酸胀。有类似症状并看过医生的同事老严告诉他，这是"腰肌劳损"，还动员他一起去健身。于是，刘先生开始积极健身，甚至去诊所按摩，但症状并未得到改善，反而逐渐加重。一天，疼痛难忍的刘先生来到医院骨科就诊，拍片检查未发现明显异常。骨科医生怀疑是肾结石所致，建议他到泌尿外科进一步就诊。

听完刘先生的描述，我着手检查，发现他有较明显的肾区叩击痛，这是肾结石、输尿管结石患者的一个典型体征。随后，我开具了肾功能(明确肾功能是否存在异常)、尿常规(判断是否存在血尿和泌尿系感染)、超声检查(确定肾结石的位置、大小和形状)。

一个多小时后，刘先生拿着检查报告再次来到门诊：肾功能正常，尿常规提示红细胞+，B超提示左肾有一枚直径12毫米的结石。刘先生困惑地问："听说肾结石没有症状，为什么我会出现腰背酸痛呢？"确实，肾结石的发生、发展过程往往是隐匿的。起初，尿液中的矿物质或有机成分因过饱和而在肾脏中积累形成微小晶体，随着时间推移，这些晶体逐渐增大，形成结石。有些结石会引发炎症和疼痛；有些结石落入输尿管，可能导致更严重的肾绞痛和肾功能损害。

找到病因后的刘先生如释重负，但随即又对治疗产生困惑和担忧。我继续解释：肾结石的治疗方案需要根据结石的大小、位置和患者的具体情况制定。如果结石直径小于7毫米(黄豆大小)，一般可以采取非手术治疗，包括多喝水(每天保证2000毫升以上的饮水量)、调整饮食结构、运动或服用药物排石等，并定期复查；如果小结石堵塞输尿管，则不能姑息，需要通过外科手段去除，保护肾功能；如果结石直径大于7毫米，一般需要根据具体情况采取体外冲击波碎石、输尿管(软)镜碎石、经皮肾镜碎石等治疗。

刘先生接受了输尿管软镜碎石术，第二天一早便顺利出院了，腰背酸胀症状也消失了。PM

特别提醒

在泌尿外科门诊，我们时常遇到这样的患者，他们对腰酸、水肿、一过性血尿等症状并不重视，虽然长时间有疼痛不适，却不及时去医院诊治，甚至贻误了最佳诊疗时机。当出现类似健康问题时，大家应保持警觉，及时就医，并采取有效措施。要有主动进行定期健康体检的意识，因为有些结石的症状轻微，甚至没有症状，但若长期阻塞尿路，可能导致肾积水甚至肾功能受损，造成不可挽回的损失。

生活实例

近半年来，初中生昊昊感觉鼻塞越来越明显，有一次上体育课时还突然流鼻血，不过很快止住，且出血量不多，他便没有跟家长提起。最近，昊昊多次流鼻血，且出血量逐渐增加，他开始害怕了。妈妈得知这一情况后，立即带他到医院就诊。医生仔细询问病情后，得知昊昊左侧鼻塞严重，遂建议他做鼻内镜和CT检查，结果发现他患有鼻咽纤维血管瘤。经手术治疗，昊昊的鼻塞症状消失，没再出现流鼻血现象。

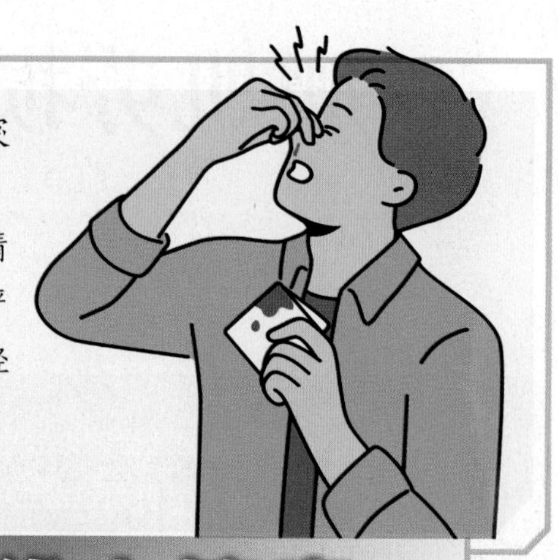

反复流鼻血，警惕纤维血管瘤

复旦大学附属眼耳鼻喉科医院放射科　刘 强
复旦大学附属眼耳鼻喉科医院耳鼻喉科主任医师　王德辉

易被忽视的鼻咽纤维血管瘤

鼻塞和流鼻血是十分常见的鼻部症状。青少年鼻塞的常见原因包括鼻炎、鼻息肉、腺样体肥大、鼻腔肿瘤等。流鼻血也是青少年常见的鼻部症状，常见原因有环境刺激、鼻部创伤、鼻炎、鼻腔肿瘤等。其中，鼻腔肿瘤最容易被忽视，主要原因在于：青少年自主就医意愿较低，出现鼻塞和流鼻血时，可能不会选择积极就医，甚至不会主动告知家长；有些家长平时对孩子的关注不够，认为鼻塞和流鼻血不是什么大问题，一般也不会立即带孩子去医院做检查；有些家长发现孩子反复流鼻血，担心是白血病所致，带孩子到血液科检查未发现异常后，便忽视了耳鼻喉科的检查。

在以鼻塞和流鼻血为主要特征的鼻腔肿瘤中，鼻咽纤维血管瘤最为常见。它是青春期男性常见的鼻咽部良性肿瘤，高发年龄为 8 ~ 25 岁，女性很少发生，故又称“男性青春期出血性鼻咽纤维血管瘤”。

早发现、早治疗，减少危害

鼻咽纤维血管瘤由纤维组织和血管组成，虽是一种良性肿瘤，但具有一定侵袭性生长的特点，容易侵犯鼻腔周围结构。如果发现得早，肿瘤局限于鼻咽部，位置表浅，治疗比较简单，在鼻内镜下进行微创切除即可治愈；如果发现得晚，肿瘤长大且会侵犯周围组织，向后可朝鼻腔后鼻孔生长，向外可向面颊部扩展，向上可达眼眶，甚至可破坏颅骨而长到颅内，手术难度、风险和术后复发率均大大增加。

鼻咽纤维血管瘤早期可无症状，随着肿瘤长大，常见且典型的症状是鼻塞和流鼻血。鼻塞多为单侧（肿瘤增大后，可导致双侧鼻塞），进行性加重，可表现为说话时有鼻音，严重者可出现用口呼吸、打鼾等症状。鼻咽纤维血管瘤富含血管，且这些血管异常扩张，管壁薄弱，缺乏弹性，易破裂，可导致流鼻血。早期出血量不多，有些患者可出现流涕、涕中带血或脓性分泌物等，多反复发作且不规律；后期出血量逐渐增多且不易止住，有时患者可从口中吐出鲜血，严重者可引起大出血。

鼻咽纤维血管瘤进一步生长，侵犯周围组织，可引起面部外观异常（面颊部隆起）、面部感觉麻木、嗅觉减退、耳鸣、耳闷、听力下降、眼球突出、眼球转动障碍、视力下降、三叉神经痛等症状。如果肿瘤生长到颅内，侵犯脑组织，还可引起中枢神经系统症状，如头痛、眩晕等。

出现上述症状者应尽早到医院耳鼻喉科就医。鼻咽纤维血管瘤的诊断并不复杂，医生通过鼻内镜检查即可发现，结合增强CT和增强磁共振（MRI）检查可以进一步明确肿瘤的生长范围，从而制订合适的治疗方案。

治疗首选手术切除

鼻咽纤维血管瘤的治疗方法包括手术切除、介入栓塞、放疗等，目前以手术治疗为主。

手术治疗的效果很大程度上取决于肿瘤的大小和生长部位：早期鼻咽纤维血管瘤患者可采用鼻内镜下切除术，创伤小，复发率低，可治愈。晚期，肿瘤朝周围组织尤其是颅底及颅内侵犯后，手术难度、风险增加，如果肿瘤无法被完整切除，就很容易复发，可能需要二次手术甚至多次手术，进一步增加手术风险和治疗成本。

随着医疗技术的进步，在切除肿瘤前对其内部及周围的血管进行介入栓塞治疗，可以使大部分晚期鼻咽纤维血管瘤被彻底切除，故介入栓塞已成为晚期患者术前的常规操作。在进行介入治疗时，通常不需要切开皮肤组织，医生只需在患者腹股沟或腕关节附近进行血管穿刺即可；术后只有一个穿刺点，无伤口。医生通过血管穿刺所建立的通道，在数字减影血管造影（DSA）机器的引导下，先将一根细长、柔软的导管从体外沿血管腔慢慢送入肿瘤周边及内部的血管内（手术切除肿瘤时，这些血管是造成出血的“罪魁祸首”），再将特制的用于闭塞血管的材料注入其内，精准栓塞血管，达到肿瘤去血管化的目的。然后，医生切除经过介入栓塞后的肿瘤，此时，出血量大大减少，手术视野更清晰，肿瘤切除更彻底且安全，患者术后复发率更低。

作为二线治疗方法，放疗主要用于手术无法彻底切除的鼻咽纤维血管瘤。考虑到放疗可能引起骨坏死、视神经损伤、白内障、生长发育迟缓、垂体功能减退等诸多并发症，故目前仅在必要时作为手术治疗的补充。

激素等药物治疗的效果不确切，且激素治疗副作用较大，目前不推荐。

有些家长可能会问：如果不手术，待孩子长大后，鼻咽纤维血管瘤是否会自行消退？目前的研究认为，鼻咽纤维血管瘤自行消退的可能性非常小，患者不宜为了等待其自行消退而拒绝或推迟手术。在等待的过程中，绝大部分肿瘤会继续增大，甚至错过最佳治疗时机。因此，一旦发现鼻咽纤维血管瘤，应尽快手术。PM

特别提醒

鼻咽纤维血管瘤的发病原因尚不十分明确，目前还无法从源头上进行有效干预，最好的方法是做到早发现、早治疗。家长和青少年都需要提高健康意识，家长如果发现孩子鼻塞进行性加重和反复流鼻血，应尽快带其到医院耳鼻喉科进行检查。

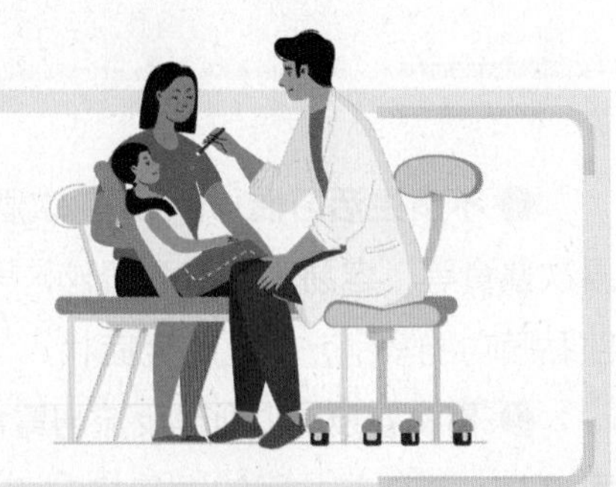

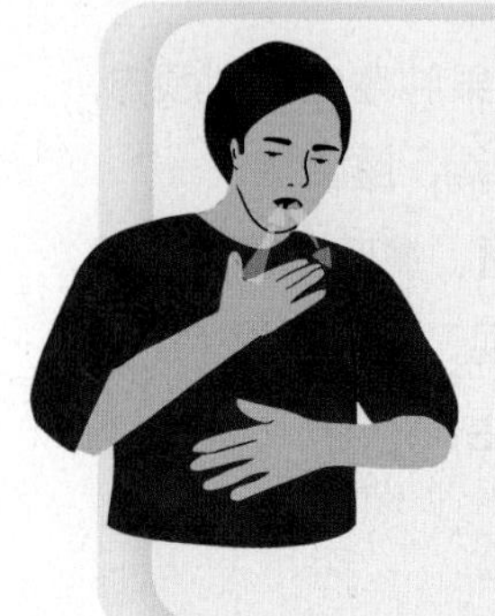

有些人在换季降温、感冒、劳累或进食刺激性食物后，会觉得“喉咙里像有东西一样”“喉咙里闷、堵、痒”“总有一口痰咯不干净”，甚至觉得影响吞咽和呼吸。临床上通常称之为“咽异物感”，是慢性咽炎患者的常见症状。由于这种感觉往往迁延不愈或反复发作，不少患者会去药店购买或到医院耳鼻咽喉科配些治疗咽喉炎的药物。但用药后，很多患者发现这种恼人的异物感难以去除，有些患者还会怀疑患上了咽喉肿瘤等严重疾病。此时要考虑，引起咽异物感的原因可能是一种特殊的咽喉疾病——反流性咽喉炎。

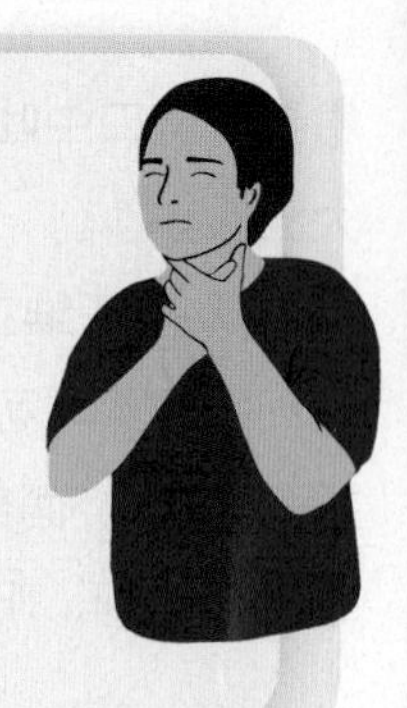

挥之不去的“咽异物感”

复旦大学附属眼耳鼻喉科医院耳鼻喉科副主任医师　徐成志

这种咽喉炎表现很特别

反流性咽喉炎（或称“咽喉反流”）主要是由于胃内容物反流至咽喉部，诱发黏膜炎症反应，引起咽喉部异物感等不适症状，伴声带后联合区域黏膜增生、肥厚，声带弥漫性充血、水肿，严重时出现肉芽肿、喉室消失、声门下狭窄等喉部体征。我国调查数据显示，耳鼻咽喉门诊中 10% ~ 15% 的患者有短期或长期咽喉反流症状。若将其当成普通咽炎对症处理，则效果不佳。因此，患者如果出现以下典型症状，要警惕反流性咽喉炎，不要盲目吃“消炎药”。

❶ **咽异物感**　这种异物感多位于颈中下部，相当于喉咙与食管交界处，是咽喉反流最易造成黏膜肿胀的位置。有时合并咽喉部发紧、闷堵不适，但在进食时感觉症状消失或减轻，进食后往往加重。

❷ **慢性咳嗽**　大多为干咳，常在饭后、晚上平卧后发作或加重。咳嗽持续时间一般超过 2 个月，反复发作，且应用止咳药物治疗效果不佳。

❸ **频繁清嗓**　很多患者感到喉咙里有黏痰，很难咯出，即使吐出，很快又会有类似黏痰闷堵的感觉，因此会频繁清嗓以获取一时的“舒爽”。久而久之，会使周围人觉得刺耳不适，甚至影响社交和工作、学习。

❹ **声音嘶哑**　约 50% 的声音嘶哑患者存在不同程度的咽喉反流，由于反流引起的黏膜肿胀主要位于声带关节附近和气管上端，除声嘶外，还会引起发音易疲劳、疼痛，甚至呼吸不畅。

此外，反流性咽喉炎还常伴烧心、前胸及后背疼痛、胃痛、口臭等消化道反流相关症状。

多种因素可致咽喉反流

❶ **不良生活习惯**　如吸烟、饮酒、辛辣生冷饮食、暴饮暴食等，容易刺激胃酸分泌，导致消化道及咽喉部黏膜功能紊乱，加重反流症状。

❷ **胃食管反流**　咽喉反流与胃食管反流是两种不同疾病，但存在共同的发病机制和相似的治疗方式。很多患者仅以咽异物感等咽喉部症状为主要表现，胃肠道并没有难以忍受的不适感，这与咽喉感觉神经更敏感有关；反流明显的患者会出现反酸、嗳气、咽喉或胸部正中烧灼感、易打嗝等症状；很多病情较轻的患者白天没有明显的反流症状，但夜里平卧时，失去

重力限制，胃酸很容易反流至喉咙口，刺激喉部黏膜引起不适。另外，随着年龄增长，食管括约肌松弛会加重反流，这也是老年人更易出现咽喉反流的原因。

❸ **上呼吸道感染** 新冠、甲流等病毒或细菌感染时，一方面会加重上呼吸道黏膜炎症和呼吸道阻力，另一方面使用抗感染药物会加重胃肠道负担，诱发咽喉反流。

❹ **打鼾及鼻炎发作** 打呼噜和鼻炎发作时，上呼吸道阻力会增加；患者平卧睡眠时，容易形成上呼吸道负压，进而加重胃内容物的反流。

抑制反流是治病关键

1 养成良好的生活习惯

尽管咽喉反流很难根治，但良好的生活习惯可减轻咽异物感等不适症状的发作程度和频率，甚至完全不影响患者工作和生活。患者需要做到：睡前2～3小时（尽量3小时）不进食，可少量喝水；吃饭七分饱，尽量避免酸、辣、冷、咖啡、浓茶等易刺激胃酸分泌的饮食；尽量避免清嗓行为，以免加重黏膜肿胀；治疗鼻炎、打鼾等增加上呼吸道阻力的病症；戒烟酒，多运动，规律作息；避免腰带过紧，如无颈椎疾病，睡觉时可适当垫高枕头（利用重力作用减少反流）。

2 积极进行必要的检查

咽异物感持续2周甚至2个月以上，仍未明显缓解的患者，宜行电子喉镜检查。在排查咽喉部肿瘤的同时，喉镜可明确咽喉反流的典型表现（环后、披裂、杓间区黏膜增厚肿胀，声带肉芽肿，等等）。反复发作的患者还需要定期复查喉镜，确保咽喉整体状况稳定。有条件的患者可进行食管pH监测和阻抗监测，目前可活动多通道腔内阻抗pH监测是较好的咽喉反流诊断方法，能完整描述酸反流、非酸反流、液体、气体等状况，较为客观真实。明确反流的具体病情后，治疗才能有的放矢。

3 选择合理的药物治疗方案

虽名为“咽喉炎”，但反流性咽喉炎的发病机制与普通咽喉炎完全不同。治疗普通咽喉炎的常用中成药大部分是清热解毒药，中医理论认为其属于寒凉药物，容易刺激胃肠道，长期使用易加重反流症状。这也是很多患者觉得刚开始使用有效，过一阵子效果不佳的原因。因此，确诊为反流性咽喉炎者应尽量避免使用清热解毒及消炎的药物，可选择一些外用药物减轻咽喉部症状，并协助抑制清嗓动作。治疗的核心目的是抑制反流，故重点是用抑酸药物，如奥美拉唑、艾司奥美拉唑等质子泵抑制剂（PPI），还可使用雷尼替丁、法莫替丁等H_2受体阻滞剂及莫沙必利等胃动力药物改善反流。需要注意的是，一般PPI等药物疗程较长，症状改善后不要轻易自行停药，以免迅速反弹，应定期复诊，并在医生指导下逐渐减量、停药。

4 必要时采取外科手术治疗

改变生活方式联合药物治疗效果不佳、有症状的非酸反流（在职业用声者中常见）、反流严重、食管下括约肌功能不良、年轻患者避免长期用药或经济原因等，均可作为外科治疗的适应证。胃底折叠术是常见术式，现在多在腹腔镜下操作，将胃底部的黏膜折叠环绕于食管下端，从而增强食管括约肌，达到控制反流的目的。PM

总之，咽异物感是耳鼻咽喉科患者的常见症状，其中不少患者是目前较易被忽视的反流性咽喉炎所致。正确诊断和治疗、良好生活习惯有助于控制病情，提高患者生活质量。

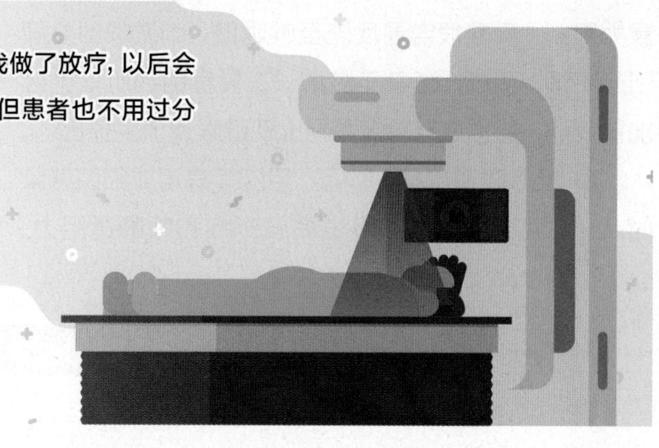

“医生，我看见一个病友，脖子部位的皮肤又红又黑。如果我做了放疗，以后会不会也变成这样？”不可否认，这种皮肤损伤确实与放疗有关。但患者也不用过分担心，因为这是可防可治的。

知否，知否？放疗护肤有门道

复旦大学附属中山医院放疗科　丁伟杰　孙 菁（副主任医师）

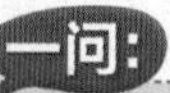

一问：

放疗后，为何皮肤会发红、发黑？

一般情况下，放射线要穿透皮肤才能到达肿瘤部位，或多或少会刺激皮肤，损伤皮肤和皮下组织。起初，因皮下毛细血管扩张，皮肤出现红斑；接着，皮肤细胞中的黑色素增多、沉着，红斑逐渐变黑。这是放射性皮炎的一种表现。这个过程类似于皮肤被阳光暴晒后发红、发黑。放射性皮炎会不会发生，除与皮肤厚度、是否有皱褶等有关外，还与照射总剂量、分次剂量、疗程、射线种类、外界气候条件及患者的自我保护等因素有关。

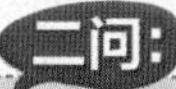

二问：

做完放疗，发黑的皮肤何时能恢复正常？

在放疗期间，照射区域内皮肤发黑一般不需要处理。放疗结束1个月后，发黑的皮肤一般会慢慢恢复正常。不过，对一些皮肤较为敏感的患者来说，这些黑斑可能不会完全消退，有些影响美观，但不损害皮肤功能，患者不用太在意。

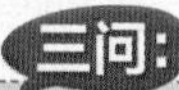

三问：

放疗还会引起哪些皮肤反应？

当放射线照射头颈部、乳腺、四肢等位置相对表浅的肿瘤时，最常见的不良反应是皮肤损伤。在放疗开始后3个月内发生的皮肤损伤，称为急性期放射性皮肤损伤；3个月后发生的，称为晚期放射性皮肤损伤。急性期皮肤损伤较易发生在颈部、腋下、腹股沟等皮肤薄嫩或皱褶处，主要表现为瘙痒、红肿、触痛、糜烂、水疱、溃疡、蜕皮等，可伴毛发脱落、出汗减少等；晚期皮肤损伤主要表现为皮肤变薄、毛细血管扩张、萎缩、纤维化等。医生会根据皮肤反应的轻重程度给予相应处理。

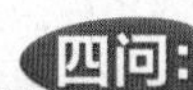

四问：

放疗前应采取哪些防护措施？

放疗前，患者应避免在皮肤上使用一些吸收缓慢的药物（如乳膏类药物）。它会在皮肤表面形成一层膜，导致皮肤放射剂量升高，加重皮肤损伤。患者在治疗时，不要随身携带金属制品，如项链、耳环、假牙、钥匙等，因为这些物品中的金属成分会使身体吸收更多射线，加重皮肤不良反应。

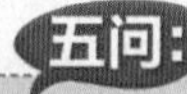

五问：

放疗期间怎样保护皮肤？

患者可采取以下保护皮肤的措施，以预防或减少放射性皮肤损伤：

❶ 肿瘤患者往往免疫力低下，皮肤对射线的耐受能力降低，要保证合理饮食（增加优质蛋白质摄入）、

适当运动、规律作息、保持良好情绪，并控制好高血压、糖尿病等基础疾病，增强体质。

❷ 尽量穿棉质、宽松且较易穿脱的衣物，少穿紧身的化纤类衣物。

❸ 尽量避免阳光或紫外线照射皮肤，白天外出时要采取治疗区域皮肤的防晒措施。

❹ 保持治疗区域皮肤的清洁和干燥，尽量减少洗澡次数，避免反复擦拭皮肤，因为治疗区域的皮肤比较脆弱。使用清水清洁皮肤，水温不宜太高，不要用肥皂、沐浴露或洗面奶，也不要随意涂抹防晒霜、润肤乳等化妆品，可在医生指导下选择合适的皮肤保护剂。

❺ 勤剪指甲，保持手部清洁，防止因疏忽抓挠皮肤而引起皮肤破溃。避免皮肤受机械性刺激，以及冷、热刺激（如尽量少用热水袋或冰袋）。

六问：出现皮肤破损怎么办？

即便做足了预防“功课”，有些患者还是会出现明显的皮肤损伤。不过，患者也不用过于紧张，不同程度的皮肤损伤均有相应的处理方式，基本不会危及生命。患者应遵从医嘱处理，避免以下这些错误做法：

❶ 如果治疗区域内的皮肤出现轻微发红、发黑或蜕皮，一般无需治疗，只要注意清洁，保持干燥，避免揉搓和抓挠即可，必要时可在医生指导下使用医用皮肤保护剂。

❷ 如果局部皮肤出现小水疱，不要随意用锐器刺破，应及时请医生处理，并在医生指导下选择合适的皮肤保护剂进行喷涂。

❸ 如果出现大面积水疱或皮肤破损，必须暂停放疗。不宜自行使用酒精等刺激性液体清洗，尽量减少对皮肤的摩擦。可以用无菌注射器抽干渗液，待皮肤干燥后，再使用非黏附性辅料（如水凝胶辅料、水胶体辅料、硅胶辅料、透气薄膜辅料等）保护局部皮肤，以防感染。也可根据医嘱涂抹激素类药膏或联合抗菌药、表皮生长因子等治疗，加快皮肤愈合。注意，局部皮肤不要贴胶布、膏药，以免加重皮肤损伤。

❹ 如果皮肤出现大片溃疡、出血或坏死（一般很少出现），不要自行涂抹药膏或滥用偏方、验方，应立即就医。这类患者通常需要由皮肤科、烧伤科、整形外科等多学科进行综合治疗。待皮损愈合后，再由放疗科医生进行评估，判断患者是否能够继续放疗。

什么是非黏附性辅料？

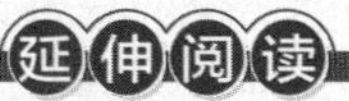

非黏附性辅料是临床常用的创面敷料，主要成分为羧甲基纤维素钠（CMC），它可与一些硅化物共同合成一种弹性体，能吸收伤口渗液并保持创面湿润和密封，从而为伤口提供良好的愈合环境。传统辅料（如普通纱布）容易与伤口粘连，去除时，不仅会使患者感到疼痛，还可能造成伤口再次出血、损伤等。

七问：放疗结束后，如何促进皮肤康复？

轻度皮肤损伤患者，应保证充足睡眠，可多吃一些富含抗氧化剂（如维生素 C、维生素 E）的食物，如猕猴桃、蓝莓等，以加快皮肤新陈代谢，促进皮损修复；避免食用过于油腻、辛辣及刺激性食物，以免加重皮肤负担。相对严重的皮损患者，可在医生指导下进行抗炎治疗，如使用抗菌药、非甾体抗炎药、糖皮质激素等。PM

如今，随着放疗设备和技术的不断迭代更新，患者出现皮肤损伤的概率越来越低。只要积极配合医生采取好预防措施，大多数患者的皮肤损伤不会很严重。即便出现损伤，及时治疗后也不会有后遗症。

牛奶是良好的优质蛋白质来源，在其包装的明显位置，都会标注蛋白质含量。牛奶行业的发展趋势之一是蛋白质含量的不断提升。那么，不同蛋白质含量的牛奶有什么区别？有必要选择蛋白质含量更高的牛奶吗？

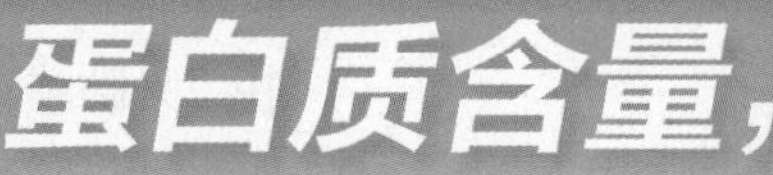

蛋白质含量，真是牛奶的“灵魂”吗

华东理工大学食品科学学院教授　刘少伟

根据《食品安全国家标准 灭菌乳》GB 25190—2010，牛奶所含的蛋白质最低应达到2.9克/100克。当然，企业标准可以高于国家标准，所以市面上的牛奶蛋白质含量大都高于国家标准，通常为2.9～3.6克/100克，甚至有少数产品的蛋白质含量高达6克/100克以上。近几年，主打“高蛋白质”标签的牛奶开始活跃在市场上。但依据《食品安全国家标准 预包装食品营养标签通则》（GB 28050—2011），每100毫升牛奶中蛋白质含量不低于6克，才可被称为“高蛋白质牛奶”。

高蛋白质牛奶如何实现蛋白质含量提升

其实，同一品牌不同系列的纯牛奶，蛋白质及其他营养素含量均有一定差异。牛奶中蛋白质的含量与奶牛品种、年龄、健康状况、所处的泌乳期阶段、牧草及饲料组成、季节变化、奶牛养殖的管理水平等因素都密切相关。

近两年，牛奶中蛋白质含量不断提高，很多企业通过后期生产加工让蛋白质含量得以提高。其中一个重要方面是生产工艺的改变。目前，提高蛋白质含量的工艺主要有两种：一种是闪蒸，即通过蒸发水分，浓缩牛奶；另一种是膜过滤，使牛奶通过不同大小的滤孔，去除水分、盐、乳糖等，使蛋白质等营养物质被浓缩。此外，一些生产厂家也可能通过添加全脂奶粉、乳清蛋白粉等，提升产品中的蛋白质含量。

牛奶的蛋白质含量越高越好吗

牛奶蛋白质在人体内的消化率高达90%以上，是一种非常高效的优质蛋白质。蛋白质含量高，意味着牛奶的营养密度大，即同样喝100毫升牛奶，可摄入更多优质蛋白质、钙和其他营养素。但这并不意味着蛋白质含量越高的牛奶越好。

首先，浓缩的牛奶通常也含有更多脂肪，不适合需要控制脂肪摄入量的人。其次，人体对蛋白质的吸收能力是有限的。如果牛奶的摄入量不变，蛋白质摄入量增加，受人体消化能力的限制，蛋白质的吸收率反而会下降。一些没有被消化、吸收的蛋白质会被肠道中的腐败菌利用，导致腐败菌大量繁殖，产生硫化氢等分解产物，引起肠道功能紊乱。第三，蛋白质含量高的牛奶往往价格比较高，性价比可能不一定高。

实际上，高蛋白质牛奶与高钙牛奶、浓牛奶、无乳糖牛奶等细分品类的牛奶类似，更适合特定消费人群，如健身爱好者、需要补充大量优质蛋白质的人等。PM

吃牛排时，很多人不会选择三分、五分熟的，因为未煎熟的牛排不仅颜色鲜红，还有较多红色液体，看起来“血淋淋”的，让不少习惯吃熟食的人下意识抵触。然而无论是三分、五分熟的，还是七分熟、全熟的牛排，切开后都可能会流出红色液体。这种液体究竟是不是血呢？吃这种牛排有问题吗？

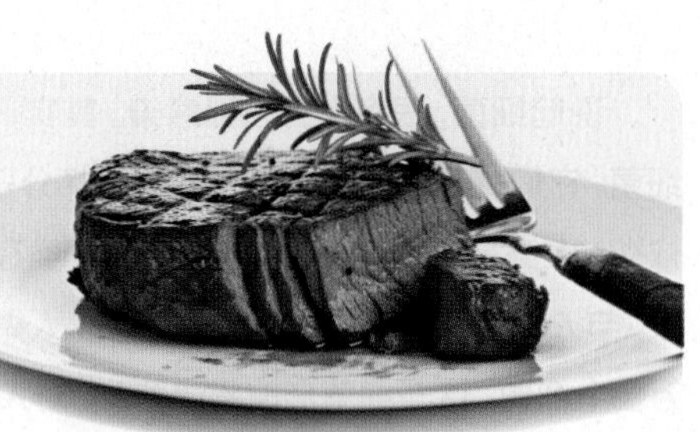

牛排中的红色液体究竟是什么

上海市食品科学研究所教授级高级工程师　马志英

牛排中的红色液体不是血

血液中的血红蛋白有一个明显特征，即有一股铁锈般的血腥味。因为血红蛋白中含有大量二价铁离子，在放置过程中与空气接触会被氧化为三价铁离子，从而散发出铁锈样腥味。从牛排中流出的红色汁水，即使在放置很长时间后，也不会有血液的腥味。

事实上，目前工业化屠宰肉牛的过程一般是：先将经过检验、检疫合格的活牛电击后宰杀，然后将其倒置悬挂在吊钩上放血。放血是宰杀工艺中的重要环节，为保证鲜牛肉的品质，要求尽可能在短时间内排尽牛全身的血液。因此，进入市场的新鲜牛肉一般只有内脏等器官中可能有少量血液残留，而牛排等肌肉组织中基本没有血液。

牛排中的红色液体是肌红蛋白和水

牛排中的红色液体是肌红蛋白与水的混合物，含水量约为70%。肌红蛋白在功能和结构上与血红蛋白相似，负责动物体内氧气的运输、储存等。只不过血红蛋白负责将氧气从呼吸系统运送至身体各组织，而肌红蛋白负责为肌肉组织供氧，因而牛排等肌肉组织富含肌红蛋白。

肌红蛋白与氧结合时是鲜红色的，当牛排在高温下烹饪时，肌红蛋白的结构被破坏，呈现的红色也会随之有所改变。三成熟的牛排中，肌红蛋白处在最佳状态，故肉汁丰富，呈粉红色；五成熟的牛排中，肌红蛋白开始变性，呈粉棕色，肉汁会减少一半左右；七成熟的牛排中，肌红蛋白明显变性，呈淡棕色，肉汁进一步减少；全熟的牛排中，肌红蛋白完全变性，呈深褐色，内部肉汁往往会渗到牛排表面。无论是几分熟，“鲜嫩多汁”都被认为是好牛排的基本标志。所以，煎牛排要尽量使用大火、热锅，使牛排表面快速固化，以锁住牛排内部的肌红蛋白和美味汁水。

未全熟牛排能不能吃，视种类而异

虽然三成熟的牛排鲜嫩多汁，但有人担心吃这种“血淋淋”的未全熟牛排存在食品安全隐患。其实，未全熟可食用的牛排卫生相关标准比一般肉类更高，只要牛排的原料从肉牛养殖、屠宰，以及鲜肉储运、加工过程都符合相关标准和规范，烹饪过程中也不被细菌污染，一般就只有牛排表面或切面上会沾有少量细菌，而牛排内部是基本无菌的。这样的牛排，即使是三成熟，油煎的温度也足以杀灭其表面的细菌。但这种加热至几成熟的烹饪方法不适用于拼接的调理牛排或“合成牛排”。因为调理牛排一般由卡拉胶等将碎牛肉等原料拼接而制成，牛排内部往往有很多细菌，一定要烹饪至完全熟透才能食用。PM

说起细菌，很多人会想到感染。其实，人体内生活着数以亿计的细菌，它们并不都是会引起感染的“坏分子”，很多细菌与人类相互依存。人类是它们的宿主，它们依赖人类存活；它们维护着宿主的健康，与人类共生共存、“互惠互利”。以人体肠道为例，这里寄居着10万亿个细菌，这些细菌形成肠道菌群，对人体生长发育等诸多生理活动至关重要，大肠杆菌就是其中重要的一员。

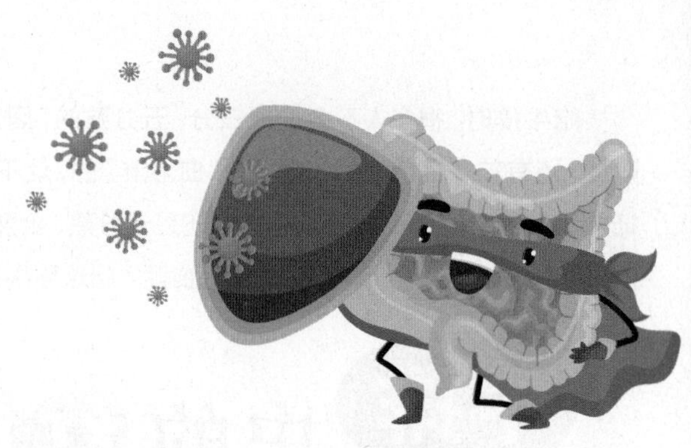

警惕大肠杆菌“家族”中的“坏分子”

上海市疾病预防控制中心病原生物检定所　蒋 慧　陈洪友（副主任医师）

大肠杆菌对保持健康“功不可没”

大肠杆菌的学名为“大肠埃希菌”，于1885年被德国科学家发现，是一种呈杆状、两端钝圆的短杆菌。大肠杆菌自人出生后便作为正常菌群存在于肠道、呼吸道、生殖道及尿道中，与人终身相伴。人类与大肠杆菌达成了“合作共识”，人类作为大肠杆菌生活、繁衍的重要栖息地，大肠杆菌则帮助人体维持某些生理功能作为回报。比如，大肠杆菌可以合成B族维生素、维生素K等营养物质，促进人体对铁的吸收；可调节肠道菌群数量、抑制其他病原菌生长；可以影响人类的消化能力，进而影响体重；抵御感染和降低自体免疫性疾病的发生风险。其中，大肠杆菌Nissle1917可以防止病原体对肠道的入侵，是治疗炎症性肠病的重要“武器”，能通过刺激宿主产生免疫反应，间接杀死病原体；还能减轻肿瘤化疗药物带来的副作用。

大肠杆菌“家族”中也有“坏分子”

既然大肠杆菌有重要的生理功能，为什么它还是日常杀菌消毒产品的“目标”呢？其实，大肠杆菌是个大家族。根据菌体抗原不同，可将大肠杆菌分为150多种型别，其中绝大多数对人体是有益的，但有16个血清型是致病性大肠杆菌。

在对人体产生危害的大肠杆菌中，有些是从益生菌变成了致病菌。例如：有些大肠杆菌不在自己的“领地”内，而进入人的眼、泌尿道、伤口等处，造成眼结膜感染、尿路感染、伤口感染等，这种感染被称为“场外感染”。还有些致病性大肠杆菌含有“致病因子”，如“臭名昭著”的5种致病性大肠杆菌——肠致病性大肠杆菌（EPEC）、肠侵袭性大肠杆菌（EIEC）、肠产毒性大肠杆菌（ETEC）、肠聚集性大肠杆菌（EAEC）、产志贺类毒素大肠杆菌（STEC），能产生和释放毒素。

致病性大肠杆菌的“威力”不容小觑

致病性大肠杆菌虽然种类少，但对人类造成的危害不容小觑，其中最主要且严重的是导致感染性腹泻。例如，肠产毒性大肠杆菌分泌的肠毒素能破坏人体肠道黏膜，使人发生腹泻。产志贺类毒素大肠杆菌能释放志贺毒素，除可导致腹泻外，还可造成溶血性尿毒综合征（HUS），甚至致人死亡。此外，致病性大肠杆菌感染还常伴腹痛、发热等不适，虽然多数患者可在短期内康复，但其危害仍值得警惕。

据世界卫生组织统计，致病性大肠杆菌每年导致的腹泻病例数超过3.24亿，其中超过1/3是5岁以下儿童；同时，它也是细菌性脑膜炎、泌尿道感染及下呼吸道感染（包括支气管炎、支气管肺炎等）的主要致病菌之一。还有研究发现，腹膜炎、胆道感染、菌血症等也与致病性大肠杆菌感染有关。

食源性感染是主要入侵手段

生活中，绝大多数致病性大肠杆菌感染为“病从口入”。以往的暴发流行原因显示，食源性感染是主要途径。2018年，美国暴发了大规模的大肠杆菌食物中毒，原因是患者食用了受大肠杆菌污染的长叶莴苣，感染者年龄为1～88岁，部分患者甚至出现了肾衰竭。

食用受污染或未煮熟的肉类、被污染的农产品、未经杀菌的乳制品或果汁等都可能导致致病性大肠杆菌感染。需要提醒的是，不同食品之间交叉污染，如生、熟食品混放，变质食品与正常食品混放等，也很容易造成致病性大肠杆菌的传播。

4条策略，将“坏分子”拒之门外

日常生活中，大家应注意食品卫生，尤其是以下几点：

❶ 加工食物时，应彻底加热，这是防止致病性大肠杆菌感染的关键措施。食物所有部分均应加热到75℃及以上，尤其是肉类，应彻底加热至75℃及以上并持续2～3分钟。需要提醒的是，加工后的熟制品长时间放置后，应再次彻底加热后再食用。加热禽蛋类时，若需带壳烹饪，应将其洗净后煮或蒸8～10分钟。

❷ 应妥善保存食品，加工后的熟制品宜低温储存并尽快食用，注意生、熟食分开保存。对包装食品，应严格遵照包装上的贮藏条件保存（如存放于阴凉干燥处、避免阳光直射等）。

❸ 保持厨房及厨具、容器、餐具等的清洁，并经常消毒。注意手卫生，外出回家后、饭前、便后均应勤洗手。

❹ 加强锻炼，保持规律作息，加强自身抵抗力。

大肠杆菌有好有坏，亦正亦邪，既是组成人体肠道菌群的重要部分，又是导致感染性腹泻及其他疾病的主要元凶之一。

大家应辩证地看待大肠杆菌，在维持体内菌群平衡的同时，科学预防致病性大肠杆菌感染，让大肠杆菌成为肠道健康的“好伙伴”。PM

延伸阅读

加强卫生监管，降低致病菌感染风险

在食品加工、存储及运输方面，相关部门会对肉类、禽蛋类等食品生产企业场所及器具等进行卫生监督管理，对家畜、家禽等生鲜肉类进行宰前、宰后的卫生检验等，以防止食品在储藏、运输、加工、烹调或销售等环节受到污染，大家一定要通过正规途径选购食品。

扫描二维码，立即收听

全氟和多氟烷基化合物——有害的“永久化学品”

上海市黄浦区疾病预防控制中心　周 峰（副主任医师）　张 博

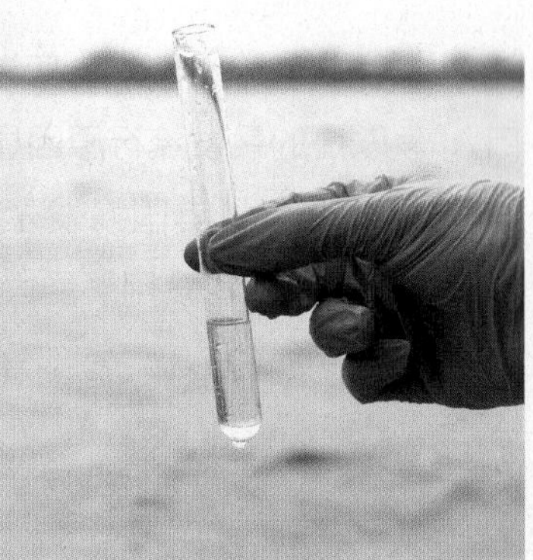

2023 年 11 月，新华社援引日本媒体报道，日本大阪府摄津市部分居民血液中有机氟化合物含量偏高，健康受到威胁。调查人员分析，这可能与当地河流和地下水中全氟和多氟烷基物质含量超标有关。什么是全氟和多氟烷基物质？它们对环境和人体健康有何危害？

什么是全氟和多氟烷基物质

全氟和多氟烷基物质，又称全氟和多氟烷基化合物（PFASs），是一大类完全由人工合成的有机化合物的总称，包含 9000 余种不同结构的人造化合物，常见的有全氟辛烷磺酸（PFOS）类、全氟辛酸（PFOA）类、全氟己基磺酸（PFHxS）类等。全氟和多氟烷基化合物最大的特点是烷基分子中原本与碳链相连的氢原子被氟原子取代，形成了键能极高的碳 - 氟键。这种特殊的化学结构赋予它们极高的热稳定性和化学稳定性，以及优异的疏水、疏油特性，使得全氟和多氟烷基化合物被广泛应用于工业品和消费品制造。近年来，人们开始注意到，全氟和多氟烷基化合物难以从环境和生物体中被清除，会对人类健康构成潜在风险。

污染从哪里来

环境中全氟和多氟烷基化合物的主要来源有三类，分别是工业生产排放、消费品使用及废弃物处理。工业生产中的全氟和多氟烷基化合物通常用于制造防水涂层、防油剂、消防泡沫等产品，而消费品中的全氟和多氟烷基化合物则被广泛应用于不粘锅、防水衣物、家具中。在这些物品的生产、使用和后续废弃处理过程中，全氟和多氟烷基化合物逐渐进入土壤、地下水和大气中。

由于全氟和多氟烷基化合物具备极高的理化稳定性，几乎不能被光解、水解、微生物降解等常见的自然降解方式清除，一旦进入环境就会持久留存，因此常被称为“永久性化学品”。

健康危害有哪些

全氟和多氟烷基化合物可以通过污染的空气、饮用水和食物链进入人体，并与血清蛋白结合，随血液被运输到肝脏、肾脏等组织器官中。由于其生物代谢率极低，半衰期长达 3 ~ 5 年，一旦进入人体，就会长期蓄积。有研究发现，约 97% 的美国居民体内可以检测出全氟和多氟烷基化合物。居住和生活环境受全氟和多氟烷基化合物的污染程度直接影响居民体内相关污染物浓度。美国有研究者对全球最主要的全氟和多氟烷基化合物生产商之一杜邦公司的含氟聚合物制造厂下游的村庄开展调查，发现当地居民血液中全氟辛酸类物质的平均浓度比一般人群高 60 倍以上；即使完全停止有关污染物的接触，这些居民血液中的全氟和多氟烷基化合物浓度要降低到一般人群的水平，需要几十年之久。

全氟和多氟烷基化合物具有生物毒性，对哺乳动物的肝脏、免疫系统、内分泌系统、生殖系统和神经系统均能造成损害。大量流行病学研究显示，摄入全氟和多氟烷基化合物对人类健康构成潜在危害，婴幼儿、孕妇等健康敏感群体所受影响最为严重：随着血清全氟和多氟烷基化合物浓度升高，孕妇发生早产、过期产、自然流产、低出生体重等不良妊娠结局的可能性同步增加；孕妇体内的全氟和多氟烷基化合物能通过胎盘屏障进入胎儿体内，母乳中的全氟和多氟烷基化合物也会通过喂养进入婴儿体内，造成婴幼儿脂肪代谢异常、免疫力降低等多种健康损害。此外，全氟和多氟烷基化合物对人体呼吸系统也有不利影响，增加儿童哮喘、成人慢性支气管炎的发生风险。

如何减少污染

❶ 加强监管

由于全氟和多氟烷基化合物进入环境后就难以被消除，故从源头控制污染是最有效的治理手段，最重要的是加强对工业生产、消费品制造和废弃品处理等环节的监管，减少这些有害物质进入环境的机会。目前，国内外政府部门和监管部门普遍对全氟和多氟烷基化合物污染给予高度关注，并采取了相应的措施以减轻由此造成的危害。美国、欧盟等发达国家和经济体先后出台了多项规定，对多种常见全氟和多氟烷基化合物的生产和使用进行了限制。我国也高度重视以全氟和多氟烷基化合物为代表的新污染物的污染及其治理。2022 年 12 月，我国生态环境部公布《重点管控新污染物清单（2023 年版）》，将全氟辛烷磺酸（PFOS）类、全氟辛酸（PFOA）类、全氟己基磺酸（PFHxS）类这三种 PFASs 物质作为第一、二、八类重点管控新污染物列入清单；2022 年 4 月 1 日开始实施的《生活饮用水卫生标准（2022 年修订版）》首次将全氟辛酸和全氟辛烷磺酸列入参考指标，并分别给出 0.08 微克 / 升和 0.04 微克 / 升的浓度参考限值。

❷ 减少接触

由于全氟和多氟烷基化合物的持久污染特性，对此类“永久化学品”的污染治理将是一个长期过程，广大居民尤其是孕妇、婴幼儿等健康敏感人群在日常生活中可采取以下防护措施，以减少对全氟和多氟烷基化合物的使用和摄入。

- **净化饮水** 自来水中通常存在微量全氟和多氟烷基化合物，煮沸或简单过滤无法将其消除。最有效的净化方法是为家中的自来水管道加装反渗透（RO）膜过滤器等膜过滤净水装置，并做好定期维护和滤芯更换，以保持最佳净化效率。当然，也可以直接购买桶装纯净水，代替自来水作为饮水和烹饪用水。

- **减少使用特氟龙涂层不粘锅** 特氟龙是一种全氟聚合物，化学名为聚四氟乙烯（PTFE），在其生产过程中需要添加全氟和多氟烷基化合物作为生产助剂，残留的助剂可随烹饪食品进入人体，造成健康风险。使用陶瓷涂层等其他材料的锅具代替特氟龙涂层不粘锅，可有效减少饮食中全氟和多氟烷基化合物的摄入。

- **合理选用户外装备** 大多数冲锋衣、登山包、帐篷等户外装备含有全氟和多氟烷基化合物。使用此类户外装备不仅增加全氟和多氟烷基化合物摄入风险，每次洗涤时，全氟和多氟烷基化合物还会进入环境，造成污染。户外爱好者们可有意识地选用标明不含全氟和多氟烷基化合物的户外装备，更好地保护环境和自身健康。PM

如何攻克减肥“平台期”

西安体育学院运动与健康科学学院教授　苟波

爱美之心，人皆有之，减肥是爱美人士持续关注的话题。减肥的方式多种多样，合理膳食、适量运动、心理平衡、控烟限酒……简单来说，只要能做到“管住嘴，多动腿”，做到热量摄入小于消耗，出现“热量赤字”，绝大多数人都能达到减肥目标。道理虽然简单，可在实际操作过程中，总会出现各种各样的小问题，比如：每一个减肥者都或多或少地经历过减肥“平台期”，在减肥一段时间后，无论自己多努力，体重都不再下降，甚至还会反弹。

减肥“平台期”短则一个月，长则半年。不少人在此阶段的“极限拉扯”过程中，不堪忍受、中途放弃，最终导致“减肥大业”半途而废。

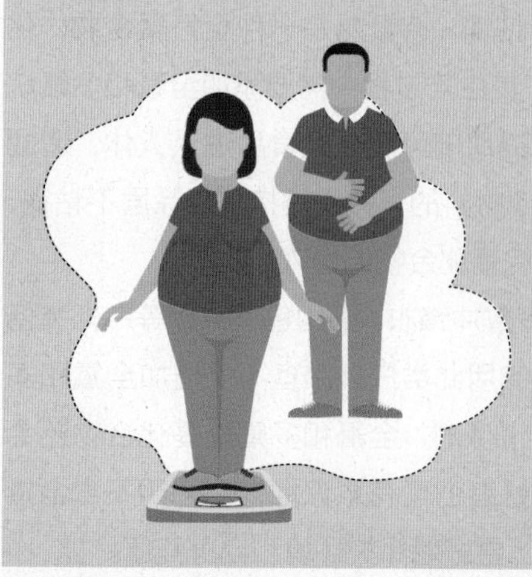

为何出现平台期

减肥的主要原理是制造热量缺口。正常情况下，基础代谢占人体一天总热量消耗的70%左右，食物热动力效应占10%，身体活动占20%左右。在体重持续减轻一段时间后，人体会进行主动适应和自我调控，以避免持续减重可能带来的健康危害，即身体会“自动”降低基础代谢率，尽可能保存热量，同时加强对热量的吸收、利用和贮存，以对抗身体长时间“热量亏空”可能带来的“生存危机”，结果就造成了减肥的“平台期”。

积极应对，吃练结合

不少减肥者在面对体重秤上纹丝不动的数字时，心中焦急，便加大节食力度、不吃主食，实在忍受不了后，一些人直接放弃减肥，甚至开始暴饮暴食。这些错误应对方式不仅不能帮助攻克“平台期”，反而会适得其反。

出现平台期后，不要灰心，要知道这是身体正常的自我保护反应。此时，要留给身体一定的调整时间，通过合理方法减肥，才有可能继续减肥，最终实现“增肌、减脂、塑形”的理想目标。大家不妨采取以下方式来尝试突破平台期：

❶ 调整饮食习惯

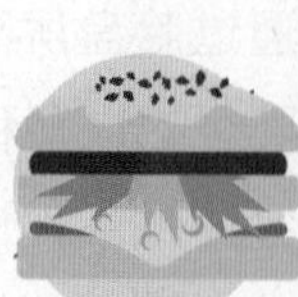

更严格地控制热量摄入，尽可能拒绝含糖饮料等不利于减肥的食物，避免吃零食、夜宵、外卖的饮食方式。但如果总热量摄入已经很低，就不宜再继续减少摄入，而应优化膳食结构。比如：在控制总热量的基础上，坚持谷类为主的平衡膳食模式，每日

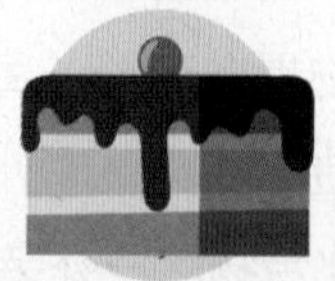

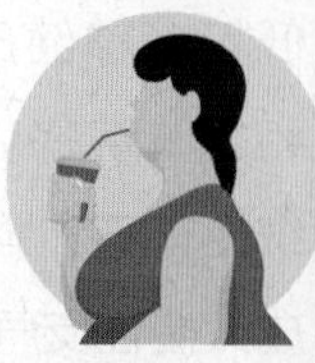

膳食应包括谷薯类、蔬果、肉蛋奶和豆类食物，减少油、盐、糖的摄入，改变三大供能营养素配比（控制总热量，坚持低脂、低糖、高蛋白质膳食）。

需要注意的是，不少“网红”减肥饮食法的效果需要进一步确认。如：间歇性断食虽有助于短期减重，但长期效果缺乏证据支持；低碳水化合物饮食虽有利于中短期体重控制，但其长期安全性和有效性证据尚不充分；一些市面上售卖的“天然膳食补充剂”（如壳聚糖、葡甘聚糖、果聚糖，以及白芸豆、血橙汁提取物等）的减重效果目前没有明确的科学证据证实，应谨慎使用。

除饮食结构外，进食习惯也需要注意。夜间进食和不吃早餐都会增加肥胖风险，不利于减重。吃饭时细嚼慢咽、降低进食速度，有利于保持健康体重。

❷ 改变运动方式

若一直采用走路、慢跑等单一形式的运动，或运动强度相对较低，易产生运动适应。在遇到平台期时，可以考虑换一种新的运动方式。比如：平时以走路为主的人，可以换成慢跑、骑行、使用划船机等。每周维持中等强度有氧运动 250 分钟以上可帮助减重；坚持较高强度运动，减重效果更明显。力量锻炼有利于维持肌肉量和基础代谢水平。采用高强度间歇运动，身体不容易产生运动适应，能提高代谢和减肥效率，但需注意做好运动安全防护。

❸ 掌握休息节奏

保持良好的生活节奏，张弛有度，才能事半功倍。每天睡眠时间小于 6 小时会增加肥胖的发生风险，宜将睡眠时间保持在 7～9 小时。

❹ 注意生活细节

良好的心态有助于保持健康体重。减肥需要积极的态度和坚韧的毅力，若减肥期间每天称重，会在一定程度上增加心理压力，可一周称一次体重。

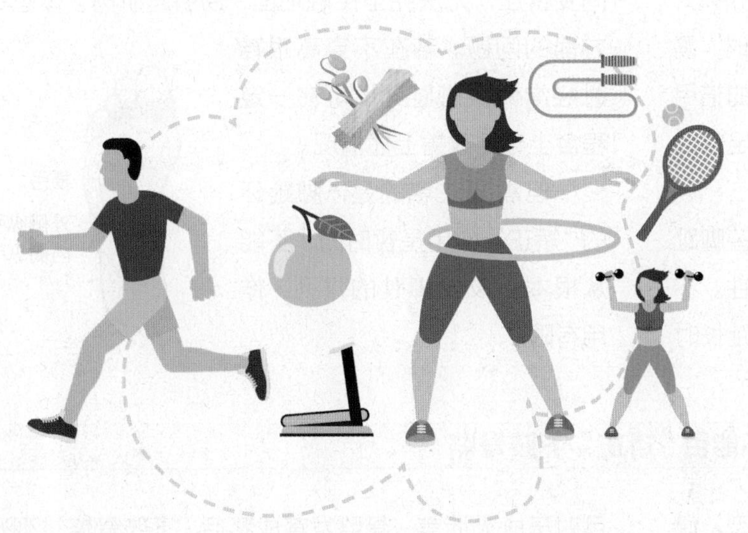

生活方式干预是减肥的基础。当改变生活方式无效，又确有减肥的必要时，方可在医生指导下考虑合理使用减肥药物、减重手术等方法进行治疗。PM

延伸阅读

健康的身体、健美的身材，当然值得追求。但在如今“以瘦为美”的潮流下，不少爱美者以“A4腰”“纸片人”作为衡量自身“好身材”与美丽的标准而盲目跟风减肥，这种做法并不科学，且会损害身体健康。减肥者需通过BMI指数与腰围判断自己是否真的肥胖，不可将“瘦”凌驾于健康之上。

近期，一种“脚趾环”热销，商家宣称将其穿在脚上可以改变脚掌受力点，使脚趾更加“抓地”，从而调整身体重心，改变站立、走路的姿势，起到矫正O型、X型腿的作用，是直腿、瘦腿的“神器”。这一说法是否有依据？

脚趾环是“直腿神器”吗

上海体育大学运动康复学系　王 琳（教授）　周文星

健康的足部由三个足弓构成，即外侧纵弓、内侧纵弓和横弓。人体在行走和跑步的过程中，足弓会像弹簧一样，起缓冲震荡的作用，三者缺一不可。若横弓消失，站立和行走时，便只有脚后跟和脚掌受力，长此以往会影响下肢关节，可能导致步行过程中重心不稳。

脚趾环能否帮脚趾“抓地”

脚趾环的设计理念是通过改变人体的足弓形态，以达到改变足部生物力学的目的。使用脚趾环时，需要将趾套依次套在第一到第四脚趾上，使足部的横弓紧贴地面，通过持续、轻微地矫正，改善力在足部的传递。

这一设计并非全是“智商税”，其有助于改善脚趾的位置，改善足的负重应力，提高步行的舒适性。不少人因长期穿高跟鞋（尤其是尖头高跟鞋），脚趾长时间受挤压，无法完全接触地面，易引起肌肉、体态等方面的问题。若在不穿高跟鞋时经常佩戴脚趾环，可在一定程度上帮助改善上述情况。

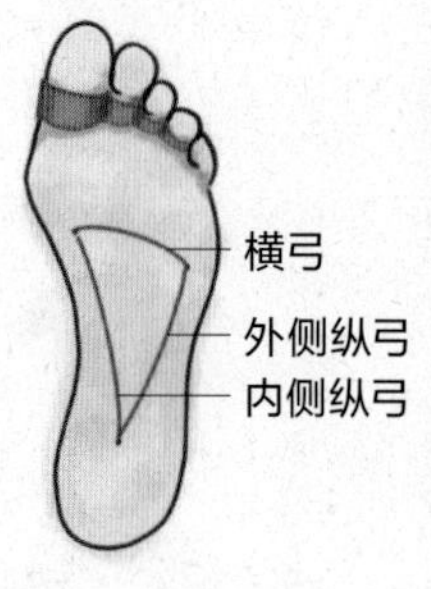

但需要注意的是，脚趾环的“矫正”作用是暂时的，不能从根本上改善脚趾的排列，作用有限。

脚趾环能否“矫正”下肢骨骼

部分商家宣称，佩戴脚趾环能起到矫正腿型、瘦腿、改善骨盆前倾等作用。这一说法有过分夸大之嫌。脚趾环不直接作用于腿部，无法改变下肢骨骼排列，且对于成人而言，骨骼发育成熟后，下肢骨骼排列难以再通过外力矫正。因此，不宜将脚趾环的作用过度放大，以免延误诊断与治疗。

下肢肌肉训练，改善不良体态

生活中，常见的腿型不美观更多是受不良姿势、关节周围肌肉力量不均衡影响，可通过训练腿部肌肉取得一定的改善效果。通过肌肉锻炼也可以帮助改善足弓形态。

❶ 弓步走

双脚前后打开，背部挺直，收紧核心，双手握拳于胸前；重心向身体一侧移动，同侧腿屈膝下蹲至大腿与地面平行（膝盖与脚尖方向一致），另一侧腿伸直；稍停后起身还原。双腿交替以此动作向前行走，左右侧各做 15 次。

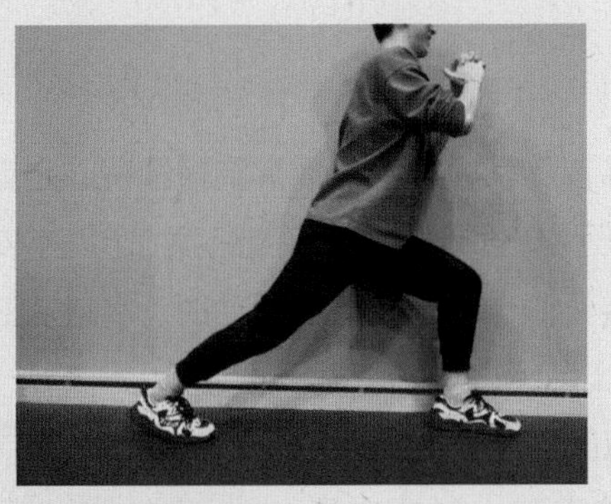

❷ 原地箭步蹲

单脚向前跨出一大步，双脚前后开立，背部挺直，双手叉腰，上半身与地面垂直；重心前移并屈膝下蹲至大腿与地面平行后起身还原。下蹲时注意膝盖与脚尖方向一致，后侧腿的膝盖不要着地。下蹲时保持腰背挺直，核心收紧，臀、腿肌群发力，保持 2 ~ 3 秒；然后起身恢复至初始位置。两腿交替，左右侧各 15 次。

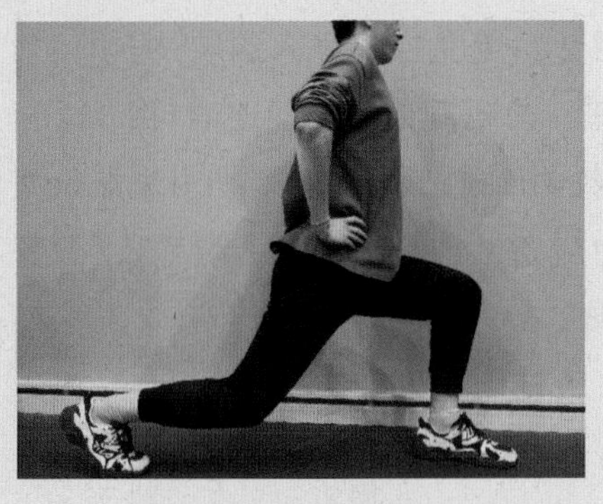

❸ 深蹲跳

双脚比肩略宽打开站立，脚尖向外，挺胸收腹，背部挺直，双手位于胸前；臀部向后坐，屈膝下蹲至大腿与地面平行后向上跳起；双脚落地时再次屈膝下蹲。重复 15 次。

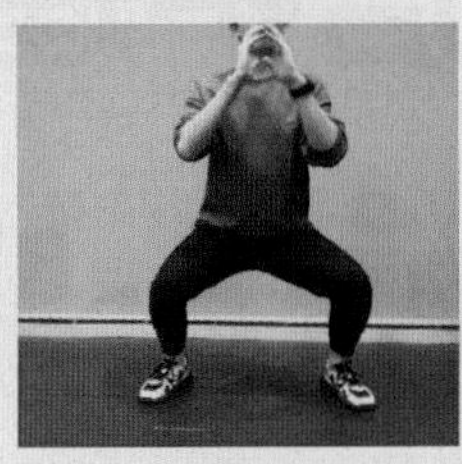
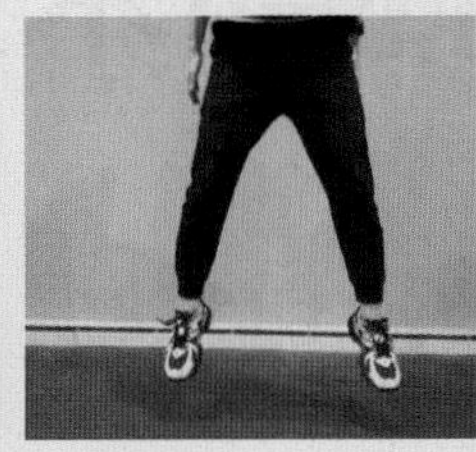
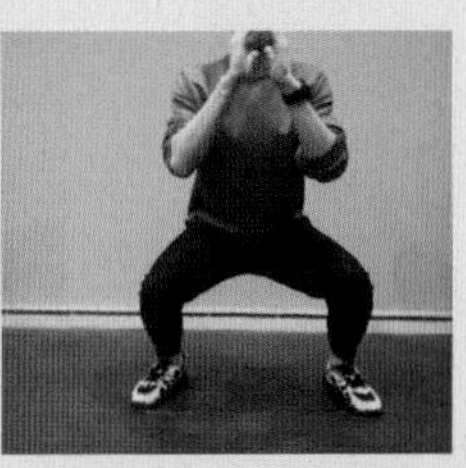

❹ 卷毛巾训练

将毛巾置于地上，用脚趾抓起再放下。一共 3 组，每组 12 次。可增加脚趾灵活性，锻炼足部肌肉，帮助改善足部“抓地”功能。

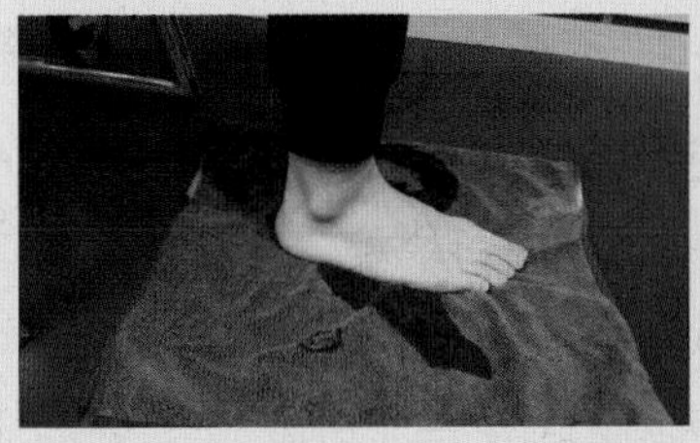
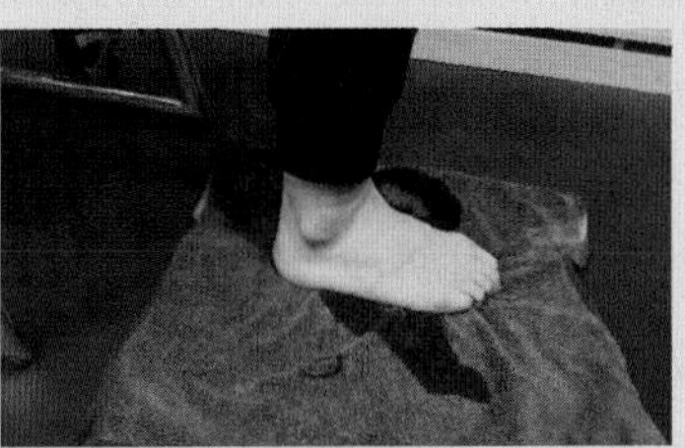

❺ 短足训练

主动蜷缩脚掌。一共 3 组，每组 12 次。通过收缩足部内侧纵弓的长度，帮助改善足弓高度。

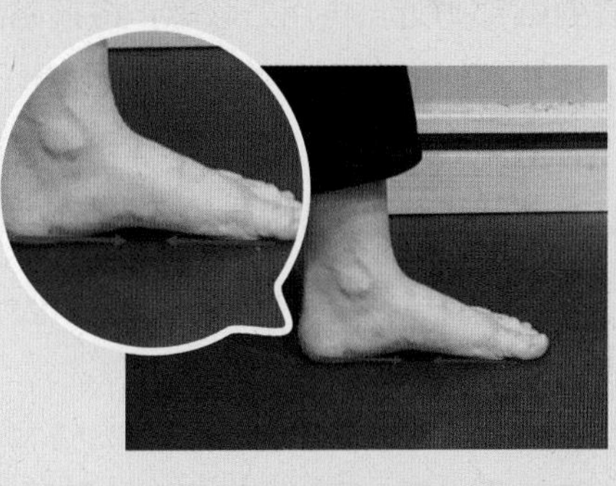

❻ 脚底滚球训练

将一颗筋膜球放置于足底，前后来回滚动 10 ~ 20 次（若遇痛点可适当停留），放松 20 ~ 30 秒后继续。可反复多次练习，有助于激活足部肌肉。PM

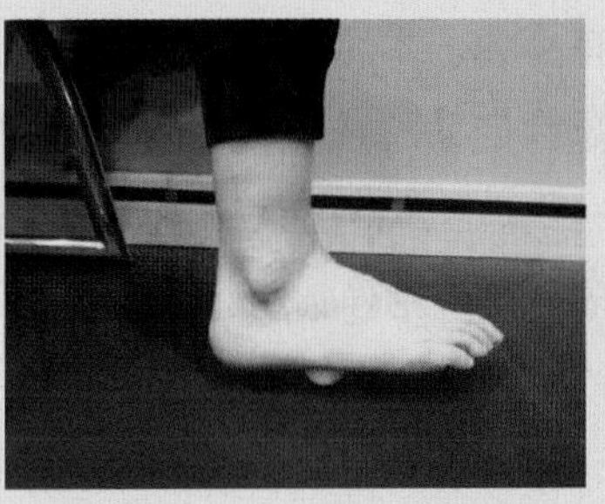

胸外科手术复杂、风险高，为确保手术成功，除需要充分的术前准备、精细的手术操作外，术后康复也至关重要。术后，患者通常会面临哪些问题？如何进行针对性的护理？且听分析。

胸部术后护理七建议

同济大学附属上海市肺科医院胸外科　吴佳悦　周逸鸣（副主任医师）

一、术后早期

● 建议一：主动咳嗽

鼓励患者积极、主动咳嗽，是胸部术后至关重要的内容。患者最好在术后早期就开始主动咳嗽、咯痰，这么做不仅能排出气管内的分泌物，还能预防肺不张、肺部感染等并发症。

什么样的咳嗽才算有效呢？患者应通过咳嗽将肺内残气挤出体外，顺带将痰液排出。具体方法是：患者取坐位或半卧位，先做 5 ~ 6 次深呼吸，在深吸气末屏气 1 ~ 2 秒，继而咳嗽，连续咳嗽数次后，可感觉痰到咽部附近，再用力咳嗽，将痰咯出。以上任何一个环节不到位，都不能称为有效咳嗽。

为避免咳嗽时造成伤口疼痛，患者可将双手放在伤口两侧，并向切口方向加压，以减少切口张力和震动，使疼痛减轻。一般每小时训练 1 次，每次咳嗽 20 下左右，直至拔除胸管。

● 建议二：科学止痛

胸部手术后，医生会在患者的胸腔内放置引流管，它会随着患者的呼吸而产生疼痛。同时，手术部位也会有疼痛。术后，麻醉医师会为患者留置镇痛泵，镇痛泵会自动释放镇痛药，以帮助患者缓解术后疼痛。2 ~ 3 天后，镇痛泵被移除。若患者仍有无法忍受的疼痛，可采用静脉用药、口服用药等途径止痛。

● 建议三：做好胸管护理

留置胸管的目的在于排出胸膜腔内的积气、积液，以恢复胸腔内负压，促使肺复张。

术后，患者及家属应密切观察胸管情况，定期挤压管道，保证引流通畅。胸腔引流瓶须“十”字安装在支架上，避免倾倒。术后患者活动时，水封瓶液面应低于腰部，以免引流液逆行，引发感染。

每天检查胸管漏气情况（见图 1），观察咳嗽时水封瓶内是否有气泡，若无气泡，说明肺扩张良好。详细记录引流液的特征，若 24 小时引流量较少，胸部 X 线片提示肺膨胀，患者无呼吸困难，可考虑拔管。

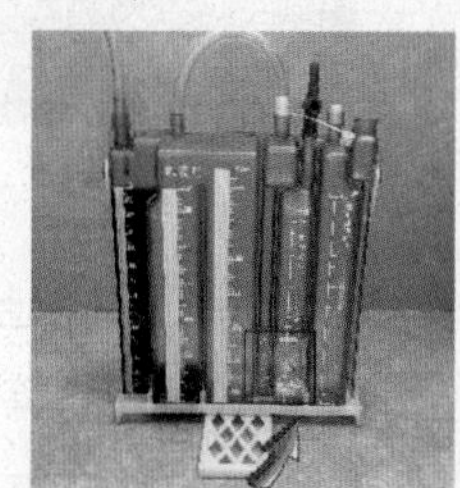

图 1 观察咳嗽时有无气泡，无气泡提示肺扩张良好

“带管回家”注意事项

若患者出院时胸管未拔除，在居家活动时，应牢牢握住引流管绳，防止脱落。若不慎发生引流管滑脱，应立即用无菌纱布顺皮纹方向捏住伤口（图 2），避免空气进入胸腔。若引流管连接处脱落，应迅速反折导管近端（图 3），同时拨打急救电话前往医院就诊。当引流瓶快装满时，切勿随意倾倒引流液，应立即前往医院门诊处理。

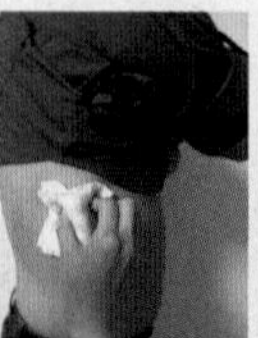

图 2

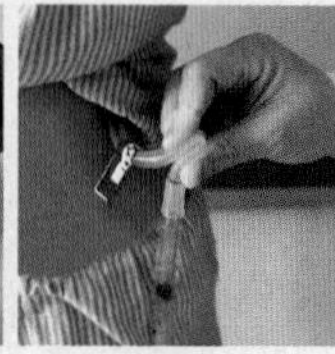

图 3

二、居家期间

• 建议四：伤口护理要细心

对胸部手术患者而言，正确的伤口护理十分重要。请大家牢记一个口诀：细心观察，定期更换，远离刺激。

细心观察

回家后，家属要定期仔细观察患者的伤口，若发现疼痛、红肿、渗液等异常情况，应记录下来，必要时带患者就医。

定期更换

遵医嘱更换伤口敷料。居家换药流程如下：备齐物品，包括手套、碘伏消毒棉球、一次性镊子、敷料、伤口尺、垃圾袋等；洗手、擦干，也可使用医用手消毒剂；戴上清洁手套，揭除旧敷料，查看敷料渗液量，以及是否有疼痛等不适；将敷料丢入垃圾袋，脱手套后再次洗手；换另一副手套，用一次性镊子夹取碘伏棉球，由内向外消毒伤口，消毒范围大于伤口范围，轻轻擦除伤口处的渗液和碎屑；观察伤口及周围皮肤，用伤口尺测量伤口大小，观察渗出是否减少、是否有异味，仔细观察伤口周围皮肤是否有发红、苍白、破溃、皮温升高等异常情况，详细记录并拍照；用无菌纱布和胶带覆盖伤口，再次洗手。

换药频率为1周2次，有条件者，伤口处可喷凝胶敷料。换药后，应保持敷料干燥、无松动。若有伤口肿胀、分泌物异常，以及发热等情况，患者应及时就医。

远离刺激

穿宽松、柔软的衣物，减少对伤口的摩擦。避免食用辛辣食物，避免伤口潮湿，不用手触摸伤口。

• 建议五：拆线后仍不宜"放纵"

通常，拔管后3周可拆线，特殊患者须酌情延长拆线时间。拆线后，伤口局部淤血一般在3～5天内逐渐消退。患者不宜剧烈运动，避免食用辛辣刺激性食物。拆线2周后，可用清水清洗局部。结痂后，应让其自然脱落，不要用手剥，以免导致感染。

• 建议六：重视呼吸功能锻炼

经历胸部手术后，适度的呼吸功能锻炼对康复至关重要。其中，腹式呼吸是较为简单、有效的呼吸锻炼方法之一。

腹式呼吸有助于增加肺通气量，改善肺功能，减少呼吸困难等不适症状。具体方法为：患者取舒适体位，将双手分别放在腹部和胸部；全身放松，不要用力，用鼻子缓慢吸气，努力让腹部鼓起，注意胸部不要起伏；呼气时，用嘴慢慢呼气，同时轻轻收缩腹部，胸廓尽量保持不动。每天练习2次，每次15～20分钟，每分钟呼吸7～8次，吸呼时间比为1：2（图4）。熟练后，可逐步增加练习次数和时间。

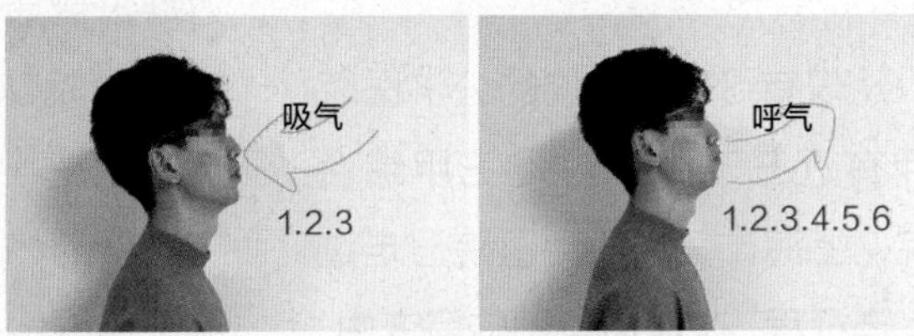

图4 腹式呼吸练习

• 建议七：适当补营养

胸部手术后，通过饮食适当补充营养对康复至关重要。充足的蛋白质摄入有助于促进伤口愈合。肉类（如牛肉、鸡肉、猪肉、鱼、虾等）、蛋、奶制品富含优质蛋白质，术后患者可适当多吃一些。若有必要，可在医生或营养师的指导下服用蛋白质补充剂。维生素和矿物质对免疫系统的正常运作也很重要。患者可多吃新鲜水果、蔬菜，多饮水。此外，少食多餐可减轻肠胃负担，促进食物消化和营养物质的吸收，同时可避免胃胀气、便秘等不适。PM

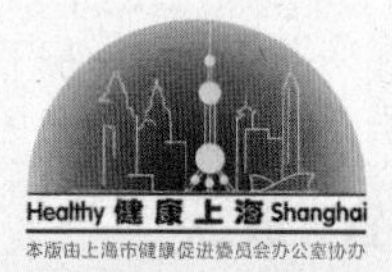

人民健康水平不断提升，健康促进工作功不可没。多年来，上海市坚持以人民健康为中心，把人民健康放在优先发展的战略地位，将健康理念融入各项政策，构建大卫生、大健康治理格局；坚持预防为主，完善政府主导、部门协作、社会动员体系，推进爱国卫生与健康促进工作，提升市民全生命周期健康水平。医疗机构和医务人员是健康科普的主力军，目前全市400多家公立医疗机构成立了健康促进委员会，125家已建成健康促进医院。2024年，“健康促进院长谈”专栏将每期介绍一家医疗机构的健康促进之道。

上海市第一人民医院副院长孙晓东：

培育主力军，打造特色科普主产品

本刊记者　王丽云

从仅有35张床位的公济医院到拥有近三千张床位的三甲综合医院，上海市第一人民医院已走过160年征程，在沧海桑田的巨变中，“公溥仁心，济世臻程”的信念始终如一。该院近年来积极贯彻落实从“以治病为中心”到“以人民健康为中心”的转变，成立了健康促进工作委员会、健康促进管理办公室，推进七个“主要任务”：唱响以公济文化引领的健康促进主旋律，确立以医院高质量发展规划为支撑的健康促进主心骨，打造以优势学科为堡垒的健康促进主阵地，搭建以全健康智慧管理为抓手的健康促进主干线，培育以专业化人才为方阵的健康促进主力军，拓宽传播形式多样的健康促进主渠道，产出以优质创新成果为代表的健康促进主产品。

全方位支持，培育健康促进主力军

医务人员不仅要夯实专业基础，还要提升科普水平和沟通技巧，这样才能更好地为人民健康服务。为推进健康促进工作，上海市第一人民医院从文化引领、制度建设、环境支持等多方面激励医务人员投身科普的热情，比如：健全健康促进工作网络，培训各科室健康促进工作专员，辅助各科室运维自媒体账号，联合特色学科开创多学科科普，申报科普人才能力提升专项，开展健康小屋科普讲座，建设“市一健康演播厅”，参与院外科普比赛，展出科普“金稿”，大屏幕滚动播放科普视频，搭建基于信息技术的科普资源库，等等。如今，在这一系列举措的影响下，该院已培育出一支健康促进主力军，包括科普名医、科普新星、后台健康管理团队，以及与健康促进密切相关的医工交叉、人工智能和生物医药研究团队。

打造特色科普主产品，全方位传播

让科普更有趣、更具有互动性，让读者更容易接受，是提高健康科普成效的关键。近年来，上海市第一人民医院强化“特色科普”的理念，灵活运用图、文、漫画、短视频、直播等形式，打造了一系列健康促进主产品和品牌，包括医学纪录片、多学科科普访谈系列节目“医生怎么办”、“医脉相承”系列科普丛书、“健康漫漫谈”科普漫画专栏、“学科纵谈”专栏、“市一健康演播厅”移动云享科普平台等。通过全媒体平台矩阵、自媒体科普平台、跨界健康平台合作等形式多样的全方位传播，该院的特色科普正在惠及越来越多的人。在实际工作中，不少医务人员感受到了健康科普带来的变化：医患沟通更顺畅，患者依从性更好、健康素养更高……孙晓东表示，该院未来将继续走好健康促进之路，为人们提供全方位、全周期健康服务。PM

最近，一款名为"萝卜刀"的塑料玩具在中小学生中走红，只需轻轻一甩，"萝卜刀"的"刀片"就能自由地弹出和收回。孩子玩得不亦乐乎，家长却忧心忡忡：孩子爱玩"萝卜刀"，会有暴力倾向吗？是心理不健康的表现吗？

孩子爱玩"萝卜刀"，家长该阻止吗

华中师范大学心理学院教授　郑晓边

"萝卜刀"有安全隐患

"萝卜刀"形状酷似胡萝卜，小巧可爱，由3D打印塑料制成，刀片隐藏在刀鞘中，是一款塑料仿刀玩具。"萝卜刀"能如此风靡，很大一部分原因是商家打着"解压""3D打印"等噱头，利用孩子的好奇心和从众心态，满足了孩子的心理需要。

商家促销玩具，教买家如何玩刀（怎样刺、扎他人），易对年龄小、安全意识不强的孩子造成不良影响，使玩"萝卜刀"孩子的攻击行为固化。有家长与教师担忧，"萝卜刀"等玩具可能会激发孩子的犯罪意识，成为伤人工具，为安全埋下隐患。

正确引导，家长是关键

玩刀行为本身没有好坏之分，关键在于玩刀者的认知、情感、意志和人格是否健康成长，而这些心理品质的健全发展，需要由良好的家庭教育和依法育儿的家庭-学校-社会环境共同促进。孩子生活环境中的危机因素很多。有些孩子内心较脆弱，容易接受不良影响、跟风歪门邪道；有些孩子从小树立了自理、自立、自强、善于学习的良好心理品质，他们会利用生活中的简易玩具，持续探索世界知识，而非满足一时的逞能好强。孩子的好品行与父母、家庭良好的教育方法和环境质量相关。

1 践行"家庭教育促进法"

明确父母的家教职责和家庭教育的目标、原则和要求，采用民主、温暖与适当指导的教养方法，促进亲子互动、共同成长。家长可每天实践"新父母一二三教育法"：一个目标——身心健康全面发展；两个根本——树立正确的习惯与正直的人格和道德品行；三个半小时——亲子共读、运动、交流各半小时/天。此外，家庭内部宜制定取向一致的生活目标和价值观；创建和谐、宽松、民主的家庭氛围，理解、信任、尊重、互动的人际关系；采取良好的家教态度和教养方式；相互协作，共同活动。

2 及时规劝，安全玩耍

无论是哪种材质，只要称其为"刀"，便是武器，不可随意玩耍，尤其当未成年人把玩刀具时，家长应严肃制止，同时为其选择无危险性的玩具替代"萝卜刀"。若规劝无效，家长应密切监督，告诉孩子"萝卜刀"可能存在的风险，禁止其做刺、捅、砍等危险动作；确保孩子在安全的状态下玩耍，当出现危险动作时及时严厉阻止、严肃教育，以防伤人与自伤，并禁止孩子将"萝卜刀"带入校园。值得注意的是，"萝卜刀"的流行在一定程度上反映出孩子可能存在课业压力繁重、枯燥等情况，家长要重视孩子的课余活动和心理状态。PM

你是否有从孩童时代便钟爱的玩具，即便坏了也舍不得丢弃，只有抱着它们才有安全感？近期，不少网友晒出自家孩子钟爱的毛绒玩具、小毯子等，并说孩子需要一直揪着、抱着才能入睡，即便玩具已经破破烂烂，孩子也不同意用新的代替。

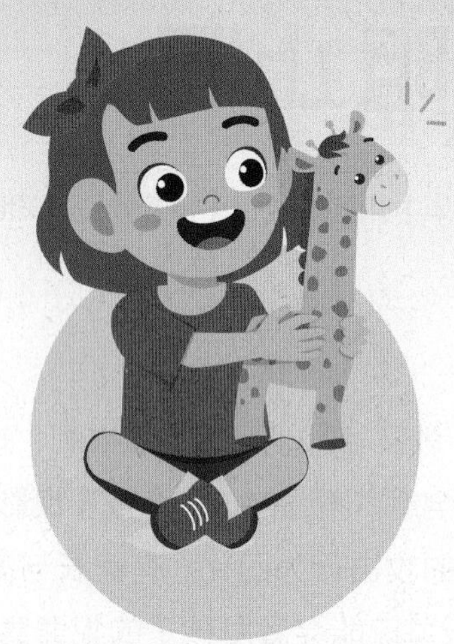

这类安抚物被称为“阿贝贝”，不少孩子甚至成人都有“阿贝贝情结”。不同人的“阿贝贝”各不相同，但是总的来说都是毛绒玩偶、毯子、枕头这类柔软的东西。孩子为什么会对“阿贝贝”如此依恋？是否需要纠正？如何看待成年后仍然保持的“阿贝贝情结”呢？

你有“阿贝贝情结”吗

中南大学湘雅二医院精神病学科主任医师　高雪屏

什么是“阿贝贝情结”

20世纪50年代末和60年代初，美国心理学家哈洛曾经做过著名的“绒布安抚”和“替代母亲”实验，选取了和人类有94%基因同源性的幼年恒河猴，对它们进行一系列母婴分离、依赖性需求及社会隔离等测试，来研究母亲对儿童发展的重要性。在实验中，他用绒布和毛绒布做成假猴子，发现恒河猴幼崽对毛绒布做成的“假妈妈”非常依恋，即便它们并不能提供奶水，幼崽们在受到刺激或惊吓时，还是会第一时间去拥抱假猴子，以寻求保护。实验结果显示，这个由绒布制成的安抚物可以作为母亲所给予的安全感的替代品。

这一实验在一定程度上解释了“阿贝贝情结”。这是一种恋物情结，用来描述儿童对特定物品的强烈依恋和情感寄托。孩子的成长要经历由“绝对依赖母亲（或抚养者）”到“克服分离恐惧”再到“相对独立”的过程。当孩子很小、不能承受与母亲分离的时候，他们为了不被分离的恐惧所吞没，会本能地寻找一个安抚物来安慰自己，如小毯子、洋娃娃、玩具等，也可以是声音、照片、母亲用过的物品等，心理学上也称这类安抚物为“过渡性客体”。儿童心理学家认为，“阿贝贝”是孩子接触世界的一个良好过渡，可以帮助孩子从全身心地依赖家长，转变为一个相对独立的状态。

孩子为何依恋“阿贝贝”

❶ 安全感不足

孩子刚出生时，并没有“自己”与“他人”的概念，他们会认为自己与母亲紧密相连，其安全感大多由母亲的陪伴给予。然而在成长的过程中，孩子需要逐渐与母亲或抚养者分离，这种分离会使他们感到强烈的不安全感，因而在“阿贝贝”上寻找安全感，通过“阿贝贝”来感知母亲持续的存在和保护。

❷ 皮肤感知需要

在舒适的身体接触中，孩子心理上会得到放松和满足，毛绒玩具、小毯子等物品非常柔软，触感舒适、温暖，可以满足孩子皮肤感知的需要。在和这些物品的接触中，孩子也能不断促进自己触觉和知觉的发展。

③ 情感寄托

“阿贝贝”还是孩子情感的寄托。孩子在 2～3 岁的时候，会认为身边的一切物品都是有生命的，这就是孩子的“泛灵心理”。他们会把“阿贝贝”当作自己的好朋友，对其投注大量感情。

“阿贝贝”依恋，要纠正吗

很多家长对孩子的“恋物”行为非常敏感，常常担心“阿贝贝”依恋会对孩子的社交和情感发展产生负面影响。其实，孩子对“阿贝贝”的依恋是正常心理发展的必经阶段，并不影响孩子的成长，反而能让孩子从中获得情感慰藉，所以家长不必过度担心，但也需要注意以下几方面：

1 **正确认识“阿贝贝”依恋**

“阿贝贝”对年幼的孩子可以起到很好的安抚作用，代替大人来为孩子增加安全感、舒缓不良情绪，帮助孩子从依赖他人到自身独立。家长应正确认识孩子的“阿贝贝情结”，理解并尊重孩子对“阿贝贝”的依恋，尤其不能未经孩子同意，贸然丢掉他们的“阿贝贝”。

2 **建立安全的亲子依恋关系**

“阿贝贝”依恋通常在幼儿期和儿童早期阶段最为明显，随着年龄增长，孩子逐渐与身边的人建立起安全的依恋关系，拥有足够的安全感，对“阿贝贝”的依恋会逐渐减弱，直至不再需要。在此阶段，家长需要积极回应孩子的需求，与孩子建立愉快的互动和情感支持，帮助其建立安全型依恋关系，增强其安全感。

3 **关注孩子的心理健康**

家长需密切关注孩子的心理健康，如果发现孩子对“阿贝贝”的依恋过于严重，已经影响到了他们的正常社会功能（如上学、日常生活），宜寻求心理专业人士的帮助。心理健康专家可以提供针对性的建议和支持，帮助孩子顺利渡过依恋阶段。

如何看待成年后的“阿贝贝”习惯

通常情况下，随着孩子年龄增长和兴趣的丰富，“阿贝贝情结”会逐渐消退，但也有些人会将此习惯延续至成年后甚至一生。在生活中，部分成年人依然保留着自己的“阿贝贝”习惯，如在无意识的状态下，用手指不停地捏搓、摩擦衣角等，这些行为通常与情感回溯和自我安抚有关。只要这些行为不对日常生活和健康造成负面影响，通常也不需要特意纠正。

总之，“阿贝贝情结”在孩子和成年人中都有其存在的合理性，它代表了一种情感纽带和自我安抚方式，能为人们提供慰藉与力量。“阿贝贝情结”并非一种病态心理，只要不影响到自身和他人的心理健康，就无需特地纠正。反之，若这一心理明显影响到自身健康、学习或工作时，则应得到关注，必要时可向相关的精神卫生与心理咨询专业机构寻求帮助。PM

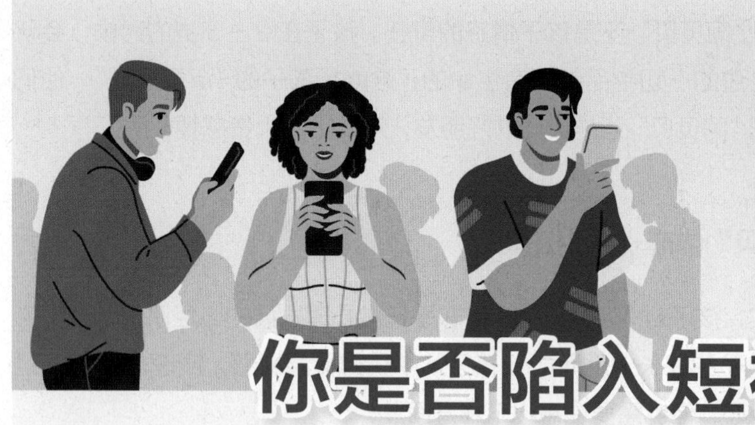

短视频凭借“短”“平”“快”的特点，吸引了数以亿计的用户。很多人都有这样的经历：本来只想看一个短视频，结果一不小心就陷入了无尽的循环，不知不觉看了很久，就像很多网友的戏言：“抖音一分钟，人间三小时。”为什么很多人在看短视频时，仿佛被一种奇怪的力量裹挟，欲罢不能呢？

你是否陷入短视频的“时间黑洞”

华东师范大学心理与认知科学学院
雷淑媛 孙奕昀 李 林（教授）

“时间黑洞”，影响不止“偷”走时间

短视频通过快速切换的视觉效果和多样化的内容对用户产生极大的吸引力，不仅能为人们提供丰富的信息，还能带来心流体验，具有放松心情、舒缓压力等积极作用。但若长时间沉浸于短视频的海洋，则可能带来很多负面影响。

首先，过度沉浸于短视频会让人浪费时间，甚至会不自觉地陷入短视频的世界里，无法自拔，影响学习、工作和日常生活。其次，长时间使用手机会导致人的注意力分散、精力下降，让人无法集中精力，影响学习或工作效率。第三，长时间使用手机和观看视频可能会引起眼疲劳、头痛等不适，也会使人在心理上产生倦怠感。第四，过度依赖短视频可能会导致人离现实社交越来越远，难以保持网络与现实社交的平衡，从而影响与他人的情感交流和沟通能力。第五，短视频场域呈现的信息具有碎片化、同质化、泛娱乐化的特点。短视频在算法推荐等技术的加持下，容易消解多样化的信息传播环境，使用户陷入“信息茧房”，加剧认知局限化：碎片化信息容易导致认知偏差；同质化信息容易导致认知狭隘；泛娱乐化则容易使人的思维变得片面且肤浅。

短视频成瘾：悄然形成“时间黑洞”

作为一种新的网络成瘾形式，短视频成瘾是指由重复使用短视频App导致的一种慢性或周期性的着迷状态，并产生强烈、持续的渴求感和依赖感。《中国互联网络发展状况统计报告》显示，截至2021年12月，我国短视频用户达9.34亿，占网民整体的90.5%。研究发现，相当比例的大学生有短视频成瘾症状，11%的高中生使用短视频时存在成瘾等问题。

短视频成瘾不同于药物成瘾，它并不是一种依赖于物质的成瘾，而是一种行为上的成瘾，即过度沉迷于某种行为而无法自拔。在这种情况下，用户可能会失去对时间和空间的感知，忘记时间和周围的环境。短视频成瘾属于一种特殊的精神卫生问题，具有隐蔽性，对人的影响是逐步渗透的，不易被察觉，很多人成瘾而不自知。

四大心理因素，催生“时间黑洞”

❶ 沉浸体验激发人脑的奖励系统

人脑的奖励系统对短视频成瘾具有重要作用。当人们看到感兴趣的短视频时，大脑会分泌神经递质多巴胺，使人产生愉悦感。同时，与文本、图片、音频等媒介相比，短视频是一种高全息度的信息传播工具，能给受众带来更多代入感和沉浸感，产生身临其境的体验效果。此时，如果人们继续在短视频中流连忘返，大脑内的多巴胺水平就会维持在较高水平，形成更强烈的愉悦感。这种奖励感受会促使人们继续沉浸，希望获得更多的愉悦体验。此外，有研究分析了人们在观看短视频时的大脑成像，发现观看短视频会激活大脑的特定区域，降低人们的自控力，使人沉溺其中。

❷“强化计划表”塑造行为

虽然短视频可利用大数据算法精准推送用户感兴趣的内容，但这并不意味着看到的每一个视频都是用户认为有趣的，即不定时给用户带来奖励。这种“强化计划表”设计让用户无法预测何时会出现有趣的内容，从而不断刺激他们的好奇心和期望，以增加他们在短视频平台的留存率。这种不断重复的期望和满足会加深用户对短视频的精神依赖。

❸ 社交需求

心理学研究发现，孤独感是人们使用网络社交的潜在决定因素。体验到越多孤独情绪的人越容易用网络社交代替现实社交，从而沉溺于网络社交。短视频平台提供了丰富的社交互动功能，让用户可以分享自己的创作和喜欢的内容。这种社交互动功能有助于满足人类天生的社交需求，减少孤独感，并让用户感到被认同和接受。

❹ 感知时间的错觉

当人们沉浸在短视频中时，往往会失去对时间的感知，以为自己只看了几分钟，实际上可能已经过去了很长时间。这种感知时间的错觉容易让人们放松对沉迷短视频的警惕。

4 条策略，避免“时间黑洞”

应对短视频的负面影响，需要人们在日常生活和工作中给予足够重视，加强对自己行为的管理，尽可能保证合理使用，才能将其真正地为我所用，与短视频快乐相伴。

限制使用时间

在规定的时间内刷短视频，并通过设置定时提醒来控制使用时长，从而更好地管理自己的时间，避免过度使用。

关注有价值的内容

观看短视频时，选择有益于自己的内容，避免被无意义、低质量的短视频消耗时间和精力。可以通过阅读评论、查看标签和视频描述确定视频的内容和价值。

保持与现实社交的平衡

大家平时要保持与朋友和家人的现实互动，不要完全依赖网络上的虚拟社交。在现实生活中增加社交活动，如参加聚会、运动、旅行等，可以增强与他人的交流和沟通。

寻找替代方式

不妨寻找其他形式的娱乐活动代替短视频，如与朋友聚会、打球、听音乐、锻炼等，都有益于身心健康。PM

妊娠不足28周、胎儿体重不足1000克而终止的称为自然流产。复发性流产是指连续发生2次及2次以上自然流产，在妊娠28周前发生胎儿丢失。自然流产是妇产科最常见的妊娠并发症之一，育龄期女性发生1次自然流产的风险高达10%左右；复发性流产的发生率为1%～5%，发生风险随流产次数增加而增加，尤其是发生3次及以上流产的女性，再次流产的风险最高可达80%。

复发性流产“六宗罪”

上海集爱遗传与不育诊疗中心　肖 敏　李 核　孙晓溪（主任医师）

一个新生命的诞生须经历极为复杂的过程。这就好比种庄稼，首先要有优质的种子，其次要有肥沃的土地，还要有合适的温度、雨水及阳光照拂，才能发芽、生长、开花、结果。其中任何一环出现差错，都可能导致生命枯萎。在众多造成复发性流产的已知病因中，遗传因素、免疫学因素、易栓因素、解剖因素、内分泌异常及感染是主要的“六宗罪”。只有找准导致复发性流产的源头，攻其要害，才能克敌制胜。

一宗罪（遗传学因素）：“种子”“土壤”质量不佳

遗传因素是复发性流产的“原罪”，从本质上决定了“种子”及“土壤”的质量，具体包括染色体异常、基因异常及其他异常等。

❶ 染色体异常

人类染色体组包含23对、共46条染色体，一对或一条染色体、一条染色体上的某一片段或某个基因出现异常都可能导致流产。半数以上的胚胎流产由染色体异常引起。

50%～60%停止发育的胚胎存在染色体核型异常，是自然流产中最常见的原因。其中，绝大多数（约86%）为数目异常，如非整倍体（包括21三体、13三体、18三体及性染色体非整倍体等）；少部分为结构畸变，如染色体微缺失、微重复等。通常，流产发生得越早，胚胎染色体异常的概率越高。

复发性流产患者夫妇至少一方出现染色体异常的发生率达3%～8%，其中92.9%为结构异常，仅少部分为数目异常。

❷ 基因异常

基因异常是导致复发性流产的一个重要因素，目前已经发现的可能与自然流产有关的基因包括*AURKB*、*ALOX15*、*C6orf221*、*CR1*、*F5*、*CHD11*、*ECEL1*、*DYNC2H1*、*FGA*、*CHRNA1*等，它们可能与母体的凝血功能、免疫代谢，以及胚胎的着床、生长发育相关。

❸ 其他异常

包括X染色体不对称失活、Y染色体微缺失及染色体多态性等。

二宗罪（免疫学因素）：胚胎被“误伤”

据估计，约15%复发性流产女性存在免疫异常，分为自身免疫异常和同种免疫异常两种。

❶ 自身免疫异常

患者的免疫系统攻击胚胎引起流产。一般来说，这类患者可能合并其他自身免疫性疾病，常见的有抗磷脂综合征、系统性红斑狼疮、未分化结缔组织病、干燥综合征、类风湿关节炎和系统性硬化症等。

❷ 同种免疫异常

正常妊娠时，夫妻双方人类白细胞抗原不相容，胚胎所带父系人类白细胞抗原刺激母体免疫系统产生封闭抗体，诱导母胎免疫耐受，以维持妊娠。如果夫妻双方人类白细胞抗原相容性高，则无法刺激母体产生封闭抗体，母体免疫系统会攻击胚胎，从而导致流产。目前，同种免疫型复发性流产仍处于研究阶段，多与封闭抗体缺乏、免疫细胞异常、人类白细胞抗原高度组织相容性相关。

三宗罪（易栓因素）：扼住了生命“喉咙”

易栓因素是指存在抗凝蛋白、凝血因子、纤溶蛋白等遗传性或获得性缺陷，或存在获得性危险因素而具有的高血栓栓塞倾向。适当的子宫胎盘循环对胎儿发育和存活非常重要，妊娠期孕妇的血液处于高凝状态，存在易栓因素可能会加重这种高凝状态，易形成胎盘局部微血栓甚至引起胎盘梗死，导致胚胎或胎儿缺血、缺氧，最终因发育不良而流产。

四宗罪（解剖因素）：胚胎“居住条件”简陋

正常子宫具有“完美形态”，包括形状、大小及质量。一旦“完美形态”遭到破坏，便容易导致流产。比如：一些先天性子宫发育异常（如纵隔子宫、单角子宫等）者的子宫空间窄，胚胎易因缺乏足够的生存空间而发生流产；外科手术导致宫腔粘连或子宫内膜较薄者的“土壤”贫瘠，胚胎难以生根、发芽。

五宗罪（内分泌异常）：胚胎“温床”不再

内分泌异常占复发性流产原因的 8% ~ 12%，包括甲状腺功能异常、高催乳素血症、多囊卵巢综合征及代谢异常、糖尿病、黄体功能不全等。胚胎生长的内分泌环境不是“严寒”就是“酷暑”、不是“干旱”就是“内涝”，增加了流产风险。

六宗罪（感染）：“种子”“土壤”被无情践踏

感染使农田滋生了许多“害虫”，它们既能破坏土壤的酸碱度，又会啃食种子，危害巨大。伴菌血症或病毒血症的严重感染可导致流产。细菌性阴道病及生殖道菌群失调与流产的相关性也值得重视。

“地毯式筛查”找病因

复发性流产病因复杂，需要进行“地毯式筛查”，以明确病因，并采取针对性的干预措施。一般而言，只有 1 次流产史的患者，如果没有明确家族史或相关疾病的临床表现（如自身免疫性疾病等），只需要进行最基本的优生检查，放松心情，继续备孕。有 2 次及以上自然流产史的复发性流产患者，千万不可掉以轻心，应在医生指导下进行系统的病因筛查，尽早干预，以降低再次妊娠流产的风险。具体检查项目包括：

- **针对遗传学因素** 夫妇双方进行外周血染色体核型分析，对流产胚胎组织进行染色体核型分析，有条件者可以进行联合染色体微阵列分析。
- **针对免疫学因素** 由医生根据患者病情酌情选择筛查项目。
- **针对内分泌与易栓因素** 女方进行抗磷脂抗体、性激素水平、甲状腺功能、血糖、凝血功能、甲状腺超声等检查。
- **针对解剖因素** 必要时行三维超声、宫腔镜或腹腔镜检查。
- **针对感染因素** 妊娠期出现发热、异常宫缩等症状者，需进行感染相关因素的检查。PM

除“六宗罪”外，复发性流产还与环境因素、不良生活习惯、心理因素等有关，不能一概而论。复发性流产不是不治之症，夫妻双方要积极面对，进行详细的病因筛查，打好复发性流产治疗的“组合拳”，等待好“孕”降临。

少女腹痛，竟是畸胎瘤作祟

上海建工医院妇科　徐岚岚　毛焱
上海市第一妇婴保健院妇科副主任医师　翁雷

生活实例

一天，六年级女孩小雨上课时腹痛难忍，家长接到老师通知后带她去医院就诊。经初步检查，医生排除了胃肠炎、阑尾炎等常见疾病；腹部超声检查发现，小雨的左侧卵巢有一个比鸭蛋还大的肿块。医生分析，很可能是因为这个肿块发生了扭转，所以导致了腹痛。为明确肿块性质，医生为小雨进行了盆腔磁共振检查，结果显示“左侧附件良性占位，考虑畸胎瘤可能性大”。听闻这一结果，小雨妈妈感到不解和担忧：女儿才11岁，还没有月经初潮，怎么会患妇科肿瘤呢？畸胎瘤到底是一种什么肿瘤？会不会导致生命危险？以后会不会影响生育？

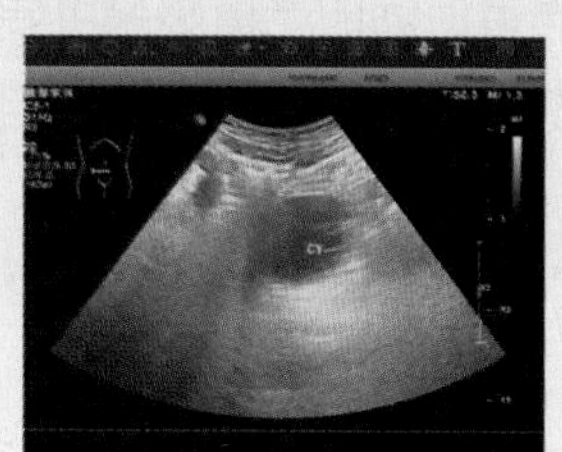
超声检查提示卵巢肿块

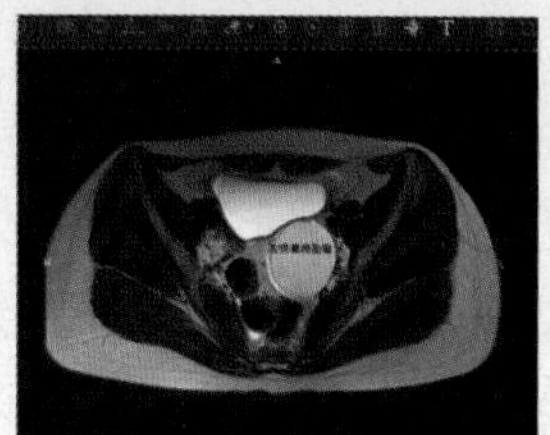
磁共振检查提示卵巢畸胎瘤可能

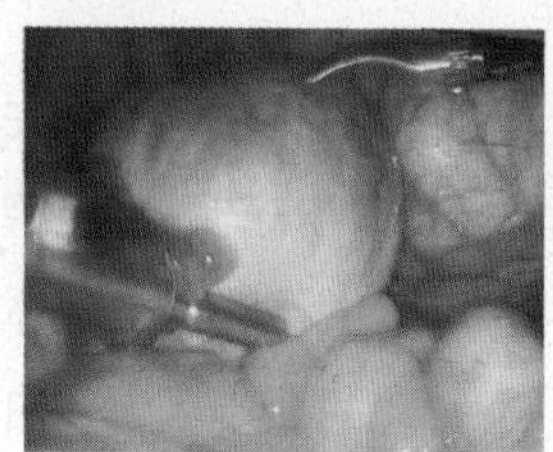
术中见卵巢畸胎瘤

妇科医生解答了小雨妈妈的疑问，并为小雨实施了腹腔镜下卵巢肿瘤切除术，完整剥除了肿瘤，保留了正常卵巢组织。术后病理报告显示左卵巢成熟畸胎瘤。医生告诉小雨妈妈：成熟畸胎瘤属于良性肿瘤，只要及时治疗，危害不大；同时，小雨的正常卵巢组织得以保留，卵巢功能几乎不受影响，不会影响生育功能。术后不久，小雨就恢复了正常的学习和生活。

什么是畸胎瘤

畸胎瘤是一种生殖细胞肿瘤，并不是民间常说的妇女怀了“怪胎”，也不是“寄生”在患者体内的“兄弟姐妹”，而是由原始生殖细胞异常增生、集聚而成。畸胎瘤的病因尚不清楚，可能与胚胎期生殖细胞异常分化等因素有关，也可能与遗传因素、神经系统异常、生殖系统先天性疾病等因素有关。畸胎瘤好发于生殖腺及身体中线位置，最常见于卵巢，其次是睾丸，也就是说男性也可能患畸胎瘤，其他发病部位包括纵隔、腹膜后、脑、胃、睾丸、骶尾部等。

畸胎瘤是良性还是恶性

畸胎瘤分为成熟畸胎瘤和未成熟畸胎瘤。其中，95%以上是成熟畸胎瘤，由分化成熟的胚胎组织组成，又称囊性畸胎瘤或皮样囊肿，属于良性肿瘤，可发生于任何年龄，80%～90%为20～40岁的育龄期女性，预后良好。大多数卵巢成熟畸胎瘤为单侧发病，双侧发病的占10%～17%。瘤体呈圆形或椭圆形，表面有一层光滑的包膜，囊壁质韧，常见小丘样隆起向囊腔内突出。成熟畸胎瘤以单房多见，囊腔里含有多种组织，最常见的是毛发团和油脂，有时还可见到牙齿、骨质、皮肤和神经组织。约2%的成熟畸胎瘤可发生恶变，多见于绝经后女性，患者预后差。

未成熟畸胎瘤分化欠佳，由分化程度不同的未成熟胚胎组织组成，主要为原始神经组织，没有或少有成形组织，属于恶性肿瘤，占畸胎瘤的 1% ~ 3%，好发于青少年及儿童，平均年龄为 11 ~ 19 岁，复发和转移率均较高。瘤体呈球形或分叶状，多为实性，可有囊性区域。实性区域质软，有出血、坏死，有时可见骨、软骨、毛发等组织；囊性区域通常有浆液、黏液或胶冻样物质。

畸胎瘤有哪些症状

多数畸胎瘤患者早期没有明显症状，常在体检或手术时被偶然发现。随着肿瘤生长，不同部位的畸胎瘤会引起不同症状。比如：卵巢畸胎瘤可有腹痛、腹部包块、腹胀、痛经、月经不规则、绝经后出血等症状，肿瘤增大压迫邻近器官可导致排尿或排便困难；颅内畸胎瘤可有头痛、恶心、呕吐等症状；胃畸胎瘤可有腹部包块、腹胀、呕吐、呕血、黑便等症状；睾丸畸胎瘤可有睾丸肿块、疼痛等症状；骶尾部畸胎瘤可导致便秘、腹痛、骶尾部肿胀等。

发现畸胎瘤后，应及时进行手术治疗，因为它无药可治，并且有发生恶变的可能。即使患者没有任何不舒服，日常生活不受影响，也应手术切除。成熟畸胎瘤恶变和未成熟畸胎瘤患者术后还需要根据病情采取化疗等综合治疗。

卵巢肿瘤为何引发剧烈腹痛

小雨为什么会突发剧烈腹痛呢？这是因为卵巢畸胎瘤发生了蒂扭转。卵巢肿瘤蒂扭转是妇科急腹症之一，多见于瘤蒂长、中等大小、活动度大、重心偏向一侧的囊性肿瘤，如卵巢囊肿、卵巢成熟畸胎瘤等。

卵巢肿瘤蒂扭转通常在体位突然改变时发生，典型症状是突然发生一侧下腹剧痛，常伴恶心、呕吐，甚至休克。如果扭转程度较轻，一般可自行复位，患者表现为腹痛发作后缓解；如果扭转严重，不能自行复位，使血液供应受阻，可能导致卵巢坏死、感染，严重时可危及生命。因此，对不能自行恢复的卵巢肿瘤蒂扭转，需要尽快进行手术治疗。

青少年及儿童卵巢肿瘤早期多无明显症状，很容易漏诊，加之该年龄段人群比较好动，一旦发生卵巢肿瘤蒂扭转，如果未能及时就诊和治疗，后果不堪设想。PM

延伸阅读

科学防范卵巢肿瘤及其并发症

养成良好的生活习惯，保持规律作息、平衡膳食及适当的运动锻炼，有助于维护卵巢健康。女性无论年龄大小，如果有腹部异常增大、腹痛、月经不规律等症状，应及时就医；特别是在排除常见病因（如胃肠炎、阑尾炎等）后，应警惕是否存在妇科问题，及时进行相关检查，可有助于早期发现卵巢肿瘤，从而降低卵巢肿瘤蒂扭转等并发症的发生风险。成年女性应定期进行妇科检查，了解自己的健康状况，获得个体化建议。一旦确诊卵巢肿瘤，患者应及时治疗，医生会根据患者病情制定个性化的治疗方案，以确保患者获得最佳治疗效果和生活质量。

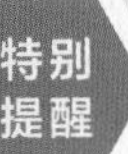

卵巢肿瘤并非成年女性的“专利”，青少年及儿童同样可能发生。当女孩出现腹痛等症状时，家长切勿忽视可能隐藏在背后的妇科疾病，应及时带孩子就医。

宝贝的血小板去哪儿了

上海交通大学医学院附属新华医院小儿血液肿瘤科副主任医师 谈珍

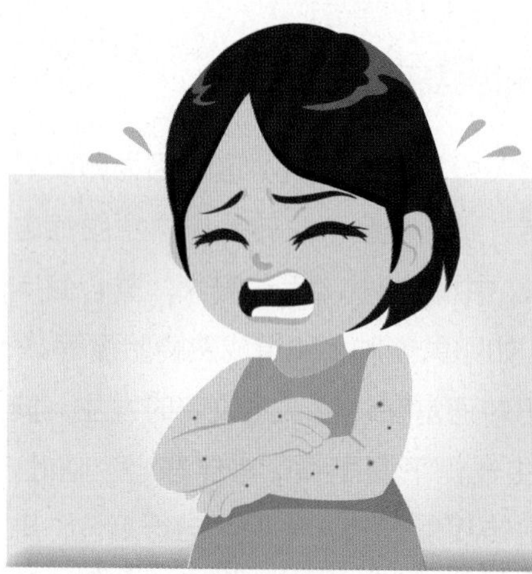

当宝宝身上突然出现散在的像针尖一样的出血点，血常规检查发现血小板下降，被诊断为免疫性血小板减少症（ITP）后，病情就反反复复，检测的血小板数量常上下波动，令患儿家长烦恼不已：血小板是哪里来的？又到哪里去了？血小板数量这么低，孩子生活中该注意哪些问题呢？

血小板从哪里来，有什么作用

血小板来自骨髓巨核细胞家族。在血小板生成素的帮助下，髓系祖细胞依次变成幼巨核细胞、颗粒型巨核细胞和产板型巨核细胞。最终，血小板就一个个从产板巨核细胞上“掉”下来。但事情并不总是一帆风顺，当发生免疫性血小板减少症时，血小板“成长”过程中断，骨髓里堆积了许多颗粒型巨核细胞，却只有少量产板型巨核细胞。

血小板有止血作用，通过四个步骤完成。第一步，血小板通过自身表面的糖蛋白（GPs）黏附在破损的血管上。第二步，血小板把深藏于体内的宝贝——致密体、α-颗粒、血栓烷A2等往外排出，发出血小板大家庭的“召集令”。第三步，聚集的血小板通过糖蛋白“外套”“手牵手”连接起来，形成松软的栓子，堵在破损处（一期止血）。最后一步是激活凝血因子，并与它们黏附在一起，形成坚实的栓子，把血管破损处牢牢封堵起来（二期止血）。

血小板的正常值为100～300×10^9/L。一般来说，当血小板在30～100×10^9/L时，免疫性血小板减少症患儿不会有特殊表现，血小板仍能发挥正常止血作用；当血小板数量进一步减少，低于30×10^9/L时，患儿可能才会出现皮肤出血点、口腔黏膜出血、鼻出血等症状。

免疫性血小板减少症是怎么发生的

正常情况下，人体内的免疫细胞像警察一样保护着机体的安全。如果有“坏人”入侵，如病毒感染等，免疫细胞就启动防御机制，准备赶走它们。某些“坏蛋”，如麻疹病毒、水痘病毒等，特别擅长伪装，它们披的“外衣”与血小板糖蛋白极其相似（医学术语叫抗原模拟）。这时，免疫细胞（主要是吞噬细胞和淋巴细胞）便会“敌友不分”，将血小板和病毒一起当作敌人攻击。这就是免疫性血小板减少症发生的关键机制。在免疫性血小板减少症发生过程中，有三大“恶人”。

“第一恶人”——自身抗体	“第二恶人”——杀伤性淋巴细胞	“第三恶人”——骨髓环境
在辅助T淋巴细胞发出“御敌”信号时，“眼花”的B淋巴细胞产生针对血小板糖蛋白的自身抗体。随后，自身抗体作为桥梁连接血小板及免疫细胞，免疫细胞通过吞噬或裂解等方式消灭血小板。	CD8+T细胞（杀伤性T淋巴细胞）和NK细胞（自然杀伤细胞）也会被“敌人”蒙蔽，认定血小板糖蛋白为攻击目标。它们直接接触血小板及其先祖细胞（巨核细胞），合成并释放武器（如颗粒酶、穿孔素），像子弹一样穿透血小板外衣，导致血小板“阵亡”。	血小板在前线“激烈战斗”而被消耗，骨髓中的祖细胞却“慵懒渎职”，促血小板生成素浓度低下，造成补给不足，巨核细胞增生无力，不能及时产生新的血小板“增援”，间接导致“战斗溃败”。

免疫性血小板减少症怎么治

治疗免疫性血小板减少症，“拖字诀”为医生最常用。如果患儿的血小板虽然低但不影响正常生活，医生会建议观察、随访，等待自身免疫细胞代谢、修复，回归正常，多数患儿能在半年内自愈。如果病情严重，可采取以下治疗措施：

• **一是使用糖皮质激素** 主要作用是抑制血小板抗体产生，并降低毛细血管通透性。常用的糖皮质激素有泼尼松，疗程4～6周。由于长期使用糖皮质激素的副作用大，会引起多毛、肥胖、骨质疏松等，故目前对新发严重的免疫性血小板减少症患儿采用口服脉冲疗法：大剂量泼尼松或地塞米松，连用4～7天，2～3周后可根据情况重复使用。

• **二是静脉注射大剂量丙种球蛋白** 主要作用是在血小板表面形成保护膜，封闭抗体，避免被吞噬细胞破坏。这一方法起效快，1～3天即可起效，但丙种球蛋白的半衰期短，只有3～4周，因此不到一个月时间，患儿的血小板可能又会下降。

• **三是使用血小板生成素（TPO）受体激动剂** 其主要通过与巨核细胞表面的TPO受体结合，促进巨核细胞分化和成熟，进而增加血小板生成。这类药物主要作为二线治疗，用于一线治疗无效或难治性患者。

• **四是脾切除** 血小板主要在脾脏被破坏，故切除脾脏可以迅速增加血小板数量，有效率约为70%。由于脾脏是免疫器官，切除后发生严重感染的风险较大，一般用于6岁以上慢性难治性免疫性血小板减少症。患儿术前需要完成相关疫苗接种，以避免严重感染，术后必要时可用长效青霉素预防感染。

此外，还有一些药物可用于免疫性血小板减少症的治疗，如利妥昔单抗、长春新碱、硫唑嘌呤，以及中药等。

患儿平时要注意些什么

孩子患有免疫性血小板减少症，家长首先不要焦虑。血小板恢复是个长期的过程，虽然孩子的病情可能反复1～3年，但极少有严重并发症，只要血小板维持在$30×10^9$/L以上，足够正常生活所需。

在饮食上，家长要保证患儿营养均衡，尤其要让孩子多吃新鲜蔬菜、水果，其中富含的维生素C有助于降低血管脆性，减少出血风险。

感染会诱发病情反复，要加强预防。家长应引导孩子养成良好的卫生习惯，增强防护意识，尽量不带孩子去人多、密闭的公共场所。如果患儿存在慢性感染，如龋病、幽门螺杆菌感染等，应及时诊治。家长还应注意观察患儿身体状况。一般情况下，孩子皮肤有少量出血点并无大碍，但若口腔出现血疱、鼻出血不止、小便带血，要及时复诊。PM

在社会交往中，学习自我保护

中国计划生育协会“青春健康”项目主持人　庄 蕾

青春故事

“同学约我出去玩，当我到达约定地点后，发现他还邀请了几个我不认识的人，让我感到有点不自在……”

“我和他是在一个游戏群里认识的，偶尔聊上几句，后来他加我为好友，于是我们开始频繁地单独聊天，出去吃饭、看电影……”

在日常工作中，时常听到青少年分享自己的故事。他们渴望社会交往，但有时又难免会有些困扰。青少年是否需要社会交往？在社会交往中，该怎么学会自我保护呢？

满足需求，有助成长

正如人格社会心理发展理论所言，处于青春期的青少年对周围世界有了新的观察与思考方法，他们从别人对他的态度中，从自己扮演的各种社会角色中，认识自己现在与未来在社会生活中的关系。进入青春期，青少年开启了全新的人际交往模式，他们走向社会，热衷于同伴交往，甚至更广阔的社会交往，这一时期对个人发展来说，有着无可取代的重要性。

对青少年而言，社会交往可以满足情感发展的需要。进入青春期后，适当的社会交往可以帮助青少年互相倾诉，获得情感支持，学习情感交流方法；当遇到困难与挫折时，同伴交往有助于梳理情绪，获得安慰和鼓励。

社会交往可以帮助青少年获得不同的成长体验。每个人都有自身的优势与特长，社会交往是一个相互学习、优势互补和完善自我的重要途径，有助于青少年在智力、气质等个性发展中获得不同的成长体验。

社会交往可以让青少年收获友情。那些年龄相仿、有着相同兴趣爱好和理想的伙伴，会随着时间的积淀和生活的历练，成为最重要的交往对象，甚至相伴一生的挚友。

行为设限，保护自己

青少年身心发展不成熟，面临着诸多矛盾：自我意识增强，渴望独立，但仍依赖父母；渴望与同伴交往，又有些羞怯；渴望尝试新鲜事物，标新立异，但缺乏辨别能力；等等。因此，家长和老师需要适时给予引导和示范，帮助青少年提升思辨能力和处理问题的能力，更好地保护自身安全。

不同的社交场合可能存在不同的风险，家长和青少年应当提前在日常沟通或社会热点等讨论中，探讨社交场合中可能存在的风险和隐患，增强风险意识，并学习适当的预防措施，为自己的行为设限。辨析社交风险时，要明确安全第一的原则，可以结合场合、参与对象、风险物品等进行综合考量。

若身处险境，青少年要时刻保持警惕，大胆沟通，小心防卫。一方面，态度坚定、语言有力、言行一致地说“不”，并转身离去或利用人群力量吓退对方；另一方面，尝试智取，将可能的伤害降到最低，如收集身份信息、长相特征、对话录音等，留下证据，以备报案。经历不良事件后，可以选择向信任的家人或亲朋倾诉，寻求支持并想方设法避免事件再次发生。若涉及网络性骚扰等行为，应立刻拉黑对方，寻求亲朋帮助；同时向事发平台举报，提供相应证据；若情节严重，应报警处理。PM

干眼症是一种常见的疾病，电子产品的普及、不良的用眼习惯等原因使干眼症的发病率逐年递增，并有逐渐年轻化的趋势。用眼过度、糖尿病、干燥综合征、眼外伤等都可能引起干眼症，其主要症状为眼部干涩、异物感、烧灼感、易疲劳、怕风、畏光、敏感，甚至视物模糊。

眼睛干涩，穴位帮忙

上海中医药大学附属曙光医院眼科　刘毓　宋正宇（主任医师）

针刺眼周，濡目润睛

干眼症被中医称为“白涩症”“干涩昏花”。针灸可以从整体论治，通过刺激特定穴位推动气血运行、缓解目涩，达到明目功效。

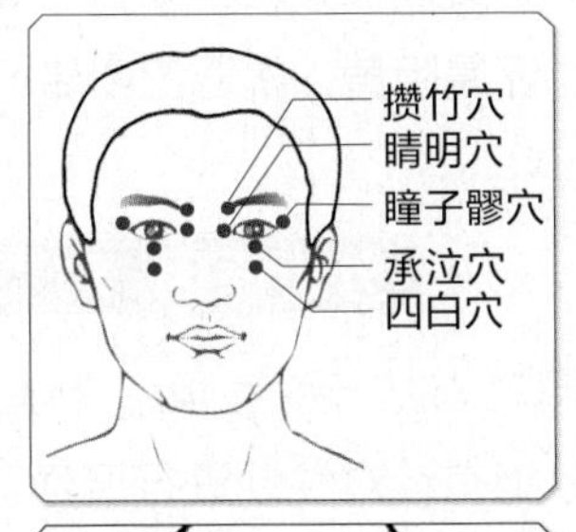

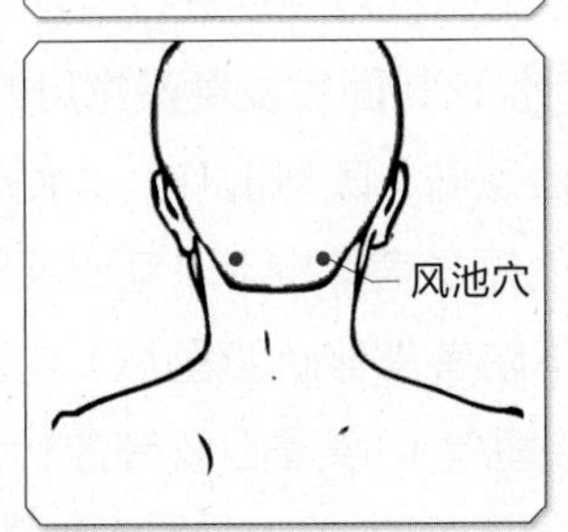

睛明穴为膀胱经的起始穴，也是手足太阳经、足阳明经的交会穴，与攒竹穴同用，可滋阴明目；承泣穴为胃经的首穴，与四白穴合用，可活血明目；足少阳经起于瞳子髎，加用风池穴，可行气明目。由于这些穴位离眼周较近，针刺时大多浅刺1～1.7厘米，需由专业中医师操作。远端取穴可选合谷、太冲、三阴交、足三里、光明等穴位，与眼周穴位相配，共奏调和气血、濡目润睛之效。

艾灸熏灼，行气活血

除常规针刺外，还可使用艾灸治疗干眼症。最为常用的艾灸方法是雷火灸和隔核桃灸。

雷火灸操作时，一般将艾条置于距前额2～3厘米处，先横向灸，再纵向灸前额部，直至皮肤微红，再分别对双眼进行顺时针方向的回旋灸。眼表皮肤娇嫩、血运丰富、经络密集，雷火灸的热力可刺激眼部穴位，加快局部血液循环，从而达到行气活血、益精明目的功效。

隔核桃灸是指将中药液（枸杞、麦冬、菊花、熟地黄、当归、柴胡、黄芩、甘草等）浸泡过的核桃壳置于患者眼部，再在核桃壳凸面外围用艾条熏灼。核桃壳经艾灸后，药液被加热，产生水蒸气熏蒸眼区，使眼部有温热潮湿感，刺激眼周分布的睛明、攒竹、四白、瞳子髎等穴位。艾灸产生的热力也可以帮助调和气血、开窍明目。

揿针埋线，更为便捷

揿针操作便捷，在相应穴位上一贴一按即可，痛感小，且能持续性刺激穴位，不影响日常生活。另外，也可选用穴位埋线，使相应穴位得到持续刺激，缓解干眼症状。

自行按摩，缓解疲劳

日常生活中，可选取攒竹、四白、印堂、瞳子髎、睛明、太阳、承泣等穴位，将拇指指腹置于相应穴位上按摩。太阳穴采用顺时针、逆时针方向交替按揉，其他穴位则采用点按的方式进行按摩。各穴位按摩3～5分钟，每天1次，每次按摩时间控制在30分钟左右。按摩力度从小到大，渐进式增加，使穴位有酸、麻、胀、重等感觉。如果频繁出现干眼症状，患者须至医院行进一步检查，排查眼部其他疾病、干燥综合征等。PM

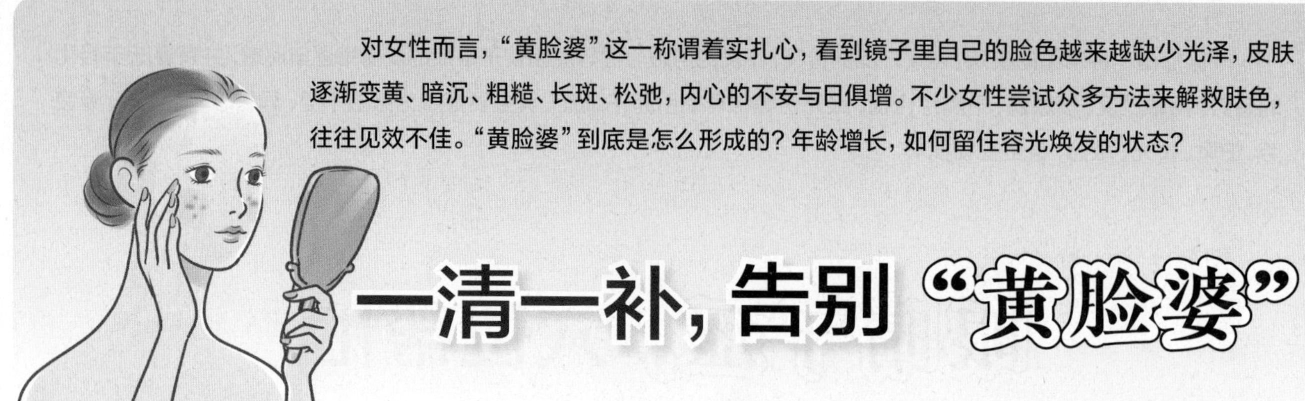

对女性而言，“黄脸婆”这一称谓着实扎心，看到镜子里自己的脸色越来越缺少光泽，皮肤逐渐变黄、暗沉、粗糙、长斑、松弛，内心的不安与日俱增。不少女性尝试众多方法来解救肤色，往往见效不佳。“黄脸婆”到底是怎么形成的？年龄增长，如何留住容光焕发的状态？

一清一补，告别“黄脸婆”

上海中医药大学附属龙华医院副主任医师　王倩蕾

面色发黄，脏腑失调

有些女性虽然年岁已高，面色仍白里透红；有些女性年龄不大，却已成“黄脸婆”。在中医理论中，诊察面部色泽属于望诊中“望色”部分，“有诸于内，行诸于外”，面色是脏腑气血状态的最直接外在表现。国人的健康面色常用“红黄隐隐，明润含蓄”来形容，提示脏腑精气充足，气血津液旺盛，精气内含而不外泄。如果面色出现微微偏黄，可能是受饮食、气候、起居等因素影响而发生的变化，如：食用过多胡萝卜、南瓜等富含胡萝卜素的食物，皮肤会短暂发黄，一段时间后可自行消退；长夏季节气候湿热，阻碍脾胃，面色也可能偏黄；偶尔熬夜、睡眠质量差，第二天早上面色暗黄，睡眠充足后，面色又恢复如常；等等，这些都是正常生理改变。

如果长期面色发黄，多因脾虚导致气血生化不足、机体失养所致；亦可因湿邪内蕴、脾失运化，或湿邪内阻、气机不畅，以致湿邪日久化热，内蕴中焦，阻滞肝经所致。其中，面色萎黄，即淡黄而无光泽，多为脾胃虚弱、气血不足之证；面色黄而虚浮者称为“黄胖”，属脾虚湿盛；面色苍黄，可见于肝脾不和、肝郁脾虚；面黄、眼黄、尿黄并见，则为黄疸，黄色鲜如橘色者，证属阳黄，属湿热内蕴；晦暗如烟熏者，证属阴黄，属寒湿内滞。

分析原因，对“证”调理

中医强调对“证”治疗，因人制宜。如果面色发黄，需要综合分析其原因，才能有针对性地进行调理。

脾胃虚弱 这是面色发黄最常见的原因，此类人群多有腹胀、食欲下降、口淡乏味、嗳气时作、大便溏薄等症状。偏于气虚者常伴神疲乏力、气短少言等症状，可选用四君子汤益气健脾；脾虚清阳不升、中气下陷者常伴脘腹坠胀、内脏下垂（如胃下垂、眼睑下垂、脱肛、子宫脱垂等）、头晕目眩等症状，可选用补中益气汤升阳举陷；偏于阳虚者常伴脘腹冷痛、喜温喜按，大便清稀或完谷不化，四肢不温，女性带下清稀、色白量多等症状，可选用附子理中丸温中健脾。

气血亏虚 若出现面色萎黄、心悸、失眠、健忘、头昏、头晕、肢倦乏力、食欲不振等症状，多为气血亏虚。无论何种原因引起的气血亏虚，如崩漏、便血等严重失血情况，均可导致面色发黄，可选用归脾丸、八珍汤等补气养血。

脾虚湿盛 如果出现脘腹痞闷胀痛、纳差呕恶、肢体困重、便溏、舌苔厚腻等症状，多为脾虚湿盛，可选用参苓白术散健脾祛湿；如果湿邪日久化热，面色油光发黄，伴脘腹胀满、潮热烦闷、脾气暴躁、口舌生疮、舌苔黄腻、尿黄、大便溏泄不爽等症状，可选用甘露消毒丹清热利湿。

肝郁脾虚 情志不遂、久郁伤肝，或饮食失调、劳倦伤脾，可引起肝脾不和、肝郁脾虚，导致肝失疏泄、脾失健运，表现为面色苍黄、胁痛、腹胀、腹痛、泄泻、鼓胀、月经不调等，可选用逍遥丸、柴胡疏肝散等疏肝解郁、调畅情绪。

内外联合，多措并举

除口服汤药外，亦可通过膏方调补、穴位按摩、艾灸及食疗等方法进行调理。因面色发黄与脾关系十分密切，在调理时尤当注重固护脾胃。

膏方调补是改善“黄脸婆”的好方法，可全面调治五脏六腑、平衡阴阳、调补气血，使脏腑调和、气血充足，达到养生驻颜的效果。需要提醒的是，必须在专业中医师的辨证下，一人一方，长期服用，才能发挥滋养身体、润肤养颜的功效。

穴位按摩可以选取四白、足三里、中脘、气海、关元、三阴交、血海、太冲等穴位适度按揉，每穴操作1～2分钟，每天按揉1～2次，亦可改善面色。还可采用艾灸法刺激上述穴位，以局部皮肤出现红晕、有温热感而无灼痛为宜，一般每穴灸10～15分钟，要避免烫伤。

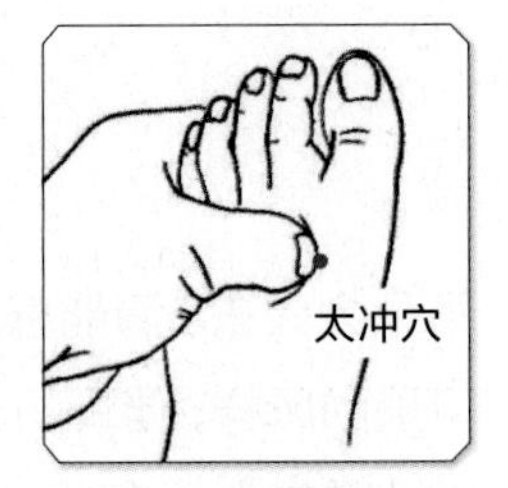

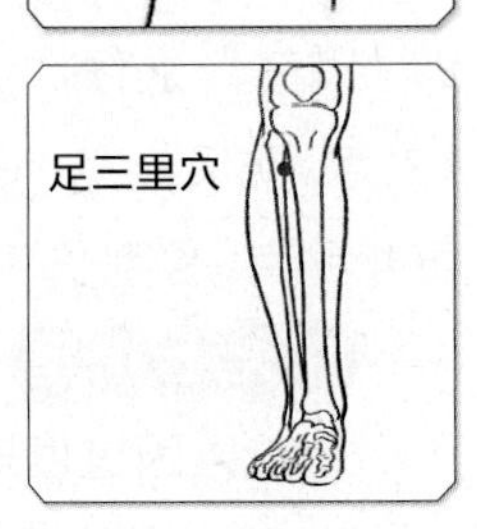

此外，还可采用代茶饮、药膳等食疗方式调养身体，长期使用，以纠正体质偏颇的状态，甚至可以改善慢性疾病。如：脾胃虚弱者可选用党参、黄芪、人参等；脾虚湿盛者可选用陈皮、茯苓、薏苡仁、红豆等；肝郁脾虚者可选用玫瑰花、郁金、佛手等；伴睡眠不佳者，可以加用酸枣仁、龙眼肉、五味子等；伴胃脘冷痛、腹泻者，可食用高良姜粥；伴食欲不振、神疲乏力、四肢倦怠、腹泻者，可食用山药粳米粥；等等。

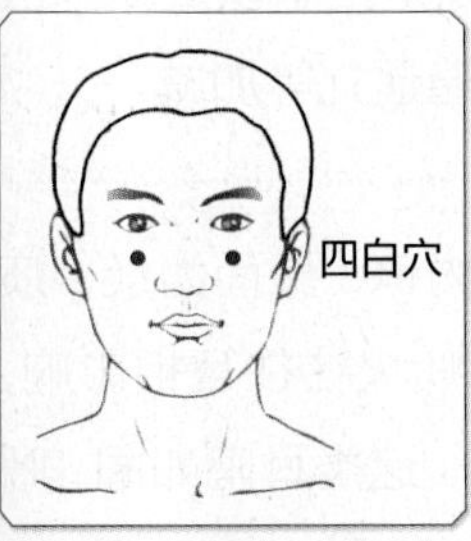

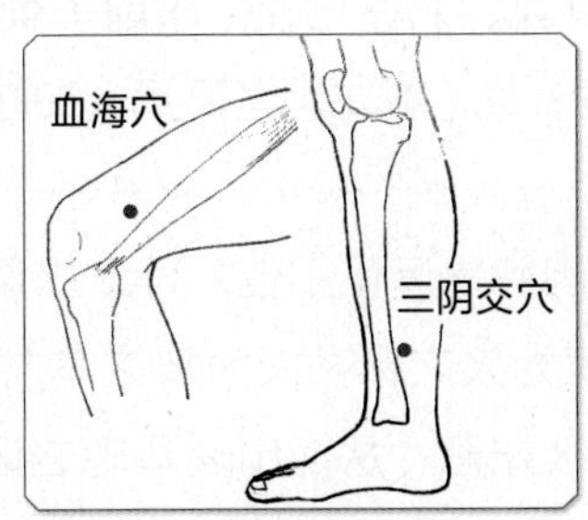

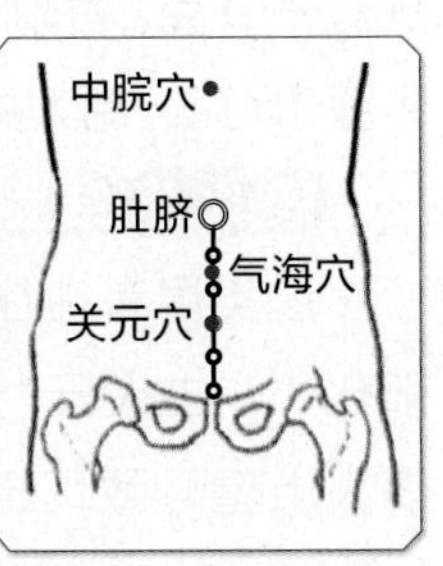

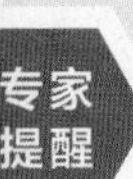
专家提醒

如果短期内突然出现面色发黄，应该及时去医院就诊，不可盲目自行用药。尤其是慢性萎缩性胃炎、严重胃溃疡、肝炎、肝硬化等疾病患者，要警惕病情变化。

生活习惯，改“邪”归正

如果不想变成“黄脸婆”，在日常生活中还应避免一些不良习惯，培养健康的生活方式。

规律作息 长期熬夜、睡眠不规律，会导致面色发黄、晦暗。要尽可能避免熬夜，养成规律的作息习惯，使脾胃功能正常运转，有利于气血充盈，从而使面色红润有光泽。

调整饮食 不少女性十分注意身材，经常靠节食或单一饮食结构来减肥。饮食不均衡，水谷摄入不足，气血生化无源，会导致脾胃虚弱、气血不足，“黄脸婆”不期而至。因此，健康的减肥方式应注重饮食结构合理搭配，营养均衡。同时，要少食生冷油腻食物，以免损伤脾胃。

适度锻炼 缺乏运动会导致气血运行不畅，甚至气滞血瘀，面色多暗黄无光；运动过度会导致气血损耗，面色多苍黄、萎黄。要注意动静结合，形神守一，适度运动，持之以恒。同时要注重因人制宜，根据自己的体质选择合适的运动方法和运动量，如选择太极拳、八段锦等有益身心的活动；切忌在身体处于亚健康状态时进行过于剧烈的运动，以免引起不必要的损害。

调畅情志 有些女性由于生活、工作的巨大压力，身心处于一种高消耗的状态，出现焦虑、抑郁、烦躁等不良情绪，导致肝气郁结、肝郁脾虚。因此，情志养生亦十分重要，平时要保持心情舒畅，尽量减轻压力，及时排解内心的不愉快情绪，可以听音乐、读书、散步，特别要注意戒忧、戒虑、戒怒，有利于肝气疏泄和脾胃运化。PM

耳鸣声不同，调养有侧重

上海市黄浦区香山中医医院耳鼻喉科　施 磊
上海交通大学医学院附属瑞金医院无锡分院耳鼻咽喉科　胡 原
上海交通大学医学院附属瑞金医院中医五官科副主任医师　张守杰

耳鸣是中老年人常见症状，患者对耳鸣声的描述五花八门，有的声高如蝉鸣，有的声宏如潮水，有的声沉如瓮嗡，有的声低如风吹……为何会有如此多样的耳鸣？其实，这与患者脏腑虚实寒热不同有关，其伴随的症状也有差异，故中医治疗耳鸣亦需分型调养。

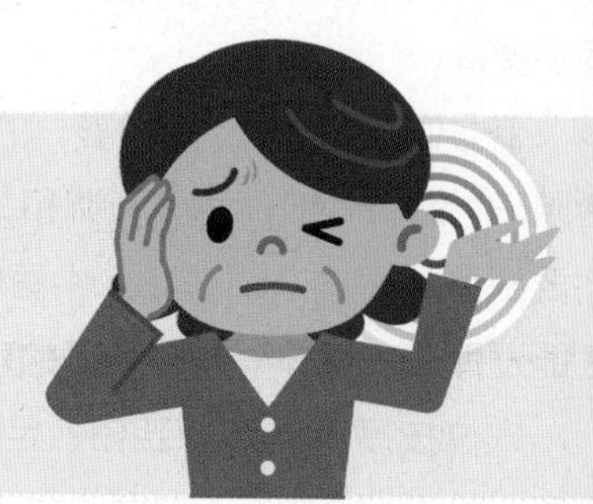

六种耳鸣，分型调治

耳鸣是一种主观声音，即没有声源但自己能感受到的声音，它可以是多种耳科疾病的一个症状，也可单独成为一种疾病。耳鸣患者常伴有烦躁、焦虑、失眠等症状，给工作和生活带来负面影响。《外科证治全书》中描述："耳鸣者，耳中有声，或若蝉鸣，或若钟鸣，或若火熇熇然，或若流水声，或若簸米声，或睡着如打战鼓，如风入耳。"中医认为，耳鸣即耳中鸣响，辨证须分清虚实：声洪大，呈低音调者，多为实证；声细微，如蝉鸣者，多为虚证。同时，可根据耳鸣的伴随症状来判断与该病相关的脏腑，如：伴心悸怔忡者，多属心病；伴纳少腹胀者，多属脾病；伴腰膝酸软者，多属肾病；等等。一般而言，耳鸣可分为以下六种证型：

外邪侵犯型

因起居不慎或天气变化，外邪侵犯人体而引起上呼吸道感染，影响耳窍，耳朵会失去"清能感音、空可纳音"的功能，产生耳鸣。此时，耳鸣可呈刮风样，伴耳闷、耳胀，以及鼻塞、流涕、发热、头痛等感冒症状，即"风聋"之候。治法为疏风清热、散邪通窍，方药可选用荆芥12克、防风9克、苍耳子9克、辛夷15克、金银花6克、连翘6克、黄芩9克、蔓荆子9克、石菖蒲9克、路路通18克，或银翘散等加减。

肝火上扰型

有些人因过度紧张、焦虑、思虑过多等导致肝气郁结，气郁化火；或者脾气急躁易怒之人怒气伤肝，肝火上炎影响耳窍，可致耳鸣。这类耳鸣往往突然发病，鸣声大，如闻潮声或风雷声，生气后极易加重，常伴头晕、头胀、面红目赤、易烦躁、睡眠不安等。治法为清肝泄热、开郁通窍，方药可选用柴胡9克、黄芩12克、龙胆草6克、焦栀子9克、香附9克、泽泻15克、车前子15克、生薏苡仁30克、牛膝15克、制大黄9克，或龙胆泻肝汤、加味逍遥丸等加减。

痰火壅结型

这类患者往往因脾胃运化不佳，导致水湿内停，聚而为痰，痰郁化火。古人云"痰为火之标，火为痰之本"，痰火往往互相影响，痰火上壅导致耳窍被蒙蔽，从而出现耳鸣之证。这类耳鸣如闻"呼呼"之声，耳内闭塞、憋气感明显，听力下降，可伴头昏沉重、胸闷、胃脘胀满、咳嗽痰多等。治法为清火化痰、和胃降浊，方药可选用制半夏9克、陈皮6克、茯苓15克、苦杏仁9克、胆南星6克、瓜蒌仁12克、黄芩12克、黄连6克、赤芍9克、甘草6克，或二陈汤、加味温胆汤、清气化痰丸等加减。

气滞血瘀型

因病久不愈、气机不畅，导致气滞血瘀；或因外伤伤及筋脉，致瘀血内停，使耳窍经脉瘀阻，从而引起耳鸣。这类耳鸣病程长短不一，新病者多突发，久病者多逐渐加重，鸣声不止，尖细如机械声，晚上加重，伴耳内刺痛或胀痛，以及头痛、头晕等；可有外伤史；舌质暗红，可有瘀点。治法为活血化瘀、通络开窍，方药可选用川芎12克、赤芍9克、桃仁9克、红花6克、丹参20克、地龙9克、路路通18克、石菖蒲15克、葛根30克，或通窍活血汤等加减。

肾精亏损型

身体虚弱或病后不注意调养，导致肾精耗伤；或年老肾精渐亏，导致耳窍失养。这类患者耳内常闻蝉鸣之声，夜间安静时加重，常伴听力逐渐下降、乏力气短、腰膝酸软等症状。治法为补肾益精、滋阴潜阳，方药可选用磁石30克、熟地12克、山萸肉12克、茯苓15克、山药9克、丹皮9克、泽泻9克、五味子6克、石菖蒲15克，或耳聋左慈丸、杞菊地黄丸等加减。

脾胃虚弱型

饮食不节或劳倦过度损伤脾胃，使脾胃消化、吸收功能不佳，导致耳部经脉空虚，无法营养耳窍，从而发生耳鸣。这类耳鸣多在疲劳后加重，或在蹲下站起时更加明显，耳内有突然空虚或发凉感，常伴疲劳乏力、胃口差、食后腹胀、大便不成形、面色萎黄等。治法为健脾益气、升阳通窍，方药可选用黄芪15克、党参15克、白术12克、茯苓15克、升麻15克、陈皮6克、葛根30克、当归12克、甘草6克，或补中益气汤、参苓白术散、八珍汤等加减。

日常保健，各有侧重

除药物治疗外，耳鸣患者还可根据具体病情，从饮食、情志、起居等方面加以调养。

- **饮食调理**

睡前忌饮浓茶、咖啡等刺激性饮料，以免影响睡眠；戒烟戒酒；肝火上扰型、痰火壅结型患者应少吃辛辣、温燥、肥甘食物；脾胃虚弱型患者应选择富有营养、容易消化的食物。

- **情志调节**

肝火上扰型、气滞血瘀型患者要注意调节情绪，保持心情舒畅，避免过度忧郁或急躁发怒。有人很形象地把耳鸣形容成不倒翁，你越是想用力击败它，它的反击也越强烈。许多耳鸣患者或多或少会有一些焦虑情绪，应当争取从心理上无视它、适应它，它也会逐渐“消停”。

- **起居管理**

耳鸣多发于夜间妨碍睡眠者，睡前可用温水泡脚或按揉足底涌泉穴，以达到引火归元的效果，从而减轻耳鸣，促进睡眠。肾精亏损型患者应注意休养生息，避免房劳；脾胃虚弱型患者应适当锻炼，增强体质；老年患者应做好基础疾病的管理，坚持适当的有氧锻炼。

此外，音乐疗法对耳鸣也有一定疗效，患者可以通过仪器测出耳鸣相应的频率，然后选择特定的音乐训练，让大脑逐渐适应耳鸣声，不再对其过度反应。音乐疗法还可以帮助患者转移注意力，缓解焦虑和压力，放松心情。PM

小贴士

手法调养，防治耳鸣

❶ **鸣天鼓法** 两手掌心分别紧按两侧外耳道口，食指、中指和无名指分别轻轻敲击枕部，共60下；掌心掩按外耳道口，手指紧按枕部不动，而后突然抬离，耳中即可闻及炮样声响。如此反复操作数次。

❷ **营治城郭法** 两手食指、中指指腹分别按两侧耳轮，一上一下按摩，每次15分钟左右。

❸ **鼓膜按摩法** 中指尖插入外耳道口，轻轻按压，一按一放，待外耳道内的空气排出后突然拔出中指，反复数次。

❹ **屏气法** 定息静坐，用两指捏住鼻孔，用力鼓气，使气窜入耳窍，有豁然通窍感为佳。可每日做数次，适用于耳鸣伴耳闷胀者。

降逆止呕的“柿蒂”

安徽中医药大学第一附属医院制剂中心　朋汤义（教授）　熊慧

柿，南北皆有之。“沙田翻白收杭后，霜树著红尝柿时”，在一片萧瑟的冬天，红彤彤的柿子挂满枝头是难得的美景。柿子口感软糯甘甜，富含维生素C、胡萝卜素，具有润肺生津、润肠通便等功效，深受人们的喜爱。

常言道：“柿子浑身全是宝。”中医学认为，柿子性味甘涩、微寒无毒，可清热润燥、化痰止咳，主治咳嗽、烦热口渴、口疮等症。除果实外，柿霜、柿蒂、柿叶等亦为良药。其中，柿蒂（俗称柿子把）是降逆气、止呕吐的常用药。

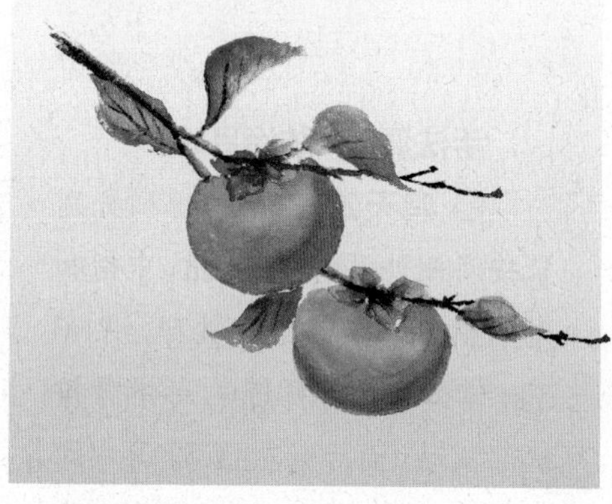

柿蒂入药，可止呃逆

柿蒂，柿的干燥宿萼，呈扁圆形，中央较厚，微隆起，有果实脱落后的圆形瘢痕，边缘较薄，常4裂，裂片多反卷，易碎；基部有果梗或圆孔状的果梗痕；外表面黄褐色或红棕色，内表面黄棕色、有细绒毛。柿蒂入药归胃经，可降逆止呕、调理脾胃，提高肠胃消化能力。

中医称呃逆为“哕”，俗称“打嗝”，表现为喉间发声、声短多频、无法自制等。《本草纲目》中记载：“古方单用柿蒂煮汁饮之，取其苦温能降逆气也。”

煎汤泡茶，降逆止呃

❶ 丁香柿蒂汤

【材料】丁香6克，柿蒂9克，人参3克，生姜6克。

【做法】将所有药材洗净，加水煎服。

【作用】温中益气，降逆止呃。适用于胃气虚寒、呃逆难以自制、胸痞脉迟者。柿蒂以涩敛下行为主，丁香以升散为要，二药一散一敛、一升一降，相互为用，增强和胃降逆、止呕的功效。

❷ 柿蒂竹茹茶

【材料】柿蒂3个，竹茹3克，绿茶3克。

【做法】将柿蒂捣碎，竹茹研为粗末，连同绿茶一起置入茶壶中，先用凉开水漂洗一次，再冲入600毫升沸水，加盖焖泡5～10分钟即可饮用。

【作用】清热和胃，降气止呃。适用于胃热呃逆者。

❸ 玉竹柿蒂粥

【材料】柿蒂10克，玉竹15克，粳米50克。

【做法】先将玉竹、柿蒂入砂锅加清水300毫升，煎至150毫升，去渣取汁备用。粳米加水400毫升，煮至米开花，兑入药汁，再煮片刻，即可食用。

【作用】养阴清热，和胃止呃。适用于胃阴虚口干呃逆者。

需要注意的是，柿蒂虽好，孕妇、婴幼儿、产妇，以及外感风寒、贫血、脾胃虚寒者不宜使用。PM

有患者去看中医，见医生在病历本上写下“五心烦热”的字样，便很好奇：“一个人不是只有一颗心，怎么会有五颗‘心’呢？”那么，“五心”到底指什么？“五心烦热”又是怎么一回事呢？

五心烦热

上海交通大学医学院附属第六人民医院中医科　汪天湛
复旦大学附属华山医院中西医结合科副教授　傅晓东

何为“五心烦热”

“五心”并非指“五颗心”，而是指双手手心、双脚脚心及心胸。“五心烦热”是中医术语，典型表现包括手心、足心发热，心胸灼热，烦躁不安，常常难以入睡。虽然五心烦热者总觉得自己手脚心“冒热气”，但别人摸起来感觉温度并不高。这类人睡觉时大多习惯把手脚放在被子外面，甚至要贴在墙上凉一凉才觉得舒服。

出现这类表现，主要因为体内阴气不足、阳气有余。中医认为，人体内存在阴与阳，阳主动，阴主静，相互依存又相互制约。正常人体阴阳平衡，与四时昼夜同步。白天，阳气在外抵御病邪，阴气在内营养周身，从而精力充沛、利于活动；夜晚，阳气入内，阴气主导，从而得以安然入睡。如果阴阳失调，就容易出现体感燥热，甚至心烦不寐等表现。

如何辨证分型

尽管五心烦热的主要病机是阴虚阳亢，但在治疗疾病时，不能一味“滋阴”，需望闻问切，辨证分型。

1. 阴虚火旺　患者主要表现为午后手足心热加重，常常想手握冷物，睡觉时喜欢将手脚伸出被子外，常有盗汗、颧红、腰膝酸软、口燥咽干等表现，舌质红，舌苔少，甚至为光剥苔，脉沉细数。肺、脾、肾三脏阴虚最为多见。

这类人群日常生活中要保证充足睡眠，避免过度劳累和熬夜，忌食葱、姜、蒜、羊肉等辛辣热性食物，宜吃银耳、莲藕、梨、黑豆、黑木耳等养阴类食物。

2. 血虚有热　患者主要表现为午后自觉手足心热，稍稍活动就加重，伴有精神疲倦、全身乏力、食欲不振、面色苍白、心悸、头晕等表现，舌质淡，脉细弱或细涩。生活中可多食大枣、桂圆、黑芝麻、猪肝等补血之品。

3. 邪伏阴分　患者主要表现为手足心热、心烦、夜寐不安，伴有低热（晚上发热，晨起热退）；发热时出汗，热退后汗止；虽食欲尚可，但形体消瘦；舌质红、少苔，脉弦细略数。此型多见于热病后期，邪气未彻底清除，停留体内，损伤人体正常阴液，导致阴虚发热。这类人群应注意多休息，忌劳累，饮食宜清淡易消化，忌食辛辣、刺激性食物。

4. 火热内郁　患者主要表现为五心烦热、胸闷、四肢热、急躁易怒、头胀、口苦、小便黄，舌红、苔黄，脉沉数，妇女有月经不畅表现。多因饮食不节或郁怒伤肝，肝气郁结，日久化火，不断损耗体内阴液而引起。这类人群生活中应保持心情舒畅，忌思虑过多、劳累过度、恼怒生气。宜多吃新鲜蔬菜，避免食用辛辣、煎炸厚味等助热之品，可适当选用绿豆、百合、莲子、栀子、菊花等煮粥泡水清热祛火。

需要注意的是，肺结核、部分慢性感染性疾病、血液病、不明原因发热及多种慢性消耗性疾病患者，在病程中也会有类似症状出现。若长期出现类似症状难以缓解，患者需及时就医。PM

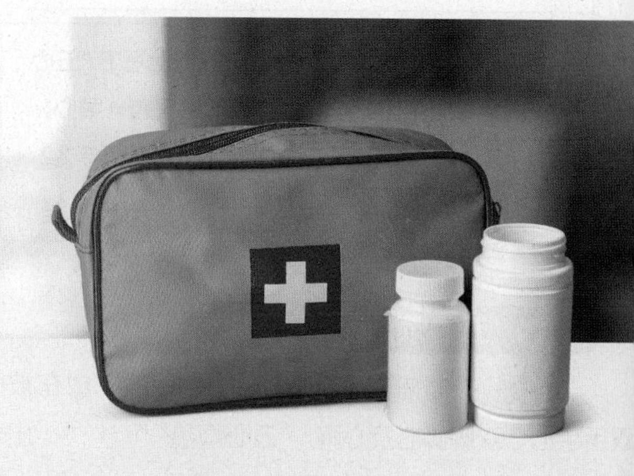

多数家庭都备有小药箱，却很少有家庭关注其中的药是否还有效，到底可以用到什么时候。定期检查家庭小药箱，关注药品有效期，是安全用药的基础。

你家药品过期没

北京协和医院药剂科　赵宇璇　梅　丹（主任药师）

看懂药品有效期

药品的有效期是指药品在规定的贮藏条件下质量能够符合规定要求的期限。药品有效期标注于药盒外包装和药品最小包装上，一般有 3 种表示方法。

❶ 标注“有效期至”到“年 / 月”

分装日期 20230227
分装批号 12437422
生产日期 20230113
产品批号 12427054
有效期至 2025/12

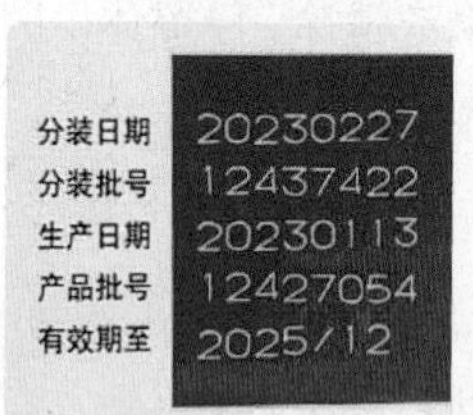

例如：有效期至 2025/12，表明该药品的有效期到 2025 年 12 月 31 日，即 2026 年 1 月 1 日以后，该药品不能再使用。

❷ 标注“有效期至”到“年 / 月 / 日”

例如：有效期至 2026.08.23，表明该药品的有效期到 2026 年 8 月 23 日，即 2026 年 8 月 24 日以后，该药品不能再使用。

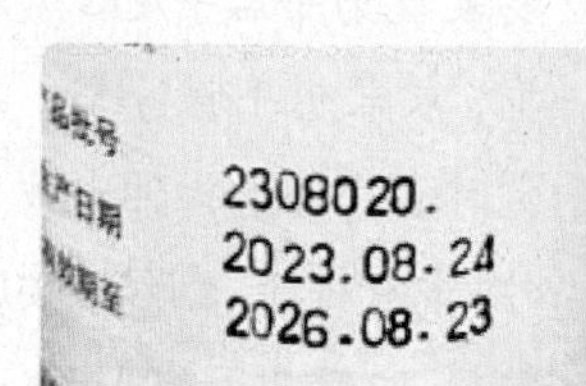

❸ 标注药品批号（或生产日期）和有效期

例如：药品最小包装上仅标注了“生产日期 2023.07.21，有效期 24 个月”，表明该药品的有效期到 2025 年 7 月 20 日，即 2025 年 7 月 21 日以后，该药品不能再使用。

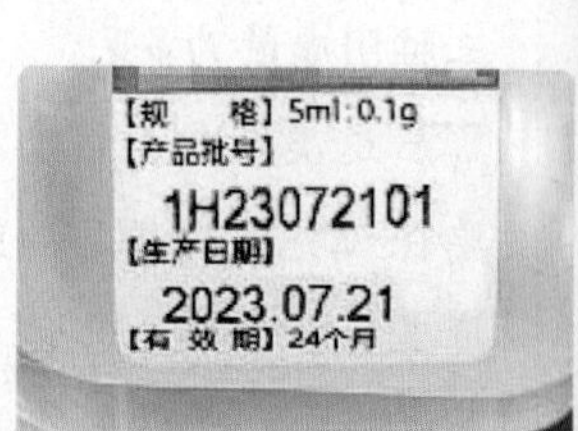

药品在有效期内，一定有效吗

使用效期为药品有效期是有前提的：一是药品严格按照要求保存，二是药品按照原包装保存。这是因为，药品的质量可能受保存条件影响，温度、湿度、光照等都可能造成药品变质失效。在药品包装盒或药品说明书的“贮藏”一栏中，我们可以找到药品的保存方式。常见的药品保存方式及其含义见表 1。

表 1 常见的药品保存方式及其含义

保存方式	含义
常温	10 ~ 30℃
阴凉处	不超过 20℃
凉暗处	避光，且不超过 20℃
冷处	2 ~ 10℃
冷冻	-25 ~ -20℃
避光	避免日光直射
遮光	用不透光的容器包装，如黑色或棕色的纸遮盖或包裹，或者放入遮光盒
阴凉干燥处	空气相对湿度在 35% ~ 75%，且不超过 20℃
密闭	将容器密闭，防止尘土和异物进入
密封	将容器密封，防止风化、吸潮、挥发或异物进入
熔封或严封	将容器熔封，或适当材料严封，防止空气和水分侵入并防止污染

大多数药品在常温及阴凉处保存即可，部分药品需要冷处保存，或避光、遮光保存，需要注意。

常见的需要冷处保存的药品有以下几类：①微生态制剂，如双歧杆菌三联活菌等；②血液制品，如人血白蛋白、免疫球蛋白等；③生物制品，如胰岛素制品；④细胞因子类，如干扰素、集落刺激因子、促红素等。

常见的需要避光或遮光保存的药品有以下几类：①地平类降压药，如苯磺酸氨氯地平片、苯磺酸左氨氯地平片、硝苯地平控释片等；②利尿药，如氢氯噻嗪片、吲达帕胺片、呋塞米片等；③心绞痛急救药，如硝酸甘油片（舌下片）；④维生素类药，如维生素 C 片、甲钴胺片、叶酸片；⑤抗厌氧菌药，如甲硝唑片、替硝唑片等；⑥喹诺酮类抗生素，如诺氟沙星胶囊、左氧氟沙星片等；⑦青霉素类或头孢菌素类，如阿莫西林胶囊、头孢呋辛酯片等；⑧平喘药，如氨茶碱片、氨茶碱缓释片、沙丁胺醇气雾剂、丙酸氟替卡松吸入气雾剂等。

开封后按要求保存，可以用到有效期吗

药品改变原包装（拆封）后，贮藏条件发生改变，其有效期不能沿用原封药品的有效期，此时药品的有效期叫药品的使用期限。大部分铝塑水泡眼包装的片剂、胶囊剂，因其药片单独严封，按照贮藏要求保存，通常可以用到有效期。然而，很多情况下，有效期不等于使用期限。部分药品开封后的使用期限见表 2。

表 2 部分药品开封后的使用期限

药品	使用期限
眼用制剂、耳用制剂、鼻用制剂、涂剂、涂膜剂	开封后使用期限最多不超过 1 个月
软膏剂	室温下最多保存 2 个月
糖浆剂	开封后未污染的情况下，室温保存可使用 1 ~ 3 个月，夏天不超过 1 个月，冬天不超过 3 个月
口服液、混悬剂	开封后未污染的情况下，阴凉处保存可使用 2 个月
瓶装药品	开封后使用期限为半年，但一旦药品性状发生改变，应停止使用
肠内营养液	开封后未污染的情况下，冰箱冷藏，24 小时内服用
生物制品	开封后未污染的情况下，室温可保存 28 天
医院分剂量包装药品（重新包装后的固体制剂，如片剂、胶囊）	自重新包装之日起使用不超过 6 个月或药品剩余有效期的 25%，且以较早的时间为准
说明书有规定的不稳定药品	以说明书为准

一些药品的说明书中明确规定了开封后的使用期限。比如：硝酸甘油有效期通常为 24 ~ 36 个月，但它极其不稳定，受热、光照易分解，且易挥发，反复开瓶取药的情况下，有效期会缩短至 3 ~ 6 个月；胰岛素制剂的有效期通常为冰箱冷藏下 36 个月，开封后可常温储存，一般 28 天后废弃（甘精胰岛素 U300，开封后可常温储存 42 天）；小牛血去蛋白提取物眼用凝胶的有效期为 24 个月，一旦打开，1 周后不可再用。PM

冬春季节是流感等呼吸道疾病高发季节，加之新冠病毒多轮感染后，很多人免疫力下降，流感病毒、支原体等病原微生物乘虚而入，引起不同程度流行。那么，家庭（尤其是有老人、儿童等高危人群的家庭）要不要准备抗流感病毒的药？

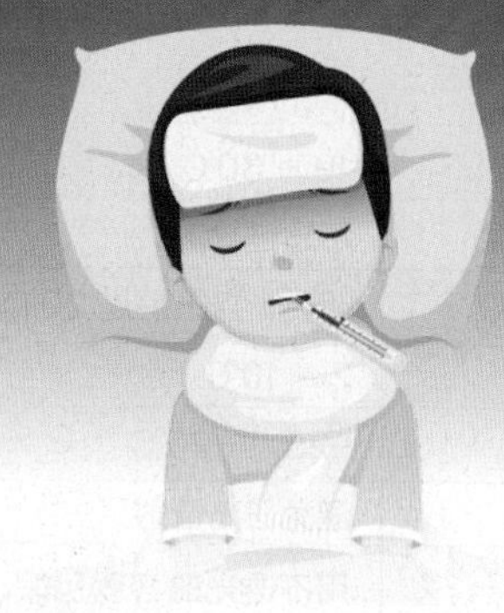

流感季，要不要备抗病毒药

复旦大学附属中山医院呼吸内科主任医师　顾宇彤

流行性感冒简称流感，是流感病毒引起的一种急性呼吸道传染病。流感病毒容易发生变异，传染性强，人群普遍易感，发病率高，曾在全世界引起多次暴发性流行。根据核蛋白和基质蛋白不同，流感病毒分为甲、乙、丙、丁四型，甲流和乙流病毒表面都有血凝素（HA）和神经氨酸酶（NA）两种蛋白，这两种蛋白发生变异，会形成不同的病毒株，如H1N1、H5N7、H2N3。

流感的临床表现以高热、乏力、头痛、全身肌肉酸痛等全身症状为主，流涕、咽痛、咳嗽、咯痰等呼吸道症状较轻，严重时可引起肺炎、呼吸衰竭、心肌炎、横纹肌溶解、脑膜脑炎等，危及生命。慢性病患者、儿童、老人，以及因劳累、压力大或营养不良导致免疫力低下者，容易患流感；5岁以下、特别是2岁以下的儿童，65岁以上伴慢性基础疾病的老年人，免疫抑制患者，肥胖者，以及妊娠、围生期妇女，容易发展成重症。

疑似流感，该怎么办

患流感后，早期症状与感染其他经呼吸道传染的病毒（如新冠病毒、呼吸道合胞病毒）相似，都是以咳嗽、咯痰、发热为主要表现，很难区分，确诊有赖于呼吸道标本（鼻、咽拭子，痰、鼻咽或气管吸取物）核酸或抗原检测。和新冠病毒检测类似，抗原检测方便，可以自己在家中进行，敏感性低于核酸检测，但特异性较高，也就是阳性可确诊，阴性不能排除。

对大多数轻症患者而言，没必要区分到底感染了什么病毒，因为无论感染的是新冠病毒还是流感病毒，处理方式都差不多：尽早隔离，避免与他人密切接触，保持房间通风，休息，多饮水，摄入易于消化和富有营养的食物；体温高于38.5℃时，可进行物理降温或应用解热镇痛药。需要注意的是，儿童忌用阿司匹林或含阿司匹林的药物，以及其他水杨酸制剂；6个月以下婴儿和孕妇不能服用布洛芬，可以用对乙酰氨基酚。

咳嗽、咯痰严重者，应使用止咳祛痰药物。合并细菌感染者可在医生指导下使用抗生素，宜选择覆盖支原体、衣原体的抗生素，如喹诺酮类、新四环素类或大环内酯类，并

专家简介

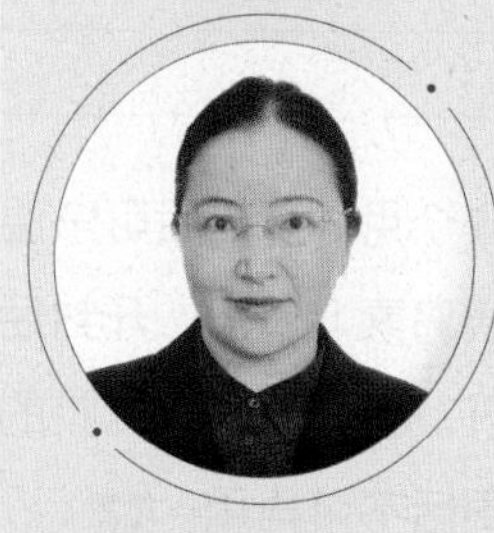

顾宇彤　复旦大学附属中山医院呼吸内科主任医师、肺功能室副主任、慢性气道病亚专科副组长，中华医学会老年医学分会慢阻肺学组委员，中国颗粒学会吸入颗粒专委会委员。擅长慢阻肺、哮喘、咳嗽、肺动脉栓塞等肺血管病、肺部肿瘤和肺部感染的诊治，急慢性呼吸衰竭的抢救，以及肺功能检查和报告分析。

密切观察病情变化。一旦出现持续高热、剧烈咳嗽、呼吸困难、神志不清、严重呕吐与腹泻等重症倾向，应及时就诊。

哪些情况下，需要抗病毒治疗

流感轻症患者的病程通常为4～7天。抗病毒药物在患病48小时内应用效果最好。对重症患者和高危人群而言，及早进行抗病毒治疗可减少并发症，降低病死率，缩短住院时间。相关指南推荐：门诊患者可尽量做流感检测，以明确诊断，决定是否进行抗流感治疗；有甲流接触史和典型临床特征（如血白细胞不高、淋巴细胞绝对值低）的重症或有重症高危因素者，应尽早进行抗流感病毒治疗，不需要等待流感检测结果，若核酸检测结果排除流感，可停止抗流感病毒治疗。

抗流感病毒药有哪些

常用的抗流感病毒药物有奥司他韦、扎那米韦、帕拉米韦等神经氨酸酶抑制剂，以及聚合酶酸性蛋白的核酸内切酶抑制剂玛巴洛沙韦。

奥司他韦

奥司他韦可用于成人和1岁及以上儿童甲流和乙流的治疗，以及成人和13岁及以上青少年甲流和乙流的预防，孕妇可在医生指导下使用。成人剂量为每次75毫克，每日2次；1岁及以上儿童应根据体重用药；肾功能不全者要根据肾功能调整剂量。疗程为5天，重症患者疗程可适当延长。

玛巴洛沙韦

玛巴洛沙韦适用于12周岁及以上单纯性甲流和乙流患者，妊娠期和哺乳期女性慎用，12岁以下儿童慎用。体重在40～80千克者，单次口服推荐剂量为40毫克；体重≥80千克者，单次口服推荐剂量为80毫克。该药应避免与乳制品、钙强化饮料、含高价阳离子的泻药、抗酸药或营养补充剂（如钙、铁、镁、硒、锌等）同时服用。

扎那米韦

扎那米韦（吸入喷雾剂）适用于成人及7岁以上青少年。每次10毫克，每日2次，间隔12小时，疗程5天。该药不宜用于原有哮喘或其他慢性呼吸道疾病的患者。

帕拉米韦

帕拉米韦（静脉用药）的成人用量为300～600毫克，静脉滴注，每日1次，疗程为1～5天，重症病例疗程可适当延长。

是否需要自备抗流感病毒药

家庭备药的好处是方便及时用药。目前，医院抗流感病毒药准备充分，在国内可以不备药。如果旅行，特别是出国旅行，可以备1盒奥司他韦或玛巴洛沙韦，同时最好备流感抗原：检测结果阳性或密切接触流感患者后发热，可以用药；高危人群密切接触流感患者后，也可预防性使用。同时，还可以准备一些缓解症状的药物，如解热镇痛药、感冒药、止咳化痰药、清热解毒中成药。PM

专家提醒

抗病毒药只能抑制病毒，患者最终要靠自身免疫系统清除病毒。因此在流感季，大家要做好防护，尤其是高危人群。防护措施包括：在公共场所戴好口罩，尽量避免聚集，回家或进餐前洗手，居室多通风，加强营养，不要熬夜，每年10月前接种流感疫苗。

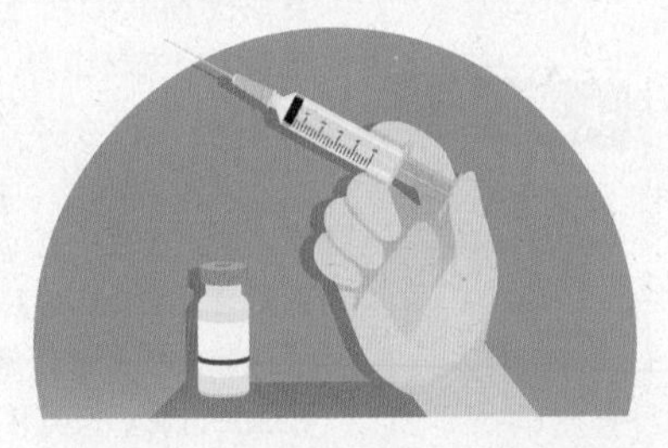

喜报

《大众医学》杂志入选“优秀科普期刊”推荐名单！

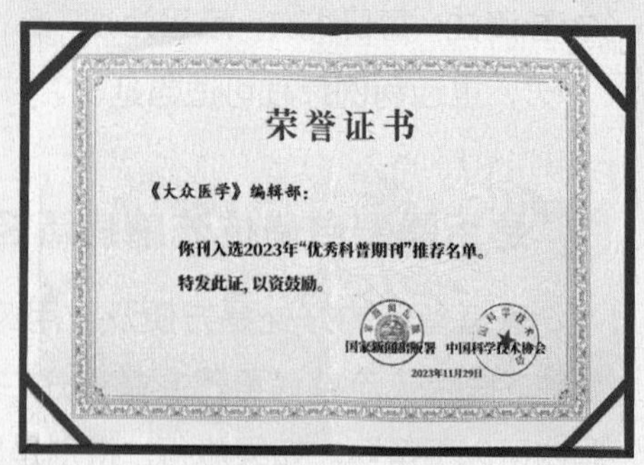
荣誉证书

《大众医学》编辑部：

你刊入选2023年"优秀科普期刊"推荐名单。

特发此证，以资鼓励。

国家新闻出版署 中国科学技术协会

2023年11月29日

近日，国家新闻出版署公布首届“优秀科普期刊”推荐名单，全国仅20本科普期刊入选，医学科普期刊仅两家。作为国内办刊历史悠久的医学科普期刊，《大众医学》杂志成功入选！

这是《大众医学》近年来获得的又一个重量级奖项！对《大众医学》编辑部而言，这既是上级主管部门对《大众医学》数十年如一日深耕医学科普领域、不遗余力向大众普及健康知识的肯定，也是对《大众医学》办刊人员的一种鞭策和期许。

我们深知，这些成绩的取得，离不开广大作者的帮助，也离不开广大读者的支持。未来，我们将以更饱满的热情投入工作，不断开拓创新，让这本老刊始终焕发生机与活力。

扫描二维码，观看视频

敬告读者

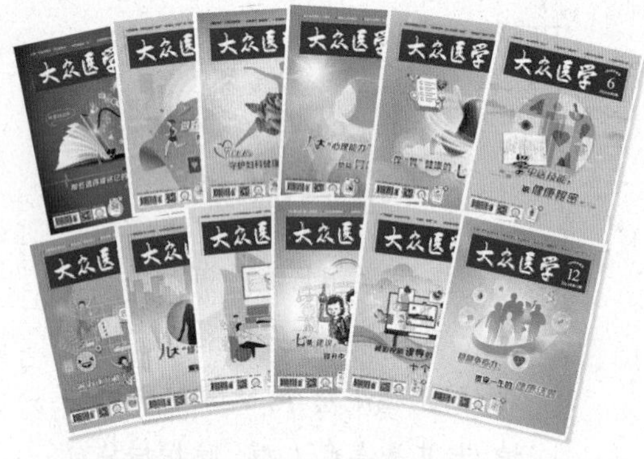

由于2024年度杂志收订工作结束较晚，2024年1～3期《大众医学》杂志上市时间有所调整，敬请留意。

2024年第1期：2024年1月10日上市

2024年第2期：2024年2月5日上市

2024年第3期：2024年3月5日上市

2024年第4期起：上市时间恢复正常

《大众医学》编辑部

敬告读者

每一个月，《大众医学》都会带给您权威、实用、最新的保健知识。出版前，每篇文章都经过严格审查和内容核实。我们刊出这些文章，并不是要取代看病就医，而是希望帮助大家开阔眼界，让自己更健康。由于个体差异，文章所介绍的医疗、保健手段并不能适合每一位读者，尤其是在诊断或治疗疾病时。任何想法和尝试，您都应该和医生讨论，权衡利弊。

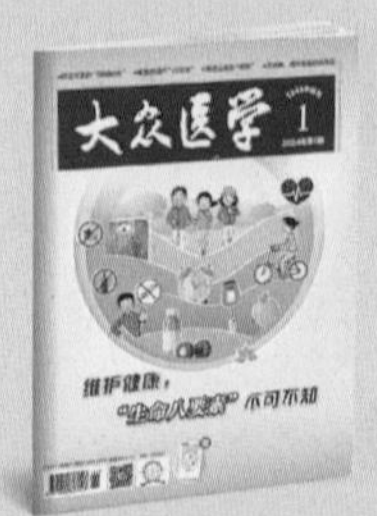

敬告作者

1. 本刊稿件一律不退，敬请自留底稿。从稿件投到本刊之日起，一个月后未得录用通知，可另行处理。

2. 稿件从发表之日起，其专有出版权、汇编权、网络传播权、翻译权和表演权即授予本刊，同时许可本刊转授第三方使用。本刊支付的稿费包含汇编图书稿费和信息网络传播的使用费。

3. 根据需要，本刊刊登的稿件（文、图、照片等）将在本刊或主办本刊的上海科学技术出版社的网站、微信公众号等平台上传播宣传。

4. 本刊作者保证来稿中没有侵犯他人著作权或其他权利的内容，并将对此承担责任。本刊为科普期刊，不刊登论文。

5. 对上述合作条件若有异议，请在来稿时声明，否则将视作同意。

为健康呐“罕”：罕见病可防可控

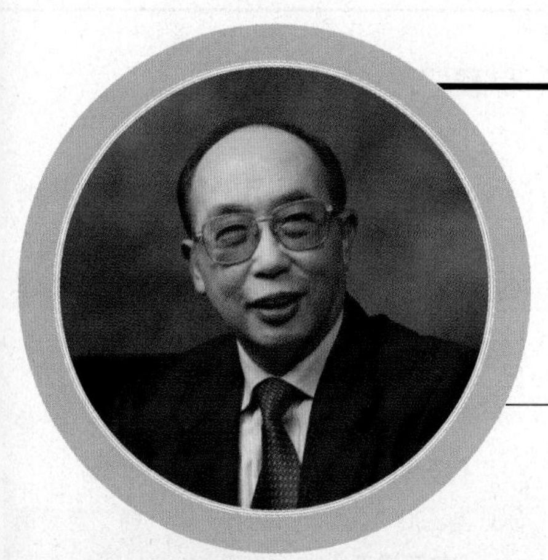

曾溢滔

医学遗传学家，中国工程院院士，《大众医学》顾问委员会委员，上海交通大学讲席教授。长期从事医学遗传学和分子胚胎学的基础和应用研究，发展了一整套遗传病分子诊断技术，率先在国内完成了多种常见遗传病的产前诊断，在基因诊断和血红蛋白病研究领域成果卓著。

每年二月的最后一天是“国际罕见病日”。罕见病又称孤儿病，具有四个特征。第一，患病率极低。我国将发病率＜1/10 000 的疾病定义为罕见病。第二，病种繁多。据粗略统计，全球目前已知的罕见病达 7000 多种，尽管每种罕见病的患者数少，但因病种多，故罕见病患者是一个庞大的人群。我国尚未有完整的罕见病流行病学调查研究，保守估计患者超过 2000 万人，每年新增患者超过 20 万人。第三，发病早且症状严重。50% 的患者在出生时或儿童期发病，其中 30% 的罕见病儿童于 5 岁前病逝，罕见病已成为我国 5 岁以下儿童的重要死因之一。存活的罕见病患者多有智力残疾、器官损伤，甚至肢体残疾等问题，需要终身治疗，治疗费用高，家庭与社会负担重。第四，早期正确诊治是世界性难题。罕见病病种多，每种疾病的发病机制、临床特征各不相同，正确诊断所需时间长，易发生误诊、漏诊，导致病情延误。

在所有罕见病中，约 80% 是由基因突变造成的遗传病，且主要为遗传性代谢缺陷病（如黏多糖贮积症等）。遗传性代谢缺陷病是因维持机体正常代谢所必需的蛋白结构和功能异常、酶活力异常及受体缺陷所致的疾病，多属单基因遗传病，绝大多数为常染色体隐性遗传。可以简单地理解为，父母各携带一个致病基因（不发病），若都遗传给孩子，则可导致孩子患病。值得庆幸的是，遗传性代谢缺陷病是可防可控的。孕前，有生育计划的夫妇应进行孕前检查；有遗传病家族史或不良孕产史者须进行遗传病基因携带者筛查，预判生育遗传病患儿的潜在风险，必要时借助基因检测技术筛选出健康胚胎进行移植。孕期，遵医嘱定期进行各项产检，谨慎用药；曾生育遗传病患儿的夫妇应通过产前诊断确定胎儿是否患病。宝宝出生后，医生应通过采集其外周血等手段，对早期干预可获得良好预后的遗传性疾病（如苯丙酮尿症、戈谢病等）进行筛查，发现问题后及时干预。

探究罕见病的病因，研制出相应的罕见病药物（孤儿药），是治疗罕见病最有效的途径。然而，目前罕见病的治疗存在较多困难，大多数患者面临无药可医的困境。由于单种罕见病患者人数少，治疗药物的市场需求量低，新药研发成本高，目前孤儿药的研发和生产在全球范围内缺口大，药物品种和供应量远不能满足需求。近年来出现的一些治疗遗传性罕见病的新疗法，大多尚处于探索和临床试验阶段。为提高罕见病的治疗水平，我国采取了一系列有力措施，推进审评审批制度改革，鼓励药品创新，支持孤儿药的研发。已有 75 种罕见病治疗药物获批上市，其中 50 余种被纳入国家医保药品目录。同时，鼓励有条件的单位成立罕见病中心，协同开展罕见病研究。

预防重于治疗。有生育计划的夫妇应具备抗“罕”意识，在备孕期、孕早期进行遗传病生育风险评估，风险较高者需通过遗传咨询、产前诊断、辅助生殖技术等避免罕见病患儿出生，从源头杜绝罕见病。PM

创刊于1948年

Contents 目次 2024年2月

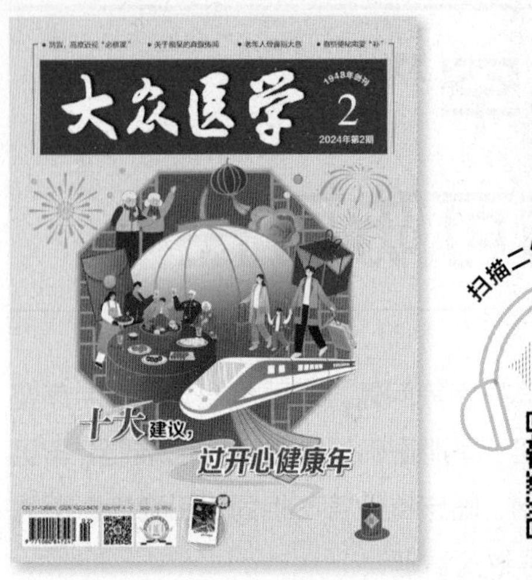

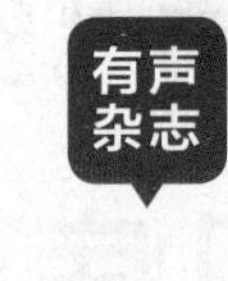

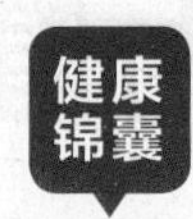

扫描二维码，立即收听

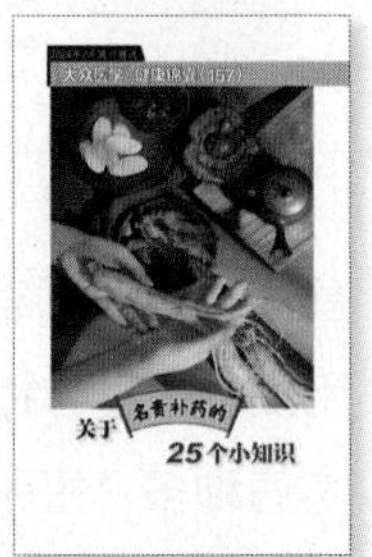

大众医学
官方微信公众号

大众医学
官方视频号

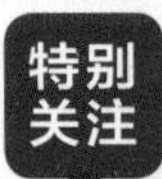

十大建议，过开心健康年

春节是我国最重要的传统佳节，人们利用难得的假期与家人团圆，走亲访友，度过一年中最热闹、喜庆的节日。然而，春节期间特有的活动也可能给人们带来不少困扰。本刊特邀相关领域专家针对大家在春节期间可能面临的身心困扰进行指导，希望能帮助大家消除隐患、化解烦恼，度过一个健康、幸福的春节！

本期封面、内文部分图片由图虫创意提供

首届国家期刊奖　第三届中国出版政府奖期刊奖提名奖　新中国60年有影响力的期刊
华东地区优秀期刊　中国百强报刊　上海市健康科普品牌　中国优秀科普期刊

大众医学®（月刊）
2024年第2期 Dazhong Yixue

主　管　上海世纪出版（集团）有限公司
主　办　上海科学技术出版社有限公司

编辑、出版　《大众医学》编辑部
编 辑 部　（021）53203131
网　址　www.popumed.com
电子邮箱　popularmedicine@sstp.cn

邮 购 部　（021）53203260

营销部
副 总 监　夏叶玲
客户经理　潘　峥　马　骏
订阅咨询　（021）53203103　13816800360
广告总代理　上海高精广告有限公司
电　话　（021）53203105

编辑部、邮购部、营销部地址
上海市闵行区号景路159弄A座9F-10F
邮政编码　201101

发行范围　公开发行
国内发行　上海市报刊发行局
国内邮发代号　4-11
国内统一连续出版物号　CN 31-1369/R
国际标准连续出版物号　ISSN 1000-8470
国内订购　全国各地邮局
国外发行　中国国际图书贸易总公司（北京邮政399信箱）
国外发行代号　M158

印　刷　上海中华印刷有限公司
出版日期　2月5日
定　价　15.00元

80页（附赠32开小册子16页）

大众医学——Healthy 健康上海行动 Shanghai 指定杂志合作媒体

Healthy 健康上海 Shanghai

《健康上海行动（2019—2030年）》提出18个重大专项行动、100条举措，将为上海2400多万市民筑牢织密一张“生命健康网”，全方位、全周期、全领域维护与保障市民健康。市民健康水平和健康城市能级的不断提升，需要全社会、全体市民共同参与和努力。《大众医学》作为健康上海行动指定杂志合作媒体，邀您与健康结伴同“行”。

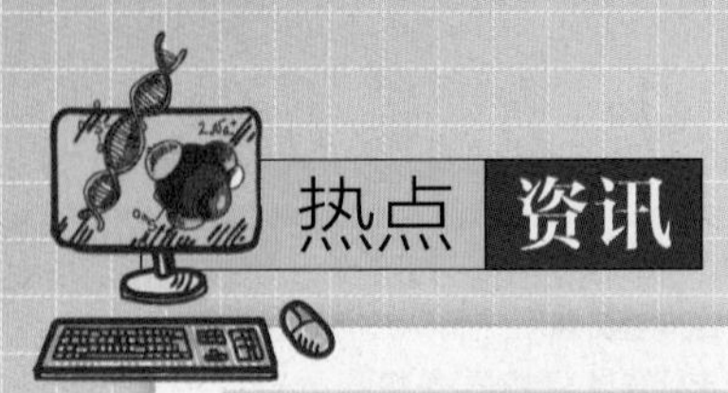

患“三高”，胰腺癌发生风险增加

近日，日本大阪大学的研究人员发现，代谢综合征可能增加胰腺癌患病风险，与没有代谢综合征的人相比，患有代谢综合征的人发生胰腺癌的风险增加37%。研究人员分析了代谢综合征高危因素（高血压、肥胖、高血糖、甘油三酯升高、高密度脂蛋白胆固醇降低）数量与胰腺癌发病率的关系。当高危因素从1个增加到5个时，胰腺癌的发生风险分别增加11%、23%、42%、66%、103%；当存在5个高危因素时，患胰腺癌的风险翻番。

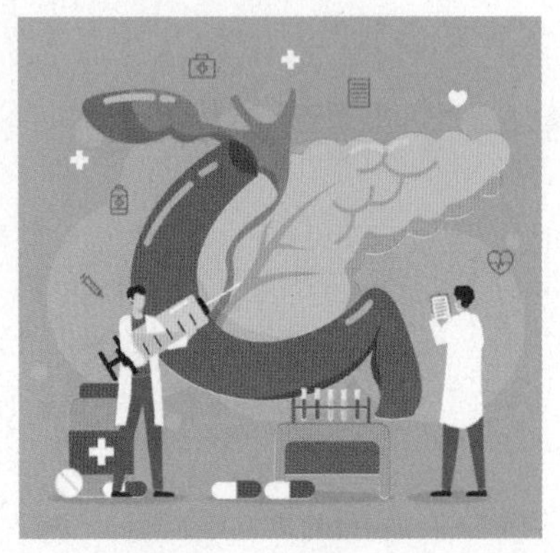

医保药品目录新增药品126种

《国家基本医疗保险、工伤保险和生育保险药品目录（2023年）》自2024年1月1日起执行。新版目录新增126种药品，其中肿瘤用药21种，抗感染用药17种，糖尿病、精神病、风湿免疫病等慢性病用药15种，罕见病用药15种，其他领域用药59种。同时，新版目录调出了1种即将撤市的药品。目前，目录内药品总数达到3088种，其中西药1698种、中成药1390种，慢性病、罕见病等领域的用药保障水平得到进一步提升。

孕妈一滴血，或可筛查胎儿先心病

先心病是指胎儿时期心血管发育异常引起的先天性疾病，目前尚无很好的预测方法，且诊断手段存在一定的局限性。比如：胎儿超声心动图可能会受到孕妇肥胖程度、超声设备分辨率及医生经验和技术等因素影响，CT及X线检查具有一定的辐射，等等。

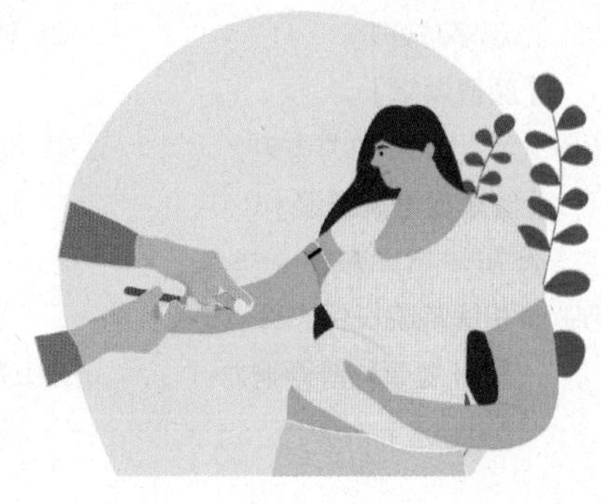

近期，复旦大学多学科团队与上海交通大学医学院附属新华医院合作研究发现，检测孕早期母亲的血浆蛋白标志物有助于预测胎儿有无先心病，有较好的诊断价值。研究团队下一步将缩小用于诊断的标志物范围，以期实现通过少数几种标志物就可进行风险预测，推动这一成果应用于临床。在此基础上，该团队将推动研发相关检测试剂盒，助力实现“滴血识别”，降低单次检测成本，提升我国胎儿先心病筛查的能力。

世卫组织预认证第二款疟疾疫苗

疟疾是一种蚊媒传染病，非洲每年有近50万儿童死于疟疾。近期，世界卫生组织将R21/Matrix-M疟疾疫苗列入预认证疫苗清单。该疫苗由牛津大学开发、印度血清研究所生产，是继2022年7月RTS，S/AS01疫苗获得预认证之后，第二款通过世界卫生组织预认证的疟疾疫苗。临床试验表明，这两种疫苗在预防儿童疟疾方面兼具安全性和有效性，若得到广泛使用并结合其他疟疾控制干预措施，可对公共卫生产生积极影响。

五部门联合印发《节约药品资源遏制药品浪费的实施方案》

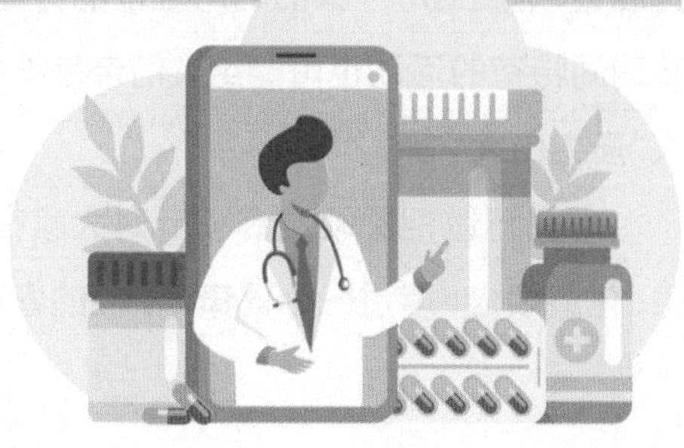

近期，国家卫生健康委、市场监督管理总局、广电总局、中医药管理局、药品监督管理局联合印发《节约药品资源遏制药品浪费的实施方案》。

方案提出，引导企业按照疗程生产适宜包装的药品，减少浪费。同时，方案明确规范医师处方行为：医师要坚持安全有效、经济合理的用药原则，根据患者的病情需要开具处方，包括适宜的用药剂量、频次、疗程等；处方一般不得超过 7 日用量；急诊处方一般不得超过 3 日用量；对符合条件的慢性病等情况，可适当延长，最多不超过 12 周。

早上吃饱，有助于减肥

对于大部分想要控制体重的人来说，减肥和“大吃一顿”常常不可兼得。但近期有一项研究显示，早上吃一顿丰盛的早餐更有助于减肥。英国阿伯丁大学的研究人员发现，早晨摄入更多能量可以使一天的食欲得到良好控制，显著降低饥饿感和食欲。究其原因，肠道激素在调节食欲和胃排空率方面起着关键作用。在丰盛的早餐后，有增强饱腹感作用的胃肠道激素分泌更多，对食欲的抑制作用更大。

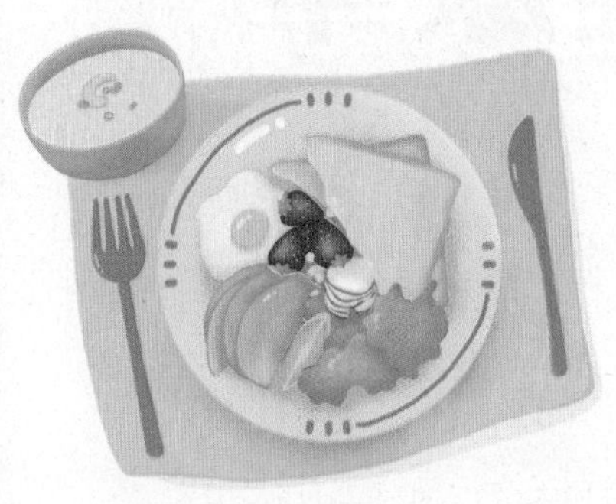

“网红”玩具抽检力度加大

近期，教育部、国家市场监督管理总局、工业和信息化部、全国妇联联合印发通知，部署各地进一步加强儿童玩具和学生用品安全管理工作。通知指出，要加大质量安全监督管理力度，以儿童玩具和学生用品主产区、批发市场、农村集贸市场和电商平台等为重点，加大“网红”玩具、学生文具用品抽查力度。通知要求，教育行政部门和学校要定期组织开展有针对性的宣传活动，让学生正确识别和自觉拒绝危险有害玩具；要会同市场监管部门、妇联加强安全知识宣传教育，引导儿童青少年科学选择、正确使用玩具和学习用品。

浙江大学研发长效智能胰岛素制剂

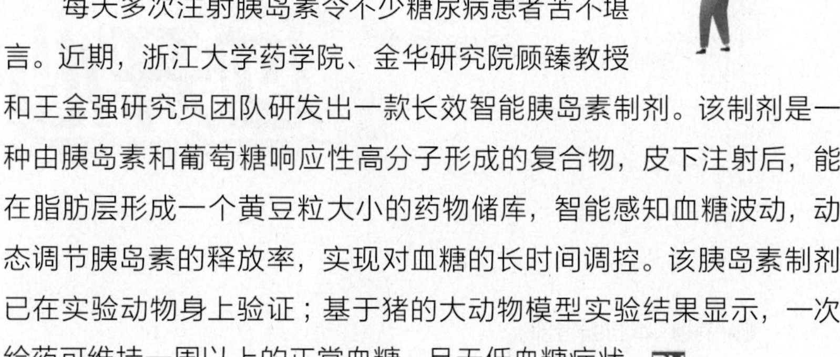

每天多次注射胰岛素令不少糖尿病患者苦不堪言。近期，浙江大学药学院、金华研究院顾臻教授和王金强研究员团队研发出一款长效智能胰岛素制剂。该制剂是一种由胰岛素和葡萄糖响应性高分子形成的复合物，皮下注射后，能在脂肪层形成一个黄豆粒大小的药物储库，智能感知血糖波动，动态调节胰岛素的释放率，实现对血糖的长时间调控。该胰岛素制剂已在实验动物身上验证；基于猪的大动物模型实验结果显示，一次给药可维持一周以上的正常血糖，且无低血糖症状。PM

（本版内容由本刊编辑部综合摘编）

春节是我国最重要的传统佳节，人们忙碌一年，最期盼的就是春节。过新年，穿新衣，贴春联，放爆竹，逛庙会，领红包……人们利用难得的假期与家人团圆，走亲访友，度过一年中最热闹、喜庆的节日。然而，春节期间特有的活动也可能给人们带来不少困扰，如大鱼大肉引发肠胃不适、旅途中感染传染病、长辈催婚令人“压力山大”等。

本刊特邀相关领域专家针对大家在春节期间可能面临的身心困扰进行指导，希望能帮助大家消除隐患、化解烦恼，度过一个健康、幸福的春节！

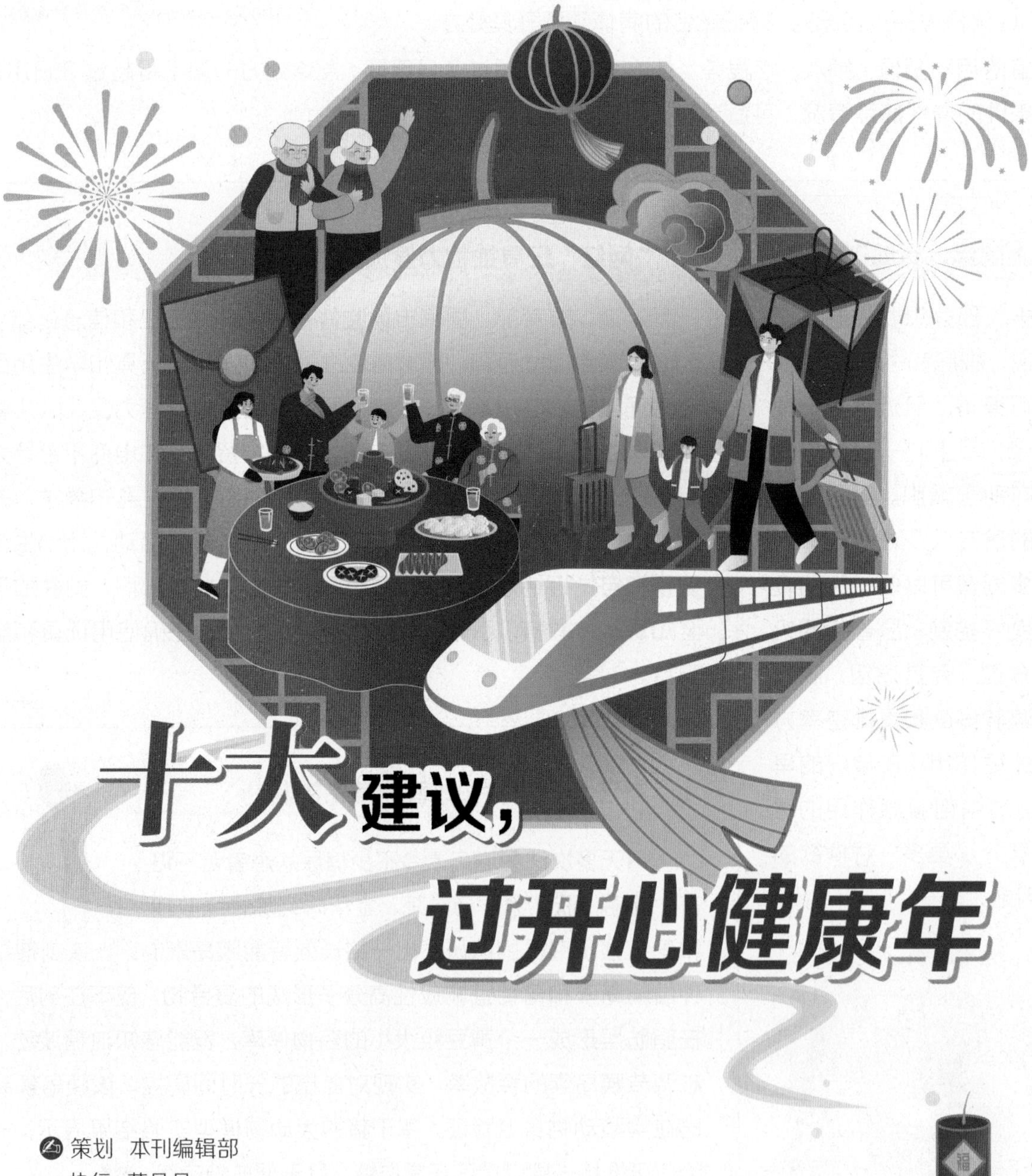

十大建议，过开心健康年

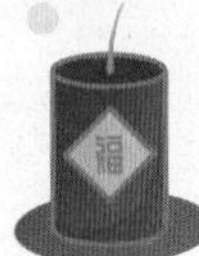

策划 本刊编辑部
执行 莫丹丹
支持专家 于 康 王雪强 许 良 朱 民 师建国
徐金华 方 泓 肖 蓉 彭娟娟 袁勇贵

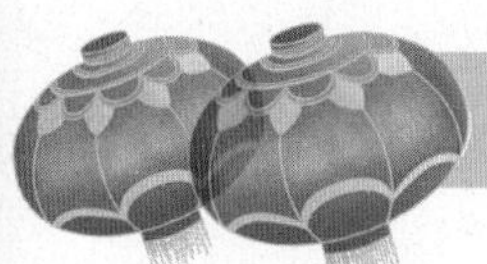

烦恼一："胡吃海喝"身体伤

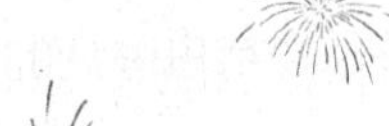

建议一：科学饮食，呵护肠胃

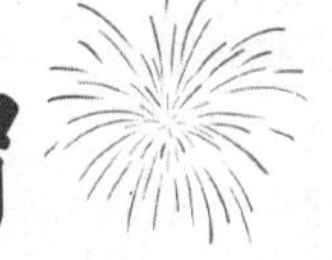

北京协和医院临床营养科主任医师　于 康

生活实例

年关将近，赵先生回到家乡过年。他终于吃到怀念的家乡美食，而长辈们又不住地往他碗里夹菜，他就忍不住"敞开肚子吃"。从除夕夜的年夜饭，到春节期间亲戚朋友的聚餐，他的胃每天都在超负荷"加班"，但他没当回事，觉得"每逢佳节胖三斤"是正常的。结果，初六晚上，他剧烈腹痛、上吐下泻，被诊断为急性胃肠炎，需要输液治疗。

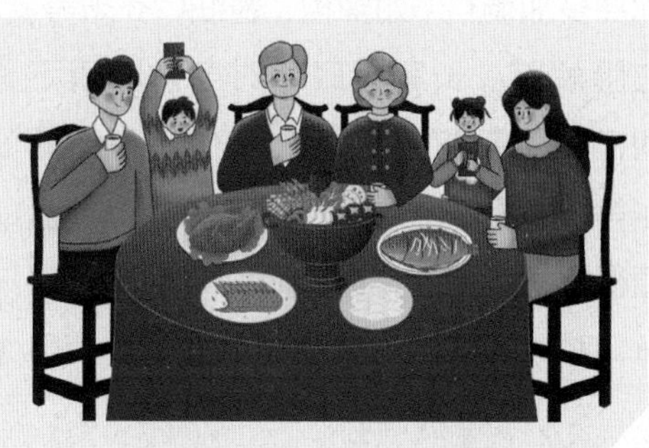

为庆祝春节这一最重要的传统佳节，古往今来，人们总是尽可能准备丰盛的食物，加之聚餐多、应酬多，饮食上常面临诸多考验，如暴饮暴食、大量饮酒等。

暴饮暴食，胃肠受累

暴饮暴食是春节期间最普遍的饮食问题。一次性摄入超过正常进食量很多的食物，不仅会使其中的大部分营养素无法被充分吸收，还会引起急性胃扩张，诱发急性胃肠炎、急性胃溃疡穿孔，甚至诱发心脏病、急性胰腺炎等。这对糖尿病、高血压、血脂异常等慢性病患者，以及老年人、儿童等，危害更大。

对策　①三餐规律，少食多餐，每餐吃七八分饱即可。②细嚼慢咽，每口食物可咀嚼25次再咽下。③避免进食过快，每餐进食时间宜超过25分钟，但要注意控制摄入量。

油脂过多，能量超标

在春节的餐桌上，高脂肪、高糖食物一直扮演着不可替代的角色。有调查显示，春节期间，人们对肥肉、甜食和糖油混合物（如奶油蛋糕、糖油饼等）的摄入量明显超过日常水平，能量、脂肪、糖分和胆固醇等摄入量比平时明显增加。结果，不仅使消化系统负担增加，影响正常代谢，还可引发或加重肥胖、血脂异常、冠心病、脂肪肝、糖尿病等。

对策　①控制能量摄入量，少吃高糖、高脂肪食物。②烹调时使用富含不饱和脂肪酸的植物油，每日食用油的摄入量不超过25毫

专家简介

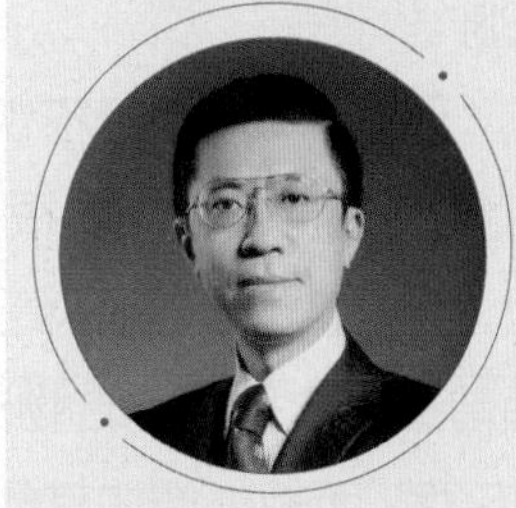

于康　北京协和医院临床营养科主任、教授、主任医师、博士生导师，中国营养学会常务理事兼肿瘤营养管理分会主任委员，中国医师协会营养医师专业委员会主任委员，中国老年医学会营养与食品安全分会副会长，中国科学技术协会临床营养学首席科学传播专家，北京医学会临床营养分会主任委员，北京健康管理协会营养分会主任委员。

升。③每日进食的肉类尽量控制在150克以下，以瘦肉为主。④尽量选择白肉，首选鱼、虾，其次为去皮的鸡鸭肉，最后选择瘦的牛羊肉。⑤每天保证摄入充足的蔬菜、水果，荤素搭配。

食盐偏多，口味过重

春节期间，菜肴以荤菜居多，往往需要多加调料（如辣椒、酱油、芥末等）去腥解腻。长期重口味对身体健康不利，可引起胃肠刺激、消化不良、便秘等，摄取钠盐过多易造成血压升高。值得警惕的是，如果长时间采用高盐饮食，对咸的感觉功能会逐渐减退，使口味越来越咸。根据《中国居民膳食指南（2022）》，一般成人每日摄入食盐总量以不超过5克为宜，高血压、心脏病、糖尿病等患者应限制在3克以下。

对策 ①选择醋、柠檬汁、番茄酱等相对健康的调味品，也可使食物有滋有味、有色，促进食欲，去腥解腻。②可多选择番茄、柿椒、洋葱等本身具有一定风味的食物，减少对食盐的依赖。③肾功能正常者可适量选用低钠盐。

嘌呤过多，血尿酸升高

春节期间，人们往往对动物性食物摄入较多，火锅、肉汤更是聚会餐桌上的“常客”。这就容易导致嘌呤摄入过多，从而引起血尿酸水平升高，使高尿酸血症和痛风的发生风险增加。

对策 ①注意控制动物内脏等高嘌呤食物的摄入。②食用肉类时采用水煮烹饪方式，弃汤食肉，可减少大约40%的嘌呤摄入。③如痛风急性发作，禁食一切肉类及含嘌呤丰富的食物，宜选择牛奶、鸡蛋、玉米、土豆、红薯、精制谷类及含嘌呤少的蔬菜，多吃水果，大量饮水。

食物嘌呤含量分类表

食物种类	嘌呤含量	食物举例
含嘌呤很多的食物	150～1000毫克/100克	各类动物内脏、沙丁鱼、凤尾鱼、鱼子、浓肉汤等
含嘌呤较多的食物	75～150毫克/100克	鲤鱼、大比目鱼、鲈鱼、贝壳类、猪肉、牛肉、鸭肉、鹅肉、羊肉、兔肉、火鸡、鳗鱼、鳝鱼等
含嘌呤较少的食物	<75毫克/100克	芦笋、花菜、龙须菜、四季豆、青豆、豌豆、菠菜、蘑菇、麦片、鸡肉、花生、麦麸面包等
含嘌呤很少的食物	<30毫克/100克	奶类、蛋类、水果类、咖啡、茶、豆浆、糖果、精制谷类、玉米、茄子、冬瓜、土豆、红薯、番茄、白菜、南瓜等

大量饮酒，损肝伤心

春节期间，酒是餐桌上常出现的饮品。大量饮酒可刺激胃黏膜，引起消化不良等各种胃肠疾病，过量饮酒或饮用烈性酒还会增加高血压、卒中等的发生危险，损害肝、肺和神经系统功能。此外，酒的主要成分酒精是一种纯能量物质，每克酒精可提供约7千卡（29.3千焦）能量，远超过主食，故长期饮酒易导致摄入能量过多而引发肥胖。

对策 ①尽量不饮酒。②如饮酒，应限量。可适量饮用红酒，尽量不饮高度白酒。根据《中国居民膳食指南（2022）》，成年人如饮酒，一天摄入的酒精量不应超过15克。③不要空腹饮酒，可在饮酒前进食含碳水化合物的食品，如饼干、面包等。④饮酒时，不要为“下酒”而额外增加其他食物的进食量，以免摄入过多能量。

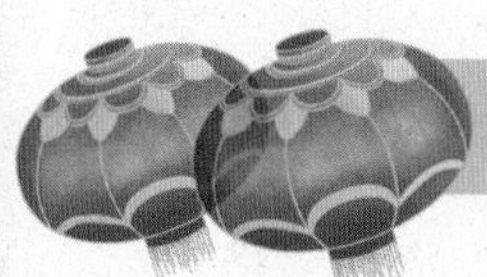

烦恼二：久坐不动腰腿僵

建议二：适当运动，打断久坐

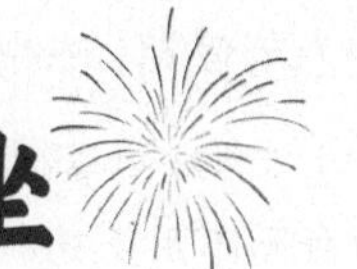

上海体育大学运动健康学院教授　王雪强
温州医科大学康复医学院　张永会

生活实例

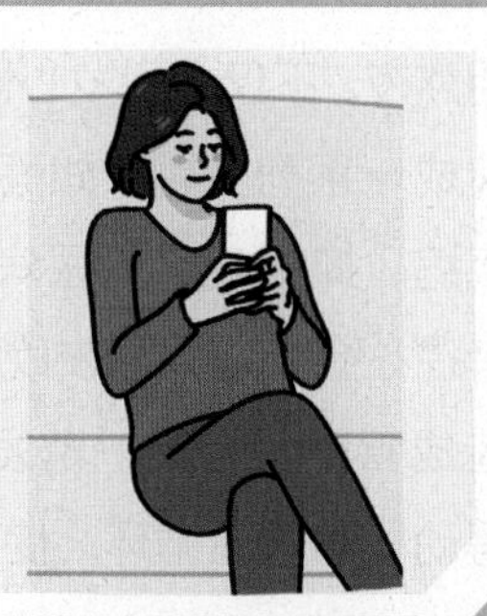

方女士平时工作繁忙，春节放假，她想好好休息放松一下，奉行“能坐着绝不站着，能躺着绝不坐着”的原则。然而，假期过后，她不仅觉得身体十分疲惫、僵硬，还感到颈肩腰腿酸痛。

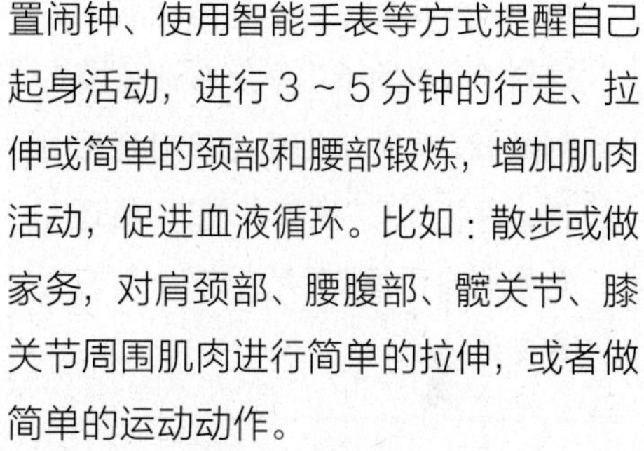

假期放松的“错误姿势”

春节假期，很多人沉迷于看电视、玩电子产品、聚会聊天等，不知不觉间久坐不动，会给肌肉、骨骼带来一定伤害。

久坐不动会导致颈、背、腰等部位的肌肉僵硬甚至疼痛，并增加腰椎负担，长期如此，容易引发腰椎间盘突出症。研究还发现，久坐不动与慢性病发生风险及死亡风险增加有关。

长时间低头看手机，易导致颈、肩部肌肉僵硬和疲劳，甚至疼痛。颈部过度前屈，还会增加颈椎间盘的压力，增加颈椎间盘突出的风险。严重时，膨出的颈椎间盘可能压迫神经或动脉，引起上肢麻木或疼痛、头晕、恶心等症状。

很多人坐着时习惯跷二郎腿，这一姿势会使骨盆和脊柱处于非自然的扭曲状态，增加腰椎、骶骨和骨盆之间各关节的压力，引起腰骶部、腿部不适或疼痛。同时，跷二郎腿会使髋关节和膝关节都处于不自然的旋转或侧屈状态，增加关节表面的摩擦和压力，也导致关节周围肌肉和韧带处于不正常的紧张或放松状态，进而引起关节僵硬、疼痛等症状。

假期休闲，宜动静结合

首先，针对久坐不动的不良习惯，最重要的改善措施是定时起身活动，打断久坐状态。最好每半小时左右进行一次小负荷活动，可以通过设置闹钟、使用智能手表等方式提醒自己起身活动，进行3～5分钟的行走、拉伸或简单的颈部和腰部锻炼，增加肌肉活动，促进血液循环。比如：散步或做家务，对肩颈部、腰腹部、髋关节、膝关节周围肌肉进行简单的拉伸，或者做简单的运动动作。

其次，选择正确的坐姿对减少久坐危害也十分重要。坐位时，颈部和腰部不要过度前屈，座椅应能为腰背部提供支撑，不要跷二郎腿，双脚平放在地面上，腰背部与大腿最好呈直角。

第三，使用手机、电脑等电子产品时，可以借助支撑物品将屏幕提高到与眼部同一水平，使头颈保持自然、不前倾的状态；看电视时，可选择站立姿势。

第四，平时可经常进行拉伸、八段锦、工间操等运动，这些运动对空间要求较小，对运动技能要求较低，适合居家练习。如果条件允许，跳绳、健身操、瑜伽等也是不错的选择，既能锻炼身体，又能增加乐趣。

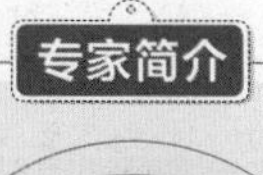

专家简介

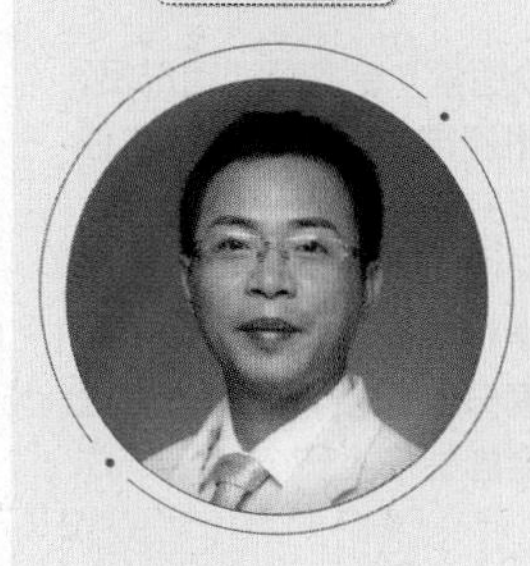

王雪强　上海体育大学运动健康学院运动康复学系教授、博士生导师，上海上体伤骨科医院院长，中国康复医学会足踝康复专委会副主任委员、疼痛康复专委会副主任委员，上海市康复医学会体医融合专委会主任委员，上海市医学会运动医学专科分会运动康复学组副组长。

生活实例

春节假期，陈先生觉得自己辛苦了一年，终于能放松一下，认为白天不用上班，晚上几点睡都无所谓。从除夕夜开始，他几乎每天都到凌晨才睡。刷刷朋友圈、微博、短视频，再看看热播剧，不知不觉就到凌晨了。然而，这样“放飞自我”并没有让他感到放松，反而让他比上班时还困倦。尽管白天“疯狂补觉”，他还是觉得自己像“行尸走肉”，反应都变迟钝了。

烦恼三：作息紊乱睡眠少

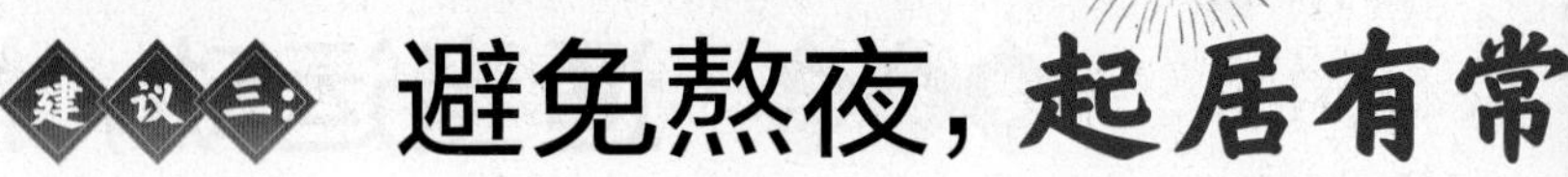

建议三：避免熬夜，起居有常

上海中医药大学附属市中医医院主任医师　许　良

晚上不睡，身心遭罪

睡眠是人体的一种修复过程，可以解除疲劳、恢复精神。人的一生中，大约1/3是在睡眠中度过的，良好的睡眠是国际社会公认的三项健康标准之一，睡眠时间过短或睡眠不佳均会影响健康。

“日出而作，日落而息”的作息规律，是长期以来人类适应环境的结果。人体肾上腺皮质激素和生长激素都是在夜间睡眠时才分泌的。前者在黎明前分泌，具有促进人体糖类代谢等功能；后者在入睡后方才产生，可促进青少年的生长发育，也能延缓中老年人衰老。如果长期熬夜，不仅会引发心悸、胸闷、头痛等不适，还会导致内分泌紊乱，造成一系列问题，如面部痤疮、乳腺增生等。睡眠不足还与心血管疾病、抑郁症、糖尿病、高血压的发生风险增加有关。此外，熬夜者往往会吃夜宵，夜晚进食不仅会影响睡眠，还会影响白天的食欲，造成营养不均衡，诱发代谢紊乱，甚至形成“睡不好，吃不香，懒得动”的恶性循环，使健康状况大幅度“滑坡”。

白天补觉，越睡越累

很多人晚上不睡，白天就通过睡懒觉等方式补觉，其实这样并不能补足失去的睡眠。因为人体是不能储存睡眠的，这样做只会打乱原有的生物节律，且容易让人睡醒后没有清醒感，反而更加无精打采。

三条建议，促进良好睡眠

“临时抱佛脚”，只能救一时。中医讲究作息有方，起居有常。

首先，应规律作息，尽量早睡早起。中医典籍《黄帝内经》早有记载，“人与自然同纪”，即人的睡眠与醒寤应与自然界阴阳消长规律同步，顺之则生，逆之则害。作息顺应自然界的阴阳消长规律，符合人体的生理规律，能最大程度获得睡眠的健康益处。

其次，睡前要尽量避免使用电子产品，戒掉在床上玩手机的习惯。研究发现，睡前使用手机1小时，其发出的蓝光会使褪黑素的生成减少22%，导致浅睡眠时间延长，使人难以得到真正的休息。此外，在夜晚使用手机时，可以在不影响视觉的情况下尽量调低屏幕亮度。睡前静心养性，听一段轻柔的音乐，放松心情，有助于安然入睡。

第三，身体若长时间处于静止状态，动、静不均衡，易导致睡眠障碍。白天适当增加体力活动有助于良好睡眠。

专家简介

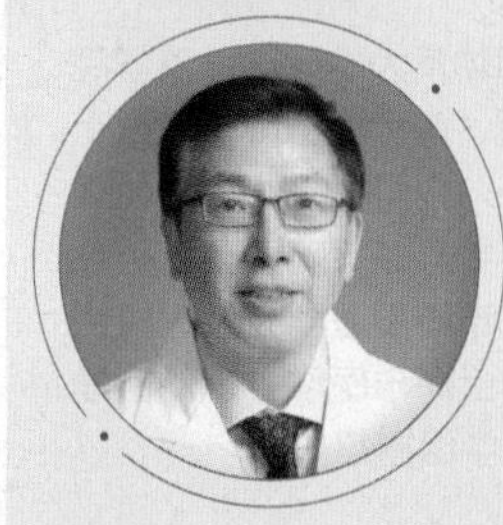

许良　《大众医学》专家顾问团成员，上海中医药大学附属市中医医院内科主任医师，中国睡眠研究会中医睡眠医学专业委员会主任委员，中国医师协会睡眠医学专业委员会中医学科组副主任委员，中华中医药学会神志病分会常委，上海市中医药学会神志病分会副主任委员。

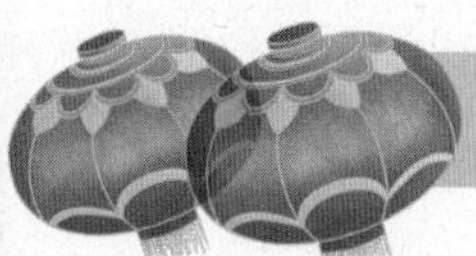

烦恼四：旅途奔波易生病

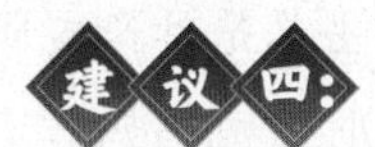

建议四：加强防护，劳逸结合

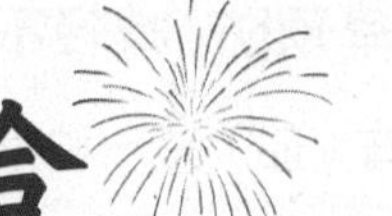

上海市疾病预防控制中心主任医师 朱 民

生活实例

春节前夕，在南方工作的杨先生夫妇带着5岁的女儿圆圆回东北家乡与亲人团聚。本是喜气洋洋的时候，三人在下高铁列车后却剧烈腹泻，圆圆还发热、咳嗽，一家人不得不在医院度过除夕。

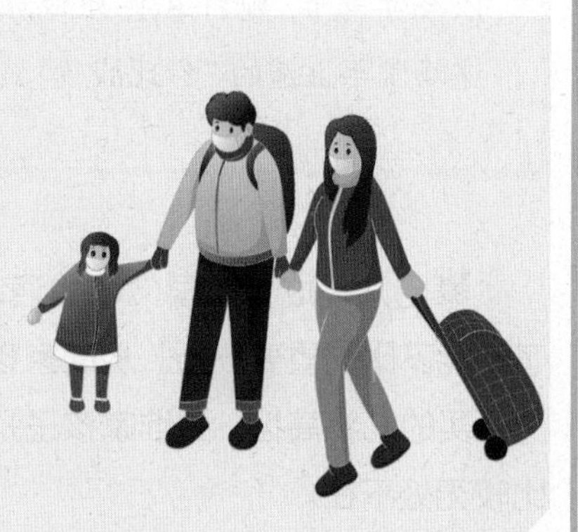

春节期间，很多人会利用假期与分隔两地的家人团圆或外出旅行，加入“春运”大军。旅途奔波中，各地气候不同、气温多变、饮食各异，加上身体疲劳，各类疾病很容易乘虚而入。

呼吸道传染病：人流中高发，防护勿松懈

春节一般在立春节气前后，为冬春交替之际，空气比较干燥，气温变化明显，是呼吸道疾病的高发季节。“春运”人流量大，加剧了呼吸道传染病的传播。

预防呼吸道传染病，应做好以下防护措施：首先，注意个人卫生，避免用未清洁的手触摸口、眼、鼻；打喷嚏、咳嗽时用纸巾遮住口鼻或用肘部遮挡；接触污染物后要及时用消毒湿巾或流动清水清洁双手。其次，科学佩戴口罩，一般情况下佩戴一次性医用口罩或医用外科口罩即可，如已有呼吸道疾病症状，最好佩戴 N95、KN95 等颗粒物防护口罩（无呼吸阀）或医用防护口罩，以免传染同行者。第三，提高自身免疫力，保持健康生活方式，旅途前后应注意休息，避免熬夜，均衡饮食，足量饮水；根据气候变化及时添减衣服；尽早接种流感疫苗，特别是 65 岁以上老年人和婴幼儿等感染高风险人群。第四，旅途中尽量减少在人员密集的公共场所内停留的时间，避开人流高峰和密闭空间，选择人员少、通风好的公共场所就餐，等等。

旅行者腹泻：病原体乘虚而入，须把好病从口入关

旅行者腹泻是旅途中常见的自限性疾病，主要由摄入不洁食物或饮水，加之旅途卫生条件有限、饮食不规律、劳累等因素，导致机体免疫力下降、内分泌紊乱或消化不良等引起，症状一般 1～5 天可自行缓解，少部分可持续超过 1 个月，容易造成家庭聚集性感染。

预防旅行者腹泻，首先要养成良好的个人卫生习惯，把好病从口入关：餐前、便后及接触污物后要洗手；不喝生水、不清洁水，不吃生冷、变质食物；瓜果、蔬菜食用前要清洗、去皮或消毒。另外，旅途中应劳逸结合，注意休息，合理膳食，切忌暴饮暴食。同时，旅行前可以准备一些常用药物，在出现症状时酌情选用。

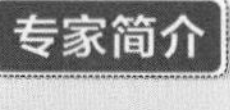

专家简介

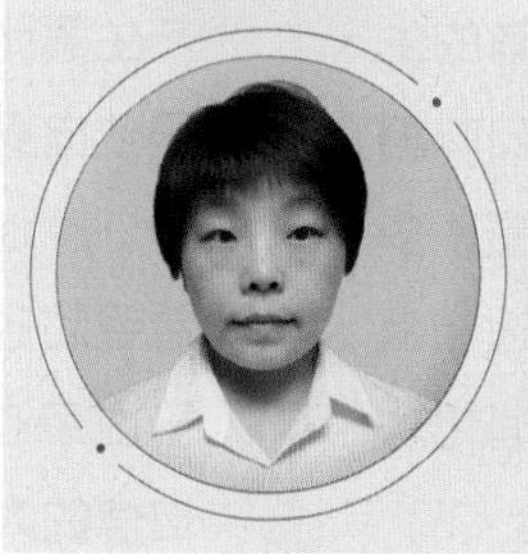

朱 民 上海市疾病预防控制中心传染病防治所主任医师。主要从事常见传染病的防治与研究，重点传染病及其传播媒介、流行因素的监测，法定传染病的疫情监测与响应、现场流行病学调查处置、风险评估与控制，以及健康宣教等工作。

晕车（船）：提早预防，减轻不适

晕车（船）是一种常见的运动晕眩症状，通常伴有头晕、恶心、呕吐和身体不适等症状。引起晕车（船）的原因是多方面的，可能与遗传、生理特征个体差异、神经化学因素等有关，紧张、焦虑、劳累、睡眠不足等，也会通过心理作用加重不适。容易晕车（船）的人出发前应注意充分休息，适当吃点清淡的食物，避免空腹、过饱或吃油腻食物。可以咨询医生或药师，提前服用药物以减轻晕车（船）症状。乘车（船）时，宜选择前排、靠窗或靠近船舱中心的位置，面向前进方向就座；避免看书、手机、周围快速移动的树木和建筑物，可以将视线聚焦于远处的地平线或山脉等固定物体上，或选择闭目养神、睡觉；适当开窗通风、转移注意力等也能缓解症状。

水土不服：尽量保持原有生活习惯

有些人在回到离开很久的家乡或前往陌生的环境旅行时，会出现水土不服，如食欲不振、精神疲乏、睡眠不佳、便秘、呕吐、腹泻、皮肤瘙痒等，这主要是由环境（包括气候、饮食习惯等）骤然改变，身体难以及时适应引起的。容易发生水土不服或已经出现不适的人，在新的环境应尽量保持原有的生活习惯，正常作息；选择与原来口味相近的食物，品尝风味特产时要适量，多吃清淡的果蔬及粗纤维食物；可适当喝些酸奶，以调节肠道菌群，避免消化功能紊乱诱发的腹痛、腹泻等不适。

生活实例

每年春节回家，罗女士总是被亲戚朋友明里暗里的攀比缠绕，从“老张家的女儿给她妈妈送了金项链当新年礼物”“小孙一毕业就嫁了个如意郎君”，到“他们家宏宏才工作几年，已经买了两套房了”……让她感到“压力山大”。所以今年春节，她打算去外地旅行，避开这场常年上演的“攀比战役”。

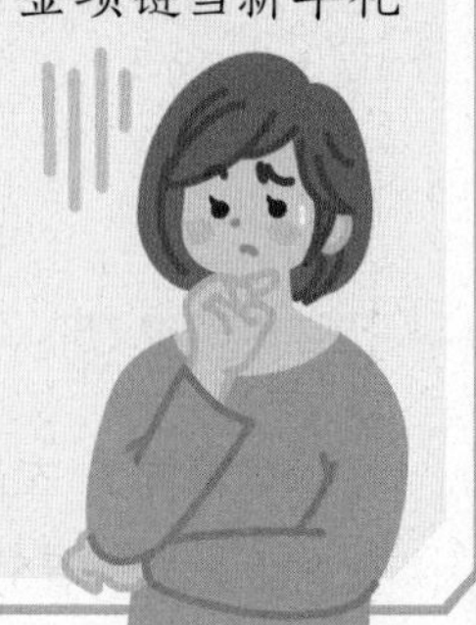

攀比几乎成了中国父母的通病，春节时走亲访友的聚会便成了不能不比的重要场所。从谁家孩子颜值高、工作好、挣钱多、给父母买的礼物高档，到谁家孩子找到优质对象、生了大胖小子……比较无处不在。

春节期间本是家人团聚、走亲访友的欢乐时刻，可明里暗里的互相攀比，不仅冲淡了人们回家的欣喜，还令人身心疲惫。如果回家过年是为了赴一场“攀比之战”，“年味儿”就变了味；如果相聚是为了炫耀和奚落，叙旧也就失去了意义。

攀比是烦恼与痛苦的根源，因为有比较就有伤害。一些父母、长辈拿孩子与别人比较，本意是想激励孩子，但有些无法靠努力就能实现的期望最终只能转变成烦恼和压力。无论子女在外过得好与不好，都希望通过自己的努力让父母过上优越的生活，无奈社会竞争激烈，各种压力已经使他们很容易产生负面情绪。旁人拿自己与别人比较，无疑会让被“比下去”的子女更加痛苦。攀比如果导致嫉妒心、报复心，还会影响人际关系。春节“攀比综合征”可谓是一种畸形的社会心态，如不及时“治疗”，将害人害己。

攀比，源自被尊重的需求

攀比心理在心理学上被界定为中性略偏负面的心理特征，通常产生攀比心理的个体与被选作参照的个体之间具有极大的相似性，导致自身被尊重的需要过分夸大，虚荣动机增强。人们攀比时，往往刻意地将自己的智力、能力、生活条件等与他人进行比较，而且希望超越别人。其实，一个人炫耀什么，往往是因为缺少什么，由于虚荣心“作怪”，越是自己没有的东西，越会格外关注。只有不自信的人才喜欢跟别人比较，把别人当作参照物，试图通过证明自

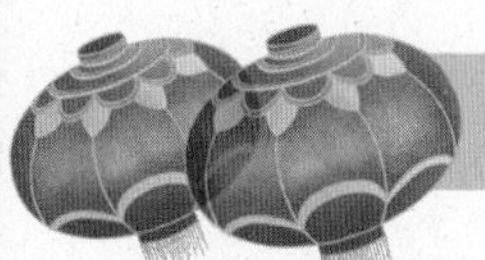

烦恼五：互相攀比压力大

建议五：专注自己，强大内心

陕西省精神卫生中心主任医师　师建国

己比别人优越而满足被尊重的需求。然而，一味地跟别人比较，花过多心思关注别人，容易失去自己的人生意义，甚至活在别人的阴影里。例如，为了与他人攀比而冲动消费，不考虑自己的经济能力，也忽视了自己的实际需求和喜好，只满足一时的虚荣心。而当竭尽所能也无法在比较中胜出时，他们必然会感到更加自卑。

少些攀比，强大内心

其实，攀比是把“双刃剑”，既可助人，也可伤人。有攀比心理是很正常的，如果掌握好攀比的度，可激励自己、使人进步，但如果过度攀比，就会催生扭曲的心理。习惯攀比的人，应该学会理性、客观、宽容地看待每件事、每个人。一方面，要改变不合理的认知；另一方面，要学会把注意力聚焦在自己身上。生活中，许多攀比是没有意义的。生活是自己的，每个人的出生环境、背景都是不一样的，有自己的人生道路要走，过得怎么样、拥有什么和别人其实没关系，没有必要与别人比较。生活中人与人的差别无处不在，用别人的长处和优点来折磨自己，甚至忽视自我去追赶，只为胜过对方，就得不偿失了。不妨以更加成熟、平和、包容的心态，接受自己的不完美，强大自己的内心。“得之我幸，失之淡然”，不必再给自己设定那么严苛的标准，稍有偏移或落后就觉得人生没有光彩，因为没有人能做到毫无缺点、总在比较中胜出。

若对无处不在的攀比感到焦虑，不妨试试践行“十字真言”——降低期望值，提高自信心。

降低期望值，达到期望的概率就会增加，自信心就在成功的喜悦中不断强化。面对他人的比较，可以适当降低自我预期，“放过自己”，坦然接受自己与别人相比确有不足，因为每个人都必然存在不足。既看到自己的缺点，也欣赏自己的优点，真正悦纳自己，实现真正的内心富有、强大，才能不受他人的观点、行为影响。如果一定要比较，不妨和过去的自己比，只要今天的自己好过昨天的自己，就是进步；也可以和境况尚不如自己的人比，这样就会发现自己的生活是美好而充满希望的。

作为父母，不拿孩子当“社交工具”

作为父母，要认识到，孩子是独立的个体，有自己独特的优点和缺点，世界上没有完美的孩子。教育的真谛不在于发现孩子的缺点，而在于赏识和发扬他们的优点。学会放大孩子的优点，不用自家孩子的短板和别人家孩子的长处比较，父母或许会发现，很多烦恼自然消失。父母平时还要着重培养孩子的自信心，帮助他们发现生活的美好之处，把孩子的心态从“别人有的，我也应该有”转变成“我喜欢我有的”。

专家简介

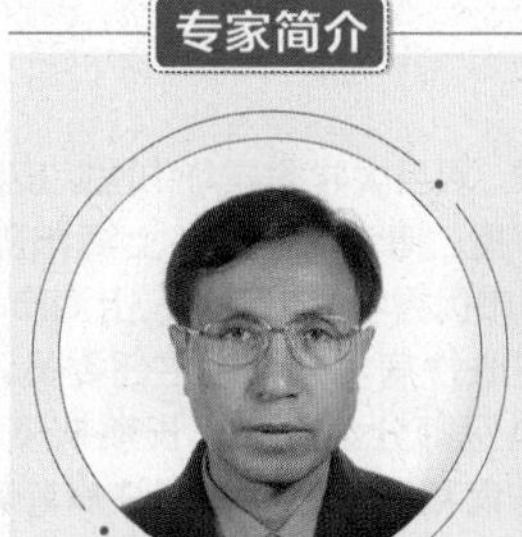

师建国　陕西省精神卫生中心主任医师、教授、硕士生导师，中国心理卫生协会专家库资深专家，中国心理卫生协会残疾人心理卫生分会名誉理事长，陕西省妇幼保健服务协会妇女儿童心理健康专业委员会主任委员。

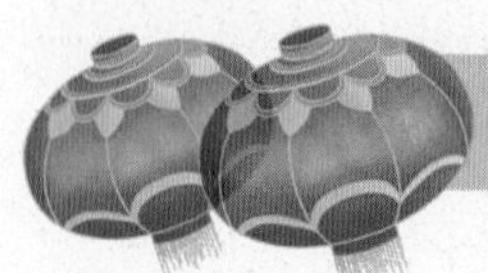

烦恼六：形象焕新却过敏

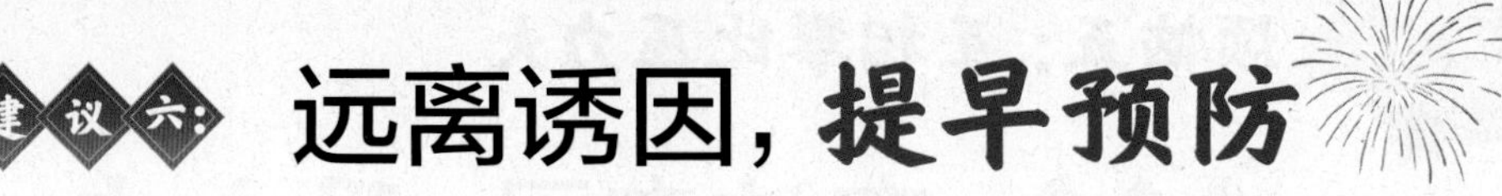

建议六：远离诱因，提早预防

复旦大学附属华山医院皮肤科　沈燕芸　徐金华（主任医师）

生活实例

为了迎接新年，梁女士做了以前一直想做但没时间做的新发型，想到新年应该穿新衣服，还买了两件皮草大衣。看着镜子中形象焕然一新的自己，她感到很开心。可大年初二开始，她身上忽然起了成片的红疹，不得不前往医院皮肤科就诊。医生在询问她近况后，告诉她红疹可能是由烫发、染发、穿新衣服，加之饮酒、熬夜导致的皮肤过敏。

皮肤过敏是指过敏原通过皮肤或黏膜接触、吸入、食入、注射等途径进入机体后导致的异常免疫反应。皮肤过敏是一个泛称，可以包含很多疾病，如荨麻疹、湿疹、接触性皮炎、药疹、特应性皮炎等，主要表现为皮肤上出现红色斑片或风疹块、小红点，严重时会出现渗出、水疱、大疱，常伴有瘙痒，甚至可导致其他系统症状，如胸闷、气促、喉头梗阻感、晕厥、腹痛、腹泻乃至休克等。

春节期间，多重因素易致皮肤过敏

皮肤过敏主要分为接触过敏、吸入过敏、食物过敏和药物过敏。接触性过敏原包括动物性过敏原（如动物皮毛等）、植物性过敏原（如某些植物的叶、茎、花、果）、化学性过敏原（如某些金属、日常生活用品、化妆品、各种化工原料等）；吸入性过敏原主要是指花粉和螨虫；食物过敏原主要包括海鲜、蛋类、奶制品、芒果、菠萝、酒等；药物过敏原包括口服、外擦、吸入、注射的药物或疫苗，常见易致敏药物包括抗菌药、解热镇痛药、抗癫痫药等。

春节期间，“春运”密闭车厢中的螨虫、新环境中的花粉，聚会时餐桌上的酒类、海鲜、蛋类，染发、烫发、美甲时接触的化学制品，新买的衣物和护肤品等，都可能成为皮肤过敏的过敏原，节日期间人们常常连续奔波或熬夜，也可能为过敏推波助澜。

引发过敏的因素多种多样，关注身边变化的因素，有助于人们分辨过敏的诱发因素，提早预防。

皮肤过敏，勿盲目用药

出现皮肤过敏时，首先应寻找可能的致敏原因，避免和去除这些诱因，部分轻微的皮肤过敏可自行缓解。若瘙痒和皮疹无法自行缓解，可选用炉甘石洗剂、激素类外用药。激素类外用药有一定副作用，大范围或面部使用激素药物前，应咨询皮肤科医生。切忌病急乱投医、涂抹“三无”产品、过度搔抓、热水烫洗或使用生姜擦洗等偏方，以免刺激皮肤，加重病情。尤其是皮疹大量新发，出现发热、疼痛、胸闷、喉头梗阻感、吞咽困难、头晕、腹痛、腹泻等症状时，应立即前往医院就诊。

专家简介

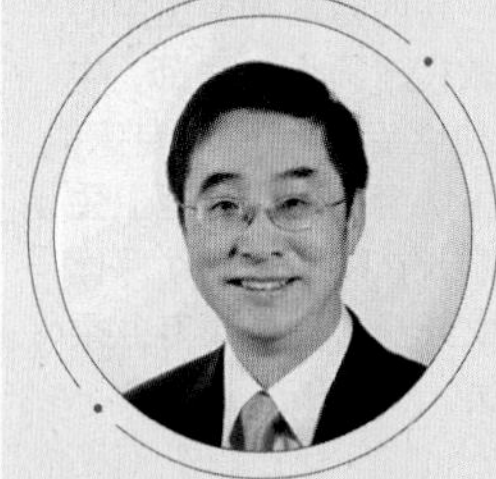

徐金华　复旦大学附属华山医院皮肤科主任、主任医师、教授、博士生导师，上海市皮肤病研究所所长，上海市优秀学科带头人，上海市领军人才，中华医学会皮肤性病学分会副主任委员，上海市医师协会皮肤科医师分会会长。长期从事性传播疾病、过敏性皮肤病和自身免疫性皮肤病等研究工作，擅长皮肤科疑难杂症的诊断和治疗。

生活实例

春节期间难免走亲访友，无论是看望长辈、老师，还是亲戚、朋友，都少不了带礼物。刘先生的拜年聚会活动从初一一直持续到初七，送什么礼物让他犯了难。以往他总是带些烟酒，可如今越来越多的人注重养生保健，烟酒已经不符合健康新风尚了。

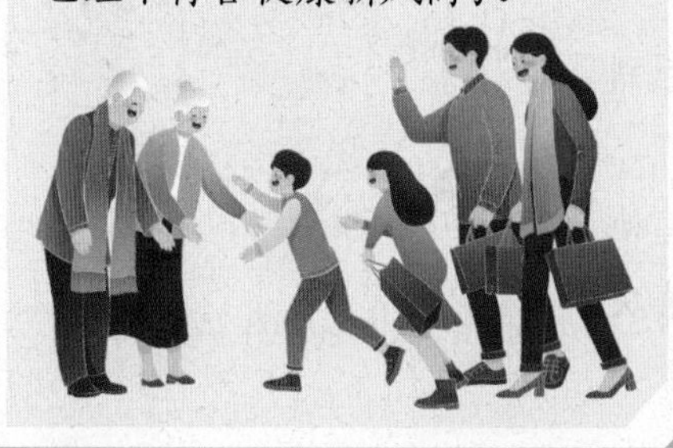

烦恼七：走亲访友送礼难

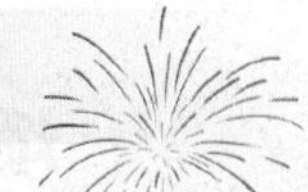

建议七："慧"选礼物，送出健康

上海中医药大学附属龙华医院中医预防保健科主任医师　方 泓

随着健康知识的普及和人们对健康的日益关注，健康养生类产品成为春节送礼新风尚。

春节送礼，有这些选择

❶ **健康管理设备**　健康管理设备能帮助人们及时测量身体指标，从而了解健康状况，有针对性地做出干预，如电子血压计、血糖仪、体重秤、血氧仪等。看望中老年人，可选择送智能手环、手表等智能管理设备，其不仅能全面监测心率、体温、血氧等生理指标，还能监测跌倒情况并紧急呼救。

❷ **保健养生产品**　如今处于亚健康状态的人越来越多，居家常用的保健养生产品基本都能用到，如颈椎按摩仪、腰椎按摩仪、足浴桶、保健梳、养生壶等。

❸ **健康食品**　"民以食为天"，过年送点"好吃的"是千百年来的传统。坚果、奶制品、山茶油、水果、杂粮、茶叶等礼盒是不错的选择。老年人普遍容易缺乏维生素 A、B 族维生素、钙和叶黄素，送礼者可以选择相应的膳食补充剂。

❹ **运动设备**　如运动服装、护膝、防滑鞋、运动鞋、智能跳绳等。对老年人而言，健步足踏器、多功能拐杖也十分实用。

❺ **智能家电**　智能家电可以使人们的生活更便捷、舒适，吸尘器、空气净化器、扫地机器人、饮水机等都是不错的选择。

❻ **益智玩具**　送婴幼儿，可选择婴儿书、绘本、立体玩具书、点读机、故事投影灯等，利用触觉和视觉帮助宝宝更好地锻炼认知。送儿童，可选择多功能绘画板、立体拼图、手工 DIY 纸翻花玩具、立体书、积木、儿童天文望远镜、儿童显微镜、地球仪等，让孩子在游戏过程中锻炼专注力和观察力，找到思考的乐趣。送青少年，可选择益智桌游、物理电路玩具等，寓教于乐。

春节送礼，注意这几点

- 应根据收礼人的年龄、喜好、健康状况等，结合当地风俗，选择合适的礼物；不盲目跟风、攀比；不以价格昂贵"论英雄"。
- 送食品、名贵中药、保健品等前，应提前了解对方的健康状况、饮食结构、基础疾病、体质特点等，最好咨询营养师或中医师。
- 选购食品时，要先阅读营养标签，选择"低钠""低脂""低糖"的食品，配料表越短越好，不选或少选熏制、腌制和酱制的食品。
- 选购礼品时，应通过正规渠道购买国家市场监督管理总局批准的正规产品。

专家简介

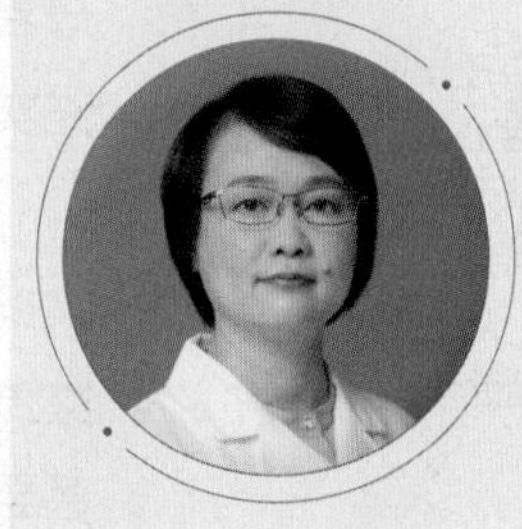

方 泓　《大众医学》专家顾问团成员，上海中医药大学附属龙华医院中医预防保健科主任、主任医师、教授，中国民族医药学会热病分会副会长，世界中医药学会联合会呼吸病专业委员会理事、中医治未病专业委员会理事，上海市中医药学会治未病分会副主任委员，上海市食疗研究会理事、呼吸病专业委员会副主任委员。

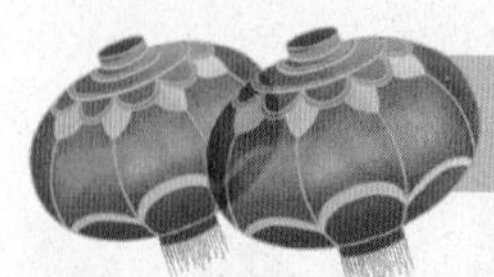

烦恼八：催婚催生使人愁

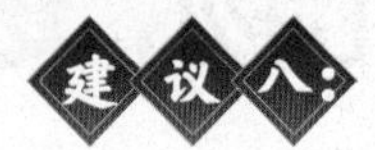

建议八：转变心态，互相理解

南方医科大学心理学系　张茂运（副教授）　肖　蓉（教授）

生活实例

临近春节，在异乡工作的高先生本想趁假期回老家与亲人团聚，但一想到以父母为首的一众亲人会“孜孜不倦”地催自己找对象，就觉得“头大如斗”。去年春节，因为这件事，他父亲整天长吁短叹，母亲也不停地唠叨，甚至逼他去相亲，他与父母大吵一架后提前回了工作的城市。他不想再与父母在这喜庆的日子里起冲突，但目前又实在不想结婚，焦虑得都不想回家了。

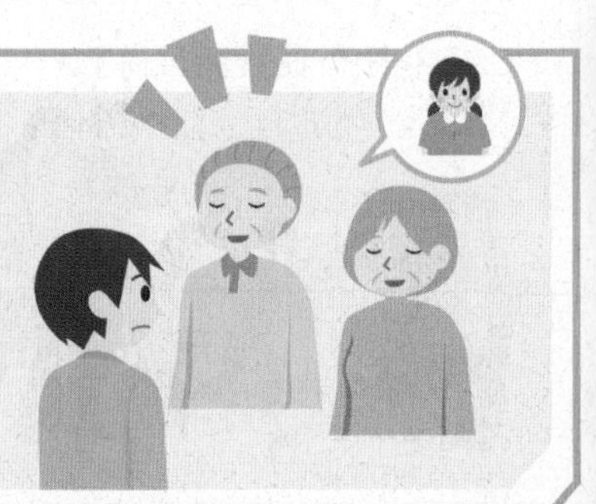

春节团圆时，大龄单身人士被催婚成了普遍现象，高先生的烦恼很多年轻人都会遇到。一些年轻人为了回避父母的催婚，甚至干脆找理由（如加班、和朋友约好出去旅游等）不回家过年。更有年轻人会“租”一个对象带回家，以应付来自父母的婚姻压力。无意结婚的子女，面对“咄咄逼人”的父母，或者敷衍了事，或者心烦意乱，或者痛苦逃避。原本一派祥和的家庭气氛因为逼婚被蒙上亲子不睦的阴影。

春节缘何成催婚、催生“高潮”

首先，受传统文化的影响，多数中国父母会把子女成家立业看成自己完成养育责任的标志。他们认为，无论子女多大，只要不结婚、不生子，就意味着父母的养育责任没有尽到。其次，生育“任务”的完成，意味着人生进入新的阶段。子女不结婚，就不会有血缘传承，就没有子子孙孙。这对信奉“不孝有三，无后为大”古训的父母来说，是难以接受的。第三，有一些父母会依据自己的生活经验认为，孩子不结婚生子，将来自己去世后，孩子（尤其是独生子女）孑然一身，会感到孤独、空虚，且遇到生病等特殊情况时无人照应。第四，一些事业有成、经济富有的父母希望家族财产能有子孙继承。此外，还有一些父母希望子女成家后生儿育女，自己能含饴弄孙，充实晚年生活。

春节是家人团聚的时刻。常年在外工作的子女多会回到家乡，这为亲子之间提供了面对面的交流机会。有的家长就当面劝说子女成家立业，甚至向子女施加压力，而子女却无法回避、敷衍。

专家简介

肖蓉　南方医科大学心理学系副主任、教授，广东省心理学会心理测量专业委员会常委。擅长不同人群的心理健康状况评估、人格与智力评估及职业心理评估，对处理婚恋情感、人际交往、挫折应对、青少年心理等方面的问题有较丰富的经验。

过年，意味着每个人又长了一岁。这让那些操心子女婚事的父母更加焦虑、急切。在父母的请求和授意下，那些在家乡生活的长辈、朋友、邻居也会加入劝说年轻人婚育的行列。有些父母还会抓住这个单身男女从四面八方回到家乡的宝贵时间，积极安排子女相亲，试图促成子女的婚事。

年轻人为何反感催婚、催生

首先，随着我国经济的快速发展，婚姻文化也发生了巨大变化。如今，人们意识到成家立业、结婚生子不再是人生的“必修课”。一些想结婚的男性面对高额的彩礼、房价，以及婚后在子女教育、健康保障上巨大的经济压力，开始变得犹豫、担心，甚至放弃结婚的念头；在经济上越来越自立自强的女性不需要像以往那样通过婚姻获取生活资源，婚姻对她们来说失去了一些现实意义；生育的代价和风险、养育孩子需要付出的心力等，让不少女性对婚育望而却步；婚姻越来越不稳定，不少新闻报道中伴侣间的互相伤害，以及目睹了父母长年不幸福的婚姻生活，让很多年轻人“谈婚色变”。因此，越来越多年轻人更愿意把大量时间、精力、财力等花费在个人成长、事业发展、社会交往、生活享受上，而不是用在婚姻家庭、养育子女上。当不婚不育成为一股时代潮流时，走在时代前沿的年轻人更易受环境暗示和周围同龄人的影响，让不婚不育的思潮“愈演愈烈”。

其次，父母催婚、催生，甚至违背自己的意愿安排相亲，让子女感到边界感被冒犯。很多父母始终把孩子当成自己延伸的一部分，而不是独立于父母存在、有独立思想和情感的个体。在这样的关系模式下，已经独立的子女必然会对父母的控制感到排斥。

从表面上看，子女不愿结婚是家庭的问题；但从根本上看，它是传统婚姻文化和现代社会发展之间的冲突。

作为子女，多些理解和沟通

沟通是解决人际关系，尤其是亲子关系中各种矛盾最有效的方法。只有通过沟通，双方才能达成共识，化解观念上的冲突。在子女的婚姻问题上，法律不支持父母的任何干涉行为。

天下所有父母都希望自己的孩子生活幸福，这是亲子的共同愿景，也是两者可以和谐交流的基础。在交流中，子女可以向父母陈述自己对婚姻的想法、担忧等；可以向父母介绍社会的发展变化和当前年轻人的婚恋态度，帮助父母跟上时代的变化；通过摆事实、讲道理、陈述自己婚姻选择的理由，以获取父母最大程度的理解和支持。此外，亲子情感能帮助人们应对心灵的孤寂和生活的艰难，也是人们努力打拼、积极生活的动力之源。在亲子交流中，子女在态度上应尊重父母，认真聆听他们的心愿，积极化解他们的困惑。不要不理不睬，也不要和父母蓄意对抗，更不能愤怒逃离，否则会激化亲子矛盾。子女应该知道，亲子情感越和谐，越有助于化解亲子之间的矛盾，父母并不会有意为难子女。

作为父母，多些尊重和开明

父母可以向子女表达自己的愿望，但不宜使用权威和亲情向子女施压。“牛不喝水强按头”的做法只会让亲子关系越来越恶化，矛盾越来越尖锐。父母需要认识到，孩子自从诞生起就是一个独立的个体，且会随着成长越来越独立，有自己要走的人生路，父母能做的是辅助孩子成长。作为父母，应学会尊重子女的选择，让子女为自己的生活做主，适度“放手”对子女的未来更有益处。

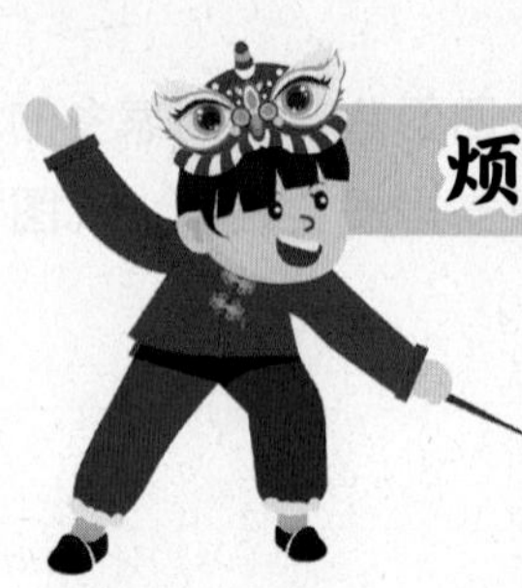

烦恼九：伤害频发隐患多

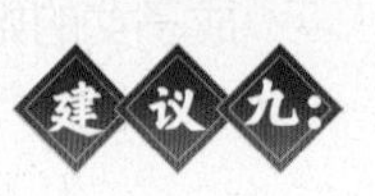

留心细节，防患未然

上海市疾病预防控制中心　周德定（副主任医师）　彭娟娟（主任医师）

生活实例

去年春节，因为邻居扔偏的一个爆竹，江西上饶的7岁男孩翁源永远失去了自己的右臂。当时，邻居原本想把爆竹丢到旁边的池塘里，没想到扔偏了，导致爆竹在翁源右肩处发生爆炸。除截肢外，翁源的右耳、右脸缝了多针，右耳膜破裂，并留下了巨大的心理阴影。

春节是热闹、喜庆的，但大增的人流、车流量，化雪后湿滑的路面，四处燃放的烟花爆竹，花生、瓜子等容易卡喉的年货……均可能在人们不经意间带来伤害，为节日蒙上灰色阴影。

烟花爆竹增年味，安全燃放免伤害

春节期间燃放烟花爆竹是我国的传统，可以增加节日气氛，营造“仪式感”。劣质烟花爆竹或不当燃放方式潜藏着巨大的安全风险，上海市伤害住院病例监测数据显示，春节期间是烟花爆竹所致伤害的高发时期。烟花爆竹导致的伤害，轻者包括手部出血、皮肤烫伤等，重者包括手指断裂、耳膜穿孔、眼球破裂，甚至可能造成截肢和摘除眼球，导致终身残疾。

燃放烟花爆竹，应注意以下几点：

首先，应在有烟花爆竹经营许可证的正规门店购买；正规产品应标有生产厂家、燃放说明、警示语、产品级别等信息；检查产品外观，选择外包装整洁、无破损、无变形的产品。

其次，燃放烟花爆竹应在室外空旷的场地进行，避开人群，远离车辆、柴草堆、电力线路等易燃物品和设施。不可在建筑物内、马路上，以及有关部门规定的禁止区域和场所燃放。

第三，应仔细阅读燃放说明，严格按照说明书燃放；儿童必须选择制造商标注可以由未成年人燃放的产品，并在成年人的监护和指导下燃放；不要将点着的烟花爆竹扔进下水道窨井中；出现哑炮时，不要马上近距离查看，等待几分钟后再行处理，不要二次点燃。此外，饮酒后神志不清者不能燃放烟花爆竹。

花生瓜子易卡喉，关注儿童防窒息

瓜子、花生、开心果等是各家各户春节期间必备的消遣美食，大人们嗑着瓜子唠嗑的同时，别忘了看管好低龄儿童，让他们远离这些容易卡喉的食物，谨防窒息风险。异物窒息在1～3岁儿童中多发，卡喉食物以花生米最为常见，其次是瓜子、核桃和板栗。幼儿牙齿发育不成熟，咀嚼功能尚未完善，与吞咽相关的神经肌肉协调能力不足，且进食时好动，稍有不慎，就容易将食物吸入气道，引发窒息。

预防儿童异物窒息，家长需要注意以下几点：首先，培养孩子进餐时专注于食物，不说话、不大笑、不哭闹、不跑跳，充分咀嚼食物后再咽下的习惯，尽量不让孩子在进餐时看电子屏幕、做游戏、唱歌等。其次，家长应避免给幼儿喂食花生米、瓜子、板栗、葡萄、果冻、糖球等小块食物，可以将食物研磨、捣碎后喂食。此外，纽扣、纽扣电池、硬币、药丸等易引起窒息的小物品要存放在低龄儿童接触不到的地方。第三，春节期间，大家聚在一起叙旧聊天、打牌娱乐，经常会忽视对儿童的看管。此时需要明确孩子的第一看护人，以免出现无人看护的情况。看护时要做到近距离、不间断、不分心。不要让未成年人看护低龄儿童。

走亲访友拜年忙，交通安全放心上

春节期间走亲访友、聚餐聚会、外出游玩的机会增多，人流、车流量大增，交通伤害的发生风险尤为突出。

平安过春节，要严格遵守交通规则，将交通安全时刻放在心上，注意以下细节：饮酒不开车，开车不饮酒；避免疲劳驾驶，感到困倦时应立即停车休息；乘车时要系好安全带，儿童应使用安全座椅；16 岁以下未成年人不得骑电动自行车；12 岁以下儿童不得在马路上骑自行车；骑或乘电动自行车，都要使用合格的安全头盔。此外，家长还应教育孩子不在停车场、马路上、汽车周边玩耍。

围炉烧炭享闲适，使用不当隐患藏

新春佳节，亲朋好友围坐在火炉边，或饮酒煮茶，或烤橘子、板栗、红薯，或享用热气腾腾的火锅，是很多人向往的闲适时光。不过，这充满烟火气的温馨场景其实暗藏危险。由于天气寒冷，很多人会关闭门窗，在通风条件不好时使用炭炉，燃料燃烧不充分，极易产生有毒的一氧化碳。它无色、无味，难以被察觉，是名副其实的“隐形杀手”。

如果在室内煮茶、烤红薯等，宜选择电炉、酒精炉等，并保持开窗通风，不宜长时间在室内使用炭炉。如使用炭炉，最好选择在室外通风良好处。此外，火炉应远离易燃、易爆物品，人离开时切记将炭火完全熄灭并置于室外。实际上，含碳物质（如煤、木材、液化气、天然气等）在不完全燃烧时都会产生一氧化碳。因此，在室内使用煤、煤气、天然气时，也要做好预防措施。可在家中安装一氧化碳浓度检测报警器。

人潮拥挤活动多，保持秩序防踩踏

春节期间，各类聚集性活动明显增多，如赶市集、逛庙会、赏花灯，以及观看各种文艺汇演、展览展会、灯光秀、烟花秀等，常常出现人山人海的场面。踩踏事故往往发生在人群密度较大的场所，被人群挤压、踩踏的伤者，轻者出现局部压伤、骨折等，重者会由于窒息而死亡。

预防踩踏，应尽量避免出入人员密集的场所，避开人流量高峰出行，尤其是儿童和老年人。也不要在人流量大的通道停留，如果不得不停留，应靠边站立，切勿在通道里奔跑、打闹。在拥挤的人潮中，要听从现场疏散人员的指挥，保持秩序；顺着人潮走，切不可逆着人流前进；避免弯腰等降低身体重心的动作；可以左手握拳，右手握住左手手腕，双肘撑开平放胸前，以形成一定空间，保证呼吸顺畅；若被推倒，可设法靠近墙壁，身体蜷成球状，双手在颈后紧扣，以保护身体最脆弱的部位，同时大声呼救；当发现自己前面有人摔倒时，应马上止步，并大声告知后面的人不要向前靠近。

专家简介

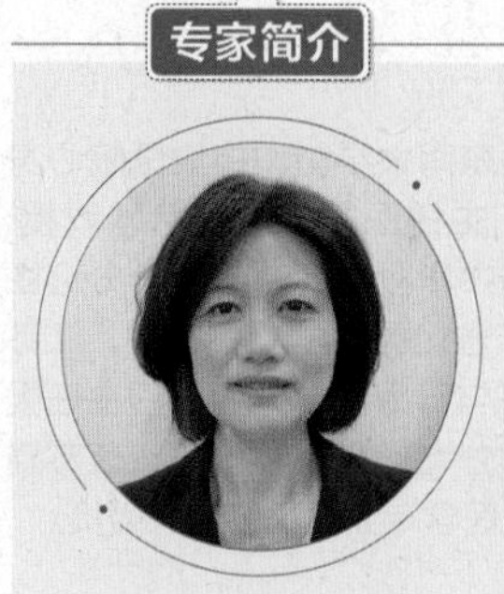

彭娟娟 《大众医学》专家顾问团成员，上海市疾病预防控制中心慢性非传染病与伤害防治所伤害预防控制科主任、主任医师，中华预防医学会伤害预防与控制分会委员，中国疾控中心慢病中心伤害预防与控制专委会委员。长期从事伤害监测与干预工作。

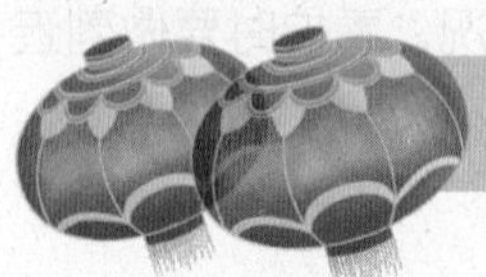

烦恼十：假期“清零”状态差

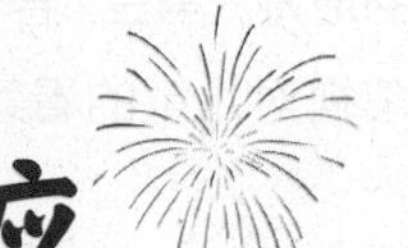

建议十：调整身心，提前适应

东南大学附属中大医院心身医学科　袁勇贵（主任医师）　游林林

生活实例

春节假期，高女士摆脱一年的工作压力，每天睡到日晒三竿，尽情和朋友们玩耍。随着假期“余额”不断减少，工作日一日日逼近，高女士想到“滋润”生活不再，又要面对满满当当的工作任务，便控制不住内心的失落和焦虑，吃不下，睡不着。

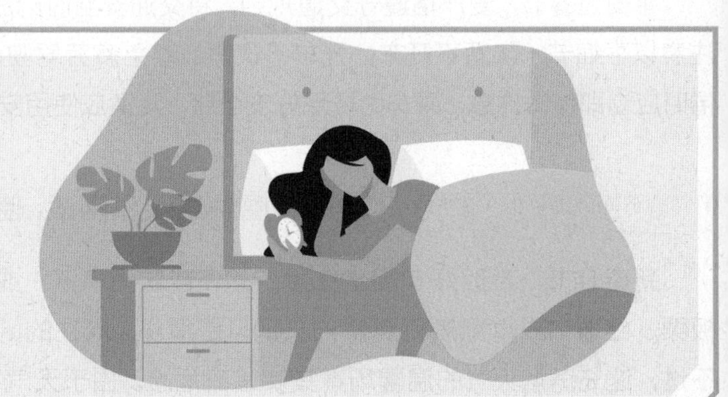

春节假期是人们摆脱工作压力，享受欢乐时光的黄金时期。然而，当这段美好时光结束后，回到正常工作和生活节奏常常会引起一系列心理和生理上的不适，如情绪低落、焦虑、烦躁、失眠、头晕、胸闷、食欲减退、消化不良等，这一系列症状被称为“节后综合征”。它并不是医学意义上的疾病，而是人们在面对由放松到紧张的巨大变化时，生理和心理产生的不适反应，具体表现为逃避上班、工作状态低迷，甚至出现轻微头痛、血压升高、心跳加快等反应，并可能诱发人际矛盾、错误决策等。

“节后综合征”是怎样形成的

造成“节后综合征”的原因是多方面的。

首先，生物钟的失调扮演了关键角色。春节假期熬夜、睡懒觉、吃夜宵等不规律的生活方式打乱了人们的生物节律，使得身体和心理难以迅速适应日常工作的节奏。此外，著名生理、心理学家巴甫洛夫提出了“动力定型”的概念，即个体稳定地从事某种活动时，大脑皮质对按照固定次序、强弱程度呈现的客观刺激形成的反应定型系统。生活规律就是一种动力定型。对大多数人而言，工作日早睡早起、全身心投入学习和工作，是长期而稳定的动力定型。到了春节假期，人们终于可以暂时抛开工作的压力，动力定型被暂时破坏。假期结束，人们需要重建动力定型，神经系统由放松状态过渡到紧张状态，

专家简介

袁勇贵　东南大学附属中大医院心身医学科主任、主任医师、青年特聘教授、博士生导师，中华医学会心身医学分会主任委员，江苏省优秀医学重点人才，江苏省医学会心身与行为医学分会前任主任委员、精神医学分会候任主任委员，江苏省医师协会心身医学专业委员会主任委员。

便容易引发不适。

其次，对年轻人而言，春节假期结束，往往不仅意味着从闲适回到忙碌、紧张，还意味着从充满归属感的家里回到相对陌生的工作地，从熟悉的饮食到不习惯的饮食，从充满愉悦回到缺乏愉悦，从“自由”回到“不自由”；对老年人而言，难得回家的子女重新回到工作地，则往往意味着从热闹、团圆又变为冷清、寂寞……这些都需要重新适应。

第三，长期工作压力的累积，易导致人们对工作产生担忧、厌倦和逃避。假期里，人们处于放松状态，将自己与工作暂时隔绝开来；而假期结束后，人们又会为能否顺利完成高强度的工作而担忧，担心任务繁重或难度太大，自己难以应对。因此，工作内容复杂、工作满意度较低、责任心强、性格敏感的人更容易对即将开始的工作感到焦虑。

此外，春节假期的饮食习惯变化，如过量摄入油腻食物或甜食，也可能导致身体不适。

四条建议，摆脱“节后综合征”

虽然“节后综合征”很普遍，但通过合理调整和积极应对，可以有效地克服这一障碍，恢复最佳的工作和生活状态。

❶ 逐步调整作息

人们在假期通常晚睡晚起，生物钟被打乱，到工作日就会感到疲惫无力。因此，在假期结束前，就应逐渐调整入睡和起床时间，尽量保持规律的作息，与工作日保持相似的状态，以帮助身体恢复正常的生物钟。即使不能做到早睡早起，也要避免熬夜过晚和睡懒觉。睡前进行冥想、听轻音乐等适当的放松活动有助于入睡。

❷ 合理规划工作

春节假期后返工初期，应尽量避免安排过于繁重的工作，给自己一定的适应期。同时，也要提早规划好上班后要完成的几项任务，可以在上班前几天专门花些时间“预习”将要开始的工作，列好工作计划清单。这么做可以对自己的工作进度有清晰的把控，明确目标，提高工作效率，减少不确定性导致的焦虑。列出清单后，大家或许会发现，令人焦虑的问题并不是那么可怕，自己有能力做好。此外，在上班前一天，应提前做好相关准备（如准备好工牌、所需资料等），以免第二天早上手忙脚乱。

❸ 心理调适，减轻压力

压力无处不在，要想不被压力牵着走，只能提升心理抗压性。实际上，人的潜力是无限的，压力是可以“管理”的。首先，面对职场挑战，可以努力学习，增强自信，做好时间规划，提高工作效率。效率提高后，时间的分配就更加游刃有余，既不耽误工作，也能保证生活质量，使工作与生活达到平衡。其次，可用心理暗示法缓解焦虑。比如，告诉自己“其实没那么难，我可以做到”，通过自我对话鼓励自己，使自己保持积极的态度。第三，合理制定目标、避免拖延、别太追求完美等，也有助于缓解压力。第四，可以尝试通过一些放松活动舒缓身心，如冥想、呼吸练习、散步、瑜伽等。

❹ 寻求家庭和社交支持

可以与家人、朋友、同事等分享假期的经历，春节的愉快回忆能给人以动力积极迎接新的挑战。与他们交流即将面临的工作，倾诉烦恼，寻求支持和帮助，也可在一定程度上减轻心理压力，有助于以良好的心情投入工作。

此外，在假期保持营养均衡的饮食习惯，减少油腻食物和甜食的摄入，多吃蔬菜和水果；适当运动，也有助于改善身体和精神状态。PM

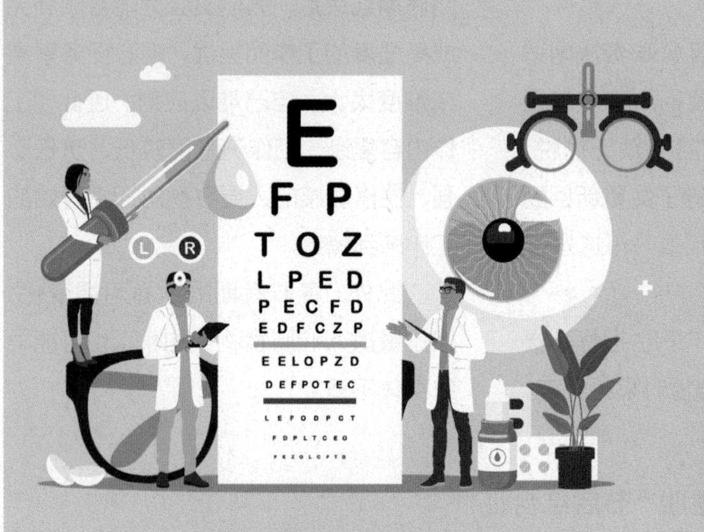

在高度近视群体中，白内障、青光眼、近视性黄斑变性与视神经病变、视网膜脱离等致盲性眼病的发病率明显高于一般人，病理性近视引起的视网膜病变已成为我国不可逆性致盲性眼病的首要病因。为进一步提高中国儿童青少年高度近视防控水平，加强成年后高度近视者的管理，降低不可逆性视功能损害和致盲危害，中华医学会眼科学分会眼视光学组近期发布了《高度近视防控专家共识（2023）》。什么是高度近视？高度近视有哪些危害？如何防控？高度近视者如何维护眼健康，及时发现病变？本刊特邀《高度近视防控专家共识（2023）》执笔专家周行涛教授进行解读。

防盲，高度近视“必修课”

复旦大学附属眼耳鼻喉科医院眼科　周行涛（主任医师）　黄洋轶

我国高度近视防控形势严峻

近视是指在眼睛放松调节的情况下，平行光线经过眼的屈光系统聚焦于视网膜前。根据调节放松时验光获得的等效球镜度数，近视分为：

①	近视前期	远视75度~近视50度
②	低度近视	近视50度~300度
③	中度近视	近视300度~600度
④	高度近视	近视600度及以上

大部分近视是由眼轴过长造成的，成年人的正常眼轴长约 23.5 毫米，高度近视者的眼轴多大于 26 毫米。

随着智能电子产品广泛普及，近视在全球范围内高发，患病率已经超过 28.3%，预计到 2050 年，这一比例将达到 49.8%，高度近视的患病率将从目前的 4.0% 上升至 9.8%。我国儿童青少年近视率逐年上升，并呈低龄化、高度化趋势。国家卫生健康委员会发布的数据显示：2020 年我国儿童青少年近视率达 52.7%，其中近 10% 为高度近视；6 岁儿童中，高度近视者占 1.5%；高中学生中，高度近视者占 17.6%。据估计，我国高度近视者已有 7000 万人。降低儿童青少年近视发生率、防范高度近视为目标的近视防控工作已上升至国家战略高度，高度近视防控刻不容缓。

专家简介

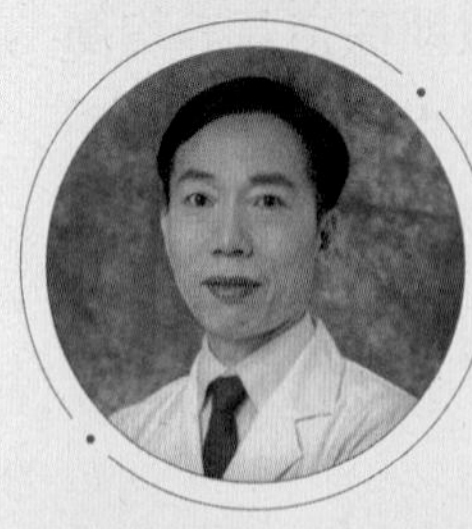

周行涛　《大众医学》专家顾问团成员，复旦大学附属眼耳鼻喉科医院院长、教授、主任医师、博士生导师，上海市眼视光学研究中心主任，亚太近视眼协会学术秘书，中国微循环学会眼专业委员会屈光学组副主任委员。擅长近视激光矫正手术、人工晶体植入手术，以及圆锥角膜表面镜联合交联、层间镜联合交联手术，等等。

高度近视可遗传

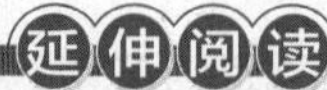

与父母均无高度近视相比，父母中1人患高度近视，子代发生高度近视的风险增加2.99倍；父母2人均患高度近视，子代发生高度近视的风险增加10.74倍。绝大多数高度近视的发生是多基因遗传与环境共同作用的结果，影响高度近视进展的环境因素主要包括近视发病年龄、近距离用眼负荷、户外活动时长、书写姿势、受教育程度、饮食营养、家庭和学校的光环境、电子产品使用时长、睡眠时长等。积极改善环境因素，推迟近视发病年龄，控制近视进展速度，可以使自己和下一代均受益。

病理性高度近视可致盲

很多人对高度近视的认识仅停留于“近视度数深”“看东西模糊”等层面，并没有将其当作疾病来看待。其实，高度近视的危害远不止于此，它与眼部的多种病理性改变及疾病密切相关，是一种不可忽视的“可防、可控、可治”的致盲性眼病。

根据《高度近视防控专家共识(2023)》，高度近视可进一步分为：

- **单纯性高度近视**

成年后近视度数趋于稳定，不伴导致视觉损害的眼底病变，最佳矫正视力(BCVA)正常或接近正常。

- **病理性高度近视**

成年后近视度数仍不断增加，伴有导致视觉损害的眼底病变及其他致盲性眼病，BCVA往往低于正常。有研究显示，目前我国45.9%～65%的高度近视者为病理性高度近视。

值得注意的是，尽管不伴有矫正视力下降的高度近视为“单纯性”高度近视，但患者仍然可能伴有视疲劳或眼前飞蚊飘动等症状，医生在检查眼底时常可观察到豹纹状改变、视盘周边萎缩弧、视盘倾斜等异常表现。病理性高度近视可伴有后巩膜葡萄肿、黄斑区视网膜脉络膜萎缩或近视性牵拉性黄斑病变、视网膜下新生血管、视网膜裂孔、视网膜脱离等眼底病变，以及白内障、青光眼等眼病，导致视力下降，严重时可致盲。

特别提醒

高度近视者眼轴较长，视网膜和脉络膜受到的牵拉力大，更容易发生导致视觉损害的眼底病变，引起致盲性疾病，故高度近视人群更需要关注眼健康。但这并不意味着低、中度近视者没有发生病理性改变的可能，在低度至中度近视人群中，病理性近视的患病率为1%～19%。因此，低、中度近视者同样应引起重视。

个性化干预，高度近视可防可控

虽然高度近视与众多病理性眼部改变密切相关，但它是渐进式发展的，如果防控及时、得当，针对近视前期、低度近视期、中度近视期和高度近视期各阶段特征，采取个性化干预措施，可以最大限度地降低病理性高度近视的发生率，减少病理性高度近视并发症引起的不可逆性视功能损害。

近视前期防控重点：延缓近视发生

防控近视需要家庭与学校共同努力，具体措施包括：

❶ 培养良好的用眼习惯，阅读和书写时做到“一尺、一拳、一寸”，即阅读和书写时用眼与书本应距离1尺（约33厘米）、胸前与桌子应距离1拳（6～7厘米）、握笔的手指与笔尖应距离1寸（约3.3厘米），并注意改善用眼环境，调整照明和桌椅高度。

❷ 注意用眼时间，近距离看电脑、看电视、看书或做作业30～40分钟后，必须远眺（蓝天白云）10分钟，让眼睛充分放松。

❸ 增加户外活动时间，保证每天2小时以上，同时合理饮食，充足睡眠。

❹ 每年至少进行2次眼健康检查，建立屈光发育档案，监测屈光、眼轴长度的变化情况。远视储备明显不足或眼轴增长速度过快者应尽早接受医学咨询，科学防控近视。有高度近视家族史或眼部屈光参数急剧下降者，应尽早开展遗传学筛查，评估高度近视的发生风险。

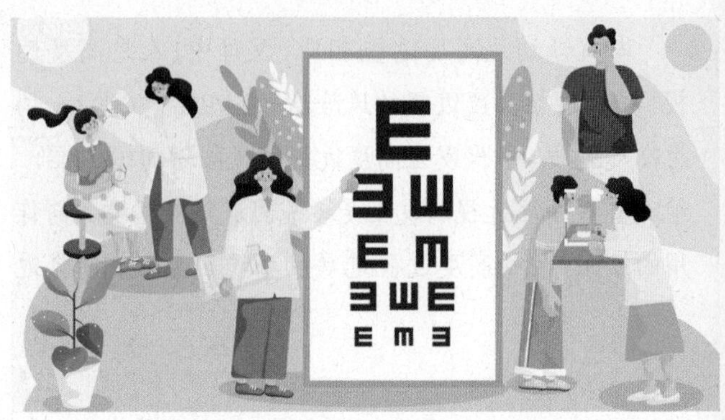

低、中度近视期防控重点：控制近视进展速度

在近视前期的防控基础上，对已有近视进行积极矫正。角膜塑形镜、多焦点软性角膜接触镜、近视防控相关框架眼镜和低浓度阿托品具有一定程度的近视控制效果，可在医生指导下合理使用。

高度近视期防控重点：降低不可逆视觉损害

延续低、中度近视期的防控要点，如养成良好的用眼习惯，在医生指导下采用多焦点软性角膜接触镜、近视防控相关框架眼镜和低浓度阿托品控制近视进一步进展，等等。此外，高度近视患者的视网膜组织因变性、萎缩而变得脆弱，易发生视网膜脱离，而眼部外伤会增加发生视网膜脱离的风险。因此，高度近视者应在日常生活中防止或减少眼部碰撞，减少重体力劳动及剧烈运动，尽量避免便秘等屏气情况发生。若出现眼前黑影、闪光感或视力下降，须及时就医，明确是否发生了视网膜裂孔、脱离等情况。

为缓解框架眼镜引起的物像明显缩小现象，高度近视者可至专业的医疗机构适配硬性角膜接触镜进行矫正。18岁以上屈光稳定且有摘镜意愿者，可进行角膜屈光手术或眼内屈光手术，缓解高度近视带来的生活不便。应注意，屈光手术后仍须定期检查眼底，因为屈光手术不能改变高度近视已经发生或即将发生的眼底病变。

高度近视者应每6个月进行1次眼部检查，检查项目较多，包括视力、屈光度、眼轴长度、角膜曲率、双眼视功能、眼底检查，视情况增加其他相关辅助检查，如B超、眼底照相、眼压、视野、视神经筛查等。高度近视可能是很多遗传性眼病的伴发表现之一，包括马方综合征、眼皮肤白化病等，故部分患者可能还要进行基因筛查。明确为病理性高度近视者须尽早进行相应治疗，尤其存在明显后巩膜葡萄肿、黄斑病变等患者，须接受巩膜加固等治疗，避免视力永久丧失。PM

糖尿病血管病变包括微血管病变（糖尿病视网膜病变、糖尿病肾病）和大血管病变。下肢动脉病变是大血管病变的重要组成部分，主要指下肢动脉粥样硬化性病变，可表现为下肢动脉狭窄或闭塞。其临床症状由轻到重依次为轻度不适、间歇性跛行、静息痛及下肢坏疽。在糖尿病足患者中，约62.9%合并下肢动脉病变，它是导致患者截肢率增加的主要原因。更重要的是，下肢动脉病变还会明显增加心血管事件的发生风险，使患者死亡率增加。

三步走，筛查下肢动脉病变

华中科技大学同济医学院附属同济医院内分泌科
副主任医师　董 坤

为预防下肢动脉粥样硬化性病变，早期筛查尤为重要。哪些糖尿病患者需要定期筛查呢？一是50岁以上的糖友；二是糖尿病病程5年以上，或伴有心脑血管病变、血脂异常、高血压、吸烟等情况的糖友；三是糖尿病足患者。筛查方案可以采取“三步走”的策略。

第一步：一般检查

❶ **皮肤温度测定**　将肢体暴露于20～25℃室温下半小时，用皮肤温度计对称性测定腿、足背和足趾等部位皮肤的温度。正常皮肤温度为24～25℃，存在下肢病变时，皮肤温度降低；如双下肢或足部皮肤温度不对称，相差大于2℃，提示温度低侧下肢可能存在血管病变。

❷ **间歇性跛行试验**　患者以每秒两步的速度行走，记录最初一次和绝对跛行的距离、疼痛部位、停止行走的原因和其他症状。

❸ **颈动脉杂音检查**　若听到颈动脉杂音，考虑颈动脉狭窄或闭塞。

❹ **股动脉杂音检查**　若听到股动脉杂音，考虑股动脉狭窄或闭塞。

❺ **足背与胫后动脉触诊**　足背动脉、胫后动脉搏动减弱或消失，可提示下肢动脉病变。

若上述检查结果均正常，可排除下肢动脉粥样硬化性病变；若均异常，则可诊断为下肢动脉粥样硬化性病变；若有部分检查结果异常，则需要进行第二步检查。

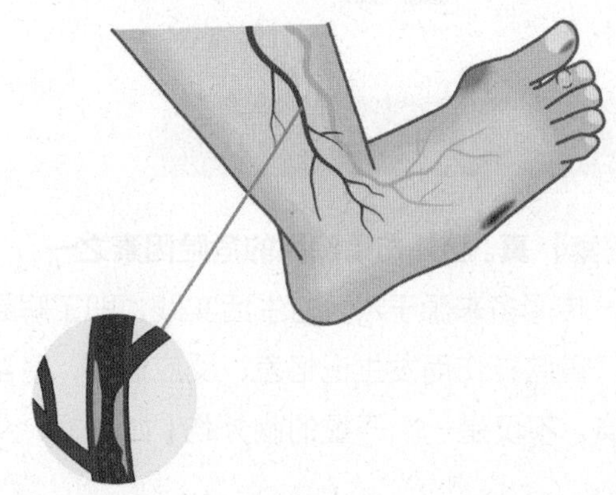

第二步：踝肱指数检查

踝肱指数（ABI）是踝部动脉收缩压和肱动脉收缩压的比值，正常值为0.91～1.29。若患者的ABI在正常范围，基本可排除下肢动脉粥样硬化性病变。ABI正常，但存在跛行症状者，可进行ABI运动负荷试验：若结果正常，可以排除下肢动脉粥样硬化性病变；若结果小于0.91，可诊断为下肢动脉粥样硬化性病变；若结果大于1.29，提示动脉壁钙化，需要进行第三步检查。

第三步：趾肱指数、血管成像检查

趾肱指数（TBI）是评价下肢动脉到足趾末梢动脉血流状态的敏感指标。若结果小于0.7，需要考虑下肢动脉病变。血管成像（血管超声、数字减影血管造影、CT动脉造影、磁共振动脉造影）等影像学检查敏感性更高，更能反映血管狭窄情况。PM

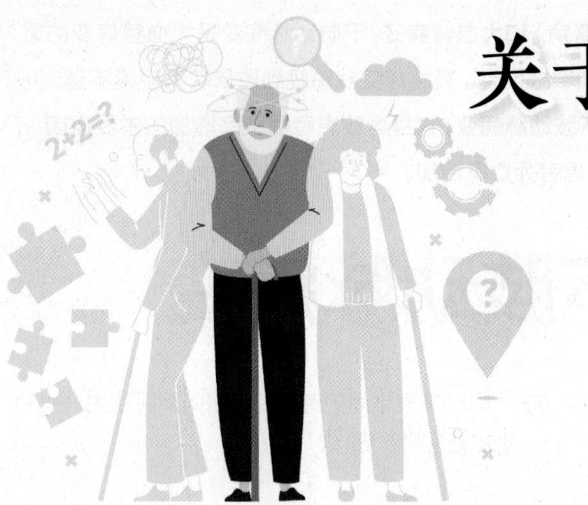

关于痴呆的真假传闻

上海交通大学医学院附属仁济医院神经内科主任医师　李焰生

随着老年人口的增加，我国已快速进入老龄化社会，与老年伴随的认知障碍及痴呆人群数量也在明显增长。对于认知障碍和痴呆，网络上存在不少传闻，难辨真伪，大众容易被误导。

传闻1：脑外伤会使人变傻。

【答案】**真。脑外伤是痴呆的危险因素之一。**

这一传闻多来源于人们的生活实践，即了解到某些人因严重脑外伤而发生记忆差、反应迟钝，甚至痴呆。确实，不仅是一次严重的脑外伤（如车祸、头撞击等），多次看似不严重的脑外伤（如被拳击等），也会增加痴呆的发生风险。虽然医学研究并未发现偶然几次的轻度脑外伤（如不慎磕碰门窗）可导致痴呆，但在日常生活中，大家仍应注意避免脑外伤。

传闻2：抑郁会增加痴呆的发生风险。

【答案】**真。负性情绪与痴呆关系密切。**

焦虑、抑郁等负性情绪是认知障碍和痴呆的危险因素之一。此外，有越来越多的医学研究证实，入睡困难、睡眠不深、易醒和早醒、醒后再次入睡困难等也会增加痴呆（尤其是阿尔茨海默病，俗称老年性痴呆）的发生风险。

除了接受专业的心理行为治疗与药物治疗外，在日常生活中，冥想、运动、培养一些兴趣爱好等是缓解压力、减少焦虑和抑郁、改善睡眠质量的好方法，也能在一定程度上预防认知障碍和痴呆的发生。

传闻3：发热会“烧坏”脑子，使人变傻。

【答案】**不准确。对发热引起的脑损伤应重视，但不必过于恐慌。**

发热对脑功能具有明显和确切的损害作用，高热更是如此，因此，医生对任何原因引起的高热都会予以重视并积极进行干预，如物理降温和药物治疗等。不过，目前没有很好的研究证据证明，短时间的发热，尤其是儿童少年期的感冒发热，会增加痴呆的发生风险。

专家简介

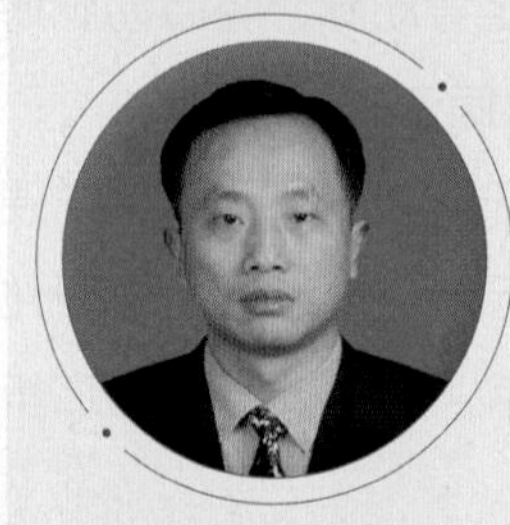

李焰生 上海交通大学医学院附属仁济医院神经内科主任医师、教授，中国医师协会神经内科分会疼痛与感觉障碍委员会副主任委员，中国研究型医院学会疼痛与感觉障碍委员会副主任委员，上海市医学会脑卒中分会主任委员。

传闻 4：手机有辐射，长期用手机会增加痴呆发生风险。

【答案】假。尚缺乏研究结果证实这一观点。

如今，手机已成为人们的生活必需品，手机是有辐射的，不少人担心长时间使用手机会影响大脑健康，增加痴呆的发生风险。不过，已经开展过的研究均没有发现长时间使用手机会使人变笨。

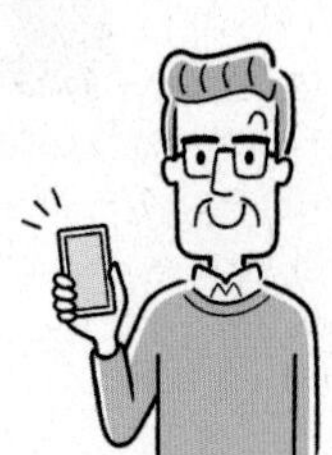

传闻 5：治疗痴呆已有“特效药”。

【答案】不准确。现有药物疗效有限。

鉴于当前医学水平的局限，目前没有治疗血管性痴呆、路易体痴呆、帕金森病痴呆或额颞叶痴呆的特效药物。虽然研究人员通过几十年的努力，终于在近年来找到了能在一定程度上延缓老年性痴呆进展的药物，但该药物存在相当高的不良反应发生率，且价格昂贵。因此，实现对认知损害和痴呆的有效预防具有极其重要的社会、经济和医学意义。

传闻 6：老年期的健忘就是痴呆。

【答案】假。不正常的健忘要重视。

与年轻时相比，老年人必然会面临脑细胞和脑组织减少（脑萎缩）、脑功能减退（记忆差、反应慢）的情况。如果脑功能减退尚未影响工作、生活和社交能力，医学上便不认为这是一种病，属于自然现象。若脑功能减退程度已经对生活产生了负面影响，且与相同年龄、相同受教育程度的人相比明显要差，便要警惕认知障碍和痴呆是否“找上门”。

传闻 7：痴呆是年纪大了的表现，无法避免。

【答案】假。做好危险因素管理，有助于预防痴呆。

要做好认知损害和痴呆的预防，首先就需要了解哪些因素会导致痴呆或增加发生痴呆的风险（所谓危险因素）。

目前研究发现，约不到 10% 的老年痴呆是由某些基因缺陷导致的，例如家族性老年性痴呆、极少数血管性痴呆（如遗传性脑小血管病）、路易体痴呆、帕金森病痴呆等。针对这些由遗传因素导致的痴呆，尚缺乏有效的预防措施。而由甲状腺功能低下、维生素水平低下和正常压力脑积水等疾病导致的痴呆则是可以被预防的。

随着生物医学科学的发展，人们发现不少社会经济因素、生活方式、个人史、病史会影响认知障碍和痴呆的发生、发展，这也是预防痴呆的重要抓手。在日常生活中，大家若能做好以下 12 个危险因素的管理，或能预防 40% 的痴呆发生。PM

痴呆的12个危险因素

病史	高血压、听力下降、糖尿病、抑郁、肥胖、外伤性脑损伤
不良生活方式	吸烟、躯体运动少、社会接触少、过量饮酒
个人史	受教育少
环境因素	空气污染

乙肝与肝癌，“剪不断”但“理得清”

上海市嘉定区中心医院普外科 王红玲
海军军医大学第三附属医院肝外二科 王葵 李静

我国是乙肝大国，乙肝病毒在我国肆虐多年。1992 年，我国全人群乙肝血清流行病学调查结果显示，我国乙肝病毒流行率高达 9.75%，远高于世界卫生组织划定的 8%“高流行区”标准。当时，每 10 个中国人中就有 1 人携带乙肝病毒，我国乙肝患者超过 1 亿人。之后，我国加大了乙肝防控力度，积极推广乙肝疫苗接种，乙肝患者逐步减少。然而，由于人口基数大，目前我国仍有乙肝病毒携带者约 7000 万人。世界卫生组织提出，到 2030 年，乙肝诊断率应提升至 90%，治疗率应提升至 80%，我国均存在一定差距，乙肝防治工作依然任重道远。

说起乙肝与肝癌的关系，很多人都会想到“肝病三部曲”，即“肝炎、肝硬化、肝癌”。的确，慢性乙肝患者是原发性肝癌的高危人群，我国原发性肝癌患者中约 70% 与乙肝相关。切断乙肝病毒传播途径、降低乙肝患者罹患肝癌的风险，是提高全民健康水平的重要任务之一。

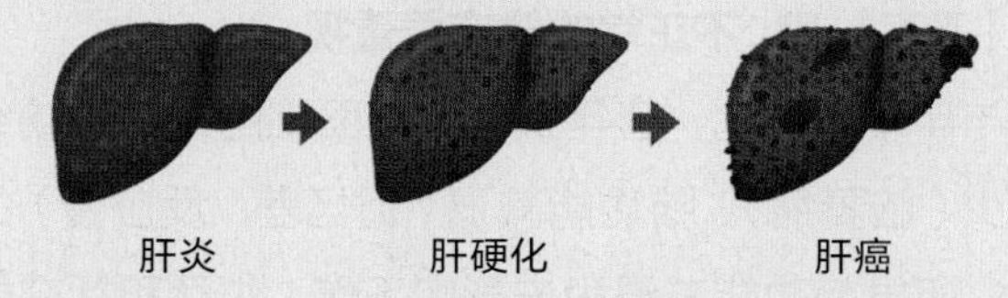

乙肝病毒是什么

乙肝病毒（HBV）是一种嗜肝 DNA 病毒，人体肝细胞是其主要的宿主细胞和繁殖场所。乙肝病毒进入人体后，在复制、繁殖过程中，人体血液中会出现相应的抗原、抗体及病毒 DNA。针对乙肝病毒的检测项目，主要针对的就是血液中的这些成分，包括乙肝“两对半”和乙肝病毒 DNA。

乙肝“两对半”是常用的乙肝病毒感染的检测指标，包括乙肝病毒表面抗原（HBsAg）、表面抗体（HBsAb）、e 抗原（HBeAg）、e 抗体（HBeAb）和核心抗体（HBcAb）。乙肝病毒携带者，是指 HBsAg 阳性，其他指标为阴性；“小三阳”是指 HBsAg、HBeAb 和 HBcAb 阳性；“大三阳”是指 HBsAg、HBeAg 和 HBcAb 阳性。需要指出的是，感染乙肝病毒后，人体的免疫反应多种多样，乙肝“两对半”检测结果可以呈现多种组合。

乙肝病毒 DNA 是乙肝病毒感染最直接的指标，特异性强、灵敏性高。乙肝病毒 DNA 阳性，提示乙肝病毒正在复制、有传染性，且数值越高，表示病毒复制越多，传染性越强。

乙肝病毒是如何传播的

急性乙肝患者、慢性乙肝患者和乙肝病毒携带者是主要传染源。乙肝病毒的传播途径主要有血液传播、母婴传播和密切接触传播三种。

①
血液传播

极少量含有乙肝病毒的血液或血制品进入人体，即可引起感染和病毒复制。除输血外，血液透析、器官移植等也可传播乙肝病毒。

②
母婴传播

携带乙肝病毒的母亲在妊娠和分娩过程中，可将病毒传染给新生儿，母乳喂养也可导致乙肝病毒母婴传播。乙肝病毒母婴传播在我国占很大比重（40%～50%），也是我国乙肝患者呈家庭聚集现象的主要原因。

③
密切接触传播

乙肝患者的唾液、汗液、阴道分泌物、精液、乳汁等体液中均含有乙肝病毒，密切的生活接触，尤其是无保护措施的性接触是常见的传播方式之一。

此外，医源性传播也是乙肝病毒的传播途径之一，主要是指在医疗工作中，由于未能严格按照规章制度和操作规程，人为造成乙肝病毒传播，包括使用受污染或消毒不严的针管、针头、采血器等。近年来，我国各级医疗卫生机构执行了规范且严格的卫生制度，医源性传播途径已几乎被完全切断。

如何避免感染乙肝病毒

接种乙肝疫苗是最有效的控制乙肝病毒传播的手段。目前，乙肝疫苗接种已被列入我国计划免疫规划，新生儿一出生就需要接种乙肝疫苗。接种乙肝疫苗后，化验乙肝“两对半”会出现 HBsAb 阳性，这是保护性抗体，定量检测值越高越好（＞100 毫国际单位 / 毫升，保护效果最好）。接种疫苗后，有抗体应答者的保护效果一般至少可持续 12 年，之后可检测 HBsAb，若抗体阴性或定量检测值＜100 毫国际单位 / 毫升，需要接种加强针。

夫妻一方为乙肝病毒感染者，若另一方 HBsAb 为阴性，需要接种乙肝疫苗，且须保证 HBsAb＞100 毫国际单位 / 毫升，夫妻生活应尽量采取避孕措施；如果打算生育，双方需要去正规医院就诊，在医生指导下进行备孕、妊娠和分娩。

意外接触乙肝病毒感染者的血液和体液者，应检测乙肝“两对半”，如果 HBsAb 阴性或＜100 毫国际单位 / 毫升，需要立即注射乙肝免疫球蛋白（HBIG）200～400 国际单位，以中和病毒。

需要指出的是，一般的社交活动不会导致乙肝病毒传播，大家不必也不应歧视乙肝病毒感染者。

感染了乙肝病毒该怎么办

乙肝病毒 DNA 阳性患者应进行抗病毒治疗；合并肝硬化或肝癌的患者，无论乙肝病毒 DNA 阴性还是阳性，都需要进行抗病毒治疗，目的是减轻病毒感染导致的肝损害，延缓肝硬化进程，降低肝癌的发生率。

抗病毒治疗的一线药物为恩替卡韦和替诺福韦，服用其中一种即可；少数患者可以选择干扰素治疗。患者应在医生指导下用药，在治疗过程中，一般需要每 3 个月复查 1 次乙肝病毒 DNA 和乙肝“两对半”定量，以评估疗效和预后判断，并为医生调整治疗方案提供依据。

如何避免发生肝癌

国内外多项研究结果显示，规范的抗病毒治疗可大大降低乙肝病毒感染者发生肝癌的风险；对已经罹患肝癌的患者而言，抗病毒治疗能降低术后复发率、延长生存期。

规范的抗病毒治疗是指在正规医院感染科、肝病科或肝脏外科就诊，在医生指导下按时用药、及时复查、定期就诊。乙肝病毒感染者必须严格禁酒、避免熬夜，以免加重肝脏负担。PM

上海市健康科普专项计划（项目编号 JKKPZX-2023-A14）
Healthy 健康上海 Shanghai

当乙肝“遇上”脂肪肝

扫描二维码，立即收听

上海交通大学医学院附属新华医院消化内科 曾静 范建高（教授）

医生手记

在消化内科或肝病科门诊，不少患者视慢性乙肝为猛虎，主动就医且长期坚持口服抗病毒药物。但我们在随访过程中发现，这些患者虽然血清乙肝病毒DNA很快转阴，乙肝病毒表面抗原（HBsAg）滴度亦缓慢下降，但仍有乏力、肝区胀痛、失眠、白天打瞌睡等症状，甚至一度降低的血清转氨酶又反弹，加用保肝药物似乎也没有用。为此，一些患者怀疑是抗病毒药物的副作用，要求医生改用其他抗病毒药物，还有一些患者则认为是乙肝病毒DNA的检测结果不准确。经仔细观察和研究后，我们发现这些患者尽管不胖，体重似无变化，但往往存在腰围增加的情况；虽然B超检查没有发现脂肪肝，但是肝脏瞬时弹性成像检查发现肝脏脂肪含量增多，这些都提示脂肪肝可能是导致患者诸多不适和血清转氨酶升高的“幕后推手”。

还有一些乙肝病毒表面抗原阳性的患者，总认为自己肝不好，要好好保养身体，平时特别注重“进补”，还不敢多运动，唯恐伤了身。结果，体重和腰围逐年增加，原先苗条的身材变成了“将军肚”“水桶腰”，尽管体重还未超标，但已经存在腹型肥胖（男性腰围大于90厘米，女性腰围大于85厘米）或肌少症性肥胖（骨骼肌质量减少，体脂含量和比例增加），以及“三高”（高血压、高血脂、高血糖）、脂肪肝和脂肪性肝炎，导致血清转氨酶增高和肝脏肿大。

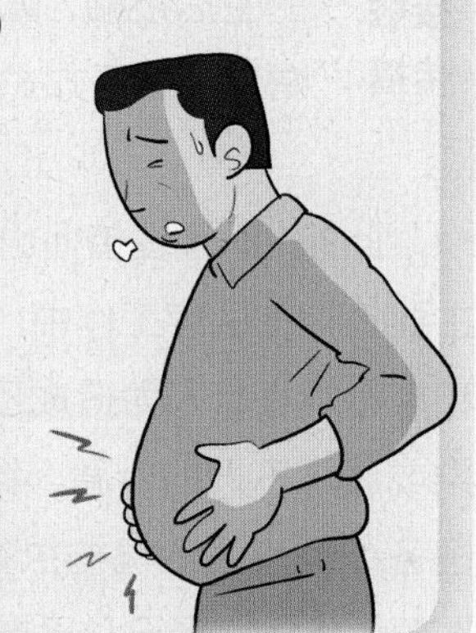

乙肝合并脂肪肝，越来越常见

随着我国居民生活水平的提高、饮食结构的西化及久坐少动生活方式的盛行，越来越多的乙肝表面抗原携带者和经抗病毒治疗达到病毒学应答（乙肝病毒DNA转阴）的慢性乙肝患者，由于超重和腹型肥胖、血脂紊乱、2型糖尿病、过量饮酒而发生脂肪性肝病。

尽管乙肝病毒感染本身不会导致脂肪肝，但值得关注的是，近20年来，乙肝病毒感染者的脂肪肝患病率逐年增加。研究发现，在肝穿刺活检证实的慢性乙肝患者中，1/3以上的患者存在脂肪肝，1/5左右的患者存在脂肪性肝炎。肥胖、糖尿病、过量饮酒和乙肝病毒慢性感染是导致我国成人患慢性肝炎、肝硬化和肝癌的主要原因。乙肝合并酒精性脂肪性肝病或代谢相关脂肪性肝病在临床上十分常见，腹型肥胖且经常过量饮酒的慢性乙肝患者在脂肪肝门诊比比皆是。

乙肝患者“发胖”，更易诱发脂肪肝

与不合并乙肝病毒感染的脂肪肝患者相比，乙肝患者似乎更不耐受肥胖和糖脂代谢紊乱。同时，体重正常的“瘦人”脂肪肝在慢性乙肝和乙肝表面抗原阳性患者中很常见。

我们的研究发现，慢性乙肝患者在接受恩替卡韦、替诺福韦等抗病毒治疗过程中，1 年内体重增加 1 ~ 1.5 千克，就可能诱发脂肪肝，甚至脂肪性肝炎。此外，有些慢性乙肝病毒感染者为了所谓的心血管健康或心情愉悦而长期饮酒或服用保健品，反而发生了酒精性肝病或药物性肝损害。

肝功能损害，病毒非唯一原因

血清乙肝病毒 DNA 低滴度或检测不到的乙肝表面抗原阳性患者若出现转氨酶增高，不能简单地认为这是乙肝活动（免疫攻击）而盲目进行抗病毒治疗。对这些患者而言，超重或腹型肥胖、血脂紊乱、高血压、2 型糖尿病，以及酒精滥用、肝毒性药物等，可能是导致肝功能损害的主要原因。此时，抗病毒治疗和应用保肝药物往往难以起到保肝降酶的效果。若肝功能损害迟迟得不到改善，可导致病情进展，甚至发生肝硬化、肝癌。

事实上，这类患者需要尽早明确肝功能异常的原因，并进行针对性治疗，如戒酒、减肥、停用保健品和可能伤肝的药物等，通常会有意想不到的收获。

抗病毒、控体重，“两手抓”

慢性乙肝病毒感染患者需要在医生指导下及时进行抗病毒治疗，做到应治尽治，以减少乙肝病毒对自身健康的影响，以及对密切接触的易感人群的潜在威胁。

当前，我国仍是乙肝病毒感染及其相关慢性乙肝、肝硬化和肝癌的“重灾区”。尽管儿童和青少年乙肝病毒感染率已很低，但 30 岁以上成人血清乙肝病毒表面抗原阳性率仍较高，部分地区甚至高达10%左右，其中大多数患者存在慢性乙肝，少数患者甚至已进展至肝硬化和肝癌阶段。因此，30 岁以上成人不论有无转氨酶增高和肝纤维化，只要血清乙肝病毒 DNA 阳性，就需要及时进行抗病毒治疗。已经发生肝硬化或拟接受化疗，以及免疫抑制剂、生物制剂等药物治疗的乙肝表面抗原阳性者，即使血清中检测不到乙肝病毒，也需要在医生指导下服用抗病毒药物。

尽管抗病毒治疗可能需要长期用药，但这么做不但可以抑制病毒复制，使乙肝患者不再有传染性，而且可以促进肝炎和肝纤维化的康复，显著降低肝硬化、肝癌及其相关死亡的发生风险。

除抗病毒治疗外，乙肝患者还需要节制饮食、适当锻炼、戒烟限酒、慎重服用保健品和可能对肝功能有损伤的药物，以保持理想体重和腰围，避免在病毒性肝病基础上并发酒精性肝病、代谢相关脂肪性肝病等其他肝病。

体重超重，特别是合并脂肪肝的慢性乙肝患者，应及时改变不良生活方式，通过少吃多动的方式减肥，1 年内至少需要减重 5% 以上。已经发生进展期肝纤维化、肝硬化的患者，即使没有合并酒精性肝病，也应严格戒酒，力争做到滴酒不沾。

乙肝病毒表面抗原携带者、曾经感染过乙肝病毒者，也需要关注体重和腰围，尽可能不饮酒或不过量饮酒，以预防肌少症性肥胖、糖脂代谢紊乱及酒精滥用等导致的脂肪性肝病。PM

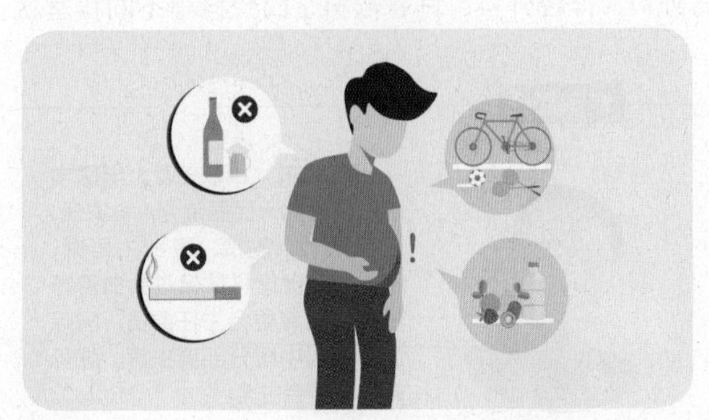

众所周知，动脉和静脉是两套不同的管道系统。在体循环过程中，从左心室发出、携带富氧血的动脉像“母亲河”般分出大大小小无数“支流”，将“养料”送到全身各处器官和组织，然后经由毛细血管网，富氧血变成缺氧血后汇入静脉，最后回流至右心房。在某些特殊情况下，动脉与静脉直接相连形成异常交通而引发疾病，称为动静脉畸形，可严重危害患者健康。

头面部鼓包反复喷血，怎么回事？

本刊记者　蒋美琴
受访专家　范新东

血管床“缺位”，静脉压力倍增

血管床由微动脉、微静脉和毛细血管构成，是动脉和静脉之间的重要“桥梁”，也是动脉高压性血流的重要缓冲区。正常情况下，动脉血进入血管床后，血流分散、压力减弱，变成静脉血回流入静脉时，已经“卸”去高压。因此，静脉压较低，静脉一般处于非充盈状态。

动静脉畸形患者的动脉与静脉间缺乏血管床，高流速动脉血直接流入静脉，使静脉压升高，静脉充盈、扩张，局部突起甚至曲张，形成畸形血管团。静脉壁比动脉壁薄弱，承受不住高压性血流的不断冲击，内皮组织受损，长此以往，会导致溃疡、破溃、出血，病变可累及周围软组织，甚至破坏骨质。由于长期静脉回流增加，部分患者可发生充血性心力衰竭，出现心慌、胸闷、气短等症状。

反复喷血，难以控制

动静脉畸形是一种先天性疾病，出生时即已存在病灶，“潜伏”不发，缓慢进展，直至儿童期才出现明显症状，多于青春期、妊娠期、激素治疗等体内激素水平变化时快速进展而发病。它可发生于全身各处，如颅内、头皮、眼睛、口腔、躯干、下肢、肾脏、盆腔等。因发病部位不同，临床表现亦不同，患者常分散在血管外科、神经外科、耳鼻喉科、口腔科等不同科室就诊。其中，颌面部动静脉畸形患者占60%左右，多见于10岁左右的替牙期儿童，往往在拔除松动、滞留乳牙时发生难以控制的急性出血；有些患者头面部出现鼓包，反复自发性喷血，严重影响身心健康。

❶ 颌骨中心性动静脉畸形

因口腔颌面部解剖结构复杂，颌骨中心性动静脉畸形的病灶部位隐秘，难以被发现，容易误诊、漏诊。患者可出现反复、少量自发性出血或难以控制的急性出血，拔牙等手术后易发病。因病变累及骨组织，以往需要通过手术切除颌骨，创伤大，影响美观和功能，现可通过介入栓塞等微创治疗方法保

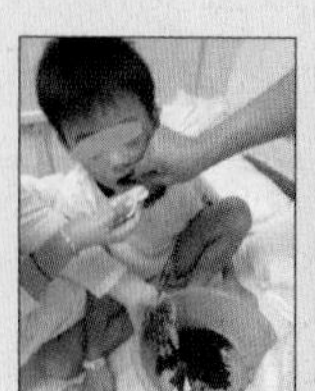
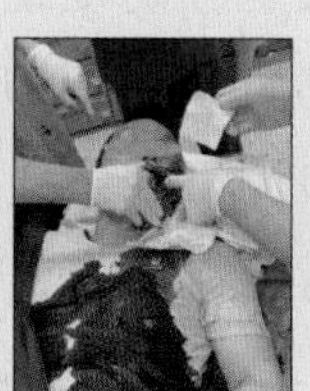

图1　颌骨中心性动静脉畸形

专家简介

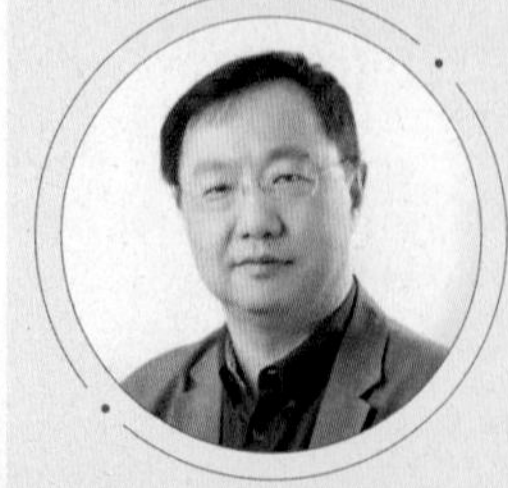

范新东　上海交通大学医学院附属第九人民医院介入科主任、主任医师、教授、博士生导师，中国人体健康科技促进会血管畸形及通路专委会主任委员，国际血管联盟中国分部副主席、脉管畸形专委会主席。

留颌骨，保住牙齿。

❷ 面部动静脉畸形

面部动静脉畸形多累及软组织，可见皮肤红斑、软组织肿胀或肿块、疼痛、浅静脉扩张等；局部皮肤温度增高，可扪及持续性震颤；随着病情进展，病变部位反复自发性出血、难以控制，可伴皮肤和黏膜溃疡、感染等。

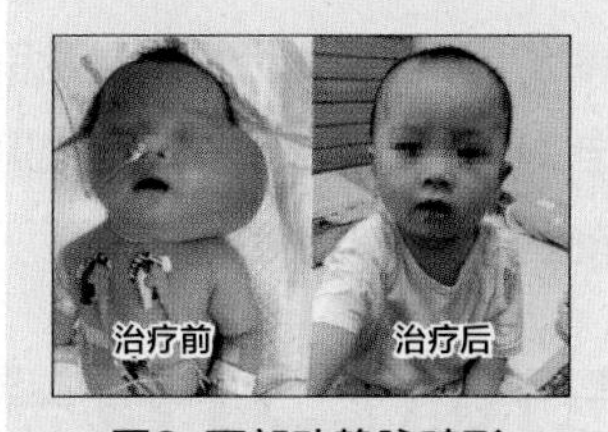

图2 面部动静脉畸形

❸ 头皮动静脉畸形

因头皮部位软组织薄弱、血管分布较密集，动静脉畸形病灶及周围可见念珠状或条索状迂曲、粗大的扩张静脉，且有搏动。如果破裂出血，常呈喷射状，短时间内大量出血可致休克，危及性命。

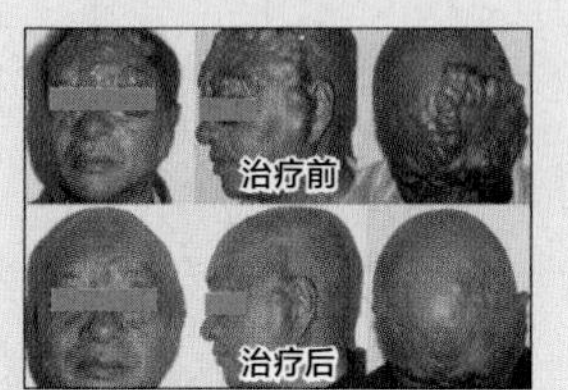

图3 头皮动静脉畸形

堵住“水池”，催生血管床

动静脉畸形病灶好比一个水池，上游的动脉是水管，下游的静脉是下水道。如果堵住水池，水管内的高流速水就不会直接流向下水道了。将畸形血管团栓塞后，动脉血会渗透到周围的皮肤、黏膜等组织，刺激新生血管生长，形成血管床，与静脉建立新的通道，患者的症状便会得到明显改善。

1 用什么堵

目前治疗动静脉畸形的方法很多，研究发现，使用无水乙醇栓塞“水池”的效果较好，可破坏畸形血管团的内皮细胞，使细胞脱水、蛋白质凝固，从而达到“化学消融”的效果，复发率低。其他如氰基丙烯酸正丁酯、聚乙烯醇颗粒栓塞剂、次乙烯醇异分子聚合物混悬液等多种栓塞剂，不能破坏畸形血管团的内皮细胞，即使充分栓塞，仍可能再生异常通道。

面部动静脉畸形患者注射无水乙醇治疗后，除病症缓解外，还可使局部组织缩小，改善外观。不过，因注射无水乙醇后反应较重，患者需要住院治疗，在全麻下进行手术。

2 怎么堵

需要强调的是，动静脉畸形栓塞部位的准确性与疗效密切相关，须将无水乙醇注射入畸形血管团中，才能达到持久栓塞的效果。如何准确定位畸形血管团非常重要，术前影像学检查和术中造影可提供充分信息，医生会根据病变部位、大小，选择经动脉通路介入栓塞或直接穿刺注射无水乙醇等方式进行治疗。

目前的研究认为，动静脉畸形是体细胞突变造成的，根据基因突变的类型，临床上也在探索相应的药物治疗方法，如曲美替尼、沙利度胺等，以抑制血管增生，对动静脉畸形有一定治疗作用。以介入栓塞为主，外科手术、激光、药物等其他方式为辅的多学科综合治疗方法，可使患者获得更好的疗效。PM

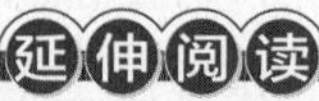

如何区分动静脉畸形和血管瘤

延伸阅读

大家对动静脉畸形的认识不足，常误以为是血管瘤。血管瘤是一种较常见的先天性血管畸形，常表现为鲜红色或紫红色斑块、青紫色结节、蚯蚓状突起的血管等，约1/10的新生儿会发生血管瘤，但96%左右可自愈，一般对健康影响不大。动静脉畸形则不会自愈，且危害较大。对大多数患者而言，可根据发病年龄判断：血管瘤多见于出生不久的婴儿，通常在出生后2周内发病，1～2个月内快速生长；动静脉畸形多在青春期发病，生长较缓慢。

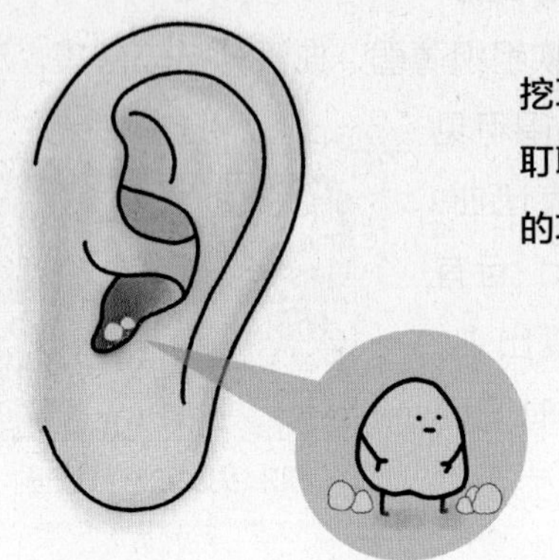

“呜呜呜……主人又来清理我了，上次使用棉签没把我清干净，这次居然拿了挖耳勺，说一定要把我彻底清除，还说我是污垢，是我引起耳朵痒。好伤心啊！”耵聍小弟委屈极了，暗暗下定决心，“这次我一定要把诞生之日起的整个旅程和我的功劳讲讲清楚，我不要再承受这些不白之冤！”

耵聍的自由之旅

上海交通大学医学院附属仁济医院耳鼻咽喉科　赵 辉　金晓杰（主任医师）
绘图　曹 阳

我是保护耳朵的“功臣”

我学名耵聍，但是人们都叫我耳屎，我默默忍受了这个俗名，可我不是没用的污垢。我诞生于外耳道外侧段的耵聍腺，是它分泌了我。我刚出生的时候是潮湿的，慢慢地水分蒸发了，我就变成了干燥的固体，少数时候也会呈蜡质或黏稠的糊状物。我有很多作用：

首先，我会维持外耳道内环境的稳定。我呈酸性，帮助维持外耳道的酸性环境，从而起到抗菌、避免感染的作用；我有一定的油性，可避免外耳道过于干燥，同时在耳内进水时形成疏水层，避免液体流到外耳道深处。

第二，我会黏附灰尘、细菌等有害微生物等，带着它们一起脱落，发挥外耳道自洁功能。

第三，我还有重要的防御功能。我会阻挡飞虫、蟑螂等钻到更深的地方，防止它们损伤鼓膜；我还可以一定程度上阻止过大的噪声损伤中耳和内耳的传音、感音结构。

所以，小小的我在保护耳朵上发挥了很多重要作用。

耳朵痒，不是我的错

人们把耳朵痒怪罪到我头上，我很冤枉。我承认，当我在耳道内滚动时，可能造成刺激和痒感，但那是偶尔发生且轻微的，一会儿就好了。绝大多数的痒都跟我没有关系，如果清理我时损伤了外耳道皮肤，反而可能导致耳朵痒。

请别干涉我的自由之旅

从我的诞生，到我的离去，我本该自由，我也渴望自由。如果人们不干涉我，我会随着主人咀嚼食物、开口讲话等下颌关节的运动，从出生地一点一点滚动到外耳道边缘，最后在人们不知不觉的情况下离开。不过，碎片状态的我偶尔也会掉到外耳道深部鼓膜的表面，在主人摇头或咀嚼时可能产生哗啦啦的声响，如果主人觉得不舒服，可以去医院把我取出来，或者忍耐几天，我自己会掉出来。总之，在大多数情况下，请不要干涉我的自由之旅。

唉，可是有些人习惯了掏耳朵，耵聍腺不断受到侵扰，功能亢进，分泌物越来越多；加之清理方式不对，我被推挤到更深的地方，越积越多，无法自由离开。

此外，外耳道炎、湿疹、灰尘较多的环境刺激等会引起耵聍腺分泌物增多，外耳道狭窄、瘢痕、肿瘤、异物等会阻碍我的通行，耳内进水较多会把我泡得膨胀起来，这些情况都会让我堆在耳道内无法动弹。随着我越积越多，主人就会耳朵胀痛、有堵塞感，听力越来越差，甚至会耳鸣、眩晕，这时就要去医院治疗了。医生会用耵聍钩清理、生理盐水冲洗、吸引器抽吸等方法把堵得结结实实的我彻底清理干净。PM

小心皮疹背后的“风湿病”

复旦大学附属华山医院风湿免疫科　郑舒聪　朱小霞（副主任医师）

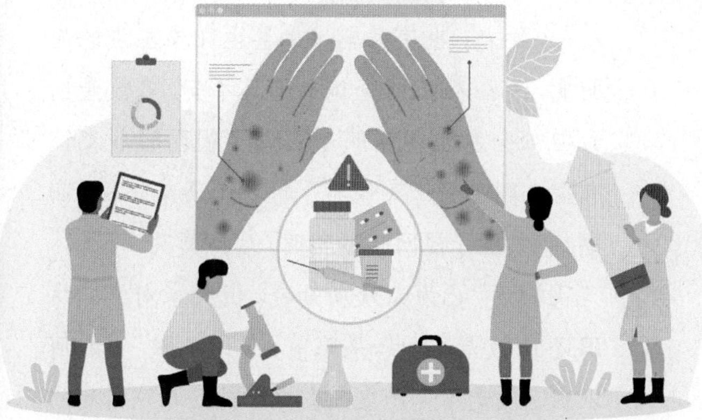

这天，诊室里来了一位愁眉苦脸的林女士。她伸出一双满是红斑的手问道：“医生，我最近吃不香、睡不好，就为了这个怪病。有医生说我可能得了风湿病，可我是皮肤不好啊，怎么会是风湿病呢？”

一发不可收拾的“皮肤过敏”

原来，林女士从一年前开始发病，先是左眼眶周围皮肤出现红肿，局部瘙痒明显，她以为是过敏性皮炎，自己服用了氯雷他定；过了一个多月没有好转，两手的指背开始出现红色斑块样皮疹，皮肤变硬、变厚、脱屑、皲裂。于是，林女士去社区医院皮肤科就诊，先后使用了依巴斯汀、酮替芬、西替利嗪等口服抗过敏药，以及外用激素软膏，折腾了两三个月，效果不明显。

随着天气变凉，林女士的手脚也开始变得冰凉，遇冷后指尖易发青紫，经常四肢骨骼、肌肉酸痛。她有点慌了，便到三甲医院皮肤科就诊，听从医生建议做了皮肤活检，以及血常规、生化、血沉、铁蛋白等化验。一周后复诊，皮肤科医生看了检查报告后，建议林女士到风湿科进一步检查。

特异性皮疹提供重要“线索”

我接过林女士递过来的检查报告：血沉 74 毫米 / 小时，铁蛋白 1582 纳克 / 毫升，这两个指标明显升高；皮肤活检报告提示结缔组织病可能。仔细观察林女士手上的皮疹，以暗红色斑块为主，皮肤角质明显增厚，上面还有抓痕、结痂和脱屑，的确有点像皮炎，但其皮疹有个重要特点：分布范围集中在手关节或关节周围，且都在关节伸面。撩起袖管、裤管，果不其然，在她的肘关节、膝关节的背面也有类似红斑。林女士很惊讶：“我都没注意到这几个地方也有，难道我真的得了风湿病？”

此时，我心中已有猜测：林女士很可能患上了我们风湿科医生比较头疼的一种风湿免疫性疾病——皮肌炎。这是一种病因不明的自身免疫性疾病，以皮肤、肌肉损害为突出表现。患者可出现特异性皮疹，如：双上眼睑和眼眶周围紫红色斑块，四肢关节（包括掌指关节、指间关节、肘关节、膝关节、踝关节）伸面和足跟部位突出或平于皮肤表面的红斑、紫红斑，上背部、颈前或上胸部、大腿外侧红斑或紫红斑，手指和手掌皮肤莫名变粗糙、变硬，像老技工的手。肌肉表现则以进行性加重的对称性肌无力为主，主要影响肩胛带肌和骨盆带肌，患者可出现举手、梳头、穿衣、下蹲、起立、爬楼梯等一系列动作困难，约 50% 的患者出现肌痛或肌压痛。此外，皮肌炎还可导致不同程度的重要脏器受累，如累及肺（间质性肺炎）、心、消化道等，患者表现为呼吸困难、心律失常、吞咽困难、饮水呛咳、反流性食管炎、肠梗阻等，甚至呼吸衰竭、心力衰竭。

肌酶、肌炎抗体检测确定“真凶”

林女士的肌无力症状并不明显，目前还是以皮肤表现为主，所以我建议她做肌酶谱和肌炎抗体谱检测。林女士提出疑问：“不是说我的皮疹是皮肌炎的特异皮疹吗？而且我还做过皮肤活检，难道还不能诊断吗？”是的，仅仅皮疹不足以确诊。皮肤活检对诊断有一定帮助，但更多的是为了排除其他疾病，目前未被纳入皮肌炎的诊断标准中。肌酶谱是皮肌炎诊断最基础的筛查指标，特异性肌炎抗体在皮肌炎的诊断中可靠性较高，并且不同的肌炎抗体指标能提示不同的临床预后，对治疗也有一定指导意义。听完我的解释，林女士不再犹豫。

三天后，林女士的化验结果出来了：肌酶谱指标中乳酸脱氢酶 399 单位 / 升、肌酸激酶 197 单位 / 升，均有轻度升高；肌炎抗体谱检测提示抗小泛素样修饰物激活酶（SAE）抗体阳性。她被确诊患皮肌炎。激素是目前治疗皮肌炎的首选药物，可联合免疫抑制剂控制病情，严重者还可使用丙种球蛋白或生物制剂治疗。该病目前无法治愈，控制病情、改善预后非常重要。大多数早期患者经合理治疗，病情可以得到有效控制，但容易复发，需要坚持长期治疗，并且定期随诊，密切监测相关指标。PM

特别提醒

确诊皮肌炎后，患者需要进行全面评估检查，包括胸部CT、心超等，以评估心、肺功能等全身脏器受累情况，医生则根据具体情况制定个体化治疗方案。另外，约1/3皮肌炎患者可伴发恶性肿瘤，需要进行肿瘤排查，尤其是老年患者，有条件者可进行PET-CT检查。

医生手记

在眼科门诊工作中，时常会遇到因出现“飞蚊”而来求医问诊的患者，其中有老年人、中年人，也有年轻人，甚至10岁左右的小朋友。有些人上网查询后忐忑不安，多数是因为担心会发生视网膜裂孔甚至视网膜脱离；有些人则听说“飞蚊症”是老化现象，不当回事，待发生了视网膜脱离时，后悔莫及。可见，“飞蚊症”已为大众所知晓，但大家对它的认识还比较局限。如果眼前出现“飞蚊”，如何识别它们是不是严重损害视功能的眼病引起的“坏蚊子”呢？

玻璃体老化导致的“飞蚊症”

人眼内有一个均质、透明的凝胶状结构，被称作“玻璃体”。它与视网膜是关系密切的“邻居”，外界的光线通过玻璃体投射到视网膜，形成视觉。随着年龄的增长，玻璃体内部会逐渐发生液化，出现不规则分布的液化腔隙，小腔隙相互融合成大腔隙，久而久之，失去支撑的一部分玻璃体与原本贴合在一起的视网膜分离，这个过程被称作“玻璃体后脱离”。

在玻璃体发生液化、后脱离的过程中，进入眼内的光线穿过不再均质的玻璃体，就会在视网膜投下阴影，眼前就会出现点状、曲线状或其他形状的飘浮影，就像飞动的蚊子，故名“飞蚊症”。飞影会随着眼球转动而移动，并且在看白色的纸张或明亮的天空时更加明显，给人带来视觉上的干扰，甚至心理上的不悦。这种“飞蚊症”是与年龄相关的生理变化之一，几乎每个人都会出现。近视尤其是高

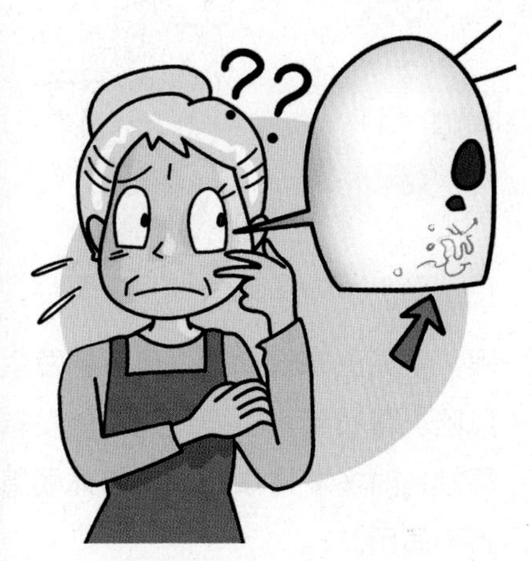

眼前“飞蚊”，真的只是老化吗？

复旦大学附属眼耳鼻喉科医院眼科副主任医师　王克岩

度近视的患眼，玻璃体液化更快、程度更甚，因此会更早出现“飞蚊症”，且症状更明显。

眼科疾病导致的“飞蚊”

一些眼科疾病在发病初期也可能导致与飞蚊症相似的飞影，姑且称它为“坏蚊子”，常见的有视网膜裂孔、孔源性视网膜脱离、眼内出血（如糖尿病视网膜病变、视网膜静脉阻塞）、眼内炎症（如葡萄膜炎）、眼部外伤等。这些眼科疾病不仅会引起眼前飞影，还会严重损害视功能，甚至造成失明。但在疾病早期，患者很难分辨“飞蚊”的原因。因此，如果有突然出现的“飞蚊”，或者既往飞蚊症的症状突然加重，应到医院眼科就诊。既往眼部病史或眼科检查也能提供一些线索，如高度近视、既往眼底检查发现视网膜变性、接受过白内障手术等内眼手术、眼外伤、对侧眼发生过视网膜裂孔或孔源性视网膜脱离、长辈中有人曾发生孔源性视网膜脱离的患者，需要提高警惕。

除“飞蚊”外，一些伴随症状也有助于患者判断。例如，视网膜裂孔或孔源性视网膜脱离患者眼前飞影的症状会持续加重，同时可伴视力进行性下降、眼前出现固定的黑影遮挡（像拉上窗帘）或模糊的区域。患眼的视力恢复与早期诊治密切相关，出现上述伴随症状时，患者应尽快前往医院眼科门诊接受检查，眼底镜检查、眼部B超检查等有助于医生诊断。

怎样赶走“飞蚊”

与年龄相关的飞蚊症不会造成视力明显下降，患者大可不必为此而过度焦虑，通常无须治疗，也没有特效药物。由其他眼部疾病引起的“坏蚊子”，应在眼科医生的指导下对症治疗。例如：经眼底检查发现视网膜裂孔的患者，可通过视网膜激光治疗封闭裂孔；严重的孔源性视网膜脱离需要进行眼科手术治疗。

需要提醒的是，无论哪种原因导致的“飞蚊”，患者都应定期复查。高度近视、糖尿病、有白内障手术史等高危患者，每年宜至少接受一次扩瞳眼底检查。通过及时、专业的检查和治疗，即便是“坏蚊子”，患者大多也能保留良好的视功能。另外，糖尿病、高血压、血脂异常者应定期监测血糖、血压和血脂，戒烟、戒酒，有助于预防“飞蚊”侵扰。

总之，飞蚊症并不可怕，但出现“坏蚊子”时，需要引起重视，及时就医。PM

老年人骨痛别大意

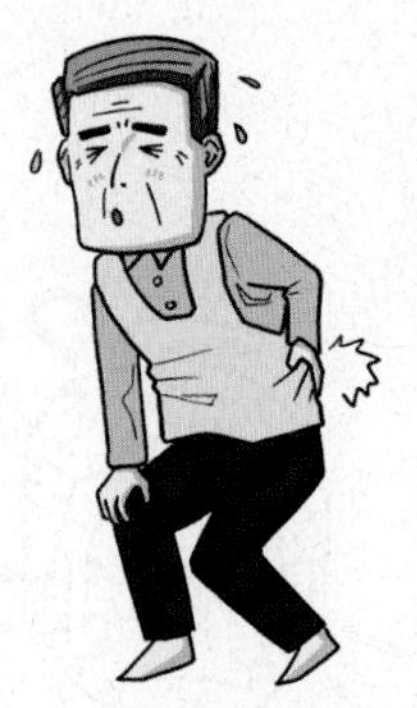

上海交通大学医学院附属第六人民医院放射介入科
吴春根（主任医师） 何煜

生活实例

70岁的王大爷平时身体很棒，每日坚持晨跑，还经常在小区花园里打太极拳。前几天，王大爷去超市买了一袋大米，提回家后便感觉腰背部疼痛，在家人的搀扶下才勉强躺下休息。到了下午，他仍感觉腰痛剧烈，翻身困难。家人见状，立即拨打120急救电话，把王大爷送到了医院。腰椎CT检查提示，王大爷第二腰椎椎体骨折，第一和第五腰椎有骨质破坏。腰椎磁共振增强检查提示，多个椎体存在不同程度的虫噬样骨质破坏，第二腰椎椎体病理性骨折。医生告诉家属，这可能不是单纯的椎体骨折，而是肿瘤骨转移的表现。果然，在进一步完善胸部CT检查后，王大爷被发现右肺上叶有一个直径4厘米的肿块，穿刺活检证实为肺腺癌。由于肿瘤已发生远处转移，无法进行手术切除，王大爷在医生建议下做了肿瘤基因检测，并匹配到了合适的靶向治疗药物。服药一段时间后，肺部肿瘤得到有效控制。此后，王大爷又在医生建议下接受了射频消融联合经皮椎体成形术。术后，王大爷的腰背部疼痛缓解，活动自如。

骨痛，或许另有隐情

很多老年人认为，年纪大了，有些腰酸背痛很正常，常将其归因于骨质疏松、腰肌劳损等。殊不知，某些恶性肿瘤可以没有症状，往往以骨转移瘤、骨痛为首发表现。

骨转移瘤是晚期恶性肿瘤的一种常见并发症，指原发于身体其他部位的恶性肿瘤通过血液、淋巴等途径转移至骨骼，并在骨内继续生长而形成的肿瘤。常见临床表现包括剧烈骨痛、病理性骨折、高钙血症、活动障碍等。当发生于椎体的转移瘤压迫脊髓时，患者可出现截瘫、便秘、尿潴留等肢体感觉与运动神经受损的症状，严重影响生活质量。

肿瘤骨转移，怎么治

对肿瘤骨转移患者而言，除了要积极控制原发肿瘤外，还应兼顾骨转移瘤的治疗，目的是缓解骨痛，避免发生病理性骨折，提高生活质量。

骨转移瘤的传统治疗方法包括药物、放疗和手术。药物治疗主要包括镇痛药、靶向药、化疗药等，长期使用易产生耐药性。放疗虽可有效消灭肿瘤细胞，但存在剂量上限，且无法降低病理性骨折的发生风险。骨科手术主要适用于单发转移灶，对多发转移灶或年老体弱患者不适用。

近年来，随着医疗技术的发展，针对骨转移瘤的介入治疗逐渐受到关注。该治疗是在影像设备引导下，通过微小的创口将治疗器械或药物直接送至病变部位，以达到治疗目的，具有创伤小、恢复快、副作用少等优势。

骨转移瘤的介入治疗方法主要有三种：一是经皮椎体成形术，主要适用于治疗脊柱转移瘤引起的疼痛和脊柱不稳，通过向病变椎体内注入骨水泥，以增强椎体的稳定性，缓解疼痛，防止病理性骨折；二是射频消融术，通过将射频针插入肿瘤内，加热至 90℃以上，使肿瘤细胞发生凝固性坏死，主要适用于骨转移灶直径小于 5 厘米且数量有限的患者；三是放射性粒子植入术，通过将放射性碘 -125 粒子植入肿瘤病灶内，持续释放 γ 射线杀死肿瘤细胞，主要适用于无法手术或放疗剂量已达上限但仍有局部复发的骨转移瘤患者。上述介入治疗方法亦可联合应用，以达到协同控制骨转移瘤、延缓疾病进展的目的。PM

生活实例

小王与小李是同事，前不久单位组织体检，体检结果出来后，两人的“EB病毒抗体检测”结果均有“+”：小王的抗VCA-IgG为阳性，其他均为阴性；小李的抗VCA-IgG、抗VCA-IgA、抗EBNA1-IgA为阳性。听说感染了EB病毒，鼻咽癌就会“找上门”，小王与小李赶紧来到医院就诊。医生仔细查看了他们的检查报告后，说小王没问题，但“扣下”了小李，嘱其进一步行鼻咽镜、鼻咽磁共振等检查，以明确诊断。

EB病毒抗体阳性，离鼻咽癌远吗

上海交通大学医学院附属仁济医院耳鼻咽喉科
钱敏飞 徐吉 李吉平（主任医师）

鼻咽癌是一种起源于鼻咽部黏膜上皮细胞的恶性肿瘤，临床表现较多，主要有回吸涕带血（从口中回吸出带血的鼻涕）、鼻塞、耳鸣或听力下降、头痛、颈部淋巴结肿大等。鼻咽癌的流行具有明显的地域差异，我国南方地区为鼻咽癌的高发区，其发生与EB病毒感染、基因遗传、饮食与环境等因素密切相关。

“抗VCA-IgG”阳性很普遍

EB病毒是一种嗜人类淋巴细胞的疱疹病毒，主要通过唾液传播，也可经输血传染，目前尚没有相关疫苗可以预防EB病毒感染。感染EB病毒后，患者多无明显症状，或仅有轻度上呼吸道感染等非特异性表现。感染后，人体会产生抗体。我国成人血清EB病毒抗体抗VCA-IgG阳性率高达90%以上，感染EB病毒并不代表会患鼻咽癌。通过检测抗体可以判断EB病毒感染状态：人初次感染EB病毒后一周左右，血液中可检测到抗VCA-IgA并持续存在数月，后逐步转阴（<1国际单位/毫升）；抗VCA-IgG在感染急性期升高，2～4周达峰值，终身存在；抗VCA-IgM于感染后出现，阳性提示近期存在EB病毒感染。

“抗VCA-IgA”阳性者须警惕

尽管大部分健康成年人曾感染EB病毒，但病毒主要潜伏于B淋巴细胞内，大部分时间与人体“和平共处”，检测血清EB病毒相关抗体可了解EB病毒感染状态。在EB病毒相关抗体中，VCA-IgA是临床上应用最多、诊断鼻咽癌意义最大的一种抗体。有研究显示，VCA-IgA持续阳性人群鼻咽癌的发生率是VCA-IgA阴性人群的40倍。

近年来，EB病毒抗体检测逐渐被列入常规体检项目，不同医疗机构采用不同EB病毒抗体组合筛查早期鼻咽癌，其中以抗VCA-IgA联合抗Zta-IgG、抗EBNA1-IgA最常见。一般来说，抗VCA-IgA阳性者应于1个月后复查，并联合检测抗Zta-IgG、抗EBNA1-IgA。三项指标中任何两项的检查结果呈阳性，或者三项指标中任何一项滴度持续升高者，可认为是鼻咽癌高危人群。必要时，患者须行EB病毒DNA定量检测，以及鼻咽镜、鼻咽磁共振检查，以明确诊断。PM

小贴士

鼻咽癌高发地区人群或有鼻咽癌家族史者，若有回吸涕带血、头痛、颈部淋巴结肿大等异常表现，应积极就医，接受鼻咽癌筛查。

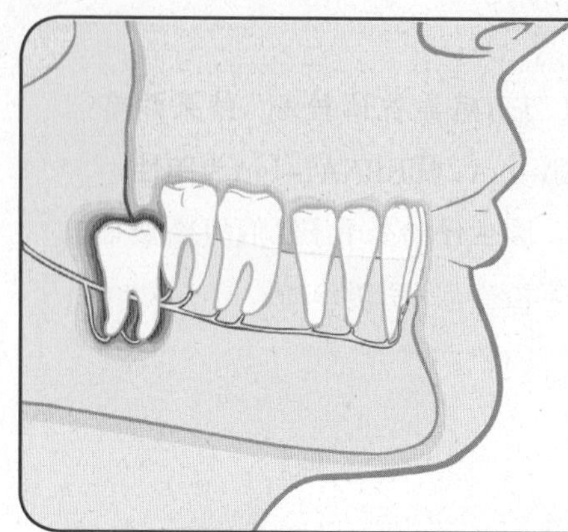

牙齿发生龋坏后，大多数人的想法是“能保则保”，无论是补牙还是根管治疗，让牙齿有条“活路”总比拔了好，智齿也应如此。然而，医生对于龋坏智齿的态度却常常是“能拔则拔”，这是为何?

智齿蛀了，补还是拔

北京大学口腔医院颌面外科主任医师　崔念晖

清洁“盲区”，智齿易蛀

第三磨牙，俗称“智齿”，通常在青春末期萌出。与其他牙齿不同，智齿的出现往往伴随着一系列烦恼，例如：智齿萌出时，易发生不同程度的阻生现象，即不能完全萌出到正常位置；阻生智齿的牙冠可突破牙龈，大部分埋藏在牙龈、牙槽骨内，使牙冠与牙龈间形成了个“口小底大”的“口袋”，成了食物残渣与细菌的“安身之处”，且智齿“地处偏远”，为清洁“盲区”，久而久之，易发生龋坏与局部炎症，表现为智齿的自发疼痛、冷热疼痛，或者磨牙后区肿痛，严重者还可发生智齿冠周炎，患者可有不同程度的全身症状。

智齿龋坏，拔除不足惜

相比其他位置的龋病，智齿龋坏的治疗通常以拔除居多，主要有两个原因：①位置。如果智齿不能建立咬合关系、发挥正常生理功能，那么在发生龋坏后将其拔除并不可惜。②疗效。通常，龋齿位置越靠后，治疗难度越大。智齿位于口腔最深处，“补牙”等操作难度大。另外，智齿牙根变异多（如融合根或牙根出现弯曲等），内部髓腔和根管结构越复杂，根管治疗效果差。

值得注意的是，上下智齿龋坏的拔除方案略有不同。例如：为降低拔除下颌阻生智齿导致下牙槽神经损伤发生风险，可以进行牙冠切除术，即去除容易造成冠周炎和龋坏的智齿牙冠、保留健康的牙根；对已经发生冠部龋坏的高风险下颌阻生智齿，可同时应用牙冠切除和预留牙根牵引（将埋伏牙齿、歪斜牙齿通过牵引的方式进行矫正）技术，在较短周期内，以低风险、分阶段策略去除牙冠，并预留牙根。

智齿去留，还得看邻牙“脸色”

龋坏的智齿“是去是留”还有一个重要前提——第二磨牙的状态。比起智齿龋坏，其邻面（第二磨牙远中，即第二磨牙靠后的牙面）的龋坏更为隐蔽，破坏性更大。

由于龋病、牙髓炎引起的疼痛非常剧烈，存在倾斜生长智齿者，很容易将疼痛和智齿联系起来。但应注意的是，倾斜的智齿牙冠与牙龈间的“口袋”不仅易使智齿患龋，第二磨牙远中也难以幸免。而第二磨

剖宫产术后镇痛“新武器”

说到剖宫产，大多数准妈妈的第一反应是“逃得过顺产时的疼痛，逃不了术后伤口的疼痛”。虽然剖宫产术后镇痛泵的应用早已为大多数产妇熟悉并接受，但总有产妇诟病其镇痛效果似乎“差了口气”，还会引起恶心、呕吐、嗜睡等不适。

上海交通大学医学院附属国际和平妇幼保健院麻醉科　王坚伟（副主任医师）郑 静

镇痛泵“伴侣”，镇痛更高效

事实上，镇痛泵的优点还是显著的，副作用也随着药物配方的不断改良而得到了有效控制。随着神经阻滞技术的发展，我们给传统镇痛泵添加了一个“镇痛伴侣”——腹横肌平面阻滞（TAPB），将其与静脉镇痛结合，不仅可以减少静脉镇痛药物的用量、减轻药物副作用，还进一步增强了镇痛效果。

超声引导，精准镇痛

所谓腹横肌平面阻滞，是一种将局部麻醉药物注射在腹横肌平面（腹内斜肌与腹横肌之间），从而对支配腹壁肌肉、皮肤的神经产生阻滞作用的技术。该技术能为进行经腹壁手术的患者提供良好的镇痛效果。

同时，超声技术给了麻醉医生第三只“眼”。在超声引导下，麻醉医生可以准确观察到腹横肌平面的三层肌肉结构（腹外斜肌、腹内斜肌、腹横肌），并将药物准确地注入腹横筋膜表面，从而阻滞经过此平面的感觉神经，达到镇痛效果。

目前，TAPB 作为多模式镇痛的一部分，已被广泛应用于腹腔和盆腔手术的术后镇痛。腹横肌平面阻滞与静脉镇痛泵的完美结合，可显著降低蛛网膜下腔阻滞和全麻剖宫产术后的疼痛评分，减少阿片类药物的用量及不良反应。PM

牙的龋坏不仔细检查，尤其是不借助 X 线摄片，其“真面目”很难被揭露（见图）。这时候，如果单纯拔除智齿，患者的疼痛症状可能非但不会减轻，反而会因为第二磨牙邻面龋洞暴露，食物冷、热、酸、甜等直接刺激牙髓神经而导致疼痛加剧。因此，在诊治智齿龋病时，医生通常要求患者进行详细检查。当发现第二磨牙邻面龋者，医生会根据情况，先拔除智齿再治疗第二磨牙的龋坏；或先控制第二磨牙的牙髓炎症后拔除智齿，随后再对第二磨牙进行牙体牙髓治疗。

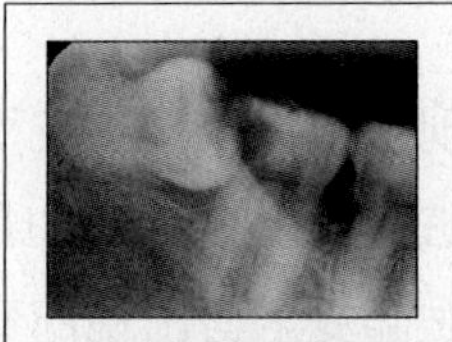

智齿与第二磨牙远中龋坏

第二磨牙龋坏过于严重或伴牙周问题无法保留，或第二磨牙因为各种原因而早失者，龋坏智齿的去留决策将更加复杂。通常，当智齿的位置比较正时，可以在纠正龋病后“再利用”。一来可作为修复的基牙，利用正畸的方法将智齿前移，代替第二磨牙；二来可作为供体牙（拔下智齿），移植到第二磨牙的位置。PM

生活实例

张女士去年体检时发现纵隔、肺门淋巴结肿大，因无不适症状，没有重视。前段时间，她到医院复查，发现这些淋巴结增大了，便在医生建议下进行了胸部增强CT检查，提示"双侧肺门、纵隔淋巴结肿大，双肺多个结节状影，肺结节病不除外"。张女士十分紧张与害怕，以前经常听周围人谈论肺结节，那检查报告上写的"肺结节病"与"肺结节"是不是一回事？会不会发生恶变？

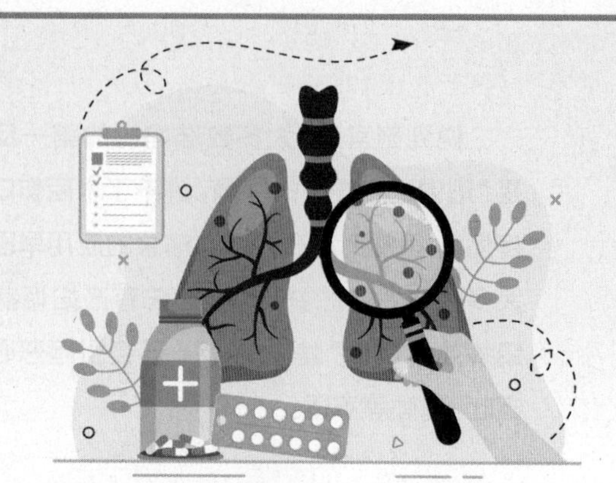

肺结节病不是肺结节

海军军医大学第二附属医院胸外科　王 泽　吴 彬（副主任医师）

肺结节病不是肿瘤

近年来，随着人民群众健康意识的提高、体检的普及，以及影像学技术的进步，越来越多的肺部结节被早期发现与治疗。伴随网络信息技术的发展及医学知识的科普，不少人学会利用网络去搜索自己所患疾病，于是肺结节成了大众闻之色变的问题。不过，与"肺结节"一字之差的肺结节病却鲜为人知，它们是两种完全不同的疾病。

肺结节是指在 CT 影像上表现为直径≤ 3 厘米的局灶性、类圆形、不透明且周围被含气肺组织包绕的肺部阴影，可能是良性病变，也可能是恶性肿瘤。肺结节病，也称肉样瘤、鲍氏类肉瘤等，是一种病因及发病机制尚未明确的系统性肉芽肿性疾病，而非肿瘤性疾病。肺和纵隔、肺门淋巴结是其好发部位，其次是皮肤和眼部。这是一种自限性疾病，多数患者预后良好，有自行缓解的趋势，少数患者病情持续进展，可导致肺纤维化、肝硬化、失明等不可逆病变，严重影响患者生活质量。

肺结节病并不是常见疾病，在我国以中青年发病为主，80% 患者年龄在 25 ~ 45 岁，儿童和老年人很少患病，女性发病率略高于男性。目前研究认为，结节病可能与病原微生物、职业和环境因素、基因易感性、免疫调节异常等有关。

结节病可累及全身多系统

肺结节病可累及全身多系统，临床表现多样，90% 以上的患者为胸内结节病。1/3 ~ 1/2 的患者可出现呼吸系统症状，如咳嗽、呼吸困难、胸痛等。多数患者表现为亚急性或慢性起病，少数患者急性起病，表现为双侧肺门淋巴结肿大、关节炎及结节性红斑，伴发热和肌痛，也称急性结节病综合征。有些患者无自觉症状，仅在检查时偶然被发现。

肺结节病患者肺外器官受累以皮肤最常见，可出现冻疮样皮疹、皮下结节、结节性红斑等；其次为肝脏，可出现肝肿大、肝内结节、肝功能损伤、肝硬化等；眼部受累可出现葡萄膜炎、视神经炎、角膜后羊脂状沉着物等；肾脏受累可出现高钙血症、高尿钙、肾结石等；神经系统受累以中枢神经系统为主，可累及脑膜、脊髓、颅神经、下丘脑和垂体；心脏受累可出现Ⅱ度或Ⅲ度房室传导阻滞、室性心律失常；肌肉骨骼系统受累可出现多关节炎等。

别被检查报告上的“结节”迷惑

肺结节病缺乏特异性症状，医生需要结合检查结果来判断，胸部CT检查是主要诊断方法，有时还要排除其他类似疾病（如肺结核）后方能明确诊断。

❶ 血清学检查 活动期患者可出现外周血淋巴细胞计数减少，约1/3的患者可出现轻度贫血及全血细胞减少；多数患者血沉加快；血清免疫球蛋白水平一般高于正常值；血管紧张素转化酶（ACE）水平可升高。

❷ 影像学检查 X线或CT检查有助于诊断，典型表现为双肺门及纵隔淋巴结肿大，可伴肺内结节状、网状或斑片状影。由于部分患者的影像学表现不典型，患者的检查报告上会有如下多种描述，容易被误认为肺结节。

→ X线	→ CT	→ 组织病理学检查
典型表现为：肺门、纵隔淋巴结肿大，间质性改变、肺泡型改变、粟粒样改变、团块样改变、纤维瘢痕性病变。不典型改变有：孤立结节影、肺不张、肺实变、双肺粟粒样结节，不伴肺门和纵隔淋巴结肿大；单纯纵隔淋巴结肿大、单侧或不对称肺门淋巴结肿大；胸膜病变。	典型特征包括：双侧肺门、纵隔淋巴结肿大，支气管血管束周围、胸膜下、小叶间实性结节，肺内网状结节影，中上肺野渗出实变影。不典型表现包括：单侧肺门、孤立性前或后纵隔、心缘旁淋巴结肿大，孤立性空洞影，单纯磨玻璃结节影，马赛克征，胸膜病变（如胸膜增厚、胸腔积液、气胸），大结节，星云征，等等。	影像学检查不能明确病变性质，尤其是表现不典型者，可进一步通过穿刺活检来明确诊断。病理学检查可见炎症和肉芽肿，约20%的患者可出现肉芽肿内坏死病变。

这种“结节”不用切

肺结节病有一定的自发缓解率，且因影像学分期不同而不同：Ⅰ期患者的自发缓解率为55%～90%，Ⅱ期为40%～70%，Ⅲ期为10%～20%，Ⅳ期通常不能自发缓解。医生会根据临床表现、受累部位、严重程度、患者治疗意愿及基础疾病情况，制定个体化治疗方案，以改善症状，减轻器官功能损伤，提高患者生活质量，延长生存期，减少复发。治疗方法以药物为主，一般无须手术切除。

❶ 糖皮质激素 无症状的0期或Ⅰ期患者无须系统性糖皮质激素治疗；无症状的Ⅱ期或Ⅲ期患者，若疾病稳定且仅有轻度肺功能异常，也不必进行系统性激素治疗。如果出现以下情况，则需要系统性激素治疗：①有明显呼吸系统症状，如咳嗽、呼吸困难、胸痛等，或明显的全身症状，如乏力、发热、体重下降等；②肺功能进行性恶化；③肺内阴影进行性加重；④肺外重要脏器受累，如累及心脏、神经系统、眼、肝脏等。

❷ 免疫抑制剂 激素治疗不能控制疾病进展、激素减量后复发或不能耐受激素治疗者，可选择甲氨蝶呤、硫唑嘌呤、来氟米特及霉酚酸酯等药物。

❸ 生物制剂 激素联合免疫抑制剂治疗后仍无效、反复复发，或合并神经系统受累的患者，可考虑使用肿瘤坏死因子拮抗剂，如英夫利昔单抗、阿达木单抗。

肺移植手术是终末期肺结节病患者唯一有效的治疗方法。PM

特别提醒

自发缓解的肺结节病很少复发，但激素治疗缓解者的复发率高达37%～74%，且多在停用激素后2～6个月复发，3年后罕见复发。因此，经系统性激素、免疫抑制剂治疗好转的患者，应每3～6个月随访1次；停药后可每6个月随访1次，直至停药满3年。Ⅳ期患者，以及有心脏、中枢神经系统等重要肺外器官、组织受累的患者，应长期随访。

生活实例

昕昕12岁换完牙后，有颗门牙位置仍然空缺着。自卑的她不愿与老师、同学交流，也不敢大笑，连说话都捂着嘴，生怕被嘲笑。家长刚开始以为孩子换牙晚，但眼见着这颗牙齿迟迟没有动静，也十分担忧。妈妈带昕昕到医院就诊，医生进行了详细的口腔检查并拍了片子，发现"空缺"的门牙"潜伏"在上颌骨内，而且与邻近牙根挨得很近。医生与家长充分沟通后，决定保留这颗埋伏牙，随后通过外科手术联合正畸牵引的方法将它拉到了正常位置。昕昕脸上终于又露出自信的笑容。

埋伏牙"降伏"记

上海交通大学医学院附属第九人民医院口腔外科
马志贵（副主任医师） 杨 驰（主任医师） 朱 妍 李敏涵
绘图 朱 妍

深藏不露，悄无声息

由于邻牙、骨组织或软组织的阻碍，换牙期已过，仍然埋伏于颌骨组织中未能正常破"骨"而出的牙齿，称为埋伏牙。此病发病隐匿，常无明显症状，我国的患病率为5.6%～18.8%，以单颗埋伏牙居多，常发生于第三磨牙，前牙区埋伏牙则常发生于上颌尖牙。埋伏牙病因非常复杂，可归纳为两大类。

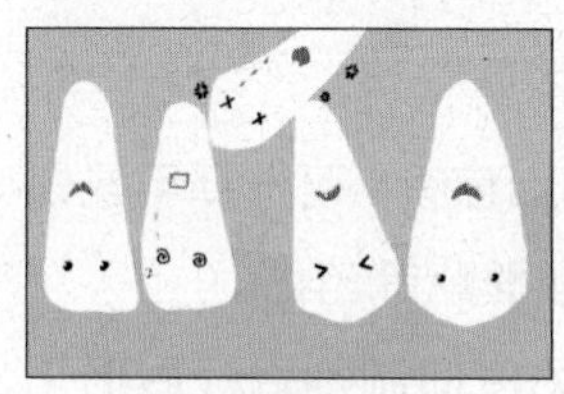
图1 上颌埋伏尖牙

- **局部因素** ①乳牙早期缺失、外伤和感染等影响恒牙正常发育，致其永久滞留在颌骨内，形成埋伏牙。②多生牙等堵住牙齿"上升"通道，使其无法自行萌出。
- **全身因素** 营养不良、贫血、佝偻病和内分泌障碍等全身性疾病，可导致多颗埋伏牙。

埋伏"捣乱"，祸害成患

很多人认为，只要不疼，没有其他不适症状，埋伏牙就可以不用治疗。这是个误区，埋伏牙会影响美观、牙齿功能甚至患者心理。

❶ **拉低颜值** 门牙区埋伏牙严重影响美观；尖牙埋伏时，不利于支撑口角和维持容貌，会引起口角塌陷，容貌变老。

❷ **影响功能** 埋伏牙造成恒牙数目减少、牙列异常、咬合关系错乱；影响咀嚼功能及牙槽骨、颌骨的正常发育；门牙区埋伏牙会造成说话漏风，发音不清楚。

❸ **殃及邻牙** 埋伏牙可"侵犯"相邻牙齿，造成邻牙牙根吸收，引起牙髓炎、根尖周炎，严重者导致邻牙松动、脱落等。

❹ **引发囊肿** 部分埋伏牙因存在发育性牙囊，可能在颌骨内形成含牙囊肿，引起疼痛，呈膨胀性生长，可侵犯颌骨。

拍片检查，"原形"立现

由于埋伏牙精通"隐身术"，医生通过口内检查、模型分析难以发现它的存在和位置，而拍片检查可让埋伏牙立马"现形"。目前常采用以下几种影像学检查方法：

- **X线** 应用非常广泛，尤其是口腔全景片，可观察埋伏牙形态、在颌骨内埋伏程度等。但X射线通过二维图片显示，由于影像重叠会使埋伏牙放大、变形，故无法准确判断它的三维空间位置及其与邻近组织的解剖关系。此外，X线检查还会受拍摄条件和角度影响，使埋伏牙显示不清或失真，难以精确定位其在颌骨内的位置。
- **螺旋CT** 通过多层面CT扫描，可得到不同层数及厚度的图片，通过三维重建技术进行测量，客观显示埋伏牙的牙体形态、位置、萌出方向、牙根长度、牙根发育、牙根吸收情况、牙根弯曲度及其与邻近牙齿、牙槽骨、神经等组织的结构关系，为治疗提供依据。

• **锥束 CT** 相较于传统 CT，锥束 CT 的扫描速度更快、放射剂量更低、图像清晰度更高，对颌面部骨组织及牙齿成像效果好。它能清楚显示牙轴方向、牙齿形态、埋伏牙在颌骨内的具体位置，精确测量牙齿埋伏深度及其与颊舌侧骨壁距离。不过，锥束 CT 对周围软组织结构关系的呈现，如神经管的显像，效果不及螺旋 CT。

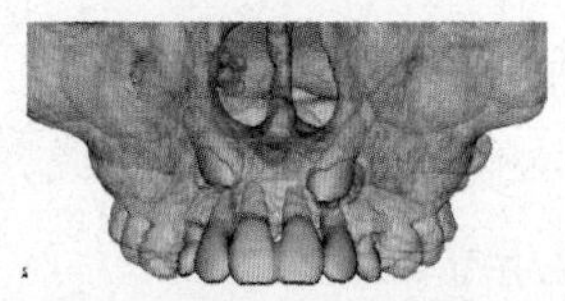

图2 锥束CT三维重建显示上颌双侧埋伏牙

捉拿归案，改“斜”归正

通过拍片检查确定埋伏牙在颌骨的位置后，医生会根据其深度、方向、牙根情况及其与邻牙的关系，定制合理治疗方案。埋伏牙治疗较复杂，需要多学科合作，提倡外科与正畸科医生联合会诊，共同决定埋伏牙的“命运”。重者需要“就地正法”，果断拔除；轻者可改“斜”归正，恢复正常咬合关系。

❶ **拔除** 如果埋伏牙位置深、发育畸形，在牙弓排列中非必需或为多生牙，应通过手术方式拔除。拔牙过程为：根据术前检查，分析、确定切口位置；掀起软组织层，去除骨阻力，暴露埋伏牙；分割或整颗取出牙齿；清理牙窝，缝合软组织。

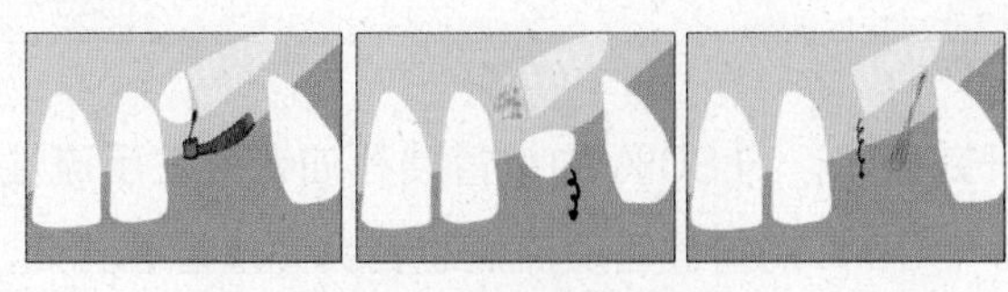

图3 上颌骨埋伏尖牙拔除

❷ **助萌** 适合牙齿形态、位置基本正常，牙根未完全发育、具有萌出潜力的埋伏牙。因多生牙、乳牙滞留致埋伏阻生者，通过拔除多生牙、乳牙等去除萌出障碍，在间隙足够或开辟间隙后，埋伏牙往往可自行萌出。

❸ **牵引** 牙齿形态正常或基本正常，埋伏位置较深、方向较复杂的埋伏牙，如果有保留价值，大部分可采用导萌方式，让它“重见天日”，回到正常位置。常规步骤为：开辟埋伏牙萌出所需要的合适间隙，通过外科开窗手术暴露埋伏牙；在埋伏牙面安放牵引装置，进行正畸牵引；适时调整，逐渐将埋伏牙排列至正确位置并建立正常咬合关系。这种方式能很好地保留自然牙，恢复牙列的完整和整齐。

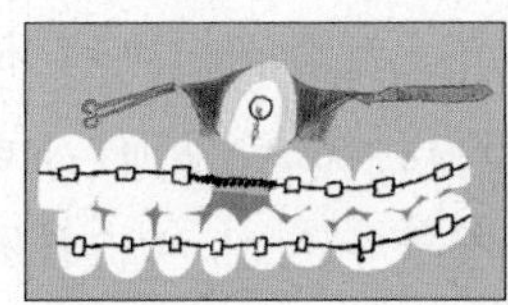
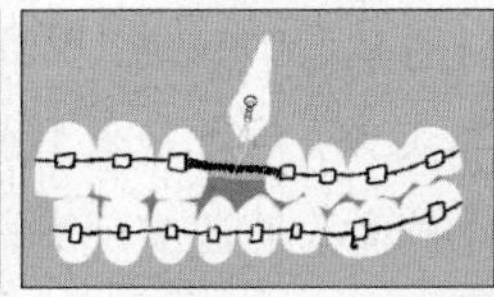
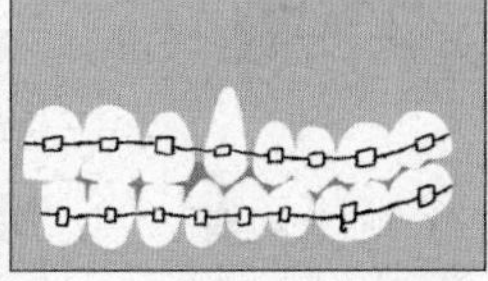

图4 上颌骨埋伏尖牙正畸牵引

❹ **再植** 牙齿形态正常、无弯曲根、牙弓排列需要，但埋伏位置深、牵引导萌困难者，可考虑拔出再植。常规流程为：开辟间隙，微创拔除埋伏牙；在植入区制备牙槽窝；将埋伏牙植入牙槽窝，并进行固定。

早期发现，防微杜渐

近年来，埋伏牙发病率逐渐升高，形式变化多样，还可与其他不同种类的咬合关系错乱同时存在，使治疗愈加复杂。如果早期诊断并采取合适的治疗方法，将有助于提高治愈率，减少邻牙移位、牙根吸收等并发症。

❶ **定期检查** 定期进行口腔检查，有助于及时发现，早期诊断。

❷ **对侧比较** 如果对侧同名牙已萌出超过 6 个月，而相应部位牙齿仍未萌出或牙床较窄，应拍片检查，以排查是否存在埋伏牙。

❸ **早期干预** 上颌骨狭窄（可表现为嘴凸、上腭高拱、后牙反𬌗等）者应早期进行扩弓治疗，有助于预防尖牙埋伏阻生；早期拔除乳尖牙或多生牙后，可促进位置异常的埋伏尖牙自然萌出。

❹ **及时牵引** 埋伏牙的正畸牵引耗时耗力，属于正畸治疗的难点之一。如果抓住时机尽早治疗，可降低难度、缩短疗程，有利于牙根发育，减少牙槽骨丧失。PM

国家口腔疾病临床医学研究中心上海交通大学医学院附属第九人民医院口腔医学临床研究攻关项目（NCRCO202339）
中国牙病防治基金会重点项目（A2023-002）

不明原因胸痛，警惕食管裂孔疝

上海交通大学医学院附属第六人民医院普外科-胃肠外科　朱庆超　夏 阳(副主任医师)

生活实例

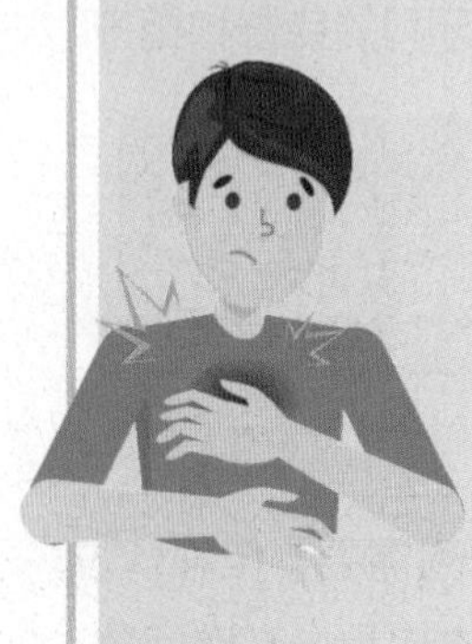

近两个月来，27岁的小陈经常发生胸痛，每次持续数分钟不等，偶尔伴有短暂的咳嗽，但咯不出痰。听说这些症状与心肌缺血、心肌梗死表现类似，他赶紧来到心内科就诊。然而，心电图等检查未见异常。听闻小陈称自己还有反酸、嗳气等不适，心内科医生建议他到胃肠外科就诊，进一步查明病因。在胃肠外科医生的建议下，小陈进行了胃镜、食管钡餐造影等检查，最终被诊断为食管裂孔疝。后来，入院接受了腹腔镜下食管裂孔疝修补+胃底折叠术后，小陈的不适症状彻底"销声匿迹"。

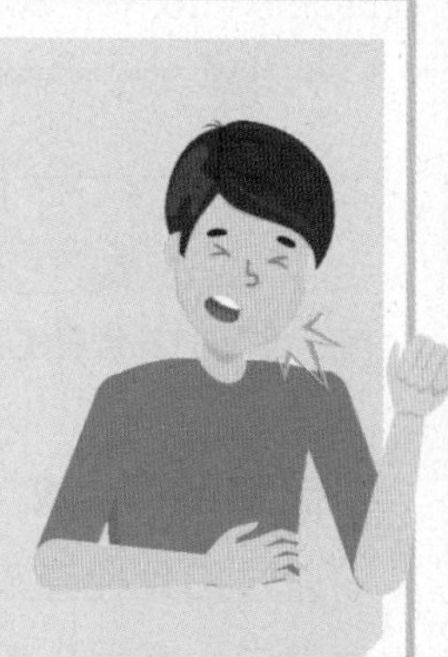

食管裂孔增大，胃"开疆拓土"

人体胸腔和腹腔之间由一层扁平肌肉分隔，称为膈肌。膈肌上有一个名为"食管裂孔"的洞，食管从中穿过，进入腹腔，与胃相连。正常情况下，食管裂孔只能容纳食管通过。当各种原因引起腹内压增高、食管裂孔松弛扩大时，"安居"在腹腔内的胃和(或)其他脏器可以通过食管裂孔突入胸腔，形成食管裂孔疝。引起食管裂孔疝形成的原因主要有两种：一是膈肌及食管裂孔周围组织薄弱；二是先天性或后天性因素引起食管缩短，牵拉胃食管连接部进入胸腔，从而形成疝。

食管裂孔疝分为滑动型食管裂孔疝(Ⅰ型)、食管旁裂孔疝(Ⅱ型)、混合型食管裂孔疝(Ⅲ型)和巨大型食管裂孔疝(Ⅳ型)四型。其中，Ⅰ型食管裂孔疝为滑动疝，占95%以上。胸部CT检查有助于观察食管裂孔疝的位置与类型，胃镜检查可以发现大部分滑动型食管裂孔疝，食管钡餐造影是诊断食管旁疝最敏感的检查手段。

症状多，迷惑性大，诊疗难度高

食管裂孔疝患者的胃食管结合部的抗反流屏障严重受损，胃内容物更容易反流入食管，产生烧心、反酸等不适症状，故食管裂孔疝与胃食管反流常"如影随形"。有研究显示，约80%的食管裂孔疝者存在反流性食管炎的症状，50%～90%的胃食管反流病患者合并食管裂孔疝，严重影响患者的生活质量。

值得注意的是，食管裂孔疝患者的症状差异大，患者常辗转多个科室就诊，易被漏诊、误诊。例如：约 1/3 的食管裂孔疝患者表现为心前区疼痛、阵发性心律失常、胸闷及心前区紧束感，疼痛可放射至背、颈、耳、左肩及左上臂等，含服硝酸甘油或硝酸异山梨酯可缓解，这些症状与冠心病、心绞痛相似，患者常误认为自己存在心脏问题而就诊于心内科；有些患者以胸闷、咳嗽为主要表现，误以为自己患有哮喘等呼吸道疾病而频繁“造访”呼吸科；个别患者甚至因上消化道出血而就诊。

药物治疗，控制反流症状

食管裂孔疝的治疗方式有内科治疗和外科手术两种。内科治疗适用于无症状或反流症状较轻的Ⅰ型食管裂孔疝患者。治疗原则是有效缓解症状、治愈食管炎、提高生活质量和预防并发症的发生。具体措施包括促进食管蠕动排空，减少胃酸分泌，改变生活方式。例如：减少食量，清淡饮食，以高蛋白质、低脂肪饮食为主，避免进食油腻食物，尽量戒酒、戒宵夜，少喝含咖啡因的饮料，少吃巧克力类食物等；避免餐后立即平卧及睡前进食；睡眠时采取头高脚低位，卧位时抬高床头；减轻压力、舒缓心情；等等。

有胸痛、胸骨后烧灼感、反酸或餐后反胃等胃食管反流症状者，除采取以上措施外，还需要服用抗反流及保护食管黏膜的药物，常用药物有抑酸剂（如雷尼替丁等、奥美拉唑等）、黏膜保护剂（如枸橼酸铋钾、硫糖铝等）、促胃动力药（如多潘立酮等）等。其中，抑酸剂可明显减轻或控制患者的反流症状，促胃动力药可通过增强食管和胃动力，控制反流发生。

此外，患有肥胖、便秘、前列腺增生、慢性支气管炎、顽固性呃逆等病易导致腹内压增高，加重食管裂孔疝，故有以上疾病者需要针对原发病进行治疗。

手术治疗，重建抗反流屏障

Ⅱ型、Ⅲ型和Ⅳ型食管裂孔疝易发生出血、溃疡、穿孔或继发于食管旁疝的呼吸功能损害等并发症，故患者不论症状轻重，通常都需要手术治疗。Ⅰ型食管裂孔疝经药物治疗无效且疝有逐渐增大及加重趋势者，多需要进行手术治疗。手术方式包括食管裂孔疝修补术与胃底折叠术。其中，食管裂孔疝修补术分为开放手术与腹腔镜微创手术。传统手术存在显露不佳、创伤大等缺点，随着医学技术的发展，目前一般采用腹腔镜微创手术，其具有创伤小、并发症少、术后恢复快、患者痛苦少等优点。手术时，医生通过腹腔镜镜头观察腹腔内情况，了解食管裂孔疝的大小、分型、疝内容物能否回纳腹腔等情况。裂孔缺损较小（小于 3 厘米）或膈肌脚肌纤维无明显萎缩者，可直接行裂孔修补术；较大裂孔缺损（大于 3 厘米）者，大多数需要使用医用材料（补片）进行无张力修补。

由于食管裂孔疝往往和胃食管反流相伴而生，食管下端压力降低、食管下段括约肌松弛过度是导致反流的主要原因，单纯行修补术对预防反流作用有限。除全身情况差且无明显胃食管反流症状者外，绝大部分患者在完成食管裂孔疝修补术后，需要进行胃底折叠抗返流术，重建抗反流屏障，并防止疝复发。PM

专家提醒

食管裂孔疝术后复发率较低。复发的原因可能是腹腔压力增大使腹腔组织再次被挤入胸腔所致。患者在术后应保持良好的生活习惯，尽量避免引起腹内压增大的危险因素，如剧烈运动、过度负重、暴饮暴食、便秘等。

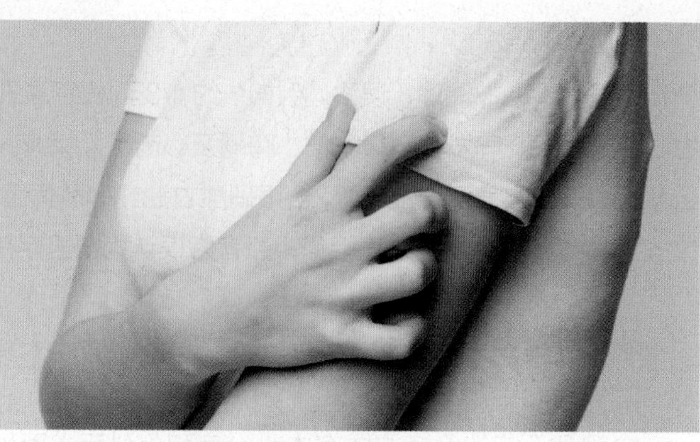

皮肤瘙痒是一种能激发搔抓欲望的令人不愉快的主观感受，几乎人人都经历过。有些人涂抹止痒、润肤的药膏或口服止痒药后会好转，但有些人用药后并无改善。除常见的荨麻疹、湿疹等皮肤病外，还需要警惕哪些不易察觉的引起皮肤瘙痒的疾病？下面我们来一探究竟。

警惕 这些“隐藏款”瘙痒病

上海交通大学医学院附属瑞金医院皮肤科　阮叶平　李 霞（主任医师）

肾病：透析或可减轻瘙痒

据统计，约13%的慢性肾脏病患者、50%以上进行透析治疗的慢性肾脏病患者会出现瘙痒。其瘙痒机制目前还不明确，可能与组胺、阿片类物质、促炎症T细胞和细胞因子等相关，在透析不充分，甲状旁腺功能亢进，血清钙、磷、镁、铝浓度升高等患者中更多见。背部、双臂、头部、腹部是肾病患者瘙痒的好发部位，多于夜间出现，大多数出现瘙痒的尿毒症患者存在皮肤干燥现象。透析患者的瘙痒程度与透析时间有关，部分患者在透析时减轻，也有患者会在透析时加重。

肝胆疾病：多见皮肤发黄

肝胆疾病导致的胆汁分泌及排泄障碍会造成胆汁淤积，从而引起皮肤瘙痒。常见病因包括妊娠期肝内胆汁淤积症（瘙痒发生率100%）、原发性胆汁性胆管炎（瘙痒发生率80%）、恶性胆道梗阻（瘙痒发生率45%）、原发性硬化性胆管炎（瘙痒发生率40%）、慢性病毒性肝炎、非恶性胆道梗阻、肝硬化等。胆汁淤积相关瘙痒与胆汁酸、内源性阿片类物质、溶血磷脂酸等有关，患者可出现全身瘙痒，也可能局限在手掌、足底等部位；瘙痒程度可自行加重或减轻，在夜间、紧张、月经期等情况下可能加重。此类患者多伴皮肤、巩膜黄染等黄疸症状，有助于诊断。

糖尿病：特殊部位瘙痒

研究显示，11%～50%的糖尿病患者会出现不同程度的瘙痒，与糖尿病导致的末端神经损害、皮肤干燥和菌群紊乱等因素有关。此类瘙痒好发于头皮等毛发生长部位，女性患者易出现外阴和肛周瘙痒。此外，糖尿病患者易伴发获得性穿通性皮病（如穿通性毛囊炎、毛囊角化过度病等）、环状肉芽肿、发疹性黄瘤等皮肤病，也会出现皮肤瘙痒。不过，此类皮肤病多有相关皮损表现，较易被发现，瘙痒原因不难判断。

贫血：瘙痒伴皮肤干燥、萎缩

约10%的贫血患者会出现皮肤瘙痒，发生率高于正常人群。贫血会导致皮肤组织缺乏营养，进而干燥、萎缩、脱屑、瘙痒。巨幼细胞性贫血引起的脱氧核糖核酸（DNA）合成减少会导致皮肤变薄、屏障破坏，铁和维生素B_{12}缺乏也可引起皮肤瘙痒；

溶血性贫血使血清胆红素水平升高，刺激神经末梢引起瘙痒。值得注意的是，外周血红细胞增多（减少则为贫血）也会引起瘙痒。例如，真性红细胞增多症患者时常会出现瘙痒，且具有特征性，部分患者在接触水数分钟后出现刺痛、灼烧感、瘙痒（又称“水源性瘙痒”）。对于难治性瘙痒患者而言，血常规检查有一定的病因提示作用。

肿瘤：瘙痒或为抗肿瘤不良反应

肿瘤尤其是血液系统肿瘤（如淋巴瘤、白血病、多发性骨髓瘤等）患者会出现瘙痒，发生率约30%，可能与嗜酸性粒细胞升高、组胺及其他炎症因子释放相关。实体瘤（如胃癌、肠癌、肺癌等）患者出现瘙痒的情况相对少见，其发生可能与肿瘤细胞坏死产生的毒性产物、肿瘤特异性抗原引起的过敏反应有关。值得注意的是，抗肿瘤治疗（如放疗、化疗、靶向治疗和免疫治疗）也会引起瘙痒。此类瘙痒可以没有原发皮损（皮肤外观正常），也可出现原发皮损，如嗜酸性粒细胞增多性皮炎、环状肉芽肿、皮肌炎、发疹性脂溢性角化病等。

其他：多系统疾病可见皮肤表现

除上述疾病外，寄生虫感染、艾滋病病毒感染、甲状腺毒症、风湿免疫病（如干燥综合征、硬皮病、皮肌炎）、神经精神系统疾病（如多发性硬化症、感觉异常性背痛、神经官能性表皮剥脱）等也会引起瘙痒。

专家提醒

若皮肤外观正常，患者却感觉局部瘙痒，可先短期外用皮肤屏障保护剂，并观察瘙痒是否缓解；若不缓解或出现全身性瘙痒，应先至皮肤科就诊，完善相应检查，医生会结合病史及检查结果判断可能与瘙痒相关的其他器官或系统性疾病，并采取相应的治疗措施。口服或外用止痒药可暂时缓解瘙痒，针对原发性疾病的治疗更为关键，而日常皮肤护理（如外用皮肤屏障修护剂、润肤露等）对皮肤干燥、瘙痒也有一定的改善作用。PM

特殊皮肤病，瘙痒有迹可循

延伸阅读

湿疹、特应性皮炎、神经性皮炎、接触性皮炎、汗疱疹、痒疹、荨麻疹等患者会出现瘙痒，使用含激素的外用药膏和口服抗组胺药后，大多可缓解。久而久之，很多患者会产生“瘙痒就涂激素药膏、服抗组胺药”的错觉，可能耽误某些特殊皮肤病的诊断和治疗。比如：有养老院、工地群居史，同居者有相似症状，夜间瘙痒明显，指间等皮肤薄软处有丘疹、丘疱疹、隧道样皮损的患者，需要考虑传染性疾病疥疮；伴足趾间浸渍糜烂（发白、脱皮、有破口），大腿根部、臀部出现边界清晰的环形红斑及脱屑者，需要考虑皮肤真菌感染；外用药膏无效、长期存在红色或棕褐色皮肤斑片者，需要考虑皮肤淋巴瘤；出现瘙痒性水疱、大疱者，需要考虑自身免疫性疾病大疱性类天疱疮；伴发热、全身散在小水疱、结痂的儿童或青年，需要考虑水痘；服用新的药物数日至数周后出现瘙痒、全身发红者，需要考虑药物性皮炎；手术切口或损伤部位出现光滑、质硬、隆起的增厚性病变者，需要考虑瘢痕疙瘩。

总而言之，具有瘙痒症状的皮肤病不胜枚举，患者不要盲目滥用激素类药膏。如果出现皮肤损害（如红斑、水疱等）且伴瘙痒，患者可至皮肤科就诊，医生会根据皮损特点和临床表现进行初步判断，必要时进行相关检查，明确病因后对症治疗。

上海市卫生健康委员会卫生行业临床研究面上项目（202140182）

在短视频平台上，一些生牛肉被切开后不断跳动或抖动的视频引发人们的关注。有人担心这种现象是牛肉中的寄生虫蠕动导致的，真相究竟如何呢？

牛肉“跳动”，并非寄生虫“作祟”

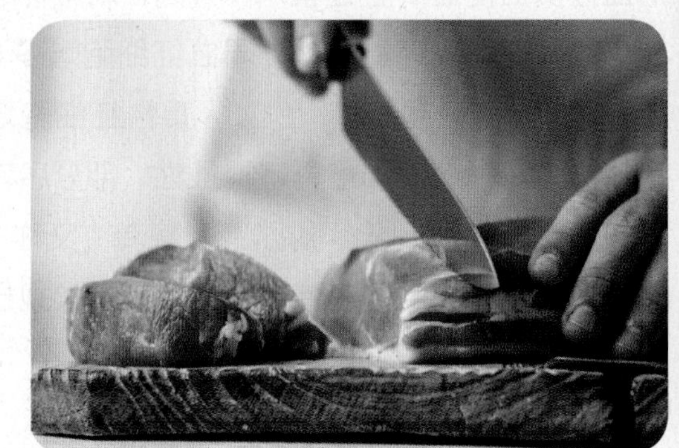

上海市食品科学研究所教授级高级工程师　马志英

生牛肉切开后“跳动”，说明非常新鲜

生牛肉切开后“跳动”，并非因为其中含有寄生虫，而是因为其正处于牛刚被宰杀不久的阶段，一般在牛被宰杀约 2.5 小时内才可能出现这种现象。这是因为，牛被宰杀后，虽然中枢神经已经死亡，但在其肌肉周边的神经末梢还没有完全死亡，同时，牛肌肉中的供能物质——三磷酸腺苷（ATP）还没有耗尽，在外界轻微刺激肌肉中的神经末梢时，ATP 就会提供能量，使肌肉“跳动”，这种现象被称为“超生反应”。牛被宰 2.5 小时后，肌肉中的 ATP 耗尽，肌肉开始僵直，就不会再“跳动”了。一般在大中城市的超市等销售渠道，消费者很难见到这种非常新鲜的牛肉。由此可见，只要符合屠宰检验检疫规范要求，这种牛肉的安全性没有问题，完全可以食用。

生牛肉并非越新鲜越适合烹饪

既然切开后会“跳动”的牛肉非常新鲜，那这样的牛肉是肉质最好、最鲜美的吗？其实不然。一般畜禽宰后会经历僵直、成熟、自溶和腐败 4 个阶段，屠宰 2.5 小时后正是牛肉最不适合烹饪的时候。因为这个阶段牛肌肉中贮存的糖原被降解成大量乳酸，会使肌球蛋白凝固，引起肌肉纤维收缩而硬化，肉变得僵硬，被称为僵直阶段。这一阶段的牛肉烹煮后不仅非常硬，还有一种异味，肉汤较为浑浊。等过了僵直阶段，牛肉的 pH 继续下降，肌纤维内的酶将蛋白质分解为具有风味的氨基酸，将肝糖原转变为具有甜味的葡萄糖，将脂肪转变为带有香味的脂肪酸，等等。这一系列反应让牛肉拥有浓郁的鲜美风味，并且松软多汁，这是牛肉的成熟阶段。牛肉一般在 4℃条件下经过 1～3 天可完成成熟过程，此时的牛肉才是最好吃的。不过，如果牛肉在常温下继续存放，肌肉中酶的活性增强，即使在无菌条件下，牛肉中的营养成分也会继续被分解，使牛肉进入自溶阶段，品质下降。如果继续存放，在大量微生物的作用下，牛肉中的各种营养成分被分解破坏，产生恶臭、变绿等现象，牛肉进入腐败阶段，不可食用。

僵直、成熟阶段的牛肉称为新鲜肉，可以食用；成熟阶段的牛肉食用性最好；自溶、腐败阶段的牛肉皆不宜食用。现在标准规范的生鲜牛肉都在冷链环境下完成成熟、流通、储存过程，市场上也称为“冷鲜肉”或“排酸肉”。正规销售渠道的新鲜牛肉颜色应是鲜红、带光泽的，有正常牛肉的气味，肉质紧实，且弹性较大，用手按压后很快会弹起。此外，选购预包装牛肉产品时，消费者还应关注生产日期和保质期。PM

麦角硫因 真的是“长寿维生素”吗

抗衰老已成为一种消费风潮。抖音、微博、小红书等社交平台及网购平台让消费者有更多机会了解和接触抗衰老产品。据传，麦角硫因具有强大的抗氧化能力和抗炎活性，被认为是“长寿维生素”，它真的有那么神奇吗？

东南大学公共卫生学院营养与食品卫生系教授 王少康

麦角硫因的“真面目”

麦角硫因（EGT）是一种天然氨基酸衍生物，由法国化学家查尔斯·坦瑞特（Charles Tanret）于1909年首次从麦角真菌中分离，并因此得名。麦角硫因在自然界中有L（左旋）和D（右旋）两种异构体，通常以L-麦角硫因形式存在，D型活性低或没有活性。

麦角硫因广泛存在于各种食物中，但多数食物中含量甚微，主要由食用菌、蓝藻类细菌、分枝杆菌、非酵母类真菌等微生物合成，含量最高的食物为食用菌，如金顶侧耳菇、猴头菇、香菇、杏鲍菇、牛肝菌等。

“明星光环”从何而来

首先，麦角硫因是一种天然抗氧化剂，可通过清除自由基等多种机制发挥抗氧化作用，抗氧化性可与谷胱甘肽、维生素C等公认的天然抗氧化剂媲美。

其次，人体内的炎症反应是一种常见的应对刺激产生的防御性自然反应，也是人体与损伤因子进行抗争的表现。麦角硫因可以通过抑制氨基酸氧化而在一定程度上减轻炎症。

第三，麦角硫因在人体内的浓度水平可能与认知功能有关。研究发现：人体内麦角硫因的水平会随年龄增长而下降；存在与衰老相关的轻度记忆问题的老年人，体内的麦角硫因水平低于没有记忆问题的同龄人；较低的麦角硫因水平与体质虚弱和认知能力下降有关。

此外，多项研究还发现麦角硫因可以在一定程度上保护心血管系统，降低痴呆发生率，辅助治疗神经退行性疾病。

麦角硫因用于食品的功效尚待研究

目前，化妆品是麦角硫因应用最广泛的领域。在美国和欧洲，麦角硫因被视为第五代抗氧化剂，应用于各类化妆品中。欧盟于2017年批准L-麦角硫因作为新食品配料应用于膳食补充剂中。2018年，欧盟扩大了L-麦角硫因的使用范围，除膳食补充剂外，还可在饮料、鲜奶制品、谷物棒等食品中添加。2020年，日本开始推出含麦角硫因的功能性食品，主要功能为改善老年人记忆功能。我国于2014年将麦角硫因列入化妆品原料目录，但目前尚未将其应用于食品中。

在安全性方面，迄今为止对麦角硫因的毒理学研究未发现其有毒副作用，人体研究也尚未发现不良影响。但针对麦角硫因膳食摄入量的研究报道较少，作为食品中的生物活性成分，其究竟能发挥多大作用，还需要进一步研究，因而目前尚未确定其膳食推荐摄入量。PM

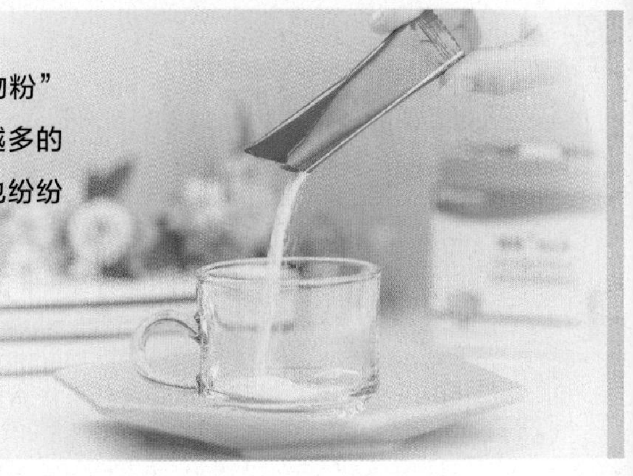

随着人们对身材管理和养生保健的日益关注，近年来“超级食物粉”因宣称具有减肥、排毒、抗氧化、抗癌等令人心动的功效受到越来越多的关注，在各大电商平台的销量持续增长。不少超模、明星、健身达人也纷纷在社交媒体上分享自己的食用体会。“超级食物粉”名副其实吗？

“超级食物粉”，别盲目追捧

复旦大学附属中山医院营养科　吴沙莎　高 键（副主任营养师）

“超级食物粉”“超级”在哪里

“超级食物粉”是以“超级食物”为原料加工制成的粉末。“超级食物”一开始是欧美食品企业为营销而提出的概念，没有官方的定义，目前一般指富含对人体健康有益的化合物（如抗氧化剂、膳食纤维等）、营养密度较高（即同等重量下可提供更多营养素）的食物，主要包括以下几种。

坚果和杂粮

如开心果、扁桃仁、核桃、亚麻籽、全谷物、燕麦等。坚果类和油料种子是蛋白质、不饱和脂肪酸的良好来源，适量摄入有助于人体保持良好的脂肪代谢。杂粮是维生素和矿物质的良好来源，比精制谷物含有更多的B族维生素和膳食纤维，有助于维持肠道健康和血糖平稳。

深色蔬菜

如羽衣甘蓝、胡萝卜、西兰花、菠菜、西红柿等。深色蔬菜富含维生素A、维生素C、维生素E、维生素K和具有一定特殊生理功能的植物化学物质，含有较多的铁、钾、钙及膳食纤维。

浆果

如蓝莓、猕猴桃、草莓、蔓越莓、葡萄等，这些水果是天然抗氧化成分、类黄酮等植物化学物质的优质来源，同时也含有大量膳食纤维。

水产品、奶制品和杂豆类

如三文鱼、金枪鱼、奶酪、酸奶、鹰嘴豆、豌豆等。这三种食材都是优质蛋白质的来源，水产品能提供优质蛋白质、不饱和脂肪酸、多种维生素和矿物质，发酵类奶制品有助于改善肠道菌群，杂豆类含有丰富的维生素和膳食纤维。

“超级食物粉”“走红”，不只因营养价值

“超级食物粉”受到追捧，除因提纯工艺浓缩了原料中的某些营养素外，还因为粉末状食物比新鲜食物更方便运输、储存和携带，食用方式也更便捷，一般只需用水冲泡或添加到乳制品、冰沙中食用。

此外，很多“超级食物粉”被制造成当下流行的颜色，包装精美，适合拍照发布在社交平台上，符合流行风尚。

因此，这种美观、省时、省力，又被宣传具有诸多保健功效的“超级食物粉”迅速俘获了很多年轻人的心。

“超级食物粉”不是万能粉

虽然“超级食物”作为一种新型食品，有食用便捷、营养密度高等优点，但其只是食物，难以发挥商家宣传的诸多神奇功效。在营养学界，“超级食物”不是官方认可的概念，没有统一的标准和定义，也未经过相关机构的功效评价。

市场上有不少企业利用这一概念进行营销，夸大宣传“超级食物粉”的功效和营养价值，如宣称其具有“抗衰老”“排毒”“抗癌”等作用，这都是不科学、不严谨且不可信的。还有不少消费者看到“超级食物粉”能减肥的广告，以为找到了方便快捷的减重捷径，用“超级食物粉”代替一日三餐，这是不健康也不可取的。

近年来，不少对“超级食物粉”的宣传来自明星、模特、健身博主等符合大众对“美丽”和“健康”定义的人群，很多人被“只要我也吃，就能像他们一样美丽、健康”的观点所误导。其实，他们的美丽与健康依靠的不是“超级食物粉”，大家万不可将希望寄托在“超级食物粉”上。

“超级食物粉”不值得追捧

首先，“超级食物粉”营养不全面，不能满足人体每天的营养需求，绝不能代替一日三餐。

其次，新鲜食材在被加工成粉末的过程中通常会有一些营养素被破坏，由于目前对“超级食物粉”中的一些营养素尚缺乏相关检验和标准，其中能保留多少营养素难以确定。

第三，“超级食物粉”的食物形态一般为粉末冲泡后形成的流质，如果长期以流质饮食为主，牙齿的咀嚼功能和肠胃的消化功能会受到影响。

因此，从营养学的角度看，“超级食物粉”不值得追捧，人们还是应尽可能食用新鲜、完整的食物。一个健康的饮食体系应包含多样化的食物种类，天然的新鲜食物是最佳选择，根据《中国居民膳食指南（2022）》，成人平均每天应摄入12种以上食物，每周最好达到25种以上。

当然，如果把“超级食物粉”当作日常均衡饮食之外的一种补充，偶尔吃一吃，也未尝不可。需要提醒的是，“超级食物粉”是一种能量较高的食物，如果长期过量食用，或在日常饮食的基础上食用，可能会摄入额外的能量，导致人体内营养过剩，引起脂肪堆积和代谢负担增加。因此，吃“超级食物粉”应注意控制摄入量。PM

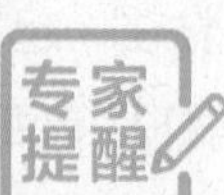

收获健康和美丽往往需要持之以恒的平衡膳食、规律作息、适当运动和良好生活习惯，宣称省时省力、方便快捷的养生“捷径”只是商家迎合消费者心理的营销噱头，大家应理性看待。

冷冻虾仁中的复合磷酸盐，值得警惕吗

海南热带海洋学院食品科学与工程学院教授　胡亚芹

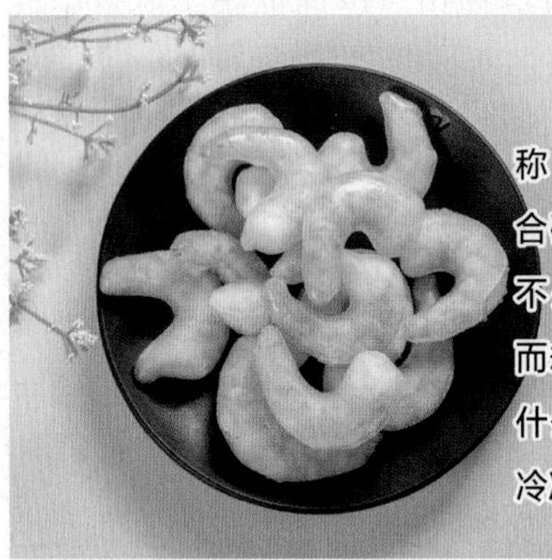

近来，网上有言论称“冷冻虾仁含有的复合磷酸盐伤肾”，导致不少人对冷冻虾仁望而却步。复合磷酸盐是什么？为什么会出现在冷冻虾仁中？

复合磷酸盐应用很广泛

磷酸盐是世界各国应用最为广泛的食品添加剂之一，我国已批准使用的磷酸盐共有8种，包括三聚磷酸钠、六偏磷酸钠、焦磷酸钠、磷酸三钠、磷酸氢二钠、磷酸二氢钠、酸式焦磷酸钠、焦磷酸二氢二钠。在食品中添加磷酸盐不仅有助于改善其色、香、味、形，保持食品的新鲜度和品质，还能满足加工工艺的要求，使食品品种多样化，是很重要的食品品质改良剂。复合磷酸盐是在食品加工中应用的两种或两种以上磷酸盐的统称。目前我国食品领域使用复合磷酸盐的范围比较广泛，如肉制品、粮油制品、鱼糜制品、果汁饮料等。

冷冻虾仁添加复合磷酸盐不足为奇

虾仁经冷冻处理后，细胞内的水分会形成冰晶，细胞会被冰晶刺破，解冻后容易流失汁液。因此，冷冻不可避免地会导致虾仁中的部分蛋白质变性、水分含量下降，解冻后肉质发干、发柴。复合磷酸盐可使冷冻肉类具有更好的保水性能，减轻冷冻导致的蛋白质变性，使冻品在解冻之后仍然保持一定的新鲜度。因此，冷冻虾仁中出现复合磷酸盐不足为奇，国内外的水产企业都会采用添加复合磷酸盐的方法加工冷冻虾仁。

复合磷酸盐不足为惧

从食品毒理学的角度来讲，离开剂量谈毒性是不科学的。按国家标准使用复合磷酸盐，不会对人体产生明显不良影响。当然，超标使用复合磷酸盐可能对人体健康产生一定的不良影响，故选购冷冻虾仁时应通过正规渠道，选择质量有保证的产品。

延伸阅读

冷冻虾仁带冰壳是为了“压秤”吗？

虾类在储存过程中有明显的虾头变黑的现象（虾类黑变），故水产行业一般将虾去头或煮熟后冷冻，并采用“镀冰衣”的工艺在虾仁外裹上一层冰壳。这样既能隔绝氧气，有效防止虾仁变色，保证虾仁的品质，又能防止冻结过程中虾仁内部水分直接流失而使肉质变干。

选购和食用冷冻虾仁，注意这几点

选择冷冻虾仁，可以从外形、色泽、气味等方面判断其品质。首先，应观察虾仁的冰衣厚度。通常冰壳重量不应超过总重量的40%，也就是说，虾仁净含量不能低于60%。其次，可以掰开冰衣查看虾仁断面。新鲜虾仁断面的肌纤维应完整、清晰。虾类死后，其肌肉很容易发生降解，肌纤维会糊烂、粘在一起。第三，嗅闻冷冻虾仁的气味是否正常。通常虾仁有海鲜自带的淡淡清甜味，异常虾仁则有腥臭味。PM

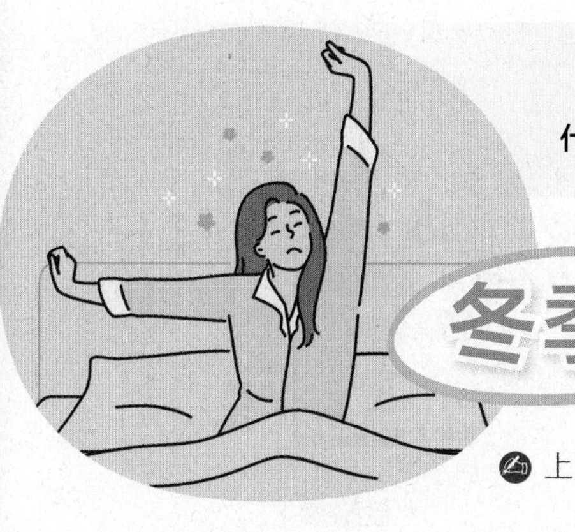

冬季，人们比任何时候都贪恋温暖的被窝，常常因赖床而上班、上学迟到。为什么冬季起床尤其困难？研究发现，冬天赖床与环境、饮食等原因密切相关。

冬季，为何变“起床困难户”

上海交通大学医学院附属瑞金医院呼吸与危重症医学科　闫雅茹　李庆云（主任医师）

原因一：低温可抑制大脑觉醒活动

为研究“睡和醒”是如何受外界温度影响的，科学家们使用果蝇作为研究对象发现，果蝇触角有一类神经细胞专门负责报告外界的低温。当环境温度低于果蝇“舒适区”（25℃）时，这类神经细胞会持续活跃，向大脑发出“寒冷”信号，且气温越低，信号越密集。而寒冷信息的主要“接收者”是位于睡眠－觉醒周期控制中心的一组神经元。当寒冷信号持续传来，接收信号的那组神经元活动下降，抑制觉醒。人的睡眠受生物钟调控，寒冷同样可以抑制睡眠－觉醒周期的神经网络活动，使人觉醒困难。

原因二：光照时间短，褪黑素“高产”

人体第三脑室后壁有一个1～2厘米大小的组织，名为松果体，其产生的褪黑素能调整生物节律，抑制快动眼睡眠，减少睡眠中觉醒次数，改善睡眠质量，延长深度睡眠。光照可以抑制褪黑素分泌。冬季昼短夜长，光照时间短、亮度较低，人体褪黑素分泌过多，容易感到疲倦、反应迟钝，发生起床困难、起床后感到疲惫等情况。

原因三：室内二氧化碳浓度升高，使人昏昏欲睡

冬季，为防寒保暖，人们习惯在入睡前紧闭门窗。自然环境中，空气中的二氧化碳含量约为0.04%；两人在密闭的房间睡一晚后，空气中的二氧化碳浓度可达0.2%。有研究显示，随着室内二氧化碳浓度增加，睡眠潜伏期延长，深度睡眠减少，睡眠质量明显下降，这一作用对女性的睡眠影响更为显著。

原因四：多吃引发“多困”

秋冬季，不少人放松了饮食控制，认为多吃点有助于抵御寒冷。殊不知，高脂饮食可减少十二指肠释放“饱腹激素”——胆囊收缩素，使深度睡眠时间延长；高蛋白质饮食可使人更易产生困倦感，减少觉醒次数。

七个方法，告别起床困难

❶**规律作息** 遵循自然规律和生物节律，听从脑内生物钟的“指令”，保持良好的睡眠–觉醒节律。

❷**饮食清淡** 晚餐应清淡，避免进食高糖、高脂、高蛋白质食物；睡前不进食。

❸**适当用“光”** 晚间入睡前，可以将卧室窗帘拉开一条缝，以便翌日早晨的光线进入卧室；或在醒后打开卧室灯，促使体内褪黑素水平下降，有助于快速清醒。

❹**为起床“预热”** 在起床前一小时左右开启热空调，让卧室暖起来，缓解起床的痛苦。

❺**“远距离”闹醒** 把闹钟放在床尾等“触手不可及”处，强迫自己下床关掉它。

❻**适当通风** 醒来后开窗通风，促进空气流通，降低室内二氧化碳浓度，可缓解困倦感。

❼**醒后喝杯水** 醒后饮水能“唤醒”身体的新陈代谢机制，同时促进大脑迅速清醒。PM

俗话说“多个朋友多条路”，在大众观念里，朋友多意味着“人缘好”“人脉广”，很多人也以交友广泛为荣。然而，如今只有一面之缘的人也可以被称为“朋友”，几乎每个人的社交圈都有一些“食之无味，弃之可惜”的“朋友”，既亲近不起来，又担心万一以后有什么交集而勉强维持着社交关系，就像衣柜里明知不太可能穿却又舍不得扔的衣服。时间一长，数目一多，就会在不知不觉中消耗心理能量。社交关系真的越多越好吗?

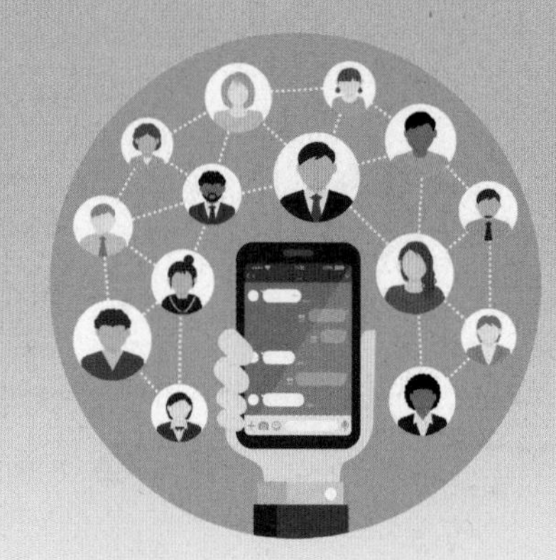

“多个朋友多条路”，社交关系越多越好吗

上海市精神卫生中心
副主任医师　梅 轶

社交关系在生活中的意义

社会交往理论是由马克思开创的社会学理论，认为社会交往是人类生存、活动、实践及社会发展的一种重要方式，是人们为满足自身生存需要而进行物质生产的前提，是制约个人生存与发展的重要方面。

大部分有目的性的社会交往本质上是资源的互换，而另一些不带目的性的社会交往，则是为了抵御孤独。

有时人们进行社交，是为了接触不一样的观点与思想，长期一成不变的生活容易导致思维固化，让生活陷入僵局。接触一些不同的思想，有利于发现自己思维的局限性，拓展自己的认知边界，产生新的灵感。

有时人们进行社交，是希望能够互通有无，从而获得更加丰富的资源。“含着金钥匙出生”的“天选之子”毕竟是凤毛麟角，绝大多数人的资源是通过与其他人交往互动，建立社交关系而获得的。

有时人们进行社交，是因为感到孤独。人毕竟是情感动物，即便是内心再强大、独立的人，偶尔也需要与人交往互动，获得情绪价值，排遣寂寞。

马斯洛提出的需求层次理论认为，人类的需求从底层向上，分别为生理需求(如食物和衣服)、安全需求(如工作保障)、社交需求(如友谊)、尊重需求(如被人认可和尊重)和自我实现需求(如取得成就)。所有这些需求的满足，都依托在人与人、人与群体的交流基础上。因此，社交关系的存在是尤为重要的。

社交关系，并非越多越好

传统的社交圈主要是“熟人社交圈”，人们交往的对象以身边的亲人、朋友、同事等为主，由此而向外辐射。

随着互联网的发展，通过社交软件建立的社交关系越来越多，人们的社交圈从以往单纯的“熟人社交圈”向“熟人－陌生人社交圈”发展。智能手机的出现加剧了这种改变，以至于现在每个人打开手机，各种社交软件里必然有很多聊天群，有些都已经忘了为何加入。各类媒体也适时推出海量文章，指导人们如何扩大自己的社交圈、如何在社交圈中脱颖而出。于是“混圈子”成为一个时髦的词汇，让很多人热衷于混迹在不同的社交圈。

然而，在人们勉力维系着繁多的社交关系，渐渐感到身心疲惫时，也许会产生一个疑问：“我真的需要跟这么多人社交吗？”在这个问题上，20世纪90年代英国牛津大学的人类学家罗宾·邓巴做过相关研究。他根据猿猴的智力与社交网络推断出：人类智力能够允许拥有稳定社交关系的人数是148，四舍五入约为150，即著名的“邓巴定律”。该定律指出：人的大脑皮质大小有限，提供的认知能力只能供一个人维持与约150人的稳定社交关系。也就是说，人们可能拥有很多“朋友”，但只能维持与现实生活中大约150人的社交关系。超过这一数字，人与“朋友”的社交联系反而会被削弱。

社交关系过多，反受其害

国外一项关于人们使用社交工具时长的研究发现：每个人一生中花在社交工具上的累计时长至少达到五年零四个月。当人们耗费越来越多的时间，机械地重复着聊天、分享信息、交新朋友、维护关系等社交行为时，就很难静下心来思考真正对生活有意义的问题。例如：一个想努力扩大社交圈的人大部分时间不是在打电话，就是发信息，或者参加交际活动；有很多“朋友”，但有七成甚至连名字都记不住；对社交有强烈的危机感，一天不应酬，便感觉自己被世界所抛弃；执着于增加“人脉”，但没有时间深入思考与这些人交往对自己究竟有无必要、有何帮助，甚至即使感到与对方话不投机，也依然违背自己的意愿勉力维持关系。这种过度社交和无效社交不仅难以带来价值，还会令人身心疲惫。

清理社交关系，为心灵减负

就像家里需要定期大扫除、树木需要定期修剪枝丫一样，社交关系也需要“断舍离”，只有在清理不必要的社交关系后，内心才能腾出更多空间，感到更放松、舒适。如何清理社交关系呢？

首先，要改变“以多寡论英雄”的社交观念。在交往中，展示自己的价值、真诚地交流、真心地提供帮助即可，提醒自己不必刻意增加社交关系，毕竟一个人的精力是有限的，尽可能专注，才能“高效”社交，形成高质量的社交圈。

其次，根据“邓巴定律”，社交圈可以细分为4层：第1层是支持圈，上限为5人，这些人往往是人们最亲密的家人、好友，是自己最信任的人，会无条件地提供支持和帮助；第2层是共情圈，上限为10人，这些人是人们能感同身受的对象，人们愿意花费时间、精力与之交流、伸出援手；第3层是熟人圈，上限约为35人，这些人是人们能记住他们的基本信息、喜好和习惯的对象；第4层是联系人圈，上限约为100人，这些人是人们有印象的对象，但大部分只是点头之交。可以据此对社交关系去芜存菁。

第三，良性的社交关系应是平等的，如果自己一厢情愿，那这种社交关系非但不能给予支持，反而会消耗精力、金钱，并不是所谓的“人脉”。有效社交不是和别人打过交道，而是别人愿意回应自己的社交行为。

此外，如果一段关系总是激发人的负面情绪，也应及时“断舍离”。PM

化妆品引发的“黑皮”

复旦大学附属华山医院皮肤科副主任医师　李　剑

化妆品（包含护肤品）使用得当可以提升颜值，不过有些化妆品却使皮肤暗沉、变黑，即使再用美白类护肤品也难以“挽救”，这是怎么回事？

化妆品致“黑皮”，原因有三

化妆品引起的皮肤色素沉着又称色素性化妆品皮炎，是指化妆品中的某些成分通过直接刺激、诱发光敏反应等，使黑色素细胞增殖、酪氨酸酶活性增高，或某些染料、重金属等物质长期经皮吸收，引起皮肤色素沉着，导致皮肤显黑。具体原因有三方面：

一是敏感性肌肤对化妆品中某些成分过敏，发生皮肤红斑、刺痛等过敏反应，引起皮肤色素沉着。

二是化妆品中的某些化学成分（如染料等）可能具有致色素作用，多见于彩妆类产品，少见于护肤类产品，长期使用易引发皮肤色素沉着。另外，非正规、不合格化妆品中重金属（如铅、汞等）超标，可造成包括皮肤色素沉着在内的健康损害。

三是化妆品中的光敏物质可介导光毒性反应和光变态反应，诱发光感性皮炎，导致皮肤红肿、瘙痒等症状，最终造成皮肤色素沉着。光敏物质常存在于化妆品的防腐剂、香料中，以及防晒产品的紫外线吸收剂、遮光剂（如对氨基苯甲酸及其脂类化合物等）中。另外，类视黄醇、果酸及含有呋喃香豆素（如柠檬、甜橙、葡萄柚、佛手柑及苦橙等）的植物精油等成分中，也常有光敏物质的“身影”。

三招，防治色素性化妆品皮炎

事实上，化妆品引起的皮肤色素异常改变不止色素沉着，还有色素减退、色素脱失等。皮肤色素异常一旦发生，恢复缓慢，对爱美者的心理影响大。防治化妆品引起的皮肤色素异常，有以下几点注意事项：

1. **辨质量**　挑选护肤品时，消费者应擦亮眼睛，学会鉴别，谨慎选择，通过正规渠道选择正规厂家生产的产品。

2. **明肤质**　光敏感人群常在日晒后出现皮肤瘙痒、红疹等症状，应尽量避免使用含有光敏物质的护肤品或化妆品。不确定自身肤质者，可至专业机构进行光斑贴试验，明确肤质。

3. **适时治**　已出现皮肤色素异常者，尤其应注意避免阳光和紫外线照射，积极采取物理防晒措施。色素沉着明显者可适当外用祛斑类制剂，如氢醌霜等。严重者应及时就医，在医生指导下使用谷胱甘肽、氨甲环酸、维生素C等抗氧化剂，或进行激光治疗。PM

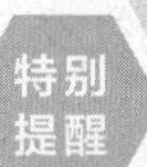

颜面部皮肤状况最受关注，但面部皮肤色素沉着未必是化妆品引起的。导致“黑脸”的病理性原因众多，常见的有：面部色素性皮肤病（如黄褐斑、色素性扁平苔藓等），甲状腺疾病，肾上腺皮质功能减退症，肝硬化，长期服用吡嗪酰胺等抗结核药、羟氯喹等抗疟疾药、环磷酰胺等抗肿瘤药，等等。当出现面部、颈部不明原因皮肤颜色改变时，需要明确诊断，必要时进行皮肤活检。

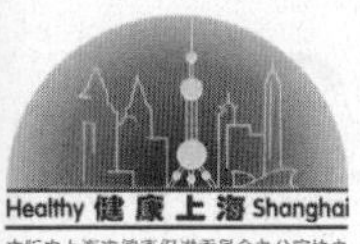

华东医院院长保志军：

发挥优势，提升健康科普影响力

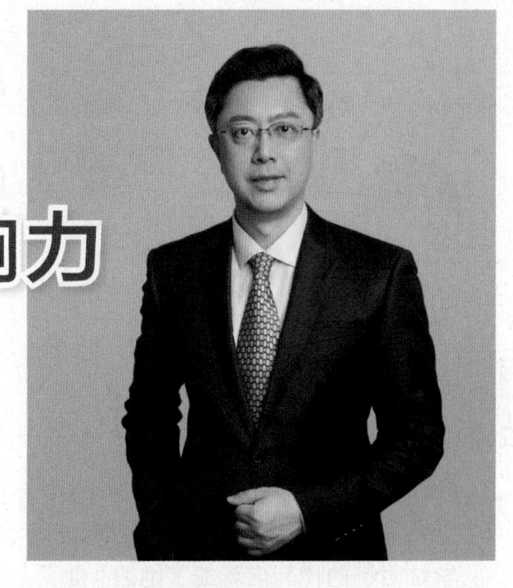

本刊记者 王丽云

华东医院成立于1951年，是一家以老年医学为特色的三甲综合医院。上海是我国最早进入人口老龄化社会的城市，也是我国人口老龄化程度最高的城市之一，老年人的健康需求日益增长，而随着信息技术的发展，网络上的健康信息鱼龙混杂，很多老年人被误导，不少老年人甚至上当受骗。为帮助老年人获取正确的健康知识和技能，科学认识和防治疾病，华东医院多年来发挥自身特色和优势，开展了大量健康科普工作。

铺就健康促进网，培养科普人才

为更好地服务于市民和患者，在过去的一年中，华东医院加大健康促进工作力度，形成了完善的医院健康促进管理体系：成立健康促进委员会，出台一系列科普工作制度，牵头各临床科室成立健康促进小组、选定健康促进助理；建立华东医院大健康科普资源库，目前已纳入466个科普主题项目；将科普工作纳入科室综合绩效考核，年终对各科室的科普影响力指数进行排名；等等。

人才是一家医院发展的核心竞争力，该院通过一系列举措不遗余力地加强科普人才培养。比如：实施健康科普领军人才和青年英才培养计划，对优秀人才进行资助；开展5期“华东健康说——大咖教你做科普暨华东医院健康科普能力提升系列学习班”，提升职工的科普能力；开设华东“星”青年科普成长营，为青年科普人才提供成长成才的平台。这些举措推出后，众多热心健康科普的医务人员脱颖而出，5名医生入选上海2023年医务人员健康科普影响力指数排行榜100强。

创立科普品牌，促进市民健康

近年来，华东医院整合各科室优势资源，将健康讲座开进社区，主编《老年衰弱防治知识宣传手册》《细说骨骼肌减少症》《知行合一，健康百岁——老年人居家健康管理手册》等图书，组织拍摄《懂科学养生，做健康老人——老年健康自我管理课程》等科普视频，与上海市科协、健康云及各类媒体合作，全方位、多渠道传播健康理念和知识，帮助市民尤其是老年人提高健康素养和自我管理能力。

在此基础上，该院去年创立了“华东健康说”科普品牌栏目，至今已发布科普视频50多期，直播20余场，浏览量超20万人次。其中，“记忆的橡皮擦——认识阿尔茨海默病”“五个信号，可以判断身体是否衰弱”“居家预防衰弱”“医生为什么一定要我打胰岛素”“心脏支架术后的认识误区”“老年友善服务”“老年髋关节术后功能锻炼”等主题尤其受欢迎。不少患者看了视频和直播后被“圈粉”，到该院寻求进一步诊断和治疗。

在获得患者信任、促进市民健康的同时，华东医院的健康促进工作迈上了新台阶：2023年获批局级以上科普课题6项，获得各级科普奖项20余项；在上海医疗机构健康科普影响力指数排行榜上，从2022年的第43名跃升至2023年的第9名。PM

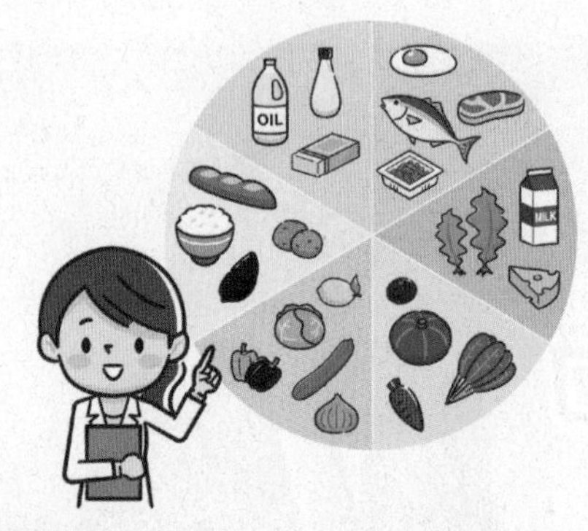

营养既过剩又缺乏？“好好吃饭”很重要

上海市妇幼保健中心　张 蕾

青春故事

小玥是一名初三学生，每天学习到很晚，早晨为了多睡一会儿，经常来不及吃早餐，学校附近的便利店就成了她的“食堂”，薯片、饼干、面包都是首选，既省时又方便。放学回家的路上，她会买些奶茶、炸鸡、烧烤，边走边吃，那是一天中最快乐的时光。最近，小玥发现自己的身体开始“横向发展”，她担心吃得太多会发胖，但吃得少了又总觉得饿，很是苦恼。

不良饮食习惯，致营养过剩与缺乏并存

看了小玥的故事，很多家长肯定会感慨，自己家的孩子跟小玥一样不“好好吃饭”。这种不良饮食习惯在青少年中很常见，即喜欢含糖饮料、肉类、油炸食品，水果、蔬菜、奶制品等摄入少，饮食不规律，不吃早餐，偏食挑食，暴饮暴食，吃过多零食，等等。这是导致青少年营养过剩与营养缺乏并存的主要原因。

近年来，国内外的研究都发现，不良饮食习惯导致的青少年营养失衡相关疾病越来越多。比如：偏食可致营养不良及营养性贫血发生率上升，孩子抗病能力下降，容易患感染性疾病和消化道疾病；营养过剩导致的肥胖、超重等问题，除影响孩子正常学习、活动和体育成绩外，也导致其成年后患高血压、血脂异常、糖尿病等疾病的风险大大增加。

合理饮食，青少年生长发育的重要保障

青春发育期是由儿童少年时期过渡到成人期的阶段，这一时期的不健康行为对身心健康的影响具有长期性。青少年生长快、活动量大、学习负担重，对能量和营养素的需求远超成年人，在保证基础营养供给的同时，还要满足其身高、体重两方面生长发育的需要。合理的膳食营养作为青少年生长发育过程中的重要环节，与青少年的体质状况和发育水平息息相关，日常饮食一定要注意保证足量的能量和营养摄入。

青少年家长要掌握营养知识，做到以下几点：保证孩子的三餐定时定量，引导和督促孩子养成规律的饮食习惯；合理安排孩子的每日饮食，食物种类、来源应丰富多样；每餐应包括谷薯类、蔬果、畜禽鱼蛋、奶和大豆等食物中的 3 类及以上，注意粗细、荤素搭配；每天食物种类达到 12 种以上，每周达到 25 种以上；合理烹调，多采用蒸、煮、炖、煨等烹饪方式，少用油炸、烧烤、腌渍等方式；改变菜肴风味，多变换花样，有助于孩子改掉挑食、偏食的坏毛病；避免孩子超量进食，合理安排、指导孩子吃零食的次数和时间。

针对青少年的发育特点，家长应特别注意给孩子提供富含维生素、矿物质等营养素的食物。比如：青少年骨骼发育迅速，需要摄入充足的钙，每日应摄入一定量的奶类和豆类食物；青少年对铁的需求量较大，缺铁性贫血较为常见，应适当多吃富含铁的食物，如猪肝、鸭血、瘦肉、海产品、豆类等，也要多吃富含维生素 C 的食物，如猕猴桃、橙、番茄等，以促进铁的吸收；青春发育期的女孩要常吃海产品，增加碘的摄入；等等。

日常生活中，家长还要注意孩子的身高、体重变化，及时发现孩子的生长发育问题，并科学干预。PM

“假靳东”现象：老年粉丝的心理迷思

南京理工大学社会学系副教授　张 田

2023年10月，上海市静安区检察院依法以涉嫌诈骗罪对8名假冒靳东诈骗的犯罪嫌疑人提起公诉，引发社会的广泛关注。从近期报道不难发现，这类新闻并不少见：“秀才”“一笑倾城”等以中老年群体为主要受众的网络主播红极一时，吸引众多“铁粉”老年人在直播中大方打赏，更有甚者跨越千里而来，只求与心中的“主播”见上一面。

这类主播通过短视频平台吸引大量老年粉丝，甚至骗取他们的信任和金钱，被称为“退休金收割机”。可生活经验丰富的老年人为何会轻信这些“主播”？我们又应当如何引导老年群体正确看待这一问题呢？

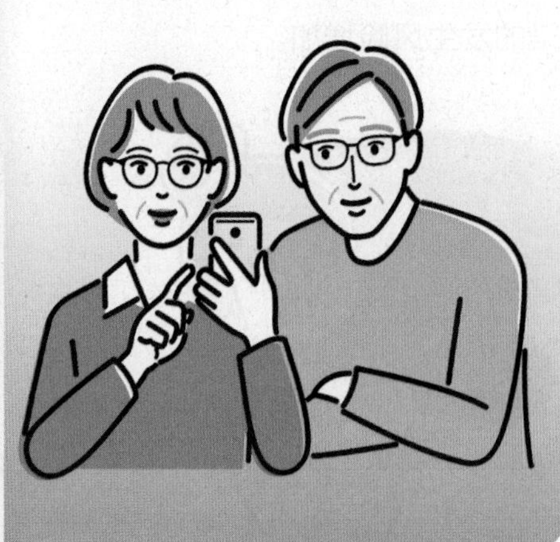

老年“铁粉”为何狂热

老年人痴迷短视频平台上的这些主播，究其原因，有主客观两个方面。

主观上来说，老年群体渴望陪伴，需要情感寄托。许多老年人在退休后感到孤独，渴望得到陪伴和关注。一些主播利用这一心理，通过与老年粉丝互动，让他们感到被关心和重视。在此基础上，一些老年人便将主播视为自己的情感寄托，认为这些主播能够理解他们的感受，为他们提供情感支持，从而心甘情愿地“打赏”，为他们提供经济“支持”。

客观上而言，虽然老年群体有丰富的人生阅历和生活智慧，但随着年龄的增长，老年人的认知能力逐渐下降，加之缺乏网络使用经验，他们可能无法准确判断事物的真实性和合理性。一些主播利用老年人的这一特点，通过夸大其词、虚假宣传等方式吸引老年人关注，进而骗取钱财。

主客观因素并非相互孤立，有时也是相互影响的，例如网络信息的丰富性、网络信息获取的便利性等客观现实，也导致了老年人过度沉溺网络世界、过度依赖短视频平台，这也可能反过来导致老年人忽视现实生活中的社交活动，进一步加剧他们的孤独感。

避免被“收割”，需要多方努力

要避免老年人被一些不良主播“收割”，离不开老年人本身、家人、社区、平台等多方面的共同努力。

老人勿沉溺

就老年人自身角度而言，要主动放下手机、走出家门，积极参与现实生活中的社交活动，结交朋友，建立健康的娱乐方式，如阅读、运动、绘画等，减少对虚拟世界和短视频平台的过度依赖。另一方面，阅读、运动等也有利于延缓老年人认知能力的退化，让他们能够更好地判断事物的真实性和合理性。

家人多陪伴

一方面，子女们要多多陪伴老人，减少他们的孤独感，让他们感受到家庭的温暖和家人的支持；另一方面，应引导老年人合理使用手机，尤其是控制短视频的使用时间，避免过度沉迷。

社区多指导

社区要肩负起对老年人的“培训重任”，通过培训，让老年人知晓如何正确、科学、合理地使用手机。很多老年人之所以沉迷于短视频，很重要的原因是其操作简单，通过指尖简单地上滑，短视频就源源不断地涌入，而其他更有意义的操作则较为复杂，老年人难以掌握，这就需要社区的培训与指导。此外，在培训过程中宜融入“反诈”“资金安全”等内容，告诉老年人如何保护个人隐私，避免泄露个人信息，防范网络诈骗。

平台需监管

当然，老年人的“网络安全”离不开政府和相关部门对短视频平台的监管。网络平台应承担起相应的社会责任和法律责任，利用大数据精准识别并打击利用老年人心理弱点的诈骗行为。同时，平台也应加强对主播的审核和管理。

短视频平台在为老年人提供娱乐和社交机会的同时，也可能对他们的心理健康产生负面影响。通过多方努力和介入，我们可以帮助老年人正确使用短视频平台，维护他们的心理健康。同时，我们也应关注老年人的需求和感受，无论在现实与网络中，都应为老年人创造一个更安全、快乐的生活环境。PM

提起尿路感染，大多数人的第一印象是“尿路感染是成年人才会得的病”“尿路感染都是因为不注意卫生引起的”，甚至将尿路感染与妇科病、前列腺炎、性传播疾病联系起来。其实，儿童也会发生尿路感染，但其病因和症状与成年人不尽相同。

感染位置不同，症状差异大

“尿路”是泌尿系统的俗称，包括肾脏、输尿管、膀胱和尿道，前两者称“上尿路”，后两者称“下尿路”。上尿路发生感染，尤其是肾脏出现严重炎症时，患儿可出现持续高热（幼儿期尤其显著，体温可迅速升至40℃）。发生下尿路感染时，患儿可有尿频、尿急、尿痛等症状。

婴幼儿时期，孩子的免疫系统尚不完善，一旦身体其他部位出现细菌感染，病原体可能随着血液运行而“攻击”肾脏，所谓“城门失火，殃及池鱼”。另外，这个年龄段患儿发生尿路感染更常见的原因为先天性泌尿系统畸形（男童发病率略高于女童）。

随年龄增长，孩子的免疫系统逐渐发育完善，发生上尿路感染的风险显著降低，而不良如厕习惯等使下尿路感染的发生风险增加。

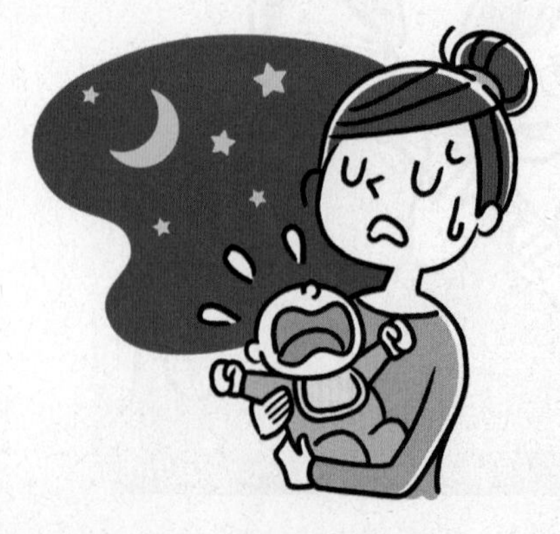

可轻可重的儿童尿路感染

上海市儿童医院
泌尿外科副主任医师 吕逸清

积极寻找尿感原因

尿常规是筛查尿路感染的"必选项"。尿白细胞数量超过10个/高倍视野，即提示泌尿系统感染。进行尿细菌培养和药敏试验可帮助医生选择更具针对性的抗菌药物。

存在高热等全身症状的尿路感染患儿须进行泌尿系统超声检查，以判断是否存在肾积水、输尿管积水、输尿管异位开口等先天性泌尿系统畸形。必要时，还需进行磁共振、增强CT等检查。

治儿童尿感，并非抗感染那么简单

下尿路感染患儿需在医生指导下服用抗菌药物，多饮水，注意休息。服用抗菌药物应做到按时、规律和全程（2周左右）。有些家长见孩子服药两三天后症状缓解，便擅自停药。殊不知，这么做易使尿路感染"卷土重来"。

在导致上尿路感染的常见原因先天性泌尿系统畸形中，大部分为轻度畸形，如肾盂输尿管连接部狭窄、输尿管膀胱连接部狭窄、轻度膀胱输尿管反流等，可随着孩子年龄增长而有所改善。重度膀胱输尿管反流、后尿道瓣膜等畸形引起的尿路感染不仅不会自愈，还会损害肾功能，影响患儿生长发育，甚至可能引起肾功能衰竭。因此，存在先天性泌尿系统畸形的患儿采取外科手术或药物治疗非常重要。

与大多数人认为的"手术比药物治疗更有效"不同，保守治疗并非消极应对或弃之不顾。有研究表明，大部分轻度泌尿系统畸形患儿（新生儿或婴幼儿期）在医生指导下服用小剂量抗菌药物至学龄前（5～6岁）或先天性泌尿系统畸形改善前，可有效缓解尿路感染症状，尽可能减少肾功能损伤，是有效且安全的治疗尿路感染手段。保守治疗无效、出现进展性尿路感染，肾功能损害加重，泌尿系统畸形不能通过发育得到纠正者，则需要及时进行手术治疗。

预防儿童尿感，重视排尿训练

预防尿路感染，儿童应做到多饮水，饮食清淡，不憋尿；适当进行体育锻炼，提升免疫力；注意私处卫生，男孩的家长应帮助其每日上翻和清洗包皮，女孩的家长应教会其在如厕后正确使用卫生纸。PM

是什么让你对直播购物欲罢不能

内蒙古师范大学心理学院　包静洁
华东师范大学心理与认知科学学院　孟 慧（教授）

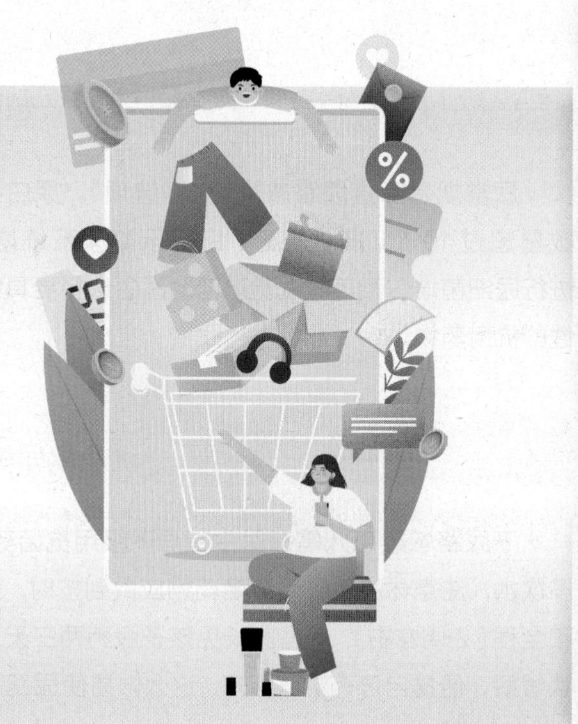

很多在直播间买过东西的人都有这样的经历：看直播时鬼使神差地买了一堆花里胡哨的东西，结果发现根本用不上，又感到懊悔不已。随着互联网的发展，直播带货确实给人们的生活带来了很多便利，足不出户就可以享受沉浸式的购物体验，但直播间的冲动消费不仅对消费者的生活造成了负面影响，也造成了资源浪费。2020年中国消费者协会开展的直播电商购物消费者满意度调查，收集了来自12个直播电商平台的5333份消费者样本，其中有44.1%的受访者认为自己在直播电商购物中的冲动消费比较严重。那么，为什么很多人会在直播间控制不住地"买买买"？又该如何避免这种冲动消费呢？

四大推手，促使"剁手党"在直播间"买买买"

人们是如何在直播间一步步沦为"剁手党"的呢？有研究表明，直播所独有的互动性、主播的专业性、直播间的限制性销售，以及当代人的社会心态都可能促成直播间的冲动消费行为。

首先，直播互动激发了人们的心流体验，使观看者能够完全沉浸其中并产生愉悦感。与传统的线上购物方式相比，直播购物可以实现主播与消费者、消费者与消费者之间的实时互动。主播可以向消费者介绍产品，消费者则通过弹幕向主播咨询产品的相关问题，或与其他消费者进行交流。这样的多方实时互动减少了购物中的心理距离，提高了人们的注意力和参与度，让其陷入沉浸式的购物体验中，从而产生愉悦和兴奋的情绪，即心流体验。这种心流体验增加了人们对直播的"黏性"。

其次，主播在直播中所展现出的专业水平，很大程度上提高了消费者对主播推荐商品的信任度。主播往往需要在直播之前对商品进行选品分析，综合考虑商品各方面的性能，深入了解商品的详情信息，在直播前提炼出商品最大的卖点，并货比三家。在直播过程中，一些主播会搭配专业术语对产品进行介绍，从专业的角度分析产品的优缺点，解答消费者对产品的疑虑。有研究表明，信息来源的可信度越高，人们越容易被说服。专业、可靠的主播不仅能增进消费者对商品的了解，还能使其认为主播推荐的消费选择是明智的。正如一些人气火爆的主播喊出的口号："跟着主播买，肯定不出错！"

第三，直播购物经常会对消费者的思考时间和产品供应数量进行限制，使其产生一定的压力。比如，主播会通过"三、二、一，上链接！开抢！""最后 10 个优惠名额"等话术，营造一种"再不买就晚了"的紧张氛围。直播间内精确的倒计时，会使人们感受到时间压力，没有充分的时间思考和评估产品的价值。很多人会在这种时间压力下冲动消费。同时，一些直播间还会对商品的供应数量进行限制。直播间会与商家进行合作，利用超低的价格吸引消费者，但其所售商品数量远远小于直播间的消费者数量。这种"供不应求"的表象会引发消费者之间的竞争，使人产生"抢到就是赚到"的感受。此外，直播间还会显示实时销售量，不断飙升的实时销售量能使消费者更直观地感受购买的竞争压力，进而争分夺秒地付款。

第四，越来越多人所具有的后物质主义价值观，使他们注重及时享乐。随着个人选择的兴起，当代人的生活方式趋向个体化，人们更追求"为自己而活"，倡导一种"自我文化"，即后物质主义价值观。因此很多人通过消费的方式，来实现自我个性的展示及自我满足，凡是可以为自己带来愉悦感、满足感的消费都是他们所追求的。随着社会经济条件的发展，很多人在消费时顾虑较少，花呗、信用卡等的使用也强化了超前消费意识。这些都对人们的冲动消费起到了推波助澜的作用。

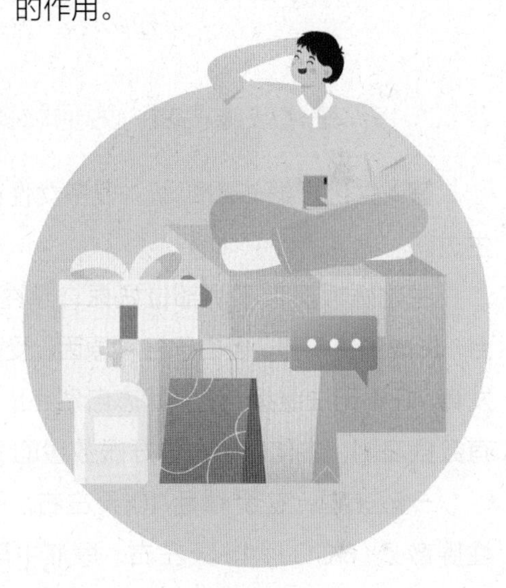

如何跳出冲动消费的"陷阱"

冲动消费可能会给人们的生活带来一定的负面影响。避免冲动消费，可以从认知和行为两方面着手。

在认知方面，消费者首先应意识到，直播间的"限时""限购"等限制性消费只是营销手段。买到不等于赚到，直播间中一些商品的价格或许真的便宜，但对自己来说可能并不需要。其次，对于主播的专业性，也需要加以甄别、辩证看待，一些主播可能只是利用一些术语让自己显得专业，实际上是"纸老虎"。购物前多了解产品的相关信息，做到心中有数，就不会掉入这一陷阱。最后，大家还应认识到，冲动消费可能满足了自己及时享乐的需求，但冷静之后往往会后悔。消费不是实现自我精神需求满足的唯一方法，冲动消费也不代表"为自己而活"，一些主播反复强调的"买它！""女人要对自己好一点！"只是催促人们下单的术语。

在行为方面，消费者首先应在观看直播之前，列一个购买计划清单，将自己所需要的物品写下来，严格按照计划清单购买，这可以在一定程度上避免不必要的冲动消费。其次，在直播间购买商品时，"确认付款"前，再冷静思考一下：自己真的需要这件商品吗？在这里买真的是最明智的选择吗？如果答案是肯定的，再付款。第三，经常冲动消费的"剁手党"可以适度控制花呗、信用卡等的使用频率和额度，减少超前消费。PM

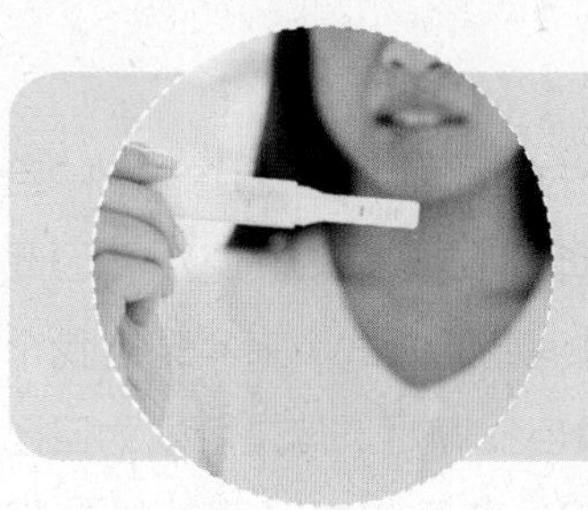

"医生，前两天我用早孕试纸测出了'两道杠'，还没开心几天，今天竟然来月经了，这是怎么回事？""医生，自从上周验孕棒验出'双杠'后，我天天'盯'着'双杠'的颜色变化，这两天我发现颜色越来越淡，几乎变成了'单杠'。这是流产了吗？有办法保胎吗？"近年来，在临床工作中，因为这些困惑前来咨询的生化妊娠患者越来越多。

转瞬即逝的生化妊娠

复旦大学附属妇产科医院上海集爱遗传与不育诊疗中心　李 核（副主任医师）　肖 敏

问1 生化妊娠高发，为何患者大多不知情？

答：生化妊娠转瞬即逝，很多女性甚至没有意识到生化妊娠发生过。

生化妊娠又称不明部位妊娠、隐性流产，指精子与卵子已经结合，形成了受精卵，但由于各种原因，受精卵不能在子宫内继续生长、发育，妊娠无法继续，妊娠状态自然终止，是一种极早期的妊娠丢失。有数据表明，生化妊娠占总妊娠数量的 25% ~ 30%，甚至更高。

一般来说，在受精后 10 天左右，母体血清中可测到绒毛膜促性腺激素（HCG）；15 天左右，尿液中可测到 HCG。此时，很多女性尚未来得及验血或验尿，不知道自己已经怀孕；发生生化妊娠后，也只当是月经推迟了几天，甚至没有意识到生化妊娠发生过。因此，也有人戏称生化妊娠为转瞬即逝的怀孕。

问2 生化妊娠与妊娠流产有什么区别？

答：宫内外有无孕囊和胚芽是两者最显著的区别之一。

目前，生化妊娠是否属于流产尚无定论，一些研究和欧洲人类生殖与胚胎学学会的最新共识将生化妊娠归为流产，而美国生殖医学会则将生化妊娠归为胚胎种植失败，非妊娠流产。

生化妊娠通常发生于停经 5 ~ 6 周内，之所以称为"生化"，是因为胚胎着床只能到达生物化学方法可以检测到的阶段，没有发展至能用超声检查发现孕囊的阶段，即血清 HCG 高于正常值（ > 5 国际单位 / 升）或尿妊娠 HCG 试纸阳性（表现为"两道杠"），但超声检查宫腔内、外均未见到孕囊与胚芽等妊娠表现，患者通常没有早孕反应。另外，生化妊娠维持时间很短，随着 HCG 下降至正常，患者在停经一段时间后出现阴道流血，出血量与月经量相同或稍多一些，无明显腹痛，无胎儿组织排出。

妊娠流产患者的妊娠维持时间较长，行阴道超声检查最早可在停经 6 周左右见到孕囊和胚芽，腹部超声检查最早可在 7 周左右见到孕囊和胚芽，患者可能有早孕反应。流产时的主要表现为停经后不规则阴道流血、下腹痛等症状，可能伴有胎儿组织排出，最常发生于孕 12 周前。

问3 为什么会发生生化妊娠？

答：主要原因为胚胎染色体异常。

偶然发生一次生化妊娠非常常见，主要原因为胚胎染色体异常，是自然选择、优胜劣汰的结果。患者不必过分恐慌、焦虑，无须特殊处理，宜放松心情，继续备孕。发生两次及以上生化妊娠，夫妻双方应引起重视，尽早就医，进行规范的遗传咨询、孕前检查等，并针对病因进行干预。

造成反复生化妊娠的可能原因为：遗传学因素（如夫妻双方染色体异常、基因异常），免疫学因素（自身免疫异常、同种免疫异常），子宫解剖异常（如先天性子宫发育异常、宫腔粘连、子宫内膜较薄等），内分泌异常（如甲状腺功能异常、高催乳素血症、多囊卵巢综合征及代谢异常等），感染因素（如弓形虫、风疹病毒、疱疹病毒感染等），等等。

问4 “做试管”能避免生化妊娠吗?

答：试管婴儿同样具有发生生化妊娠的风险。

体外受精－胚胎移植俗称“试管婴儿”技术，是指经过促排卵后从女性体内取出卵子，采用人工方法让卵细胞和精子在体外受精，并进行早期胚胎发育，待受精卵发育成卵裂球或囊胚期胚胎，再移植回母体子宫内使之着床。在试管婴儿整套治疗措施中，并没有干预受精卵着床的行为。因此，无论是自然怀孕还是试管婴儿，都会面临生化妊娠的发生风险。不过，植入前胚胎遗传学诊断/筛查（俗称第三代试管婴儿技术）通过对囊胚期胚胎活检，进行胚胎染色体的检查，可筛选出染色体正常的胚胎植入母体，防止因胚胎染色体异常而造成生化妊娠。

问5 眼看就要发生生化妊娠，能通过保胎等措施挽救吗?

答：生化妊娠不需要，也不能保胎。

“好不容易怀上，怎么能轻易放弃？”“卧床一段时间、吃些保胎药，说不定能避免生化妊娠。”日常生活中，有这样想法的生化妊娠患者不在少数。事实上，生化妊娠不需要，也不能保胎。一则，生化妊娠的胚胎质量不佳，不宜“保”；二则，精卵结合成受精卵后，可能尚未着床或刚刚着床便被排出了体外，无法“保”。

问6 生化妊娠后，需要“坐月子”吗?

答：生化妊娠一般不会对身体产生伤害，不必“坐月子”。

虽然生化妊娠可以被视为早期流产的一种类型，但一般不会对身体产生伤害，没有想象中那么可怕，也不需要“坐月子”，有妊娠计划的夫妇在女方恢复月经的下一周期即可备孕。

值得注意的是，有“血HCG或尿HCG阳性、宫内未见孕囊”特点的除生化妊娠外，还有宫外孕。为避免两者混淆，患者应密切监测血或尿HCG变化，检查结果未至阴性前不可掉以轻心，以免宫外孕“来势汹汹”，危及生命。

问7 生化妊娠后更容易怀孕吗?

答：缺乏科学依据。

自然怀孕发生生化妊娠者，只能说明女方的输卵管通畅，不能得出其他结论。

问8 反复发生生化妊娠，需要做哪些检查?

答：夫妇双方的遗传学相关检查，女方的妇科超声检查、免疫学、内分泌相关检查等。

反复发生生化妊娠，夫妻双方应在医生指导下进行系统的病因筛查，并采取针对性的干预措施。

除常规男方进行精液检查和女方白带检查、“优生五项”（TORCH）检查外，针对性的检查项目还包括：外周血染色体核型分析，检查夫妇双方的染色体数量、形态、结构是否正常，有条件者还可以进行联合染色体微阵列分析；抗磷脂抗体、性激素水平、甲状腺功能、血糖、凝血功能、甲状腺超声等检查，明确女方是否患有影响妊娠的内分泌疾病；三维超声、宫腔镜或腹腔镜检查，观察子宫形态、结构及宫腔环境是否存在异常；等等。PM

2023年5月10日，一则新闻轰动全球：英国人类受精与胚胎管理局证实，英国首批体内含有三个人的DNA（脱氧核糖核酸）信息的“三亲婴儿”诞生。实际上，世界上首例“三亲婴儿”早在2016年就已出现。当时，美国华裔科学家张进在墨西哥帮助一位母亲顺利诞下世界首例“三亲婴儿”。

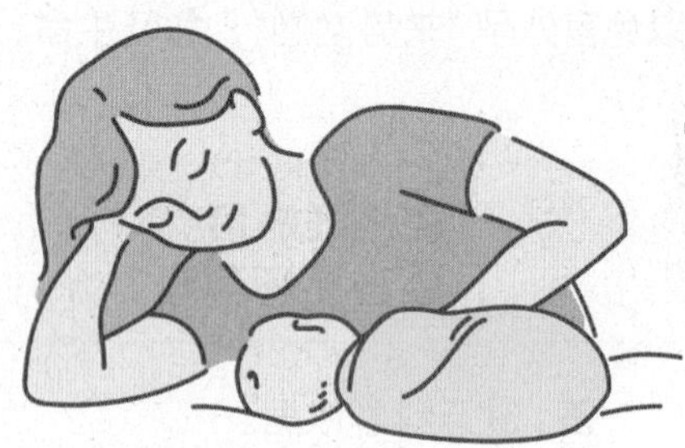

带你了解“三亲婴儿”

同济大学附属妇产科医院生殖医学科　瞿俊杰　滕晓明（主任医师）

什么是“三亲婴儿”

要了解“三亲婴儿”，首先要知道正常人类胚胎的形成和发育过程。正常情况下，母方提供一枚卵子，父方提供一枚精子，卵子和精子结合后，发育形成胚胎，再经过母体近10个月的孕育，婴儿出生。

通常，婴儿携带来自母亲和父亲的遗传物质。其中，细胞核遗传基因由父母双方共同提供，细胞质的线粒体遗传基因则完全由母亲提供，后者携带的遗传基因约占总基因的0.1%。如果母亲的线粒体携带致病基因，那么这种致病基因将全部传递给子代，无论男女，均无法幸免。

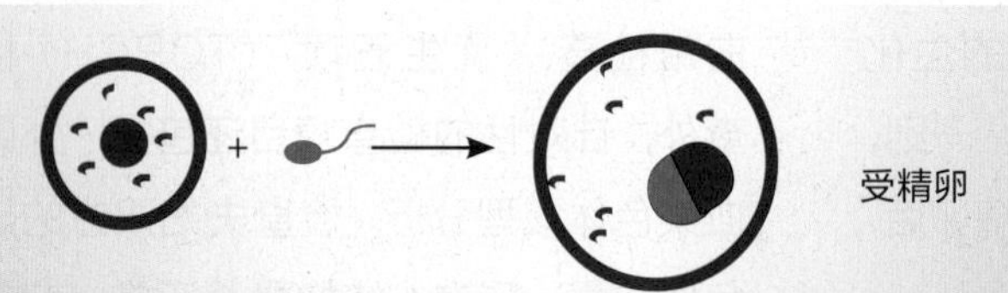

红色：母亲的卵子；蓝色：父亲的精子

所谓“三亲婴儿”，就是有三位“血亲”的婴儿，俗称“第四代试管婴儿”，学名叫“胞质置换与胚胎移植技术”。这种技术是将携带线粒体致病基因的母方卵子的细胞核，通过人工的方法植入健康女性卵子的细胞质中，然后与父亲的精子结合形成受精卵，在体外发育成胚胎，再将胚胎植入母亲体内进行发育。

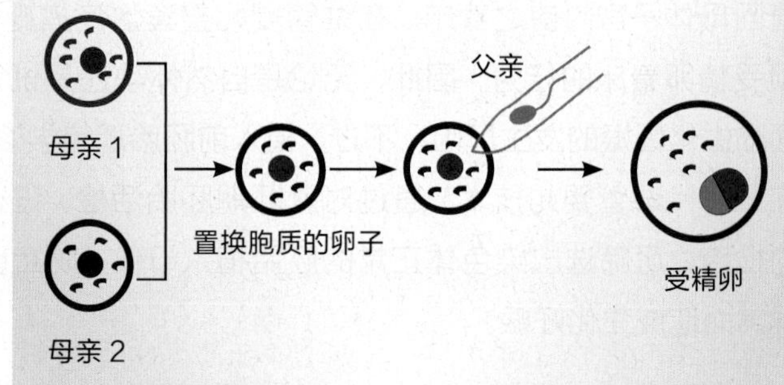

通过这种方法诞生的孩子，会继承母亲1的细胞核遗传基因、母亲2的线粒体遗传基因和父亲的细胞核遗传基因，也就是说，这名婴儿有“两母一父”，共三位血亲，故被称为“三亲婴儿”。

“三亲婴儿”技术适用于哪些领域

❶ 阻断线粒体疾病遗传

线粒体是细胞内的能量工厂，除红细胞外，存在于人体的每一个细胞中。线粒体的主要功能是提供细胞所需要的能量。线粒体疾病是一组遗传性疾病，其特征是氧化磷酸化缺陷，影响细胞呼吸链功能和细胞能量产生，由于线粒体DNA（mtDNA）或核DNA突变引起。

常见的线粒体疾病有莱氏综合征、慢性进行性外部眼肌麻痹、线粒体脑肌病伴乳酸酸中毒卒中样发作等。通过“三亲婴儿”技术，借助健康女性的线粒体基因来修复母亲线粒体基因中的缺陷，可以从源头上阻断母方的线粒体疾病遗传给子代。

2016 年，张进团队为一名患有莱氏综合征（Leigh's sydrome）的女性实施了“三亲婴儿”技术，将健康女性的线粒体与母体的卵细胞核重新组合，再与父方精子结合形成受精卵，随后将胚胎移植入母体内进行发育，成功规避了基因缺陷，“三亲婴儿”目前健康存活。

2017 年，英国纽卡斯尔生育中心获得“胞质置换与胚胎移植技术”治疗许可，是世界上第一个获得该许可的机构。经过 6 年的发展，2023 年 5 月 10 日，该中心公布英国首批“三亲婴儿”顺利诞生。目前，这些“三亲婴儿”还在继续随访中。

❷ 改善胚胎质量

近年来，由于女性生育年龄推迟，卵子老化，胚胎发育能力下降，导致试管婴儿技术的成功率降低。有学者认为，胚胎发育能力下降的原因主要是参与细胞分裂的胞质因子的功能异常，改善胞质成分是改善胚胎发育潜力的有效方法。

2017 年，美国哥伦比亚大学干细胞基金会研究所将小鼠衰老卵母细胞作为模型系统进行核移植，发现核移植后，胚胎可正常发育到囊胚阶段，表明胚胎发育能力下降的原因主要是参与细胞分裂的胞质因子的功能异常，而改善胞质成分可改善胚胎的发育潜力。也就是说，老化的卵子可以通过年轻卵子的胞质置换获得“新生”。

2020 年，捷克费蒂姆德不孕症中心进行了一项研究，将来自新鲜或冷冻的年轻供体卵细胞的 10% ~ 15% 的胞质添加到受体卵母细胞中，结果发现，胞质移植可提高卵母细胞的受精率和早期胚胎发育率，且经胞质置换和胚胎移植技术诞生的 28 名儿童均健康存活。

这些研究结果提示，未来或可通过胞质置换与胚胎移植技术让高龄妇女的卵子年轻化，从而解决高龄妇女的不孕问题。

饱受争议的“三亲婴儿”

胞质置换与胚胎移植技术为线粒体疾病家庭带来了福祉。然而，“三亲婴儿”的出生也受到了来自伦理上的巨大质疑：这是不是一种“设计婴儿”？该技术的开展是否会让人类的基因修饰处于失控状态？该技术对 DNA 进行了干预，有没有可能导致“定制婴儿”的出现？

有学者认为，胞质置换与胚胎移植技术不仅可以解决高龄女性生育难题，同时也是根治线粒体疾病的唯一希望。据统计，每 6000 个婴儿中，就有 1 例线粒体疾病患儿，且这类疾病缺乏有效的治疗方法，而该技术能够挽救无数家庭，可以让这些家庭拥有健康的孩子。

也有学者认为，该技术对 DNA 进行了干预，有可能导致“定制婴儿”的出现。比如：那些漂亮的、高智商的胎儿被人类所喜爱，从而获得出生的权利；而那些“平庸”或“表现不佳”的胎儿则可能被剥夺了出生权。同时，胞质置换技术应用时间不长、管制不全面，安全性有待考证。因为线粒体遗传基因完全由母亲传给子女，如果第三方的线粒体遗传基因存在其他问题，则很有可能给“三亲婴儿”带来新的遗传风险。PM

专家感言

虽然胞质置换技术的发展和成熟会给无数家庭带来福音，但也可能面临新的不可预期的风险。或许一个问题的解决，将伴随着更多问题的出现，但我们仍然有理由相信，技术的发展终将战胜疾病，人类必将会有美好的未来。

春节，年夜饭是“重头戏”：食材精心挑选，品类仔细斟酌，鸡鸭鱼肉纷纷上桌……值此佳节，一些朋友却对着饕餮大餐“有心无力”，他们或因慢性病而长期服用中药，或正在服用调理体质的膏方。对这些人而言，丰盛的年夜饭中是否有哪些食物要格外注意？

吃中药遇上年夜饭，如何忌口

上海中医药大学中药学院教授　王海颖

服药期间忌食某些食物，俗称忌口。中医古籍中不乏相关记载，如《本草经集注》说：“服药不可多食生胡荽及蒜、鸡、生菜。”“不可多食肥猪、犬肉、油腻肥羹、鱼鲙、腥臊等物。”从古至今，中医皆重视药食之间的平衡，以免导致患者病情迁移不愈，影响康复。

吃膏方，护脾胃功能

避免滋腻碍胃

不少人在冬季选择服用膏方调理身体。膏方中含有较多滋补类的药材，脾胃运化或会因此而受到一些影响，服用膏方时要避免摄入含糖量高、难以消化的食物，比如各类点心、蛋糕等，以免引起消化不良。服用膏方后1～2小时最好避免食用海鲜，以免引起过敏；脾肾阳虚者尤其不适合海鲜类食物及冰激凌、西瓜等，以免妨碍脾胃运化功能。肥肉、烧烤、动物内脏等食物易助湿生痰，也要少吃，以免影响脾胃运化功能，降低疗效。

避免辛辣刺激

阴虚火旺者若服用膏方调养，应注意少吃辣椒、胡椒、大蒜、火锅等辛辣食物，以免影响脾胃功能。服用膏方时，不宜饮浓茶、烈酒、咖啡、可乐等刺激性饮品；也不可用茶水、牛奶等冲服膏方，以免和膏方中的药物发生化学反应。

此外，如患有感冒，或有消化不良、食欲不振、大便溏薄等状况，膏方须暂时停服。根据中药的配伍禁忌，若所服膏方含有人参、党参等，最好不要食用白萝卜、青萝卜等消食理气之品，以免降低补益效果。

有外感，防闭门留寇

天气寒冷，不少人在过年期间发生感冒。中医将外邪所致的感冒主要分风寒感冒与风热感冒两种。风寒感冒的症状主要是怕冷发热、头痛、身重、喉咙发痒、流清鼻涕、痰白清稀、鼻音重；风热感冒的症状主要是发热、头痛、咳嗽、咽喉肿痛、口干、舌尖红、痰黄黏稠等。

风寒感冒

风寒感冒者所服用的中药主要为辛散温热的疏散风寒类药物，在服用这些感冒药时，应避免进食寒凉之物，如黄连、黄芩等清热泻火的药物，绿豆芽、苦瓜、冰棒、雪糕等生冷食物，以及香蕉、梨、西瓜、橙子等清热泻火或偏寒性的水果。需要注意的是，风寒感冒者并非所有水果都要忌食，可以适当吃荔枝、桂圆等偏温性的水果，以促进中药疗效。

风热感冒

治疗风热感冒的中药主要为辛凉解表类，服药时要避免吃辛辣油炸类食物、麻辣火锅和一些调料（蒜、韭菜、辣椒、花椒、葱、桂皮、茴香等）。可以吃一些白菊花、梨、百合等甘寒食物。

无论是风热还是风寒感冒，吃中药时都要避免吃海鲜、肥肉类的油腻食物，不可过食糯米、年糕等难消化的食物。另外，在服用感冒药时不宜同时服用滋补性药食，如黄芪、人参、阿胶、泥鳅、驴肉等，以免影响中药药效的发挥，阻碍身体将邪气驱散于体外，从而导致病程延长。感冒患者若饮食过度，出现腹胀、腹痛等消化不良的表现，也可能会降低机体对抗外邪的能力，因此饮食需要适量，以少食和清淡饮食为佳。

患肺炎，防助热生痰

冬季呼吸系统疾病多发，患肺炎者不在少数。在中医看来，肺炎属于咳嗽、肺痈的范畴，主要由邪犯肺卫、痰热壅肺而引起，一般使用宣肺、止咳化痰类中药治疗。这类患者除了忌食生冷寒凉、辛辣刺激的食物外，要避免食用油腻、发物类食品，包括红烧肉、炸鱼、炸鸡、排骨、牛羊肉、竹笋、芥菜、芒果等；还要避免吃过多甜食和较甜的水果，如糖果、巧克力、橘子、葡萄等，以免助热生痰，加重咳嗽，影响药效。

肺炎患者在服用中药治疗的同时，要注意适当多补充水分和矿物质，可促进退热，还有助于湿化气道、稀释痰液，利于痰液排出。需要注意的是，不可“以茶代水”。部分中药中含有生物碱，这是其主要有效成分，如麻黄、黄柏、元胡、黄连等；而茶水中含太多鞣酸，鞣酸会跟生物碱产生难以溶解的沉淀物。因此服用中药后，还应避免饮浓茶、酒、咖啡，以免降低中药疗效。PM

延伸阅读

总的来说，服用中药期间应忌食生冷、辛热、油腻、腥膻、有刺激性的食物。除了上述“冬日常见状况”之外，其他常见病的饮食禁忌也有细微差别。比如：胃炎患者不宜进食腌菜、腐乳、辣椒、猪头肉等；高血压患者不宜食用过咸的食物；冠心病患者尤其要注意保暖，不要过食生冷、油腻食物；肝阳上亢、烦躁易怒者应忌食辣椒、胡椒、大蒜、白酒等辛热助阳之品；疮疡、皮肤病患者，应忌食鱼、虾、蟹等腥膻发物及辛辣刺激性食物。

有些便秘需要“补”

上海中医药大学附属曙光医院脾胃病科主任医师 凌江红

便秘是一种常见症状，大多数人会想到使用通便药或泻药来缓解。然而，有些便秘患者可能需要通过“补”法来治疗，泻药虽能解一时之便秘，却无法根除这类慢性便秘的病因。

有种便秘叫“虚秘”

中医将便秘分为实秘和虚秘：实秘是指邪气亢盛导致的便秘，由于饮食不当、情志失调、久坐少动等原因导致胃肠积热或气机郁滞等，通常表现为大便干结，伴腹胀、嗳气、面赤、口臭、舌苔坚老等症状；虚秘是指正气不足导致的便秘，由于年老或久病体质虚弱使气血不足、脏腑功能衰退等，通常表现为排便费力，伴乏力、气短、腰酸、舌淡嫩或光红少苔等症状。

四种虚秘，补法不同

虚秘常见于慢性便秘患者，可分为气虚、血虚、阴虚、阳虚四种类型。

气虚秘 由于脾胃虚弱、元气不足导致的便秘。患者通常表现为粪质并不干硬，但排出困难，伴气短乏力、汗出、面白神疲、肢倦懒言、舌淡胖或边有齿痕、苔薄白、脉细弱等气虚症状，可选用补中益气汤、黄芪汤、四君子汤等益气健脾的方剂治疗。

血虚秘 由于长期慢性出血或营养不良，血液亏虚导致的便秘。患者通常表现为大便干结，排出困难，伴面色苍白、头晕目眩、心悸少寐、唇舌淡白、脉细等血虚症状，可选用润肠丸、四物汤、当归补血汤等养血润燥的方剂治疗。

阴虚秘 由于体内阴液不足、肠道失润导致的便秘，正如无水行舟。患者通常表现为大便干结如羊屎状，伴口干目涩、形体消瘦、头晕耳鸣、腰膝酸软、潮热盗汗、舌红少苔、脉细数等阴虚症状，可选用增液汤、六味地黄丸等滋阴通便的方剂治疗，以增水行舟。

阳虚秘 由于脾肾阳虚导致的便秘。患者通常表现为大便不干硬，但排出困难，伴四肢不温、面色㿠白、喜热怕凉、小便清长、腹中冷痛、腰膝冷痛、舌淡或淡胖、苔白润而滑、脉沉迟等阳虚症状，可选用济川煎、温脾汤、金匮肾气丸等扶助阳气的方剂治疗。

总之，虚秘是一种需要“补”的便秘类型，不可滥用、久用“泻”药。针对不同的虚秘类型，需要采取不同的治疗方法。

强健身体，促进排便

合理饮食 保持饮食规律，营养充足；以清淡为主，勿过食辛辣厚味或过度饮酒；适当多吃富含粗纤维的蔬菜、水果，多饮水。

适当运动 坚持适当的体育锻炼，如散步、打太极拳等，以增强体质，促进肠道蠕动。

养成良好排便习惯 每天定时排便，避免抑制便意，以免粪便久滞肠道而变得干硬。

调节心理 保持良好的心态，避免过度紧张和焦虑，心平才能气和，气机顺畅有助于肠道正常蠕动。

摩腹 经常顺时针（顺着肠道蠕动方向）揉按腹部，或以掌根从上腹往下推按腹部，均有助于促进肠道蠕动，从而促进排便。

针灸 在医生指导下，根据病情选用适当穴位进行针刺或穴位敷贴等治疗，以刺激肠道蠕动。气虚秘、阳虚秘患者还可采用艾灸法治疗。PM

早饱、餐后饱胀、上腹部不适及腹胀是常见的不适症状。不少人自觉“吃撑了”，会自行购买健胃消食片或消食健胃片以缓解不适，觉得两者功效没什么区别。但实际上，尽管健胃消食片和消食健胃片名字相近，但二者在药物组成、功效方面均有差异，是两种不同的药物。

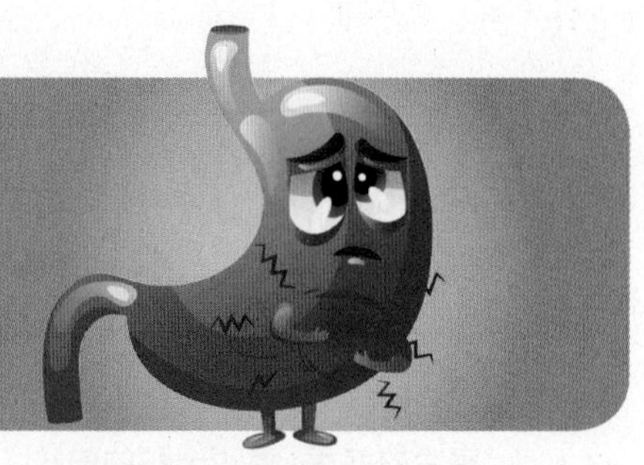

吃撑了，选“健胃消食”还是“消食健胃”

上海中医药大学附属市中医医院脾胃病科主任医师　孙永顺

“健胃”“消食”各有侧重

健胃消食片主要由太子参、陈皮、山药、炒麦芽、山楂等药物组成，具有健脾和胃、消食化积等作用。消食健胃片的药物组成是山楂、六神曲、炒麦芽和槟榔，可发挥消食和胃之功效。两者虽均具备消食导滞的功效，但又有所偏重。健胃消食片长于健脾和胃，同时兼有消食之功；而消食健胃片则偏于消食，健脾和胃之力较弱。

从中医学辨证论治角度来讲，健胃消食片适用于脾胃虚弱所致的食积，症见倦怠乏力、不思饮食、嗳腐吞酸、脘腹胀满、大便溏泄、舌苔厚腻、舌体胖大、边有齿痕等。方中山药、太子参和陈皮有补中益气、健胃运脾之效，可有效改善倦怠乏力、不思饮食等症；炒麦芽和山楂有行气消食、健脾开胃之功，能治疗嗳腐吞酸、脘腹胀满等症。

消食健胃片主要针对的是饮食不节所致的饮食积滞证，症见食欲不振、脘腹胀满等。方中山楂、炒麦芽和六神曲有消食化积之功，槟榔有行气除满之效。

总之，若素体脾胃虚弱，症见不思饮食、易早饱和餐后饱胀等，可选用健胃消食片；若平时脾胃功能良好，因偶尔的暴饮暴食、进食不规律及精神压力过大等诱发食欲不振、上腹部胀满，可选消食健胃片。

需要注意的是，健胃消食片不适用于胃阴虚、脾胃湿热（或寒湿）证者，症见胃部隐痛、头身困重、口干口苦、大便干燥或溏泄、小便短少、舌苔光剥或黄腻等。消食健胃片则不适用于平素体弱、身倦乏力、气短、大便溏者。

症减即停，不宜久服

尽管两者都可有效促进消化，但均不可随意、长期服用。脾胃没有积食症状者，长久服用易引起消化功能减退；急性胃炎、消化性溃疡等引起的突发性胃痛、腹胀等，服用后可能耽误病情；孕妇及哺乳期妇女，需要在医生指导下服用。

若因脾胃虚弱引起早饱、餐后饱胀者，后续可在医生指导下选择健脾和胃的药物，如香砂养胃丸、四君子丸、人参健脾丸等来提升胃肠运化功能。饮食不节导致食欲不振、上腹部胀满者，需注意养成科学饮食、适当运动的习惯，并保持放松的心态。PM

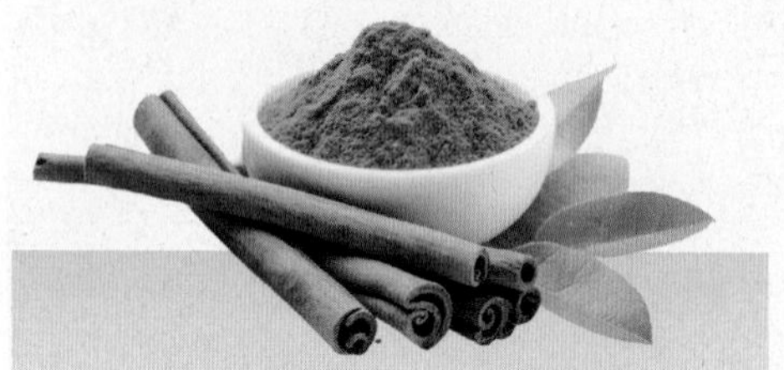

香喷喷的中药——肉桂

上海中医药大学附属市中医医院药学部副主任医师　朱剑敏

寒冷的冬季，香甜出炉的肉桂卷搭配一杯热红酒再好不过。在这两种美食中都能看见肉桂的身影。你知道肉桂也是一味中药吗？

药食两用的“东方香草”

肉桂是樟科植物肉桂的干燥树皮，气香浓烈，味甜、微辛辣，既是著名的香料，也是名贵的中药。肉桂在我国的使用历史已有两千余年，2012年被纳入“既是食品又是药品”的药食同源名单。

肉桂的药用始载于《神农本草经》，记载其“味辛温，主百病，养精神，和颜色，利关节，补中益气”。《本草纲目》言其可“坚筋骨，通血脉”。肉桂辛、甘，大热，归肾、脾、心、肝经，可补火助阳、引火归元、散寒止痛、温通经脉，适用于阳痿宫冷、腰膝冷痛、虚阳上浮、虚寒吐泻、寒疝腹痛、痛经等疾患。

除药用价值外，肉桂的食用价值也早已深深融入中华民族的饮食文化中。历史上，肉桂更是作为著名的香料，通过丝绸之路远赴异域，承载着东西方物质和文化交流的使命。其与人参、鹿茸并称为“参、茸、桂”，是中华民族的著名“国药”。

肉桂卷与热红酒

肉桂卷、肉桂茶、热红酒……不少广受欢迎的美食中都有肉桂的参与。比如“肉桂卷”的烘焙配方中有肉桂粉作为配料。热红酒的制作过程中，人们会将红酒和水果、肉桂等香料一起熬煮。在红酒的浸泡下，肉桂的香味渗入酒中，既有红酒的醇厚，又有肉桂的香甜。肉桂的加入不仅仅增添风味，还具有健康益处。现代药理研究显示，肉桂中含有的抗氧化成分，有助于增强人体免疫力。

药膳中的肉桂

肉桂卷和热红酒中的“肉桂风味”，都是肉桂出使西方后再传回我国的“食用新风尚”。其实肉桂的药食同源属性，早在传统药膳中就有了广泛应用。

1 当归肉桂酒

当归32克、肉桂6克、酒500克。将当归、肉桂浸入酒中6～7日后服用，每次服用50～100毫升，每日1～3次。适用于女子经期推迟。

2 肉桂鸡肝

肉桂5克、鸡肝1具，调料适量。鸡肝洗净后切片，肉桂洗净后捣碎，共放入碗内，加葱、姜、黄酒、清水适量及食盐调味，隔水炖熟后服用。适用于肾虚腰冷、夜尿频繁、小儿遗尿等症。

3 肉桂甘草炖牛肉

黄牛肉2500克、肉桂10克、甘草10克。牛肉切块后沸水中煮至三分熟，捞出放凉，再切成小条块，同肉桂、甘草及适量调味料（食盐、白糖、八角等）加肉汤共同炖煮6小时左右。佐餐食用，功能补益脾胃、温中散寒，适用于体虚消瘦、脾胃虚寒、脘腹冷痛等疾患，冬季食用能防病强身。PM

延伸阅读

需要注意的是，部分商家在食品制作过程中用桂皮代替肉桂，其实两者并不是同一种药材。桂皮为樟科植物阴香的干燥树皮，也被叫作“食用肉桂”，别名有阴香、山肉桂、土肉桂、假桂枝等，现多用作香料或调味料使用。两者在外形上有一定相似，却是同科同属植物的不同种，桂皮不可替代肉桂入药。

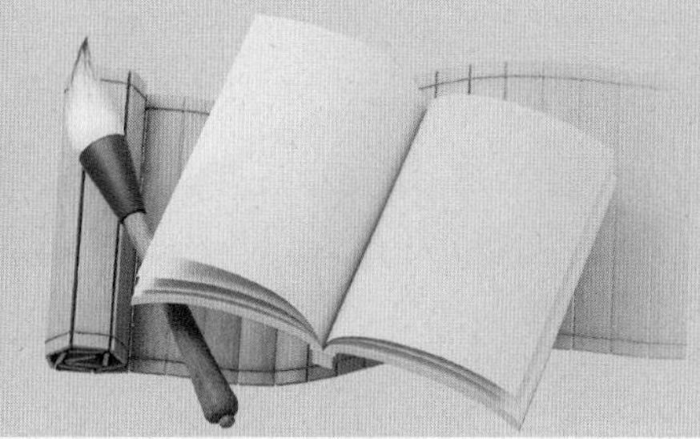

在中医理论中，人体的五脏六腑是相互联系的，“肺属金，肾主水”，金能生水，水能润金，肾阴充盛，上润于肺，肺从而保持清宁。肺、肾二脏相互配合，共同调节人体水液代谢、维持正常呼吸，这种联系在中医就称为“金水相生”，形容肺金与肾水在生理上相互依赖、相互滋生，又在病理及病机演变上相互影响的关系。

金水相生

上海中医药大学附属曙光医院呼吸内科副主任医师　徐贵华

肺、肾之间有何关系

肺、肾之间在呼吸和水液代谢等方面都有密切联系。在呼吸方面，肺司呼吸，肾主纳气。人体的呼吸运动虽然由肺所主，但需要肾的纳气作用来协助。只有肾气充盛，吸入之气才能经过肺之肃降，下纳于肾。肺、肾相互配合，才可共同完成呼吸的生理活动。因此有“肺为气之主，肾为气之根”之说。在水液代谢方面，肺为水之上源，肾为主水之脏。肺、肾两脏密切配合，共同参与对水液代谢的调节。

肺与肾在病理上也相互影响。病理上的“金水相生”主要体现在肺、肾所病“子母相连”。肺为肾之母，肾为肺之子，当肺脏出现疾病时，肺金亏损，母病及子，进而肾水亏；若肾水亏虚，肺气阴亦不足且易耗伤，又影响肺宣发肃降功能，最终肺、肾两损。无论是肾气不足、气浮于上，还是肺气久虚、病久及肾，均可引起气短喘促、呼多吸少、动则尤甚等症状，称为“肾不纳气”或“气不归根”。现代医学研究亦有此类发现：大量肺病患者的肾脏有不同程度的损害，而不少肾病也可引起肺脏病变及功能损害。

金水相生，肺、肾同治

古代医家应用“金水相生”理论创制的众多方剂至今为临床常用，如治疗肺肾气虚的补肺汤，治疗肺肾阴虚的三才汤、百合地黄汤、百合固金汤、生脉地黄汤等，治疗肺肾阳虚的桂附地黄丸，治疗肺肾两虚的地黄饮子等。临床上，如患者某脏腑存在虚损，治疗时不能仅仅补益该脏腑，而应共同调治。

肺病治肾　张介宾在《景岳全书》中记载了一个治肺肾虚寒证老年咳嗽的病例，并创立了著名方剂金水六君煎。该方在补肺气阴的基础上加入大补肾阴的甘温药物，如熟地黄等；还加入巴戟天、核桃仁等，温阳化气，振奋肾中真阳，以助生肺气。

肾病治肺　肾阴亏虚，除补肾之外，还应注重补肺。如在补肾水的同时，加甘寒、酸温类药物以补肺阴、敛肺气，如麦冬、天冬、五味子等。这类药物酸甘化阴，既可促进肾水充盈，又可在肺阴未损时防水克金，在肺阴已损时使肺阴得润。

此外，还要注意肺、肾同治，若出现肺肾两虚之候，如肺肾阴虚证（咳嗽声哑、舌红少苔、阴虚内热等表现）、肺肾气虚证（呼吸困难、气喘、自汗等表现），需肺、肾同治才能获效，故又有“金水同源”“肺肾同源”之说。肺、肾之间的联系在养生保健方面也有诸多应用，如用百合、莲子养润肺气时，可加一些补肾的桑葚、枸杞，滋阴润燥效果更好。PM

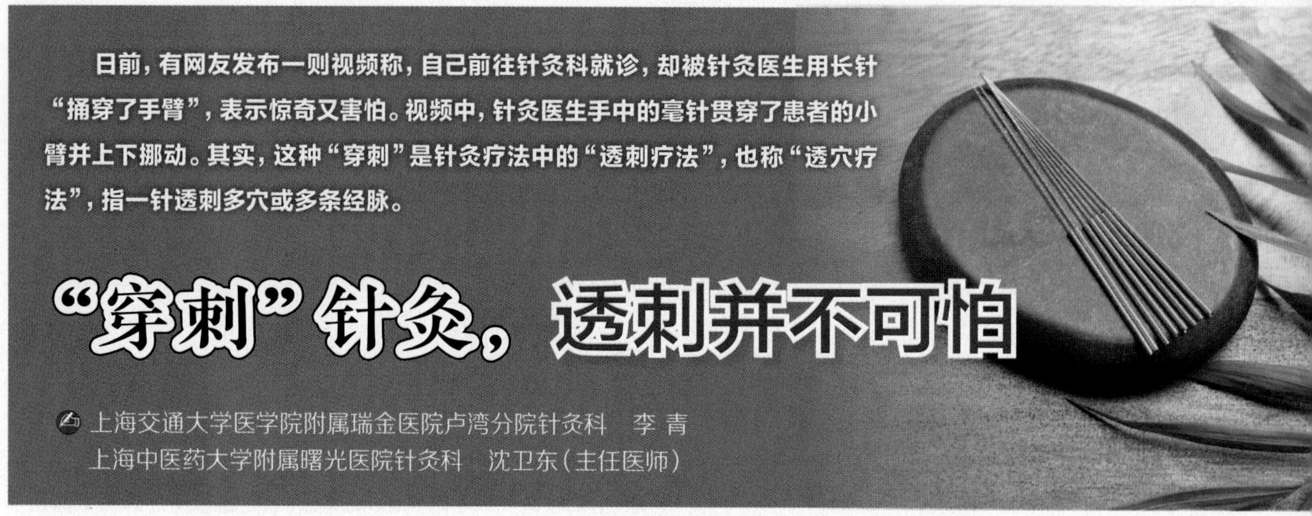

日前，有网友发布一则视频称，自己前往针灸科就诊，却被针灸医生用长针“捅穿了手臂”，表示惊奇又害怕。视频中，针灸医生手中的毫针贯穿了患者的小臂并上下挪动。其实，这种“穿刺”是针灸疗法中的“透刺疗法”，也称“透穴疗法”，指一针透刺多穴或多条经脉。

“穿刺”针灸，透刺并不可怕

上海交通大学医学院附属瑞金医院卢湾分院针灸科　李 青
上海中医药大学附属曙光医院针灸科　沈卫东（主任医师）

什么是“透刺”

“透刺疗法”可追溯至金元时期，《玉龙歌》中已有丝竹空穴透率谷穴治疗头风疼痛、地仓穴透颊车穴治疗面瘫等记载。随着后世医家的不断总结积累，“透刺疗法”现已成为临床广泛应用的运针手法。这种疗法虽然看上去“视觉冲击很大”，但只要行针者手法得当，大部分患者在接受治疗时只感受到酸麻胀重，痛感并不明显。

在治疗过程中，医生会根据患者的具体情况确定针刺的方向、角度和深度，并不一定要像视频中那样穿透另一侧表皮。许多患者在接受针灸治疗时可能已经不知不觉间体验了“透刺疗法”，只是自己还没有意识到。

按针刺方向划分，透刺疗法既可以从一个穴位向另一穴位透刺（比如外关透内关、百会透上星），称为单向透刺；也可以从一个穴位向周围或对侧穴位透刺（比如从颧髎穴分别向人中、地仓、颊车等穴透刺）；还可以由不同方向的数穴向同一穴位，进行向心样透刺（比如分别从攒竹、阳白向鱼腰穴透刺）。

根据针刺角度，透刺可分为直透深刺和横透浅刺。直透深刺多用于四肢肌肉较丰满的部位，比如：支沟穴透间使穴，主治吐利便秘；内关穴透外关穴，主治心胸疾患；阴陵泉穴透阳陵泉穴，主治腹痛、水肿、膝痛；等等。在头面部及四肢肌肉层较薄的部位，主要进行横透浅刺，比如：曲差透头临泣，主治偏头痛；列缺透太渊，主治外感咳嗽；太冲透涌泉，主治巅顶头痛和眩晕；等等。

透穴针刺优点多

透刺所用的针具为“芒针”，由《黄帝内经》中“九针”之一的“长针”演化而来，长度大于等于100毫米，直径在0.3毫米左右，主要用于深刺、透刺，亦可弯针而刺，常用于疏通经络、调和气血。根据所选穴位的实际距离，针灸医生会灵活选择100毫米以下的毫针或100毫米以上的芒针进行透刺治疗。芒针配合透刺疗法，可一针多穴，精简进针刺破点，减轻患者的针刺痛苦，增强循经感传的效果，促进气血流通，缩短行针得气的时间，提升疗效。一针透多穴、贯数经，通过同时刺激作用、功效不同的经穴，还有助于扩大针刺治疗范围。

透刺疗法可用于治疗多种疾病，包括：咳喘、腹痛、便秘、水肿等脏腑病，面瘫、头痛、耳鸣耳聋等经脉病，颈肩腰腿痛、筋骨痛等经筋病，中风、痿证、类风湿关节炎等络脉病，带状疱疹、荨麻疹、神经性皮炎等皮肤病，等等。根据病情需要和患者的个体化差异，医生会按需选择透刺方向、角度及经络，以取得更好的疗效。PM

你家药品变质没

北京协和医院药剂科　赵宇璇　梅 丹（主任药师）

大家都知道，超过有效期的药品不可使用。那么，在有效期内的药品就一定能用吗？答案是不一定，因为如果储存不当，药品有可能变质。大家可以通过以下五种方法，简单辨别药品是否变质。

1 检查包装及贮存条件

在包装破损、药品暴露的情况下，药品易受潮或污染，不可再用。未按药品说明书要求的条件贮藏，如将需要冷藏的药品于常温处放置等，通常药品活性成分可能已失活，不宜使用。

2 观察药品的颜色、外形和质地

颜色：药品发黄、颜色加深、出现霉斑，或药液由清亮变为浑浊、由淡黄色变为黑色，代表药品很可能已变质，不可再使用。

外形：药品外壳破裂，产生斑点或斑块，出现自溶、颜色变黑或发霉等情况，不可再使用。

质地：散剂出现结块，胶囊剂软化出现粘连，药膏变干或变稀、水油分离，滴眼剂出现严重浑浊、沉淀，不可再使用。

3 闻药品气味

药品产生异味，如栓剂、油剂等出现臭味或酸败味，软胶囊出现油味，中药制剂出现不平常的酸败味，不宜再使用。

4 触摸药品质感

药片、胶囊等出现粘连、结块，甚至软化，捏之易破裂，软胶囊触之发现漏油，不可再服用。

5 摇一摇液体制剂

合剂、糖浆剂、口服溶液剂、乳剂、酊剂、滴眼液、滴鼻剂等液体制剂，出现沉淀、浑浊、絮状物、结晶、凝固等，乳剂、混悬剂经摇晃出现分层，不再呈均匀状态等，说明药品很可能已经变质，不宜再使用。PM

延伸阅读

过期或变质药品怎么处理

我国规定，家庭日常生活或者为日常生活提供服务的活动中产生的废药品，属于生活垃圾中的危险废物。因此，不应随意废弃过期或变质药品，可交由药店或医疗机构的回收点，做统一销毁处理。

如果找不到回收点，该怎么处理废药品呢？

❶ 对口服片剂、胶囊、颗粒剂、滴丸剂等，不要整瓶或整盒扔掉，应将药品从铝箔等包装中取出，集中在密封袋里捣碎，然后投入有害垃圾。

❷ 对针剂、注射液等，最好将其中的液体倒出，装入密封袋中密封后，投入有害垃圾。

❸ 对眼药水、口服液等液体药物，应将液体倒出或用纸将其吸收后，投入有害垃圾。

❹ 对眼药膏等膏状药物，可将其挤出来，收集在信封内，封好后丢弃。

❺ 对喷雾剂药品，可在户外空气流通较好的地方，彻底排空后丢弃，应注意避免接触明火。

❻ 特殊药品，如抗菌药、抗肿瘤药等，最好送至医院或药监部门进行专业处理。

不可或缺的维生素 B_{12}

上海交通大学医学院附属第六人民医院神经内科副主任医师　徐艳红

生活实例

71岁的王老伯于8年前确诊胃癌，进行了全胃切除手术后，癌症再无“踪迹”。前不久，王老伯逐渐出现双腿麻木、走路不稳等表现，夜间症状更严重，如厕由家人搀扶才行。就医后，王老伯的一系列检查结果显示：血红蛋白97克/升（正常值>120克/升），平均红细胞体积133飞升（正常范围为80～100飞升），维生素B_{12}<50 纳克/升（正常范围为180～914纳克/升），同型半胱氨酸73.1微摩/升（正常值<15微摩/升）；肌电图提示四肢多发周围神经损害；脊髓磁共振显示脊髓后索异常信号。最终，他被诊断为维生素B_{12}缺乏导致的巨幼细胞性贫血、脊髓亚急性联合变性和周围神经病，须每日肌内注射维生素B_{12}治疗。对此，王老伯产生了一系列疑问：自己从不挑食，为何会患上贫血与维生素B_{12}缺乏症？维生素B_{12}缺乏与全胃切除有关吗？全胃切除已有8年，怎么直到最近才缺维生素B_{12}？补充维生素B_{12}必须靠肌内注射吗？吃口服药行不行？肌内注射治疗需要持续多久？

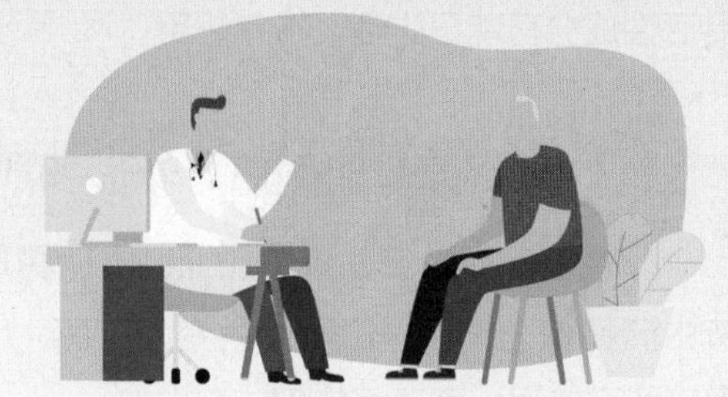

维生素 B_{12}：最依赖胃的维生素

维生素天然存在于食物中，其“家族”庞大，“成员”繁多，包括维生素 A、B 族维生素、维生素 C、维生素 D、维生素 E 和维生素 K 等，是维持身体健康所必需的一类有机化合物。虽然它们不提供热量，也不构成人体结构，但在物质代谢的调节中发挥着重要作用，不可或缺，也不能相互替代。

B 族维生素包含维生素 B_1、维生素 B_2、维生素 B_3、维生素 B_4、维生素 B_5、维生素 B_6、维生素 B_9（叶酸）、维生素 B_{12}（氰钴胺）。其中，维生素 B_{12} 是目前发现的唯一含有金属元素的维生素，也是唯一一种需要内因子“护送”才能被人体吸收的维生素。由于人体不能合成或合成不足，所需维生素必须通过食物供给。食物中的维生素 B_{12} 与蛋白质结合进入人体消化道后，在胃酸、胃蛋白酶及胰蛋白酶的作用下，维生素 B_{12} 被释放，并与胃黏膜细胞分泌的一种糖蛋白内因子（IF）结合，维生素 B_{12}-IF 复合物在回肠末端被吸收。如果没有内因子的“庇护”，维生素 B_{12} 将在半路折损（被分解），无法被人体吸收、利用。

维生素 B_{12}“断供”，健康存“漏洞”

缺乏维生素 B_{12} 对健康有三大影响：首先，维生素 B_{12} 与血细胞合成有关，维生素 B_{12} 缺乏可造成巨幼细胞贫血，引起乏力、头晕、运动后出现气短及心悸等症状，严重者甚至可发生全血细胞减少。其次，维生素 B_{12} 与神经营养有关，缺乏维生素 B_{12} 可造成周围神经损伤及脊髓亚急性联合变性，引起肢体麻木肌肉萎缩、行走不稳等症状。第三，维生素 B_{12} 参与同型半胱氨酸的合成、降解和代谢过程，缺乏维生素 B_{12} 可造成高同型半胱氨酸血症。目前已有研究证明，高同型半胱氨酸血症是心脑血管疾病、认知障碍和骨质疏松相关骨折发生、发展的独立危险因素。

与其他 B 族维生素多数存在于谷物及蔬菜中不同，维生素 B_{12} 主要存在于动物肝脏和肾脏、牛肉、猪肉、鸡肉、鱼类、蛤类、蛋等动物性食品中。只要饮食正常，一般人不会缺乏维生素 B_{12}。长期素食、胃大部分切除或全胃切除术后、萎缩性胃炎、回肠及盲肠切除者，是维生素 B_{12} 缺乏的“重灾区”。此外，长期接触一氧化二氮（如滥用笑气等）也可影响维生素 B_{12} 的血浆转运和细胞内利用，造成维生素 B_{12} 缺乏。

值得注意的是，当人体内维生素 B_{12} 刚“断供”时，症状不会立即显现。这是因为，被人体吸收的维生素 B_{12} 主要储存于肝脏中，由于人体所需量极少，且部分随胆汁排出至肠道后还可以被重吸收，使存量维生素 B_{12} 经久耐用。当“库存”告急，贮藏量用尽半年以后，患者才会出现维生素 B_{12} 缺乏的相关症状。因此，长期素食、胃肠道术后患者应定期体检，及时发现维生素 B_{12} 缺乏并积极干预。

药物治疗，侧重不同

由于神经系统损伤多不可逆，维生素 B_{12} 缺乏症的早期治疗尤为重要。除食补外，大部分患者需要药物治疗。

目前，治疗维生素 B_{12} 缺乏的药物主要有 4 种，即维生素 B_{12}（氰钴胺）与其衍生物（甲钴胺、腺苷钴胺、羟钴胺），4 种药物的疾病治疗重点略有不同。

- 氰钴胺须在体内转化为甲钴胺和腺苷钴胺后起效，稳定性最佳，在体内的吸收速度最快。
- 甲钴胺不需要进行生物转化就能直接发挥作用，对糖尿病等引起的神经障碍、多发性神经炎等周围神经病疗效确切，是维生素 B_{12} 缺乏引起的脊髓亚急性联合变性和周围神经病的首选治疗药物。
- 腺苷钴胺可提高体内血红蛋白含量，多用于治疗巨幼细胞贫血、缺铁性贫血等。
- 羟钴胺在眼部能达到较高浓度，常用于缓解视觉疲劳、营养视神经。

怎么补、补多少、补多久有讲究

临床上，氰钴胺、甲钴胺、腺苷钴胺有口服药和针剂，羟钴胺只有针剂；甲钴胺针剂可通过静脉给药，而氰钴胺、腺苷钴胺和羟钴胺针剂只能通过肌内注射给药。消化吸收功能无障碍及病情较轻者，首选口服补充维生素 B_{12}；病情较重及消化道吸收障碍者，应通过肌内注射或静脉输注补充维生素 B_{12}。

治疗维生素 B_{12} 缺乏引起的脊髓亚急性联合变性和周围神经病，肌内或静脉给药者宜在治疗初期补充维生素 B_{12}500 ~ 1000 微克 / 天，连续治疗 2 周或病情不再进展后，调整为每周注射 2 ~ 3 次，每次补充维生素 B_{12}500 ~ 1000 微克；病情稳定后，调整为每月注射 1 次，每次补充维生素 B_{12}1000 微克，或改为口服治疗，以补充日常消耗量。口服给药者宜在治疗初期补充维生素 B_{12}1000 ~ 2000 微克 / 天，连续 2 周治疗后，调整剂量为 500 ~ 1500 微克 / 天。

药物治疗持续时间取决于维生素 B_{12} 缺乏的原因，如果原因不可逆转，则治疗应持续终身。合用维生素 B_1 对周围神经受损者效果更好，合用叶酸、铁剂等对贫血者效果更好。使用维生素 B_{12} 与其衍生物期间，患者应定期监测血常规，观察红细胞体积变化。红细胞体积逐渐缩小至正常范围者，说明药物治疗有效；否则，应怀疑诊断是否准确。PM

基金项目：“市六 – 临港”紧密型健康联合体 2023 年度优秀科普项目　编号：JKLHT001

“科普短视频”上线！一分钟学习一个健康知识

2024年，《大众医学》官方视频号“科普短视频”正式上线，每条短视频介绍一个健康知识，时长为1分钟左右。有兴趣的读者朋友们可以扫描二维码，关注本刊视频号。

扫一扫，关注
大众医学视频号

大众医学
这些蔬果
生吃熟吃功效大不同

大众医学
天气冷了
葱白有妙用

大众医学
生吃大蒜
能杀菌吗

公

示

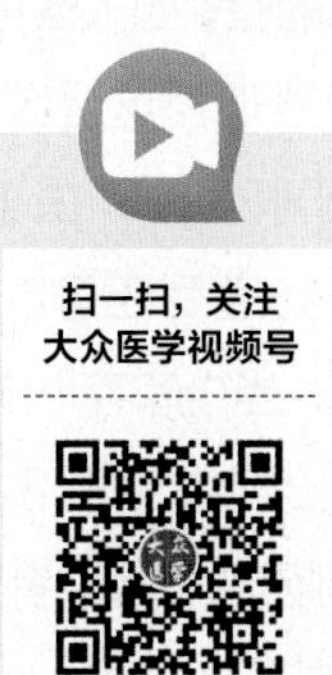

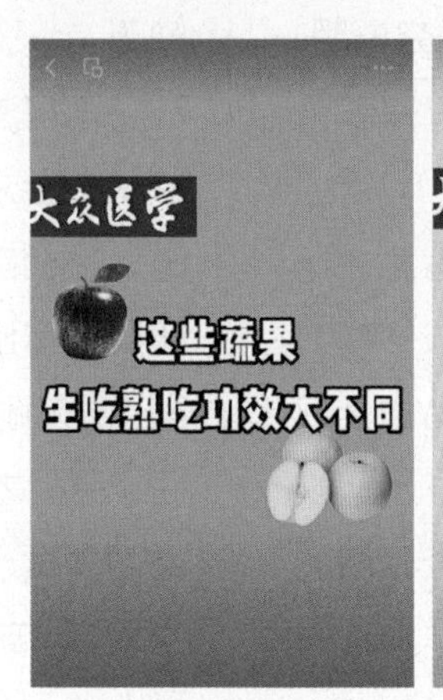

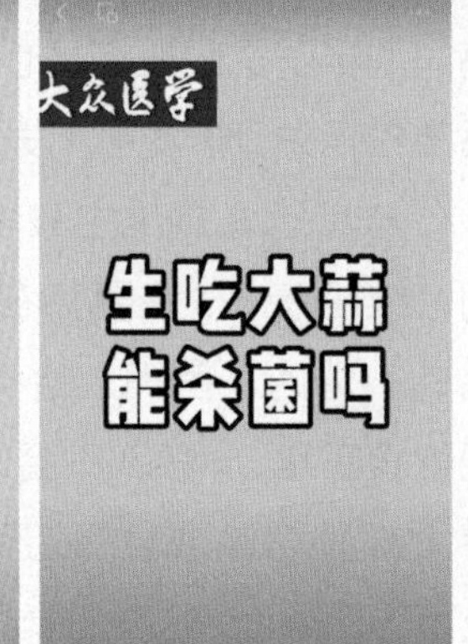

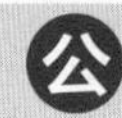

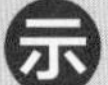

根据《新闻记者证管理办法》和《国家新闻出版署关于开展2023年度新闻记者证核验工作的通知》（国新出发电〔2024〕2号）要求，《大众医学》杂志已对申领记者证人员的资格进行严格审核，现将我单位持有新闻记者证人员名单进行公示，接受社会监督。举报电话：021-53203110。

持有新闻记者证人员名单及记者证号

姓名	记者证号
贾永兴	K31136966000008
黄　薏	K31136966000004
王丽云	K31136966000001
蒋美琴	K31136966000010

拟申领记者证人员名单

张　磊　　莫丹丹

敬告读者

每一个月，《大众医学》都会带给您权威、实用、最新的保健知识。出版前，每篇文章都经过严格审查和内容核实。我们刊出这些文章，并不是要取代看病就医，而是希望帮助大家开阔眼界，让自己更健康。由于个体差异，文章所介绍的医疗、保健手段并不能适合每一位读者，尤其是在诊断或治疗疾病时。任何想法和尝试，您都应该和医生讨论，权衡利弊。

大众医学 2
过开心健康年

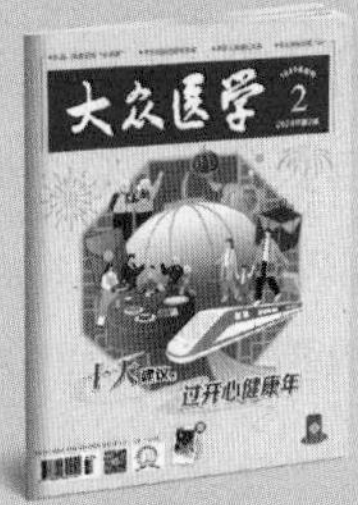

敬告作者

1. 本刊稿件一律不退，敬请自留底稿。从稿件投到本刊之日起，一个月后未得录用通知，可另行处理。

2. 稿件从发表之日起，其专有出版权、汇编权、网络传播权、翻译权和表演权即授予本刊，同时许可本刊转授第三方使用。本刊支付的稿费包含汇编图书稿费和信息网络传播的使用费。

3. 根据需要，本刊刊登的稿件（文、图、照片等）将在本刊或主办本刊的上海科学技术出版社的网站、微信公众号等平台上传播宣传。

4. 本刊作者保证来稿中没有侵犯他人著作权或其他权利的内容，并将对此承担责任。本刊为科普期刊，不刊登论文。

5. 对上述合作条件若有异议，请在来稿时声明，否则将视作同意。

守中医之正 创医学之新

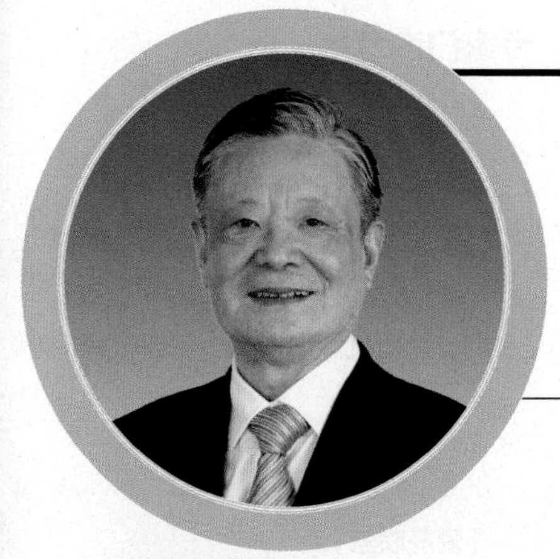

王 琦

中国工程院院士，国医大师、北京中医药大学国家中医体质与治未病研究院院长、王琦书院院长、一级教授、主任医师、研究员、博士生导师，国家中医药管理局重点学科中医体质学科带头人、中医体质辨识重点研究室主任。构建并完善中医体质学、中医男科学、中医藏象学、中医腹诊学、中医健康医学、中医未病学六大学术体系，开拓中医原创思维新领域；发现并证实中国人的九种体质，开创人类体质分类模型研究，创建体质辨识法，推广到全球多个国家和地区。

中医药是推进健康中国建设的重要组成部分，包含着中华民族几千年的健康养生理念及实践经验，凝聚着中国人民和中华民族的博大智慧，始终守护着人民健康。其间，涌现出众多名医，创造了大量名著名方，时至今日，它们依然应用于疾病的防治中。

千百年前的方剂依然能用于治疗当代的疾病，是因为“有诸内者必形诸外”，中医学通过四诊“以外测内”，通过望闻问切获得信息，形成感知、理解、判断、决策的过程。病毒或其他外界致病因子进入人体后要表达出来，中医便根据患者表达出的症状和迹象来施方用药。中医思考的不在于干预疾病的物质本源，也不是病毒种类、结构及其在体内的过程，而是根据外在表现及前人经验形成干预方案，并根据治疗反应及时调整。这让中医药不断焕发新的生机和活力，能够灵活应对现代疾病谱的变化，解决临床常见病、疑难病、罕见病及新发突发传染病。

创新是中医的生命力，几千年来，创新这一内核驱动着中医药不断发展。但创新不能是无本之木、无源之水，只有守住“正”，才能创出“新”。原创思维是中医人必须坚守的“正”，是中医的魂。要掌握中医的原创思维，就必须读透、悟透中医经典。学习经典名方有利于提高临床疗效，运用经典名方与诊疗经验结合有利于新药研发，发掘经方精华是中医药守正创新的有效选择。

中医的伟大之处不仅在于能够始终“以原创思维在时空中延续”，更在于与时俱进，能与西医协同攻关。当下，中医药置身于质量强国与新一轮科技革命和产业变革之中。在现代科学技术高速发展的背景下，传统中医药要成为普世的、共识的认知，就要通过中医药人的努力，不断解读它的精髓，诠释它的科学内涵，用现代科学方法武装它，提高它的现代科学水平。筛选中医治疗的优势病种、适宜技术和疗效独特的方药，运用现代科研方法，可在中医理论、作用机制的研究和阐释上有新突破、新进展。目前，我们正在进行基于中医体质理论的数字化研究，利用智能算法进行对个体体质的精准解读，以期未来可以利用交互界面，实现全因素、全图景、全过程的“中国人体质全景图”，帮助大众了解自己的体质，知道自己容易得哪些疾病，并能根据这些病可能带来的问题，进行自我调节和健康管理。

现代信息技术手段将助力中医文化的传播及创新，随着大数据、人工智能、互联网等信息技术的发展，中医药诊疗服务体系也将借助现代科技手段获得新的“智慧”。守中医之正、创医学之新，方能推动传统中医药不断走向现代化、专业化、产业化，让中医药走进更多寻常百姓家。PM

创刊于1948年

Contents 目次 2024 年 3 月

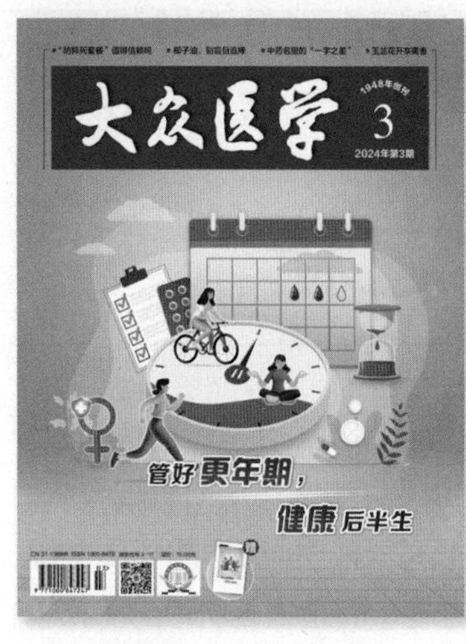

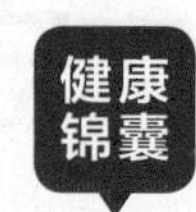

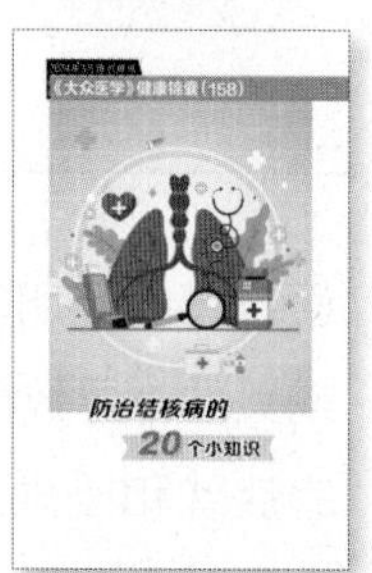

大众医学
官方微信公众号

大众医学
官方视频号

特别关注

管好更年期，健康后半生

女性绝经的本质是卵巢功能衰竭，雌激素波动性下降及缺乏，导致机体出现相关症状。长期缺乏雌激素可增加代谢性疾病的发生风险，导致骨质疏松症和心脑血管疾病等。管好更年期，既能“治已病”，也能“治未病”。那么，女性该从何时开始进行更年期管理？具体怎么做？本刊邀请妇科权威专家详细分析。

本期封面、内文部分图片由图虫创意提供

轻松订阅

★ 邮局订阅：邮发代号 4-11
★ 网上订阅：www.popumed.com（《大众医学》网站）/ http://item.zazhipu.com/2000399.html（杂志铺网站）
★ 上门收订：11185（中国邮政集团全国统一客户服务）
★ 本社邮购：021-53203260
★ 网上零售：shkxjscbs.tmall.com（上海科学技术出版社天猫旗舰店）
★ 微信订阅：扫描右侧二维码，在线订阅

微信订阅

大众医学®（月刊）
2024年第3期 Dazhong Yixue

主 管 上海世纪出版（集团）有限公司
主 办 上海科学技术出版社有限公司

编辑、出版 《大众医学》编辑部
编 辑 部 （021）53203131
网 址 www.popumed.com
电子邮箱 popularmedicine@sstp.cn

邮 购 部 （021）53203260

营销部
副 总 监 夏叶玲
客户经理 潘峥 马骏
订阅咨询 （021）53203103 13816800360
广告总代理 上海高精广告有限公司
电 话 （021）53203105

编辑部、邮购部、营销部地址
上海市闵行区号景路159弄A座9F-10F
邮政编码 201101

发行范围 公开发行
国内发行 上海市报刊发行局
国内邮发代号 4-11
国内统一连续出版物号 CN 31-1369/R
国际标准连续出版物号 ISSN 1000-8470
国内订购 全国各地邮局
国外发行 中国国际图书贸易总公司（北京邮政399信箱）
国外发行代号 M158

印 刷 上海中华印刷有限公司
出版日期 3月5日
定 价 15.00元

80页（附赠32开小册子16页）

杂志如有印订质量问题，请寄给编辑部调换

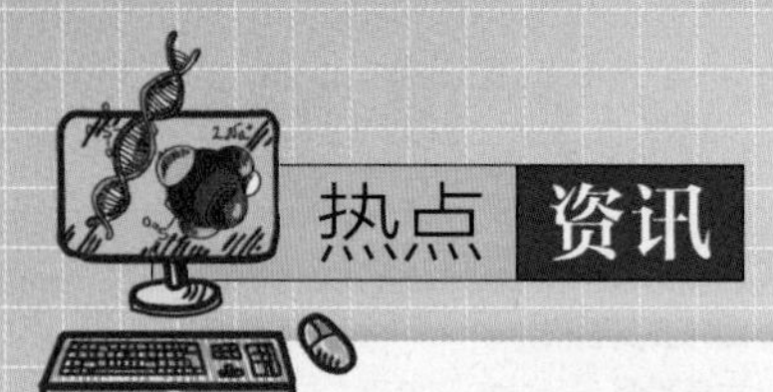

中国原创“3+1+13”，为局部进展期肺癌患者开辟“逃生通道”

由上海市胸科医院肿瘤科主任陆舜教授领衔开展的“特瑞普利单抗联合含铂双药化疗用于可手术Ⅱ～Ⅲ期非小细胞肺癌患者的随机、双盲、对照、多中心Ⅲ期临床研究”（简称 Neotorch 研究）取得重要成果，近期该研究报告在《美国医学会杂志》（*JAMA*）上发表（影响因子 120.7）。

该研究是中国首个肺癌围手术期免疫治疗研究，开创了全球首个“3+1+13”非小细胞肺癌围手术期治疗新模式。所谓“3+1+13”，即术前“3”周期的新辅助免疫治疗联合化疗、术后“1”周期免疫治疗联合化疗，以及“13”个月的免疫单抗维持治疗。该模式被证实能为更多局部进展期肺癌患者带来根治性手术的可能，手术切除率达 82.2%，且不增加手术风险。接受全周期免疫治疗后，这些患者不仅肿瘤缩小、分期降期，高达四分之一的患者病灶内已经找不到癌细胞，且经过术后免疫联合化疗和免疫维持治疗，进一步消除了术后的微小残留病灶，最终实现长期生存。

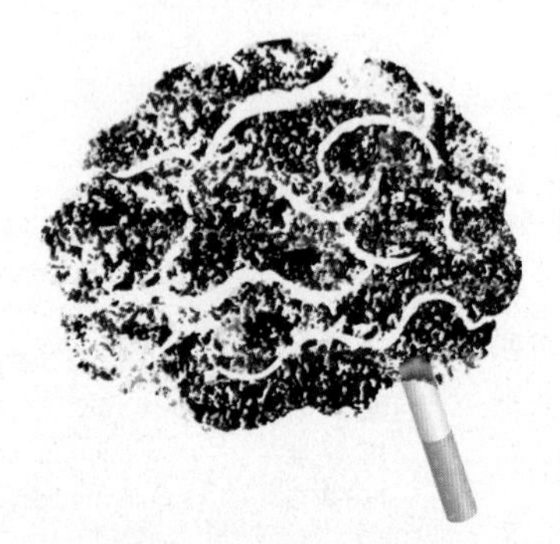

吸烟可致大脑萎缩

近期，美国圣路易斯华盛顿大学医学院等机构的一项研究发现，吸烟行为与脑损伤有直接关联，这有助于解释为何吸烟者面临与年龄相关的认知退化，且发生阿尔茨海默病的风险更高。研究人员发现，吸烟越多，人的脑容量会变得越小；虽然戒烟可以阻止这种损伤，但无法使已损伤的脑组织复原。研究人员认为，吸烟和年龄增长是导致脑萎缩的两大主要因素，且损伤不可逆转，戒烟可以避免对脑组织的进一步损伤，从而降低患阿尔茨海默病的风险。

六部门部署无偿献血者激励奖励工作

国家卫生健康委、中央宣传部、全国总工会等六部门近日联合印发《关于进一步做好无偿献血者激励奖励工作的通知》，要求各地认真落实献血法，做好无偿献血表彰奖励工作，鼓励积极探索完善无偿献血者激励措施。加快推动“三免”政策落地实施，让荣获无偿献血奉献奖、无偿捐献造血干细胞奖的献血者，可按照当地政策享受免费乘坐公共交通工具、免费游览政府投资主办的公园和免交公立医院普通门诊诊察费。自 1998 年施行《献血法》以来，我国无偿献血量和献血人次持续增长，实现了临床用血全部来自公民无偿捐献。世界卫生组织发布的报告显示，我国无偿献血总量、血液质量安全水平和临床用血合理水平等均位居全球前列。

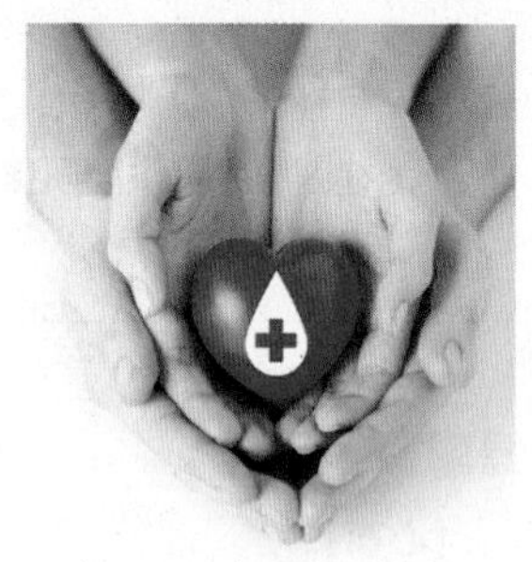

“药食同源”名单再增 9 种

近期，国家卫生健康委员会、国家市场监督管理总局联合发布《关于党参等 9 种新增按照传统既是食品又是中药材的物质公告》，将党参、肉苁蓉（荒漠）、铁皮石斛、西洋参、黄芪、灵芝、山茱萸、天麻、杜仲叶纳入按照传统既是食品又是中药材的物质目录。

2023 年上海居民健康素养水平达 40.46%，再创历史新高

上海市健康促进委员会办公室、上海市健康促进中心近期发布上海居民健康素养监测最新数据：经对 23 928 名城乡常住居民监测的结果显示，上海居民健康素养水平达到 40.46%，再创历史新高，并实现 16 年“连升”，提前达到《“健康上海 2030 规划”纲要》中的 2030 年目标（40%），为上海市民主要健康指标持续居世界发达国家和地区领先水平夯实基础。

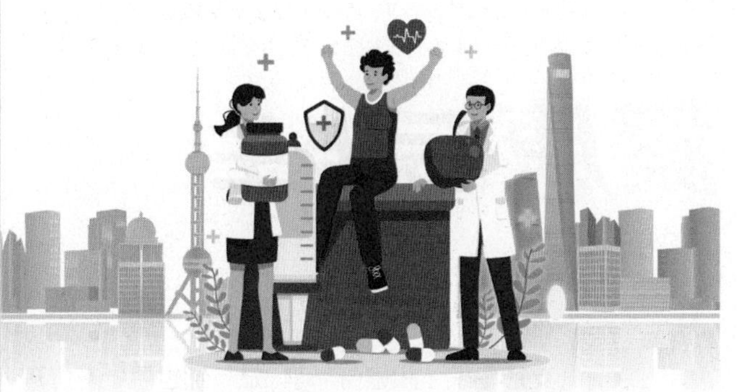

健康素养包含 3 个方面（健康基本知识和理念、健康生活方式与行为、健康技能）和 6 个维度（科学健康观、传染病防治、慢性病防治、基本医疗、安全与急救、健康信息）。我国自 2008 年开始在全国范围内开展居民健康素养监测，上海按照国家统一的问卷、调查和分析方法，在国家要求的基础上扩大监测范围并连续开展监测。

“恋爱脑”有科学依据

近期，澳大利亚国立大学研究人员分析了1556 位正在恋爱者的情绪反应、相关行为及对恋爱对象的关注程度，以研究人类大脑的行为激活系统和爱情之间的联系。结果显示，恋爱时人的大脑会做出不同寻常的反应，激活与积极情绪相关的通路，使人将恋爱对象置于生活中心。

第二剂次脊灰灭活疫苗补种进行中

近年来，全球脊髓灰质炎流行形势发生变化，我国持续面临脊灰相关病毒输入及传播风险。为提升人群免疫水平，近期，国家疾控局、教育部、国家卫生健康委等六部门联合印发《关于开展有关人群第二剂次脊髓灰质炎灭活疫苗补种工作的通知》，对第一、二次脊灰疫苗免疫程序调整期间（出生日期在 2016 年 3 月 1 日至 2019 年 9 月 30 日）仅接种过 1 剂次脊灰灭活疫苗的儿童补种第二剂次脊灰灭活疫苗，并于 2024 年 6 月 30 日前完成补种工作。

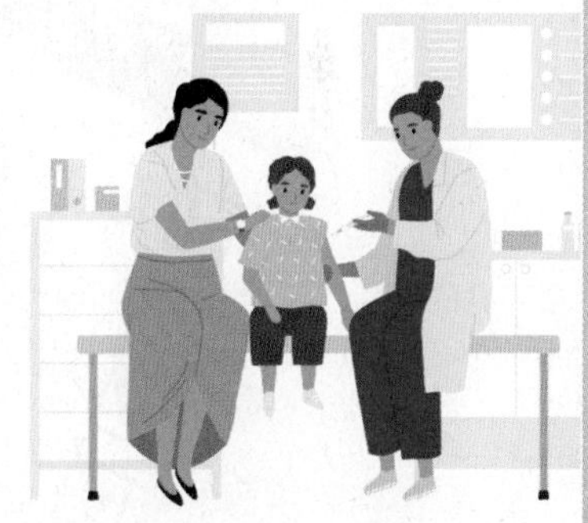

“烧焦”肿瘤、激活免疫，阿尔法核素镭有望突破肿瘤免疫治疗瓶颈

近期，同济大学核医学研究所余飞教授团队从免疫学视角阐明了阿尔法核素“镭”驱动肿瘤细胞命运的潜在机制，研发以镭 -223 为代表的阿尔法核素药物产生更强大抗肿瘤免疫的新策略，提出了其精准治疗肿瘤的潜力。研究人员发现，阿尔法核素镭 -223 不仅具有断裂肿瘤细胞 DNA 的能力，还可驱动受照射肿瘤细胞发生一种特殊类型的细胞死亡——细胞焦亡，将免疫冷肿瘤“燃烧”为免疫热肿瘤，赋予肿瘤更高的免疫原性，进而重塑肿瘤微环境，以增强免疫治疗的效果，为当前肿瘤免疫治疗总体响应率低和复发转移难控的问题提供重要突破方向。PM

（本版内容由本刊编辑部综合摘编）

女性绝经的本质是卵巢功能衰竭，雌激素波动性下降及缺乏，导致机体出现相关症状，如月经紊乱、潮热、出汗、睡眠障碍、情绪变化及全身肌肉关节痛等。长期缺乏雌激素可增加代谢性疾病的发生风险，包括钙代谢及糖、脂代谢异常，导致骨质疏松症和心脑血管疾病等。管好更年期，既能“治已病”，也能“治未病”，即在缓解绝经相关症状的同时预防相关疾病，为女性后半生的健康保驾护航。那么，女性该从何时开始进行更年期管理？具体怎么做？本刊邀请妇科权威专家详细分析。

管好更年期，健康后半生

策划 本刊编辑部
执行 王丽云
支持专家 陶敏芳 李 斌 邹世恩 花 琪 沈 健 刘 延 顾 超 金富锐

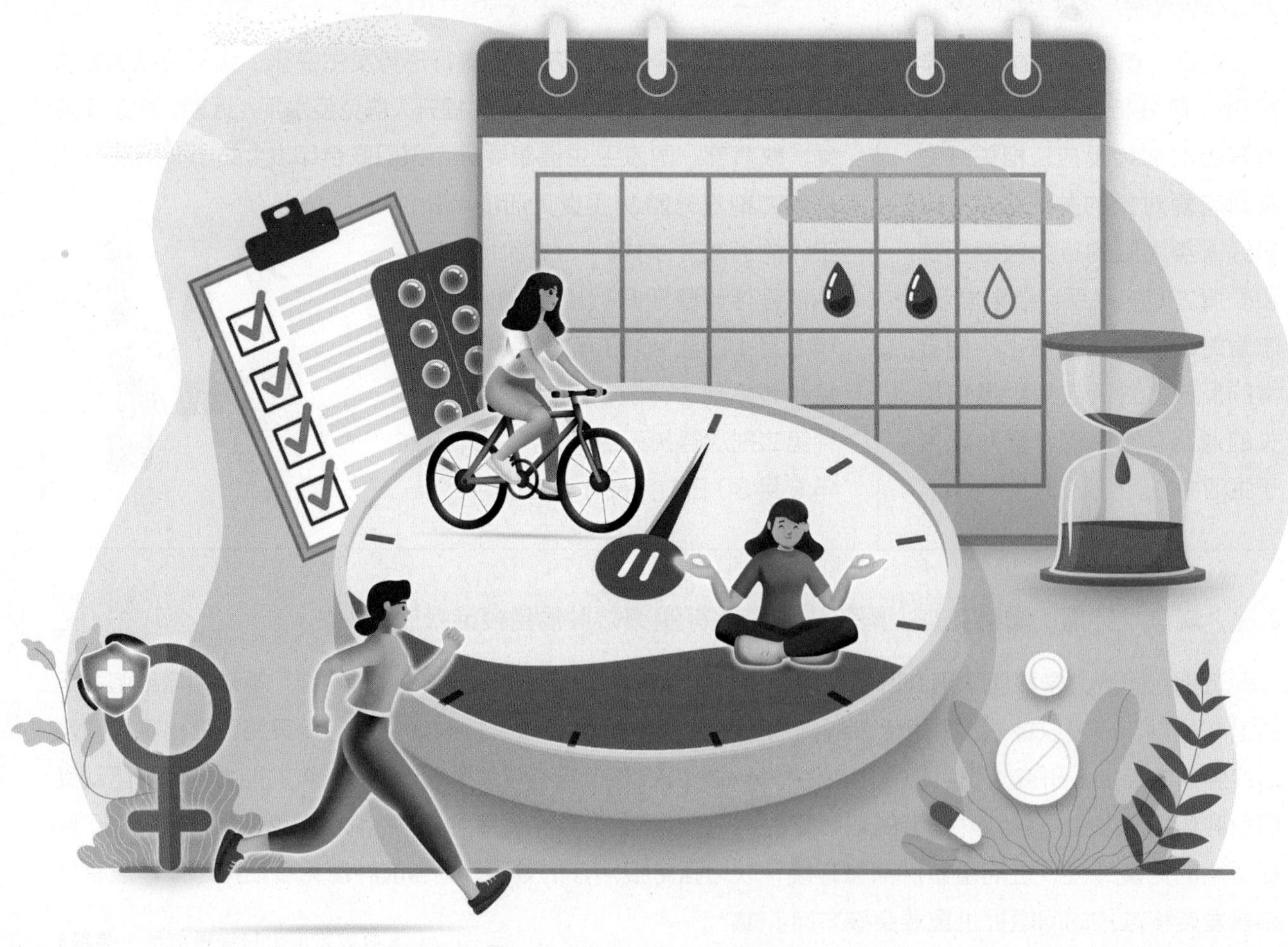

月经紊乱：女性衰老的预警

上海交通大学医学院附属第六人民医院妇产科主任医师　陶敏芳

女性的一生分为新生儿期、儿童期、青春期、性成熟期、绝经过渡期和绝经后期。生殖发育的标志是8岁以后乳房等第二性征发育、10岁以后月经来潮，生殖衰老的标志是40岁以后月经紊乱直至绝经。

随着人口老龄化，衰老成为现代医学关注的热点问题。对女性而言，生殖衰老与中老年时期的健康状况密不可分。与生殖衰老相关的时期包括绝经过渡期、绝经早期和绝经晚期，月经变化是女性特有的衰老特征。

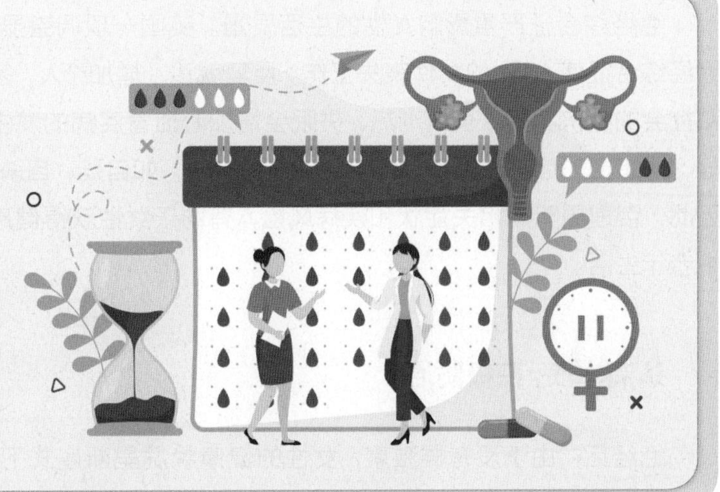

绝经过渡期：月经紊乱，不适渐显

女性邻近月经周期长度变化达7天及以上，且在10个月经周期内重复出现，提示卵巢功能下降。如果这一变化发生在40岁前，称为早发性卵巢功能不全，属于病理性变化；如果发生在40岁以后，则表示进入绝经过渡期，即生殖衰老的早期，属于生理性变化。

女性进入绝经过渡期后，除月经变化外，还可能出现潮热、出汗、睡眠障碍、抑郁、焦虑、乏力、骨痛等多种不适症状。

绝经早期：不适加重，健康悄然流失

进入绝经过渡期的女性平均在4～5年后绝经。绝经意味着卵巢功能衰竭，不再分泌雌、孕激素。末次月经后12个月未出现月经，则末次月经的时间为绝经时间，末次月经时的年龄为绝经年龄。

绝经后6年内，为绝经早期。此时，绝大多数女性会出现各种不适症状，程度一般比绝经前更严重，同时机体会发生一些“静悄悄”的改变，如骨量流失、血管硬化、代谢异常等。

绝经晚期：尿路感染、阴道炎常见，老年病高发

绝经6年以后，为绝经晚期。该时期延续之前的变化，部分女性的潮热、出汗等症状可消失，部分女性则持续存在。多数女性新增泌尿生殖系统症状（绝经泌尿生殖综合征），如反复尿路感染、老年性阴道炎、阴道干涩或灼热、性生活困难等。最重要的是，女性绝经后，骨质疏松症、高血压、冠心病、糖尿病、血脂异常、脑卒中等的发病率会快速上升。

绝经综合征，影响生活质量

绝经综合征，俗称更年期综合征，

发病率超过75%。常见症状包括潮热、出汗、心悸、骨痛、失眠、眩晕、头痛、感觉异常、情绪波动、抑郁、焦虑、尿频、尿急、性生活困难等，少见症状包括耳鸣、眼干等。欧美国家女性的症状以潮热、出汗最为常见，我国女性的症状主要为乏力、骨痛、失眠、潮热和情绪异常。

绝经综合征严重影响女性的生活质量。英国一项调查显示，绝经综合征使10%的女性丧失工作；反复就诊，增加个人、家庭和社会的经济负担；长期潮热、失眠会增加心血管疾病的发生风险；情绪相关症状严重者，可能发生极端事件，如自残、自杀等。因此，管理更年期相关症状和疾病风险，有助于女性获得健康的中老年生活。

认清本质，积极防治

绝经后，由于没有雌激素，女性的健康状况呈断崖式下降。绝经10年后，女性患心血管疾病的风险与男性持平，患骨质疏松症的风险为50%。进入更年期的女性应该认识到机体这一改变可能引起各种健康问题，要积极预防和治疗。

很多女性认为更年期是一个自然的生理过程，应顺其自然，能忍则忍。我国更年期保健工作起步晚，绝经管理覆盖面小，管理内涵不足，绝大部分更年期女性未得到应有的管理。我国多地的调查显示，医患双方对更年期保健的认知度都很低，雌激素治疗的使用率低于5%，远远低于发达国家的40%以上。人们对雌激素治疗接受度低的主要原因是害怕雌激素致癌，这也是更年期保健中最大的误区。

其实，相较于可能存在的风险，无禁忌证的60岁以下女性在绝经10年内开始接受绝经激素治疗，获益更大。

专家简介

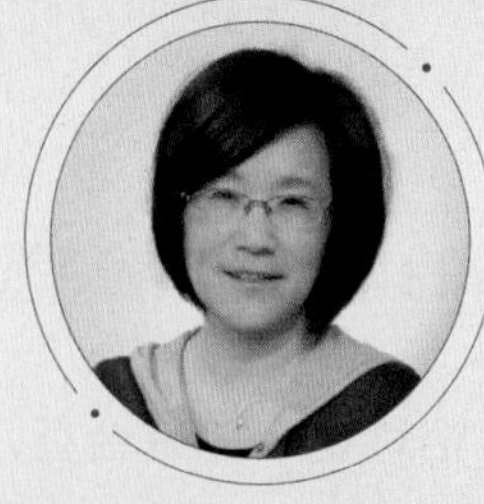

陶敏芳 上海交通大学医学院附属第六人民医院妇产科主任医师，中国妇幼保健协会生育力保存分会常委、全生命周期健康管理专委会常委，中国妇幼健康研究会妇女保健能力建设专委会常委，上海市母婴安全专家委员会副主任委员，上海市医师协会生殖医学医师分会副会长，上海市医学会妇产科专科分会绝经学组组长。

女性在进入40岁后，应了解自己的月经状况、卵巢功能，做好应对绝经综合征的准备，以便在出现相关症状时及时就诊。那么，女性朋友们该如何判断自己的生殖衰老状况呢？

女性生殖进程分10个阶段

为满足生殖衰老的临床和科研需求，由多国专家共同参与的生殖衰老研讨会制定了一项生殖衰老过程分期标准，即2001年生殖衰老分期(STRAW)系统。该系统根据月经状态和性激素标准对女性生殖状态的每个期别做了定性。该系统于2011年进行了更新，形成了STRAW+10，一直沿用至今。

STRAW+10将女性的生殖进程分为10个阶段。以末次月经为界限(0)，之前分生育早期(-5)、生育峰期(-4)、生育晚期(-3)、绝经过渡期早期(-2)、绝经过渡期晚期(-1)，之后分为绝经后期早期(+1)、绝经后期晚期(+2)；其中，生育晚期细分为-3b和-3a，绝经后期早期细分为+1a、+1b和+1c。

不同阶段，特点不同

女性在生育早期和生育峰期，一般月经规律，垂体、卵巢分泌的激素水平正常，具有旺盛的生育力。进入生育晚期，垂体分泌的卵泡刺激素

步入“40+”：了解生殖衰老分期

上海交通大学医学院附属第六人民医院妇产科主任医师　陶敏芳

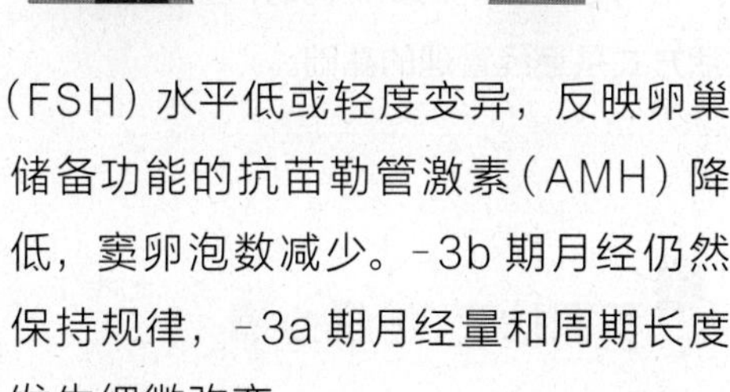

（FSH）水平低或轻度变异，反映卵巢储备功能的抗苗勒管激素（AMH）降低，窦卵泡数减少。-3b 期月经仍然保持规律，-3a 期月经量和周期长度发生细微改变。

10 次月经周期中有 2 次或以上发生邻近月经周期改变≥ 7 天，表示步入绝经过渡期早期。到绝经过渡期晚期，月经周期长度≥ 60 天，且 FSH ≥ 25 单位 / 升，开始出现绝经症状。

+1a 为末次月经后的 1 年，+1a 结束方能明确绝经。+1b 为 +1a 后 1 年。女性在 +1a 和 +1b 阶段，激素水平仍然波动较大，窦卵泡数极少，有绝经症状。进入 +1c 阶段，也就是绝经后 3 ~ 6 年，FSH 稳定升高，雌二醇（E_2）持续维持在低水平，有绝经症状，开始出现泌尿生殖道症状。绝经后期晚期（+2），女性的健康问题更多体现在组织器官退行性改变导致的各种疾病，包括骨质疏松症、心脑血管疾病、认知功能障碍等。

部分女性不适用

STRAW+10 适用于大多数女性，但不适用于多囊卵巢综合征、早发性卵巢功能不全、子宫内膜切除和子宫切除、卵巢功能受慢性病及化疗等影响的女性。存在这些情况的女性，应采用内分泌指标和窦卵泡计数等方式，确定生殖衰老分期。

月经初潮　　末次月经（0）

分期	-5	-4	-3b	-3a	-2	-1	+1a	+1b	+1c	+2
术语	生育期				绝经过渡期		绝经后期			
	早期	峰期	晚期		早期	晚期	早期			晚期
					围绝经期					
持续时间	可变				可变	1~3年	2年(1+1)		3~6年	余生
主要标准										
月经周期	可变到规律	规律	规律	经量、周期长度轻微变化	邻近周期长度变异≥7天，10个月经周期内重复出现	月经周期长度≥60天				
支持标准										
内分泌指标										
FSH			低	可变	↑可变	↑≥25单位/升	↑可变		稳定	
AMH			低	低	低	低	低		极低	
抑制素B			低	低	低	低	低		极低	
窦卵泡数			少	少	少	少	极少		极少	
描述性特征										
症状						血管舒缩症状	血管舒缩症状			泌尿生殖道萎缩症状

生殖衰老研讨会分期 +10（STRAW+10）分期系统

调整生活方式：绝经管理的基础

复旦大学附属妇产科医院主任医师 李 斌

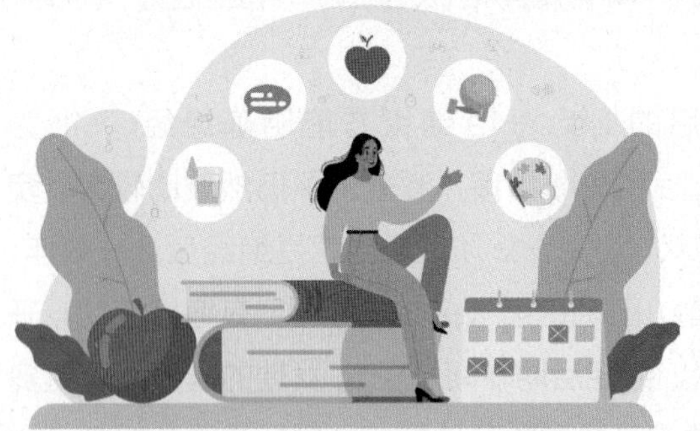

女性出现月经不规律、停经或更年期症状时，不要惊慌，应尽早去妇科更年期门诊做检查、评估，了解自己的身体情况，必要时接受治疗，做到“思想上要放松，技术上有支撑”。同时，应改变不良生活习惯，因为健康的生活方式是绝经管理的基础。

1 合理饮食，注重补钙

食物种类尽量多样化，结构要均衡，每餐不宜过饱。可重点关注这些细节：多吃蔬果、奶类、全谷物、大豆，适量吃鱼、禽、蛋、瘦肉，控糖（≤50克/日，最好≤25克/日）、少油（25～30克/日）、少盐（≤5克/日），戒烟、限酒（乙醇摄入量≤15克/日），足量饮水（1500～1700毫升/日）。

更年期女性要特别注重富钙饮食。中国营养学会推荐成人每日钙摄入量为800毫克，50岁后应该达到每日1000～1200毫克。更年期女性宜采取以富钙食物为主、钙剂和维生素D补充为辅的方法，摄入充足的钙。富钙食物主要有奶制品、豆制品。奶制品摄入可以采取混搭方式，比如：鲜牛奶150～200克加酸奶150克，全脂奶粉25～30克加酸奶150克，鲜牛奶150～200克加奶酪20～30克，等等。

2 科学运动，控制体重

运动很重要，要循序渐进、持之以恒。比较合适的运动项目有慢跑、散步、瑜伽、羽毛球、广场舞、游泳、太极拳、哑铃等，更年期女性可以结合自己的兴趣爱好加以选择。宜每周规律进行有氧运动3～5次，累计150分钟，另加2～3次抗阻运动，以增加肌肉量和肌力。

在此阶段，女性应注意控制体重，最好将体质指数（BMI）保持在20.0～23.9千克/米^2，因为肥胖是心血管疾病的危险因素之一。

3 积极社交，愉悦心情

增加社交、脑力活动及户外活动，有助于保持心情愉悦和情绪稳定，延缓衰老。坚持户外活动或每天20～30分钟日照，可以满足人体对维生素D的需求，但要注意避免剧烈日光照射及过长时间日光暴露，防止晒伤。

4 定期体检，重点关注

在更年期这一多事之秋，女性应特别重视定期体检。在一般检查项目的基础上，应重点关注血脂、血压、血糖、妇科检查及超声、宫颈癌筛查（细胞学检查+HPV检测）、乳腺超声和钼靶、骨密度检测等项目的检查结果。

专家简介

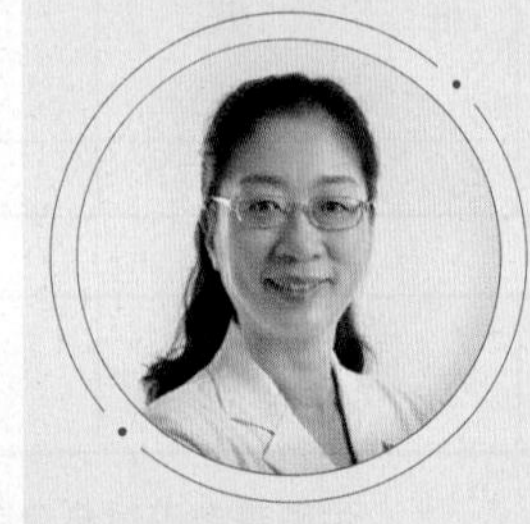

李 斌 复旦大学附属妇产科医院副院长、主任医师、教授、博士生导师，中国老年医学学会妇科分会常委，上海市医学会妇产科专科分会绝经学组副组长，中国性学会性医学专业委员会委员。

绝经激素治疗：治已病，也治未病

复旦大学附属妇产科医院主任医师　邹世恩

针对更年期的种种不适，医生一般建议“缺啥补啥”，适当使用雌、孕激素类药物，解决雌激素缺乏所带来的各种问题，这就是绝经激素治疗（MHT）。绝经激素治疗不仅可以缓解更年期症状，还能在一定程度上延缓或避免中老年代谢性疾病的发生，如骨质疏松症、心血管疾病、糖尿病等，发挥“治未病”的作用，改善和提高中老年女性的生命质量。

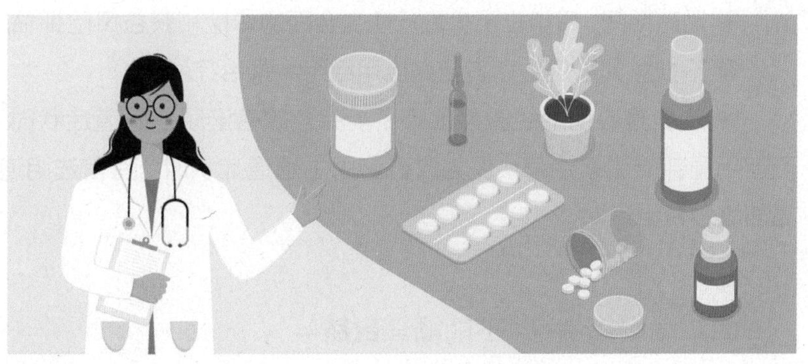

历史上，几经争议

经过几十年的实践，目前绝经激素治疗已经很成熟，但是在历史上，绝经激素治疗也经历过不少“风风雨雨”，比较大的“挫折”有两次。

20 世纪 40 年代，随着雌激素补充的兴起，欧美女性开始广泛使用雌激素缓解更年期症状。到 70 年代，人们发现子宫内膜癌发病率明显升高，因此不敢使用雌激素了。为什么会这样呢？因为长期服用雌激素会刺激子宫内膜过度增生，甚至癌变，必须补充足量孕激素才能保护内膜。明确这一点后，将雌激素和孕激素合理搭配应用，就不会增加子宫内膜癌的发生风险。之后，绝经激素治疗开始恢复生机。

第二次“挫折”发生在 2002 年。“WHI”（女性健康倡议）研究中期报告显示，绝经激素治疗会增加心血管疾病和乳腺癌的发生风险。于是，大家又不敢用了。但是，参加 WHI 研究的女性大多为 60～70 岁，绝经已超过 10 年，心血管本来已经存在不少问题，如动脉粥样硬化等，如果服用雌激素，可能会软化斑块，造成斑块松动、脱落，形成血栓，引起脑卒中。因此，研究者认为，在绝经 10 年内或年龄小于 60 岁时启动绝经激素治疗，可以有效预防心血管疾病。随后有好几项临床研究也证实了这个观点。关于绝经激素治疗与乳腺癌的关系，研究发现：WHI 研究使用的孕激素是人工合成的，的确会增加乳腺癌发生风险（约增加千分之一）；而单独使用雌激素的受试者（均为子宫切除者），乳腺癌发生风险不仅不增加，还有所下降。之后 20 多年关于绝经激素治疗与乳腺癌关系的研究发现，使用天然雌激素和孕激素，或最接近天然的地屈孕酮，或替勃龙，乳腺癌发生风险更低。

近年来，形成7点共识

《中国绝经管理与绝经激素治疗指南 2023 版》中关于绝经激素治疗的主要共识为：

❶ 绝经激素治疗应在有适应证、无禁忌证，且患者有主观意愿的前提下尽早开始。

❷ 年龄＜60 岁或绝经 10 年内启动绝经激素治疗，获益最多，风险最小。

❸ 有子宫的女性在补充雌激素时，应加用足量、足疗程孕激素，以保护子宫内膜；已切除子宫的女性，通常不必加用孕激素。

❹ 必须个体化用药，在能缓解症状的前提下，使用最小剂量。推荐使用天然的雌激素和孕激素，或最接近天然的地屈孕酮。

❺ 用药期间，每年应至少进行 1 次全面的体检和获益风险评估。

❻ 不推荐乳腺癌生存者全身应用绝经激素治疗。

❼ 当全身应用绝经激素治疗不能完全改善泌尿生殖道症状时，可加用局部雌激素治疗；仅为改善泌尿生殖道症状时，宜首选阴道局部雌激素治疗。

面对绝经综合征，不能顺其自然

女性只要活得久，必然要经历绝经。绝经的确是卵巢衰老的自然现象，但绝大多数人会出现潮热、出汗、关节肌肉酸痛、乏力、睡眠不佳、烦躁等症状，远期还容易发生骨质疏松症、心血管疾病等，严重影响生命质量，危害身心健康。

在古代，人均寿命很短，女性往往活不到卵巢衰竭的年龄。现代社会，女性人均期望寿命达到 70 多岁、80 多岁，绝经不仅成为医学问题，更是一个社会问题。女性三分之一以上的生命处在绝经过渡期和绝经期，应该重视这个阶段的生命质量。现代医学在进步，绝经激素治疗能有效缓解绝经综合征，而且利远远大于弊。在医生指导下进行绝经激素治疗是安全的，不良反应极少。

绝经激素治疗，需要多长时间

绝经激素治疗只是补充卵巢缺少的激素，并不能使卵巢变年轻。一旦停药，又会回到缺少激素的状态，症状大多会反弹。从减轻潮热、出汗等更年期症状的角度来说，需要治疗 4 ~ 5 年。如果要预防骨质疏松症等疾病，需要治疗更长时间。每年复查、评估，只要没有出现用药禁忌证，就可以继续治疗，不限定停药时间。

专家简介

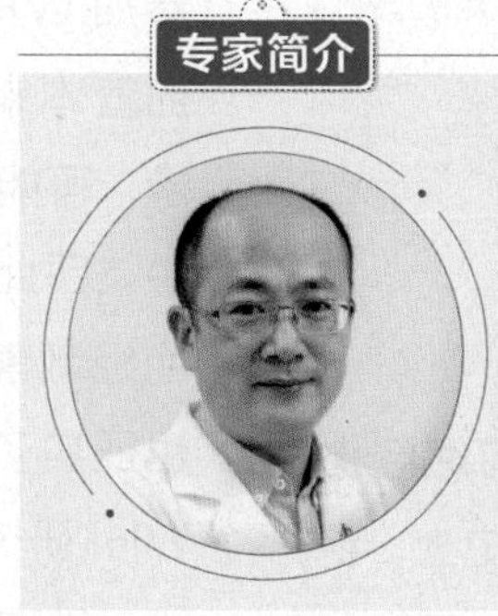

邹世恩 复旦大学附属妇产科医院妇科内分泌与生殖医学科副主任、主任医师、硕士生导师，中国老年医学学会妇科分会青年委员会副主任委员，上海市医学会骨质疏松专科分会委员、妇产科专科分会绝经学组委员。

答疑解惑

问❶：绝经激素治疗会不会导致癌症？

答：绝经激素治疗能降低结直肠癌的发生风险，合理使用绝经激素治疗不增加宫颈癌和子宫内膜癌的发生风险，其与卵巢癌的关系还不明确。

关于乳腺癌的争议比较多。目前认为：绝经激素治疗5年内一般不增加乳腺癌发生风险；治疗更长时间可能极少量增加其风险，但比肥胖、缺乏运动、饮酒等所致的风险要小；一旦停用激素，乳腺癌发生风险迅速降低。女性在进行绝经激素治疗期间，应定期做乳腺检查；已经患乳腺癌的女性禁服雌、孕激素。

问❷：绝经激素治疗会不会使人变胖？

答：人体内的激素有很多种，有的会使人变胖，主要是肾上腺糖皮质激素，包括泼尼松、地塞米松等。人工合成的雌、孕激素可能会造成“水钠潴留”，即“水肿”，会让人看上去“胖”。现在用于绝经治疗的雌、孕激素一般是天然的，不会使人变胖。

对号入座：你可否采用绝经激素治疗

上海交通大学医学院附属国际和平妇幼保健院主任医师 花 琪

绝经激素治疗的本质是弥补卵巢功能衰竭所致的雌激素缺乏。更年期女性需要在医生指导下，进行相关检查和评估，看看有无治疗的适应证和禁忌证。

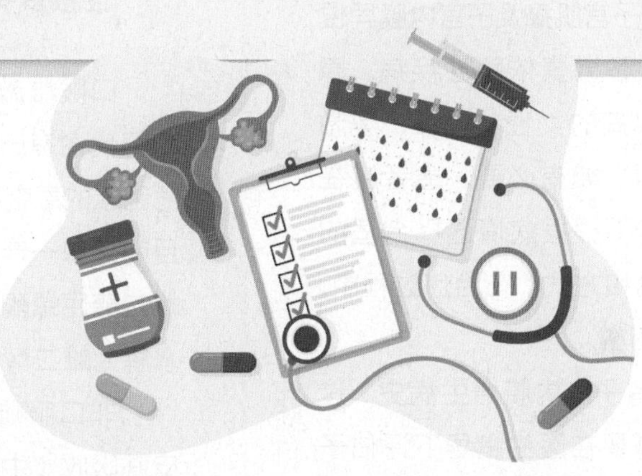

四种情况适用

❶ 有潮热、出汗、烦躁、抑郁、失眠等绝经相关症状。

❷ 有阴道干燥、性交疼痛、反复尿路感染等泌尿生殖道萎缩症状。

❸ 有低骨量及骨质疏松症。

❹ 有过早的低雌激素状态，如早发性卵巢功能不全、手术绝经等。这类患者较正常绝经女性更早出现雌激素水平下降，发生骨质疏松症、心血管疾病、泌尿生殖道萎缩症状及认知功能减退等相关问题的风险更大，经评估后如无禁忌证，应尽早开始激素补充治疗。

以上情况不一定同时出现，只要出现其中一种，就可以进行绝经激素治疗。

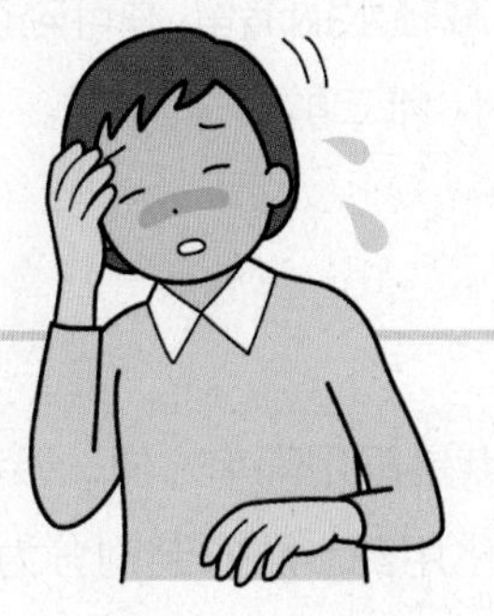

六种情况禁用

❶ 已知或可疑妊娠。更年期女性出现月经紊乱时，应注意排除妊娠相关问题，如宫内妊娠、异位妊娠、滋养细胞疾病等。

❷ 原因不明的阴道流血。阴道流血的原因包括肿瘤、炎症、创伤、卵巢功能失调和医源性等，在使用激素治疗月经失调前应仔细鉴别。

❸ 已知或可疑患有乳腺癌。

❹ 已知或可疑患性激素依赖性恶性肿瘤。

❺ 最近6个月内患有活动性静脉或动脉血栓栓塞性疾病。

❻ 严重肝、肾功能不全。

专家简介

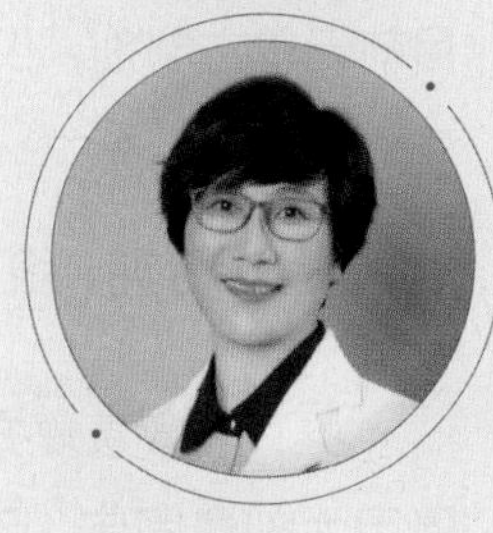

花 琪 上海交通大学医学院附属国际和平妇幼保健院主任医师，中国妇幼保健协会妇科内分泌专委会委员，中国妇幼健康研究会更年期保健专委会常委，上海市医学会妇产科专科分会绝经学组副组长，上海市医师协会生殖医学医师分会委员，上海市优生优育科学协会更年期保健专委会副主任委员。

这些情况慎用

部分患者有相关病史或家族史，需要和医生共同讨论，详细分析后决定是否采用绝经激素治疗。

❶ 患有子宫肌瘤和子宫内膜异位症。子宫肌瘤及子宫内膜异位症是雌、孕激素依赖性疾病，患有这类疾病的女性补充雌、孕激素要慎重。如有必要，患者应在医生指导下根据病情选择合适的治疗时机和方式；在治疗过程中，要密切随访。

❷ 有子宫内膜增生病史。这类患者需要在医生指导下评估子宫内膜状况。若可以采取绝经激素治疗，首选雌、孕激素连续联合方案，并定期随访。子宫内膜不典型增生、无生育要求者，可先行子宫和双侧输卵管切除术，然后采用绝经激素治疗。

❸ 有血栓形成倾向。已经有冠心病或者附壁血栓形成者，进行绝经激素治疗不但不能预防心血管疾病，反而可能增加血栓脱落的风险。

此外，病情稳定或处于静止期的系统性红斑狼疮患者，可在严密观察下进行绝经激素治疗，宜首选经皮雌激素制剂，以降低血栓形成的风险。绝经激素治疗可能会增加癫痫、偏头痛、哮喘等疾病的发作频率，加重胆石症、耳硬化症等患者的病情，这些患者也应慎用。

绝经激素治疗并不是使用雌激素和孕激素的固定搭配套餐，患者应在医生指导下选择个体化的治疗方案，选择不同类型和剂型的药物，使获益大于风险。

雌激素有口服，也有外用

口服雌激素常用的有17β-雌二醇、戊酸雌二醇，对脂代谢和糖代谢有一定益处，但可能影响出、凝血系统，有血栓形成高危因素的患者不宜使用。17β-雌二醇与人体内的雌二醇结构相同，目前无单一产品，仅有复方制剂（雌二醇片/雌二醇地屈孕酮片、雌二醇屈螺酮片）。戊酸雌二醇是微粉化和酯化的雌二醇，口服后水解为雌二醇和戊酸。

非口服雌激素制剂包括经皮和经阴道两种。经皮雌激素经皮肤吸收，生物利用度高、用量低，对有血栓高危因素、糖尿病、凝血功能障碍、胆囊疾病、癫痫、偏头痛、哮喘和高泌乳素血症的患者更安全。常用的经皮制剂有雌二醇凝胶和半水合雌二醇皮贴。前者每天经皮涂抹；后者贴在皮肤上，每周更换。经阴道雌激素为局部用药，治疗绝经泌尿生殖综合征效果显著，常用的有普罗雌烯胶丸、普罗雌烯乳膏、雌三醇乳膏和结合雌激素乳膏。

孕激素宜选天然或接近天然的

不同孕激素在不同组织中的转化、代谢及对血管的影响不同，作用差异很大。绝经激素治疗首选天然孕激素或接近天然的孕激素。天然孕激素有微粒化黄体酮，接近天然的孕激素有地屈孕酮和17α-螺内酯衍生物屈螺酮。地屈孕酮是逆转孕酮衍生物，最接近天然，口服生物利用度高；屈螺酮具有较强的抗盐皮质激素作用和一定的抗雄激素作用，可减轻水钠潴留，并可轻度降低血压，目前无单方制剂，仅有复方制剂（雌二醇屈螺酮片）。

复方制剂，服用方便

雌、孕激素复方制剂的优点是服用简单方便，患者依从性好，但因为剂量固定，不便于个体化用药。复方制剂分为两种：一种

绝经激素治疗：有不同方案可选

上海交通大学医学院附属瑞金医院妇产科　沈 健（副主任医师）　刘 延（主任医师）

是雌、孕激素序贯制剂——雌二醇片 / 雌二醇地屈孕酮片，每盒 28 片，前 14 片仅含 17β－雌二醇，后 14 片含 17β－雌二醇和地屈孕酮；另一种是雌、孕激素连续联合制剂——雌二醇屈螺酮片，每盒 28 片，每片均含雌二醇和屈螺酮。

替勃龙，可产生雌、孕激素活性

替勃龙是一种组织选择性雌激素活性调节剂，本身不是雌激素或孕激素，有效成分为 7- 甲基异炔诺酮，经人体代谢后，可在不同组织中产生雌激素、孕激素和较弱的雄激素活性，可单独使用，不需要添加孕激素。

个体化治疗，增获益、降风险

绝经激素治疗的个体化，其本质是随着女性的年龄和身体变化（如是否绝经、绝经年限、相关症状、病史、体检情况等），根据获益、风险及社会心理需求，选择最适宜的方案并适时调整，以达到获益最大化、风险最小化。绝经激素治疗的使用年限无限制，若有适应证、利大于弊，可长期应用。常用的治疗方案有以下几种：

● **单孕激素补充方案**　适用于绝经过渡期早期，尚未出现低雌激素症状，但因卵巢功能衰退而出现排卵障碍性异常子宫出血的女性，以起到调整月经周期、保护子宫内膜的作用。方法为：口服地屈孕酮或微粒化黄体酮，于月经周期或撤退性出血的14天后，连续用10～14天。

● **单雌激素补充方案**　适用于子宫已切除的女性，既能改善绝经症状，又不需要保护子宫内膜。通常连续应用，可选择口服制剂或经皮制剂。

● **雌、孕激素序贯方案**　有子宫、处于绝经过渡期晚期或绝经后仍希望有月经样出血的女性，可使用标准剂量或低剂量雌、孕激素序贯方案。①连续序贯方案：在治疗过程中雌激素每天用药，孕激素周期用药。可采用连续序贯复方制剂，如雌二醇片/雌二醇地屈孕酮片，每周期28天，连续应用；也可连续口服或经皮使用雌激素，每28天的后半程加用孕激素10～14天。②周期序贯方案：在治疗过程中每周期有3～7天停药期。可采用周期序贯复方制剂；也可连续口服或经皮使用雌激素21～25天，后10～14天加用孕激素，停药3～7天再开始下一周期。

● **雌、孕激素连续联合方案或替勃龙方案**　适用于绝经1年后、不愿意有月经样出血，或处于绝经后期晚期、有子宫的女性。①雌、孕激素连续联合方案：雌激素优先选择经皮制剂，方法为连续口服或经皮使用雌激素，同时口服地屈孕酮或微粒化黄体酮。②替勃龙方案：连续应用。

● **阴道局部雌激素方案**　全身症状明显、合并泌尿生殖道症状者，系统应用绝经激素治疗，可使泌尿生殖道症状得到缓解。若效果不明显，可同时在阴道局部应用雌激素。普罗雌烯胶丸或乳膏、雌三醇乳膏、结合雌激素乳膏均可选择，每天用药1次，连续使用2～3周，症状缓解后改为2～3次/周，或根据疗效逐渐递减每周使用次数。短期局部应用雌激素制剂无须加用孕激素，长期使用（6个月以上）者应监测子宫内膜变化。

复诊和随访，不可或缺

复旦大学附属妇产科医院妇科内分泌与生殖医学科主任医师　顾　超

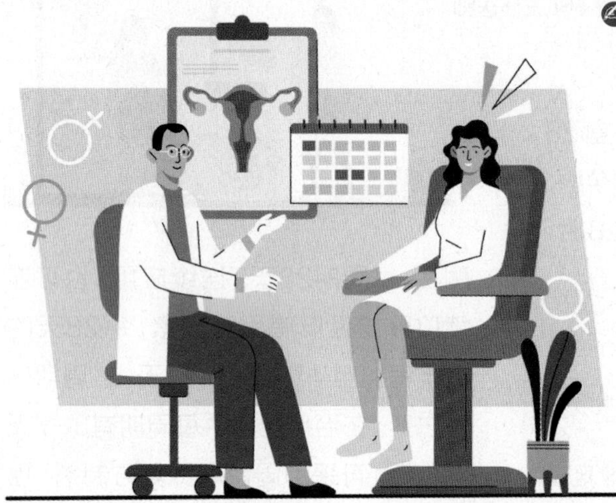

绝经激素治疗不仅可以立竿见影地缓解更年期相关症状，还能为患者带来多系统的远期获益，对患者的骨健康、心脑血管、糖脂代谢、认知保护都有益处。但绝经激素治疗是一种医疗措施，患者需要在医生指导下进行，并严格遵医嘱进行定期复诊和随访。

定期复诊：评估疗效，调整方案

定期复诊的主要目的是评估治疗效果、获益和风险，处理不良反应及非预期症状（如乳房不适或阴道流血等），个体化调整方案。

长期进行绝经激素治疗者应按规范复诊。用药第1年，在第1、3、6、12个月各复诊1次；此后每年至少复诊1次，通过病史、乳腺和盆腔等必要检查，重新评估禁忌证及慎用情况。

原则上，随着年龄增长及绝经时间延长，需要适当调整雌激素剂量及给药途径，以达到最低有效剂量和较低风险。若有慎用情况，可增加复诊次数，必要时调整治疗方案。若治疗过程中出现禁忌证，继续应用则弊大于利，或患者拒绝、无法坚持规范用药，此时应停止治疗。

风险管理：发现异常，及时处理

为降低治疗过程中发生异常出血的风险，患者在开始治疗前应进行超声检查，以评估子宫内膜情况。子宫内膜厚度在4毫米及以上者，宜单用孕激素治疗1个疗程。如果绝经激素治疗后6个月内出现非预期子宫出血，须调整雌、孕激素的剂量和使用时长，或更换孕激素种类。如果治疗6个月后仍有少量子宫出血，应进一步排查子宫内膜病变。

我国女性乳腺癌发病年龄较轻，与更年期高度重叠。在绝经激素治疗过程中，女性应定期检查乳腺。

为降低静脉血栓形成的发生风险，联合应用雌、孕激素比单用雌激素安全。若在治疗过程中出现肥胖等相关高危因素，宜改用经皮雌激素，避免口服用药。

专家简介

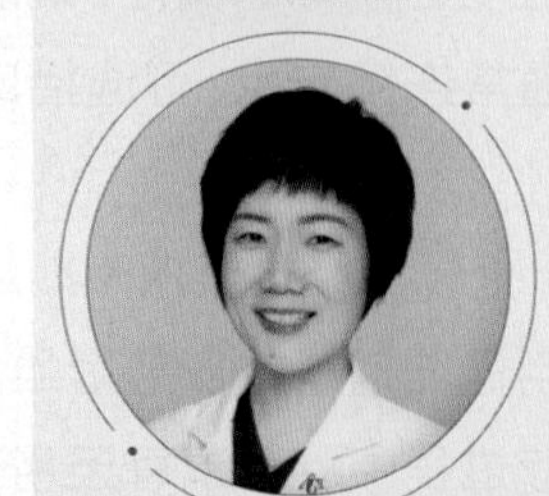

顾 超 复旦大学附属妇产科医院妇科内分泌与生殖医学科主任医师，中华预防医学会生育力保护分会委员，中国老年学和老年医学学会妇科分会委员，中国老年保健协会更年期与妇科内分泌分会委员，上海市优生优育科学协会更年期保健专委会委员。

非激素治疗：亦可改善症状

上海交通大学医学院附属国际和平妇幼保健院中医科主任医师　金富锐

绝经激素治疗能有效解决激素缺乏所带来的各种问题，然而，部分更年期女性有绝经激素治疗的禁忌证，或经权衡利弊后暂不适合采用，或者对这一治疗有顾虑，还有其他非激素疗法可选吗？答案是肯定的。

在绝经管理体系中，中西医应相辅相成，互相补充，宜中则中，宜西则西，使女性获得最大化健康收益。

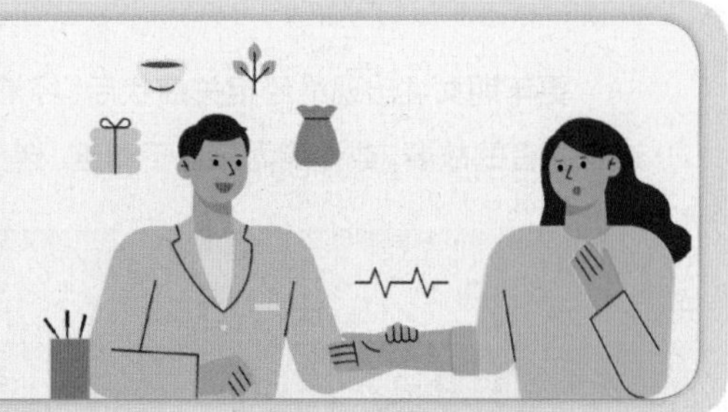

中药治疗，效果甚佳

中医药治疗为广大更年期女性缓解了诸多不适。中医学认为，更年期综合征的病机以肾虚为本，可累及心、肝、脾等脏腑。肾精亏虚，阴不敛阳，虚阳上越，可引起潮热汗出、手足心热等症状。肾阴不能上济于心，导致心火独亢于上，心肾不交，引起失眠、多梦、心悸等症状。肝肾同源，肾水亏虚，则肝失濡养，肝失疏泄，导致肝气郁结，可致月经紊乱、急躁易怒、闷闷不乐、焦虑、抑郁等。肾主骨，肾虚可致腰酸背痛、四肢关节疼痛等症状。肾虚则髓海失养，可致健忘、记忆力下降。

更年期综合征的中药治疗讲究辨证施治。比如：潮热、出汗、手足心热多由阴虚内热所致，可予滋阴清热的药物；失眠、多梦可由心肾不交所致，可予滋肾阴、交通心肾、安神助眠类药物；失眠、多梦可由肾虚肝郁所致，给予补肾疏肝类药物，往往可以起到较好的效果；焦虑、抑郁多由肾虚肝郁所致，可予补肾理气疏肝类药物；腰膝酸软多由肾虚所致，可予补肾强筋骨类药物；健忘、记忆力下降多由肾虚髓海失养所致，可予益肾填精类药物。

植物类药物，有禁忌证者可选

植物类药物，如黑升麻提取物，可明显改善更年期相关症状。对存在绝经激素治疗禁忌证的患者（如乳腺癌、子宫内膜癌患者）来说，这是一种不错的选择。

此外，出现严重失眠或情绪障碍的患者，可至心理科就诊，必要时可服用镇静、抗焦虑、抗抑郁类药物治疗。

非药物治疗，也有用武之地

中医适宜技术，如针灸、耳穴贴压等，对改善更年期失眠、焦虑、肢体酸痛等有良好疗效。此外，认知行为疗法、正念减压疗法、催眠等，也可起到辅助治疗作用。

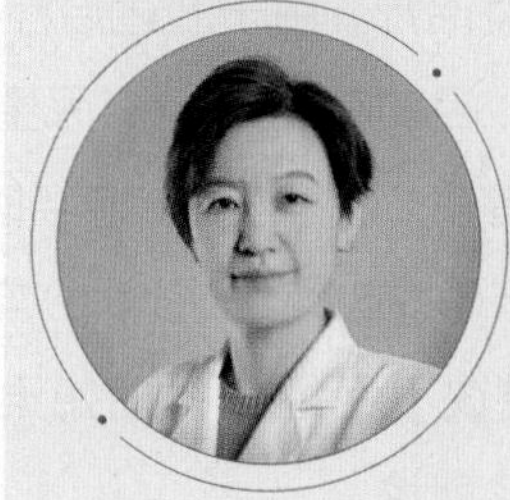

金富锐　上海交通大学医学院附属国际和平妇幼保健院中医科主任、主任医师，中国妇幼保健协会中医及中西医结合分会副主任委员，中国中西医结合学会妇产科专委会委员，中国妇幼健康研究会更年期保健专委会委员，中国老年保健协会更年期与妇科内分泌分会委员，上海市医学会妇科专科分会绝经学组秘书。

出现这些问题：可能该看妇科

上海交通大学医学院附属第六人民医院妇产科主任医师　陶敏芳

更年期女性出现绝经相关症状后，经常辗转就诊于医院各相关科室，甚至选择不就医、默默忍受。让我们来看看这些患者的故事，或许能为正处于痛苦、迷茫中的你指引方向。

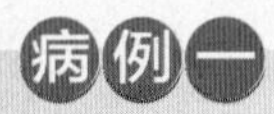

忍了十几年，更年期怎么还没过去

张女士61岁，49岁绝经后出现潮热、出汗、失眠等不适，本着“更年期是自然过程”的理念，她选择“顺其自然”。然而，虽已绝经12年，她每天还有3~9次潮热、出汗，睡眠极差，每天晚上10时上床，1小时后才能入睡，夜间醒三四次，醒后不易入睡。去年体检，她又发现“三高”等问题。不是说更年期忍一忍就过去了，怎么忍了十几年还没过去？她感到十分郁闷，甚至有了轻生的念头。最近，她在女儿的陪同下到更年期门诊就诊。

[分析] 生活中，像张女士这样的情况很常见。更年期与青春期、性成熟期一样会出现在生命的某一阶段。但不一样的是，更年期是女性健康走下坡路的启动期，会出现各种不适。有一部分女性在“忍”了一段时间后，症状消失，也有一部分女性的症状可持续数年甚至数十年。一味忍耐，不仅生活质量下降，其他疾病也会“如约而至”，如绝经泌尿生殖综合征、绝经后骨质疏松症、心脑血管疾病等。

[建议] 处于围绝经期的女性若出现各种不适，首先应考虑是更年期引起的，应尽早到妇科或更年期门诊就诊。

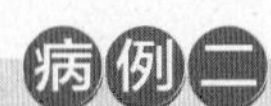

反复尿感，用药就好，停药就发

李女士68岁，绝经15年，因反复出现尿频、尿急等尿路感染症状反复就诊，用了很多药，包括中药、洗剂、抗菌药等，治疗后就好转，停药就复发。几个月前，她听说这个问题可能与更年期有关，便去更年期专病门诊就诊。没多久，困扰她多年的顽疾终于治愈了。

[分析] 雌激素对女性泌尿生殖道内环境起到平衡、调节作用。绝经后雌激素水平下降，这种内环境平衡被打破，女性可出现尿频、尿急、尿痛、阴道干涩、灼痛、异味、性生活困难等症状。一般在绝经半年后，这些症状会陆续出现，随着绝经时间的延长，患病率增加。像李女士这样以尿路感染为表现的，往往选择内科或泌尿科就诊，治疗以消炎为主。以阴道炎为主要表现的女性，往往就诊于妇科，有时被诊断为老年性阴道炎，予以局部消炎治疗。由于上述治疗手段并未缓解低雌激素的问题，所以停药后会复发。目前针对绝经泌尿生殖综合征的治疗方案是低剂量雌激素治疗：如果患者在60岁以下、绝经时间在10年内，宜选择口服雌、孕激素制剂；如超过60岁或绝经超过10年，可选择局部雌激素治疗，并长期应用。

[建议] 绝经后女性如果反复出现尿路感染或阴道炎，应去妇科或更年期门诊就诊。

病例三

心悸，不一定是心脏出了问题

居女士56岁，绝经4年，因心悸多次去急诊和心内科就诊，还因心电图检查发现房颤而接受了射频消融治疗。治疗后，心悸症状未缓解，多方就诊也未改善，逐渐发展到生活不能自理。后来，她坐着轮椅来到了更年期门诊。医生排除主要器质性疾病后，考虑她存在绝经综合征，给予绝经激素治疗。1个月后，不适症状明显缓解；半年后，不适症状消失，生活自理。

［分析］心悸是更年期女性常见的症状，很多女性认为是心脏出了问题，首选心内科就诊。如果检查未发现问题，大多数患者会要求进一步检查，有些患者甚至做了冠脉造影检查。如果检查发现一些问题，如早搏等，患者会寻求治疗，但往往症状并没有改善。由此，患者心理负担日趋加重，甚至严重影响日常生活。

［建议］更年期女性出现心悸、疼痛、耳鸣等问题，排除器质性疾病后，应到妇科或更年期门诊就诊。

病例四

抗抑郁治疗后，仍有轻生念头

沈女士49岁，绝经1年，感觉乏力、抑郁、焦虑、睡眠不好，甚至出现了轻生的念头。她对抑郁症有一些了解，在住院进行抗抑郁治疗3个月后，似乎有些改善；出院后，症状又加重。在朋友的介绍下，她到更年期门诊就诊。经过1个月的治疗后，她感觉心情好多了，睡眠也好了；3个月后，症状消失。

［分析］绝经综合征的常见情绪问题包括乏力、抑郁、焦虑和睡眠障碍等，出现时间往往是40岁以后（进入更年期）。由于对更年期的认知较低，很多有绝经相关情绪问题的女性就诊于精神科、心理科、神经科等。精神心理治疗能一定程度上改善患者的情绪问题，但不能改善其他绝经症状，而绝经症状本身会加重情绪症状，导致治疗达不到预期效果。

［建议］更年期女性出现情绪问题，应及时就诊，在精神科、心理科和妇科医生的指导下进行相应治疗。

病例五

全身骨痛，多科就诊无效

黄女士56岁，绝经4年，因全身骨痛反复就诊1年多，骨科检查提示“骨刺”，骨质疏松科检查提示“骨量正常”，风湿免疫科检查提示各项免疫指标正常。随后，她又到康复科、疼痛科就诊，用了很多药，但效果不明显，异常痛苦。后来，她在朋友的介绍下来到更年期门诊，经评估后采用绝经激素治疗。1个月后，疼痛症状明显缓解，伴随的潮热、出汗症状消失；3个月后，疼痛症状消失。

［分析］骨痛是更年期常见症状，尤其是亚洲人，主要表现为全身疼痛和晨间手指胀痛、僵硬，与雌激素下降密切相关。出现骨痛症状，大部分患者会去骨科、骨质疏松科就诊，有时也会去疼痛科、康复科，甚至风湿科就诊。但各项检查往往只提示一些退行性改变，如骨质增生、椎间盘轻度膨出、关节积液等，与症状严重程度不符。实际上，我国更年期女性骨痛症状很常见，绝大多数不是骨质疏松症所致。

［建议］更年期女性出现骨痛症状，若排除器质性疾病和骨质疏松症，应尽早到妇科或更年期门诊治疗。PM

早发现、早干预，让听障儿童融入社会

复旦大学附属儿科医院耳鼻咽喉头颈外科主任医师　许政敏

医生手记

记得2000年时，我在工作中碰到一名婴儿。他未通过新生儿听力筛查，后经一系列检查，被确诊患有双侧极重度感觉神经性听力障碍。同年，他接受了人工耳蜗植入手术，后来经过严格的康复训练，得以正常进入幼儿园和小学，和同龄孩子一起玩耍和学习，还曾获得学校诗歌朗诵第一名。现在，他已步入成年，生活丰富多彩，还开办了自己的公司。现在回想起来，如果他当时未能被及时发现和干预，以后就是一个聋哑患者，不仅自己痛苦，无法融入社会，还会给家庭和社会带来负担。

与他相比，另一个孩子的境遇迥异。他6岁时从农村来我院就诊，家长说他一直不会讲话，由此为他担忧：是语言发育比较晚，还是发声器官有问题？长大以后会好吗？经过一系列检查后，这个孩子也被确诊患有双侧极重度感觉神经性听力障碍。可惜他来得太晚了，即使接受干预，效果也不理想。家长非常后悔没有及时带孩子来医院就诊。当时，我国部分农村地区还未开展新生儿听力筛查，不少像他一样的孩子没有被及时发现。

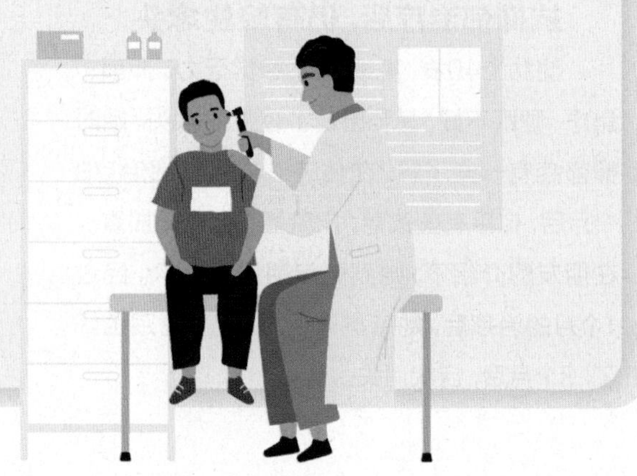

我国7岁以下听障儿童数量高达80万

据世界卫生组织统计，全球人口的5%，即3.6亿人患有中度及以上听力障碍，其中有3200万名儿童。我国是世界上听力残疾人数最多的国家，听力障碍位居五项残疾（听力残疾、视力残疾、肢体残疾、智力残疾和精神残疾）之首。我国现有听力残疾人2780万，其中，15岁以下患儿有170万，7岁以下患儿有80万，每年新生听障儿童2万~3万人。

儿童听力障碍分为感觉神经性、传导性（如分泌性中耳炎、先天性耳郭畸形或耳道闭锁所致）及混合性。

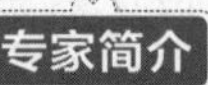

专家简介

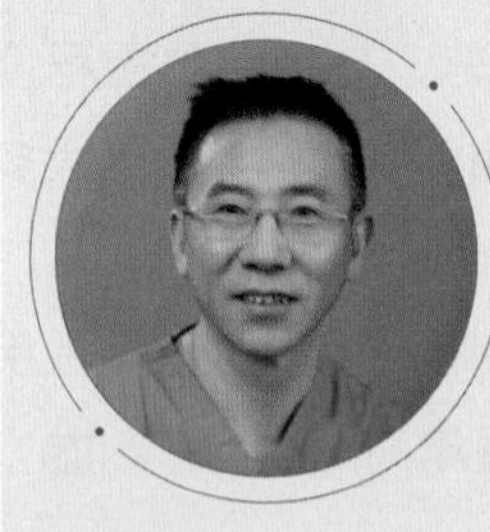

许政敏《大众医学》专家顾问团成员，复旦大学附属儿科医院耳鼻咽喉头颈外科主任医师、教授、博士生导师，上海市儿童听力障碍诊治中心主任，中国医师协会儿科医师分会常委、儿童耳鼻咽喉专委会主任委员，中国康复医学会听力康复专委会副主任委员，国家儿童医学中心暨国家儿童临床研究中心儿童耳鼻咽喉专家联盟主席。

大多数患儿出生时就发病，部分为后天发病。

儿童期是听觉言语发育的关键时期，如果没有及时发现和早期干预，听力残疾可导致儿童言语-语言发育障碍，并影响其情感、心理和社会交往等能力的发展，妨碍其正常学习和生活，给家庭和社会造成沉重负担。

不同年龄段，发病原因不同

① 新生儿期（0~28天）

新生儿听力障碍的发生率为0.1%~0.3%；部分新生儿患有一些基础疾病，听力障碍的发生率为5%左右。新生儿听力障碍大多数是先天性的，遗传因素占60%左右，其他病因有孕早期感染、辐射损伤、分娩损伤等。

为及时发现先天性听力障碍，全国各地相继开展了新生儿听力筛查工作，目前已覆盖全国98%~99%的地区。

② 婴幼儿期和学龄前期（29天~6岁）

这一年龄段发病的听力障碍，多数与中耳炎有关，尤其是分泌性中耳炎。婴幼儿和学龄前儿童中耳炎的发病率较高，据报道为4%左右；另有研究发现，感冒患儿中有10%左右合并急性中耳炎。该年龄段儿童之所以容易患中耳炎，主要与细菌、病毒感染，以及耳道解剖学特点有关。

部分迟发性听力障碍与使用耳毒性药物有关。这些患儿在用药前，听力是正常的，由于基因缺陷或对耳毒性药物敏感，用药后导致耳毛细胞坏死，造成听力损失。此外，前庭导水管（维持内耳与脑部液体循环平衡的主要通道）扩大和一些基因突变，也可引起儿童迟发性听力障碍。

③ 学龄期（6~15岁）

学龄期发病的听力障碍，主要与分泌性中耳炎有关。患儿往往表现为轻至中度听力损失，主要损失低-中频（250~1000赫兹）言语频率,不容易被察觉，往往被家长忽视。由于患儿听不清，对周围环境反应迟钝，所以会出现认知迟缓、学习成绩差等问题。另外，一些患儿因腺样体肥大堵塞了咽鼓管口，从而影响了听力。还有一些学龄期儿童因长时间戴耳机听音乐、打游戏等，发生了噪声性听力损失；或因过度疲劳、紧张，以及放鞭炮等，而发生突发性耳聋。

小贴士：听力损失程度的划分

①	轻　度	平均听阈26~40分贝，听悄悄话有困难
②	中　度	平均听阈41~60分贝，在噪声环境下听人说话有困难
③	重　度	平均听阈61~80分贝，大声说话才能听到
④	极重度	平均听阈81分贝，大声说话仍听不清

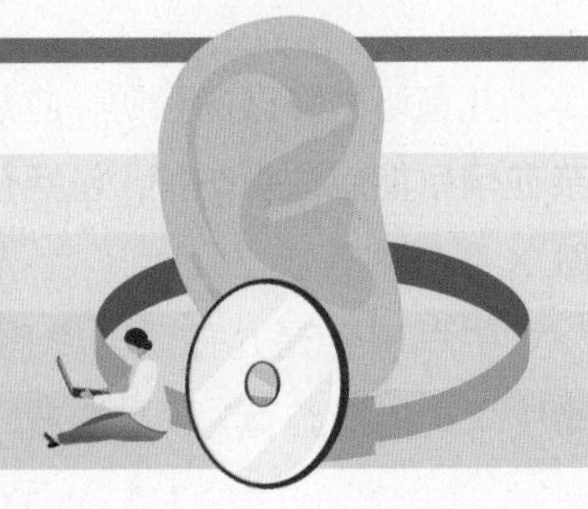

注意观察，及时发现听力问题

不同年龄段儿童的听力障碍表现不一样。简而言之，儿童听力障碍主要表现为呼之不应、表达不清、回避社交等。如果孩子出现以下现象，家长应该引起重视，及时带孩子去医院就诊，检测听力是否有问题。

呼之不应

听力较差，对他人的呼叫反应迟钝或无应答；与别人交流时，常紧盯他人嘴唇的动作，这是听力障碍患者特有的读唇动作；常要求他人复述，或对他人的问题答非所问。

2

表达不清

语言发育滞后于正常儿童。部分孩子发音较晚或无法正常发音，常被家长误认为患有舌系带疾病；部分孩子无法准确模仿他人的发音，发音不清或发音错误。

3

回避社交

听力障碍儿童语言发展不好，缺乏沟通、交流的能力，在性格上可能会变得比较孤僻，与人沟通困难，表现出回避社交的特点。

及早干预，避免聋哑

确诊听力障碍后，应及早干预。部分患儿有轻、中度或单侧听力损失，家长未重视，或担心孩子受歧视，而选择观察、不干预。其实，即使是轻度听力损失，也会造成严重后果。研究发现，30 分贝的听力损失会让儿童错过 25% ~ 40% 的学习信息，35 ~ 40 分贝的听力损失会让儿童丧失对周边事物的反应。如果听力损失达到中度，可使儿童说话口齿不清。这些都会影响孩子的学习和生活，甚至可能造成患儿性格敏感和自卑心理。

根据儿童听力障碍发生时间、类型和听力损失程度的不同，可采用不同的干预方法，包括药物治疗、中耳置管术、咽鼓管球囊扩张术、人工听骨植入术、人工耳蜗植入术及物理治疗（如声放大助听、骨锚式声放大助听）等。同时，还需要对患儿进行言语 - 语言康复训练。家长应定期带孩子到正规康复机构进行训练；更为重要的是，家长在日常生活中要与孩子进行一对一的交流，要有耐心，坚持每天交流训练 3 ~ 4 小时，使孩子尽快学会说话，并理解别人说的话。这样，孩子得到了良好的听力矫正和言语康复训练，就能做到聋而不哑了。

预防儿童听力障碍，从细节着手

儿童听力障碍的预防，应从母亲怀孕时开始。母亲在孕早期应注意防护，包括预防感染、尽量避免接触 X 线辐射等。

中耳感染是儿童听力障碍的重要原因，预防儿童中耳炎的措施有：预防感冒，避免平躺着喂奶和呛奶，避免随意掏耳朵，洗澡或游泳时防止呛水、耳道进水。此外，在日常生活中，家长还应督促孩子加强体育锻炼，增强体质，避免罹患脑膜炎、流行性腮腺炎等疾病，并注意预防头部外伤，减少娱乐噪声，谨慎使用耳毒性药物，等等。PM

近期，“防猝死套餐”登上热搜。网友表示，长期服用辅酶Q_{10}、鱼油、叶黄素、维生素D_3等保健品可以防止猝死。这是真的吗？

“防猝死套餐”值得信赖吗

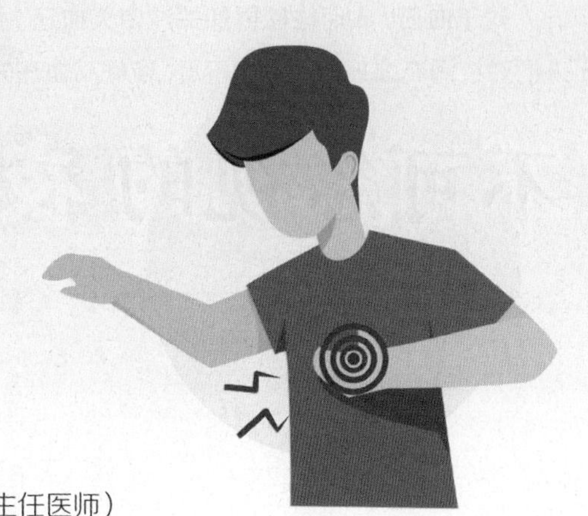

上海交通大学医学院附属第六人民医院特需医疗科　邵 琦　黄高忠（主任医师）

心源性猝死最常见

猝死是一种自然发生、出乎意料的突然死亡，常没有明显征兆，死因也往往难以明确。世界卫生组织将猝死定义为发病后6小时以内的死亡，但实际上，大部分猝死患者从感到身体不适到死亡，时间很短，有的甚至不到1小时。在所有猝死原因中，心源性猝死最常见，约占所有猝死病例的3/4，其他猝死原因包括肺栓塞、脑血管意外、主动脉夹层破裂、睡眠呼吸暂停低通气综合征等疾病。

通常，患有器质性心脏病（包括冠心病、肥厚性梗阻型心肌病、扩张型心肌病、心脏瓣膜病、先天性心脏病等）、有猝死家族史者，是心源性猝死的高危人群。

保健品不能防治疾病

“防猝死套餐”其实是一系列保健品的“混搭”。在这些保健品中，辅酶Q_{10}尚未证实对健康人群有疾病预防作用，且人体所需的辅酶Q_{10}大多可通过自身合成得到；鱼油中的n-3多不饱和脂肪酸具有一定的生理调控作用，有助于调节血脂、稳定血压等，但如何用、用多少尚未有明确规定，效果尚无定论，且市售的鱼油产品良莠难分，功效很难保证；叶黄素是视网膜上重要的色素，可吸收蓝光，减少可见光的潜在危害，与防猝死“风马牛不相及”；维生素D_3可促进钙吸收，主要用于骨质疏松症的辅助治疗，也不能防猝死。

一般地说，生活健康、膳食均衡的健康人群无需额外补充保健品，盲目跟风不仅不能预防猝死，效果可能适得其反，甚至耽误疾病的早期治疗。

防猝死的正确“打开方式”

真正的“防猝死套餐”应该由健康的生活方式、控制情绪、定期体检、积极控制危险因素等共同组成。具体做法包括：

- 改变不良生活方式，戒烟戒酒，避免过度劳累和不良情绪，注意防寒保暖、适量运动、平衡膳食，保证充足睡眠，等等。

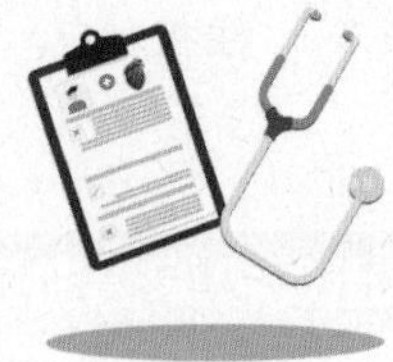

- 重视健康体检，严格控制血脂、血压、血糖，防未病、治未病。重视身体发出的预警“信号”，如胸闷、胸痛、心慌、晕厥、不明原因疲乏等，做到早诊早治。

此外，掌握常用的急救技能，学会使用公共急救设备，可以在发现猝死者时，及时施救。PM

对于血压，人们往往更加关注白天血压。长期以来，由于夜间血压监测相对不便，以及人们对夜间高血压危害认识不足，夜间高血压未得到重视。其实，夜间血压控制同样重要。

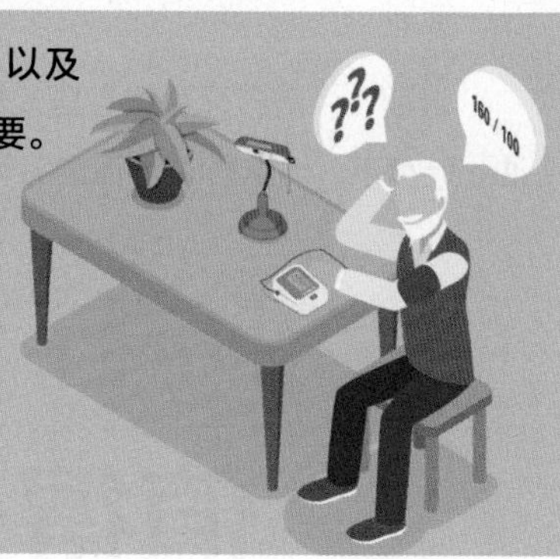

不可忽视的夜间高血压

北京市东城区东花市社区卫生服务中心全科副主任医师　田正凤
北京医院心血管内科主任医师　赵迎

什么是夜间高血压

动态血压监测是评估夜间血压的常规方法，若测得夜间平均收缩压≥ 120 毫米汞柱和（或）舒张压≥ 70 毫米汞柱，可以诊断为夜间高血压。这里的“夜间”并不是指从黄昏到次日黎明这段时间。通常将患者记录的睡眠起止时间认定为夜间时段；如果患者忘记记录，一般将监测当天 23 时至次日 5 时认定为夜间时段。

诊断夜间高血压，无须考虑患者日间血压情况，只要夜间血压达到诊断标准即可。若 24 小时动态血压监测显示，日间平均收缩压 / 舒张压 <135/85 毫米汞柱，夜间平均收缩压 / 舒张压≥ 120/70 毫米汞柱，为单纯性夜间高血压。在我国高血压人群中，大部分人日间和夜间血压均高于正常，称为日间 - 夜间持续性高血压，约 10% 的人表现为单纯性夜间高血压。

不同血压测量方法及高血压诊断标准

延伸阅读

血压测量可分为诊室血压测量和诊室外血压测量，后者包括动态血压监测和家庭血压监测。

诊室血压测量是指由医护人员在标准条件下按统一规范进行测量，是目前诊断高血压、进行血压水平分级、观察降压疗效的常用方法。诊室血压测量的高血压诊断标准为：在未使用降压药物的情况下，非同日3次测量，收缩压≥140毫米汞柱和(或)舒张压≥90毫米汞柱。收缩压≥140毫米汞柱和舒张压<90毫米汞柱，为单纯收缩期高血压。

动态血压监测使用自动血压测量仪器，一般测量24小时，有助于诊断白大衣高血压、隐蔽性高血压和单纯性夜间高血压，观察异常的血压节律与变异，评估降压疗效、全时间段（包括清晨、睡眠期间）的血压控制情况。动态血压监测的高血压诊断标准为：24小时平均收缩压/舒张压≥130/80毫米汞柱；日间平均收缩压/舒张压≥135/85毫米汞柱；夜间平均收缩压/舒张压≥120/70毫米汞柱。

家庭血压监测由被测量者自我测量，也可由家庭成员协助完成，又称自测血压或家庭血压测量，可用于评估数日、数周、数月，甚至数年的降压治疗效果，有助于增强患者的健康参与意识，改善患者的治疗依从性。家庭血压监测的高血压诊断标准为收缩压/舒张压≥135/85毫米汞柱，与诊室血压的140/90毫米汞柱相对应。

哪些人容易出现夜间高血压

一般来说，导致日间高血压的因素同样会引起夜间高血压，包括高盐饮食、肥胖、长期焦虑或抑郁、合并糖尿病或慢性肾病等。此外，夜间高血压也有一些特有的原因，如夜间睡眠质量差、频繁起夜，患有睡眠呼吸暂停综合征的人睡眠时往往存在缺氧情况，可导致血压升高。

有上述夜间高血压高危因素或已患心脑血管疾病者，应尽早去医院进行动态血压监测。该方法有利于观察24小时血压动态，干扰因素少，结果相对准确。

发现夜间高血压，该怎么办

与日间高血压一样，夜间高血压也有严重危害。患者应调整生活方式，包括改善睡眠、合理膳食、戒烟限酒、适当运动、控制体重、减轻精神压力等，并在医生指导下合理用药。

1 改善睡眠

规律作息、避免熬夜、减少精神压力、控制白天睡眠时间等，有助于改善夜间睡眠。使用利尿剂的患者尽量不要在睡前服药，前列腺增生患者应积极治疗，以免起夜次数过多，影响睡眠。睡眠障碍者可在医生指导下服用助眠药物。睡觉打鼾者应及时就诊，进行睡眠呼吸监测，若发现睡眠呼吸暂停综合征，应遵医嘱进行相应治疗，如佩戴无创呼吸机，以纠正夜间低氧血症。

2 调整饮食

高盐饮食是患高血压的原因之一，高血压患者每日食盐摄入量应控制在5克以下。除控制家庭烹饪用盐外，还要减少使用含钠量高的调味品（如酱油、味精等），不吃或少吃含盐量较高的加工食品（如腌制食品、火腿、炒货等）。增加膳食中钾的摄入量有助于降低血压，主要措施有：适当多吃富含钾的食物，如新鲜蔬菜、水果和豆类；肾功能良好者可选择低钠富钾替代盐。

高糖、高脂饮食同样不利于血压的控制，患者要注意限制糖和脂肪的摄入量，不喝或少喝含糖饮料，少吃油炸食品、动物内脏、加工肉制品（如培根、香肠、腊肠）等食物。超重、肥胖的患者应尽量将体重控制在健康范围内。

3 适当运动

高血压患者在身体允许的前提下，应规律运动，每周5天以上，每天30分钟以上，以中等强度有氧运动为主，如快步走、慢跑、游泳等，并结合进行抗阻运动、平衡训练、呼吸训练、拉伸训练等。合理的有氧运动可有效降低血压，抗阻运动可增强肌肉力量，预防和改善老年衰弱。

4 药物治疗

通过改善睡眠、纠正缺氧、调整饮食、适当运动等措施，血压（包括夜间血压）仍不达标者，应在医生指导下合理使用降压药，或调整治疗方案。一般而言，优先选用长效降压药，其具有三个优点：一是作用时间长，即使白天服药，降压效果仍然能维持到夜间，甚至第二天清晨；二是用药次数少，有助于增加患者的依从性；三是药物释放平稳，可避免血药浓度大幅波动。

举两个例子。一位单纯性夜间高血压患者，起初为了方便，每日早上服用缬沙坦，2周后发现夜间血压有所下降，但没有达标；后来在医生指导下改为晚上服用，1周后血压达标。另一位日间-夜间持续性高血压患者，原先降压方案为氯沙坦联合氨氯地平，早上服用，血压监测发现日间血压达标，但夜间血压不达标；后来在医生指导下调整治疗方案，早上换用半衰期更长的替米沙坦，氨氯地平改到晚上服用，2周后日间、夜间血压均达标。PM

生活实例

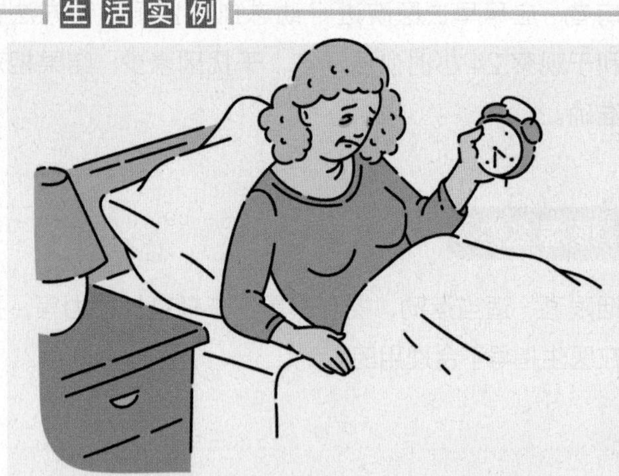

张女士今年63岁，患有糖尿病，平常饮食、用药都很规律，血糖一直控制良好。2个多月前，儿子因车祸意外身亡，她无法接受这突如其来的打击，整日茶饭不思、以泪洗面，夜夜失眠。原本平稳的血糖也"趁火打劫"，尤其是空腹血糖居高不下。经过病情分析，医生认为张女士近期的血糖波动与精神刺激及失眠有关。通过心理疏导，以及服用镇静安眠、抗焦虑等药物后，她的睡眠状况逐渐改善，血糖也随之趋于平稳。

别让失眠扰乱血糖

山东省济南医院糖尿病诊疗中心主任医师　王建华

人一生中，约有三分之一的时间是在睡眠中度过的。睡眠对人的身心健康非常重要：良好的睡眠有助于消除疲劳、恢复精力、保护大脑、巩固记忆、增强免疫力等；睡眠不佳则会导致精神萎靡、疲乏无力、反应迟钝、记忆力下降、食欲不振、焦虑、抑郁等种种不适，不仅如此，长期睡眠不足还会增加糖尿病、高血压、心血管疾病、痴呆等多种慢性疾病的发生风险。

失眠对血糖有何影响

很多人都知道，饮食、运动及用药是影响血糖波动的三个主要因素，却不知道良好的睡眠对维持血糖平稳同样非常重要。睡眠不好会导致血糖升高或显著波动，这是因为失眠可使交感神经兴奋性增强，体内皮质醇、儿茶酚胺等"升血糖激素"分泌增加，加重胰岛素抵抗，导致糖代谢紊乱。根据调查，至少有三分之一的糖尿病患者饱受失眠困扰，许多糖尿病患者血糖居高不下，失眠是其中一个重要原因。

糖尿病患者每天该睡多久

研究发现，睡眠时间与2型糖尿病患者的血糖水平呈"U型曲线"关系：每日睡眠时间在7～8小时，糖化血红蛋白（HbA1c）处于最低水平；睡眠时间过短或过长，均会造成血糖升高。睡眠不足对糖尿病患者的血糖影响尤为明显，有研究显示，长期每晚睡眠时间减少3小时，会导致糖化血红蛋白（HbA1c）上升1.1%。睡眠时间过长导致血糖升高，可能与身体代谢率降低等因素有关。

糖尿病是如何“偷走”睡眠的

为什么失眠如此喜欢“纠缠”糖尿病患者呢？一般认为有以下几方面的原因：

1 血糖控制欠佳	高血糖会引起渗透性利尿，导致口渴、多饮、多尿，患者因频繁起夜而影响睡眠质量
2 夜间频发低血糖	夜间低血糖会影响睡眠，患者往往噩梦连连、心悸、盗汗，甚至被饿醒，醒来后会感觉头痛、头晕
3 并发症的影响	糖尿病周围神经病变会引起肢体麻木、疼痛、皮肤瘙痒，导致失眠；糖尿病性胃轻瘫会引起腹胀、嗝逆、纳差，导致失眠；肥胖糖尿病患者往往合并睡眠呼吸暂停综合征，睡眠时被憋醒
4 心理负担过重	许多糖尿病患者因为担心将来会出现并发症，或担心并发症不断进展，以至于紧张、焦虑而不能安睡
5 经济压力过大	糖尿病是一种终身疾病，需要长期治疗，特别是有并发症的患者，医疗支出是一笔不小的开支，担心自己的工作及收入可能受疾病影响，也是影响睡眠的重要因素

糖尿病患者怎样改善睡眠

糖尿病患者若发生失眠，首先要找出原因，通过祛除病因达到改善睡眠的目的。

血糖控制不佳者，要注意调整饮食、合理运动、规律用药，使血糖平稳达标。夜间经常发生低血糖者，可酌情减少晚上的降糖药用量，或在睡前适量加餐。

由糖尿病并发症引起的失眠者，要积极治疗并发症。例如：皮肤干燥、瘙痒者，使用润肤剂、止痒洗剂；肢体麻木、疼痛者，使用营养神经的药物及止痛药；胃轻瘫者，可使用营养神经及促进胃动力的药物。

由焦虑、恐惧引起的失眠者，应积极寻求心理帮助。如果失眠比较严重，患者可在医生指导下短期服用镇静安眠、抗焦虑的药物。

合并睡眠呼吸暂停综合征的患者，应去呼吸科或耳鼻喉科诊治，接受相应的治疗。

此外，糖尿病患者还应注意以下几点：

- 规律生活、按时作息，以调整生物钟，提高睡眠质量。
- 晚上不要喝咖啡或浓茶等饮品。
- 睡前可用温水泡脚。
- 保持卧室安静，调暗灯光，营造适于入睡的环境。
- 午后睡眠时间不宜过长，应控制在 30 分钟以内，以免影响夜间睡眠。PM

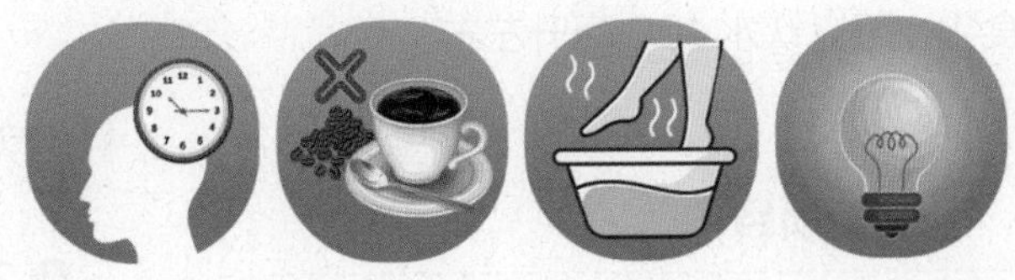

失眠是导致糖代谢紊乱的重要原因。对血糖控制欠佳的糖尿病患者而言，除了从饮食、运动、用药等方面寻找原因外，还要注意排查睡眠、心理、情绪等因素的影响。

肝癌高危人群：体检应“有的放矢”

海军军医大学第三附属医院
肝外二科副主任医师　李 静

体检是早期发现健康问题的重要手段，许多单位也把健康体检作为员工的一项福利。然而，形形色色的体检项目和套餐，让不少人感到迷茫，不知如何选择。

总体而言，大多数体检机构设置的体检套餐是根据人群年龄来划分的。例如：35 岁以下人群，一般做常规体检项目；35 岁以上人群，增加胸部 CT、甲状腺彩超等检查；40 岁以上人群，增加胃肠镜检查等。这些是基于普通人群设计的，对有肝癌高危因素的人群来说，这些检查项目还远远不够。

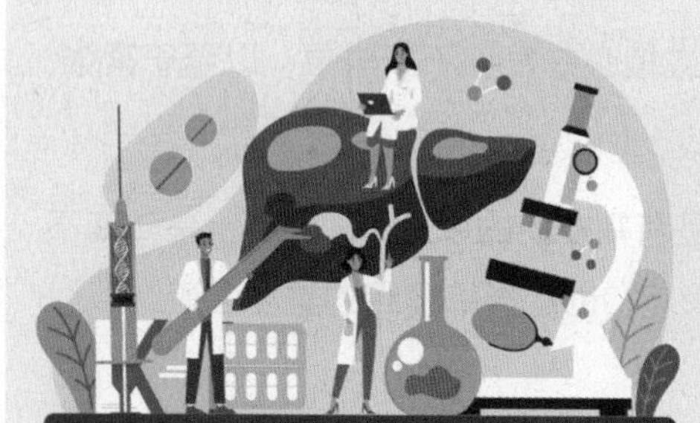

原发性肝癌的高危因素包括中年男性、肝癌家族史、肝炎病毒感染、长期饮酒、非酒精性脂肪性肝病所致的肝硬化、黄曲霉毒素过多接触等。具有其中一项或者多项高危因素的人群，应按照以下要求进行体检。

体检前准备

肝脏是人体最主要的代谢器官，许多因素都会引起肝脏功能改变。为排除其他因素的干扰，获得准确的体检结果，体检前应做好以下准备工作：首先，体检前 1 个月，停止服用与治疗疾病无关的中药和保健品；其次，体检前 1 周，避免感冒，不要熬夜、醉酒和剧烈运动；体检当天早上，不要吃任何食物，可以饮水 100 毫升左右。

一般项目

包括身高、体重、血压、血常规、肝肾功能、血糖、血脂、肿瘤标志物、腹部超声、甲状腺和乳腺（女性）超声、胸部 CT，以及眼科、耳鼻喉科、内科、外科、妇科等专科检查。

【结果分析】在上述项目中，可能与肝脏功能异常相关的指标为：血常规指标中，白细胞和（或）血小板降低，这往往与肝硬化、脾功能亢进有关；肝功能指标中，转氨酶（丙氨酸转氨酶、天冬氨酸转氨酶）升高，原因很多，与肝脏有关的主要是乙肝病毒复制、饮酒和严重脂肪肝；在肿瘤标志物指标中，若甲胎蛋白升高，须高度警惕是否为原发性肝癌；腹部超声检查，可能提示脂肪肝、慢性肝损害甚至肝硬化，这是慢性肝病发展的不同阶段；外科专科检查可能发现胸前皮肤蜘蛛痣、腹壁静脉显露等体征，这是肝硬化的临床表现之一。

针对性项目

❶ 乙肝病毒（HBV）感染者：定量检测HBV DNA和乙肝“两对半”。

【结果分析】根据最新的慢性乙肝诊疗指南，乙肝患者只要体内存在病毒复制（HBV DNA 阳性）就应开始进行抗病毒治疗。因此，

HBV DNA 检测结果可以决定患者是否需要抗病毒治疗。另外，对已经开始抗病毒治疗的患者，HBV DNA 检测结果有助于初步评估疗效：如果 HBV DNA 滴度一直在下降，提示抗病毒效果较好；如果 HBV DNA 滴度上升或 HBV DNA 由阴性转为阳性，则提示病毒耐药，需要更换抗病毒药物。

乙肝“两对半”（表面抗原、表面抗体、e 抗原、e 抗体和核心抗体）定量检测结果也可以帮助评估抗病毒治疗的效果。通常，绝大多数乙肝患者经过一定时间的抗病毒治疗后，HBV DNA 转阴（拿到铜牌），接近一半的乙肝患者 e 抗原转阴（拿到银牌），仅有约万分之一的乙肝患者表面抗原转阴（拿到金牌）。

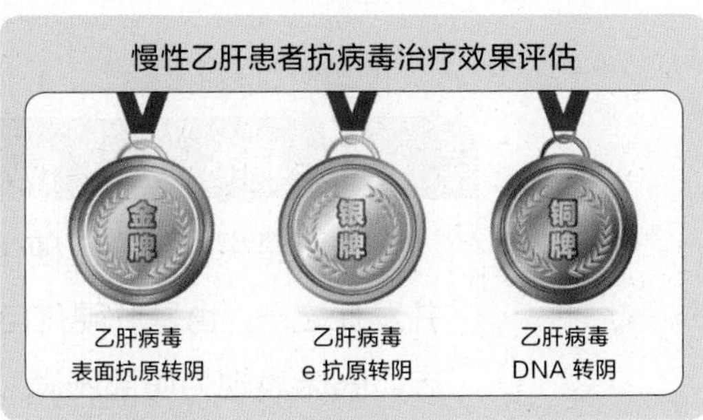

❷ 丙肝病毒（HCV）感染者：检测丙肝抗体和HCV RNA

【结果分析】人体感染丙肝病毒后会产生抗体，该抗体会终身存在。因此，判断是否存在病毒复制，需要看 HCV RNA。若 HCV RNA 阳性，提示存在病毒复制，患者需要进行抗病毒治疗。目前，丙肝已经可以被治愈。

❸ 肝硬化患者：检测异常凝血酶原，做腹部超声（查腹水）、胃镜和肝脏增强磁共振检查

【结果分析】异常凝血酶原可出现于维生素 K 缺乏或肝细胞癌患者的血清中，是诊断原发性肝癌的另一个重要指标，可与甲胎蛋白互补。甲胎蛋白阴性的肝癌患者，常出现异常凝血酶原升高，因此，检测异常凝血酶原可以帮助判断肝硬化患者是否发生了肝癌。

肝硬化患者常出现腹水和上消化道出血。腹部超声检查可明确有无腹水；胃镜检查的目的是评估肝硬化患者是否出现了食管－胃底静脉曲张，以及静脉曲张的严重程度。

肝脏增强磁共振检查可以初步判断肝硬化程度，明确肝内是否存在肿瘤性结节。对肝脏疾病的诊断，磁共振检查明显优于 CT 检查。

❹ 酒精性肝病患者：检测肝功能，做肝胆超声检查

【结果分析】酒精性肝病患者可进展为肝纤维化或肝硬化，一旦肝功能和肝胆超声检查提示肝硬化，则需要按照肝硬化患者的检查项目进行体检。

❺ 脂肪肝患者：检测肝功能和血脂，做肝胆超声检查

【结果分析】超声检查可以对脂肪肝的严重程度进行分级，一般分为轻度、中度和重度。由于大多数脂肪肝是肥胖所致，故减轻体重是最好的治疗方法，多数患者在体重减轻后，脂肪肝会随之减轻甚至消失。如果肝功能检测报告提示存在肝功能损害，患者需要在医生指导下进行治疗，必要时服用保肝药，直至肝功能恢复正常。需要指出的是，少数消瘦的人也会出现脂肪肝，这种情况需要结合血脂化验结果综合判断，其脂肪肝可能是脂代谢异常引起的，患者需要服用调脂药物。

体检间隔时间

普通人每年进行 1 次常规体检即可。存在肝癌高危因素者，则需要根据具体情况确定体检频率。一般地说，如果只存在 1 项高危因素，每年进行 1 次健康体检就可以了；如果存在 2 项及以上的高危因素，须每半年体检 1 次。例如：40 岁以下的乙肝患者，每年体检 1 次；40 岁以上的乙肝患者，尤其是男性，须每半年体检 1 次。少数因特殊原因无法按时体检者，应尽早体检。

需要指出的是，对体检报告中出现的异常指标，患者应予以重视，并在医生指导下进行相应治疗后复查，以评估疗效。例如：脂肪肝患者在体检后采取控制饮食、增加运动等治疗措施，在体重明显下降后，应再次检查，以评估脂肪肝是否减轻。PM

上海市健康科普专项计划（项目编号：JKKPZX-2023-A14）
Healthy 健康上海 Shanghai

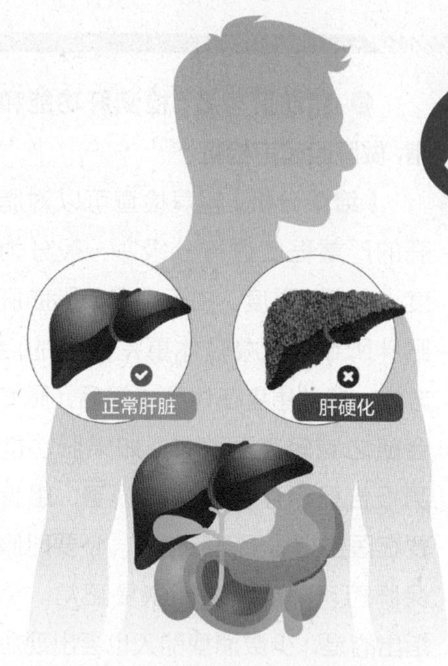

肝硬化 八大 并发症

上海中医药大学附属曙光医院肝硬化科主任医师　成 扬

我国肝病患者约有3亿人，每年因肝硬化死亡者超过10万人。肝硬化是各种慢性肝病导致的弥漫性肝纤维化伴再生结节形成，肝小叶结构（包括微血管结构）发生扭曲变形。几乎所有慢性肝病均可引起肝硬化，常见的有慢性乙肝、慢性丙肝、酒精性肝病和脂肪肝等。

根据症状、严重程度等不同，肝硬化可分为代偿期和失代偿期。代偿期肝硬化患者常无明显症状，部分患者可出现乏力、食欲不振、腹胀、腹泻、上腹不适、右上腹隐痛等症状。失代偿期肝硬化以门静脉高压和肝功能严重损伤为特征，患者可出现全身多系统症状，包括全身症状（乏力、消瘦、面色晦暗、尿少、下肢水肿）、消化道症状（食欲减退、腹胀、胃肠功能紊乱等）、出血倾向（齿龈出血、鼻出血、紫癜）及贫血、内分泌障碍（蜘蛛痣、肝掌、皮肤色素沉着、女性月经失调、男性乳房发育、腮腺肿大）、低蛋白血症（双下肢水肿、尿少、腹腔积液、肝源性胸腔积液）、门静脉高压（脾大、脾功能亢进、食管-胃底静脉曲张、腹壁静脉曲张），且常合并多种并发症。

专家简介

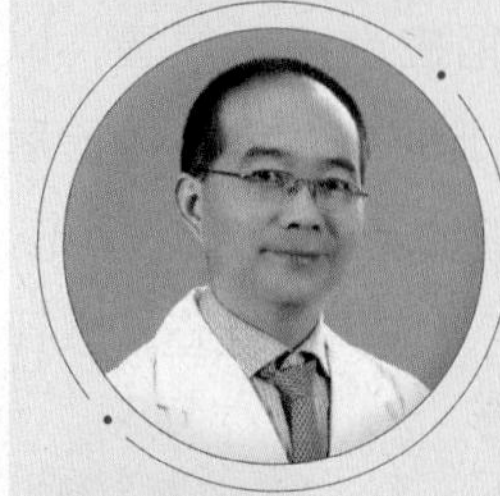

成 扬 上海中医药大学附属曙光医院肝硬化科主任医师、博士生导师，中国中西医结合学会肝病专业委员会委员，上海市中西医结合学会肝病专业委员会委员。擅长中西医结合治疗各种肝胆、胃肠疾病，以及肿瘤和内科杂病。

1 腹水

腹水是失代偿期肝硬化患者最常见且严重的并发症之一，也是肝硬化自然病程进展的重要标志。临床表现为腹部胀满，可有腹部静脉曲张和下肢水肿。一旦出现腹水，患者的五年病死率为44%～85%。

治疗腹水，首先应调整饮食：限制钠的摄入，每天食盐摄入量控制在5克以下；保证食物易消化，增加维生素、蛋白质的摄入量。其次，在治疗原发病和肝硬化的基础上，可以采用利尿剂治疗。

2 消化道出血

消化道出血是肝硬化失代偿期常见的并发症，以食管－胃底静脉曲张破裂出血为主，还包括门静脉高压性胃病、肠病和消化性溃疡等。食管－胃底静脉曲张破裂出血表现为突发大量呕血或柏油样便，严重的可导致出血性休克；门静脉高压性胃病多表现为反复或持续少量呕血及黑便；门静脉高压性肠病常表现为反复黑便或便血。

消化道出血的治疗原则为止血、抗休克、防治并发症。主要治疗方法包括药物治疗（非选择性β受体阻滞剂、奥曲肽等）、内镜治疗（内镜下曲张静脉套扎术、硬化剂治疗等）和手术治疗（介入治疗、门静脉断流或分流术、肝移植等）。

3 感染

肝硬化患者容易发生感染，感染部位因基础疾病而异，最常见的是自发性细菌性腹膜炎和胆道感染。自发性细菌性腹膜炎的症状有腹痛、腹部皮温升高等；胆道感染患者常有腹痛及发热症状，发生胆总管梗阻时可出现梗阻性黄疸，当感染进一步损伤肝功能时，可出现肝细胞性黄疸。

肝硬化患者并发感染时，医生会立即进行抗感染治疗，并进行细菌培养。明确致病菌后，再根据药敏试验选择敏感抗生素。

4 肝性脑病

肝性脑病指在肝硬化基础上因肝功能不全和（或）门体分流引起的，以代谢紊乱为基础，中枢神经系统功能失调的综合征。肝性脑病临床表现为高级神经中枢功能紊乱、运动和反射异常，如神志欠清、扑翼样震颤等。

除针对病因治疗、加强营养外，降低血氨是治疗肝性脑病的关键。肝硬化患者应保持大便通畅，乳果糖在轻度肝性脑病治疗及预防方面有较好效果。

5 门静脉血栓形成

门静脉血栓是肝硬化较为常见的并发症，尤其是脾切除术后，门静脉栓塞率可高达 25%。当门静脉血栓严重阻断入肝血流时，可导致难治性食管 - 胃底静脉曲张出血、顽固性腹腔积液、肠坏死等，腹腔穿刺可抽出血性腹腔积液。

抗凝、溶栓等是治疗门静脉血栓的基本方法，低分子肝素、华法林是常用抗凝药物。保守治疗无效且存在门静脉高压者，为预防曲张静脉破裂出血，可接受门静脉分流或断流术。

6 肝肾综合征

肝肾综合征是指严重肝病时出现的以肾功能损害、动脉循环和内源性血管活性系统明显异常为特征的综合征，以少尿、无尿及氮质血症为主要表现，常有难治性腹腔积液。肾衰竭病程一般进展缓慢，可在数月内保持稳定状态，常在各种诱因作用下转为急进型而导致患者死亡。

肝肾综合征的治疗包括药物治疗、肾脏替代治疗、经颈静脉肝内门体分流术及肝移植。

7 原发性肝癌

肝硬化患者是发生肝癌的高危人群，应定期进行肝癌筛查。

肝癌的治疗以延长患者生存时间、提高生活质量为原则，治疗方法包括外科治疗、消融治疗、经动脉化疗栓塞、放疗、系统抗肿瘤治疗、中医中药治疗等。

8 肝肺综合征

肝肺综合征是在肝硬化基础上，排除原发心肺疾病，出现呼吸困难、缺氧体征（如发绀、杵状指等）等表现，预后较差。

目前尚无治疗肝肺综合征的特效药物，吸氧及高压氧舱适用于轻型、早期患者。肝移植可逆转肺血管扩张，使氧分压、氧饱和度及肺血管阻力明显改善。PM

小贴士

中医治疗肝硬化，多以中药辨证论治，予以疏肝健脾、活血化瘀、利水渗湿、扶正温阳等治法，急则治其标，缓则治其本。有经验的中医师可针对不同患者精准辨证，针对性用药，往往可取得较满意的疗效。

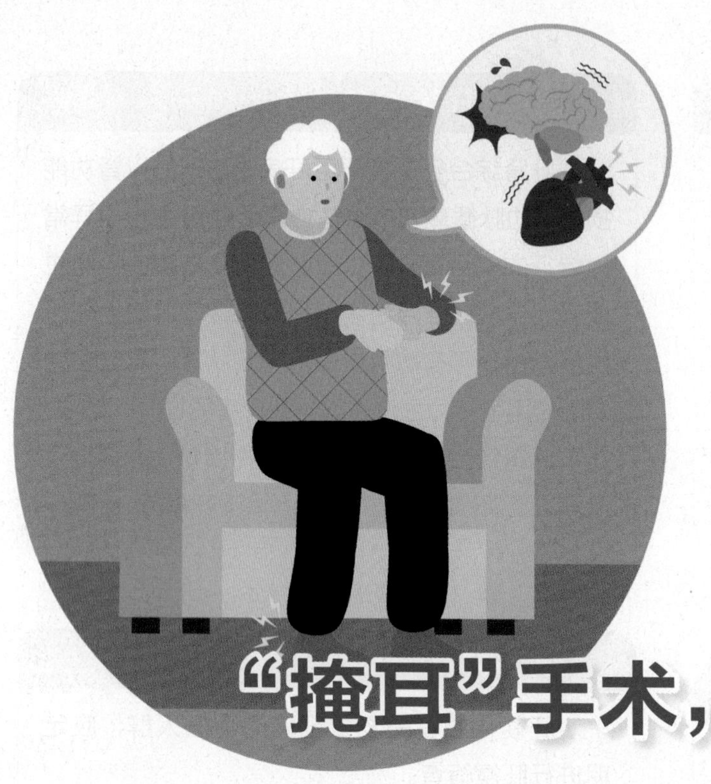

随着人口老龄化，房颤的患病率持续攀升，上海的一项研究显示，80岁以上老年人的房颤患病率接近7%。目前，房颤的治疗方式很多，总体应遵循ABC（A是防卒中、B是节律管理、C是基础疾病管理）原则。预防卒中是首要任务，须持续终身，主要方法为服用抗凝药物或行左心耳封堵术。有些患者在面临手术抉择时，往往会犹豫：真的有必要为降低卒中风险而做一次心脏手术吗？

“掩耳”手术，要不要做 

本刊记者　蒋美琴
受访专家　张俊峰

左心耳是血栓“聚集地”

心脏的左、右心房内各有一个特殊的解剖结构——心耳，它们是心房向外凸出的“盲端”，形状像耳朵，因而得名。血液进入心耳后不易流出，若淤滞其中，可形成血栓。

房颤患者的心房率高达每分钟350～600次，这是一种无效收缩。心房内的血液流速减慢，左心耳的血液流速更慢，更易形成血栓。有研究显示，房颤持续时间超过6分钟，就足以形成血栓，左心房增大、左心功能差、血液黏滞、心耳内部皱褶较深的患者血栓形成风险更高。如果血栓脱落，会随着血流到处“跑”，在较细的动脉处无法“通行”，可导致脑栓塞、下肢动脉栓塞、肠系膜动脉栓塞等。

“掩耳”防栓，降低栓塞风险

心耳是心脏进化过程中形成的“遗迹”，切除或封堵心耳不会影响心脏功能，却能很大程度地降低心源性卒中风险。外科手术切除或结扎心耳，对心脏损伤较大，得不偿失。在某些特殊情况下，如患者因其他疾病需要进行心脏外科手术，若合并房颤，可同时进行左心耳切除或结扎手术。

目前临床常采用的经导管左心耳封堵术是一种微创介入手术，医生在患者的大腿根部进行穿刺，经股静脉、房间隔把封堵器送入左心房，然后将其释放并堵住左心耳。国内开展左心耳封堵术约有10年历史，技术相对成熟，标准术式为全麻后在食管超声监控下进行，全程1小时左右。手术创伤小，患者康复快，术后不影响生活、工作，仅需避免术后几天的剧烈运动，之后就可进行各类运动。植入的封堵器多为镍钛合金材料，术后不影响磁共振等检查，且不受机场金属探测器等的影响。

两大风险评估，取舍药物与手术

现有的临床证据显示，左心耳封堵能达到与抗凝药相似的预防卒中效果，且可减少因长期抗凝带来的出血并发症。房颤患者是否需要行左心耳封堵术，评估过程分两步走：

1 评估卒中风险

发现房颤后，医生首先会通过 CHA_2DS_2-VASc评分系统来评估患者的卒中风险，以决定是否需要采取预防性治疗措施。评估内容包括年龄、性别、高血压、糖尿病、卒中史、外周血管疾病等危险因素，最高得分为9分。如果男性≥2分、女性≥3分，需要采取预防性治疗措施，进入第二项评估。

2 评估出血风险

房颤患者预防卒中首选抗凝药物治疗，如华法林、艾多沙班、利伐沙班、达比加群酯等，但不是所有患者都适合药物治疗。服用抗凝药有一定的出血风险，需要通过HAS-BLED评分系统进行评估，≥3分者为高出血风险人群，如肝肾功能异常、血液系统疾病等患者及酗酒者。另外，服药后出血（尤其是重要部位出血，如脑出血）、出现严重不良反应、药物过敏者不能使用抗凝药，还有少数患者不愿意长期服用抗凝药。不能、不愿长期使用抗凝药及具有高出血风险者，可选择左心耳封堵术。

以往，左心耳封堵术的推荐级别是Ⅱb类，即在没有其他治疗方法的情况下可选择手术。2023年3月国外发布的新版专家共识将手术推荐级别提升为Ⅱa类，即在符合手术指征的情况下可进行手术。

术前需要排查禁忌证

即便符合手术指征，还是有一部分患者不宜接受左心耳封堵术。

❶ 因其他疾病需要长期服用抗凝药者，没必要做左心耳封堵术。

❷ 左心耳内已经形成血栓者，手术过程中可能发生栓塞，暂不宜手术。这类患者需要较长时间的化栓治疗后再做手术评估。

术后坚持抗血小板治疗

一般而言，封堵器不会发生移位或脱落，患者不必为此过度担心。不同患者的心耳形态不同，对有些形态不规则的，封堵器可能无法将其完全封堵住，但可将残余漏控制在安全范围内。

封堵器暴露在心房内的面积较大，在其内皮化（器械周围上皮细胞增生，逐渐覆盖封堵器）过程中（一般为3～6个月）容易形成血栓，称器械相关性血栓（DRT）。为防止血栓形成，患者术后需要服用抗凝药3个月，然后复查CT或食管超声，如果没有发生器械相关性血栓，可在医生指导下停用抗凝药；继而服用两种抗血小板药，3个月后复查，如果没有异常，此后长期服用一种抗血小板药（一般推荐阿司匹林）即可。不能服用抗凝药的患者，术后即服用两种抗血小板药，6个月后复查，如果没有发生器械相关性血栓，停用一药，继续服用另一种抗血小板药维持治疗。

需要提醒的是，患者术后如果出现胸闷、呼吸困难等不适症状，应及时就医，排查心包积液等少见并发症。PM

专家简介

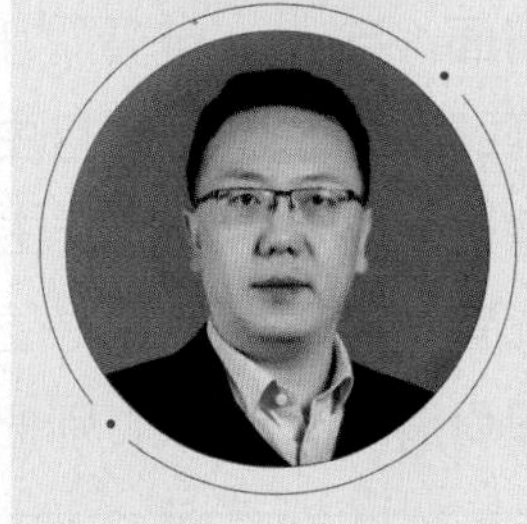

张俊峰 上海交通大学医学院附属第九人民医院心内科主任、主任医师、博士生导师，上海市医学会心血管病专科分会、科普专科分会委员，上海市医师协会心血管内科医师分会委员，上海市中医药学会介入心脏病学分会副主任委员，上海市中西医结合学会心血管病专业委员会常委。擅长高血压、冠心病、心律失常、心衰的诊治，尤其是心血管病介入治疗。

我是髌骨，可能很多人对我这个名字比较陌生，但说起“膝盖骨”这个小名，大家一定听说过。我是膝关节的重要组成部分，就像一顶小帽子盖在膝关节上，因而得名。别看我个子小，为保护膝关节，我始终一马当先、冲锋陷阵，有时候也忍不住伤心：为何受伤的总是我？

膝盖骨的“丝滑”理想

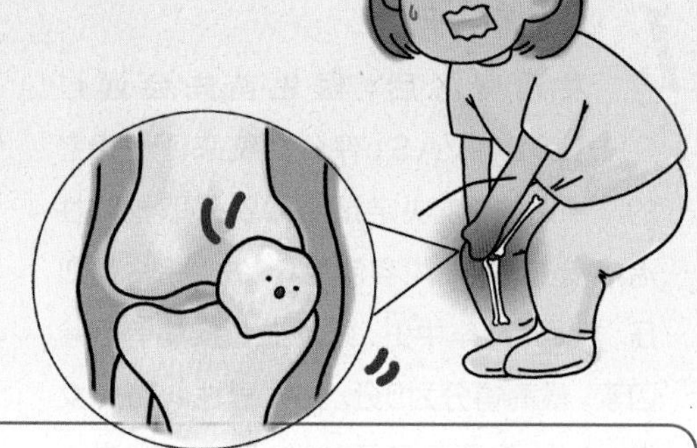

同济大学附属第十人民医院骨科　吴 众　陶 坤（主任医师）
绘图　曹 阳

首当其冲的“安全帽”

我是股四头肌肌腱骨化而成的内生小骨，长得像一颗扁栗：上宽为底，与股四头肌相连；尖向下，接髌韧带；前面粗糙，被股四头肌肌腱包裹；后面光滑，“盖”在股骨下端。

我的存在，避免了股四头肌肌腱对股骨髁软骨面的摩擦。同时，我内表面的一层软骨则不断经受摩擦。如果主人不当使用膝关节，如过度运动、走路姿势不正确等，或关节畸形，我会因过度磨损而出现炎症，医学上称“髌骨软化症”。主人也会因此出现膝关节酸软、疼痛、肿胀、积液，屈伸受限，上下楼梯和下蹲困难，活动时突然被卡住等症状。

灵活屈伸的“小滑轮”

除保护膝关节外，我的存在还增加了膝关节的稳定性。我是一块独立的、可以滑动的骨头，作为重要的伸膝装置之一，我“骑跨”在股骨滑车上，就像一个杠杆的支点，帮助主人轻松屈伸膝关节。

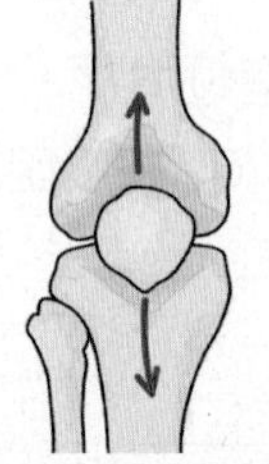

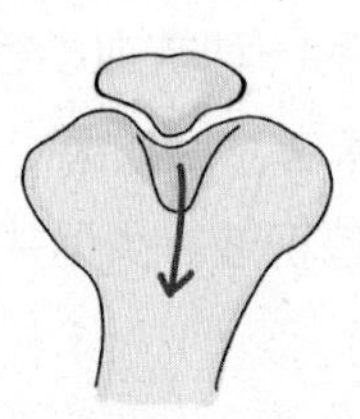

股骨滑车是我滑行的“车道”，又称髌面，与我的关节面相合，构成髌股关节面。主人屈膝时，我一路下滑，进入股骨滑车的沟槽中；当膝关节屈曲达 90° 时，我滑至股骨远端，由于关节面与股骨滑车关节面相匹配，我被稳定地固定在股骨滑车窝内，不会出现脱位现象。如果股骨滑车不能为我提供“丝滑”的“轨道”，如发育不良等，我可能在膝关节屈伸的时候“颠簸不定”，甚至脱离“轨道”，即髌骨不稳或脱位，主人屈膝时就会出现关节弹响、疼痛，上下楼无力、腿打软等症状。

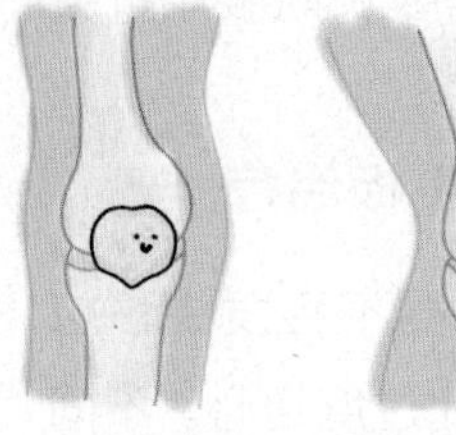

如果不幸遭遇外伤，我可能“粉身碎骨”，即髌骨骨折。疼痛自然不言而喻，且由于“滑轮”坏了，膝关节无法屈伸，主人便无法行走了。

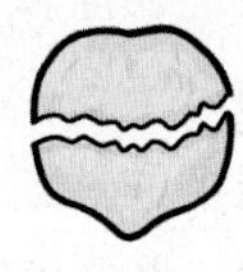

总之，大家在运动的时候一定要注意保护好我，别把我和我的“车道”磨坏了。PM

郭女士自去年感染新冠病毒后，时有心慌症状，持续几秒或几分钟后可恢复正常。刚开始，她以为是"长新冠"，没引起重视，后来持续时间逐渐延长，好像有头小鹿在心头乱撞。她到医院做心电图检查，并未发现异常，便认为是更年期综合征，但服药后症状未见改善，心慌发作日渐频繁。

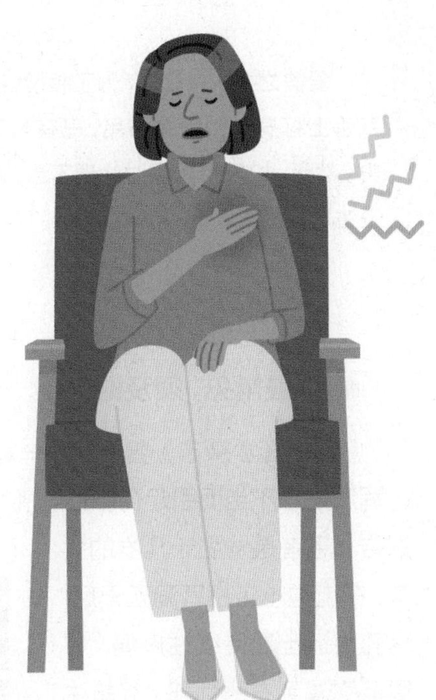

心头"小鹿"终于抓住了

同济大学附属同济医院心内科副主任医师　丁可可

机缘巧合，抓住"元凶"

这天，郭女士到医院看望生病的亲戚，突然心慌发作，含了"保心丸"不见好，就直接去门诊就医。经心脏听诊，我发现她有房颤，心室率高达每分钟130次，立即嘱咐她去做心电图检查。检查结果证实了我的猜测：快速房颤。此时，郭女士说自己已经没有心慌症状了。于是，我又进行了心脏听诊，发现她心律规整，每分钟80多次。我告诉郭女士，导致她心慌的"元凶"是阵发性心房颤动。正常情况下，位于右心房上部的"统帅"窦房结发出电信号，依次通过心房、房室结传至心室，使心脏以每分钟60～100次的频率规律地跳动。随着年龄增长，高血压等慢性疾病、吸烟等不良生活方式会削弱"统帅"的作用，窦房结以外其他有能力发放电信号的"部下"会向心房发出很多杂乱无章的电冲动，使心脏失去正常的节律，房颤就产生了。不过，若房颤偶尔发作，心电图检查很难"抓"住。

房颤轻重，不能凭"感觉"

郭女士又问："我同事也患有房颤，平时没有症状，因其他疾病住院检查时偶然发现的。为什么别人没症状，我却经常心慌不已？有症状的房颤，是不是更严重？"

"这倒未必。"我向郭女士解释，"房颤是否产生症状，取决于心脏基础情况、心室率快慢、心室充盈量等因素。除心慌症状外，有些患者还会出现头晕、乏力，甚至眼前发黑（黑蒙）和晕厥。房颤真正的危害在于心房失去了有节律收缩和舒张后，容易形成血栓；血栓脱落后，会随着血液流向全身，停在哪里就堵在哪里，引起脑梗、心梗、腿梗、肠梗等。

寻找病根，治疗因人而异

导致房颤的原因很多，治疗方法因人而异。比如：有些房颤因心脏瓣膜病引起，患者可能需要做手术；有些房颤由甲亢引起，患者需要治疗甲亢；有些患者不仅有房颤，还有心动过缓，可能需要植入心脏起搏器；有些房颤反复发作，患者可考虑射频消融治疗。听了我的解释后，郭女士连连点头。我建议她做心电监测、心超、肝肾功能、甲状腺功能等检查，以便医生制订合适的治疗方案。PM

爱美之心人皆有之，为了装扮自己，在耳垂上打洞并戴上装饰品，已有数千年历史。然而，如果打耳洞时处理不当，可能会发生严重后果。

打耳洞需谨慎

复旦大学附属眼耳鼻喉科医院耳鼻喉科
张 菁（主任医师） 宋 楠

感染最常见，须及时处理

《英国医学杂志》曾发表了一篇我院接诊的因打耳洞处理不当而引起化脓性耳郭软骨膜炎的病例报告。患者是一名十几岁的女孩，在街边小店打耳洞五天后，耳孔附近出现持续性疼痛，并逐渐弥漫到右侧颈部，经抗生素治疗和切开引流后，疼痛依然持续存在，耳郭红肿明显，有轻度波动感（如图1），被诊断为化脓性耳郭软骨膜炎。

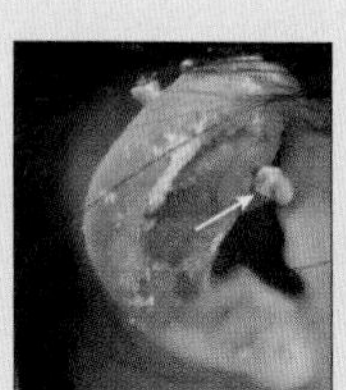

图1 打耳洞导致化脓性耳郭软骨膜炎

化脓性耳郭软骨膜炎是耳郭软骨膜的急性化脓性感染，常因外伤、手术、冻伤、烧伤、耳郭血肿继发感染等引起。耳郭软骨膜与耳郭软骨是紧贴在一起的，当耳郭软骨膜发生炎症和积液时，耳郭软骨可能会坏死、变形。

打耳洞，尤其是耳郭软骨穿孔，如果不是在无菌环境下进行，感染率相对较高，主要病原菌为铜绿假单胞菌和金黄色葡萄球菌。如果不及时接受治疗，患者可能会出现“花菜耳”，甚至导致永久性毁容。此外，感染可扩散到外耳道而引起外耳道炎，也可能扩散到颅内导致颅底骨髓炎。

打耳洞后，如果发现局部有红肿、疼痛等感染征象，患者应及时就医。若确诊为耳郭软骨膜炎，应在医生指导下进行抗感染治疗，必要时须切开引流。若已发生软骨坏死，需要进行手术切除；若出现耳郭畸形等严重并发症，只能等病情稳定后通过整形手术处理。

瘢痕疙瘩虽不多，“瘢痕体质”要注意

一些人在打耳洞后数月、数年，甚至十几年后，在耳洞周围长出大硬块，即瘢痕疙瘩。这主要是创伤、炎症或异物刺激引起的瘢痕增生。

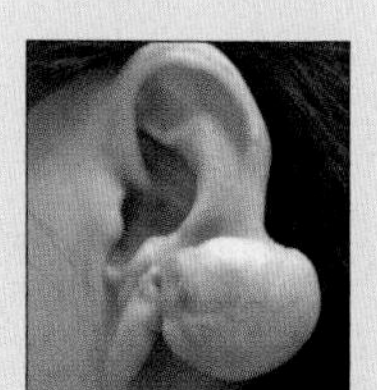

图2 耳洞周围长出瘢痕疙瘩

导致瘢痕疙瘩的确切原因目前尚不十分清楚，但创伤肯定是非常重要的诱因，其他因素包括细菌感染、异物刺激（如耳环等）、局部皮脂和角蛋白堆积（局部清洁十分重要）、过敏反应等。

瘢痕疙瘩的出现与体质有一定关系。打耳洞前，不妨先判断一下自己是不是瘢痕体质，如身体其他部位是否容易长瘢痕、亲属中有没有瘢痕体质者等。一般地说，有瘢痕体质倾向的人不要打耳洞；打了耳洞后，若发现有瘢痕形成趋势，就不要戴耳环，应及时去医院就诊。

治疗前，医生通常会判断瘢痕是普通的增生性瘢痕，还是瘢痕疙瘩，因为两者的治疗和预后有较大差别。治疗方法包括手术切除、局部激素注射、放疗、激光治疗等。由于瘢痕疙瘩复发率高，故应避免单纯手术切除，需要综合治疗，治疗后要长期随访。

除上述严重并发症外，打耳洞后还可能出现局部反复感染、耳钉嵌入皮内、耳垂断裂等并发症。因此，不要轻视小小的耳洞，打耳洞需谨慎。PM

生活实例

最近，吴先生感到腰背酸痛，原以为患了腰椎间盘突出症，不料就医后被诊断为“先天性闭合性隐性脊柱裂”。吴先生不解：自己没有受伤，脊柱怎么会“裂开”？既然是先天性疾病，为何多年来“悄无声息”？脊柱裂会使脑脊液漏出来吗？要手术吗？

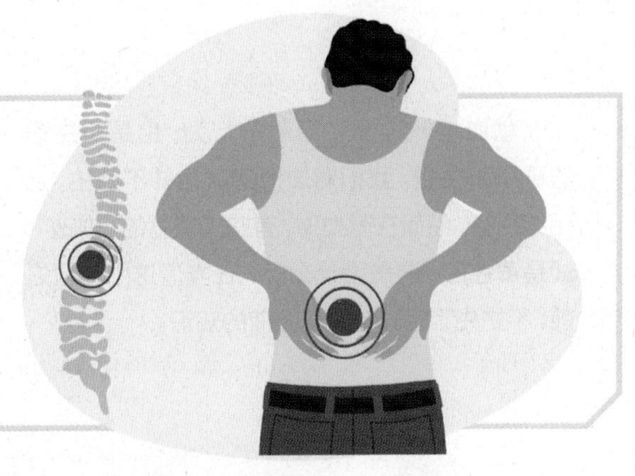

好好的脊柱 怎么“裂开”了

海军军医大学附属长征医院脊柱外科　梁 磊（副主任医师）　臧法智　陈华江（主任医师）

神经管发育缺陷，脊柱出现“裂口”

脊柱裂是最常见的先天性神经管发育缺陷，发生于胚胎第 3 ~ 4 周，若此时构成脊柱椎管的管道壁闭合不完全，便可形成脊柱裂。据不完全统计，我国新生儿的脊柱裂发病率近 1/1000。脊柱裂好发于腰骶椎，颈胸椎较少。一般根据患者皮肤是否完整、神经组织与脑脊液有无外漏，将脊柱裂分为开放性和闭合性两类。闭合性脊柱裂又根据脊膜或脊髓神经是否膨出椎管，分为显性和隐性。

开放性脊柱裂出生后即可被发现，因脊髓神经和脑脊液外漏，脊髓神经支配的直肠、膀胱和下肢功能受到严重影响，患者可出现大、小便功能障碍（如便秘、排便排尿困难、尿频、尿急、尿不尽等）和下肢症状（如下肢无力、肌肉萎缩，甚至瘫痪），严重者可发生颅脑畸形和脑积水，是脊柱裂中最严重的一类。闭合性显性脊柱裂常发生脊髓拴系（脊髓受牵拉）综合征，并随患儿年龄增长、身高增加，其神经损害等症状（如便秘、遗尿、腰酸、腰痛等）逐渐加重。闭合性隐性脊柱裂者多无症状，往往在影像学检查时偶然被发现。

“开放性”重在预防，“闭合性”可控可治

引起脊柱裂的原因主要包括叶酸缺乏或（和）代谢异常、病毒感染、滥用药物、糖尿病、肥胖、遗传或基因变异等。

开放性脊柱裂常伴有严重的颅脑脊髓功能障碍，致残、致死率高，故重在预防。有研究显示，孕妇补充叶酸可降低新生儿脊柱裂发病率。超声检查作为产前筛查的主要方法，对及时发现胎儿脊柱椎板闭合不全及颅脑形态异常等情况作用巨大。治疗开放性脊柱裂，须进行脊髓拴系松解术、脑脊液漏闭合术。因患儿常伴有脑积水、颅脑畸形、肢体畸形等，可能还须行脑积水分流术、脑室造瘘术、肢体矫形术等。

闭合性显性脊柱裂者应尽早行脊髓拴系松解手术，避免脊髓神经功能受损时间延长和程度加重。闭合性隐性脊柱裂的脊髓神经损害影响轻微，出现腰酸、腰痛等症状者，可通过药物治疗（外用氟比洛芬巴布膏、洛索洛芬钠贴等，或内服布洛芬缓释片、塞来昔布等）、康复治疗等措施缓解症状。PM

上海市健康科普青年英才能力提升专项（JKKPYC-2022-11）
上海市健康科普引领人才能力提升专项（JKKPYL-2022-06）
上海市卫生健康委先进适宜技术推广项目（2019SY008）

献血是一种无私奉献的行为，也是对生命的尊重和关爱。我们对血液的颜色并不陌生，它是红色的。然而在献血时，有些人捐献的“血液”却是黄色的，这是为什么呢？在弄清这个问题之前，不妨先了解几个关于血液的知识。

我捐献的血液为什么是黄色的

重庆市血液中心 李 军 邓 莉（主任医师）

血液的主要成分

人体内的血液是一种流动的液体，由血浆和悬浮于其中的血细胞组成。血细胞分为红细胞、白细胞和血小板三类。红细胞是“运输员”，负责运输氧气和二氧化碳，维持机体新陈代谢的正常进行；白细胞是“超级卫士”，负责免疫防御；血小板是人体天然“创可贴”，负责凝血并促进伤口愈合。红细胞是血液中数量最多的细胞，其内含有的血红蛋白是一种含铁蛋白质，是红色的，这就是血液呈红色的原因。

献血方式分两种

通常所说的献血，其实有两种捐献方式：全血和成分血。

捐献全血，是直接从捐献者体内采集 200～400 毫升血液，并保留到采血袋的方式。

捐献成分血，是将捐献者体内的血液通过一次性的密闭管道，经血细胞分离机有选择性地分离出血液中的某种成分，再将其他血液成分回输到捐献者体内的方式。目前，血小板是国内最常见的成分血捐献类型。如果有人捐献的血液是黄色的，那么他捐献的就是成分血，即通常所说的捐献单采血小板。

“黄色血液”的奥秘

血小板是血液中最小的细胞，由骨髓成熟巨核细胞胞质裂解、脱落下来的小块胞质形成。直到 1882 年，意大利医师比佐泽罗（Bizzozero）发现这种物质在止血过程中起重要作用，才首次将其命名为“血小板”。血小板的寿命为 7～14 天，每天约更新总量的 1/10，衰老的血小板大多在脾脏中被清除。人体血小板的正常值为（100～300）$\times 10^9$/ 升。

单采血小板是一种血液制品，通过血细胞分离机采集捐献者血液中的血小板，并保存在血小板专用袋中。每袋含有的血小板数量不少于 2.5×10^{11} 个，悬浮在 250～300 毫升血浆中。其保存要求十分严格，需在持续振荡状态下保存在 20～24℃的环境中，且有效期仅为 5 天。

血小板是无色透明的细胞，为什么捐献的血小板是黄色的呢？这主要是因为血小板是悬浮在血浆中保存的。黄色，其实是血浆的颜色。

血浆为什么呈黄色？这要从红细胞说起。正常人成熟红细胞的平均寿命约为 120 天，其衰老后会降解成血红素和珠蛋白。血红素在酶的作用下生成胆绿素，胆绿素又在另一种酶的作用下进一步生成胆红素。这种胆红素是一种难溶于水的脂溶性物质，原本呈红色，但当它进入血液与血浆清蛋白结合后，便呈淡黄色了。

为什么有些患者需要输成分血呢？这是因为，这些患者缺乏某一种血液成分，并不需要输注其他血液成分。比如：血小板减少症患者只需要输注血小板，如果输注全血，不仅达不到治疗效果（血小板数量不够），还会造成血液的浪费。PM

倒睫是指睫毛向眼球方向生长而导致睫毛触到眼球的不正常状况，主要由毛囊位置或睫毛生长方向异常引起。因睫毛经常摩擦角膜，引起角膜损伤，患者可有眼睛异物感、频繁揉眼、畏光流泪、眼睛分泌物增多等症状，严重者需要手术治疗。虽然倒睫是常见病，但能正确认识它的人并不多。

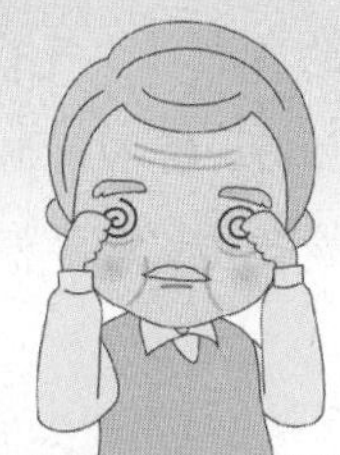

走出倒睫五误区

首都医科大学附属北京儿童医院眼科主任医师　吴倩

误区一：

儿童倒睫可以自愈

儿童倒睫有自愈的机会。据文献报道，在亚洲人群中，婴儿期倒睫的发病率为46%，青少年期逐渐降低至2%。也就是说，大多数儿童的倒睫能自行改善。婴幼儿鼻根平坦，如果下眼睑皮肤的高度超越了睫毛根部，可压迫睫毛，使其倒向眼球。随年龄增长，鼻梁及面部结构发育逐渐成熟，内眦和下睑赘皮逐渐好转，倒睫便随之改善。但是，如果倒睫已引起角膜损伤，患者不能再被动等待倒睫自愈，需要尽早治疗。

误区二：

倒睫只是让眼睛“有点难过”，不影响视力

倒睫患者的眼球表面长期受睫毛摩擦，可发生角膜上皮损伤、糜烂、浑浊，严重的可导致角膜炎、角膜新生血管、角膜溃疡等，进而影响视力。有资料显示，儿童时期倒睫是加重患者散光的危险因素之一，也是引起老年人群致盲的重要因素。

误区三：

剪短睫毛是治疗倒睫的有效手段

剪睫毛、拔睫毛既不能改变毛囊位置，也不能改变内眦赘皮对睫毛的压迫，并没有纠正倒睫形成的根本原因。而且，被剪短的睫毛再次长出后，可能变得更粗硬，对角膜的刺激更严重。不过，在一些特殊情况下，拔除睫毛可以暂时缓解病情，如角膜与视力严重受损但暂时不宜手术者，或因存在全身疾病而不能手术的老年患者。

误区四：

除了手术，治倒睫别无他法

手术治疗的目的是矫正睫毛倒伏，通常有两种方式：一是缝线法，用缝线穿透全层眼睑，使其形成轻度外翻状态，利用外翻线道形成的内部瘢痕抵抗内翻的力量，从而矫正倒睫；二是眼睑切开法，去除多余的内眦赘皮及过度发育的轮匝肌，把眼睑皮肤切口缝合固定在眼睑板上。

儿童时期的轻度倒睫可以通过保守治疗改善症状，如：使用倒睫贴牵拉睫毛根部，使睫毛向外翻转；局部使用促进角膜上皮修复的滴眼药保护角膜；短期佩戴水凝胶隐形眼镜（绷带镜）；等等。值得一提的是，减脂锻炼（如慢跑、快走、跳绳、游泳、跳健身操等）是预防倒睫加重的好方法。

误区五：

“割双眼皮”能治倒睫

有人认为，倒睫手术与“割双眼皮”类似，既能治病，又能变美。其实，这一认识是不全面的。大多数倒睫发生于下眼睑，只有合并上眼睑倒睫者，才可能会在矫正上眼睑睫毛的同时进行重睑成形术。其他情况下，倒睫手术与“割双眼皮”毫不相关。PM

生活实例

老张今年56岁，7个月前突发心肌梗死，经紧急抢救才捡回一条命。由于冠状动脉内放了3个支架，他每天必须服用两种抗血小板药。一个月前，老张开始咳嗽，本以为是感冒，没想到去医院做了胸部CT检查，被发现左肺有一个肿块。呼吸科医生建议老张尽快做一次支气管镜检查。老张顿时慌了神：做吧，这检查听起来就感觉挺难受的，自己心脏又不好，万一检查过程中出现意外怎么办？不做吧，肺里的肿块万一是恶性的，岂不耽误治疗？

医生的话

支气管镜检查是将带有摄像头的细长的纤维支气管镜经口或鼻置入患者的下呼吸道，即经过声门，进入气管、支气管及更远端，以便观察患者的气管和支气管腔内的情况，若有必要，还可进行相应的治疗。植入冠脉支架的心梗后患者是否可以进行支气管镜检查，需要根据具体情况而定。

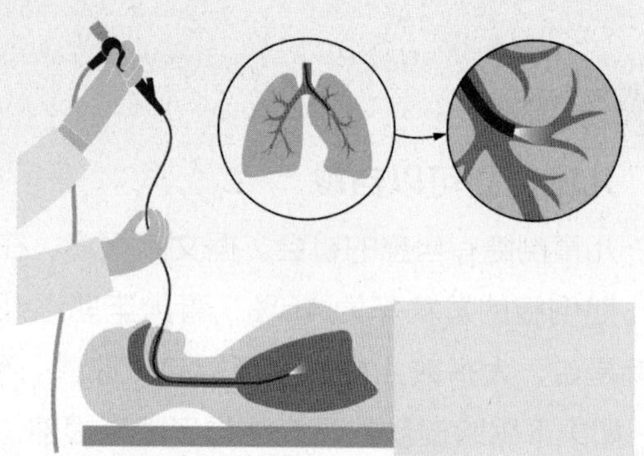

放了心脏支架，能做支气管镜检查吗？

同济大学附属上海市肺科医院麻醉科副主任医师　段若望

主要风险是出血

俗称的“心脏支架”，其实是放置于冠状动脉内的支架，具有疏通血管的作用。对人体而言，支架是个异物，为避免支架内形成血栓，患者需要在医生指导下长期服用抗凝药物。在服用抗凝药期间进行支气管镜检查，尤其是支气管镜下活检或治疗时，患者会面临较高的出血风险。因此，在冠脉介入治疗后短期内（一般为半年内），不宜进行支气管镜检查。若因病情需要必须做，应由医生综合评估停用抗凝药后的血栓形成风险和内镜操作时的出血风险，合理调整药物治疗方案，尽量降低检查带来的风险。

“无痛”是优选

支气管镜检查有两种：一种是常规支气管镜检查，另一种是无痛支气管镜检查。

常规支气管镜检查是在表面麻醉下完成的，内镜医生先在患者鼻腔或口腔喷入局麻药物（常用的是利多卡因气雾剂），随着支气管镜的插入，依次向患者咽喉部、气管黏膜表面喷洒局麻药，以降低呼吸道黏膜的敏感性，减轻患者在检查过程中的不适感。检查过程中，患者是清醒的，能听从医生指令进行配合。但是，当支气管镜进入声门、气管和支气管时，大多数患者会有不同程度的咳嗽、胸闷和窒息感；特别是检查时间较长时，单纯表面麻醉往往不能满足需求，患者较为痛苦，严重时可能诱发心绞痛、心肌梗死、卒中、呼吸衰竭或心搏骤停等并发症。对有心脏基础疾病的患者而言，发生严重并发症的风险更高。

随着舒适化医疗的发展，无痛支气管镜逐渐普及。目前，无痛支气管镜检查的麻醉方式有两种：镇静麻醉和全身麻醉。

• 镇静麻醉

即监控麻醉（MAC），是在表面麻醉基础上给予镇静和适量镇痛药物，使患者处于轻度至重度镇静水平，保留自主呼吸，解除患者的焦虑及恐惧情绪，减轻疼痛和其他刺激，提高围术期的安全性和舒适性。MAC 期间，麻醉医生会合理使用镇痛、镇静、麻醉等药物，以保证检查的舒适和安全。但也存在不足，如：患者较难配合医生进行检查，有无记忆体动和呛咳；医生对麻醉深度较难掌握；镇静药物的应用会使低氧血症等危及生命的并发症发生率增加；等等。

• 全身麻醉

全身麻醉是在镇静麻醉的基础上使用肌肉松弛药，并使用通气装置（如喉罩等）来控制患者的呼吸，检查和治疗不受干扰，检查时间也不受限制，患者检查后出现发声异常的风险明显低于局麻和镇静麻醉。全身麻醉适用于各种支气管镜的诊疗操作，特别适用于病情较复杂的患者。

当然，不管采用何种麻醉方式，在麻醉实施前，麻醉医生都会对患者进行访视，并根据患者的血液生化检查、影像学检查结果，以及手术麻醉史等进行相应评估，确保麻醉安全。

对植入心脏支架的患者而言，无痛支气管镜检查是较为理想的选择。检查前，麻醉医生会仔细询问患者有无心绞痛、心力衰竭等情况，并了解药物使用、支架是否通畅、心功能等情况，以病史、体征、心电图作为评估基础，必要时会建议患者进行心脏超声等检查，或至心血管内科进行专科评估等。同时，麻醉医生会制订个体化的麻醉方案，确保患者在检查过程中不会出现心律失常及心率、血压的剧烈波动。

检查结束后，患者能迅速清醒，对检查过程无记忆，无痛苦，如需再次检查，也不会有恐惧感。最重要的是，由于患者在检查过程中“无感”，内镜医生可以更仔细地观察病灶，精准、高效地完成检查、冲洗、活检等操作。

值得一提的是，目前临床上使用的麻醉药物，大多是不需要经过肝、肾代谢的，安全性大大提高。

注意事项要记牢

❶ 放过心脏支架的患者，在进行支气管镜检查前，应将支架植入的具体情况，如植入时间、数量、部位等，详细告知医生。

❷ 签署无痛支气管镜检查知情同意书。

❸ 遵医嘱完善各项生化检查，特别是凝血常规、心电图、心脏超声、胸部 CT 等检查。

❹ 进行无痛支气管镜检查前，禁食 6 ~ 8 小时，禁饮 2 ~ 4 小时，以防检查时发生误吸。

❺ 全身麻醉后 4 ~ 6 小时，方可进食、饮水；12 小时内，不能登高、驾驶汽车。

❻ 检查后，患者可能出现暂时的声音嘶哑、咳嗽、咽痛、少量咯血等情况，此时不必过分担心，上述症状一般会在数日内自行减轻。若检查后出现发热、大量咯血等异常情况，须及时就医。

❼ 正在服用抗凝药物的患者，检查前是否需要停用抗凝药，应咨询心内科医生。一般地说，病情稳定的患者，若仅进行低出血风险的检查，如支气管镜检查等，一般不需要停用抗凝药；若需要进行高出血风险的检查，如超声下活检、气管内消融、经支气管肺结节消融等，则需要在医生指导下停用抗凝药物。PM

生活实例

66岁的老王患有高血压，虽一直遵医嘱服用降压药，但血压控制不太理想。近3个月来，老王觉得右眼视力下降明显，在阳光下尤其看不清，近几天还有眼痛，赶紧来到医院就诊。经检查，眼科医生诊断老王患有右眼缺血综合征。老王回想起来，自己的右眼曾有2次短暂失明，但几分钟后便恢复如初。医生告诉老王，这种现象称为一过性黑蒙，如果当时就去医院就诊，病情或许不会像现在这么严重。听了医生的话，老王后悔不已。

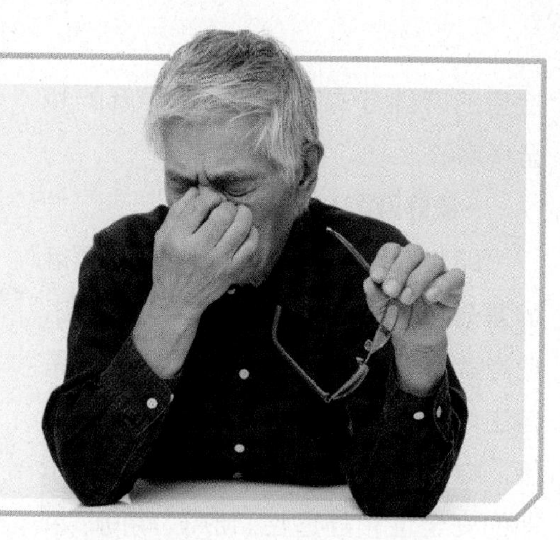

别不把“眼前一黑”当回事

复旦大学附属眼耳鼻喉科医院眼科副主任医师　王 丽

眼睛是疾病的“信号灯”

眼部主要由眼动脉及其分支动脉供血，而眼动脉多数由颈内动脉延伸而来。眼缺血综合征是由颈内动脉狭窄或闭塞导致眼部灌注不足而导致的一系列临床综合征，可造成视力永久性损伤。

最常见的引起颈动脉狭窄的原因是动脉粥样硬化，其他原因包括巨细胞动脉炎、血管肌纤维发育不良、颈部创伤或炎症、颈动脉夹层动脉瘤、高血黏度综合征等。当颈内动脉狭窄超过90%，可引起眼部灌注不足导致眼缺血。

眼缺血综合征主要发生于老年人，患者的平均年龄为65岁，好发于男性，多为单眼发病（约20%的患者为双眼发病）。临床症状取决于血管受累的范围、性质、部位及并发症，常有以下3个典型症状：

❶ 失明，约80%患者可在数周或数月内逐渐丧失视力。

❷ 眼痛，由于眼缺血、眼压升高或同侧脑膜缺血，眼缺血综合征可引起眼部钝痛或眼周疼痛，又称“眼心绞痛”。

❸ 视力在强光下更差，由于黄斑缺血导致光感受器功能障碍，所以患者的视力下降在强光下更明显，且恢复时间延长。

实际上，眼缺血综合征是全身疾病在眼部的表现，糖尿病、高血压、血脂异常、血黏度高、吸烟史等均为眼缺血综合征的危险因素。

长期缺血，易导致新生血管性青光眼

在眼部血流灌注长期不足、视网膜严重缺血的情况下，眼内可产生大量新生血管相关因子，促使眼底、虹膜、房角生成新生血管和新生血管膜。新生血管可阻塞、牵拉房角，导致虹膜与小梁网粘连，房角关闭，房水外流受阻，引起眼压升高和进行性视力丧失，即发生了新生血管性青光眼，患者的视力可降至光感或丧失，且不可逆。因此，患者一旦出现了虹膜新生血管，通常提示患眼视力预后不良。

综合治疗，挽救的不止是视力

眼缺血综合征可能是颈内动脉狭窄或闭塞的首发表现。许多颈动脉狭窄或闭塞者在发生言语不清、思维混乱、记忆丧失、语言困难，以及面部麻木、手臂和腿部无力等症状前，常先出现一过性黑蒙等眼部症状。因此，出现过一过性黑蒙的患者应引起重视，及时就医，接受眼科和全身检查。

眼科检查包括裂隙灯显微镜、前房角镜及眼底镜检查，以及眼压、眼部血管彩色多普勒超声、视野检查、光学相干断层成像（OCT）眼底荧光血管造影检查等。

全身检查包括颈部血管彩色多普勒超声、心电图、计算机断层扫描血管造影、数字减影血管造影或磁共振成像血管造影等，以及血糖、血压、血脂、凝血功能、免疫风湿指标等。

通过典型的眼部症状、体征，以及眼部血管彩色多普勒超声（眼动脉、视网膜动脉血流减少或缺失）、颈部血管彩色多普勒超声（颈内动脉狭窄或闭塞）检查，可明确诊断眼缺血综合征。

经眼底荧光血管造影检查，明确视网膜存在无灌注区（视网膜周边血管完全闭塞）者，应尽早进行视网膜光凝治疗，及时封闭无灌注区，防止虹膜新生血管生长。玻璃体内注射抗血管内皮生长因子，可抑制新生血管生长，延缓病情进展。已发生新生血管性青光眼的患者，局部滴用减少房水生成的降眼压眼药水及睫状肌麻痹剂虽可缓解症状，但难以控制眼压。患者通常需要手术治疗，如房水引流装置或阀门管植入手术，结合术中、术后使用抗代谢药物，可提高手术成功率。

颈动脉狭窄者应改善生活方式，积极控制血压、血糖、血脂，必要时遵医嘱服用抗血小板（如阿司匹林等）及抗凝药物（如华法林等）。戒烟是防治颈动脉狭窄的重要措施之一，吸烟者应戒烟，不吸烟者应避免被动吸烟。颈动脉狭窄严重者，须及时至血管外科就诊，以评估是否需要接受外科手术治疗。

长期随访，防治远期并发症

针对眼缺血综合征预后的多因素分析发现，患者在首次出现症状后7天以上就诊、颈动脉狭窄超过70%以上时，发生新生血管性青光眼的概率增加，即从出现症状到确诊的时间过长和同侧颈动脉狭窄程度严重是眼缺血综合征患者发生新生血管性青光眼的主要危险因素。因此，发生一过性黑蒙、有颈动脉狭窄的患者应尽早到医院就诊。

由于眼缺血综合征是全身疾病在眼部的表现，故全身性治疗不容忽视。据报道，眼缺血综合征患者5年死亡率约为40%，其中心肌梗死占67%，脑血管意外占19%。因此，一旦诊断为眼缺血综合征，眼科、内科与血管外科医生应联合对患者进行系统评估和综合治疗，以降低患者发生缺血性心脑血管疾病的风险。

患者在治疗过程中需要定期复查，检查内容包含眼科检查与全身检查，发现异常者应及时治疗，以防止出现远期并发症。PM

专家提醒

有些眼缺血综合征患者在接受颈动脉狭窄手术治疗后，眼压“居高不下”。这是因为，颈内动脉狭窄导致眼部供血减少，眼内房水分泌也相应减少；当颈动脉狭窄被解除，眼部供血部分恢复，眼内房水分泌增加，眼压可显著升高。患者可在医生指导下进行降眼压治疗。

上海市浦江人才计划（项目编号18PJD003）

王先生还不到40岁，不吸烟、不喝酒、不熬夜，热爱运动，生活规律，理应健健康康，却得了肠癌。医生说他患有家族性腺瘤性息肉病，这种病很容易发生癌变，且是种遗传病，他的孩子、父母及兄弟姐妹都有可能患这种病。在后续的检查中，王先生的妈妈与舅舅也“中招”，幸好息肉尚未癌变。

肠息肉“多如牛毛”，警惕这种遗传病

上海交通大学医学院附属瑞金医院病理科
李芹芹　方旭前（副主任技师）

多如牛毛的肠息肉，参加癌变“马拉松”

家族性腺瘤性息肉病（FAP）是一种常染色体显性遗传病，为5号染色体长臂上的*APC*基因突变所致。*APC*是抑癌基因，正常情况下，它能调节细胞的增殖、迁移，并保持染色体稳定，是细胞正常工作、生活的“定海神针”。如果*APC*基因突变而失去活性，可使细胞“黑化”成癌。

FAP患者多在青少年时出现肠息肉，息肉如黄豆或绿豆大小，数量多，息肉密集处很难看到正常肠黏膜，直肠、结肠常布满腺瘤，就像皮肤上起了数不清的疹子，正常皮肤都看不见了。肠壁被这些密密麻麻的息肉占领后，开始“闹情绪”，患者可出现腹痛、腹泻、黏液血便等症状。这种息肉是癌前病变，都在跑“癌变”这场“马拉松”，有增生性息肉、管状腺瘤等。如果不及时治疗，有些小息肉会逐渐变“坏”。

肠息肉超过20枚，应做基因检测

FAP的“长相”很有特色，诊断不难。除积极治疗外，患者还应配合医生查清遗传史。事实上，如果患者能明确诊断（先证者），其家人就能及时防范。一般而言，有结直肠癌家族史、家族中有*APC*基因突变者、肠镜检查发现息肉超过20枚者，需要做基因筛查。

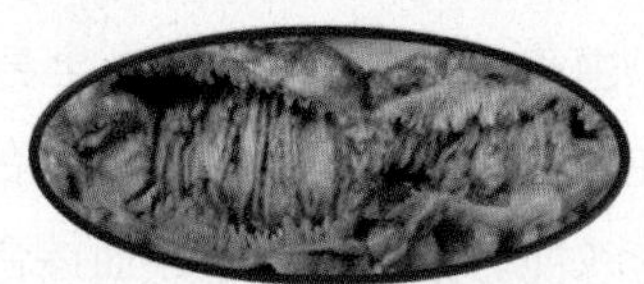

图1 FAP患者的肠镜表现，肠壁上的疙瘩都是腺瘤

遗传性肠息肉病的种类很多，致病基因也不同。现在二代测序技术发展迅速，一次可以检测*APC*、*MUTYH*等十几个遗传性肿瘤的致病基因。

积极干预，降低癌变风险

FAP发生癌变的病程长短不一，患者通常在20岁左右发病，如果不进行结肠切除术，45岁时患结直肠腺癌的风险接近100%。一旦发生恶变，即便进行了手术切除，也容易发生转移。因此，最佳手术时间应在恶变之前。

为早期发现息肉恶变迹象，*APC*突变基因携带者应建立随访档案，定期随访：从10～15岁开始，每年进行肠镜检查，直至有必要进行手术治疗；若在随访过程中发现肠息肉存在高级别上皮内瘤变，须根据其数量和分布范围行预防性肠切除术。PM

胃癌术后，如何走出营养不良“重灾区”

复旦大学附属中山医院普外科胃癌护理亚专科　金培莉　胡 燕（副主任护师）

胃癌术后，患者深陷营养不良“泥潭”

胃癌术后，患者营养不良高发的原因主要有4点：

❶ 食量减少

胃大部或全部切除使患者的食量较手术前减少。

❷ 治疗不良反应大

手术导致的急慢性胃瘫，放化疗导致的恶心、呕吐等消化道反应，均可影响患者对食物的摄入、吸收和消化过程。

❸ 营养物质吸收障碍

胃全部或部分切除可导致铁、钙、维生素等吸收障碍，胃液丢失可影响脂肪、蛋白质及碳水化合物的消化与吸收。

❹ 患者的“饮食观”不正确

患者如果未能适时调整饮食习惯，不遵从科学的饮食指导，陷入民间饮食误区，会增加营养不良的发生风险。

体重，营养监测的重要指标

为降低营养不良的发生风险，患者需进行营养风险筛查，为医生制定个性化的营养治疗方案（如膳食建议、口服营养补充剂、肠内营养和肠外营养等）提供依据。

出院后，体重是居家自测营养状态的最佳指标，也是评估营养支持是否到位的“标杆”。患者应每周定时、定秤观察体重（排空大小便后）变化趋势。术后2个月内体重减轻＞5%或食物摄入比正常需要量低50%～75%的患者，须警惕营养不良，及时在医生指导下进行营养支持治疗。

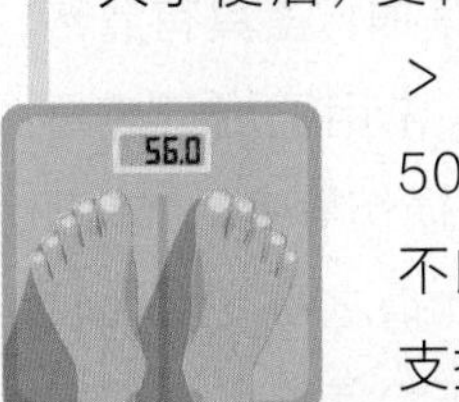

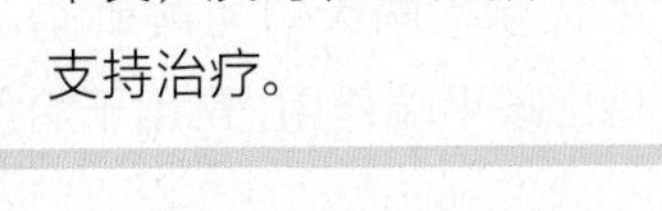

特别提醒

胃癌患者要对“发物”敬而远之吗

老百姓口中的“发物”大多指的是鸡、蛋、牛羊肉、海鲜等。目前尚无证据表明，这些食物与肿瘤的发生、发展有关。相反，一些所谓的“发物”是优质蛋白质，患者盲目忌口易导致蛋白质摄入不足，不利于术后康复。

吃“补品”也要遵医嘱

“补品”的本质应该是补充人体缺乏的营养物质。日常饮食补充不足、营养不良风险较高者，应遵医嘱补充膳食营养素。

膳食营养素有粉剂和液体制剂。患者选购时，应认准正规企业生产、有明确生产批号和有效成分说明的“国药准字”营养素。口服膳食营养素期间，如果体重仍持续减轻，患者应至医院就诊，在医生指导下增加用量，必要时进行肠外营养支持治疗。PM

很多城市的绿化带里有一种果实形似樱桃或小山楂的植物，它的学名叫南天竹。不久前，一位杭州的奶奶听信网上“不花一分钱，治好气管炎”的“偏方”，采摘绿化带里的南天竹果实熬汤，结果食后发生严重心律失常，住进了重症监护室。小小朱果，怎会有如此威力？

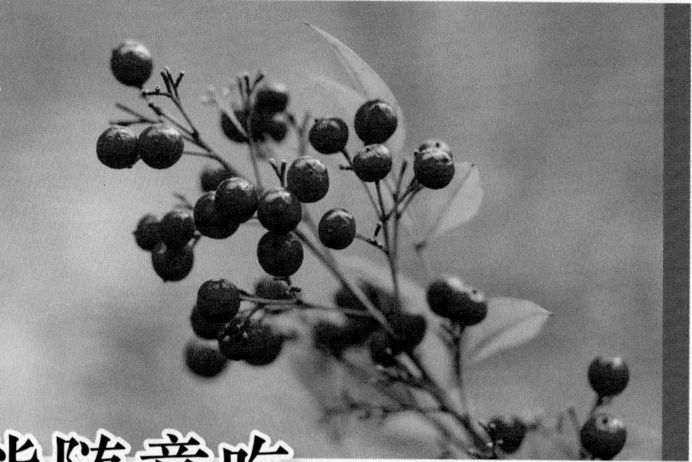

路边小朱果，不能随意吃

上海中医药大学公共健康学院　徐 捷　孙丽红（副教授）

除观赏外，还可入药

关于南天竹的记载，最早出现在宋代的《图经本草》中，当时被称为“南天烛”。到了明代，它的芳名被改为“南天竹”。作为一种具有药用价值的植物，其根、茎、叶、果均可入药。其根、茎具有清热除湿、通经活络、强筋骨等作用，常用于治疗感冒发热、眼结膜炎、肺热咳嗽、跌打损伤等症。《本草纲目拾遗》中记录，南天竹可解砒霜之毒。南天竹的果实还具有止咳平喘作用，常用于治疗咳嗽、哮喘、百日咳等症。

路边南天竹，非药用

既然南天竹有这么多功效，绿化带里的南天竹又唾手可得，摘一些服用岂不简单方便？其实不然。

首先，路边的南天竹品种往往以供观赏为主，而非药用。

其次，南天竹的使用剂量、用药时间、用药方式、是否对症等都可能对其功效产生影响。

第三，南天竹的炮制方法对其药效也有一定影响，正确的炮制方法可以提高南天竹的有效成分含量，从而增强药效，减少副作用。

第四，运用中药治疗疾病时，注重药物之间的配伍使用，临床上往往需要将南天竹与其他中草药进行配伍，以增强其疗效或减少副作用。路边采摘南天竹食用，不具备这些条件，自然无法发挥南天竹的功效。

食用路边南天竹，健康隐患大

自行在路边采摘南天竹食用，不仅难以发挥功效，还会带来健康隐患。南天竹是一种有毒植物，全株都有毒。现代研究认为，南天竹的叶子和果实中含有多种生物碱，如南天竹碱、小檗碱等，还含有氰化物等有毒成分。自行采摘的南天竹未经专业的加工炮制去除有毒成分，食之可导致中枢神经系统兴奋、心律失常、肌肉痉挛，严重时可造成呼吸中枢麻痹及心力衰竭，危及生命。

另外，绿化带中的南天竹很容易吸收空气中的汽车尾气等污染物。

因此，不可随意采摘食用绿化带里的南天竹；如需药用，应在专业中医师指导下食用。PM

拔丝冻梨、冻梨花茶、烤冻梨……随着哈尔滨旅游的火爆，东北地区的特色美食冻梨成为新晋“网红”食品。很多南方朋友对这一以往从没见过的特色水果好奇不已：梨为什么会变得黑黑的？其中的营养成分会不会被破坏？品尝冻梨该注意哪些问题呢？

火“出圈”的东北特色美食

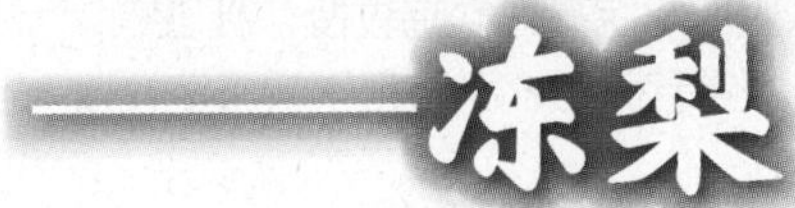

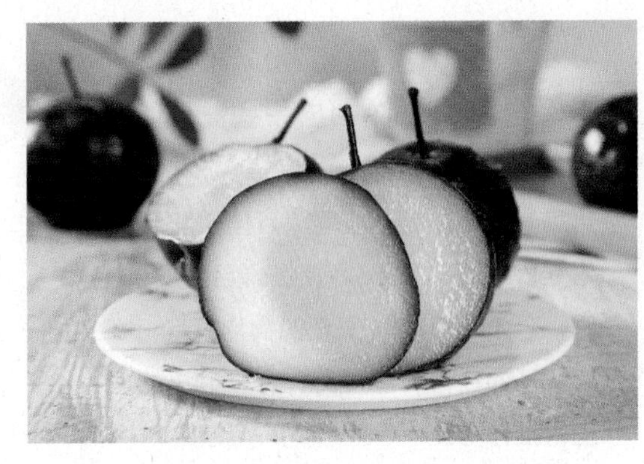

黑龙江省疾病预防控制中心健康教育所副主任医师　马志杰

冻梨的“变身”之路

冻梨早在一千多年前就被契丹人作为过冬常备水果。他们将晚熟的梨贮藏在寒冷的室外自然冷冻，渐渐地，梨的表皮变得乌黑，梨的果肉质地、糖分、香气等也发生了变化。传统冻梨的化冻方式是放入冷水里浸泡，冻梨表面逐渐形成一层薄冰，然后将冰层敲开，冲洗一下即可食用。除冷水解冻外，还可采用微波炉解冻、自然解冻等方法。

适合做冻梨的品种主要有花盖梨、苹果梨、秋白梨、尖把梨、软儿梨等，不同品种的鲜梨决定了冻梨的酸甜程度和口感。目前，东北等寒冷地区生产冻梨仍以户外自然冻结为主，梨经过冷冻、解冻，细胞被破坏，细胞内的水分流出，故冻梨的汁水更丰富、果肉更绵软，具有独特的软糯口感，细腻无渣。

冻梨变黑，增风味不减营养

冻梨表皮变黑是因为发生了褐变反应。梨中的水分大多储存在细胞内，冷冻时水结成冰晶，体积变大，会把细胞壁胀破，释放细胞中的多酚氧化酶。梨皮中含有的植物多酚在多酚氧化酶（低温状态下活性较高）作用下与空气中的氧气发生较为缓慢的氧化反应，会形成褐色物质，导致鲜梨变成乌黑的冻梨。而多酚氧化酶主要存在于梨的果皮中，梨肉中相对较少，所以冻梨的果肉仍是白色。冻梨表皮变黑后，果肉的营养价值并没有因此降低，相反还会增加独特的风味。一方面，低温保存不仅可以抑制微生物繁殖，也能抑制酶的分解；梨冷冻后再解冻，果肉会变成软烂的糊状。在这个过程中，水溶性的营养成分确实会有一部分从细胞中渗出，但在果皮包裹下，并不会导致营养成分流失。另一方面，果糖分为呋喃型和吡喃型。随着温度降低，呋喃型果糖会逐渐转化为甜度更高的吡喃型果糖（后者甜度约是前者的3倍），因此冻梨更甜。

吃冻梨有讲究

首先，化冻的冻梨较易变质，故冻梨最好现吃现化，吃多少化多少。网购冻梨时，应注意商家能否提供低温冷链运输，以免冻梨在运输过程中化冻而变质。

其次，冻梨性凉，不能过量食用。消化功能较差、术后体弱者吃冻梨容易刺激肠胃，出现腹痛、腹泻等症状。冻梨中糖分含量较高，糖尿病患者不宜大量食用。老年人、婴幼儿、儿童、孕妇，以及牙周病和心血管病患者，吃冻梨时应特别注意温度不要过低。

第三，若想尝试用冰箱做冻梨，一定要注意将梨与冰箱中的生肉、水产品等隔开放置，避免梨被致病菌等污染。PM

椰子油，别盲目追捧

重庆商务职业学院烹饪学院教授　杜　鹃
重庆医科大学营养与食品卫生学教研室教授　赵　勇

近年来，椰子油因一些健身博主、明星的推崇而备受追捧，不少人宣称其含有中链脂肪酸、月桂酸和维生素E等成分，不仅好吸收、能帮助减肥，还能滋润皮肤，烹饪的食物更有一股椰子的独特清香。那么，椰子油真的值得推荐吗？

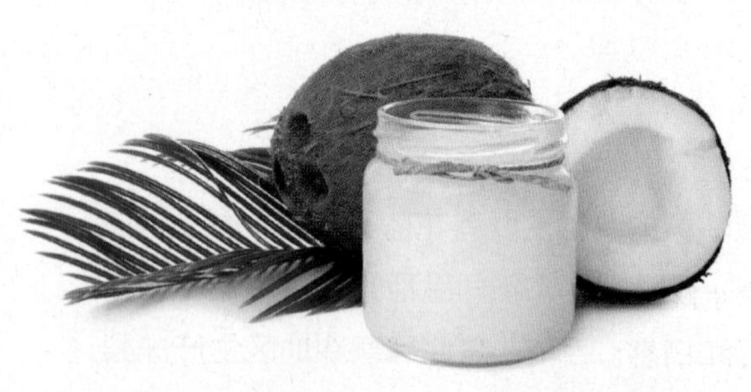

椰子油是否真的更健康

植物油一般以不饱和脂肪酸为主，椰子油虽然是“植物”来源，但饱和脂肪酸含量达90%以上。而长期、大量摄入饱和脂肪酸会增加心脑血管疾病的发生风险。

既然如此，为什么网络上还有很多“椰子油更健康”的言论呢？这与椰子油中含有60%左右的中链脂肪酸（MCT）有关。MCT分子量小，水溶性更高，可以通过小肠直接进入血液提供能量，不经过肝脏代谢，供能快。有人就此以为“椰子油健康”。然而，椰子油所含的MCT有50%是月桂酸，并不具有MCT快速供能、不易导致脂肪储存的优势。关于椰子油能减少脂肪囤积、帮助减重、抗炎等所谓的“神奇功效”，目前还未得到证实。

椰子油不适合日常食用

椰子油作为烹饪用油，有以下特点：

① 耐高温	椰子油富含饱和脂肪酸，性质稳定，不易氧化变质，比较适合油炸、焙烤等高温烹饪方式。
② 起酥特性	椰子油熔点为23℃，室温下呈白色固态。它具有类似起酥油的作用，又不含反式脂肪酸，可替代氢化植物油、黄油，用于焙烤食品加工。
③ 独特香气	椰子油赋予食物独特的椰子香气，在很多东南亚国家的菜肴中有它的身影。

不过，椰子油含大量饱和脂肪酸，大量食用会增加心脑血管疾病的发生风险。如果仅仅在烘焙时替代黄油使用或少量食用，未尝不可。而用椰子油替代食用油，用于炒菜、煎炸等日常烹饪，并不健康，也不经济。

因此，大家既不要吹捧椰子油的“神奇功效”，也不必全盘否定椰子油。健康的膳食来源于均衡搭配，适量、均衡才是王道。

选用椰子油，注意这三点

❶ 应尽量选购冷榨、未精炼的椰子油，这类油能最大限度保留椰子油的营养成分。

❷ 椰子油是高热量油脂，应适量食用。

❸ 血脂异常、心脑血管疾病、胰腺疾病患者，以及某些易过敏人群，不宜食用椰子油。PM

人们对食物中的雌激素一直十分关注，不少家长也非常担心孩子吃了含雌激素的食物会出现发育异常。那么，究竟哪些食物中含有雌激素？它们对人体健康有多大影响？

三问食物中的雌激素

海军军医大学第一附属医院临床营养科　郑 璇（副主任医师） 徐雯雯　汪成成

雌激素主要分为内源性雌激素和外源性雌激素两类：动物自身分泌的是内源性雌激素，也称天然雌激素，包括雌二醇、雌三醇等；外源性雌激素是一类结构与内源性雌激素相似的化合物，可通过模拟或干扰内源性雌激素与受体结合，影响动物体内雌激素的功能。部分动物性食物（如禽肉、蛋类、奶制品、蜂蜜等）可能含有雌激素。部分植物性食物（如豆类、坚果、谷物等）含有植物雌激素。

疑问 1 天天喝牛奶，摄入的雌激素值得警惕吗？

关于经常喝牛奶是否会导致体内雌激素过量，一直存在争议。事实上，牛奶中确实含有天然雌激素，其含量受奶牛品种、泌乳时的生理阶段、受孕次数、饲料营养、加工处理过程、脂肪含量等影响，有一定差异。但不同牛奶中雌激素含量的测定值均较低，通常只有微量水平。世界卫生组织指出，牛奶中的雌激素含量较低，对人体健康的影响可忽略不计。牛奶及奶制品营养丰富，是均衡膳食不可或缺的部分。《中国居民膳食指南（2022）》建议成年人吃各种各样的奶制品，摄入量相当于每天300毫升以上液态奶。

疑问 2 植物雌激素会对人体产生影响吗？

植物雌激素，也称植物雌激素类化合物，并非真正的雌激素，而是一类存在于植物中的化合物，在大豆及豆制品中含量最丰富，具有类似雌激素的作用，主要包括异黄酮类、木酚素类和黄豆素类。它们能与人体内雌激素受体结合，具有微弱的雌激素样生理效应。当人体内雌激素分泌不足时，它们可起到一定的补充雌激素作用，例如：减轻女性更年期症状，改善由于雌激素匮乏而导致的骨质疏松、代谢紊乱，等等。当人体内雌激素过多时，它们又能竞争性地占据雌激素受体，阻挡雌激素与受体的结合，发挥拮抗雌激素的作用。因此，大家不必因为害怕雌激素而远离豆浆等豆制品，乳腺疾病患者也可以放心吃豆制品。

疑问 3 为避免雌激素摄入过量，需要忌口吗？

虽然很多食物含有雌激素，但一般人并不需要忌口。这是因为：首先，日常膳食摄入的雌激素通常很少；其次，食物中的雌激素经人体消化、吸收后，大部分会被分解而失活，只有少部分能进入血液循环；第三，人体的激素水平受复杂的调控机制影响，正常饮食一般很难打破这种平衡。因此，一般人无需担心食物中的雌激素会对健康产生负面影响。

保持良好的生活习惯和营养均衡的饮食结构，才是维护内分泌稳态的根本之道。PM

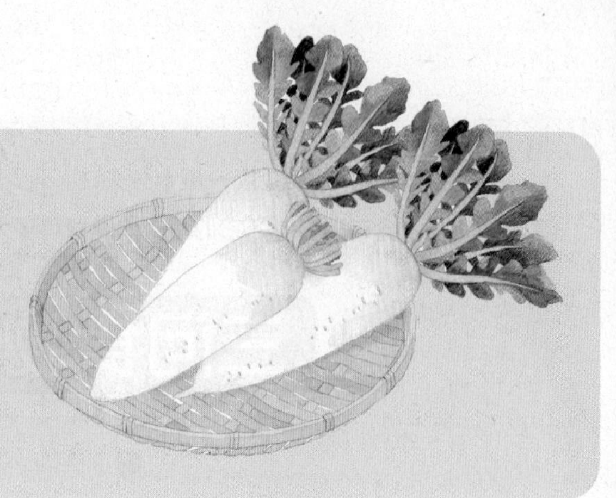

萝卜，又称大根、菜头、莱菔，是十字花科萝卜属一年或二年生草本植物。郑板桥曾写过一副对联：青菜萝卜糙米饭，瓦壶天水菊花茶。它勾勒出一派闲散朴素、悠然自得的生活景象。不同种类的萝卜风味各异，广受百姓喜爱。萝卜的根、叶皆可食用，食用方法多种多样，可生、可熟、可菹、可酱、可豉、可醋、可糖、可腊、可饭，是人们生活中不可或缺的佳蔬。同时，有关萝卜的趣闻也很多。

萝卜三两事 越“嚼”越有味

上海市黄浦区疾病预防控制中心 潘匀 赵加奎（副主任医师）

萝卜故事，从“味”开始

萝卜的风味独特，具有甜味、辣味、苦味等，并富含多种营养物质，如蛋白质、糖类、维生素、膳食纤维和萝卜硫素等。萝卜中的糖主要来源于叶的光合作用，其甜度取决于含糖量和所含糖的种类，如葡萄糖、蔗糖、果糖等。萝卜的辣味主要来源于芥子油。苦味多是由于人们在种植过程中偏施氮肥，而磷肥使用不足，导致萝卜内产生了苦瓜素。

萝卜富含多种维生素，还可为人体提供钙、铁、锌、镁等矿物质，具有促进人体生理功能、增强机体免疫力、预防心脑血管疾病等功效。萝卜还含有大量膳食纤维，其与芥子油都能促进胃肠道蠕动，帮助消化，预防便秘。

萝卜看色，各“色”不同

白皮白肉的白萝卜，起源较早，种植面积广泛，最为常见。白萝卜一般不含花青素，相较于其他品种的萝卜，其维生素C和芥子油的含量更高。青萝卜的叶绿素含量较高，上部为翠绿色，下部埋在土里的部分为白色。青萝卜的肉色大多为淡绿色，生食口感脆甜多汁，素有“赛鸭梨”的美称。红皮白肉的水萝卜，含水量高，相较白萝卜和青萝卜，其β胡萝卜素的含量较高。红皮红心或青皮红心的胭脂萝卜，又叫“心里美萝卜”，其富含的萝卜红色素，不仅是天然色素的良好来源，还可以作为食品添加剂使用。

健康新宠萝卜硫素

萝卜硫素又称莱菔硫烷，普遍存在于萝卜、西兰花、白菜等十字花科植物中。近年来，科研人员发现萝卜硫素具有抗氧化、抗炎和辅助抗癌等功效，能够减少人们罹患乳腺癌、前列腺癌、结肠癌等的风险。目前，医学界对萝卜硫素的研究已延伸至防治肥胖、糖尿病、消化系统疾病及神经系统疾病等领域。

有研究发现，在 0 ~ 5℃环境中，十字花科蔬菜中萝卜硫素的含量基本保持稳定；在 10℃条件下贮藏，其含量会在几天内明显下降。因此，大家应尽量食用新鲜的萝卜；如果需要储存萝卜，应注意控制储藏温度，最好冷藏保存。

萝卜硫素是萝卜内的硫代葡萄糖苷（以下简称硫苷）经黑芥子酶水解所得。由于硫苷具有较强的水溶性，若采用水煮等烹饪方式，硫苷会溶解在水中，食物中的萝卜硫素含量会显著降低。多项实验研究结果表明，相对于煮制、炒制和微波加热，蒸制可保留食材中更多的萝卜硫苷，从而可以获取更多的萝卜硫素。

萝卜和胡萝卜是“同宗”吗

萝卜与胡萝卜虽然只有一字之差，但两者属于不同的种类。萝卜是十字花科萝卜属，家族成员包括樱桃萝卜、红萝卜、白萝卜、青萝卜等。胡萝卜是伞形科胡萝卜属，具有特殊的气味。胡萝卜的“亲戚”包括香菜、芹菜、茴香等蔬菜，以及柴胡、防风等中药材。因此，萝卜和胡萝卜不是“一家人”。

早期的胡萝卜有白色、黑色、黄色、紫色等，人们现在食用的橘黄色的胡萝卜是荷兰人通过育种方式获得的。胡萝卜富含维生素 C、维生素 K、钾等营养成分，尤其是其富含的 β 胡萝卜素，会在人体内通过酶的作用转化为维生素 A，后者对人体视觉功能、免疫功能、生长发育等均具有重要作用。由于维生素 A 为脂溶性维生素，如果短期内过量服用，会导致中毒，从而对人体健康造成不良影响。因此，通过食用富含 β 胡萝卜素的食物来补充维生素 A 更为安全。

由于 β 胡萝卜素具有脂溶性且不耐高温的特点，所以胡萝卜宜少油快炒。若采用水煮的方式，则应与油脂类食物一起食用，以促进吸收。

如果短期内大量食用富含 β 胡萝卜素的食物，如胡萝卜、柑橘、芒果、南瓜等，可能出现皮肤泛黄现象；停止食用后，肤色很快会恢复正常，不必过分担忧。

自制萝卜干健康否

中国食用萝卜干的历史久远，早在唐代就曾提及“干萝卜”。到了元代，将萝卜加工成易储存制品的方法已非常普遍，具体方法是用卤水将萝卜煮透后控干，或将萝卜切成细条后晒干。明代时，民间食用腌制萝卜干已很常见。到了清代，萝卜片、萝卜丝等产品甚至远销海外。

很多人认为，萝卜干制作简单、口味独特，自己动手腌制，既卫生又安全。事实真是如此吗？答案是否定的。

首先，萝卜干在腌制过程中，原料和辅料可能带有细菌，若操作不规范，很容易导致萝卜在腌制过程中发生腐败、变质。其次，自制萝卜干通常采用自然发酵方法，不利于抑制不耐酸杂菌的繁殖，有可能导致有害代谢产物积聚。所以，看似更卫生的自制萝卜干，实际上还是存在一定风险的。正规厂家在发酵萝卜干时，除会运用有效的灭菌工艺对萝卜进行防腐处理外，还会添加乳酸菌种，在改善产品风味的同时提高产品质量。更重要的是，这么做能降低萝卜干中亚硝酸盐的含量，减少因食用腌制产品带来的健康风险。

“萝卜三两事”让我们回味与沉思。如今，人们一年四季都能享用各地上市的特色品种萝卜，如春夏的“南京五月红”、秋冬的“潍坊青萝卜”“胶州青萝卜”等。坐在餐桌前，萝卜的故事还在延续。PM

关爱流浪动物，莫忘防范寄生虫

上海市疾病预防控制中心
戴思敏 余晴（研究员）

如今，流浪猫和狗流连于城市街巷、公园已成为常见现象。投喂和关爱流浪动物为一些人提供了情绪价值，也让小动物们感受到温暖。然而，接触流浪猫、狗引发的伤害及健康隐患不容小觑。除可能传播大家较熟知的猫癣、狂犬病、猫抓病等外，流浪动物还可能传播人兽共患寄生虫病。

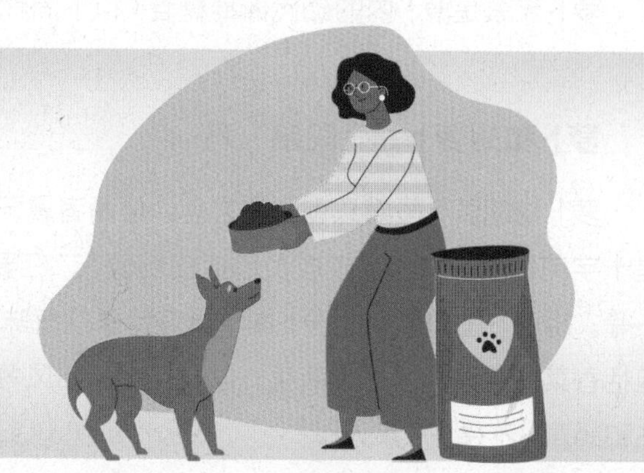

1 体外寄生虫

跳蚤 跳蚤是动物界最有名的寄生虫，一般在春季和夏季更活跃，可引起动物瘙痒、脱毛、过敏性皮炎。跳蚤能伺机从流浪动物身上跳到人身上，导致被感染者躯干、四肢散发红色丘疹、风团、结节，伴剧烈瘙痒。这种瘙痒非常剧烈，且不易消退。跳蚤不像蚊子“打游击战”，而是常驻在动物身上吸血，宿主会不断出现新皮疹，直至身上的跳蚤被彻底清除才能缓解。

疥螨、耳螨 疥螨和耳螨也是流浪动物常见的体外寄生虫。感染疥螨的动物会出现皮肤发红、红色小结节，可有小水疱甚至脓疱。耳螨多数寄生在耳道，被感染动物往往表现为经常摇头、抓耳。人与病猫、病犬亲密接触时可致感染，表现为皮肤出现丘疹、丘疱疹和水疱，周围皮肤发红；皮疹较小，如同针尖样，常对称、散在分布。夜晚加剧的剧烈瘙痒是疥螨感染最突出的症状。值得警惕的是，搔抓可加重皮损，导致继发性感染。

蜱虫 蜱虫一般呈红褐色，长卵圆形，背腹扁平，通常为2～10毫米大小，专性吸血，雌蜱吸饱血后体重可增加100倍以上。蜱虫出没于森林、灌木丛、草原、半荒漠等户外环境，监测显示，上海多处公园或绿地内有蜱虫的踪影。经常在草地、树林穿梭的流浪动物很容易被蜱虫寄生。蜱虫口器生有纵向排列的倒刺，刺入皮肤后很难被拔出；而且其吸血时分泌的唾液含有促溶血和抗凝血的物质及类似麻醉剂的物质，它可以在人或动物身上连续吸血数日而不被发现。蜱虫叮咬处会出现局部红肿、水肿性丘疹或小结节，还可能伴有瘙痒、疼痛等。蜱虫是多种病原体的贮存宿主，包括细菌、病毒、立克次体、原虫等，可传播发热伴血小板减少综合征、森林脑炎、新疆出血热、莱姆病、巴贝斯虫病、蜱瘫等多种疾病。

2 体内寄生虫

蛔虫、钩虫 流浪动物摄入被虫卵污染的水或食物后，可感染蛔虫病和钩虫病。除直接接触病猫、病犬外，人类接触被其粪便污染的环境也可能被感染。人一旦感染，轻者出现食欲不振，重者可发生蛔虫性肠梗阻、胆道蛔虫症等。

钩虫除会引起消化系统症状外，还可凭借锋利的钩齿牢牢附着在宿主肠道内壁，以血为食，导致宿主长期慢性失血，造成贫血。

绦虫 绦虫是长而扁平的蠕虫，感染猫、狗最常见的绦虫是犬复孔绦虫。由于绦虫会从动物的肛门爬出来，故感染动物常会因瘙痒而在地上、树上磨蹭肛门部位。人感染绦虫后一般无明显症状，严重者可出现食欲减退、消化不良、肛门瘙痒、烦躁不安等症状。

蓝氏贾第鞭毛虫 蓝氏贾第鞭毛虫在国外被称为“头号肠道寄生虫”。动物因食入被其包囊污染的食物或水而感染，出现腹泻、体重减轻、食欲减退、脱水、精神萎靡等症状。人感染蓝氏贾第鞭毛虫后，可出现营养吸收不良、腹泻，严重者甚至会出现贫血等。

刚地弓形虫 刚地弓形虫（以下简称弓形虫）的宿主既包括人类、猫、狗、猪、牛等哺乳动物，也包括鸡、鸭等禽类，以及鸟类和鱼类。流浪动物可能因食入被弓形虫污染的食物、水或感染动物（如鼠、鸟等）而感染。猫是弓形虫的中间宿主和唯一终宿主。弓形虫感染猫后会在其体内不断繁殖产生卵囊，并随其粪便持续排出。其他感染动物虽然不会通过粪便传播弓形虫，但也是重要的传染源。弓形虫主要经消化道感染人类，人密切接触被感染的动物（如被其舔舐等）也可能使弓形虫通过破损的皮肤或黏膜“入侵”人体。健康人群感染弓形虫后往往没有明显症状，部分人可有发热、淋巴结肿大、浑身酸痛、恶心、呕吐、头痛等表现。如果感染弓形虫与怀孕“相遇”，则可能导致较严重的危害：妊娠早期是胎儿发育的关键时期，此时感染弓形虫可致流产、早产、死产及胎儿畸形；孕中、晚期受感染，对胎儿健康影响较小，但也有导致早产、胎儿畸形的报道。因此，备孕女性应在孕前进行相关检查，若存在感染，应治愈后再受孕。妊娠期间应避免接触动物，尤其是流浪动物；如接触过动物，应进行弓形虫检查。

关爱流浪动物，注意这几点

首先，邂逅流浪动物时，不要贸然靠近，尽量不直接接触流浪动物及其栖身环境，尤其是流浪动物出现毛发脱落、频繁搔抓身体、流口水等异常时。

其次，接触流浪动物后，不要马上进食、触摸眼睛，应及时用洗手液和流动水洗手，必要时进行消毒。

第三，如果投喂流浪动物，应注意保持一定距离，不用手直接投喂，避免流浪动物舔舐皮肤。流浪动物有一定野性，如果近距离接触，存在被抓伤、咬伤的风险。如果不慎被流浪动物抓伤或咬伤，应立即用肥皂水或其他弱碱性清洗剂冲洗伤口，然后涂抹碘伏、酒精等消毒剂消毒。如果伤口较大、较深、出血较多，可在紧急处理后前往医院清创，必要时注射狂犬病免疫球蛋白或狂犬病血清。人出现狂犬病症状后，病死率接近100%。凡被狗、猫、狐、狼、鼬獾等动物抓伤或咬伤者，均须尽快全程接种狂犬病疫苗。

第四，投喂流浪动物时，最好避免高盐、高刺激性食物，因为这类食物易引起它们腹泻、呕吐，不仅危害动物健康，还会加剧其排泄物对环境的污染，为寄生虫的传播“推波助澜”。

第五，接触流浪动物后，如果出现不适，应及时就医，并告知医生相关接触史，以便医生通过相应检查确定病原体，进行针对性治疗。PM

延伸阅读

收养流浪动物，勿忘体检驱虫

如果有收养流浪猫、狗的打算，将它们带回家前，应掌握科学的收养和饲养方法，做好必要的个人防护，先带它们前往宠物医院进行必要的健康检查，做好驱虫处理，等等。如果发现其患有皮肤病等人畜共患病，最好待其经治疗痊愈后再带回家。

孩子学习时犯困是很常见的现象。不久前，一种名为“鼻吸能量棒”的产品流行起来。其外形是两根塑料管，可以直接插进鼻孔，其中含有薄荷脑、冰片、植物精油等成分，部分产品中还添加了香精溶剂。使用者吸一吸，能提神醒脑。虽然商家宣称其“纯净无毒”，但其对健康的潜在影响依然引发公众的讨论和担忧。很多人不以为然，认为它与用来提神的清凉油差不多，不会有什么问题；也有人认为，只要不是每天长时间使用，就不会有明显危害。事实究竟如何呢？

“鼻吸能量棒”，危害远超想象

上海交通大学医学院附属儿童医院副主任药师　谭波宇

“鼻吸能量棒”三宗“罪”

“鼻吸能量棒”所含的某些成分，如冰片、薄荷脑等，虽然源自天然植物，但仍可能对人体产生不良影响，尤其是儿童和青少年。

1

成分有害

当前市面上天然冰片已经少见，大多是经过化学方法合成的人工冰片，其主要成分包括龙脑，以及少量异龙脑和合成樟脑。天然樟脑是从樟树枝叶中提炼出的有机化合物，气味清香，一般没有毒性，常用于潮湿季节衣物的防霉、防虫、防蛀，还可用于制药和香料加工等。而合成樟脑有一定的毒性，如果长期大量使用，可能会刺激呼吸系统，并引起头痛、头晕、倦怠、腹泻等不适。市售的“鼻吸能量棒”在成分和配比上缺乏统一规范。这些成分通过呼吸道黏膜吸收，可能导致鼻黏膜损伤、鼻出血，以及皮肤红斑、丘疹、剧烈瘙痒等过敏反应。薄荷脑中含有一种叫“萘”的低毒性物质，也不可长期大量使用。

“隐藏成分”可致成瘾

广州市禁毒办专家经检测发现，部分“鼻吸能量棒”除含有标注成分外，还含有烷烃。烷烃是一种挥发性有机物，如果长期大量使用，有成瘾风险，停用后可出现精神萎靡、倦怠等不适，长时间使用这类产品可能引起依赖性。

3

让病原微生物“有机可乘”

儿童青少年的呼吸系统尚在发育过程中，防御功能较弱，经常使用“鼻吸能量棒”可能损伤鼻黏膜，导致病原微生物“有机可乘”，引发呼吸道充血、感染等。

消除危害，需提高警觉性

“鼻吸能量棒”对健康的潜在危害不容小觑。家长应提高对这类产品的警觉性，加强对儿童和青少年的教育、监管，提高他们对“鼻吸能量棒”潜在危害的认识，帮助他们自觉抵制此类产品。如果需要提神，清凉油、风油精等非处方药可以起到类似效果，可以在药店买到，相对来说药物安全更有保障。PM

近来，一种气凝胶服装获得大家的关注，据说其采用“航天材料、气凝胶黑科技”，轻薄又保暖，“秒杀”羽绒服，令很多人心动不已。

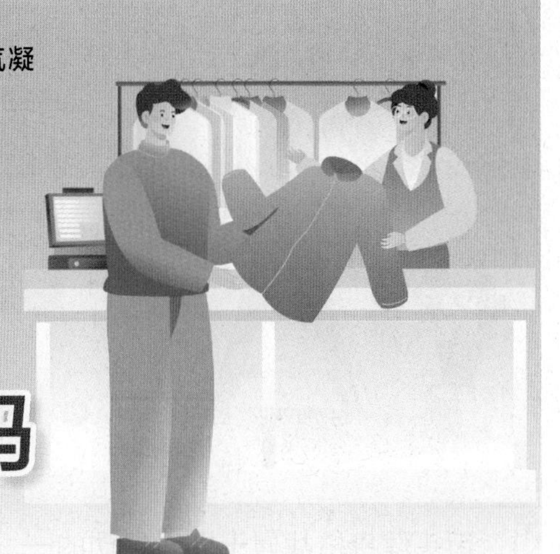

“黑科技”气凝胶服装真能让羽绒服“退休”吗

国家纺织制品质量监督检验中心研究员　王宝军

气凝胶确实保温性极强

气凝胶是一种具有超高孔隙率的三维纳米“蜂窝状”多孔固体材料，本身为半透明淡蓝色，由于其内部绝大部分为气体，呈云雾状，也被称为“凝固的烟”或“蓝烟”。气凝胶的骨架和孔洞都是纳米级的，因而拥有极高的孔隙率、极低的密度、极高的比表面积，空气占比达 99.8%。其独特的结构赋予它许多优异的性能，如极强的隔热、防火、耐高温、隔音、透光、绝缘性等。

目前商业化应用的气凝胶主要围绕其高效的阻热能力展开，在航空航天、建筑、节能环保、生物医药、工业、交通、日常生活等领域都有应用。

气凝胶如何应用于服装

人们试图将气凝胶应用于服装，代替臃肿的羽绒、棉、羊毛、化纤等传统保温材料。但由于气凝胶独特的网状结构致使其模量小、强度低、脆性大，极易破碎和粉化，缺乏柔韧性，很难作为隔热材料单独使用，需要与其他材料进行复合或组合才能使用。目前纺织界主要利用黏合剂或纺织材料自身对气凝胶粉末的黏着作用，将气凝胶粉末黏附于纤维表面，或将含有气凝胶颗粒的涂层整理剂均匀涂覆在织物表面；有些商家通过特定的加工工艺制备气凝胶纤维，或将气凝胶微粒加入纺丝溶液中生产含气凝胶的化学纤维；还有商家将气凝胶作为芯材置于纤维层之内形成包芯纤维，或者夹在两层织物中间形成夹层结构。

气凝胶服装目前尚难以推广

虽然目前已有宣称应用气凝胶的防寒服等产品，但气凝胶在服装上的应用仍面临很多问题。比如：气凝胶的加入使服装强度（耐磨性）、柔性（耐折性）、压缩性、透气透湿性、耐洗性等性能下降，穿着时气凝胶粉体容易溢出、脱落（掉粉），其加工工艺复杂、工业化生产难实现、成本高等，都限制了气凝胶在纺织品上的应用。目前，气凝胶服装大都停留在研究探索和试制阶段，离工业化大规模生产并实现商业化依然有相当大的距离。而用于宇航服的多为聚酰亚胺等特种气凝胶，性能优越但加工技术难度大、成本高昂，难以推广到民用领域。

市面上的气凝胶服装真假难辨

目前，气凝胶在服装面料中的占比很小，对保温性能的提升也有限，尚没有实际的检测数据支撑。同时，气凝胶服装生产还存在很多技术难题，市场上所谓的气凝胶服装的实际性能和质量，甚至真假，都需要专业识别。因此，消费者不要轻信商家的宣传，可查看相关产品使用气凝胶的检验报告等，谨慎选购。PM

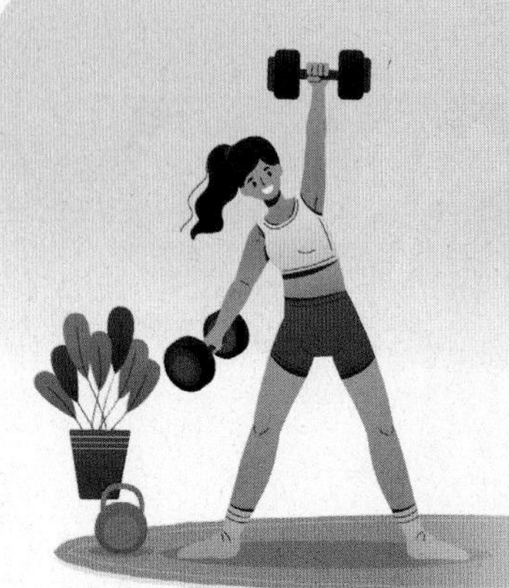

近日，一则在路边举办“举重挑战”的视频引发热烈讨论。视频中，一名女子正在挑战单手举120千克的哑铃，如果能成功，就能获得相应的奖金。这种挑战自身体能极限的行为是否有风险？

街头举重挑战，不可贸然进行

上海体育大学教授　陆大江

街头健身挑战属于极限运动的一种，也是街头文化的一部分。它不限制运动地点，常在社区、公园等空地，利用随手可得的器械（社区、公园健身器械，栏杆，杠铃，石墩，等等）进行，要求参与者最大限度地发挥自我身心潜能，向自身体能挑战。它除了追求竞技体育超越自我、“更高、更快、更强”的精神外，更强调参与感，追求成就感。不少人在面对此类街头健身挑战时跃跃欲试。

举重锻炼，有益身心

举重是一项高强度、较剧烈的力量型抗阻运动，动作具备瞬间、快速、力量强等特征，需要极高的身体素质，是集力量、速度、协调能力和心理素质于一身的综合性竞技挑战项目。举重时，全身肌群需要协同工作，腿部、腰部、腕部和手部肌肉均得到锻炼。如做肩上推举、卧推等动作，需要三角肌、肱三头肌甚至胸大肌集中收缩、快速上推，还涉及肩肘的多关节复合动作，能有效提高锻炼者的身体协调性。正确进行举重训练可增强肌肉力量、锻炼快速爆发力，也能帮助释放体内的压力和紧张情绪，对心理健康有积极影响。

随意举重，风险重重

举重运动虽对身体有益，但不宜在街边随意进行。举重时，举重者突然发力，且必须通过屏气产生爆发力，血压会在瞬间迅速升高，心脏承受的压力也随之剧增。心脑血管疾病患者、老年人尤其不可贸然尝试，以免发生意外。青少年也不宜随意进行举重挑战，以免造成四肢及躯干肌肉和韧带的拉伤。青少年骨骼未发育成熟，关节之间的软骨若受到重压，会影响骨骼发育。普通人若想尝试也需仔细观察是否具备相关的保障措施，不可贸然进行。

正确的举重训练对地面、运动装备、护腰带、急救措施等均有要求。进行举重训练时，应循序渐进地增加重量，避免超出自身所能承受的重量范围，且最好在专业人士的指导下进行；若出现不适，须及时到医院进行相关检查，接受针对性治疗。

如今，公园、小区等地的健身器材种类越来越全面，各类“体能挑战”也五花八门，如举石墩、哑铃，极限俯卧撑，单双杠举腿，等等。虽然看似有趣，但存在不少安全隐患。如路面不平，行人过多，不时有车辆驶过，健身装备、急救措施准备不充分，等等，都可能给运动者带来危险。PM

延伸阅读

如何进行体能锻炼

为获得更多的健康效益，成人每周应进行150～300分钟中等强度或每周75～150分钟较大强度的有氧运动。老年人在锻炼时可根据自身身体状况，选择适合自己的运动方式，每周至少应有3天进行提高平衡能力和预防跌倒的身体活动。

是“蝴蝶骨”还是“翼状肩胛”

上海交通大学医学院附属仁济医院
骨关节外科副主任医师　杨春喜

生活中，身材清瘦者穿上露背装时，背后便有两块美丽的“蝴蝶骨”隐隐显露。这两块左右各一、对称分布的扁骨，因像蝴蝶的翅膀，而被称为“蝴蝶骨”，医学上称为肩胛骨。

肩胛骨也叫胛骨、琵琶骨。它位于胸廓的后面，背部的外上方，在体表可触及，是倒置的三角形扁骨，介于第 2 ~ 7 肋之间，包括两个面、三个角和三个缘。肩胛骨上缘的外侧有肩胛切迹，肩胛切迹外侧的指状突起，因外形似鸟嘴而称喙突；内侧缘长而薄，称脊柱缘。外侧缘肥厚，对向腋窝，称腋缘。

线条优美的“蝴蝶骨”

身材清瘦者的肩胛骨较为明显，仿佛背上长了一双蝴蝶的小翅膀；而体型较胖者因肩胛骨周围赘肉较多，没有这一特征。想拥有美丽的蝴蝶骨，除了减少肩部赘肉外，还有赖于前锯肌、斜方肌等肌肉的良好张力，这需要进行适度的全身运动和肩部的提拉运动。进行上肢拉伸、俯卧撑、推墙、举小哑铃、弹力带拉伸等锻炼，均有助于改善肩胛骨周围的肌肉形态，增加其力量，使美丽的“蝴蝶骨”更加清晰。

“翘起”的翼状肩胛

需要注意的是，还有一种较少见的体征也表现为肩胛骨凸出，那就是翼状肩胛。正常情况下，肩胛骨应紧贴胸壁，形成肩胛胸壁关节；而翼状肩者牵拉肩胛骨的肌肉松弛，导致肩胛骨靠人体中心的一侧异常翘起。一旦肩胛骨不再贴紧胸壁，其内侧缘及下角产生向后翘起的畸形上翘现象，医学上称之为“翼状肩胛”。这一体征多数只发生在一侧，少数双侧发病，一般多为胸长神经或副神经损伤所致。

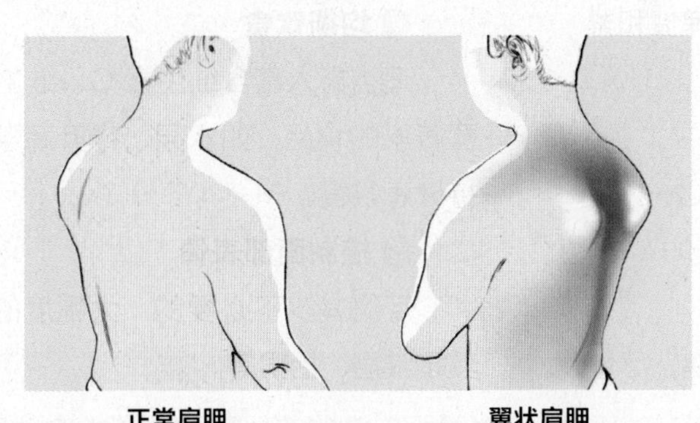

正常肩胛　　　　翼状肩胛

翼状肩胛可导致患侧上肢无力、易疲劳，严重时可导致上臂活动受限、肩胛骨内侧缘酸疼及肩颈酸痛等。患者常出现上肢功能紊乱，患肢上举、提拉、外展及推重物的能力受限，影响日常生活动作，如穿衣、梳头、刷牙等。若出现类似症状，患者可在放松、活动状态（手臂向前抬起、向后伸）时，观察肩胛骨内侧缘是否翘起；必要时，可去医院做神经肌电图检查，以判断是否存在神经损伤。PM

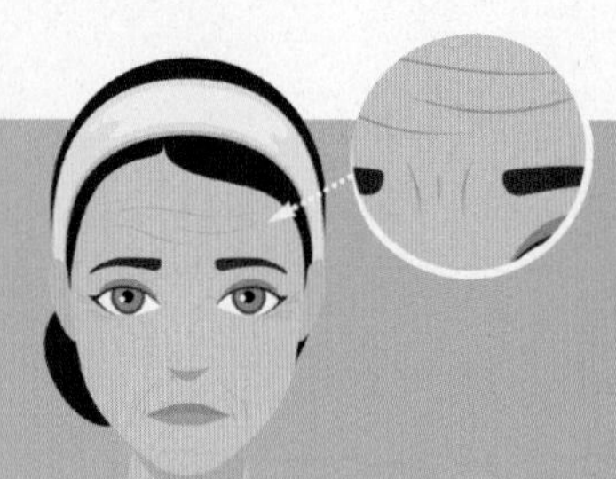

抗皱是广大爱美人士非常关注的话题。近年来，一种名为“额头贴”的抗皱产品在网络上销量火爆，它真的能消除额头纹吗？

“额头贴”真的是“额头纹救星”吗

上海市皮肤病医院
医学美容科　李伟　章伟（主任医师）

额头贴：补水难消皱纹

额头纹主要是由皮肤老化导致的，皮肤干燥、紫外线照射等因素是额头纹的“催化剂”。“额头贴”通过补充皮肤水分发挥作用。商家宣称，睡前将额头贴敷于额头，持续整晚，连续使用28天，可以改善抬头纹、川字纹。额头贴主要由弹力布层和凝胶层组成。其所用的凝胶材质保有大量水分，长时间使用额头贴时，其中的水分会进入皮肤角质层，使皮肤水合度升高，起到淡化细纹的作用。但是，它并不能从根本上消除皱纹，当进入皮肤中的水分被人体代谢或从皮表蒸发后，皮肤就会恢复原状。

皮肤过度水合存隐患

长期使用额头贴，会导致皮肤处于过度水合的状态。皮肤角质层细胞就像砖块，角质层细胞之间的脂质和天然保湿因子就像水泥，能让角质细胞之间紧密相连，使皮肤维持重要的屏障功能。皮肤过度水合时，角质层会因大量吸收水分而持续膨胀，使原本坚固的“砖墙结构”变得松垮，保护作用减弱。此时，皮肤通透性会增高，更易受各种因素的刺激。长此以往，会使皮肤屏障受损，甚至变成“敏感肌”。此外，皮肤过度水合还会引起皮脂腺导管口过度增生，容易引发痤疮等问题。

改善额头纹的“正确姿势”

1 正确使用护肤品

选择适合自己肤质的保湿、抗皱护肤品，遵循正确的护肤步骤，有助于提升皮肤的弹性和紧致度。

2 坚持防晒

紫外线是导致皮肤老化的主要因素之一，日常的防晒措施必不可少。

3 保持充足睡眠

充足的睡眠是保持皮肤弹性的关键，尽量保证每晚7～8小时高质量的睡眠，并保持作息规律，避免熬夜。

4 均衡饮食

适当摄入富含维生素C、维生素E等抗氧化营养素的食品，如水果、绿叶蔬菜、坚果等，保持健康饮食。

5 控制面部表情

尽量减少不必要的、大幅度的面部表情，尤其是皱眉、抬眉等。PM

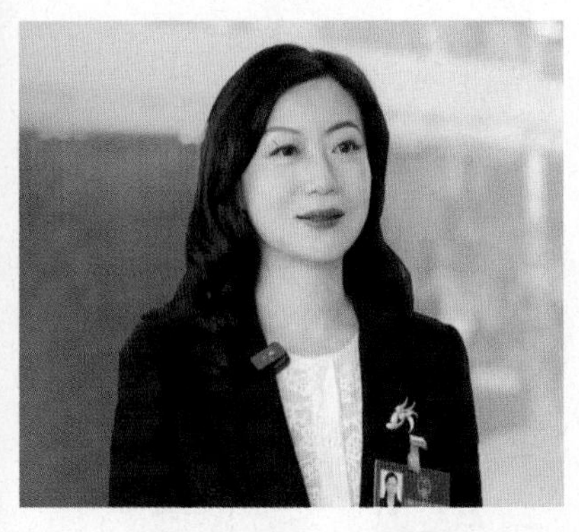

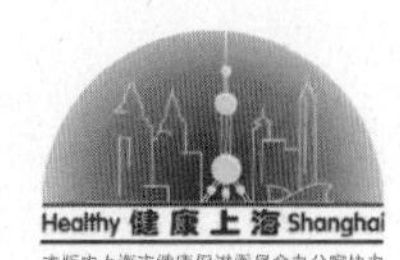

打浦桥社区卫生服务中心主任金迎：

为社区居民提供高质量健康科普服务

本刊记者　王丽云

社区卫生服务中心作为守护人民健康的主阵地，承担着疾病预防、诊断、治疗、康复和科普宣传的工作，让居民在家门口就能享受高质量、有温度的健康服务。近年来，上海市黄浦区打浦桥社区卫生服务中心从基层医疗卫生服务角度出发，不断贴合百姓需求，拓展医疗服务，凝练医院文化，厚植健康科普，连续两年获得上海市健康教育与健康促进工作先进集体，居上海市社区卫生服务中心健康科普影响力指数排行榜榜首。

诊疗全程中，处处有科普

一走进打浦桥社区卫生服务中心，处处都能感受到健康科普元素：候诊区域的电子屏幕滚动播放着健康教育宣传视频，报刊架上的健康资料触手可及，健康管理中心和二楼露台等区域经常开设健康讲座、科普集市……诊室中，医生除了诊断、开方外，总是不忘叮嘱患者要戒烟限酒、控盐减油、规律运动等等，将健康科普融入诊疗全程中。居民张女士患有糖尿病，刘女士患有高血压，她俩是好朋友，每隔两周结伴来“报到”一次。她们的血糖、血压一直控制得很好，除规范用药外，也得益于每次就诊过程中获得的科普知识。

突出医疗亮点，助力健康促进

社区卫生面向社区居民，慢性病患者是主体，随访、护理和康复需求大。打浦桥社区卫生服务中心针对重点人群，着力打造三个中心，在此基础上更好地将健康科普融入日常工作中。一是健康管理中心：依托“打浦慧医疗”平台进行慢性病标准化健康教育，按照人群标签进行个性化精准推送。二是示范性社区康复中心：通过构建四级康复网络，提供综合性、全方位的康复服务，解决社区患者康复难的问题；以医务社工为纽带，组建康复俱乐部、照顾者支援团队，为患者提供健康支持。三是社区护理中心：聚焦树立健康生活理念，满足社区居民多元化护理服务需求，提升患者就诊感受，并开展沉浸式互动体验“护理科普集市”等健康促进活动。

凝练医院文化，打造科普品牌

作为上海市健康科普文化基地，打浦桥社区卫生服务中心不断凝练医院文化，打造了以“打浦驿心”为核心的品牌文化，使医术与艺术邂逅，人文与医学交融，让高品质的医疗环境、浓厚的健康促进氛围，不断提升患者的就医体验。

同时，为了给社区居民提供个性化、智慧化、全程化的高质量健康科普服务，该中心不断完善体系建设，重视创新变革，组建了多学科、多专业的健康科普人才队伍，坚持“做原创、出精品”，不断丰富健康教育模式，努力打造社区“爆款”、与三甲医院的“联名款”，以及基于不同平台的“定制款”。在微信公众号、视频号、抖音号等新媒体账号上，该中心推出“打浦智慧家族”“打浦健康 LiveTalk”“打浦二十四节气中医养生系列”等品牌，针对大众关注的健康问题，用卡通人物形象，创作全科医学、康复治疗、中医养生、综合护理、合理用药、预防保健、科研探索等健康科普内容，已累计发布 3000 余篇文章和 550 多条短视频，总浏览量达 100 万次。PM

你是否也在短视频平台上刷到过“修驴蹄”的视频？这类视频的场景多发生在养殖场，修蹄师傅熟练地使用着一整套专业工具，对驴蹄进行修剪、打磨、上药……直至病灶彻底清除，驴蹄重新变得健康光洁。这类视频吸引了大量粉丝，不少网友表示看后莫名舒爽。同类型视频还有“洗地毯”“挤痘痘”“切肥皂”等，被不少网友称为“解压神器”。

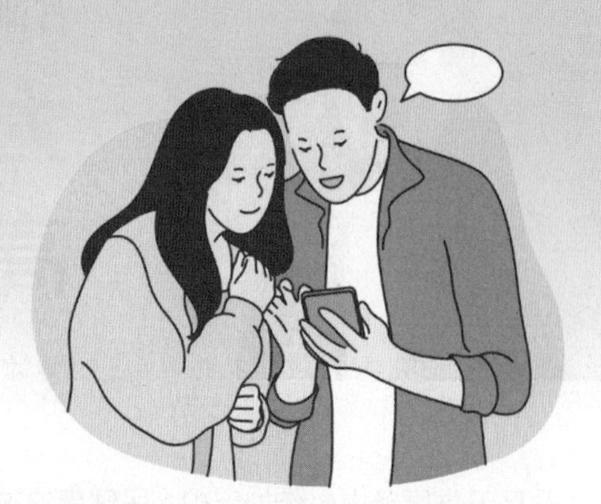

“沉浸式修驴蹄”，为何能减压

北京大学心理与认知科学学院副教授　张昕

短视频为何能减压

在这类视频的评论区，不少人直呼“治愈强迫症”“太减压了”，甚至很多年轻人表示，睡前看这些视频有助于入睡。但这类画面并不唯美，甚至有些脏兮兮的视频为什么能减压助眠呢？

事实上，“修驴蹄”类型视频操作专业性强、精细化程度高，观众在观看过程中能感受成就感和满足感。在同样受欢迎的“洗地毯”视频中，专业清洁工对地毯进行深度清洗和护理，过程中不断进行细节展示和效果呈现，使观众感受到清洁后的清爽和舒适感；挤痘痘、清黑头等类型视频也是同理。这类视频通过拍摄手法、后期配音讲解等编辑加工，使观众在观看过程中仿佛身临其境，从而放松身心、缓解压力。其背后的生理和心理学机制大概有这么几个：

● 专注眼前，暂抛烦恼

观看沉浸式减压视频的过程中，观众需要投入时间和精力。人们将注意力集中于眼前的事情，可以暂时抛开工作和生活中的烦恼。这一点和正念训练中的“活在当下”类似，通过改变个体的注意点（将涣散的注意力拉回现实），让人减少对未来的担忧和对过去的遗憾。通过这种方式，观众可以有效放松心情，达到减压目的。

● 完成任务，进入“心流”

沉浸式减压视频所展现的是任务完成的过程，其中加入了大量的反馈和激励元素。例如，修驴蹄视频中，观众会以第一视角看到驴蹄上的角质被一点点刮掉，病灶被一点点清理；清洗地毯时，地毯被逐渐清洗干净，露出本来的样貌。这些反馈可以激发观众的兴趣和动力，让他们对视频中的活动更加专注和投入。“心流”是指人们在从事某项任务时，全神贯注、全情投入的状态，能使人们产生积极的情绪体验，提高心理健康水平。此类视频的另一个特点便在于此：视频内容可引起观众的代入感，使观众获得仿佛自己在完成任务一般的“心流”体验，同时可起到替代强化的作用（即看到别人完成任务，对自己也是一种奖励）。

• 分泌内啡肽，提高愉悦感

除了以上原因外，沉浸式减压视频还能通过促进内啡肽的分泌来提高愉悦感和助眠。内啡肽是一种由大脑分泌的神经递质，具有缓解疼痛、提高愉悦感、促进睡眠等多种生理功能。

在观看修驴蹄、牛蹄的视频时，锋利的割刀刮开角质甚至破开某个脓包时，观众可能会因镜像神经元系统的作用产生压力反应，促进体内分泌对抗压力的内啡肽。这一反应不仅让观众感到愉悦减压，还能在一定程度上改善睡眠质量。

观看适度，谨防沉迷

“沉浸式减压视频”有多种类型，如修剪类、清洁类、烹饪类等。每个类型都有其特点和优势。虽然这类视频在内容上并无坏处，但长时间观看不仅浪费时间，影响工作和生活，还容易造成视觉疲劳和其他不适。其实，此类视频带来的情绪价值和解压效果为“一过性”的，仅仅在观看的几分钟内让人得到情绪的舒缓与满足，其情绪价值很快便会消失。因此，“解压视频”虽好，但不能沉溺其中，观看时间不宜过长，频率也不宜过高。日常生活中，大家应注意结合其他放松方式，比如进行深呼吸、冥想等放松练习，也可以适当进行伸展运动，以更好地放松身心，缓解压力和焦虑。PM

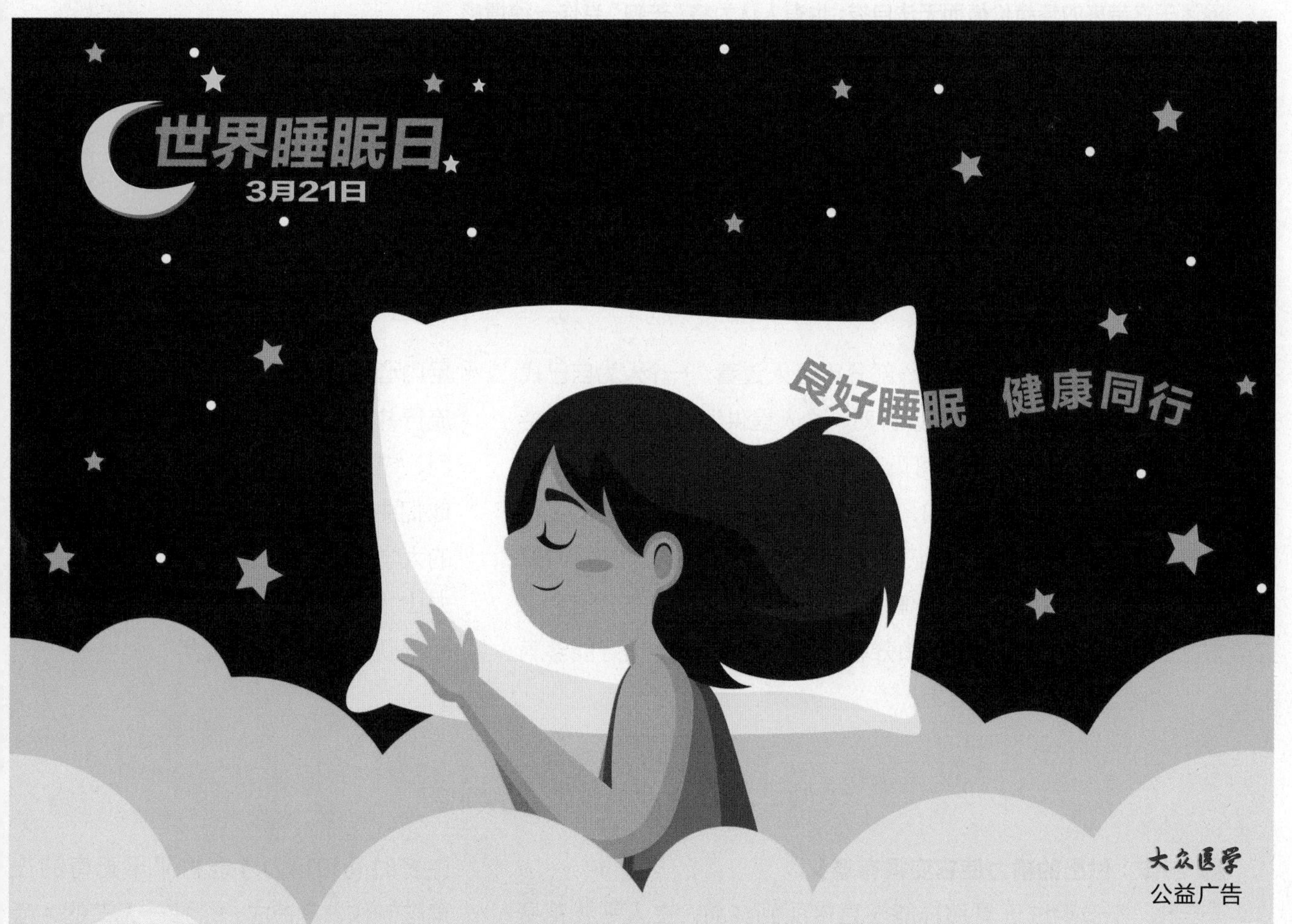

年轻人热衷养“芒狗”为哪般

华东师范大学心理与认知科学学院　王文慧　赵钦婷　孟　慧（教授）

不知从何时起，一种名为“芒狗”的宠物突然流行起来，各大社交平台上都能看到不少年轻人晒出自己的“芒狗”。将吃剩的芒果核清洗干净，用电吹风将其表面的毛吹蓬松，再根据自己的喜好加工装扮，如染色、画上可爱的表情、戴上发夹后，就得到一只可以被当作宠物养的物件。与芒果的英文“mango”谐音，这样的芒果核宠物也被称为“芒狗”。“芒狗”的流行在引起人们关注的同时也带来了争议：有人担心年轻人会玩物丧志、不务正业，或沉迷于它带来的情绪价值而无法自拔；也有人认为将“芒狗”当作一种情感寄托无可厚非，不必“上纲上线”。那么，“芒狗”究竟为什么成了年轻人的新宠？又究竟回应了主人们怎样的心理需求呢？

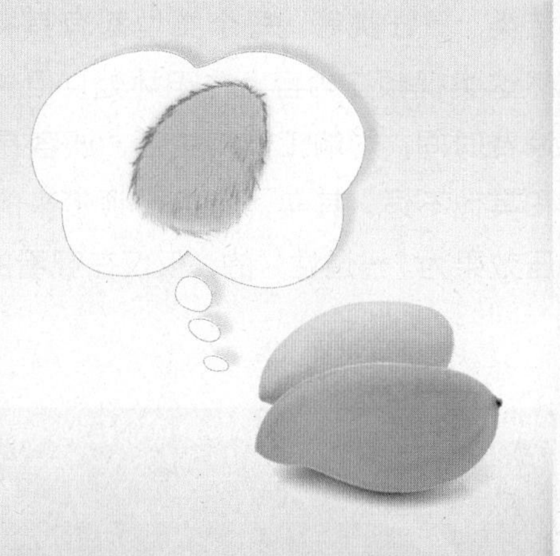

谁在玩“芒狗”

在当今的社会背景下，相当一部分年轻人过着“一个人为自己找乐子”的生活，这从孤独经济（以针对一个人提供消费品、服务为特点的经济模式）的快速发展中可见一斑。另一方面，年轻人的心理需求并没有得到充分满足。比如，2022年的《中国青年生活消费观调研及营销洞察报告》指出：当下中国青年人的情感需求主要体现在成就获得、勇气激励、体验尝鲜、压力释放、身份社交、安全掌控等方面。而人们在制作、把玩和分享“芒狗”的过程中恰好能够满足内心的这些需求。因此，“芒狗”的流行并非偶然。从各大社交平台可以看到，“芒狗”的爱好者大多数是年轻人。他们中，有戏称自己“精神状态堪忧”的大学生，有因工作“996”而感到“压力山大”的“社畜”，也有因独自生活而感到孤独的“空巢青年”。

“芒狗”为什么成为年轻人的新宠

❶ 制作：付出的精力使它变得有意义

“芒狗”不像毛绒玩具那样能够直接买到成品，主人需要花费许多时间和精力才能将平平无奇的芒果核制作、养护成一个独一无二的、精致可爱的“芒狗”。这样独属于自己的“芒狗”能给制作者带来很强的成就感，也能增加其自主性，帮助个人获得掌控感。不仅如此，心理学中还有一个有趣的“宜家效应”：人们会对自己投入了劳动和情感而创造的物品给予更高的价值评价。在发现“宜家效应”的实验中，相比于观看他人制作折纸作品的参与者，自己亲手制作折纸作品的参与者花费了近5倍的价格来买回自己的折纸作品。在“芒狗”的制作中也是如此：制作者对芒果核倾注的心力，赋予了它独特的意义和更高的价值，使它变得特殊，成了制作者专属的情感寄托。

❷ 把玩：舒适的触感使人放松

“芒狗”毛茸茸、软乎乎的舒适触感能给人带来很大的慰藉。在心理学家哈洛的“恒河猴实验”中，相比于能够提供食物但触感冰冷的“铁丝猴妈妈”，幼猴更喜欢不能提供食物但触感柔软的“绒布猴妈妈”的怀抱。这表明身体上的舒适接触是动物们天生存在的需求。近年来也有研究发现，丰富的触觉体验能够重塑小鼠特定部位的神经元，改善记忆力，并缓解焦虑。当人们抚摸毛茸茸的“芒狗”时，内心的焦虑和压力也会在一定程度上随之被缓解、释放。

❸ 分享：提供话题，促进社交

“芒狗”还给当代年轻人带来了分享的话题，满足了年轻人的社交需求。独自在异乡工作、生活的“空巢青年”越来越多。有研究指出，“空巢青年”感觉到的来自他人的支持水平总体低于其他群体，孤独感总体较严重。而在“芒狗”的制作、“养育”过程中，主人们可以在社交媒体上记录与“芒狗”有关的一切，和他人交流想法或分享经验，并收到其他“芒狗”主人的热情回应。在交流中，人们通过“芒狗”和他人形成了联结、拉近了关系，并获得了一定的归属感。从马斯洛的需求层次理论来看，他们的社交需求得到了满足。宠物可以作为一种“社交名片”，让人们因相同的兴趣爱好聚在一起，形成一个小群体，互相之间形成更亲密的联结。而“芒狗”作为宠物，不仅花费低廉，而且更新奇。

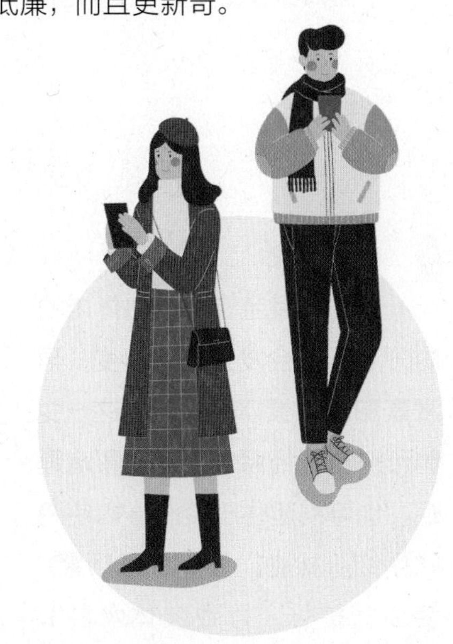

养“芒狗”解压，未尝不可

总的来说，养“芒狗”是一种年轻人满足自己心理需求的途径。压力来临时，年轻人在用自己的方式，去消化他们努力生活时遇到的阻力，而“芒狗”的出现正好回应了年轻人内心未被满足的需求。不论是制作后获得的成就感、把玩过程中的压力释放，还是社交平台上的分享和回应，“芒狗”作为一种制作完成后既不会生病也不会吵闹的低成本宠物，都满足了相当一部分年轻人内心的需求，给他们提供了一种新的维护心理健康的途径。

有人认为养“芒狗”是“不务正业”“闲得无聊”，“可能产生依赖性”。实际上，“芒狗”主人并非逃避责任，反而是正视了自己的需求，选择了一种新奇方法来应对压力。既然“芒狗”本身能够给年轻人的心理健康提供缓冲空间，目前也并没有科学证据指出“芒狗”会对人造成不良影响，那么这种解压方式也未尝不可一试。相较于担心甚至指责年轻人养“芒狗”，何不尝试与身边养“芒狗”的朋友、家人聊聊他们制作和把玩芒狗的心得，展现对他们更多的理解和共情，也许更能减轻他们的心理压力，增进双方的感情，更好地满足双方的心理需求。PM

孕妇失眠比较常见，许多孕妈妈存在睡不着、夜间易醒、早醒、醒后再睡困难、睡眠浅、噩梦多的情况。长期失眠不仅影响孕妇的生活质量，导致焦虑、抑郁情绪，还会影响胎儿的生长发育。

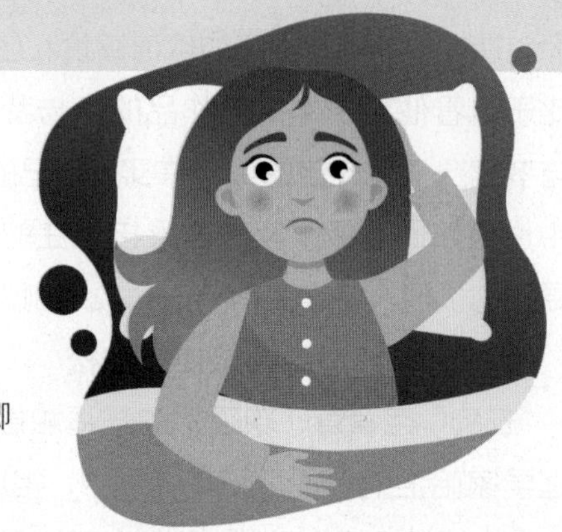

当怀孕遇上失眠

上海交通大学医学院附属精神卫生中心精神科副主任医师　张 莉
上海交通大学医学院附属国际和平妇幼保健院产科副主任医师　蔡彦卿

孕妇失眠，原因很多

1 生理因素

为了孕育宝宝，孕妇体内的内分泌环境会发生一定改变，孕激素和雌激素水平增加。这一变化可兴奋神经系统，直接影响睡眠，也可引起生理变化（如使膀胱括约肌松弛，导致尿意频繁；使血管扩张，导致肢体水肿），间接影响睡眠。同时，妊娠过程中的一系列生理变化和躯体不适，如恶心、呕吐、腹部紧缩感、腿抽筋、皮肤瘙痒、关节疼痛、胎动等，都可能影响孕妇的睡眠质量。

2 心理、社会因素

随着时代的发展，女性对养育孩子有更高的要求。而怀孕对工作有一定影响，对女性心理有一定冲击，可导致失眠。此外，对怀孕缺乏心理准备、经济条件有限、与配偶或父母关系不佳、对孩子性别的期待、对体形改变的焦虑、产检情况等等，都容易影响孕妇的睡眠。

3 环境因素

国内有研究报道，9.2%的孕妇睡眠受到环境干扰，高达49.5%的孕妇睡眠受同床伴侣的干扰。原因可能包括：孕妇的深睡眠较少，容易被近距离噪声“唤醒”；孕妇觉醒情况增多，对同伴干扰的感受更明显；同伴熟睡给失眠的孕妇带来更大心理压力，可加重其睡眠障碍。

4 性格因素

个性敏感、容易紧张、太在意别人、操心过度、性急、过度关心自己身体状况的人容易失眠，较为内向、消极、悲观的人也容易失眠。

改善睡眠，从五个方面入手

❶ 营造适宜的睡眠环境

卧室的面积以15～20平方米左右为宜；理想室温为18～24℃，室温太高或太低都容易影响睡眠质量。室内光线宜暗不宜亮，因为光线会抑制褪黑素分泌，影响睡眠。因此，睡觉时应关灯，为避免外界光线的干扰，可以选择遮光性好的窗帘或使用眼罩；恐惧黑暗者，可在卧室角落点一盏小夜灯。卧室环境应安静，床的大小、软硬要适合自己，枕头高度要适中，盖稍微重一点的被子有助于睡眠。睡眠受同床伴侣影响较大的孕妇，可考虑分床或分房睡。

❷ **睡眠限制**

发生失眠后，孕妇担心其对自身和宝宝有影响，往往会采取一系列措施进行补救，例如：晚起床、早点上床、白天打盹、午休等。这些行为在短期对孕妇有一些好处，如短暂休息会让耗竭的精力得到一定补充；但从长远来看，白天补觉会让夜间的睡眠结构发生改变，很容易使人陷入失眠－补觉－失眠－补觉的恶性循环。

睡眠限制可增加睡眠的稳态性，提高睡眠效率，具体做法为：固定上床和起床时间，限制在床上的时间，不管睡眠过程多么糟糕，也坚持在同样的时间点起床；白天尽可能不睡觉，如果确实觉得太疲倦，可午睡半小时。

❸ **建立良好的睡眠条件反射**

很有意思的一个现象是，许多失眠患者坐在沙发上看电视剧的时候容易打瞌睡，但是一躺到床上就立刻头脑清醒、睡意全无。从这个现象可以看出，其中与睡眠相关的条件反射是沙发、看电视剧，而与失眠相关的条件反射是床。一旦床与失眠关联起来，经常失眠就不可避免。

为了建立好的睡眠条件反射，在床上应该只做与睡觉相关的事情，其他活动（如看电视、看书、玩手机等）都在卧室外进行。通过减少睡眠环境中与睡眠不相符的刺激，失眠者可以重新建立正确的睡眠与床和卧室之间的联结。

❹ **健康生活**

坚持规律作息，每天保持 7～8 小时睡眠，晚上 11 时前入睡，早晨不赖床，尽量不睡午觉。在饮食方面，应注意以下几点：适当多吃一些能促进睡眠的食物，如樱桃、牛奶、麦片、香蕉等；少吃抑制睡眠的食物，如辛辣、油腻的食物等；睡前避免摄入含咖啡因的食物，如咖啡、茶、黑巧克力等；睡前 1 小时不饮或少饮水；不吸烟，避免被动吸烟。锻炼对身心健康均有好处，孕妇宜每日进行中等强度运动 30 分钟左右，户外运动、适当晒太阳有助于褪黑素分泌，有利于睡眠。

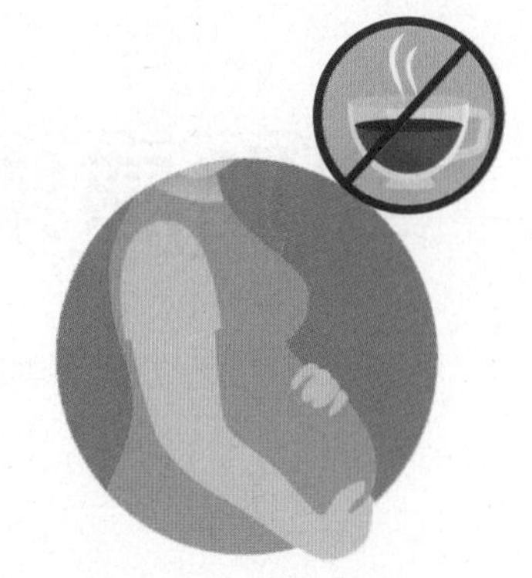

失眠时，可尝试进行放松训练，如腹式呼吸法、肌肉放松法，使身体和精神转变为松弛状态，进而助眠。

❺ **改变错误认知**

失眠时，人容易想很多事，如当天发生的让自己不愉快的事、明天需要完成的事、今后让人忧心的处境等。很多失眠的人会恐惧失眠本身，担心失眠会严重影响健康和工作，导致严重后果，结果更加担忧、焦虑，睡眠更不好。其实，偶尔失眠并没有什么大不了，睡不着的时候可以有时间做点别的事，等到睡眠压力积累到一定程度时，自然会入睡，不要把失眠和可怕的后果联系起来。

孕妇经常因躯体不适而担忧，导致或加重失眠。对于常见的躯体不适，孕妇可以询问产科医生，不要自己吓唬自己，过度担忧有时比躯体不适更影响睡眠。

必要时，接受治疗

如果孕期失眠情况较严重，应及时治疗，可首选中医药治疗，如耳穴压豆和中药治疗。耳穴压豆主要通过将王不留行籽压贴于神门、交感、内分泌等穴位，发挥调节机体代谢、加快血液循环、改善睡眠质量的作用。中药治疗一般采用补益心脾、养心安神的方剂，改善睡眠质量。

若上述措施都无法改善睡眠，孕妇可在医生指导下采用促眠药物治疗。较为安全的有抗组胺药多西拉敏，对中枢神经系统有一定抑制作用，不会影响胎儿健康。其他常用的促眠药物，如苯二氮䓬类（安定类）和非苯二氮䓬类（佐匹克隆、唑吡坦等）可能影响胎儿健康，孕妇应在医生评估下慎重使用。PM

上海交通大学“交大之星”计划医工交叉研究基金（YG2021QN135）

怀孕是一个漫长的过程，孕妈妈们要经历各种考验，保持身心健康，孕育新生命。不过，由于身体内环境变化、季节交替、外部环境等因素的影响，孕期感染有时难以避免，呼吸道、消化道、生殖道感染等较为常见。出现感冒、病毒性肠炎、阴道炎等感染性疾病后，孕妈妈们除担心自身健康外，更多的是担心影响腹中宝宝的健康和安全。那么，孕期常见感染会不会影响胎儿？该如何应对呢？

孕期感染，会不会影响胎儿

上海市第一妇婴保健院副主任技师　武 洁

常见感染1：呼吸道感染

感冒、流感等呼吸道感染性疾病的一般症状包括发热、咳嗽、咽干、咽痛、流涕、肌肉酸痛等。从已有的研究证据看，流感病毒通过胎盘感染胎儿的可能性较低，孕妈妈们不用太担心。但是需要强调的是，如果出现持续高热、肺炎、缺氧等情况，可使胎儿心率持续加快，可能会对胎儿健康造成一定的影响。

孕妇发生呼吸道感染后，应注意保持心情放松，充分休息，并做好自我监测，包括症状、心率、血压、胎动等。如果体温不超过 38℃，一般不需要使用退热药，可通过温水擦浴、毛巾湿敷等物理方法降温。如果体温超过 38.5℃，且物理降温效果不明显，或因发热导致明显不适，可在医生指导下选用适当的退热药进行治疗。对乙酰氨基酚是目前对孕妇较安全的退热药，宜小剂量、短疗程使用。对于布洛芬和双氯芬酸这两种退热药，孕妇应遵医嘱慎用，孕晚期禁用。如果服药后症状未见好转，或出现胸痛、胸闷、头痛、头晕、心慌、憋气等严重不适，以及腹痛、阴道流血、阴道流液、胎动异常等情况，要及时去医院诊治。

常见感染2：消化道感染

在怀孕期间，孕妇的免疫力下降，通过食物或其他途径感染了细菌、病毒、寄生虫等病原体，容易发生消化道感染。感染后的主要症状包括恶心、呕吐、腹痛、腹泻等。

孕妇发生常见的消化道感染，其本身一般不会对胎儿产生严重影响，但若未及时治疗，因此所导致的呕吐、腹泻等，可能会使孕妇发生水、电解质紊乱和营养不良，进而影响胎儿发育，引发流产或者早产等。

因此，孕妇出现上述消化道症状后，应及时就诊，查明病因。为避免对胎儿造成不良影响，要谨慎用药，一般首选对症治疗，以缓解症状为主。比如：针对腹泻，应进行补液治疗，可口服补液盐，补足因腹泻丢失的水分和电解质，尤其是钾离子；同时，可服用含有双歧杆菌等益生菌的微生态制剂调节肠道菌群，缓解腹泻症状；如果存在细菌等感染，应使用有针对性的抗生素等药物进行治疗，一定要在医生指导下谨慎选择药物；若可能的病因去除或得到有效控制，但腹泻仍不见好转，可选用合适的止泻药，如蒙脱石散等。在这一过程中，孕妇应密切观察胎儿情况是否良好，有无早产或流产征兆，发现异常及时就医。

常见感染3：阴道炎

正常情况下，阴道内以乳杆菌占优势，还有少量厌氧菌、支原体及真菌，它们可形成一种生态平衡。女性怀孕期间，由于激素水平的变化，阴道的酸碱度容易产生相应变化，阴道内的“常住居民”可能“造反”，外来致病微生物也可能乘虚而入，导致阴道炎。常见的阴道炎有真菌性、细菌性、滴虫性的，患者主要出现白带异常、外阴阴道瘙痒、尿急、尿频等症状，症状严重的可波及会阴、肛门及周围、大腿内侧等部位。

孕期患阴道炎，如果细菌、真菌等沿子宫颈上行，可能会导致胎膜早破，造成早产等不良后果。因此，孕妇出现阴道炎症状，应及时诊治。

真菌性阴道炎也称假丝酵母菌外阴阴道炎，急性期主要表现为白带增多，呈凝乳块或豆渣样，外阴瘙痒、灼痛，严重者坐卧不安、异常痛苦，常伴有尿频、尿急及性交痛。患有真菌性阴道炎的孕妇应权衡利弊，以局部用药为主，不宜口服抗真菌药；可选用克霉唑栓剂、硝酸咪康唑栓剂、制霉菌素栓剂，阴道放置药物不宜过深，尤其是孕晚期，以免导致胎膜早破。

细菌性阴道炎是阴道内正常菌群失调所致的一种混合感染，10% ~ 40% 的患者无明显症状，有症状者表现为阴道分泌物增多，呈灰白色，稀薄，有腥臭味，可伴有外阴轻度瘙痒或烧灼感。研究表明，细菌性阴道炎与羊膜绒毛膜炎、胎膜早破、早产、产后子宫内膜炎等有关。有早产史或阴道炎症状的孕妇应及时筛查，发现细菌性阴道炎后规范治疗，预防早产。主要治疗方法包括阴道冲洗、局部应用抗厌氧菌药物（如甲硝唑阴道栓、克林霉素膏等）。PM

延伸阅读

孕晚期应筛查 B 族链球菌

B族链球菌（GBS）是一种兼性厌氧的革兰阳性球菌，又称无乳链球菌，可间断性、一过性或持续性定植于消化道和生殖道。它是一种条件致病菌，在一定条件下可由定植状态转为致病菌。研究发现，我国孕妇GBS定植率为11.3%。孕妇体内孕激素、雌激素水平发生变化，机体免疫力降低，且阴道内环境变化，可为GBS的生长提供良好条件，GBS的感染风险增加。

孕妇发生GBS病，可导致无症状菌尿、膀胱炎、肾盂肾炎、菌血症、羊膜腔感染、肺炎、早产、产后子宫内膜炎，以及新生儿GBS感染。母体将GBS传染给新生儿后，可导致孩子出现败血症和中枢神经系统感染，严重时甚至死亡，存活者可有神经系统后遗症。《预防围产期B族链球菌病（中国）专家共识》建议：所有孕妇在孕35～37周进行阴道、直肠GBS筛查；筛查结果阳性者，或既往有新生儿GBS病史者，或此次怀孕期间患GBS菌尿者，在发生胎膜早破或进入产程后，应预防性使用抗生素。

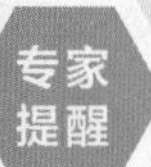

孕妇日常生活中应注意规律作息、防寒保暖、营养均衡、饮食清洁、个人卫生、适当运动等，少去人群密集的公共场所，以预防感染，为自身和胎儿健康保驾护航。

青春故事

林林是一名高中生，月经一直不规律，有时两三个月才来一次，这次已经快一学期没来月经了。她平常住校，放寒假后，妈妈发现她胖了，腹部还微微隆起，赶紧带她去医院检查。不查不知道，一查可把母女俩吓坏了，林林竟然已经怀孕五个月!

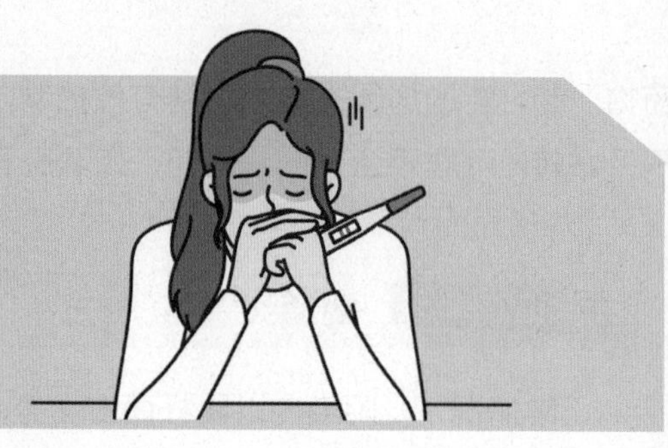

少女怀孕，不可回避的话题

复旦大学附属中山医院青浦分院妇产科　田丽园
复旦大学附属妇产科医院主任医师　张 斌

少女怎么可能怀孕呢？当然可能。

19 岁及以下女性怀孕被称为青少年妊娠。在全球范围内，青少年妊娠占所有妊娠分娩的比例高达 11%；在未婚妊娠的青少年女性中，90.9% 有过人工流产史，其中 19% 有过多次流产史。青少年妊娠容易造成不安全流产、辍学、被欺凌等现象；若继续妊娠至分娩，容易出现孕产期并发症，且新生儿死亡率高。由于缺乏相关知识，一些青少年女性怀孕几个月后才知道自己怀孕了。避孕意外怀孕、识别早孕，对青少年女性及其家长来说，都是必备常识。

掌握早孕知识，发现怀孕迹象

掌握怀孕的基本常识，有助于女孩和家长及时判断是否有可能怀孕。可从两个方面识别早孕：

停经　对月经周期规律、有性生活的健康女性来说，停经是怀孕最早、最重要的信号。停经超过 7 天，尤其是超过 10 天，应高度怀疑妊娠。需要注意的是，部分月经不规律、两三个月甚至半年才来一次月经的女性，只要有性生活史，也有可能怀孕。

早孕反应　多数早孕反应出现在怀孕 6 周左右，包括头晕、乏力、食欲不振、喜酸食物、厌食油腻、恶心、晨起呕吐等。有些孕妇由于体内激素变化会出现乳房胀痛，有的在子宫增大后压迫膀胱时会出现尿频，不过这些症状因人而异。

及时诊断，去正规医院做人工流产

青少年女性发现停经、早孕症状后，可用早孕试纸自测，或去医院就诊，进行血液检测、妇科超声等检查。若发现怀孕，应及时干预，减轻身心伤害。

大部分青少年还处于求学阶段，尚不具备结婚、生育的条件，一旦发生非意愿妊娠，家长会考虑到社会影响、经济条件和传统习俗等因素，多以人工终止其妊娠为结局。作为家长，在孩子发生意外妊娠时，应给予关爱和支持，不能一味指责、批评，导致孩子背负更大的心理负担。

青少年女性发现自己怀孕，要及时告诉家人，并去正规医院的计划生育门诊接受人工流产手术，不要私自到“小诊所”处理，以免引起严重并发症。手术可以选择无痛的方式，人工流产后要按医嘱做好预防保健，避免再次怀孕和重复人工流产，对身心造成更大危害。

教育和预防，避免意外妊娠

避免青少年意外妊娠，需要社会、家长和青少年的共同努力。社会、学校和家长应普及青春期性知识：教育青少年学会保护自己，不过早发生性行为：认识“青少年怀孕”的危害，避免意外怀孕；在性行为不可避免时，选择有效的避孕方法（如戴避孕套、皮下埋植避孕、注射长效避孕针等）；等等。PM

肝气郁结怎么“破”

上海市第七人民医院传统医学科主任医师　张晓丹

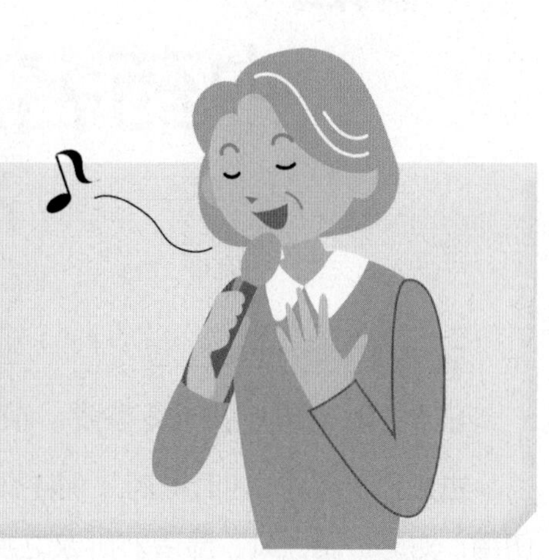

生活实例

王女士近来常有心情低落、胸闷胃胀、胃口不佳等不适，便去医院就诊。医生说她有点“肝郁气滞”，开药之余建议她平时可以多尝试大声唱歌，以帮助疏肝理气。王女士虽然将信将疑，但在唱了一段时间之后，发现自己确实心情舒畅了不少，胃口也变好了。她很疑惑，这是什么原理？唱歌也可以改善肝郁气滞吗？

郁闷多因“肝”作祟

肝气郁结是情志致病的主要原因。中医理论中的肝，处于人体中焦，是一身气机升降出入的枢纽，主升、主动、主疏泄、主藏血，具有调畅气机情志、推动气血津液运行、促进脾胃运化的功能。肝的疏泄功能正常，方能使人体气机条达、气血运行正常、身心健康。倘若肝气不畅，气机就会壅闭、阻塞。

《黄帝内经》云“百病生于气也”。“气”以升降出入的方式在体内运动变化，有推动和调控作用，可激发和兴奋精神。“气”周流顺畅时可调和万物；功能异常时，又会导致一系列病理状态，如胸胁痹闷、肝气横逆犯胃等“气病”，引起抑郁、委顿等情绪，且常有胃胀、胃痞、胃痛、饮食不香等症状。

大声唱歌，为何有助疏肝

不少人日常压力较大，长期处于紧张、焦虑状态中，引起肝的气机疏泄不畅。大声唱歌通过调节肝之疏泄可以起效。中医理论认为，如果肝气通畅了，就不再出现横逆犯胃，胸闷自除，胃胀、胃纳不香等症状也随之改善。

另一方面，这种通过转移注意力来改善患者情志的方式在中医理论中被称为“移情易性”。移情，指派遣情思，将自己的思想聚焦到其他事物上去，培养新的、健康的兴趣爱好，可以帮助恢复愉悦平和的情绪；易性，指改易心志，改变或适度发泄不良情绪。在早期出现情志不畅时，除服用医生开具的中药外，可通过诸如此类的方法来缓解症状。除唱歌外，患者也可以进行跳舞、打太极拳、气功导引、种花垂钓、读书看报、练习书法、演奏乐器等动静结合的活动，以平心静气、颐养心神。此外，医生还会通过言语开导、针灸治疗等方式来改善肝郁气滞。PM

曾有病人问：“我之前的药方是熟大黄，这次医生开的是熟地黄，这两种药是不是一样的？”其实，这两味药是不同的，熟大黄是大黄的炮制品，长于泻火解毒；熟地黄是地黄的炮制品，功效是滋阴补血、益精填髓。两味药一泻一补，功效完全不同。在中药里，药名“一字之差”的还有很多，但它们的差别可不只是一个字。

中药名里的“一字之差”

上海市黄浦区香山中医医院药剂科　郑沁乐　杨 骏（主任中药师）

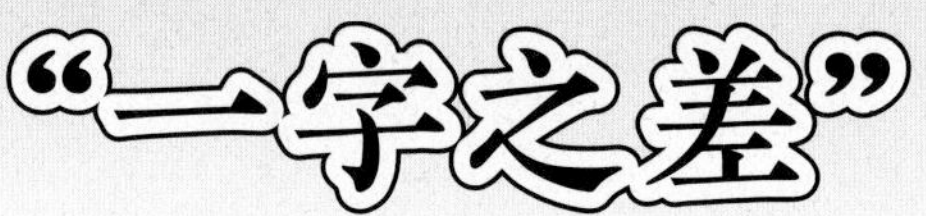

茯苓“家族”：白茯苓、赤茯苓、茯苓皮、茯神、茯神木

古人称茯苓为“四时神药”，将它与各种药物配伍使用，对寒、温、风、湿诸邪所致之疾，其都能发挥较好疗效，享有“十方九苓”和“药膳白银”之名。为什么要叫茯苓“家族”呢？因为它的“成员”真的很多。茯苓来源于多孔菌科真菌茯苓的干燥菌核，其“家族成员”是根据菌核的不同部分进行划分和命名的，功效也有所差异。其菌核由表及里依次是黑色的茯苓皮、淡红色的赤茯苓、白色的白茯苓等。

❶ 白茯苓

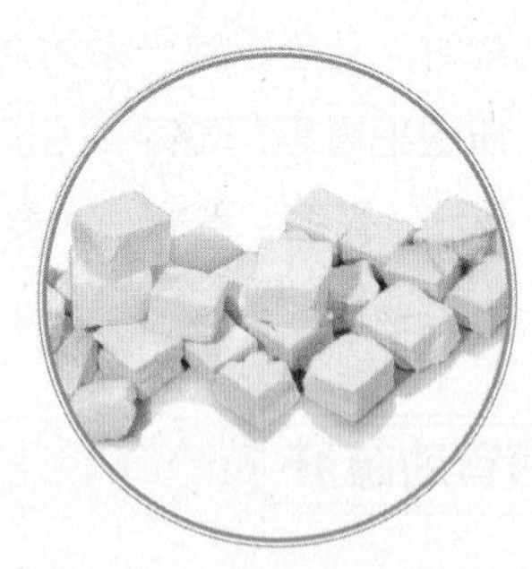

茯苓“家族”中，人们最熟悉的莫过于白茯苓。它在入药时，被加工成小块或片状。白茯苓具有利水渗湿、健脾宁心的功效，可用于水肿尿少、脾虚食少、便溏泄泻、心神不安等症。

❷ 赤茯苓

为茯苓菌核的中层部分，长于清湿热、利小便，补益作用不及白茯苓，多用于治疗膀胱湿热所致小便短赤等症，常与车前子、滑石、甘草等同用。

❸ 茯苓皮

为茯苓菌核最外层的皮质部分，其药效偏好于走肌表，有利水消肿的功效。

❹ 茯神及茯神木

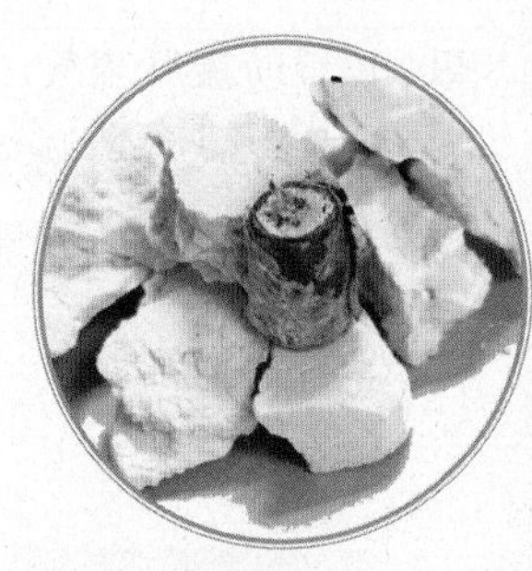

茯神为茯苓中环抱松树根而生的部分，茯神中间的松根被称为茯神木。两者均具有宁心安神的功效，主治心虚或心脾两虚引起的失眠、惊悸等症，常与酸枣仁等安神药同用。

姜还是老的辣：生姜、干姜、炮姜

❶ 生姜

菜市场里常见的姜，有“呕家圣药”之称，属解表药，具有解表散寒、温中止呕、化痰止咳、解鱼蟹毒的功效。因其有温中散寒之功，在食用大闸蟹时，大家也会经常切姜丝放于醋中，以缓和蟹的寒性。若为药用，宜选颜色较深、质地结实、纤维多、水分少、辛辣味强的“老姜”。

❷ 干姜

将生姜晒干或低温干燥而成，属于温里药，多用于脘腹冷痛、呕吐泄泻、肢冷脉微、受寒引起的咳喘等病症。

❸ 炮姜

干姜经炮制而成，用武火将干姜炒至鼓胀蓬松，呈表面黑色、内部棕褐色。炮姜的性味、功效与干姜类似，但辛燥之性减弱，温里作用变得缓和而持久，可温经止血，多用于妇产科疾病。

活血化瘀两抹红：红花、西红花

两者虽然外表都是红色的花，但是来源于不同的科属，功效亦有差异。

❶ 红花

菊科植物红花的干燥花，又称草红花、杜红花。我国早在汉代开始引种红花，现该药材以新疆产量最大。其功效为活血通经、散瘀止痛，除煎服外，还常用在外用洗方中，治疗经闭、痛经、跌打损伤等症。

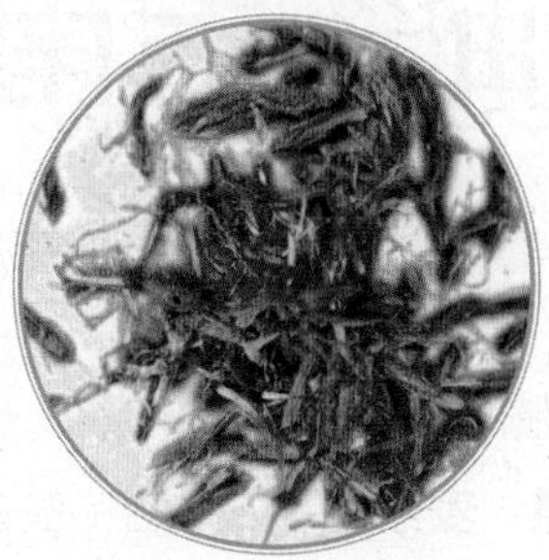

❷ 西红花

鸢尾科植物番红花的干燥柱头，又称藏红花、番红花。原产于西班牙，当地除药用外，也用于布料染色、饮食烹饪等。现国内也引进栽培成功，上海崇明岛上就有西红花生产基地。西红花功效活血化瘀、凉血解毒、解郁安神，多用沸水泡服。现代药理学和临床研究证实，它具有抗抑郁、抗焦虑、调节血脂等作用。

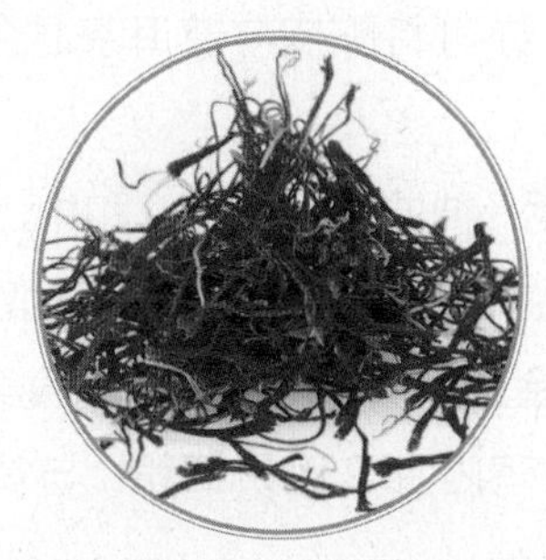

此“七”非彼“七”：三七、菊三七、景天三七

❶ 三七

来源于五加科植物三七的根及根茎，具有散瘀止血、消肿定痛的功效。现代药理研究证明其具有抗血栓、抗心肌缺血、扩血管、抗动脉粥样硬化等作用，使用时多研粉吞服。所谓“人红是非多”，三七因“知名度”高，经常会被其他相似名字的中药“碰瓷”，如菊三七和景天三七。

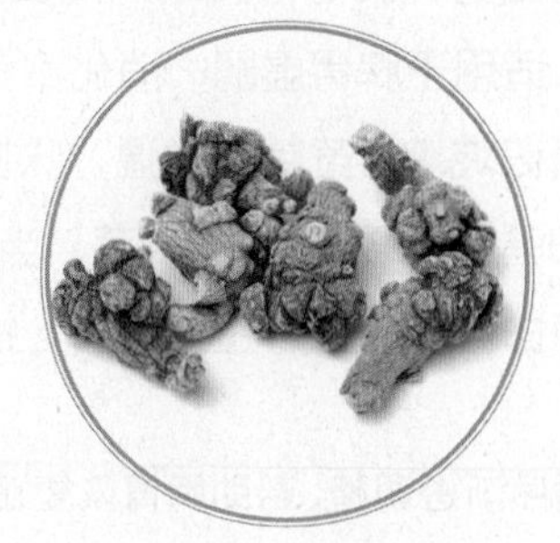

❷ 菊三七

菊科菊三七属植物，又称土三七，临床上多用于治疗骨关节疾病，有止痛、散瘀等功效。菊三七内含吡咯里西啶，这类化合物进入体内不会直接产生毒性，但其代谢后的产物是毒性物质。因误服菊三七导致肝小静脉闭塞的案例在临床上并不少见，所以不要误把菊三七当作三七服用，否则很可能造成肝损伤，甚至肝衰竭。

❸ 景天三七

景天三七与三七只是名字相似而已，植物来源和药用部位完全不同。景天三七为景天科植物景天三七的全草，能散瘀止血，主要用于治疗跌打损伤、瘀血肿痛等症，药力稍弱于三七。景天三七还有宁心安神的功效，可用于治疗心悸、失眠等症。

清肝明目的决明“兄弟”：草决明、石决明

提起“决明”这两个字，大家脑海里第一个想到的可能是“减肥神茶”决明子茶，或是可以按摩头颈部的决明子枕头。决明子也叫草决明，在中药材里还有味药叫石决明。虽然它俩都叫“决明”，都可以清肝明目，但两者仍有一些区别。

❶ 决明子

来源于豆科植物决明或小决明的干燥成熟种子，味苦、甘、咸，性微寒，具有清热明目、疏风清肝、润肠通便的功效，适合风邪或风热引起的眼疾，可用于治疗目赤涩痛、目暗不明、头痛眩晕、大便秘结等症。决明子多炒制后使用，因其生品过寒，炒制后寒性减弱。

❷ 石决明

这个名字大家也许比较陌生，但若换个名字“鲍鱼壳”可能就很熟悉了。石决明是由鲍科动物的贝壳洗净、干燥而成，质重沉降，具有平肝潜阳、清肝明目的功效，专入肝经，为凉肝、镇肝之要药，适用于肝阳上亢所致头痛眩晕、视物昏花、目赤翳障等症。多用生品，因其质地坚硬，与其他药配伍使用时需要先煎，否则有效成分难以煎出。PM

上海市卫健委中医药传承和科技创新项目（ZYKC2019039）

新年假期，亲朋好友欢聚一堂，家家户户餐桌上的美食琳琅满目，鸡鸭鱼肉等“大菜”让人大饱口福。然而，连续的大鱼大肉过后，不少人在节后感到肠胃不适、腹胀闷堵、大便黏滞，甚至出现厌食、恶心等症状。这是“吃撑了”，脾胃不堪重负的信号。此时需要调整饮食，给脾胃“减负”，帮助肠胃恢复健康。

节后“刮油”指南

上海中医药大学附属曙光医院脾胃病科主任医师　凌江红

饮食清淡，作息规律

节后饮食应以清淡为主，即少油、少糖、少盐、不辛辣，减少油脂和高热量食物的摄入。多食用新鲜蔬菜、水果和易消化的食物，适量增加粗粮的摄入，如燕麦、玉米、糙米等，促进肠道蠕动。吃饭时宜细嚼慢咽，避免因吃得太快而导致消化不良。不要吃得太饱，以免进一步加重肠胃负担。

在生活调护方面，需注意保持规律的作息，保持心情愉悦，适当进行户外活动，还可以早晚按摩腹部5～10分钟，以促进肠道蠕动。

消食导滞，食疗帮忙

节日期间“暴饮暴食”致饮食积滞，可应用消食导滞的食疗方，以帮助促进消化，加速身体新陈代谢，排出体内的毒素和废物，同时，也有助于改善口感和增加食欲。

❶ **山楂水**　山楂性微温、味酸甘，具有消食化积的功效，尤其专长消肉食。将山楂干泡水饮用，有助于消食化积，缓解因食用油腻食物过多引起的胃胀、恶心等症状。

❷ **麦芽茶**　麦芽性平、味甘，具有健脾消食、疏肝理气的功效。将麦芽泡茶饮用，有助于消食导滞，适用于改善消化不良、腹胀等症状。

❸ **陈皮茶或陈皮普洱茶**　陈皮性温，味辛、苦，具有理气健脾、燥湿化痰的功效。将陈皮泡茶饮用，有助于改善脾胃气滞引起的腹胀、恶心等症状。亦可将陈皮与普洱茶混合制作茶饮，口感清香，又可解腻。

❹ **神曲粥**　神曲消食化积、和中止泻，适用于食积所致的脘腹胀满、腹泻等。将神曲15克捣碎，煎取药汁，然后用药汁煮粥食用。

❺ **鸡内金蛋羹**　鸡内金可以消食导滞，治疗饮食积滞、小儿疳积等症状。将鸡内金9克研细粉，与鸡蛋搅匀，加适量清水蒸熟后食用。

健脾保健，药膳有功

• **山药芡实莲子薏仁汤**　由山药、芡实、莲子、薏苡仁组成，具有健脾养胃、固肾益精的功效，可将四味药材煎汤饮用。

• **山药茯苓粥**　茯苓性平，味甘、淡，具有利水渗湿、健脾宁心的功效。将山药、茯苓与大米一同煮粥，加入适量白糖调味即可。可健脾祛湿，适用于脾胃虚弱、消化不良等症状。

• **黄芪当归炖鸡**　黄芪性微温，味甘，具有补气升阳、固表止汗的功效；当归是补血圣药。将黄芪、当归与鸡肉一同炖煮，可加入适量生姜、葱白等调料。可益气健脾，推动脾胃运化。

节后“刮油”无法一蹴而就，需要在饮食和生活习惯上循序渐进调整，帮助脾胃恢复正常状态。如有严重不适或不适加重等特殊情况，应及时就医。PM

中药"增肥片"是否靠谱

上海中医药大学附属市中医医院治未病科　伍睿昕　张毅（副主任医师）

在这个崇尚骨感美的时代，部分瘦子却在苦恼如何"增肥"。这并非"凡尔赛"，而是身材过瘦者常有一些烦恼，如气色不好、脸颊凹陷、体质较弱、抵抗力差等。许多人对于增重的第一反应是"一定得多吃"，但事实上，增肥并不是仅靠"多吃"就行。近期市面上出现一类"增肥片"，配方中包含猴头菇、人参、沙棘、驼乳等。商家宣称这些成分有助于增加体重、固本培元。这一产品是否为"智商税"？

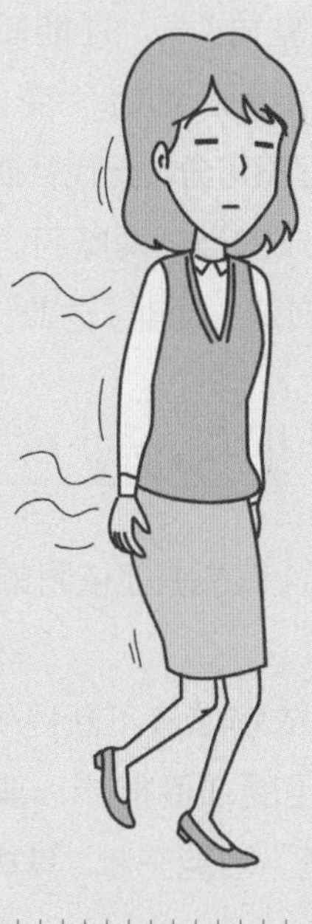

"增肥片"功效几何

形体消瘦者虽体检没有明显异常，但常有能吃但不吸收、多吃一点就胀气、大便不成形等表现。中医学认为，这类表现多由脾胃虚弱、运化失常所致。

用猴头菇、人参、沙棘、驼乳等原料制成的"增肥片"配方并非全然无稽之谈。猴头菇具有健胃补虚之功效，适用于防治消化不良、胃溃疡等消化系统疾病；驼乳中的乳脂和乳蛋白含量较高，是获取营养、增强体质、提高免疫力的优质食品；沙棘可开胃舒胸，有助于刺激胃液分泌、改善胃肠蠕动；人参有大补脾胃的作用。

以上组方可在一定程度上益气健脾、补虚养胃，但仅靠服用此类小药丸，尚不足以达到"增肥"目标。

分体质，养脾胃

消瘦者虽有脾虚之共性，但体质各有不同，多有阴虚、气郁之分。

阴虚者多性情急躁、面红口干、手足发热、睡眠不佳、大便干、小便黄、偏爱冷饮，脉细数、舌红苔少。日常饮食宜清淡，少吃葱、姜、蒜、韭菜、辣椒等辛辣刺激食物，多吃芝麻、蜂蜜、银耳、百合、梨、乳制品、鸭肉等清凉甘润之品。

气虚者多疲倦无力、面色苍白、食欲减退、易出汗、动则加剧，舌淡苔白、脉虚弱。日常可食用粳米、山药、红薯、小米、土豆、大枣、豆腐、鸡肉、青鱼等益气健脾养胃之品。

摩腹也有助于脾胃运化。站立或平躺，双手搓热，两手交叠，放在肚脐上，以肚脐为中心，先逆时针再顺时针揉腹，各揉5分钟。摩腹时呼吸自然，力度以能将腹部皮下软组织带动起来为宜。除摩腹外，阴虚质者可按三阴交穴，以调和脾肾、滋阴降火；气虚者可按足三里穴，以调理脾胃、补气健脾。

七分吃，三分练

"七分吃，三分练"，不仅适合减肥，同样适合增肥。要保证鱼、禽、肉、蛋、奶等优质蛋白质的摄入；餐前不要喝水和饮料，以免引起饱腹感，导致摄入不足。还要保证适量运动，如坐位抬腿、静力靠墙蹲、举哑铃、拉弹力带等抗阻运动，以有效增强肌肉力量。PM

日常生活中，“补气”“补血”是许多人养生时挂在嘴边的词。气血之间关系密切，“气为血之帅，血为气之母”便是中医理论对于气血关系的定义。

气为血之帅 血为气之母

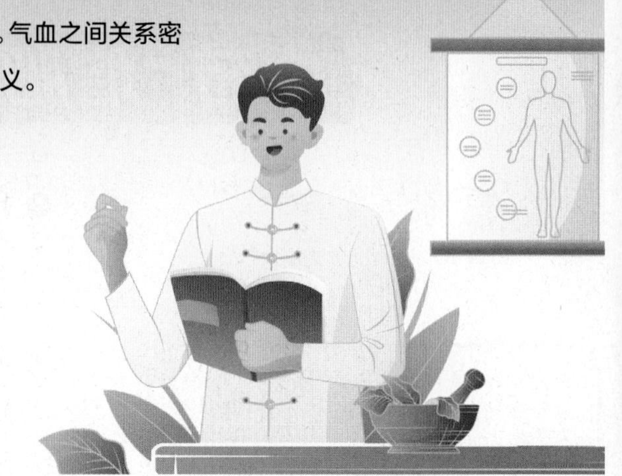

重庆中医药学院教授 洪 蕾

气为血之帅

气血之间，气因主导作用而为“帅”。

一方面，血液运行需要有“气”做动力，起推动作用，即所谓“气行则血行”。生活中，一些中老年人流行吞服活血化瘀的丹参粉、三七粉，想预防或改善血管堵塞。但事实上，血液瘀阻必有气滞、痰结、血瘀等因素交阻，随年龄增加，中老年人“气”的动力必然有所下降，如果仅仅活血，而没有“气”助推，往往难以改善血液运行状况。

另一方面，血液的生化也需要“气”才能转化，这一功能在中医理论中被称为“气化”。中焦接受食物后，“变化”为血液、“灌溉”身体的过程都与“气”的功能密不可分。元代补血名方“当归补血汤”的组方中，有补气的黄芪与补血的当归两味药，且黄芪用量是当归的5倍，其利用机体功能生养血液，而非“输血”。

血为气之母

气血之间，气的聚散依赖血为载体，气的活动依赖血提供物质基础，因此血为“母”。

一方面，无形之气需要依附有形之血做载体。最典型的例子是当患者出现大出血时，由于血液大量丢失，气失去了依附的载体，出现血脱则气耗、神疲乏力的危象。

另一方面，气的功能发挥依赖血液不断提供物质保证。《黄帝内经》云：“目受血而能视，足受血而能步，掌受血而能握，指受血而能摄。”只有“血”足，“气”才能充沛，其功能才能正常发挥。

食疗药膳补气血

若需补气血，黄精瘦肉粥、红枣枸杞乌鸡汤、黑木耳炒猪肝、菠菜猪肝汤、西红柿牛肉汤、当归生姜羊肉汤等食疗方，都是不错的选择。

可选择的药膳也多种多样，如：补气生血的当归补血汤；被誉为“妇科第一方”，可养血活血的四物汤；健脾气、养气血之首选的四君子汤；气血双补的八珍汤；在八珍汤基础上加黄芪、肉桂的十全大补汤；可改善血虚心悸、失眠多梦的归脾丸；等等。此类补益之剂，空腹时温服，吸收效果更佳，可在医生指导下应用。PM

“柚子参”是参吗

海军军医大学中医系中药方剂教研室教授　张慧卿
海军军医大学基础医学院　吕书香

说到“参”，很多人会想到一些具有补益作用的中药，比如：“百药之长”，能大补元气的“人参”；远道而来，能气阴双补的“西洋参”；性质平和，更适合小朋友服用的“太子参”……市面上有一种名为“柚子参”的产品，也被很多人误以为是某种对人体有补益作用的“参”。事实上，柚子参“虽有参之名，而无参之实”，是一种用柚子制成的特产，可以行气化痰、止咳利咽。

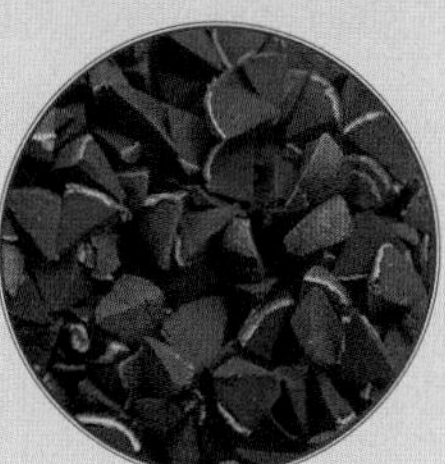

柚子参的制作

“柚子参”中的“柚子”并非特指某一品种，大白柚、葡萄柚等均可用于制作。制作柚子参时，先从柚子顶部开口将果肉掏出，再将提前搅打成膏状的金橘、香橼、佛手、陈皮、甘草、薄荷、紫苏、川贝、蜂蜜、黑焦糖、盐等混合原料，扎实地回填到被挖空的柚子中。将开口盖回后绑线封住，经炭火长时间反复蒸烤，并辅以阳光暴晒，经过2个月以上的制作，柚子皮变成薄薄一层。最后将晾干后的柚子参切丁装瓶，便成为市面上售卖的“柚子参”。

药食两用，无苦涩之味

在制作“柚子参”的诸多原料中，柚子皮是一味化痰止咳、行气止呕的良药。除柚子皮外，“柚子参”中还有许多其他的中药，比如：金橘、香橼、佛手、陈皮等大多具有燥湿化痰、行气止呕的功效；川贝母是一种比较名贵的清热润肺、化痰止咳药；味甜之甘草可止咳、化痰、利咽；薄荷、紫苏能行气化痰，又能解表，加之薄荷性凉利咽，使柚子参在化痰止咳、利咽的同时，还拥有清凉的口感。

由此看来，“柚子参”更像是一种由多种中药制成的药食两用之品，可行气化痰、止咳利咽，作用和缓；且因配料中有蜂蜜、黑焦糖等加入，使柚子参没有传统中药的苦涩之味，味道甘甜。

使用方便，可护嗓保健

柚子参适合急慢性支气管炎、咽喉炎、感冒等患者，可缓解咳嗽痰多、咽喉不适等症状；也适合教师、主持人、歌手等长期用嗓的人群，以及“烟民”用于日常护嗓保健。此外，柚子参还有一定行气止呕、解酒的作用，可用于醉酒后的恶心呕吐，还可改善晕车、晕船等不适。日常可直接取一小块放入口中，慢慢含化；也可以取几块柚子参，用热水冲泡饮用。

柚子参不能当蜜饯吃

虽然柚子参具有一定的保健作用，但不可作为蜜饯随意食用。

❶ 柚子参总体药性偏燥，主要作用是燥湿化痰，干咳者不宜使用。

❷ 柚子参中加入了蜂蜜、黑焦糖等糖类，含糖量较高，糖尿病患者不宜多食。

❸ 柚子参中含有很多柑橘类来源的果皮成分，它们大多含有橙皮素或柚皮素，会影响人体内的代谢酶，从而影响药物的代谢。正在服用某些药物（如他汀类药物等）的患者要慎服。

柚子参多用于保健，无法代替药物。身体若有不适，应先行就医。PM

上海市健康科普人才能力提升专项（JKKPYC-2022-10）

中医“战痘”知多少

上海中医药大学附属曙光医院皮肤科　余政洧　杨莉莉（副主任医师）

痤疮，又称“青春痘”，是一种好发于青少年面部的常见皮肤慢性炎症性疾病。在中医理论中，脸颊上不同位置的痤疮，意义各有不同。

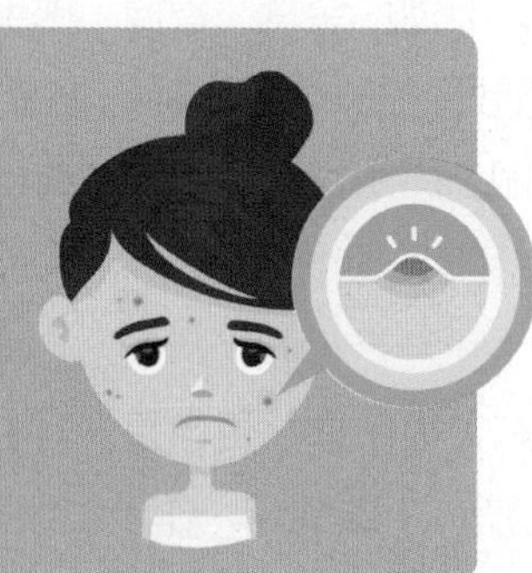

“肺风粉刺”，因何而起

在中医文献中，痤疮被称为“肺风粉刺”，其发生与饮食、情绪、外感邪气和冲任失调等因素有关。如：过食辛辣、油腻、刺激性食物导致脾胃湿热内生，上熏面部而发痤疮；长期情绪抑郁、焦虑、紧张等导致肝气郁结，气滞血瘀，从而引发痤疮；气候突变、寒温失调、外邪侵入肌肤导致气血失调，也可引发痤疮；女性月经不规律、内分泌失调导致冲任失调，气血不和，从而引发痤疮。

位置不同，意义不同

中医认为，皮肤是身体内部疾病的“镜子”。若内部脏腑功能失调、经络气血运行不畅，会影响皮肤的气血循行和肌肤的滋养，从而导致痤疮发生。

中医将人的头面五官分别对应相应的脏腑，认为内在脏腑功能的变化会投射在面部不同部位，引起相应皮肤改变。《素问·刺热》记载：“额部候心、鼻部候脾、左颊候肝、右颊候肺、颏部候肾。”痤疮发生于额头部位，与心功能失调有关；发生于鼻头部位，与脾胃功能有关；发生于左右脸颊部位，与肝胆和肺的功能有关；发生于腮边，与肾功能失调有关。

辨证不同，治法不同

中医通过调节相应脏腑功能，采用不同的中药方剂缓解痤疮症状、预防痤疮新发。如：肺经风热者（以黑头或白头粉刺为主，伴红色丘疹，常有颜面潮红、皮肤灼热或伴痒痛），治宜疏风清肺解毒，可用枇杷清肺饮加减；湿热蕴结者（以丘疹、脓疱为主，皮肤较油腻，或伴口臭），治宜清热除湿解毒，可用茵陈蒿汤加减；等等。

局部涂药也可促进痤疮消退。中医外治痤疮的药物大多为清热除湿、解毒散结类的中药，如：将颠倒散用茶水或凉开水调成糊状外涂，适用于辨证为湿热蕴结、血瘀痰凝者；金黄膏外敷，适用于辨证为肺经风热、湿热蕴结者；等等。

此外，针灸、耳针、拔罐等也是治疗痤疮的有效手段，通过刺激相关穴位，调节气血脏腑功能。

日常调养，亦需重视

饮食是导致痤疮发生的重要因素之一。患者宜食用清淡、易消化的食物，避免过量食用辛辣、油腻、刺激性食物和甜食。针对不同病因和症状，还可选择相应的食疗方案。如：薏米、绿豆等清热利湿的食物，有助于改善湿热内生导致的痤疮；柠檬、芹菜等疏肝解郁的食物，有助于改善肝气郁结导致的痤疮。

此外，患者日常宜用温水洗脸，避免使用含有刺激成分或过于油腻的化妆品和护肤品；避免用手直接挤压粉刺，以免引起感染、留下瘢痕；注意防晒，出门应涂抹防晒霜或使用其他防晒措施；保持作息规律，避免熬夜，适当运动，保持良好的心态和情绪状态。PM

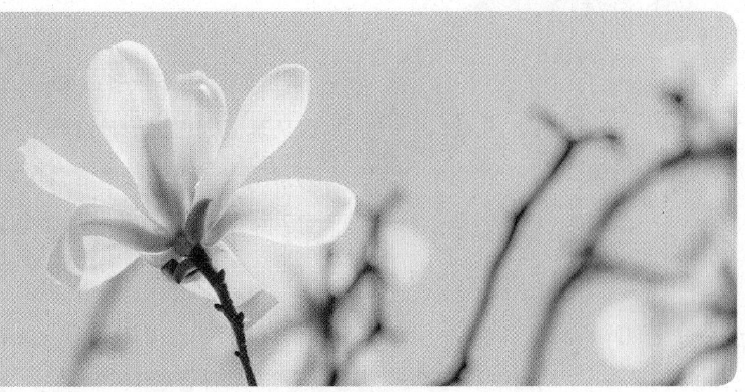

春天万物复苏，路旁、花园里的玉兰树枝头上绽放出高雅美丽的白色花朵。从古至今，描写玉兰花的诗句数不胜数，但你知道玉兰花还是中药辛夷的三种来源之一吗？

玉兰花开辛夷香

上海中医药大学附属曙光医院药剂科　黄嬿　刘力（主任药师）

毛茸茸的“鼻科要药”

辛夷是一味常用的中药，意为“有辛香之味的花蕾”，“辛”指其味，“夷”指草木始生之芽。辛夷有悠久的药用历史，首载于《神农本草经》，言其性辛、温，归肺、胃经，具有散风寒、通鼻窍的功效，为“鼻科第一要药”。

辛夷一般在冬末春初、花未开放时采收，除去枝梗，阴干后备用，常用量为 3 ~ 10 克。因花蕾表面的茸毛在煎煮过程中极易掉入药液中，患者如果直接服用，易刺激咽喉、消化道而造成咳嗽、恶心、呕吐等不良反应，因此需包煎，装入纱布袋中，扎紧袋口后再和其他药一起煎煮。

辛夷具有引药上行、温通鼻窍的作用，一般需与其他中药配伍使用，临床用于风寒头痛、鼻塞、鼻流浊涕，可治疗鼻渊头痛，可内服也能外用。现代药理研究表明，辛夷挥发油具有抗炎、抗过敏、抗氧化、抗菌等作用，药用价值较高。中成药鼻渊舒口服液、鼻窦炎口服液、辛夷鼻炎丸、十三味辛夷滴鼻剂中都含有辛夷。

辛夷与玉兰的渊源

唐代的《本草拾遗》形容辛夷“初发如笔头，北人呼为木笔，其花最早，南人呼为迎春”。辛夷别名木笔花、春花，皆因其花苞似毛笔头，花开春天而得名。《中国药典（2020 年版）》中记录辛夷正品来源为木兰科植物望春花、玉兰或武当玉兰的干燥花蕾。

根据历代本草文献的梳理发现，唐代中药辛夷主要来源于秦岭和长江流域的望春花、玉兰和武当玉兰 3 种植物。宋代药用的主体来源为白中带紫的望春花和武当玉兰。明代，由于李时珍对白花类型玉兰的推崇，致使其被后代医家逐渐关注，但是药用仍以花瓣外紫内白为佳。

玉兰是中药辛夷的主要来源之一，在我国各地都有栽种，分布范围广，但现在城市街头所种植的玉兰树主要用于观赏，大家切不可私自乱采花蕾药用。PM

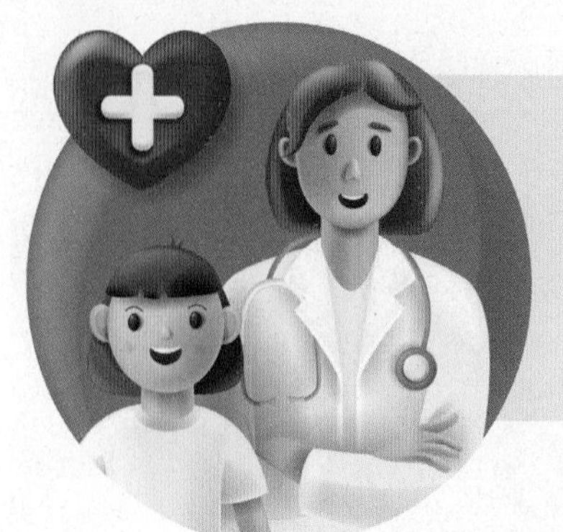

自2023年秋冬以来，儿童支原体肺炎高发，部分患儿使用阿奇霉素疗效不佳，多西环素成为二线治疗选择之一。然而，多西环素的药品说明书中明确规定“8岁以下儿童禁用”。对此，很多患儿家长存有疑虑：多西环素究竟是何种药物？儿童使用是否安全？为何将8岁作为年龄限制分界线？使用过程中有哪些注意事项？

8岁以下儿童 慎用多西环素

复旦大学附属儿科医院临床药学部 张俊琦 李智平（主任药师）

多西环素有哪些特点

多西环素属于新型四环素，是一种广谱抗生素。相较于众所周知的头孢菌素，多西环素在市场上相对“低调”，主要原因是其在上市初期对 8 岁以下儿童使用的限制，导致临床应用及研究资料有限。然而，随着肺炎支原体的耐药情况日益严重，目前对 8 岁以下儿童使用多西环素的推荐逐渐增多，如《儿童肺炎支原体肺炎诊疗指南（2023 年版）》《临床常用四环素类药物合理应用多学科专家共识》等。

从这些诊疗指南和专家共识中可以得出三个结论：首先，目前限制 8 岁以下儿童使用多西环素的主要原因之一是担心发生四环素牙；其次，在有明确适应证的情况下，多西环素可用于 8 岁以下儿童；第三，儿童应尽可能短疗程使用多西环素。

8 岁为何成为年龄限制分界线

8 岁以下儿童若反复或长时间使用四环素类药物，可能导致永久性牙齿变色。恒牙通常在儿童出生前开始发育，因四环素类药物与牙齿中的钙结合，可使牙齿呈棕色至黄色，有时还伴有牙釉质发育不全，形成四环素牙。8 岁后，儿童的恒牙已发育成熟，不容易受药物影响。除影响牙齿外，四环素类药物还可在骨形成阶段沉积于骨骼中，与钙形成螯合物，这也是 8 岁以下儿童避免使用此类药物的原因。

不过，与其他四环素类药物相比，多西环素不容易与钙结合，短期使用时引起牙齿染色的风险很低。美国儿科学会允许所有年龄儿童使用疗程在 21 天以内的多西环素。另有研究表明，目前推荐剂量的新型四环素制剂（包括多西环素和米诺环素）不会对牙齿健康产生不利影响。

使用过程中需要注意什么

多西环素是处方药，患者应在医生或药师指导下使用，切勿擅自更改剂量或提前停药。多西环素有口服剂型（片剂、胶囊、分散片、混悬剂）和注射剂。口服时，应站立或端坐，用足量水送服，用药后避免躺下，以防药物附着在咽喉和食管上而引起损伤。如果漏服 1 次，应在记起时尽快补服，但若接近下次用药时间，则不需要补服，切勿服用 2 倍剂量。

多西环素可能引起腹部不适、恶心、呕吐等不良反应，与食物同服可减轻或避免。服药后 2 小时内，应避免摄入含有铋、钙、铁、镁、锌等矿物质的药品或保健品，以免影响多西环素的吸收。用药期间要注意防晒；若出现过敏反应，如皮疹、皮肤瘙痒、胸闷、呼吸困难、血便、严重腹痛等，应立即就医。PM

目前，我国常用的长效降糖注射剂分为胰岛素和非胰岛素两类。胰岛素类主要有甘精胰岛素、地特胰岛素和德谷胰岛素，非胰岛素类主要是GLP-1（胰高血糖素样肽-1）受体激动剂。其中，GLP-1受体激动剂是一种新型降糖药物，其周制剂（每周注射一次，皮下注射）降低了注射频率，受到不少患者的青睐。虽然每周注射一次非常方便，但有些患者容易忘记注射，不知道该不该补，下次注射时间要不要推迟。

注射降糖每周一次，忘记怎么办

南京医科大学第一附属医院
内分泌科　陈姝　付麒（副主任医师）

漏打后补不补，因药、因时而异

目前在我国上市的GLP-1受体激动剂周制剂主要有司美格鲁肽、度拉糖肽、艾塞那肽微球和聚乙二醇洛塞那肽4种。忘记注射后，要不要补、下次注射时间要不要推迟，因药、因时而异。

❶ 司美格鲁肽　使用司美格鲁肽的患者，如果在遗漏注射5天内发现，应尽快注射（补打），并在规定日期注射下一剂。如果在遗漏注射5天以上才想起来，则不补打，并在规定日期注射下一剂。如图1所示。

周一	周二	周三	周四	周五	周六	周日	周一
忘记注射	补打				不补打		下次注射

图1

举例　王先生固定每周一注射，这周一忘记注射，周五想起来，应在周五补打一针，下次注射日期为下周一；如果忘记注射后周六或周日想起来，则不用补打，下周一正常注射即可。

❷ 度拉糖肽、艾塞那肽微球、聚乙二醇洛塞那肽　使用这3种药的患者，如果遗漏注射，发现时距下次给药大于3天，应尽快补打，并在规定的日期注射下一剂。如遗漏注射后想起来时，距下次给药时间小于或等于3天，则跳过遗漏的剂量，并在规定的日期注射下一剂。如图2所示。

周一	周二	周三	周四	周五	周六	周日	周一
忘记注射	补打			不补打			下次注射

图2

举例　张先生固定每周一注射，这周一忘记注射，周四想起来，应在周四补打一针，下次注射日期为下周一；如果忘记注射后周五、周六或周日想起来，则不用补打，下周一正常注射即可。若周五、周六或周日已经补打，则应在医生指导下调整注射周期，间隔一周后再进行下一次注射。

4个方法，预防漏打

日常生活中，以下方法有助于患者规律用药，避免漏打。

❶ 设置提醒　使用手机或其他电子设备，设定在每周同一时间发出提醒。

❷ 日程表　在日历或计划表上标记注射日期。

❸ 建立例行程序　将注射时间固定在某个日常活动之后，如周六早餐后。

❹ 请家人或朋友提醒　告知家人或朋友你的注射计划，让他们在必要时提醒你。PM

订全年杂志，赢订阅大奖

亲爱的读者朋友们，感谢订阅2024年《大众医学》杂志。今年，我们将于6月举办“年度订阅奖”抽奖活动，每位获奖读者将获得由《大众医学》资深编辑精心挑选的健康图书大礼包一份。请订阅了全年杂志的读者尽快将订阅单复印件寄到编辑部，或者将全年订阅单拍照上传至大众医学微信公众号，并附上您的姓名、地址、邮编和联系电话，以便我们尽快将您的信息纳入抽奖系统。通过微信订阅全年杂志的读者将被自动纳入抽奖系统，不必重复发送信息。

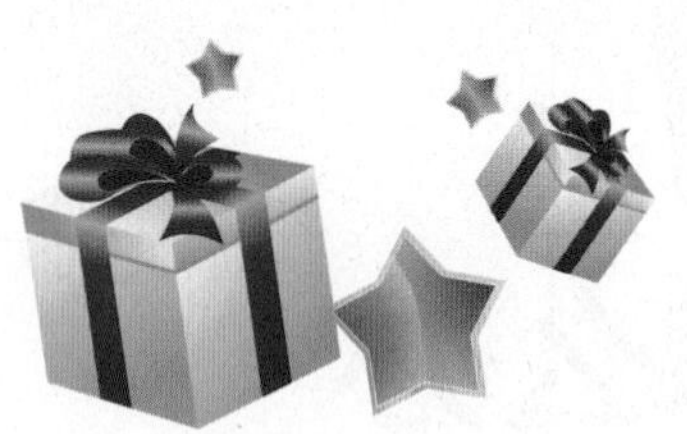

还没来得及订阅杂志怎么办？不要紧，本刊微商城全年提供杂志订阅或单本杂志购买服务！扫描二维码，立即订阅2024年《大众医学》杂志！

扫码订阅

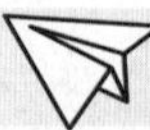

《大众医学》杂志投稿须知

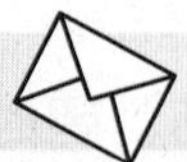

为规范投稿流程，提高稿件质量，激励各领域专业人员投身医学科普工作，本刊制定以下投稿须知，敬请留意：

1. 本刊主要接受三甲医院副高及以上职称专家或与上述专家联合署名的科普稿件。
2. 符合条件的作者可将稿件发送至本刊投稿邮箱：popularmedicine@sstp.cn，附单位、姓名、职称、联系方式。
3. 本刊仅接收原创、首发科普稿件，禁止一稿多投。
4. 本刊一般自收到稿件两周内发送能否录用的通知。若未收到回复，可致电本刊编辑部查询。
5. 未被录用的稿件可另行处理。

敬告读者

每一个月，《大众医学》都会带给您权威、实用、最新的保健知识。出版前，每篇文章都经过严格审查和内容核实。我们刊出这些文章，并不是要取代看病就医，而是希望帮助大家开阔眼界，让自己更健康。由于个体差异，文章所介绍的医疗、保健手段并不能适合每一位读者，尤其是在诊断或治疗疾病时。任何想法和尝试，您都应该和医生讨论，权衡利弊。

敬告作者

1. 稿件从发表之日起，其专有出版权、汇编权、网络传播权、翻译权和表演权即授予本刊，同时许可本刊转授第三方使用。本刊支付的稿费包含汇编图书稿费和信息网络传播的使用费。

2. 根据需要，本刊刊登的稿件（文、图、照片等）将在本刊或主办本刊的上海科学技术出版社的网站、微信公众号等平台上传播宣传。

3. 本刊作者保证来稿中没有侵犯他人著作权或其他权利的内容，并将对此承担责任。本刊为科普期刊，不刊登论文。

4. 对上述合作条件若有异议，请在来稿时声明，否则将视作同意。

会喝水，才健康

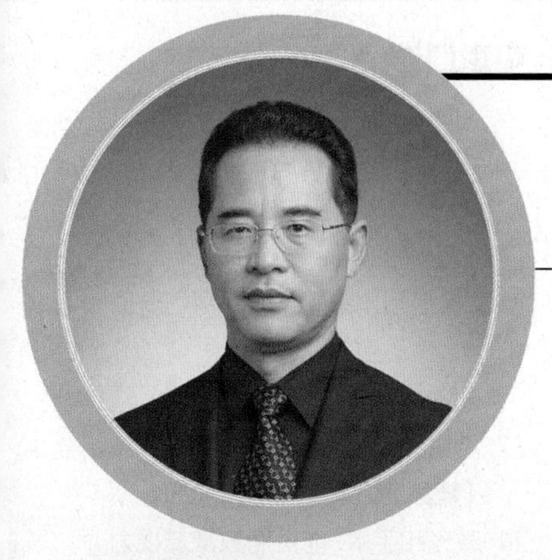

马冠生

北京大学公共卫生学院营养与食品卫生学系主任、教授、博士生导师，中国营养学会副理事长、饮水与健康分会主任委员，《中国居民膳食指南（2022）》修订专家委员会副主任，中国健康促进与教育协会营养素养分会主任委员，国家食物与营养咨询委员会委员，中国科协首席科学传播专家。

自然界中，不论是植物还是动物，生存及生长都离不开水。可以说，水是人类生命和健康的基石。水不仅是组成人体的主要成分，还在人体内发挥着多种生理功能。水具有很好的溶解性和较强的电解力，参与体内营养物质的消化、吸收、运送和排泄；水对维持体液正常渗透压及电解质平衡、调节体温、维持免疫功能等均有不可或缺的作用。尽管水有这么多重要的生理作用，但它的重要性常常被忽视，饮水不足是大多数人的常态。

人体摄入水的量和排出水的量大致相同时，水在人体内维持着一种平衡状态，叫作水平衡。水摄入过多或不足，水排出过多或过少，都会影响水平衡状态，从而影响人体生理功能。当饮水量太少或水排出过多时，人体处于脱水状态，认知能力、身体活动能力都会降低，心血管疾病、泌尿系统疾病等的发生风险则会增加。而喝水过多，超过肾脏排泄能力时，则可能引起急性水中毒，导致低钠血症。但水中毒比较少见，一般见于肾脏病、肝病、充血性心力衰竭等患者。此外，夏季高温时，若短时间内大量饮水，可能导致体内电解质相对不足而造成低钠血症。所以，适量饮水对于维持人体健康是非常重要的。

每天喝多少水才适量？《中国居民膳食指南（2022）》建议，一般气候条件下，成年女性每天应饮水 1500 毫升，成年男性每天应饮水 1700 毫升。

对儿童来说，不同年龄、性别的适宜饮水量不同。纯母乳喂养的 0～6 月龄婴儿不需要额外补充水分，母乳中含有的水分就足够了；7～12 月龄婴儿每天需要饮水 900 毫升；1～3 岁幼儿每天宜饮水 1300 毫升；4～6 岁儿童每天宜饮水 800 毫升；7～10 岁儿童每天宜饮水 1000 毫升；11～13 岁男童、女童每天分别宜饮水 1300、1100 毫升；14～17 岁男生、女生每天分别宜饮水 1400、1200 毫升。

怀孕女性的水分需要量增加，每天的总水适宜摄入量（包括膳食中的水分和饮用水）约为 3000 毫升，适宜饮水量为 1700 毫升。哺乳期妇女产后 6 个月内平均每天乳汁分泌量约为 750 毫升，水分需要量也增加，每天总水适宜摄入量约为 3800 毫升，适宜饮水量为 2100 毫升。

喝什么水？首选白水，包括白开水，合格的桶装水、瓶装水，或用白水泡的茶水。不宜经常喝饮料，特别是含糖饮料，也不宜长期饮用瓶装水。

什么时间喝水？建议均匀分配在白天，间隔 1 小时左右喝 1 次，少量多次，每次约 200 毫升（约 1 杯），每天喝 7～8 次。

喝水时要注意水的温度，人体口腔和食管黏膜的温度一般为 36.5～37.2℃，适宜的水温为 40℃左右。水温超过 65℃，会使口腔和消化道黏膜发生慢性损伤，增加食管癌的发生风险。所以，“多喝热水”虽好，但不要“贪烫”。PM

创刊于1948年

Contents 目次 2024 年 4 月

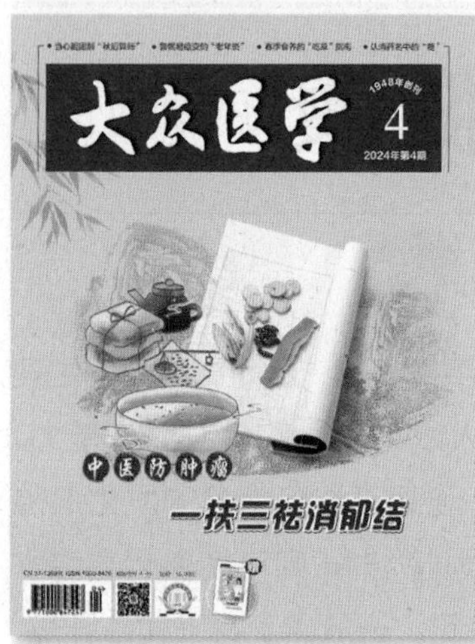

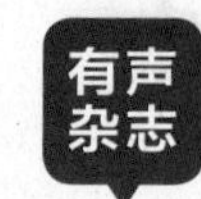

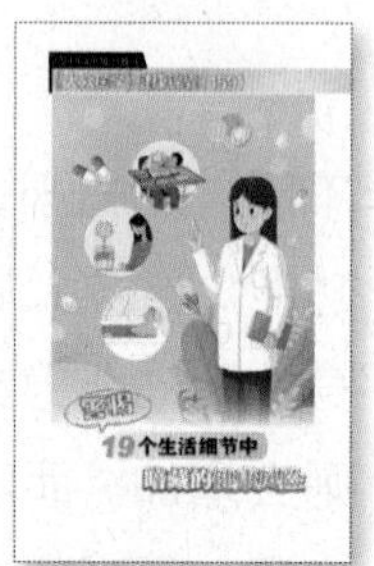

大众医学
官方微信公众号

大众医学
官方视频号

特别关注

中医防肿瘤，一扶三祛消郁结

中医学认为，外感六淫之邪，加之七情所伤、饮食不节、劳倦过度等因素，致使人体正气不足、气滞、痰凝、血瘀、毒聚，可形成肿瘤。中医防治肿瘤多采取扶正祛邪之法，包括化痰散结、活血化瘀、清热解毒、理气解郁等。本刊特邀多位中医肿瘤学专家，分别针对不同病因介绍中医预防肿瘤的方法。

本期封面、内文部分图片由图虫创意提供

健康随笔 ▼

热点资讯 ▼

特别关注 ▼

名家谈健康 ▼

专家门诊 ▼

营养美食 ▼

轻松订阅

★ 邮局订阅：邮发代号 4-11

★ 网上订阅：www.popumed.com（《大众医学》网站）/ http://item.zazhipu.com/2000399.html（杂志铺网站）

★ 上门收订：11185（中国邮政集团全国统一客户服务）

★ 本社邮购：021-53203260

★ 网上零售：shkxjscbs.tmall.com（上海科学技术出版社天猫旗舰店）

★ 微信订阅：扫描右侧二维码，在线订阅

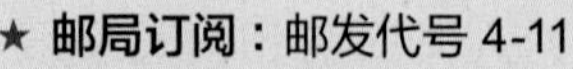

微信订阅

首届国家期刊奖　第三届中国出版政府奖期刊奖提名奖　新中国60年有影响力的期刊
华东地区优秀期刊　中国百强报刊　上海市健康科普品牌　中国优秀科普期刊

大众医学®（月刊）

2024年第4期 Dazhong Yixue

品质生活 ▼

健康家庭 ▼

中医养生 ▼

用药指南 ▼

健康锦囊 ▼

名誉主编　胡锦华
主　　编　贾永兴

编辑部
主任/副主编　黄　薏
副主任　王丽云
文字编辑　张　磊　莫丹丹　蒋美琴　曹　阳
美术编辑　李成俭　陈　洁

主　管　上海世纪出版（集团）有限公司
主　办　上海科学技术出版社有限公司

编辑、出版　《大众医学》编辑部
编 辑 部　（021）53203131
网　址　www.popumed.com
电子邮箱　popularmedicine@sstp.cn

邮 购 部　（021）53203260

营销部
副 总 监　夏叶玲
客户经理　潘　峥　马　骏
订阅咨询　（021）53203103　13816800360
广告总代理　上海高精广告有限公司
电　话　（021）53203105

编辑部、邮购部、营销部地址
上海市闵行区号景路159弄A座9F-10F
邮政编码　201101

发行范围　公开发行
国内发行　上海市报刊发行局
国内邮发代号　4-11
国内统一连续出版物号　CN 31-1369/R
国际标准连续出版物号　ISSN 1000-8470
国内订购　全国各地邮局
国外发行　中国国际图书贸易总公司（北京邮政399信箱）
国外发行代号　M158

印　刷　上海中华印刷有限公司
出版日期　4月1日
定　价　15.00元

80页（附赠32开小册子16页）

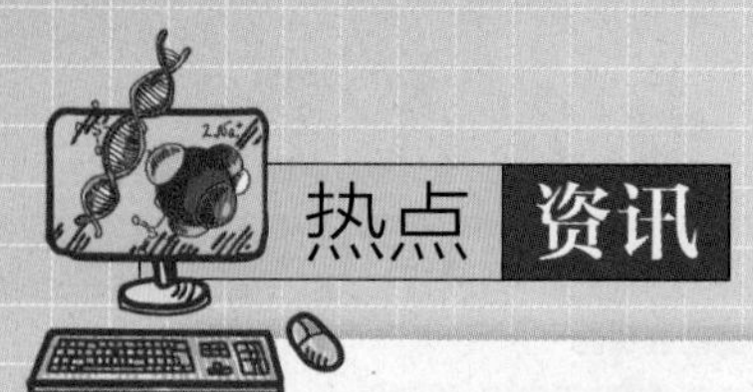

我国脑机接口实现技术突破

脑机接口是指在大脑与外部设备之间创建信息通道，实现两者之间直接信息交互的新型交叉技术。近年来，随着技术不断发展，让失语者“开口说话”、通过“意念”指挥机械已逐渐成为可能。近期，清华大学科研团队连续公布了两例脑机接口临床试验的进展情况。首例接受无线微创脑机植入手术的患者是一名54岁的男性，因车祸导致颈椎处脊髓完全性损伤，四肢瘫痪长达14年，于2023年10月24日接受植入手术，经过居家康复训练后可通过脑电活动驱动气动手套，实现自主喝水等脑控功能。另一位35岁的截瘫患者在2023年12月19日接受无线微创脑机接口植入手术，经过数月的康复训练后，目前已能够实现意念控制光标移动。

脑机接口分为非侵入式、侵入式、半侵入式三类。清华大学开发的无线微创脑机接口为半侵入式，将电极植入患者大脑硬膜外，不破坏神经组织就可获得较高信号强度和分辨率，同时降低了发生免疫反应和损伤神经细胞的风险。未来，脑机接口医学应用前景广泛，有望提高截瘫、四肢瘫痪、渐冻症等疾病患者的生活质量。

睡前饮酒影响睡眠

不少人认为睡前少量饮酒能帮助更快入睡，但近期美国布朗大学的研究人员发现，睡前饮酒不仅不会改善睡眠质量，反而会导致快速眼动睡眠减少。快速眼动睡眠约占典型夜间睡眠的20%，是最常出现梦境的睡眠状态，与情绪调节、心理健康、记忆处理和创造力有关。快速眼动睡眠的减少，会对睡眠质量产生不利影响。

空气污染增加患癌风险

英国科学家研究发现，空气污染与患乳腺癌和前列腺癌等癌症有关。长期暴露在空气污染中，人们患乳腺癌、前列腺癌的风险增加。其中颗粒物2.5（$PM_{2.5}$）危害较大，这种微小的污染物来自废气、制造业、烹饪、烟草和电子烟，会进入肺部和血液循环。与接触$PM_{2.5}$有关的其他癌症还包括胃癌、肺癌、膀胱癌、结直肠癌、卵巢癌和子宫癌等。

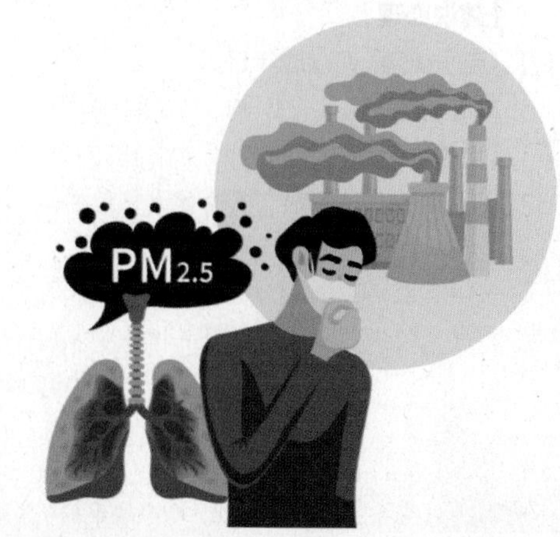

闹钟响后，赖床半小时更健康

不少人表示，讨厌一首歌最快的方法就是将它设为闹钟。近期，瑞典斯德哥尔摩大学的研究者发现，如果"第一声"闹钟强行打断了慢波睡眠或快速眼动睡眠，闹钟响后的赖床能让人进入"完全清醒"状态之前的较浅睡眠阶段。也就是说，与"突然醒来"相比，"赖床 30 分钟"能让人以更舒适的状态醒来，减少疲惫感，改善认知表现，还能调节皮质醇水平，使人起床后保持更好的状态和情绪。

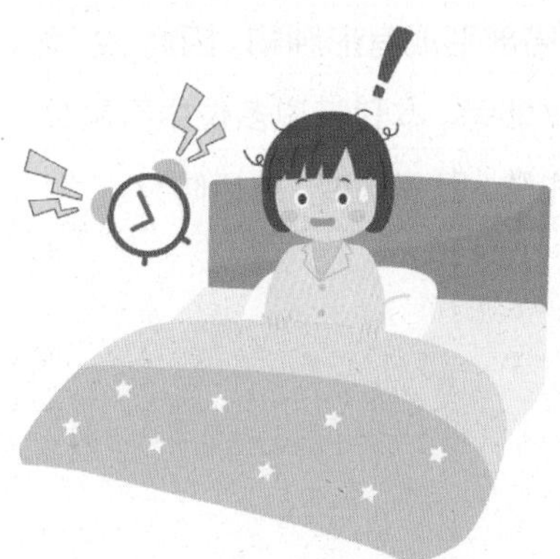

2023 年我国医疗保健人均支出 2460 元

近期，国家统计局发布《中华人民共和国 2023 年国民经济和社会发展统计公报》。2023 年，在全国居民人均消费支出中，医疗保健人均消费支出为 2460 元，占比为 9.2%，排在第 5 位；全年总诊疗人次为 95.6 亿人次，出院人次为 3.0 亿人次。2023 年末，全国共有养老机构 4.1 万个，儿童福利和救助保护机构 971 个。

世卫组织：全球超 10 亿人患肥胖症

世界卫生组织近期援引《柳叶刀》杂志刊发的一项研究报告称，2022 年，全球超过 10 亿人患有肥胖症。从 1990 年到 2022 年间，全球患肥胖症的成年人增加了 1 倍多，患肥胖症的儿童和青少年（5 ~ 19 岁）增加了约 3 倍。该研究数据显示，2022 年全球有 1.59 亿儿童和青少年以及 8.79 亿成年人患有肥胖症，43% 的成年人超重，超重已成为大多数人最常见的营养失调形式。

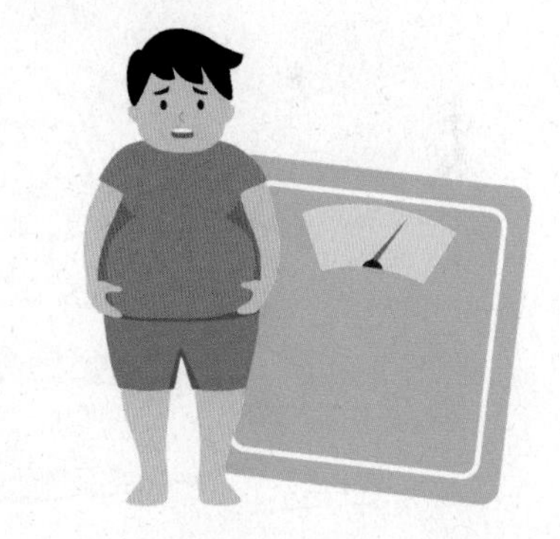

上海完成首批 36 家社区护理中心遴选

近年来，上海社区护理服务内涵不断丰富，在做好日常基础护理、门诊护理、病房护理及居家护理的基础上，还提供糖尿病护理、伤口护理、经外周静脉置入中心静脉导管（PICC）维护、安宁疗护等社区适宜专科照护服务。全市社区卫生服务中心共开设糖尿病护理门诊 71 家，PICC 维护门诊 50 家，伤口护理门诊 48 家，中医护理门诊 20 家。

上海市目前已完成首批 36 家社区护理中心遴选，具有以下特点：一是硬件标准化建设，设有标准化伤口换药室、PICC 导管维护室和操作室。二是服务项目标准化提供，提供包括 PICC 维护、伤口（造口）护理、糖尿病护理、安宁疗护护理在内的至少 5 项专科护理项目，开设社区护理专科门诊服务。三是人员标准化配备，护理综合服务区至少配置 3 名专职护士，其中 1 人具有高级职称，2 人具有中级职称。同时通过与上级医院护理专科建立护联体合作，促进护理服务同质化。四是设施设备标准化配置，社区医院护理床位不低于 30 张，结合服务内容，选配功能先进适宜、操作简捷易行的护理设施设备，包括动态血糖监测仪、深静脉血栓防治设备和出诊护理设备等。PM

（本版内容由本刊编辑部综合摘编）

每年的4月15—21日是全国肿瘤防治宣传周，由中国抗癌协会于1995年倡导发起。30年来，大众对肿瘤的防治意识与日俱增。其实，我国医学典籍中很早就有关于肿瘤的记载，按照发病部位称其为瘿瘤、乳岩、积聚、症瘕、肠蕈等，并提出了多种防治方法。

中医学认为，外感六淫之邪，加之七情所伤、饮食不节、劳倦过度等因素，致使人体正气不足，阴阳、气血、脏腑、经络功能失调，导致气滞、痰凝、血瘀、毒聚，蕴积日久不去，可在局部形成有形肿物。因此，中医防治肿瘤多采取扶正祛邪之法，包括化痰散结、活血化瘀、清热解毒、理气解郁等。本刊特邀多位中医肿瘤学专家，分别针对不同病因介绍中医预防肿瘤的方法，希望能帮助大家未病先防、既病防变、愈后防复。

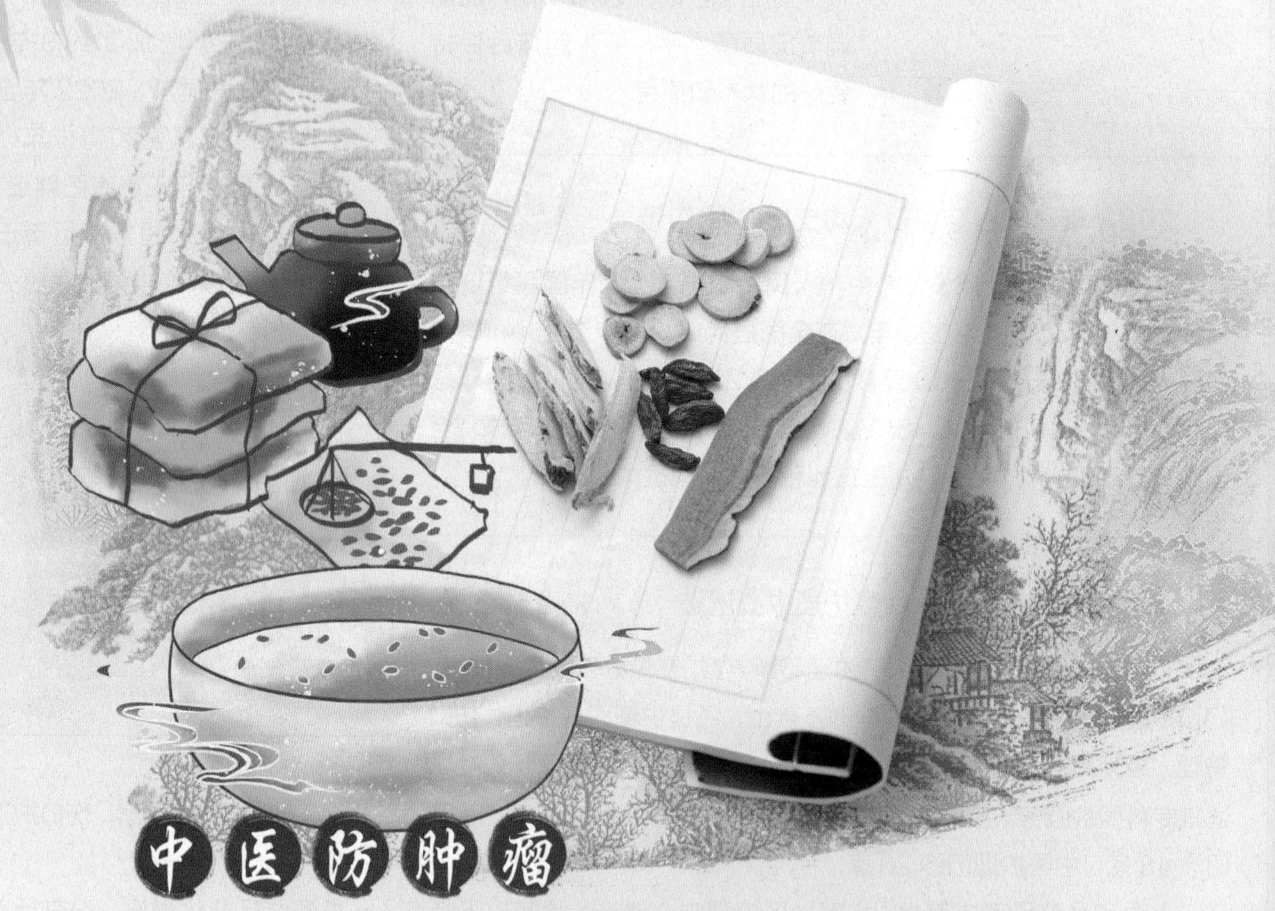

中医防肿瘤

一扶三祛消郁结

策划 本刊编辑部
执行 蒋美琴
支持专家 邹 玺 许 玲 周 蕾 王 炎 朱为康

中医古代和近现代众多医家的实践经验告诉我们，“正虚”是癌症发生、发展的关键因素，“扶正固本”是预防癌症的首要手段。

扶正固本，御邪防癌

江苏省中医院肿瘤科主任医师　邹 玺

正气不足易患癌

对于“正气”一词，大家一定都不陌生。究竟什么是正气？很多人一知半解。中医学认为，正气是人体抵御外邪的能力，与健康息息相关。正气不足亦称正虚，与肿瘤关系密切。癌症是一种全身属虚、局部属实的病症。若人体正气不足，身体处于一种亚健康状态，则不能很好地抵御外界的邪气侵袭。邪气相当于致癌因素，若邪实正虚，致癌因素抢占上风，久而久之，邪气在局部聚集形成有形肿物，发为癌；肿瘤形成后，又会耗伤人体气血，导致癌症进一步发展。正虚与癌症在一定程度上互为因果，形成恶性循环。

正虚表现各不同

正虚的概念较为广泛，包括五脏六腑的气、血、阴、阳之不足，不同证型的临床表现亦有不同。

- **脾胃气虚证**

现代医家结合前人的经验认为，脾虚是消化系统肿瘤发生的基本病机，其中又以“脾胃气虚证”为主。这类人群常表现为食欲减退、饮食减少、腹胀且进食后加重、神疲乏力、少气懒言、形体消瘦或浮肿等。

- **肾精亏虚证**

流行病学数据显示，癌症患者多为年老体弱者。中医学认为，该年龄段属于肾精亏虚阶段。这类人群常表现为齿摇松动、眩晕耳鸣、腰膝酸软、健忘痴呆、夜尿频多等。少数中年人亦会出现肾精亏虚，有男子精少、女子月经量少或绝经期提前等卵巢早衰表现。

- **阴虚津亏证**

长期过食辛辣、过量饮酒、思虑过度、熬夜等会损伤人体津液、劫伤营阴。中医学认为，阴虚津亏与癌症发病关系密切。这类人群常表现为消瘦、皮肤干燥、鼻干咽燥、口干喜饮、五心烦热、潮热盗汗等症状。

- **阳虚内寒证**

多数医家认为，大部分癌症属于阴邪积聚。《黄帝内经》有云：“阳化气，阴成形。”阳气具有温煦、推动、气化、固摄、防御等作用，是维持人体脏腑功能正常运转的重要精微物质。阳气亏虚，则阴寒内生聚集，影响气血运行，日久形成肿物。这类患者常表现为面色㿠白、畏寒、四肢不温、腰膝冷痛、口淡不渴或喜热饮、小便清长等。

正气不足有原因

正气不足的原因主要包括先天不足和后天失养两方面，临床上以后天失养居多。先天不足指先天禀赋不足，出生时即正气相对较弱，身体素质差或发育不良。后天失养可由以下多种因素导致：

❶ 饮食不节

长期暴饮暴食、过度饮酒、过食辛辣寒凉、饮食过热、摄入过多腊肉或咸菜等腌制品，均会导致脾胃功能受损。脾胃为人体气血生化之源，脾胃功能受损，易致正气不足。

❷ 过度劳累

劳则气耗，无论是体力劳动还是脑力劳动，过度操劳都会消耗人体正气。消耗太过却不能及时弥补的情况下，会导致正虚。

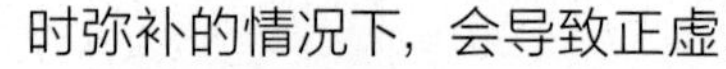

❸ 思虑过度

中医学认为，长期思虑、忧愁会暗耗心血，伤及脾脏，导致心脾两脏气血亏虚。

❹ 久病失养

疾病失治、误治，滥用或久服药物，亦会导致人体正气受损，损伤脾胃功能，影响气血生成。

扶正防癌方法多

❶ 节制饮食

癌症的发生与生活方式、饮食习惯密切相关。中医古籍中有很多关于饮食与癌症发病的论述，如《济生方》记载了饮食不节可以导致胃癌："过餐五味，鱼腥乳酪，强食生冷果菜，停蓄胃脘……久则积聚，结为癥瘕。"研究表明，过食烟熏、腌制、油炸、高温之品，或过度饮酒，都是消化系统肿瘤发生的危险因素。因此，规律饮食、适度饮酒或戒酒、食用新鲜蔬果、不过饥过饱等良好的饮食习惯对癌症防治至关重要。

❷ 充足睡眠

《黄帝内经》提到起居有常，充足睡眠有利于提高人体免疫力。顺应春生、夏长、秋收、冬藏的四季养生原则，调整生活起居时间，23时前入睡，维护人体正常防御功能，则邪毒不易内侵。

❸ 导引强身

中医导引术包括太极拳、八段锦、五禽戏等，讲究形神合一，注重躯体运动、气息和情志调节的结合，力求使机体达到平和的状态。适当练习导引术有助于经气畅通，气血充盈，扶正祛邪，协调机体动态平衡，从而增强体质、祛病强身。

❹ 中药泡脚

足浴是中医外治法之一。古代医家认为，足部穴位与人体五脏六腑相对应。选择合适的中药熬成药液泡脚，较高的水温可促进足部毛细血管扩张，有利于中药成分的吸收，从而达到扶助正气、抵御病邪的目的。

⑤ 艾灸穴位

在特定腧穴上施灸可达到和气血、调经络、养脏腑的目的，有助于提高机体免疫力。中医古籍中记载了很多关于灸法温阳保健、防病强身、延年益寿的方法和实例，如《扁鹊心书》曰：“人于无病时常灸关元、气海、命门、中脘……虽未得长生，亦可保百余年寿矣。”现代研究认为，灸法所产生的疗效是多种因素综合作用的结果，除发挥药物的直接刺激作用外，还可激发人体免疫功能，使之产生全身性免疫效应。有研究报告，隔盐灸神阙穴能使自然杀伤细胞活性维持在较高水平，为艾灸防治癌症提供了理论基础。

⑥ 服用膏方

膏方是经过浸泡、煎煮、浓缩、收膏等工序制作而成的稠厚膏剂，具有补虚扶正、调理体质、防病治病、延年益寿等功效。根据正虚的类型，可选择不同的补益类药物，制作成适合特定人群的膏方，可以很好地改善亚健康状态，增强免疫力。一般来说，以补益为主的膏方宜在冬季服用。

食疗药膳再助力

结合时令和节气，在日常饮食中适当加入一些药食同源的中药调理体质，也能获得一定的扶正效果。根据正虚的分型，分别推荐以下扶正防癌的食疗药膳。

❶ 脾胃气虚证

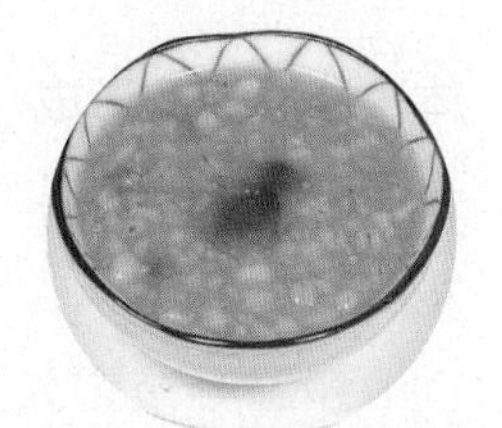

健脾益气粥 主要由参苓白术散组成，取炙黄芪10克、党参10克、茯苓10克、麸炒白术10克、炙甘草3克、薏苡仁30克、砂仁3克、莲子肉10克、大枣10克、大米适量，洗净后放入锅中，加入适量水，煮沸后小火慢炖30分钟即可。气虚严重者，可酌情增加黄芪、党参。

❷ 肾精亏虚证

虫草炖鸡 取冬虫夏草10克、党参5克、红枣6枚、生姜3片、乌鸡1只，乌鸡去头和内脏、焯水，虫草、红枣、党参稍浸泡后洗净。将乌鸡、红枣、党参、生姜加入砂锅，中火炖2小时；加入虫草，再炖1小时，最后调味即可。

❸ 阴虚津亏证

五汁饮 此方选用性寒、味甘的芦根汁、麦冬汁、藕汁、梨汁、荸荠汁，具有养阴生津之功效。取雪梨4只、莲藕500克、荸荠500克、芦根100克、麦冬50克；芦根、麦冬洗净，清水浸泡30分钟，雪梨、莲藕、荸荠洗净后去皮、切块；将以上食材放入锅中，加水浸没，大火煮沸后转小火慢熬30分钟即可，少量频服。

❹ 阳虚内寒证

当归生姜羊肉汤 取当归20克、生姜30克、羊肉500克，生姜、当归洗净切片，羊肉切块。将以上食材与适量桂皮、花椒一同放入砂锅中，加水浸没，大火煮沸后转小火炖45分钟左右，随后加盐、黄酒等调味即可。

总之，正虚是癌症发病的根本原因，积极扶正对癌症防治具有重要意义。正气不足的原因离不开气血阴阳失衡，临床上常采用健脾益气、补肾填精、养阴生津、温阳散寒等方法，补先天之亏虚，养后天之不足，增强机体免疫功能，达到御邪防癌的目的。

专家简介

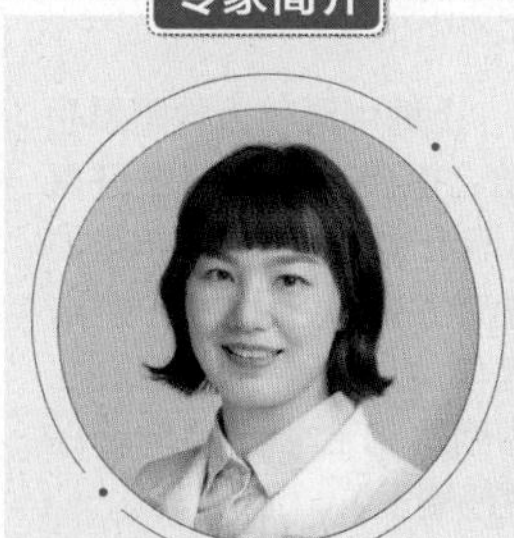

邹玺 江苏省中医院肿瘤科主任医师、博士生导师，中华中医药学会精准医学分会常委、肿瘤分会委员，中国生物医学工程学会靶向治疗技术分会委员，江苏省中西医结合学会肿瘤分会青年委员会副主任委员。

痰是疾病发生、发展的重要病因，素有“怪病多痰”“百病多由痰作祟”的说法。中医所指之“痰”有广义与狭义之别。狭义的痰为“有形之痰”，是呼吸系统分泌的液体，从口鼻流出；广义的痰还包括“无形之痰”，是津液在人体内停留聚集所形成的病理产物。其中，无形之痰与肿瘤关系更为密切。《疡科心得集》记载“癌瘤者，非阴阳正气所结肿，乃五脏瘀血、浊气、痰滞而成”，指出“痰湿凝聚”是癌瘤形成的病因之一，祛湿化痰、软坚散结可预防肿瘤的发生。

一祛痰湿，化痰散结

上海中医药大学附属岳阳中西医结合医院肿瘤内科
许 玲（主任医师） 焦丽静（副主任医师）

痰湿之邪可致癌

人们生存的环境中有“风、寒、暑、湿、燥、火”六淫邪气。当人体感受寒湿之邪，或阳气不足、湿气过盛不被运化，就会在体内形成痰湿黏滞。《灵枢·百病始生》中记载：“津液涩渗，著而不去，而积皆成矣。”痰与湿都由人体津液停聚而形成，可进一步形成包块或肿瘤；痰湿之邪阻滞经络，会使人体气机不畅、血液瘀阻、气血痰瘀相互搏结，也为肿瘤的发生、发展提供了条件。

痰湿凝聚之人多因后天之本（脾胃）失养，形成痰湿体质。这类人群与消化系统肿瘤患者具有相似的饮食习惯和运动习惯，如偏爱重油、重糖、重辣的食物，喜欢吸烟、饮酒，不爱运动，等等。

痰湿凝聚多肥胖

痰湿体质的人体型多偏于肥胖，面色无华暗沉，面部油垢较多，眼睑浮肿，腹部柔软丰满、脂肪较多，体表容易出汗且常常有黏腻感，排便时多黏腻不爽或大便稀溏不成形。在日常生活方面，痰湿体质者经常自觉四肢沉重乏力、神疲懒言、懒动嗜睡、饭后犯困，这些都是由于脾胃运化功能不足，导致脾气虚弱而引起的。在饮食方面，痰湿体质者大多爱吃、多吃，尤其偏爱荤食及高脂、高糖饮食，而滋腻、甘酸等饮食会进一步阻碍脾胃运化功能，加重痰湿困脾的情况。在性格方面，由于痰与湿均为阴邪，性质重浊黏腻，因此痰湿体质者多比较温和、不急不躁、脾气比较好，但若痰湿阻于肝胆，则会出现脾气暴躁、失眠等问题。

专家简介

许 玲 上海中医药大学附属岳阳中西医结合医院肿瘤内科主任医师、教授、博士生导师，中国抗癌协会传统医学专业委员会副主任委员，中华中医药学会肿瘤创新联盟副主席，上海中西医结合学会肿瘤专业委员会副主任委员。

三大因素生痰湿

❶ **先天不足** 造成痰湿体质的因素有很多，其中先天不足是形成痰湿内蕴的内在基础。如果父母都有严重的痰湿凝聚症状，那么子女也更容易形成痰湿体质。如果母亲在妊娠期调养不当，也会导致婴儿先天禀赋不足，痰湿之邪更容易在体内积聚。

❷ **年龄增长** 痰湿体质在壮年和老年人群中较常见，这与其不良生活习惯、脏腑功能衰退有关。中医学认为，肺为贮痰之器、脾为生痰之源、肾为生痰之本，随着年龄增长，肺、脾、肾功能逐渐衰弱，体内水液代谢失常，更易产生痰湿之邪。

❸ **不良生活习惯** 先天不足与年龄增长是痰湿体质的源头，不良生活习惯则决定了痰湿体质的形成。中医学认为，胃主受纳、腐熟水谷，脾主运化，在正常状态下，脾胃会将食物消化为有营养的精微物质，然后将其输送到全身各处。如果饮食不节，嗜食肥甘厚味之品，损伤脾胃，运化、输送精微物质的功能下降，则会导致水液在人体内停聚，形成痰湿之邪。此外，痰湿体质者大多嗜睡懒动。《黄帝内经》说“久卧伤气”，气的特点便是运动，久卧不动则会影响人体正常的气机运动。首先累及的是肺气，如果久居室内，不能呼吸新鲜空气，清气无法吸入，浊气无法排出，时间久了就会导致肺气虚弱，水液代谢失常，产生痰湿之邪；其次会伤及脾气，脾主运化，久卧不动会使脾胃呆滞，运化失调，气、血、精、津的生成和输布障碍，导致痰浊内生。

饮食运动中药调

- **清淡饮食，戒烟戒酒，除痰湿之根** 高动物蛋白质、高脂肪、高糖和低纤维饮食与肠癌的发生密切相关，常吃热烫饮食和腌制食品与食管癌的发病相关，烟、酒分别是肺癌和胃癌的重要危险因素。因此，要调整饮食习惯，以顾护人体脾胃之本。合理的饮食习惯为饮食有节、寒温适宜、五味平衡，少油、少盐、少糖、少辣，可最大程度减少脾胃元气的损伤，从根源上预防痰湿之邪的产生。

- **合理运动，起居有常，化痰湿之邪** 动则气运。运动有助于改善人体的气机变化，促进脾气运化，达到化湿祛痰的效果，防止痰湿之邪在体内凝聚成瘤。练习中医传统功法（如八段锦、太极拳等）有利于增强人体气血运行、减肥轻身、调节情志，强度也相对适中。

- **辨证论治，中药调理，散痰湿之结** 如果痰湿之邪凝结成积聚，可以借助药物干预，培补后天，祛除痰湿之邪。患者可在医生指导下服用淡渗利湿、温化痰饮、燥湿化痰、软坚散结之品，比如：白扁豆、山药、莲子可淡渗利湿，陈皮、半夏、紫苏可燥湿化痰，茯苓、薏米可健脾利水，苍术、厚朴可健脾燥湿，制半夏、天南星可温化寒痰，浙贝母、瓜蒌可清化热痰，等等。同时，也可借助中药足浴、穴位敷贴、针刺拔罐等外治方法疏通人体经络，以化痰湿积聚。

食疗健脾化痰湿

在食疗方面，痰湿体质者应以“燥湿”“化痰”“健脾”为核心，可选用以下药食两用之品：

- **莲子薏米芡实粥** 取莲子、薏米、芡实适量，加少量冰糖，煮粥食用，有健脾燥湿之效。

- **藿砂鲫鱼羹** 取藿香、砂仁、陈皮、辣椒、葱白、大蒜适量，填入鲫鱼腹中，将鲫鱼煎至两面金黄，注入适量水，煮至熟透，出锅即食，具有健脾利湿、化浊祛痰之功。

- **冬瓜萝卜汤** 取冬瓜、萝卜、荸荠、洋葱、紫菜、海带适量，煲汤食用，有燥湿化痰、软坚散结之效。

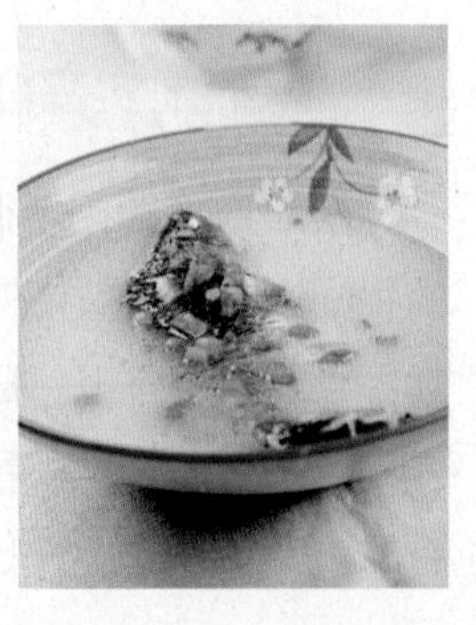

中医学认为，瘀血阻滞是癌前阶段常见病理状态之一，活血化瘀不仅是一种常用的治疗方法，更有助于预防肿瘤的发生、发展。防癌于未然，血瘀之人如何自我评估？又该如何科学防癌呢？

二祛瘀血，活血化瘀

上海中医药大学附属龙华医院肿瘤科
周 蕾（主任医师） 阮广欣（副主任医师）

瘀血不散可致癌

“瘀血”是一种病理产物，“血瘀”则是一种病理状态。从中医角度来说，离经之血（瘀血）不能及时得到有效排出或消散，从而停留于人体某处，或血液运行不畅，壅积于经脉、器官之内，可导致血瘀。

肿瘤属于中医“积聚”“症瘕”等范畴，其发生、发展与瘀血关系密切。人体的血液周流不息地运行在脉中，起到灌溉五脏六腑、濡养四肢百骸的作用。如果由于正气亏虚等原因造成血液运行不畅，或阻滞于经脉之中，或外溢于经脉之外，淤积于人体五脏六腑之中，形成瘀血等病理产物，日久不得消散，就可导致肿瘤。

现代医学对肿瘤血瘀证患者开展的研究也证实，肿瘤患者经血液检测大多提示处于高凝状态，血液流变学也有明显变化，血小板黏附性、血浆黏度、血沉、纤维蛋白原等指标明显升高，尤其是血黏度升高使肿瘤细胞更容易着床，从而促进肿瘤的发生和发展。

血瘀之人多疼痛

血瘀之人气血运行不畅，精微物质不能循环营养到肌肤，常见面色黧黑、毛发干枯毛糙、皮肤粗糙甚至如鳞甲、口唇爪甲紫暗、舌色紫暗、舌底脉络迂曲等表现。瘀血停留于体内，全身气血运行受阻，不通则痛。根据停留部位不同，可引起头痛、身痛、骨痛、腹痛（包括痛经）等，以刺痛、痛处固定不移、按压后痛剧为特点。皮下瘀血可见皮下瘀青或瘀斑；内脏瘀血可见腹部青筋外露；瘀血阻于体表毛细血管，可见皮肤表面丝状物、色青紫；下肢瘀阻可见小腿青筋隆起、弯曲，甚至蜷曲成团；若瘀血停留于末梢毛细血管，容易出现出血症状，如便血、鼻出血、皮下紫癜等。

寒热虚实皆可瘀

引起血瘀的因素很多，包括直接因素和间接因素。跌仆外伤可直接损伤筋脉，导致血行不畅，日久成瘀；间接因素主要是气血失和和寒温失宜两方面。

- **气血失和** 充足的正气可以化生血液，推动血液在脉管内正常运行。如果正气虚弱，无力运行血液，导致血行缓慢，就会形成血瘀证；各种原因引起气的升降出入运行异常，也会造成血液运行障碍，形成血瘀。同时，血是气的载体，可以滋养化生正气。如果血液运行异常，会造成机体营养不足，导致气虚加剧。

- **寒温失宜** 人体的阳气具有温煦和推动作用，掌管血液运行。如果阳气亏虚，则固摄无力，容易发生出血病症，如胃出血、鼻出血、便血、皮肤紫癜等，这些“离经之血”消散不及时，日久易形成血瘀证；阳虚体质者平素畏寒怕冷，易遭受外寒侵袭，使血液凝滞成瘀，或内生寒邪，致阳气更虚，无力推动血液运行，亦可造成血瘀证。平素燥热多火、阴虚火旺者，容易虚火内生，煎熬津血，致血液黏滞，运行不畅，导致血瘀证；或者内热驱动血液运行过亢，引发出血，产生离经之血，亦可造成血瘀证。

活血散瘀可防癌

中医学认为，瘀血既是导致肿瘤的原因之一，又是肿瘤的病理产物，因此活血化瘀是防治肿瘤的常用方法。在辨证论治的基础上适当活血能使瘀血消散，新血重生，气血运行得以恢复畅通，从而预防肿瘤发生。

❶ **舒缓情志，气畅则血和** 情绪稳定对身体健康至关重要。瘀血之人如果情绪过激，更容易诱发病变，要注意及时排解压力，保持情绪稳定，促进气机畅通，从而改善瘀血。

❷ **适当锻炼，调形以体和** 坚持合适的体育锻炼，如跑步、游泳、骑自行车等，可化生阳气，促进血液运行，消除瘀血。锻炼的强度和形式因人而异，应循序渐进，年老体弱者宜选择配合呼吸锻炼的传统功法，如简化太极拳、八段锦、易筋经等。此外，按摩经络、穴位也可促进局部血液循环，有助于消除瘀血。

❸ **饮食调养，活血可散瘀** 血瘀之人要注意饮食起居调养，避免摄入过多油腻、辛辣食物而加重胃肠负担，应保持水液平衡，促进血液循环，以消散体内瘀血；可适当多吃一些有行气活血作用的食物，如柑橘、大蒜、白萝卜、生姜、茴香、桂皮、韭菜、洋葱、芹菜、黄瓜、藕、黑木耳、红枣、山楂等。需要提醒的是，不能盲目或过量食用活血化瘀的食物，特别是出现明显虚弱表现时，过度活血会加重耗气，甚至诱发出血。虚弱者宜服人参、黄芪等益气补虚，正气充足可推动血液循环，防治血瘀。

❹ **中医调理，祛瘀助防癌** 有明显血瘀症状者可在中医师指导下，合理服用中药汤剂或中成药进行调理。此外，刮痧、针灸、拔火罐等中医适宜技术可疏通经络，促进血液循环，达到祛瘀效果。

祛瘀药膳适者选

- **茯苓郁金蜜饮** 取土茯苓60克，郁金、蜂蜜各30克；将土茯苓、郁金洗净，晒干，切成薄片，放入砂锅中，加适量清水浸泡片刻，用小火煎煮30分钟，去渣取汁，调入蜂蜜即成，分早晚两次服下。此饮品具有行气活血的功效，适合血瘀疼痛者。

- **香绿红花老鸭汤** 取老鸭1只，香附50克，绿梅花、红花各10克，生姜、葱、料酒少许；将老鸭剁块，飞水，放入油锅爆炒，加入料酒；将香附、绿梅花、红花冲洗沥干后以净布包起，放入锅内，加入姜片、葱段和清水，大火煮沸后改用小火微煲，直至酥软，加入调料即可。此药膳具有疏肝理气、活血通络的作用，适合气滞血瘀者。

专家简介

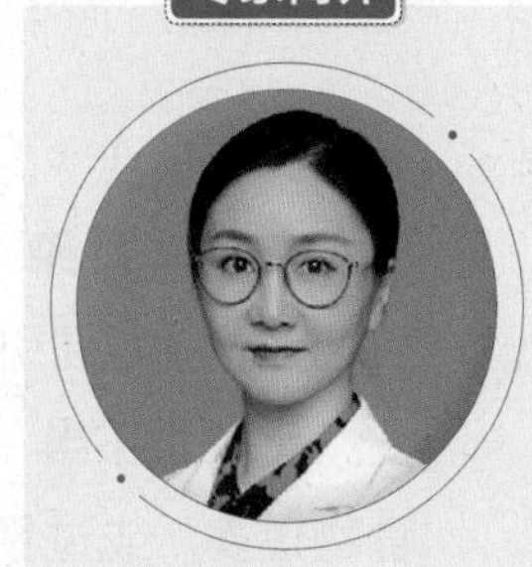

周蕾 上海中医药大学附属龙华医院肿瘤三科主任、主任医师、硕士生导师，中华中医药学会肿瘤分会副秘书长、精准医学分会委员，中国抗癌协会中西整合肿瘤扶生药研究专委会副主任委员，世界中医药学会联合会肿瘤经方专委会理事、肿瘤外治法专委会理事，上海市中医药学会肿瘤分会秘书。

清热解毒是生活中经常使用的一个中医词汇，人们出现口腔溃疡、咽喉肿痛之类不适时往往会想到这个词。但如果说热毒会导致癌症，很多人难以置信。

三祛热毒，清热解毒

上海中医药大学附属曙光医院肿瘤科主任医师　王 炎

热毒之邪可致癌

热毒之邪究竟是怎么致癌的？要解释这个问题，最先要说明白的便是热毒之邪。热毒是火热病邪郁结成毒，对人体起重要影响的病邪。其性炎热，易煎灼津液，造成血瘀和痰凝，阻碍气机运行，久则内毒亦生，形成恶性循环，内毒与外毒交织，气血痰毒交结成积、凝聚成块；内毒之邪久郁体内，日久逐渐耗气伤血、损阴折阳，乃至阴阳气血俱损，从而造成正气亏虚，阴阳失衡，毒邪凝聚。中医学认为，人体内部阴阳失衡、正气亏虚，同时有气滞、痰凝、血瘀积聚，日久成癌。

热毒之邪可通过多种途径引起红、肿、热、痛等炎症反应。现代医学研究发现，炎症反应持续存在可导致细胞损伤、基因突变和免疫系统功能紊乱，从而引起癌症。

热毒积聚多肿痛

对于不同体质的人来说，热毒积聚于体内的表现是不同的。热毒之邪侵犯人体，可导致某些部位红肿、疼痛，如咽喉肿痛、眼目赤痛、皮肤疮疖等，疼痛常呈热象，以灼痛多见。热毒积聚会使体温升高，常伴随发热症状。热毒可灼耗体内津液，引起口干、口渴，咽喉、眼睛、皮肤干燥，尿少而黄，大便干结等症状。热毒影响心神，会使人情绪不稳定、烦躁易怒。热毒积聚严重者可影响肝胆功能，使其疏泄失调，导致眼睛、皮肤发黄等黄疸症状。热毒积聚迫血妄行时，易引起鼻出血、牙龈出血等症状。

不过，出现这些症状时不要慌张，热毒致癌的重要影响因素之一是时间。早了解、早发现、早治疗，不要任其发展，可将肿瘤扼杀于摇篮之中。

内忧外患积热毒

可能有些人会问：热毒是从哪来的？实际上，热毒积聚与日常生活息息相关，可以是体外热邪侵袭，也可能是体内气血津液热化而来。

- **外邪感染**　自然界的热邪侵袭机体，如果体内正气较弱或病邪较强，就容易引发热毒积聚。
- **饮食不当**　长期饮食不健康，摄入辛辣、煎炸、油腻、刺激性食物过多，或过量饮酒，都可导致体内湿热、火热蕴结，进而引起热毒积聚。

• **情绪压力** 长期有精神压力，焦虑、愤怒等情绪刺激，可导致体内阴阳失调。阴消阳长可使火热郁结，热毒积聚。

• **环境因素** 居住或工作环境恶劣，长期接触有毒物质、辐射等，也可导致体内热毒积聚。

• **慢性疾病** 某些慢性炎症性疾病常有热证出现，如慢性肝炎、肾炎等患者可有发热、咽喉肿痛等症状，如果反复发生，体内热毒日渐积聚为患。

• **用药不当** 长期滥用或不正确使用某些药物，尤其是温热性质的药物，也可导致体内热毒积聚。

因人而异防热毒

热毒积聚是一个复杂的过程，患者应在中医师指导下辨证施治，制定个体化治疗方案。同时，应改变不良饮食等生活习惯。

❶ **调整饮食** 避免摄入辛辣、油腻、刺激性食物，减少糖和咖啡因的摄入。多吃新鲜蔬果和清淡易消化的食物，有助于清热解毒，比如：苦瓜、苦菊、莴苣叶等苦味食材，具有清热解毒作用；西瓜、哈密瓜、草莓、柚子等水果，具有清热除烦作用；糙米、薏米、绿豆等谷物杂豆，具有清热利湿排毒作用。保证充足的水分摄入可维持正常新陈代谢，避免热毒耗伤津液。

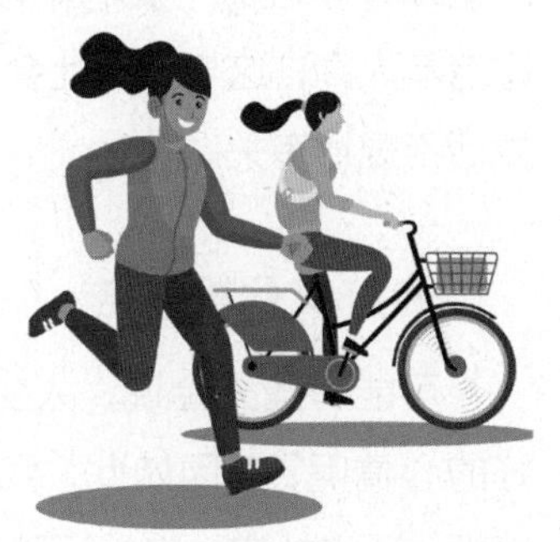

❷ **适度运动** 适度的有氧运动可促进新陈代谢，增强免疫力，有助于清除体内热毒，还可缓解压力，使心情舒畅，以免精神压力和负面情绪积累导致热毒郁结。但是，过度运动可导致体内阳气亢盛，过度疲劳可致正气亏虚，应该避免。

❸ **注意防护** 保持良好的个人卫生习惯，注意饮食卫生和环境防护，避免感染热毒之邪。

❹ **调节作息** 保持充足的睡眠，合理安排作息时间。要避免过度劳累，以免损伤正气；也要避免熬夜，以免耗伤阴血。

食疗药膳清热毒

各种食材的偏性不同，适合不同体质、不同病情的人食用。热毒积聚者可选择金银花、连翘、菊花等清热解毒的中药，用于煮汤、泡茶或炖煮药膳。

• **薏米粥** 将薏米、糯米混合煮成粥，有清热利湿、解毒的作用。

• **决明子菊花茶** 用热水冲泡决明子和菊花，有清热解毒、明目的作用。

• **绿豆薏米汤** 将绿豆和薏米煮成汤，有清热解毒、利湿排毒的作用。

• **枸杞菊花绿豆汤** 将枸杞子、菊花和绿豆煮成汤，有清热解毒、养肝明目的作用。

• **竹叶绿豆汤** 将新鲜竹叶和绿豆煮成汤，有清热解毒、凉血排毒的作用。

• **菊花蒸蛋** 将菊花与鸡蛋一起蒸熟，有清热解毒、明目的作用。

• **黄连煮鸡** 将黄连与鸡肉一起煮成汤，有清热解毒、益气泻火的作用。

• **金银花绿豆汤** 将金银花和绿豆煮成汤，有清热解毒、利湿排毒的作用。

专家简介

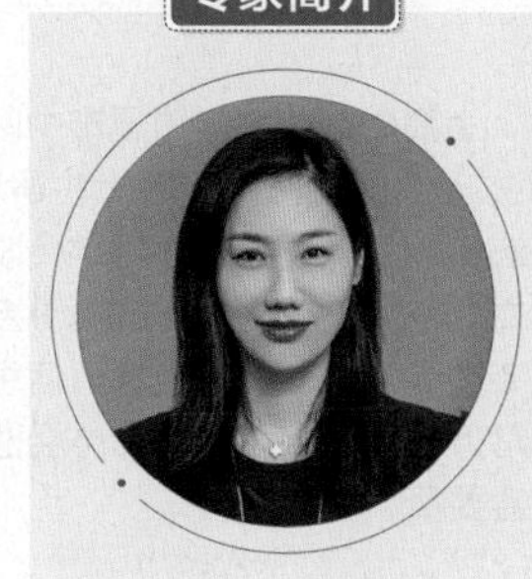

王 炎 上海中医药大学附属曙光医院肿瘤科主任医师、研究员、博士生导师，中国抗癌协会中西整合神经内分泌肿瘤专业委员会副主任委员，世界中医药学会联合会精准医学专业委员会常委，上海市中医药学会肿瘤分会常委。

"医生，我最近心情不好，总觉得很烦。"这是肿瘤科门诊患者经常会说的话。虽然大家都知道肿瘤患者会有情绪不佳的问题，但真正意识到情绪与肿瘤发生相关者却少之又少。

理气解郁，通利防癌

上海中医药大学附属市中医医院肿瘤五科主任医师　朱为康

气郁气滞可致癌

从中医的角度来说，情绪失常导致脏腑阴阳气血失调、气滞血瘀、痰结毒聚，可引起肿瘤。如果把人体内的气血比喻成河流，肿瘤细胞就好比河道内沉积的泥沙。如果人心情舒畅，河道通畅、水流不受阻，那泥沙就会被水流冲走；如果情绪不畅，河道变窄，水流不畅，那泥沙就会堆积，久而久之形成肿瘤。我们常说的肝气郁结，其实就是情绪不佳造成的全身气血运行不畅，从而造成病邪积聚，久而久之演变成肿瘤，所以气郁气滞是造成肿瘤的原因之一。

气郁气滞多闷胀

气郁气滞之人大多心情不舒畅。气最基本的功能之一是运动，其功能受限，会导致身体局部出现胀满不适。比如：生气后胃脘闷胀、疼痛，焦虑、紧张时容易打嗝，心情郁闷时腹部胀气，女性心情不佳容易出现乳房胀痛，等等。

情绪问题致气郁

不良生活习惯可引起气滞、气郁，而更为重要的原因是情绪问题，往往被大家忽视。临床上，经常会遇到患者诉说病史时提到，在患病前一段时间有非常大的情绪波动，原因包括家庭变故、工作不顺等。

大多数肿瘤好发于老年人，年轻人较少发生，但与情绪有关的肿瘤却在年轻人中发病率较高。例如，中青年人的甲状腺癌发病率比老年人高，这与当今社会工作压力大，中青年人经常熬夜、饮食和生活不规律有关。

传统文化畅情志

可能有些人会说，人生不如意事十之八九，怎么能始终保持良好的心情呢？正因如此，我们才要积极乐观地面对生活和工作上的挫折。适当社交、户外运动等，都是保持良好心情的方法。同时，建议大家深入了解一些传统文化，有句话叫"心病需要心药医"，中华民族的传统文化中有着祖先总结的人生智慧，用于应对当今社会的种种困难游刃有余。

传统医学理气郁

三国时期嵇康的《养生论》中有这样的记载："合欢蠲忿，萱草忘忧。"合欢即合欢皮、合欢米、合欢花等中药材，这是中医常用的疏肝解郁药；萱草就是我们常说的黄花菜、金针菜，既是食材，又是药材，做菜、做汤时放一些，有益于改善情绪。

推荐一款可以改善情绪的茶饮：取玫瑰花5克、代代花5克，可适量添加茶叶，热水冲泡后饮用。此外，经常情绪不佳者可在中医师指导下选用一些疏肝解郁的内服方药，同时配合腧穴按摩、针灸治疗等。PM

专家简介

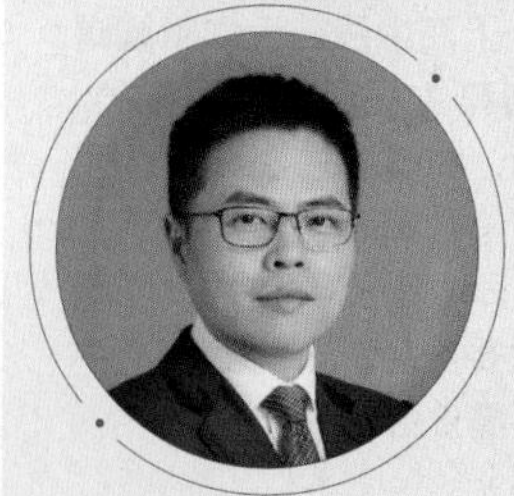

朱为康　上海中医药大学附属市中医医院肿瘤五科主任、主任医师、硕士生导师，朱氏内科疗法传承人，世界中医药学会联合会亚健康专委会常务理事，中国抗癌协会肿瘤超声治疗专委会常委，中国中医药信息学会膏方分会常务理事，上海市医师协会医学科学普及分会委员。

中国心脏健康膳食
——更适合中国人的健康膳食

北京大学公共卫生学院教授　武阳丰

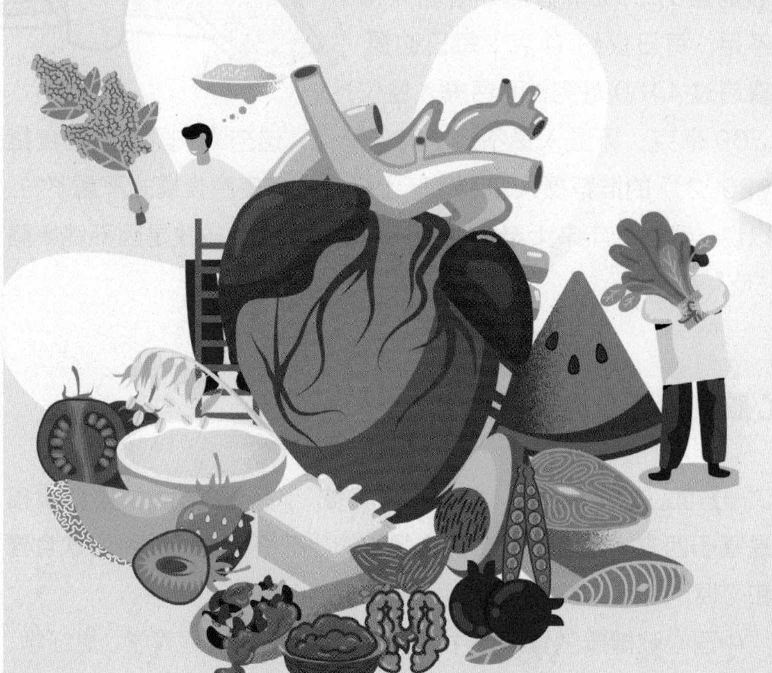

2022年7月，北京大学武阳丰教授研究团队在*Circulation*（《循环》）上发表的一项多中心、单盲、随机干预试验证实，坚持中国心脏健康膳食（CHH膳食）可降低血压，有助于降低心血管病发生风险。这是长期以来第一个基于我国饮食情况开发的健康膳食模式。

中国心脏健康膳食有什么特色？对人体健康有哪些影响？居民在日常饮食中该如何践行？本刊特邀武阳丰教授进行解读和指导。

心血管病多数是“吃”出来的

心血管病是心脏与血管疾病的统称。其中，最主要的、对人类危害最大的心血管病是心肌梗死和脑卒中。国家心血管病中心发布的《中国心血管健康与疾病报告2022》显示：我国心血管病患病率处于持续上升阶段；城乡居民疾病死亡构成比中，心血管病占首位。心血管病是我国居民的头号杀手，每年导致的死亡人数占全部死亡人数的近一半。

导致心血管病的直接原因是高血压、糖尿病、血脂异常等人体的内因异常，已引起较多的重视。但这些内因异常的源头并不在人体内部，而是在每个人所选择的生活方式，这一点常常被大家忽视。不良生活方式包括不健康的膳食、不充分的身体活动、吸烟、酗酒及不良情绪等。其中，不健康的膳食尤为有害。

民以食为天。此处的食不仅指食物，也包括膳食模式。食物解决温饱，但膳食模式影响健康，而且是人们日常生活中对健康影响最大的因素。膳食是指一个人进食的所有食物（包括饮料）的总和，而不是其中的哪一种食物。不同的人饮食喜好不同，导致不同食物在膳食总和中所占的比例不同。比如：爱吃素食的人膳食中缺乏肉类食物；牧民常常吃肉类和奶类食物多，而新鲜蔬菜少。膳食的这种差异称为不同的膳食模式。

不健康的膳食模式会导致病从口入，而健康的膳食模式则会帮助人们“吃出健康”。不健康的膳食不是指某一种食物、菜肴或某种营养素，而是指膳食模式不利于健康长寿和防病治病。因此可以说，没有不健康的食物，只有不健康的膳食。

近年来，我国居民心血管病发病率和死亡率逐年增加，与人们膳食模式的改变息息相关。

历次全国营养调查数据表明，我国居民近年来全谷物、豆类、蔬菜、水果的摄入量明显减少，但肉类、油脂的摄入量明显增加，盐的摄入量一直居高不下。就我国城市居民而言，脂肪提供的能量占总能量的 33%；膳食纤维明显摄入不足，每日仅约 11 克；每日钠摄入量超过 4400 毫克，而钙摄入量仅约 360 毫克，钾摄入量不足 2000 毫克。这与《中国居民膳食指南（2022）》的推荐摄入量及国际上证实的健康膳食模式严重不符。可以说，我国近年来大量增加的心血管病患者，多数是因不健康膳食“吃”出来的。

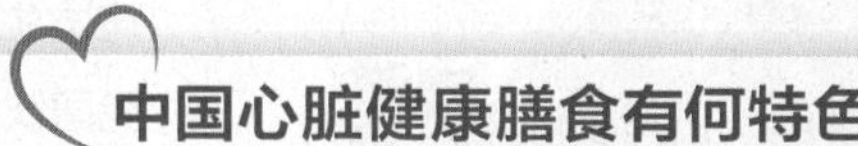

中国心脏健康膳食有何特色

中国心脏健康膳食是由我国科学家自主研发的一种有助于预防心血管疾病的膳食模式。

为减少不健康膳食的危害，国际上先后开发了多种健康膳食模式。其中，美国的防治高血压膳食（DASH 膳食，也称“得舒膳食”）和欧洲的地中海膳食已被研究证实能够降低血压、改善血脂，有利于心血管健康，是营养学界公认的健康膳食模式。然而，这些膳食模式在我国居民中推广存在一定难度。一方面，这些健康膳食大多“不好吃”；另一方面，这些膳食模式是基于西方饮食习惯开展研究得出的，不符合我国居民的饮食喜好和习惯，因而难以被我国居民接受。

中国心脏健康膳食遵循中餐文化特点，由我国营养学、烹饪学、心血管病学及公共卫生等学科的专家合作开发，现有鲁菜、粤菜、淮扬菜和川菜 4 个不同版本。

具体来说，从营养素角度，中国心脏健康膳食要求脂肪提供的能量占总能量的 25% ~ 27%，蛋白质供能比占 17% ~ 19%，碳水化合物供能比为 55% ~ 60%。同时，该膳食模式要求将钠摄入量减少到每天 3000 毫克以下，钾的摄入量增加到每天 3700 毫克以上，膳食纤维增加到每天 30 克。从食物角度，中国心脏健康膳食大幅增加了全谷物（平均达 66 克 / 天）、蔬菜（平均达 450 克 / 天）、水果（平均达 190 克 / 天）、大豆（平均达 85 克 / 天）、鱼和奶制品（平均达 266 克 / 天），减少了精制谷物、肉类、食用油、盐及调味品。食用油摄入量从每天约 30 克减少为 21 克，食盐从每天 8 克减少为 4.6 克，且使用低钠盐。

专家简介

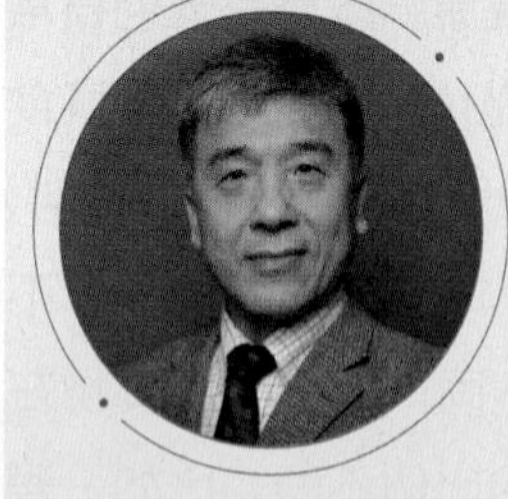

武阳丰 北京大学公共卫生学院教授、博士生导师，北京大学临床医学高等研究院副院长，中华预防医学会健康风险评估与控制专业委员会主任委员。主持完成国家科技攻关计划、科技支撑计划、重点研发计划、国家自然科学基金等数十项科研课题，主持开发了中国人群 10 年心血管病发病风险预测模型，参与制定多项心血管病领域防治指南。

中国心脏健康膳食，功效几何

中国心脏健康膳食对健康有哪些影响？为了回答这个问题，研究团队分别在北京、广州、成都和上海的社区中筛选出 265 名轻中度高血压患者，随机分为两组，一组吃当地的常规膳食，另一组吃中国心脏健康膳食，持续 28 天后，观察患者的相关指标，以评价中国心脏健康膳食的真实效果。

为了确保研究结果不受其他因素的干扰，两组患者的膳食均由研究团队专门烹制，免费提供，并严格记录每个人对每一种菜品或食物的进食量。此外，该研究特意安排两组受试者分开就餐，使其不能得知另一组受试者吃的饭菜与自己有何不同，从而避免心理干扰。

结果发现，与当地常规膳食组相比，采用中国心脏健康膳食的受试者收缩压平均降低 10 毫米汞柱，舒张压平均降低 3.8 毫米汞柱，血清总胆固醇水平平均降低约 5%，基于多项危险因素变化计算的 10 年心血管病发病风险下降了 27%。这意味着，如果日常坚持采用中国心脏健康膳食，未来发生心血管病的可能性将大大降低。

这项严格的临床试验表明，中国心脏健康膳食能够降低血压、改善血脂、预防心血管病，确实是一种健康的膳食。可以说，掌握了如何吃，就掌握了健康长寿的秘诀。中国心脏健康膳食作为一种经过严格科学评价的健康膳食，应该在全人群中推广应用。高血压、血脂异常等心血管病发生风险较高的患者，尤其应积极采用。

要“吃”出健康，贵在坚持

需要注意的是，中国心脏健康膳食不是指一两个“健康菜”或一两顿“健康饭”，也不是采用一两天就可以收获健康的。其本质是一种健康的饮食方式，需要在生活中加以坚持，形成习惯，方能达到预防疾病、促进健康的目的。

中国心脏健康膳食与常规膳食对比（鲁菜版）

餐次	中国心脏健康膳食	对照组膳食（常规膳食）
早餐	蔬菜花卷 小米粥 水煮蛋 凉拌坚果绿豆芽	花卷 小米粥 水煮蛋 凉拌黄豆芽
午餐	燕麦大米饭 圆白菜炒粉条 萝卜虾仁炖豆腐 香蕉（半根） 脱脂牛奶	肉丁豌豆炒饭 圆白菜炒粉条 紫菜蛋花汤
晚餐	玉米杂粮馒头 红豆大米粥 甜椒蘑菇炒香干 酸奶	猪肉芹菜包子 花卷 甜椒蘑菇炒香干

其实，健康与美味并不矛盾。从鲁菜版本的中国心脏健康膳食一日食谱举例可见，其与常规膳食相比，只是做了少许改变，如添加蔬菜、坚果、全谷物、豆类、奶制品等。

该研究中受试者对中国心脏健康膳食的喜好评分高达9.7分（满分10分），且增加的食材成本仅为平均每人每日约3.6元，既符合中餐文化及我国饮食习惯，且好吃、不贵又健康，更适合我国居民长期坚持。PM

当心胆固醇“秋后算账”

复旦大学附属中山医院心内科　汪若晨　戴宇翔（主任医师）

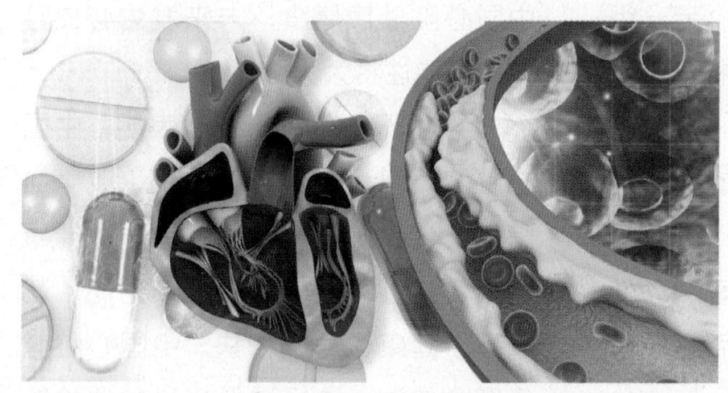

血脂异常，尤其是低密度脂蛋白胆固醇（LDL-C）升高，会促进动脉粥样硬化发生、发展，是心血管疾病和事件发生的重要危险因素之一。随着人们生活水平的提高，饮食和生活习惯发生改变，高LDL-C血症的发生率逐年上升，年轻人中招的也不在少数，重视程度却相对不足。

关注 LDL-C 累积暴露，注重血脂长期达标

为更好地量化LDL-C在致病过程中的影响，学者们引入了“LDL-C累积暴露量（LDL-C水平×年龄）”的概念。对大样本人群的长期随访及多项研究的结果提示：LDL-C累积暴露量增加会导致心血管疾病发生。在LDL-C累积暴露量较低的人群中，心血管疾病发病率仅为2.6%；在LDL-C累积暴露量较高的人群中，心血管疾病发病率可达8.6%，是前者的3倍多。更重要的是，进一步研究发现，LDL-C累积暴露量是心血管疾病发生的重要独立危险因子。也就是说，一个人的LDL-C累积暴露量越高，在高LDL-C环境中暴露越久，其发生心血管疾病的风险越大；降低LDL-C累积暴露量是降低心血管事件发病率、改善预后的重要手段。

因此，在人的一生中，保持理想的脂质水平是减缓动脉粥样硬化斑块进展的有效策略。年轻人高LDL-C血症虽然在短期内对健康影响不大，但如果不予重视、置之不理，将显著增加其到了中老年期发生心血管疾病与事件的风险。

提防LDL-C“秋后算账”，调脂应趁早

有数据表明，我国年轻人的血脂异常患病率正逐年增加。

《中国血脂管理指南（2023年）》对包括年轻人在内的血脂异常患者提出了个体化的血脂管理方案：根据LDL-C升高的水平、是否合并高血压等因素，将尚未患动脉粥样硬化性心血管疾病（ASCVD）的血脂异常者进一步分为低危、中危和高危组，其LDL-C控制目标因余生发病风险而异：低危患者的LDL-C应控制在3.4毫摩/升以下，中高危患者的LDL-C应控制在2.6毫摩/升以下，已发生ASCVD的血脂异常患者（极高危与超高危组）的降脂目标更严格。

健康的生活方式是降低LDL-C水平的重中之重，具体做法包括合理膳食、适度增加运动、控制体重、戒烟限酒等。其中，又以合理膳食为重头戏，如限制饱和脂肪酸及反式脂肪摄入量，增加水果、蔬菜、粗粮及鱼类摄入量，等等。必要时，部分患者须遵医嘱使用他汀类药物，从而更有效地实现调脂目标。PM

"大三阳"是指在乙肝五项指标检测中，乙肝表面抗原、e抗原和核心抗体阳性；"小三阳"是指乙肝表面抗原、e抗体和核心抗体阳性。两者的区别在于e抗原阳性或阴性。在我国慢性乙肝患者中，40%左右为"大三阳"。相对于"小三阳"患者，"大三阳"患者的病毒量更高、传染性更强、病情更容易反复。由"大三阳"变成"小三阳"，医学上称之为e抗原/e抗体血清转换，是"大三阳"患者抗病毒治疗有效的重要标志之一。那么，如何让"大三阳"更快地变成"小三阳"呢？

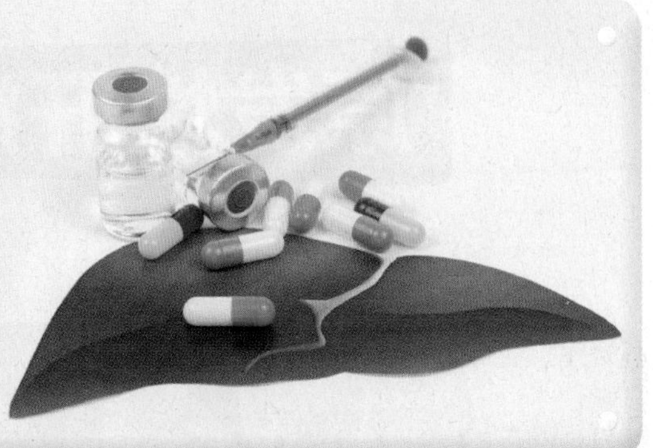

"大三阳"如何更快变"小三阳"

山东省公共卫生临床中心主任医师　汪明明

合理选择初治药物

抗病毒治疗是乙肝治疗的关键。目前推荐的一线药物有聚乙二醇干扰素及核苷类药物恩替卡韦、替诺福韦等。与核苷类药物相比，聚乙二醇干扰素的e抗原/e抗体转换率更高，一般可达到30%～40%。"大三阳"患者在初始抗病毒治疗时，可首选干扰素，但干扰素治疗有严格的适应证，费用较高。干扰素的疗程一般是1年，效果良好者（如表面抗原和e抗原大幅下降）可在医生指导下适当延长。

注意药物品质和保存要求

"大三阳"难以变成"小三阳"，主要与乙肝病毒本身的生物学特性有关，但也不能绝对排除药物品质和保存方面存在的问题。首先，一定要在正规医院、信誉好的药店配药，查看准字号标识和有效期。其次，要合理保存，特别是干扰素属于生物制剂，一定要按要求冷藏，否则容易失效。

适时调整用药

很多采用核苷类药物治疗的患者在治疗初期e抗原下降很快，但此后会停留在一个低水平不变，难以达到e抗原/e抗体转换。这种情况下，可以将核苷类药物换成聚乙二醇干扰素，也可以在核苷类药物的基础上加用聚乙二醇干扰素联合治疗。患者还可在原有抗病毒治疗的基础上加用胸腺素α1治疗，有时会获得意想不到的效果。胸腺素α1是一种免疫调节剂，3～6个月为一疗程，可反复应用多个疗程。

坚持抗病毒治疗

抗病毒治疗是一个漫长的过程，必须坚持治疗，按规定剂量和方法（如恩替卡韦空腹服用，替诺福韦随餐服用）用药，切不可"三天打鱼，两天晒网"。经常漏服或不按规定剂量用药，难以获得预期效果，且容易产生耐药。如果因出差或旅行而忘记带药，可到当地医院配药，药物的商品名可以不同，只要通用名相同即可，原则是不要中断治疗。PM

原发性肝癌，诊断不难

海军军医大学第三附属医院肝外二科副主任医师 李 静

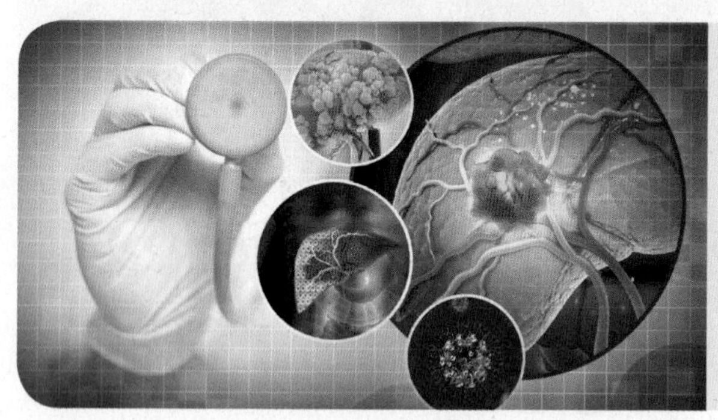

原发性肝癌的诊断分为病理诊断和临床诊断。病理诊断需要将手术切除的肿瘤或经肝脏穿刺获得的组织标本送检，由病理科医生出具诊断报告，是诊断肝癌的“金标准”。但切除肿瘤或穿刺活检都是有创操作，存在一定风险。临床诊断是专科医生结合患者的病史、检查结果等所做的诊断，更常用。以下介绍临床诊断的主要步骤。

1 病史采集：了解高危因素

原发性肝癌的高危因素包括中年男性、肝癌家族史、肝炎病毒感染、长期饮酒、非酒精性脂肪性肝病所致的肝硬化、黄曲霉毒素过多接触等，这些因素是患者病史采集的主要部分，对诊断有重要参考价值。

需要指出的是，许多患者不知道自己是否患有病毒性肝炎，此时需要结合血液化验结果来判断。如果乙肝病毒表面抗原阳性或者丙肝病毒抗体阳性，则判定患者有乙肝或丙肝病史。少数患者曾经感染过乙肝病毒但已经自愈，或经抗病毒治疗后乙肝病毒表面抗原转阴，也应归为有乙肝病史。

2 相关检查：提供诊断依据

❶ 甲胎蛋白

甲胎蛋白作为原发性肝癌的血清肿瘤标志物，主要用于原发性肝癌的诊断及疗效监测。

甲胎蛋白（AFP）是一种糖蛋白，属于白蛋白家族，主要由胎儿肝细胞及卵黄囊合成。胎儿血液中甲胎蛋白的浓度较高，婴儿出生后，其浓度逐渐下降，一般在出生后2～3个月，甲胎蛋白基本被白蛋白替代，血液中较难检出。导致血清甲胎蛋白升高的主要原因是肝脏肿瘤，包括儿童肝母细胞瘤和成人原发性肝癌。

当然，一些非肿瘤性情况也会导致血清甲胎蛋白升高，如少数孕妇会出现血清甲胎蛋白升高，但在分娩后1～2个月，该指标可快速降至正常；急性活动性肝炎患者也会出现血清甲胎蛋白升高，但在有效治疗后，该指标也会快速降至正常。

需要指出的是，有约30%肝癌患者的血清甲胎蛋白指标是正常的。因此，不能将甲胎蛋白升高作为肝癌的唯一诊断标准。

❷ 异常凝血酶原

在缺乏维生素K的情况下，肝细胞不能合成依赖维生素K的凝血因子（Ⅱ、Ⅶ、Ⅸ、Ⅹ），只能合成无凝血功能的异常凝血酶原（PIVKA-Ⅱ）。肝细胞发生癌变后，可导致凝血酶原前体合成障碍、羧化不足，从而生成大量异常凝血酶原。异常凝血酶原是诊断肝癌的另一个重要标志物，与甲胎蛋白有互补性，主要用于原发性肝癌的诊断和疗效监测。

需要指出的是，异常凝血酶原受人体内维生素K含量的影响，存在先天性维生素K吸收障碍的人会出现异常凝血酶原轻度升高；一些黄疸指数高的肝病患者存在维生素 K 代谢异常，也会出现异常凝血酶原轻度升高。但是，这两类患者在补充足够的维生素 K 后，异常凝血酶原可降至正常。因此，在异常凝血酶原升高的人群中，需要排除维生素 K 的影响。

❸ 肝脏超声和超声造影检查

肝脏超声检查操作简单、费用低廉，是临床最常用的筛查肝癌的方法。大多数早期肝癌在超声检查中表现为边界清楚的低回声结节，较大的肝癌则表现为高回声结节。同时，超声检查还可显示肝内血管情况，帮助医生评估是否存在血管内癌栓。对合并肝硬化的患者，超声检查难以区分肝癌结节和肝硬化结节，此时可以进行超声造影检查，医生通过动态观察病灶结节中造影剂的变化，可做出明确诊断。

不过，超声检查也存在一定的局限性，肝脏的部分区域会因为肺部或胃肠道的掩盖而出现检查盲区，这些区域的肝癌容易被漏诊。

❹ 肝脏增强CT检查

要诊断肝癌，必须进行肝脏增强 CT 检查，也就是要通过静脉注入造影剂的 CT 检查，因为普通 CT 检查无法区分肝内病灶的性质。增强 CT 检查会进行三期扫描，即动脉期、门静脉期和肝实质期，肝癌结节在三期扫描时会呈现“快进快出”的典型表现。另外，造影剂可使肝内血管显示得更清晰，有助于医生评估是否存在血管内癌栓。

需要指出的是，肝脏增强 CT 检查也有不足之处，那就是合并严重肝硬化时，区分肝癌小结节和肝硬化结节比较困难。

❺ 肝脏增强磁共振（MRI）检查

这是诊断肝癌最好的检查方法。与增强 CT 检查一样，增强磁共振检查也会进行三期扫描，有助于明确结节的性质。磁共振检查有多个检查序列，不仅可以很好地区分肝癌小结节和肝硬化结节，还可以发现一些微小肝癌结节。在进行肝脏增强磁共振检查时应用肝细胞特异性对比剂，可以大大提高诊断准确率。

不过，体内有钢钉、钢板等金属物质的患者不能进行磁共振检查，只能用其他检查代替。

❻ PET-CT检查

PET 的全称为正电子发射计算机断层显像，是一种能够反映病变部位代谢及功能状态的显像设备。它利用正电子核素标记的葡萄糖等人体代谢物作为显像剂，通过病灶对显像剂的摄取来反映其代谢变化，从而为临床提供疾病的生物代谢信息。PET-CT 是将 PET 和 CT 整合在一台仪器上，组成一个完整的显像系统，只要进行一次全身扫描，就可获得 CT 解剖图像和 PET 功能代谢图像，两种图像优势互补，使医生在了解生物代谢信息的同时，获得精准的解剖定位，从而对疾病做出全面、准确的判断。肝癌结节在 PET-CT 上显示为代谢明显增高，良性结节无代谢增高的表现。

PET-CT 检查的意义在于评估全身其他部位是否存在肿瘤，即评估肿瘤是否发生了转移，这对于肝癌的分期具有重要意义。由于 PET-CT 检查费用昂贵，故对肝癌患者而言，只有怀疑存在肝外转移时，才需要做该项检查。

3 鉴别诊断：排除其他肝脏肿瘤

医生在诊断原发性肝癌时，需要与肝脏其他肿瘤进行鉴别，包括转移性肝癌和肝脏良性肿瘤。转移性肝癌患者一般有其他部位恶性肿瘤病史，最常见的是胃肠道肿瘤。肝脏良性肿瘤包括血管瘤、肝腺瘤、局灶性结节增生、炎性假瘤等，它们在上述相关检查中都具有特征性表现，与恶性肿瘤比较容易区分。经上述无创检查难以明确诊断时，可以采用有创（如穿刺活检等）检查方法，以明确诊断。PM

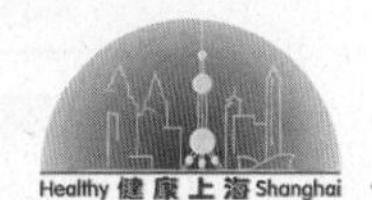

上海市健康科普专项计划（项目编号：JKKPZX-2023-A14）

激光和手术，能否挽救糖友视力

扫描二维码，立即收听

医生手记

42岁的李先生是销售经理，有十多年糖尿病史，因为平日工作忙、出差多，很难做到定期监测血糖和规律用药，所以血糖控制不佳。在前不久的一次应酬中，他喝了不少酒，第二天突发右眼视力下降，眼前有黑影遮挡。李先生非常着急，立刻到我院糖尿病眼病专病门诊就诊。检查发现，他的空腹血糖为12.1毫摩/升，糖化血红蛋白高达9.4%，右眼玻璃体积血、视网膜脱离，需要尽快通过手术治疗挽救视力。

李先生住进我院的糖尿病眼病融合病房后，内分泌代谢科医生对其予以持续动态血糖监测，密切观察他的血糖波动情况，调整治疗方案，使其血糖趋于平稳；眼科医生对其予以抗血管内皮生长因子药物眼内注射，以促进异常血管萎缩，3天后进行了微创玻璃体切割手术，彻底清除眼底积血。术后第1天，李先生的右眼视力有所改善。2个月后，他的右眼视力恢复到0.5。为预防左眼视网膜病变恶化，医生为他进行了激光治疗，封闭了左眼视网膜上的出血点。目前，李先生已恢复正常工作，经过这一次，他真正开始"控糖"了。

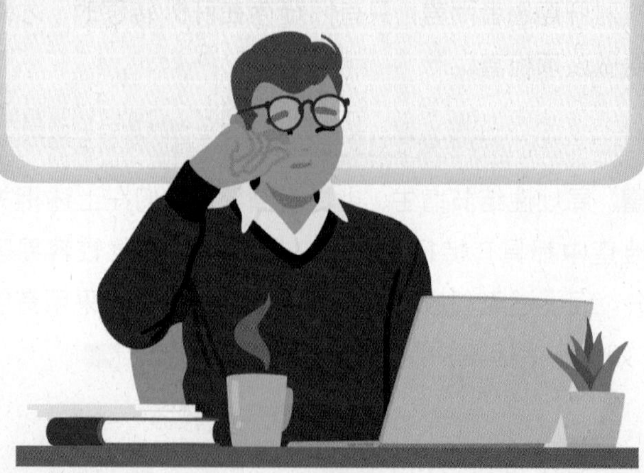

上海交通大学医学院附属第一人民医院眼科临床医学中心
刘堃（主任医师） 沈胤忱（副主任医师）

我国糖尿病患者超过1.4亿人，糖尿病的高发和年轻化趋势使糖尿病眼病患者数量激增。糖尿病会引起一系列眼部并发症，包括视网膜病变、视神经病变、青光眼、白内障等，不同程度地影响患者的生活和工作。其中，糖尿病视网膜病变（"糖网病"）严重威胁视力，其起病隐匿，是视力的"隐性杀手"。据统计，大约每3名糖尿病患者中就有1人存在视网膜病变。

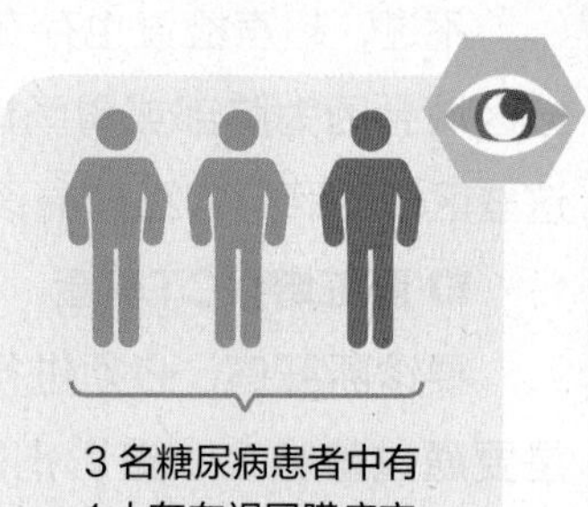

"糖网病"是怎么发生的

在长期高血糖的刺激下，糖尿病患者眼底的微血管遭到破坏，形成微动脉瘤样扩张，发生血管渗漏，眼底出现点状、片状出血，导致视力下降。如果不加以干预，病变持续恶化，眼底血管失去正常功能，就不能给视网膜提供营养，造成组织缺血、缺氧。久而久之，缺血部位代偿性长出大量异常的新生血管，其管壁极其脆弱，容易发生反复出血和纤维组织增生，最终牵拉视网膜，造成视网膜脱离，严重时导致不可逆性失明。

目前，医学上以出现视网膜新生血管为标志，将糖尿病视网膜病变分为非增生期和增生期两个阶段。根据眼底微动脉瘤、出血点、渗出等严重程度的不同，非增生期视网膜病变又可进一步细分为轻、中、重度。在糖尿病视网膜病变早期，患者一般无眼部自觉症状。随着病情发展，患者可出现视力下降、眼前黑影飘动、视物扭曲变形或变色、视野中心有暗点等症状。

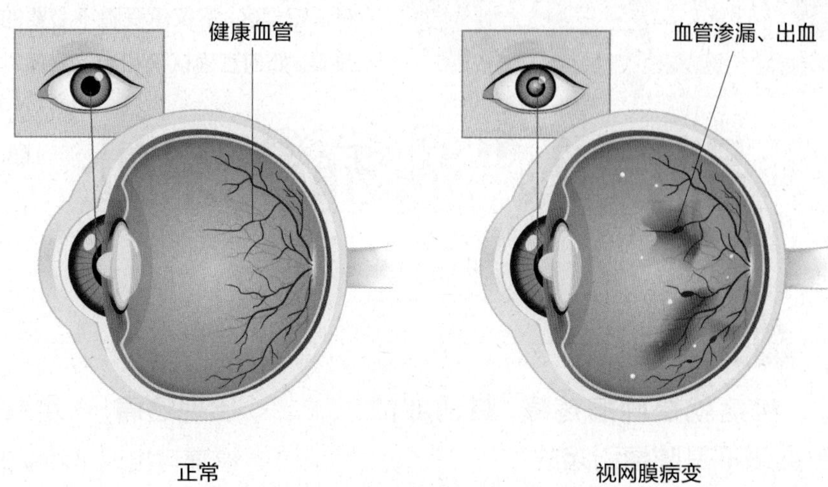

“糖网病”能治好吗

虽然糖尿病视网膜病变治疗难度高、有致盲风险，但是随手术设备、新药物、新技术的不断研发，目前已经可以得到较好的控制。治疗糖尿病视网膜病变，可归纳为一句话：轻、中度观察，重度激光治疗，晚期手术治疗。

轻、中度非增生期糖尿病视网膜病变患者需要加强内科治疗，维持正常的血糖、血压、血脂，以延缓眼底病变的发展。同时，要注意定期扩瞳检查眼底（每6～12个月一次），密切监控病情进展。

50%的重度非增生期糖尿病视网膜病变患者会在1年内进展到增生期。对这部分患者，医生会进行视网膜激光治疗，封闭出血点，起到“踩刹车”的作用，及时阻断病情发展，降低严重视力丧失的发生风险。眼内注射一些药物也能起到一定的延缓病变发展的作用。

一旦病情发展到增生期，眼底出现大出血或视网膜脱离，必须通过玻璃体手术清除出血，使脱离的视网膜复位，挽救视功能。随着眼底手术进入微创时代，手术对眼球损伤小，大部分患者可通过手术稳定病情、提高视力。

早发现、早治疗，避免失明

糖尿病视网膜病变威胁视力，早预防、早发现、早治疗，是保护视力、避免失明的最好办法。对糖尿病患者而言，控制血糖、血压、血脂等指标是预防糖尿病视网膜病变等所有并发症的基础。1型糖尿病患者一般在发病6～7年后出现视网膜病变，眼科检查可在诊断后的3～5年开始；2型糖尿病患者一经确诊，就应该进行眼科检查。血糖控制良好、无相关并发症的患者，应该至少每年做一次眼科检查；严重高血糖或已有肾病、脑梗死、心脏病等全身并发症的高危患者，应每半年或每3个月检查一次。检查项目包括视力、眼压、散瞳后眼底检查；结合眼底照相等影像学检查，可以观察病变类型、程度、部位，为后续随访和治疗提供信息。PM

专家简介

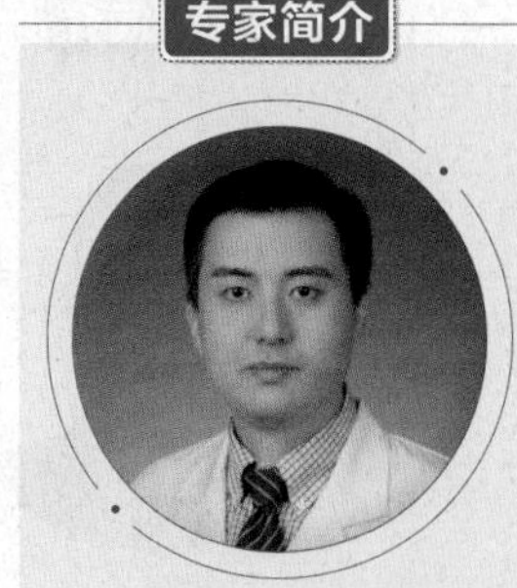

刘堃 上海交通大学医学院附属第一人民医院眼科临床医学中心副主任、眼底及视网膜科主任、主任医师、教授、博士生导师，中华中医药学会眼科分会青年委员，中国老年医学学会眼科分会委员，上海市医学会眼科专科分会委员。擅长糖尿病视网膜病变、黄斑变性、视网膜脱离等各类眼底疾病的诊治。

肿瘤患者，别误入“癌痛”深处

疼痛是肿瘤患者的常见症状，但不少患者对其存在认识误区，不仅承受着不必要的痛苦，还影响了治疗效果。如何正确认识和治疗癌痛？

本刊记者　蒋美琴
受访专家　姜 斌

误区一：

癌痛就是肿瘤疼痛，其他部位的疼痛不是肿瘤引起的

癌性疼痛（简称癌痛）是指与癌症相关的疼痛，由肿瘤直接或间接引起，疼痛不限于肿瘤部位。

❶ **肿瘤部位疼痛**　肿瘤直接压迫或侵犯病变部位，导致组织毁损、溃烂，神经受压、被侵犯，空腔脏器阻塞，脏器包膜张力过大，等等，都会引起疼痛。

❷ **其他部位疼痛**　肿瘤侵犯周围神经丛，沿神经传导到其他部位引起疼痛，如胰腺癌侵犯腹腔神经丛，会通过神经传导引起腰背、肩背疼痛；肿瘤细胞产生的某些化学因子，会引起全身酸痛。值得一提的是，内脏神经分布较稀疏，痛觉感受不灵敏，患者往往会疏忽，出现其他部位疼痛时才发觉，而误以为是其他疾病引起的疼痛。

此外，广义的癌痛还包括肿瘤治疗相关的疼痛。肿瘤患者在放疗、化疗过程中可能出现放射性神经炎、疱疹等，会引起疼痛，属于治疗引起的并发症。这也曾是患者惧怕或担忧放化疗的因素之一。随着医学进步，肿瘤治疗越来越规范化、个性化、精准化，在提高患者生存率的基础上，兼顾生活质量的改善，目前这类治疗引起的疼痛已越来越少见。

误区二：

出现癌痛，一定是到了晚期

癌痛可出现于肿瘤的任一时期，主要见于晚期。约80%的晚期患者会出现癌痛，早、中期患者中也有20%～30%会出现疼痛。

❶ **颅内肿瘤**　颅内空间局限，只要有肿瘤占位，即便是早期，也可能压迫周围组织而引起头痛。大部分患者早期出现头痛时，会误以为是感冒、睡眠不足、偏头痛等所致，没有重视而延误诊治。如果无缘无故出现头晕、头痛，要提高警惕，及时就诊，排查头痛原因。

❷ **口腔癌**　早期可表现为溃疡，有轻微疼痛，常被认为是口腔溃疡，很多患者不会因此就医，直到出现剧烈疼痛、溃疡长期不愈合、功能障碍（如舌运动不灵活，张口、闭口受限等）时才就医，往往已经到口腔癌中、晚期了。如果“口腔溃疡”持续2周没有愈合，要及时到医院排查其他疾病。

❸ **食管癌**　部分早、中期患者在喝水、进食时，可能出现吞咽疼痛，尤其是吞咽温度较高的食物时，疼痛更明显。

❹ **乳腺癌**　早、中期患者可能出现乳房胀痛，有些患者以为是乳腺小叶增生引起的，不当回事，延误了早期诊治。

❺ **胃癌**　部分早、中期患者会出现腹痛症状，常误以为由胃炎、

专家简介

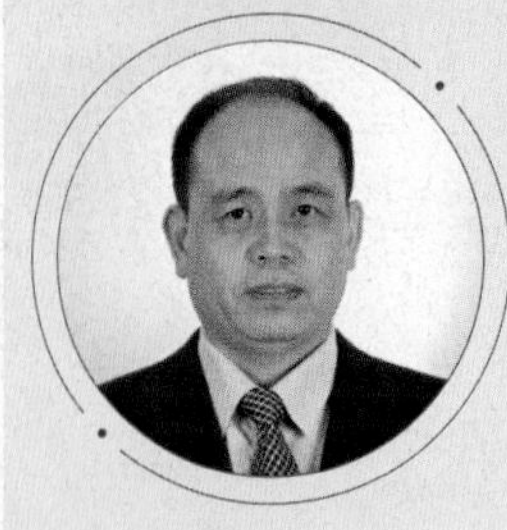

姜 斌　上海交通大学医学院附属第九人民医院肿瘤科主任、主任医师、博士生导师，上海市医学会肿瘤内科专科分会副主任委员，上海市抗癌协会疑难肿瘤专业委员会副主任委员，中国医药教育协会盆腔肿瘤专业委员会副主任委员。擅长肺癌、乳腺癌、胃肠道肿瘤等实体瘤的内科治疗，尤其是肿瘤靶向治疗和免疫治疗。

消化不良等引起，没有去及时检查。尤其是老年患者，“忍一忍就过去了”的观念根植于心，等到呕血了再去医院检查，发现胃癌已经至晚期。

❻ **胰腺癌** 部分早、中期胰腺癌会引起腰背部酸痛，常被误以为腰椎病、腰肌劳损而耽误诊治。胰腺癌有“癌王”之称，近年来发病率有上升趋势，很多患者发现时都已经到了晚期，生存率很低。因胰腺位于腹膜后位，常规体检时的 B 超检查很难发现，早期筛查较难。如果反复出现腰背酸痛，要提高警惕，及时就医，必要时做磁共振等检查。

❼ **结直肠癌** 结肠癌患者很少出现疼痛，多以出血为主。直肠癌可引起肛周坠胀酸痛，很多人以为是痔疮所致而错过早期诊治。

总之，疼痛持续 1 周以上或反复发生者应警惕肿瘤，及时就医检查，以便早发现、早治疗。

误区三：

疼痛难忍时才能吃止痛药，过早服用止痛药会很快发生耐药，以后“无药可用”

癌痛尤其是晚期患者的疼痛，往往表现为剧烈疼痛、持续疼痛，严重折磨患者的身体和精神，且会影响睡眠，进而导致免疫力下降，不利于治疗和康复。所以，患者出现疼痛时不应一味忍耐，而应及时治疗。早期干预癌痛可大大提高患者生活质量，使其免受身心伤害，甚至可以延长生存期。

治疗癌痛所用的止痛药主要分为阿片类和非阿片类。以往止痛用药须遵循“三阶梯”（第一阶梯为非阿片类药物，第二阶梯为弱阿片类药物，第三阶梯为强阿片类药物）原则，随着研究的深入及药物研发的进展，现今多采用第一、第三阶梯药物止痛，或直接使用第三阶梯药物。早期患者疼痛不严重时，可服用非阿片类药物，如非甾体抗炎药布洛芬、吲哚美辛等；疼痛较重时可选用强阿片类药物，如吗啡、芬太尼等，此类药物无“天花板效应”（药物达到一定剂量后，药效不再随剂量增加而提升），止痛效果不佳时可增加剂量，大部分癌痛都能得到控制。尽早控制疼痛，可减轻患者的身心压力。

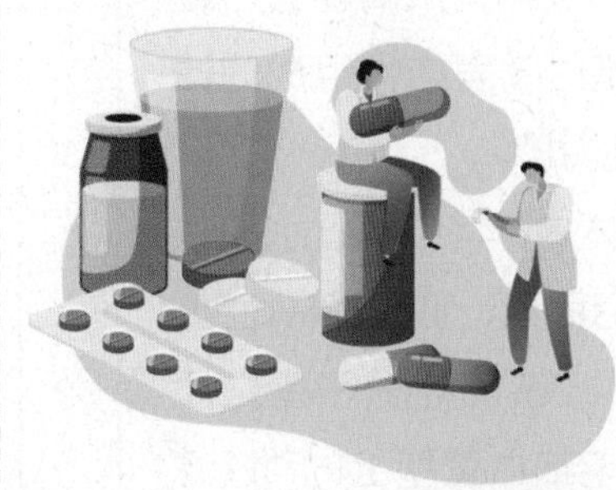

误区四：

止痛药会成瘾，一旦疼痛缓解就立即停药

人工合成的阿片类药物哌替啶（商品名“杜冷丁”）属于麻醉药品，具有成瘾性，现已不再用于癌痛。目前多使用改良后的吗啡缓释、控释制剂，规范使用的情况下基本不会导致成瘾。部分患者疼痛得到控制后，可在医生指导下逐渐减量，仍能维持较好的疗效，但不宜“见好就停”。晚期患者的癌痛是一种慢性疼痛，在肿瘤不能切除的情况下可持续发生，疼痛缓解是药物作用的结果，一旦停药又会出现疼痛。因此，患者应按时、规律用药，不可自行盲目停药。

长期使用吗啡等止痛药可能出现不良反应，如便秘等，部分患者能逐渐适应，或经对症治疗后缓解，患者不必过于担心。

误区五：

出现癌痛，除服用止痛药外，没有其他治疗方法

癌痛治疗分为对因治疗和对症治疗。对因治疗是指切除引起疼痛的肿瘤；对症治疗是指使用止痛药等方式缓解疼痛，尤其是针对不能手术切除肿瘤的晚期患者。如果肿瘤晚期发生了转移，即便切除原发灶，转移灶仍可引起疼痛。

95% 左右的癌痛患者可使用药物止痛，包括口服药、外用药（如口腔癌患者不适合口服给药时，可选用芬太尼贴剂）和镇痛泵（静脉输注药物）。药物治疗效果不佳者，可选择神经阻滞等方法。比如，胰腺癌侵犯腹腔神经丛者使用药物止痛效果不佳，可采用射频消融等介入治疗方式阻滞、毁损神经。PM

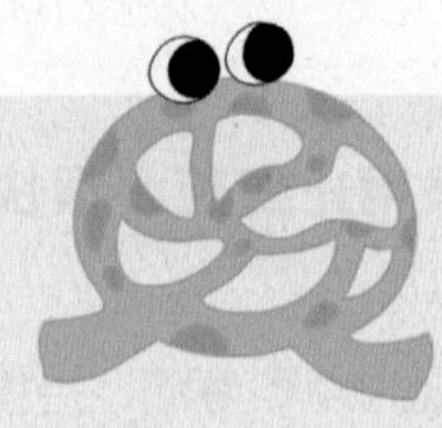

我是肾小球，人体的每个肾脏内藏有130多万个我的兄弟姐妹。我们负责过滤血液，将其中的代谢废物和多余水分滤除，有用成分保留，故而被称为血液“过滤器”。

肾小球——血液“过滤器”

上海交通大学医学院附属瑞金医院肾脏科　张春丽　谢静远（主任医师）
绘图　曹 阳

工作间里的“流水线”

我是由很多细小的毛细血管组成的血管团，外面包裹着肾小囊，它像一个漏斗，一端连接着肾小管。入球小动脉和出球小动脉是我左、右两道大门，从漏斗另一端的开口处进出。我的毛细血管壁是由3层结构组成的滤过膜，上面密布的微小孔洞是“过滤孔”。

血液从入球小动脉流入我的体内，其中部分水和很多小分子代谢产物，包括尿素、肌酐、葡萄糖、电解质（如钠、钾、钙等）、小分子蛋白质等，均从毛细血管壁上的“过滤孔”中被滤出，进入肾小囊中，成为原尿进入肾小管，之后在肾小管的重吸收作用下形成终尿排出体外；剩余的大部分血液成分，尤其是大分子蛋白质被保留，从出球小动脉流出，重新回到体液循环中。

除物理滤过功能外，我还是一个立体的“电网”，滤过膜的内表面“站”满了带负电荷的蛋白多糖，像一个个卫兵，防止带负电荷的蛋白质靠近血管壁，避免其“越境逃逸”。

机器失灵的两大“灾难”

如果我们这些过滤器失灵，人体会出现一系列严重的健康问题。其一，血液中的废物和多余水分无法有效排出，会导致水肿、血肌酐升高、电解质紊乱等。水肿严重者可引起高血压，加重心脏负担，进而引发心脑血管疾病。其二，如果滤过膜上的孔洞变大，血液中的蛋白质保留不住，漏入尿液中，就导致蛋白尿，久之会引起低蛋白血症和营养不良。

因此，大家要注意保护我们，尽量避免以下这些危险因素：病毒、细菌引起的感冒等感染性疾病，糖尿病、高血压病等代谢性疾病，系统性红斑狼疮、血管炎等免疫性疾病，长期或过量摄入某些药物（包括抗生素、非甾体抗炎药等）、毒物，短期内大量服用蛋白粉、不明成分的保健品和补品，等等。

由于我们兄弟姐妹众多，一部分受伤后，另一部分会继续“负重前行”，以维持人体健康，所以人们很难发现我们已部分“折损”。因此，人们要定期进行尿常规、肾功能等检查。PM

减肥难，原来是甲状腺作祟

上海市第一人民医院嘉定分院内分泌科　胡晶晶
上海交通大学医学院附属第一人民医院内分泌科副主任医师　冯晓云

那是一个普通的周三上午，阳光透过诊室的窗户，照在陶女士有些浮肿、焦虑的脸上。不到40岁的她坐在医生对面，双手交握，显得有些紧张。

努力减肥反增重

“医生，我这一年来体重增加了不少，怎么减都减不下来。”陶女士用略显低沉的声音说道，带着些许无奈和困惑。医生询问了她的生活和饮食习惯，没有发现特别不健康的地方。她吃得非常清淡，每周还坚持3～5次有氧运动，但体重却没有下降，反而在近一年内增加了5千克。因此她变得非常沮丧，甚至影响到了工作和生活。不过，陶女士提到的一些其他症状引起了医生的注意：月经量减少、皮肤干燥粗糙、脱发等。这些都不是单一原因能解释的。

“除了这些症状，您还有其他不适吗？比如胸闷、没力气，或者睡眠很差？”医生继续问道。

“最近确实精力大不如以前，总是犯困想睡觉，睡眠质量很差，整宿做梦。”

体重增加、月经量减少、皮肤干燥、脱发、乏力……陶女士的症状可不是单纯的“肥胖”，可能是内分泌疾病引发的。为验证其判断，医生给陶女士开了检查单，包括甲状腺功能、甲状腺B超等检查。

甲减使代谢变慢了

几天后，陶女士来复诊。甲状腺功能报告显示，她的促甲状腺激素（TSH）水平明显升高，而甲状腺激素（T_3和T_4）水平则偏低；甲状腺超声检查提示，甲状腺体积增大、回声不均，这与甲状腺功能减退症的超声表现相符。

医生向陶女士解释了病情：她的症状都是由甲状腺功能减退引起的，简称“甲减”。这是一种常见的内分泌疾病，每100个成年人中有4人患甲减。甲状腺分泌的甲状腺激素是人体重要的激素，如果甲状腺发生炎症或由于其他原因受到损伤，甲状腺激素分泌不足，就会引起上述症状。甲状腺激素可促进身体的能量消耗，甲减患者的代谢变慢，能量消耗减少，可导致体重增加。此外，甲减还可引起其他一系列症状，如皮肤干燥、声音低沉、便秘、心率减慢、睡眠异常、体力下降、乏力犯困等；长时间甲减还会引起皮肤肿胀、月经量减少、不孕不育，甚至甲减性心脏病、骨质疏松、血脂异常、动脉硬化等。

听到这里，陶女士恍然大悟：“原来我减肥这么难，是因为甲状腺出了问题啊！”

接下来，医生为陶女士制定了甲状腺激素补充治疗的方案，并告诉她一些日常生活中需要注意的事项，如均衡饮食、避免熬夜、在体力适当恢复后增加运动量等，以维持正常基础代谢率。几个月后，经过2次复诊、药物调整，陶女士的甲状腺激素水平恢复到正常范围，肿大的甲状腺随之缩小，同时，她的体重逐渐下降，月经量恢复正常，脸也不肿了，精神状态明显好转，重新找回了生活的信心。PM

专家提醒

减肥并不是一件简单的事情，尤其是相关疾病导致的“肥胖”。甲状腺功能减退症是导致体重增加的常见原因之一。这种“肥胖”通常伴随其他症状，如皮肤干燥粗糙、颜面浮肿、脱发、乏力、胸闷、月经量减少等，而且使用常规减肥方法效果差。肥胖者如果出现类似症状，应及时到医院检查，早发现、早治疗。

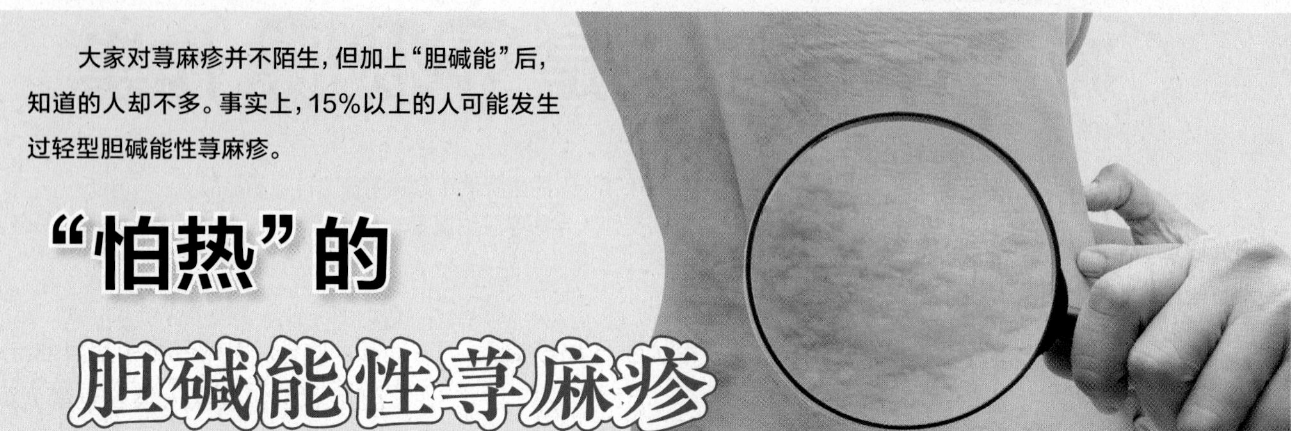

大家对荨麻疹并不陌生，但加上“胆碱能”后，知道的人却不多。事实上，15%以上的人可能发生过轻型胆碱能性荨麻疹。

“怕热”的胆碱能性荨麻疹

杭州市第一人民医院皮肤性病科主任医师　卜璋于

荨麻疹分为自发性荨麻疹（无明确诱因）和诱导性荨麻疹（有明确诱因），后者又分为物理性和非物理性。胆碱能性荨麻疹属于非物理性诱导性荨麻疹，常因运动、摄入过烫的饮料等食物、情绪激动等导致体表温度升高，使胆碱能神经发生冲动，释放乙酰胆碱而发病。

胆碱能性荨麻疹的典型表现为皮肤广泛出现直径1～3毫米的风团，周围伴或不伴红晕，瘙痒感明显。少数患者会出现恶心、呕吐、腹痛、腹泻、流涎、头痛、眩晕等全身症状。胆碱能性荨麻疹急性发作可持续30～90分钟，严重者可达数小时。目前尚没有根治该病的方法，治疗以使用抗组胺药物及避免诱因为主，目标是迅速控制症状，尽可能减少发作次数。

治疗：合理使用药物

出疹时，患者应尽量避免搔抓，宜轻拍皮肤、多饮水，用冰袋等冷敷可起到镇静、舒缓作用，必要时遵医嘱服药。

胆碱能性荨麻疹的一线治疗方法是使用第二代抗组胺药，如西替利嗪、氯雷他定等。难治性胆碱能性荨麻疹可使用二线治疗，如联合使用第一代抗组胺药（如羟嗪、酮替芬等）、白三烯受体拮抗剂（如孟鲁司特等）及抗胆碱能药物（如丁溴东莨菪碱等）。二线治疗仍无效者，可在医生指导下酌情使用生物制剂类药物（如奥马珠单抗等）与免疫抑制剂（如环孢素等）。

预防：避免诱发因素

只要避免诱因，胆碱能性荨麻疹是可以预防的。在日常生活中，患者应做到以下几点：

❶ 避免剧烈及易出汗的运动。

❷ 戒酒，避免进食过烫、辛辣等具有刺激性的食物（包括饮料）。

❸ 避免体温升高的因素，如蒸桑拿、洗澡水过热；避免长时间处于高温环境，天气炎热时可使用冰袋、喷雾等降温。

❹ 穿着宽松、透气的衣物。

❺ 避免情绪激动、急躁、发怒及精神过分紧张等。PM

日前，一则“好莱坞一知名男演员因患阑尾癌去世，年仅42岁”的新闻引发关注。不少网友在感到震惊和惋惜之余，也有疑惑：阑尾不是一个可有可无的器官吗？阑尾竟然也会癌变？

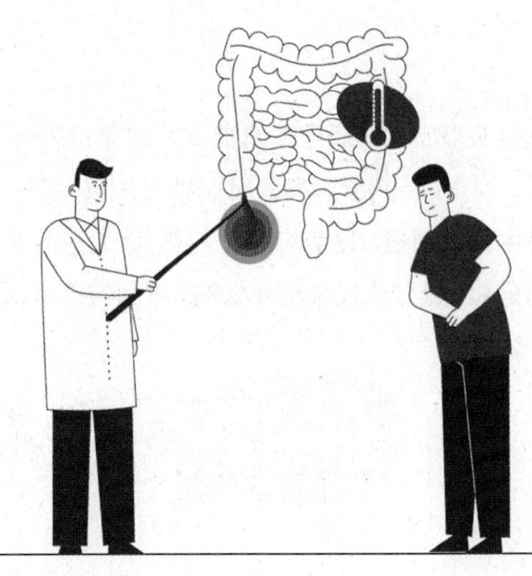

切“阑”防癌，是否可取？

复旦大学附属金山医院普外科副主任医师 黄文海

鲜为人知的阑尾癌

阑尾癌属于肠道恶性肿瘤的一种，原发性阑尾癌较为罕见，阑尾转移性癌多由卵巢癌等其他恶性肿瘤侵犯、转移而来，严格来说不属于阑尾癌。阑尾癌起病隐匿，临床表现不典型，当出现明显症状时，往往已进展到晚期。常见症状有腹痛、腹胀、排便习惯改变、恶心、食欲不佳等；病情进展后，患者可出现疲乏、慢性腹痛、饱腹感，以及阑尾炎、肠梗阻症状；晚期患者会出现肿瘤性腹水。

阑尾癌的影像学表现亦不典型，术前很难明确诊断，经常被误诊为阑尾炎。

诊断困难，需综合判断

阑尾位于右下腹，在盲肠与回肠之间，开口于盲肠，就像盲肠上长出的一条小尾巴，长5～7厘米，直径约0.5厘米。阑尾细长而弯曲，肠镜无法进入，因而其内部病变较难被发现。如果肿瘤压迫肠道，肠镜检查可见肠壁凸起；部分患者的阑尾开口处可见黏液、息肉样组织。

腹部超声是发现阑尾癌重要检查手段之一，部分患者可有特异性的“葱皮样”改变。腹部CT检查可显示包膜完整的盲肠末端囊性占位，晚期患者可有腹腔内的黏液种植病灶。通常，医生需要结合患者的病史（有不典型阑尾炎病史、右下腹长时间不适或隐痛等）、影像学或肠镜检查结果等进行综合判断。

炎、癌无直接关联

有些人担心，慢性阑尾炎反复发作，是否会导致阑尾癌变？现有研究结果显示，慢性阑尾炎与阑尾癌之间没有必然的联系。在因考虑阑尾炎而行阑尾切除术的患者中，少数被病理检查发现为阑尾癌，但这并不能证明阑尾炎就是阑尾癌的“始作俑者”。所以，大家不必过于担心，没必要谈“炎”色变。

不过，如果慢性阑尾炎反复发作，患者宜及时进行阑尾切除手术。

阑尾并非“可有可无”

长久以来，阑尾“用处不大，可以切除”的观念深入人心。阑尾癌这么可怕，是否可以提前切除阑尾，以防癌变？

实际上，阑尾并不是一个“可有可无”的器官，它具有一定的免疫功能，有助于维持肠道菌群平衡。如果病原体侵袭人体，阑尾会担任起“警报员”和“守门员”的职责。作为肠道的一部分，阑尾还会分泌消化液，有助食物的消化和吸收。此外，阑尾还可代替输尿管行自体移植术。况且，阑尾癌的发病率很低，对健康阑尾，并不推荐行预防性切除。PM

在临床上，病理诊断被称为肿瘤诊断的“金标准”。病理科医务人员对肿瘤患者手术或活检组织标本进行处理、观察后，判断肿瘤的良恶性及进展程度，最终下达“判决书”。病理报告上布满了晦涩难懂的医学术语，有时还有中英文混搭、数字与符号交错，绝大多数患者阅读病理报告后都是一头雾水：肿瘤分化、分级、分期是什么意思？高分化、低分化代表着什么？高级别与低级别比，哪个预后更好？

肿瘤分化、分级、分期，你分得清吗？

复旦大学附属中山医院病理科　王 祥　侯英勇（主任医师）

肿瘤分化：描述肿瘤细胞与正常细胞的“差异度”

人的生命起始于一颗受精卵，由细胞分裂形成胚胎干细胞，再通过基因的选择性表达，分化成具有不同形态和功能的细胞，进一步形成不同组织和器官。人体内未分化的细胞就像蜂巢里的蜂王，任务是“生产”。分化好的细胞像蜂巢里的工蜂，辛勤采蜜，保卫家园。各类细胞安分守己，各司其职，才能保持身体健康。如果基因调控发生异常，导致细胞增殖、分化等过程失去控制，则会造成发育缺陷或肿瘤等疾病。

肿瘤细胞是由正常细胞异常突变而形成的，在显微镜下，会表现出和正常细胞、组织不同的形态及结构特征。病理学上所谓的“肿瘤细胞分化程度”可以理解为肿瘤细胞接近正常细胞的程度。肿瘤细胞的形态或组织特征与正常细胞越接近，说明肿瘤细胞分化得越好，称“高分化”；相反，肿瘤细胞与正常细胞的区别越大，说明其分化得越差，称“低分化”或“未分化”。病理医生通常采用5种级别来描述肿瘤细胞的分化程度：

● 高分化	肿瘤细胞与正常细胞特征非常相似，有时难以区分
● 中分化	肿瘤细胞明显异常，但与正常细胞的某些特征仍一致
● 低分化	肿瘤细胞明显异常，一般需结合免疫组织化学等检测方法确定肿瘤的类型及起源位置
● 未分化	肿瘤细胞与体内任何部位的正常细胞均不同，即使进一步进行免疫组织化学等检测，也很难确定该类肿瘤的起源部位
● 去分化	用于描述肿瘤由两种不同类型的细胞构成，一类肿瘤细胞与正常细胞相似；另一类肿瘤细胞与正常细胞不相似，呈现出未分化的状态

高分化肿瘤与正常细胞和组织相似度高，往往侵袭性小，进展慢，恶性程度低，预后好。而低分化和未分化肿瘤与正常组织差异大，成熟度低，处于“野蛮”生长状态，侵袭性高，进展快，恶性程度高，预后较差。例如，高分化脂肪肉瘤的预后较去分化脂肪肉瘤好。

肿瘤分级：评估肿瘤的侵袭与转移能力

在肿瘤细胞分化程度的基础上，再综合考虑其排列方式、核分裂数量及局部浸润程度等因素，形成了另一个病理学的概念——肿瘤分级。与分化相似，分级同样可以用来反映肿瘤的恶性程度。由于不同部位肿瘤的组织学特征可能存在巨大差异，因此对不同的肿瘤需要使用不同的分级系统。一般分为三级或四级，级别越高，肿瘤的恶性程度越高，侵袭转移的能力越强。目前临床上最常用“简明三级方案”描述肿瘤的分级，具体如下：

●Ⅰ级（G1）	分化良好（高分化），接近相应的正常起源组织，核分裂少见，属低度恶性
●Ⅱ级（G2）	组织异型性介于Ⅰ级和Ⅲ级之间，核分裂易见，属中度恶性
●Ⅲ级（G3）	分化较低（低分化），与相应的正常起源组织区别大，核分裂较多，属高度恶性

此外，有学者将部分未显示分化倾向的恶性肿瘤称为未分化肿瘤，归为Ⅳ级（G4），属高度恶性。

肿瘤分级反映的是肿瘤的内部特征，对于评估肿瘤的分化程度、侵袭性、预后等具有很大的参考价值。低级别肿瘤往往生长缓慢，不易扩散到身体其他部位；高级别肿瘤通常生长较快，更易扩散到身体其他部位。但肿瘤细胞的分化程度和级别并不能全面说明肿瘤患者的病情。临床上，要想制定合适的治疗方案和全面评估患者的预后，还需要了解患者的病情进展情况——肿瘤分期，即疾病发现的早晚程度。

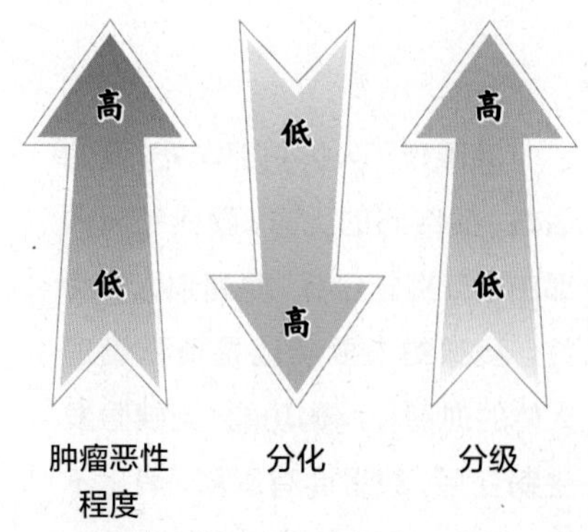

肿瘤分期：衡量病情进展情况与严重程度

肿瘤分期通过评价恶性肿瘤大小、位置及播散程度来描述其严重程度和受累范围。肿瘤分期又分为临床分期和病理分期：临床分期指通过体格检查、影像学检查、组织活检等手段得到肿瘤的分期信息，以制定手术计划、术前辅助治疗方案及判断预后；病理分期是对手术切除的肿瘤标本进行病理组织学检查。结合临床分期和病理组织学检查结果进行分期评估，对判断患者的预后和制定术后治疗方案至关重要。

用于描述肿瘤分期的系统众多，其中TNM分期系统是目前国际上通用的标准方法，可用于大多数恶性肿瘤。TNM分期系统主要描述了肿瘤的3种重要信息，即原发肿瘤的范围和大小（T为肿瘤“tumor”的首字母）、区域淋巴结是否转移（N为淋巴结“node”的首字母）和是否存在远处转移（M为转移“metastasis”的首字母）。TNM分期系统将肿瘤分为Ⅰ期、Ⅱ期、Ⅲ期和Ⅳ期，有时候也会与字母组合，进一步细分为ⅡA期或ⅢB期等。一般来说，Ⅰ期属于早期，Ⅱ、Ⅲ期属于进展期，Ⅳ期属于晚期。分期越高，意味着肿瘤进展程度越高。

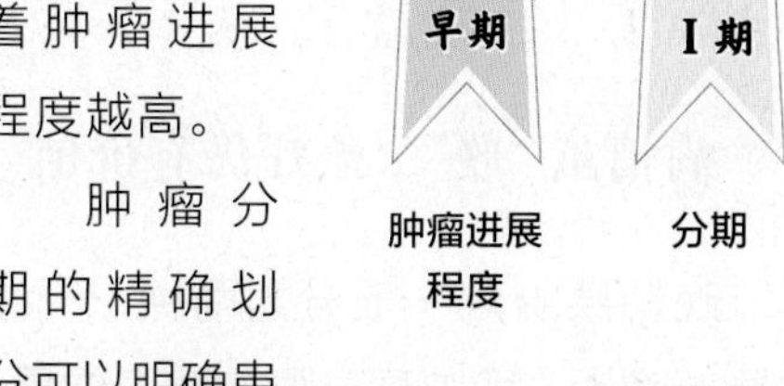

肿瘤分期的精确划分可以明确患者的病情处于什么阶段，为后续治疗方案制定提供客观依据。另外，肿瘤分期对疾病预后、患者5年内生存期的推测等意义重大。PM

肿瘤具有复杂性和异质性，分化、分级、分期在不同癌种中的划分和意义有一定差别。大致了解病理报告的内容，可以帮助患者更便捷、有效地与医生沟通。医生会结合患者的病情和病理检查结果，制定最佳治疗方案，帮助患者获得最佳疗效。

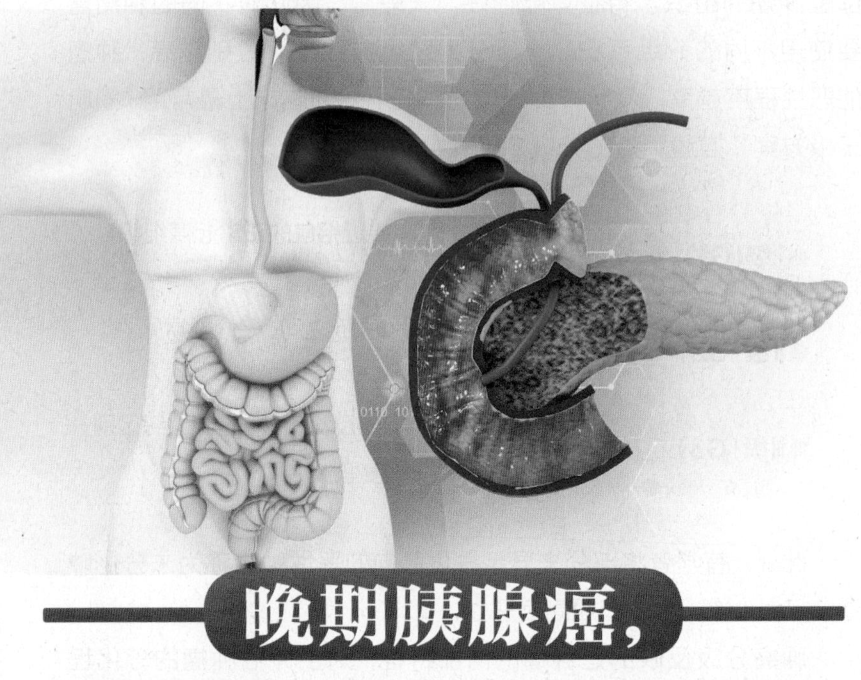

晚期胰腺癌，放弃治疗并非明智之举

复旦大学附属肿瘤医院胰腺外科　肖志文　罗国培（副主任医师）

胰腺位于人体腹部深处，胃的后方、横结肠的上方，胰头和胰体部由十二指肠包绕，胰尾部比邻脾脏。胰腺的主要功能是负责管理人体的血糖和消化功能。当胰腺发生病变后，患者会有腹胀、消化不良、消瘦、血糖异常波动等症状。然而，由于这些症状并非胰腺疾病独有，其他部位的疾病（如胃病等）也会引起类似症状，所以往往容易被患者忽略。尤其是长在胰尾部的肿瘤，早期可以没有任何症状，更难以被早期发现。正因为如此，临床上超过80%的胰腺癌患者在确诊时已处于中晚期，失去了手术根治的机会。

由于晚期胰腺癌患者总体预后较差，对药物治疗不敏感，故很多患者及其家属，甚至不少医生都认为，继续治疗的价值不大，患者的生存期充其量也就3~6个月。实际情况真是如此吗？显然不是。

病情虽“晚”，治疗仍有价值

晚期胰腺癌一般分为两种：一种是局部晚期，即肿瘤局限在胰腺位置，但因侵犯了周围的重要血管而无法被彻底切除；另一种是已经发生远处转移，即肿瘤已不局限于胰腺位置，还“跑”到身体的其他地方。胰腺癌常见的转移部位是淋巴结、肝脏、腹腔和腹膜、肺、骨等。

我院每年收治近万名胰腺癌患者，化疗等综合治疗的有效率可以达到50%~60%。很多经过积极、规范治疗的中晚期胰腺癌患者，生活质量显著提高，生存时间明显延长，中位生存时间为1年以上。对胰腺癌患者而言，只要治疗能达到三个目的，那么所有的努力都是值得的：第一，尽可能延长生存时间；第二，尽可能减轻痛苦；第三，尽可能提高生活质量、活得有尊严。

鲜为人知的“生物学晚期”

近年来，一种鲜为人知的晚期胰腺癌——隐匿性晚期胰腺癌，也称“生物学晚期胰腺癌”，备受国内外学者关注。这类胰腺癌看似“不晚”，影像学检查提示可以进行手术切除，但患者在手术后很快出现复发和转移，以至于让人们产生了一种“手术会加速胰腺癌进展”的错误认知。

那么，哪些患者属于“生物学晚期胰腺癌”呢？我们团队基于肿瘤标志物，提出了“三阳性”胰腺癌手术不获益患者亚群：这类患者的血清肿瘤标志物 CEA、CA125、CA199 均为阳性，且≥1000 单位 / 毫升；手术切除无法使这部分患者生存获益，中位生存期仅为 5.4 个月，1 年生存率接近于零。此后，我们团队又通过研究发现，“CEA、CA125 阳性，CA199 阴性（Lewis 基因阴性）”的胰腺癌患者，手术切除的预后也很差，易发生转移，也属于手术不获益人群。这些患者的血清 CA199 之所以为阴性，主要是因为其缺乏 Lewis 基因，没有合成 CA199 的能力，即假阴性。以上两种胰腺癌患者均属于“生物学晚期”，一般均伴有隐匿的远处微转移病灶。

治疗手段多，方案个体化

对于胰腺癌患者而言，目前唯一有望根治的方法依然是手术。除手术外，还有很多治疗手段，如化疗、放疗（包括质子重离子治疗）、靶向治疗、免疫治疗、单纯腹腔灌注治疗、腹腔热灌注治疗、介入治疗、射频消融（包括纳米刀）、生物治疗、细胞免疫治疗、热疗等。

合理选择治疗方案、打出“组合拳”，以期为中晚期胰腺癌患者争取手术根治机会或延长带瘤生存时间，是胰腺肿瘤专科医生一直努力的方向。为提高疗效，针对不同患者，通常需要制定个体化的治疗方案。

化疗是“利器”，勿将其“妖魔化”

很多人听到化疗二字，就会联想到剧烈呕吐、头发掉光等惨状。实际上，随着医学的发展，化疗的副作用已越来越可控，很多接受化疗的患者甚至没有太多不适感。如果化疗效果好，肿瘤会缩小，许多不能手术的患者可以重新获得手术根治的机会，疼痛、食欲减退、乏力等症状会改善，生活质量可以显著提高。

贸然手术不可取，新辅助治疗宜先行

新辅助治疗是通过术前化疗，以期达到缩小原发肿瘤、杀灭微转移灶、提高肿瘤根治率、降低术后复发风险的目的。

对局部晚期胰腺癌患者而言，虽然肿瘤已侵犯局部重要血管，但没有发生远处转移，可以选择新辅助治疗，以获得降期手术的机会。据统计，有 20%～30% 的晚期胰腺癌患者通过新辅助治疗获得了手术治疗的机会。现有文献数据亦显示，接受新辅助治疗后再手术的患者，总生存期明显长于直接手术的患者。

对已发生远处转移的晚期胰腺癌患者而言，手术应特别慎重，进行化疗或参加相关新药临床研究是明智之举。当然，这些患者也并未彻底失去手术机会。伴单一脏器转移（单纯肝脏寡转移、单纯肺寡转移、单纯腹腔转移）的患者，经化疗等转化治疗后，还是有可能获得手术机会的。国际上已有相关研究数据表明，伴单一脏器转移、经化疗等转化治疗后，肿瘤及转移灶得到明显控制的患者，经多学科讨论、慎重评估，可进行手术治疗，手术获益与未发生转移的患者相当。

对生物学晚期胰腺癌患者而言，虽然影像学检查提示可手术切除，但不宜直接手术，而应先进行新辅助治疗，以降低术后早期复发和转移的风险。现有数据表明，与直接手术的生物学晚期胰腺癌患者相比，接受新辅助治疗患者的总生存期明显延长。

接受新辅助治疗的患者，手术时机如何把握？根据国内外相关文献报道，中晚期胰腺癌患者经新辅助治疗后，肿瘤明显退缩、CA199 下降超过 50% 或降为正常，可进行手术治疗。手术时间一般为进行新辅助治疗 4～6 个疗程后，具体时间需要由医生进行疗效评估后确定。PM

生活实例

不知何时起，张大伯的右侧面颊出现了一块色斑，几年来相安无事。近来，这块色斑时不时出现瘙痒等不适，令张大伯有些不安。张大伯的老伴认为这是一块老年斑，只是影响美观，不必过分担心，可张大伯的女儿却持不同意见。在女儿的陪同下，张大伯到医院就诊，经皮肤镜检查，确诊患有光线性角化病。这是一种癌前病变，需要积极治疗。

警惕易癌变的“老年斑”

同济大学附属皮肤病医院光医学治疗科副主任医师　王佩茹

光线性角化病：似是而非的“老年斑”

老年斑又称脂溢性角化病，是老年人最常见的良性肿瘤之一，一般不发生恶变。除黏膜、手掌、脚掌外，老年斑可能出现在身体各个部位，大多数发生于头面部，其次为前胸、四肢。老年斑多为灰褐色、黑色或肤色，斑块突出或不突出皮肤表面，大多数患者没有不适，有些患者可有轻微瘙痒感。老年斑与年龄增长、皮肤老化、日晒、轻微外伤（如油溅伤、轻微划伤）相关，虽然对健康一般不产生威胁，但若其数目与体积在短期内迅速增加（突然变多、变大），则可能是内脏恶性肿瘤的皮肤表现，患者须及时就医，接受全身检查。

光线性角化病又称日光性角化病、老年性角化病，多见于长期经日光照射的中老年人，是紫外线损伤皮肤所引起的一种癌前期损害，严重者可发展为鳞状细胞癌。光线性角化病表现为颜色深浅不一的红色或红褐色斑片；随着病情发展，斑片可逐渐发展成突出皮肤表面的斑丘疹及斑块，皮损大小不等，表面多覆盖痂屑，因痂屑不易自然脱落，故又称黏着性鳞屑，严重者可发展为溃疡。大多数光线性角化病患者没有不适，有些患者可有瘙痒、疼痛等症状。

由于光线性角化病的早期表现和老年斑类似，且多无自觉症状，故患者往往容易忽视，直到病情严重时才就医。此外，光线性角化病的临床表现有时不典型，容易被误诊、漏诊。

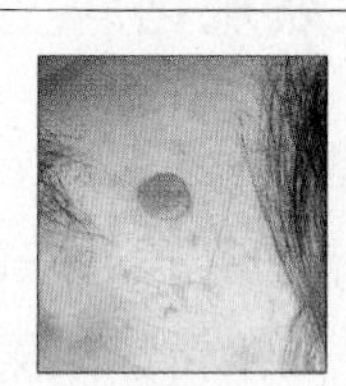

图1 老年斑

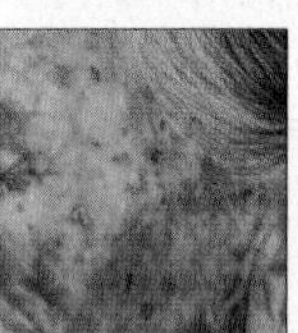

图2 光线性角化病

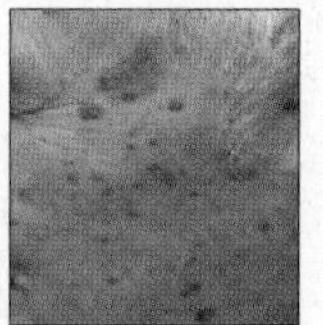

图3 老年斑合并光线性角化病

延伸阅读

光线性角化病的致病因素包括环境及个体因素。环境因素主要指紫外线暴露，紫外线可引起细胞基因突变、皮肤慢性炎症、免疫抑制等，最终导致角质形成细胞异常增殖。皮肤吸收紫外线越多，患光线性角化病风险越高。个体因素中，高龄、男性、皮肤白皙不易晒黑者、户外长时间工作史、既往有皮肤肿瘤病史，是光线性角化病的重要诱因。通常，头发稀少的头顶、面部、颈部、前臂、手背等日光暴露区域最受光线性角化病“青睐”。

治疗光线性角化病，有哪些方法

目前，光线性角化病的治疗策略主要有皮损局部疗法和区域化治疗。

皮损局部疗法是指仅去除已经病变的组织；区域化治疗是指不仅治疗已经病变的组织，还兼顾皮损周边已发生光老化、今后可能发展为光线性角化病的皮肤区域，从而达到长期缓解的目的。光线性角化病多发（尤其是出现 5 个及以上病变时）者，宜进行区域化治疗。

同时适用于局部治疗和区域化治疗的方法包括外用药物治疗（如 5- 氟尿嘧啶、咪喹莫特、维 A 酸等）与光动力治疗。其他方法如冷冻治疗、外科切除、激光治疗等，仅适用于皮肤局部治疗，常用于单发皮损或者皮损数目较少的患者，治疗后有发生瘢痕的风险。

光线性角化病单纯使用药物治疗耗时长，疗效不理想，且可能产生较明显的皮肤刺激反应；光动力治疗耗时短、创伤小、美容效果好，尤其适用于头面部、多发性或大面积皮损的光线性角化病患者，对唇部、眼睑及耳部等美观需求较高的部位有治疗优势。另外，光动力治疗对光线性角化病的复发及其他光老化相关皮肤病均有一定程度的预防作用。但应注意，正在服用光敏性药物、患有光敏性疾病者，以及妊娠期和哺乳期妇女慎用光动力治疗。

光动力治疗，让皮肤癌变“见光死”

光动力治疗有三大关键因素：光敏剂、光源和氧气。其需要联合使用药物和能发射特定波长光的器械，以发挥治疗作用。目前，我国用于治疗光线性角化病的光动力药物是 5 -氨基酮戊酸。光动力治疗具体操作分为两个步骤：

第一步：局部涂抹光敏剂

将 5 -氨基酮戊酸配制成乳膏或凝胶涂抹在需要治疗的区域。异常增生的癌变细胞会优先选择性吸收 5 -氨基酮戊酸，并经过一系列酶促反应，生成大量能够发生光动力作用的光敏性物质原卟啉Ⅸ。

第二步：光照激发“光动力”

避光等待一段时间后，用特定波长的光线照射患处及周边皮肤。原卟啉Ⅸ吸收特定波长的光，并将光能传递给周围的氧分子，产生活性氧，进而产生光动力效应作用于靶细胞，使其坏死或“走向程序性死亡”，从而去除已经病变的组织。

光动力治疗期间可能会产生局部疼痛、水肿、烧灼感、红斑、瘙痒和结痂等情况。治疗结束后 48 小时内，要注意防晒，尤其是治疗区要采取避光措施，以减少因可见光进一步照射而引起炎症反应的风险；治疗部位出现轻微潮红和水肿，属于正常现象，一般不需处理，如红肿明显，可采用局部冷敷，冷敷后外涂乳霜进行保湿。治疗后 1 周内，患者户外活动时要注意防晒，降低炎症反应与色素沉着的发生风险。PM

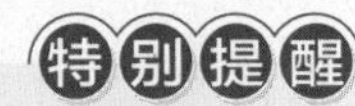

预防光线性角化病，做好防晒措施

长时间暴露在日光下的户外工作者、老年人（尤其是免疫功能减退者）、具有皮肤肿瘤既往史者是光线性角化病的高危人群，宜密切留意自己的皮肤健康状况，科学护肤，定期进行皮肤检查，包括皮肤镜检查、皮肤共聚焦显微镜检查（俗称“皮肤CT检查”）、皮肤活检等。医生将结合患者的症状与体征综合评估，明确诊断。值得注意的是，光线性角化病可能复发，患者在治疗后不可掉以轻心，仍应定期随访。

生活实例

王阿姨今年63岁，平时饮食不太注意，身体偏胖，不过一直坚持锻炼；她患高血压病十几年了，长期服药，血压控制尚可。最近锻炼时，她出现几次胸口隐痛，一起锻炼的姐妹说："你得赶紧去做造影检查，看看是不是冠心病。我家老头子就是胸口痛，严重的时候喘不过气来，住院做了造影检查，还放了支架。"王阿姨去医院心内科就诊，提出做冠脉造影检查的想法。不料医生建议她先到核医学科做心肌灌注显像，根据显像结果再做决定，也许不需要做造影检查。王阿姨有点懵：没听说过心肌灌注显像，这是个什么样的检查？

心肌灌注显像：心肌缺血的"探照灯"

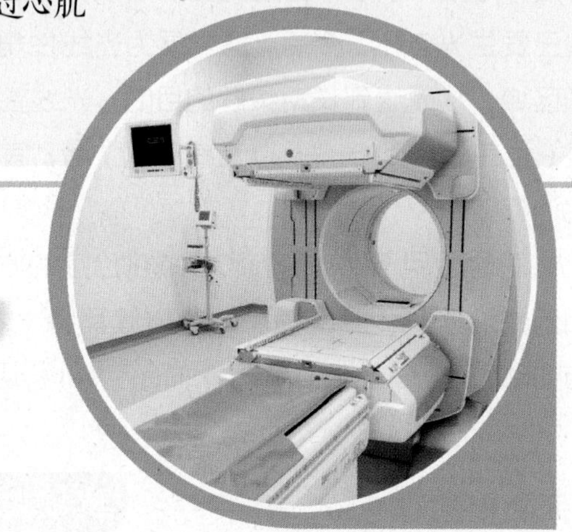

上海健康医学院附属周浦医院核医学科副主任医师　刘永
同济大学附属东方医院核医学科主任医师　赵军

多种检查方法可了解冠心病

近年来，冠心病发病率越来越高。它是一种缺血性心脏病，简单理解就是冠状动脉狭窄、阻塞了，使心肌的供血减少甚至中断，导致心肌缺血，引起胸闷、胸痛等临床症状。冠脉阻塞的缓急与严重程度不同，造成的结果也不同，可能是心绞痛，也可能是心肌梗死或其他情况。

用于诊断冠心病的检查方法有多种，不同检查有不同的特点。比如：血液化验检测血脂、血糖等可用于了解冠心病的危险因素，检测肌酸激酶、肌钙蛋白等可了解心肌是否受损；心电图检查可以记录患者的基本心律，以及心绞痛、心肌梗死发作时的心电情况；超声心动图检查主要用于观察心肌形态、运动等；冠脉CT血管成像（CTA）与冠脉造影（CAG）检查主要用于观察冠状动脉狭窄、阻塞程度，以及血流通畅情况。心肌灌注显像可以观察心肌血液灌注情况，堪称心肌缺血的"探照灯"。

利用药物"追踪"心肌缺血

说到心肌灌注显像，可能很多人与王阿姨一样不了解。它是核医学科发射型计算机断层扫描成像（ECT）的一种检查项目，通过放射性核素显影对心肌摄取量进行检测。检查前，需要向人体内注入少量放射性核素药物，这种药物会选择性进入心肌组织（几乎不进入身体其他组织），并且心肌对它的摄取量与血流灌注量成正比。检查时，医生通过单光子发射计算机断层成像（SPECT）检测心肌的核素药物分布，从而判断心肌血流灌注情况。

心肌灌注显像可以诊断患者有没有心肌缺血，观察心肌缺血的部位、范围和严重程度，评价心肌收缩功能，检测存活心肌。它对于冠心病的诊断、危险程度判断、治疗方法选择（是否需要植入支架、进行冠脉搭桥手术等）、疗效评判及预后评估等，都有重要意义。像王阿姨这样怀疑心肌缺血者，在决定做冠脉造影检查前，最好先做心肌灌注显像检查。

“动静”结合，准确识别缺血程度

核素药物（显像剂）会在体内快速衰变。检查当天，患者须携带脂肪餐（一般推荐 2 个荷包蛋、1 包全脂牛奶），在注射显像剂半小时后食用，这样可以促进胆囊摄取的少量核素尽快排泄，从而减少干扰，让心肌显像更清晰。进食后等待 1 小时左右再进行显像检查。检查完成后，患者可正常饮食、活动。

为提高诊断率，部分患者需要做两次检查，分别是静息心肌灌注显像和负荷心肌灌注显像。静息显像按照上述流程“安静”地完成检查，无需特殊准备；负荷显像需要通过运动或注射药物增加心脏负荷，然后进行检查。运动方法可选择跑步机或踏车运动，运动量根据年龄、病情进行个性化设计，运动时医生会监测患者血压、心率等体征，比较安全。

为什么需要做运动（或药物）负荷显像呢？健康人的冠状动脉储备功能较强，在剧烈运动时会明显扩张，可大幅度增加心肌的血液供应量。如果患者的冠状动脉严重狭窄甚至闭塞，在安静状态下心肌供血就可能不足，静息显像便可发现。如果冠状动脉只是轻至中度狭窄、阻塞，能满足安静状态下心肌供血需求，静息显像便不易发现；而剧烈运动时心肌供血需求增加，可能无法满足其需求。负荷显像就是利用这个原理，灵敏、准确地识别心肌缺血情况。

影像“三兄弟”，看清心肌与冠脉

冠状动脉给心肌供血，就是血液从较大血管（冠脉）分支逐渐分散到无数细小微血管并进入心肌细胞的过程，就像河流、水渠给很多水田灌溉一样。心肌灌注显像可观察心肌血流灌注情况，但医生看不到冠脉血管情况；冠脉 CTA 检查可通过 CT 增强扫描观察冠状动脉有无狭窄、阻塞等，但不能直接观察心肌血流灌注情况。因此，心肌灌注显像与冠脉 CTA 检查是互补关系，不能直接评价“哪个更准确”。以水渠灌溉水田来打比方，冠脉检查是观察水渠粗细、通畅程度，而心肌灌注显像则是观察田里的水有多少。

心肌灌注显像与冠脉 CTA 都是无创检查，而冠脉造影虽为诊断冠心病的“金标准”，但需要穿刺动脉，属于有创检查。因此，检查冠脉病变可优先选择心肌灌注显像或冠脉 CTA 进行初筛，如果考虑需要植入支架，可进一步做冠脉造影检查。如果冠脉 CTA 检查发现患者冠状动脉有轻至中度狭窄，想要进一步了解心肌是否存在缺血情况，仍需要做心肌灌注显像检查，再决定是否需要做冠脉造影检查及介入治疗。

无创、安全、辐射小的“探照灯”

任何检查都有其适应范围及优缺点，心肌灌注显像也不例外。其缺点是检查流程较复杂，且有少量辐射。很多患者不了解这一检查，担心核素对身体造成辐射伤害。实际上，1 次心肌灌注显像检查的辐射剂量比 1 次 CT 检查的辐射要小，不会影响人体健康，患者不用担心辐射安全问题。

如果出现胸闷、心悸、心前区不适等症状，尤其是年龄偏大或有肥胖、高血压、血脂异常、高血糖等冠心病危险因素者，可听从医生建议进行心肌灌注显像检查，以判断是否有心肌缺血。PM

1997年，丹麦外科医生凯勒特首次将加速康复理念应用于外科手术，并提出加速康复外科（ERAS）的概念。这一理念的最终目的是通过外科、麻醉、护理、康复、营养等多学科协作，基于循证医学证据，采用一系列围手术期优化处理措施，达到减少患者生理和心理应激、加快术后恢复、缩短住院时间的目的。2007年我国知名外科学家黎介寿教授将这一理念引入中国。近年来，我国学者发表了包括肺部手术在内的各个外科领域的加速康复外科专家共识。经过数十年的不断探索，加速康复理念在不同类型的手术中实施，并取得良好效果。

加速康复外科：为肺部手术患者“保驾护航”

同济大学附属上海市肺科医院胸外科　蔡昊旻　周逸鸣（主任医师）

贯穿诊疗全过程

ERAS 贯穿于患者入院前、术前、术中、术后、出院后的完整诊疗过程，其核心理念是“以患者为中心”。研究显示，ERAS 的实施有助于提高患者围手术期的安全性及满意度，缩短术后住院时间，有助于降低术后并发症的发生率。

1 术前准备更充分

• 入院前

在此阶段，医护团队会向患者提供健康教育和咨询服务，形式包括宣教手册、新媒体推文、短视频、展板等，内容涵盖手术方法、麻醉过程、术后处理等，以最大限度缓解患者的焦虑、恐惧及紧张情绪，获得患者及其家属的支持和配合。同时，医护团队还会向患者详细介绍围手术期的药物治疗方案和术前注意事项（如戒烟、戒酒等）。对肺部手术患者而言，术前戒烟 2 周，可减少术后肺部并发症的发生风险；术前戒酒 4 周，可缩短住院时间、降低并发症的发生率和病死率，改善预后。也就是说，与传统手术不同，加速康复外科在患者入院前 1 个月就开始介入了。

• 入院后、手术前

入院后，外科医生会与患者及家属就手术方案、风险、注意事项等进行沟通，即进行术前谈话。在传统的术前谈话过程中，患者是“被告知”和被动选择的一方，往往会感到无奈和顾虑重重。加速康复外科采用多学科协作模式，术前谈话不是由外科医生单独完成，手术室护士、麻醉医生等都会进行术前访视，与患者及家属进行沟通，并针对患者的具体情况制订个体化的手术方案和安全保障措施，使患者体会到“有一个团队在为我的手术‘保驾护航’，医生把所有风险都考虑到了，我不必过分担心”。

在术前饮食控制方面，不同于传统手术前患者需要长时间禁食和禁饮，加速康复外科模式将患者术前禁饮的时间延后至术前 2 小时，之前可饮清水、糖水、无渣果汁、碳酸饮料、茶及咖啡；禁食时间延后至术前 6 小时，之前可进食淀粉类固体食物。

2 手术创伤最小化

• 麻醉个体化

在手术开始前，必不可少的一步是麻醉。传统肺部手术采用全身麻醉，需要进行气管插管、插导尿管等一系列操作，不可避免地会造成一定损伤。在加速康复外科模式下，部分肺部手术已经能做到“无管化”，即不再进行气管插管，医生在保留患者自主呼吸的情况下进行手术操作。不过，这对手术团队，尤其是麻醉医生的技术要求非常高。因此，气管插管全麻手术仍是目前绝大部分肺部手术的主流操作。

• 手术操作微创化

近年来，微创外科技术在胸外科的应用越来越广泛。与传统手术相比，胸腔镜和机器人手术使创伤明显减轻、患者恢复速度大大提高。同时，术前进行病灶三维重建，能够帮助外科医生合理规划手术方案，避免损伤胸腔内重要血管及脏器、减少术中出血、缩短手术时间。比如：原本需要切除整个肺叶的手术，如今采用新的理念、借助微创技术，可能只需要切除四分之一肺叶，甚至更少的肺组织，显著降低了手术对患者造成的损伤。

3 术后管理人性化

• 疼痛管理，术后疼痛无须忍

术后疼痛管理最能体现多学科协作的优势。术前，护士会告知患者，出现术后疼痛时不需要强忍，要及时告诉医生，医生会进行相应处理。术中，麻醉医生有超前镇痛预案；外科医生会针对术后疼痛的特点和部位，进行预防性处理，如在切口周围进行局部浸润麻醉等。术后，麻醉医生会到病房进行镇痛效果访视，及时对镇痛方案进行调整。

肺部外科手术后疼痛的一个重要原因是留置的胸管。在保证安全的前提下，尽早拔除胸管也是疼痛管理的重要环节。

值得一提的是，因药物反应及手术刺激，部分患者在术后可能出现不同程度的呕吐，在积极镇痛的同时及时止吐，对促进康复也非常重要。

• 尽早进食和活动

术后，患者不再需要去枕平卧6小时，待麻醉清醒后，可取半卧位或其他舒适体位，并在床上适当活动，进食少量流质饮食。术后24小时内，可在物理治疗师的协助下在病区内活动。待拔除胸管、恢复良好后，可出院。

“无痛、无风险”是最终目标

通常，肺部手术患者的住院时间为5～10天。随着ERAS理念的实施，目前国内已有部分医院将肺小结节患者的住院时间（入院、手术、出院）控制在24小时以内。这一提升好比学生参加考试：考及格，可能不需要太费力；考到80分，可能需要加加油；若要考满分，则需要付出比考及格数倍甚至数十倍的努力。ERAS的目标就是“考满分”。这不仅需要外科医生不断提高技术水平并合理应用，需要多学科医护的团结协作，还需要患者的积极配合和医患双方的充分沟通。

2016年，黎介寿教授在《中华外科杂志》撰文表示，未来ERAS的一个重要研究方向是如何不断进步，以达到“无痛、无风险”的最终目标。2018年四川大学华西医院胸外科车国卫教授撰文指出：微创外科技术和多学科协作推动了ERAS的临床应用，ERAS理念使外科的内涵从“治疗疾病”转变为“治病救人”，外延也从“单纯手术”变为“促进康复”。

期待在不久的将来，在ERAS理念支持下的肺部外科手术，能无限接近“无痛、无风险”的目标，不再那么令人望而生畏。PM

医生手记

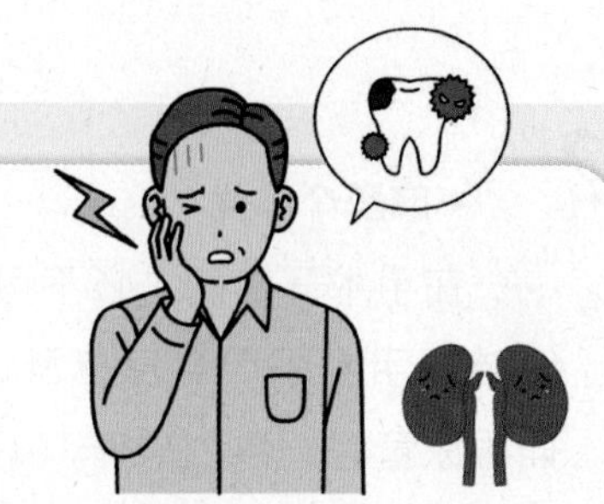

最近接诊时，听到老患者张先生正在向病友抱怨自己的一口烂牙。52岁的张先生是一位慢性肾脏病5期（尿毒症期）、维持性腹膜透析合并高血压的患者，因为严重的牙周炎，已是满口牙齿缺失，正常吃饭、说话都受到了严重影响。交谈中，张先生发觉一同复诊的很多病友都存在不同程度的牙齿健康问题，与他相似，年纪轻轻就已经满口假牙。“牙不好，会不会和肾病有关呢？”张先生产生了这样的疑问。

慢性肾脏病是指由各种原因引起的慢性肾脏结构和功能异常在3个月以上。既往研究发现，当患者出现慢性肾脏病时，随着病程延长和病情加重，牙菌斑、牙龈炎和牙结石的发病率增加。有报道提出，口腔病变在慢性肾脏病患者中更为常见，越来越多的医生发现慢性肾脏病患者的牙周病发病率更高。

牙不好，居然和肾病有关

上海交通大学医学院附属第九人民医院肾脏内科　解莹馨　胡　春（副主任医师）

慢性肾脏病会“污染”口腔环境

慢性牙周炎是一种以菌斑生物膜为始动因子的口腔慢性感染性疾病，会破坏口腔微血管，导致牙槽骨损伤、牙周附着丧失、牙周袋形成，是牙齿缺失的主要原因之一。慢性肾脏病患者口腔中尿素浓度增加，导致唾液和龈沟液的酸碱值发生改变，会使牙周生物产生的氨增多，“污染”牙周环境，从而损伤牙周组织，诱发牙周炎。

另外，慢性肾脏病还可造成不同类型的骨骼问题，被称为“肾性骨营养不良”或“慢性肾脏病－矿物质和骨异常（CKD-MBD）”，俗称“肾性骨病”，常包括磷酸盐水平偏高、活性维生素D水平偏低、钙水平偏低、甲状旁腺激素水平偏高。这些物质均可彼此影响，其水平出现异常和失去平衡时，易发生骨骼问题，牙槽骨也会出现骨吸收、骨质疏松等情况。牙槽骨相当于牙齿生长的“土壤”，因此慢性肾脏病患者更容易出现牙齿松动和过早脱落，也更容易出现牙周炎。

牙周炎会加重慢性肾脏病

每个牙周袋内可存在超过1×10^8菌落形成单位，牙周炎可以触发全身炎症反应。有牙周炎的慢性肾脏病患者体内白介素6（IL-6）、C反应蛋白（CRP）等炎症因子的水平更高：IL-6升高可导致铁吸收减少，进而引起贫血；CRP升高可激活炎症反应，增加肾脏负担。此外，牙周炎还是腹膜透析相关性腹膜炎的危险因素。

已有研究表明，牙周炎可独立增加慢性肾脏病患者的死亡率，被视为慢性肾脏病患者病情加重的一个危险因素。

防治“两手抓”，阻断“双向奔赴”

合并牙周病的慢性肾脏病患者需要“两手抓”，避免两者相互影响而加重病情。一方面，应重视牙周病的综合防治，包括：纠正不良生活习惯；注重口腔卫生，认真刷牙并注意用牙线清洁牙缝；尽可能每6～12个月洁牙1次，以控制牙菌斑；戒烟；如有磨牙，应尽早纠正；如牙列不齐，应注意矫正，防止食物嵌塞。另一方面，要加强慢性肾脏病的管理：改善生活方式，注重锻炼与休息的平衡，增强机体抵抗力；注意低盐、低蛋白饮食；定期检查肾功能、炎症指标、贫血和钙磷代谢情况，及时调整治疗方案。PM

春天吃香椿，在许多人心中既是一种传统，也是一种“时髦”。伴随着这股舌尖潮流，因食用香椿而中毒的事件也时有发生。曾有媒体报道，一位75岁大爷一次吃了一盆香椿炒鸡蛋后出现呕吐、腹泻等症状，甚至出现多器官功能衰竭，被转入重症监护室抢救。网上还有香椿可能致癌的说法，让不少钟爱它的消费者望而却步。那么，还能愉快地吃香椿吗？

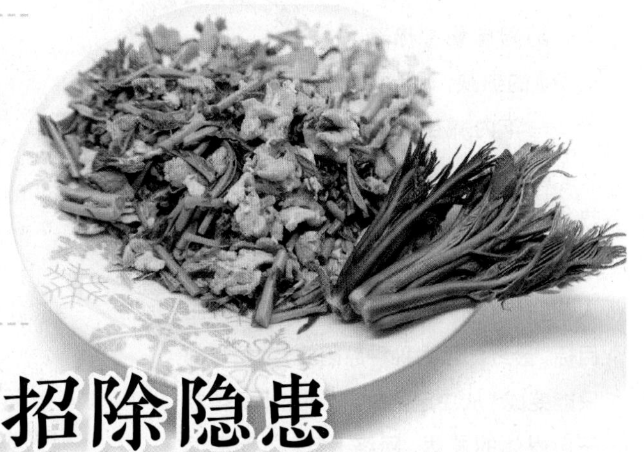

春来品香椿，五招除隐患

山东省标准化研究院正高级工程师　李 倩

香椿香味浓郁，营养丰富，尤其富含维生素C、胡萝卜素及矿物质（钙、磷、钾、钠等），其中的香椿素等挥发性芳香有机物还能健脾开胃、增进食欲。

香椿引起中毒或致癌的说法源于其较高的亚硝酸盐含量。有研究显示，香椿嫩芽、老枝条、焯水后的亚硝酸盐含量分别为7.5、11.1、3毫克/千克。世界卫生组织和联合国粮农组织制定的亚硝酸盐每日允许摄入量为0.13毫克/千克体重。据此推算，一个体重60千克的成年人一天摄入香椿1千克以上才可能发生中毒。其实，硝酸盐和亚硝酸盐广泛存在于自然界的水和土壤中，芹菜、油麦菜、菠菜等大家常吃的蔬菜中同样含有。食用香椿后发生中毒可能是由大量食用、烹饪前未焯水等食用方式不当引起的。

正确食用香椿一般不会引起不良反应，以下5种方法可避免亚硝酸盐危害：

1 选择嫩香椿芽

香椿的硝酸盐和亚硝酸盐含量因地区、品种和生长期不同而不同。一般香椿发芽初期硝酸盐含量最低，随着香椿芽不断长大，硝酸盐含量逐渐上升。由于香椿中的硝酸盐可转化为亚硝酸盐，故应选择嫩香椿芽。

2 选择新鲜香椿

新鲜香椿芽虽然硝酸盐含量较高，但亚硝酸盐含量仍然较低。在采收之后，室温存放的过程中，大量硝酸盐会转化为亚硝酸盐。因此，要选择新鲜香椿。

3 烹饪前焯水

在沸水中焯烫1分钟左右可以除去2/3以上的硝酸盐和亚硝酸盐，同时还可以更好地保存香椿鲜嫩的绿色。无论是凉拌、炒还是炸，都不妨先焯水。

4 焯水后速冻保存

香椿是季节性蔬菜，很多人喜欢将其冷冻保存。香椿速冻之前也应焯水，并装入封口保鲜袋中。研究表明，焯烫50秒钟后再冻藏，不仅能去除香椿中的亚硝酸盐，还能更好地保存其中的维生素C。冻藏2个月后，焯烫过的香椿维生素C含量相当于鲜品的71%，而没有焯烫过的只有35%。

5 腌制香椿，不能马上吃

一些人喜欢将香椿用盐腌两三天再吃，这是一个非常不安全的习惯。因为香椿经腌制后，亚硝酸盐含量会大幅上升，在三四天时达到高峰，1周之后下降。因此，安全的做法是在腌制香椿前焯烫，并在腌制至少1周后再食用。PM

跟着明星减肥，别忽视这些关键

复旦大学附属华山医院临床营养科　马妮娜　邵春海（副主任医师）

随着电影《热辣滚烫》的热映，明星贾玲"一年内减肥100斤"的话题屡次登上热搜，"减肥"这一热门话题再次引发人们的广泛讨论。很多人都有这样的经历：下定决心立下减肥目标，最终却因为种种原因放弃，每次都只能完成"从决定到放弃"的过程。得益于自媒体的发达，网络上各种"明星同款减肥法"层出不穷，令人心动不已。于是，很多人想跟着明星减肥，期待同样瘦身成功。然而，减肥没有捷径，跟风减肥，别忽视以下关键。

关键一：你可能并不需要减肥

如今，越来越多的人加入减肥大军，其中不少人矫枉过正。也有很多人其实不胖，减肥只是为了追求更苗条的身材。从健康的角度，大家可以通过以下指标简单判断自己是否需要减肥。

体质指数（BMI）是最简便的指标，BMI= 体质（千克）/ 身高（米）^{2}。参照中国成年人超重、肥胖的判定标准，BMI 在18.5 ~ 23.9千克 / 米^{2}说明体重正常；BMI ＜18.5 千克 / 米^{2}为体重偏轻；BMI在24 ~ 27.9千克 / 米^{2}为超重；BMI ≥ 28千克 / 米^{2}为肥胖。不过，BMI无法区分脂肪和瘦组织（肌肉、骨骼等）的重量。因此，体脂率这一指标更为准确。参照我国的判定标准，成年男性体脂率≥ 25%、成年女性体脂率≥ 35%为体脂超标。

关键二："16+8饮食法"，重在控制进餐时间

明星贾玲采用的"16+8 饮食法"是将每天进食的时间控制在 8 小时之内，连续 16 小时保持空腹（可以喝水），尽量减少在夜间和凌晨进食，这样既可以使身体利用空腹时间消耗能量，也可以给身体足够的时间休息。

该饮食法并不主张节食，也不严格限制具体吃什么，它提倡均衡饮食，每一餐都要营养均衡、吃饱、吃好，不必强迫自己吃不喜欢的食物。它只是设定了进食的时间规律，而进食的餐数和总量并没有减少，以保证身体有足够能量完成一天的生活和工作。需要提醒的是，贫血、低血糖、胃肠道疾病患者应谨慎使用该方法。

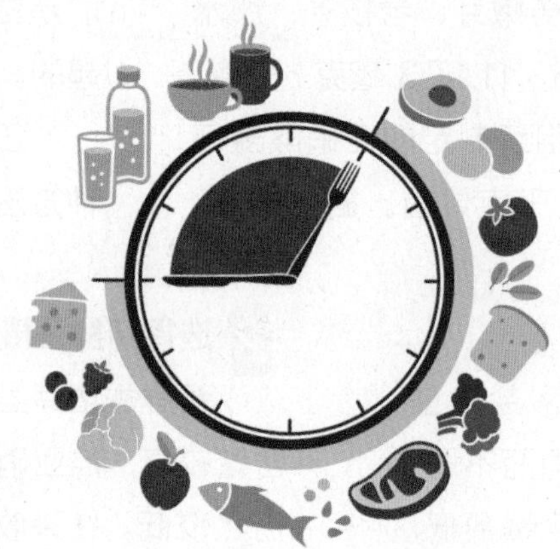

关键三：管住嘴、迈开腿，缺一不可

很多人懒得动，想只靠节食减肥。但要想健康减重，管住嘴、迈开腿这两个"法宝"缺一不可。人们每天 60% ~ 70% 的能量消耗来源于基础代谢，运动可以增加肌肉含量，提升基础代谢率。世界卫生组织建议成年人每周进行 150 分钟以上中等强度有氧运动和至少 2 次肌肉训练。每周安排 3 ~ 5 次间歇性高强度有氧或肌肉训练，每次 30 ~ 60 分钟，能更有效地燃烧脂肪。当然，根据自身情况选择适合自己的运动，才能长期坚持。

关键四：控制饮食不是盲目节食

盲目节食减肥，往往得不偿失。比如：当人们不吃三餐中其中一餐时，会不自觉地在下一餐多吃，很容易能量超标；饮食不规律会导致消化系统疾病及肠道菌群失衡；节食减肥后，大多数人体重都会反弹。此外，碳水化合物是人体重要的能量来源，如果长期不吃主食，人体为了满足能量需要，会动用体内的蛋白质和脂肪供能，易出现酮血、酮尿等问题，除可发生低血糖外，还容易出现疲惫、焦虑、易怒。根据中国居民膳食营养素推荐量，正常成年人每天平均需要碳水化合物120克，可选择薯类、杂粮、全谷物作为主食。

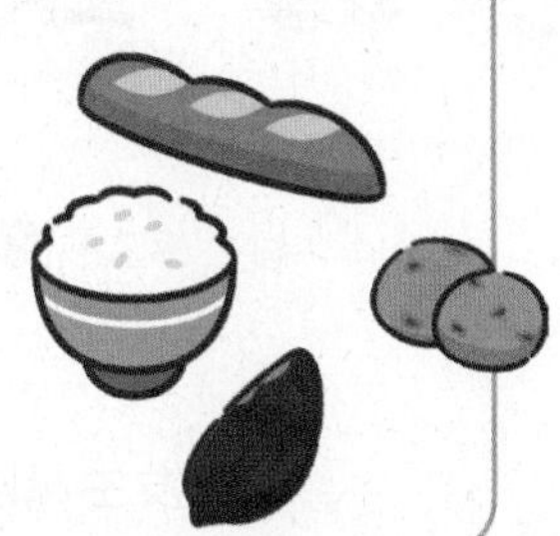

关键五：减重速度不宜过快

减重过快时，常常以消耗宝贵的肌肉为代价，容易导致脱发、皮肤松弛、内分泌紊乱、免疫力下降、骨质疏松等问题。减重需要循序渐进，成年人合理且有效的减重速度是每周减0.5～1千克，一个月减1～3千克。这种“匀速”减肥对身体损伤小，且不易反弹。

关键六：“无糖食品”能量不一定低

很多人减肥时以为选择“无糖食品”就能减少能量摄入。实际上，《预包装食品营养标签通则》（GB 28050-2011）规定，每100克固体或100毫升液体食物中糖含量≤0.5克，就可以声称“无糖食品”。同时，食品包装上标注的“糖”也不等同于碳水化合物（所有糖的总称），而是单糖和双糖，“无糖”只是代表这种食物中不添加或少添加单糖、双糖，但并不代表不含有淀粉等多糖。因此，“无糖食品”不一定能量更低。大家在选购食品时，可以查阅食品标签，尽量选择碳水化合物含量低的食品。此外，一些“无糖食品”中的阿斯巴甜、赤藓糖醇等甜味剂可能会干扰血糖代谢，消费者选购时应注意。

关键七：勿轻信减肥“神药”和代餐食品

网上的所谓减肥“神药”往往是降血糖药，一般是通过增强饱腹感、延缓胃排空、改变饮食偏好等机制起到一定的减重作用，但容易造成脂肪和肌肉的同步流失，使基础代谢率下降。一旦停药，饥饿感会增强，要是再管不住嘴，体重会快速反弹。此外，市面上的一些减肥产品没有经过临床试验，也未经国家批准，可能含有作用于大脑、甲状腺、肝脏的物质和泻药等，健康危害非常大。因此，减肥不能依赖所谓的“神药”，如需用药，应听从医生的指导。

代餐食品也是被很多人寄予厚望的减肥“神器”。代餐食品能在提供饱腹感的同时补充必要的营养素，但减肥的关键仍是在健康饮食的基础上控制能量摄入，选择其他食物一样能满足要求。此外，代餐食品是一种加工食品，不宜长期用它代替正常饮食。选购代餐食品应注意甄别。一些代餐食品打着“粗粮”旗号，却添加大量油脂和糖来弥补粗粮口感上的不足，能量反而更高。高品质的代餐食品既能提供丰富的膳食纤维以增强饱腹感，又含有多种必需营养素，且能量较低。PM

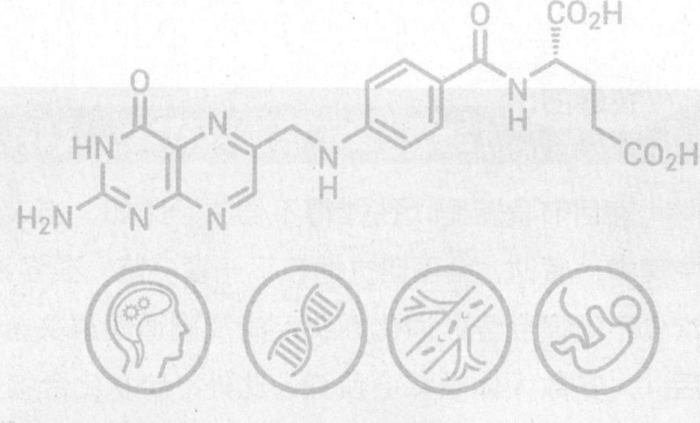

提起叶酸，可谓是大名鼎鼎，备孕女性、孕妇及很多老年人都需要补充叶酸。不久前，“叶酸吃多了真的会致癌吗”相关话题登上热搜，引发人们广泛讨论。叶酸与癌症究竟有怎样的“恩怨”？还能补充叶酸吗？听说很多食物中也有叶酸，为免致癌，有必要少吃这类食物吗？

拨开叶酸的“致癌”疑云

同济大学附属同济医院消化科副主任医师　陈 莹

叶酸：细胞生长和繁殖必需的营养素

叶酸是B族维生素家族中的一员，又称维生素B_9，是一种水溶性维生素。叶酸是人体细胞生长和繁殖必需的营养素，主要生理作用包括：①参与脱氧核糖核酸（DNA）的合成，是细胞分裂、生长的物质基础；②参与氨基酸的相互转化；③参与血红蛋白及其重要化合物合成。人体自身无法产生叶酸，只能从天然食物或膳食补充剂中获取。为满足胎儿生长发育的需要，女性怀孕后对叶酸的需求量大增，必须从孕前就开始补充。围孕期补充叶酸不仅有助于预防胎儿神经管畸形、先天性心脏病，还能预防缺铁性贫血。另有研究发现，叶酸在预防心血管疾病、阿尔茨海默病，以及辅助治疗胃炎、高血压等方面有一定作用。

叶酸缺乏，或可增加患癌风险

人体内缺乏叶酸，将影响DNA的合成及其稳定性，造成生物代谢功能异常，可能增加肿瘤的发生、发展风险。有研究发现，较低的血清叶酸水平与结肠腺癌发生风险增加有一定关联，适当补充叶酸可降低直肠腺癌的发生风险；萎缩性胃炎患者每日补充叶酸可以在一定程度上逆转早期癌前病变，对胃肠道肿瘤的发生有一定延缓作用；补充叶酸也可降低口咽癌的发生风险。我国是肝癌高发国家，较低的血清叶酸水平与肝癌的发展相关。研究发现，在一定范围内，血清叶酸水平与肝脏肿瘤分期、大小呈负相关趋势，即随着叶酸水平增加，患肝癌风险逐渐降低。

叶酸过量，加速癌症进展

叶酸是水溶性维生素，人体内多余的叶酸可以从尿液中排出。叶酸的成人最高可耐受剂量为1000微克/天（用于短期疾病治疗除外），低于此剂量补充，一般不会产生副作用；长期超剂量补充，可能引起不良反应，如导致厌食、恶心、腹胀等胃肠道症状，使自然杀伤细胞（NK细胞）活性降低，影响锌吸收等。

有研究显示，在已经发生肿瘤的情况下，补充叶酸会进一步促进乳腺癌、结肠癌和前列腺癌等的进展。热搜中“叶酸吃多了会致癌”的说法源于2022年复旦大学上海医学院研究团队在《自然》子刊——《信号转导与靶向治疗》上发布的一项研究。该研究将患有肝癌的小鼠分为3组，分别给予叶酸含量为20毫克/千克、2毫克/千克及不含叶酸的饮食。结果发现，高剂量叶酸组小鼠肝癌的发展速度更快，因为癌细胞为了维持快速增殖和扩散的需求，需要叶酸为其提供重要的“物质基础”，同时，叶酸会激活与促进癌症相关的生物信号，促进癌细胞生存和增殖，增强癌细胞对外界压力的适应能力，加速癌细胞的“逃逸”，促进癌症发展。

值得注意的是，该研究与热搜中人们关注的问题有两个关键不同点：一是实验中的小鼠已经患有肝癌，该研究仅能证实高剂量叶酸可加重已发生的肝癌，而无法证实其能促使肝癌发生；二是正常饮食或常规补充叶酸一般不会达到研究中那么高的剂量。因此，对于这一研究结果，大家应理性看待，不必因此给叶酸戴上“致癌”的帽子。目前尚需要更多研究来证实膳食叶酸及其补充剂对癌症发生、发展的作用。

这些情况，有必要补充叶酸

❶ 长期摄入不足

偏食、挑食或因其他原因导致蔬菜、水果、豆制品、蛋类等摄入量偏低。

❷ 长期饮酒

长期饮酒易导致慢性酒精中毒，不仅使体内储存的叶酸排出增加，还会减少肠道对叶酸的吸收。

❸ 食材保存或烹饪不当

叶酸是水溶性维生素，对光照、高温敏感，不恰当的保存或烹饪方法会导致大部分叶酸被破坏。比如：购买食材（特别是蔬菜）后未及时储存在冰箱中，储存时间过长，烹制前长时间浸泡，使用高温油炸等烹饪方式，长时间煲汤，等等。

❹ 罹患慢性消化系统疾病

随着年龄增长，慢性消化系统疾病发病率增加，如慢性萎缩性胃炎、糜烂性胃炎、慢性肠炎等，这些疾病导致胃酸分泌减少，消化和吸收不良，影响叶酸的吸收。

❺ 其他因素

患有肥胖、糖尿病、癫痫、肝肾功能不全等疾病，长期服用影响叶酸代谢或导致叶酸排泄增多的药物（如大量维生素C、泻药、利尿剂等），会导致叶酸缺乏。

均衡饮食，即可达到食补目标

成年人每天叶酸的推荐摄入量为400微克。通过天然食物补充叶酸最安全。叶酸广泛存在于各种食物中，其中含量最丰富的为以下6类：

主食及豆类 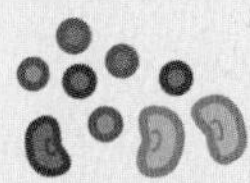	糙米、燕麦、大豆、绿豆、赤小豆、豌豆等富含叶酸，因此吃杂粮饭具有多重健康效应。
蔬菜类 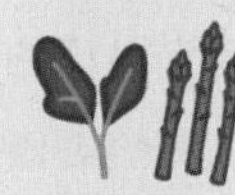	植物叶绿素中普遍含有叶酸，如苋菜、芦笋、油菜、茼蒿、香菜、蒜苗等。
水果类 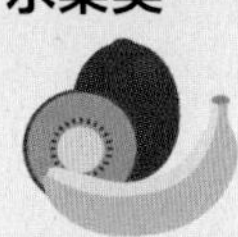	猕猴桃、榴莲、冬枣、火龙果、香蕉、人参果等叶酸含量相对较高。
坚果类 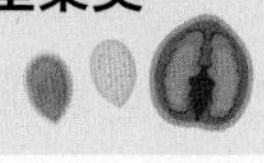	山核桃、花生仁、南瓜子、葵花籽等普遍富含叶酸。
蛋类 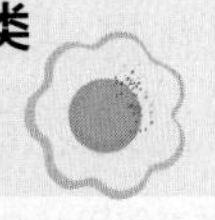	每天吃1个鸡蛋或鸭蛋可补充叶酸60微克左右。
动物内脏 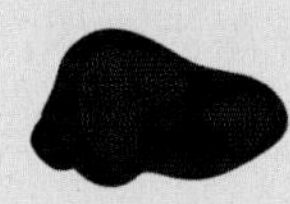	猪肝、羊肝、鸡肝等是叶酸的丰富来源，但不宜多吃，可每周吃1～2次，每次50克即可。内脏胆固醇含量较高，高胆固醇血症患者最好通过其他食物摄取叶酸。PM

专家提醒 由此可见，只要按照《中国居民膳食指南（2022）》的推荐做到膳食平衡，即可满足人体对叶酸的需求。如日常饮食难以保证摄入充足，可在医生或临床营养师指导下服用叶酸补充剂。

为生长发育加油“骨”劲

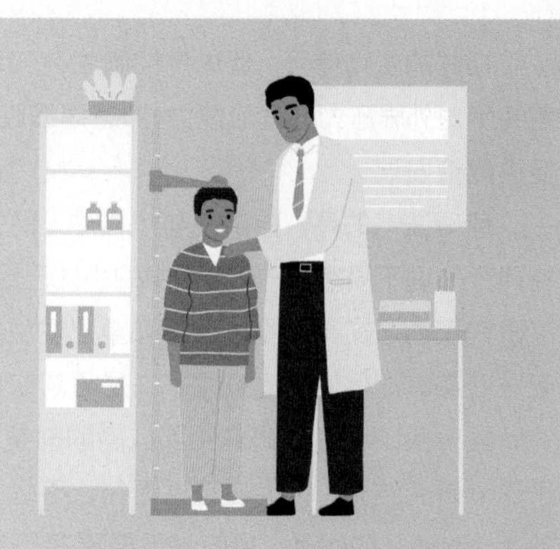

上海市黄浦区疾病预防控制中心副主任医师　陈 健

儿童和青少年阶段是人体骨骼发育的黄金期，健康的骨骼不仅可以促进儿童和青少年身高的增长，还可降低其成年后患骨质疏松症的风险。从市面上五花八门的增高、补钙保健品的热卖中不难看出，孩子的骨骼健康和身高发展是家长们十分关心的问题。如何科学地为孩子的生长发育加油“骨”劲？不妨先了解以下知识。

骨骼是怎么发育的

人体骨骼的发育从胚胎第 7 周开始，一直持续到青春期。胎儿时期的骨骼，大部分都是软骨，能够保证胎儿顺利出生。婴幼儿时期是软骨内骨化的阶段，此阶段的骨骼内会形成很多血管，为骨化提供足够的营养物质。骨的纵径生长是在骨骺和干骺端之间的骺软骨（在 X 线片上显示为一条较宽的透光带）中进行的，随着靠近骨干的骺软骨不断被骨化，骨骼变长。当骺软骨完全骨化、消失后，骨骺与骨干融为一体。

随着骨骺不断增生、骨化，骨的长度增加，孩子的身高也不断增长。正常情况下，儿童时期身高每年增长 5 ~ 7 厘米，骨量稳定增加，累积约 30% 的峰值骨量。青春期是骨骼生长发育的高峰阶段，孩子的身高每年可增长 7 ~ 12 厘米。整个青春期，女性身高增长 20 ~ 25 厘米，男性身高增长 25 ~ 30 厘米，骨量增加明显，可累积约 50% 的峰值骨量。至青春期末，身高达到成年终身高的 95% 左右，骨量累积达峰值骨量的 90%。青春期以后，骨骼发育完全，身高趋于稳定。

骨龄、骨量、骨密度，有什么不同

骨龄是骨骼年龄的简称，一般是指儿童青少年骨发育水平与骨发育标准进行比较而得到的发育年龄。手腕部 X 线片提示骨骺线消失，可作为推测青少年 18 岁骨龄的指征。相较于实际年龄，骨龄在评价儿童生长发育情况、疾病诊断、疗效监测等方面具有更重要的意义。

骨的成分主要分为有机质和无机质。有机质主要指骨胶原纤维，由胶原蛋白构成，决定了骨的弹性和韧性，又有固定钙盐的作用。无机质是指矿物质，又称钙盐，包括钙、磷、镁等元素，决定了骨的硬度和脆性。相较于成年人，儿童和青少年的骨骼内含有更多的有机物，弹性更大、可塑性更强，也更容易发生形变。

骨量是指单位体积内骨组织的含量，是评价骨健康状况的指标。

骨密度是骨骼矿物质密度的简称，指单位体积内骨矿物质的含量，主要指无机质，是反映骨骼强度、评估骨发育状态的重要指标。从出生到青春期早期，骨密度没有明显差异；至青春期后期，骨密度开始明显增加；到 30 岁左右，骨密度达到顶峰，此后逐渐下降。

需要提醒的是，儿童和青少年如果没有反复骨折、骨畸形、X 线检查提示骨量明显减少等情况，一般不需要常规进行骨密度检测。因为孩子的骨骼是在不断增粗、生长的，骨密度低并不代表患病或生长发育异常。

哪些因素会影响骨骼发育

1 激素

与骨骼生长密切相关的激素主要是生长激素、性激素、甲状腺激素和甲状旁腺激素。甲状旁腺激素主要调节骨转换与骨骼矿化。生长激素促进骨、软骨组织的增殖和骨化，使长骨变长。性激素可使青春期孩子迅速长高，也是性早熟孩子骨骺提前闭合、停止生长的“始作俑者”。甲状腺激素和生长激素具有协同作用，促进骨骼正常发育。

2 营养

蛋白质、脂肪、钙、维生素 D 等营养物质对骨骼的生长发育具有重要作用。研究显示，补充钙剂有利于儿童骨密度的累积。由于钙转运蛋白对维生素 D 有依赖性，故充足的维生素 D 摄入可促进人体对钙、磷的吸收，对青少年骨骼发育具有积极意义。适量蛋白质摄入有助于增强肌肉力量和骨骼强度。

3 运动

适当锻炼能够提高骨密度。研究显示，在青少年运动员中，从事高强度体育运动项目者的骨密度比从事非高强度运动项目者要高。还有研究显示，运动对儿童和青少年骨骼健康的影响呈剂量相关性，不同运动方式对骨骼生长发育的影响不同，跳跃较跑步或行走等更能刺激骨的合成代谢。

4 其他

有研究表明，80% 的峰值骨量取决于遗传因素。

多种遗传性或代谢性疾病会影响骨骼发育，如成骨不全症、佝偻病、甲状旁腺功能亢进症等。成骨不全症可导致骨质疏松、骨折、身材矮小、蓝巩膜、牙本质发育不全等。

许多药物也会影响青少年骨骼发育，最常见的是糖皮质激素，它能抑制成骨细胞活性、增强破骨细胞活性，并间接抑制钙的吸收，导致骨量减少。

怎样促进骨骼健康发育

• 保证营养

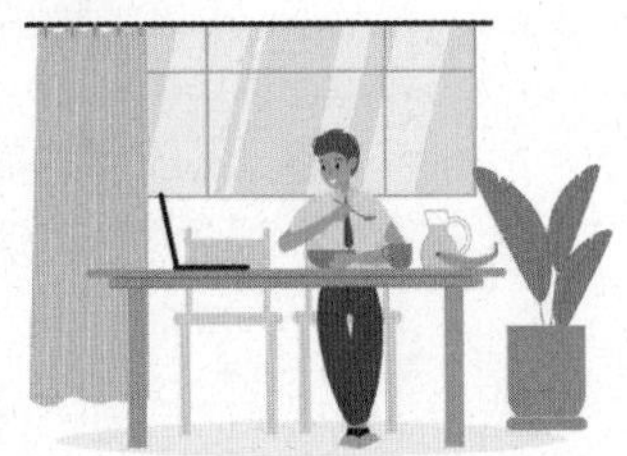

保证充足的蛋白质摄入是关键，因为蛋白质是骨骼生长所需的“原料”。家长应保证孩子每天能摄入充足的优质蛋白质，如鱼肉、瘦肉和豆制品等。同时适当补充含钙量高的食物，如牛奶、虾皮等。为促进钙的吸收，孩子应多参加户外活动、晒晒太阳，或适当吃些动物肝脏、蛋黄等，以补充维生素 D。

• 适当运动

儿童青少年时期坚持运动可以最大限度地提高峰值骨量，促进骨骼健康，降低日后发生骨质疏松症的风险。

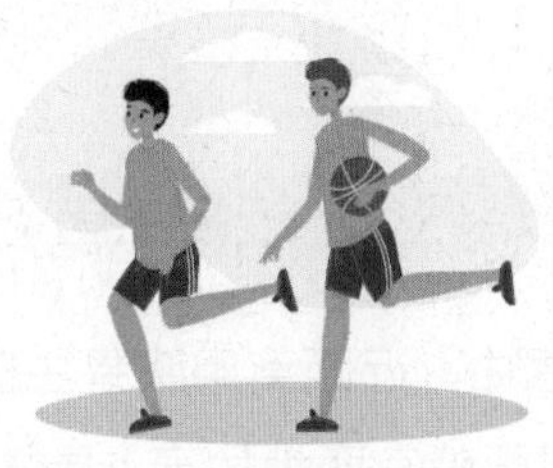

首先，运动量应保证。儿童青少年每天应进行 60 分钟左右的中高强度身体活动，包括每周至少 3 天的高强度身体活动和增强肌肉力量、促进骨骼健康的抗阻运动。其次，适当选择对提升骨密度有帮助的运动方式，如跳绳、舞蹈、武术，以及排球、篮球、羽毛球等球类运动。

• 充足睡眠

充足、优质的睡眠不仅可以舒缓身心，还可以让活动了一天的骨骼得到充分休息，为生长发育蓄能。夜间熟睡时，孩子体内生长激素的分泌量是白天的 3 倍；进入深度睡眠后，生长激素的分泌量达到高峰。人体生长激素分泌最为旺盛的时间段分别为 21 时至凌晨 1 时、5 时至 7 时，如果错过这两个时间段，等于错过了孩子长高的“黄金时段”。PM

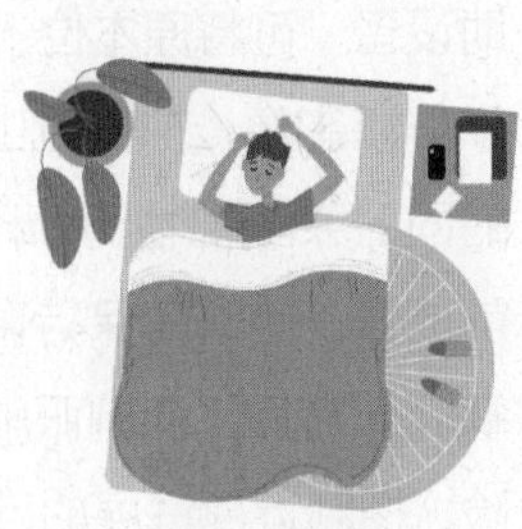

防控近视“新镜”网红，值得信赖吗

上海交通大学医学院附属第一人民医院眼科
冯竞仰　朱 鸿（主任医师）

随着电子设备的广泛使用和近距离用眼活动增加，近视问题日益严重。国家卫健委调查显示，2022年全国儿童青少年总体近视率为53.6%，小学生、初中生、高中生的近视率分别为36%、71.6%、81%。近视防控已成为社会关注焦点，除采取科学用眼、增加户外活动等措施外，人们十分热衷于寻找并使用一些近视防控辅助工具，以期达到延缓近视发生、发展的目的。其中，拉远镜和雾视屏算得上是近视防控的“新晋网红”。它们究竟是“黑科技”还是“智商税”？

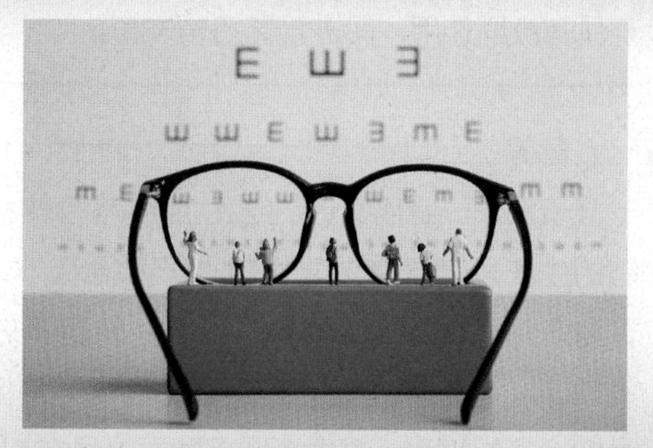

近视主因：长时间、近距离用眼

在导致近视的众多因素中，近距离用眼是主因。长时间近距离学习、娱乐对眼睛有两大危害。具体影响如下：

一是眼睛调节疲劳。为看清近距离的物体，眼睫状肌需要不断调整晶状体的屈光力，过度近距离用眼可导致睫状肌疲劳，调节能力失衡，使眼睛在远距离观察时无法正常调节，长此以往形成近视。

二是眼轴过度增长。视近物时，物体的焦点会先落在视网膜后方，通过晶状体调节，再将焦点移至视网膜上。长时间近距离用眼可形成调节滞后，焦点无法聚焦于视网膜上，视网膜感知焦点位置后会向后生长，从而促进眼轴增长，使近视度数加深。

拉远镜和雾视屏：实现“近物远看”

拉远镜和雾视屏都是一种在视觉上拉远成像的辅助设备，可将原本位于眼前20～30厘米的纸面或电子屏幕影像，在视觉上拉远至3～8米处，且在拉远的同时兼顾视物清晰，为使用者创造持续、稳定的超前成像，使眼睛保持调节放松状态，在一定程度上缓解调节疲劳，抑制眼轴增长，从而达到降低患近视风险、控制近视进展的目的。

拉远镜是光学显示平台，优点是拉远距离大（最远可至8米），可满足近距离写作、阅读等用眼需求。缺点是，拉远镜由一组凹凸镜组成，采用离轴曲面成像，即视线和物体不在同一轴线上，可使图像发生轻微变形，尤其在观察物体周边或微小细节等特定情况下，还可能造成视觉干扰，引起眼酸、眼疲劳、头晕等症状。此外，拉远镜的视窗较小（仅视窗中心30°

内具有拉远效果)，周边视野可能发生成像滞后的现象，在观察较大物体时视觉效果不佳。有时为了全面看清较大的近物，还可能需要挪动拉远镜。

雾视屏是电子显示设备，采用同轴曲面成像，即视线和物体在同一轴线上，成像质量较高。雾视屏的视窗较大，视觉体验好，应用场景比拉远镜广泛。

延伸阅读

事实上，拉远镜和雾视屏的防控近视原理与医学上的雾视疗法类似。雾视疗法的核心机制是通过人为干预，使物体成像于视网膜前，可放松睫状肌，增厚脉络膜，促进被拉长的眼轴回归或保持稳定。进行传统雾视治疗的患者需要佩戴合适度数的凸透镜(远视眼镜)，每天观察远处物体(通常是对3米外的字卡、树叶、建筑等，进行凝视、分辨细节等训练)30～60分钟，持续数月。传统雾视治疗虽然方便，但是缺点也不少，如无法融入生活和学习的用眼场景中，需要额外花时间训练，成像过于模糊，患者依从性差，等等。拉远镜与雾视屏在雾视疗法基础上扬长避短，既满足了“近物远看”，又保证了成像质量，使其应用场景更广泛。

合理使用，有利于近视防控

拉远镜和雾视屏适用于以下三类人群：①课业压力较大的儿童青少年，包括已经近视和尚未近视但远视储备已经不足者。使用拉远镜还可以辅助调整儿童青少年的读写姿势。②长时间近距离使用电脑、手机等的成年人。③近视度数增长过快者。

值得注意的是，拉远镜和雾视屏对近视防控的益处建立在科学使用的基础上，儿童青少年使用拉远镜或雾视屏，应了解以下三点：首先，近视者使用拉远镜和雾视屏不能降低近视度数。其次，拉远镜和雾视屏不能替代近视眼镜。第三，儿童使用拉远镜和雾视屏的时长应控制，否则可能引发或加剧外隐斜。这是因为，长时间看远处物体可使眼睛调节和集合减少，如果不同时进行专业的调节训练，可能削弱双眼的调节与集合能力，对正处于视功能发育关键期的儿童青少年尤其如此。因此，儿童青少年使用拉远镜和雾视屏并不是时间越长越好，每日累计使用时间宜控制在2小时内，持续使用30～40分钟后，应远眺6米外20秒以上，使眼睛得到充分休息。同时，家长应监督孩子每日进行视觉训练，以增强眼睛的调节和集合能力，并定期带孩子去医院检查眼位，预防或及早发现外隐斜。最经典的训练方法为翻转拍(又称双面镜，由度数相等的一副凹透镜、凸透镜组成)训练，通过交替使用凹透镜和凸透镜加强睫状肌功能。一组翻转拍训练时长为10～15分钟，包括单眼各3～5分钟，双眼3～5分钟。PM

特别提醒

有许多购买了拉远镜或雾视屏的家长反映，孩子用不惯或不愿意使用这些产品，甚至在使用时从拉远镜的缝隙中“偷看”，因此达不到近视防控的目的。对此，家长可以从以下几点入手，改善孩子的使用体验：

1. 选择经过科学研究和医学实践验证，尤其是经过长期双盲对照临床试验评估后，确认安全、有效的产品。
2. 确保拉远镜调整至合适位置，防止因镜架不稳而发生图像抖动，影响视觉质量。
3. 使用拉远镜和雾视屏通常需要适应过程，可以由仅阅读时使用逐渐过渡至书写时也使用。
4. 拉远距离并非越长越好。过远距离和过高放大率会影响视觉体验和近视防控效果。6～8米是最佳拉远距离，眼睛观察6～8米影像时所需的调节较小，超过8米易产生视疲劳。

人体内的氢质子受到一定频率的射频脉冲后可发生共振，磁共振检查通过收集脉冲消失时释放的能量进行成像，具有无电离辐射、组织分辨率高、多参数成像等优点，是临床上重要的影像学检查方法，广泛应用于颅脑、脊柱等部位疾病的检查，如脑肿瘤、脑血管畸形等。近期，美国明星金·卡戴珊在社交媒体发文推荐“磁共振筛查”，称其可在症状出现前几年预测癌症和动脉瘤，从而挽救生命。临床上，也有不少人咨询：既然磁共振对人体无害，体检时为何不用它代替 CT 检查？

体检时，磁共振为何“缺席”

复旦大学附属中山医院
放射科主任医师　吴 东

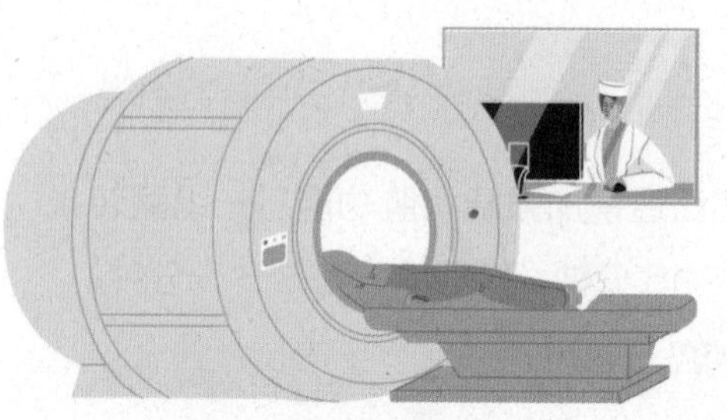

体检做磁共振“不划算”

为达到大规模、快速早期筛查疾病的目的，常规体检项目常需具备设备普及率高、价格便宜、流通量大和检测阳性率高等特性。然而，磁共振设备昂贵，装机量远低于 CT、超声等影像学设备。为妥善安置磁共振机器，医院需要配备特定的磁屏蔽机房，这在一定程度上限制了磁共振检查的普及率。

就价格而言，磁共振检查较贵，一次花费 500 ~ 700 元，而做一次超声检查不到百元，一次 CT 检查 100 ~ 200 元。就体检效率而言，超声可以在短时间内完成多部位（从颈部的甲状腺，至腹部的肝、胆、脾、肾、输尿管、膀胱等）的检查；螺旋 CT 扫描速度极快，一次扫描（十几秒）即可完成胸、腹部成像。而受梯度线圈长度的限制，磁共振成像范围有限，一次成像仅能检查一个部位，大大降低了体检的流通效率。

磁共振检查有“门槛”

进行磁共振检查时，受检者必须待在狭小、幽暗的空间里 10 ~ 30 分钟，幽闭恐惧症患者常无法耐受。更重要的是，磁共振检查禁忌证较多，强磁场和强射频场可能对体内有植入物的患者造成严重伤害。因此，受检者必须在检查前去除一切含磁性的物质，如可脱卸假牙、硬币、钥匙、手机、门禁卡和银行卡等；具有血管内支架等植入物者须在咨询心内科与放射科医师后，再决定能否进行磁共振检查；植入心脏起搏器、人工耳蜗的患者禁止进行磁共振检查。

“不善于”发现早期肺病

首先，磁共振检查易受多种因素（轻微的移动、体内存在植入物、磁场不均、组织特异性等）影响会出现伪影，导致图像缺失、模糊、变形或重叠等，造成漏诊或误诊。例如，扫描胸、腹部时，受检者的呼吸频率和幅度不一致可产生伪影。其次，磁共振虽然具有较高的组织分辨率，在软组织内可以分辨出血肿（新鲜出血或陈旧性）、纤维、脂肪、肌肉等，但肺组织含气量较多、氢含量较少，磁共振信号强度低，无法早期检出肺部小病灶（尤其是磨玻璃结节），也不能清晰显示肺部占位性病变的形态及其与周围组织的关系。因此，胸部体检不宜选择磁共振检查。

目前，临床普遍的做法是通过超声、CT（尤其是低剂量 CT）等方便、快捷的筛查手段检出病灶或疑似病灶后，对需要明确疾病性质的重点部位进行磁共振检查，并由经验丰富的放射科医生对检查报告进行详细解读，如此才可“去伪存真”。PM

随着人们生活品质的提高，使生活更便捷、舒适的家电产品进入越来越多家庭。其中，解放双手的洗碗机被很多人称为“懒人必备”家电。不过，要想让洗碗机洗碗省心省力和清洁彻底，还要科学选用和维护洗碗机。

解放双手的洗碗机，你用对了吗

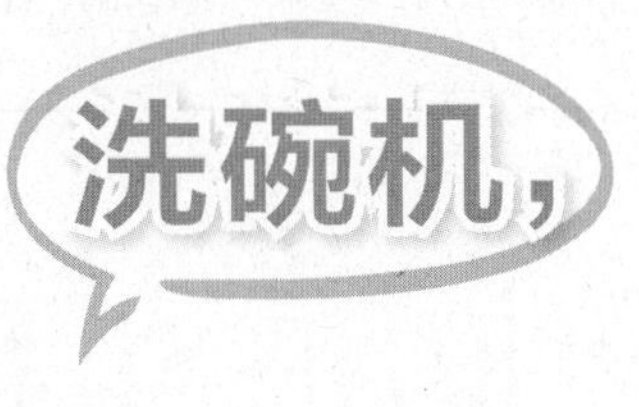

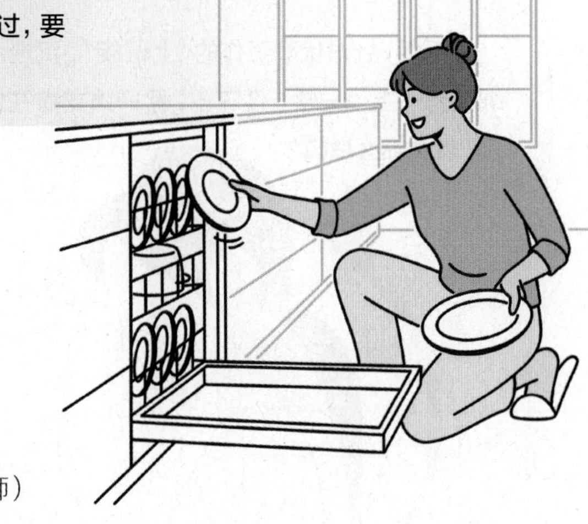

上海市疾病预防控制中心　倪 骏（正高级工程师）　张莉萍（主任技师）

洗碗机是怎样洗碗的

目前市场上的洗碗机分为嵌入式、台式、水槽式、独立式和集成式 5 类。洗碗机的结构大同小异，主要由外箱体、内箱体、餐具架、喷射结构、叶轮或喷臂、电动机、洗涤泵、排水泵、程序控制器、压力开关、电磁阀、加热器等组成。

洗碗机通过喷淋系统将物理清洁与化学清洁相结合，先用冷水将餐具表面冲洗干净；然后用混合清洁剂的热水（70℃左右）对餐具进行多角度强力冲洗；再用循环水反复漂洗，使油污迅速分解、脱落；最后进行高温喷淋和烘干，达到清洁除菌的目的。

使用洗碗机，注意这几点

首先，洗碗机若放在通风不佳、潮湿阴暗处，或洗碗机门长期关闭，其内部因环境潮湿，加之过滤网、滤芯上的残留物未被及时清理，容易滋生微生物。因此，每次使用洗碗机后，应打开门，保持机内干燥，并摘下过滤网，冲洗掉网上积存的残留物后晾干。平时还应定期清洁洗碗机的腔体、管道。洗碗机宜选用内壁材质为不锈钢的，其耐脏度及易清洁性比内壁材质为塑料的更胜一筹。

其次，循环使用热水的喷淋臂易藏污纳垢，若不定期清理，容易成为微生物的“温床”，且自来水中的钙、镁离子在高温下易形成水垢，可能堵塞喷淋系统，使其中的污物更不易排出。因此，喷淋臂要定期拆卸清洁，如油污堵塞喷淋口，可使用细小针状物进行疏通。带有软水系统的洗碗机可减少水中的钙、镁离子，有助于减少水垢形成。

第三，未使用洗碗机专用耗材或使用不符合要求的耗材，可能使化学物质残留在餐具上，影响健康。因此，选购洗碗剂、洗碗粉、洗碗块、漂洗剂（光亮剂）、软化盐（洗碗盐）等专用耗材时，应注意查看产品说明，选择符合《食品安全国家标准 洗涤剂》（GB 14930.1-2022）等相关标准要求的产品，并按照使用说明进行操作。

第四，将一些塑料或橡胶餐具放入洗碗机中清洗，可能使它们变形、损坏或释放有害化学物质。因此，应注意查看餐具的洗涤说明或遵循洗碗机制造商的使用建议。只有标注耐高温的塑料餐具能放入洗碗机中清洗，陶瓷、玻璃材质的餐具一般都可以放入洗碗机中清洗。PM

近期，针对伏案工作的“上班族”、沉迷手机的“低头族”，一种“防低头神器”热销。其外观类似简易的颈托，绑在脖子上，一端卡住下巴，另一端支撑在锁骨上，商家称其能改善“颈椎痛”“电脑颈”“手机颈”。“防低头神器”真有那么神吗？

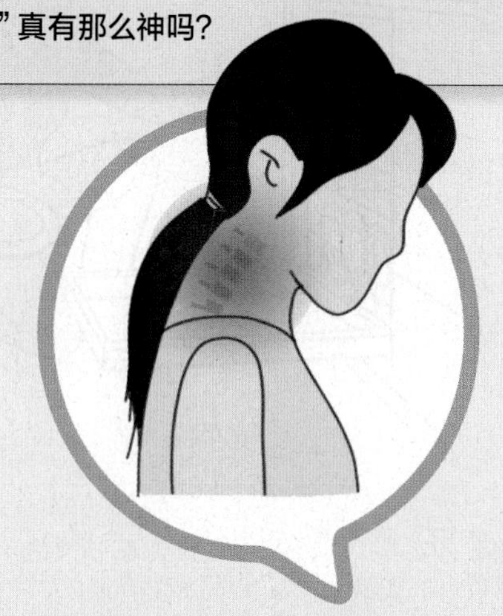

“防低头神器”能挽救“低头族”吗

上海中医药大学附属光华医院康复科主任医师　程少丹

颈部的“旗杆”与“拉绳”

在探究“防低头神器”前，不妨先了解一下颈椎。颈椎是人体脊柱的上段，有7节，连接头部和胸部。颈椎第1节和第2节之间有一个特殊的结构——寰枢关节，使颈椎能够进行旋转活动，让人们在不转身的情况下，通过头部的转动能看到侧方和部分后方。

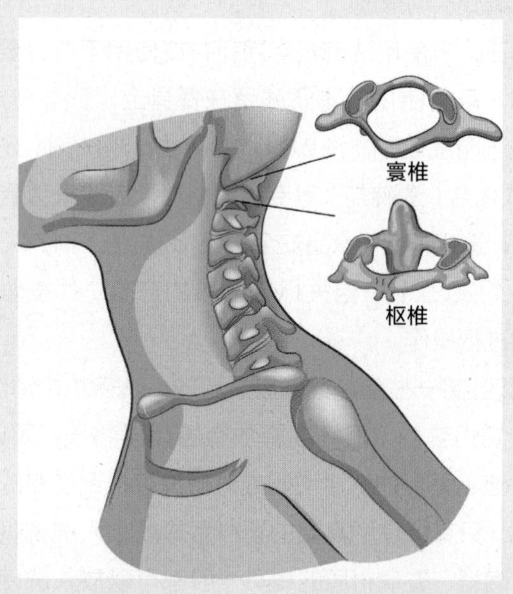

颈椎第2到7节，每节通过两侧的关节突关节、钩椎关节及椎间盘一起形成5点接触，增加了颈椎的稳定性，且两两之间通过椎间盘联系，形成一个个运动单元。诸多运动单元合在一起，使得颈椎可以灵活进行前屈（低头）、后伸（抬头）、旋转（转脖子）等动作。

颈椎为头部提供支撑，连同椎间盘一起组成人体的静力结构；而颈部的屈肌和伸肌则提供了低头和抬头的动力结构。如果把颈椎比为一根旗杆，那么颈部的肌肉就像稳定旗杆的拉绳。低头、抬头等活动需要依靠颈部的屈肌群和伸肌群协调完成。当人们做低头的动作时，屈肌收缩、伸肌延长；做抬头的动作时，伸肌收缩、屈肌延长；当颈椎处于伸直或某一个角度时，屈肌和伸肌的状态保持平衡。

人体直立时，为了保持重力线在一条直线上，整个脊柱呈“S”形弯曲，正常情况下向前凸。而现代人的生活离不开电脑、手机等电子产品，若伏案过久，屈肌和伸肌力量不平衡，容易导致颈肩酸痛、颈部劳损，甚至出现颈椎生理曲度变直、肌肉韧带劳损钙化、椎间盘突出等一系列问题。

“防低头神器”不宜长时间佩戴

颈部酸痛不适是颈椎向人体发出的求救信号，告诉人们颈部负荷太重，需要休息。

很多人认为导致颈部不适的元凶是“低头”这一动作，“防低头神器”便应运而生。形形色色的“防低头神器”中，有简单框架的、充气的、加热的、海绵软包的，但无论哪一种，其实都是医用颈托的“改版”。

正常人是不需要使用颈托的，只有在以下状态下，医生才会给患者使用颈托固定：

1. 外伤导致颈椎骨折，采用颈托对颈部进行临时固定，限制颈部的活动；
2. 颈椎手术后早期，通过外部颈托保护颈部，为康复创造条件；
3. 寰枢关节半脱位，症状严重，通过颈托限制颈部活动以减轻症状；
4. 脊髓型颈椎病患者乘车时使用颈托，可防止紧急刹车引起“挥鞭样”损伤；
5. 其他类型颈椎病，症状严重，或者因颈部其他疾病原因而需要减少颈部活动。

医用颈托一般由支撑结构和固定结构组成，正确佩戴可以稳定颈部，为颈部疾患康复创造条件。而“防低头神器”的设计过于简单，一般用带子直接固定在脖颈，支撑效果不佳，且长时间使用易造成软组织压伤。

对颈部不适者来说，在不能休息的情况下，短时间（1小时以内）使用“防低头神器”可缓解颈部不适，但不能长时间应用。过度使用颈部外部固定装置，可能会导致颈部肌群退化，反而加重不适。

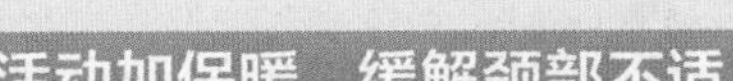

活动加保暖，缓解颈部不适

事实上，无论是长时间低头、抬头或还是平视，只要保持同一姿势过久，都会引起颈肩酸痛。颈部的肌肉就像橡皮筋，要保持弹性，就要经常拉伸和收缩。要想缓解不适，不应该通过固定脖子来解决，而是要通过经常抬头活动和减少低头时间，缓解肌肉的长期紧张状态。舒缓的颈椎“米字操”（匀速缓慢地左右、上下、斜上斜下转动脖颈，用下巴写“米”字）、工间操等，都有助于保护颈椎。

此外，颈部受凉引起颈部肌肉紧张痉挛，也是引起颈部不适的原因之一，可以通过保暖或热敷来预防和缓解。日常生活中可以多穿高领衣服，佩戴保暖、柔软的围巾。

如果经休息、热敷后症状依然没有改善，要及时就诊。PM

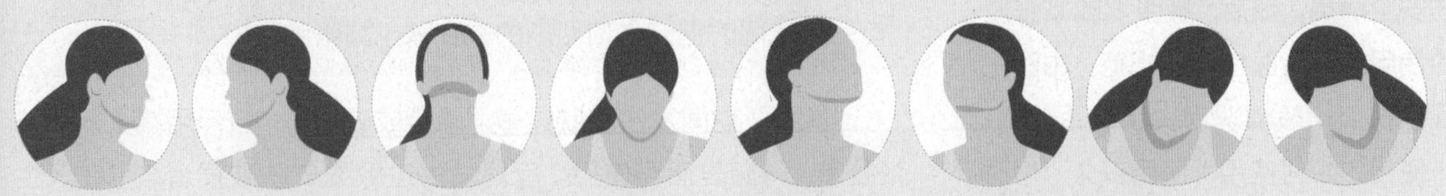

在伤口愈合过程中，伤口周围皮肤的张力作用会持续拉扯伤口，使其变宽，影响皮肤美观和功能。减张器与减张胶带可降低伤口张力，减少瘢痕增生。在各大网购平台，减张器与减张胶带的销量居高不下，甚至成了不少爱美人士口中的“去疤神器”。它们能预防瘢痕吗？自行购买、使用可行吗？

“减张”那些事

浙江大学医学院附属邵逸夫医院整形外科　朱全超　马红芳　谈伟强（主任医师）

“减张”不能“去疤”

减张器外观呈拉链状，多用于胸部、腹部、背部、四肢、关节等皮肤张力较大部位的伤口或切口。减张胶带形似胶带，价格较减张器便宜，多用于颜面部等张力较小部位的伤口或切口。减张器和减张胶带只是预防瘢痕的辅助手段，不能消除瘢痕。

自行购买使用，安全、疗效难保障

自行购买并使用减张器或减张胶带，是否能获得理想的瘢痕预防效果？答案是不确定。产品不正规、使用方法不当或使用时长不足等，均可影响疗效。

首先，减张器或减张胶带属于医疗器械，产品包装上应有“械字号”标识，并由国家药品监督管理局登记在册。而网购平台上销售的具有减张功能的商品鱼龙混杂，质量良莠不齐，消费者应仔细辨别店铺资质和商品真伪，以防买到假货。其次，为防止伤口感染，减张器或减张胶带应达到无菌要求。大多数网购的减张功能商品往往不符合无菌要求，存在安全隐患。最后，减张器或减张胶带的使用应符合医疗操作规范，由医生在观察伤口一般情况后决定是否使用、何时使用、如何使用、使用多久、何时更换。具体注意事项有以下几点：

1 选择

根据切口或伤口的范围，选择适当规格的减张器或适当长度的减张胶带。

2 使用

患者在做完手术或拆线后即可使用减张器或减张胶带。减张器应均匀、对称地平贴于伤口两侧皮肤，逐个收紧减张器棘条，以伤口两侧皮肤略微皱起为宜。减张胶带应垂直于伤口平贴，注意松紧适宜。

3 更换

一般来说，减张器或减张胶带需要持续使用3～6个月，减张器每2～3周更换一次，减张胶带每1～3天更换一次。其间，若减张器或减张胶带遇水失去黏性，应及时更换。更换时，应力度一致地同时揭起伤口两侧的减张器或减张胶带。

“减张”期间发生皮肤过敏、感染或破损时，应停用减张器或减张胶带，待康复后再使用。反复发生过敏或皮肤破损者，可在医生指导下采用其他减张措施。PM

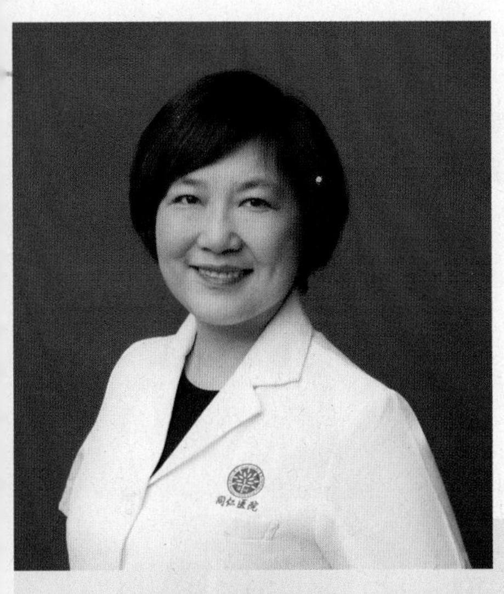

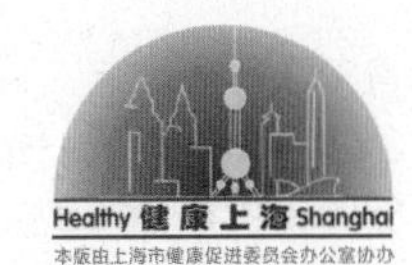

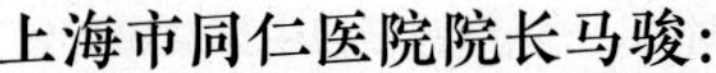

上海市同仁医院院长马骏：

“四全四策”，练就健康科普“真功夫”

本刊记者　王丽云

上海市同仁医院成立于1866年，是上海开埠以来成立较早的西医医院之一。百余年来，该院秉承“同心同德，仁怀仁术”的院训，始终致力于发展医学事业、保障人民健康。作为上海首批健康促进医院之一，该院高度重视健康科普工作，以提升医疗服务质量和患者体验、助力医院品牌传播、提高公民健康素养为导向，实施“四全”模式、“四策”协同战略，将健康科普融入日常工作，取得了突出成绩。近年来，该院建设科普新媒体矩阵，打造出众多科普达人、专家讲师团和明星团队，获得各级科普项目17项和各类科普奖项74个，居2022年中国医院科普声誉排行榜第18位、2023年上海市医疗机构健康科普影响力指数排行榜第10位。

“四全”模式，将健康促进融入日常工作

上海市同仁医院健康促进工作的思路可概括为“四全”模式，即全专科参与、全人群服务、全场景覆盖、全过程管理。

该院建立了以健康促进委员会为核心的三级组织架构，门诊办公室、科研科、医务科、护理部、宣传科等各职能科室协同，调动全院全员参与进来。患者是医院健康促进工作的主要对象，该院将健康教育贯穿于患者诊疗全程，包括门诊、入院、出院各节点的健康教育，以及住院期间的床旁健康教育和病房集体健康讲座，得到了患者的普遍好评。同时，医院的员工和学生，以及女性、儿童青少年、老年人、职场群体，也是健康促进工作的重要对象。比如：制定一系列员工健康促进行动计划，提升员工健康水平；开办孕妇学校、家长学校，指导孕妇和家长进行全生命周期健康管理；开设“同仁悦老”科普专栏，帮助老年人了解常见慢性病的防治知识；走进企业，为职场人群定制健康讲座和义诊；等等。

通过多层次设计、订单式策划、完善内容审核机制、纳入绩效考核等全过程管理，该院实现了健康促进的院内院外、线上线下全场景覆盖。

“四策”协同，让健康科普影响更广更深

为练就健康科普“真功夫”、切实提升公民健康素养，上海市同仁医院多措并举，从平台支撑、团队打造、品牌孵化、科研与科普结合等四个方面稳步推进。

走进该院，你会发现健康科普无处不在：门诊宣传栏、门诊大屏幕、各诊区电子屏、快闪区、病房宣教栏、科普书报栏、直播间，甚至洗手间，都是或高大上或小而精的科普阵地。打开网络，你会发现该院的科普新媒体阵容强大，包括6个医院号、22个临床科室号、56个个人号，健康图文、视频、直播等应有尽有。通过这些科普阵地，该院培育出众多专家讲师团、青年科普达人和红十字急救培训师，孵化出一系列健康科普品牌，包括“愈乳于诚”“糖心俱乐部”“健康脱口秀”“男丁格尔男护急救科普志愿队”“同仁有营养”“大虹桥·同仁荟”“JoJo医生”等。近3年，该院在院内外平台发表了数百篇科普文章和视频，累计阅读量超过100万。PM

前段时间，一档综艺节目中某女星即使身体感到非常不适也坚持“不麻烦别人”的性格引发了网友讨论。生活中不少人很怕麻烦别人，大家也认为这样的人懂事、独立、强大，但这样真的好吗？

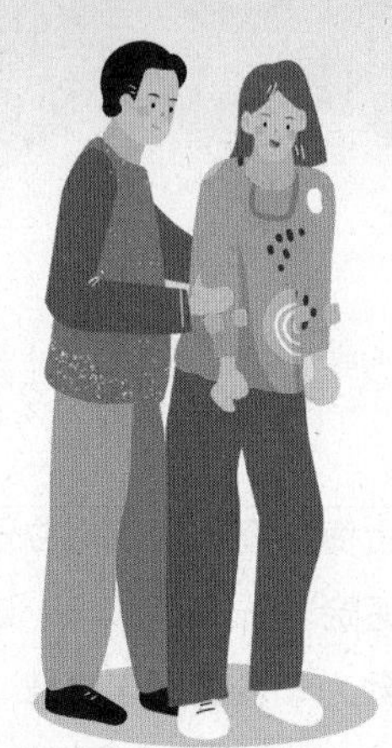

适度“麻烦别人”，走出“依赖无能”怪圈

上海市精神卫生中心副主任医师　曹歆轶

常见却未被察觉的“依赖无能”

社会学研究表明，在社会沟通中，人与人之间的交往模式是互惠的，每个人都有需要别人支持的时候，没有一个人能独立解决所有问题。然而，生活中，不少人很怕麻烦别人，遇到困难时，宁愿自己花费更多精力，也不愿意求助别人。他们向外界展示自己坚强、独立的一面，在这样的外表下，往往隐藏着软弱、不安、恐惧和渴望亲密关系的内心。这种现象在心理学上被称为“依赖无能”。

美国心理学畅销书作家、执业心理治疗师乔尼丝·韦布博士总结了7个可以帮助人们识别“依赖无能”的特征：①他人有时会觉得你很“冷漠”；②记忆中你的童年是孤独的（即使是快乐的）；③有时你会幻想逃离现在的生活；④爱你的人抱怨你在情感上过于疏离；⑤你更倾向于为自己做事；⑥向他人求助对你来说异常艰难；⑦在亲密关系中你会感到不适。如果有这些特征，说明你可能存在“依赖无能”。

“依赖无能”是怎样形成的

美国心理学家贾内·温霍尔德和巴里·温霍尔德在《走进原生家庭，找回爱与亲密的力量》一书中提出，成年人“依赖无能”的原因有3个：①在生命的第1年里没有与父母建立充分的联结；②父母不能帮他们在生命的第2～3年里完成情感上的分离；③因为某种虐待或忽视而遭受创伤。

从出生起，如果能从父母或照料者那里得到足够的爱和有规律的照料，满足基本需要，孩子就能对周围的人产生一种基本的信任感和安全感。这种深层的联结是今后人格健康发展的重要基础，使孩子能够在身体和情感上逐渐与父母分离，安全可靠地探索世界，成为独立的个体，并具备健康的自我意识。

任何没有在适当年龄完成的心理发展过程都会延续到下一个发展阶段。如果这些发展过程不能在童年或青春期结束之前完成，它们就会被带入成年生活。那些未被满足的需求会在成年后无意识地循环出现，持续寻求完成的时机，干扰人际关系和亲密关系，甚至导致各种情绪问题、人际冲突或成瘾行为。

四条策略，走出“依赖无能”怪圈

首先，“依赖无能”者应意识到，这种行为模式没有对错之分，它的形成一部分源自社会和文化因素，自己不必因此感到羞耻。其次，识别自身那些未被满足的发展需求，以及生命早期发展中缺失的因素，对打破这种模式至关重要。可以尝试以下方法摆脱“依赖无能”。

❶ 提升共情能力

共情是一种能深入体验他人内心情感和思维，并让对方感到被理解和悦纳的能力。人们越了解自己，对自己越有同理心和同情心，就越能感同身受地共情他人。由于原生家庭存在缺憾，共情在某些情况下可能会使“依赖无能”者感到困惑、不安。放弃控制、打破自我否定是提升共情能力的关键。与人交往中，可以面对面交谈，偶尔看看对方的眼睛，仔细倾听对方说了什么，不要急着去想如何回答，而要与对方确认自己感受到的内容及对方的感受，使用与对方相似的语言，让他们感受到被倾听、接纳和理解。

❷ 设置边界

健康的边界是可持续的亲密关系的重要组成部分，它允许人们在身体上、情感上、心理上和精神上分离，并在人际关系中营造安全感。可以向有边界的人学习如何创造边界。当别人跨越边界时，可以用善意而明确的方式告诉对方。这样的反馈并不像很多人想象中那样糟糕，与此相反，对方很可能会因此认识到边界的重要性，更加清晰地认识到自己的边界，并开始学习如何创造边界。

❸ 自我养育

人们可以通过自我养育来填补成年之前未被满足的发展需求，发现并治愈自己的创伤，完成成长。“依赖无能”者要与内心的孩子重新建立起联系，逐渐收回那些曾被迫放弃的与生俱来的权利。例如：我有权体验所有的感受；我有权对任何想要的东西提出要求；我有权享受一切所见所闻，并对它们有最终的发言权；我有犯错、产生问题和冲突的权利；我不必非常完美才能被爱；等等。

治愈内心的孩子，最重要的是记住和表达被压抑的感受。例如：可以在安全的环境中表达愤怒；请身边的人握住自己的手臂、腿部等，确保在充分释放愤怒时不伤到自己；通过挤压、拧毛巾这种有效且不太暴力的方式宣泄愤怒；等等。

此外，按摩，泡热水澡，在自然环境中散步，听优美的音乐，每天定时午睡，抽出时间独处、沉思，和内心的孩子交谈、说些有爱的话……也可以帮助人们养育内心的孩子。可以用毛绒娃娃之类的玩具代表内心的孩子，在日记中记录治愈过程。

❹ 重新认识冲突

在大多数人眼中，冲突是可怕的、会失控的、具有破坏性的、应该被避免的。但如果人们能将之视作成长的机会，它就有助于改善人际关系和亲密关系。在处理冲突的过程中，可以陈述自己对冲突的看法和感受，分享期望的结果，即希望如何解决这个冲突；直接、明确地告诉对方自己想要什么，询问对方的需求，随后进行协商。在不断解决当前或过去冲突的过程中，人们可以以一种新的方式来看待生活，体会到与同伴更加亲密的关系。PM

专家提醒

当发现自己习惯通过一些不正常的适应行为（如酒精、毒品、性、强烈的情绪等）来寻求幸福和获得亲密，出现明显的情绪问题或面临无法处理的冲突时，可以尝试寻求心理医生的帮助。心理治疗能帮助人们消除“依赖无能”引发的情绪问题，学会表达被压制或压抑的感受及情绪，更深刻地认识到曾经历的早期创伤和那些未被满足的发展需求，学会更好地理解和接纳自我。

“电子榨菜”何以成年轻人“下饭神器”

华东师范大学心理与认知科学学院 王楠 石丽 李林(教授)

“一桌一椅一平板，一餐一饮一视频”似乎已成为当代年轻人用餐时的标配。摆放饭菜，支起平板电脑或手机，打开自己喜好的各式各样的视频或平台，这一套“流水线”动作似乎成了年轻人吃饭时的固定仪式，少了它就好像缺了点什么。这些下饭的电子内容被称为“电子榨菜”。当然，“电子榨菜”之所以成为年轻人的“魔咒”，与其时间、内容方面的特点不无关联。

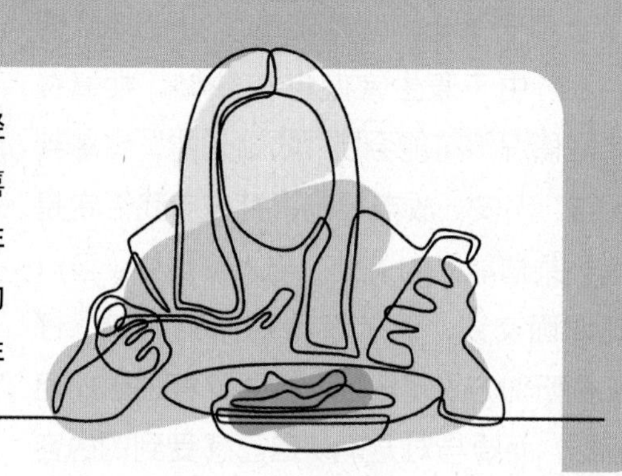

“电子榨菜”是何物

“电子榨菜”被认为是一个“时间”概念，是指人们在吃饭时看的视频、文章等。这些内容如同榨菜一样有极强的下饭作用，甚至有网友称之为“饭扫光”。类似于日本的泡面番——冲泡并吃完一杯泡面的时间刚好可以看一集，“电子榨菜”作为佐餐标配，时长一般是一顿饭的时间。根据某自媒体的调研数据，65.5% 的受访者选择每次观看“电子榨菜”的时长为 15 ~ 45 分钟。理想状态下，当饭吃完时，“电子榨菜”也正好“吃完”。

在内容形式上，“电子榨菜”口味繁多且丰富多样，包括各类影视剧、综艺、纪录片、短视频、短篇小说等。有一些影视剧在“电子榨菜”榜首上高居不下，如耳熟能详的清宫剧《甄嬛转》、古装喜剧《武林外传》、韩剧《请回答 1988》及情景喜剧《老友记》等。综艺也有多种类别，包含甜甜的恋爱综艺、悬疑烧脑的探案综艺、轻松爆笑的戏剧综艺及治愈生活的慢综艺，譬如《心动的信号》《明星大侦探》《一年一度戏剧大赛》《向往的生活》等。年轻人可以根据自己的时间安排及口味偏好选择中意的“电子榨菜”，让自己的每一顿饭都津津有味。当然，“电子榨菜”如此流行，不仅因为它能够满足年轻人在时长和内容形式上的需求，更重要的是，它满足了年轻人的心理需求。

“电子榨菜”何以流行

根据认知负荷理论，大脑的认知能力是有限的，超出一定的范围就会造成认知负荷，从而产生认知疲劳。在一天的工作或学习之后，持续的精力消耗通常会使人们感到疲惫而不想再动脑。此时大脑需要通过休息恢复精力，就像身体需要通过休息恢复体力一样。因此，在结束一段时间的投入后，人们常会产生强烈的娱乐和消遣需求来放松和娱乐自己。“电子榨菜”正好满足了人们不想费脑但又获得娱乐的需求。正如某自媒体得到的调研数据显示：吃饭时，72.4% 的受访者会选择观看风格搞笑诙谐的内容，68% 的受访者会选择风格轻松治愈的内容。相比之下，选择“硬核”、有深度的内容的受访者只占13.8%。观看有思想深度的内容需要集中注意力，但工作或学习后疲惫的人们难以投入更多精力。因此，配食不需要过高的认知资源投入的“电子榨菜”是不二选择。

此外，年轻人用“电子榨菜”下饭，也有出于节约时间的考虑。在生活节奏加速的现代社会，娱乐活动常常被视为消耗时间和资源的非生产性行为，不被社会和文化所强调和倡导。人们的潜意识认为，应该将更多时间投入有意义的活动，而不是仅为了娱乐而娱乐。同时，时间被视为一种有限的资源，人们总是被教导要充分利用时间、提高效率，单独花时间进行娱乐活动常被认为是浪费时间或不够有效率，人们可能会因此感到内疚或负罪。于是人们逐渐习惯于“一心多用”，娱乐和其他活动同时进行。比如在运动、做家务时听有声书，排队、等车时刷短视频，甚至在上厕所时抓紧时间打一把游戏。同样地，吃饭时进行娱乐活动，既可以满足人们休息和娱乐的需要，又不影响正常的工作或学习，减轻了“浪费时间”的负罪感。由于时间和空间的限制，吃饭期间能进行的娱乐活动选择非常有限，因此，这些短小精悍、可以边吃边看（或听）的“电子榨菜”更容易受到年轻人的追捧。

当然，除了不费脑和节约时间外，“电子榨菜”还能在一定程度上提升主观幸福感。大多数情况下，“电子榨菜”是年轻人独自进餐时的自主选择。一项研究显示，当人能自由支配的时间在 2 小时内时，主观幸福感随自由支配时间的增加而上升。在平时繁忙的生活中，人们时常感到被时间所“支配”，而通过选择自己喜欢的“电子榨菜”下饭，年轻人可以自由支配进餐时间，获得掌控感，从而提升主观幸福感。

“电子榨菜”食用指南

首先，在用“电子榨菜”下饭的年轻人中，存在这样一种现象：吃完饭仍沉浸其中，想着再看一会儿就关掉，结果浑然不觉时间的流逝，回过神来发现已经过去了一两个小时。于是，懊恼、自责涌上心头，本意是想充分利用时间，在吃饭时娱乐放松片刻，结果却适得其反，加深了自己的心理负担。数字恰到好处假说认为，适度参与数字化活动并不有害，但过度使用数字媒体可能会取代其他活动，比如学校或课外等适应性、有意义的社会性活动。因此，如果这种情况时有发生，值得警惕。

其次，虽然娱乐是人类的正常需求，但一些粗制滥造、低质量的“电子榨菜”不仅对身心无益，反而会损害身心健康。比如，一些商家为推销产品而有意制造容貌或身材焦虑，轻信或跟风很容易使自己陷入不必要的恐慌或焦虑。

因此，大家在消费“电子榨菜”时，一定要注意把控时间，切勿本末倒置；选择“电子榨菜”时应注意甄别，尽量挑选能真正放松身心的有益内容，并保持独立思考。PM

特别提醒

不管用餐时选择何种类型的“电子榨菜”，都只是当代年轻人在生活的重压之下找到的一个休息空间，也是享受片刻快乐与安宁的一种方式。

大家应该尊重年轻人选择“电子榨菜”的权利，保留年轻人进餐时的“一亩三分地”，这样他们才有重整旗鼓的盼头。

CT尿路造影"答疑"

同济大学附属妇产科医院放射科　俞健力　程杰军（主任医师）

提到CTU，很多人首先想到的可能是成都双流国际机场（机场三字代码），而医学上的CTU也与"双流"有关。CT尿路造影简称CTU，是一项医学影像学检查技术，可以记录双侧肾脏尿液经输尿管流入膀胱的全貌，获得包括肾盏、肾盂、输尿管及膀胱在内的整个泌尿系统的立体图像。它主要应用于泌尿系统疾病的诊断和评估，在妇科疾病的诊治中也发挥着重要作用。对于CTU检查，很多人不了解，也有很多人心存顾虑或担忧：哪些情况下需要做这项检查？检查过程中有没有痛苦？有哪些注意事项？辐射剂量会不会很大？会不会影响备孕？

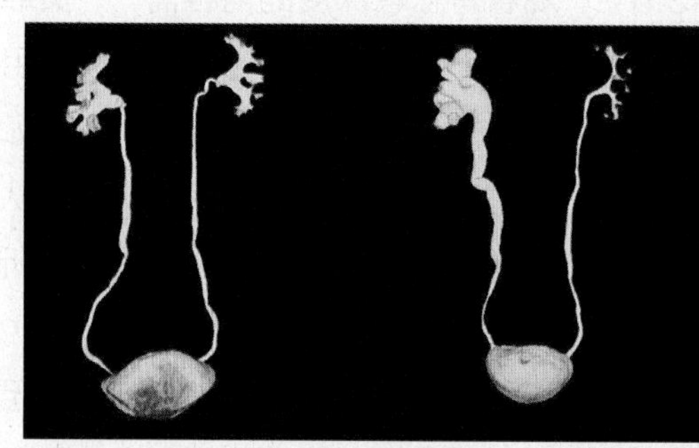

左图清晰显示肾盂、肾盏和输尿管的路径，以及膀胱充盈情况；右图提示右侧肾盂、肾盏和输尿管扩张

生活实例

何女士今年45岁，之前因患子宫内膜癌接受了全子宫加双侧附件切除术，最近1个月来出现阴道流液，于是去医院就诊。妇科超声检查未发现盆腔内有异常，医生建议她做CTU检查，看看是否存在尿路问题。CTU检查提示，何女士存在"膀胱阴道瘘"，导致尿液从膀胱流到了阴道。经治疗后，何女士的"尴尬事"消失了，不过她对CTU检查过程中注射对比剂有一定疑虑。

魏女士今年38岁，因下腹坠胀去医院就诊，妇科超声检查提示"盆腔实质性占位"。为了弄清楚病灶血供是否丰富，以及病灶与输尿管之间是否有粘连、输尿管是否受到压迫等情况，医生建议魏女士做CTU等检查。结果发现病灶血供不丰富，但左侧输尿管下段受肿块压迫。根据病情，医生制定了相应的手术方案，避免手术时损伤输尿管。

张女士今年32岁，结婚2年未孕，一直就诊于生殖免疫科。最近，她经常感到左侧腰腹部疼痛，腹部超声检查提示"左侧输尿管上段扩张并左肾积水"。为了更清晰地了解尿路的情况，医生建议她进行CTU检查。检查结果显示"左侧输尿管上段结石并扩张，左肾轻度积水"。经相应治疗后，结石被排出体外，但张女士对CTU检查有一丝担忧：辐射对备孕有影响吗？过多长时间可以备孕？

问 哪些情况下需要做CTU检查?

答：CTU 主要用来判断患者是否存在尿路结石、尿路狭窄、肾积水、肾癌、膀胱癌等疾病和泌尿系统先天性异常。出现以下情况时，通常需要做 CTU 检查。①尿路结石：确定结石的位置、大小和数量，了解尿路积水的程度，评价肾脏功能是否减退。②尿路梗阻或狭窄：判断引起尿路梗阻或狭窄的原因。③泌尿系统肿瘤：检查肾脏、输尿管、膀胱等部位有无肿瘤。④腹腔或盆腔肿瘤：了解腹腔或盆腔内肿物与泌尿系统的位置关系。⑤血尿：排查血尿是不是泌尿系统疾病导致的。⑥腹腔或盆腔积液：了解泌尿系统是否存在尿瘘及其他异常。

问 CTU检查为什么要注射对比剂?

答：CTU 检查时，需要经静脉注射对比剂后再进行 CT 扫描。注射对比剂的目的是提高不同组织的密度差异，观察相关器官和组织的血供情况，从而获得包括双侧肾脏、输尿管、膀胱在内的整个泌尿系统的排泄功能及形态全貌。正常情况下，对比剂在经静脉注射 24 小时后，可基本排出体外。

问 CTU检查过程中有不适感吗?

答：CTU 检查是一种非侵入性、无创的影像学检查方法，被检查者一般不会有不适感。和腹部 CT 检查不同的是，一次 CTU 检查需要进行两次扫描。检查前，被检查者需要饮水、憋尿，感觉有尿意后便可进行第一次扫描，目的是让医生清晰地观察到尿路（包括肾脏、输尿管、膀胱、尿道）结构和膀胱充盈情况。然后，被检查者需要下床走动并排尿，20 ~ 30 分钟后进行第二次扫描。此时，对比剂进入输尿管和膀胱，有助于医生进行动态观察，全面评估泌尿系统的结构和功能。

问 CTU检查需要空腹或进行肠道准备吗?

答：CTU 检查前需要空腹至少 4 小时。检查前 1 天，应尽量采取少渣饮食，禁服含金属药物。检查前 1 小时，应饮水 800 ~ 1000 毫升，然后憋尿，使膀胱充盈，以利于泌尿系统清晰、完整地显影。

需要注意的是，服用二甲双胍的患者在 CTU 检查前后 2 天应停药，因为二甲双胍可能会与对比剂结合，使对比剂在肾脏积聚，引起中毒反应。CTU 检查前 7 天内，患者不能做胃肠钡餐检查，因为钡剂残留可能产生伪影，影响 CTU 检查的准确性。

问 哪些情况下不能做CTU检查?

答：CTU 检查的禁忌证包括：①妊娠期及哺乳期患者；②对碘过敏者，因为 CTU 检查通常使用含碘对比剂；③严重肾功能不全者，因为对比剂主要通过肾脏排泄；④甲状腺功能异常者，尤其是甲亢患者，因为甲状腺对辐射敏感，且检查使用的是含碘对比剂，可使身体摄入过多碘元素，可能导致甲亢患者病情加重。

问 做一次CTU，辐射剂量大吗?

答: CTU 辐射剂量因多种因素而异，如设备型号、患者体重等。和大家熟知的体检项目——胸部 CT 相比，一次 CTU 检查的辐射剂量大约相当于一次胸部 CT 检查的 1.3 倍，不会对健康造成明显影响。

问 做完CTU检查后多久可以怀孕?

答: CTU 利用 X 射线进行成像，因此会产生一定量的射线辐射。尽管目前临床使用的设备都接受定期检测及质量控制，辐射剂量均在规定的安全范围内，但特殊人群，如计划备孕的女性，一般宜在完成 CTU 检查后 3 ~ 6 个月再考虑怀孕。短期内计划怀孕、对辐射有顾虑、对含碘对比剂过敏者，可以选择 MRU（磁共振尿路造影）检查，但 MRU 检查容易受肠道内容物、输尿管蠕动等的影响，结果存在一定的局限性。PM

儿童感染幽门螺杆菌那些事

复旦大学附属儿科医院消化科副主任医师　周 颖

幽门螺杆菌（Hp）是一种螺旋形微需氧菌，对人类“情有独钟”，是目前能够在人体胃内生长的唯一一种细菌。它们常在胃黏膜表面“安营扎寨”，与人类共处已有约10万年历史。幽门螺杆菌可破坏胃黏膜的“保护层”，导致慢性胃炎、胃溃疡、十二指肠溃疡等疾病。

据统计，全世界曾有2/3人口感染了幽门螺杆菌。随着卫生条件的改善，幽门螺杆菌感染率有所下降，2014—2020年期间，全球成人的幽门螺杆菌感染率由50%～55%下降到43%。目前，全球儿童幽门螺杆菌的感染率高达32.3%，中国儿童幽门螺杆菌的感染率为29%。儿童一旦感染幽门螺杆菌，若不进行根除治疗，大多将伴随终身。

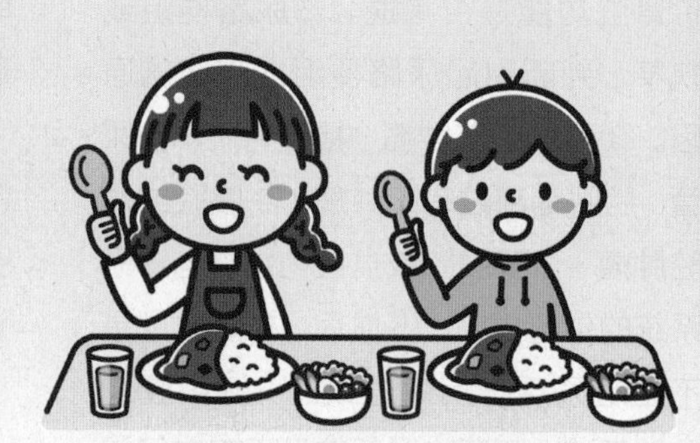

儿童幽门螺杆菌感染多无症状，诊断需谨慎

大部分儿童感染幽门螺杆菌后没有症状，少数儿童可发展为慢性胃炎和消化性溃疡，表现为反复发作的中上腹疼痛或脐周痛，可伴有恶心、呕吐、反酸、嗳气等不适，严重者可有黑便或便血等消化道出血的表现。

临床上，无法根据症状判断儿童是否感染了幽门螺杆菌，多需要进行详细检查。检测方法包括侵入性和非侵入性两类。侵入性检测方法依赖胃镜检查及胃黏膜组织活检，包括尿素酶试验、胃黏膜组织切片染色镜检和胃黏膜幽门螺杆菌培养等；非侵入性检测方法包括碳-13尿素呼气试验、粪便幽门螺杆菌抗原检测和血清幽门螺杆菌抗体检测等。除血清幽门螺杆菌抗体检测外，患儿均须在检查前停用质子泵抑制剂2周以上，停用抗菌药物（如头孢类药物、阿奇霉素、阿莫西林等）和铋剂4周以上。

除胃黏膜幽门螺杆菌培养外，没有任何一种检查可以达到100%的准确性，且根除幽门螺杆菌需要使用多种抗菌药物，对肠道菌群会产生一定影响，故儿童感染幽门螺杆菌的诊断标准比成人更严格。只有符合以下四种情况之一时，才可确诊：①胃黏膜幽门螺杆菌培养结果呈阳性；②胃黏膜组织切片染色镜检与尿素酶试验结果呈阳性；③胃黏膜组织切片染色镜检与尿素酶试验结果不一致者，须进一步行非侵入性检测（如碳-13尿素呼气试验、粪便幽门螺杆菌抗原检测等）且结果呈阳性；④消化性溃疡合并消化道出血时，胃黏膜组织切片染色镜检或尿素酶试验结果呈阳性。

这些儿童应筛查幽门螺杆菌

治疗幽门螺杆菌感染，需要使用多种药物，且治疗后可能再次感染，故不建议儿童接受幽门螺杆菌的常规筛查和治疗。存在以下几种情况的儿童应接受筛查：①患有消化性溃疡或胃黏膜相关淋巴组织淋巴瘤；

②患有慢性胃炎；③患有不明原因或难治性缺铁性贫血；④患有慢性免疫性血小板减少性紫癜；⑤计划长期服用非甾体抗炎药（包括低剂量阿司匹林）且存在高危因素（如同时使用抗凝药、糖皮质激素、抗血小板药物，既往有消化性溃疡或消化道出血病史）。

反复出现腹部不适、恶心、呕吐、打嗝、嗳气等消化道症状，以及一级亲属中有胃癌患者的儿童，可进行幽门螺杆菌检测，但是否进行根除治疗应由医生综合评估后决定。

儿童根治幽门螺杆菌，“首战”即“决战”

治疗儿童幽门螺杆菌感染，往往需要口服质子泵抑制剂、抗菌药物和铋剂，疗程为14天。随着抗菌药物耐药率增加，既往推荐的三联疗法根除率低，已不能满足需要。目前，6岁及以上对青霉素不过敏的患儿宜采用“质子泵抑制剂＋阿莫西林＋甲硝唑＋铋剂”的四联疗法；对青霉素过敏的患儿可采用“质子泵抑制剂＋克拉霉素＋甲硝唑＋铋剂”的四联疗法。根治幽门螺杆菌的药物存在一定的不良反应，家长应了解以下事项：

- 适用于儿童的质子泵抑制剂包括奥美拉唑和兰索拉唑。它们易受食物影响，饭后服用可能影响疗效，故应在餐前15～30分钟口服。
- 阿莫西林代谢快，为获得更好疗效，可分3～4次于餐后口服。临床上，部分青霉素皮试阴性患儿在口服阿莫西林后，也有可能发生迟发性过敏反应，出现皮疹、瘙痒等症状。此时，患儿应立即停药，并及时至消化科、皮肤科就医。
- 甲硝唑和克拉霉素的不良反应主要为恶心、呕吐等胃肠道症状。其中，甲硝唑有铁锈味，可能影响食欲，宜在餐后服用。
- 服用铋剂后可能出现舌苔发黑、大便颜色加深等异常表现，一般于停药后缓解，不必过分担心。
- 抗菌药物对肠道菌群具有“杀伤力”，部分患儿可出现大便次数增多、变稀等症状。

为提高幽门螺杆菌根除成功率，家长应监督患儿每日坚持服药，切勿随意停药、减药，避免漏服。否则不仅会造成治疗失败，还可能发生幽门螺杆菌耐药，影响再次治疗的效果。同时，适用于儿童再次治疗的药物十分有限。因此，儿童幽门螺杆菌感染治疗尤其讲究“首战即决战”，家长应密切配合医生，努力提高首次治疗成功率。

小贴士

症状消失不代表幽门螺杆菌已被根除。疗效评估应至少在治疗结束4周后进行。符合下述三项之一者，表明幽门螺杆菌得到了根除：①碳-13尿素呼气试验结果为阴性；②粪便幽门螺杆菌抗原检测结果为阴性；③胃窦、胃体黏膜尿素酶试验结果均为阴性。

防幽门螺杆菌，从生活点滴入手

幽门螺杆菌根除治疗复查阴性后，仍有复发的可能。我国儿童幽门螺杆菌感染的复发率为18.8%，10岁以下儿童的复发率明显高于10岁以上儿童，家庭成员中有幽门螺杆菌感染者的复发风险更高。因此，为让儿童免受幽门螺杆菌侵扰，预防是关键。

首先，幽门螺杆菌是一种可以在家庭成员之间传播的致病菌，我国约64%的家庭至少有1名成员感染幽门螺杆菌，感染的成人尽早进行根除治疗可有效避免家庭内交叉感染。其次，保持良好的饮食和生活习惯可显著降低儿童幽门螺杆菌感染风险，具体从以下两方面入手：

❶ 阻断粪－口传播途径

饭前、便后用肥皂或洗手液洗手；不吸吮手指，不将玩具等物品放入口中；尽量食用烹饪过的食物，喝干净、安全的饮用水；瓜果食用前须洗净，能去皮的水果尽量去皮后食用；等等。

❷ 阻断口－口传播途径

分餐进食，使用专用餐具；聚餐时，使用公勺、公筷；给孩子喂饭时，避免嚼碎后“口对口”喂食，或吹凉、用口试温后喂给孩子；等等。PM

女孩反复腹痛，竟因处女膜闭锁

上海市妇幼保健中心副主任医师/中国计划生育协会“青春健康”工作专家 许洁霜

青春故事

悦悦今年12岁，上小学六年级。去年春节期间，她出现腹痛、恶心、呕吐、腹泻症状，经抗感染、解痉治疗后缓解。其后，悦悦反复出现类似症状，父母并未加以重视。直到去年暑假，她再次发生腹痛，并出现排尿困难症状，妈妈才赶紧带她去医院就诊。外科医生检查时发现其下腹部有包块，请妇科医生会诊。妇科医生了解到悦悦反复腹痛的病史及尚无月经来潮，于是进行了妇科检查和腹部超声检查，结果发现其子宫及阴道内有积液，诊断她患有处女膜闭锁。与悦悦父母沟通后，医生为悦悦做了处女膜切开手术，共清理出400多毫升积血伴血块。术后，悦悦的月经每月如期来潮，恢复了往日的健康和快乐。

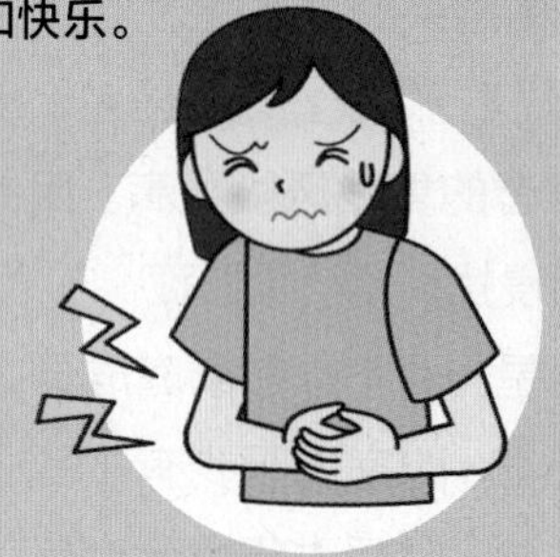

处女膜闭锁又称无孔处女膜，是一种先天性生殖道畸形。患儿在月经初潮前无任何症状；月经初潮后，经血无法排出，最初积在阴道内，多次月经来潮后越积越多，造成子宫、输卵管积血，甚至腹腔内积血。

迟迟不见月经初潮，原因可能是处女膜闭锁

青春期女孩的性发育主要包括第二性征（乳房、阴毛、腋毛）发育和性器官（卵巢、子宫、输卵管、阴道、外阴）发育。若女孩存在处女膜闭锁，则进入青春期后，有乳房、体毛等第二性征发育，但无月经初潮表现，也就是没有经血流出。因经血积聚在体内，患儿会出现进行性加重的周期性下腹痛，约每个月1次，发生于相近日期，持续4～5天，可伴乳房胀痛。随着时间的推移，经血越积越多，患儿下腹部可摸到包块，并逐渐增大；严重时可出现排尿障碍，如尿频、排尿不畅，甚至急性尿潴留。

妇科超声检查可发现患儿子宫底部上移，宫腔、宫颈及阴道明显扩张、有积液，内部回声不均，可呈细密的点状回声。有时积血形成血块，积液征象不典型。

诊断、治疗较简单

怀疑处女膜闭锁时，可通过以下方法确诊：①妇科检查，可见处女膜向外膨隆，表面呈紫蓝色，无阴道开口；肛诊可摸到阴道内有包块，向直肠前壁膨出，子宫增大，其两侧有囊性肿块。②经处女膜膨隆处以粗针穿刺，可抽出黏稠、不凝固的深褐色、陈旧性血液。

处女膜闭锁是女性生殖道畸形中最容易治疗的一种疾病。确诊后，应立即手术治疗：先将处女膜做X形切开，引流出积血；待大部分积血排出后，检查子宫颈是否正常；最后切除多余的处女膜瓣，缝合切口边缘即可。

及时治疗，一般不影响生育

在子宫及阴道发育正常的情况下，处女膜闭锁导致初潮后经血积存于阴道内，继之扩展到子宫，形成阴道子宫积血。如果未及时发现和处理，积血过多，可流入输卵管和腹腔，可能导致子宫内膜异位症；若继发感染，还会造成盆腔脓肿，可能对患者将来的生育造成负面影响。如果及时发现和处理，今后的月经和生育一般不受影响。PM

中医理论中，水肿是以水液代谢失常泛滥于肌肤为主要病理特点，以头面、眼睑、四肢、腹背，甚至全身浮肿为主要临床表现的一类病证。除疾病导致的水肿之外，一些不良生活习惯、生理因素，如盐分摄入过多、睡眠不足、久坐、女性月经前激素水平波动等，也会导致水肿。

穴位按摩消水肿

上海交通大学医学院附属瑞金医院卢湾分院中医针灸科　李 青
上海交通大学医学院附属瑞金医院中医推拿科　王 勇（主任医师）

《景岳全书》云："凡水肿等证，乃肺脾肾三脏相干之病。"中医认为，颜面部的水肿多由肺失通调，脾失转输，肾失开阖，三焦气化不利所致。此时按摩相关穴位，可以帮助缓解水肿。

头面颈部，近处取穴

● 眼周组穴：攒竹→鱼腰→丝竹空→瞳子髎→承泣→睛明

中医将拇指指腹或手掌面紧贴皮肤，略用力进行上下或左右缓慢移动的方式称为"抹法"，常用于头部、颈项及胸腹部。在用眼过度、睡眠不足引起眼袋、眼睑浮肿等状况时，可用抹法按照图中穴位顺序在眼周按摩移动，经过穴位时，稍稍点按停留。

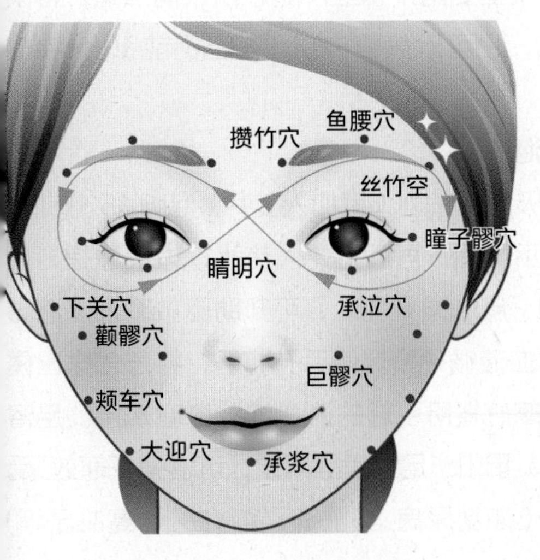

● 面颊组穴：巨髎→颧髎→下关，承浆→大迎→颊车

巨髎穴位于瞳孔直下，平鼻翼下缘处，鼻唇沟外侧；颧髎穴位于外眼角直下，颧骨下缘凹陷处；下关穴在颧弓下缘，合口有孔，张口即闭。承浆穴位于口唇下方凹陷处；大迎穴位于咬肌前缘；颊车穴位于咬肌的最高处。在按摩时，可按照顺序，局部点按穴位，放松紧绷的肌肉，并慢慢往外上方按揉。

● 颈部穴位：风池穴

风池穴在颈后区枕骨之下，两条大筋外缘凹陷中，具有驱除风邪、调节免疫的效果。通过点、按、推、揉风池穴，有助于改善气血循环，减轻因失眠、压力大、过敏和反复感冒导致的颜面水肿。

● 五指梳头：疏通督脉、膀胱经、胆经

春夏季节阳气生发，以五指指腹触及头皮，由表至里，从前额至后枕，从头顶至两侧反复搓按头部，有助于疏通督脉、膀胱经、胆经，利湿消水。

远部取穴，化湿利水

在中医理论中，水肿是全身津液气化功能障碍的表现，与肺、脾、肾、三焦等功能失调密切相关，从远处取穴可健脾化湿、温肾利水，帮助减轻水肿。如：水分穴位于上腹部前正中线上，脐上1寸，按之有酸胀感，可健脾化湿、利水消肿；水道穴位于下腹部膀胱两侧，脐中下3寸，前正中线旁开2寸，可调经止痛、利水消肿；阴陵泉穴在小腿内侧，膝下胫骨内侧凹陷处，可帮助减轻水肿、缓解疲劳；复溜穴在小腿内侧，太溪直上2寸，在跟腱的前缘处取穴，可缓解手脚浮肿等症。PM

四月气温多变、忽冷忽热、雨水频频，正是外感易发季。吹风受冷、衣物增减不当、出汗后受风、洗头淋浴后没有及时吹干头发和擦干身体……总是一不小心就容易中招。

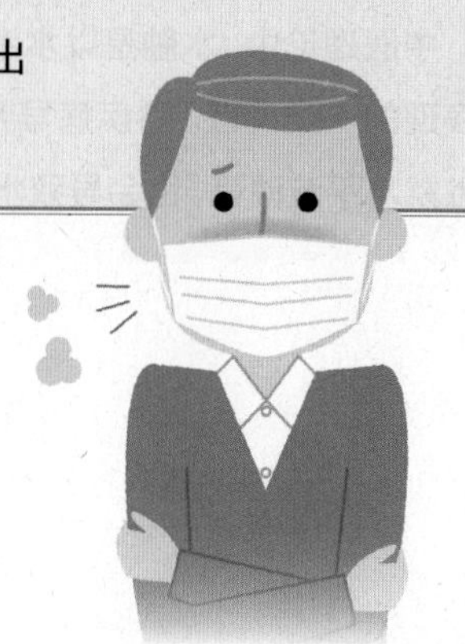

春日易感，仍须防寒

上海中医药大学附属龙华医院肺病科　张 俊
上海中医药大学附属龙华医院肿瘤科主任医师　徐振晔

气温不定，感染风寒“初表现”

春季温度多变，有时人们还没察觉到受凉便已“中招”，比如在降温的天气变化中，穿衣不足、吹风淋雨、晚上睡觉踢了被子等，稍有不慎，便容易感染风寒。因体质不同，每个人表现出的症状各不相同。一般而言，在刚受凉后，常有流清涕、打喷嚏等表现，感觉头部的皮肤有发紧感，从后脑勺到后背有发沉、僵硬感，嗓子有点“毛毛的”，好像有痰又咯不出来的感觉；或感觉全身疲劳，说不出来的累，手脚、脖颈、后背发凉。这些表现，均说明身体已经受寒。

寒为阴邪，会伤及人体的阳气，使肌肤体表失去“卫阳”的温煦，引起怕冷等症状。寒邪的特点是收引凝滞，导致人体肌肤腠理闭塞，气血不畅，出现头颈部位发紧、全身肌肉疼痛的表现。此时应“温阳散寒”，尽快把尚在皮肤表面的寒气、邪气发散出去。

寒邪在表，如何温阳散寒

不少人受寒后只知“多喝热水”来驱寒，然后只能“静待”感冒的发生。不少养生小知识中提及此时可通过喝姜汤或葱白水、泡脚、用吹风机吹大椎穴、按摩头面部穴位、洗热水澡、搓背等方式来驱寒，这些做法是否有用呢?

• 喝姜汤

如果刚刚受寒，有畏寒、鼻流清涕、手脚冰凉等症状，可用生姜 4 ~ 5 片加水 300 ~ 500 毫升煮沸，放至温热时服用；服用姜汤后盖上被子睡一觉，使身体微微出汗，驱寒效果更佳。生姜中富含姜辣素成分，能促进血液循环，帮助体内寒气快速排出，有驱寒暖身的功效。体质虚弱者还可适当加入一些黄芪、大枣，同样有解表散寒、益气补虚的作用。

• 喝葱白水

葱白有一定杀菌作用，可通阳散寒，缓解外感风寒后寒气郁闭导致的各种不适，如怕冷、腹痛、腹泻等。可用葱白 10 克左右（大葱葱白约 5 厘米，切碎；或小葱葱白 3 ~ 5 条，切小段），加水 300 ~ 500 毫升，煮沸约 10 分钟，放至温热时饮用。如果怕冷症状较明显，可再加生姜两片切丝，随葱白一同煎煮。若不喜欢葱姜味，也可以熬瘦肉粥，在出锅前 10 分钟放入葱姜即可。

• 热水泡脚

受寒后及时用热水（可加入姜片）泡脚 15 分钟左右，待水温下降后，再适当兑入热水，边洗边搓，直至双足暖和、皮肤发红为止，可帮助驱散寒邪。泡脚能促进身体血液循环，促使毛孔打开，将寒气排出体外，改善风寒感冒所引起的流鼻涕、鼻塞现象。足浴后按摩涌泉、承山、足三里等穴位，可增强驱寒效果。一些慢性病（如糖尿病、心脏病、静脉曲张、高血压等）

患者泡脚时，需要注意水温不宜过高，时间不宜过长，且饭后不宜立刻泡脚，以免引起不适症状。

● **热敷大椎穴**

大椎穴位于人体后颈部，在第7颈椎棘突下后正中线上（低头时后颈部隆起最高的骨头为第7颈椎，下方为大椎穴）。把两手掌心搓热后，按在脖颈大椎穴的位置；也可用艾灸或毛巾热敷大椎穴15～30分钟；或在洗澡时调高水温，将花洒对着大椎穴用热水连续冲5～6分钟。以上方法对大椎进行温热刺激，温补大椎之阳，亦可温补一身之阳，使阳气充足，驱寒外出，症状得以缓解。

● **穴位按摩**

按摩风池穴、迎香穴至局部有酸胀感，每次1分钟左右，每日1～2次。风池为足少阳经与阳维脉的交会穴，为风入之门；鼻为肺窍，为邪气入侵肺脏的通道，迎香穴位于鼻翼外缘中点。按摩风池穴、迎香穴具有疏经活络、抗御外邪的作用。按摩头面部也对驱寒有所帮助。如：两手掌心相搓，搓热后反复摩擦脸部，直至脸部发热；两手五指分开放在头两侧，从外向内梳抓头皮；两手拇指放在两太阳穴上，示指放在眼眶上，由内向外，先上后下，反复擦揉眼眶；或将两手拇指或示指放在鼻根两侧，上下反复揉擦。

入里化热，散寒兼清里热

若感寒初期没有尽早干预，寒邪入里化热，变成外寒内热的“寒包火”，则需尽快对症用药。“寒包火”的主要表现有嗓子疼、口干、痰黄、大便干燥、小便发黄、舌苔红等，需要在“解散表寒”的同时“清解里热”。患者宜在医生的指导下，根据病情和体质，选用外可驱寒、内可清热的方药。此类方剂的代表方为麻杏石甘汤，由麻黄、杏仁、甘草、石膏组成，四药合用，解表与清肺并用，宣肺与降气结合，具有辛凉宣泄、清肺平喘之功，可治疗外感风邪、邪热壅肺证，风寒咳喘者不宜使用。PM

延伸阅读

日常调养防外感

《黄帝内经·素问》云：“正气存内，邪不可干。”春日防外感，平时可进行培补元气的中医健身功法锻炼，如五禽戏、八段锦、太极拳等。宜勤开窗通风，疾病流行时尽量不到人多之处，外出佩戴口罩。4月的天气乍暖还寒，昼夜温差变化大，雨水频频，空气湿度也有所增加。此时人体毛孔已打开，皮肤腠理已相对疏松，对寒湿之邪的抵抗力有所降低，尤其是平时有关节痛的人，更应重视肩、腰、腿等部位关节的保暖，洗头淋浴后要及时吹干头发和擦干身体，以免寒湿之邪从外侵入而引发疾病。

饮食宜有节，要适时、适量、适温，不可暴饮暴食、饥一顿饱一顿，少进食刺激、煎炸、燥热之品。受凉之后尤其要注意清淡饮食，不宜吃生、冷、寒凉类食物，以免导致寒气越发严重，也不要吃过多肉类、油炸食物，以免加重胃肠道消化负担。此时可适当多吃一些富含维生素C的蔬菜和水果，如番茄、苹果、橙子、猕猴桃等，可做成水果羹食用，能温煦脾胃，驱散“寒气”。阳虚者要避免贪凉，平素可适当食用一些温补食物，亦可选择一些温热性质的中药饮片泡茶饮。作息宜起居有常，保证充足的睡眠时间，劳逸结合。还要注意保持良好心态，学会自我调节、适当放松。

日常可通过艾灸等方式健脾益气、温胃散寒。儿童可灸身柱穴（位于背部，在脊柱正中第3胸椎棘突下凹陷中）以提高免疫力，可预防感冒、气管炎、疳积等多种小儿易患病；中青年人可灸足三里，以理脾胃、调气血、补虚弱、助消化，增强体质；老年人可常灸关元穴，灸之可培补元气，调补因年老体虚、肾阳不足造成的诸虚百损。每次每穴灸15~20分钟，灸至局部皮肤微微潮红即可，需注意用火安全，避免烫伤。

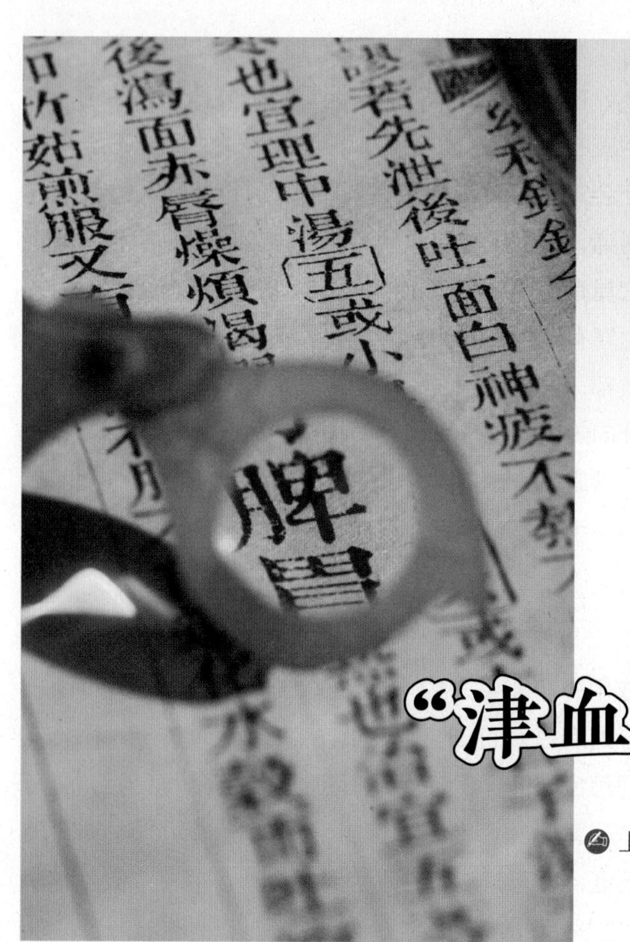

津血同源是中医理论中的重要观点之一。中医理论中的血行于脉中，循环流注于全身，是具有营养和滋润作用的红色液态物质，与现代医学中血液的概念差异不大。而中医所说的津液则有广义与狭义之分，广义的津液是人体一切正常水液的总称；狭义的津液包括津与液。津血同源中的“津”应以广义而论，现代医学中的胃液、肠液、唾液、关节液等体液和人体所分泌的尿、汗、泪等代谢产物均属中医津液的范畴。

血与津液虽是不同的物质，但二者均由脾胃运化的水谷精微所化生，均具有营养和滋润的功能，且二者可以相互滋生、相互转化，因此中医学有“津血同源”的说法。

“津血同源”，如何养护

上海中医药大学附属岳阳中西医结合医院血液内科主任医师　朱文伟

津血之源——水谷精微与脾胃

脾胃被称为后天之本，承担着运化饮食水谷、吸收精微物质的任务，从而发挥维持人体后天生长发育的关键作用。当人体摄入食物和水后，首先要经胃的初步腐熟消化，其中含有精微物质的液态成分被吸收，而其余水谷经消化道蠕动到达小肠、大肠。小肠吸收其中的较多津液，大肠吸收食物残渣中的部分津液。在各个脏腑的配合之下，津液由此产生。

而在中医理论中，被吸收的津液进入脉中，与营气相结合，就形成了“血”，即《黄帝内经》中所说的“受气取汁，变化而赤，是谓血”。

由此可知，津、血的来源相同，都是脾胃运化的水谷精微，对于顾护脾胃具有重要作用。若脾胃的运化功能减退，就可能出现皮肤干燥、口干、贫血、皮下出血等一系列症状。

津血之用——滋润与营养

津血同源的另一方面在于二者之生理功能有相似之处，都具有营养与滋润的作用，但二者所作用的部位有所区别，同时也存在着不同的生理功能。

血具有濡润与营养作用。其濡养作用反映在面色、肌肉、皮肤、毛发、感觉和运动等方面：肝受血而能视，足受血而能步，掌受血而能握，指受血而能摄。全身各个部分的生理功能与血的作用密不可分。如若血虚，或濡养功能有所减弱，则可导致脏腑功能低下、面色萎黄、肌肉瘦削、皮肤干涩、毛发不荣、肢体麻木等表现。

津液的主要作用也是滋润与营养。津清稀，以滋润体表孔窍为主；液稠厚，以灌注濡养脏腑、髓腔，流注骨节为主。如若津液不足，会引起一系列干燥表现，如口鼻咽唇干燥、皮肤皲裂、尿少等；而津亏伤气，则会导致神疲乏力等不适，从而影响机体的正常运转。

津血同源——相互滋生转化

津液与血相互滋生、相互转化的密切联系，无论在生理还是病理上都有所体现。津能生血，血可化津。津液是血液的重要组成部分，血行脉中，血中之津液可渗出脉外而为脉外之津液，脉外之津液进入脉中则化而为血。若有失血，除面白、舌淡等血虚症状外，患者还多见口渴、尿少等津液亏虚的症状。若大汗、剧烈吐泻，或严重烧伤，脉外津液不足，则血中之津液渗出于脉外，从而导致血脉空虚、津枯血燥等病变。

日常保健，顾护津血

① 避免汗出过多

汗液是津液的一种，在日常生活中，我们要避免汗液的过度流失。运动时，应注意及时补充流失的水分，可适量饮用淡盐水。要注意预防感冒，因为风邪可使人体腠理开泄、汗出不止，从而损伤津液。津液亏损者日常可注意多按摩太溪、承浆、三阴交等穴位。

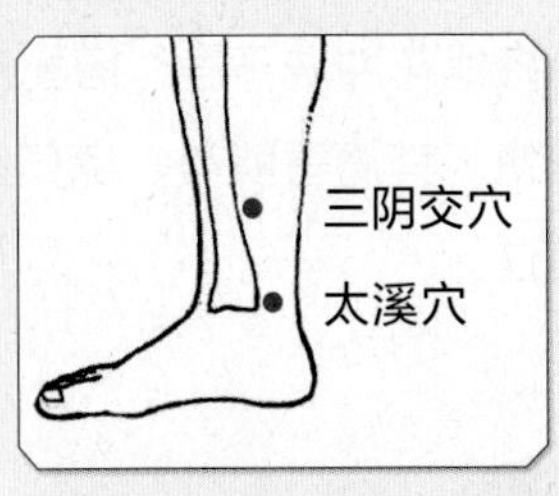

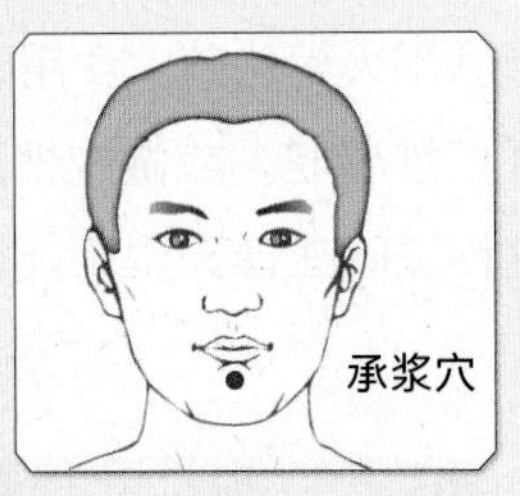

② 注意饮食摄入

人们的体质有所不同，日常饮食摄入也要注意。阴虚火旺者应少吃热性、辛燥的食物，可适当多吃甲鱼、百合、鸭肉、生梨等滋阴之品，以助滋养津液；也可适量摄入一些富含铁元素、蛋白质的食物，如动物内脏、瘦肉、菠菜、芹菜等，以改善贫血。

阳虚者可适当多吃甘温益气的食物，如牛肉、羊肉、葱、姜、蒜、花椒、韭菜等，少食生冷寒凉的食物，如黄瓜、藕、梨、西瓜等。

痰湿者可适当多吃冬瓜、扁豆、梨等健脾利湿之品，少食肥甘厚腻，以免助湿生痰。

血瘀者宜多吃活血行气的食物，如萝卜、山楂、玫瑰、莲藕、海带等，以活血散结、疏肝解郁。

③ 功法练习，药食养阴

随着年龄的增长，人体津血的质量、功能难免日渐衰退。日常生活中，我们可以进行八段锦、太极拳、金刚功等功法的练习，也可在医生指导下服用一些药食同源的中药，如山药、百合、桑葚、当归、生地等，以顾护阴液。

④ 出现问题及时就诊

津血亏损往往是长时间累积而成的，在身体出现血虚、津液亏损等症状（如面色无华、头晕乏力、心慌心悸、口干口渴、尿多、皮肤干燥等）时，应及时就医，以免津亏伤血、血虚伤津的现象加重。PM

地球绕太阳公转呈现出春温、夏热、秋凉、冬寒的变化，动植物也有着春生、夏长、秋收、冬藏的生物节奏，产生适应四季的变化。四月来临，“春日限定”的时蔬纷纷上市，此时吃新鲜野菜，取天地生发之气，有助于养生保健。

春季食养的“吃草”指南

海南省中医院治未病中心　丁 一　程亚伟（主任医师）

香椿：健脾开胃

“一箸入口，三春不忘。”香椿被称为“树上的蔬菜”，是香椿树上的嫩芽，分为红香椿和绿香椿。适当吃一些香椿可有祛暑化湿、健脾开胃的功效。香椿中含有丰富的蛋白质、维生素、纤维素、矿物质、叶绿素和胡萝卜素，能促进肠道蠕动、预防便秘。

香椿的吃法有很多，清炒、凉拌或煎炒皆可，通常搭配鸡蛋、豆腐烹饪，例如香椿芽炒鸡蛋、香椿拌豆腐等都是美味的家常小菜，有独特风味。

荠菜：鲜味代表

荠菜有“春季第一鲜”之称，是春菜里的“鲜味代表”。很多地方流传着这样的民谣：“三月三，荠菜当灵丹。”荠菜的生命力极为旺盛，春天的田间、山坡、小路旁都可能有它的身影。其外观很好辨认：叶子呈锯齿状，表面还带着一层小茸毛。

荠菜性平，味微甘，有清热解毒、止血、益胃、明目等功效，多吃荠菜有利于清肝调脾。且荠菜含钙量之丰，可谓蔬菜中的“佼佼者”。作为一种高纤维蔬菜，荠菜还可帮助排便。荠菜的烹饪方式很多，清炒、凉拌、包馄饨或烧汤均可；荠菜豆腐汤、荠菜鲜肉馄饨、荠菜春卷、荠菜炒年糕、荠菜羹，都尽显荠菜美味。

槐花：清肝泻火

“四月槐花挂满枝”“碗底添香数槐花”。清明前后，在气候较温暖的地方，洁白美丽的槐花逐渐开满枝头，送来了淡雅美景和阵阵香气的同时，也送来了美味。

槐花味苦，性微寒，归肝、大肠经，具有凉血止血、清肝泻火等功效。食用时将槐花冲洗干净，搭配鸡蛋、虾仁炒着吃，或做成槐花饼。其清香鲜美、满口留香，这种滋味在春天里不能错过。

马齿苋：清热解毒

清明前后是野菜的最佳食用季节。马齿苋的生命力和荠菜一样旺盛，在田间地头、河边处都可生长。

马齿苋还是一味中药，功效颇多，具有清热解毒、凉血止血等作用，可驱散体内的热毒。马齿苋中含有少量草酸，因此味道带有一丝微酸，但口感十分脆嫩。食用马齿苋时，可焯水后加蒜泥和香油凉拌，也可以剁碎做馅料等，配肉小炒风味更佳。PM

专家简介

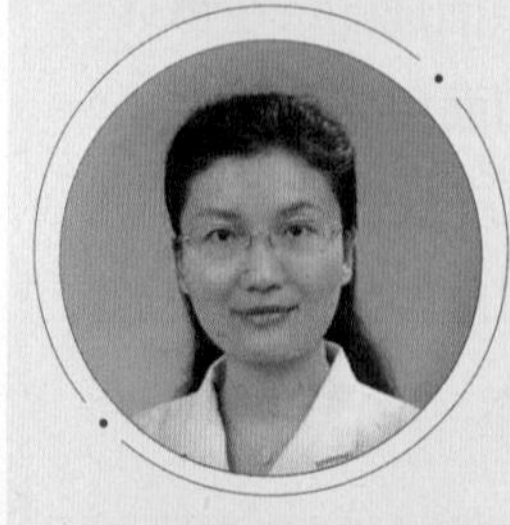

程亚伟　海南省中医院治未病中心主任、主任医师，海南省中医药学会膏方专业委员会主任委员、中医体质专业委员会副主任委员、治未病专业委员会副主任委员，中国医师协会中医师分会常务委员，中华中医药学会健康管理分会常务委员。

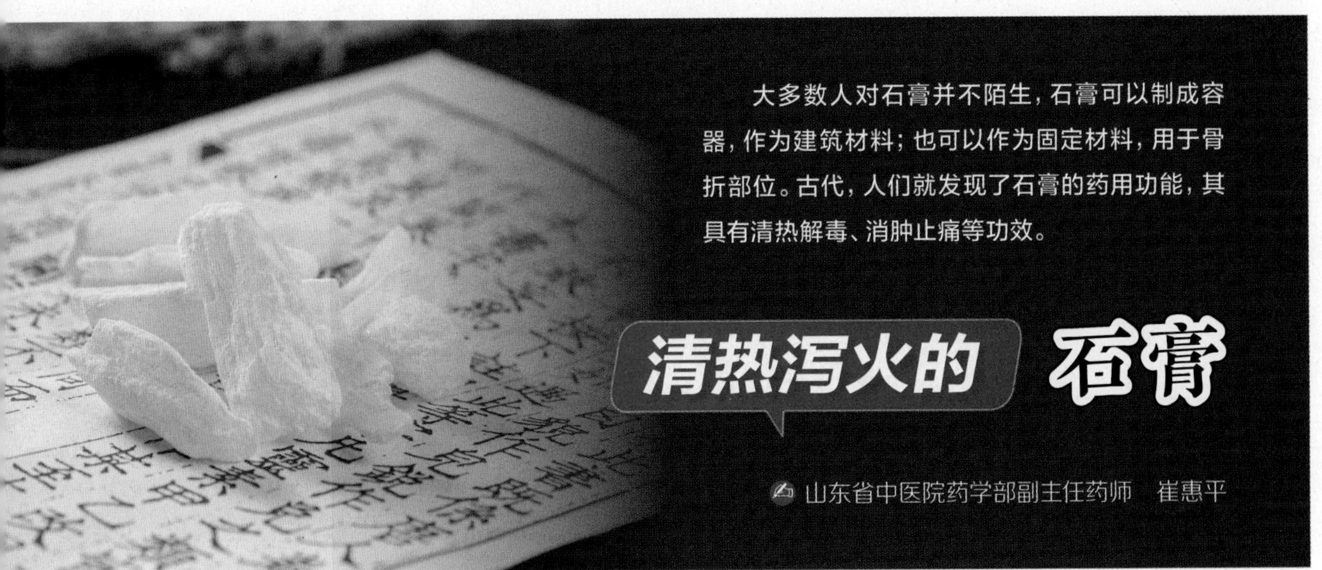

大多数人对石膏并不陌生，石膏可以制成容器，作为建筑材料；也可以作为固定材料，用于骨折部位。古代，人们就发现了石膏的药用功能，其具有清热解毒、消肿止痛等功效。

清热泻火的石膏

山东省中医院药学部副主任药师　崔惠平

生、煅各不同

石膏是一种硫酸钙矿石，其入药始载于《神农本草经》，是一味经典的清热泻火药。药用石膏可分为生石膏和煅石膏。生石膏性大寒，味甘、辛，归肺、胃经，主要作用是解肌清热、解毒泻火、除烦止渴，主治热病所致的心烦神昏、谵语发狂、口渴咽干、胃火牙痛、口舌生疮等症；煅石膏可生肌敛疮，多用于外治痈疽疮疡的溃不收口。生石膏只能内服，煅石膏只能外用，两者不能混用。

中医认为，人体感受风、热、寒等外邪侵袭时，腠理闭塞，肌肉易出现僵、疼、酸等症状。生石膏通过解除肌腠发热、头痛、恶风的症状，将热邪清透出去，解肌发汗，从而保证退热不伤津，尤其适用于儿童外感高热。

现代医学研究发现：生石膏内服，经胃酸作用，一部分变为可溶性钙被吸收，使血钙浓度增加而抑制肌肉的兴奋性，从而起到镇静、解痉的作用，可预防小儿高热惊厥，为治疗小儿外感高热的佳品；煅石膏外用能减少伤口的分泌物渗出，因此有收敛作用。

熬药须先煎

石膏在诸多热病的治疗中发挥着重要作用，在白虎汤、白虎加人参汤、竹叶石膏汤、麻杏石甘汤等著名方药中，均有石膏。治身热不除，可将石膏与青黛共用；治头痛，可将石膏与川芎、白芷等药共用；治胃热所致的牙龈发炎，可将石膏与细辛煎汤含漱。煎药时，生石膏一般需要先煎半小时，用量大时（超过60克）可先煎40分钟。放一把大米和生石膏一起煎煮，有助于石膏溶出，增强疗效。

石膏粳米汤是名医张锡纯的退热经典方，适用于外感有实热者，能将体内之热透出。用法：将粳米（或大米）一把、生石膏10～90克（布包）一起煮30～40分钟，煮至米烂；过滤药渣、米渣，趁热取上层清汤，小口频饮至全身微微出汗。根据病人年龄、发热程度不同，石膏用量也有不同。儿童可从10克起步，成人可从30克起步，一般可以用到60克甚至更多；如果是年老体虚之人，用量可根据体质酌减。此方适合体温在38℃以上的患者，一般使用1～2天即可退热。PM

中医里的四种“血液病”

上海中医药大学附属市中医医院血液病科副主任医师　胡

中医认为，血是由营气和津液组成的运行于脉中的红色液体，周流全身，循环不休，内至脏腑，外达筋骨皮肉，具有营养和滋润全身五脏六腑和四肢肌肉的功能。其异常状态包括血虚、血燥、血热、血瘀，皆可为病。这四种“血液病”各有哪些表现？应该如何调理？

血虚　易伤肝、心、脾

血虚是指血液生成不足或慢性病过度消耗，血的营养和滋润作用减弱导致的一种病理状态。古人云：肝受血而能视，足受血而能步，掌受血而能握，指受血而能摄。肝、心、脾三脏最易受血虚的影响。肝血虚可引起头晕眼花、视物模糊、耳鸣、毛发干枯、爪甲苍白、肢体麻木等症状；心、脾血虚常相伴出现，患者可见面色萎黄或少华、唇舌淡白、心慌、失眠多梦、健忘，以及女子月经色淡量少、经期错后或闭经等表现。

脾胃及心、肝、肾功能障碍都可影响血液生成或过度消耗血液，益气养血、健脾养心、补肾填精等方法可调理血虚。若心血亏虚或心脾血虚，常用补脾气、生心血的方法调治，如人参配红枣、黄芪配当归等益气养血的经典配伍，市面上还有归脾丸之类可以心脾双补的中成药；若肝血虚或伴肾虚，可用何首乌、阿胶、白芍、当归、枸杞子、桑葚等中药调理，女性可用四物汤或十全大补汤类制剂补血调血，男性可用左归丸、右归丸来补肾填精。血虚怕冷者宜多食龙眼肉、红枣，猪肉、鸡蛋、鸡汤等甘温之品，也有较好的补虚扶羸作用；血虚怕热者可多食桑葚、枸杞子等。

血燥　津液不足，缺少滋润

血的滋润作用减弱导致的病理状态称为“血燥”。血少不能濡润，或感染燥热之邪，或久病、热病消烁津液，都可导致血燥，患者表现为口干咽燥、大便干燥、舌苔干燥、肌肤干燥甚至脱屑发痒等症状。

中医调理“血燥”的原则是养血润燥养血可以用熟地、当归、白芍、川芎、制首乌、阿胶等中药，润燥可用生地、沙参麦冬、枸杞子、石斛等中药。血燥者平时可服四物汤、左归丸等中成药调养，也可选择食疗药膳调养，比如：当归母鸡汤可补中养血，枸杞子、麦冬或石斛泡茶饮用可滋阴润燥。

血热 易出血，忌温补

血热是因外感热毒之邪、情志过极而内生肝火，喜食辛辣而内生湿热，久病伤阴而内生虚火，进而伤及血分引起的一种病理状态。热入血分，燔灼营阴，耗伤津液，可引起身体灼热、烦躁、口渴、鲜红斑疹、舌红或呈绛紫色等症状；严重者灼伤脉络，迫血妄行于脉外，患者可表现为紫癜、鼻出血、牙龈出血等各种出血症状，甚至发生便血、尿血，女性还可出现月经提前或经量过多的情况；若热入心包，可导致说胡话、癫狂等症状。

中医常用清热凉血的方法调理血热之证，如：发热或发斑明显者，可用清营汤透热养阴；出血明显者，可用水牛角、赤芍、生地、牡丹皮等煎汤，以凉血止血；肠胃实热伴便秘者，可用大黄等泻热通便；月经量多者，可用贯众、地骨皮煎煮后服用。其中，齿、鼻出血者可用生藕节、生侧柏叶、生茜草各30克煎汤饮服；便血者可用生槐花15克泡茶饮用；尿血者可用白茅根15克煮茶饮用。日常饮食宜选清淡甘凉之品，如马兰、荠菜、莲藕、甲鱼等，可常用南沙参、麦冬或枸杞子等煎汤代茶饮，忌人参、黄芪、大枣等温补之品。

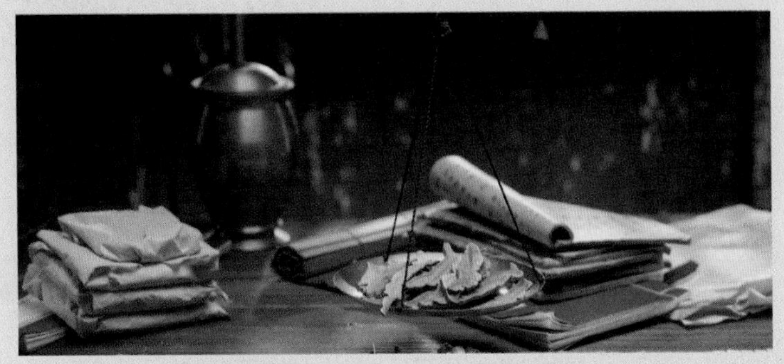

血瘀 寒热虚实夹杂

血瘀是指血液运行不畅、瘀滞不通的一种病理状态。导致血瘀的原因通常有四：一是血少，血为阴液，但能载气，血虚必兼气虚，气虚则推动乏力、血行滞缓；心主血脉，是血在脉中运行的原动力，心血亏虚者，可出现心血瘀阻的表现。二是受寒，不慎受凉或进食寒凉饮食，寒邪阻遏阳气、凝滞经脉，可导致血瘀。三是有火，脏腑功能失调，如脾胃湿热、肝胆火盛或感受热毒之邪，火热煎熬血液，可使其凝聚致瘀。四是痰湿，肺、脾、肾功能失调，内生痰湿，阻滞经脉，可导致血行瘀滞。瘀则不通，不通则痛，故血瘀证患者常表现为身体的固定部位疼痛，痛如针刺，常在夜间加剧，还可见口唇指端发紫，舌色紫暗或见瘀斑、瘀点，舌底络脉青紫、迂曲，女性常见月经色紫暗夹血块、淋漓不尽或闭经。

中医调理血瘀证，宜用丹参、桃仁、红花、三七、葛根等活血化瘀药。血少致瘀者，可用当归、鸡血藤养血活血；因寒致瘀者，可用红花、川芎、姜黄温通血脉；因热致瘀者，可用丹参、郁金、牡丹皮清热活血；因痰湿致瘀者，可用莪术、降香、虎杖、刘寄奴等活血、祛湿、消积。此外，血瘀合并出血时，可用三七活血止血、祛瘀生新。PM

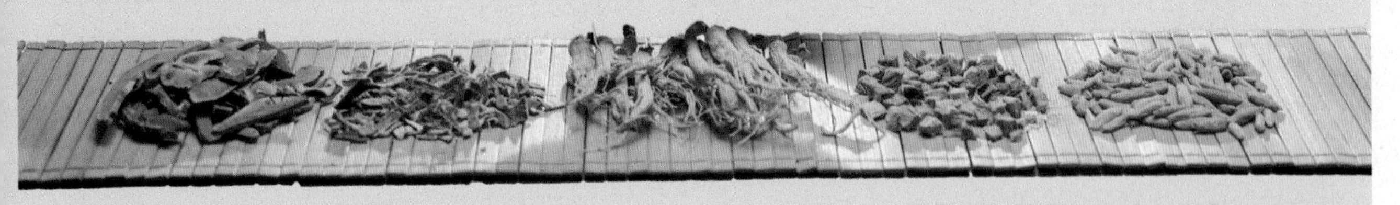

滋水涵木

上海中医药大学附属曙光医院风湿病科 陈倩雯 潘 新（主任医师

何为“滋水涵木”

“滋水涵木”法是根据中医五行学说中的五行相生理论而形成的治疗方法，即滋养肾水以养肝木。中医学根据各脏腑功能属性，将肝、心、脾、肺、肾与五行中的木、火、土、金、水相配。其中，肝气疏泄条达与木性相关，故属木；肾主水，为水之下源，故属水。滋肾阴、养肝阴，恰如水能生木，故称“滋水涵木”，这一治法主要用于治疗肝肾阴虚证。

顾名思义，肝肾阴虚是肝肾两脏的阴液亏虚，进而导致阴虚内热、虚热内扰，常由久病失调、年老体虚、热病消耗、房事不节、久服温燥之品、情志内伤等原因引起。患者有头晕目眩、耳鸣、腰膝酸软、失眠多梦、潮热盗汗、口燥咽干、胁肋胀痛、心中烦热等症状。

“滋水”为何可“涵木”

滋肾水之所以能养肝木，是因为肝肾之间存在密切的联系。

阴液互养

根据五行理论，肝属木，肾属水，水为母，木为子，水能生木。肾阴能涵养肝阴，使肝阳不致上亢，肝阴又可资助肾阴的再生。肾阴充足，才能维持肝阴与肝阳之间的动态平衡，故“滋水”能“涵木”。

肝肾同源

肾藏精，肝藏血，精与血都化源于脾胃消化吸收的水谷精微。在正常生理状态下，肝血依赖肾精的滋养，肾精又依赖肝血的不断补充，肝血与肾精相互依存转化。在病理上，肝肾病变也相互影响，常表现为肝肾同病，比如肾精亏损可致肝血不足，肝血不足又会引起肾精亏损。

藏泄互用

肝主疏泄，肾主闭藏。精藏于肾，而又散布于五脏六腑，通过肝的疏泄功能调节全身气机升降。在生理上，肝气疏泄使肾气开合有度，肾气闭藏防止肝气疏泄太过，两者互相作用、协调平衡，共同维护和调节人体气血阴阳的平衡。在病理上，肝疏泄太过可使肾封藏失调，肾精亏虚，也可致肝血不充、肝失所养。

方药中的“滋水涵木”

临床上许多著名方药都是“滋水涵木”治法的体现。如六味地黄丸，主治肝肾阴亏、虚火上炎引起的头晕目眩、腰膝酸软、视物昏花等症状，由熟地黄、山茱萸、牡丹皮、山药、茯苓、泽泻组成，三补三泻、大开大合，既有“壮水之主，以制阳光”之意，又有“滋水涵木”以治疗水亏木旺之法。

此外，在六味地黄丸基础上化裁而来的滋水清肝饮，主治阴虚肝郁引起的胸胁胀痛、耳聋耳鸣等症，全方肝肾同调、补阴敛阳，亦可使肾阴充足、肝气得疏，阴阳平和。PM

刘先生今年69岁，因胆固醇高而服用他汀类药物，半年后复查时，发现空腹血糖为6.5毫摩/升（此前为5～6毫摩/升），超过正常范围上限。他曾在药品说明书上看到他汀类药物的不良反应包括高血糖，吓得不敢再吃药了，着急地询问医生该怎么办。

服他汀后，血糖超标是怎么回事

同济大学附属同济医院内分泌代谢科主任医师　宋利格

服用他汀类药物，可使血糖轻微超标

他汀类药物是目前临床上常用的调脂药物，包括阿托伐他汀、瑞舒伐他汀、辛伐他汀、匹伐他汀等。近年来有研究表明，部分患者在服用他汀类药物后出现空腹血糖及糖化血红蛋白升高，超出正常范围。这一现象引起了人们的关注。他汀类药物的副作用之一是抑制泛醌（辅酶 Q_{10}）合成，这可能使胰腺中胰岛 B 细胞凋亡，从而影响人体胰岛素的正常合成，导致血糖轻微超标。

服药后血糖超标，要排查原因

虽然一些研究显示他汀类药物可能与血糖超标有关，但并不是所有服用他汀类药物的患者都会出现这种情况，且极少在 2 个月内出现。

高血糖可由多种因素引起，包括糖尿病家族史，吸烟史，高糖、高脂饮食，缺乏运动，不良情绪，等等。患者服用他汀类药物后出现高血糖，首先要注意服药时长，如果是超过 2 个月后出现的，应及时告知医生，由医生结合病史综合评估血糖超标的原因。同时，患者应改善饮食和生活习惯，坚持低盐、低脂饮食，减少碳水化合物的摄入，适量增加蛋白质及膳食纤维的摄入，规律运动，控制体重，3 个月后再观察血糖情况，轻度超标的血糖有可能恢复正常。

发现血糖超标，不要擅自停药

他汀类药物对血糖的影响轻微，如果患者发现服药后血糖超标，不要自行停药。多数研究显示，他汀类药物降低心血管事件的获益远大于其对血糖的影响。因此血糖轻度超标者，一般仍应使用他汀类药物。

在治疗过程中，应评估药物对血糖的影响。如果调整饮食和生活习惯 3 个月后，血糖未得到改善，可在医生指导下及时调整治疗方案。第一，他汀类药物导致的副作用具有剂量依赖性，可调整治疗剂量为小至中等剂量，降低高血糖的发生概率。第二，换用其他对血糖影响较小的他汀类药物。研究显示，阿托伐他汀和瑞舒伐他汀对血糖的影响大于普伐他汀和匹伐他汀。第三，必要时加用降糖药物。有心血管疾病等高危因素需要长期口服他汀类药物的患者，如果在服药期间出现持续高血糖，可加用降糖药控制血糖，并密切监测血糖水平。PM

生活实例

在药师门诊，有位患者问："我最近有点便秘，医生给我开了乳果糖口服液，可是我有糖尿病，能用这个药吗？"经过药师解答，这位患者明白了，口服乳果糖对血糖没有实质性影响，糖尿病患者可以服用。

为有效控制血糖，糖尿病患者需要严格控制糖的摄入。从这位患者的提问中可以看出，糖尿病患者对药名中带"糖"的药物有顾虑，担心使用后影响血糖。那么，哪些药名中有"糖"？其中的"糖"到底是什么？糖尿病患者用这些药时要不要特别注意呢？

认清药名中的"糖"

复旦大学附属华山医院药剂科主任药师　李中东

有些药名中的"糖"，对血糖没影响

乳果糖口服溶液

乳果糖是一种渗透性泻药，是由D-半乳糖和果糖组成的双糖。口服乳果糖后，其在结肠被分解为乳酸和乙酸，渗透压高，不被人体吸收，可增加结肠腔内水分和内容物的体积，刺激结肠蠕动，促进排便。在便秘治疗剂量下，糖尿病患者可放心使用。

需要提醒的是，有的乳果糖口服溶液含少量半乳糖和乳糖，它们在人体内可转变为葡萄糖，但在便秘治疗剂量下对血糖影响极小。糖尿病患者使用这类药物前应仔细查看说明书，了解其成分，也要注意辅料是否添加了蔗糖或焦糖。

果糖注射液

果糖能提供能量，但对血糖没有影响，糖尿病患者可用。注射用果糖有果糖注射液，也有果糖氯化钠注射液、甘油果糖等复方制剂。甘油果糖是甘油、果糖和氯化钠的混合液，适用于颅内压升高的患者。

二磷酸果糖注射液

适用于低磷血症患者，进入人体后被代谢为无机磷和果糖，对糖尿病患者的血糖无影响。

氨基葡萄糖胶囊

氨基葡萄糖是葡萄糖分子中的一个羟基被氨基取代后生成的衍生物，用于防治骨关节炎，可缓解关节疼痛、肿胀，改善关节活动功能。被细胞摄取后，它可变成保护关节软骨的蛋白聚糖，不会影响血糖水平。

葡萄糖酸钙

它是一种治疗钙缺乏症、低钙血症和过敏性疾病的常用药。注射剂用于治疗低钙血症、镁或氟中毒等，口服液和片剂用于预防或治疗钙缺乏症。它不是单纯的葡萄糖，不会使血糖升高。

葡萄糖酸锌颗粒剂

作为锌补充剂，用于预防和治疗锌缺乏症。其溶解性好，对胃肠道黏膜刺激性小，容易被人体吸收，小儿和成人都可使用，对血糖没有影响。

阿卡波糖片、伏格列波糖片

这类药物是 α- 糖苷酶抑制剂，是目前广泛应用的一类口服降糖药，通过抑制小肠的 α- 葡萄糖苷酶，进而抑制食物中的多糖分解，延缓肠道对糖类的消化和吸收，降低餐后血糖。

蔗糖铁注射液

静脉注射后，它在体内解离为蔗糖和铁。铁是红细胞中血红蛋白合成的原料。人的血液中没有分解蔗糖的酶（消化道有），大部分蔗糖会通过肾脏代谢，从尿液排出，不会对血糖造成明显影响。

木糖醇注射液

对血糖水平无影响，其在体内代谢时不依赖胰岛素，且可以改善糖代谢，一般用作糖尿病患者静脉用药的溶媒。对于糖尿病酮症或酮症酸中毒的患者而言，它还有抑制酮体生成的作用。

这些含“糖”的药，糖尿病患者要注意

葡萄糖类注射液

糖尿病患者使用含葡萄糖的注射液后，血糖会明显上升，为了平抑输注葡萄糖引起的血糖波动，医生会在注射液中添加胰岛素。

转化糖注射液

由葡萄糖与果糖等比例混合制成。由于含有葡萄糖，它可产生与单用葡萄糖相等的能量，糖尿病患者应慎用。

硫糖铝片

硫糖铝是胃黏膜保护药，进入人体后可释放硫酸蔗糖复合离子，主要以双糖硫酸盐形式排出人体。硫糖铝不影响血糖水平，但是它的主要不良反应为便秘，而便秘恰恰是糖尿病患者的常见并发症之一。糖尿病患者服用硫糖铝后，若便秘严重，可换用铝碳酸镁。

糖浆剂

含糖量≥ 45% 的糖浆剂大多以蔗糖作为甜味剂，如急支糖浆、感冒止咳糖浆、川贝枇杷糖浆、杏苏止咳糖浆、半夏止咳糖浆、咳速停糖浆、罗汉果止咳糖浆、羚贝止咳糖浆等。这些药品的说明书中一般会明确提示糖尿病患者禁用。PM

特别提醒

有些药名字没“糖”，但辅料中有糖

名称中有“糖”的药品容易分辨，名称中没有“糖”的药品，糖尿病患者是不是就可放心使用呢？当然不是。有些药品的名称中没有“糖”，但如果仔细阅读说明书，从其“成分”栏，你会发现辅料中有蔗糖、白砂糖、糊精的踪影，尤其是一些口服液和颗粒剂，如蓝芩口服液、羧甲司坦口服液、小柴胡颗粒、感冒灵颗粒等。糖尿病患者使用这些药品时要慎重，如果确实需要，应该在医生或药师指导下使用。

此外，有些药物会被制成糖衣片，表面包有糖衣，以掩盖药物的不良气味。由于药片小，服用量少，所以患者在常用剂量下摄入的糖分极为有限，对血糖影响甚微。

生动有趣、干货满满的科普短视频，您看过吗

《天气冷了，厨房中的葱白也有保健作用》

《生吃大蒜，真的能杀菌吗》

《这些蔬果，生吃熟吃功效大不同》

《姜汤驱寒，并非人人都适合》

《春季这样梳头，有助养气血》

……

亲爱的读者朋友们，看到上述标题，是不是感到很有趣、迫不及待想了解其中的健康知识？

告诉大家，这些都来自本刊推出的“一分钟科普短视频”！从2024年1月起，科普短视频在《大众医学》官方网站（www.popumed.com）、微信公众号（大众医学杂志）、微信视频号（大众医学）、抖音号（大众医学）、小红书（大众医学）等平台同步上线，大家可以扫描以下二维码，关注本刊新媒体号，轻松获取权威、科学、实用的健康知识。

微信公众号

微信视频号

抖音号

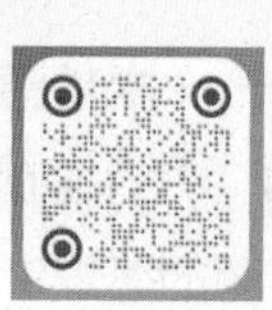
小红书

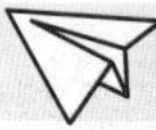

《大众医学》杂志投稿须知

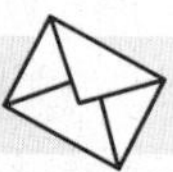

为规范投稿流程，提高稿件质量，激励各领域专业人员投身医学科普工作，本刊制定以下投稿须知，敬请留意：

1. 本刊主要接受三甲医院副高及以上职称专家或与上述专家联合署名的科普稿件。
2. 符合条件的作者可将稿件发送至本刊投稿邮箱：popularmedicine@sstp.cn，附单位、姓名、职称、联系方式。稿件应兼具科学性、通俗性、新颖性和可读性。
3. 本刊仅接收原创、首发科普稿件，禁止一稿多投。
4. 本刊一般自收到稿件两周内发送能否录用的通知。若未收到回复，可致电本刊编辑部查询。
5. 未被录用的稿件可另行处理。

敬告读者

每一个月，《大众医学》都会带给您权威、实用、最新的保健知识。出版前，每篇文章都经过严格审查和内容核实。我们刊出这些文章，并不是要取代看病就医，而是希望帮助大家开阔眼界，让自己更健康。由于个体差异，文章所介绍的医疗、保健手段并不能适合每一位读者，尤其是在诊断或治疗疾病时。任何想法和尝试，您都应该和医生讨论，权衡利弊。

敬告作者

1. 稿件从发表之日起，其专有出版权、汇编权、网络传播权、翻译权和表演权即授予本刊，同时许可本刊转授第三方使用。本刊支付的稿费包含汇编图书稿费和信息网络传播的使用费。

2. 根据需要，本刊刊登的稿件（文、图、照片等）将在本刊或主办本刊的上海科学技术出版社的网站、微信公众号等平台上传播宣传。

3. 本刊作者保证来稿中没有侵犯他人著作权或其他权利的内容，并将对此承担责任。本刊为科普期刊，不刊登论文。

4. 对上述合作条件若有异议，请在来稿时声明，否则将视作同意。

做“新肝宝贝”的守护者

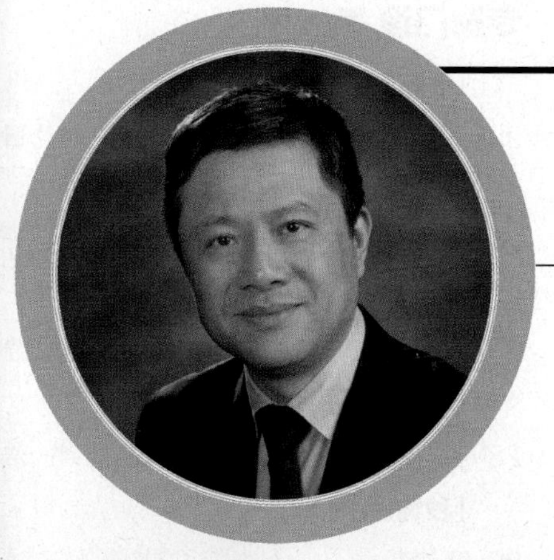

夏 强

中国工程院院士，我国儿童肝移植领域的重要开拓者和领军者，上海交通大学医学院附属仁济医院院长、肝脏外科教授、主任医师、博士生导师，中华医学会儿童器官移植专委会创始主委，中国医师协会器官移植医师分会儿童器官移植专委会创始主委，上海器官移植与免疫工程技术研究中心主任，上海市器官移植研究所所长，中国-东南亚儿童终末期肝病转化研究中心主任。

对终末期肝病患者而言，肝移植是唯一可能挽救生命的治疗手段。而在所有需要进行肝移植的患者中，有一类特殊人群尤其值得关注，那就是儿童。据统计，我国每年有3000～5000名婴幼儿由于各种先天性疾病导致终末期肝硬化，若不进行肝移植，这些患儿大多活不过2岁。

2006年，上海交通大学医学院附属仁济医院肝脏外科成功完成了第一例儿童活体肝移植手术，受者是一名9个月大的胆道闭锁患儿，供者是孩子的母亲。由于患儿还不到1岁，器官特别娇嫩，血管、胆管都特别纤细，所以每一步操作、每一次缝合都必须加倍细致和小心。那次手术虽然很艰苦，用了整整13个小时，但很成功。

渐渐地，我们发现，对儿童患者而言，活体肝移植是“优选”，因为要找到与患儿身高、体重匹配的肝源极其困难。同时，我们也意识到，儿童肝移植的需求量很大，但该领域长期以来乏人问津，与成人患者相比，那些重病的孩子更需要我们。于是，我们决定把工作重心转移到儿童肝移植领域。

为了让更多患儿重获新生，我们一直在努力奔跑。20年过去了，如今的仁济医院肝脏外科已经成为世界最大的儿童肝移植中心，年手术量连续11年位列全球第一；累计完成儿童肝移植手术3300余例，涵盖了20余种儿童肝脏及遗传代谢性疾病，年龄最小的肝移植患儿仅出生58天；手术时间从最初的13小时缩短至5～6小时；患儿术后1年、5年生存率均居世界领先水平。2017年，我国首次超越美国，成为全球开展儿童肝移植数量最多的国家。可以说，我国儿童肝移植事业正从“荒原”变为“沃土”。

每年“六一”，我们都会邀请全国各地的肝移植患儿“回家”，为孩子们进行义诊和随访，还会送上节日大礼包。对这些孩子而言，仁济医院是他们共同的家，他们都有一个共同的名字——“新肝宝贝”。每当看到当年抱在手上的小宝宝已经长成了小伙子、大姑娘，我都感到十分欣慰。

随着时代的发展，人民对健康知识的需求量越来越大。儿童肝移植之所以能在国内快速发展，除了医疗技术的不断提高外，各种形式的科普也发挥了重要作用。2023年5月，由仁济医院肝脏外科医护团队全程参与的医学科普微电影《心肝宝贝》首映。影片取材于仁济医院肝脏外科的真实病例，也是患儿家庭求医之路的真实写照。我们希望通过这部微电影，让更多患儿家庭了解小儿肝移植技术，让更多患儿得到及时、有效的救治。

用肝移植让患儿焕发新生，让“新肝宝贝”们健康、快乐地成长，是我们的心愿，也是我们的使命。PM

创刊于1948年

Contents 目次 2024年5月

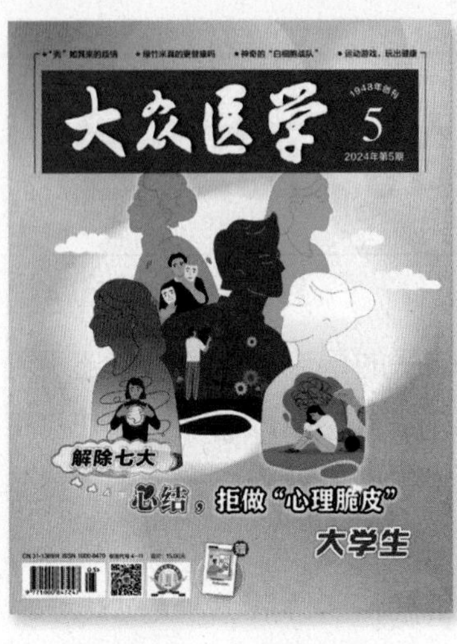

大众医学
官方微信公众号

大众医学
官方视频号

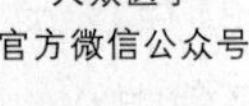

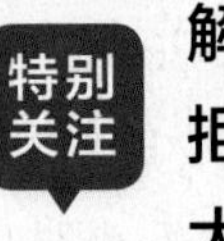

解除七大心结，拒做"心理脆皮"大学生

大学阶段是学生个人成长与知识储备的关键时期，心理健康对大学生学习和生活至关重要。近期，"脆皮大学生"一词成了网络流行语，指的是大学生虽然年纪轻轻，但身体与心理问题不少，脆弱到了"一触即坏"的地步。本刊特邀相关领域权威专家对大学生的常见心结详细分析，希望能帮助大家摆脱困扰，不负韶华。

本期封面、内文部分图片由图虫创意提供

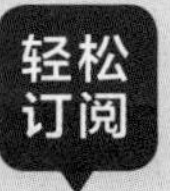

★ 邮局订阅：邮发代号 4-11
★ 网上订阅：www.popumed.com（《大众医学》网站）/ http://item.zazhipu.com/2000399.html（杂志铺网站）
★ 上门收订：11185（中国邮政集团全国统一客户服务）
★ 本社邮购：021-53203260
★ 网上零售：shkxjscbs.tmall.com（上海科学技术出版社天猫旗舰店）
★ 微信订阅：扫描右侧二维码，在线订阅

微信订阅

首届国家期刊奖　第三届中国出版政府奖期刊奖提名奖　新中国60年有影响力的期刊
华东地区优秀期刊　中国百强报刊　上海市健康科普品牌　中国优秀科普期刊

大众医学®（月刊）
2024年第5期 Dazhong Yixue

品质生活 ▼

健康家庭 ▼

中医养生 ▼

用药指南 ▼

健康锦囊 ▼

主 管 上海世纪出版（集团）有限公司
主 办 上海科学技术出版社有限公司

编辑、出版 《大众医学》编辑部
编 辑 部 （021）53203131
网 址 www.popumed.com
电子邮箱 popularmedicine@sstp.cn

邮 购 部 （021）53203260

营销部
副 总 监 夏叶玲
客户经理 潘 峥 马 骏
订阅咨询 （021）53203103
13816800360
广告总代理 上海高精广告有限公司
电 话 （021）53203105

编辑部、邮购部、营销部地址
上海市闵行区号景路159弄A座9F-10F
邮政编码 201101

发行范围 公开发行
国内发行 上海市报刊发行局
国内邮发代号 4-11
国内统一连续出版物号 CN 31-1369/R
国际标准连续出版物号 ISSN 1000-8470
国内订购 全国各地邮局
国外发行 中国国际图书贸易总公司（北京邮政399信箱）
国外发行代号 M158

印 刷 上海中华印刷有限公司
出版日期 5月1日
定 价 15.00元

80页（附赠32开小册子16页）

杂志如有印订质量问题，请寄给编辑部调换

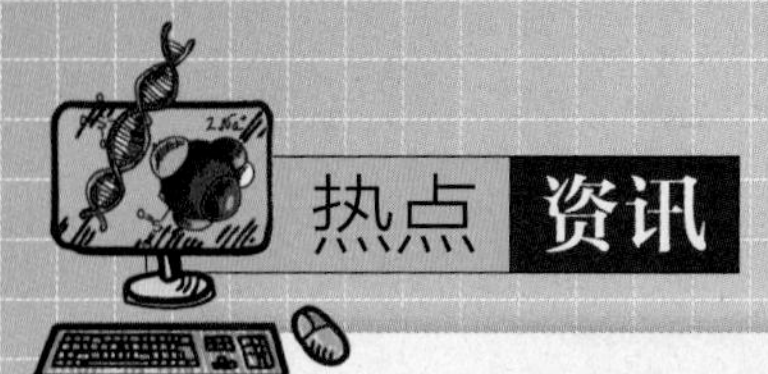

瑞金医院重要研究，或将改善胰腺癌总体生存率

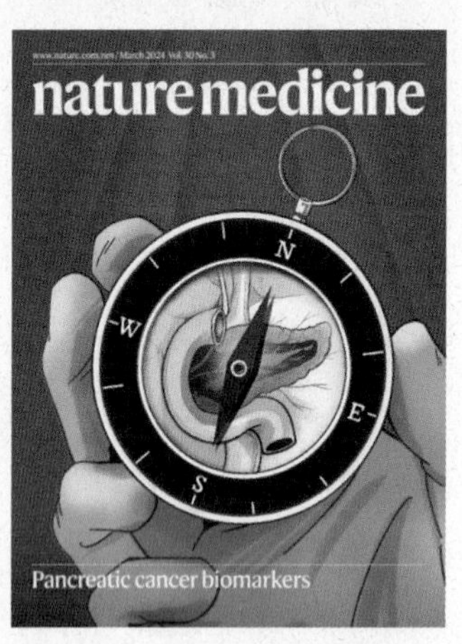

近期，国际医学期刊《自然医学》（*Nature Medicine*）以封面文章形式发表上海交通大学医学院附属瑞金医院在胰腺癌研究领域的新进展：成功构建了基于蛋白组学的胰腺癌预后预测模型，在全球范围内首次筛选出预测胰腺癌化疗敏感性的蛋白标志物，能准确预测化疗的敏感性。该研究将改写目前的治疗指南，改善胰腺癌治疗总体生存率。

“婴儿香”确有其香

不少人觉得婴儿身上有奶香的味道，但并不知道这一味道到底是源于爱意还是“确有其香”。近期，德国埃尔朗根－纽伦堡大学研究团队分析了婴儿体味化学组成，结果显示，在婴儿体味样本中，一种好闻的化合物（α－异甲基紫罗兰酮）水平更高，有“紫罗兰”和“肥皂与香氛”的气味。

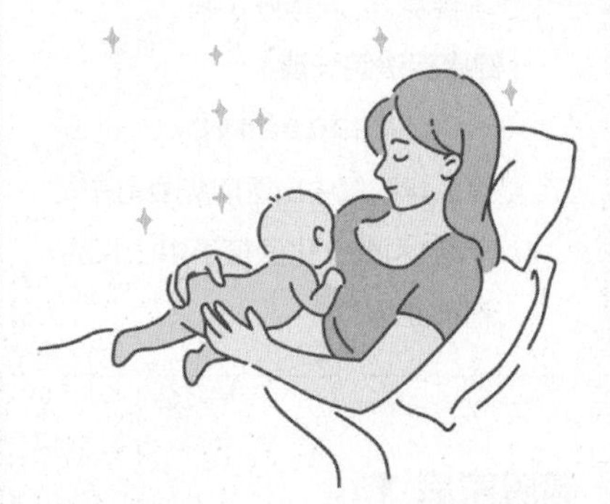

渐冻症新药完成国内首例应用

我国是世界上渐冻症患者数量最多的国家之一。近期，全球首个对因治疗药物 Tofersen（托夫生注射液）在上海交通大学医学院附属瑞金医院海南医院完成国内首例应用，用于治疗携带超氧化物歧化酶 1（*SOD1*）基因突变的成人“渐冻症”患者。

吸烟导致腹部脂肪增加

相较于不吸烟者，吸烟者通常体重更轻。然而，丹麦哥本哈根大学研究人员近期发现，吸烟与腹部脂肪增加存在因果关系，“烟民”的腹部多余脂肪主要是内脏脂肪，而非皮下脂肪。内脏脂肪增多与发生心脏病、糖尿病、中风和痴呆的高风险有关。减少吸烟不仅能够减轻烟草对肺、心脏等器官的伤害，还能有效遏制内脏脂肪增加，降低与之相关的各类慢性病的发生风险。

检测血液标志物，或可提前 15 年预测痴呆风险

世界卫生组织数据显示，全球每年罹患痴呆的患者超过 5500 万。这种疾病非常“狡猾”，患者在被确诊时或许已经患病多年。近期，复旦大学附属华山医院神经内科教授郁金泰团队、复旦大学类脑智能科学与技术研究院教授冯建峰和研究员程炜团队与英国华威大学研究人员合作，利用人工智能（AI）算法，对 1463 种血液蛋白展开分析，识别出几种血液蛋白标志物（GFAP、NEFL、GDF15 等）的水平升高与痴呆发病风险呈正相关；血液中 GFAP 水平高的人，罹患阿尔茨海默病的可能性是正常水平者的 2.91 倍。

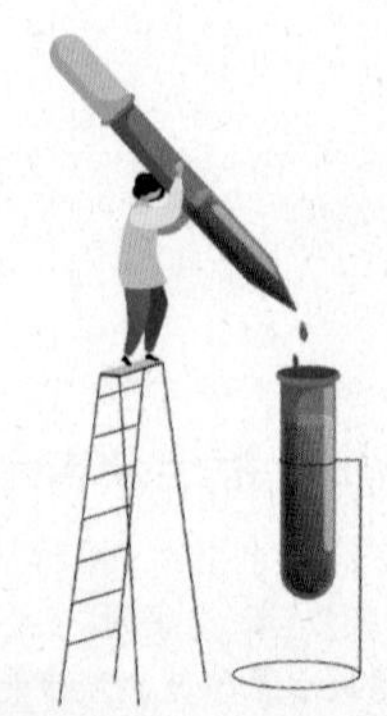

该研究结果有望催生新的血液测试方法，有助于提前 15 年预测一个人罹患痴呆的风险。未来仍需大规模和长期研究，来验证血液蛋白标志物在痴呆预测中的准确性和可靠性。

每天只睡 3 ~ 6 个小时，患 2 型糖尿病风险升高

近日，瑞典乌普萨拉大学研究人员发现，睡眠与 2 型糖尿病发生风险之间存在密切关联。研究人员对比正常睡眠者（7 ~ 8 小时 / 天）、轻度短时间睡眠者（6 小时 / 天）、中度短时间睡眠者（5 小时 / 天）和极度短时间睡眠者（3 ~ 4 小时 / 天）的健康数据发现，相比正常睡眠者，轻度、中度、极度短时间睡眠者，患 2 型糖尿病的风险分别升高 2%、16% 和 41%。

市场监管总局等六部门明确预制菜定义和范围

近期，市场监管总局等六部门联合发布《关于加强预制菜食品安全监管促进产业高质量发展的通知》，首次明确了预制菜定义和范围，规定预制菜中不添加防腐剂，推广餐饮环节使用预制菜明示，保障消费者的知情权和选择权。

通知明确，预制菜应当兼具预制化和菜肴的特征，突出工业化预加工特点和菜肴属性，具备和符合规模化、标准化、洁净化、规范化食品生产加工特点和要求。明确预制菜是加热或熟制后方可食用的预包装菜肴，不包括主食类食品，如速冻面米食品、方便食品、盒饭、盖浇饭、馒头、糕点、肉夹馍、面包、汉堡、三明治、披萨等。

久坐不动使用电脑，男性生殖健康受影响

勃起功能障碍（ED）影响着全世界数十万男性的生殖健康，近期有研究分析发现，久坐不动使用电脑增加患勃起功能障碍的风险，久坐时间每增加 1.2 小时，勃起功能障碍的发生风险增加 3.57 倍。同时，长时间使用电脑与男性促卵泡激素降低存在因果关系，促卵泡激素对男性精子的生成和生殖能力的维持至关重要，适度的体育锻炼可能有助于纠正勃起功能障碍。

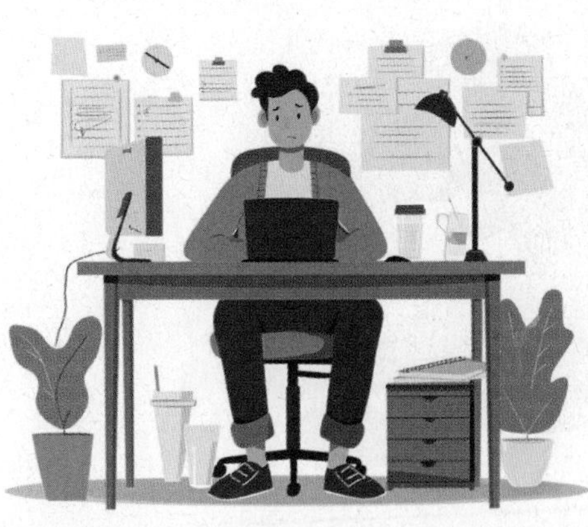

饮料营养选择，有了“分级标识”

近期，上海市疾病预防控制中心研制了饮料“营养选择”分级标识。分级方法主要参考国内外标准，考虑饮料营养成分及人群饮料摄入情况，根据饮料中非乳源性糖、饱和脂肪酸、反式脂肪酸、非糖甜味剂的含量，对饮料进行综合分级，从 A 到 D 级，推荐程度递减。“营养选择”分级标识将陆续在上海地区的产品销售菜单、饮料外包装、线上点单程序及售卖场所等醒目位置标注。PM

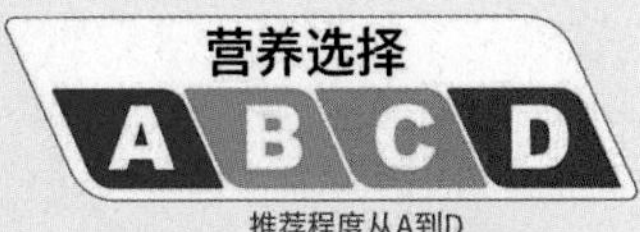

——“营养选择”解释款标识图示——

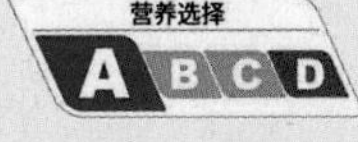

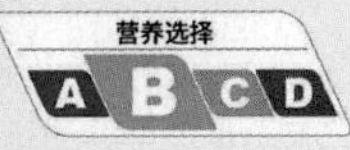

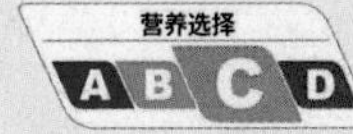

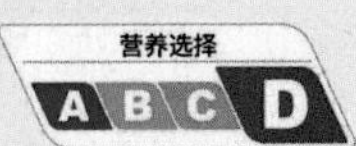

——“营养选择”全标识图示——

可用于饮料包装、点单程序、菜单、售卖区域等场景，字母A放大的全标识对应A级饮料，以此类推。

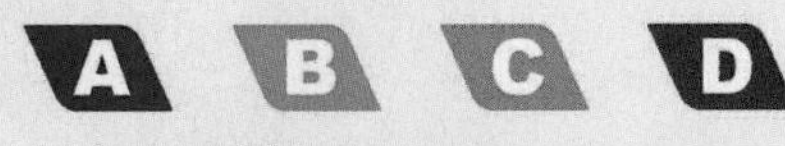

——“营养选择”简化标识图示——

当无足够空间或背景过于杂乱难以展示全标识时，可使用简化标识，如使用简化标识，则解释款标识必须同时标注。

（本版内容由本刊编辑部综合摘编）

每年的5月25日是“全国大学生心理健康日”。大学阶段是学生个人成长与知识储备的关键时期，心理健康对大学生学习和生活至关重要。中国科学院心理研究所发布的《大学生心理健康状况调查报告》显示，当代大学生心理健康状况总体良好，约21.48%可能存在抑郁风险，45.28%可能存在焦虑风险。

近期，“脆皮大学生”一词成了网络流行语，指的是大学生虽然年纪轻轻，但身体与心理问题不少，脆弱到了“一触即坏”的地步。虽然“脆皮”一词是当代大学生的自嘲，但他们因考试、学业、就业、恋爱、人际交往等压力而产生的焦虑、抑郁却是真实存在的。本刊特邀相关领域权威专家对大学生的常见心结详细分析，希望能帮助大家摆脱困扰，不负韶华。

解除七大心结，拒做“心理脆皮”大学生

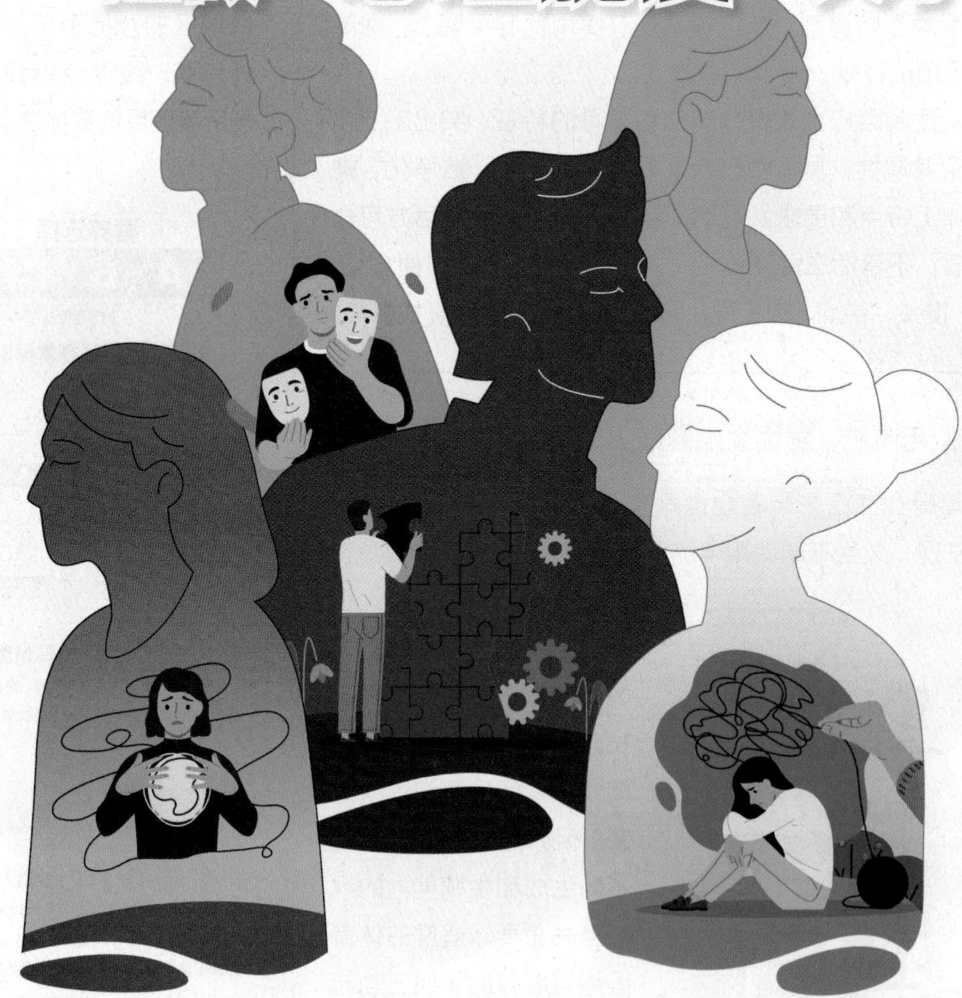

策划 本刊编辑部

执行 张 磊

支持专家 童辉杰 黄晶晶 季建林 沈克祥 段鑫星 严文华 徐 辉 杨 眉

心结1：理想与现实不符，不如“爱我所选”

苏州大学心理学系教授　童辉杰

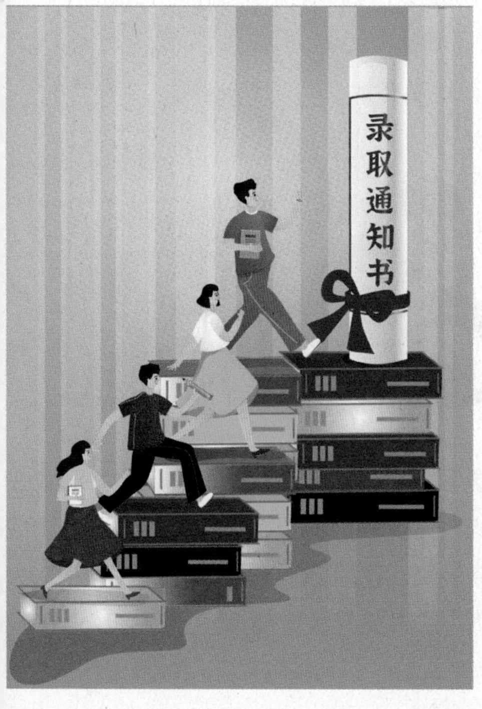

生活实例

董甘是名大二学生，性格内向、不善言辞，他从小爱好漫画，梦想报考美术类院校的绘画专业。但天不遂人愿，高考成绩公布后，董甘以2分之差遗憾地与梦想院校失之交臂，最终被第二志愿学校录取，进入了父母为他选的会计专业。董甘虽然心有不甘，但不得不接受现实。进入大学后，董甘勉强能跟上学习进度，但到了大二，他的厌学情绪越来越重，不合格科目越来越多。进入大三，他索性申请休学一年。一年后复学，学业情况未能改善，待重修科目达到了8门之多，已修学分远未达到同期毕业生水平。按照学校学籍管理规定，本科阶段最多6年完成相应学业（含休学）。因此，董甘必须在剩下的一个学年内完成剩余所有课程才能顺利毕业，这对他来说几乎是不可能完成的。

高考是一场“千军万马过独木桥”的“战役”，不仅检阅学生的知识储备，更是对意志和心态的严峻考验。不同于二三十年前，如今的大学生虽不再是天之骄子，但也算得上是命运的宠儿。能够考上大学、有机会接受高等教育，一片光明的前途正在向他们“招手”。然而，有些学生因高考失利而与梦想院校或专业失之交臂；有些学生及家长在选择专业时，没有充分研究过该专业的学习内容、发展脉络、就业前景与未来可能要面临的行业调整等，直到入学一段时间后才如梦初醒般地发现，自己报考的专业与心理预期相差甚远。对此，有的学生退学并重新高考；有的学生消沉颓废，自暴自弃；有的学生荒废了学业，沉溺于网络，出现各种心理问题，甚至是社会问题。

上大学不是成功的“唯一解”

事实上，高考本就不是每个人都会成功的事，有人发挥超常，就一定有人

专家简介

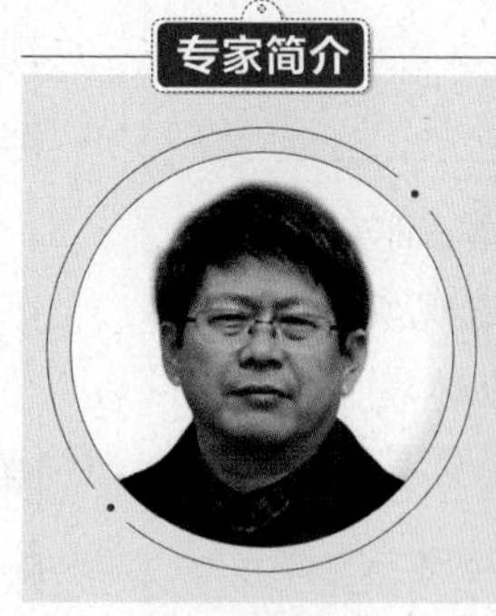

童辉杰　苏州大学心理学系教授、博士生导师，苏州大学人才测评研究所副所长、教育学院应用心理学研究所副所长，苏南地区大学生心理健康教育研究中心研究部主任。

发挥失常。站在人生的时间长河中看，高考只是一次阶段性的抉择。人生本就是一次长跑，暂时掉队不代表永远落后，考上大学也不是通往成功的唯一道路。历来，有许多没考上大学、没有机会接受高等教育的年轻人在“社会大学”里接受磨炼，最终走向成功，如著名发明家、物理学家爱迪生，著名心理学家艾里克森，等等。

“选我所爱”当然好，“爱我所选”也不赖

专业是大学生的重要“标签”，学习某一专业的目的是掌握该行业的从业能力，获得从事某种职业的可能。对所学专业不满意者，可以争取转专业、尝试调整自己的兴趣，或重新发现目前所学专业的潜力。例如：著名音乐家、作曲家贝多芬是在父亲的逼迫下学习钢琴并有所成就的；《汉语拼音正词法基本规则》的主要制订者周有光早年学习的是经济学，后来因从事语言文字研究工作而从头学起，最终在他的不懈努力下，出版语言文字学和文化学领域专著30多部，在国内外产生了广泛影响……

专家寄语：

大学校园的每一个角落，都充满学习与成长的机遇。与其逃避现实、轻言放弃、自暴自弃，不如适应环境、奋起直追，争取学习有所成就。只要坚持不懈，脚踏实地，则未来可期。

生活实例

钱明就读于某名校医学专业，亲友对他的期望值非常高，认为大家求医问药从此有了着落。但钱明对医学兴趣不大，学习动力不足，对到了大学阶段还有大量作业与考试十分不理解，将考试成绩不佳归结为自己不适合医学专业，逐渐变得不愿意去教室上课，甚至没有勇气走进考场。久而久之，钱明对学习的厌倦感延伸到了生活的方方面面，即使面对平日最爱的游戏，他也提不起劲，且常有疲倦、心慌、腹痛等不适。

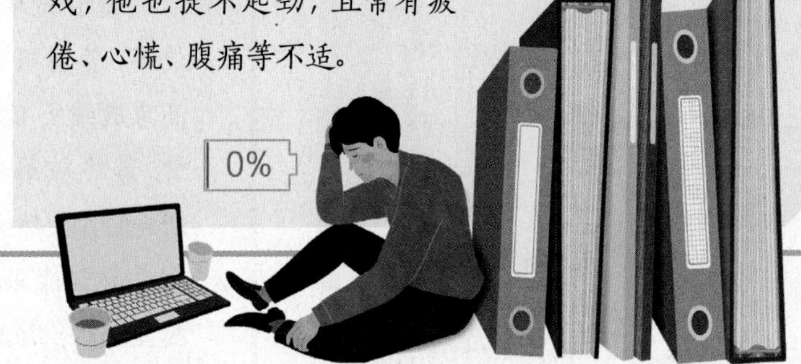

学业倦怠是指处于学习状态下的个体长期面临压力，导致生理、心理与行为消极变化，主要表现为情绪低落、行为不当和成就感低三方面。相关研究表明，我国60%~90%的大学生在大学不同阶段出现学业倦怠，这是高等教育高速发展过程中普遍存在的现象。

“内外兼修”，破除学业倦怠

一般来说，学业倦怠由内部因素和外部因素共同作用导致。外部因素主要包括学业压力大、人际关系不佳、电子产品依赖、社会期望值高等；内部因素常来源于个体特质，主要包括自我控制能力、对成功或失败的归因方式、学业自我效能感、心理韧性等。追根溯源，破除学业倦怠需要学生、家庭、学校共同努力，“内外兼修”。

第一，提升学习动机。学习前，学生应加强对所在专业、院系的了解，积极参与校方组织的见习、实习活动，增强专业认同感。

第二，增强学习信心。当学习成效不错时，家长与教师应及时给予学生鼓励；学习成效不佳时，家长与教师可引导学生将失败归结于学习方法不佳等可控因素，通过阶段性评价与积极归因

心结2：遭遇学业倦怠，“内外兼修”重燃激情

同济大学附属精神卫生中心主任医师　黄晶晶

训练，增强学习信心。

第三，提升心理韧性。家庭支持、良好人际关系等有利的外部环境，有助于塑造良好的身心状态；积极参与体育锻炼，采取正念、冥想等方法，有助于提升心理韧性，能帮助学生在压力和挫折中保持健康的心理状态，即使发生了学业倦怠，也能使其积极面对，而非消极逃避。

第四，及时寻求帮助。当学业倦怠造成了严重的情绪问题或躯体症状时，学生应积极就医，必要时遵医嘱采取药物治疗。

做好学习规划，提升“含金量”

进入大学后，以怎样的姿态迈向人生下一阶段，取决于大学阶段的表现。在面对自主性较强的大学生活时，很多学生常常感到不适应和迷茫，不知如何做好大学阶段的学业规划。

❶ 认清自己

在进行具体的学业规划前，大家应足够了解自己。例如：了解自己喜欢或不喜欢的学科内容及其背后的原因，帮助自己在已选择的专业方向上更好地完成学业；知道哪些知识和技能是自己擅长或不擅长的，充分发挥优势，及时补足短板；了解自己的学习与行为方式，探索更高效的作息计划，以便更充分、合理地安排学习内容。另外，大学时期是心理基本成熟、情绪基本稳定、准备进入社会承担责任与义务的特殊阶段，有必要寻找一位或多位“榜样人物”，让自己有可追赶的目标。

❷ 制定目标

在完成大学阶段基本学习任务的基础上，另外设定一个大目标和若干个小目标。

大目标可以是“本科毕业后继续深造”或“本科毕业即参加工作”。大目标设定为“继续深造”的学生，设定小目标时应加入“完成多少理论学习内容”“什么时候开始复习备考”“什么时候验收学习成果”“考核结果应达到什么标准”等具体事项；大目标设定为“参加工作”的学生，设定小目标时应加入“什么时候撰写简历”“什么时候实习”“寻找哪种类型的实习机会”等。大目标与小目标的制定需结合现阶段的学习计划，并及时调整、长效管理。

❸ 坚持学习

在弹性较大、自由度较高的大学生涯中，学习计划的制定应尽可能详细到每小时，并在试行一段时间后，结合自身习惯和小目标的实现情况及时调整。

专家寄语：

专业方向决定了学业内容和职业范围，学业成效与职业发展前景、事业发展密切相关。大学期间的学业是个体知识构建、职业定位的重要基石，学生必须尽早摆脱学业倦怠这一“流行病”，做好学习规划并努力达成，方可在职业道路上走得远、走得好。

专家简介

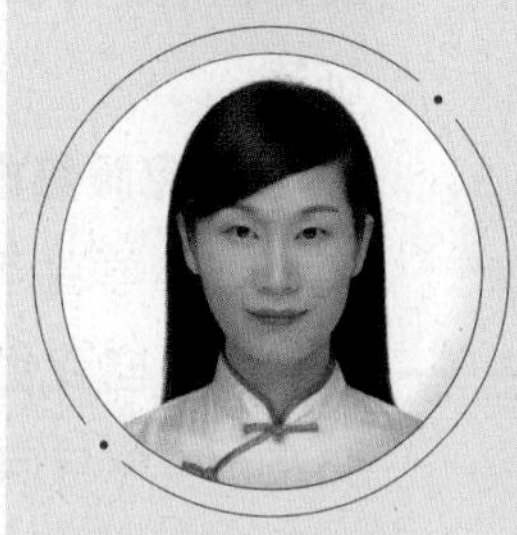

黄晶晶　同济大学附属精神卫生中心主任医师、副院长，中华医学会精神医学分会青年学组委员，上海市心理卫生学会常务理事，上海市女医师协会科普专委会委员，上海市医学会精神医学专科分会青年委员会副主委，上海市医学会行为医学专科分会青年委员会副主委。

心结3：人际关系复杂，交友前先“做好自己”

复旦大学附属中山医院心理医学科主任医师　季建林

生活实例

大学期间，张倩住的是6人宿舍，室友们来自不同省份，性格和生活习惯差异较大。因为宿舍空间有限，她们6人生活在同一个屋檐下，矛盾和争论不断。例如：夏季与冬季什么时间段开空调，每天开多久？这周谁负责打扫宿舍，谁倒垃圾？熄灯后能不能在宿舍内看书、打电话？等等。紧张的室友关系严重影响着张倩的学习和生活，她每天最害怕的事情莫过于回宿舍，却又不得不回去。

从成为大学生的那刻起，学生不仅需要学习新知识，还要学会与人和谐相处，培养协作能力。相处的对象和特点也在不知不觉中发生了诸多变化，如不能再仅凭个人好恶与人交往，必须逐渐摆脱以自我为中心的思维方式。近年来，各高校纷纷设立了针对大学生的心理健康课程与心理咨询服务，十分重视学生的学习生活与身心健康。大学生心理问题形成的主要原因除学习与择业压力大外，人际交往也是压在不少学生心头的一块“大石头”。

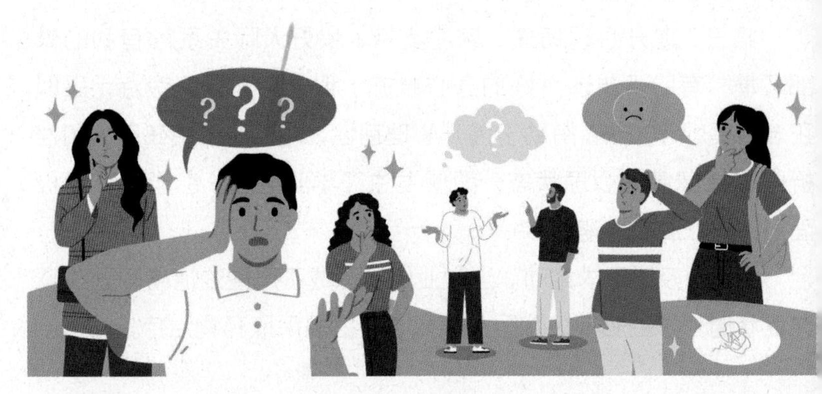

不卑不亢，保持社交应有姿态

与中学时代相比，大学生的人际交往更复杂、广泛、独立、具社会性。了解这一特性并在此基础上建立新的人际关系不仅是高校环境的要求，也是每个大学生走向成熟和走入社会的必要条件。涉足“准社会”，大学生社交应注意以下几个要点：

❶ 尊重彼此

同一院系、班级、宿舍的同学可能来自五湖四海，不同地域、语言、生活习惯、经济背景的同学们聚在一起，共同生活、学习，需要彼此包容、磨合和适应。对于来自边远、贫困地区的同学而言，其面临的挑战和压力不仅仅是学习，更多的是自尊、习俗和经济负担。反之，生活条件优渥的同学来到物质条件一般的地方，也可能与当地同学相处不愉快，甚至需要面对被孤立和疏离的困境。此时应注意，即使与某些同学不能成为朋友，也应保持尊重，不对同学的语言表达（口音）、着装、外貌、信仰、饮食习惯和消费习惯乱开玩笑。

❷ 克服焦虑

不少学生可能存在与人际交往相关的焦虑、紧张和恐惧，导致自卑、自我否认、孤独等负性情绪，严重者可影响睡眠、学习和交友。焦虑与自我认知和预期密切相关，如对自我过分关注和期待、过于在乎他人对自己的评价等，可使身体产生相应的生理和行为表现（如心慌、气短、手足无措等）。社交焦虑的特点是过分害羞或胆怯，害怕失态，害怕被“众目睽睽”，不敢与他人发生目光接触，言行拘谨，甚至刻意回避与人交流。克服社交焦虑的关键在于提升自信、学会面对，即“自信心训练”，具体做法为：注视镜子里的自己（体验被注视），与同学交往时用目光交流，认识到目光交流不仅是自信的表现，更是传递了“尊重对方”的重要信息。在与他人交流过程中，尽量多听、多看，少思考“我要说些什么”“他（她）会问我什么问题”“我要如何回答”等。

❸ 拓宽交际圈

大学生活应该是丰富多彩的，社团活动为不同年级的学生创造了接触和了解彼此的机会，积极参与学校组织的集体活动不仅有利于找到志趣相投的伙伴，还能向他人充分展示自我，挖掘自身潜能。

理性冷静，化解人际矛盾

大学生年轻气盛，在人际交往中容易“跟着感觉走”，相处融洽时感到“相见恨晚”，发生分歧时感叹“话不投机半句多”。巨大的情绪波动看似由外在的生活事件导致，实则“祸首”多为未能良好地调节和把控自身情绪。因此，如何减少情绪波动对人际交往的影响，是大学生在校期间需要不断学习和积累的重要经验。例如：当发生人际不和或冲突时换位思考，尽量避免激化矛盾，做到“少说一句”“先退半步”，待情绪平稳后再理性沟通、和平处置；离开事发现场，避免矛盾激化；如果需要，可在其他场合和时间邀请第三方（老师、同学等）复盘矛盾，参与讨论，解决分歧。

大学期间，室友关系是最基础的人际关系，不融洽的室友关系不仅不利于学习，还会给大学生活蒙上阴影。学会巧妙地处理与室友的关系是大学生活的“必修课”。

【矛盾1】作息时间冲突

★**解决办法** 早睡的学生可以戴上耳塞和眼罩；晚睡的学生应尽量不制造噪声，使用遮光床帘或桌帘遮挡，避免影响他人。当室友的作息时间与自己相差较大、被其频繁打扰休息时，应与其沟通，一起寻找解决办法，如制定作息时间公约等。

【矛盾2】学习氛围不佳

★**解决办法** 宿舍环境较生活化，分散注意力的事物较多，不如选择在图书馆、自习室等安静的环境中学习。在宿舍学习时，可戴上降噪耳机或耳塞，尽量减少环境的影响。

【矛盾3】室友不爱干净

★**解决办法** 宿舍卫生环境需要大家共同营造，可以协商制定值日表，相互监督，按照计划轮流打扫卫生。

【矛盾4】感到自己被孤立

★**解决办法** 首先，应寻找自己被孤立的原因，如不参与宿舍活动、不理解和尊重他人等。其次，充实自己，提升学习或社交等能力，转移社交“阵地”。当负性情绪影响生活和学习时，可与朋友、家人或辅导员吐露心声，或寻求心理咨询师的帮助。

专家简介

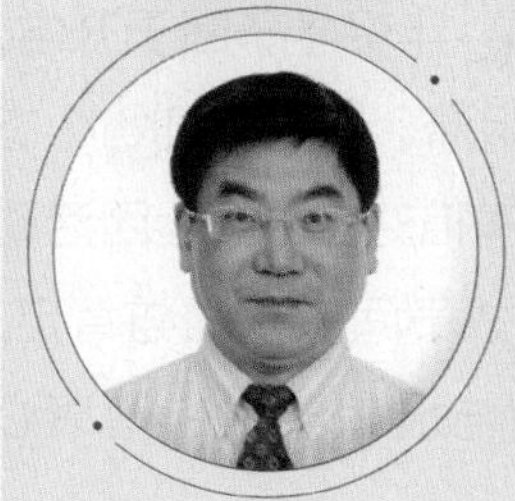

季建林 复旦大学附属中山医院心理医学科主任医师、教授，中华医学会行为医学分会主任委员、心身医学分会常委，上海市医学会行为医学专科分会名誉主委。

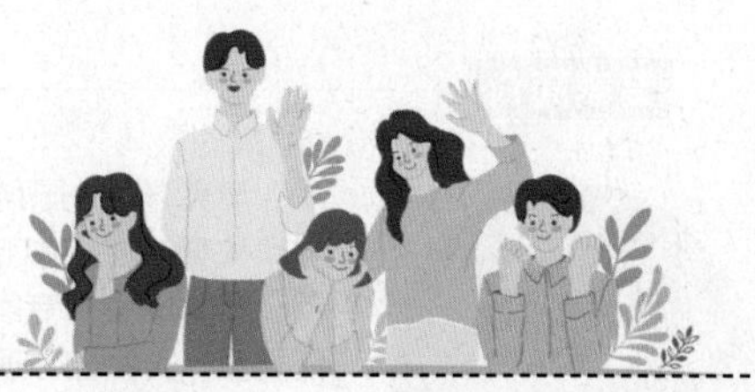

专家寄语：

大学生活应是一段美妙经历，是“社会人”的实习期。在大学阶段，积累与人良好相处的技能与经验是十分必要的，若能结交到知己，更是人生一大幸事。

心结4：社团“迷人眼”，“选得多”不如“选得对”

中国科学技术大学心理健康教育与咨询中心主任　沈克祥

生活实例

进入大学后的第一个星期，鹏鹏便兴冲冲地加入了书画社、围棋社、外联部、天文社、摄影社。在他的脑海中，社团是绚烂多彩的，是自由热烈的，社团里有一群志同道合的朋友和每天不重样的娱乐活动。然而一年后，他对社团失望万分：社团里没有精彩纷呈的活动，只有干不完的杂活，不仅使自己成了免费劳动力，还耽误正常学习；除每半年开一次例会外，平日里与学姐、学长并无交集，大家只是“点头之交”。所谓的社团就像是漂亮的礼品盒，模样精致，里面空空如也。巨大的落差让鹏鹏郁郁寡欢，令原本充满期待的大学生活黯然失色。

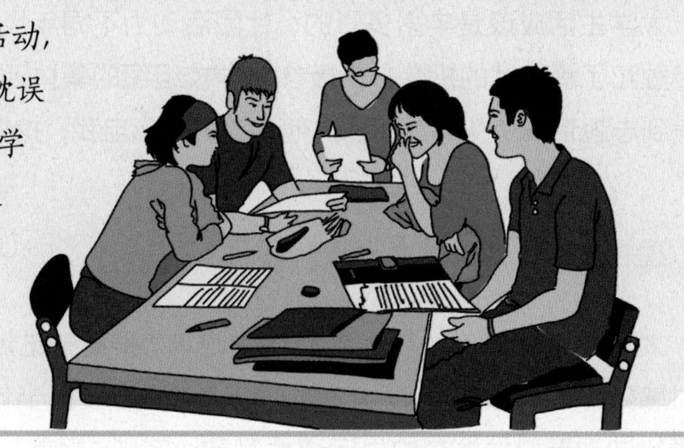

“社”彩缤纷，助我成长

大学社团是学生根据自身的兴趣爱好，遵循平等和自愿的原则组建，依据社团章程自主开展活动的组织。社团形式多种多样、各具特色，囊括了理论研究类、学术科技类、文艺体育类、公益实践类、语言文化类等，既丰富了校园文化生活，也是学生素质培养和能力拓展的重要平台，具体有以下几点益处。

首先，培养团队意识。每一个社团人都与自身所在社团的存亡息息相关，他们心系社团、团结一致，谋发展、促壮大，社团成员集体意识和责任感油然而生。

其次，提升综合能力。社团主要以组织开展不同形式的活动为主，不仅扩大了学生知识半径，更为其提供了广阔的实践空间，促使学生的活动策划能力、团队合作能力、组织管理能力、沟通协调能力、问题解决能力等得到提升。

最后，场域丰富，有利于心理健康。中学阶段的学习任务重、知识枯燥，年轻学子囿于升学，多存在学习压力大、兴趣阻滞、个性压抑、心态低迷等问题。大学阶段时间相对自由，社团活动可以充分发展兴趣。社团成员间的认同与肯定、合作与支持，有利于塑造与培养学生的健康心态与健全人格。

专家简介

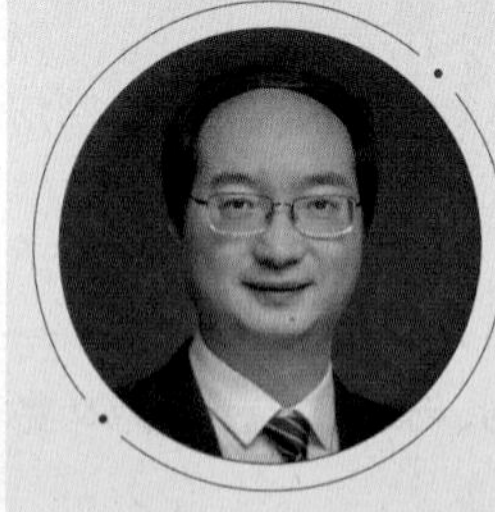

沈克祥　中国科学技术大学心理健康教育与咨询中心主任，安徽省学校心理健康教育专家指导委员会副主任委员，安徽省心理危机干预学会常务副会长、青少年心理干预专业委员会主任委员，安徽省心理咨询师协会副理事长。

做好“背调”，选择适合自己的社团

面对琳琅满目、类型各异的社团，大学新生常感到眼花缭乱。选择适合自己的社团，需注意以下几方面：

1

以自己的兴趣与能力为出发点，选择“融入快，上手强”的社团。对兴趣爱好不显著的学生来说，选择社团前应做好该社团的背景调查，如社团简介与规模、特色活动与活动频率等，理性选择，避免“来也匆匆，去也匆匆”。

2

合理搭配参团类型。不同社团接触、沟通和服务对象不同，选择加入多个社团时，学生应根据社团对自己成长的实际需要进行合理组合。例如，院系学生会组织属纵向服务和沟通型，既要面对院系老师，也要服务同学，有利于社团成员在本院系发展；学校级别社团的服务对象层面更广，能有效拓宽人际交往视野；等等。

3

参团数量并非越多越好。大学新生对社会活动兴趣高，易入“社团越多越好”“社团类型越丰富越好”的误区。事实上，大学生仍应以学业为重。不同社团有其特殊的活动特点和要求，学生应充分考虑社团的活动、会议、值班需求，避免与学习计划发生冲突，顾此失彼，本末倒置。在社团的选择上，学生应尽可能选择与自我发展相关、有影响力的社团，加入社团的数量不可贪多，一般为两个左右。

不必为积极的“功利心”感到羞耻

目前，有不少高校为鼓励学生走出宿舍、走出教室，积极参加社会活动，将参加社团活动纳入选修课成绩，折合成学分；有些同学因社团工作优秀、活动成果突出而在某些课程的平时成绩上获得了加分，甚至为求职简历“增色不少”。对此，不少人认为社团既与“利益”勾结，便已然“变了味”。

确实，大学生加入社团不应抱有过多的功利心、利益心，否则违背了公益性社团建立的美好初心。例如：加入社团的目的是混个“一官半职”，从而打压他人；社团成员勾心斗角、恶性竞争，只为满足个人私欲或泄愤；利用社团资源攀附关系，或将社团活动打造得过于商业化、庸俗化；等等。

但大家应辩证看待加入社团为给学业、就业“加分”的“功利性行为”。事实上，学生抱着实现某个目标的想法（为经验、为交往、为能力、为锻炼、为求职等）而参加社团的“功利心”可以理解，且无可厚非。只要付出了努力，理应获得相应回报，不应被视为“不纯粹”。

专家寄语：

大学不仅是学习知识、掌握技术的“象牙塔”，也是提高学生综合能力的地方。社团不仅丰富了大学校园文化生活，也是学生素质培养和能力拓展的重要平台。但应注意的是，大学生不应该被频繁的社团活动“淹没”。很多大学生对社团活动趋之若鹜，整天行色匆匆，疲于应付。希望学生们能合理利用社团资源，助力自我成长，为大学生活留下美好而精彩的回忆。

心结5：兼职“雷区”多，“谋高薪”不如“求高质”

中国矿业大学公共管理学院教授　段鑫星

生活实例

大学生小李与三五好友结伴来到网络上联系好的职业介绍所寻找兼职。在交了300元介绍费后，职介所推荐他们去一家中外合资公司从事文员、行政等工作，并要求他们向该公司交600元服装费。公司原本承诺收到钱后立即让小李一行人上岗，可收钱后却以“专业不对口”“职位暂不空缺”为由，让他们返回职介所“另谋高就”。此时，小李才意识到自己被骗了，一来二去，不仅兼职没找到，还被骗去了近千元。

王小强在校学习期间，兼职做微商，销售某“三无”减肥产品。半年前，徐某从王小强处购买了3盒减肥食品，通过微信付款1024元。收到货后，徐某以王小强所销售的产品为不符合安全标准的食品为由，将王小强诉讼至法院，要求其赔付10倍购物款。

从“家门”到“校门”，从“考卷”里走出的“00后”多是被父母“捧着”长大的，人生前20年的成长历程多围绕学习展开。认识社会不能依靠网络世界，而应亲自投身到社会生活实践中去。作为社会实践的重要方式，兼职可实现以劳健心，让学生从动手实践、出力出汗中磨炼意志品质，养成劳动习惯，珍惜劳动成果和幸福生活。

专家简介

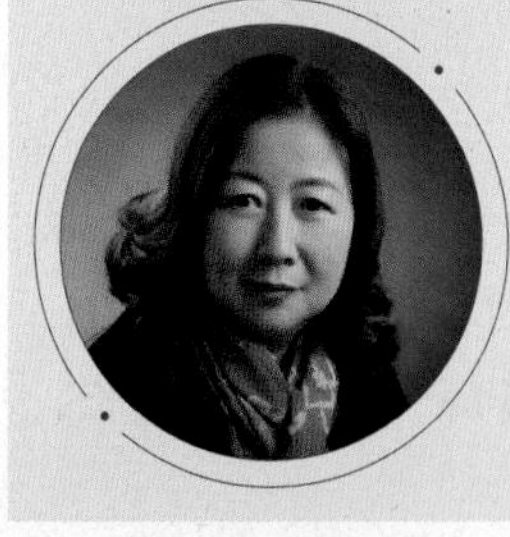

段鑫星　中国矿业大学公共管理学院教授、博士生导师，江苏省首席科普专家。主要从事青少年心理健康与危机干预。

大学生兼职，“赚”的不只是钱

历来，学校是提供知识与训练、提升学生社会竞争力的核心场所。但随着时代变化，越来越多的人发现，提供知识与训练的场所远不止学校，决定社会竞争力的也不止知识与训练，还需具备与社会融合的“软技能”，具体包括沟通能力、自我提升能力与情绪管理能力。兼职对大学生“软技能”的提升作用巨大，具体益处体现在以下几点：

❶ 增进沟通技巧

无论是发传单、做传菜员、送外卖等“体力活”，还是做家教、策划活动、撰写公众号文章等“脑力活”，在工作过程中，与人打交道、做好沟通是每个“打工人”的“必修课”。

❷ 提升抗挫折能力

从事销售类的兼职者，必将有无数次被拒绝的经历，并从中寻找突破的机会；从事与专业相关的兼职者，会在实践中发现自己能力与岗位需要间的差距，从而戒骄戒躁、潜心学习；等等。

❸ 认识现实世界

大多数“象牙塔”中的大学生对现实生活无切肤之感，易自我欣赏、陶醉，只有亲身投入社会实践，才能打破“滤镜”，从多方视角观察社会、理解社会，切实体会到挣钱不易，增进对父母的感恩心。

其次，初次寻找兼职的学生不宜“步子迈得太大”，宜先从校园里的各类勤工助学岗位做起，或从事与自己专业相关的兼职，如撰写文案、策划展会、教学辅导等。另外，有些高校与社会组织合作，通过产、学、研用基地“孵化”了一些项目（如大学生科创计划等），并向在校学生提供一系列相关的科研类兼职，有条件的学生可通过参与这类兼职丰富大学生活，提升学术能力，并获得相应的报酬。

第三，大学生在兼职前应该认清自己兼职的真实动机，是填补阅历的空白，还是满足自己的攀比心或虚荣心；是盲目从众，还是为解决生活实际所需……并以此作为选择兼职类型的依据。完成学业尚且艰难的学生不应分心寻找兼职，以免本末倒置，得不偿失。

拒绝“馅饼”，远离兼职陷阱

对学有余力的同学来说，与其无所事事地玩游戏、刷剧，不如找一份兼职，提前进行社会实践。不过，也有不少家长担心，大学生正处于汲取知识的宝贵年华，参加良莠不齐的兼职可能使其荒废学业、上当受骗，甚至误入传销等非法组织，得不偿失。确实，“求职被骗”“求职涉罪”等兼职乱象屡见不鲜，大学生在寻找兼职时须“擦亮双眼”，注意防范其中的风险。

首先，在面对高薪诱惑时，涉世未深的学生们必须扪心自问：我凭什么可以获得这么高的回报？我目前的技能水平能够换取这么高的薪水吗？急于赚“快钱”的女生易被一些非正规场所抛出的“橄榄枝”蒙蔽双眼，甚至跌入灰色产业链；怀揣着“一夜暴富”幻想的学生易受传销等非法组织蛊惑，一旦卷入其中，便难以脱身。通常，打着“先交押金再介绍工作”“低押金高回报”的兼职广告往往是骗局，广大学生应避而远之。

兼职前，须知4条“避坑指南”

选择兼职前，应从鱼龙混杂的招聘信息中仔细辨识与筛选，保障自己的权益不受侵害是兼职的底线。如果能从兼职经历中明确“自己想从事哪些工作”“期望通过工作获得些什么”等问题，在未来的工作与生活中少走“弯路”、不走“错路”，获得对社会的直观认知，提高自身心理素质与专业技能，那便是兼职带来的最大“财富”。寻找适合自己的兼职，一般需注意以下几点：

① 端正兼职动机，不影响正常课业

不以攀比心、虚荣心作为兼职的出发点。大一新生应以适应大学生活为主，不宜从事兼职；大学生不宜从事需投入大量时间（如全天等）的兼职；当发现兼职耽误正常学习时，应及时调整生活与学习计划，必要时停止兼职。

② 充分了解兼职企业的背景与岗位职责

通过企业官方网站等渠道，查询兼职企业是否合法；不轻信打着“不坐班拿高薪”“交押金即上岗”等口号的兼职，避免误入歧途。

③ 以锻炼自身能力为主，赚钱为辅

尽量选择与自己专业、未来职业发展相关，或与自己兴趣爱好相关，能够提升自身能力的兼职。

④ 做好自我评估，多方讨教工作经验

对自身能力与技术水平、岗位匹配度、薪资待遇进行综合评估，多向导师、辅导员及家长讨教工作经验，结合多方意见，最终做出自己的判断。

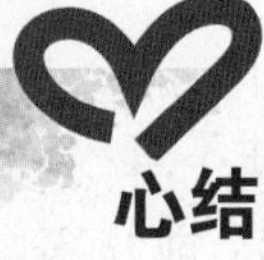

心结6：校园恋情“前途未卜”，过程比结局更重要

华东师范大学心理与认知科学学院教授 严文华

生活实例

小钟、丽丽、恬恬是同一个宿舍的室友，一日晚上闲聊，她们说起了各自的情感状态。小钟与男朋友恋爱已有3个月，她觉得男朋友不是自己的理想型，不知这段感情是否应该继续。丽丽与男朋友的感情非常好，几乎每天形影不离。他们有在校期间结婚的打算，但这一想法遭到了丽丽父母的强烈反对，两人对此感到十分烦恼。恬恬在一次篮球社团招新时认识了学长张峰。张峰对她一见钟情，随后发起猛烈的追求。恬恬对张峰的感情谈不上喜欢或讨厌，但看着身边出双入对的同学们，她不时会冒出“要不先与张峰恋爱试试看”的想法，内心十分犹豫。

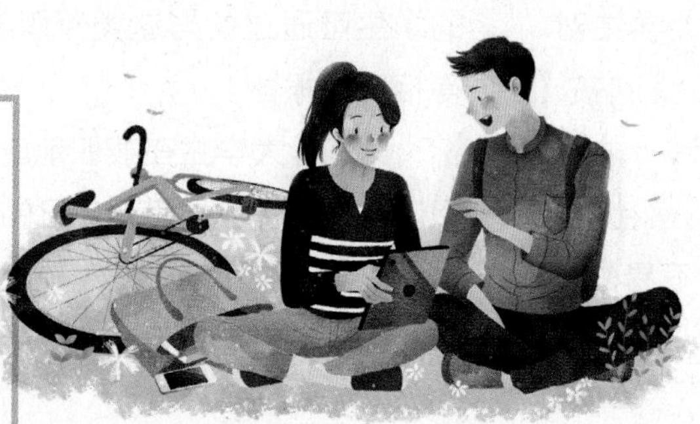

在网络平台上和生活中，“爱情”是经久不衰的话题，对这一话题有着许多精彩的观点和看法。不少学生心怀对爱情的美好向往，尤其在知道高中密友、同寝室友有了恋人后，更是羡慕不已、蠢蠢欲动。也有不少大学生对校园恋情持反对意见，认为大学生心智不成熟，多是“恋爱脑”，容易上当受骗；大学生的经济基础弱，恋爱如同儿戏，浪费彼此时间……

恋爱前，先别急着“设限”

人可以通过努力达成许多成就、掌控命运，但在恋爱这件事情上，这一“定律”不再起作用。恋爱关系的确立需要“双向奔赴”，一厢情愿往往难以为继。因此，恋爱是水到渠成的事情，不应勉强，也不必强求。此外，每个人的境况不同，生命节奏有快有慢。大学生当然可以恋爱，但恋爱的动机不应是“人有我有”的从众、攀比等外在动机，而应出于“我遇到了合适的人，我想与他（她）更进一步交往”的内在动机。

经济基础弱不能“剥夺”恋爱的权利，有强大的经济基础也不代表会有恋情。影响恋爱成功的因素众多，如果说经济基础是外部因素，个人依恋风格、择偶偏好等则是决定恋爱走向的内部因素。经济基础薄弱的大学生可以从加强内部因素入手，增加求偶的成功率。

“恋爱脑”是指爱情至上的思维模式。大家将一恋爱就把全部精力和心思放在恋人身上，以爱情为生活重心的人，称为“恋爱脑”。需要注意的是，“恋爱脑”与个人年龄、心智成熟与否关系不大，与依恋对象的人际互动模式密切相关。“恋爱脑”的人即使到了耄耋之年，依然可能因为害怕失去恋人，而在情绪、行为、心理上被恋人左右，因各种威胁到恋情的小事而焦虑不安。

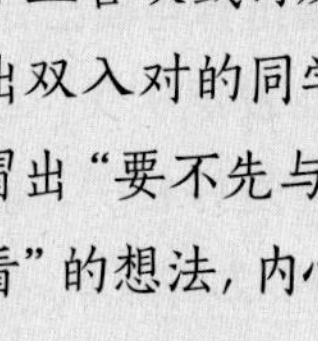

专家简介

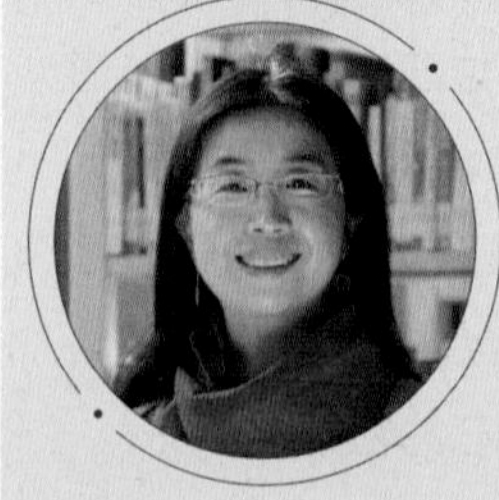

严文华 华东师范大学心理与认知科学学院教授，上海市心理学会常务理事，上海市心理学会精神分析工作委员会主任。

恋爱，“此事要躬行”

一帆风顺的恋爱是个例，绝非必然。事实上，大多数发生在大学时期的恋情会因为各种原因而终结，但止步于婚姻前的那些恋情并非毫无意义。作为一种体验式学习，大学生的恋爱过程比结局更有意义。恋爱双方在甜蜜与痛苦、分离与相聚中寻找答案：我想找什么样的伴侣？我渴望的婚姻生活是怎样的？家庭对我而言重要吗？我可以为爱人做些什么？这些问题的答案无法凭空产生，必须亲身经历恋爱的“千锤百炼”，才能获得确切的答案。

恋爱需要亲身实践的另一个重要原因是，与简单的认知任务不同，即使学习了许多恋爱技巧与理论，当其投身于恋爱关系中，仍有可能屡屡碰壁。笔者曾对中国19～39岁的城市青年的恋爱经历进行分层抽样调查，研究发现，在有情感经历的4304人中，近半数拥有一段情感经历，772人有3段及以上感情经历。在经历过分手的群体中，超过半数有修复关系的动机；不到1/4的调查者在分手后与前任保持一般朋友关系；超过1/4的调查者表示将永远不再联系或刻意回避前任，少数人与前任呈敌对关系。进一步对该研究群体进行访谈后发现，大学生在恋爱过程中的挫折心理准备不足，缺乏修复关系的弹性、能力和意愿，稍有受挫便倾向于中断关系。培养修复恋爱关系的能力对恋爱成功意义重大。而只有恋爱过，才可能学会如何建立关系、维持关系、修复关系；才能知道自己属于哪一种恋爱模式，了解自己恋情失败的原因，从而改变恋爱模式。

你是哪种恋爱模式？

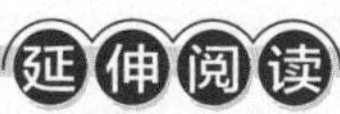

著名心理学家斯滕伯格提出的“三角形恋爱理论”认为，爱情由三部分组成。第一是亲密，包括亲密感、连通性和一个人在爱情关系中经历的束缚感，亲密构成了爱的核心；第二是激情，如浪漫、身体吸引、性满足等，其中，性需求占主导地位，但自尊、成功、养成、归属、支配、服从和自我实现等也有助于体验激情；第三是承诺（或决定），包括短期（爱上一个人）和长期（维持爱的承诺）两方面。

每种恋爱模式中的亲密、激情与承诺的“配比”不同，通常可以归纳为8种恋爱模式：①无爱。亲密、激情与承诺的“含量”均不多。②喜爱。只有亲密体验，如友谊关系。③迷恋。以激情体验为主，缺乏亲密与承诺，多见于少男、少女的初恋。④空洞的爱。以承诺体验为主，缺乏亲密与激情，多见于依媒妁之言而组成的婚姻关系。⑤浪漫的爱。有激情和亲密，缺乏承诺，只在身体和情感上相互吸引。⑥伴侣的爱。有亲密和承诺，缺乏激情，多见于激情过后、细水长流的爱情。⑦愚昧的爱。有激情和承诺，缺乏亲密，因缺乏亲密要素维持，激情过后，感情将迅速消退。⑧完美的爱。激情、承诺和亲密共存，是恋爱的最高体验。

大学生恋爱可以，结婚慎重

大学生在校期间结婚，好处多还是隐患多？目前尚无统一答案，这取决于每对伴侣的具体情况。以笔者的调查研究为例：恋爱时，衡量对方是否达到自己择偶要求的标准排序为性格与特质、健康、容貌、年龄、身材、对方父母等；谈婚论嫁时，衡量对方是否“达标”的标准排序为性格与特质、健康、对方父母、容貌、家务操持和管理家庭能力、家人的看法和意见。选择结婚对象时，容貌的重要性有所下降，双方父母的看法和意见、事业发展能力的重要性上升，甚至起决定性作用。

相较于恋爱，婚姻是诸多复杂因素共同决定的亲密关系。一个家庭比一对伴侣具有更多内容与功能，同时也需要更稳定、更多的社会联系和支持。在校本科生结婚尤其应深思熟虑，切不可因冲动、赌气或报复情绪，草率地步入婚姻殿堂。

心结7：来到人生“岔路口”，整装待发不当“逃兵”

首都经济贸易大学　徐辉　杨眉（教授）

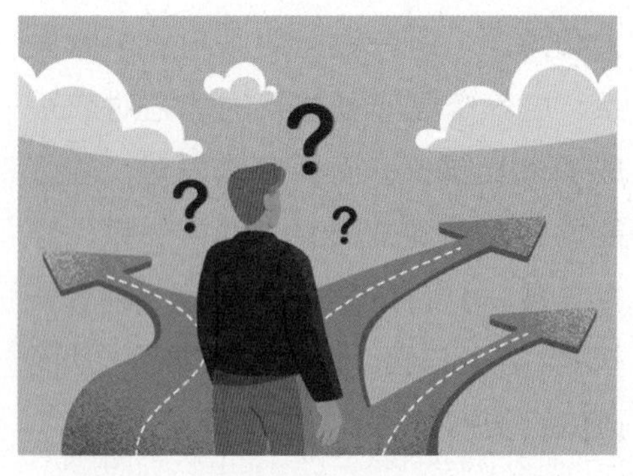

生活实例

小梅是名大二学生，不知何时起，她猛然发觉身边的同学们都在为毕业忙碌着。准备考公的同学认真研读着招考计划与历年的考纲，准备考研的同学正尝试与目标院校的导师建立联系，准备留学的同学努力学习并不断刷新语言类考试的成绩，准备工作的同学奔波于各大招聘会现场……

虽然小梅的父母也有催促过，但她总觉得毕业离自己很遥远。如今，看着同学们努力的身影，小梅再也不淡定了：距离毕业还有两年，现在就要决定毕业后的出路吗？工作、留学、考研、考公，哪个更适合自己？为实现目标，需要做哪些准备工作？

所谓“大学毕业季，人生岔路口”。每年6月前后，大学生常面临工作、留学、考研、考公等选择，它们各有利弊，适合自己的才是最好的。

“大路”条条，各有利弊

20世纪80年代，不少大学生在毕业后出国留学，既开阔了视野，又拓宽了就业渠道，提升了自己的就业竞争力。如今，留学多了些不确定性，“海龟”身份对求职的“加分”作用大不如前，加上留学费用昂贵等原因，“留学热”逐渐降温。

20世纪90年代，大部分大学生毕业后可获得一份令人羡慕的工作。如今，大学生数量越来越多，社会竞争越来越大，使越来越多的大学生难以找到满意的工作，甚至出现了“毕业即失业”的现象。

读研是本科学习的“进阶”，在就业市场上，研究生比本科生更“抢手”。不过，如果为逃避就业而读研，或选择了容易考上但自己不喜欢的专业读研，不仅影响学习动力，还将使自己在研究生毕业面临择业时更痛苦。曾有学生在研究生毕业之际感慨道：我不想从事与我学习专业有关的工作，但又不舍得浪费“本科4年+研究生3年”的时间与金钱成本。因此，学生应理性看待自己的考研需求与动机。

公务员收入稳定且有保障，“大学毕业不考公就考研”是当今社会的普遍现象，折射了学生及家长对安全和稳定生活的心理需求。不过，公务员工作并非人人适合。虽然公务员岗位能够提供“外部确定性”，但能否坚守这份工作，起决定性作用的是每个人的“内在确定性”，即从事自己喜欢的职业、对工作单位与岗位有充分认识。从长远的职业规划来看，只有尊重自己真实需求，找到自己真正热爱、坚守初心并为之奋进的工作，才是“铁饭碗”。

专家简介

杨眉　首都经济贸易大学心理学教授，中国心理学会临床与咨询心理学专业委员会首批注册心理督导师。

建立“自我同一性”，解决“窄路谋生”

每到“毕业季”，“就业难”的抱怨声不绝于耳，大量大学生面临“窄路谋生”的困境。解决困境的根本策略是提早建立“自我同一性”(即知道自己是谁、未来适合做什么)，尤其是建立职业的“自我同一性”。

专业定向、职业选择是自我同一性范畴中的重要内容。然而，高考将大部分青少年的首要任务设定为“考出高分”“考上好大学”。进入大学后，本科阶段的首要任务又以“提升学业绩点”“考上研究生”为主。因此，大多数人难以在青少年时期建立自我同一性。不过，随着职业生涯教育的普及，大部分学生逐渐认识到建立自我同一性的重要性。我校学生的一项相关研究调查发现，约94%的大学生意识到建立自我同一性很重要，但缺乏专业指导、实践机会等，这是阻碍自我同一性建立的重要原因。建立自我同一性需要花些时间与精力，大学生可以从以下两方面入手：

❶ 清楚地认识自己

反思过去、展望未来，了解自己的价值观、兴趣爱好、优点和缺点。大学生还可以适当学习心理学知识，采用一些心理测评工具或与信任的朋友沟通等方式，帮助建立清晰的自我认知体系。

❷ 了解专业和职业的性质与内容

对自己正在学习的专业和想要从事的职业内容、发展方向进行初步探索，如积极参与职业体验、社会志愿活动、实习和兼职，并与专业人士进行交流等。通过不断试错、排错实践，明确适合自己与自己喜欢的职业，在实践中实现自我价值。PM

小贴士

大学生应积极参加社会实践，增加职业体验，并为毕业后的就业或学习做相应准备工作。

1 求职前的准备工作

制定详细的求职计划，包括求职时间、目标公司、投递方式等，并根据实际情况定期调整求职策略；制作一份有针对性的简历，突出专业技能，提高获得面试机会的概率；面试前充分准备，如了解公司的背景信息、准备常见面试问题、进行模拟面试等。

2 留学前的准备工作

根据自己的年龄、成绩、能力、兴趣，学校或专业排名，中国学生数量，企业对该院校毕业生的欢迎程度，以及毕业难度、是否有奖学金等，选择意向国家、目标院校与专业。也可选择留学中介机构，在他们的帮助下搜集申报所需的资料。

3 考研与考公前的准备工作

与老师、家长、学长交流，对目前正在学习或准备学习的专业进行深入了解后，决定是否考研；详细研读目标院校或专业的历年招生简章，了解考试的具体要求，并按要求做准备。需要注意的是，报考研究生不能盲目从众或仅满足家长的期待；应届考研不是唯一的选择，拥有工作经验后再考研可能使人更有学习动力、目标和方向。考公前的准备工作与考研类似，学生按照公务员考试要求做相应准备即可。

专家寄语:

所谓“有道有术，大业可成”。其中，“术”指的是实践；“道”指的是寻找自己的人生意义与价值，是成功的核心“秘籍”。找到自己热爱的事业，将其分解成许多“小目标”，并为之努力奋斗，终能事半功倍，得偿所愿。

冠心病、脑梗死、下肢动脉硬化闭塞症、血栓闭塞性脉管炎……这些看似毫不相干的疾病，为何都需要服用阿司匹林、氯吡格雷或华法林等药物？很多患者分不清抗血小板药、抗凝药和溶栓药，究竟哪些情况需要使用这些抗血栓药？

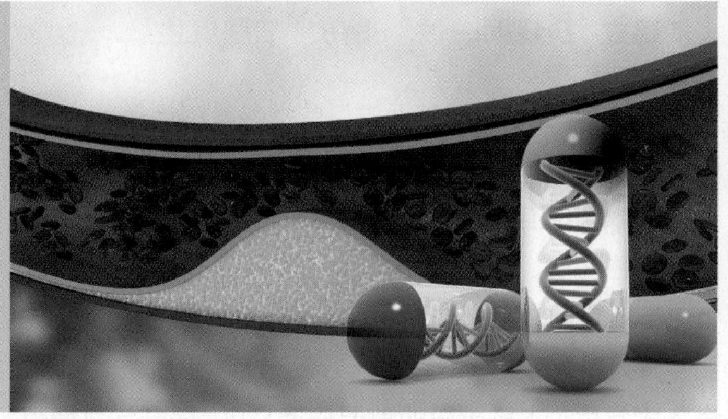

抗栓“三剑客”，防治各有招

同济大学附属同济医院心血管内科主任医师　刘学波

血栓是怎样“炼”成的

众所周知，不小心划破皮肤导致的出血，一般很快会自行止住。这是因为，皮下毛细血管破裂、出血时，人体为防止大量出血，会激活凝血系统，在破裂部位形成血栓，堵住伤口。在某些病理情况下，未破损的血管内也会有血栓形成。这些血栓阻塞血管会引发各种血栓性疾病，如心脑血管病、深静脉血栓形成（DVT）、肺栓塞（PE）等。那么，怎样“消灭”这些危害健康的血栓？

所谓知己知彼，百战百胜。首先要了解血栓是怎样形成的。研究发现，导致血栓形成的因素主要有3个：①血流速度减慢或淤滞，血液容易凝结；②血液成分改变，如凝血因子中的致凝因子增加或抗凝因子减少、血小板活性改变等，会增加血栓形成的风险；③血管壁损伤，如血管内皮受损或发生炎症等，胶原等暴露在血液中，促使血小板、凝血因子活化和聚集，从而导致血栓形成。可见，血小板和凝血因子是血栓形成过程中的两大“主角”，因而很多防治血栓性疾病的药物都以抗血小板或抗凝为策略。

抗击血栓的“组合拳”

多种因素可导致血小板和凝血系统被激活，如吸烟、肥胖、血脂异常、糖尿病、长期使用某些药物（如口服避孕药等）、某些免疫或炎症性疾病、手术、创伤、遗传性凝血因子缺陷（如蛋白C缺乏等）、妊娠等。

防治血栓多采用综合手段，在血栓形成的不同阶段起预防和治疗作用：①保持健康的生活方式，如健康饮食、定期运动、保持合理体重、戒烟限酒等；②积极控制危险因素，如积极治疗血脂异常、糖尿病、高血压等慢性病；③药物治疗，包括预防血栓形成的抗血小板药、抗凝药，以及血栓形成后使用的溶栓药等；④介入治疗，如介入取栓、溶栓等；⑤外科干预，如急性心梗治疗中的冠状动脉搭桥术等。

“三剑客”各显神通

血栓性疾病的药物治疗往往是一个长期的过程，很多患者分不清药物种类，常将抗血小板药和抗凝药混为一谈。

同样是冠心病，为何使用不同种类的抗血栓药物？一个是冠心病患者，一个是下肢深静脉血栓患者，为何会使用同一种药？

1 抗血小板药

如阿司匹林、氯吡格雷、替格瑞洛和普拉格雷等，常用于冠心病、心肌梗死、冠脉支架植入术后、冠状动脉搭桥术后、缺血性卒中、外周动脉粥样硬化性疾病等。阿司匹林可阻断血栓素 A2 合成，减弱促血小板活化和聚集作用，是抗血小板治疗药的基石。氯吡格雷和替格瑞洛是 $P2Y_{12}$ 受体拮抗剂，可抑制二磷酸腺苷（ADP）与血小板上的受体结合，从而抑制血小板聚集。

2 抗凝药

如华法林、达比加群、利伐沙班、阿哌沙班等口服药，以及比伐芦定、依诺肝素等注射剂。华法林可抑制维生素 K 参与的凝血因子的合成，其疗效易受饮食等因素影响，需要定期监测并调整使用剂量。

新型口服抗凝药达比加群为直接凝血酶抑制剂，利伐沙班、阿哌沙班为凝血因子Ⅹa 直接抑制剂。与华法林不同，新型口服抗凝药由于作用明确、使用剂量相对一致、应用简便，逐渐成为抗凝治疗的“主力军”。

3 溶栓药

如组织型纤溶酶原激活剂、尿激酶等，可溶解已经形成的新鲜血栓，主要用于急性心肌梗死、急性脑梗死、肺栓塞的治疗。需要注意的是，溶栓药均为注射剂，相比抗血小板药和口服抗凝药，出血风险更大、发生更快，必须在医生的严密监控下进行。治疗方案需要根据患者的具体情况、疾病类型和严重程度来制定，通常需要在治疗窗口期内尽早进行。

有时需联合“作战”

有时候，医生会根据患者的具体情况和疾病类型联合应用两种抗栓药物。主要有以下几种：

❶ 双联抗血小板

在心肌梗死急性发病时、不稳定期、介入治疗期，医生往往会联合使用两种不同作用机制的抗血小板药，如阿司匹林联合氯吡格雷或替格瑞洛，称为双联抗血小板治疗（DAPT，简称“双抗”），基本疗程为 6 个月或 12 个月。例如：稳定型冠心病患者在经皮冠状动脉介入治疗（PCI）术后，先采用“双抗”（阿司匹林和氯吡格雷）治疗 6 个月，继而采用单个抗血小板药（SAPT，简称“单抗”）维持治疗；急性冠脉综合征（包括急性心肌梗死和不稳定型心绞痛）患者在 PCI 术后，先使用“双抗”治疗 12 个月，继而采用“单抗”维持治疗。

❷ 抗血小板+溶栓

在某些急性心肌梗死患者的治疗中，医生会联合应用抗血小板药（如阿司匹林、氯吡格雷等）和溶栓药（如组织型纤溶酶原激活剂），以尽快恢复患者的冠状动脉血流。

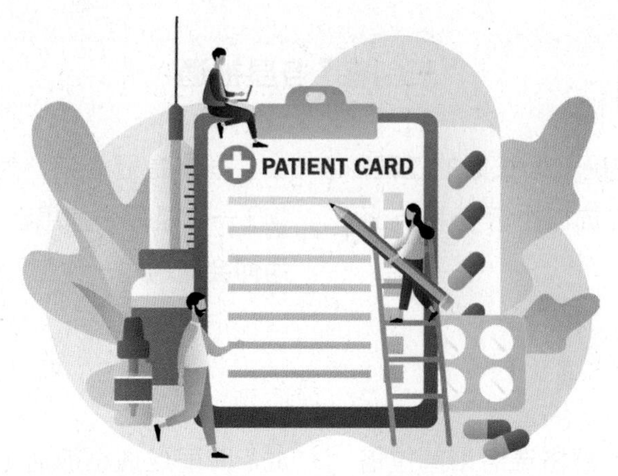

❸ 抗血小板+抗凝

冠心病合并高风险房颤、瓣膜置换术后，以及多系统血管病变（如冠心病合并下肢动脉粥样硬化、缺血性脑血管疾病、深静脉血栓形成等）患者，有时需要联合使用抗血小板药和抗凝药。

警惕抗栓药的出血风险

抗栓治疗是把“双刃剑”，在阻止血栓形成的同时，凝血功能被抑制，可能增加出血风险。基于其治疗机制，无法完全避免出血副作用，患者应对此有正确的认知，并提高警惕，增加防范意识。

1 规范用药

抗栓药物都有其特定的作用机制、药代动力学特征，适应证、用法和副作用均不同。医生会根据患者具体情况、疾病类型和严重程度来选择合适的药物、剂量、疗程，以及是否联合用药等，并根据实际状况及时调整治疗方案，争取达到疗效和安全性俱佳的目的。患者应该严格遵循医生的建议，定期监测治疗效果和副作用，避免自行更改剂量或停药。

2 采取预防措施

长期使用抗血小板药可能增加胃肠道出血的风险，故患有胃溃疡或胃肠道出血等疾病者应慎用；如果不得不使用，应同时使用保护胃黏膜的药物。

此外，患者在日常生活中应尽量避免外伤、酗酒等其他可能导致出血的情况，以防止严重出血事件的发生。

3 定期监测出血风险

定期复查凝血功能、肝肾功能等指标，及时向医生报告不适或异常症状，如出血、皮肤瘀斑等。使用华法林的患者还应遵医嘱定期监测国际标准化比值（INR），将其控制在2~3，以降低出血风险。PM

专家简介

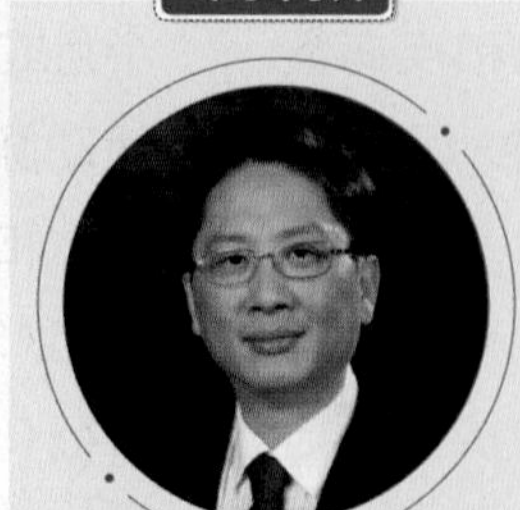

刘学波 《大众医学》专家顾问团成员，同济大学附属同济医院心血管内科主任、主任医师、教授、博士生导师，中华医学会心血管病学分会委员，中国卒中学会心血管病分会副主任委员，上海市医学会心血管病专科分会副主任委员。擅长心血管病介入治疗，腔内影像等技术精准诊治疑难冠心病。

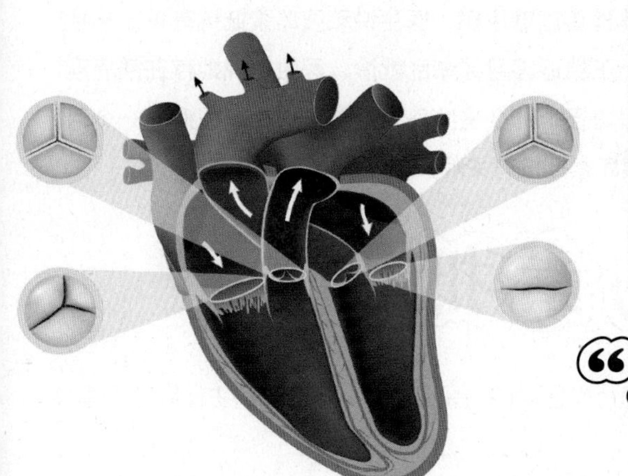

人的心脏有4个瓣膜，它们发挥着单向阀门的作用，阻止血液回流。如果这扇“门”在打开和关闭的过程中出现“故障”，就会造成各种心脏瓣膜病，主要包括瓣膜狭窄和关闭不全。全球现有2亿人患有心脏瓣膜病，患病人数随年龄增长而增加。重症瓣膜病患者的2年自然生存率为50%，5年自然生存率仅为20%，且生活质量受到严重影响。

“换瓣”或有新选择

华中科技大学同济医学院附属协和医院心脏大血管外科
乔韡华（副主任医师） 董念国（教授）

机械瓣和生物瓣：均存在缺点

瓣膜置换术是治疗严重心脏瓣膜病的主要措施。目前临床应用的人工心脏瓣膜主要分为机械瓣和生物瓣两类。机械瓣血液相容性差，患者在术后须终身服用抗凝药物，存在出血、栓塞等风险。生物瓣耐久性差，容易发生钙化衰败，使用寿命为10～15年。由于生物瓣在年轻患者群体中的钙化速度更快，故使用生物瓣的年轻患者往往需要再次甚至多次手术。

细胞化瓣膜：“扬长避短”

新型细胞化瓣膜与生物瓣一样，以猪主动脉瓣为基础材料。两者最大的不同体现在制作工艺方面。

为解决猪源组织植入物可能引发的人体排异反应，生物瓣在制作过程中需要用一种化学物质（戊二醛）处理猪主动脉瓣，杀死原材料上的活性细胞。但瓣膜上会残留具有细胞毒性的醛基，植入人体后会引起一系列免疫反应，从而导致生物瓣结构受损，这便是生物瓣易发生钙化的主要原因。虽然使用封闭醛基技术可以在一定程度上提升生物瓣的抗钙化能力，增强其耐久性，但依然“治标不治本”。

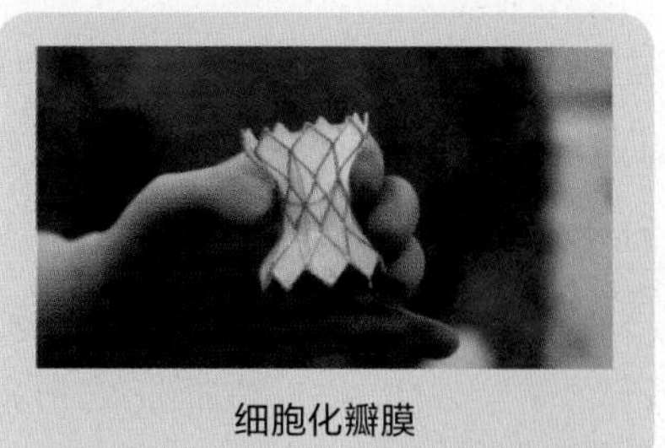
细胞化瓣膜

我们团队经过研究发现，猪主动脉瓣上可引起人体排异反应的异种抗原的主要成分是蛋白质。针对不同抗原的溶解特性，分步应用水溶性蛋白溶解和脂溶性蛋白溶解方法，可温和去除瓣膜中的异种抗原成分，降低其免疫原性，同时保留瓣膜的空间结构和细胞外基质成分。细胞外基质中含有大量活性位点，有利于自体细胞黏附、增殖、生长，具有良好的生物力学性能；植入人体后，可形成与天然瓣膜结构与细胞成分类似的瓣膜组织。目前，我们已在动物实验中观察到细胞化瓣膜生长的现象，希望日后能达到在人体内终身使用的目标。

目前，细胞化瓣膜研究已进入临床试验阶段，我科已成功开展了8例细胞化瓣膜置换术。术后，患者的药物治疗与普通生物瓣置换术无异，无须终身服用抗凝药。PM

25岁以上，三成存在胰岛素抵抗

老王前段时间体检查出糖尿病，医生说和胰岛素抵抗有关。无独有偶，老王的女儿小王最近因月经紊乱就诊，医生也说她存在胰岛素抵抗。父女俩觉得很奇怪：什么是胰岛素抵抗？一个糖尿病，一个月经紊乱，怎么都与胰岛素抵抗有关呢？

上海交通大学医学院附属新华医院内分泌科主任医师　苏 青

什么是胰岛素抵抗

胰岛素抵抗是指胰岛素生理作用减弱的状态。胰岛素有多种生理功能，胰岛素抵抗一般特指其降糖作用下降，胰岛素的其他作用（如促进脂肪合成和细胞增殖）往往无异常。

胰岛素抵抗很常见。美国国家健康和营养调查结果显示，18 ~ 44 岁成人中约 40% 存在胰岛素抵抗。我国的一项研究显示，25 岁以上成人胰岛素抵抗的标化患病率为 29.22%。

胰岛素抵抗的主要原因是肥胖

胰岛素抵抗的原因包括遗传因素和获得性因素两方面。前者包括基因突变、染色体异常等，后者包括年龄增长、肥胖、肌肉减少、不良生活习惯（如久坐、运动不足、睡眠不足、熬夜、吸烟等）、环境污染、某些微量营养素缺乏、精神应激、使用某些药物（包括糖皮质激素、抗精神病药物等）、患有内分泌疾病（如库欣综合征、肢端肥大症、嗜铬细胞瘤、甲状腺功能亢进症等）等。现在胰岛素抵抗较以前多见，最主要的原因是生活方式变化导致肥胖患者较以前明显增加。

胰岛素抵抗是多种疾病的“共同土壤”

胰岛素最重要的生理功能是降低血糖。发生胰岛素抵抗时，胰岛会分泌更多的胰岛素以维持血糖的稳定。久而久之，胰岛“不堪重负”，分泌不出更多的胰岛素，血糖就会升高，最终引起糖尿病。研究显示，几乎所有 2 型糖尿病患者都存在不同程度的胰岛素抵抗。

除糖尿病外，胰岛素抵抗与代谢综合征、非酒精性脂肪性肝病（代谢相关脂肪肝）、多囊卵巢综合征、高血压、睡眠呼吸暂停综合征、动脉粥样硬化性心血管疾病等多种疾病也有密切关系，是这些疾病的“共同土壤”。小王因为患有多囊卵巢综合征而出现月经紊乱，其根源之一就是胰岛素抵抗。此外，胰岛素抵抗还与黑棘皮病、肿瘤、阿尔茨海默病密切相关。

专家简介

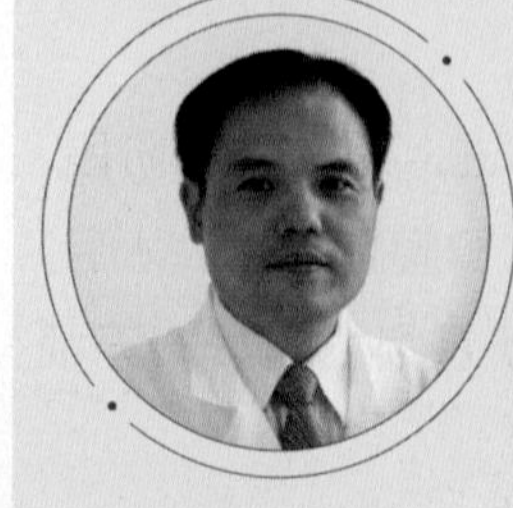

苏 青　上海交通大学医学院附属新华医院内分泌科主任、主任医师、教授、博士生导师，中华医学会糖尿病学分会常委，上海市医学会糖尿病专科分会候任主任委员，上海市医学会理事。

怎样判断有无胰岛素抵抗

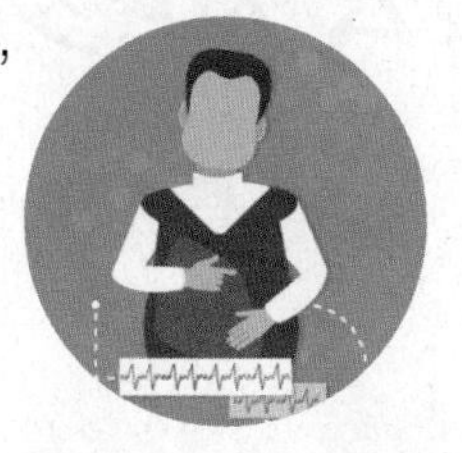

判断一个人有没有胰岛素抵抗，最简单的方法就是看他胖不胖。一般来说，肥胖者，尤其是腹型肥胖（内脏脂肪增多）者，往往存在胰岛素抵抗；越胖，胰岛素抵抗越重。

用胰岛素治疗的糖尿病患者，还可根据胰岛素用量判断有无胰岛素抵抗及程度。胰岛素用量达到每天每千克体重1～2单位，说明有胰岛素抵抗；剂量达到每天每千克体重2～3单位，为严重胰岛素抵抗；剂量超过每天每千克体重3单位，为极度胰岛素抵抗。当然，要精确判断胰岛素抵抗程度，患者需要到医院做某些特殊检查。

胰岛素抵抗如何治疗

胰岛素抵抗最基本的治疗方法是生活方式管理。存在胰岛素抵抗者，应注意消除不良情绪，戒除吸烟、熬夜等不良生活习惯，适当补充矿物质。控制总能量具有重要意义，超重或肥胖的胰岛素抵抗者每日总能量减少20%～30%，可以使体重降低5%以上。同时，还要减少饱和脂肪酸（动物来源的脂肪）和反式脂肪酸的摄入，并控制碳水化合物总量，减少血糖生成指数高的食物和果糖的摄入，多吃蔬菜。膳食纤维可改善胰岛素抵抗，每日总膳食纤维摄入量应不低于35克，或每天补充膳食纤维15克。运动也可改善胰岛素抵抗，应保持每周至少150分钟中等强度有氧运动，并与抗阻运动结合。运动形式可根据自己的特点和条件选定，最简单易行的是步行（尤其是快走），不需要特别的器材、技术和场地，每个人都可以做到。近年一些学者推荐间歇性高强度运动，适合身体素质好但时间比较紧张的人。

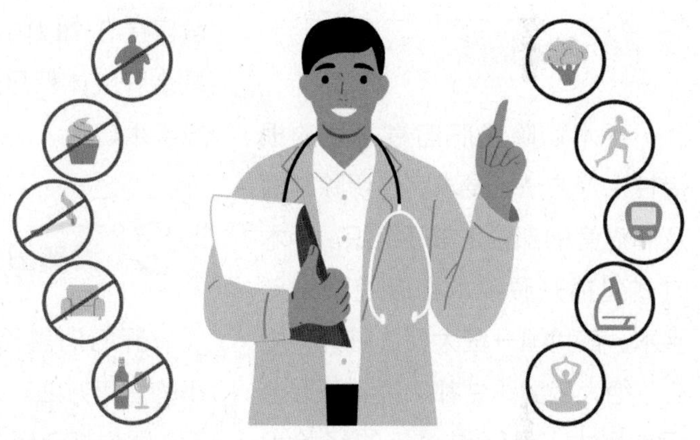

一些药物可以治疗胰岛素抵抗。二甲双胍对肝胰岛素抵抗有良好的作用，但对外周性胰岛素抵抗（如骨骼肌胰岛素抵抗、脂肪组织胰岛素抵抗）效果较差。噻唑烷二酮类（如吡格列酮）被称为“胰岛素增敏剂”，对肝胰岛素抵抗和外周胰岛素抵抗都有作用，与二甲双胍联合应用时效果更佳。近年上市的西格列他钠（该药只在我国上市）也有显著的改善胰岛素抵抗的作用，它是噻唑烷二酮类的“近亲”，但副作用比噻唑烷二酮类少。近年非常火热的“鲁肽”类药物（如利拉鲁肽、司美格鲁肽）通过减少体内脂肪含量，也能改善胰岛素抵抗。上述药物应在医生指导下使用，患者用药过程中应密切注意药物的副作用，如噻唑烷二酮类可引起水肿并增加心脏负担，对骨健康也有不利影响。

肥胖是引起胰岛素抵抗的重要原因。严重肥胖者如果不能成功减肥，很难控制胰岛素抵抗。代谢手术减重作用好，可明显改善胰岛素抵抗。对于重度肥胖的胰岛素抵抗患者而言，如生活方式干预联合减重药物不能控制体重，可在充分评估风险和获益的情况下进行手术治疗。

胰岛素抵抗者往往合并高血压、血脂异常，在治疗胰岛素抵抗的同时还要关注血压、血脂。如果血压、血脂不达标，应在医生指导下使用降压、调脂药物。PM

肝癌治疗方法知多少

海军军医大学第三附属医院肝外二科
副主任医师　李 静

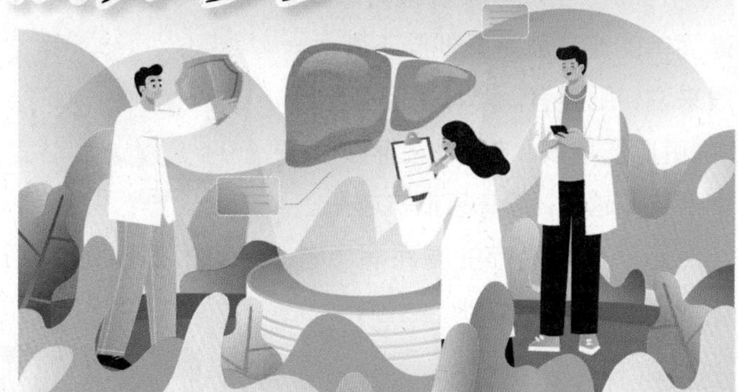

原发性肝癌的治疗方法很多，医生通常会根据患者确诊时的病情和分期，针对性地选择治疗方法。

1 手术切除

手术切除是肝癌最主要的根治性治疗方法，要求完整切除肿瘤及肿瘤旁的部分正常肝组织。手术方式包括开腹手术和腹腔镜微创手术。在我国一些大型肝脏外科中心，绝大多数医生都能顺利开展这两种手术，且经过多年的经验积累，两者在手术并发症发生率和患者术后长期生存率方面无明显差别，究竟采用哪一种手术方式，需要肝脏外科医生根据患者的身体状态、肿瘤的具体部位，以及手术室设备、器械等进行综合评估后确定。需要指出的是，少数进行腹腔镜手术的患者，若医生在术中探查发现微创切除不合适或术中遇到较大困难、难以保证手术效果时，会转为开腹手术。

手术切除对患者的身体状况、肝功能情况及肿瘤特征有一定的要求。一般而言，体力状况良好、肝硬化不严重、肝功能正常、肿瘤数目在3个以内、预估肿瘤切除后剩余肝脏体积足够的患者，适合进行手术切除。

2 消融治疗

肝癌消融治疗是一种创伤很小的治疗方法。在B超或CT引导下，医生将专用消融针经皮肤穿刺至肿瘤部位，利用射频或微波的能量使肿瘤细胞发生凝固性坏死。国内外多项研究显示，消融治疗是一种安全、有效的治疗方法，对合适的肝癌患者而言，疗效可以媲美手术切除。

消融治疗有其特定的适用人群：①肿瘤数目在3个以内，且每个肿瘤的直径不超过5厘米；②肿瘤位于肝脏实质内，不能紧邻血管和胆管；③患者身体状况较好，肝功能基本正常。

需要指出的是，由于消融治疗对肝脏的损伤较小，故对患者肝功能的要求没有手术切除那么高。

3 肝移植

肝移植，俗称“换肝”，是将发生病变的肝脏完整切除，再将新的肝脏整体植入患者体内。肝移植技术目前已经很成熟，我国多家有资质的移植中心均能顺利开展这类手术。肝移植最大的风险是排斥反应，患者术后需要长期服用抗排斥药物。

国内外多项研究显示，早期肝癌患者接受肝移植后的五年生存率可达70%～80%。然而，由于费用昂贵和供肝短缺，只有极少部分肝癌患者有机会接受肝移植治疗。

什么样的肝癌患者适合做肝移植？国内外标准不一，意大利有“米兰标准”，美国有“匹兹堡”标准，中国有“杭州标准”和“复旦标准”。归纳起来，肝移植的标准主要包括：肿瘤数目不超过3个，单个肿瘤不能太大，无肝外转移，无血管侵犯。我国许多肝癌患者合并肝硬化，肝移植特别适合合并严重肝硬化的早期肝癌患者，既治疗了肿瘤，又治疗了肝硬化。

4 介入治疗

TACE 是经肝动脉化疗栓塞术的简称，也称介入治疗。治疗时，医生经皮穿刺患者大腿根部的股动脉，将导管送至肝动脉后，先做造影以明确肿瘤及其供血血管，然后注入化疗药和栓塞剂堵塞肿瘤的供血血管，使肿瘤因缺血、缺氧而坏死。TACE 是中晚期肝癌患者的主要治疗方法，虽然不是根治性治疗，但是对部分患者疗效较好。若联合其他治疗方法，则疗效更好。

由于 TACE 主要通过栓塞肝癌的供血血管而达到治疗目的，故对少数动脉血供较差（乏血供）的肝癌患者而言，TACE 治疗不合适，可选择另一种介入治疗方法——肝动脉灌注化疗（HAIC）。此外，TACE 对肝脏有一定损害，肝功能较差的患者不适合做该治疗。

TACE 治疗的次数不固定，一般在首次治疗结束后 4 ~ 6 周复查肝脏 CT，以评估疗效。如果药物在肿瘤内沉积良好，则不需要再做治疗；如果药物沉积不完全，仍有肿瘤细胞存在活性，可以再做一次 TACE 或加用其他治疗方法，如放射治疗等。

5 放射治疗

放射治疗简称放疗，是利用放射线杀灭肿瘤的一种局部治疗方法。临床常用的放疗技术包括三维适形放疗、X 刀、伽马刀和射波刀等。每一种放疗技术均有其优缺点，医生会根据肿瘤的部位和大小选择合适的放疗方法。

放疗的效果取决于肿瘤对放射线的敏感性，不同肿瘤在受到放射线照射后的反应各不相同，疗效差异较大。既往观点认为，肝癌对放射线敏感性较低，放疗效果差。近年来，随着人们对肝癌的认识加深及放疗技术的进步，放疗已成为肝癌重要的治疗方法之一。

一般情况下，不适合手术切除或消融治疗的小肝癌患者均可考虑放射治疗。放疗常与其他治疗方法联合应用，以增加肿瘤对放疗的敏感性。

6 系统抗肿瘤治疗

针对肝癌的系统抗肿瘤治疗主要是全身性药物治疗，包括分子靶向药物、免疫检查点抑制剂、化疗及中药等。

分子靶向药物包括小分子药物索拉非尼、仑伐替尼、多纳非尼，以及大分子药物贝伐珠单抗等。免疫检查点抑制剂，即所谓的免疫治疗药物，主要包括 CTLA-4、PD-1 和 PDL-1。化疗主要采用 FOLFOX4（氟尿嘧啶、亚叶酸钙及奥沙利铂）方案。中药治疗主要选用槐耳颗粒等中成药。

在临床实践中，医生常会联合两种甚至三种药物进行治疗，如分子靶向药物联合免疫检查点抑制剂（靶免联合）、两种免疫检查点抑制剂联合（双免）等。国内外多项研究结果显示，联合治疗的疗效优于单个药物治疗。

系统抗肿瘤治疗主要针对无法进行根治性治疗的中晚期肝癌患者，要求患者有良好的身体状态和较好的肝功能。需要指出的是，系统抗肿瘤治疗药物均有一定的副作用，尤其是联合治疗时，副作用可能更严重。因此，患者在治疗过程中要密切关注副作用的情况，一旦发现问题，及时去医院处理，必要时需要减量甚至停药。

7 对症支持治疗

对症支持治疗主要针对患者的不适症状进行治疗。一般地说，肝癌发展到终末期时，患者全身情况较差，肝功能也较差，无法耐受抗肿瘤治疗，且常伴有疼痛、发热、腹胀、胃口差等不适。在这种情况下，需要进行止痛、退热、营养支持等治疗，目的是尽可能减轻患者的痛苦，提高生活质量。PM

上海市健康科普专项计划（项目编号：JKKPZX-2023-A14）

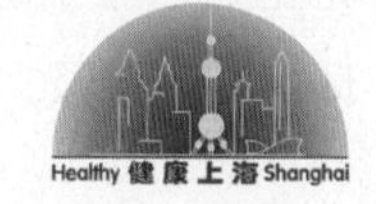

我国从1988年开始推广乙肝疫苗接种，加上后期对乙肝病毒母婴阻断的重视，目前新生儿乙肝疫苗接种率接近100%，乙肝表面抗原（HBsAg）、e抗原（HBeAg）阳性母亲的新生儿注射乙肝高效价免疫球蛋白的比例已达到95%左右，30岁以下人群乙肝发病率很低，5岁以下儿童乙肝病毒感染率不足1%。然而，我国30岁以上人群乙肝患病率并不低，成人急性乙肝的发病率也没有明显下降。因此，我们仍需重视乙肝的防治，有些检查项目不应忽视。

乙肝并未远去，“五查”易被忽视

本刊记者　蒋美琴
受访专家　许　洁

一查：接种疫苗后，应检测抗体

很多人认为，接种乙肝疫苗就是上了“保险”，不用再担心感染乙肝病毒。其实，并非所有人按规定完成3次注射后，都能产生足量的抗体。一般应在完成疫苗接种1个月后，检测乙肝表面抗原和表面抗体（HBsAb）。目的有二：一是检查受种者有无感染乙肝病毒，尤其是母亲为乙肝表面抗原阳性的幼儿，其注射疫苗后获得免疫需要一定的时间，其间可能感染病毒；二是检测抗体是否达到有效水平，即乙肝表面抗体大于10毫国际单位/毫升，如果没有“达标”，应补种1针。

有些人担心：时间久了，疫苗的免疫效果是否会“打折”？一般而言，随着时间推移，抗体水平会逐渐下降，但只要维持在10毫国际单位/毫升以上，免疫作用持续有效。而且，细胞免疫有记忆功能，接种过乙肝疫苗者如果接触乙肝病毒，会刺激机体产生抗体。有研究发现，注射乙肝疫苗15年后，部分人群的乙肝表面抗体不可测及。所以有学者提出，在接种乙肝疫苗15年后复查1次。如果乙肝表面抗体降至10毫国际单位/毫升以下，可考虑补接种1次。

特别提醒

接种疫苗后没有检测表面抗体的儿童，可在入学前体检时进行检测；成人可在婚前、孕前体检时进行检测。

二查：高风险人群，仍应筛查

以前，我国将乙肝“两对半”作为入学体检、入职体检、婚检等的常规检测项目，给很多人造成了较大的压力和困扰。自2010年我国取消入学、就业体检中的乙肝检测项目后，有些人便忽视了乙肝筛查，甚至回避相关检查。

据统计，我国30岁以上成人的乙肝患病率约为6%。慢性乙肝是一种可以治疗，但还不能完全治愈的疾病，可进展为肝硬化、肝癌、肝衰竭等严重疾病。无论是否接种疫苗，筛查是乙肝防治中很重要的一环。在不涉及入托、入学、入职的情况下，有效保护隐私的前提下，在健康体检、婚前体检、孕前体检时应筛查乙肝。尤其是高风险人群，更应重视筛查，例如：有乙肝、肝癌家族史者，配偶为慢性乙肝患者或乙肝表面抗原阳性者，经常暴露于乙肝病毒环境中的人群，等等。

特别提醒

如果筛查发现乙肝“两对半”均为阴性，应接种乙肝疫苗；如果筛查发现乙肝表面抗原阳性，应接受进一步检查，必要时进行治疗。

三查：乙肝病毒DNA转阴后，仍需定期复查

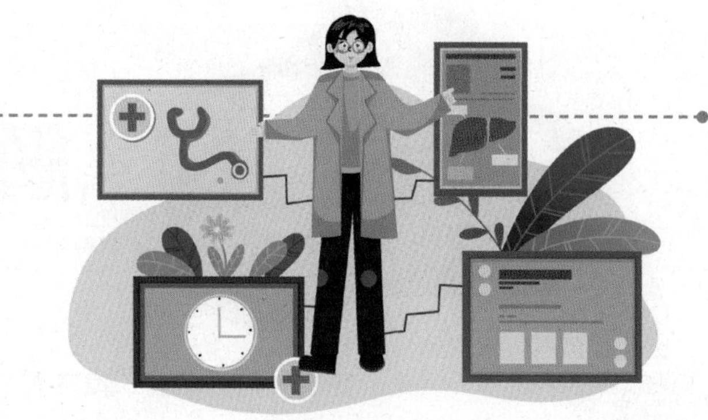

随着医疗水平的不断提高，乙肝病毒 DNA（HBV DNA）转阴已不再是一件很困难的事。不少患者认为，转阴就是“安全上岸”了，不再坚持长期随访和复查。其实，乙肝病毒 DNA 转阴只是治疗过程中的一个“小目标”。通俗地说，乙肝病毒 DNA 阴性是指在受检者血液中找不到活动的病毒，传染性较低，但仍需要治疗。只有在停药后乙肝病毒 DNA 阴性、肝功能正常、乙肝表面抗原阴性，才可称为临床治愈。

乙肝病毒 DNA 转阴后，需要每 3 ~ 6 个月进行 1 次随访，复查乙肝病毒 DNA，乙肝表面抗原、e 抗原及肝功能等。乙肝患者尤其是合并肝纤维化、肝硬化，以及有肝癌家族史的患者，甲胎蛋白（AFP）检测和 B 超检查也是必不可少的项目。定期复查主要是了解疾病有无进展，筛查有无肝纤维化、肝硬化乃至肝癌，以便早期治疗。

特别提醒

部分乙肝表面抗原阳性、病毒量不是很高的老年患者，如果不愿意治疗，可选择定期随访，一般每3~6个月复查1次甲胎蛋白、肝功能、乙肝病毒DNA及影像学检查等。

四查：急性感染痊愈后，也需要定期复查

不同于慢性乙肝，约 95% 的成年急性乙肝患者是可以痊愈的。不少患者的乙肝表面抗体为阳性，便认为与乙肝“绝缘”了，不再重视相关检查。事实上，急性感染时产生的抗体也会随时间推移而逐渐下降，低于有效水平后仍可能再次感染，且乙肝病毒急性感染可导致肝脏受损，痊愈后也应定期复查。

特别提醒

如果复查时发现乙肝表面抗体转阴，应接种疫苗，以加强“防御”。

五查：使用某些药物前，需查乙肝病毒

仅乙肝表面抗原阳性、没有肝炎活动史，或经治疗后乙肝病毒 DNA 转阴，或急性乙肝痊愈后患者，不仅容易忽视定期复查，还容易在罹患某些疾病需要治疗时，疏忽告知义务。比如：罹患肿瘤、自身免疫性疾病者，需要使用免疫抑制剂或具有细胞毒性的药物，易引起肝炎活动或乙肝病毒“复燃”。因此，患者在使用这类药物前，应进行必要的检测，以便提前防治。PM

特别提醒

用药期间也应密切监测相关指标，出现异常变化时及时采取干预措施。

专家简介

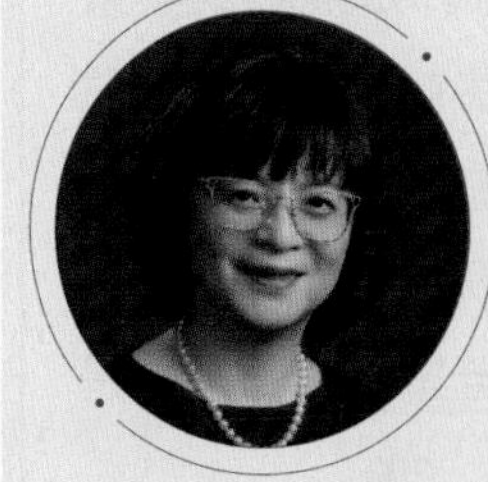

许 洁 上海交通大学医学院附属第九人民医院感染科主任、主任医师、教授，上海市医师协会感染科医师分会副会长，上海市医学会感染病专科分会副主任委员、医学病毒专科分会委员、肝病专科分会委员。

解“梦”

✍ 华中科技大学同济医学院附属协和医院神经内科教授　王 涛
绘图　曹 阳

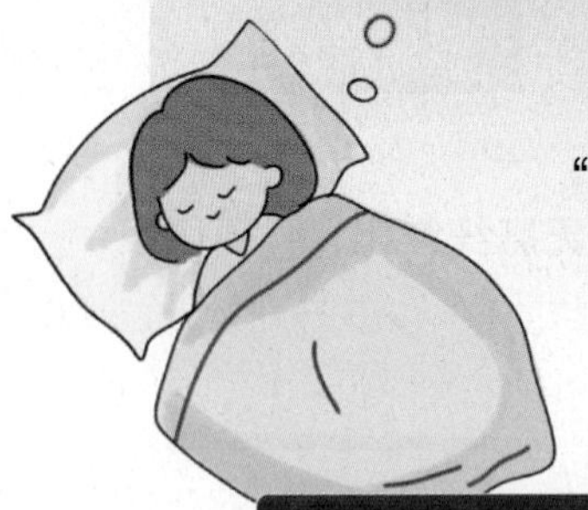

我是人们抓不到、摸不着的“梦”，常被贴上“虚无缥缈”的标签。其实，我的出现并非空穴来风、毫无意义，有时还能反映某些身体和心理的健康问题。

整理信息，混合呈现

夜晚来临，当人们进入睡眠状态时，大脑仍在活动，但没有白天那么活跃，而是安静地将日间接收的信息、记忆和情感进行分类和巩固，以便长期保存。在这个过程中，各种近期记忆的片段、远期记忆、语义记忆和表征记忆等混合在一起，我们便诞生了。

我的小伙伴们长短不一，或黑白，或五彩斑斓；或无声，或有声；或轻松喜悦，或紧张惊悚……约80%的小伙伴出现在快速眼动期（REM），其余出现在非快速眼动期（NREM）。

频繁做梦，是整夜未眠吗

有人抱怨自己整夜未眠，一直在做梦。其实，这是一种错觉。如果主人在夜间经历了更多的REM睡眠周期，或在REM睡眠周期醒来的频率较高，就会感觉整宿都在做梦；如果主人压力大或情绪波动，也可能导致我们频繁出现。

失眠、睡眠呼吸暂停等原因，会导致主人在REM睡眠周期频繁醒来。如果主人感觉自己整宿都在做梦，要警惕睡眠问题。良好的睡眠环境有利于深沉而连续的睡眠，主人可能感受不到我们“造访”过。

记住梦境，是记忆力好吗

有人说，醒来后能清楚记得梦境，是记忆力好的表现。其实未必。主人是否能记住我们，有很多原因：如果某个小伙伴更生动、更具叙事性或更离奇，主人对它印象深刻，就更容易记住它；如果主人对一些小伙伴特别感兴趣，有意识地尝试记忆，就会更容易记住；如果主人在入睡前经历了强烈的情绪事件，也会更容易记住与这些情绪相关的小伙伴；如果主人在REM睡眠周期醒来，也就是说我们刚离开，他对我们还留有印象，也容易记住我们。

不过，REM睡眠时间的长短与记忆巩固有关，这个时期也是我们频繁出现的时期。所以，很多人会把我们跟记忆力联系起来。

噩梦不断，是压力大吗

我们有一群特殊的小伙伴，叫“噩梦”，压力和焦虑可能会将它们“召唤”出来。不过，并非所有噩梦都是压力导致的。儿童和青少年的认知、心理发育尚未成熟，体内激素水平变化，某些药物的副作用，酒精或药物滥用，噪声、温度不适、光线过亮等不良环境因素，都可能影响睡眠，出现噩梦。

偶尔出现噩梦是正常现象。如果噩梦频繁发生，并对日常生活产生负面影响，则需要及时就医。心理创伤是频繁做噩梦的原因之一，这是创伤后应激障碍（PTSD）的常见症状之一。如果伴有肢体运动（拳打脚踢）甚至坠床，则可能是快速眼动睡眠行为障碍（RBD）。PM

“胃病”频发，竟是颈椎为患

海军军医大学第二附属医院骨科副主任医师　陈　宇

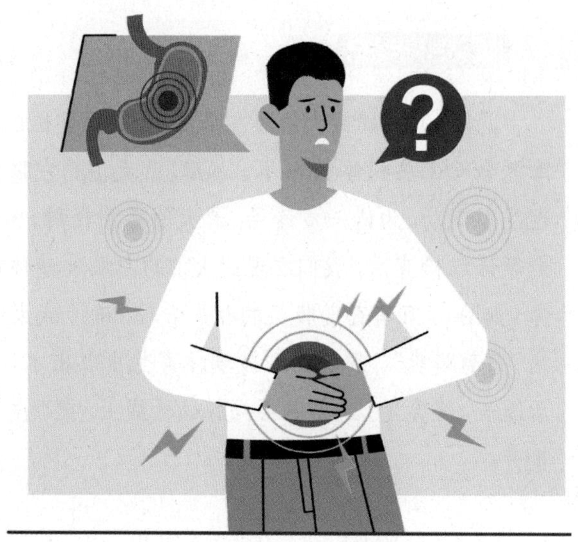

42 岁的罗先生是一名高中语文老师，近半年来他经常感觉胃部不适、恶心欲吐，发作时常有头颈部酸胀感，严重时头晕、视物模糊、提不起精神。一开始，罗先生没有太重视，认为是自己饮食不规律导致，自行口服了一些胃药，然而症状并没有缓解。于是，他到消化内科就诊，进行了胃镜检查。奇怪的是，胃镜检查结果完全正常，结合其他检查，基本排除了消化系统疾病。

由于罗先生除胃部不适外，还伴有头晕、视物模糊、头颈部酸胀等症状，他又辗转到神经内科和眼科就诊，并进行了一系列检查。除了有点近视外，头颅 CT 等检查报告并没有提示异常。正当罗先生感到苦恼之际，神经内科医生建议他到脊柱外科就诊，认为他可能患有颈椎病。

了解罗先生的就医经历后，我又详细询问了病史，得知他平时工作繁忙，每天晚上都要加班备课，低头伏案工作的时间比较长，每次发作几乎都在高强度工作后。我给罗先生做了体格检查，发现他的颈椎不自主地前倾，颈部和双侧肩部的肌肉异常紧张，颈椎活动明显受限。初步判断，罗先生的颈椎出现了问题，我建议他进行颈椎正侧位片和磁共振检查。

3 天后，罗先生拿着检查报告来复诊。果然不出所料，他的颈椎已经出现“反弓”畸形，椎体边缘骨质增生，多个颈椎间盘膨出或突出，脊髓和神经根轻度受压，考虑诊断为颈椎病。

针对罗先生目前的症状，我为他制定了一套保守治疗的方案：改变低头习惯，尽可能减少低头时间；通过物理治疗和药物治疗缓解颈肩部肌肉紧张导致的酸胀不适。2 周后，罗先生的症状得到较大改善。为巩固疗效，我建议他进行游泳锻炼，以加强颈肩部肌肉力量，尽可能恢复颈椎生理曲度和稳定性。经过 4 个多月的规范治疗，罗先生胃部不适、头晕、颈肩部酸胀的症状完全消失，颈椎正侧位片和磁共振复查发现，其生理曲度得到了一定的恢复，椎间盘突出也得以改善。PM

专家提醒

颈椎病是由于颈椎间盘突出，压迫周围神经、血管而引起一系列症状的一类疾病，患者大多表现为双上肢酸胀、麻木，四肢无力，行走不稳，等等。然而，有部分患者表现为头痛、头晕、耳鸣、恶心、呕吐、胸痛、视物模糊等，与典型颈椎病症状有所不同，也被称为“非典型颈椎病”。需要指出的是，“非典型颈椎病”是一个排他性诊断，即在明确该诊断之前，要排除其他专科疾病。比如出现恶心、呕吐者，应到消化内科排除相关系统疾病，以免漏诊。就像罗先生的就诊过程一样，相关检查是必不可少的。

医生手记

近期，70岁的武大伯因左眼看不清，至县医院眼科就医后，被诊断为老年性白内障，进行了左眼白内障摘除联合人工晶状体植入术。术后，武大伯的左眼视力恢复不佳，偶尔还会出现黑影飘动。为进一步诊治，武大伯来到我科。经眼部B超、眼底荧光血管造影等详细检查后，我们发现武大伯的左眼玻璃体混浊，玻璃体腔内有线样虫体（如图），且有葡萄膜炎的相关表现，确诊武大伯患有“左眼玻璃体寄生虫病、葡萄膜炎”，须行左眼玻璃体寄生虫取出术。术中，我们将虫体完整取出后送检，经鉴定，这是两条结膜吸吮线虫。摆脱寄生虫后，武大伯的视力显著提升。

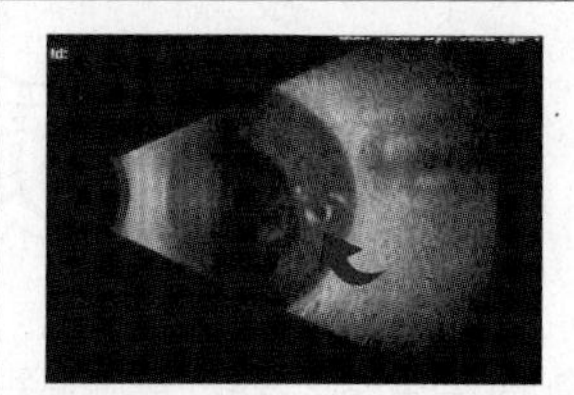
图 眼内的虫体（红色箭头）

眼内的“不速之客”

河北省眼科医院眼科学重点实验室 贾鑫
河北省眼科医院眼底外科 王莉菲（主任医师）

“不速之客”寄生眼内：结膜吸吮线虫

我国是世界范围内人感染结膜吸吮线虫病例数最多的国家。自1917年发现首例人感染病例后，截至2023年，我国已报道病例数超过650例，其中以湖北省最多，其次为山东省、安徽省、江苏省和河南省，原因可能与这些地区气候更适宜结膜吸吮线虫的中间宿主（果蝇）生存有关。受感染的食肉动物（如犬、猫等）通常为结膜吸吮线虫的感染源，其泪腺分泌物中的虫卵通过果蝇传播，进入人眼，发育为成虫，从而引起眼部感染。

在人眼感染结膜吸吮线虫的病例中，超过97%发生于结膜囊内，约2%发生于前房，不到1%发生于玻璃体腔。当结膜吸吮线虫寄生于结膜囊时，可引起结膜炎，导致眼痛等症状；寄生于前房与玻璃体腔时，可引起葡萄膜炎、眼内炎，导致视力下降、眼前黑影飘动等症状，严重者可因眼球萎缩而失明。

常见三类眼内“不速之客”

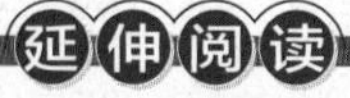
延伸阅读

随着我国环境卫生不断改善，人感染寄生虫病的概率已大大减少。但近年来，随着饲养犬、猫等动物的家庭增多，眼寄生虫病的发病率有所上升，常见的眼内“不速之客”有原虫、蠕虫和节肢动物三类。

- **原虫** 常见的有棘阿米巴、弓形虫等。棘阿米巴感染可引起棘阿米巴角膜炎，表现为眼痛、视物不清，伴异物感、畏光、流泪等刺激症状；弓形虫感染可引起视网膜脉络膜炎，表现为视物模糊等。
- **蠕虫** 除结膜吸吮线虫外，还有猪囊尾蚴。猪囊尾蚴是猪带绦虫的幼虫，多寄生于后部玻璃体或视网膜下，可引起视网膜脉络膜炎，甚至眼球萎缩。
- **节肢动物** 常见的有蠕形螨、蝇蛆等。蠕形螨多引起眼睑感染，蝇蛆多引起结膜感染。

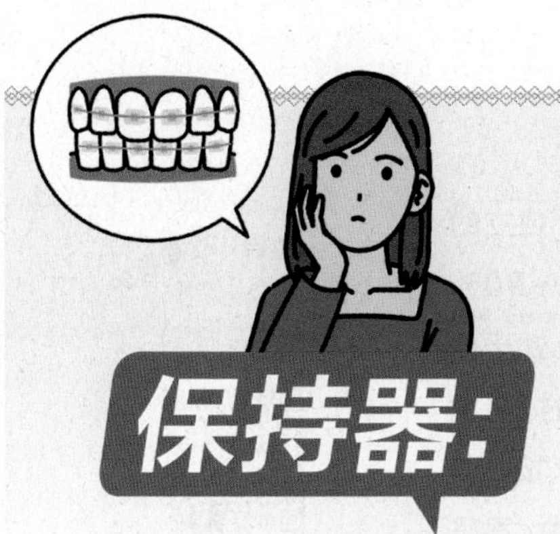

保持器：

站好正畸的最后一班“岗”

正畸治疗分主动治疗和被动保持两个阶段。主动治疗的任务是纠正牙齿错位和不齐，被动保持的任务是防止错𬌗畸形复发。正畸治疗结束后，虽然牙齿被移到了正确位置，但牙齿周围的牙槽骨“改建”尚未完成，口内、口外肌肉尚不够平衡、稳定。正畸治疗结束后，若不进行必要的“保持”，牙周组织便会将牙齿朝原来方向“拉扯”，使牙齿发生回退。因此，正畸治疗结束并非“终点”，良好保持也是治疗成功的关键。

北京大学口腔医院正畸科主任医师　胡 炜

保持器种类多

临床上常见的保持器有活动保持器和固定保持器两种。活动保持器又分为假牙托保持器和压膜式保持器（类似“隐形牙套”）。其结构简单，可自行摘戴，方便佩戴者在吃饭、刷牙或有重要社交活动时取下，不易引起龋病、牙龈红肿等。不过，一旦摘下保持器，便失去了保持效果，且频繁摘戴易使保持器发生损坏，甚至丢失，影响疗效。固定保持器是将一段钢丝粘贴在牙齿的舌侧面上，疗效稳定、可靠，但因不能自行摘戴，不便于牙齿日常清洁。

医生会根据患者治疗前后的牙齿情况，为其选择适合的保持器。压膜保持器小巧、美观、舒适、方便摘戴，但易发生老化，甚至断裂，应定期更换。特殊人群，如夜间睡觉时牙齿不自主咬紧的人，可在白天佩戴压膜保持器，晚上佩戴假牙托保持器，减轻对压膜保持器的损耗。

戴保持器应有恒心

正畸治疗完成后第一年，患者需要每天至少戴保持器20小时；第二年逐步过渡为戴用半天；第三年后由医生根据情况，逐渐减少戴用时间（如隔日戴用半天、隔三日戴用半天、每周戴用半天等），直到停止。

佩戴保持器阶段，患者须定期随访，一般为正畸治疗后的1个月、6个月和12个月，之后每隔1年复查。每次随访时，医生会评估患者的牙齿保持效果和保持器是否完好。保持器损坏或丢失者，应即刻就医。PM

“两步走”，治眼结膜吸吮线虫病

眼结膜吸吮线虫病的临床表现不具有特异性，易造成误诊、漏诊。通过显微镜观察其形态学特征，可获得明确诊断。基因测序和蛋白标记检测技术的不断发展也为诊断提供了帮助。

治眼结膜吸吮线虫病，临床上采用取出虫体与对症治疗“两步走”。虫体寄生于结膜囊内的，可在局部麻醉后，用镊子或消毒棉签将虫体取出；虫体寄生于前房或玻璃体腔者，须手术取出。对症治疗主要为局部抗感染治疗，缓解症状。PM

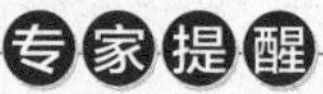

虫子虽小，“扎根”眼睛危害却大。为预防感染，大家在日常生活中应注意：①保持个人卫生；②为宠物定期驱虫、体检；③若有眼痛等异常症状，及时就医。

人的头皮上有10万~15万个毛囊，即10万~15万根头发。每个毛囊都是一个独立的器官，各自经历着生长期、退行期和休止期的无限循环。正常情况下，头皮上85%~90%的毛囊处于生长期，持续2~6年；1%~3%处于退行期，持续2~3周；10%~15%处于休止期，于2~3个月头发自然脱落，之后，毛囊重新进入生长期。当毛囊进入休止期时，头发脱落是持续发生的。假设一人有10万根头发，10%的毛囊处于休止期，休止期时长按100天计算，那么他平均每天脱落的头发为100（10万×10%/100）根。因此一般认为，不超过100根/天的脱发量属于正常现象，符合毛发新陈代谢的自然规律。

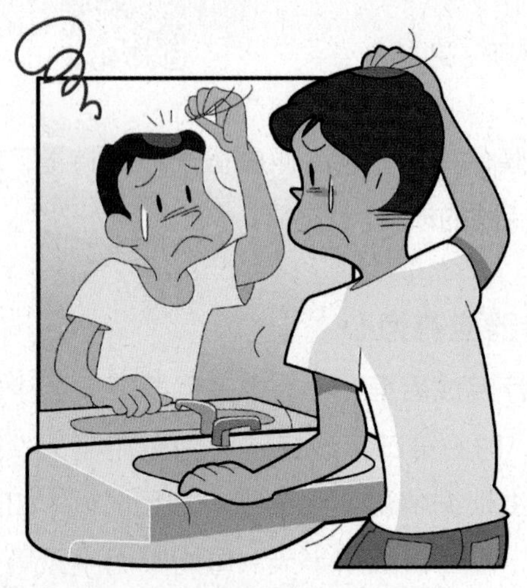

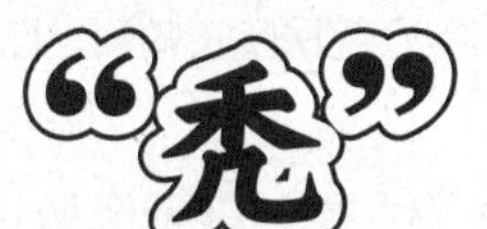

“秃”如其来的烦恼

复旦大学附属华山医院静安分院皮肤科　倪春雅
复旦大学附属华山医院皮肤科主任医师　吴文育

季节性脱发：秋季最显著

季节性脱发通常发生于秋季。这是因为更多的毛囊会在夏季进入休止期，历经2～3个月“蛰伏”后（到了秋季），头发开始脱落。季节性脱发的发生机制尚未完全明确，可能与日照时间和温度变化等因素有关。研究显示，在一年中处于休止期的毛囊比例呈波动性改变，波峰是7月。

季节性脱发是暂时的，一般不需要治疗。为脱发感到焦虑者，可以通过以下几个措施维持头发健康：①保持健康生活方式，如均衡饮食、规律作息和适度锻炼等；②适时放松心情、缓减压力，采用冥想、深呼吸等减压措施可以在一定程度上为心理“减负”；③给头发更多呵护，使用温和的洗发、护发产品，避免过度梳理、频繁染烫和洗发时水温过高；④就医咨询，脱发持续加重者应及时就医，排除潜在健康问题。

产后脱发：一过性，可“自动”恢复

产后脱发是大量毛囊短时间内进入休止期的表现。孕妇体内激素水平发生了巨大改变，使毛囊生长期延长，头发生长活跃。分娩后，产妇体内的激素水平下降，使大量生长期的毛囊突然进入休止期，并在2～3个月的“蛰伏”后，出现明显的脱发。一般以头顶和额颞部最显著，整体发量可减少1/3。

产后脱发多为一过性，持续2～3个月后趋于稳定，6～12个月后，可恢复到原来的发量。

专家提醒

有些孕妇为脱发备感焦虑，想通过外用米诺地尔恢复发量。这种做法可取吗？米诺地尔是一种外周血管扩张剂，通过刺激血管内皮生长因子，改善微循环，维持毛囊营养，延长生长期、缩短休止期，促进头发生长。但值得注意的是，米诺地尔可经皮肤吸收进入血液循环，并随乳汁排泄，故不适用于产妇。

斑秃：儿童和青壮年多见

斑秃又称“鬼剃头”，是常见的非瘢痕性脱发，儿童和成人均可出现，以儿童和青壮年多见，无性别差异。斑秃往往是突然发生的，病因尚不完全清楚，目前多认为由遗传与环境因素共同作用所致，是自身免疫介导的炎症性疾病。

在某些潜在诱因作用下，正常的毛发生长周期被破坏，周围炎症促使毛囊从生长期提前进入退行期和休止期，从而导致毛发脱落。轻者呈斑片状脱发（斑秃），严重者头发可全部脱落（称为“全秃”），甚至累及眉毛、睫毛、胡须等部位（称为“普秃”）。通常，脱发面积＜25%为轻度斑秃，25%～49%为中度斑秃，≥50%为重度斑秃。界定斑秃严重与否，除了以脱发面积为依据外，还需要考虑是否有其他部位的体毛脱落等异常表现。

治疗斑秃的方案须根据病期、病情严重程度而定。轻度、中度斑秃患者可采用局部注射糖皮质激素或外用糖皮质激素封包治疗；全秃、普秃等重度斑秃患者，可口服巴瑞替尼、利特昔替尼等小分子靶向药物；拉发试验阳性（在头皮的任何部位可不费力地拔落2～8根头发，且无疼痛感）的急性活动期斑秃患者，可短期口服或肌注糖皮质激素，以达到控制病情进展的目的。

雄激素性秃发：治疗必须有恒心

雄激素性秃发简称“雄秃”，又称“脂溢性脱发”，是最常见的脱发类型，多发生于青春期或青春期后。我国男性雄激素性秃发的发病率为21.3%，女性发病率约6%。

男性雄激素性秃发的发生与遗传、毛囊对雄激素敏感性增加等有关。在雄激素（双氢睾酮）的作用下，男性前额和头顶的毛囊发生毛囊微小化，使毛发生长期缩短，正常毛发被短而细的毳毛取代，表现为前额发际线后退（M型）和（或）头顶毛发越来越稀疏（O型）。发展到一定程度时，M型与O型逐渐融合，呈U型，俗称“地中海”。

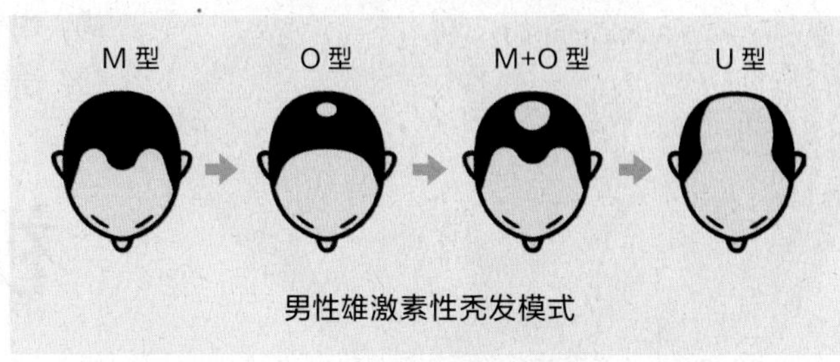

男性雄激素性秃发模式

治疗男性雄激素性秃发的主要药物是非那雄胺（口服）和5%米诺地尔溶液（外用）。非那雄胺可抑制睾酮转化为双氢睾酮，有效控制脱发进程，与米诺地尔联合使用时，治疗有效率可达90%以上。患者必须坚持用药至少3个月才可见效，治疗1年左右可获得较好的效果。病情稳定后，希望重建前额发际线、头顶毛发加密，且枕部有充足头发储备的患者，可进行毛发移植手术。但需要注意的是，毛发移植手术不能改变脱发进程。手术后，患者仍需要规律使用药物治疗，从而控制病情。

女性发生雄激素性秃发，除与遗传和雄激素代谢异常有关外，还与微量元素缺乏、内分泌失调、精神压力大等因素密切相关。表现为头顶毛发逐渐稀疏，发缝增宽，裸露头皮，但发际线一般不后移。

女性雄激素性秃发的一线治疗方法为外用米诺地尔（2%浓度外用米诺地尔每日使用2次，或5%浓度外用米诺地尔每日使用1次），坚持治疗3个月以上可见效。部分患者还需联合口服抗雄激素药物，如螺内酯、醋酸环丙孕酮等。疗效欠佳者，可尝试微针疗法、低能量激光疗法、毛发移植手术等，以改善外观。PM

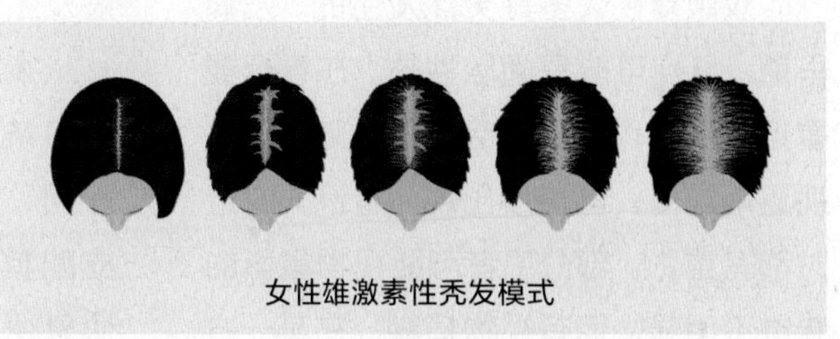
女性雄激素性秃发模式

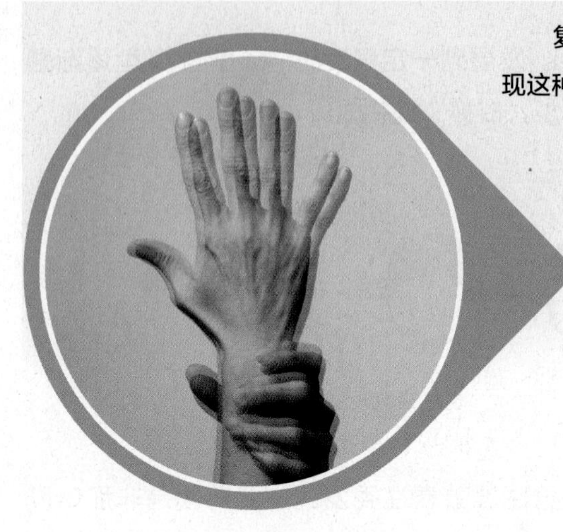

复视，就是俗称的“看东西重影”：明明只有一个物体，却看成两个。出现这种情况，是不是“忍忍就过去了”或者“习惯就好了”？当然不是。

大家可千万别小瞧了复视，它不仅会给患者的日常生活带来困扰，也是疾病的预警信号——既可能是眼睛的问题，也可能是全身疾病导致的。

视物重影，切莫大意

复旦大学附属眼耳鼻喉科医院眼科副主任医师　姚 静

复视分两种

复视分为单眼复视和双眼复视。自测方法非常简单：轮流遮盖一只眼睛，看看重影是否消失。若遮盖一只眼睛，重影消失；遮盖另一只眼睛，重影没有消失，可判定为单眼复视。无论遮盖哪一只眼，重影均消失，则为双眼复视。

单眼复视，诊治不难

单眼复视通常由眼睛的病变造成，常见原因包括屈光不正（特别是散光）、干眼症、角膜病变、早期白内障、晶状体半脱位等。医生通过详细的眼部检查，一般能发现“真凶”，并进行针对性治疗。

双眼复视，多因存在斜视

双眼复视大多是突然发生的。发病早期，复视可能是间歇性的，在看远或看近时出现，休息后会好转。随后，复视逐渐加重，可持续出现，看远、看近时都有重影。部分患者可能视物重影的感觉不明显，但有视物模糊、在某一方向视物不舒服、无法下楼梯、无法走直线等问题。儿童复视患者可能有歪头视物、容易摔跤等情况。

多数情况下，双眼复视是因为存在斜视。人能够感知世界，辨别颜色、形状和运动，并理解所看到的事物，主要靠眼睛与大脑的“协作”。眼睛负责传输数据，大脑进行快速分析。当人用两只眼睛观察同一物体时，物像分别投射到两眼的黄斑中心凹；大脑视觉中枢将从双眼视神经接收到的图像信号整合成一个立体图像。一旦发生斜视，一眼在正常位置，另一眼偏离正常位置，外界物体成像在一眼的黄斑中心凹和另一眼的周边视网膜，导致大脑无法将图像信号融合，就形成了复视。

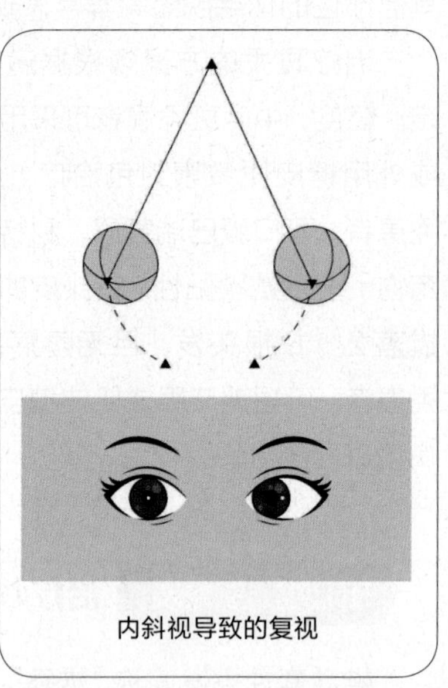

内斜视导致的复视

儿童视觉中枢的适应性强，大脑会主动抑制一眼的物像，故5岁以下儿童若发生斜视，基本没有视物重影的感觉。视物重影一般发生于5岁以上儿童和成人。

人的眼球由六条眼外肌控制，可向各个方向转动。这些肌肉由三条从大脑发出的运动神经控制。这些神经在脑内经过“百转千回”的长途“跋涉”，最后进入眼眶，支配眼外肌。眼外肌及支配其的运动神经，任一环节发生病变，都可能导致斜视和双眼复视。

原因❶：过度用眼

双眼复视可能提示眼睛太累了，需要休息。

例如：急性共同性内斜视与长时间近距离用眼密切相关。近视眼患者长期不戴眼镜或眼镜度数过低，也易促发这类斜视。这类斜视主要表现为水平方向的复视，眼球呈内斜位。早期注意休息，调整用眼习惯，复视可消失。必要时可戴三棱镜或局部注射肉毒毒素，严重者可能需要手术治疗。近年来，急性共同性内斜视的发病率呈上升趋势，儿童也不少见，需要引起重视。

再如：正常情况下，为了看清近物，眼球会动用调节功能，使眼球向内集中（集合）、瞳孔缩小，临床上称为“近反射”。调节和集合是一种联动关系，存在一定的比例。近反射痉挛由长时间近距离用眼或病毒感染等导致调节痉挛，诱导过度集合所致。这类斜视也表现为水平方向的复视，眼球呈内斜位，但常有突发近视或近视突然明显加重的情况，可与急性共同性内斜视鉴别。早期休息、远眺，可缓解复视，严重者需要使用睫状肌麻痹剂（扩瞳眼药水），以麻痹睫状肌，放松调节功能。

原因❷：全身因素

• **麻痹性复视** 当支配眼外肌的运动神经或眼外肌本身发生病变，可导致一条或多条眼外肌瘫痪。由于瘫痪的肌肉使不上力，眼球向瘫痪肌肉作用方向的转动受影响，严重时完全不能转动，眼球便向瘫痪肌肉作用的反方向偏斜。这是导致双眼复视的重要原因。

导致麻痹性斜视的常见原因包括：①血管源性因素，最多见，轻者为一过性脑血管痉挛，重者由脑梗死、脑出血导致。②外伤，眼眶和颅脑外伤都可造成麻痹性斜视。③占位性病变，如颅脑和眼眶占位性病变、颅内动脉瘤、鼻咽癌等。④病毒感染，发病前常有感冒样症状。⑤其他因素，如炎症、中毒等。

• **重症肌无力** 眼肌型重症肌无力患者的斜视类型多变，斜视度数不稳定，疲劳时加重、晨轻暮重，常合并上睑下垂（大小眼），冰块试验和新斯的明试验可明确诊断。

• **甲状腺相关眼病** 甲状腺相关眼病多见于女性甲亢患者，单眼或双眼眼球突出，眼外肌肥大、纤维化，像绳索一样牵拉眼球向纤维化方向偏斜，并限制眼球运动，从而导致斜视和复视。影像学检查常有特征性的眼外肌肌腹肥大的表现。

防治结合，远离双眼复视

由于病因复杂多样，有些可能危及生命，故一旦出现双眼复视，患者必须立即去医院就诊，进行详细检查。除眼部常规检查、斜视专科检查外，还需要进行头颅和眼眶的影像学检查，以确定斜视的类型及病因，必要时应至神经内科、内分泌科就诊，以免耽误最佳治疗时机。比如：怀疑颅内动脉瘤导致复视者，应立即去神经内科就诊，进行 CT 血管造影（CTA）、磁共振血管造影（MRA）或数字减影血管造影（DSA）检查，明确诊断并及时治疗，以免动脉瘤破裂而造成严重后果。

如果病因明确、病情稳定 6 个月以上，视物重影仍未明显改善，小度数斜视（一般 <15 度）患者可考虑戴三棱镜；大度数斜视或不愿意戴三棱镜者，可选择手术治疗，以有效矫正斜视，改善或消除视物重影。

部分双眼复视是可以预防的。比如：急性共同性内斜视患者及时、正确戴眼镜，控制使用电子产品的时间和距离，多远眺，多进行户外活动，可以减少复视发生；即使发生了复视，如果马上注意休息，改变不良用眼习惯，复视可减轻甚至自愈。再比如：血管源性因素引起的麻痹性斜视，患者常有高血压、糖尿病等病史，如果平时注意控制血压、血糖，保持良好的生活习惯，可以减少这类复视的发生和复发。PM

生活实例

张先生今年46岁，一个多月前参加了单位组织的健康体检。两周后，张先生拿到了体检报告，胸部CT检查报告显示：肺部未见明显异常，纵隔可见一个直径1厘米左右的结节。胸部CT不是查肺的吗？面对这一“额外发现”，张先生感到茫然无措：纵隔结节是什么？会越长越大吗？

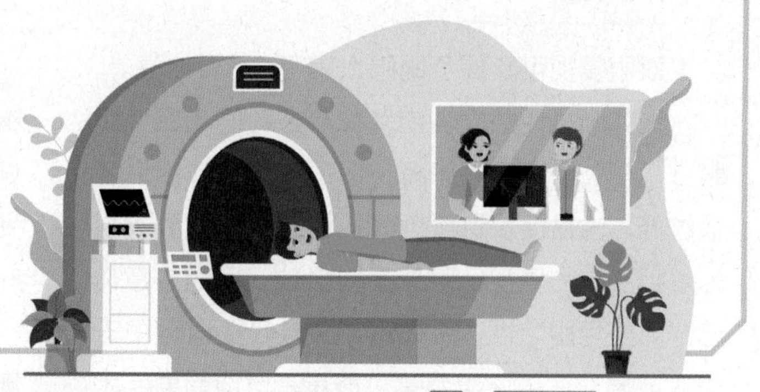

胸部CT检查的“额外发现”

复旦大学附属中山医院放射诊断科副主任医师　刘立恒

胸部CT检查不仅检查肺部，扫描范围还包括纵隔、胸壁及肾上腺等邻近结构。因此，除了能发现肺结节、肺癌、支气管扩张等肺内病变外，胸部CT检查偶尔还会“意外”发现纵隔结节、腋窝淋巴结、肾上腺肿物等肺外异常病变。这些“额外发现”虽然不是胸部CT检查的主要目的，但可能影响健康，并给受检者造成较大的心理压力。胸部CT检查中，常见的“额外发现”有哪些？哪些病变不需要过分担心，哪些要引起重视？

纵隔病变

胸部CT检查发现的纵隔病变按发生概率排序，大致为纵隔淋巴结、前纵隔结节及后纵隔结节等。

正常情况下，人体纵隔内可以出现稍大的淋巴结，部分区域（如气管隆突下及腔静脉前间隙）的增生淋巴结直径可达1～1.5厘米。只要无明显症状、其他部位无特殊发现，稍大的纵隔淋巴结多为良性，定期复查即可。如纵隔淋巴结过大或过多，则需要进一步检查。

在前纵隔（心脏前方）结节中，除淋巴结外，多数为囊肿、胸腺增生或未全退化，以及胸腺瘤。囊肿、胸腺增生或未全退化为良性改变，不用处理。结节直径超过1厘米，难以判断是否为胸腺瘤者，需要进一步行纵隔CT（平扫加增强）或磁共振检查，以明确诊断；直径小于1厘米的前纵隔结节，即便是胸腺瘤，危险性也较低，可暂不处理，定期复查，“静观其变”。

体检发现的无症状后纵隔（心脏后方）结节多为神经源性肿瘤等良性病变，可根据病变大小等情况，间隔3～12个月行CT检查，观察其变化。

心血管病变

胸部CT检查可以显示心脏大小是否异常、心包有无增厚及积液、冠状动脉是否钙化等情况。如果胸部CT检查报告提示冠脉钙化或心脏增大等，患者应至心内科就诊，必要时行冠状动脉CT、心脏超声等更具针对性的检查。

胸部CT检查还能显示胸主动脉的大致“面貌”。若主动脉管壁可见散在钙化斑块，提示可能存在主动脉粥样硬化。极少数情况下，胸部CT检查能发现主动脉异常增宽，甚至主动脉夹层。此时，受检者即使无明显不适，也必须提高警惕，立即至医院就诊。

食管病变

胸部 CT 检查可以显示食管的“全貌”，“额外发现”包括食管壁异常增厚、偏心性肿物及食管裂孔疝。

在体检发现的无症状食管壁增厚中，很大部分为无临床意义的管壁轻度增厚，以及较常见的食管癌或食管壁静脉曲张，明确诊断需要借助食管镜检查。如果受检者有肝硬化病史，则其食管壁增厚可能是食管壁静脉曲张造成的，此时可进行增强 CT 检查明确诊断。

食管偏心性肿物提示食管黏膜下肿瘤，多数为良性平滑肌瘤，少数为胃肠间质瘤，受检者应进一步接受食管镜检查。无明显症状的食管裂孔疝，则可定期随访。

乳腺及腋窝区病变

CT 检查对乳腺等软组织的分辨力及空间辨识力有限，其提示的“乳腺肿物”可能是局部腺体聚拢而造成的假象。因此，胸部 CT 检查提示的“乳腺肿物”可信度不高，受检者可至乳腺外科就诊，必要时进行乳腺超声、钼靶等针对性更强的检查。

与纵隔内常见稍大淋巴结类似，腋窝淋巴结稍大也是常态。若淋巴结直径大于 1.5 厘米，或单侧腋窝有多个淋巴结，应引起重视，至乳腺外科就诊，进一步行超声检查，以明确诊断。由于腋窝淋巴结位置表浅，超声检查对其的观察和诊断能力更强。

甲状腺病变

CT 检查常能发现甲状腺大小或密度异常，如甲状腺结节、钙化等。但因其“不擅长”观察软组织，患者宜至内分泌或头颈外科就诊，进一步行甲状腺超声检查。大多数甲状腺疾病为良性或无临床意义的病变，即便是甲状腺癌，其预后也较好，受检者不必过分担心。

锁骨上区病变

正常情况下，锁骨上淋巴结较小，若 CT 检查发现锁骨上淋巴结肿大，尤其是直径大于 1 厘米时，应排查头颈部、胃肠道等处是否发生了肿瘤。

肾上腺区病变

肾上腺病变大致包括肾上腺增生、腺瘤、转移瘤或原发恶性肿瘤，前两者为良性病变。放射科医生根据病变的形态学改变及密度特点，一般可做出诊断。病灶较大或密度不均匀者，宜进行增强 CT 或磁共振检查。

骨和胸壁软组织病变

胸部 CT 检查可观察到胸椎和肋骨是否发生了骨折、骨质破坏，或是否有发育异常。大多数“额外发现”为良性改变，无需特殊处理。少数情况下，恶性肿瘤骨转移或多发性骨髓瘤可在胸部 CT 检查中被发现，这部分受检者需要进一步接受全身检查，从而寻找病因。

胸部 CT 检查发现的胸壁软组织改变多为无症状的血管瘤、神经源性肿瘤等良性改变，磁共振检查可明确诊断。

腹部器官病变

胸部 CT 检查能观察到肝、肾、胰腺等腹部的一部分器官，偶尔会“发现”脂肪肝、肝内低密度灶、胆结石及肾结石等疾病。针对这些“额外发现”，受检者可至消化科、泌尿外科、普外科等科室就诊，在医生指导下接受针对性的检查或治疗。PM

胸部CT检查在显示肺部疾病的同时，偶尔能发现CT扫描野内所包含的其他器官或结构的异常改变。无症状的“额外发现”大部分为良性病变，受检者不必过分担心，可至相应科室就诊，必要时接受进一步检查。

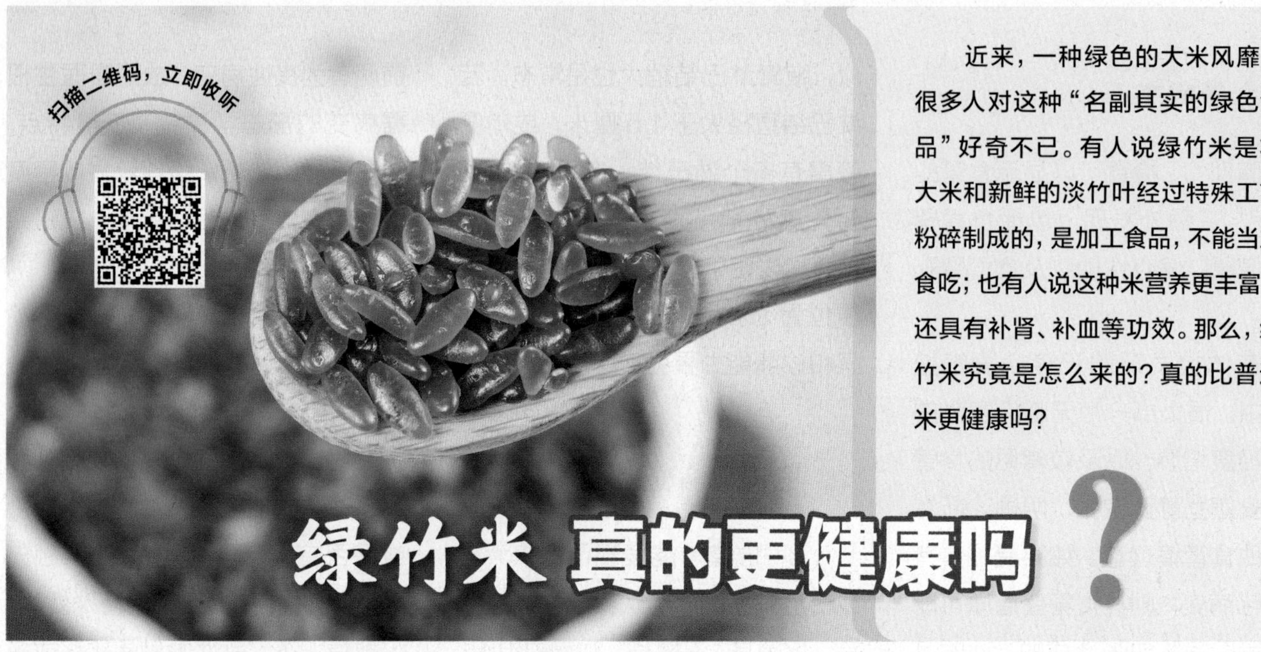

近来，一种绿色的大米风靡，很多人对这种“名副其实的绿色食品”好奇不已。有人说绿竹米是将大米和新鲜的淡竹叶经过特殊工艺粉碎制成的，是加工食品，不能当主食吃；也有人说这种米营养更丰富，还具有补肾、补血等功效。那么，绿竹米究竟是怎么来的？真的比普通米更健康吗？

绿竹米 真的更健康吗？

上海中医药大学附属曙光医院营养科副主任营养师　陈胜芳

绿竹米：添加淡竹叶粉的人造米

绿竹米又称竹香米，呈现晶莹剔透的绿色。市面上正宗的绿竹米是将天然大米磨成粉，添加一定比例的淡竹叶粉和其他少量食材，加工而成的形似米粒的混合型人造米。绿竹米经烹煮后既有天然大米的香味，也有类似竹筒饭的竹叶清香，给人以不一样的感官体验。

绿竹米不宜代替普通米

绿竹米保留了普通大米的营养成分，主要成分是碳水化合物，约占70%，并含有植物蛋白质、维生素、纤维素和矿物质。相比普通大米，绿竹米还含有一定量的淡竹叶粉。淡竹叶是药食同源的禾本科植物淡竹的茎叶，味甘、淡，性寒，具有清热除烦、利尿通淋的功效，常用于治疗热病烦渴、小便短赤涩痛、口舌生疮等。因此，绿竹米更适合有内热、口腔溃疡、便秘、尿路感染等情况的人食用。普通人群在暑热难耐的夏季适量食用也可起到一定的消暑作用。

我国目前尚未出台人造米国家标准，食用绿竹米能摄入多少淡竹叶、发挥多大的作用尚难以确定，故对商家宣传的保健功效，消费者应保持理性、合理消费，不宜用绿竹米替代天然大米，孕妇、幼儿、消化功能较差的老年人不宜食用。

绿竹米一般不单独用来煮饭，也无需浸泡，消费者可按产品说明，与普通大米按比例混合后煮熟食用，也可以在米饭煮至半熟时加入，再焖一会儿。

选购绿竹米，要擦亮双眼

由于目前我国尚未出台人造米国家标准，市面上的绿竹米价格较高，质量良莠不齐，不乏劣质产品混迹其中。消费者在购买时应注意两点：一看产品标准号，查看产品预包装上是否有代表生产过程符合相关食品安全规范的标识；二看配料成分，避免购买含绿色添加剂的染色大米或以其他辅料为主的假绿竹米。PM

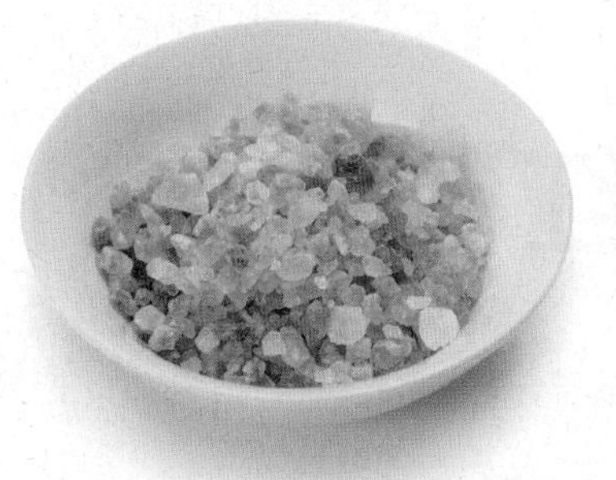

近来，一种高颜值的"原生态"玫瑰盐吸引了很多人的眼球。这种盐呈晶莹剔透的粉红色，在食物上撒几粒，或将其磨成粉末铺在盘中，能大大增加食物的美观度和进餐的仪式感，不少人将其吹捧为"盐中爱马仕"。加之有商家宣称"玫瑰盐含有多种有益健康的矿物质""是天然原生态盐，无添加剂，所以更安全"，于是它的价格越来越高。玫瑰盐真的更健康、更安全吗？

玫瑰盐：高颜值背后的真相

上海市食品研究所教授级高级工程师　马志英

玫瑰盐是怎么来的

玫瑰盐又称喜马拉雅岩盐。两亿多年前，喜马拉雅山脉地区曾经是一片海洋，后因地壳运动海洋消失了，高耸起喜马拉雅山脉。残留的海水深藏在地下，经过亿年的高温蒸发与重力挤压形成了喜马拉雅岩盐。这种岩盐含有较多的铁和其他元素，呈现漂亮的粉红色，故被称为玫瑰盐。玫瑰盐是一种直接从盐矿中开采的粗盐，没有经过精制，因而颗粒较大。

吃玫瑰盐难以补充矿物质

玫瑰盐以富含多种矿物质为宣传卖点，然而，通过食用它补充矿物质是不现实的。首先，目前市面上的玫瑰盐并未在产品包装或标签上标明所含的矿物质种类和含量。有关检测报告显示，玫瑰盐中98%左右为氯化钠，其余2%，含量较高的是钙、镁、钾、铁，其他元素的含量微乎其微，可以忽略不计。其次，虽然玫瑰盐含有一定的钙、镁、钾、铁，但含量并不高。更何况，一般情况下人们每天只摄入几克玫瑰盐，谈不上"补充矿物质、有益健康"。

天然原生态不等于更安全

玫瑰盐的另一大卖点是"原生态盐，比普通盐要安全"。其实，原生态、没有添加剂不等于安全。正因为玫瑰盐来源于天然盐矿，未经过精制，有成分及含量不确定的特点，杂质多，可能含有害物质。相关检测报道显示，由于玫瑰盐的抽检样本不同，成分含量差异很大；有些玫瑰盐中铝和铅含量超过食品中的限量，长期摄入对健康有害。反之，市场上供应的精制盐等正规产品虽然有添加剂，但各种成分及含量都有限量标准，只要符合国家标准，反而比玫瑰盐更安全。

不宜用玫瑰盐代替普通食盐

玫瑰盐不在我国《食品安全国家标准 食用盐》规定的标准范围内。根据我国《食盐专营许可证管理办法》，国家对食盐实行定点生产制度和批发许可制度，玫瑰盐的生产和批发也不在其中。目前玫瑰盐大都来自国外，消费者通过海淘或网购渠道获得。俗话说"物以稀为贵"，玫瑰盐矿盐资源的独特，使其价格高达普通食盐的几十倍。然而，玫瑰盐不仅没有特殊的营养价值，安全性也不确定。因此，消费者不宜用玫瑰盐代替普通食盐。PM

揭开酸奶碗的“网红”面纱

浙江大学医学院附属第一医院营养科副主任医师 王磊

近来，酸奶碗以其“健康、美味、高颜值”的形象在网络上成为热议话题，在小红书等社交媒体上，美食、健身博主们纷纷将酸奶碗做出新意，引得众多网友跟风模仿。不过，有网友反映吃酸奶碗后出现腹痛、腹泻、反酸等不适。酸奶碗究竟有何魅力？怎么吃更健康呢？

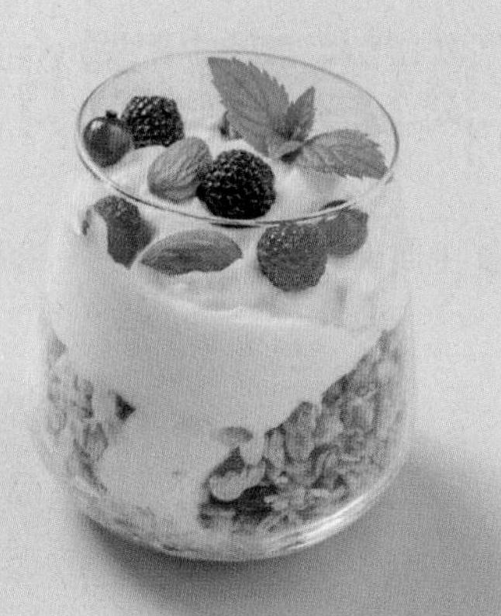

何为酸奶碗

所谓酸奶碗，是将酸奶与新鲜水果、粗粮谷物、坚果、蜂蜜等天然食材组合在一起而制成的一种食品。与人们常喝的流质酸奶不同，酸奶碗中的酸奶一般经过过滤，其中的乳清被滤出，流动性和含水量大大降低，口感更加稠密，甚至可称为酸奶球、酸奶饼。

酸奶碗为何广受欢迎

首先，酸奶碗囊括了以酸奶为主的多种健康食材，制作简单，拥有“纯天然”“零添加”等标签，宣称营养均衡、低脂和饱腹感强的酸奶碗成了很多追求营养与健康人士的理想选择。

其次，细腻香醇的酸奶搭配酥脆的麦片、酸甜的水果等，酸奶碗不仅美味还拥有丰富的口感，“俘获”了不少“吃货”的心。

第三，众多美食博主通过发布酸奶碗的图片、制作过程等展现了精美的视觉效果。一些网友还表示：用勺子碾压酸奶饼时的破碎感、麦片洒下时触碰盘壁的撞击声都很解压。酸奶碗成了一种流量符号，代表着一种具有仪式感、精致的健康生活。

酸奶碗不一定更健康

首先，酸奶碗所含的能量不一定低。最初，酸奶碗多在减脂健身人士中流行，低脂且易消化是它最大的特点。采用低脂无糖酸奶、水果、粗粮制成的酸奶碗确实能量较低。然而，由于无糖酸奶太酸，很多人会加入白糖、蜂蜜等调味；为丰富口感添加的坚果、椰子片、巧克力球、饼干等能量很高。因此，看起来十分健康的酸奶碗，其中隐藏的能量可能不低。

其次，酸奶碗往往需要冷藏后食用，对“喜温恶寒”的“中国胃”而言，食用后可能会导致胃部不适，出现腹痛、胃胀气、腹泻等。且过滤后的酸奶刺激性更强，大量食用易刺激肠胃，脾胃虚弱者、胃食管反流病患者不宜多吃。

自制酸奶碗，注意这几点

首先，无需对酸奶进行过滤。过滤不仅会将酸奶中的部分乳清蛋白、氨基酸及矿物质滤除，还可能因过滤时间过长或卫生条件欠佳而导致微生物污染。使用普通酸奶，不仅营养价值更高，还操作简便。

其次，如果选用无糖酸奶，不必为追求“无添加”“低能量”而完全不放糖，太酸的酸奶容易导致胃部不适，可以适当添加少许蜂蜜调味。

第三，如果想追求低能量，应控制酸奶碗中坚果、巧克力球、饼干等高能量食品的添加量。

当然，平衡的膳食结构和适量的运动是健康的基石，酸奶作为膳食结构的一部分，作用是有限的。指望仅通过酸奶碗促进减肥、获得健康，是不现实的。PM

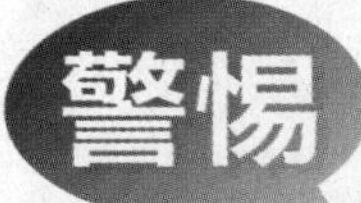

近年来，号称“一喝即通”的西梅汁成了很多人心中的通便、减肥“神器”。近期，一种在知名主播直播间、抖音、小红书等社交平台热销的进口“网红”西梅汁被检出含有泻药成分番泻苷A、番泻苷B。喝西梅汁通便究竟靠谱吗?

“便秘福音”西梅汁的“陷阱”

上海中医药大学附属龙华医院临床营养科主任医师　蔡骏

西梅确有一定的通便作用

西梅原产于高加索地区，又称“欧洲李”“加州梅”，涩甜芳香，口感润滑。西梅富含膳食纤维、维生素、钙、铁、锌、钾等营养成分，以及苹果酸、琥珀酸、山梨糖醇、花青素等多种植物化学物质，有益于人体健康。

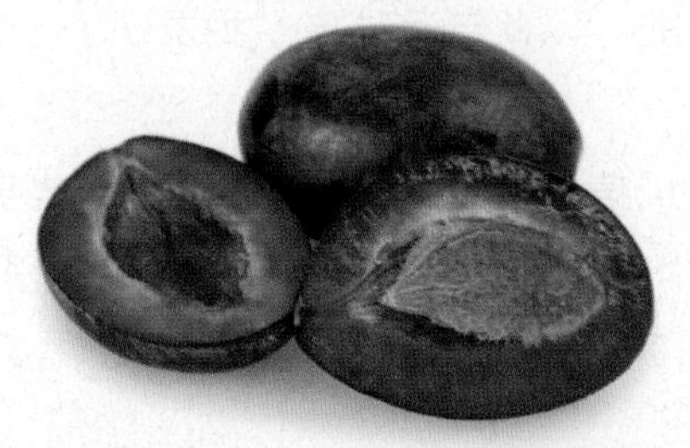

中医认为，西梅性凉、味酸，归肝、肺、脾、大肠经，能清热生津、清肝润肺、润肠通便。现代营养学研究发现，其润肠通便作用主要源于其所含的膳食纤维、果糖和山梨糖醇。西梅的膳食纤维含量在水果中不算高，只有0.7克/100克，远低于苹果、鲜枣、芒果等水果；西梅虽含较多果糖，但果糖的润肠通便作用温和；通便作用强的是西梅中的山梨糖醇，每100克西梅含山梨糖醇2.6克，多数人一次摄入5克左右山梨糖醇就会出现腹部不适、腹泻等反应。

西梅汁中添加泻药危害大

为增强通便效果，一些不良商家可能违规在西梅汁中添加番泻苷A、番泻苷B等泻药成分。番泻苷A和番泻苷B是常用的刺激性泻下中药番泻叶的功效成分，临床上主要用于治疗热结便秘、腹部胀满等症。短期服用含番泻叶的中药或代茶饮可以有效缓解便秘，但大剂量或长期滥用番泻叶可能加重便秘，引发腹痛、肠胃功能紊乱、低钾血症、尿潴留、溶血性黄疸，甚至造成结肠黑变病。

选购西梅汁，应注意甄别

消费者应通过正规渠道购买质量有保障的合格产品，选购西梅汁时要学会看食品配料表，查看标签内容是否齐全，包括食品名称、配料表、净含量和规格、生产者和（或）经销者的名称、生产日期和保质期、贮存条件、食品生产许可证编号等信息，不买标签信息不全的产品。另外，要看食品配料表中的具体内容和成分，一般食品配料表中的成分按照含量从高到低排列，选择西梅汁靠前、原果汁总含量较高的产品。同时，学会看懂营养标签，通过营养标签了解产品的营养特点，根据自己的健康需求选购合适的产品。

西梅非人人皆宜

有网友表示：与其买这“带毒”的西梅汁，不如吃新鲜西梅通便。这有一定的道理，但新鲜西梅也非人人皆宜。西梅性凉、微酸，胃酸过多、外感风寒咳嗽、湿热泄泻者不宜食用，由脾虚、气虚引起的虚证便秘者也不宜吃西梅通便。哺乳期、月经期妇女，以及孕妇、10岁以下儿童、年老体弱或久病体弱者、脾胃虚寒者也应慎食西梅。西梅含有较多糖分，糖尿病患者应注意控制食用量。一般普通人群西梅的每日摄入量以50～100克为宜。PM

自古以来，人类生活在“包罗万象”的地球环境中，时时刻刻与各种微生物“亲密接触”。有些微生物对人体有益，如双歧杆菌、乳酸杆菌等，它们有助于维持正常、稳定的肠道菌群环境，是人类的“好朋友”；还有些微生物（又称病原微生物）对人体有害，如致病细菌、病毒等，它们在人体内繁殖并持续感染其他细胞，使人生病。白细胞作为人体免疫系统的“主力军”，肩负着保护身体免受病原微生物入侵的重任。有时，人体中的正常细胞会发生恶变而成为“叛徒”，这时也需要白细胞“出马”平定“叛乱”。那么，白细胞是如何识别敌人、组织战斗的呢？如何才能提升白细胞的战斗力？

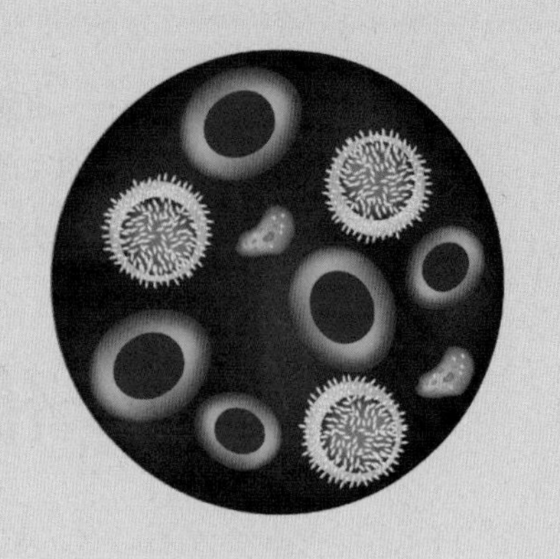

神奇的“白细胞战队”

首都医科大学附属北京佑安医院临床检验中心副研究员　赵丹彤

受体：敌情“探测器”

人感知外界环境的系统被称为“感觉系统”，包括皮肤、眼、口、耳、鼻等。而对细胞来说，感知外界环境的重要结构是一种名为“受体”的感受器。白细胞表面的受体能够与病原体的特定抗原（如细菌细胞壁上的多糖、病毒外壳上的蛋白等）结合，使白细胞能够识别敌人。一旦发现病原体，白细胞便立即进入戒备状态，随时准备应战。

白细胞的同伴们：传递情报，精诚协作

在任何一场战斗中，及时、正确传递情报是取得战场主动权的关键。白细胞通过与其他免疫细胞直接或间接接触（如释放细胞因子等方式）建立联系。例如，当侦察到敌人入侵后，白细胞立即通过细胞膜上的受体－配体传递情报，这种接触方式就像握手与拥抱，以此告诉对方：“我发现了一个敌人，我们一起去消灭它。”

细胞因子等化学物质被称为“信使分子”或“信号分子”。当身体某个部位受到“外敌攻击”时，该部位的细胞会释放出细胞因子，让它们告诉其他白细胞：“这里出现了异常，快来帮忙！”

战队构成：兵种多样，分工明确

白细胞是一个不小的“作战部队”，分为粒细胞、单核细胞和淋巴细胞，粒细胞又分为中性粒细胞、嗜碱性粒细胞和嗜酸性粒细胞。这个部队里的成员个个身怀绝技，勇敢善战，功勋卓著。

粒细胞和单核细胞是战斗的核心力量。粒细胞通过吞噬和消化入侵的病原体，发挥防御作用；单核细胞可分化为吞噬细胞，吞噬并分解受损或死亡的细胞和病原体。

淋巴细胞中的B淋巴细胞可分化为分泌抗体的浆细胞，“困住”病毒，使其失去感染其他细胞的能力。T淋巴细胞中的$CD4^+T$淋巴细胞通过分泌细胞因子，为吞噬细胞和B淋巴细胞“赋能”；$CD8^+T$淋巴细胞直接杀伤靶细胞，阻断病毒复制。在一场战斗结束后，记忆T淋巴细胞和记忆B淋巴细胞留在人体内继续“巡逻”，当类似的病原体再次入侵后，它们便迅速响应。

战斗力与战斗武器：形式多样，多管齐下

在与病原体的战斗过程中，白细胞需要运用多种能力、使用多种“武器”，才能取得战斗的胜利。细数其作战能力与武器，主要有以下几种：

1 吞噬能力

吞噬是白细胞最直接、有效的防御手段之一。例如，中性粒细胞和吞噬细胞通过吞噬作用将病原体、伤亡细胞清除。

2 游走能力

获悉“敌情”后，中性粒细胞会循着化学信号所指引的方向，通过变形运动，穿过血管壁，越过结缔组织，迅速向“事发地点”集结，从而快速筑起免疫“防御墙”。

3 炎症因子

炎症因子是白细胞在应对感染时释放出的化学物质，可以刺激机体产生炎症反应，帮助消灭病原体。例如：中性粒细胞释放的肿瘤坏死因子（TNF）和白介素-1（IL-1）可以吸引其他免疫细胞前来“支援”，同时促使炎症反应发生，为消灭病原体提速增效。

4 抗体

在受到抗原刺激后，B淋巴细胞可产生抗体，特异性地结合、中和病原体，帮助快速清除敌人。

5 穿孔素和颗粒酶

T淋巴细胞在识别被病原体感染的细胞后，会释放穿孔素和颗粒酶等物质，破坏被感染的细胞，从而消灭躲藏在其中的病原体。

骨髓与淋巴器官：白细胞的大本营与训练场

当身体受到感染或病原体威胁时，骨髓中的造血干细胞会迅速分化为各种类型的白细胞，扩充作战部队的规模。此外，淋巴器官也积极发挥着免疫防御作用，如通过过滤和清除入侵的病原体来协助免疫防御等；胸腺则负责“训练”淋巴细胞，为白细胞“赋能”，增强其对抗病原体的能力。

作战系统：多样、灵活、高效、精准，也有些缺陷

白细胞作为人体免疫力的“执行者”和“守护者”，通过侦察敌情、通讯协作、组织战斗和运用多种武器，筑起了人体健康系统的强大免疫防线。然而，当白细胞作战系统因某些原因受损或无法有效“工作”时，便可能导致疾病发生。此时，人体需要采取针对性的改善措施，从而达到减轻症状、治疗疾病的目的。白细胞作战系统的常见缺陷有以下几方面：

❶ 感染控制不力

虽然白细胞能够迅速“到达”感染部位并启动一系列免疫反应，但在某些情况下，它们不能彻底清除病原体，从而导致慢性感染或持续炎症。这可能是由于白细胞对特定病原体的反应性不足或病原体发生免疫逃逸所致。

【改进措施】使用抗菌药物等措施控制病情。

❷ 战略误判

白细胞有时会对正常组织或细胞产生过度反应，误将其视为病原体进行攻击，从而引发炎症反应、过敏反应或自身免疫性疾病。这种误判是由于白细胞表面的受体错误地识别了人体内的某些正常组织、细胞所致。

【改进措施】使用免疫抑制剂等帮助“拨乱反正”。

❸ 肿瘤免疫逃逸

肿瘤细胞非常“狡猾”，可以通过多种机制逃避免疫细胞的识别和清除，从而促进肿瘤的生长与扩散。这可能是由于肿瘤细胞表面的抗原丢失、免疫抑制因子的释放及免疫细胞功能异常所致。

【改进措施】采用免疫治疗等方法，增强免疫细胞对肿瘤细胞的清除能力。PM

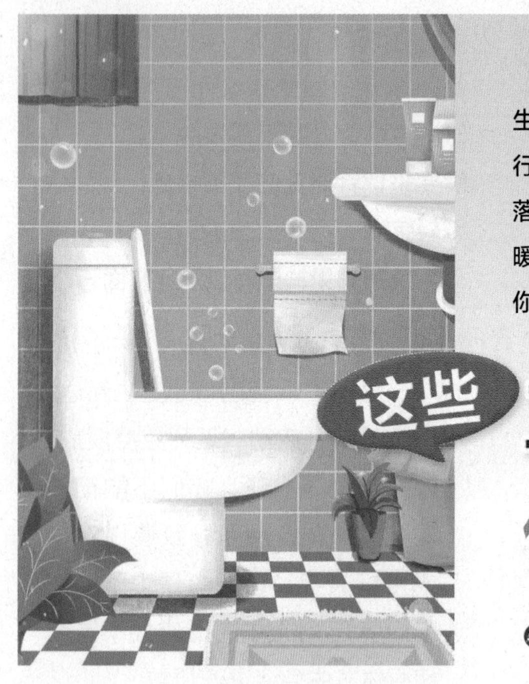

家庭清洁工作是居家环境卫生的重要保障。传染病的传播虽与环境卫生因素有关，但也在很大程度上取决于人们的卫生意识和卫生习惯。定期进行居家清洁消毒，能有效预防传染病的发生和传播。家中那些处于隐蔽角落的污垢往往被忽视，而它们正是藏污纳垢的“重灾区”。尤其是潮湿、温暖的卫生间，很容易造成微生物生长、繁殖。以下这些卫生间里的健康隐患，你家是不是也有呢？

这些卫生间里的健康隐患，你家有吗

上海市预防医学研究院副主任医师　汤嵩喆　范俊华

隐患1：冲马桶不盖盖子

马桶冲水时，冲力会产生大量气溶胶，其中含有细菌和粪便微粒。研究表明，冲马桶会产生0.3～3微米的气溶胶液滴，这些液滴可以上升到马桶上方至少1.5米。这些释放出的气溶胶会在空气中长时间存在，随气流传播到其他室内环境或沉积在洗手间的物体表面。一些传染病患者使用马桶后，冲水产生的气凝胶可能将病原微生物带到空气中，存在一定的使其他人通过吸入气溶胶或接触被污染的物体而感染的风险。

对策 养成在冲水时盖上马桶盖的习惯。有研究发现，盖上马桶盖冲水对卫生间造成的细菌污染远低于不盖马桶盖冲水。

隐患2：马桶刷从不消毒

很多人使用马桶刷清洁马桶后，便习惯性地将马桶刷放回容器中；也有人随意将马桶刷放置在卫生间角落里。这些做法都有较大的卫生隐患。这是因为，马桶刷上可能残留粪便等污物，其中的微生物很容易在潮湿环境中生长和繁殖，不仅会污染周围环境，还会在下次清洁马桶时造成二次污染。

对策 清洁马桶后，将马桶刷彻底清洁；定期使用消毒液、漂白剂或专门的马桶刷消毒液对马桶刷进行消毒并晾干。最好每3个月更换一次马桶刷。

隐患3：在卫生间光脚

很多人沐浴前后会光脚踩在卫生间地面上，殊不知，看起来干净的地板其实潜藏着许多微生物。浴室地板潮湿，很适合细菌、真菌等微生物生长。这些细菌和污物接触足部后，可能会被带入卧室等其他区域，带来健康隐患。

对策 在卫生间不光脚，如有条件，可准备卫生间专用拖鞋。经常清洁卫生间地面并尽量保持干燥，可每周使用消毒液对卫生间地面进行消毒。

隐患4：从不清洗吸水垫

不少家庭会在浴室内或门口放置用来吸水的脚垫，一段时间后，吸水垫往往变得污黑。潮湿的环境、掉落的头发、沉积的灰尘等为真菌、细菌的生长提供了有利条件。

对策 定期清洁吸水垫，并用消毒液浸泡消毒，然后在阳光下晾干。

隐患5：使用发霉的浴帘

卫生间的浴帘太长或太宽、使用后未拉开晾干、卫生间通风不足等，都会导致浴帘长时间处于潮湿状态，容易滋生真菌。

对策 为避免浴帘发霉，每次使用后将其完全展开，以保持干燥。应定期清洁浴帘，并及时更换。沐浴后应开窗通风或打开排气扇，以保持卫生间通风良好。

隐患6：沐浴球用了很久也不换

很多人沐浴后，习惯将沐浴球挂在浴室内。如果没有清洗干净，又一直将其放在潮湿的浴室中，很容易滋生微生物。此外，长期使用后的沐浴球可能会变得粗糙、松散，清洁能力和使用舒适度下降。

对策 使用沐浴球后及时清洁并放在通风处晾干；每3个月更换一次，或在沐浴球出现明显磨损、变形、变色时更换。

隐患7：共用擦手毛巾

湿手擦过的毛巾如不及时清洁和保持干燥，很容易滋生细菌。尤其是多人共用一条擦手毛巾，如果有人患感染性疾病或皮肤病，可能导致交叉感染。

对策 每个家庭成员使用专用擦手毛巾，可选择不同颜色以便区分，避免共用。每天清洗擦手毛巾，并确保毛巾充分晾干。必要时，可煮沸消毒或使用消毒液浸泡消毒。

隐患8：肥皂放在潮湿的皂盒中

有些家庭将用于洗手的肥皂放在底部没有透气孔的皂盒中，肥皂就会长时间保持湿润，甚至浸泡在有水的皂盒中。潮湿的肥皂表面容易滋生细菌，会污染双手，甚至"越洗越脏"。

对策 将肥皂放在底部有排水孔的托盘或器皿中，尽量保持干燥，或者用洗手液代替肥皂。

隐患9：从不清洁花洒

人们几乎每天都要使用花洒沐浴，却很少有人专门清洁花洒。殊不知，当热水器中的热水经过花洒喷头时，水中残留的微生物会黏附在花洒孔眼。它们可能在温暖、潮湿的环境中生长繁衍。若长时间不清洗花洒，其中的微生物可随着喷射的水流接触人体或飘浮在空气中，使人发生瘙痒等皮肤问题，以及呼吸道过敏反应或炎症。

对策 花洒宜至少每个月清洗一次，将花洒浸泡在加有清洁剂或消毒剂的清水中10分钟，然后从里到外仔细刷洗喷头，再用清水冲洗干净。拆解花洒时应避免强拆而造成内部结构损坏。如果发现花洒难以清洗干净、孔洞堵塞以致出水不畅等，应及时更换。

卫生间清洁，注意这些细节

❶ 定期开窗通风或使用排气扇，保持卫生间空气流通。每次使用完均应及时开窗通风。

❷ 清洁应"面面俱到"，特别是经常接触或容易忽视的区域，如水龙头、门把手、马桶水箱的按钮等。

清洁马桶时，宜按照从较清洁部位到污染部位的顺序，依次清洁马桶的座垫圈、外表面、底部、马桶盖和内部。

❸ 马桶、浴缸、台面等不同区域应使用不同的抹布，可用不同颜色区分；抹布、拖把等清洁工具使用后应及时清洗，在通风处晾干，并定期消毒。

❹ 使用消毒剂应遵循产品说明书上的用量和方法。消毒时做好个人防护，戴好手套和口罩。需要提醒的是，应避免混合使用含氯消毒剂和洁厕液，以免两者发生反应而产生有毒的氯气。PM

上海市健康科普专项计划（项目编号：JKKPZX-2023-A22）

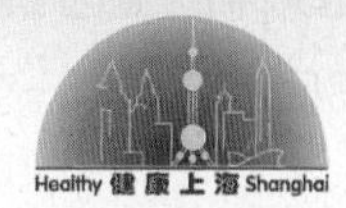

随着我国人口的老龄化、城市化和生活方式的多元化，慢性病负担日益加重，国家出台了多项政策措施，实施慢性病综合防治的国家战略，其中癌症防治是重要板块。2024 年，上海全面落实加强公共卫生体系建设三年行动计划“基于大数据应用的慢性病健康管理和综合干预”项目，启动“常见癌症风险评估和筛查管理”工作，倡导市民自主进行癌症风险评估，指引居民了解防癌知识，定期参与体检并及时就医，预防癌症发生。

癌症风险早知道，预防筛查有目标

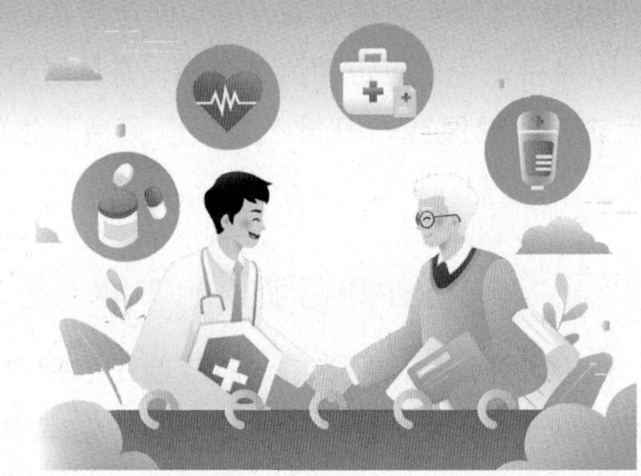

上海市疾病预防控制中心主任　陈 昕

危险因素多元化引发癌症“危机”

传染病的发生，是因为有细菌、病毒等病原体的存在，这已是众所周知的常识。因此，传染病防治的 3 个环节是控制传染源、切断传播途径和保护易感人群，监测和干预的目标与范围都较为明确。而导致癌症等慢性非传染病发生的原因是多元化的，与年龄、遗传、职业、环境、生活方式（如饮食、行为等）、感染等因素均有关，所以防治难度更大。我国慢性非传染病的发病率在快速上升，已经成为严重威胁居民健康、影响社会发展的重大公共卫生问题之一。癌症发病率和死亡率随年龄增长而增加是普遍规律。上海是我国第一个进入人口老龄化的城市，也是人均期望寿命第一的城市。94% 的上海户籍居民死亡原因为慢性病，其中癌症是继心脑血管疾病后的第二位死因。上海市慢性病及其危险因素监测结果显示，导致癌症发生的危险因素在人群中的分布状况不容乐观：成年居民吸烟率为 18%，危险饮酒（如过量饮酒等）率为 3%，超重和肥胖率为 44%，蔬菜和水果摄入量不足比例为 41%，从不锻炼率为 68%……这些基于人群的研究结果为制定个体化癌症防治策略提供了重要参考。

风险识别和干预，从源头防治癌症

在癌症的危险因素中，虽然年龄和遗传因素是难以改变的，但其他因素是可干预的。2019 年，国家癌症中心发布了针对 5 大类 23 种可改变危险因素导致我国各省常见癌症风险差异的评估结果：中国 20 岁及以上成年人中因癌症死亡人数的 45.2%可归因于这 23 种危险因素，在上海，这一比例为 35.2%。

5 大类 23 种可改变的癌症危险因素

行为因素	吸烟、吸二手烟、饮酒、缺乏身体活动
饮食习惯	低水果摄入、低蔬菜摄入、低膳食纤维饮食、低钙质饮食、多红肉摄入、多加工肉类摄入、多咸菜摄入
代谢因素	体重超标、糖尿病
环境因素	$PM_{2.5}$、紫外线辐射
感染因素	幽门螺杆菌、乙肝病毒、丙肝病毒、人类免疫缺陷病毒、人乳头瘤病毒、EB 病毒、华支睾吸虫、人类疱疹病毒 8 型

如果人们能及早知道自己的癌症相关危险因素和患癌风险，就可能更有针对性地了解相关防治知识，并进行预防和癌症筛查，降低癌症的发生风险。

自测工具助力癌症风险识别、预防和筛查

上海市疾病预防控制中心开展了多项旨在实现"关口前移"的预防和干预项目，社区居民大肠癌筛查是其中之一。在该项目累计筛查的570万人次中，检出息肉、腺瘤等癌前期病例超过8万例，大肠癌病例2.3万例。筛查检出的大肠癌患者中，早期比例达46%，是筛查前上海市平均水平的3.5倍；参与筛查的大肠癌患者五年生存率达85%，远高于未参与筛查的大肠癌患者五年生存率。作为筛查的重要一环，大肠癌风险评估问卷既是检出手段之一，也是向居民科普大肠癌危险因素的工具，使本市居民对粪便隐血试验可早期发现大肠癌的知晓率提升了33倍。该项目密集的知识宣教结合筛查获益案例和相关数据的披露，使"癌症可防可治"的观念更深入人心。对未患癌的高风险人群，该项目通过社区随访、风险干预和筛查提醒等服务，为大肠癌防治持续发力。在此基础上，上海市疾病预防控制中心针对有可干预的危险因素且筛查措施明确有效的常见癌症，采用国际公认的危险因素评定标准和高风险人群判定规则，研制了癌症风险评估工具，并指导社区卫生服务中心开展常见癌症风险评估和筛查管理服务，指引居民定期进行防癌体检或主动就医实现机会性筛查，做到早评估、早识别和早管理。发现越早，癌症恶化的风险越小，治愈的可能性越大。同时，癌症风险评估还可引导居民对防癌知识及全身健康的关注。PM

市民可通过搜索"上海疾控健康风险自测"微信小程序，填写问卷进行自主评估，知晓自身的患癌风险，获得相应的预防知识和筛查信息。

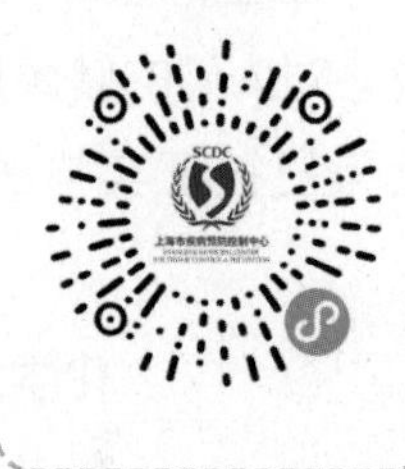

常见癌症的主要危险因素和筛查方法

癌种	主要危险因素	筛查方法
肺癌	吸烟（包括被动吸烟）、慢性肺部疾病、职业暴露（如工作中经常接触工业废气等）、肺癌家族史	低剂量螺旋CT检查
大肠癌	年龄≥45岁、超重和肥胖、高脂肪或高蛋白质饮食、结直肠息肉史、大肠癌家族史	粪便隐血试验、结肠镜检查
食管癌	吸烟、饮酒、长期烫食、喜腌制食品、胃食管反流病、食管癌家族史	上消化道内镜检查
胃癌	吸烟、饮酒、幽门螺杆菌感染、高盐饮食、胃癌家族史	上消化道内镜检查
肝癌	乙肝病毒感染、丙肝病毒感染、肝硬化史、肝癌家族史	乙肝表面抗原检测、血清甲胎蛋白（AFP）检测、腹部超声检查
乳腺癌	月经初潮年龄≤12岁、绝经年龄≥55岁、无生育史或初次活产年龄≥30岁、无哺乳史或哺乳时间 <4个月、使用雌/孕激素半年及以上、良性乳腺疾病史、乳腺癌或卵巢癌家族史	钼靶X线摄影联合超声检查
宫颈癌	高危型HPV感染、过早性生活、多个性伴侣、其他性传播疾病史	细胞学检查、高危型HPV DNA检测、醋酸碘染色观察

家是一个复杂的生态系统。这个系统中，无形的空气质量、可感的温度和湿度、可见的光照强度，以及常被忽视的噪声水平等，都在不知不觉中影响着人们的健康。人们平均有70%～90%的时间是在室内环境中度过的，特别是儿童和老年人。良好的居室环境可以提升生活质量、改善健康状况，有助于人们保持良好情绪和心理健康。居室环境质量不仅包括空气质量，还包括温湿度的适宜性、光照的充足性、声音的适度性和色彩的和谐性等多方面因素。一个健康的居室环境应该能够满足居住者的生理需求，同时对其心理健康产生积极影响。

打造健康、舒适的居室环境

上海市预防医学研究院副主任医师　施烨闻

环境污染物：居室中潜藏的“不速之客”

居室环境中可能潜伏着各种污染物，对人们的健康造成危害。居室环境污染已被证实与多种健康问题直接相关，如呼吸系统疾病、皮肤问题、眼部刺激和心理问题。不同人群对室内环境污染的敏感度不同，儿童、老年人及慢性病患者更易受影响。

1 化学污染物

化学污染物是居室环境中最常见的污染物种类，主要包括甲醛、挥发性有机物、二手烟等。甲醛常见于家具、木板、胶黏剂和某些织物，浓度较高时有强烈刺激性气味，对人眼、鼻等有刺激作用。甲醛是目前严重危害人体健康的有毒气体，长期处于甲醛浓度较高的环境中，人可能会出现头晕、头痛、流泪、恶心、呕吐、咳嗽、胸闷等，增加慢性呼吸道疾病和癌症的发生风险。挥发性有机物广泛存在于油漆、清洁剂等中，可刺激眼部和咽喉，引起头痛，并对肝脏、肾脏和中枢神经系统造成损害。另外，烟草燃烧产生的烟雾中含有超过7000种化学物质，其中至少有250种已知对健康有害。

2 生物污染物

居室中的生物污染物通常来自微生物及其代谢产物，常见的生物污染源包括尘螨、细菌、真菌、病毒等。家里看似干净的沙发、被褥很容易沾染人或宠物的毛发和皮屑，如果未及时清理，就会滋生以此为食的尘螨等。家中的卫生间、厨房、空调内部及背阴的阳台，都是微生物非常喜欢的“培养基”。值得注意的是，被污染的空调会将污染物播散到房间各处。中国疾病预防控制中心的一项研究显示：在室内空气的污染源中，来自空调的占42%以上。空调内部环境适合螨虫、真菌、细菌繁殖，它们隐蔽其中，通过循环气流进入室内空气，弥散在房间各个角落。此外，宠物脱落的毛发和皮屑也属于生物污染物，可能使人发生过敏反应。

物理污染物

3

物理污染物主要包括噪声和光污染。噪声可产生于室内，也可由室外传入。长期处于高分贝的噪声环境中，不仅会使人的听力下降，发生心血管疾病、睡眠障碍的风险也会增加。不当的室内照明可导致眼疲劳、睡眠周期紊乱等。

面面俱到，打造舒适、健康的居住环境

• **居室结构及配置** 居室面积宜适中。居室不宜太高、太大，也不宜过于低矮、窄小。居室净高宜为 2.6 ~ 2.8 米，炎热地区可稍高，寒冷地区可略低一些。居室进深与采光、换气有关，通常一侧开窗的房间进深不宜超过窗户上缘与地面距离的 2.5 倍；两侧开窗者，进深可增加至窗户上缘与地面距离的 4 ~ 5 倍。居室进深与宽度之比最好是3：2，不宜大于2：1。

• **居室装修** 严格按照国家标准选择室内装饰装修材料；尽量避免在小空间内使用大量装饰装修材料、放置大体积的家具。购买沙发、床垫、衣柜等新家具时，尽量通过正规渠道选择合格产品，最好能查阅其污染物检测报告。装修后，可进行室内空气质量检测，待室内环境污染物水平达标后再入住。

• **居室通风** 定期开窗通风是改善室内空气质量最直接、最经济的方法。即使在空气污染较重的城市，合理选择通风时间段，如早上和晚上，也能有效降低室内污染物的浓度。

• **居室采光** 居室光线应明暗适中，并根据情况调节。夏季可通过遮光窗帘适当减少日照，以免室温过高。夜间或白天自然光线不足时，要利用人工光线照明。设计居室照明方案时应充分考虑视觉舒适度，满足不同场景的照明需求，按照房间的功能划分和确定照明用光。人工照明应保证照度合适、光线分布均匀，避免过亮或过暗，选择质量可靠、光源稳定、灯光柔和的灯具，避免直射眼睛。

• **居室空气净化及温湿度调节** 当开窗通风无法满足需求时，可以安装空气净化器、新风系统等。选用空气净化器时，要根据房屋面积选择功率合适的产品，并定期更换滤网。使用空调和加湿器可使室内温湿度维持在适宜范围内。一般冬季 16 ~ 18℃、夏季 24 ~ 26℃是人体感觉最舒适的室温，相对湿度以 40% ~ 60% 为宜。

• **居室清洁** 定期进行大扫除，尤其是平常不易清理的角落、厨房、卫生间、设备管道及下水道等易藏污纳垢之处。空调、洗衣机等家电内部可沉积灰尘和污垢，易滋生细菌、真菌、螨虫，也要定期清洁。

• **居室噪声控制** 装修时，可通过使用隔音材料和门窗密封条等减少外界噪声的干扰；容易产生噪声的家电、设备（如洗衣机等）应尽量安排在远离卧室的位置。此外，平时应注意不高声呼喊，控制音响、电视机等的音量，轻手关门，以免影响他人。

• **居室美化** 居室的美化应根据空间大小、光照程度、家具陈设及个人喜好等，因地制宜进行安排，只要布局得当、色彩协调、动静适宜，就会给人以美的感受。在家中适当摆放适合室内栽种的植物，不仅能美化环境、增添生机，还能在一定程度上调节空气湿度。PM

聚六亚甲基胍，“消毒”缘何变“制毒”

上海市疾病预防控制中心化学品毒性检定所副主任技师　杨隽

生活实例1

刘女士习惯使用婴儿卫生湿巾清洁宝宝的用品，外出时用它给宝宝擦手也十分方便。购买婴儿卫生湿巾时，刘女士会细心查看包装上的成分表，确保“零酒精”、无刺激性、没有任何有害婴儿健康的成分。一次，她看到不少湿巾的成分表中有一个名为“聚六亚甲基胍（PHMG）”的成分，上网查询后发现，聚六亚甲基胍曾在韩国引起一起公共卫生安全事件，超过1万名韩国消费者在吸入含聚六亚甲基胍的加湿器气雾后罹患肺部疾病，少数患者甚至因此而死亡。她感到十分困惑：聚六亚甲基胍是什么？既然会导致中毒，为什么还会被添加在湿巾等产品中？这种湿巾能用吗？

生活实例2

陈先生一家平时习惯驾车出行。一次，陈先生在微信朋友圈看到一款车内除菌清新喷雾，号称能去除车内异味，且安全无毒，便网购了一瓶，每天在车内各角落喷洒。几天后，陈先生3岁的女儿乘车时感到喉咙干痒，忍不住咳嗽。陈先生的妻子查看这瓶喷雾后，发现其主要成分为银离子、聚六亚甲基胍。这瓶喷雾会是女儿出现咳嗽的“罪魁祸首”吗？

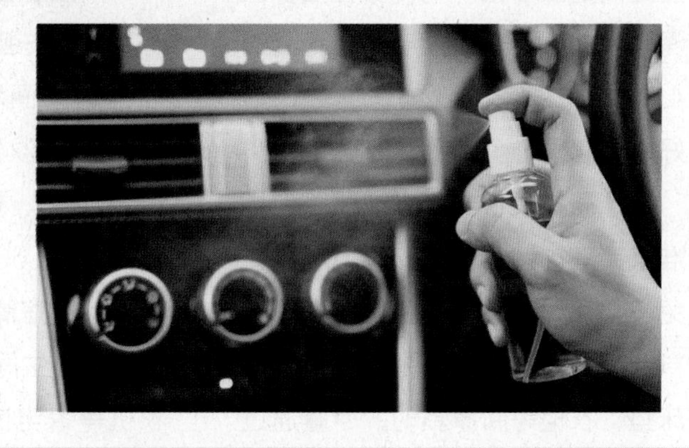

聚六亚甲基胍是什么

聚六亚甲基胍是一种胍类阳离子消毒剂，可吸附带负电的各类细菌、真菌和病毒，使其丧失繁殖能力，发挥消毒作用。优点是安全、高效、低毒性、稳定性（不易挥发）、消毒范围广，由于不含碘、氯、醛等有害物质，被认为是一种绿色环保型消毒剂，目前已被广泛应用于医疗卫生、日化、食品及制药工业，无纺布、涂料、皮革、塑料等抗菌制品，以及水处理、农畜牧业、水产养殖等领域。

聚六亚甲基胍低毒，对动物皮肤无刺激作用，且不属于挥发性物质，国家限定聚六亚甲基胍的使用范围为：

1. 室内空气
2. 环境及普通物体表面
3. 瓜果蔬菜、餐饮具及接触食品的工具和设备
4. 人体皮肤、黏膜和手

为什么吸入聚六亚甲基胍会得肺病

很多人想当然地认为在加湿器的储水箱中直接添加聚六亚甲基胍，既能加湿，又能消毒，却忽视了聚六亚甲基胍的吸入毒性。

聚六亚甲基胍稀释后接触皮肤或黏膜是安全的，但经超声波加湿器雾化后被人体吸入，安全性就有所不同。动物实验研究证实，吸入含有聚六亚甲基胍的消毒剂几天后，动物肺部仍有超过 70% 的聚六亚甲基胍颗粒留存。由于肺部对聚六亚甲基胍的清除效率极低，会使其长期滞留，从而引发炎症，导致肺纤维化、肺功能障碍，甚至造成患者死亡。

聚六亚甲基胍能用吗

合理规范使用聚六亚甲基胍可杀灭病原微生物，遏制传染病流行，但如果使用不规范，可能引发健康危害。

在使用方式方面，聚六亚甲基胍适用于擦拭、浸泡等消毒方式，雾化吸入存在风险。因此，前文中含有聚六亚甲基胍的湿巾可以用于日常用品、皮肤的擦拭消毒。不过，考虑到婴幼儿对化学物质的敏感性可能更高，为安全起见，家长最好选用不含消毒或防腐成分的湿巾产品。

在使用浓度方面，聚六亚甲基胍浓度超过 0.5% 就可能对人体造成损害。聚六亚甲基胍作为防腐剂在化妆品中的使用限量浓度为 0.1%；用于医疗设备消毒，浓度不能超过 0.5%；大多数场所实际使用聚六亚甲基胍溶液的浓度为 0.01% 和 0.1%。

在我国，聚六亚甲基胍用途广泛，被大量用于日常用品的消毒和防腐。我国目前尚无聚六亚甲基胍呼吸毒性的系统研究与安全规范，当用于空气消毒时，我国研究机构正在重新审视聚六亚甲基胍的吸入毒性，相关管理部门也在积极推进管理和使用规范，以消除聚六亚甲基胍潜在的安全隐患。

生产和使用聚六亚甲基胍消毒剂，应注意防护

我国是胍类消毒剂的生产和使用大国，年产量达数万吨，在生产、使用环节中，涉及人群广泛。在聚六亚甲基胍相关产品的生产、存储和运输环节中，相关人员应注意操作规范，树立安全意识，加强安全防护措施，严加监督，避免发生职业暴露吸入。在不同领域应用聚六亚甲基胍时，产品的用法、用量可能有一定差异，故应严格按照使用说明或在专业技术人员指导下使用。尤其是对公共场所、农牧水产业进行消毒时，应明确聚六亚甲基胍的适用范围，格外重视防护。

前文中，陈先生的女儿出现咳嗽等不适可能与吸入含聚六亚甲基胍的车内空气清新喷雾有关。其实，及时清洁、经常通风换气是保持空气清新最有效、持久、安全的方法，不必使用此类喷雾。如用于应急，喷洒此类喷雾时应注意避人。若不慎在一些刚消毒过的场所吸入聚六亚甲基胍，出现咳嗽等不适，应立即离开，必要时前往医院就医。PM

延伸阅读

科学使用加湿器，莫让加湿变“加毒”

加湿器的工作原理是将添加在水箱中的水雾化后喷射至空气中。因此，水质及加湿器的清洁程度非常重要。应尽量选择杂质少、洁净的纯净水或蒸馏水作为加湿器用水，避免使用自来水。每天更换加湿器水箱中的水，定期对加湿器进行全面清洁、消毒。有人将花露水、醋、驱蚊液、抗病毒口服液、香水等加入加湿器，希望在增加空气湿度的同时达到防蚊、抗病毒、增香等目的，一举两得。其实，想当然地在加湿器中添加其他液体都具有一定的风险。这是因为，人体的皮肤、消化系统和呼吸系统对同一物质的毒性反应不尽相同，即使这些物质在常规使用时十分安全，有些还对身体有益，但将其雾化吸入后，安全性就与原来的使用方式截然不同。所有可雾化吸入的物质都应经过单独的吸入毒性评估，以确认其安全性。

运动游戏，玩出健康

上海市疾病预防控制中心　贾莉莉（副研究员）　林维晓　高 雅

提起电子游戏，很多人往往会有这样的印象：打游戏会导致久坐不动、肌肉僵硬，甚至会令人“废寝忘食”，导致作息紊乱、内分泌失调。游戏里叱咤风云的“大侠”，现实生活中深受“鼠标手”、腱鞘炎的困扰。随着科技的进步，有一种电子游戏已经独辟蹊径，成了“不一样的花火”，不仅不会带来这些健康问题，还能帮助人们收获健康，它就是运动游戏。

运动游戏是何方神圣

你是否曾有这样的苦恼：好不容易下定决心要锻炼，却因烈日炎炎而退却，或因风雨交加而止步；想去爬山、游泳，却碍于无法抽出大段时间而放弃。针对这些痛点，运动游戏应运而生。它可以帮助使用者利用生活中的零碎时间，打破空间局限性，实现便捷又愉悦的健身锻炼。与传统游戏不同，运动游戏是以健康促进为目标进行开发设计的，兼具游戏的娱乐属性，让人在游戏的同时达到锻炼身体的目的。

运动游戏的独树一帜，在于它采用了鼠标、键盘输入以外的操作方式，如手柄、带有传感器的地毯、穿戴式虚拟现实（VR）设备等，也可以直接利用电脑的摄像头。在生动有趣的游戏情境中，玩家通过跨步等运动，操控游戏中的角色，配合游戏中的规则设定，实现游戏进程推进，完成挑战，既满足了参与感，又使身体获得了足够的运动量。

当窗外大雨滂沱时，人们可以在温暖、舒适的客厅里通过运动游戏体验“冲浪”运动：通过穿戴式虚拟现实（VR）设备或电视机，玩家可以看到阳光灿烂的海滩和碧蓝的大海，运动捕捉设备将玩家的动作反映在显示设备中，玩家随着节奏左右摇摆，通过控制游戏角色的冲浪动作，仿佛在大海上驰骋，完成游戏任务（如躲避障碍物、到达指定地点等）。这种模拟冲浪运动能增强身体的协调性和灵活性，舒展身体关节，提升专注力和反应速度。

运动游戏的益处被证实

近年来，很多科学家致力于运动游戏对人群健康改善情况的研究。运动游戏的玩家既可以是健康人群，也可以是亚健康人群或慢性病患者。多项研究发现，运动游戏能显著增加玩家对体育活动的热情，对改善人体健康有积极作用，尤其在以下方面有较为出色的表现：

- **增强肌肉力量和关节活动能力**　运动游戏可以增强四肢肌肉的力量和关节活动能力，降低发生运动损伤的风险，提高运动能力。有研究表明，将运动游戏作为辅助工具加入偏瘫或脑瘫儿童的日常护理方案中，可有效提高患儿的运动能力。
- **改善身体协调性**　在运动游戏中，玩家需要通过身体控制游戏角色，流畅、精准地完成动作。对中老年人而言，通过选择合适的运动游戏，有助于改善身体协调性，预防跌倒等伤害发生。

● **提高锻炼针对性** 运动游戏通过合理的关卡挑战设计，引导玩家支配和调动不同身体部位，完成指定动作。根据不同的锻炼目的，目前已有多种运动游戏可供选择，如深蹲、跳绳、舞蹈等。

此外，一些运动游戏支持多人在线模式，与其他玩家一起进行游戏，可以增加社交互动和沟通的机会，让人们享受社交的乐趣。

运动游戏怎么选

运动游戏不同于相对枯燥的动作训练，给人们提供了一个在快节奏的生活中同步进行运动和娱乐的选择。无论是有一段时间没锻炼，还是正在寻找一款游戏加入当前的锻炼计划，总有一款运动游戏可以满足人们的需要。选择适合自己的运动游戏，可以从以下几个方面着手：

① 硬件配备

玩家在选择运动游戏时，需关注运动游戏的运动捕捉方式和显示方式。

➡ **运动捕捉方式** 大致分为外接传感设备方式和摄像头运动捕捉方式。外接传感设备包括运动手柄、运动环、跳舞毯等，相对比较成熟，需根据玩家数量配置相应数量的外接设备。通过摄像头进行运动捕捉，玩家的运动更为灵活，运动姿势更为多样，支持多人同时运动，但运动捕捉能力受限于游戏设备的性能。

➡ **显示方式** 分为传统二维显示和穿戴式虚拟现实显示。二维显示支持电视机、电脑显示器、平板电脑等各种显示设备，不增加额外费用。穿戴式虚拟现实设备可大大提升运动游戏的沉浸式体验，但在提升运动锻炼效果上与二维显示方式无显著差异，且费用较高。

② 游戏主题

运动游戏内容丰富，一些运动游戏以运动场景为依托，如将玩家置身于微风轻拂的林间慢跑，在运动时享受自然风光；还有一些运动游戏具有角色扮演、冒险、策略等主题，玩家可以根据自己的喜好进行选择。有特殊运动需求的亚健康人群或有康复训练需求的患者，需要在专家指导下选择合适的运动游戏。

③ 运动强度

根据游戏传感设备、主题等不同，运动强度差别较大。尽量选择带有运动热身环节的游戏，并考虑运动过程中动作舒展、协调、合理、准确、安全等因素。很多运动游戏支持根据自身情况设置运动强度，玩家宜采取循序渐进的原则，逐渐增加难度，以免受伤。

运动游戏怎么玩

● **游戏场地无障碍** 一些运动游戏会引导玩家奔跑或跳跃，故应尽量选择符合游戏设定的场地，地面平整、无杂物堆放，以免运动不慎发生跌倒等意外。

● **穿着舒适无压力** 很多人在家中进行运动游戏，在穿着舒适的同时，也要注意安全性。例如：只穿袜子在地板上运动可能会脚底打滑，宜穿平底且有摩擦力的运动鞋。

● **特殊人群有看护** 儿童、老年人等特殊人群进行运动游戏时，应有人在旁边看护，以便提供及时帮助和恰当引导。PM

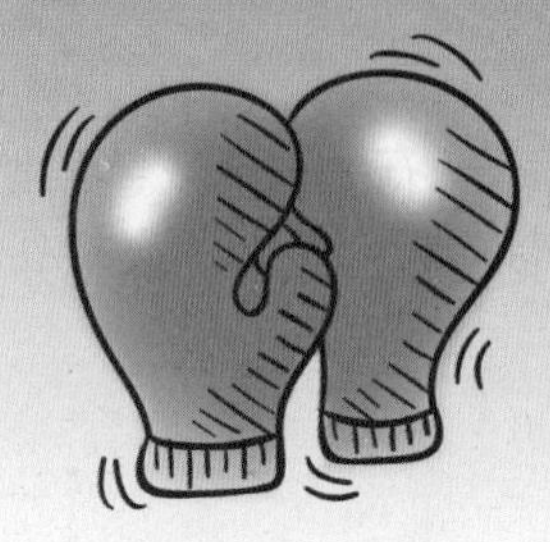

随着电影《热辣滚烫》的上映，“减肥”和“拳击”一度成为热词。拳击可以带来哪些健康益处？容易发生哪些运动损伤？没有训练基础的普通人在练习拳击时，需要注意哪些方面？

拳击健身，你准备好了吗

西安体育学院运动与健康科学学院教授　苟 波

拳击是一项全身运动，对运动者的体能、技能、心理、战术和运动智能都有很高的要求。运动员需要具备良好的身体素质（力量、速度、耐力、协调性、反应性、敏捷性和平衡性等），还要保持高度的专注力。可以说，拳击是一项兼具“力量、速度、耐力、敏捷、勇敢”等多要素于一体的“全能”运动。

拳击有哪些健康益处

与专业运动者相比，普通大众更多是将拳击当作一种健身手段。正确进行拳击锻炼会给身体带来诸多益处。

❶ **增强心肺功能**　拳击训练中包含大量的有氧运动，可以增强全身耐力；是典型的高强度间歇运动（HIIT），可以更高效地提升心肺功能。

❷ **减脂**　在众多健身运动中，拳击被称为“燃脂运动第一名”，其后才是壁球、水上赛艇、快速或中速跑步、自由泳或蛙泳、橄榄球、足球等。

❸ **增加肌肉力量**　拳击作为强调速度和力量的全身运动，可增加上下肢、核心等部位肌肉的力量和爆发力。

❹ **提高身体性能**　提高身体协调性、灵活性和平衡性。

❺ **减轻压力**　拳击是一种很好的减压运动，能以健康的方式快速、有效地释放压力。

合理运动，避免损伤

很多人在提到“拳击”时，很容易将其与“暴力”“危险”等词联想在一起。有研究调查显示，拳击虽然对抗性很强，但受伤率远低于足球、篮球、橄榄球等运动。

不过，这并不代表在进行拳击运动时可以掉以轻心。拳击运动中容易出现的损伤有手、腕部损伤（扭挫伤、手指骨折等）、头面部损伤（脑震荡、眼鼻部创伤等）、肌肉拉伤和劳损等。为降低运动风险，运动者应先进行运动风险筛查和身体健康评估，排除严重的心脏病、高血压等运动禁忌证。

在进行高强度的拳击运动前，可先进行预防性功能锻炼，并进行充分的准备活动，以降低损伤的发生率。在运动过程中，需要注意技术动作规范，保持正确的动作和姿势；使用合适的装备与护具，如拳击护手带、拳击手套、头盔、肌贴等。运动后，需充分休息、合理膳食，以消除疲劳、恢复体能。此外，运动需适度，以避免因过度运动而导致损伤。

安全运动，坚持五原则

任何一种运动锻炼都需要遵循科学训练的原则，才能保障安全，降低运动风险。

❶ **个体化**　由于各人的年龄、性别、体质、健康、运动经验和锻炼目标不同，锻炼方案应因人而异。

❷ **渐进性**　运动强度、时长要逐渐增加，让身体可以逐步适应，避免盲目冒进。

❸ **全面性**　通过综合、多样性训练（力量、耐力、速度、柔韧性、协调性等），全面发展身体素质、提高整体功能，避免单一训练的局限性。

❹ **适度**　根据个体的健康状况、能力、目标等，选择适合的训练负荷，确保安全。

❺ **持续性**　养成运动的习惯，长期坚持锻炼，使身体逐渐适应运动负荷的刺激，使体能得到逐步提升。PM

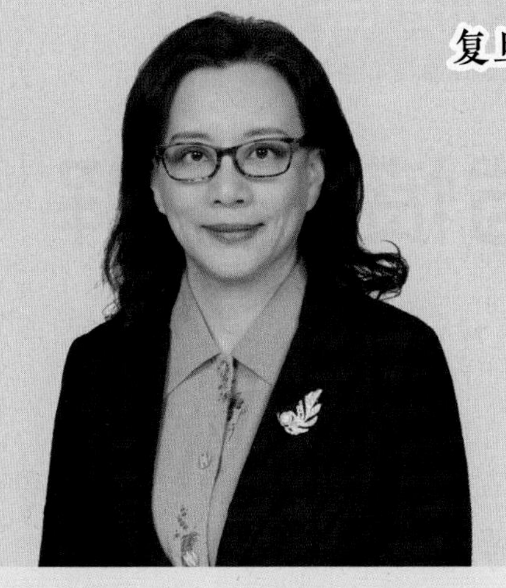

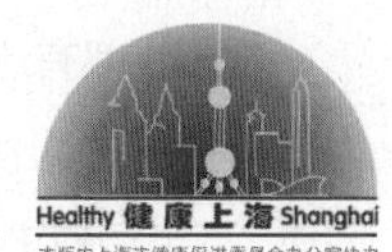

复旦大学附属中山医院党委副书记李耘：

科普文化深植于中山人的精神血脉

本刊记者　王丽云

复旦大学附属中山医院开业于1937年，是中国人自己创办的一所规模较大的综合性医院。该院医、教、研齐头并进，学科优势长期处于国内领先地位，同时高度重视科普宣传。这一优良传统可追溯到建院之初，《筹建中山医院缘起》中就明确提出极具前瞻性的倡议："治病防病，注重平民，普及卫生教育"。

秉承初心，始终重视健康教育

八十多年来，该院始终秉承初心，以维护民众健康为己任，科普文化早已深植于中山人的精神血脉之中。其中，很多上海市民熟知的著名医学家和健康教育学家杨秉辉教授就是杰出代表。20 世纪 80 年代，他担任上海人民广播电台《医药顾问》节目嘉宾主持人，深入民心；20 世纪 90 年代初，他倡导组织"纳凉晚会"，为广大市民答疑解惑，宣传科普知识。"纳凉晚会"后来发展为"中山健康促进大讲堂"。30 多年来，600 多位专家登上"讲台"，受益听众数十万人次。"健康科普专家讲师团"还走出医院，深入社区、单位，不断拓展健康科普的影响范围。该院 1993 年被评为上海市医院健康教育工作先进单位，1998 年成为上海市三级医院中唯一一家世界卫生组织"健康促进医院实验基地"，2002 年被评为全国科普先进集体，2018 年获得上海市健康科普文化基地授牌，2022、2023 年连续获得上海市医疗机构科普影响力指数排行榜第一名……中山人在健康教育领域的努力和贡献可见一斑。

"三个一"，维护和促进公众健康

在"健康融入万策"的新时代，该院近年来将健康促进工作纳入医院发展战略规划，通过"三个一"，为实现健康中国贡献力量。

第一，健全一套管理体系。2021 年，该院成立"健康促进委员会"，院长、书记亲自挂帅，形成了涵盖 13 个职能部门、所有业务科室的健康教育小组，陆续出台了一系列科普工作制度，并将科普成果纳入绩效考核和高级职称评价。

第二，培育一支人才队伍。中山科普文化培育了一支梯队完善、不断更新的科普团队，由院士、教授领衔，涵盖医技、护理、行政、学生、患者等多方力量，科普成果和奖项层出不穷。比如：汤钊猷院士出版了一系列癌症防控的科普图书，将中国特色与文化自信融入其中；葛均波院士带领心内科团队用快闪的形式，推广"心脏康复操"；樊嘉院士多次参加电视台的科普节目；杨秉辉教授获得上海科普领域的最高奖项"科普杰出人物奖"；董健教授获得"全国科普工作先进工作者"称号；等等。作为上海市第一批志愿服务基地，该院先后成立"癌症康复－移植受者"志愿基地、蒲公益急救培训项目、老年护理"爱馨社"、健康小卫士训练营、研究生科普讲师团等志愿者团队，提供志愿服务。

第三，打造一个宣传矩阵，涵盖线上线下，形式愈加丰富，覆盖面更加广泛。未来，该院将全面打造智慧医院，推进全生命周期信息化健康管理，丰富健康科普品牌的文化内涵，提升为全人群服务的能力，在维护和促进公众健康的道路上砥砺前行。PM

适时“发脾气”，学会与愤怒和解

很多人都有这样的经历：感到不满时，因为想与周围的人保持融洽关系而习惯忍让、妥协，甚至委曲求全，担心一不留神就被贴上“没礼貌”“性格差”的标签。然而，生气是一种自我保护机制，是人的正常生理反应。一些“好脾气”的人可能不是不生气，而是压抑在心里，久而久之，伤身伤心。

吴涤坤 孟 慧

愤怒是人类的一种基本情绪，源于人类自我保护的生存本能。当遭到不公平对待甚至羞辱、利益受到侵犯时，人们容易产生愤怒情绪。一些人并非没脾气，而是压抑愤怒，久而久之，“忍而不发”就成了习惯。

生气时，如果产生的不良情绪没有得到疏导，而是郁积在内心，久而久之，心理状态就会每况愈下。研究者在分析情绪调节方式与心理病理的关系时发现，与那些接纳自己情绪的人相比，忍而不发脾气的人更容易患抑郁症、焦虑症等心理疾病。

生气时压抑负面情绪，对身体的伤害不可小觑。研究显示，压抑情绪与某些难以明确病因的躯体症状有关，如长期疲倦、慢性背痛等。

树立“好脾气”人设为哪般

● **传统文化的影响** 我国传统的儒家和道家思想视人际和谐为核心，要求人们谦让和克制，讲究“以和为贵”，提倡抑制愤怒，如“忍一时风平浪静，退一步海阔天空”“小不忍则乱大谋”。

● **父母早年的影响** 父母与孩子建立的依恋关系会影响孩子长大后表达情绪的方式。如果孩子早期与父母建立的依恋关系不安全，孩子就不会表达愤怒，而是习惯隐忍。另外，社会学习理论认为，在子女情绪调节策略的塑造过程中，父母的情绪表达方式会起到重要示范作用。如果父母习惯隐忍，孩子就会模仿学习。这些孩子长大后就会习惯塑造“好脾气”人设，甚至会“矫枉过正”。

● **趋利避害的选择** 有些人担心当众发脾气会惹麻烦，影响人际关系和个人形象，便选择忍耐。有人为从好脾气中获益，如提高顾客满意度、受到领导赏识等，也会选择隐忍。

发脾气要讲分寸

发脾气要分场合、讲方法。例如：夫妻吵架时，双方就事论事、开诚布公，即使未必能达成共识，也可以在情感上彼此了解、接纳、包容，从而化解不愉快。逐步在无伤大雅的前提下大胆尝试表达和宣泄自己的情绪，就无须担心发脾气会带来不良后果。PM

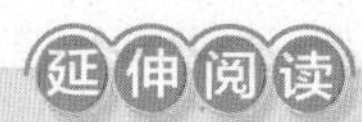

4 种方法，化解愤怒情绪

❶**情景选择** 有意识地避开那些可能使自己生气的人或事。例如，如果妈妈辅导孩子作业总是火冒三丈，不妨与孩子爸爸轮流负责此项任务，这样既能缓解亲子冲突，又有助于增进夫妻感情。

❷**注意分配** 感到生气时，可以回想轻松、有趣的事，或暂时抽身现场。采用转移注意力的方式，通常可在短时间内较快速地缓解愤怒情绪，使人们做出更理智的行为。

❸**认知改变** 改变对情绪事件的理解和意义。例如：当别人踩到自己的脚时，善意地揣测他人，认为对方不是故意的，可以避免自己生气。

❹**反应调整** 主观克制自己表达愤怒的方式。例如：生气时不向对方大吼大叫、不迁怒，而是就事论事，既表达了愤怒，又有助于切实解决问题。

青春故事

与青春期的孩子谈谈性

全球儿童安全组织（中国）首席代表和执行总监　崔民彦

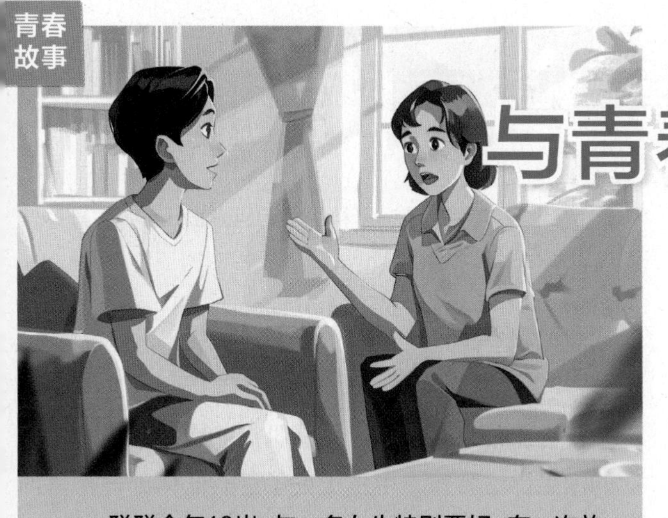

聪聪今年16岁，与一名女生特别要好。有一次放学时，聪聪的妈妈正好路过学校附近，发现儿子出了校门后赶上一位女生并同行了一段，举止有些亲密。看到这一场景，她心想：儿子是不是在谈恋爱了？他们会不会做出格的事情？该怎样与儿子谈一谈呢？

聪聪妈妈的担忧是合理的。由上海社会科学院发布的《上海社会发展报告（2019）》蓝皮书显示：初中生有过接吻体验的比例是8.7%，高中生、大学生的这一比例分别为24.9%和40.6%；有过性行为体验的高中生、大学生分别占8.3%和13.7%。调查还显示，青少年对婚前性行为的接受度正在增加，认可即使没有爱情也可以发生关系的男女比例分别为20.5%和7.2%。可见，对青春期孩子的家长来说，坦诚地与孩子谈一谈关于性与健康的话题，十分有必要，且永远不嫌早。

与孩子谈性，会不会引发好奇

有些家长担心：我与孩子谈性，会不会引发他对性的好奇，促进性行为的发生呢？答案是不会。

有研究发现：如果父母经常与孩子提起性问题，孩子发生性行为的概率较低；与父母谈论过性问题的青少年更有可能使用安全套等避孕措施。这些研究结果告诉我们，家长不要怕与孩子沟通性问题，与孩子主动沟通，可以帮助孩子更好地理解性，有可能推迟孩子的性行为，使他们获得健康、安全的性行为。

怎样与孩子谈性

孩子开始发育时，他会注意到身体的一些变化，会产生一些疑惑。这是一个很好的时机，家长可以与孩子谈谈发育、性和健康关系。

首先，家长应听听孩子的问题和他们的经历，保持开放的态度。在回答孩子的问题后，可以问问孩子是否得到了满意的答案，并告诉孩子，如果有问题可以随时问。

其次，家长应了解孩子的感受。虽然家长可能觉得青春期的爱情并不严肃，但对处于青春期的孩子而言，这是他们第一次感受到的浪漫情怀。因此，家长不要否认、批评孩子的感受，而要让孩子知道，你可以理解他的感受，可以帮助他建立健康、友好的关系，确保生活和学业正常、有序。

第三，青春期是青少年学习健康人际关系的关键时期，其中包括尊重、沟通和信任。家长可与孩子谈谈，怎样的关系是舒服的、可接受的、相互尊重的。日常生活中，家长可与孩子分享有关健康人际关系的故事，让孩子进一步认识怎样的关系模式是良好的、健康的。同时，家长可以提醒孩子，与任何朋友交往时，他们有权在任何时候停止任何他们感到不舒服的关系。

第四，家长应给孩子传递科学的观念和知识，包括学会自我保护、不要过早尝试性行为、发生性行为要注意避孕和预防性病等。亲子之间关于性健康的交流，不可能一次完成，家长应根据孩子年龄与发育情况，适时提供相关信息。

第五，在信息时代，家长应与孩子讨论网络交友的安全问题，引导孩子保护好自己，避免受到不良信息和人员的侵害。PM

子宫肌瘤 或是肾癌“前哨”

同济大学附属妇产科医院妇科副主任医师　陈晓悦

医生手记

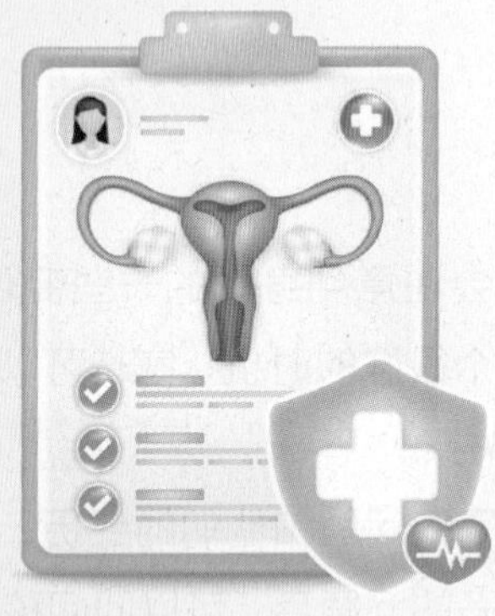

35岁的王女士是妇科门诊的常客。早在20岁出头的时候，她就在体检时被发现患有子宫肌瘤。在十多年的随访过程中，她的症状逐渐加重，出现月经量过多、淋漓不尽，甚至继发了贫血。

近日，王女士接受了妇科微创手术治疗，总计剥除大小不一的子宫肌瘤9枚。术后病理学检查提示：延胡索酸水合酶缺陷型子宫肌瘤。这类肌瘤与*FH*基因突变有关，且有遗传可能。医生仔细询问王女士的家族病史后发现，其姐姐也在20岁时出现了子宫肌瘤，并在40岁时因肌瘤复发进行了全子宫切除手术。

在医生的建议下，王女士及其父母、姐姐都进行了基因检测。结果发现，王女士及其父亲、姐姐均是*FH*基因突变携带者。存在这种基因突变者有遗传性平滑肌瘤病和肾癌的发病风险。果然，父亲在之后的肾脏超声检查中，被发现右肾存在一个可疑病灶，及时进行了手术治疗，术后病理提示为早期肾癌。

一般而言，子宫肌瘤和肾癌是两个不同部位、不同性质的疾病，很难将两者联系起来。然而，一个遗传基因的缺陷问题，却将这两者联系在了一起。我们就借着王女士一家的经历，来了解这个临床相对少见，但一经发现，早期干预至关重要的疾病——延胡索酸水合酶缺陷型子宫肌瘤。

警惕“早、多、重”的子宫肌瘤

子宫肌瘤（又称子宫平滑肌瘤）是好发于育龄妇女的常见良性肿瘤，可生长在子宫的任何部位，早期多无明显症状。35岁以上女性发生子宫肌瘤的概率为30%～40%；延胡索酸水合酶缺陷型子宫肌瘤相对少见，占所有子宫肌瘤的1%～2%，但它在40岁以下患者中的占比达到7.2%。

医学界对延胡索酸水合酶缺陷型子宫肌瘤的认识时间较晚，直到2020年，世界卫生组织才首次将之纳入女性生殖器官肿瘤分类中的子宫肌瘤亚型。其临床表现一般有三个特征：发病早、多发（2个及以上）肌瘤、临床症状严重（如尿频、尿急、月经量增多、腹胀、腰酸等）。

病理学检查可发现部分延胡索酸水合酶缺陷型子宫肌瘤，但容易漏诊，基因检测是诊断这一疾病的“金标准”。如果女性在较年轻时（如30岁前）就发现患有子宫肌瘤，那么其手术标本除了进行常规的病理学检查外，还应进行基因检测，以判断是否存在基因突变，从而帮助更多家庭成员尽早发现遗传基因问题，尽早治疗。

基因突变，有“先天”“后天”之分

如果患者得了延胡索酸水合酶缺陷型子宫肌瘤，其家庭成员是否一定存在这一遗传基因缺陷？答案是“未必”。

医生在进行基因检测时，如果发现*FH*基因突变，还需要进一步判断是胚系突变还是体系突变。通俗地讲，就是判断基因突变是“先天”存在还是“后天”

发生。胚系突变是指在胚胎发育期发生的基因突变，具有遗传性。体系突变指出生时不携带某种突变基因，在生长发育过程中，受环境等因素影响而产生的基因突变，不具有遗传性。

研究表明，*FH* 基因体系突变较胚系突变更常见。鉴别延胡索酸水合酶缺陷型子宫肌瘤属于胚系还是体系突变，需要取肿瘤组织与外周血或正常组织比对，进行 DNA 测序。

发现“前哨”肿瘤，应定期筛查肾癌

FH 基因胚系突变者不一定会发病，致病性突变者可发生遗传性平滑肌瘤病和肾细胞癌综合征（HLRCC），主要表现为皮肤平滑肌瘤、子宫肌瘤及肾脏恶性肿瘤。其中，70% ~ 80% 的患者存在皮肤平滑肌瘤，表现为躯干和四肢部位出现多个坚硬的肉色结节，平均发病年龄为 25 岁；80% ~ 90% 的女性患者伴有子宫肌瘤，平均检出年龄为 32 岁，多数患者在 40 岁前就因子宫肌瘤而进行手术干预；15% ~ 30% 的患者会出现肾脏肿瘤，平均发病年龄为 42 岁。

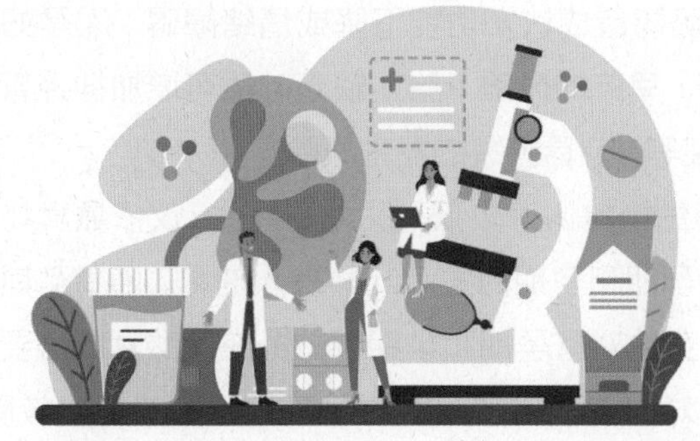

遗传性平滑肌瘤病和肾细胞癌综合征是一种较为罕见的常染色体显性遗传病，目前无法根治。此类肾细胞癌恶性程度高，早期发现并治疗是重中之重。一般而言，此类患者的皮肤及子宫肌瘤发病早于肾癌，因而被认为是肾癌的前哨肿瘤，一经发现，患者需要定期筛查肾癌。

此外，患者家庭中 8 岁以上成员也应进行基因检测。若存在 *FH* 基因胚系突变，成人应每年进行肾脏磁共振（MRI）检查；儿童应每年进行皮肤检查，评估皮肤平滑肌瘤的发生与发展；成年女性应从 20 岁起每年进行妇科检查，评估子宫肌瘤的发病情况。

肌瘤易复发，生育应趁早

手术是延胡索酸水合酶缺陷型子宫肌瘤的主要治疗方式，但因存在基因缺陷，术后易复发。部分患者有两次或多次肌瘤切除术的经历，甚至有少数患者在 40 岁左右就接受了全子宫切除术。因其发病年龄较轻，不少女性因生育问题而产生困扰。

尽管延胡索酸水合酶缺陷型子宫肌瘤表现为多发性，但其症状只与肌瘤位置和大小直接相关。因此，无症状患者可密切随访观察；症状较轻或有生育计划者，可在医生指导下使用促性腺激素释放激素激动剂（GnRHa）类药物，或者在宫腔内放置左炔诺孕酮宫内节育系统，以缩小肌瘤体积，缓解症状；肌瘤术后复发或无生育要求者，可进行子宫动脉介入栓塞术（通过导管将栓塞剂注入子宫肌瘤的供血动脉），阻断肌瘤的血液供应，达到缩小肌瘤的目的。PM

特别提醒

虽然子宫肌瘤是常见的良性疾病，但年轻的多发肌瘤患者，尤其是合并身体其他部位平滑肌瘤时，应考虑遗传性平滑肌瘤病和肾细胞癌综合征的可能。医生会通过家族史、全面查体和基因检测等途径进行全面评估，从而明确诊断。存在*FH*基因胚系突变的年轻女性可在生殖科医生的帮助下，筛选出不携带致病基因的健康胚胎，尽早完成生育。*FH*基因体系突变虽不具有遗传性，但其导致的子宫肌瘤可能影响生育，也应尽早完成生育。

叶酸怎么补，基因“说了算”

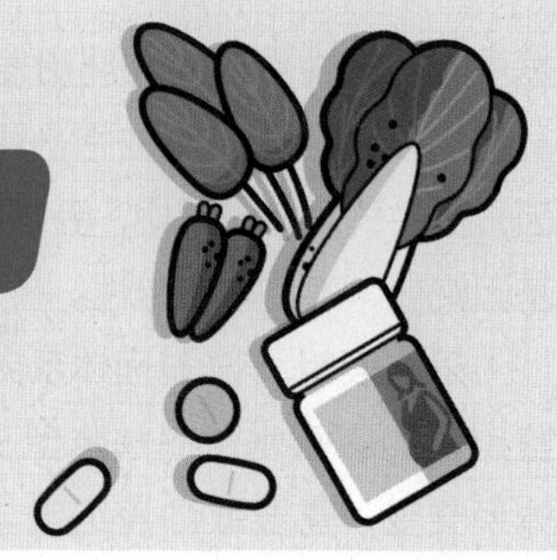

上海交通大学医学院附属瑞金医院检验科　马雪菲　王学锋（主任医师）

生活实例

刘女士素来身体健康，在近期的备孕体检中，她听说叶酸代谢基因检测能够指导叶酸补充剂量，便要求医生为她进行该项检测。一周后，刘女士拿到了基因检测报告，检查结果为“杂合突变C/T基因型”。医生告诉刘女士，她是叶酸代谢障碍中风险人群，宜在备孕前3个月和孕早期加大叶酸补充剂量。

孙女士曾有一次不明原因流产的经历，这让她在接下来的备孕过程中十分谨慎，特地去医院进行了详细的孕前检查与咨询。一项“叶酸代谢基因检测”的结果提示其为“叶酸代谢障碍高风险人群”。医生告诉孙女士，她的叶酸代谢基因发生了突变，无法有效利用叶酸。因此，她需要在备孕期和孕早期加大叶酸补充剂量，以降低流产、早产、胚胎发育缺陷等的发生风险。

补叶酸应“个性化”

叶酸是一种人体所需的B族维生素，更是胚胎发育过程中不可缺少的营养素，只能通过膳食获取，人体自身不能合成。叶酸缺乏或代谢障碍可引发一系列健康问题，尤其以孕妇和胎儿更显著。具体表现为以下几点：①叶酸是红细胞生成的重要“原料”，缺乏叶酸可影响红细胞的正常发育，从而引发巨幼细胞性贫血；②叶酸参与调节同型半胱氨酸（一种与心血管疾病发生风险增加相关的氨基酸）的水平，缺乏叶酸可导致同型半胱氨酸水平升高，增加心血管疾病的发生风险；③叶酸有维持神经系统稳定、辅助营养神经等作用，长期缺乏叶酸可能造成认知功能下降或情绪障碍；④孕妇缺乏叶酸可能增加流产、早产的风险；胎儿缺乏叶酸可增加神经管缺陷（如无脑儿、脊柱裂等）及唇腭裂的发生风险。

食物中的叶酸生物转化率较低（仅为50%），仅依靠食物获取叶酸，难以达到备孕期和孕期的推荐叶酸摄入剂量。随着孕期健康知识的普及，我国女性对备孕期和孕期额外补充叶酸片的必要性有了一定的认识，但对“吃多少”“什么时候开始吃”的态度较随意。事实上，不同人对叶酸的吸收和代谢水平存在个体差异，“一刀切”的叶酸补充策略不能满足叶酸代谢障碍者的需求，而且在我国，叶酸代谢障碍者并非少数。

基因检测，“揪出”叶酸代谢障碍者

导致叶酸缺乏的原因通常有四种。首先是营养因素，主要是日常饮食中摄入叶酸量不足，富含叶酸的食物摄入较少，如深绿色蔬菜（菠菜、芥蓝等）、豆类、蛋类、动物肝脏、坚果和柑橘类水果。

第二是生理因素，由于胎儿发育需要，孕妇对叶酸的需求量较孕前大大增加（约为正常人的 4 倍）。第三是病理因素，多种胃肠道疾病可能影响叶酸的吸收与利用。第四是遗传因素，叶酸必须在体内转化为四氢叶酸才能发挥作用，叶酸代谢相关基因——*MTHFR*（亚甲基四氢叶酸还原酶）的某些位点发生突变，可能降低 *MTHFR* 的活性，导致叶酸代谢效率降低，利用率减少，从而引发叶酸代谢障碍。目前，叶酸代谢的基因检测位点包括 *MTHFR* C667T、*MTHFR* A1298C 和 *MTHFR* A66G，我国以 *MTHFR* C667T 位点检测为主。

据统计，我国 60% 以上的人携带叶酸代谢基因突变（包括 *MTHFR* 677 位点 C/T 和 T/T 突变）。也就是说，大部分人存在不同程度的叶酸代谢障碍风险，需要补充更多叶酸才能达到预期效果。叶酸代谢基因检测能够发现叶酸代谢障碍者，对备孕或孕期女性意义重大。

延伸阅读

哪些女性需要进行叶酸代谢基因检测

健康女性可在备孕期自愿接受叶酸代谢基因检测。有习惯性流产、早产史，家族中有神经管缺陷、唇腭裂、先天性心脏病及唐氏综合征患者，患有糖尿病和高胆固醇血症的女性，以及已发生妊娠高血压综合征或具有相应发病风险的孕妇等，应进行叶酸代谢基因检测。

看懂检测报告

叶酸代谢基因检测简单易行，只要采集受检者的外周血（2 毫升）进行检测，即可获得与叶酸代谢相关基因位点的信息。通常，检测结果有三种：C/C 基因型、杂合突变 C/T 基因型与纯合突变 T/T 基因型。C/C 基因型的叶酸还原酶活性正常，为叶酸代谢障碍低风险；杂合突变 C/T 基因型的叶酸还原酶活性较正常降低 35% 左右，为叶酸代谢障碍中风险；纯合突变 T/T 基因型的叶酸还原酶活性较正常降低 70% 左右，为叶酸代谢障碍高风险。

项目	结果
*MTHFR*基因多态性	□
677C>T	□
C/C	阴性(-)
C/T	阳性(+)
T/T	阴性(-)

根据《中国临床合理补充叶酸多学科专家共识（2021 年）》《围受孕期增补叶酸预防神经管缺陷指南（2017）》提示，无高危因素的 C/C 基因型与杂合 C/T 基因型女性，应从孕前至少 3 个月开始，每天补充 0.4 或 0.8 毫克叶酸（具体剂量须遵医嘱），直至妊娠满 3 个月。无高危因素的 T/T 基因型的备孕期女性应增加叶酸补充剂量或延长孕前服用叶酸的时间，但目前尚没有具体的推荐剂量和时间，临床上普遍认为可在孕前至少 3 个月开始补充叶酸 0.8 毫克 / 天，不宜超过 1 毫克 / 天；孕中期 (13 ~ 27 周)、孕晚期 (28 ~ 40 周) 及哺乳期女性除日常摄入富含叶酸的食物外，还需要每天补充叶酸 0.4 毫克，以保证胎儿和母亲体内对叶酸的营养需求。

存在高危因素的特殊人群，如有胎儿神经管缺陷生育史，夫妻一方患神经管缺陷，患糖尿病、肥胖症、高同型半胱氨酸血症、胃肠道疾病，应结合基因检测结果和临床表现，在医生指导下服用适宜剂量的叶酸，不可擅自增减剂量。PM

补充叶酸并非越多越好，应遵循“适量原则”。否则，可能引起厌食、恶心、腹胀等胃肠道症状和叶酸过敏症，增加结直肠癌的发生风险，耽误维生素 B_{12} 缺乏症的诊断，等等。

孕妇感染 HPV，母胎健康能否保障

上海交通大学医学院附属第六人民医院
妇产科　秦广益　马 莉（主任医师）

在临床工作中，我们经常碰到这样的现象：年轻的孕妈妈正沉浸在怀孕后的喜悦之中，可产检却发现生殖道HPV（人乳头瘤病毒）阳性。得知这一结果后，她们一般都非常紧张，会迫不及待地上网查阅孕妇感染HPV的相关知识，结果越看越害怕，既担心自身的健康问题，又担心宝宝的未来。孕期感染HPV与哪些因素有关？孕妇感染HPV，会不会导致宫颈病变甚至宫颈癌？胎儿健康会不会受到影响？能否顺利孕育、分娩？

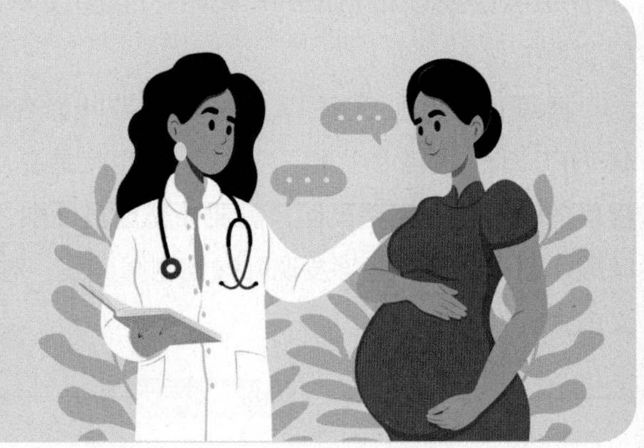

HPV 有 200 多种亚型，分为低危型与高危型，可感染人体各部位。与宫颈癌密切相关的主要有 14 种高危亚型，包括 16、18、31、33、35、39、45、51、52、56、58、59、66、68 亚型。高危型 HPV 除引起宫颈癌外，还可引起很多皮肤和黏膜的恶性肿瘤，如阴道癌、外阴癌、肛门癌、口咽癌等。另外，一些低危型 HPV（常见的有 6、11 亚型）一般不引起宫颈癌，但可能引起下生殖道尖锐湿疣、扁平疣等疾病。

目前，宫颈癌是唯一病因明确，且有明确预防措施、有望被消除的恶性肿瘤。大量研究发现，我国宫颈癌患者中，高危型 HPV 感染率为 97% 左右，其中超过八成的感染亚型为 16、18 型。

大多数女性一生中会感染 HPV

大多数女性一生中都会发生 HPV 感染，但绝大多数是一过性感染，对健康不会产生严重影响，无须过度紧张与过度干预。

感染 HPV16、18 型，尤其是持续性感染、免疫力低下、缺乏足够随访条件的女性，是罹患宫颈癌的高危人群。1 年以上同一亚型 HPV 感染被称为持续性感染。一般地说，高危型 HPV 持续感染数年甚至十几年，才会导致宫颈癌。因此，对 HPV 感染及其所致的宫颈病变，患者和医生有足够长的时间去发现和干预。

孕妇更容易感染 HPV

目前的研究表明，女性在怀孕期间，体内激素水平剧烈变化，盆腔与生殖道充血，免疫力相对降低，更容易感染 HPV，平均感染率在 30% 左右。HPV 16、18、31、45、51、52、56 型在孕妇中的检出率明显高于非孕妇；在整个妊娠周期中，孕中期 HPV 检出率明显高于孕早期和孕晚期。因此，孕妇应重视 HPV 感染的预防和筛查。

HPV 主要通过皮肤黏膜的直接或间接接触传染。

性传播是主要传播途径；在泳池、公共厕所、宾馆等场所接触沾有HPV感染者分泌物的物品，也可能导致感染，不过HPV离体后较难长时间存活，因此这种传播途径很少见。

孕妇感染HPV，要不要治疗

如果感染的是低危型HPV，可导致生殖道尖锐湿疣、扁平疣等疾病，一般对孕妇和胎儿的影响不大。

如果感染的是高危型HPV，相对而言危害较大。部分孕妇的HPV感染是一过性的，一般不会造成严重影响；但由于妊娠期存在免疫抑制因素，孕妇感染HPV后自然清除率仅为26.7%，比非妊娠妇女低12%，更容易演变为持续性感染，所以部分孕妇可发生宫颈癌前病变（广义的宫颈癌前病变分为低级别鳞状上皮内病变和高级别鳞状上皮内病变），甚至癌变。因此，孕妇一旦检出HPV阳性，应及时就医，进行宫颈细胞学检查，必要时进行阴道镜检查和活检（孕期可以进行宫颈活检，应尽量在孕中、晚期进行，不宜进行宫颈管搔刮）。为更好地区分HPV感染是不是怀孕后才发生的，孕前检查应常规检测HPV。

如果孕妇已经发生宫颈癌前病变，医生会充分告知病情与预后，尊重其个人意愿，制定科学的随访和治疗方案：一般不进行宫颈病变组织的切除治疗，而是密切随访，尽量在孕妇分娩后6周进行评估，采取相应的干预措施。值得庆幸的是，有些患者的宫颈癌前病变有望逆转，特别是孕妇。

如果孕妇已经发生宫颈癌，医生会在不影响治疗效果的前提下，充分尊重患者意见。一般而言，确诊宫颈癌时孕周＜20周者，应终止妊娠并进行治疗；确诊宫颈癌时孕周在20～28周者，若强烈要求继续妊娠，可在了解风险的情况下继续妊娠；确诊宫颈癌时孕周＞28周者，原则上应尽量延长孕周，以提高新生儿存活率，必要时尽快治疗。

小贴士

孕妇出现这些症状，要警惕宫颈癌

早期宫颈癌患者往往无明显症状，或者表现为白带异常、同房后阴道出血。孕妇患宫颈癌，因自身激素变化的影响，更容易表现为白带异常或阴道出血。中、晚期宫颈癌患者上述症状更明显，同时还会出现腿肿、腰酸腰痛、消瘦等全身症状。宫颈癌孕妇出现这些症状，往往被认为是怀孕引起的，容易导致误诊、漏诊。

孕妇感染HPV，会不会影响胎儿

孕妇感染HPV后，除因发生宫颈癌等需要提前终止妊娠外，早产风险与一般产妇没有明显差异，孕妈妈们不必过于忧虑。但是如果孕期因宫颈癌前病变行宫颈锥切术，会增加早产风险。有研究发现，孕妇感染HPV的同时往往合并其他病原体感染，如衣原体、支原体等，可能增加胎膜早破的发生风险。孕妇感染HPV，分娩方式的选择以产科指征为主，无论是剖宫产还是阴道分娩，皆有20%左右的概率将HPV传染给孩子。宫颈癌孕妇分娩后，目前研究尚未发现胎儿有肿瘤转移风险。PM

特别提醒

宫颈癌是目前唯一可以通过接种疫苗来预防的癌症。HPV疫苗有二价、四价和九价，分别可预防2种、4种和9种HPV亚型感染。目前的研究表明，HPV疫苗的保护期为10～12年。女性可在计划怀孕前接种HPV疫苗，接种完成3个月后再备孕。因现有研究资料较少，无法精确评估HPV疫苗对孕妇和胎儿的影响，故孕期、哺乳期女性一般不宜接种。如果接种期间发现怀孕，宜中止接种，待哺乳期结束后继续接种。

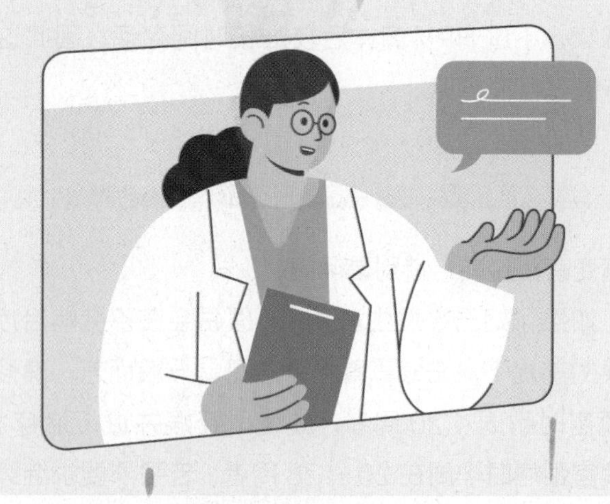

"跨性别"是一个用来描述个人的性别认同感与其出生性别不一致时的术语。人类出生时性别由性染色体决定。但是，意识层面的性别认同与出生时性别不一定一致。相关资料显示，人类的社会性别至少有5种，跨性别是其中的一种。跨性别并不是一种疾病，其原因尚不明确，受生物、心理和社会等多方面因素的影响。据不完全统计，跨性别者占总人口的1‰~3‰，他们在性别认同和性别表达上与众不同，面临多重挑战和压力。

儿科跨性别门诊的故事

复旦大学附属儿科医院内分泌遗传代谢科副主任医师　郑章乾
复旦大学附属儿科医院社工部　董 颖　刘泳志

每个人都值得被理解、被尊重和被支持，社会应该给予跨性别者更多的理解和包容，消除对他们的歧视和偏见，为他们创造一个更加友善和公平的环境。在复旦大学附属儿科医院开设的跨性别多学科门诊（由内分泌遗传代谢科、心理科、泌尿外科、社工部共同参与，通过多学科评估、诊断、心理治疗和必要的药物干预，帮助跨性别儿童青少年减少负面情绪、改善家庭关系），有许多具有启发性的案例。

案例1：她厌恶自己的身体，希望被当作男孩

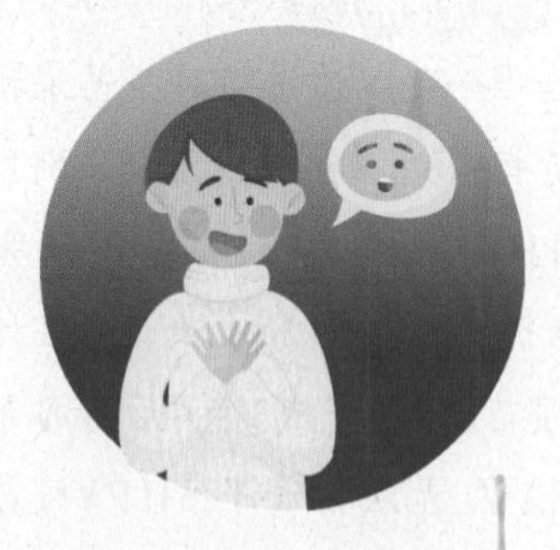

12岁的小林从小就不喜欢穿女装，对长发也没兴趣。在学校的一次演出中，她拒绝穿统一的裙装，也不愿与女孩子们站在一起。随着青春期的到来，月经加剧了她的痛苦，使她更加厌恶自己的身体。这些困扰让小林陷入深深的焦虑和抑郁，她时常感到自己与这个世界格格不入，甚至出现过自杀的念头。她不禁问自己："我到底是怎么了？"在经历了一段时间的自我探索和内心挣扎后，她终于找到了答案：自己是一个跨性别者。

几经辗转，小林父母带她来到跨性别多学科门诊。经过医生的评估与解释，小林父母逐渐能理解孩子。最终，他们决定支持孩子做自己，与孩子一起面对今后的挑战。

医生点评

小林是比较典型的跨性别男孩，她希望被社会认同为男性。由

于社会对性别角色的刻板印象和偏见，跨性别者往往遭受歧视和排斥。值得欣慰的是，小林在经历了一段痛苦的挣扎后，勇敢面对并寻求专业帮助，让我们看到了跨性别者自我觉醒和寻求支持的重要性。

案例2：他对自己的容貌和性别不满意，陷入焦虑、抑郁

初中生小蔡帅气的外表下隐藏着深深的困扰。半年前，他变得情绪低落，不愿意上学，常常对着镜子里的自己叹气，有时会用刀划手臂，有时还服用一些不明来历的药物，目的是想变成女孩。面对孩子的变化，母亲带他四处求医，被告知孩子可能存在容貌焦虑和性别焦虑。为帮助孩子走出困境，小蔡母亲多方打听，带孩子来到跨性别多学科门诊。

经过评估，医生发现小蔡不仅存在焦虑、抑郁，还存在药物滥用、容貌焦虑、社会性别压力、社交参与度低及失学等多重问题。对此，医生制定了全面的干预计划：从心理状况及应对、药物使用、社交能力、自我评价等方面给出建议；通过绘画评估、家庭治疗等方式，协助小蔡建立正向自我评价，支持家庭重构性别表达（通过姓名、服饰、走路方式、交流、社会角色和一般行为模式，向外界展现或表达性别的行为）；引导小蔡参与志愿服务活动，提升社交融入及自我效能感。随着干预的深入，小蔡的抑郁、焦虑程度逐渐减轻，社交融入程度和自我效能感有所提升，近期已重返校园。

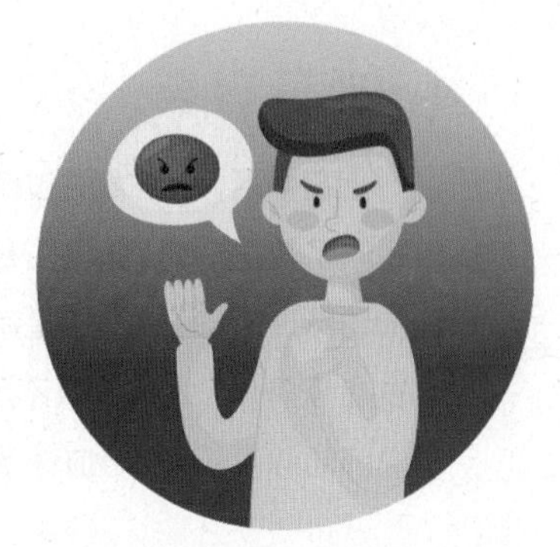

医生点评

对小蔡的成功干预，体现了家庭支持和社会包容在青少年心理健康成长中的重要作用。通过科学、系统干预和持续支持，我们相信小蔡能够走出心理困境，迎接属于自己的美好未来。

案例3：性别认同与心理健康的探索之路，需要理解和包容

四年前，小郭上初中时，睡眠问题逐渐浮现，被诊断患有抑郁症。在抑郁的阴影下，她感到自己无处可逃，甚至萌生了自杀的念头。就在她陷入绝望之际，一个强烈的性别认同转变的想法在心中萌生。她认为只有变成男孩，才能不再痛苦。

两年前的一天，她向父母坦露了自己的心声，希望从女性转变为男性。这一决定对她来说，或许是一种解脱，一种寻找自我认同的方式。她开始振作起来，设定了成为程序员的职业目标，并通过体育锻炼塑造理想的身体形象。在停用抗抑郁药后，她的心理状态逐渐稳定，似乎找到了新的生活方向。

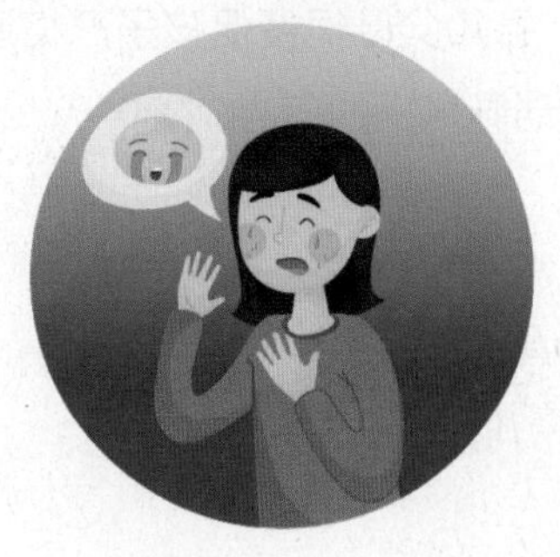

一年前，她开始在网上购买雄激素药物并自行注射。这一行为增加了健康风险，也暴露了她对性别转变的迫切渴望。她还加入了一些网络群组，试图找到共鸣和支持。后来，经过跨性别多学科门诊的干预，她内心逐步平静，将主要精力放到了学习和运动上。

医生点评

性别认同是一个复杂而多元的过程。对于小郭这样的年轻人来说，他们需要得到更多的理解、支持和引导。家庭、学校和社会应该共同努力，为他们创造一个包容、平等和尊重的环境，让他们在探索自我认同的道路上不再孤单。面对压力和困惑，他们可能会选择不同的方式来应对。通过加强心理健康教育、提供心理咨询和支持服务等方式，我们可以帮助他们更好地应对挑战，走向健康、快乐和充满希望的未来。PM

并不罕见的儿童肺动脉高压

首都医科大学附属北京安贞医院小儿心脏科副主任医师　李强强

生活实例

上初中后，小王发生过两次晕厥，每次都能很快苏醒，便没有当回事。一日在学校，小王再次突发晕厥，老师立即呼叫了救护车送其就医。经超声心动图检查、右心导管检查、实验室检查与基因检测后，医生确诊小王患有特发性肺动脉高压，基因突变是病发的“罪魁祸首”。医生告诉小王父母，小王多次晕厥是由于肺小动脉血流严重不畅，继发血压降低、大脑血供不足引起的。对此，小王的父母十分不解：肺动脉高压不是“成人病”吗？儿童怎么会得？听说肺动脉高压是“心血管系统的恶性肿瘤”，女儿还有救吗？

肺血管病变，肺“患上”高血压

人体心脏“发出”两条大动脉。一条是主动脉，与左心室相连，为全身脏器输送“养分”和氧气；另一条是肺动脉，与右心室相连。肺动脉从右心室“出发”后分为两支（又称左、右肺动脉），分别伸入左、右肺内。在肺内，肺动脉像大树一样“开枝散叶”，最后一级小动脉分支形成毛细血管网，覆盖在肺泡上，将其中的氧气“吸收入”血液。这些吸满氧气的血液进入肺小静脉分支，再汇合成一级又一级血管，如同若干条小河汇入大江，最终汇聚成肺静脉，回到左心房。这一路上，任何原因引起的血流不畅，都可导致肺动脉压力升高，即肺高血压。

肺动脉高压是肺高血压的一种类型，指肺小动脉病变导致的肺动脉压力升高。肺小动脉像头发丝一样细，血管管径为50～200微米，血管壁有丰富的平滑肌细胞，通过收缩、舒张调节肺血流量。若肺小动脉收缩舒张功能失衡，血管狭窄、变细、闭塞，可导致肺血流受阻，肺动脉压力升高。肺动脉血流不畅时，负责泵血的右心室负担加重，可引起右心扩大及右心功能不全；回到左心房的血流减少，引发胸闷、晕厥等症状。通常，反复晕厥意味着病情严重。

积极治疗，改善生活质量

目前，大部分患儿在规范治疗下，病情可以得到控制，长期存活。除常规的氧疗改善缺氧症状，使用氢氯噻嗪、呋塞米等利尿剂减轻水肿，地高辛等洋地黄类药物增强心肌收缩力外，如今还可以通过肺动脉高压靶向药物作用于肺小动脉内皮细胞和平滑肌，降低肺动脉压力，减轻右心负担。

值得注意的是，由于绝大多数肺小动脉病变无法逆转，有些患儿的病情还会随年龄增长而加重。患儿父母须督促孩子严格遵医嘱规律服药、定期复查，树立战胜肺动脉高压的信心。PM

特别提醒

肺动脉高压可以发生于任何年龄。儿童肺动脉高压与成人肺动脉高压在病因、诊断和治疗方法、疾病管理等方面存在着很大差别。因此，肺动脉高压患儿应到儿童肺动脉高压诊治中心就诊。

心肾不交

上海中医药大学附属曙光医院生殖科　贾林娜　严 骅（主任医师）

心肾相交是中医理论中关于心肾关系的一个生理概念。在中医理论中，心被认为是人体的主宰器官，掌管着精神活动、意识和情绪等；肾则被视为人体的根本之源，掌管着脑髓精气，还与生长发育、繁衍后代等有关。心和肾之间相互关联、相互依存，良好的互动和平衡可以维持人体的健康，滋养心脏和肾脏。这种阴阳互藏、水火相交、升降相从的平衡即为心肾相交。

什么是心肾不交

心肾不交意味着心脏和肾脏之间的相互关系不协调或失衡。这种失衡可能由饮食不当、过度劳累、情绪波动、年迈等多种因素引起，常见于长期从事脑力劳动者、喜食辛辣生冷者、情绪过激者、老年人等。患者常有以下表现：

- **思维活动**

心主神明，掌管人的精神意识和思维活动。肾主生命之源，掌管人的生长发育。心肾不交可能导致失眠、多梦、心悸、健忘、痴呆、小儿生长迟缓等问题。

- **血脉津液**

心主血脉，掌管血液的运行。肾藏精血，调节人的体液代谢。心肾不交可能导致血液循环不畅（头晕、耳鸣、腰膝酸软）、体液代谢失调（口燥咽干、潮热盗汗）等问题。

- **情绪与生殖功能**

心主情志，掌管人的情绪变化。肾主繁衍后代，掌管人的生殖功能。心肾不交可能导致心烦、情绪不稳定、性功能障碍等问题。

益气养血，沟通心肾

中医治疗心肾不交，主要通过调节体内阴阳平衡、益气养血来进行。常用方法包括：中药调理，用党参、黄芪、枸杞子、熟地黄等，以滋肾阴、养心阳、益气养血；针灸、按摩，通过刺激心俞穴、肾俞穴、神门穴等穴位，来促进气血津液运行。

在日常生活中，注意养成规律的生活习惯，保持营养均衡和充足睡眠；控制咖啡因和酒精摄入；适当运动，如散步、跑步、游泳等；情绪波动易对心肾产生影响，宜保持心态平和，可进行冥想、瑜伽或深呼吸，学会放松和应对压力；避免长时间过度工作和疲劳，给自己足够的休息时间，减轻心肾的负担。

益气养血，沟通心肾

常揉耳朵

耳与经脉、经别、经筋都有密切关系。心肾不交者可用指腹按摩心肾区域（内耳轮），或采取耳穴压豆方式对该部位进行刺激。

静立呼吸

微微收腹站立，手心向内呈抱球姿势（高不过肩，低不过腰），周身放松，眼睛平视，保持15～30分钟。立有形，站有姿，有助于疏通全身经络，调和气血阴阳。

常吃莲子

心肾不交者，平时可以适当嚼点莲子，莲子归经属心、脾、肾，走三焦之路，可交心肾、固精气，有较好的消补兼施作用，适合上班族和老年人。此外，可适当食用黑豆、黑木耳、石斛、枸杞子、山药等。PM

眼睛不仅是心灵的窗户，也是健康的“信号灯”。中医认为，眼神能反映人的精、气、神，眼睛的颜色变化也能提示某些疾病。学会看“眼色”，有助于人们及时了解自己的身体变化。那么，眼睛会有哪些颜色变化？分别提示哪些健康问题？应该如何应对？

你会看“眼色”吗？

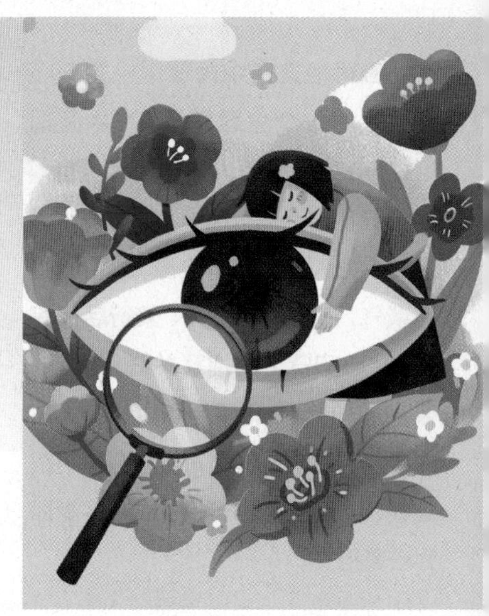

上海中医药大学附属龙华医院眼科　苏晶（主任医师）　葛申

赤红：肺、脾、心有热

正常情况下，眼睑内（睑结膜部位）及两眦（眼角）红润，白睛（巩膜部位）瓷白色，黑睛（角膜部位）褐色或棕色。眼睛赤红多见于热证，发病部位、伴随症状不同，可提示不同的疾病。

白睛发红

中医“五轮学说”认为，白睛为气轮，属肺。白睛发红多为肺气失调、大肠热结所致，可伴有目涩疼痛、便秘等症状，常见于白涩症（干眼症）、天行赤眼（流行性睑结膜炎，俗称“红眼病”）等病。

白涩症表现为眼睛干涩、酸胀、畏光、疼痛，频繁眨眼，不能久视，等等。患者可在中医师辨证指导下口服合适的汤药；接受针刺治疗，选择睛明、承泣、太阳、风池等穴位。平时可饮用桑叶菊花茶，以疏风清热；亦可适量食用一些滋阴润肺的食物，如银耳、百合、山药、蜂蜜、梨等；定期热敷、按摩眼周等；控制电子产品使用时间，定时做眨眼动作。

若眼睛灼热痒痛，分泌物增加，甚至出现点片状出血，要小心天行赤眼，它会引起传染和广泛流行，患者需及时就医。

眼睑红肿

眼睑为肉轮，属脾。眼睑红肿多为脾胃湿热所致，患者可伴有口中黏腻、头面出油等症状，易生痤疮粉刺，常患上针眼（睑腺炎）、眼丹（眼眶蜂窝织炎）等病。

针眼通常表现为眼睑局部肿胀、痛痒，患者可在中医师指导下选用银翘散等清热解毒的药物熏眼，若出现化脓应及时就医，不要自行挑破。

中医认为，过食辛辣油腻的食物，导致脾胃积热、热毒壅盛，可酿脓溃破。患者应注意饮食有节，少吃高糖、高脂肪食物，适量选择一些有助于清热利湿的食物，如冬瓜、苦瓜、丝瓜、绿豆、薏苡仁、莲子等；应规律作息，坚持运动以促进新陈代谢，改善脾胃湿热状态。

两眦发红

两眦为血轮，属心。两眦发红多为心火旺盛所致，患者可伴有心烦、失眠等症状，易生口腔溃疡，常患上漏睛（慢性泪囊炎）、漏睛疮（急性泪囊炎）等病。漏睛表现为内眼角常有黏液或脓液溢出，急性发病可表现为红肿疼痛、局部有硬核，继而溃破流脓。

急性发病患者应及时就医，可在医生指导下使用清热解毒类滴眼液或抗生素类滴眼液，若泪道冲洗或泪道探通术无效则应考虑手术治疗。平时饮食应适量增加一些富含维生素 B、C 的蔬菜和水果，如西红柿、白萝卜、苹果、猕猴桃等，少吃羊肉、韭菜等燥烈食物。

浊黄：肝胆湿热

白睛发黄，多为肝胆湿热所致，患者可伴有口苦、小便黄等症状，常为衰老、黄疸等。

俗话说“人老珠黄”，眼白的状态确实能在一定程度上反映人的年龄。若老年人的白睛发黄为长期形成，且无其他伴随症状，不必过度担心，平时可多吃一些富含抗氧化物质的食物，如蓝莓等。

如果白睛突然均匀发黄，患者还伴皮肤黄、小便黄等症状，多为黄疸表现，可见于患急性胆管炎、肝炎、肝硬化等病，应及时就医。除治疗相关疾病外，肝胆湿热者可饮用决明子茶、枸杞子茶等，以清肝、益肾、明目；戒烟限酒；经常自上而下拍打大腿外侧胆经循行部位，或按压三阴交穴、太冲穴等，可清肝利胆、疏肝解郁。

淡白：气血亏虚

两眦淡白或白睛色淡无光泽，多为气血亏虚所致，患者可伴口唇色淡、气短懒言等症状，常为贫血等病。

患者平时可适当多吃一些补气养血的食物，如菠菜、莲藕、猪肝、乌骨鸡、阿胶、桂圆等；服用四物汤、五红汤等理气补血；日常艾灸足三里、膈俞、脾俞等穴位，可补气生血。

青黑：肝肾不足、肝风上扰

- **眼周青黑**

眼睑周围皮肤青黑，甚至白睛发青，多为脾虚血亏、肝肾阴虚所致，患者可伴有面色无华、神疲乏力、纳呆腹胀、头昏目眩、失眠多梦、腰膝酸软等症状，常为疲劳过度、肝硬化、肿瘤、肾功能衰竭等。

中医调理可选用归脾汤、六味地黄丸、一贯煎等方剂。平时应注意休息，避免熬夜，劳逸结合；饮食方面可适当增加补益气血、滋养肝肾的药食两用之品，如山药、大枣、小米、黑芝麻、桑葚、阿胶、桂圆肉、葡萄、菠菜、胡萝卜、鸡蛋、牛肉等；经常按揉气海、关元、神阙、三阴交、足三里等穴位。

- **瞳孔青黑**

瞳仁（瞳孔）青绿或昏黑，多为肝风内扰、肝阳上亢所致，患者可伴有口苦咽干、烦躁易怒、头痛眼胀、视物模糊等症状。瞳孔区呈黑褐色，其颜色变化较难被发现。因眼胀、视物模糊而检查眼睛时，偶尔可发现眼内青绿色反光。

如果出现头痛眼胀、视物模糊，患者应尽快到眼科就诊，遵医嘱采取治疗措施。中医认为，大怒伤肝，性格急躁易怒的人容易肝风上扰而发病，因此要重视情志养生，清静养神；平时避免过度使用眼睛、熬夜或过度疲劳。PM

线上看中医，靠谱吗

安徽中医药大学中医学院教授　周雪梅

对大部分人来说，“去医院”是一件耗费时间、精力的“麻烦事”。近年来，线上诊疗蓬勃发展，可对于中医线上诊疗，不少患者仍然将信将疑：线上看中医是否靠谱？哪些情况适合线上诊疗？哪些情况需要线下找医生呢？

线上线下，有何差别

自古以来，中医诊察疾病讲求四诊合参，通过望、闻、问、切四种方法收集信息。在“望诊”时，医生运用视觉观察患者的异常表现；“闻诊”时，医生运用听觉和嗅觉了解患者的病情；“问诊”时，医生询问患者的症状、既往病史、生活习惯等，了解患者的主观感觉及疾病的发生、发展；“切诊”时，医生触按患者的脉搏、肌肤、手足、胸腹、腧穴等，来了解患者健康状况。望、闻、问、切后，医生对信息综合分析，从而实现辨证论治。

线上和线下诊疗，主要区别在于医生采集信息和开具处方的方式不同。部分患者可能顾虑线上看病不能诊脉，其实只要不是病情复杂或需要凭脉象用药的患者，其他方面的信息采集充分已经可以满足诊疗需求。对有经验的中医而言，线上诊疗即使没有脉诊，通过视频沟通或看照片，可以望神色、舌象等，通过听声音、气息，阅读患者填写的问诊单和进行有针对性的问诊，结合临床经验，参考患者提供的检查结果，已经可以实现准确诊断和治疗。

相比去医院需要耗费的时间和精力成本，网上诊疗打破了时间和空间限制，在家拿着一台智能手机就可以看病。患者应注意选择可靠的线上诊疗平台，如已经注册认证过的专业互联网医疗机构和正规线下医疗机构线上平台等。

线上求医，辨病而行

若患者的需求较为简单，已经确诊、病情没有太大变化，需要复诊开方的患者，或有健康咨询、养生指导、滋补类药方微调、体质调理等方面的需求者，可以在网上看中医。

非本地或行动不便的患者、难以定期面诊的患者等，也可以选择线上诊疗。

但需要注意，并非所有疾病都可以“线上看”。病情较严重的初诊患者、疑难杂症及病情变化较大的患者，不宜在线上就医，须及时面诊。医生在面诊的基础上对患者进行体格检查和必要的辅助检查后，才能正确评估、及时救治。

诊疗过程中，患者需注意

线上诊疗需要在自然光线充足的环境中进行，患者应关闭手机的美颜功能，不化妆、不涂口红，以尽量保证望诊、舌诊的真实性。在问诊时，患者应如实告知不适症状及病史，提供临床检查报告，以便医生正确诊断。PM

近期，“舌苔刷”热销，商家宣称把舌头刷至淡红无苔，可以帮助清除口气。但也有人对这种做法提出质疑，认为舌苔中蕴含了很多健康“玄机”，刷掉舌苔就错过了可以观察自己身体状况的机会，等于“掩耳盗铃”。

舌苔在中医诊断中有着怎样的地位？刮除舌苔可以祛除口臭吗？如何读懂舌苔的“暗语”？

刷掉舌苔，有必要吗

海南医学院中医学院　许文露　宫爱民（教授）

舌苔是如何形成的

我们照镜子时可以发现，舌面并不是光滑的，而是有像灌木丛般的丝状突起，这就是舌乳头。这种突起结构为口腔中的微生物提供了生存的空间。微生物以食物残渣为生，与脱落的舌背黏膜上皮细胞、白细胞等共同组成了舌苔。

舌苔的存在一定程度上保护了舌黏膜、味蕾。如果频繁刮除舌苔，容易引起口腔微环境紊乱，还会刺激味蕾、损伤舌乳头。因此，舌苔没有必要经常刷。

舌苔状态，健康“晴雨表”

中医认为，当身体内部出现变化时，身体外部一定会有所表现。在中医看来，五脏六腑正常运转都有赖于胃气的加持，而舌苔状态可以反映胃气的盛衰。通过观察舌苔，可以了解脾胃之气是否正常、脏腑的寒热虚实情况，还可以了解病邪性质和病位深浅、严重程度、预后情况。

正常健康的舌苔，一般薄白均匀、干燥适中，舌面的中部及根部稍厚。

如果体内出现病变，舌苔的厚薄和颜色会发生变化。苔色可发生白苔、黄苔、灰黑苔等变化，可单独出现，亦可相兼；苔质（舌苔的质地、形态）可发生厚薄、润燥、腻腐、剥落等变化。

观察苔色

白苔者一般体内有寒湿，这类人群平时易有手足冷、汗多、疲惫犯困、大便不成形等表现，除可见于正常无疾病（亚健康状态）的人以外，多见于轻病、疾病初期及恢复期。

黄苔提示热证，热越重，颜色越深。如果舌苔很厚、颜色黄腻，说明体内有湿热，多见于喜饮酒者；如果舌红苔黄且有口臭，多是胃热，常有胃痛、口苦、口臭、喜饮凉水等表现。这种情况的口臭通过刮除舌苔无法缓解。

若舌苔发黑，多见于肠胃不佳者。情绪高度紧张、经常熬夜、吸烟过多者，易出现黑苔；一些疾病（如尿毒症、恶性肿瘤等）在病情恶化时，也会出现黑苔。除此之外，服用一些食物或药物对舌苔也有染色影响。

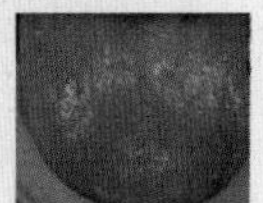
薄白苔

白腻苔

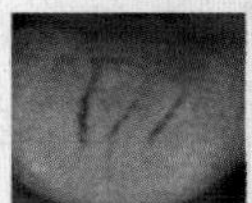
黄腻苔

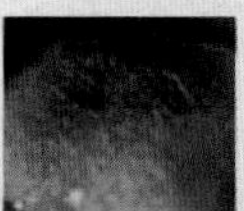
灰黑腻苔

观察苔质

舌苔的薄厚反映了疾病的严重程度；润燥情况反映了人体内津液的情况；腻腐苔提示体内有痰浊、食积的情况；舌苔剥落提示胃气不足、胃阴损伤或气血两虚；等等。

如果舌苔状况长期异常、口气严重者，除正常清洁口腔外，应到医院进行检查，对症治疗。就诊前不要食用染色食物及自行刮除舌苔，以免影响医生的诊断。PM

延伸阅读

口臭和舌苔有关吗

去除舌苔并不能从根本上解决口臭困扰。口臭分为生理性口臭和病理性口臭。生理性口臭是指口腔内细菌降解蛋白质而产生的异味，主要由于不良生活习惯引起，如刷牙不勤、长期吸烟等。食用有刺激性气味的食物也会引发暂时的口臭。这种类型的口臭，只要做好日常清洁即可解决。

病理性口臭与疾病有关。当出现胃肠道疾病，如胃炎、胃溃疡、反流性食管炎等，吃进去的食物不能尽快消化，发酵的腐败气味会上泛形成口臭。牙周病、口腔感染、龋病等口腔疾病，鼻咽脓肿、鼻炎等呼吸道疾病，肾衰竭、肝硬化和糖尿病等代谢性疾病，都会引起口臭。如果清洁口腔后还存在口臭困扰，应及时就医，针对原因，进行治疗。

在朝鲜、韩国、日本，人们普遍把桔梗当作蔬菜食用。在我国的许多地区，桔梗根被制成腌菜，颇具风味。但你知道吗？桔梗为药食两用之品，既是美味佳肴，也可以入药。

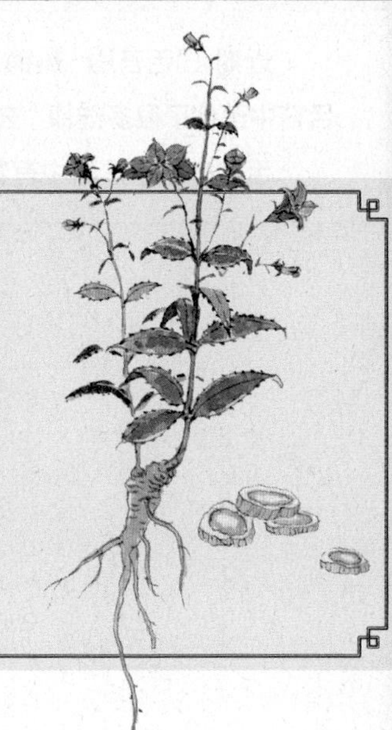

单看名称，有人会误以为桔梗乃“桔子”的梗，实际上，桔梗与橘子没有直接关系。桔梗的主要产地是我国陕西、安徽、河南、湖北等。河南省信阳地区之的桔梗质量较好，个条粗壮、肉质肥厚、味苦而甘，内有“菊花心环纹”，有“小人参”之美称。

药用，可载诸药上浮

桔梗的干燥根可入药，始载于《神农本草经》，味苦、辛，性平，归肺经，可开宣肺气、祛痰止咳、利咽散结、宽胸排脓。桔梗被誉为“舟楫之剂”，能“载诸药上浮”。舟楫，泛指船只。桔梗载药上行，常作为治疗人体上部疾病的引经药。

1 治疗咳嗽痰多、胸闷不畅

本品可祛痰、辛散苦泄、宣开肺气，无论寒热皆可应用。风寒者，可配紫苏、杏仁，如杏苏散；风热者，可配桑叶、菊花、杏仁，如桑菊饮；若治痰滞胸痞，可配枳壳用。

2 治疗咽喉肿痛、失音

本品能宣肺泄邪、利咽开音。凡外邪犯肺，咽痛失声者，常配甘草、牛蒡子等用，如桔梗汤及加味甘桔汤。治咽喉肿痛，热毒盛者，可配射干、马勃、板蓝根等，以清热解毒利咽。

“腌菜”中的中药——桔梗

上海中医药大学附属岳阳中西医结合医院药剂科副主任药师 刘 静

3 治疗肺痈吐脓

本品性散上行，能利肺气以排壅肺之脓痰，可治肺痈咳嗽、胸痛。咯痰腥臭者，可配甘草，如桔梗汤；可再配鱼腥草、冬瓜仁等，以加强清肺排脓之效。

需要注意的是，本品升散，无论是药用或是食用，内服过量均可引起恶心呕吐。阴虚久咳及咯血者禁服，脾胃虚弱者慎服。

食用，可凉拌亦可煮粥烹茶

桔梗作为药食两用之品，可制成美味佳肴。

❶ 凉拌桔梗

【材料】

干桔梗适量，盐，白醋或苹果醋，白芝麻，味精，蒜，辣椒油，辣椒面（少量），葱丝少许。

【做法】

将干桔梗在冷水中泡 3 ~ 8 个小时至完全泡开，清洗，置于容器中；放盐、辣椒油、少量白醋、味精、蒜末后拌匀；撒上葱丝、白芝麻，装盘即成。

【功效】

宣肺祛痰，适用于咳嗽痰多、胸闷不畅者。

❷ 桔梗粥

【材料】

桔梗 10 克，大米 100 克。

【做法】

将桔梗择净，入锅加清水适量，浸泡 5 ~ 10 分钟后，水煎取汁；加大米煮粥，待熟即成。每日 1 剂。

【功效】

化痰止咳，适用于肺热咳嗽、痰黄黏稠或干咳难咯者。

❸ 桔梗冬瓜汤

【材料】

冬瓜 150 克，杏仁 10 克，桔梗 9 克，甘草 6 克，食盐、大蒜、葱、酱油、味精各适量。

【做法】

将冬瓜洗净切块，放入锅中，加入食油、食盐煸炒后，加适量清水，下杏仁、桔梗、甘草一并煎煮至熟，用食盐、大蒜等调料调味即成。每日 1 剂，佐餐服食。

【功效】

利咽止咳，适用于咳嗽痰多者。

❹ 桔梗茶

【材料】

桔梗 10 克，蜂蜜适量。

【做法】

将桔梗择净，放入茶杯中，加入蜂蜜，冲入适量沸水，泡 5 ~ 10 分钟后饮服。每日 1 剂。

【功效】

化痰利咽，适用于慢性咽炎、咽痒不适和干咳者。PM

“姨妈期”小状况，何解

上海中医药大学附属龙华医院妇科副主任医师　倪 爽

“我怎么一来月经，脸上就发痘痘？”

“我来月经不长痘痘，但会拉肚子。”

“我倒是不腹泻，但一来月经就头痛。”

这是很多女性在“姨妈”期间常有的对话。除了“爆痘”、腹泻、头痛外，还有下肢肿胀、乳房胀痛、情绪烦躁等诸多不适，伴随月经而产生，经期结束后便消失。为什么来月经会有这么多的伴随症状？如何解决这些不适呢？

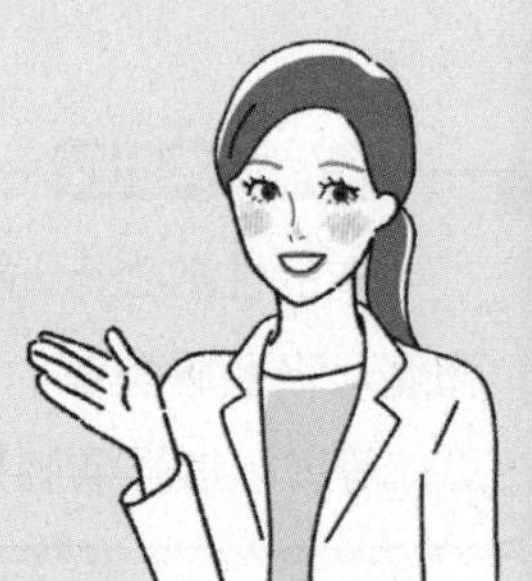

不可不知的经前期综合征

月经周期分为卵泡期、排卵期、黄体期和月经期。在卵泡期，卵泡逐渐发育成熟，体内雌激素水平不断升高；排卵后，雌激素水平出现短暂的下降；随着黄体的形成，雌激素水平再次升高，同时孕激素分泌明显增加；如果没有怀孕，雌、孕激素水平下降，月经来潮。

经前期的种种症状常出现于雌、孕激素水平较高的黄体期，多见于25～45岁的女性，可有痤疮、腹泻、头痛、乳房胀痛、情绪异常等表现，在经前或经期出现，月经来潮后可自然消失。这些症状涉及躯体、精神及行为，影响女性生理期时的日常生活和工作。部分人可能会有疑惑：为什么有的人会有经前期不适症状，有的人却没有任何感觉？研究显示，经前期综合征的发生率为30%～40%，症状严重者占5%～10%。

经前期综合征的发病原因目前尚无定论，可能是多种因素相互影响所致，如卵巢激素分泌与代谢异常、中枢神经对卵巢激素和化学递质的异常反应及心理敏感性过度等。

月经前后诸证，或因脏腑气血失调

中医将经期前后出现的痤疮、头痛、腹泻、水肿等表现称为月经前后诸证，认为这些症状的出现与脏腑功能失调、气血失和、体质差异、情志影响等因素有关。“女子以肝为先天”，肝藏血而主疏泄，可以调节机体的血液运行、调畅情志。肝的功能异常，出现肝血不足、肝气郁结、肝郁化火、肝阳上亢、肝气犯脾等证，导致气血失和，肝、脾、肾等脏腑功能失调，从而发生经期前后的种种不适。

经期痤疮，热邪作祟

痤疮是月经前后诸证中最为常见的一种表现。经前痤疮常好发于两侧面颊、鼻周、口周、额头等皮脂腺分泌旺盛的部位。中医认为“有诸内者必形于外”，出现痤疮是脏腑功能失调的外在表现。

原因

若痤疮好发于前额、鼻唇沟、鼻尖等处，多与肺胃热盛有关；若好发于口周，多与脾经湿热有关；若好发于面颊两侧，多与肝郁化火、肝胆湿热有关。此外，如果有些女性本身体质就偏热，经前肝血下聚胞宫、上焦阴血偏虚，就更容易出现痤疮。

治疗与日常调养

经期痤疮的治疗，可根据症状进行中医辨证。肺胃热盛者，治宜清肺胃热、凉血解毒，可用枇杷清肺饮加减治疗；脾经湿热者，治宜清热利湿健脾，可用茵陈蒿汤加参苓白术散加减治疗；肝郁化火者，治宜清肝泻火，可用丹栀逍遥散加减治疗；肝胆湿热者，治宜清利肝胆湿热，可用龙胆泻肝汤加减治疗。

在饮食方面，应忌辛辣，避免食用热性食物及油炸食物，如羊肉、烧烤食品、红油火锅、麻辣烫、炸串等辛辣刺激之物；避免饮酒；饮食宜以清淡为主，可适量喝些绿茶，或用金银花泡水代茶饮。在生活作息方面，不宜熬夜，以免消耗阴津、加重内火。

经期头痛，肝失疏泄

每值经期或经行前后，出现以头痛为主的病症，称为“经行头痛”。常表现为前额头痛或头两侧痛，后者较为多见。头痛剧烈时，患者常有恶心、失眠、情绪烦躁、注意力不集中等表现，严重时甚至影响工作和生活。

原因

现代医学认为，经前头痛多由于雌、孕激素代谢失调引起脑血管舒缩紊乱所致。中医认为，头痛的发生多与肝血亏虚、肝阳上亢有关。经行前，肝血下聚子宫，上焦阴血偏虚，肝藏血、主疏泄，肝血不足，从而导致肝阳上亢。

治疗与日常调养

头两侧属于少阳胆经循行部位，肝胆互为表里，治疗宜以滋阴养血、平肝潜阳为主要原则，可选用四物汤结合天麻钩藤饮加减治疗。也有一部分经前头痛者受情志因素影响明显，可选用逍遥丸，以疏肝理气、减轻疼痛。

在生活起居方面，患者要注意保持作息规律、心情舒畅平和，以免加重头痛。饮食以清淡为宜，可以多吃些新鲜水果及蔬菜，避免食用巧克力、咖啡，避免饮酒；平时可用枸杞、菊花，或用川芎、佛手泡茶饮用，以达疏肝理气之效。

经前腹泻，肝脾不和

每值行经前后或经期，出现大便溏薄，甚则水泻，且经净自止者，称为“经行泄泻”。

原因

现代医学认为，经期腹泻多由于体内激素水平变化导致胃肠道功能紊乱所致。中医认为，经前或经期腹泻多与肝、脾功能失调相关，多见于素体阳虚、脾胃虚弱的女性。脾主运化，脾气虚弱，运化功能失调，从而导致腹泻。此外，肝郁气滞、肝气犯脾，也会导致腹泻，常见于精神易紧张或者情绪波动较大的女性。

治疗与日常调养

对脾胃虚弱的患者，治宜健脾止泻，可服用参苓白术散加减治疗；肝气犯脾导致的腹泻，治宜疏肝健脾，可用痛泻要方加减治疗。

患者日常饮食宜以清淡、易消化的食物为主，可适量食用温补的食物，如用莲子肉（去莲子芯）、芡实、白扁豆等煮粥食用，有助于调养脾胃；避免摄入寒凉之品，如冰激凌、冰饮料等；减少咖啡、油炸食品及辛辣刺激食物的摄入。

在生活起居方面，在经期需注意腹部保暖、避免着凉。同时需要保持心情舒畅，避免紧张、焦虑。在天气适宜时，平时有怕冷症状的女性可在中午多晒晒太阳，有助于提升机体的阳气。PM

这些因素，影响甲状腺素疗效

山东省济南医院内分泌科主任医师　王建华

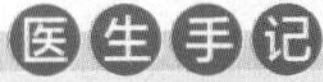

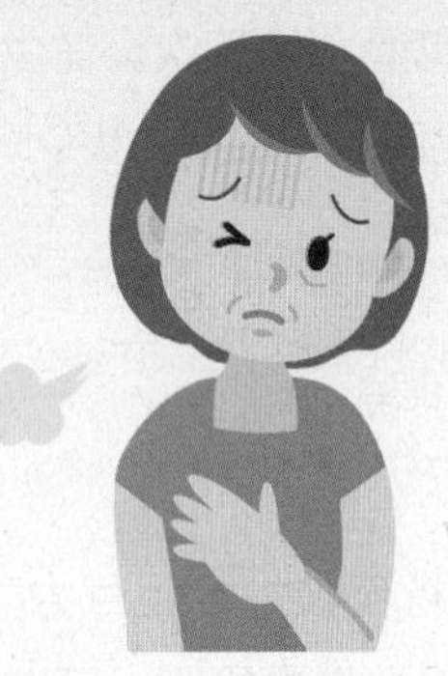

去年夏天，张女士因乏力、嗜睡、体重增加，查出桥本甲状腺炎及甲状腺功能减退，按医嘱每天服用75微克左甲状腺素钠片，一个月后自觉症状消失，复查甲状腺功能恢复正常。此后，她一直按这个剂量服药，自我感觉良好。进入寒冬腊月后，张女士感觉症状有些反复，老是疲乏无力，干什么都提不起精神，还格外怕冷，复查显示甲状腺功能减退。我告诉她，这种情况主要与季节更替有关，冬季气候寒冷，人体需要产生更多的热量御寒，用药量通常比夏天要大一些。我让张女士把药量增加到每天100微克，半个月后，她自觉症状消失，甲状腺功能恢复正常。

甲状腺功能减退症（简称“甲减”）是临床最常见的甲状腺疾病之一，患者往往需要长期补充甲状腺激素。左甲状腺素钠片是一种合成的甲状腺激素，与人体自身合成的甲状腺激素结构几乎完全一致，是甲减患者最常用的治疗药物。其用量大小不仅与甲减的病情严重程度有关，还受许多因素的影响。

❶ 季节因素

甲状腺激素可以加速机体新陈代谢及产热。夏季天热，环境温度高，机体对甲状腺激素的需求相对较少；冬季气候寒冷，机体对甲状腺激素的需求量增加，以促进机体产热，抵御寒冷。

❷ 年龄因素

随着年龄增长，老年人的肝、肾对甲状腺激素的清除能力下降，机体对甲状腺激素的需求量相应减少。

❸ 体重

甲状腺激素的需求量与体重呈正相关。体重增加导致左甲状腺素钠的用量增加，体重下降则左甲状腺素钠的用量相应减少。

❹ 妊娠

女性怀孕后，对甲状腺激素的需求量增加，一般比孕前增加20%～50%。分娩后，需求量又恢复到孕前水平。

❺ 合并症

慢性胃炎、结肠炎、慢性腹泻等消化道疾病可导致药物吸收障碍，致使甲减患者对左甲状腺素钠的需求量增加。

❻ 药物因素

左甲状腺素钠与很多其他药物存在相互作用。氢氧化铝、碳酸钙、消胆胺（考来烯胺）、硫糖铝、硫酸亚铁等均可影响小肠对左甲状腺素钠的吸收；苯巴比妥、苯妥英钠、卡马西平、利福平、异烟肼、洛伐他汀、胺碘酮、舍曲林、氯喹等药物可以加速左甲状腺素钠的清除。因此，左甲状腺素钠与上述药物的服用间隔应在4小时以上，否则会明显降低疗效。

❼ 用法

左甲状腺素钠的正确服用方法是早餐前0.5～1小时空腹服用（如果用量较大不能耐受，可改为早餐前及晚上睡前两次服用）。研究表明，空腹服用，药物吸收率是80%左右，而和食物同时服用吸收率只有60%左右。因此，用法不对也会使药效打折。

由此可见，甲状腺激素的用量并非一成不变，甲减患者需要定期复查甲状腺功能，在医生指导下根据具体情况调整用量。PM

痛风急性发作，别降尿酸

上海交通大学医学院附属第六人民医院肾病科主任医师　简桂花

生活实例

李先生30多岁，平时工作压力大，应酬多，饮食无节制。几年前，他因关节痛去医院就诊，经检查发现患有“高尿酸血症、痛风性关节炎”。李先生并未十分重视，加上工作忙，所以没有规范治疗。前不久，他吃了一顿海鲜大餐，结果痛风急性发作，关节红、肿、热、痛，难以忍受。情急之下，他自行服用了降尿酸药物，希望能快速缓解症状。然而，他的病情并没有好转，反而加重，不得不去医院就诊。

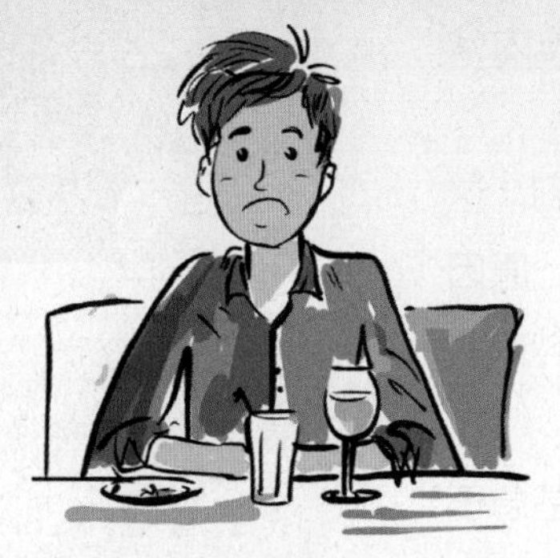

痛风是一种尿酸代谢紊乱导致的关节炎症性疾病。当血液中尿酸水平过高时，尿酸盐可能在关节或软组织中形成晶体，引发身体一系列反应，导致关节红、肿、热、痛等症状。痛风发病机制涉及遗传、饮食习惯、肾脏排泄功能减退等多种因素。随着饮食习惯改变和生活节奏加快，痛风的发病率逐年攀升。

痛风治疗药物有两类

痛风的治疗措施包括药物治疗和生活方式调整。药物治疗主要分为两类：一类是用于控制急性发作的药物，如非甾体抗炎药、糖皮质激素等；另一类是降尿酸药物，如别嘌醇、苯溴马隆、非布司他等，用于长期控制血尿酸水平，预防痛风发作。

急性发作时，用降尿酸药可能加重病情

在痛风急性发作时，首要目标是控制炎症和缓解疼痛。此时，使用降尿酸药物是不恰当的，因为它们会导致血尿酸水平急剧下降，促使更多的尿酸盐结晶沉积于关节中。正确的治疗方法是使用抗炎药物，如非甾体抗炎药、糖皮质激素、秋水仙碱等，以迅速减轻炎症和疼痛。使用这些药物时，应注意不要超过推荐剂量，以避免胃肠道不良反应和其他潜在的副作用。

三项措施，减少急性发作

痛风治疗需要长期坚持和科学管理。生活方式调整和规范的药物治疗，可以有效减少痛风急性发作，提高患者生活质量。

首先，调整饮食习惯至关重要。痛风患者应限制摄入高嘌呤食物，如红肉、海鲜、酒等。同时，应足量饮水，如果没有心脏疾病，每天饮水量宜为2000～2500毫升，以帮助稀释尿液中的尿酸，增加尿酸排泄，减少尿酸结晶。

其次，保持适当体重也很重要，因为肥胖会增加尿酸生成，减少尿酸排泄。规律锻炼有助于控制体重，但应避免剧烈运动，以免引起尿酸水平波动。

最后，痛风患者应在医生指导下使用降尿酸药物，将血尿酸水平控制在正常范围内。治疗过程中，定期监测血尿酸水平是必不可少的。PM

特别提醒：这些期刊和网站均为假冒，切勿上当受骗

近期，一位读者在本刊微信公众号留言，想购买20本《大众医学》2024年第1期杂志。后来，这位作者又打电话到编辑部询问：他有论文刊登在这本《大众医学》杂志上，想多买几本，但为何他在网上看到的《大众医学》杂志和他手上的《大众医学》杂志不一样？

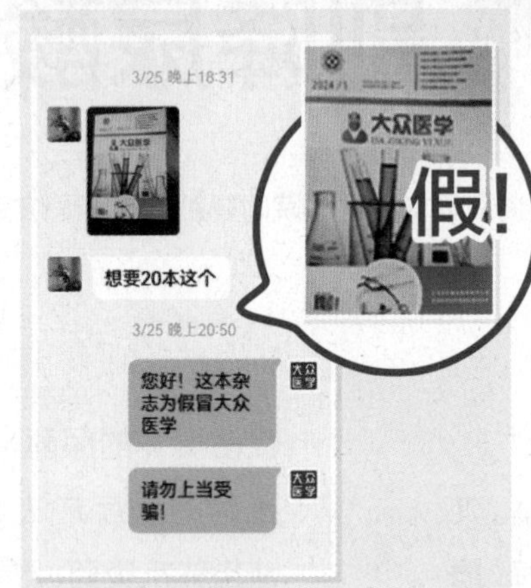

熟悉《大众医学》的读者朋友们肯定会想到，这位读者手上的杂志是假冒的《大众医学》杂志。原因很简单：封面不一样，且《大众医学》只刊登科普文章，不刊登学术论文。

然而，不熟悉《大众医学》的作者，尤其是急于发表论文的作者，就容易上当受骗。因为此类假冒期刊盗用了本刊的刊名、刊号、主管和主办单位，如果作者在国家新闻出版署网站上输入这些信息进行查询，确实能查到《大众医学》是正常出版的！但他们并不知道，能查询到这些信息，并不代表他们手上的这本杂志是真的。

在此提醒广大医务工作者，切莫轻信网上各类代发论文的广告、各种自称是杂志编辑的中介。

《大众医学》不刊登论文，不接受代理、中介投稿。作者投稿请参阅本刊投稿须知。本刊编辑部咨询电话：021-53203131。

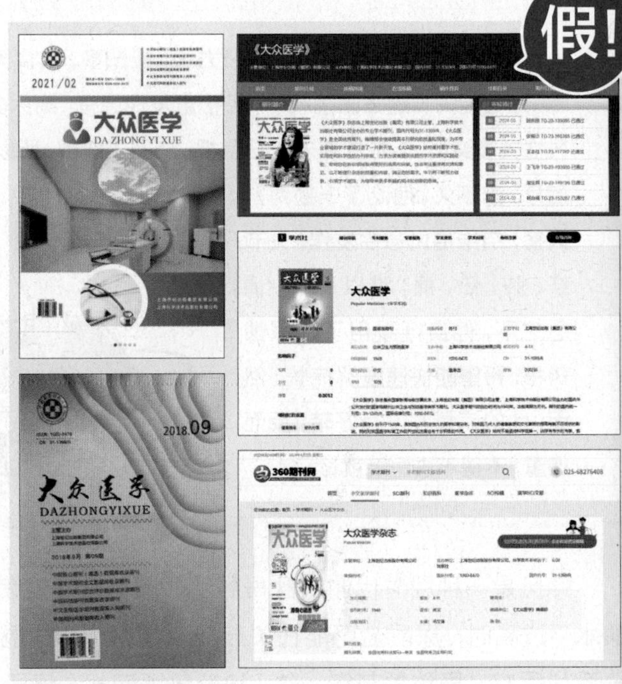

假冒杂志　　假冒网站

敬告读者

每一个月，《大众医学》都会带给您权威、实用、最新的保健知识。出版前，每篇文章都经过严格审查和内容核实。我们刊出这些文章，并不是要取代看病就医，而是希望帮助大家开阔眼界，让自己更健康。由于个体差异，文章所介绍的医疗、保健手段并不适合每一位读者，尤其是在诊断或治疗疾病时。任何想法和尝试，您都应该和医生讨论，权衡利弊。

敬告作者

1. 稿件从发表之日起，其专有出版权、汇编权、网络传播权、翻译权和表演权即授予本刊，同时许可本刊转授第三方使用。本刊支付的稿费包含汇编图书稿费和信息网络传播的使用费。

2. 根据需要，本刊刊登的稿件（文、图、照片等）将在本刊或主办本刊的上海科学技术出版社的网站、微信公众号等平台上传播宣传。

3. 本刊作者保证来稿中没有侵犯他人著作权或其他权利的内容，并将对此承担责任。本刊为科普期刊，不刊登论文。

4. 对上述合作条件若有异议，请在来稿时声明，否则将视作同意。

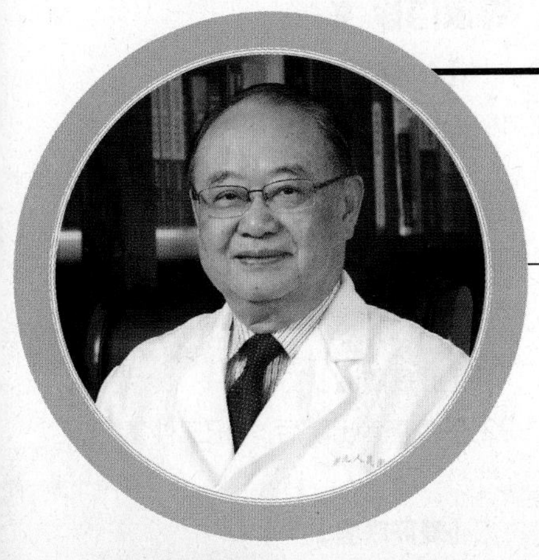

医工结合，借“力”治病

戴尅戎

中国工程院院士，法国国家医学科学院外籍通信院士，中国医学科学院学部委员，上海交通大学医学院附属第九人民医院终身教授、骨科学科带头人，上海市创伤骨科与骨关节疾病临床医学中心首席科学家、数字医学临床转化教育部工程研究中心主任，上海交通大学医学3D打印创新研究中心主任、转化医学研究院干细胞与再生医学转化基地主任，上海市医学3D打印技术临床转化工程研究中心首席科学家，《大众医学》顾问委员会委员。

生命在于运动，而运动离不开骨关节系统，人体骨骼、关节、肌肉的生物力学特性在骨科疾病的诊治中不容忽视。骨科生物力学具有跨学科性，涉及生物学、医学、物理学、工程学等多个领域。医生与工程师合作是实现骨科假体个性化定制及医疗创新的一大助力。

世界上没有两片一模一样的叶子，也没有两个病情完全相同的病人。面对不同病人和既定假体型号，医生只能修整假体或“削足适履”，导致有些病人的骨关节功能和健康受到一定影响。比如，常规的接骨板和人工关节各有 7 ~ 10 个类型，而每年有几十万甚至更多病人需要置换人工关节，这些类型远远不能满足各种不同的需求，身材特别高或特别矮、损伤范围特别大或特别小的病人，只能将就着用。遇到骨肿瘤病人时，如果手术切除范围过小，会影响其根治效果；如果切除范围大，则找不到合适的假体。这些病人更加需要个性化的关心和照顾，需要量身定制假体。

1980 年，我们专门为一位需要做距骨肿瘤切除术的病人定制了一块人工距骨，包括与其相连的关节，结构比较复杂。后来，又陆续开展了膝关节、髋关节，甚至半个骨盆定制型假体的个性化治疗。很多病人不是骨肿瘤不能切除，而是切除以后无法有效重建功能良好的骨关节，不得不截肢。数字医学是发展个性化医疗的重要手段，有了 3D 打印技术后，定制式医疗器械不再是难题，病人接受个体化假体植入术后有望恢复正常功能，重建日常生活和工作能力。

3D 打印是一种技术，怎样利用它为满足病人的各种不同需求创造条件呢？就要从医疗上千差万别的不同需求出发，这就是个性化医疗。3D 打印骨科假体是“医工结合”的产物。如果医生不懂 3D 打印技术，就没有“快速原型”；如果工程师只懂 3D 打印，就不知道怎么在医疗上发挥作用。医工结合给医疗开辟了更加宽广的发展道路，通过 3D 打印做出定制型假体是开启医工结合之路的一个良好开端。

医工结合还可以提高创新能力，促进科研成果临床转化。早在 1981 年，我们在工程师的启发下，利用形状记忆合金制作的形状记忆加压骑缝钉，为一位髌骨骨折的病人进行手术固定，解决了经关节骨折治疗的一大难题。我们建立了骨科生物力学实验室，坚持聘用工程师与医生一起工作。我们在与工程学、生物学、材料学研究者的交叉合作过程中，创建了自动化的步态分析系统、平衡功能测试系统、上肢功能测试系统，研发了可供骨长入的骨粒骨水泥、第一代多孔表面人工关节等，解决了骨科临床诊疗中存在的一些关键技术难题，救治了大量疑难危重病人，帮助他们重建功能。

随着科技与医学的不断发展、跨学科融合的不断深入，医工结合会为更多病人提供抗击病魔的强大力量。PM

创刊于1948年

Contents 目次 2024年6月

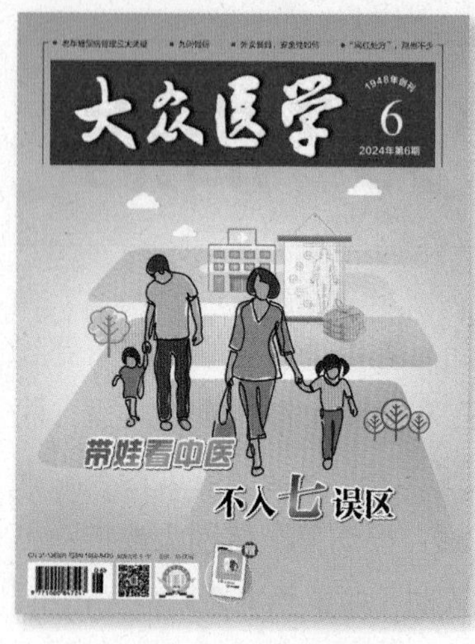

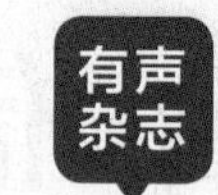

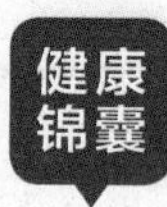

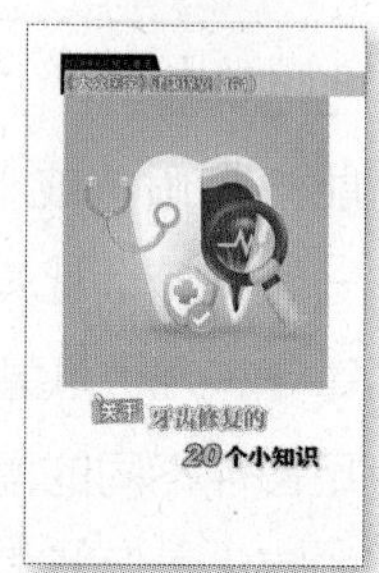

大众医学
官方微信公众号

大众医学
官方视频号

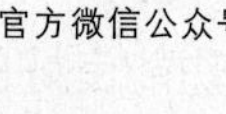

带娃看中医，不入七误区

近年来，越来越多的家长选择在孩子生病时带孩子看中医。然而，在中医药治疗和保健方面，一些家长存在不少误区，不仅可能影响孩子的治疗效果，还可能会对孩子的健康造成潜在危害。因此，本刊邀请相关领域专家，解析服药、推拿、敷贴、调养、进补等方面的误区，希望能帮助家长更好地理解和配合中医治疗，助力孩子健康成长。

本期封面、内文部分图片由图虫创意提供

首届国家期刊奖　第三届中国出版政府奖期刊奖提名奖　新中国60年有影响力的期刊
华东地区优秀期刊　中国百强报刊　上海市健康科普品牌　中国优秀科普期刊

大众医学®（月刊）

2024年第6期 Dazhong Yixue

主 管 上海世纪出版（集团）有限公司
主 办 上海科学技术出版社有限公司

编辑、出版 《大众医学》编辑部
编 辑 部 （021）53203131
网 址 www.popumed.com
电子邮箱 popularmedicine@sstp.cn

邮 购 部 （021）53203260

营销部
副 总 监 夏叶玲
客户经理 潘 峥 马 骏
订阅咨询 （021）53203103 13816800360
广告总代理 上海高精广告有限公司
电 话 （021）53203105

编辑部、邮购部、营销部地址
上海市闵行区号景路159弄A座9F-10F
邮政编码 201101

发行范围 公开发行
国内发行 上海市报刊发行局
国内邮发代号 4-11
国内统一连续出版物号 CN 31-1369/R
国际标准连续出版物号 ISSN 1000-8470
国内订购 全国各地邮局
国外发行 中国国际图书贸易总公司（北京邮政399信箱）
国外发行代号 M158

印 刷 上海中华印刷有限公司
出版日期 6月1日
定 价 15.00元

80页（附赠32开小册子16页）

杂志如有印订质量问题，请寄给编辑部调换

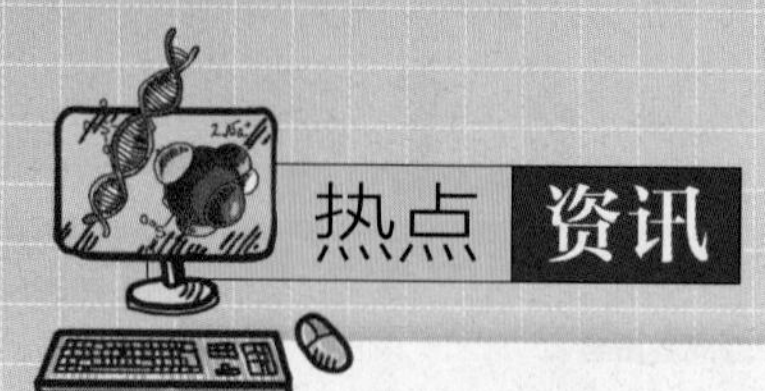

癌症负担数据发布，肺癌重返全球第一

近期，世界卫生组织国际癌症研究机构（IARC）发布最新评估数据：2022 年，全球癌症新发病例 1996 万例，全球癌症死亡病例 974 万例；肺癌新发 248 万例，占全球癌症新增病例总数的 12.4%，重新成为全球第一大癌症，其次是乳腺癌（11.6%）、结直肠癌（9.6%）、前列腺癌（7.3%）和胃癌（4.9%）；肺癌也是导致癌症死亡的主要原因，约 180 万人死于肺癌，占 2022 年全球癌症死亡总数的 18.7%，其次是结直肠癌（9.3%）、肝癌（7.8%）、乳腺癌（6.9%）和胃癌（6.8%）。

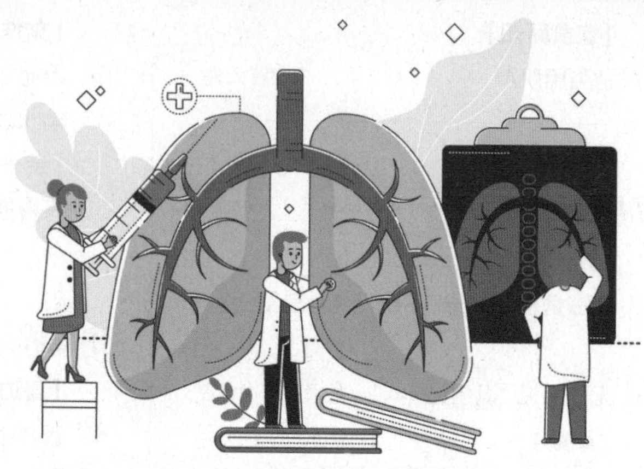

在中国，2022 年癌症新发病例约 480 万例（占全球总数的 24%），癌症死亡病例约 260 万例（占全球总数的 26.7%）；其中，新发病例数位列前五的癌症分别是肺癌、结直肠癌、甲状腺癌、肝癌和乳腺癌，合计占癌症新增病例总数的 57.5%。癌症死亡病例位列前五的癌症分别是肺癌、肝癌、胃癌、结直肠癌、食道癌，合计占癌症死亡病例总数的 67.5%。

间歇运动，降低久坐危害

久坐是常见的不良生活习惯，越来越多的证据表明，久坐行为与患心血管疾病和较高的死亡率有关。有研究显示，与每天坐位时间少于 4 小时的人相比，坐位超过 6 小时者的全因死亡率、心血管疾病发生风险增加 12% ~ 13%，超过 8 小时者的全因死亡率和心血管疾病发生风险增加 20%。近期，来自澳大利亚悉尼大学、英国牛津大学的研究人员发现，每天仅持续 5 ~ 10 分钟的中等强度至高强度间歇性运动，可明显降低主要心血管事件发生风险和全因死亡风险，全因死亡风险降低 52%，主要心血管事件发生风险降低 41%。

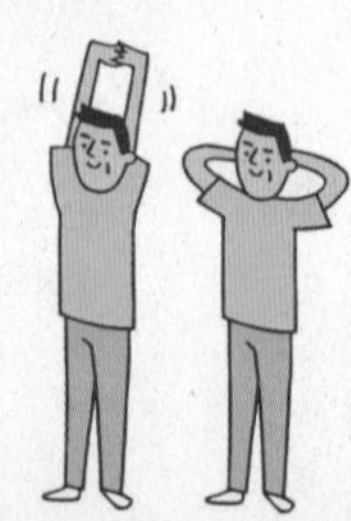

上海长海医院增设疑难肿瘤多学科联合门诊

疑难肿瘤的诊治是国内外肿瘤诊疗的难点和热点。在众多肿瘤患者中，部分患者以肿瘤转移灶为首发表现，但原发灶却难寻；部分患者同时或先后发生多个不同部位或不同病理类型的肿瘤（即多原发肿瘤）；有些患者的肿瘤类型少见、罕见，在国际上缺乏诊疗规范或经验；还有部分患者经过规范治疗后效果仍不理想，存在严重合并症（如肝、肾功能不全等）或处于肿瘤的特殊情况（如骨髓转移），治疗风险大。诸如此类，都属于疑难肿瘤范畴。

近期，海军军医大学附属长海医院于每周二上午开设疑难肿瘤多学科（肿瘤科、中医科、病理科、影像科等）联合门诊（MDT），集合多位不同学科专家，结合前期丰富研究数据和临床经验，将靶向治疗、免疫治疗、细胞治疗、微创介入治疗、放射治疗、中西医结合治疗、高质量临床研究等前沿手段用于疑难肿瘤患者的诊治，以期为患者精准诊断，制订个体化治疗方案，减少患者多次挂号、多次就医带来的不便，获得更高质量的专项医疗服务。

喝酒脸红，衰老更快

受基因原因影响，约 36% 的东亚人饮酒后会出现乙醛代谢障碍，代谢过程中的有毒副产品在体内无法有效分解，表现为脸部潮红。近期，日本名古屋大学的研究人员指出，“喝酒上脸”的人可能衰老更快。乙醛代谢障碍导致乙醛聚集，引起氧化应激和炎症反应，可影响细胞增殖和正常功能，加速衰老。

肢体接触，有益身心健康

人们在向同伴表示友好时，常常采取拥抱、摸头、拍肩等肢体接触方式表达。近期，荷兰科学家研究发现，这些看似简单的动作有不可忽视的健康益处，能显著改善心理健康，缓解焦虑和抑郁，减轻疲劳感和疼痛感；同时对生理健康也有正面效果，可适度降低舒张压和收缩压，降低应激激素皮质醇的水平。

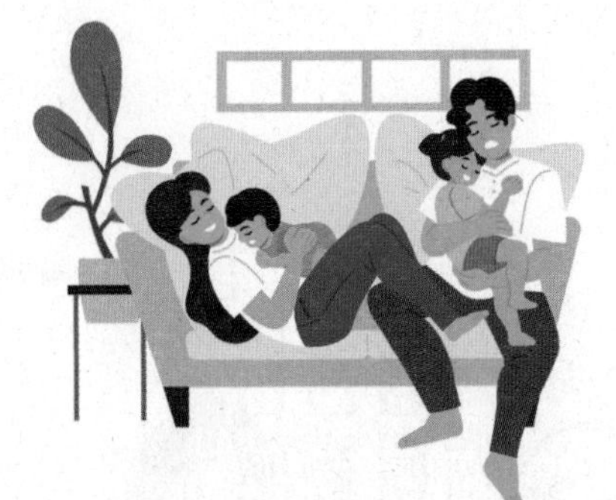

在触摸部位方面，相比于触摸手臂，触摸头部（例如面部、头皮）的健康益处更显著。在年龄阶段方面，触摸干预可减轻所有年龄段受试者的疼痛、抑郁和焦虑。触摸对新生儿的健康益处尤为明显，可调控新生儿的皮质醇水平、促进肝酶活动、改善呼吸功能、维护体温平衡及增加体重等，有益于宝宝更全面、健康地成长；父母的触摸对新生儿而言，益处明显大于陌生人。适时、合适的触摸是增进健康、传递关爱的重要方式。

通宵一晚，脑龄增加 1 ~ 2 岁

随着生活节奏的加快，睡不醒、碎片化睡眠、早醒等睡眠问题困扰许多人。已有诸多研究证明，每晚睡眠时间少于 6 小时会影响身心健康。近期，德国研究人员发现，人类衰老与睡眠持续时间减少、睡眠中断增加之间存在关联。急性总睡眠被剥夺（通宵）会导致健康、年轻成年人的大脑年龄显著增加；仅一晚通宵就可以使大脑年龄增加 1.07 ~ 2.13 年；幸好，这种“老化”对年轻大脑而言只是短暂的，一夜 10 小时的睡眠就能使大脑年龄恢复。

“公园 20 分钟”可缓解压力

近期，“公园 20 分钟效应”的概念火热，意为即便不做运动，只是在公园待上 20 分钟，人的精神状态也能获得显著改善。看似简单的公园短暂停留，能让现代人在忙碌之余快速“充电”，这一理论并非空穴来风。有研究显示，游客在公园停留短短 20 分钟后，不仅主观幸福感显著提升，生理水平也发生了显著变化，76.7% 的参与者表示公园之旅提升了他们的主观幸福感；78.3% 的参与者在游园后皮质醇（压力激素）水平明显下降，压力得到有效缓解。PM

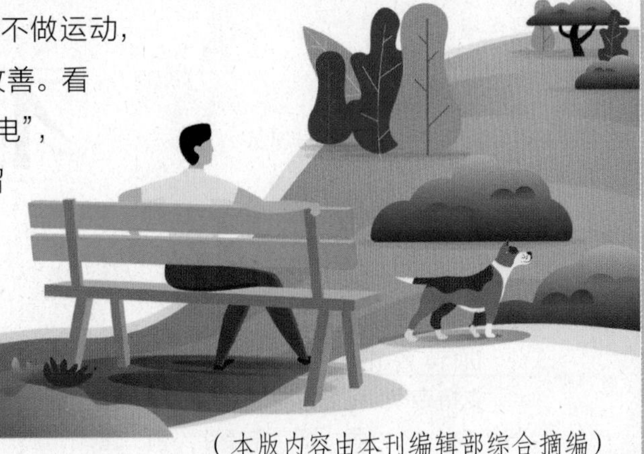

（本版内容由本刊编辑部综合摘编）

近年来，随着人们健康意识的提高和中医药文化的普及，越来越多的家长选择在孩子生病时带孩子看中医。然而，在中医药治疗和保健方面，一些家长存在不少误区，不仅可能影响孩子的治疗效果，还可能会对孩子的健康造成潜在危害。因此，本刊邀请相关领域专家，解析服药、推拿、敷贴、调养、进补等方面的误区，希望能帮助家长更好地理解和配合中医治疗，助力孩子健康成长。

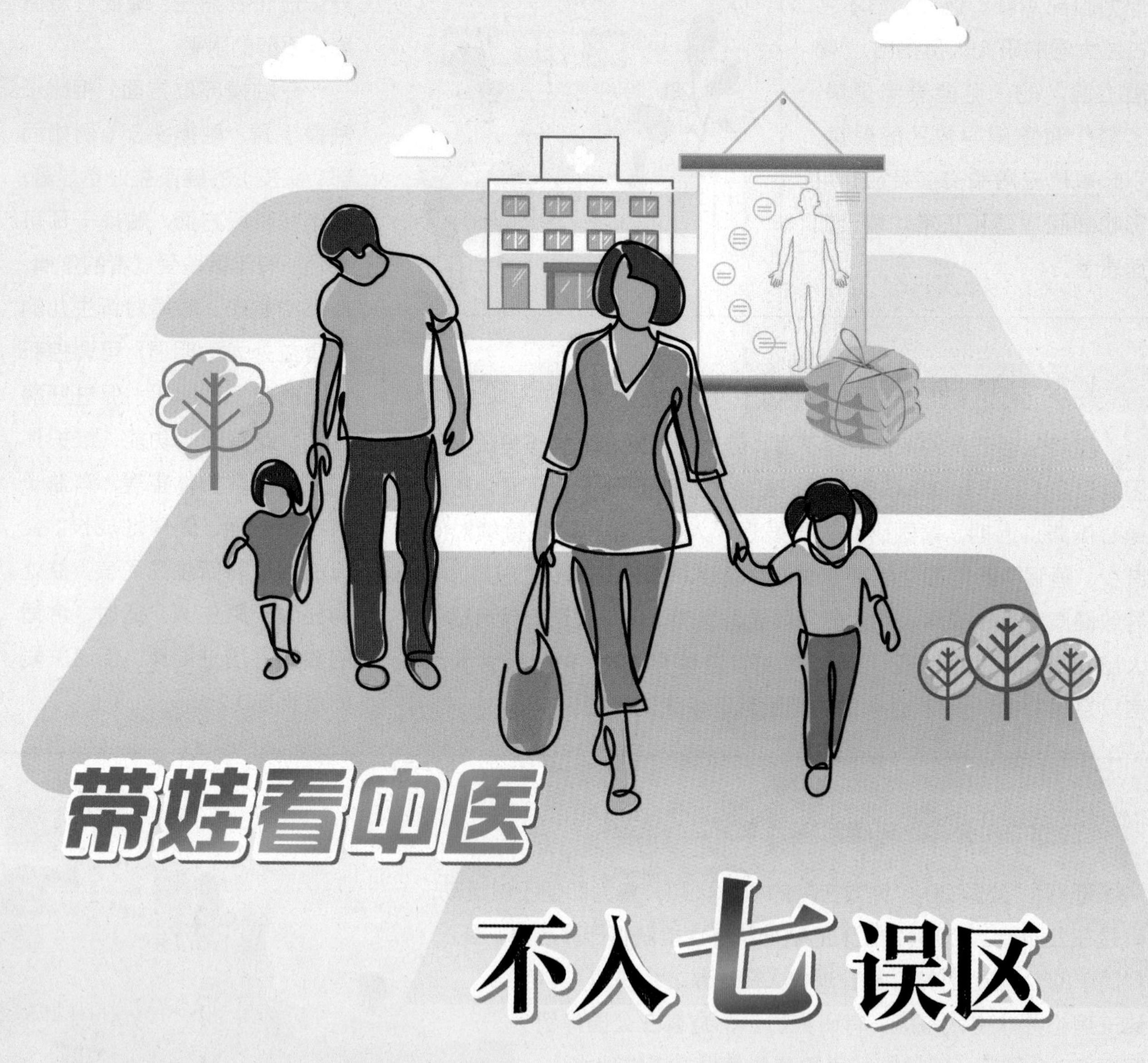

带娃看中医 不入七误区

策划 本刊编辑部
执行 曹阳
支持专家 程亚伟 沈健 周正 孙武权 薛征 朱凌宇 俞建

中药应用于儿童防病、治病，具有副作用小、安全有效的特点，颇受家长们青睐。但是，小宝宝们对父母的良苦用心常常并不领情，不是哇哇大哭就是把药吐了。有些中药实在味苦，连成年人也难以招架。为了让孩子乖乖喝下中药，一些家长往往会在中药中“加料”帮助调味；如果孩子实在不配合，不少家长还会选择捏着孩子的鼻子强灌下去。这些做法是否有风险？中药中“加料”是否有讲究？

误区一：中药难吃不配合，随意加糖来调味

海南省中医院治未病中心　徐婷婷　程亚伟（主任医师）

中药难入口，能否多加糖

为了让孩子乖乖喝药，一些家长往往会在中药里加糖。然而，糖有可能会影响药效的发挥。举例来讲，如果孩子感冒、发热，首先要分清是由风热引起还是风寒所致。风热致病，可在药物中适当加入性寒的白糖，有助于解表散热；风寒致病，可在药物中加适量红糖。

但需要注意的是，无论是哪种糖，多食都会助热生湿，添加要适量，以免孩子病愈后又有其他问题出现。如果患儿已有小便黄、面赤、身热、便秘等症状，且舌苔厚腻，则不宜加糖。

开药时，家长可询问医生是否可在药中配伍甘草、大枣、甜味菊等调和品，进行矫味，以减轻中药的苦味。

吃药不配合，能否捏鼻喂

一些孩子服中药时过于抗拒，部分家长无奈之下，会捏住孩子的鼻子强行灌药。这种方法容易引起呛咳，可能会使鼻腔分泌物进入中耳，引发中耳炎，严重的可引发肺部感染。这种“被强迫”喂药的经历还会加深孩子的恐惧心理，让孩子越来越排斥吃药。

3 岁以上的宝宝一般能听懂一些道理，会有自己的想法，家长可耐心与其沟通、加以鼓励，做好孩子的思想工作。对 3 岁以下的宝宝，可采用被动喂药法，将其抱成半卧位，头部抬高，颈部垫上小毛巾，固定手足，取塑料软管吸满中药，置于其口腔颊黏膜和臼齿间，慢慢挤滴。由于体位

专家简介

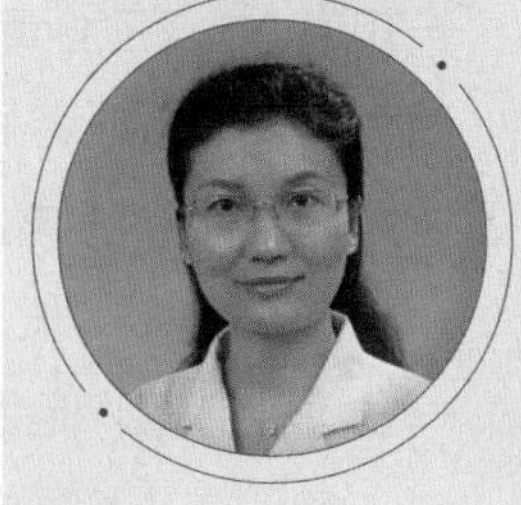

程亚伟　海南省中医院治未病中心主任、主任医师，上海中医药大学、广州中医药大学硕士生导师，国家中医药管理局“青年岐黄学者”，海南省“最美科技工作者”“南海名家”，中国医师协会中医师分会常委，中华中医药学会健康管理分会常委、治未病分会常委、亚健康分会常委，中华中医药学会第一批科学传播专家。

的原因，此时药液可慢慢从舌下入口。若宝宝仍不肯咽下，可用拇指和食指捏其两颊，令之吞咽，切不可捏鼻灌药。

注意这几点，帮孩子乖乖喝药

1 **合理把握服药温度**

当汤药温度与舌的温度相近时，人对味道的感知最灵敏，此时喝汤药味道最苦。儿童服用中药，以温服为好。汤药温度一般以20～30℃为佳，既可防止烫嘴，又可减轻苦味。

2 **注意含咽中药的部位**

可用汤匙直接将汤药送至孩子舌根处，让孩子顺势咽下，动作尽量干净利落，使苦味“转瞬即逝”。也可以用粗吸管服食药物，使药液直达舌根部，随后下咽，减少舌头与药液的接触。

3 **服药后适当饮温开水及漱口**

喝药后立即用温开水漱口，再饮少量温开水，这样既有利于胃肠道对药液的吸收，又可在一定程度上缓解药液的苦味。

4 **注意服药剂量及浓度**

给孩子煎药时尽量浓煎。但“浓煎”不等于“久煎”，煎制时间太长会降低药效。比如具有解表功效的中药，药味芳香易挥发，如果长时间煎制会降低其疗效。如果煎出的药量较多，可再次煮沸，进行浓缩。

看到孩子生病，有些家长心急如焚，想让孩子病好得快些，于是“双管齐下”，中药西药一起上。这种做法是否合适？中西药能否混着吃？还有一些家长觉得中药可以起到预防保健的功效，且没有副作用，可以给孩子日常服用。孩子没生病时吃中药，能否未病先防？

“联合用药”，是否疗效更佳

许多家长在孩子生病时，既带孩子看中医，又自行给孩子服用抗生素等西药，认为这样可以“中西合璧”，提高疗效。然而，这种做法的效果往往适得其反。

《医药源流改》云:“服之不得其法，则非特无功，而反有害。”中药和西药的药理作用和成分不同，混用可能产生药物相互作用，降低药效，甚至增加不良反应的发生风险。中医强调整体观念和辨证论治，家长应遵医嘱，尽量避免自行给孩子加服其他药物。

一般而言，中药和西药应该尽量分开服用，最好间隔1个小时以上。如遇到某些中、西药成分相似或叠加的，在治疗过程中要避免同时服用，以免引起药物过量。如含有麻黄碱的中药与支气管扩张剂，具有息风止痉作用的中药与抗癫痫药物等，都不能同时服用。

日常服中药，能否未病先防

有些家长认为“未病先防”是中医养生的精髓，因此常常在没有明显病症的情况下给孩子服用一些“补药”，以期强身健体。最常见的有三种类型。一是家长发现孩子有“反复感冒、咳嗽、爱出汗、偏瘦”的特点，笼统地认为这是因为孩子身体太虚了，于是自行给孩子服用偏方或含有滋补药物的中成药。二是一些家长知道“是药三分毒”、不能盲目吃药，但是会给孩子吃甲鱼、海参、燕窝等补品，或者长期服用太子参、黄芪、枸杞等单味中药饮片，认为剂量小、药味少就会安全一些。三是“完美赛道”型家长担心孩子个子矮、长不高、学习跟不上，希望医生能在中药里多加一些可补肝肾、促生长的“长高药”或益智开窍的“聪明药”。

然而，以上做法并不科学。中药宝库里确有很多神奇的中药，

误区二：

日常服药能保健，中西合璧效更佳

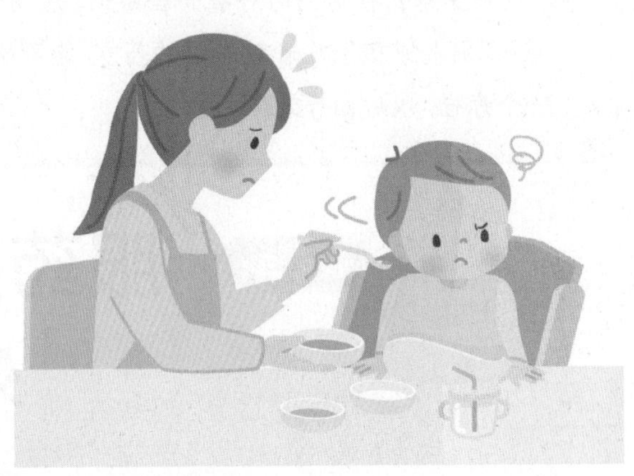

上海中医药大学附属岳阳中西医结合医院儿科主任医师 沈 健

但都应在医生遣方配伍后合理使用，方能发挥最佳疗效。中医强调“虚则补之，实则泻之”，即根据孩子的体质和病情来选择合适的调理方法。小儿具有“肺常不足、脾常不足、肾常不足、心肝有余”的生理特点，要想改善体虚易感，宜补治结合、协调脏腑阴阳，既要固本清源，又要用药平和，避免滋腻碍胃。因此，儿童适合“清补”，不宜大补、特补。盲目进行滋补或长期服用单味饮片，不仅不能达到预防疾病的目的，还可能打乱机体平衡，导致新的健康问题，例如性早熟等。

小儿脏腑稚嫩，形气未充，生理功能未被完全激发，具有易感病、传变快的病理特点，用药尤其要果敢迅速，久服亦会伤气。中药虽然来源于天然植物或动物，但长期使用也会有健康隐患。例如：长期口服中药，或连续服用含有虫类、金属类中药半年以上者，如哮喘患儿，应定期复查肝、肾功能；特殊体质或患特殊疾病的，如蚕豆病患儿，忌用薄荷、樟脑、川连、牛黄、蜡梅花等中药；因心功能不全而限制液体摄入量的患儿，口服中药的量也应有所减少。

正确用药，方法有讲究

中药的剂量和用法得当是保障治疗效果的关键。然而，一些家长在给孩子服用中药时，往往不太在意医生的嘱咐，或者觉得“自己心里有数”，随意增减剂量或改变用药时间。这样做不仅可能影响治疗效果，还可能引发不良反应。儿童服用中药应注意以下事项：

● **服药频率** 治疗新病、急病，可分多次服药；治疗慢性病，一般一日服药2次。

● **服药时间** 一般药物的服用时间以饭后2～3小时为宜，不宜与进餐时间相隔太近，以免影响食欲或引发呕吐。急病则不拘于此。通便类药物宜空腹服用；止泻药物应根据病情服用，泄止即停；消导积滞药宜饭后服；安神助眠类中药宜睡前服；驱虫药宜空腹服；丸剂和膏剂应清晨空腹或晚上服。

● **服药温度** 若小儿发热口渴、汗出淋漓，中药宜常温服用，并多进温水；若外受寒凉引发感冒，中药宜热服，以助发散。

此外，需要注意的是，孩子在服用滋补类等中药时，如果出现感冒、发热、腹泻、呕吐或哮喘急性发作等，应暂停服用中药，及时请医生诊治突发疾病，待病情好转后，再遵医嘱服用。

专家简介

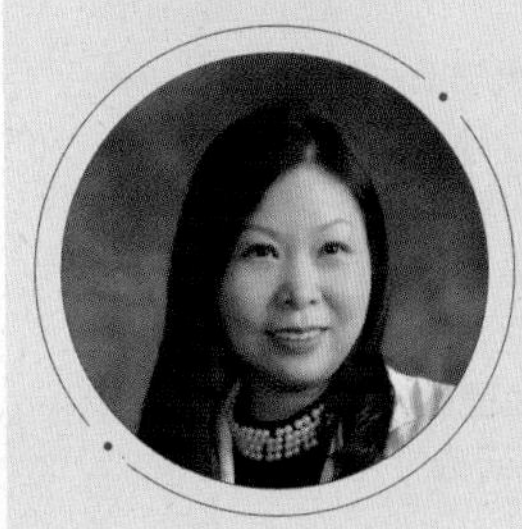

沈 健 上海中医药大学附属岳阳中西医结合医院儿科主任、主任医师，世界中医药学会联合会儿童发育与行为科学专委会副会长，中国民族医药学会方药量效研究分会副会长，中国科普作家协会应急安全与减灾科普专委会副主委，中国中西医结合学会儿科专委会青委，国家中医药管理局创新骨干人才。

不少家长在煎药时存在一些疑问：煎药是浓一点好，还是淡一点好？不小心把药煎多了，孩子能不能少喝点？别人家孩子吃着效果好的药方，能不能给自家孩子也试试？这个疗程的药喝完了，能不能自行再“续”一个疗程，以巩固疗效？

误区三：服药剂量不把控，处方共享又“续杯”

河南中医药大学第一附属医院儿科　周 正（主任医师）　金渲淬　孙一凡

小儿喝中药，药量如何把控

小儿中药的煎煮有其特殊要求，以砂锅、搪瓷缸、不锈钢等容器为佳，禁用铁器。第一煎时，将药倒入锅内，加水淹没药面 2 ~ 3 厘米（水量 500 ~ 1000 毫升），浸泡 30 分钟左右；煎煮时先用大火煮沸，再用小火煎煮 20 ~ 40 分钟（草、叶、花类时间短，矿物药、根茎药时间偏长）。第二煎加水量减半，煎煮方法同前。将两次煎出的药液过滤后倒入容器内，混合均匀，药量以 300 毫升左右为宜。若量太多，婴幼儿服用困难，可再用文火浓缩至适当药量。

小儿服药有其特殊性，每次服药量宜少。一般 1 ~ 3 岁患儿每次 3 ~ 7 调羹（5 ~ 15 毫升），4 ~ 6 岁患儿每次 7 ~ 10 调羹（10 ~ 30 毫升），每隔 1 小时服 1 次，多次服完；7 岁以上儿童可分 2 ~ 3 次服完（每次 50 ~ 90 毫升），每隔 2 小时服 1 次。这样少量多次服用，最适合儿童的纳受和吸收。

一人一方，因时因人辨证

随着社交媒体和短视频平台的普及，以及各种“宝爸宝妈交流群”的兴起，有的家长看到别人家孩子服了有效的方子或服了某个中成药效果好，便想着能不能给自己的孩子尝试；在带孩子就医时，认为其他孩子用得好的药，自己的孩子也可以用。但事实上，患儿之间存在个体差异，每个孩子的体质和病情都是不同的，不可依据症状相似而直接借鉴他人药方，否则很容易“药不对症”。

有些家长觉得孩子吃了一个疗程的中药之后效果不错，想巩固疗效，又觉得复诊挂号太麻烦，便自作主张去药店按原处方再开一疗程的药。这种行为忽视了疾病的变化和药物的副作用，可能会导致用药过度、延误病情。在经过一个疗程的治疗之后，患儿的证型很可能已经发生变化，不适合再沿用原来的药方。

此外，当服用一种药物疗效不佳时，也不可贸然“多药并用”。有些中成药的配方相差无几，同时服用多种药会增加药物过量的风险。例如，小儿豉翘清热颗粒与黄栀花口服液中均含有大黄，大黄具有很强的泻下作用，若两药联用，易引发腹泻等不良反应或毒副作用，给患儿造成伤害。

专家简介

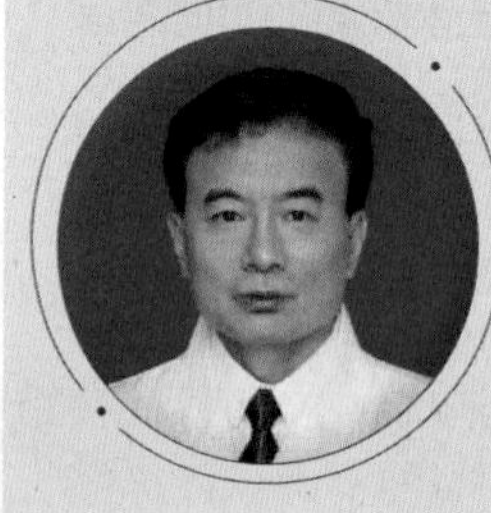

周 正　河南中医药大学第一附属医院儿科主任医师、硕士生导师，国家中医药管理局“全国优秀中医临床人才”，世界中医药学会联合会儿科专委会理事、小儿脑瘫专委会常务理事，中国民族医药学会儿科委员，中国中药协会儿童健康与药物研究委员，中国中医药信息研究会儿科理事。

近年来，小儿推拿逐渐进入爸爸妈妈们的视野。应用推拿能够少用针药甚至不用针药就可治疗部分小儿疾病。同时，小儿推拿也是一种很好的保健方法，能增强小儿体质，让孩子少生病。但不少家长对小儿推拿一知半解，有的家长害怕把孩子“推坏”了，有的家长不知推拿适合哪些疾病，还有的家长认为推拿可以随时进行……小儿推拿应该注意什么？

误区四：推拿易学好上手，居家捏按不拘时

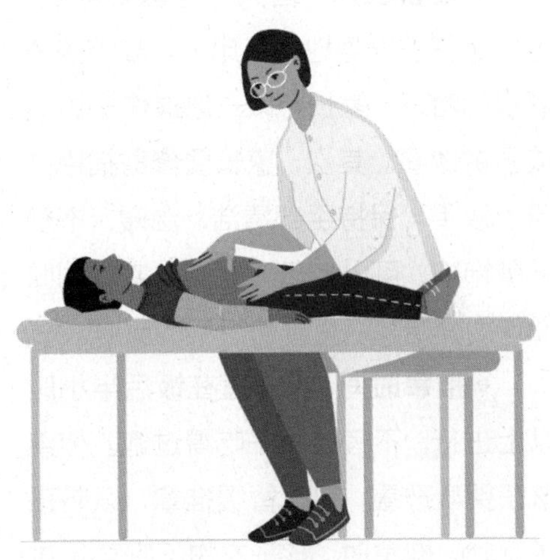

上海中医药大学附属岳阳中西医结合医院推拿科
沈一菁（副主任医师） 孙武权（主任医师）

孩子年纪小，是否可以推拿

小儿推拿是一种物理刺激，在孩子的体表特定的穴位或部位施以手法，以提高儿童的消化能力、免疫力，促进儿童生长发育，起到预防保健作用。

部分家长觉得孩子年纪太小，不适合推拿。事实上，小儿推拿适用于0～12岁的孩子。其中，6岁以下的孩子疗效较好，这个年龄段的孩子比较适合使用小儿推拿中独有的“特殊穴位”，年龄越小，穴位敏感度越高，疗效越好。当然，随着小儿推拿的发展，加上与成人推拿手法的融会贯通，12岁以上青少年的诸多疾病也能进行推拿治疗。

小儿推拿，适合哪些疾病

不少家长对推拿存在误区，认为只有腰酸背痛才需要推拿。其实小儿推拿适合的病种有很多。孩子上小学前是生病最频繁的时期，在这个年龄阶段，儿童自身免疫力较低，对外界细菌、病毒的抵抗力弱，容易出现感冒等呼吸道疾病；且这一阶段儿童的生长发育十分迅速，需要丰富的营养物质，胃肠道的负担就重，腹泻、便秘、厌食、积食等消化道疾病也随之而来。这些疾病都可以进行小儿推拿治疗。

如果孩子经常感冒咳嗽，在平时（不生病时）就可以进行保健推拿，以增强抵抗力，达到少生病的目的。如果孩子平时胃口不好，大便偏干或偏稀，在排除疾病的情况下，家长也可以在医生的指导下进行家庭保健推拿，促进孩子的消化功能。

此外，青少年如果有近视、鼻炎、遗尿、脊柱侧弯等疾病，也可以进行推拿治疗。

专家简介

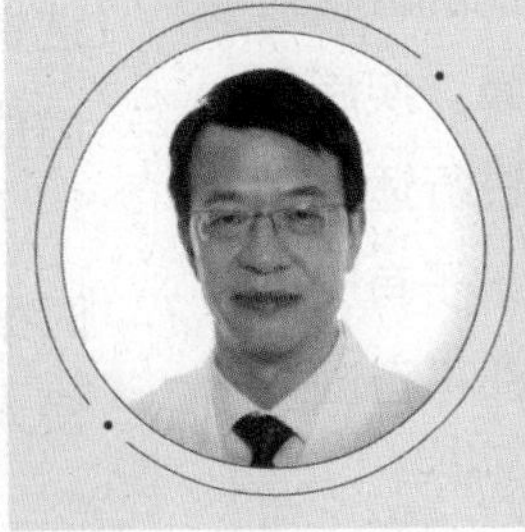

孙武权 《大众医学》专家顾问团成员，上海中医药大学附属岳阳中西医结合医院推拿科主任医师、博士生导师，中华中医药学会推拿分会副主任委员兼秘书长，世界中医药学会联合会小儿推拿专业委员会副会长。

家庭保健推拿，如何进行

小儿推拿简单有效，除了治疗疾病外，也有预防作用。尤其是保健推拿，很适合爸爸妈妈们在家中操作。但给孩子推拿前，有许多准备工作需要注意。

● **准备工作** 首先，环境要舒适，可以让孩子安静地躺在床上，放点孩子喜欢的音乐，家长可以一边操作一边给孩子讲故事。其次，家长要修剪指甲并清洁双手，保持手部清洁、温暖，不能佩戴饰物，可以准备一些润肤露或润肤油作为介质，以免弄伤宝宝的皮肤。

● **推拿时间** 推拿宜在饭后半小时以上进行，不宜让孩子吃得过饱。如果孩子哭吵严重，可以暂缓推拿，以防孩子呕吐。推拿时，孩子衣物不宜穿得过多，可在睡前穿着轻薄时进行，一则手法操作较为方便，二则推拿结束后孩子可以放松、香甜地睡一觉。每次推拿时间不宜太长，否则容易使孩子不耐烦，也易造成疼痛，导致孩子对推拿产生反感。家长可以观察孩子的耐受程度，调整推拿的整体时间。父母在家中自行为小儿推拿时，可以隔天进行，1个月之后停1周左右，以此类推，可以保证推拿的敏感性和有效性。

需要注意的是，家长不宜贸然自行尝试给孩子以推拿手段治疗疾病。尤其像肺炎、高热惊厥、肠梗阻等急症、重症，一定要去正规医院进行全面的检查和治疗，不可在家自行尝试推拿。疾病的后期，在医生的指导下可以进行适当的推拿保健调理。此外，如果孩子有皮肤感染、破溃，或不慎骨折，都不宜进行推拿保健操作。

儿科诊室内，常常可见号啕大哭的娃和满脸愁容的家长，喂药难、打针难是困扰着每个家长的噩梦，而穴位敷贴可以在不打针、不吃药的情况下起到治疗作用，也可以帮助孩子增强体质，起到日常保健作用，受到一些家长的青睐。有的家长对穴位敷贴存在不少疑问和误区：穴位敷贴是不是“智商税”？不打针不吃药，敷贴如何见效？敷贴有多种，如何选择？是否可以“随心贴”？是否贴得越久效果越好？

什么是敷贴

气候变化时，家里的“小神兽”们更容易生病。这是因为小儿具有“脏腑娇嫩、形气未充”的生理特点，与成年人相比，生理功能发育较为欠缺，因此更容易因突然的气候改变而生病。

敷贴疗法（又称天灸、药物灸），是传统医学中颇具特色的外治疗法，将具有“温”“开”“通”特性的药物，贴敷于皮肤、孔窍、腧穴及病变部位，能帮助“打开”穴位，疏通经络、调理气血、健脾和胃、鼓舞阳气，达到增强体质、增强免疫力和治疗疾病的作用。

小儿皮肤娇嫩，药力最易经皮肤吸收，作用于全身，能更好地起到“内病外治”的作用；且药物透皮吸收，刺激性和毒性较低，避免了药物对胃肠的刺激作用，也避免了由此所致的一些不良反应；患儿免去吃药、打针的苦恼，顺应性更佳。因此，敷贴治疗不仅有效，而且符合儿科用药“简、便、廉”的原则。

不打针不吃药，敷贴如何起效

● **经络作用** 依据中医经络学说，穴位敷贴是根据疾病情况选择相应的穴位及经络，通过穴位刺激经络，从而起到保健和治疗疾病的作用。

● **药物作用** 根据疾病的特点选择具有对应功效的药物，同时配伍具有“温”“开”“通”特性的药物，可以“打开”穴位，使人体更好地吸收药物。

● **与季节相应** “冬病夏治”时，三伏贴是借助夏季自然界阳

误区五：保健敷贴效果好，贴多贴久皆随心

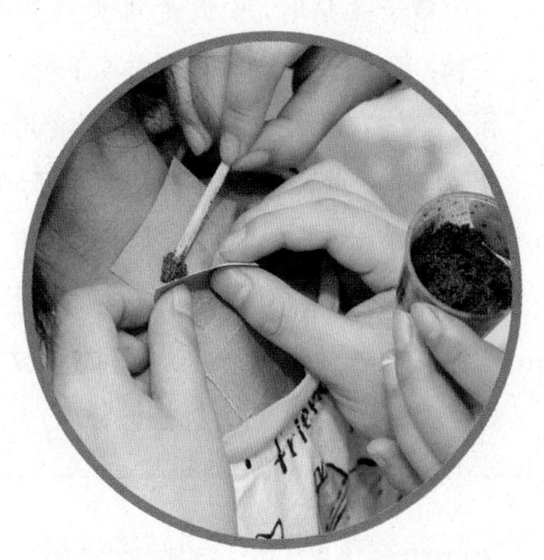

上海中医药大学附属市中医医院儿科　耿利娜　薛 征（主任医师）

气的作用。一方面，夏季人体汗腺开放，更有利于药物有效成分的吸收及穴位的刺激；另一方面，利用自然界阳气的推动作用，可振奋机体阳气，提高小儿自身的调节功能。“冬病冬治”时，三九贴顺应“天人合一”“寒者温之”的中医理论。在“三九”时节运用辛散温通的药物，在特定穴位进行贴敷，通过药物对穴位的温热刺激，温煦人体阳气，驱散内伏寒邪，可达到增强抵抗力、祛除疾病的目的。

多种敷贴，如何选择

- **小儿肺系疾病**　对患有感冒、咳嗽、哮喘、过敏性鼻炎、反复呼吸道感染（如咽炎、扁桃体炎、支气管炎、支气管肺炎等）、体虚易感、自汗、盗汗等小儿，常选择“三伏贴”和“三九贴”，以扶正固本、调和脏腑；也可以选用“止咳贴”，以宣通肺气、止咳平喘。
- **小儿脾系疾病**　针对消瘦、食欲不振、消化不良、腹痛、腹泻等患儿，“健脾贴”可以消食导滞、健脾和胃，“腹痛贴”可以温脾散寒、理气止痛，“腹泻贴”可以健脾化湿、和中止泻。
- **小儿肾系疾病**　针对生长发育落后、尿频、遗尿等患儿，可选择“生长贴”，以填精补髓、补肝肾、强筋骨，促进骨骼生长发育。

敷贴方便，亦有注意事项

❶ 要选择正规医疗机构，在医疗人员规范操作下进行敷贴。

❷ 根据年龄和皮肤耐受程度选择敷贴时间，一般 0.5 ~ 3 小时。家长要密切观察孩子的反应，若患儿有发热或灼痛感、痒感明显，应适当缩短敷贴时间。

❸ 穴位敷贴当天，不宜洗澡，以免着凉。

❹ 敷贴期间应避免剧烈运动，保证充足睡眠、清淡饮食。

❺ 敷贴后，如果穴位处的皮肤起疱，应注意保护好创面，不要抓破，以免引起感染。可用碘伏消毒创面，若自觉瘙痒，可涂抹适量炉甘石洗剂缓解症状。

❻ 部分患儿若有高热不退、哮喘发作、体质较热、时有流鼻血，慎敷贴。

❼ 对敷贴药物敏感者，患接触性皮炎等皮肤病者，敷贴穴位局部皮肤有破溃者，禁敷贴。

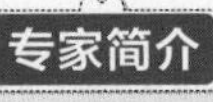

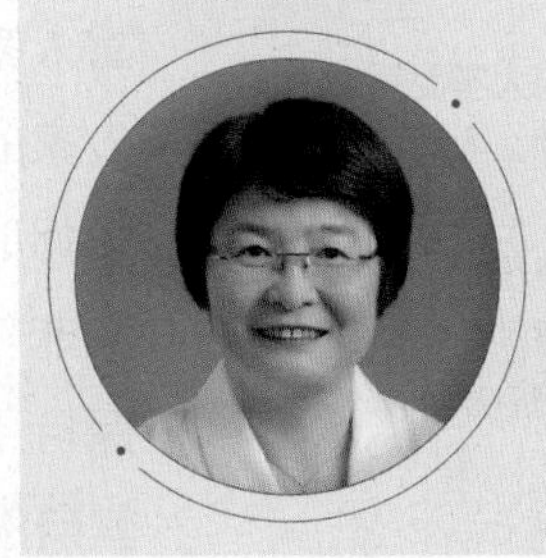

薛 征　《大众医学》专家顾问团成员，上海中医药大学附属市中医医院儿科临床医学中心主任、主任医师、教授、博士生导师，上海市中医药研究院中医儿科研究所所长，全国第三批名老中医药专家学术继承人，首届上海市中医药领军人才，徐氏儿科第五代传人，中华中医药学会儿科分会副主任委员，中国民族医药学会儿科分会副主任委员。

孩子生病时，吃饭是家长格外挂心的事情。部分家长心疼孩子吃不下饭、食欲不振，会给孩子吃一些平时限制食用的小零食；也有一些家长认为孩子生病了，饮食需要更加小心，不能吃寒凉食物；还有一些家长在孩子病后初愈时，急忙给孩子进补各种营养品……生病时，是忌口好还是放宽限制好？病好了，要不要立刻补一补？

误区六：生病可怜严忌口，病后初愈忙进补

上海中医药大学附属龙华医院脾胃病科主任医师　朱凌宇

生病时，“寒凉”是否吃不得

许多人都以为中医很喜欢食忌，其实其中存在误解。中医自古以来便有“五味入五脏”之说，意为日常摄入食物要宽泛，不应偏颇。其观念与现代膳食指南所认为的“一日食物最好超过12种，一周超过25种”相似。儿童正是长身体的时候，这不吃那不吃带来的隐患更多。需要严格食忌的情况仅限于有过敏表现的疾病（如腹泻、哮喘、皮疹等），比如有些孩子吃了海鲜就容易发荨麻疹、湿疹，有些孩子喝了牛奶就拉肚子，这些应该严格食忌。除此以外，绝大多数情况下不用过于小心、过度禁忌，否则容易“过犹不及”。

中医看问题重视阴阳与寒热，且懂得利用“势”。饮食亦是如此，“顺势”的食物可取，逆势的食物不可取。身体亦懂得“我食我所需”，生病时也会有一定的选择性。比如，风寒感冒时很多人会畏寒、肌肉酸痛、无汗，这是因为阴寒侵袭肌表，人固有的阳气被阻遏，甚至会引起寒战。此时患者本身也会比较倾向于选择主动吃热粥、热面条，加衣服，用热水泡脚或泡热水澡。此时若给患儿助热发汗，药物可以选择桂枝汤、葛根汤等。在食物方面，温性食物成为食物之“宜”，寒性食物（如冷饮、水果等）就成为食物之“忌”。

而出现“上火”等热证时，需要注意的忌口便与之相反。“上火”常与便秘一同出现，且常伴痤疮、烦躁、口腔溃疡、口臭、小便色黄等，药物可以选择三黄泻心汤、枳实导滞丸等。此时患儿喜冷恶热，讨厌热的环境，喜欢寒性的食物，可以多吃瓜果；应忌辛辣食物（如火锅）、燥性食物（如炒货）等。

病后初愈，能否立刻进补

部分家长在孩子病刚好时，就喜欢给孩子吃很多有营养的滋补食物。事实上，在外感刚好、退烧后依然咳嗽不断等情况下进补，此时身体正在驱除邪气，急于滋补就像关上了驱邪外出的大门，容易闭门留寇。

早在金元时期，著名医家张从正就发现“贫家无财无药，故死少；富家有财多药，故死多”。说的是富人家的孩子因为过多进补，健康情况反而不如穷人家的孩子。父母爱子心切，看孩子常常是“虚”的，任何时候都要滋补，这是不理智的。中医辨证对虚、实非常重视，强调“虚则补之，实则泻之”。家长应保持平常之心，守住中庸之道，饮食宽泛、全面、顺其自然即可，切忌乱补。

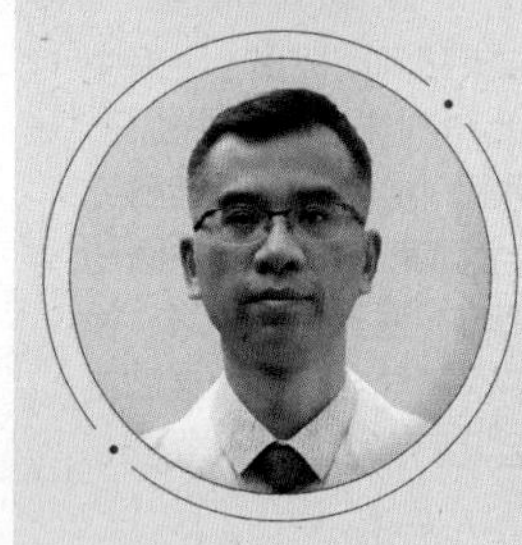

朱凌宇　上海中医药大学附属龙华医院脾胃病科主任医师，上海中医药大学西内教研室教授，上海市中医药学会脾胃病分会常委兼秘书，上海市中西医结合学会青年委员，中华医学会心身医学分会进食障碍协作学组成员。

为了孩子长得更高更壮，父母都希望给孩子最好的营养，但常易走进喂养误区：孩子瘦弱长不高，连忙进补各种营养品；市面上的幼儿膏方、中药零食，也都买回来给孩子补身体……过于精细喂养、过度进补，盲目服用保健品，可能会引发孩子肥胖、性早熟等一系列后果，得不偿失。

误区七：小儿瘦弱快进补，保健零食吃不坏

复旦大学附属儿科医院中医科　何媛媛　俞建（主任医师）

小儿瘦弱，能否一味进补

孩子不爱吃饭、挑食严重、容易感冒，与同龄人相比又矮又瘦……不少家长见此心急如焚，于是经常给孩子炖鸽子汤、吃各种补品。事实上，这类身高、体重远低于同龄人的儿童需要考虑“小儿疳积”的可能，也就是老一辈常说的“奶痨”，相当于现代医学认为的“营养不良”，不适合“大补”。若孩子长时间食欲不振、面黄肌瘦，表明脾胃已处于虚损状态，此时若一味进补，会给孩子本就虚弱不堪的脾胃继续加负，加剧病情。

此时能不能进补呢？需根据小儿体质辨证决定。可以选择合适的中药纠偏，如脾失健运者，治以运脾和胃；脾胃气虚者，治以健脾益气。同时，要综合评估小儿营养状态，适时补充维生素、微量元素；还要保证充足的睡眠，保持良好的生活习惯和乐观积极的心理状态。

保健零食，是否越吃越强壮

“我家囡囡6岁多，一直体弱多病。为了给她补身体，我经常给她炖鸽子汤、喝冰糖燕窝，也给她吃了幼儿膏方。可她为什么身高、体重长得不多，胸部反而突出来了？”

在儿科门诊，常常能见到这样忧心忡忡的父母。不少家长觉得保健食品“吃不坏”“对身体好”，所以常常给孩子吃，时间一长，结果发现孩子长势不显，性发育却逐渐明显。殊不知，目前市面上的一些“幼儿膏方”滥用阿胶、鹿茸、人参等成分，而蜂王浆、动物初乳、燕窝等食品则含有性激素。

中医认为儿童为稚阴稚阳之体，易受各种不良诱因影响。女孩在7.5周岁前出现第二性征发育（乳房增大、长出阴毛、外阴分泌物增多等）或10周岁前出现月经初潮，男孩在9周岁前出现第二性征发育（睾丸、阴囊增大，阴茎增长、增粗，长出胡须，喉结突出，等等），称为性早熟。过早发育会导致骨骼生长加速、骨骺成熟提前，不仅影响孩子的身高增长潜力，还容易引发孩子的心理和行为问题。

导致肥胖和性早熟的原因有很多，喂养不当、过度进补都可能影响儿童的生长发育。若小儿偏食、挑食严重，偏嗜肥甘厚味（高脂、高糖、高能量的食物），如肉、奶、甜食、油炸食品、含糖饮料等，导致食物摄入远超脾胃运化吸收的能力，痰湿膏脂积滞体内，便会出现肥胖；若后天营养失衡、培补过度，长期处于营养过剩的状态，也会诱发性腺轴过早启动，引起性早熟。PM

专家简介

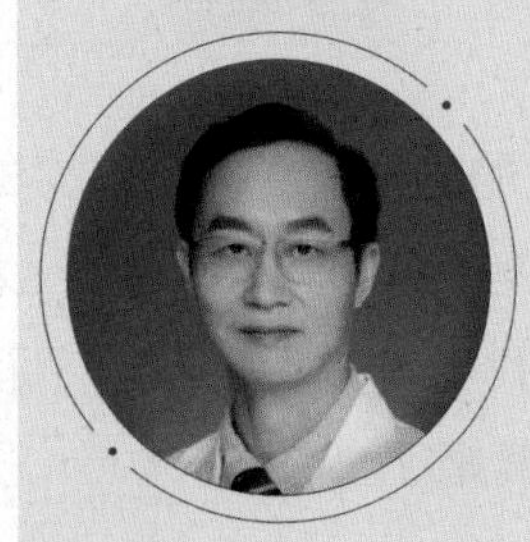

俞建　《大众医学》专家顾问团成员，复旦大学附属儿科医院中医科主任医师、教授、博士生导师，上海市中医领军人才，国家临床重点专科——中医儿科、上海市中医性早熟特色专科负责人，中国中西医结合学会儿科专业委员会主任委员，中华中医药学会儿科分会常务委员。

不做孩子背后的“问题家长”

中南大学湘雅二医院精神科主任医师　高雪屏

孩子健康成长是每个家长的心愿。近年来，有关“原生家庭”的讨论热度不减：“东亚式父母”成为热词，指在亲子关系中常常让孩子“扫兴”、有过度掌控欲的家长；某“父母皆祸害”小组由童年、青少年时期受过原生家庭创伤的人组成，组员已达12万人；“中国式不好好说话”频频登上热搜，不少网友分享自己的经历，不理解为何从小到大，家人总在有意无意中出口伤人……

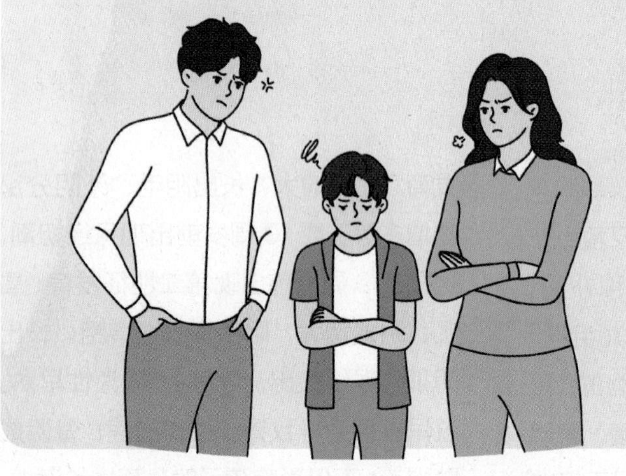

很多人说，父母一直在等着孩子的道谢，而孩子一直在等着父母的道歉。不少人在成长过程中受到来自父母的一些伤害，比如亲子关系中的过度掌控、以爱为名的贬低和打压、对情绪的忽视和否定、“讲条件”式的爱和关注、习惯性的比较等。有说法称，“问题儿童”的背后常常是“问题家长”。“问题家长”有哪些类型？如何不做“问题家长”，给孩子更好的成长环境？

原生家庭为何令孩子受伤

原生家庭是指出生及成长的家庭，即人们生长的最初环境。原生家庭中的气氛、传统及习惯都时刻影响着孩子。在家庭中，父母扮演着被学习、效仿的角色，而孩子则是学习、效仿的主要人员。原生家庭中的“问题家长”可能会对孩子的心理健康和成长产生负面影响，常见以下几种类型：

1 “过度掌控”型

一些家长往往过于关注孩子的一举一动，试图控制他们的生活和决策，过度干涉孩子的生活，不给孩子自主权和独立思考的空间，想为孩子安排一切，包括学习、社交和兴趣爱好，忽视了孩子的个体需求和发展潜力。即便孩子已经逐渐长大，家长依然会对其不符合自己心意的言行进行抵制。这就让孩子在不知不觉中害怕令父母失望，并对父母的话全盘照办。

2 “情绪消极”型

一些家长在自身情绪不稳定的同时，经常向孩子过度展露焦虑、沮丧、愤怒等负面情绪。比如有些家长常常向孩子哭诉：“我们都是为了你好。”“要不是因为你，我们早就离婚了。”在这样的对话中，孩子承受了来自父母婚姻不和谐的巨大压力。父母在不知不觉中将自己的情绪转嫁给孩子，让孩子感受到压力和不安全感，影响了孩子的情绪调节能力和心理健康。

3 “缺乏反馈”型

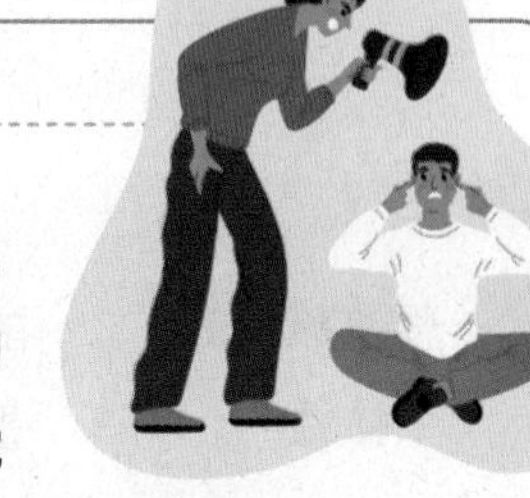

有些家长可能因为工作压力或个人原因，无法妥善处理自己的情绪，情绪不稳定，或者为了应付工作已经精疲力竭，无力对孩子的情感需求给予反馈，没有心思和时间关心孩子今天在学校是否高兴、发生了哪些琐事。长此以往，容易忽略孩子的情感表达，甚至在不知不觉间施加压力，导致孩子隐藏自己的情绪。

4 “爱有条件”型

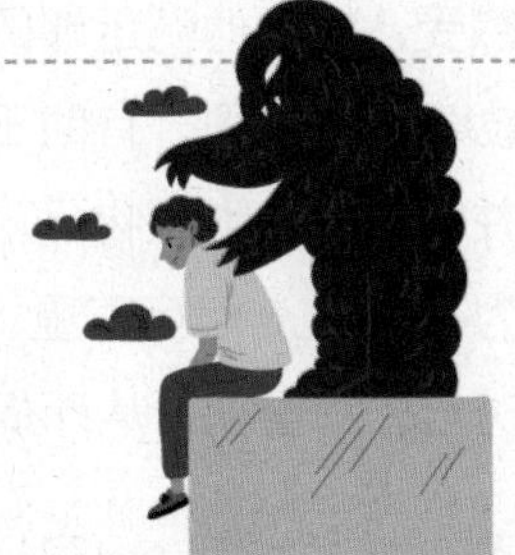

这类家长倾向于以某种条件为前提，将爱和关注作为一种交换物，当达到条件时才能“换取”。例如只有在孩子取得好成绩、听话、在亲戚朋友面前表演了节目、完成家务、顺从了自己的指令等情况时，才会向孩子表现出关怀和爱意，而在其他时候则可能冷淡甚至苛刻。

5 “惯性比较”型

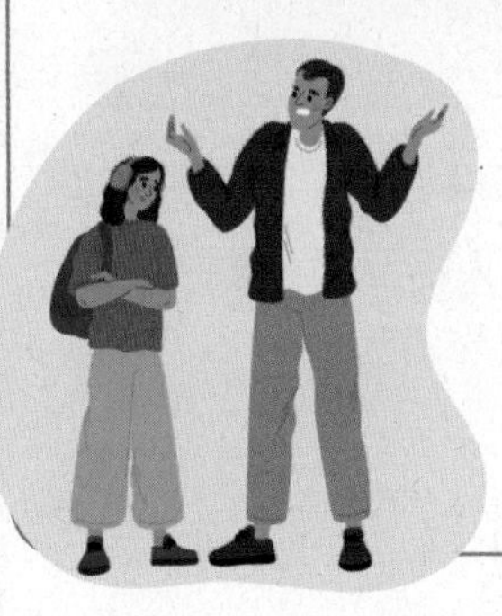

有些家长习惯性地将孩子与其他孩子进行比较，不断强调他人的优点和自己孩子的不足，试图通过贬低和批评来达到激励孩子的目的。这种行为可能会破坏孩子的自尊心和自信心，导致其产生自卑感和抑郁情绪。这类家长对孩子的要求往往过高，追求完美主义。他们可能会不断给孩子设立目标，期望孩子达到自己预设的目标，而忽视了孩子的个体差异和需求，给孩子造成心理压力和负担。

“问题家长”令孩子伤痕累累

“问题家长”对孩子的影响负面而深远。不仅影响亲子关系，容易导致家庭氛围紧张，也使得孩子与家长之间的沟通变得困难、出现矛盾和冲突，导致孩子产生心理健康问题。家长若常对孩子的学习成绩和表现提出苛刻的要求，会导致孩子失去对学习的兴趣和动力。若长期处于苛刻、高压、充满批评的家庭环境中，孩子容易产生错误认知，误以为权威和规则是以强权统治和压迫为代价的，可能会对自己的能力和价值产生怀疑，变得内向、胆小，缺乏自信和社交能力，产生焦虑、抑郁、自卑等不良情绪。

专家简介

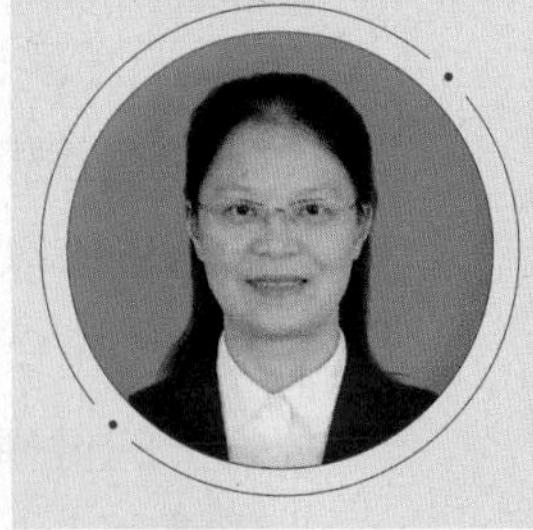

高雪屏　中南大学湘雅二医院精神科儿童精神病学专科教研室主任、主任医师、硕士生导师，中华医学会精神病学分会儿童青少年精神医学组委员，中国心理卫生协会儿童心理卫生专业委员会委员，湖南省科协青少年心理健康科普专家。主要从事儿童青少年精神心理疾病的临床诊疗和研究工作，擅长儿童青少年情绪与行为问题的综合干预与家庭心理辅导。

做“好家长”，建立尊重和信任

① 尊重孩子的个体性	做合格家长，首先要意识到自己不经意间的行为和教育方式可能对孩子产生深远的影响。每个孩子都是独一无二的个体，有着不同的兴趣、能力和需求。家长应该尊重孩子的个体差异，给予孩子足够的自主权和独立思考的空间，尊重他们的选择和决定，引导他们树立正确的人生观和价值观，让他们能够自由发展和表达自己。
② 倾听孩子的声音	倾听孩子的想法和感受，给予他们足够的理解和支持。与孩子建立良好的沟通关系，让他们感受到自己被尊重和重视，有助于增强他们的情绪调节能力和自信心。家长需要注意的是，孩子并非自己的附属物品，并非万事都可以替孩子做主。孩子同父母之间应该在思想、行为及表达上相互尊重、相互信任、相互理解、相互沟通，父母应该让孩子感受到家庭对自己的重视，从而促进其人格的健康发展。
③ 关注孩子的情感需求	家长不仅要关注孩子的物质生活，也同样要重视孩子的情感需求。家长应给予孩子足够的情感支持和安全感，关注他们的精神世界和情感表达，帮助他们建立健康的情感连接、情感体验和处理方式。
④ 以爱为前提	家长要给孩子无条件的爱和关怀，不将爱和关注作为一种交换物，不以某种条件为前提；注意树立正确的教育观念，注重培养孩子的综合素养和人格品质；维护温馨、和谐的家庭氛围，让孩子在安全舒适的环境中成长。

做父母，也要终身学习

家庭教育是孩子成长过程中至关重要的一环。家长应该注重家庭教育的连续性和稳定性，不断调整和完善教育方式。与过分追求孩子的成绩和功名利禄相比，更应注重培养孩子的综合素养和人格品质，教育孩子建立尊重他人、积极乐观、勇于承担责任等正确的价值观，引导他们健康成长。

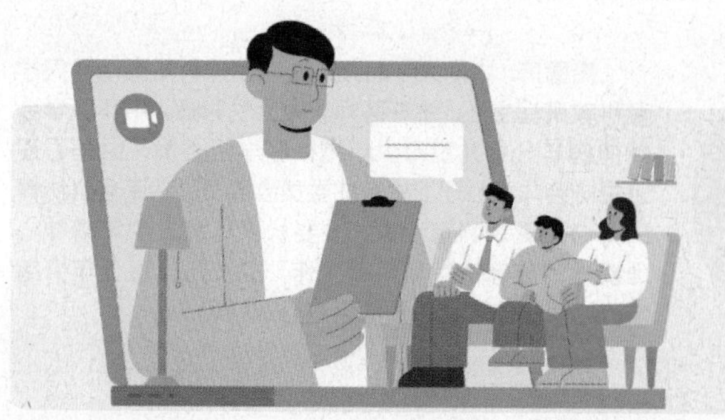

家长和学校应该加强交流，共同关注孩子的成长和发展，给予孩子良好的成长环境和学习氛围，培养他们的兴趣爱好，激发他们的学习兴趣和创造力。如果家长觉得自己在教育孩子的过程中遇到困惑和挑战，可以寻求专业的心理咨询和教育指导。专业的支持能够帮助家长更好地理解孩子的需求，学习有效的教育方法，提升育儿能力。

“好家长”的能力并非在拥有孩子之后就会自动获得，当家长也是一个需要不断学习的过程。每个家长都应该以认真、理性、关爱的态度去引导孩子，努力做一个负责任、理解孩子、尊重孩子的好家长，为孩子的健康成长创造良好的条件和环境，让他们茁壮成长，成为自信、独立、有爱心的人。PM

海德综合征：心脏生病，肠道出血

复旦大学附属中山医院厦门医院心外科副主任医师　钱松屹

医生手记

张阿婆今年64岁。4年前，她反复出现柏油样便，伴有心慌、胸闷、头晕等症状，先后进行了胃镜、肠镜、胶囊内镜等检查：胃镜、肠镜检查未见异常；胶囊内镜检查发现空肠上段有血液和陈旧血块。在医生建议下，她又做了小肠镜检查，发现多发性血管瘤、空肠憩室。结合各项检查结果，医生初步诊断张阿婆患有空肠血管瘤并发出血，在小肠镜下为其进行了局部止血治疗。其后，张阿婆的黑便、头晕、乏力等症状没有明显改善，再次就医后，听从医生建议进行了剖腹探查手术，切除了病变节段的小肠，缝扎了小肠憩室。术后，黑便终于消失了。不料几个月后，黑便再次出现，药物治疗效果不明显。最近，张阿婆还出现了呼吸困难、胸闷、突然改变体位时头晕目眩等症状，遂至我科就医。查体后发现，张阿婆心前区存在明显收缩期杂音，心脏彩超检查提示主动脉瓣重度狭窄。结合反复消化道出血的病史，我认为张阿婆患有海德综合征。面对这一陌生的疾病名称，她一脸茫然：什么是海德综合征？怎么治疗呢？

海德综合征（HS）是合并血管发育不良、反复消化道出血与退行性主动脉瓣狭窄的症候群，发病机制尚不确定，可能为主动脉瓣狭窄使血液呈高剪切力状态，导致凝血因子被破坏、耗竭，引起胃肠道出血。有研究显示，海德综合征多发生于60岁以上人群。

主动脉瓣狭窄，增加消化道出血风险

主动脉瓣位于心脏的左心室与主动脉间，由三个瓣叶组成。正常情况下，主动脉瓣呈单向开放的状态，防止血液反流。随年龄增长，主动脉瓣可能发生退行性变化，表现为瓣膜纤维化、钙化，导致主动脉瓣狭窄，或因瓣膜挛缩而引起主动脉瓣关闭不全。我国65岁以上人群中的主动脉瓣狭窄发生率达3%～5%，85岁以上人群的发生率达6%。主动脉瓣狭窄的典型症状为“三联征”，即心绞痛、晕厥、呼吸困难，严重者可因心脑缺血、缺氧导致猝死，患者发生消化道出血的风险约为普通人的100倍。

目前尚无海德综合征的诊疗指南。多数研究认为，存在主动脉瓣狭窄、反复消化道出血、肠道血管发育不良或获得性血管性血友病的患者，排除其他消化道出血原因（如肿瘤等）后，即可诊断为海德综合征。随着我国人口老龄化程度加深，退行性主动脉瓣病变引起的主动脉瓣狭窄病例逐渐增加，今后可能成为引起主动脉瓣狭窄的主要病因。因此，不明原因的反复消化道出血患者，尤其是老年人，应考虑患有主动脉瓣狭窄的可能。

瓣膜置换，根治消化道出血

超声心动图检查可以观察到瓣叶增厚、钙化、畸形等，并计算瓣口面积，从而评估狭窄程度。正常主动脉瓣瓣口面积为3～4厘米^2，面积＜1厘米^{2}为重度狭窄。重度主动脉瓣狭窄合并胃肠道出血的海德综合征患者，在控制消化道出血的同时，应尽快治疗主动脉瓣病变，否则消化道出血将得不到根治。

治疗主动脉瓣中重度狭窄，首选主动脉瓣置换。如果不治疗，患者2年内的死亡率高达50%。人工心脏瓣膜分为“机械瓣”和“生物瓣”两类。置换机械瓣者需要终身服用华法林，防止血栓形成，影响生活质量；置换生物瓣后无须终身服用华法林，安全性更高，生活质量更好，适用于老年患者。绝大部分患者在接受瓣膜置换术后，消化道出血等不适症状随即好转，且不再复发。PM

老年糖尿病管理三大关键

北京医院内分泌科　邓明群　郭立新（主任医师）

老年糖尿病是指年龄≥65岁，包括65岁以前诊断和65岁以后诊断的糖尿病患者。与年轻人不同，老年人各器官功能衰老，往往合并多种疾病、使用多种药物，老年糖尿病的管理具有复杂性和特殊性。国家老年医学中心、中华医学会老年医学分会及中国老年保健协会糖尿病专业委员会于2021年发布了我国首部老年糖尿病诊疗指南——《中国老年糖尿病诊疗指南（2021年版）》。目前，该指南已更新，形成了《中国老年糖尿病诊疗指南（2024年版）》。新版指南对老年糖尿病的血糖管理路径进行了进一步细化和优化，同时强调综合评估健康状态的重要性，以及“简约治疗理念”和“去强化治疗策略”。

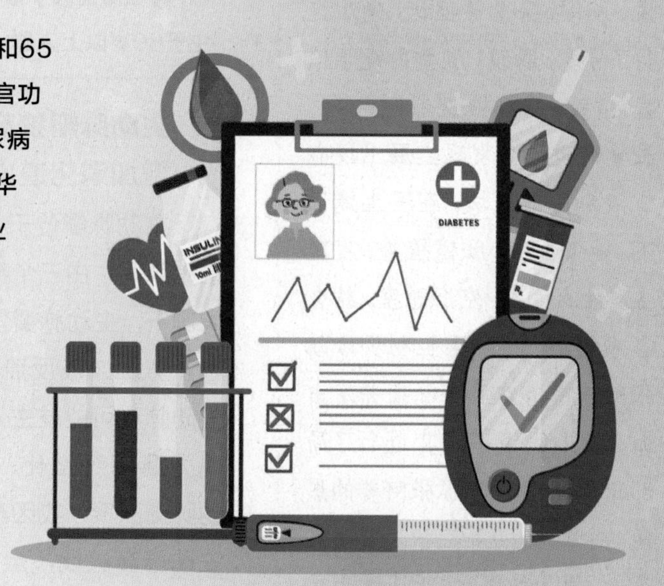

关键一：综合评估，个体化治疗

新版指南强调，要对老年糖尿病进行健康状态（包括身体健康状态、心理健康状态、日常生活活动能力等）评估，制定个性化控糖方案。

尽管年龄本身在一定程度上决定了患者的健康状态，但不同老年人的健康状态差别很大，一个65岁老年人的健康状态并不一定比一个75岁的老年人好。因此，不能仅根据年龄制定治疗方案，而是要全面评估患者的健康状态，作为指导老年糖尿病治疗方案制定的基础。比如：对合并恶性肿瘤、存在认知功能障碍的糖尿病患者而言，血糖控制目标要放宽，降糖方案要简单，要避免低血糖的发生，尽量使用单药治疗，并选择不良反应风险小的降糖药物，不适合选择胰岛素、胰岛素促泌剂等需要注射或低血糖风险高的降糖药物。不存在其他慢性疾病，能够独立生活，认知功能良好的糖尿病患者，其血糖控制目标应该比前面这个患者严格，因为他的预期寿命更长，低血糖风险较低，控制血糖的远期获益更大。因此，什么样的血糖目标最合适，什么样的降糖方案最有益，并非千篇一律，需要高度个体化。制定血糖控制目标时，需要考虑获益风险比，并基于健康状态分层（分为良好、中等、差）而定。血糖监测指标一般包括糖化血红蛋白（HbA1c）、空腹血糖和睡前血糖等，必要时可补充监测血糖波动指标。

老年糖尿病患者的血糖控制目标

血糖监测指标	未使用低血糖风险较高的药物			使用低血糖风险较高的药物		
	健康状态良好	健康状态中等	健康状态差	健康状态良好	健康状态中等	健康状态差
糖化血红蛋白(%)	<7.5	<8.0	<8.5	7.0~7.5	7.5~8.0	8.0~8.5
空腹或餐前血糖(毫摩/升)	5.0~7.2	5.0~8.3	5.6~10.0	5.0~8.3	5.6~8.3	5.6~10.0
睡前血糖(毫摩/升)	5.0~8.3	5.6~10.0	6.1~11.1	5.6~10.0	8.3~10.0	8.3~13.9

关键二：简约治疗理念

所谓简约治疗理念，是指尽量使用简单有效的降糖方案。具体而言，老年糖尿病患者的用药重点和主要原则有以下几点：①尽量使用简单的方案，提高依从性，减少多重用药的风险。②尽量使用低血糖风险低的降糖药物，降低低血糖风险。③关注肝、肾、心等重要器官的功能状态，避免用药导致的器官功能损害，酌情选择具有器官功能保护作用的降糖药物。

比如：格列美脲、格列喹酮等胰岛素促泌剂由于引发低血糖的风险较高，同时存在导致患者体重增加的风险，在老年糖尿病患者中通常不作为首选；西格列汀、利格列汀等DPP-4（二肽基肽酶Ⅳ）抑制剂，每日服用1次，用药方法简单，不影响肝、肾功能，无胃肠道反应，且低血糖风险较低，是大多数老年糖尿病患者的首选用药；达格列净、恩格列净等SGLT2（钠-葡萄糖协同转运蛋白2）抑制剂能降低患者心衰住院风险、延缓肾病进展，是存在心、肾功能不全患者的首选用药；合并冠心病的患者，应优先选用利拉鲁肽、度拉糖肽、司美格鲁肽等GLP-1（胰高血糖素样肽-1）受体激动剂，因为这类药物具有心脏保护作用。

关键三：去强化治疗策略

所谓去强化治疗策略，主要针对胰岛素的使用，尽量使用简单的胰岛素方案。胰岛素治疗在老年患者中存在的主要问题包括低血糖风险、操作复杂等。去强化治疗意在强调，如果非胰岛素治疗能够使患者的血糖得到控制，则尽量不要使用胰岛素；如果必须使用胰岛素，也应该尽量使用简单一些的方案。比如：可以通过联合口服药来减少胰岛素剂量；可以先加用基础胰岛素，如果效果不佳，再考虑加用餐时胰岛素；若每天注射多次胰岛素，要考虑是否能“并针”，以减少注射次数；等等。PM

专家提醒

鉴于老年糖尿病的特殊性，临床医生要给予患者额外关注，患者应定期、规律就诊，积极进行健康状态的评估，在医生指导下及时调整降糖目标及治疗方案，获得质量更高的老年生活。

原发性肝癌患者病情好转出院后，并不等于治疗结束，许多治疗都需要延续。总体而言，肝癌患者出院后的注意事项主要包括用药、饮食和复诊三方面。

肝癌患者出院后，牢记三件事

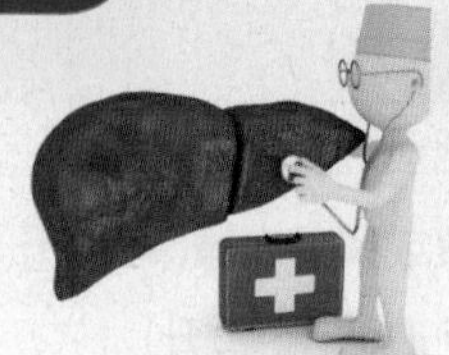

上海市嘉定区中心医院普外科　王红玲
海军军医大学第三附属医院肝外二科副主任医师　李 静

1 遵医嘱用药

肝癌患者出院后，应遵医嘱按时服药，常见药物包括保肝药、利尿药、抗病毒药、抗肿瘤药等。

❶ 不可贸然停药

通常，医生开具的药物都是患者病情所需，无特殊原因，患者不可贸然停药。肝功能异常的肝癌患者出院后一般需要服用保肝药，服药2周左右复查肝功能，若肝功能恢复正常，可以停药。利尿药主要针对有腹水的肝癌患者，患者应在服药1周左右复查腹部B超，以评估腹水情况，若腹水完全消退，可停药。合并乙肝的患者需要长期服用抗病毒药，偶尔忘记或漏服药物影响不大，无需加量服用。抗肿瘤药一般需要服用至下一次复诊，其间若出现较大的副作用，患者应及时就诊，在专科医生指导下调整药物剂量或者停药。

❷ 按时服药

按时服药的目的是为了保持稳定的血药浓度，以便获得更好的疗效。不同药物的服用要求不同，有的需要空腹服用，有的需要饭后服用，有的需要与食物同时服用，患者应严格按照医嘱或药物说明书执行。

另外，坚持按时服药的另一个好处是可以最大限度避免漏服药物。例如：将服用抗病毒药的时间固定安排在每天晨起时或晚上临睡前，这样每天到了时间就会想起服药，一般不会遗忘。

❸ 不可随意换药

患者在治疗过程中切忌随意换药，以免影响疗效甚至诱发耐药。若外地患者不方便去原就诊医院配药，可在专科医生指导下选用合适的替代药物。一般地说，有效成分相同的抗病毒药可以互换，如恩替卡韦分散片和恩替卡韦胶囊的有效成分都是恩替卡韦，只是剂型不同，可以互换；替诺福韦有多个生产厂家，不同厂家产品的商品名不同，但有效成分是一样的，也可以互换。

需要指出的是，靶向药物不可轻易更换，因为每一种靶向药物的作用靶点不同，疗效也有区别，一般只有在一种靶向药物出现耐药或严重副作用时，才考虑在医生指导下换药。

2 合理饮食

肝癌患者的饮食原则是“三高一适量”，即高蛋白质、高热量、高维生素和适量脂肪。

对具体的食物种类和口味没有要求，患者可以根据自己的喜好进行选择。需要强调的是，肝癌患者必须禁酒，因为酒精的主要成分是乙醇，乙醇在肝脏内可以转化为乙醛，它们对肝细胞有直接损害作用。

此外，合并肝硬化、食管－胃底静脉曲张的患者，应以软食为主，尽量不要吃带刺的食物（如鲫鱼等）和坚硬的食物（如坚果等），以免划破曲张静脉导致大出血；合并脂肪肝的患者，饮食应尽量少油；合并高血压的患者，饮食应尽量少盐；合并糖尿病的患者，应少吃甜食。

3 定期复诊

规律、正确的复诊是改善肝癌患者预后的重要保障。接受不同治疗的肝癌患者，复诊的时间和要求不同。

❶ 接受手术切除的患者

若不存在高危复发因素，患者应每2个月复诊1次，复查肝功能、肿瘤指标，以及胸部CT和肝脏B超检查；每半年做1次肝脏增强磁共振检查。如果怀疑有其他部位转移，则应根据医生的判断再做其他相关检查，必要时做全身PET-CT检查。有乙肝病史的患者，还需要每半年化验1次乙肝“两对半”和乙肝病毒DNA。

若存在高危复发因素，如多个肿瘤结节、微血管癌栓等，患者应在术后1个月复诊，进行预防性介入治疗。之后的复查要求与无高危复发因素者相同。

如果患者在随访过程中出现肿瘤复发，医生会根据复发肿瘤的情况进行相应的治疗。

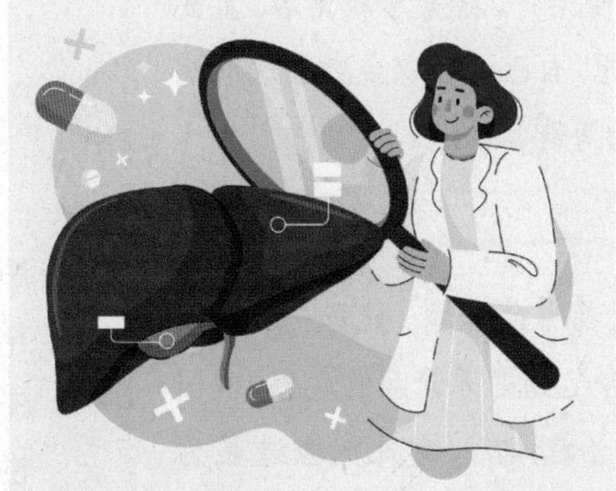

❷ 接受肝移植的患者

复诊的目的主要包括两方面：一是监测抗排斥药物的浓度，二是观察肿瘤复发与否。前者需要定期检测血药浓度，由医生根据检测结果评估抗排斥药物的剂量是否需要调整；后者则需要通过抽血检测肝功能、肿瘤指标，以及进行胸部CT、肝脏超声、磁共振等检查，必要时行全身PET-CT检查，加以明确。

❸ 接受介入和消融治疗的患者

一般在出院后1个月复诊，复查肝脏增强CT、抽血检测肝功能和肿瘤指标，以评估介入和消融治疗的效果。如果肿瘤完全坏死且肝功能、肿瘤指标正常，之后的复诊要求与手术切除的患者相同；如果肿瘤仍有活性，患者需要再次入院接受进一步治疗。

❹ 接受放疗的患者

由于放疗起效慢但持续时间较长，患者需要在治疗结束后2个月复诊，复查肝脏增强磁共振和肿瘤指标。如果肿瘤明显坏死且肿瘤指标正常，之后的复诊要求与手术切除的患者相同；如果肿瘤仍有活性，需要接受进一步治疗。

❺ 接受靶向治疗的患者

复诊的目的主要是监测药物不良反应和评估治疗效果。一般每个月复诊1次，抽血检测血常规、肝肾功能和肿瘤指标，每2个月复查1次肝脏增强磁共振。如果服药期间出现严重药物不良反应，患者应及时复诊。

❻ 接受免疫治疗的患者

免疫治疗一般每21天用药1次，疗效有拖尾效应，故患者首次复诊的时间一般在4次用药后，复查血常规、肝肾功能、甲状腺功能、心肌损伤标志物和肿瘤指标，以及CT或磁共振检查。治疗期间若发生严重不良反应，应尽快复诊。

需要指出的是，除部分接受手术切除的肝癌患者外，其他多数肝癌患者会接受2种或2种以上的治疗，这些患者的复诊时间和复查内容应遵循主治医生的建议；部分肝癌患者在复诊过程中可能会更换治疗方案，此时应根据情况调整复诊要求。PM

上海市健康科普专项计划（项目编号：JKKPZX-2023-A14）

老年人患戊肝，耽误不得

上海市黄浦区疾病预防控制中心副主任医师　王怡珺

生活实例

童先生年近八旬，身体一直较好，没有糖尿病、高血压等慢性病。前段时间，童先生与多年未见的老同学聚餐，吃了些生腌小海鲜，味道甚是鲜美。然而聚餐后没几天，童先生开始觉得口渴，起初以为是天气太干燥“上火”了，但喝了很多水似乎都无济于事。过了没多久，童先生发现小便颜色变深，皮肤、眼白有点发黄，感觉问题严重了，赶紧去医院就诊。医生检查后，怀疑童先生患了肝炎，建议他做肝功能、B超、病毒性肝炎相关指标等检查。检查结果显示，童先生的肝功能各项指标明显异常、转氨酶远超正常值，戊肝病毒抗体阳性，B超检查提示有腹水。医生告诉家属，童先生患有戊肝，且病情十分严重，已经达到肝功能衰竭的诊断标准，必须立即住院治疗。经紧急救治后，童先生的病情趋于稳定。童先生仔细回想，自己之所以会感染戊肝病毒，最可能的原因就是食用了生腌的海鲜。

医生手记

提起病毒性肝炎，相信很多人都有所耳闻。比如：1988年上海甲肝大流行，让人们认识到生食毛蚶等水产品的危害；我国乙肝患者众多，乙肝患者若不及时治疗，有一定比例会进展为肝硬化和肝癌。然而很多人可能不知道，还有一种病毒性肝炎，其传染源和传播途径与甲肝类似，都是主要通过食用被肝炎病毒污染的食物等途径进入人体；临床表现亦与甲肝类似。不过，它与甲肝有一点不同，就是对老年人非常“不友好”，老年人一旦发生急性感染，容易进展为重症肝炎，它就是戊型病毒性肝炎（简称“戊肝”）。

甲肝、戊肝是“兄弟”

戊肝是一种由戊肝病毒（HEV）导致的传染病。人群普遍易感，多见于50岁以上的中老年人，男性多于女性，全年均可发病，冬春季相对高发。近年来，戊肝的发病率逐年上升，已经超过甲肝，居急性病毒性肝炎首位。

在病毒性肝炎家族里，戊肝和甲肝就像一对兄弟，传播途径、症状、预后等方面都很相似。比如：它们都主要通过粪口途径传播，也就是通常说的病从口入；它们侵入人体后，都会导致食欲减退、恶心、乏力、黄疸、肝区疼痛等症状；它们都是自限性疾病，经治疗和休息后可以自愈。不过，戊肝的病情通常较甲肝严重，老年人如果感染了戊肝病毒，情况更不容乐观。

老年人患戊肝，别大意

一般地说，60岁及以上老年人罹患的戊肝，称老年戊肝。老年戊肝患者常有高胆红素血症和胆汁淤积，易发生重症黄疸型肝炎，可进展为急、慢性肝功能衰竭；如果患者合并肿瘤、冠心病、糖尿病、免疫功能低下等基础疾病，更易出现肝性脑病、肝肾综合征、消化道出血等严重并发症，病死率可高达25%以上。

老年戊肝怎么治

治疗戊肝没有特效药物，对普通患者而言，主要采用对症治疗和支持治疗。老年戊肝患者的病情相对严重、复杂，早期诊断和积极治疗是改善预后的关键。通常，医生会根据患者的具体情况制定个体化的治疗方案。在保证充分休息、清淡饮食、适当补充优质蛋白质等措施的基础上，辅以抗病毒、保肝退黄等药物治疗，同时密切监测病情变化，及时调整治疗方案，尽可能避免出现肝性脑病、肝肾综合征等并发症。

值得一提的是，戊肝属于我国法定报告的乙类传染病，患者需要隔离治疗。患者出院后，家人应做好防护措施，如分餐，勤洗手，患者使用过的餐具、坐便器及时消毒，等等。

预防戊肝五要点

由于戊肝对老年人危害较大，预防感染是非常重要的。牢记以下几点有助于远离戊肝病毒感染：

1 注意个人卫生	养成饭前、便后洗手的习惯。
2 重视饮食卫生	避免食用不洁食物和未煮熟的食物，如生肉、生鱼等。
3 重视饮水卫生	避免饮用未经煮沸的自来水或井水。在特定的环境下，如雨季和洪水季节过后，要特别注意饮用水的安全。
4 定期体检	定期进行肝功能、B 超等检查，及早发现肝脏疾病。
5 接种疫苗	目前已有戊肝疫苗可供使用，50 岁以上人群可在医生指导下接种戊肝疫苗，以提高对戊肝病毒的抵抗力。我国自行研发的重组戊型肝炎疫苗是目前全球唯一正式获批上市的戊肝疫苗。接种对象为 16 岁以上易感人群，全程需要接种 3 针，在接种第 1 剂次后，间隔 1、6 个月接种第 2 及第 3 剂次。

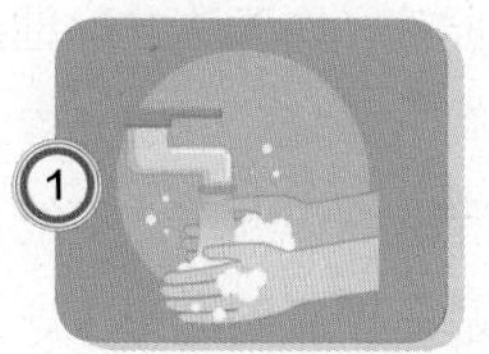

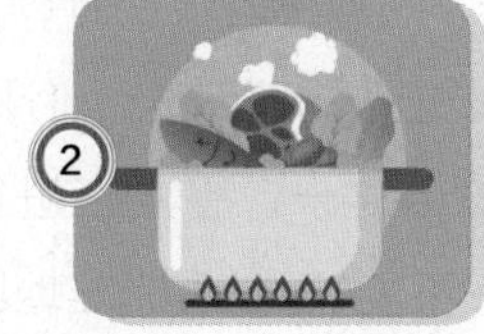

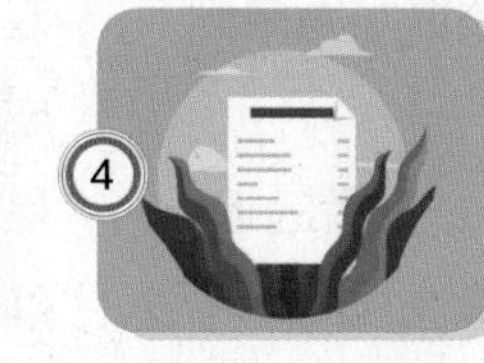

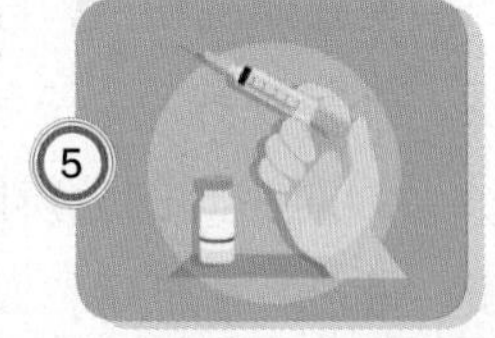

不容小觑的戊肝

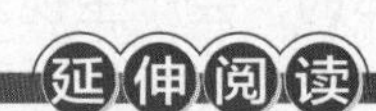

在过去的半个多世纪里，全球发生了10余次1万例以上规模的戊肝暴发。比如：1978年印度克什米尔山谷的一次戊肝暴发影响了5万余人；我国自1982年起有戊肝流行或散发的报道，1986—1988年新疆南部地区因暴雨造成水源污染导致戊肝暴发，波及3个地州、23个城镇，发病人数高达12万人左右，死亡近千人，是迄今为止世界上最大的一次戊肝暴发流行。目前，全球每年约有2000万新发戊肝病毒感染，其中330万患者出现了肝炎症状。

值得一提的是，由于戊肝病毒在20世纪90年代初才被发现并命名，临床医生，尤其是非感染科医生对其认识不多，且戊肝病毒的实验室检测项目普及较晚，故在过去很长的一段时间里，戊肝常被漏诊、误诊。随着疾病筛查及实验室检测技术的不断普及和完善，戊肝的发现和报告越来越多。调查数据显示，我国人群戊肝病毒感染率从20世纪90年代的9.6%上升至现在的20%~40%。我国2004年报告戊肝发病率约为1.27/10万人，2021年为1.84/10万人，戊肝发病率在十多年间上升了近45%。因此，非常有必要普及戊肝防治知识，提高公众对戊肝（尤其是病情重、病死率高的老年戊肝）的认识和防范意识。PM

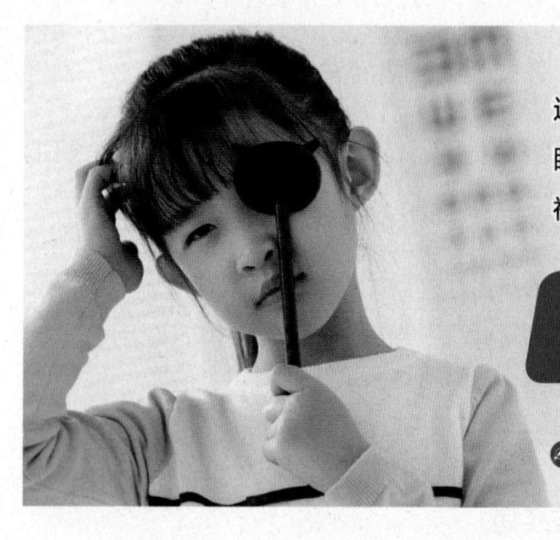

7岁的思思画圈时首尾总是连接不起来，走路时常磕磕碰碰。她妈妈对比近几年学校视力筛查报告后发现，思思的双眼视力差距逐渐增大，于是带她到眼科就诊。医生仔细检查并询问病史后，认为思思存在屈光参差，且导致了立体视觉缺失。什么是屈光参差？为何会导致立体视觉缺失？怎么治疗？

双眼视力差距大 当心“立体盲”

本刊记者　蒋美琴
受访专家　周激波

屈光参差严重，可致“立体盲”

一般而言，大多数人的双眼视力存在轻度差异，这是正常生理现象。如果儿童双眼近视或远视度数相差200度及以上、散光度数相差100度及以上，则为病理性屈光参差。这种情况需要及时矫正，否则会影响正常视物，损害立体视功能，导致或加重单眼弱视、外斜视等。

人眼对空间的分辨能力包括远近、深浅、凹凸、高低等，双眼注视同一个物体时，会产生视差，“看”到的图像不一样，这个视差经过大脑分析、融合后，就会产生空间深度觉。我们常把眼睛比作相机，可将双眼看作两部相机，它们从不同角度同时拍下两张不同“照片”，传送到大脑视觉中枢，经分析、融合后形成一张立体像。它不仅立体地“勾画”出物体的形状，还准确地“记录”了其与眼睛及周边景物的距离。

立体像的形成过程需要满足多个条件，其中包括双眼视野一致、视线平行、视力相当、眼球能协调运动等。如果双眼视力相差较大、双眼视线不平行（如单眼斜视）、单眼视野缺损等，均无法准确地形成立体图像，称为立体视觉减弱或缺失，俗称“立体盲”。屈光参差是立体视觉缺失的主要原因之一，患儿在进行精细作业时，不能准确、快速地完成，比如：不能将贴纸精准地贴在相应的图形上，涂色时涂在图形线外，画圈时首尾无法连接起来，走路时不能准确判断路况而导致磕碰，写字对不齐，等等。

多种原因，可致屈光参差

大部分人出现远视、近视等屈光不正时，都是双侧同时发生，双眼视力相差不明显。但屈光参差者却双眼视力相差较大：有的患者一眼视力正常，一眼近视或远视较重；有的患者双眼均近视，但度数相差较大；有的患者一眼近视，另一眼远视。屈光参差主要是视力发育不平衡导致的，可见于多种眼病及外伤，常见原因有以下几种。

专家简介

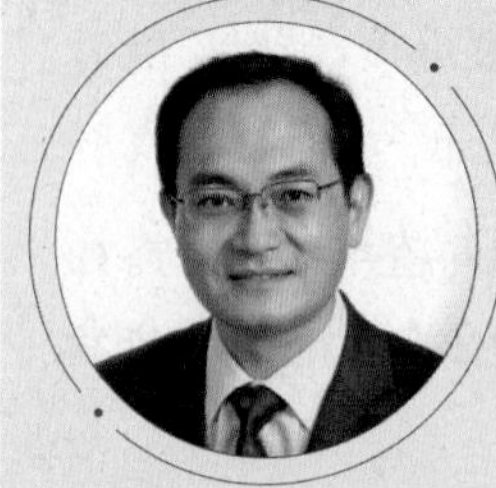

周激波　上海交通大学医学院附属第九人民医院眼科主任医师、教授、博士生导师、眼视光中心主任，中华医学会眼科分会眼视光学组委员，中国医师协会眼科医师分会眼视光专委会委员，上海市医学会眼科专科分会视光和屈光手术学组副组长，中国老年医学会眼科学分会常委，中国医疗保健国际交流促进会眼视觉健康分会常委。

❶ **不良用眼习惯**　有些孩子出生时双眼视力基本一致，后来逐渐出现屈光参差，可能与不良用眼习惯有关。比如：握笔时，手指过于靠近笔尖，或者拇指压在食指上

面，遮住了部分视野，孩子为了看清笔尖，就会侧头斜视，久而久之影响视力发育，导致斜视，出现屈光参差。临床发现，很多近视、弱视的儿童存在握笔姿势不正确的问题。

掌握正确握笔姿势 小贴士

握笔时，拇指和食指应该指尖相对，并且指尖与笔尖保持3厘米距离；笔尾应指向同侧耳上方，约呈45°倾斜为宜。

❷ **外伤** 比如：一侧眼睛受伤后，角膜变平坦、晶状体脱落等，可导致单眼远视；晶状体变浑浊、密度变高，可导致单眼近视；等等。

❸ **其他眼病** 视力发育期的孩子需要足够的光线刺激眼睛，否则不利于发育。如果罹患眼病，治疗过程中应避免长时间遮盖眼睛，或不当使用遮盖法，否则容易导致弱视，进而引起屈光参差。比如眼科手术后需要短期遮盖眼睛，有些家长担心光线刺激影响孩子康复，延长遮盖时间，结果影响孩子视力发育，导致单眼弱视。

屈光参差，应尽早矫治

屈光参差的患儿应尽快矫正，使双眼视力达到相对平衡的状态，以免导致立体视觉缺失。首先要纠正不良用眼习惯，包括阅读、书写姿势等，严重屈光参差者需要及时采取矫治措施。

一般而言，双眼视力相差200度以内，正常人均可耐受，佩戴框架眼镜矫正视力后，可维持正常立体视觉。如果屈光参差超过200度，即使佩戴框架眼镜矫正视力，患者仍会感觉不适。主要是因为眼睛与镜片之间有一定距离，佩戴近视眼镜会使成像缩小、远视眼镜会使成像放大，镜片度数相差越大，成像大小差距越明显，融合时就会产生偏差，无法准确地形成立体像。

不同原因导致的屈光参差，矫治的方法不一样。比如：远视导致的屈光参差，可通过激光手术来矫正；近视导致的屈光参差，可选择隐形眼镜或激光手术来矫正；弱视导致的屈光参差，应尽早进行遮盖法训练，通过光线刺激促进视力发育（一般对13岁以下儿童有效）；斜视者应进行矫正训练，严重者需要手术治疗。

屈光参差矫正后，立体视觉大多能恢复正常。少数没有恢复者可在医生指导下通过立体视觉训练来改善。PM

如何检测立体视觉

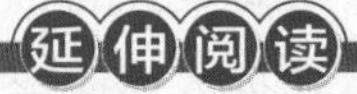

一般体检中没有立体视觉这一检测项目，特殊情况下可使用类似色盲检测的方法：受检者佩戴专用眼镜后识别检测本上的图形，进而由医生评估立体视觉的分辨率。

如果怀疑立体视觉缺失，也可在家通过简单的自测方法进行初步判断。以大家熟悉的穿针为例，这是一个较为典型的基于立体视觉的行为。双眼需要准确判断线与针眼之间的空间位置关系，将这些信息反馈到大脑，左右手才能协调地将线穿进针眼中。有些人毫不费力，一下子就将线穿进针眼了；有些人虽然能看清针线，但怎么都穿不进去，可能是立体视觉缺失所致。

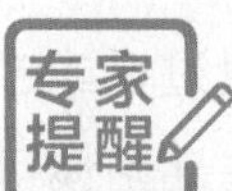

儿童期是孩子视功能快速发展的时期，应每年进行1~2次视力检查，以便早期发现问题并早期治疗。如果出现精细动作发育不良，尤其是手眼协调能力较同龄人差，应检查视力，必要时检查立体视觉。若能早期发现立体视觉缺失，及时采取针对性训练和必要的矫治措施，可恢复正常。

脂肪"克星"——胆汁

同济大学附属东方医院消化内镜科
副主任医师　练晶晶
绘图　曹阳

大家好，我是胆汁，脂肪的"克星"。脂肪是维持生命活动不可或缺的营养物质，但想要把它们收为己用，不是那么容易的。别看我不太起眼，也可能不像心、肺那样广为人知，却扮演着身体内部"消化助手"和"清洁工"的角色，也是不可或缺的哦！

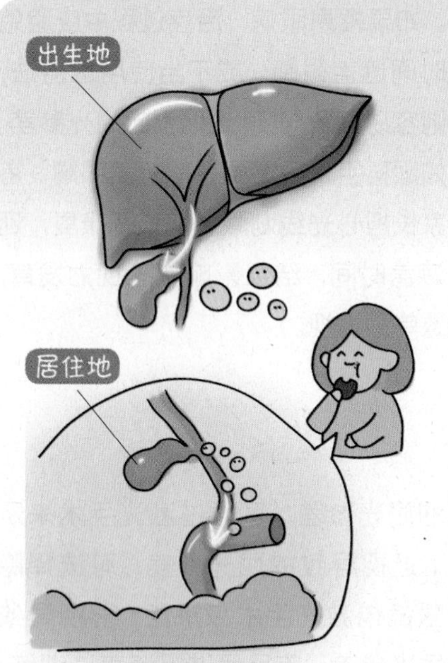

我有两个"家"

很多人以为我是在胆囊中诞生的，其实不然。我是在人体的重要器官——肝脏这个大工厂里合成、分泌的，然后随着胆管系统被输送到胆囊中储存起来。所以，肝脏是我的出生地，胆囊是我的居住地。

作为人体这座神秘城堡里不可或缺的"黄金液体"，我主要由水、胆盐、胆固醇、磷脂和胆红素等组成，每天的产量为500～1000毫升。这个数值可能会随着饮食等因素的变化而波动。一般来说，如果人们进食较多的肉类等高蛋白质、高脂肪食物，可能我会有更多的小伙伴诞生，胆囊也会将更多的我们"赶"出居住地。不过，在人们进食时分泌的部分小伙伴，可能会过家门而不入，从肝脏出来后，经胆管直接进入小肠了。

我的肠道之"旅"

大多数时候，我和小伙伴们住在胆囊中，变得越来越浓稠，以增强我们的消化能力。当人们进食的时候，胆囊会收缩，将我们释放到小肠中，我就开始发挥作用啦。首先，我携带的胆盐成分能与脂肪分子结合，将它们分解成微小的颗粒。这个过程称为乳化，通过增大脂肪的表面积，使消化酶更容易接触到脂肪，从而加速脂肪的消化过程。被我乳化后的脂肪颗粒更容易被胰酶等消化酶分解，变成甘油和脂肪酸等成分，进而在小肠中被吸收、利用，为人体提供能量和营养。除此之外，我还能通过促进胆固醇的代谢和排泄，来维持血液中胆固醇水平的平衡，预防动脉粥样硬化及其相关的心血管疾病。

其实，在离家的时候，我会同时清除胆囊和胆管中的沉积物，预防结石的形成；在帮助消化的过程中，我会携带肝脏产生的废物和毒素，经肠道排出体外。所以，我还是个妥妥的"清洁工"呢！

过多过少，均可影响健康

别看我"力量"强大，有时候也很脆弱，比如某些饮食、生活方式和遗传因素等，都可能影响我的质量和数量。除脂肪和蛋白质外，食物中的一些刺激性成分，如咖啡因、辣椒素和芥末等，也可以让我们大量分泌和排泄。当然，肝脏和胆囊的健康与我的关系更加密切。

如果因为上述因素，我们的数量不足或流动受阻，不能顺利发挥作用，可能会引发一系列健康问题，如消化不良、脂肪吸收障碍等，人们会出现腹痛、腹胀、恶心、呕吐、腹泻等症状；我们数量太多也可能导致胆囊疾病，如胆囊结石和胆囊炎等。

总之，多种疾病可影响我们的数量，而我们的数量过多或过少亦可引起某些疾病。合理饮食、适度运动和良好的生活习惯可以让我们顺畅地分泌和流动，从而维持平衡，维护身体健康。PM

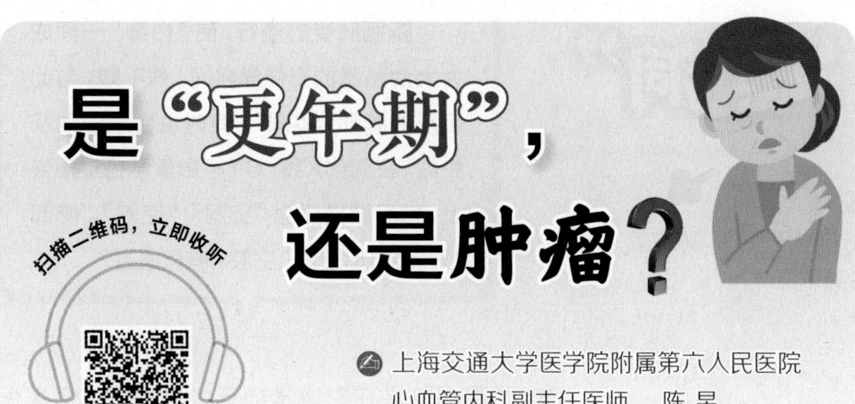

是"更年期"，还是肿瘤？

上海交通大学医学院附属第六人民医院
心血管内科副主任医师　陈 昱

孙女士48岁，平时工作忙碌，近半年来出现头痛、心慌和出汗等不适。这些症状在中年女性中并不罕见，她起初并未在意，以为是到了更年期，于是配了一些中药调理身体，希望能缓解不适。然而，随着时间的推移，孙女士的症状出现加重趋势。在一次健康体检中，她被发现血压异常，便网购了电子血压计自行监测血压，继而发现血压波动剧烈，便到心血管内科就诊。

我仔细询问了孙女士的病史，发现她的血压升高呈阵发性，最高可达200/120毫米汞柱，并伴有心率加快、剧烈头痛、心悸和出汗。这引起了我的警觉，一种可引起血压升高的肿瘤——嗜铬细胞瘤浮现在我的脑海中。这是一种神经内分泌肿瘤，多发源于肾上腺髓质的嗜铬细胞，它可使儿茶酚胺类激素（去甲肾上腺素、肾上腺素和多巴胺）过度分泌，导致血压升高、应激反应、炎症、神经调节紊乱等，从而引起一系列临床症状，包括头痛、心慌、出汗，甚至胸痛、腹痛、恶心、乏力、晕厥等，与绝经综合征的表现相似，易被误诊。

为明确诊断，我安排孙女士进行了儿茶酚胺类激素及其代谢产物的血液和尿液检测。报告显示这些指标均超标，儿茶酚胺类激素水平超过正常值上限5倍，这一发现提示存在嗜铬细胞瘤的可能性很大。因孙女士有含碘造影剂过敏史，不宜进行增强CT检查，故进行了腹部磁共振（MRI）检查。结果提示右侧肾上腺存在一个直径5厘米的椭圆形肿块，进一步证实了嗜铬细胞瘤的诊断。

考虑到有少数嗜铬细胞瘤为恶性肿瘤，会发生转移，我安排孙女士进行全身正电子发射计算机断层显像（PET-CT）检查，以评估其体内是否存在肿瘤转移灶。幸运的是，PET-CT检查未发现任何转移迹象。儿茶酚胺分泌过多可引起心肌缺血、损伤、纤维化和心律失常等严重心脏问题，临床上称为嗜铬细胞瘤性心肌病。我又安排孙女士进行心脏检查，包括心肌标志物检测、心脏彩超和动态心电图等。检查结果提示其心脏结构和功能正常，仅有偶发早搏，不需要特殊处理。

孙女士很困惑："医生，我为什么会得这个肿瘤？"我向她解释，嗜铬细胞瘤大多由基因突变引发，部分与家族遗传有关。常见的突变基因包括*RET*、*VHL*、*NF1*、*SDHD*和*SDHB*等，可通过二代测序技术进行筛查。目前尚无针对这些致病基因的成熟疗法，手术切除是根治嗜铬细胞瘤的唯一方法，恶性嗜铬细胞瘤已转移的患者可行化疗和靶向治疗。

我马上联系了泌尿外科医生会诊。因孙女士的肿瘤较小，仅局限于右侧肾上腺区，未发生转移，可经腹腔镜切除。术后病理检查进一步证实了我的诊断，孙女士顺利出院且恢复良好。PM

特别提醒

嗜铬细胞瘤是一种能使血压升高的罕见肿瘤，多见于50岁以下的中青年人群，临床症状多样，除常见的头痛、心慌和出汗外，还有失眠、焦虑、体重减轻、乏力、面色苍白等。如果患者出现这些症状，尤其伴血压反复升高，应警惕嗜铬细胞瘤的可能，及时去医院进行相关检查，以免延误诊断和治疗。

警惕肺部“黑洞”

新冠肺炎的流行，使“白肺”一词成为大众熟悉的影像学名词。殊不知，与此相反的肺部“黑洞”，有时也会迅速危及生命。在胸部X线、CT等影像学检查报告上，它们被描述为“空洞”“空腔”。肺部怎么会出现空洞、空腔？有何危害？

上海市黄浦区香山中医医院放射科　董莱
上海交通大学医学院附属瑞金医院放射科主任医师　陈克敏
上海市黄浦区香山中医医院中医内科　吴家良

两类“黑洞”：空洞与空腔

X线、CT等影像学检查时形成的黑白影像，以颜色深浅来反映被检查组织的密度高低。密度越高，X线透过量越少，图像上的颜色越白。肺为含气组织，密度相对较低，肺泡呈现为黑灰色低密度影，气管、支气管、血管等组织则呈较淡的灰白色纹理。

肺部“黑洞”是在影像学检查中出现的低密度病灶，这些病灶内充满气体、没有肺纹理结构，呈现为“黑色”的空洞或空腔，是肺部疾病常见的影像学表现。空洞通常由肺内病变组织坏死后形成，其壁厚度在3毫米以上者为厚壁空洞，3毫米以下者为薄壁空洞；空腔是肺内腔隙的病理性扩大，如肺大疱、肺气囊等，空腔壁厚1毫米左右。

结核伴空洞

郑先生今年70岁，近半年来每天下午燥热、夜间盗汗，时常咳嗽、咯痰，服用止咳药后好转，停药后又会发作，时好时坏。近期，他感觉有些胸闷、呼吸困难，家人亦觉得他消瘦了，担心患上什么不好的病，便带他到医院就诊。拿到胸部CT检查报告后，郑先生吓了一跳，竟然得了肺结核，报告中有“空洞”二字。这是怎么回事？肺破了个洞可怎么办？

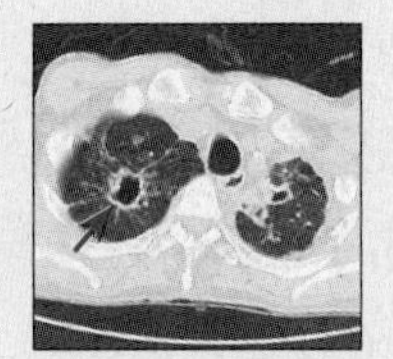

图1　两上肺结核伴空洞形成

一般而言，肺部感染时产生的炎性渗出物密度大于气体，在影像学检查时可见各种不同形态（如斑片状、结节状）、不同大小、密度不均的白色病灶影。不过，某些病原体感染、病情进展、特殊炎症等情况亦可使肺部出现“黑洞”。肺结核是由结核分枝杆菌引起的感染性疾病，临床症状包括持续咳嗽、咯痰、盗汗、低热和体重减轻等。做胸部X线、CT检查时，可见肺部（一般为两上肺）白色斑片状感染灶；随着病情进展，肺组织发生干酪样坏死和液化，坏死物排出而形成空洞，在图像上看到的就是“黑洞”。这类空洞内壁通常较光滑，常伴有钙化（白色点、片状病灶），空洞周围还常常伴有分散的、大小不等的多发小结节。空洞型肺结核的传染性较强，病程多较长。部分患者的空洞经治疗后可缩小甚至消失，严重者则较难愈合。

肺脓肿伴空洞

刘先生近来出现畏寒、发热、咳嗽、咯黄绿色脓臭痰，夜间加重，因工作繁忙没有就医，自己服用退热药、止咳药近2周，没有明显好转。日前，刘先生出现胸闷、胸痛，咳嗽时尤甚，便到医院就诊。胸部CT检查提示：右肺上叶脓肿，空洞内见气液平面。刘先生看到报告后非常担心，对报告中的“空洞”二字不解：肺里怎么会有个空洞？

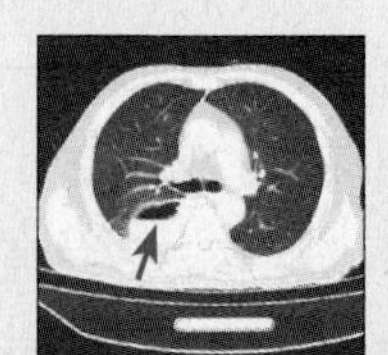

图2　右肺上叶肺脓肿，空洞内见气液平面

肺脓肿早期在影像学上表现为白色团片状高密度影，晚期脓腔形成后呈现圆形或椭圆形的低密度空洞，周围仍被白色高密度影包绕，空洞内可见液平面。这些液体多为炎症产生的脓性分泌物，往往因感染进展迅速而无法及时排出，蓄积在空洞内。

大多数肺脓肿经及时治疗后可痊愈，脓液会逐渐吸收。若治疗不当或延误诊断，可能导致脓胸、脓毒血症等严重并发症。

肺大疱形成空腔

张先生患慢性支气管炎多年，近期到医院复查，胸部CT检查报告提示：右肺中叶肺大疱。刘先生对报告中的"肺大疱"不解，肺里的这个"泡"会破吗？

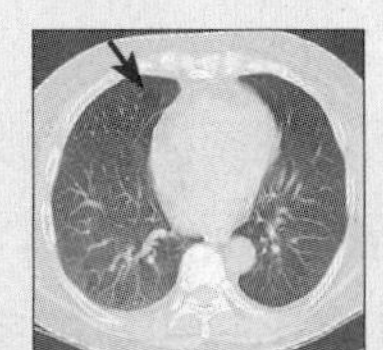

图3 右肺中叶肺大疱

肺组织内有很多天然管腔，如支气管、肺泡等，如果它们发生扩张、破裂等结构性改变，会形成更大的空腔，如肺大疱、囊腔等。在影像学上，肺大疱表现为薄壁的圆形或椭圆形空腔，壁厚通常小于1毫米，看上去像一个黑洞。它是由肺泡破裂融合而成，多见于肺部慢性疾病患者，如慢性阻塞性肺疾病、哮喘等，少数为先天形成。

大多数体积较小的肺大疱没有明显症状，无须治疗，患者可以正常活动。体积较大的肺大疱可能需要外科干预。

支气管扩张形成空腔

王女士患有支气管扩张症多年，平时经常咳嗽、咯痰，以脓痰为主、量较多，偶伴发热，有时还会咯血。最近，王女士的病情又复发了，到医院就诊。胸部CT检查报告提示：两肺下叶支气管扩张，多个囊腔呈簇状聚集。王女士看到报告后非常不解：怎么会有这么多囊腔？是生肿瘤了吗？

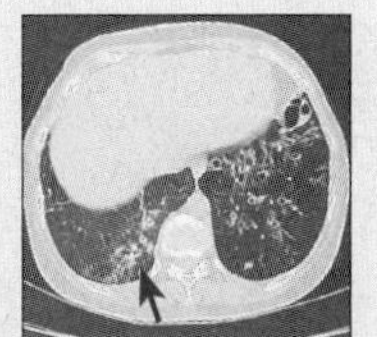

图4 两肺下叶支气管扩张伴感染

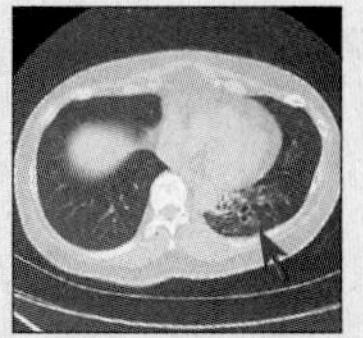

图5 左肺下叶囊状支气管扩张

支气管扩张症本质上是一种慢性气道炎症性疾病，导致了支气管变形及持久性扩张。其在影像学上表现为多个聚集成串状、大小不等的囊状低密度病灶，看上去就像一个个小"黑洞"。另外，有些患者的支气管呈囊状扩张，在高分辨率CT影像上，往往表现为沿支气管呈树枝状分布的囊状阴影，从肺门到肺周围排列成行或簇，囊壁可较厚，部分囊腔内可能包含分泌物或脓液。这些囊腔虽不会自行消失，但并非肿瘤，也不会变成肿瘤。

肺癌伴空洞

69岁的关先生近期出现咳嗽、无痰，咳时感觉胸痛，无发热，起初没在意，后来咳嗽加重且出现呼吸不畅，他便到医院就诊。胸部CT检查提示：右肺中叶软组织肿块伴空洞形成。关先生看到报告，顿时一惊：这是肺癌吗？报告中的"空洞"二字是怎么回事？

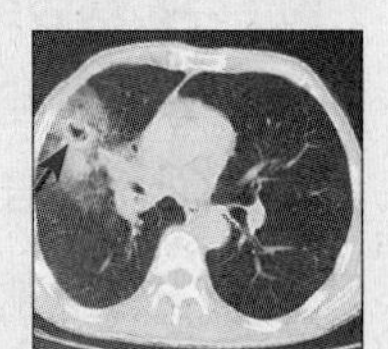

图6 右肺中叶肿瘤伴空洞形成

一般而言，肺部肿瘤、实性结节为实性组织，密度较高，在影像学上表现为白色病灶。不过，如果肿瘤组织发生坏死，或阻塞气管、支气管，或并发感染，可形成空洞。肺癌引起的空洞可发生在肿瘤内部，影像学表现为壁厚且不均，边缘不规则，可能呈现分叶、毛刺等征象，可伴壁结节。另外，其他部位肿瘤如果发生肺转移，也可表现为较多大小不一的空洞性转移灶，洞壁较薄或厚薄不均，应予以重视。PM

项目支持：上海市进一步加快中医药传承创新发展三年行动计划（2021—2023年）ZY（2021—2023）-0207-02

血脂异常，为何同病不同“命”

上海交通大学医学院附属瑞金医院检验科
吴蓓颖（副主任技师） 蔡 刚（主任技师）

为什么有些人明明坚持健康生活方式了，还是出现血脂异常？为什么有些人服用他汀类药物后出现严重不良反应，有些人则没有？为什么服药后，有些人的血脂还是降不下来？究其原因，可能与基因有关。

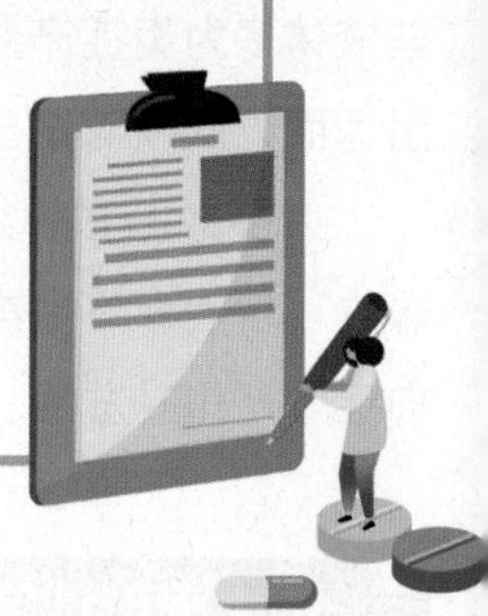

瘦人为何也会出现血脂异常

45岁的王先生身材匀称，饮食规律且有良好的运动习惯，今年体检发现血清总胆固醇（TC）和低密度脂蛋白胆固醇（LDL-C）都超标了。3个月后复查，结果依然如此。王先生纳闷了：比起周围的同龄人，我既不胖，又没有高盐、高糖、高脂饮食，照理血脂不会高呀！不是只有胖的人才会血脂高吗？

解惑：基因突变可影响胆固醇代谢

有时候我们会发现，身边有很多不胖甚至较瘦的人也会出现血脂异常。这类患者以高胆固醇血症为主，多数为原发性高胆固醇血症，可能是基因突变引起的遗传性家族性高胆固醇血症；少数患者是由于外源性胆固醇摄入不足，造成内源性胆固醇合成增加。此外，还有比较少见的家族性混合型高脂血症（总胆固醇和甘油三酯均超标，涉及多个位点的基因突变），这些患者的血脂异常与胖瘦没有很大关系。

目前，国内外专家共识均以检测到*LDLR*、*APOB*、*PCSK9*和*LDLRAP1*等基因的致病性突变作为诊断家族性高胆固醇血症的“金标准”，通常可以用二代测序技术（NGS）来检测多个潜在突变的位点。现阶段也可以针对这些已知位点进行一代测序鉴定，或通过实时荧光定量PCR检测进行区分。

服药后为何出现严重不良反应

熊阿姨今年70岁，在前两年的体检中被发现血脂有点高。她以为是那段时间荤菜吃得多引起的，并未将此事放在心上。今年体检发现，熊阿姨的血脂更高了，医生建议她除控制饮食、坚持运动外，还需要服用他汀类药物。然而，熊阿姨在服药后不久，感觉全身酸痛、乏力，甚至连平时喜欢的乒乓球都打不动了，血液检查提示肝功能受损。医生安排她进行了基因检测，检查报告提示熊阿姨对某些他汀类药物不耐受。调整用药方案后，熊阿姨未再出现不适，血脂也逐渐达标了。

解惑：基因多态性可影响药物代谢

多数患者服用他汀类药物耐受性较好，但有些患者会出现不同程度的不良反应，如肌肉疼痛、无力，血清转氨酶升高，等等。所有可以减慢他汀类药物代谢、导致其浓度升高的因素，都会引起不良反应，如女性、高龄，罹患肝病、肾病及甲状腺功能减退症，等等。另一个相当重要的因素是药物相关基因（包括药物转运、代谢、作用靶点及毒副作用相关的一组基因的统称）的多态性，即患者代谢他汀类药物的基因缺陷，导致药物代谢障碍，从而引发不良反应。

研究发现，多个基因会对他汀类药物的代谢产生影响。其中，*SLCO1B1* 基因突变可以导致其编码的多肽摄取他汀类药物的能力下降，从而无法将血液中的药物转运到肝脏，使其在血液中的浓度升高，进而增加肌病的发生风险。我们可以将 *SLCO1B1* 基因比作运输车，它有两个等位基因，一个来自父亲，一个来自母亲，即有两辆运输车。如果一个等位基因发生突变，那么只有一辆运输车还能满载工作，患者发生肌病的风险为中等；如果两个等位基因都有突变，那么两辆运输车都不能装载货物，患者发生肌病的风险高。此时需要由医生评估和判断患者是否有必要冒较大风险选择他汀类药物调节血脂。

为避免他汀类药物的不良反应，患者可在首次服用他汀类药物前，检测 *SLCO1B1* 基因多态性。在用药过程中出现血清转氨酶升高或肌病等不良反应的患者，应检测 *SLCO1B1* 基因多态性并分析原因。

用药指导

如果检测发现患者*SLCO1B1*基因中的一个等位基因转运药物能力降低，可根据基因型选择合适的他汀类药物种类和剂量；如果服用某一他汀类药物后发生不良反应，可选择其他他汀类药物，或减少剂量、隔日服用，或改用非他汀类调脂药，等等。

服药后为何疗效不佳

小刘进入职场打拼没几年，因工作繁忙而运动量骤减，体重猛涨30千克，血脂检测报告提示低密度脂蛋白胆固醇和总胆固醇水平都很高。为此，他天天喝粥并进行中高强度的运动，还服用了他汀类药物，但效果不理想。后来，医生通过基因检测发现小刘是*APOE4*基因携带者，致使其服用他汀类药物疗效不佳。联合使用调脂中药血脂康和胆固醇吸收抑制剂依折麦布后，小刘的血脂水平降至正常。

解惑：基因多态性可影响药物疗效

检测 *APOE* 基因多态性，有助于预判服用他汀类药物是否有效。因为 *APOE* 基因的多态性可以影响血液中总胆固醇和甘油三酯水平，从而影响他汀类药物的降脂效果。*APOE* 基因有两个主要位点，可以形成三种不同组合，即 E2、E3、E4。它们对他汀类药物疗效的影响各不相同。我们可以将它们看作三种限速标准不同的车道，E3/E3 或 E2/E4 组合为正常行驶车道；E4 组合（E3/E4、E4/E4）为慢车道，可延缓胆固醇代谢；E2 组合（E2/E3、E2/E2）为快车道，可促进胆固醇代谢。也就是说，E2 组合可增强他汀类药物疗效，E4 组合则会减弱其疗效。

为评估他汀类药物的治疗效果，患者可以在用药前检测 *APOE* 基因多态性。服用他汀类药物但疗效不佳者，宜检测 *APOE* 基因多态性并分析原因。

用药指导

如果患者的*APOE*基因中有一个型别为E4，可选择他汀类药联合依折麦布、中成药（如脂必泰、血脂康）或胆酸螯合剂等方案，以达到更好的治疗效果。PM

特别提醒

用药前检测*SLCO1B1*及*APOE*基因多态性，有助于实现他汀类药物的精准用药，提高调脂疗效，减少或避免药物不良反应的发生。若上述基因常见多态性无法解释临床疗效或不良反应问题，应考虑是否存在稀有突变。需要注意的是，即使做过基因多态性检测，在服用他汀类药物期间，患者仍应密切监测肌酸激酶、肝功能等指标，避免其他原因引起的药物不良反应。

骨折是常见病。在骨科门诊，每天有大量骨折患者向医生发问：我骨折了吗？我的伤情严重吗？骨折后为什么不立刻手术？下肢骨折，应该怎样拄拐？骨折已经恢复了，为什么走路还一瘸一拐的？

九问骨折

上海交通大学医学院附属第六人民医院
骨科副主任医师　宋 飒

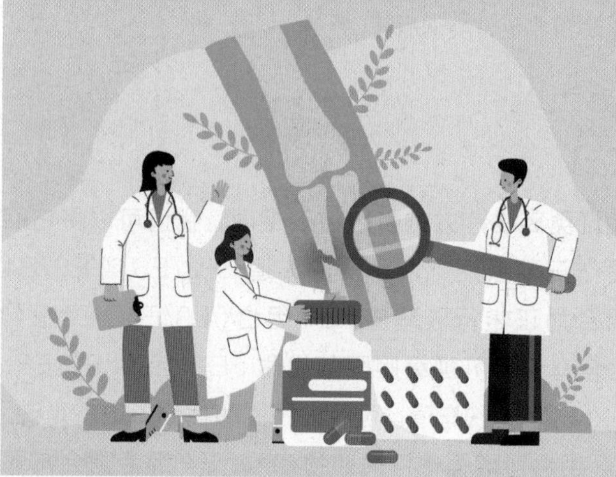

问1：

骨折与骨裂有何区别？骨裂是骨折吗？

答：骨折与骨裂是不同程度骨骼损伤的不同称呼，均为外力引起的骨损伤。骨折是指骨的连续性和完整性遭到破坏。根据严重程度和形态，骨折可以分为完全骨折和不完全骨折；后者又可以根据有没有发生移位，分为无移位骨折与有移位骨折。许多人将不完全骨折等同于骨裂，这是错误的。骨裂并非医学术语，临床上不存在“骨裂”这一诊断。老百姓多用骨裂指代裂缝骨折（骨折中最轻微的形态），裂缝骨折不发生明显移位，X 线摄片不一定能发现，易漏诊。

大部分裂缝骨折可以采取保守治疗，且疗效理想。不过，有些部位（如髋部的股骨颈、手腕部的舟状骨、足部的第五跖骨基底部等）的裂缝骨折不易愈合，且容易发生移位，应引起重视。

问2：

骨头都断了，还有稳定与不稳定之分吗？

答：骨折因严重程度、形态等不同，可以进一步分为稳定骨折和不稳定骨折。稳定骨折指骨折经复位、适当固定后，不易再移位，如裂缝骨折、青枝骨折、横行骨折、轻度的椎体压缩性骨折、嵌插骨折等。医生一般建议稳定骨折患者使用石膏或支具制动、固定患处，预后普遍较好。不稳定骨折指骨折断端容易移位或复位后易再移位，如斜行骨折、螺旋骨折、粉碎性骨折、多段骨折、严重的椎体压缩性骨折、合并关节脱位的骨折等。不稳定骨折患者须在复位、固定治疗后严密随访，观察骨折断端移位情况，一旦发现移位，须再次复位，甚至进行手术治疗。

不同部位的骨折稳定与不稳定的判断标准略有差异。值得注意的是，稳定和不稳定骨折是相对而言的。稳定骨折若处理不当，可转为不稳定骨折。

问3：

骨折后，伤处有水疱代表什么？

答：水疱的出现与引起损伤的暴力大小、部位等相关，好发于踝、肘或足跟等“皮包骨”区域。水疱根据颜色分为浆液性与血性水疱。浆液性水疱透明、清亮；血性水疱浑浊，多提示伤情较重。通常，水疱的出现会延长骨折手术治疗的等待时间，增加术后伤口感染等并发症的发生风险。

问4：

骨折后，为什么有些患者的手术治疗要“等一等”？

答：骨折后的手术治疗并非越快越好、越早越好。原因有两点：

首先，医生需要在手术前充分、全面评估患者的骨折情况、软组织损伤情况及全身情况。有时，患者无法清晰地描述损伤（尤其是高处坠落伤、交通事故等损伤）发生时的情况，或者只关注最疼痛的部位，忽视了其他隐匿损伤，如颅内出血、心脏大血管损伤、肝破裂、脾破裂、肾损伤、输尿管损伤等。

其次，骨折常伴的周围软组织损伤会在伤后48～72小时达到高峰，7天左右消退。骨折后短时间内手术治疗对软组织而言无疑是“雪上加霜”，将加重软组织肿胀，不利于其生长、修复，甚至可能造成术中伤口无法缝合，或勉强缝合后缝线崩裂、皮肤坏死、引发感染等。通常，未发生水疱的骨折患者应待伤处皮肤出现皱褶后进行手术，发生水疱的骨折患者应待水疱消退后再进行手术治疗。

临床研究发现，骨折2周内手术治疗对骨折愈合及术后康复没有显著影响。当然，手术治疗绝非越迟越好，随着时间推移，手术难度将大大增加。因此，患者应听从医生建议，该治的治，该等的等。

问5:

如何分辨老伤与新伤?

答：一般来说，2周内发生的骨折为“新伤”，2周后才被发现的骨折为“旧伤”。

新近发生的骨折表现为局部软组织肿胀、压痛等症状，X线摄片或CT检查可见清晰的骨折线、较锐利的骨折断端。当其成为老伤后，局部肿胀消退、压痛不明显，X线摄片可见骨折线变得模糊、不锐利，甚至出现骨痂。骨折发生2个月及以上时，患者无压痛等症状，X线摄片可见骨折线非常模糊或消失。有些隐匿的骨折在X线摄片或CT检查时难以发现，患者需要进一步行磁共振检查，通过骨髓内含水量判断骨折发生的时间。

问6:

下肢骨折后，单拐为什么应该拄在健侧?

答：采用单拐时，健侧扶拐既能分担患侧的重量，还避免了拐杖不慎撞击骨折部位，造成二次伤害。此外，若为患侧扶拐，患者为减轻患肢的负重，必须歪斜身体才能使拐杖支撑其更多体重，而过度倾斜身体易发生跌倒，尤其是患肢不能负重，用拐杖支撑全部体重时，更危险。最后，患侧扶拐不利于恢复正常步态。

问7:

为什么腿部骨折恢复良好，可走路还是不得劲，总觉得有点瘸?

答：骨头愈合只是肢体功能恢复的第一步，其间，常会发生周围关节僵硬或挛缩、肌肉萎缩无力、失用、疼痛等问题。康复训练可以让骨折快速愈合、减少疼痛，降低因骨折造成关节僵硬、肌肉无力、失用等并发症的发生风险，对骨折康复意义重大。康复训练包括关节活动度锻炼、肌力训练、支具使用等。

问8:

骨头都长好了，为什么伤处还肿?

答：骨折局部的血管及软组织损伤后，软组织微循环发生障碍，尤其是静脉回流变差，渗出的液体常蓄积在组织间隙中，以低垂和肌肉少的部位水肿更显著。血管微循环重建、修复需要的时间比骨折愈合更久。例如：脚部和小腿处骨折的肿胀可持续3～6个月，甚至更长时间。抬高患肢、热敷等方法可改善局部血液循环，减轻水肿。

问9:

每到阴雨天，曾经骨折的部位为何总感到酸胀不适?

答：骨折的治愈标准为伤处达到了临床或功能愈合。但在温度、湿度、气压明显变化时，曾发生骨折的部位仍可能感到不适，其原因与损伤组织内的血管和神经的适应性反应有关。

骨折后，骨组织、肌肉和皮肤等处存在大量瘢痕组织，瘢痕内的血管收缩调节能力与正常组织不同，受到寒冷、潮湿或低气压等刺激后，血管持续收缩，血流减少或流速减慢，代谢产物得不到及时排除，局部供血不足，降低了瘢痕组织对疼痛的耐受力。此外，瘢痕组织也会因环境刺激而收缩，对神经纤维产生挤压或牵拉，从而导致骨折部位不适。PM

肺癌以T（肿瘤）、N（淋巴结）及M（远端转移）3个维度为依据，分为Ⅰ、Ⅱ、Ⅲ、Ⅳ期。Ⅰ期为早期肺癌，指的是肿瘤直径≤3厘米，被肺或脏层胸膜包绕，支气管镜见肿瘤未侵及叶支气管或主支气管。早期肺癌又分为ⅠA1、ⅠA2、ⅠA3期，ⅠA期为最早期。近年来，随着大众体检意识增强，越来越多的早期肺癌得以被发现，并得到及时救治。目前，大部分经过治疗的早期肺癌患者可以高枕无忧，少数面临癌症复发、转移的风险。国际肺病研究协会称，ⅠA1期肺癌患者的5年生存率为92%，ⅠA2期为83%，ⅠA3期为77%，ⅠB期为68%；ⅠA期非小细胞肺癌的5年复发率高达20.2%。许多早期肺癌患者在手术治疗后仍十分焦虑，担心肺癌“卷土重来”，甚至因此患上了焦虑症。什么样的早期肺癌可能复发？如何及时发现肺癌复发、转移的蛛丝马迹？如何预防肺癌复发？

防早期肺癌复发：知己知彼，乘胜追击

同济大学附属上海市肺科医院
副主任医师　鞠立霞

读懂病理报告，了解肿瘤的“脾气”

癌症越早被发现，被治愈的机会也就越大。手术中切除的肺肿瘤组织将被送至检验科、病理科，进一步行病理检查，甚至基因检测，一则为明确疾病诊断，二则为癌症分期提供客观依据。病理报告（如图）通常涵盖了肿瘤类型、分化程度、对周围组织的侵犯情况、淋巴结是否发生转移等信息。早期肺癌患者可以根据病理报告检测结果，推测癌症的复发、转移风险。

检查结果

（右上叶肿块①）浸润性腺癌，低分化（Ⅲ级）（微乳头型70%，复杂腺体20%，腺管型10%），见肿瘤细胞沿肺泡腔播散（STAS+)。胸膜浸润：见癌侵犯脏层胸膜弹力层（PL1）。神经浸润：未见。脉管内癌栓：见癌侵犯血管壁，见脉管内癌栓。（右上叶结节②）纤维平滑肌组织增生。切缘：未见癌累及。另见纤维囊性肺大疱，囊壁上皮见腺癌累及。免疫组化结果：C1：TTF-1（+），NapsinA（+），P40（-），CK5/6（-），KI 67（灶5%+），PD-L1(E1L3N)（10%+，1-49%），HER2（-），SMARCA4（未缺失），PAX8（-），Calretinin（-），TG（-），MC（-）。特殊染色结果：C1：弹力纤维（+）。靶向治疗伴随诊断结果：C1：ALK(VENTANAD5F3)（-）。

第1步：看病理类型	肺癌的细胞类型分为腺癌、鳞癌、小细胞肺癌、神经内分泌癌等。通常，小细胞肺癌或神经内分泌癌的恶性程度高，术后复发、转移概率高，应引起重视。除按要求随访外，患者还须在术后进行放疗、化疗等。
第2步：看分化程度	高分化肿瘤与正常细胞和组织相似度高，往往侵袭性弱，进展慢，恶性程度低，预后好。而低分化和未分化肿瘤与正常组织差异大，成熟度低，处于“野蛮”生长状态，侵袭性强，进展快，恶性程度高，预后较差。
第3步：看“小分类”	病理类型是肺癌的“大分类”，“小分类”包括贴壁型、腺管型、乳头型、微乳头型等，其中以微乳头型的恶性程度最高。微乳头型含量超过10%的早期肺癌患者可能需要接受化疗、靶向治疗等，以预防癌症复发。
第4步：看侵犯情况	如果病理报告出现“癌组织侵犯血管、胸膜、神经”等描述，说明肿瘤的“魔爪”已伸向其周边组织，切除肿瘤时已不是早期，癌症的复发、转移风险较大。
第5步：看免疫组化	免疫组化包括多项指标，最具代表性的为KI67。KI67数值越大，肿瘤恶性程度越高。

病理检查不可替代基因检测

肿瘤基因检测是对与肿瘤相关的基因进行检测的技术。有患者认为，既然病理检查能透露癌症的复发、转移风险，基因检测便是多此一举。其实不然，肺癌的驱动基因包括 *EGFR*、*ALK*、*ROS1*、*KRAS*、*MET*、*BRAF*、*TP53*、*KI3CA*、*RET*、*NTRK* 等，其中的任何一个驱动基因发生突变，都可使肺癌的恶性程度增加。另外，基因检测还可以通过了解部分患者的基因情况，预测辅助化疗的毒性或疗效，为部分患者选用相应的靶向药物提供参考，从而达到遏制或延缓肿瘤复发、转移的目的。

防早期肺癌复发、转移的三大“秘籍”

早期肺癌术后，患者可通过科学随访、尽早辅助治疗、改善生活方式等方面综合管理，实现预防复发、转移的目标。

秘籍一：

改善生活方式，提高生活质量

❶ 戒烟戒酒，远离吸烟人群。增加室内通风，减少居室污染。

❷ 保持营养均衡，多摄入富含维生素 A、β 胡萝卜素的食物，尤其是新鲜蔬菜和水果等。

❸ 积极参加体育锻炼，选择适合的运动方式，如散步、慢跑、游泳等，以增强免疫力。

❹ 避免熬夜，保持充足睡眠，放松心情。

秘籍二：

定期复查，疾病变化早知道

患者应在术后 1 个月遵医嘱复查胸部 CT，了解肺部变化与恢复情况。并根据病理报告及基因检测结果中提示的癌症复发、转移风险，每 3 ~ 6 个月复查肿瘤标记物和胸部 CT，直至术后 3 ~ 5 年。

秘籍三：术后辅助治疗“各显神通”

● **辅助化疗** 为消灭术后残存的微小转移病灶、提高治愈率而进行的化疗称为辅助化疗，是最传统的预防肺癌复发的方法。《非小细胞肺癌的诊疗指南》称，ⅠA 期肺癌患者术后不需要进行辅助化疗。不过，有学者回顾性分析了 152 例微乳头亚型的ⅠA 期肺腺癌患者的预后发现，未接受术后辅助化疗者的死亡风险较接受辅助化疗者高，微乳头亚型的ⅠA 期肺腺癌患者可从辅助化疗中获益。

● **辅助靶向治疗** 是对已知肿瘤发生机制所涉及的异常信号传导通路进行阻断，从而起到杀伤肿瘤细胞、抑制肿瘤生长的作用。靶向药物可特异性地与致癌基因结合，在不影响正常组织与细胞的情况下，使肿瘤细胞特异性死亡。目前，表皮生长因子受体（*EGFR*）基因是肺癌最常见的靶点。它是一种酪氨酸激酶受体，是细胞存活、生长、分化，以及癌细胞转移的调控因子，其突变可促进肿瘤增殖、侵袭、转移等。在中国非小细胞肺癌患者中，*EGFR* 基因突变的比例为 50% ~ 60%。对于 *EGFR* 基因突变的晚期非小细胞肺癌患者而言，使用 EGFR 酪氨酸激酶抑制剂（EGFR-TKIs）已是国内外指南推荐的首选治疗方案，可延长生存时间。近年来，靶向治疗在早期肺癌术后辅助治疗领域也取得了重大进展。研究显示，对于 *EGFR* 基因突变的高危Ⅰ期肺腺癌患者来说，术后辅助 EGFR-TKIs 靶向治疗可延缓复发，且不良反应发生率低。

● **辅助免疫治疗** 手术后进行免疫治疗的目的是激活 T 淋巴细胞免疫应答，提高免疫监视作用，从而更好地清除残余癌细胞，消灭肉眼不可见的微小病灶。目前，用于术后辅助免疫治疗的药物主要为 PD-1/L1 抑制剂，如阿替利珠单抗等。PM

项目支持：kgg1807 上海市肺科医院学科骨干计划

生|活|实|例

两周前，小王在踢球时忽然感到小腿后侧被“踢了一脚”，顿时感到一阵疼痛。他想“运动难免受伤，过几天就好了”，便没有把腿伤放心上，依旧正常工作与生活。两天后，小腿疼痛如预期缓解。上周末，小王又与好友相约踢球，不料刚上场十分钟，他的小腿越来越疼，难以正常行走。休息三天后，不仅疼痛没有缓解，伤处肿胀还加重了。小王见状，不得不到医院就诊。经过体格检查、X线摄片和超声检查后发现，小王的小腿腓肠肌内侧头下缘撕裂伴周围血肿形成，诊断为“网球腿”。

猝不及防的“网球腿”

上海交通大学医学院附属第六人民医院超声医学科　陈　莉　郑元义（教授）

快速、剧烈运动，当心肌肉“裂开”

许多人在打球起跳或奔跑起步时，有腿肚（小腿后部隆起部分）感到突然被打了一棒或踢了一脚的经历，此时小腿局部可有肿胀、疼痛等症状，这种情况很可能发生了网球腿。

网球腿是一种肌肉损伤性疾病，因常发生于网球运动员而得名。患者小腿后方的肌肉（腓肠肌、跖肌和比目鱼肌，图1）发生撕裂或断裂，多见于参加球类运动（如羽毛球、网球、篮球等），主要与运动时突然跳起、扣球时突然蹬地、踮脚起跳等动作有关。运动时，腓肠肌、跖肌等肌肉瞬时快速而剧烈地收缩，就容易造成肌腱损伤和撕裂，临床上以腓肠肌内侧头下缘撕裂最常见。

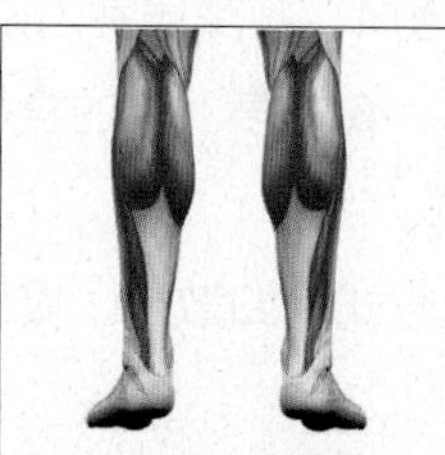

图1　小腿后方的腓肠肌、跖肌和比目鱼肌（红色标记部位）

网球腿多见于中青年

许多人认为，网球腿是运动员的“专利”，实则不然。伴随着全民运动的热潮，运动损伤逐渐增多，网球腿便是其中之一。网球腿常发生于中青年男性，以业余参加体育运动者多见，尤其是运动量大但身体状态不佳的中年人，如“周末运动员”等。

网球腿产生的疼痛通常是剧烈的，伤者常无法做跑、跳、踮脚尖等动作，甚至正常走路也会受到影响。年轻人发生网球腿时，疼痛症状往往较明显，患者应在出现症状时立刻冰敷，疼痛不缓解者须尽早就医。中老年人的肌肉、肌腱脆性大，在与年轻人从事同样运动强度的情况下，更容易发生网球腿，且中老年人对疼痛的敏感度不及年轻人，更容易延误诊疗。临床上，许多老年人在疼痛症状加重后就医，当医生询问病史时，他们甚至不记得自己曾有小腿拉伤的经历。更有甚者，有些患者直到肌肉挛缩形成肉眼可观察到的肿块时才就医，错过了最佳诊治时机。

如何预防网球腿？

- 运动应量力而行，根据自身体重、年龄、健康状况等选择合适的体育锻炼项目，不可一味追求高强度运动。
- 运动前充分热身，如进行关节、韧带、肌肉“预热”；运动后充分拉伸、放松。
- 曾发生网球腿者，应尽量减少运动频率、强度和运动量，避免“带伤上阵”。

伤情如何，超声一“看”便知

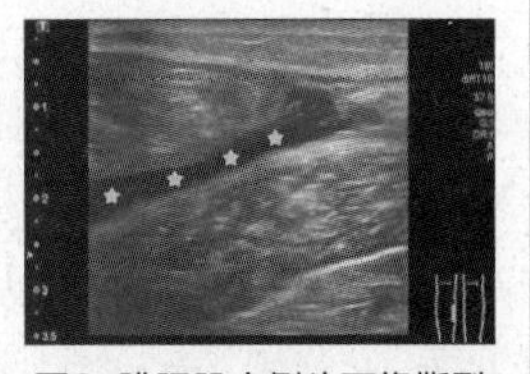
图2 腓肠肌内侧头下缘撕裂

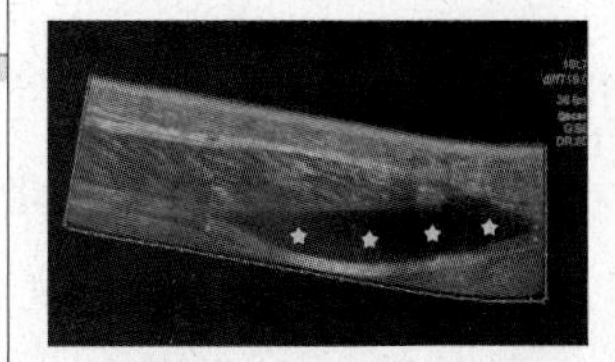
图3 腓肠肌内侧头下缘完全撕裂

网球腿初期，患者可表现为小腿内侧肿胀、内踝处皮下出现瘀斑，症状不典型者仅表现为腿肚有压痛，走路时疼痛明显。超声、磁共振等检查有助于明确诊断。其中，超声具有观察实时、操作方便、双侧对比等优势，可显示肌肉受损的严重程度，易于随访观察损伤后的修复情况，有助于鉴别诊断，是诊断网球腿的首选检查方法。

超声检查过程中，探头触压腓肠肌内侧头下缘，患者主诉疼痛与否有助于确定肌肉撕裂的位置。按病情严重程度，网球腿可分为肌肉筋膜损伤、肌纤维部分撕裂及完全撕裂，相对应的超声图像特征有所不同。

- 肌肉筋膜损伤为拉伤，未发生肌纤维断裂，超声图像上的表现是腓肠肌内侧头下缘的肌筋膜增厚，回声紊乱，但肌肉结构完整、形态正常，肌间隙很少见积血、积液，患者恢复快。
- 肌纤维部分撕裂与完全撕裂在超声图像上的表现为腓肠肌内侧头下缘连续性中断，腓肠肌内侧头与比目鱼肌间的筋膜间隙内可有长条形的低回声或无回声区（肌肉间黑色的暗区，见图2、图3星号部分），有不同程度的积血、积液，患者恢复慢。一般来说，损伤越重，出血量越多。完全撕裂患者的积血、积液量明显多于部分撕裂患者。

治网球腿，通常不必手术

网球腿患者一般仅需非手术治疗，手术（腓肠肌吻合术）指征还有待进一步明确。血肿巨大无法自行吸收、疼痛加剧者应警惕骨－筋膜室综合征，即筋膜室内容物增加或筋膜室容积减少导致筋膜室内压力增高，形成“缺血-水肿-缺血”的恶性循环，这种情况下须及时进行筋膜室减压术。

网球腿的早期治疗（2周内）原则为“PRICE”，具体操作如下：

P（protect，保护）	不可盲目按揉，更不可自行推拿，以免不当操作加重肌肉、筋膜组织出血。应使用支具等固定，避免二次损伤。
R（rest，休息）	停止活动或运动，避免受伤处负重。
I（ice，冰敷）	用毛巾包裹冰块或用冷毛巾覆盖于扭伤处，每隔2~3小时冷敷15~30分钟。冷敷有利于缓解局部疼痛和肿胀，减轻炎症反应和肌肉痉挛。应注意，勿将冰块直接放置于患处，且冰敷时间不宜过长，以免冻伤。
C（compression，加压包扎）	可使用弹力绷带包扎，防止肿胀。
E（elevation，抬高患肢）	抬高小腿有助于静脉和淋巴回流，缓解肿胀，促进康复。

伤后2～4周，患者应进行被动伸膝和背屈踝关节锻炼，逐渐进行疼痛可承受的部分负重，直至完全负重行走。由于肌肉撕裂愈合缓慢，一般于伤后4～12周，患者行走时的疼痛感才会逐渐消失。

治疗期间，疼痛剧烈者可外用（如氟比洛芬巴布膏等）或内服（如布洛芬缓释片等）消炎镇痛药物。PM

专家提醒 发生网球腿后，患者还应排查跟腱损伤，配合医生完成相关检查，便于系统诊断、早期治疗。

生活实例

近日，古稀之年的老吴入院进行了急诊手术。朋友们听到这个消息都很意外，去探望他时才知道，原来是“疝气”卡住了。老吴发现“疝气”一年多了，平时大腿根部偶尔有点不舒服，没有太在意。那天早上，他打了一个喷嚏，突然觉得大腿根部的包块变大、变硬了，剧烈疼痛，触碰不得，赶紧去医院就诊。接诊医生尝试着把老吴的“疝气”推回去，没有成功，只能进行急诊手术。手术医生说，幸亏老吴就诊及时，如果再拖几个小时，卡在里面的肠子就要坏死了，那就不得不切肠子了。老吴跟朋友们感叹：“想想都有点后怕。”

治疗老年疝，远离四误区

复旦大学附属金山医院普外科副主任医师　黄文海

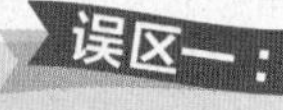

“疝气”，在医学上称为腹股沟疝，在老年人中较常见。据统计，60岁以上老年人疝的患病率为1.13%，是困扰众多老年人的健康隐患。在治疗方面，很多老年人也存在一些误区。那么，如何正确选择治疝方法呢？

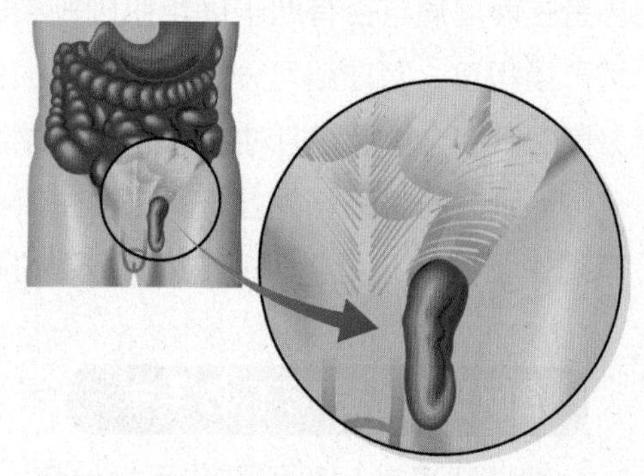

误区一：“疝气”危害不大，忍忍就好，高龄患者不必治疗。

很多时候，腹股沟疝是在无意中被发现的。患者腹股沟（大腿根部）出现一个小包块，触之柔软，无痛，仰卧时包块会消失；平时没有不适，或者长时间站立、体力劳动后偶感腹股沟部位疼痛、酸胀不适。很多老年患者对此并不重视，尤其是高龄患者，认为它不影响日常生活和活动，忍一忍就算了。

然而，随着时间的延长，腹股沟疝会逐渐增大，有的会掉入阴囊，疼痛也会越来越明显，甚至影响日常生活。另外，老年人往往患有慢性支气管炎、前列腺增生、便秘等慢性疾病，阵发性咳嗽、用力大小便时，腹股沟疝可突然“冒”出来被卡在，就像老吴一样。如果不及时治疗，可导致肠坏死，严重者危及生命。因此，除少数特殊情况外，如果发现腹股沟疝，应及时治疗。

误区二：老年人基础疾病多、麻醉风险大，宜选择保守治疗。

一般而言，腹股沟疝需要通过手术治疗才能痊愈。部分年老体弱或伴有其他严重疾病、不能耐受手术的老年人，可选择疝带或疝托进行保守治疗。然而，很多需要尽早手术的老年患者因惧怕手术，或者认为自己患有一些基础疾病、手术风险比较大，便能拖则拖，暂时选择保守治疗。

有研究提示，65岁以上的老年腹股沟疝患者，最后因各种原因而接受手术治疗的比例高达79%。而且，老年人随着年龄增长，手术风险将逐年增加，80岁以上老年患者手术后病死率明显增加。因此，大部分需要手术治疗的老年患者，应尽早在风险相对较小时接受手术。

老年人往往合并一些基础疾病，如高血压、糖尿病、心脏病、肺功能障碍等，确实会增加麻醉和手术的风险。但进行充分评估和适当处理后，这些老年患者也可选择手术治疗。比如：血压过高者，需服用合适的降压药物，使血压平稳在相对安全的水平，但不必降至正常；糖尿病患者要加强血糖监测，可将血糖控制在比正常值稍高一点的水平，不宜过低，否则易引起严重低血糖，危险性更大；肺功能障碍者，要积极进行呼吸功能锻炼，戒烟非常重要，一般术前须戒烟1～2周。

此外，麻醉医生会充分评估每个患者的具体情况，选择安全、有效的麻醉方案，以保障手术顺利进行。因此，除了确实不能耐受手术者之外，老年患者一般都要考虑及时手术治疗。

误区三：腹腔镜手术创伤小，“疝气”手术一定要选微创的。

随着医疗水平的提高和器械设备的更新，腹腔镜手术得到了广泛开展，其切口小、疼痛轻、恢复快等优势，使很多手术患者获益。腹腔镜技术应用于腹股沟疝手术历经30年，已较为成熟。那是否每一个老年患者都适合做腹腔镜手术？

虽然年龄不是选择做开放手术还是腹腔镜手术的唯一考量，但患者的基础情况却是重要因素。腹腔镜手术需要全身麻醉，并且手术时要往患者腹腔内充入大量二氧化碳气体，对心、肺功能的要求比较高，所以老年患者在术前要进行全面的风险评估。麻醉风险较小的老年患者，选择做腹腔镜手术是安全可靠的；双侧腹股沟疝或开放手术后复发的患者，在麻醉评估允许的情况下，更适合腹腔镜手术。

基础疾病较多、无法耐受全身麻醉的老年患者可选择开放手术，甚至可以在局部麻醉下完成。手术方式主要有两种：一种是将自身组织（如肌肉、韧带等）直接缝合修补，但术后疼痛和复发的概率较高，目前应用较少，一般在腹股沟疝被卡住、肠坏死等导致切口感染风险较高时采用；另一种是补片修补术，手术后疼痛明显减轻，复发概率也相对较低，是目前应用较多的手术方式。

总体来说，目前还没有一种适合所有患者的“金标准”手术方式，需要综合考虑患者病情、意愿和医生习惯等，选择适合的手术方式。

误区四：生物补片贵，肯定比合成材料补片好。

无论是腹腔镜手术还是开放手术，大多数腹股沟疝手术需要使用疝补片。它是一种在手术中用于填补或覆盖腹股沟薄弱区域（疝口）的材料，就像衣服补丁一样。对身体来说，补片毕竟是一种异物，部分患者术后可能会有异物感或不适感。

随着材料学的快速发展，疝补片的种类也越来越多。根据材质不同，一般可分为人工合成补片、生物补片和复合补片，人工合成补片又可分为不可吸收和可吸收补片。目前不可吸收人工合成补片的应用最广泛，其价格便宜、术后复发率低，但与腹腔内脏器接触时，可引起肠粘连、肠穿孔等严重并发症，且易感染，一般不宜在病变部位存在污染或可能污染的情况下使用。可吸收人工合成补片抗感染能力较强，与腹腔内脏器发生粘连的概率较低，但其术后复发率有所增加，一般仅用于腹膜缺损的修补和有污染创面的暂时性修补。近年来，生物补片发展较快，价格也较贵，其优势在于可在创面污染的情况下使用，但其强度偏弱，术后复发的概率较高，在其降解过程中还可能产生组织积液。

可见，单一材质补片各有其优势及不足，复合补片则整合了它们的优势，弥补其劣势。不过，对于老年患者而言，除创面有污染或可能污染的特殊情况外，从性价比考虑，选择一款人工合成补片完全可以满足手术需要。PM

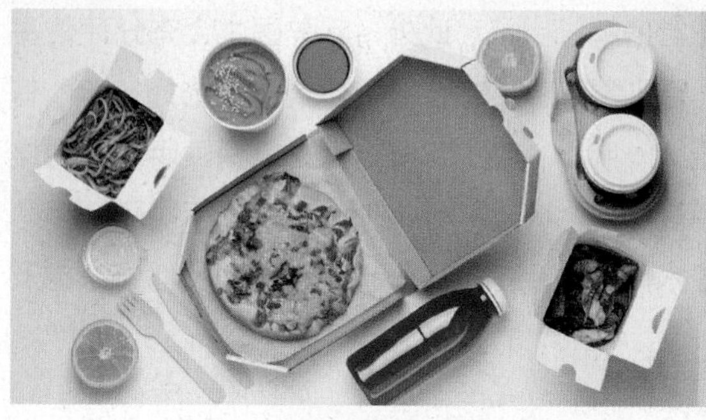

近年来，外卖行业的蓬勃发展带来了“餐饮革命”，其前所未有的便利性深受人们的青睐，但关于外卖餐具安全性的各种争议和质疑也持续牵动着公众的神经。近期，“黑色塑料勺有毒”的传闻在网络上流传甚广，有网友称其通常为回收塑料制成，也有网友说黑色塑料餐具含有更多色素……黑色塑料餐具真的会危害健康吗？平时接触的一次性餐具多种多样，它们的安全性到底如何？

外卖餐具，安全性如何

上海市疾病预防控制中心　宋 夏　蔡 华（副主任医师）

常见的一次性餐具有哪些

1 塑料餐具

这是最多见的外卖包装类型。目前大部分外卖商户使用的是聚丙烯（PP）材质的餐盒，可耐受120～150℃高温，不可降解。冷饮一般使用聚对苯二甲酸乙二醇酯（PET）材质的塑料杯，质地偏软，在55～60℃条件下使用较稳定。品质优良的塑料一般颜色均一、表面光滑、富有韧性，而劣质的塑料颜色灰暗、常有颗粒夹杂。黑色确实能对塑料制品中存在的杂质起到一定的掩盖作用，故原色无杂质的塑料安全系数相对更高。不过，不能因此认为黑色塑料餐具有毒。某实验室采集了市面上常见的6种黑色塑料餐勺，进行了理化和微生物指标检测，结果显示均符合相关食品安全国家标准。

2 纸质餐具

纸质餐具的原料主要是木浆，外覆聚乙烯（PE）膜或涂蜡，涂蜡容器仅适用于不超过40℃的食物或饮料。

3 可降解餐盒

一般是由可降解塑料、可降解纸浆、可降解小分子材料制成的容器，目前使用较多的材料有聚乳酸（PLA）、植物纤维（小麦秸秆浆、甘蔗浆、竹浆）、玉米淀粉基等。可降解材质一般售价较高，故商家使用较少。

一次性餐具有哪些潜在的安全隐患

一次性餐具可能含有荧光增白剂、增塑剂、添加剂、低聚体等化合物，增塑剂等污染物迁移是一次性餐具的主要健康风险，温度对物质的迁移起重要作用。

- **邻苯二甲酸酯类（PAEs）** 是塑料及其制品中常用的添加剂，被称为塑化剂或增塑剂。研究显示，其存在一定的内分泌干扰性、生殖毒性和致癌性，可能迁移至食物中。

- **双酚A（BPA）** 是塑料制品中受到重点关注的一种污染物，有模拟雌激素的作用，可破坏内分泌平衡，影响生殖功能及幼体生长发育。聚氯乙烯（PVC）等塑料制作过程中可能添加双酚A，聚丙烯（PP）材质的塑料一般不含双酚A。

剩余的外卖可以用原包装保存和加热吗

不同食物对保存容器有不同要求，油脂、糖含量高的食品不适合用塑料餐盒盛放，因为油、糖等有机物容易使餐盒中的塑化剂等化学物质迁移至食品中。

聚丙烯（PP）材质的塑料餐盒可耐受温度较高，可以盛装热的食物并放入微波炉中加热，其他材质的塑料餐盒不能用于微波加热。所有食品级包装盒在低温下一般很少释放出有害物质，用于冰箱储存较为安全。最好将剩余的食物转移至陶瓷、玻璃等容器中，再放入冰箱保存，安全性及保鲜防腐等效果更佳。

塑料袋可以用来盛放热汤吗

不少外卖需要面汤分离，商家为节约成本，使用塑料袋单独盛放热汤。食品级塑料袋的主要成分一般是聚乙烯（PE），可耐受温度为－60～110℃。不过，由于消费者难以辨别外卖用的塑料袋是否为食品级，且高温条件下塑化剂更容易迁移，故消费者应尽量避免选择用塑料袋打包高温食物的商家，选择带内胆单格或独立塑料打包盒进行面汤分离包装的外卖，口感和安全性都更有保障。

点外卖附赠的餐具能循环使用吗

大家在点煲仔饭、鲍汁捞饭等外卖时，有时商家会附送砂锅、不锈钢餐勺等“豪华包装”。由于它们在视觉上明显不像常见的一次性餐具，不少消费者可能会出于环保理念而将其留下循环使用。然而，这类餐具日常使用，也存在一定的健康隐患。

外卖用砂锅多为黏土或陶土制成的传统土砂锅，表面无釉，给人天然、健康的感觉。但正规的砂锅产品需要满足《食品安全国家标准 陶瓷制品》（GB 4806.4-2016）中关于制作原料来源和铅、镉等重金属指标的一系列要求，外卖商家为节约成本，很可能使用“三无”砂锅。这类砂锅表面无釉，在盛装酸性食物时容易被腐蚀，长期反复使用，其中的重金属可能迁移至食物中，损害人体健康。另外，此类专供外卖使用的低价砂锅仅能用于盛放食物，不能直接使用明火加热。消费者二次使用加热时，其可能因不耐高温而炸裂，存在较大的安全隐患。

食品级不锈钢是指符合国标《食品安全国家标准 食品接触用金属材料及制品》（GB 4806.9-2016）的不锈钢，用作餐具、厨具的不锈钢标号一般有304、316、420等。合格的不锈钢餐具一般在产品、包装或说明书、随附文件上标识“食品接触用”等字样，而外卖附赠的盘、勺上通常没有。不合格的不锈钢餐具中重金属铬、锰、镍溶出量超标较为突出，长期使用可能会引起消化道疾病、皮肤病甚至致癌。因此，日常使用的餐具应另行选购符合相关安全标准的产品。PM

专家提醒

国家通过一系列规定保障我国居民使用外卖餐具的安全性。目前，我国的食品接触用材料系列标准对常见的食品能够接触到的材料（包括各种塑料、金属、陶瓷、玻璃、竹木制品等）均进行了相关规定。2024年9月，我国17项关于食品接触材料及其制品的新版国标将正式实施，进一步提升食品接触用材料的安全性和规范性。当然，在食用外卖食品时，消费者也要提高自我保健意识，可通过闻一闻餐具有无刺鼻气味、看一看标识是否完整、摸一摸表面是否平整光滑等方法，判断餐具是否符合标准。

据报道，日本一餐厅发生集体食物中毒事件，导致892人中毒，其中年龄最小者刚满周岁。事后相关部门对这家餐厅用于制作食物的泉水进行检测，发现存在弯曲杆菌。很多人都是第一次听说弯曲杆菌，它究竟是什么？如何避免“中招”呢？

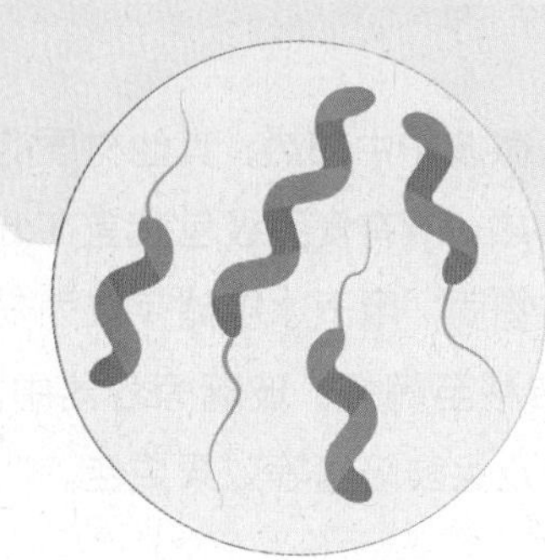

鲜为人知的弯曲杆菌

上海市嘉定区疾病预防控制中心副主任技师　彭谦

弯曲杆菌是一类微需氧菌，菌体弯曲呈逗点状、S形或螺旋状。弯曲杆菌是一个庞大的家族，空肠弯曲菌是最常见的从粪便标本中分离出的弯曲杆菌，大部分弯曲杆菌感染是由空肠弯曲菌引起的。

弯曲杆菌是常见的人畜共患病病原体之一，也是人类常见的食源性病原菌之一，主要引起腹泻、腹痛等。夏季是弯曲杆菌感染的高发季节。人感染弯曲杆菌后通常会出现急性、自限性肠炎，主要表现为腹痛、腹泻、发热、胃痉挛等，可伴有恶心、呕吐。大多数感染者无须抗菌治疗即可完全康复，少数患者可能会复发。但儿童、老年人及免疫力低下者等特殊人群，感染弯曲杆菌可能导致严重后果：新生儿和幼儿可发生血性腹泻、脱水、抽搐等，免疫功能受损者、老年人及孕妇可发生菌血症、脑膜炎等。

弯曲杆菌“藏”在哪里

弯曲杆菌在自然界中广泛存在，主要存在于家禽、家畜、野生动物的胃肠道，以及水中。人食用被弯曲杆菌污染的肉类、蛋、牛奶、蔬菜、水果等食物可感染，直接接触携带弯曲杆菌的动物也可能感染。越来越多证据表明，水是弯曲杆菌重要的传播介质。弯曲杆菌能在不同水环境中存活数天、数周，甚至数月。弯曲杆菌污染饮用水引起的水源性感染疫情在北欧国家（如瑞典、挪威、芬兰等）相当普遍。因为这些国家人口较少，地下水通常未经消毒就被使用。而在我国，自来水经过消毒，且居民有将水烧开饮用的习惯，大大降低了经水感染弯曲杆菌的风险。

避免弯曲杆菌感染，注意这三点

为预防经食品和饮水感染弯曲杆菌，大家平时需要注意以下几点：

1. 在动物源性食品的屠宰、运输和销售等环节避免弯曲杆菌污染，可以从源头上避免感染。具有相关资质的正规销售渠道会采取措施控制食源性微生物的污染，因此消费者应通过正规渠道购买动物源性食品和农产品。

2. 在储存和加工环节，消费者应注意保持卫生，生熟分开，避免交叉污染。比如：生鲜肉类与可直接食用的食品应分开存放；接触生鲜肉类后及饭前便后洗手；如果存放食品处受到污染，应及时清洁、消毒。

3. 食物应烧熟煮透后食用，尤其应注意不吃未煮熟的禽畜肉，不喝未经烧开或净化处理的水，不喝未经高温消毒的牛奶。PM

木薯是常在甜品中出现的一种原料。不少人热衷于自制木薯甜品，认为它是一种健康粗粮。但也有一些人感到困惑：木薯不是有毒吗？在电视剧《甄嬛传》中，华妃为了争宠，就用木薯粉给小温宜公主下毒。近年来，也有一些食用木薯导致中毒的报道。这究竟是怎么回事？

自制木薯甜品有学问

南方医科大学中西医结合医院临床营养科教授　韦莉萍

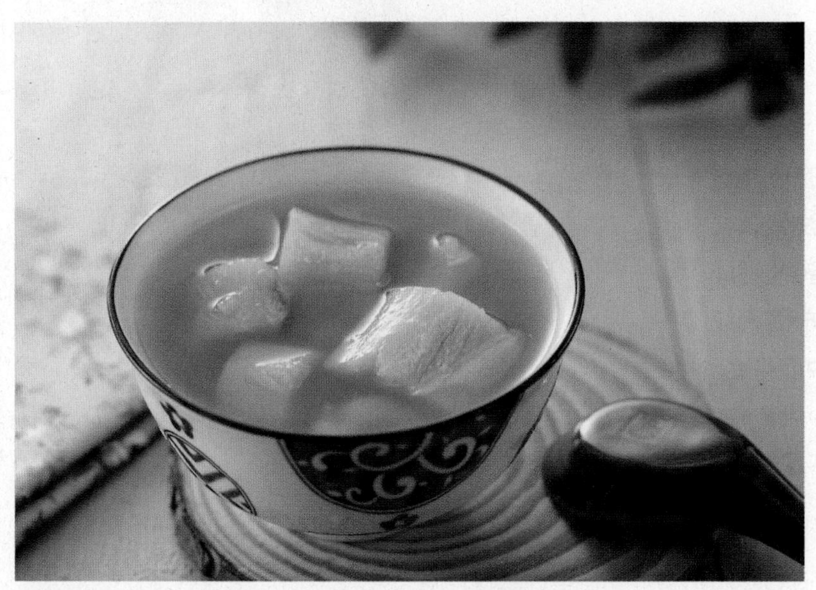

木薯淀粉：甜品的“点睛之笔”

木薯又称树薯、树番薯，可食部为地下块根。作为一种粗粮，与白米饭相比，木薯具有一定的营养优势，如膳食纤维、B 族维生素、铜、钾、锌等含量更高。

淀粉分为支链淀粉和直链淀粉，支链淀粉独特的结构使其在糊化过程中吸水形成黏稠的胶体，因而呈现黏糯的口感。木薯淀粉中支链淀粉含量较高，故煮熟后口感软糯、富有弹性，是甜品中的芋圆、奶茶中的珍珠黏糯口感的来源。

在广西等盛产木薯的地区，用木薯煮成的木薯糖水是人们喜爱的甜品。经过社交媒体的传播，很多人网购木薯，尝试自制木薯糖水。此外，将木薯碾成粉，与捣碎的芋头、芒果、水蜜桃、火龙果等混合，揉捏成丸子，加入牛奶、红豆、银耳等食材，还能制成色彩缤纷、口感丰富的甜品。

处理不当，可致中毒

木薯含有毒素，如果处理不当，可能会导致中毒。木薯中的两种主要有毒成分亚麻苦苷和百脉根苷属于生氰糖苷（又称氰苷），是一类含有氰基的氨基酸衍生物，在水解后会产生游离的氢氰酸。长期鲜食或食用未妥当处理的木薯可能导致氰化物中毒：轻度中毒表现为恶心、呕吐、腹泻、眩晕；严重中毒可导致呼吸衰竭，甚至死亡；长期慢性中毒可引起甲状腺肿大、视神经和运动神经受损等。

自制木薯甜品，注意这几点

选购用于烹饪的鲜食木薯时，应选择纺锤形、表面光滑、没有霉味的木薯，避免购买表皮呈黑色或有褐色斑点的。在加工前，应将木薯的皮去除，因为木薯皮中生氰糖苷浓度更高。木薯必须煮熟后食用。研究表明：水煮能有效去除生氰糖苷；将木薯切成小块、增加用水量、延长加热时间，能提高生氰糖苷的去除率。值得一提的是，由于缺少水的浸渍，蒸对生氰糖苷的去除效果较差。

自制甜品时，使用木薯淀粉与其他食材揉搓成丸子，可省去木薯的处理过程。如果购买加工后的木薯淀粉，应通过正规渠道。木薯经过多次水洗等步骤脱毒，干燥后制成木薯淀粉，合格产品中生氰糖苷的残留量很低或无法检出。PM

餐桌上的美味"沙虫"

海南热带海洋学院食品科学与工程学院教授　胡亚芹

在电影《沙丘2》虚构的宇宙中，特效呈现的巨大"沙虫"是一大看点。很多网友发现，原来地球上也有沙虫，而且是人们的盘中美味。

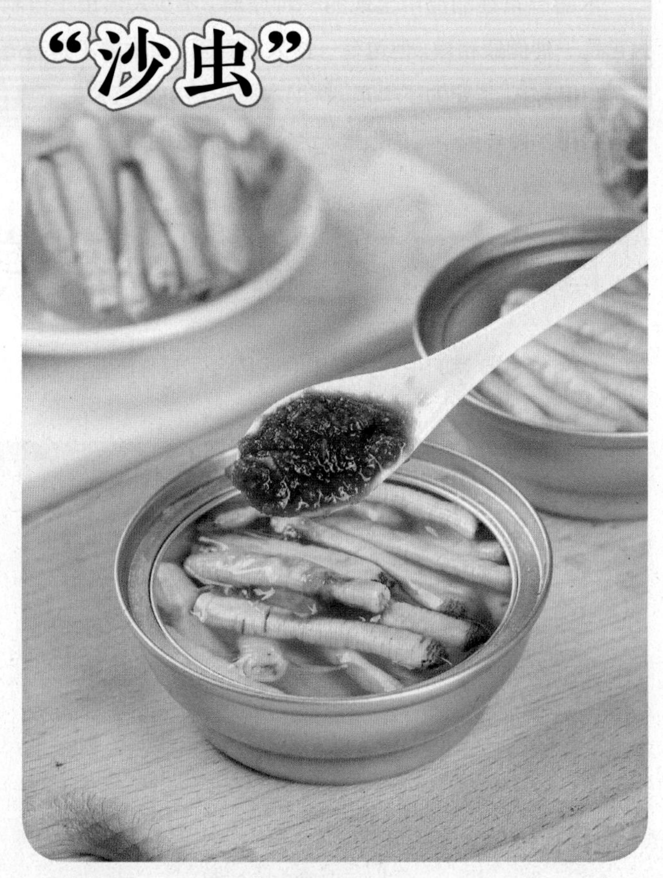

沙虫：生活在沙滩中的环节动物

沙虫是星虫目方格星虫科方格星虫属的环节动物，体呈圆筒状，体色可呈现浅黄、橘黄、浅紫、乳白或略带淡红色，体壁较厚，半透明，体壁纵肌成束，体表面由于纵肌与环肌交错排列而呈方格状纹饰。其因涨潮时钻出，退潮时潜伏在沙泥洞中而得名。我国南、北方沿海地区均有沙虫分布，其中以广东、广西、海南较多。各地沙虫的形态、俗称不尽相同，但口感差别不大。广西北海因旅游业发达，其所出产的沙虫尤其有名。

随着沙虫越来越受欢迎，其养殖技术日益成熟，目前主要在沿海沙质滩涂的中、低潮区及潮下带进行养殖，俗称"海区滩涂围塘养殖"，方格星虫为主要养殖品种。

沙虫富含氨基酸和矿物质

沙虫中含有的蛋白质类型主要有蚯蚓血红蛋白、胶原蛋白等，口感清脆，味道独特。可口革囊星虫和方格星虫是人们经常食用的沙虫，它们均含有丰富的氨基酸，包括8种必需氨基酸和11种非必需氨基酸。沙虫还含有丰富的矿物质，如锌、铜、锰、铁、镁、钙等。沙虫全虫可入药，有清肺、止咳、健脾、滋阴、降火的功效，主治阴虚盗汗、骨蒸潮热、肺痨咳嗽、胸闷痰多、牙龈肿痛、慢性痢疾、夜尿症等病症。

沙虫选购及食用小窍门

沙虫的价格随等级不同而差别较大。顶级品质的沙虫一般长8～11厘米，体表清爽干净；一般品质的沙虫呈淡淡的米黄色，虫体纹路清晰，略带光泽，用手捏之，可感觉虫肉非常厚实，用水浸泡后可带有少许沙子；品质较差的沙虫呈暗黄色，虫体较小，长4～6厘米，有不少沙子残留。

加工新鲜沙虫时，要将其腹内沙肠切掉，否则很难将其内部的沙子清理干净，以致烹饪后难以入口。如果购买沙虫干，可以先将沙虫剪成小条状，干锅翻炒焙香后，再以小火不断翻炒，炒至沙虫变色时，立即将之取出放入清洁的凉水中浸泡，这样既可以清除沙虫体内的沙子，又可以将沙虫本身的香味炒出来。炒过的沙虫可以煲汤，浸泡后炒菜或红烧，都很清脆爽口。沙虫干泡发后直接烹饪也可，但焙烤后更香。PM

近段时间，笔者在门诊遇到几位患者拿着肌醇补充剂来就诊。一位糖尿病患者询问：“医生，肌醇能降血糖又没有副作用，我能把降糖药停了吗？”另一位“三高”患者询问肌醇是不是真的能降血压、调血脂，还有一些多囊卵巢综合征、甲状腺结节患者询问补充肌醇是否对他们的病情有益。网上也有不少关于肌醇具有“神奇功效”的言论，一时间，肌醇仿佛成了治百病的“神药”。

别滥用肌醇

上海交通大学医学院附属第一人民医院内分泌科主任医师　黄云鸿

肌醇是什么

肌醇的化学名叫环己六醇，是一种带有甜味的糖醇，是维持人体健康不可或缺的营养素，发挥多种重要生理功能。首先，它是细胞膜磷脂的组成部分，维持细胞结构的完整和稳定。其次，肌醇参与能量代谢过程，可以增强新陈代谢，促进人体内的脂肪酸氧化和葡萄糖摄取，改善胰岛素抵抗，有益于预防肥胖和代谢性疾病。第三，肌醇能辅助人体合成蛋白质和核酸，提高男性精子质量，增强女性卵子活性。因此，肌醇也被誉为“人体动力剂”。

这些人可补充肌醇

肌醇广泛存在于各种食物中，全谷类、豆类、坚果、动物肝脏，特别是紫甘蓝、麦芽、白花豆等，都富含肌醇。因此，一般健康人群通过均衡饮食就可以摄取足够肌醇，不必额外补充。以下人群补充肌醇有一定益处：

1 **糖尿病患者**　肌醇可以改善胰岛素抵抗，促进细胞对葡萄糖的利用，有助于控制血糖，还具有抗氧化、抗炎等作用，能减轻肾脏和其他脏器的炎症反应，延缓糖尿病肾病和其他并发症的进展。但它只是起辅助治疗作用的营养补充剂，不能代替药物。

2 **高血压和血脂异常患者**　肌醇能改善血脂，延缓动脉粥样硬化的发展，同时降低交感神经兴奋性，扩张血管，有助于降低血压，减轻心脏负荷。

3 **不孕不育人群**　肌醇对男女生殖健康都有益。它参与男性射精后精子的运动、诱导获能、顶体反应及卵母细胞膜识别等一系列受精过程，适当补充可辅助提高精子质量。多囊卵巢综合征是引起不孕的常见内分泌疾病，该病患者补充肌醇有助于恢复正常的月经周期和排卵，增强卵子活性和受精卵着床能力。不孕不育、备孕的男女，以及妊娠、哺乳妇女均可适当补充肌醇。

4 **甲状腺结节患者**　肌醇能在一定程度上增加促甲状腺激素的敏感性，调节甲状腺功能。不过，其对甲状腺的作用有限，不能指望通过补充肌醇缩小甲状腺结节。

补充肌醇，应遵医嘱

肌醇有多种异构体，自然界大部分肌醇以肌肉肌醇（Myo 肌醇）的形式存在。一般补充肌醇宜每日摄入 2 ~ 4 克 Myo 肌醇或混合肌醇，分 2 ~ 3 次在餐前 30 分钟服用。虽然肌醇的副作用较少，但长期服用可能增加肝脏负担，甚至影响肝脏功能，还会刺激胃肠道，少数人服用后可出现皮疹、瘙痒等过敏反应。因此，不要盲目自行补充肌醇，如需补充，应在医生指导下根据个人具体情况确定补充方式。补充过程中，如果出现任何不适，应立即停用并咨询医生。PM

艾滋病检测结果“不确定”是怎么回事

上海市疾病预防控制中心
郁晓磊 林 怡（副主任技师）

生活实例

一天下午，一位女士与丈夫一起进入艾滋病自愿咨询检测（VCT）门诊。女士已显孕态，情绪激动，她的丈夫却态度冷淡，似乎不情不愿。女士焦急地说：“医生，我在医院产检时，医院发现我的人类免疫缺陷病毒（HIV）检测结果有问题，但又说不确定。现在医院不给我建档，老公也怀疑我有问题。检测结果怎么会不确定呢？那到底是什么意思？我现在该怎么办呢？”

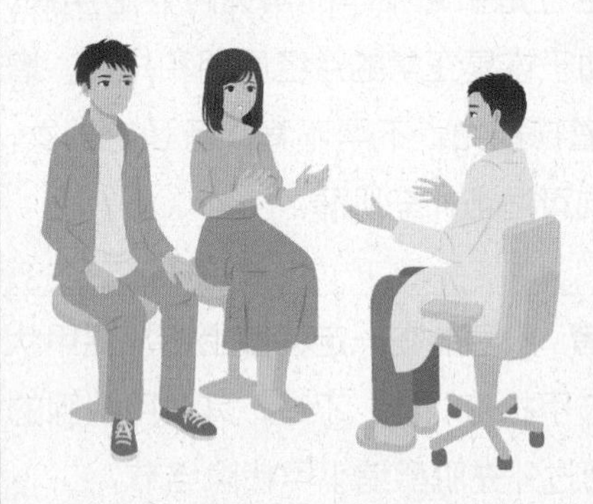

目前艾滋病检测流程主要包括筛查试验和补充试验两个环节。筛查试验主要在医院中开展，目的在于用经济、简便的方法尽可能发现人群中可能的感染者。在筛查试验中出现结果异常的被检者会被要求重新采样进行补充试验。补充试验主要由疾病预防控制中心负责，目的在于为诊断被检者是否感染艾滋病提供明确的依据。

筛查试验＋补充试验，助力“锁定”感染者

人类免疫缺陷病毒进入人体后，会刺激人体产生多种特异性抗体，检测是否感染艾滋病的主要手段就是检测体内是否含有这类特异性抗体。为尽早发现感染者及控制成本，筛查试验只针对HIV进入人体后最早出现的gp160抗体和p24抗原进行检测。而在补充试验中，为更精准判断被检者是否感染HIV，检测的抗体包括针对病毒包膜蛋白的gp160、gp120、gp41抗体，针对病毒酶的p66、p51、p31抗体，以及针对病毒结构蛋白的p55、p24、p17抗体等。

延伸阅读

人类免疫缺陷病毒感染的分期

人类免疫缺陷病毒感染的分期通常根据$CD4^+$T细胞计数和临床表现划分，主要分为以下几个阶段：

- **初期感染阶段** 在感染HIV后的2～4周内，患者可能出现类似流感的症状，如发热、咽痛、淋巴结肿大等，这一阶段也被称为急性感染期。此时病毒在体内大量复制并传播，人体免疫系统被激活，$CD4^+$T细胞数量会一过性降低，体内针对HIV的特异性抗体逐渐出现，浓度逐渐升高。
- **慢性无症状期** 在初期感染后，大部分感染者会进入这一阶段。在此期间，患者通常没有明显症状，但病毒仍在体内持续复制，$CD4^+$T细胞数量可以恢复到正常水平，免疫细胞产生和被病毒破坏的速度达到相对平衡的状态，体内的特异性抗体达到较高水平并维持相对稳定状态。
- **中期感染阶段** 随着病毒的不断复制和免疫系统的损伤，患者的$CD4^+$T细胞数量逐渐下降，可能开始出现持续发热、口腔溃疡、皮疹等

症状。

● **晚期感染阶段** 也称艾滋病期。在$CD4^+T$细胞数量下降至较低水平时，患者容易发生各种感染和恶性肿瘤。典型的艾滋病症状包括体重严重下降、慢性腹泻、严重皮肤感染等。如果不及时接受治疗，患者可能出现严重并发症，甚至危及生命。此时，免疫细胞被HIV大量破坏，无法产生有效的免疫应答，导致特异性抗体浓度逐渐降低。

结果“不确定”，原因有两类

在艾滋病检测补充试验阶段出现结果“不确定”的情况时有发生，它意味着以目前的检验手段无法明确判断被检者是否感染了人类免疫缺陷病毒。其出现的主要原因有以下两类：

● **感染进程影响** 在HIV感染的初期或晚期，样本中未出现特异性抗体或浓度较低，无法被目前的检测手段检出，从而导致结果为“不确定”。

● **非感染因素** 被检者并没有感染HIV，但可能因身体处于特殊状态，体内存在与特异性抗体相似的蛋白质，导致检测结果误报。这类情况通常发生在一些特殊人群中，如孕产妇、免疫系统疾病发作的患者、感染其他逆转录病毒的人群等。

结果“不确定”，该如何处理

1 自我评估

如果被检者的艾滋病检测补充试验结果“不确定”，第一步应进行高危行为的自我评估。艾滋病的传播主要包括血液传播、母婴传播、性传播3条途径。容易引起HIV传播的高危行为包括：有高风险体液暴露，如与不知健康背景的人发生没有保护（未戴安全套）的性行为；口腔黏膜、眼睛、破损的皮肤，接触了HIV感染者的血液、精液，以及阴道、直肠等部位的分泌物；静脉注射吸毒；和他人共用注射器或共用其他可以刺破皮肤的器械；使用未经检测的血液或血制品；感染HIV的女性在怀孕、生产和哺乳阶段均有可能将HIV传播给孩子。

如果没有发生上述高危行为，就可以排除感染HIV的可能性。

2 定期随访

如果艾滋病检测结果为“不确定”，且1个月内确有发生高危行为，被检者应进行定期随访，必要时进行再次检测，目的是排除窗口期对检测结果的影响。窗口期是指人类免疫缺陷病毒进入人体，到检测试剂能够从人体样本中检出阳性结果的时间间隔。不同种类的试剂对HIV的检测窗口期不同。当然，人体本身对病毒“侵入”后的反应时间也会影响检测窗口期。总体而言，HIV进入人体4周后的抗体检测结果是较为准确的。

3 进行核酸检测

从原理上讲，艾滋病检测抗体补充试验使用的方法仅可检测IgG抗体，不能检测IgM抗体，灵敏度有限，窗口期较长。因此，如果HIV抗体检测结果为“不确定”，且1个月内发生过高危行为，被检者及早进行核酸检测可以更早地确诊是否感染HIV，有助于尽早接受治疗，提高治疗效果。核酸检测的原理是直接扩增人体外周血中的病毒基因片段，可以将HIV感染的检测窗口期缩短至7天。HIV核酸检测对血液采集、样本处理、运输保存、实验检测各环节都有较高的技术要求，目前主要在省级和地市级疾病预防控制中心及定点医院开展。PM

无菌器械“诞生记”

海军军医大学第三附属医院医疗保障中心
消毒供应科　张天强　付 立（副主任护师）

每个医院都有这样一个部门，不与患者接触，却与诊疗安全关系密切，它就是号称医院的“肝脏”、具有“解毒”功能的消毒供应中心。消毒供应中心承担着各科室非一次性诊疗器械与器具的清洗、消毒、灭菌工作。通常，令一件使用过的医疗器械焕然一新需要经历11个流程，主要在消毒供应中心的去污区、检查包装及灭菌区、无菌物品存放区完成。

1 预处理

器械使用后，进行初步“淋浴”，去除明显的血液、污物；未及时送至消毒供应中心的器械需要进行保湿处理，防止污染物干结造成清洗困难和器械腐蚀。

2 回收

将器械放置于密闭盒内，等待转运至消毒供应中心集中处理。

3 分类

将相同类型和同一科室的器械放在一起，装到清洗篮筐内等待清洗。

4 清洗

对器械进行“精洗”，去除表面残留的血液、胆汁、分泌物等，具体分冲洗、洗涤、漂洗、终末漂洗 4 步。①冲洗，用流动水去除器械上的污染物；②洗涤，用含有化学清洗剂（如清洗酶）的水去除有机污染物；③漂洗，用自来水去除洗涤过程中残留的化学物质；④终末漂洗，用纯净水或蒸馏水冲洗器械，去除自来水中的金属离子，防止器械表面腐蚀和变色。

5 消毒

包括物理消毒法与化学消毒法。消毒供应中心常用的物理消毒法为湿热消毒法，可使细菌、蛋白质发生变性或凝固，从而杀灭微生物。对“不耐热”的器械多采用化学消毒法，常用的化学消毒用品有酸性氧化电位水、含氯消毒片、75% 酒精等。

6 干燥

烘干器械，去除残留的水分。

7 清洗质量检查

仔细检查器械是否残留血渍、污渍、水垢等。不合格的器械须“回炉重洗”，直至达标。

8 包装

为器械穿上各式各样的“衣服”，阻挡微生物“入侵”。

9 灭菌

进入无菌组织与器官的剪刀、镊子、持针器等物品必须进行有效的灭菌处理。消毒供应中心常用的灭菌设备为压力蒸汽灭菌器，在一定压力、温度、时间等条件下，蒸汽可迅速穿透微生物，使其中的蛋白质凝固变性，发生代谢障碍，“走向”死亡。至此，器械蜕变成了无菌物品，彻底与微生物“告别”。

10 储存

合格的器械包将在 24℃以下、相对湿度 70% 以下无菌物品储存区“休息”，包装上标记着器械的名称、灭菌批号、有效期等重要信息。

11 发放

消毒供应中心的工作人员会对器械包的有效期、灭菌质量、包装完整性进行双人核对，并按照“先进先出”的顺序，及时、准确、完好地送往各科室，发挥器械的诊疗作用。PM

扁平足是一种足内侧纵弓塌陷或消失的病症，可分为两类：一类称为柔韧性扁平足，表现为负重状态下足弓消失，非负重状态下足弓随之抬高，即“动态足弓”；另一类是僵硬性扁平足，无动态足弓。扁平足的发生与肥胖、长期穿鞋不适合、足部肌肉发育不良、韧带松弛及遗传因素等有关。

短足训练，矫正扁平足

同济大学附属养志康复医院　张 康　王文莉　林建华（副主任治疗师）

扁平足（尤其是柔韧性扁平足）可尝试保守治疗，包括足弓垫与足部矫形器治疗、手法（按摩、拉伸）治疗、运动治疗等，多数可获得良好的效果；保守治疗无效、伴有严重关节畸形的扁平足患者，可考虑手术治疗。

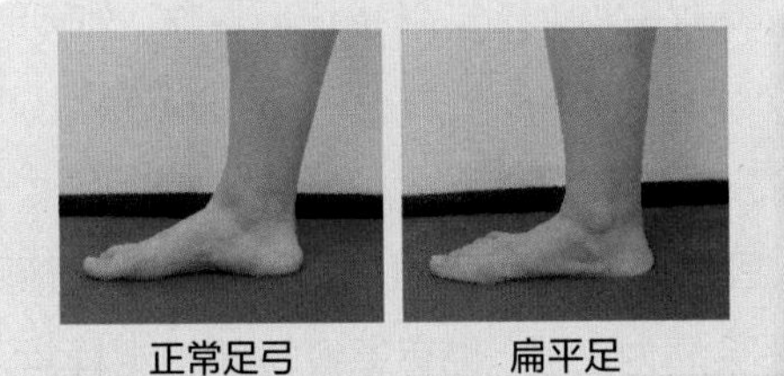

正常足弓　　扁平足

短足训练是扁平足运动疗法的一种，有较好的矫正效果。具体方法是：足平踩于地面，足跟保持中立位置，前脚掌突起的部位（第一跖趾关节）压紧地面，足趾伸直；收缩足底肌肉，在前后方向缩短足部，使第一跖趾关节尽量向足跟靠近，注意练习时前足与足跟不离开地面，避免足趾弯曲。短足训练宜循序渐进，具体可采取以下训练方式：

1 坐位练习

刚开始时，患者可在坐位下完成短足训练，缩短足部后保持5秒为1次。每组10～15次，每日3组；每周练习5天。

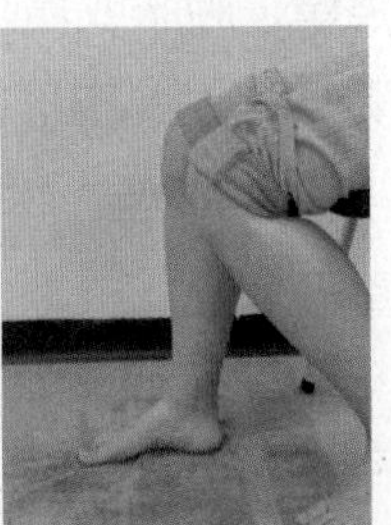

2 站位练习

训练2周后，可根据情况进阶至站立位，将坐位改为站立位，完成相同方式和强度的练习即可。

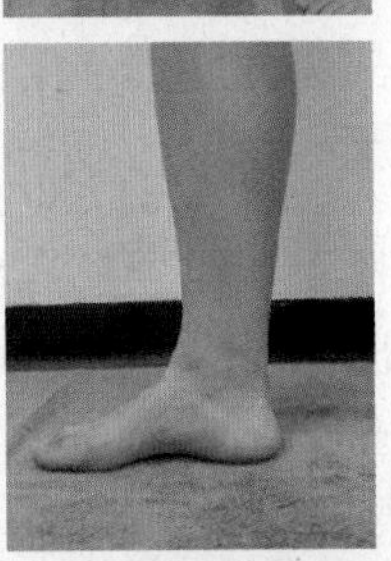

3 弹力带练习

能较容易完成站立位的短足训练后，可进阶至坐位或站位下的弹力带抗阻训练：将弹力带一头压在第一跖趾关节下方，并将另一端拉紧；训练过程中，保持弹力带压紧、不让其脱出，保持3～5秒。做10次为1组，每日3组；每周练习5天。

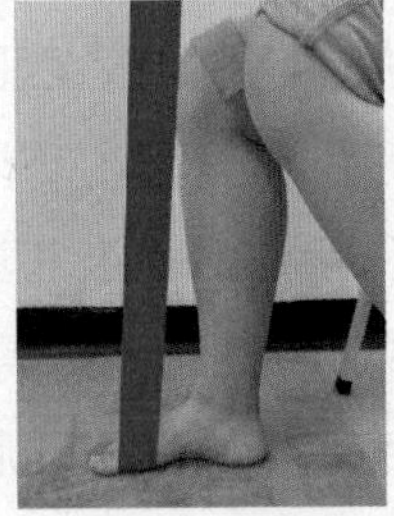

4 夹球提踵训练

除上述练习动作外，还可练习站立位双足夹球提踵训练：在双足跟挤压球的同时，提起足跟，保持3～5秒后再缓慢落下。做10次为1组，每日3组；每周练习5天。

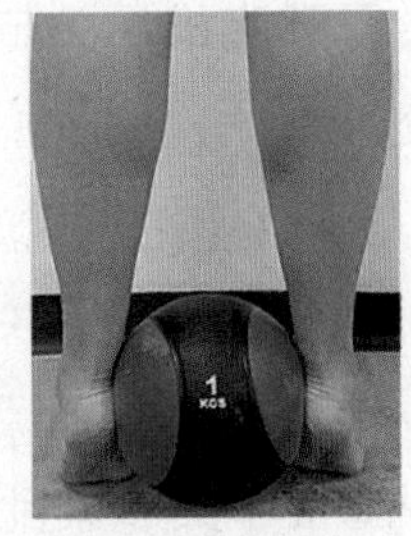

坚持短足训练4～6周后，大部分扁平足患者的足弓下降会得到一定程度的减轻；如训练3个月后仍无明显改善，宜咨询骨科医生或物理治疗师，以寻求进一步的帮助。PM

医生手记

陆先生在公司任经理，工作忙，经常加班，睡眠也不太好。一天，他早晨起床后感觉后背疼痛，身体屈伸和旋转受限。当时他并未太在意，可症状持续一周还未缓解，这才着急了。他一度怀疑自己心脏出了问题，于是来我院进行全面体检。医生检查发现，陆先生的第4、5胸椎棘突向右侧偏斜，压痛明显。结合相关症状，医生诊断陆先生患有胸椎小关节紊乱症，建议他到康复科做手法整复治疗。其后，我为陆先生做了十分钟的手法治疗，在连续两声“咔咔”之后，陆先生顿时感觉后背不疼了，屈伸、旋转活动也正常了。

后背疼痛，手法整脊有优势

上海市保健医疗中心康复医学科副主任医师　刘晓东

胸椎小关节，“牵一发而动全身”

胸椎位于脊柱胸段，共有12个。从上向下，椎体逐渐增大，参与支持肋骨和构成胸廓。胸椎与相邻胸椎和相应肋骨之间，通过椎间盘、小关节相连。胸椎小关节主要由胸椎关节突关节、胸肋关节和肋横关节构成。它们属于联动关节，其中任何一处发生外伤、劳损，都会导致胸椎小关节的正常位置发生改变。

胸椎小关节紊乱，主要引起后背疼痛

胸椎小关节紊乱症是指在外力作用下，胸椎小关节发生移位，导致局部疼痛和功能障碍。

胸椎小关节紊乱属于“骨错缝，筋出槽”的范畴，诊断没有金标准，很容易被误诊或漏诊。临床症状及局部查体阳性，是诊断胸椎小关节紊乱症的主要依据。目前，关于该病的共识包括以下几点：①临床症状以后背疼痛多见，部分患者以胸胁痛、呼吸痛为主诉，也有患者背部感觉异常，有蚁走感或灼热感；②胸椎触诊发现问题胸椎棘突或椎体压痛，附近肌肉僵硬、痉挛、肿胀或塌陷；③胸椎CT或X线检查一般无异常发现，或发现骨质增生、胸椎轻度侧弯等。CT或X线检查不能作为诊断该病的主要依据，但在排除胸椎肿瘤、结核、压缩性骨折、畸形等方面具有重要意义。

脊柱力学失稳是主因

脊柱力学失稳为胸椎小关节紊乱症发生的病理基础，关节错缝为核心。长期不良姿势（坐立、行走、睡眠等）、用力不当、负重、扭转、外伤等因素，可造成脊柱力学失稳，筋膜及滑膜痉挛，局部软组织炎性渗出，引起相应的临床症状。

中医手法治疗效果好

对胸椎小关节紊乱症，西医主要给予对症治疗，以消炎、镇痛为主，辅以解痉、营养和调节神经的药物治疗，以及理疗等，效果不甚满意。中医手法治疗该病具有独特优势，只要手法到位，往往有立竿见影的效果，正所谓“骨正筋柔，气血自流”。对有相关症状但未明确诊断者，排除禁忌证后，中医手法治疗还可起到诊断性治疗的作用。

① 放松理筋手法

患者俯卧位，胸前垫枕，头部放松。医生先推按患者脊柱两侧的竖脊肌，其后按揉两肩胛之间的区域，使胸背部肌肉得到完全放松。部分患者背部可触及条索状筋结，宜重点弹拨放松。整个过程需要 5 ~ 15 分钟。

② 整脊复位手法

- **俯卧位旋转冲压法** 患者俯卧。查找患者胸椎阳性点（多数为压痛点，少数可表现为肿胀、偏歪、有条索感），两手掌根部分别放于患椎上、下方，缓慢旋转到与患椎横突相平行（交叉力线集中到患椎）；身体前倾，使力传导于双掌上，稍加旋转的力度和角度（配合呼吸，在呼气末发力），此时常可听到弹响声。再行诊察阳性点，压痛等减轻或消失。

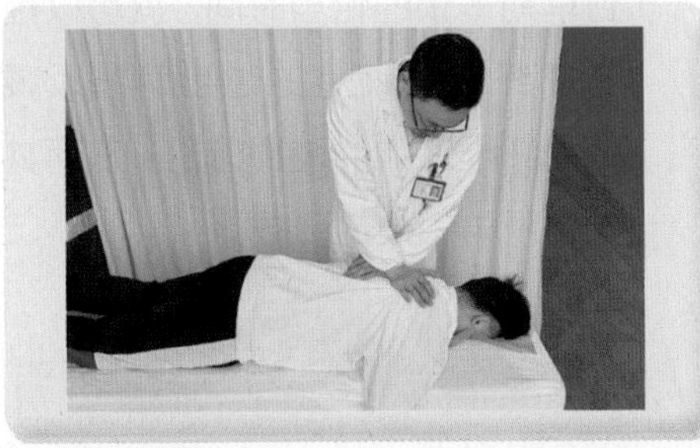

- **仰卧位抵压法** 患者仰卧，双臂于胸前交叉，抱住对侧肩部外侧。医生站于患者右侧，右手半握拳，绕过患者身前，探至患者背部，大鱼际抵于患椎处，左手置于患者双肘关节上；在患者呼气末，左手骤然发力下压，患椎发出

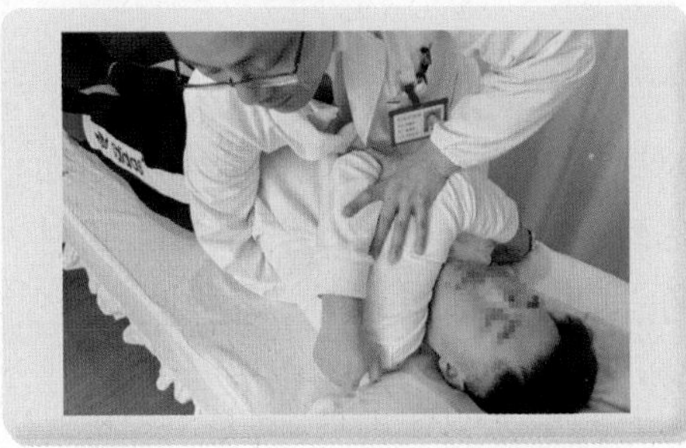

弹响或有移动感，提示复位成功。

- **坐位胸抵端提法** 患者坐位，两腿分开，与肩同宽，略低头，双手十字交叉放在颈后。医生站于患者身后，双手自患者腋下穿过，搭于患者手腕背部；胸部紧贴患者患椎，使应力集中在病痛处，双臂轻轻发力，向上端提，使患者上胸段向上拉开，患椎发出弹响或有移动感，提示复位成功。

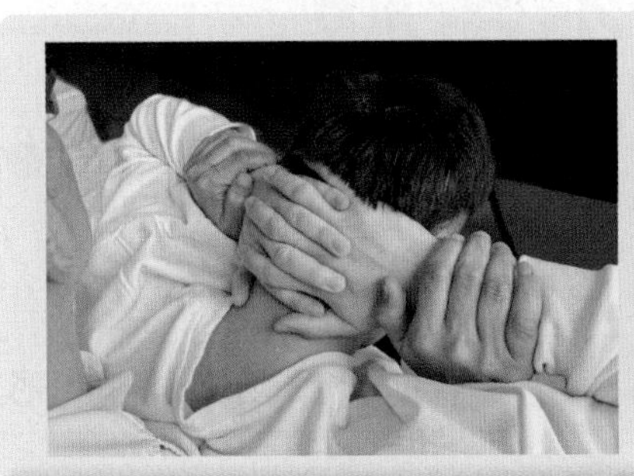

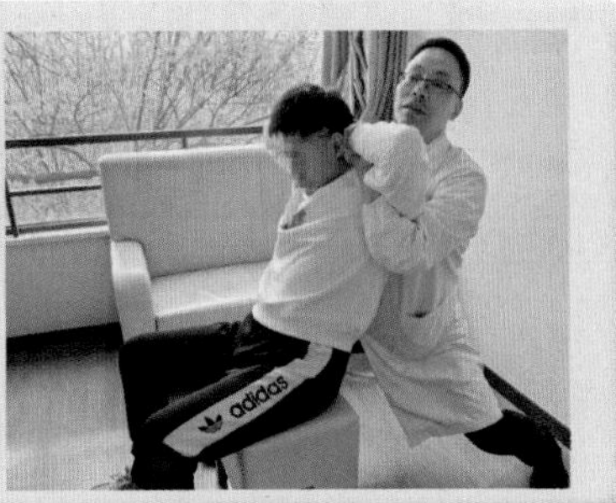

整脊复位手法实施前的放松理筋是必不可少的。一方面，放松理筋手法可以疏通经脉，解除肌肉和血管痉挛，使气血顺畅、正气振奋，正盛则邪退；另一方面，放松理筋有利于整脊复位的实施，减少不必要的损伤。

上述三种整复手法可以解决中下段胸椎小关节紊乱引起的大部分问题，被戏称为“程咬金三板斧”，一般可以按顺序采用。其中，俯卧位旋转冲压法采用瞬间合力（寸劲），以震颤力和挤压力完成整复，幅度小、力度小，适合各年龄段的患者；仰卧位抵压法更适合年长的患者。针对上段胸椎的整复，需要配合颈部体位实施。整复过程中不强求“咔咔”声，也不追求一次整复到位。配合使用药物、理疗、针灸等进行综合治疗，长期疗效更好。

复位后，要注意防复发

胸椎小关节紊乱症以青壮年较常见，女性多于男性，好发于体弱和长时间保持同一姿势（尤其是不良体位）、背部肌肉缺乏锻炼者；发病节段以第 3 到第 7 胸椎居多。虽然中医手法治疗效果较好，但该病比较容易复发。为预防复发，患者应增加体育运动，养成良好的生活习惯，注意一些生活细节。比如：持续低头办公、看书、看手机等不超过 1 小时；工作、久坐等过程中多起身活动，伸伸懒腰，耸耸肩，夹夹脊，做做头手对抗动作；工作间隙休息时，可以练练八段锦、太极拳等，活动筋骨，消除疲劳；有条件者，可以选择划船机锻炼，以增强斜方肌、竖脊肌、背阔肌等腰背部肌肉的力量；床垫不宜太软，枕头高度要合适；等等。PM

近年来，因外伤去医院就诊的患者逐年增加，尤其是妇女和儿童。而外伤后尽量“不留疤”，已经成为众多患者的基本诉求。有研究表明，只有胎儿的皮肤具有无瘢痕愈合的能力。出生后，人体皮肤在受到外界深达真皮的创伤后，都会产生深浅不一、形态各异的瘢痕组织。

传统观念认为，瘢痕治疗的合理时间为受伤后6个月以上，即在瘢痕组织已经稳定的情况下才能进行治疗。近年来，随着各种治疗方法和技术的更新，瘢痕早期干预的必要性和有效性已逐渐被业界公认。

外伤后不留疤，越早干预越好

上海交通大学医学院附属第九人民医院整复外科
高振 夏玲玲 武晓莉（主任医师）

早期干预，预防瘢痕形成

人体在受到外伤、感染等破坏皮肤完整性的创伤后，会有一个修复过程，主要分为三个阶段：炎症反应期、细胞增殖期和组织重塑期。

- **炎症反应期** 一般为受伤后3天内。创面局部红肿、血管断裂、大量炎症细胞浸润、组织液渗出，目的在于清除外来的异物、细菌等。

- **细胞增殖期** 一般为受伤后3周内。大量血管内皮细胞增殖、形成新生血管，成纤维母细胞增殖并分泌细胞外基质填充创口、形成肉芽组织，目的在于填充局部组织缺损。

- **组织重塑期** 一般为受伤后3周到1年。成纤维细胞产生大量胶原蛋白，沉积后形成早期瘢痕组织；之后瘢痕组织越来越致密，细胞和血管成分越来越少，变成稳定的瘢痕组织。

在组织修复过程中，若能找到早期干预的恰当时间，就可以控制成纤维母细胞的过度增殖，减少成纤维细胞的胶原分泌，从而减少和预防瘢痕的形成。

伤后3个月内干预，越早越好

目前的专家共识认为，瘢痕早期干预的时间为受伤后3个月内，越早越好。从创面愈合的三阶段来看，由于细胞增殖在伤后4天就已经开始，故在创面愈合即刻就可以进行瘢痕的预防性治疗，甚至在伤口尚未愈合的情况下也可以进行干预，特别是迁延不愈的创面。

需要注意的是，创伤后修复的三阶段是互相交错的，炎症反应期和细胞增殖期时间越长，细胞增生越严重，后期形成的瘢痕越明显，甚至会出现异常增生的病理性瘢痕。早期干预就是要控制过度的炎症反应和细胞的过度增生，从而减少后期胶原的过度沉积，恢复接近正常的皮肤组织结构，减少瘢痕产生。

特别提醒

瘢痕早期干预的概念基于“预防胜于治疗”的理念和瘢痕形成的生理过程。在瘢痕未形成前或形成早期进行预防性治疗，综合应用行之有效的方法，有助于减少或避免瘢痕形成，达到令患者满意的疗效。临床上，因创伤愈合后未干预而形成严重瘢痕的患者不少，他们可能需要接受创伤更大的治疗（如手术治疗等），有些甚至已经难以治疗。由此可见，瘢痕的早期干预十分重要，外伤后患者应尽早去整形外科接受专业治疗。

早期干预措施有哪些

❶ **促进创面愈合** 湿性愈合、抗感染治疗、外用生长因子、使用生物辅料、植皮等封闭创面的治疗措施可以缩短炎症反应时间，减少局部炎症刺激和细胞过度增殖，对减少瘢痕形成意义重大。

❷ **保持伤口清洁** 保持伤口清洁非常重要，但很容易被忽略。伤口局部的血痂是细菌的培养基，且会阻碍组织的对合，从而导致瘢痕形成。血痂开始形成时是很容易清除的，但若超过48小时，血痂会牢固地结合在创面上，许多患者因害怕疼痛而不敢清除，造成伤口延迟愈合或感染，进而导致瘢痕形成。

❸ **外用药物** 在创面愈合但还没有结痂的情况下，可外用硅酮类、洋葱提取物类、细胞外基质类等具有抑制瘢痕形成、淡化色素的药物。一般使用6个月左右，或使用到瘢痕完全不红为止。

❹ **减张措施** 线性伤口应在拆线后甚至拆线前，就开始使用减张胶布或减张器，以减少伤口愈合过程中的皮肤张力，一般使用6个月左右。经此处理后，瘢痕比较细小。

❺ **弹力压迫** 对烧烫伤后的片状瘢痕进行持续有效的弹力压迫非常重要。一般要求每天持续压迫20小时以上，如弹力衣裤、弹力手套、3D面罩、热塑板支具等。

❻ **口服药物** 在医生指导下口服药物，如积雪苷片等，有助于控制炎症反应，减少纤维化。

❼ **激素** 外用激素具有止痒、抑制瘢痕增生的作用。瘢痕内注射激素可控制瘢痕增生，使瘢痕组织萎缩。

❽ **皮下剥离** 粘连的伤口应尽早进行皮下剥离，切断粘连的纤维条索，改善皮肤凹陷，减轻瘢痕。

❾ **光电治疗** 主要包括褪红类、去色素类、剥脱类和非剥脱类激光。褪红类激光有封闭血管、破坏血管内皮细胞的作用，可有效抑制早期血管增生（如图1）。去色素类激光能破坏色素颗粒，对去除瘢痕色素沉着效果显著。剥脱类激光通过对皮肤的微剥脱作用，起到破坏血管、刺激胶原重塑、改善瘢痕组织的结构和弹性、恢复正常皮肤外观的效果（如图2）。非剥脱激光通过加热深层的真皮组织，促进细胞和胶原新生，改善瘢痕的外观和结构。

图1

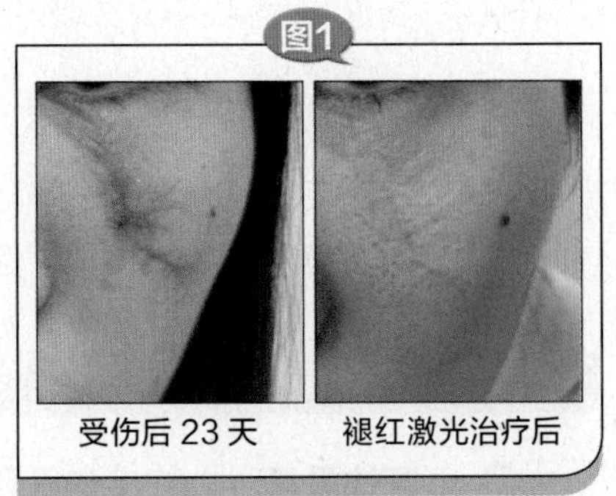

受伤后 23 天　褪红激光治疗后

图2

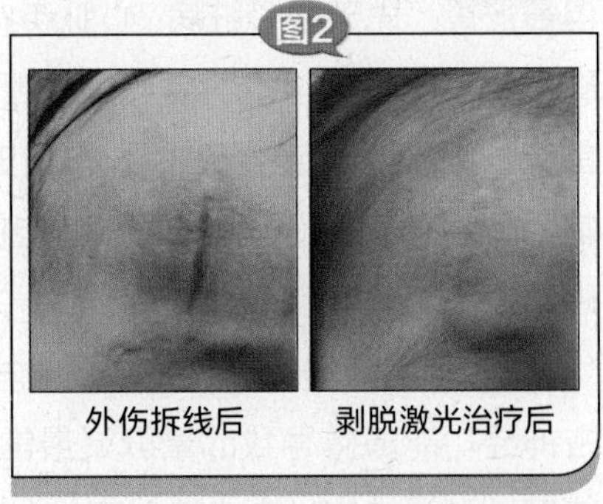

外伤拆线后　剥脱激光治疗后

早期干预措施怎么选

外伤后患者需要在医生指导下采用综合性的干预措施，以预防或减轻瘢痕形成。通常，线性伤口的基本治疗措施包括减张、外用药膏和光电治疗。片状创面的基本治疗措施包括外用药膏、早期光电治疗和弹力压迫。早期已经出现增生现象，表现为凸出皮肤表面、充血发红、质地偏硬的瘢痕，除基本治疗措施外，还需要尽早进行激素局部注射或外用皮质激素贴膏等治疗。凹陷性或粘连性瘢痕应尽早进行皮下剥离和剥脱激光治疗（如图3）。PM

图3

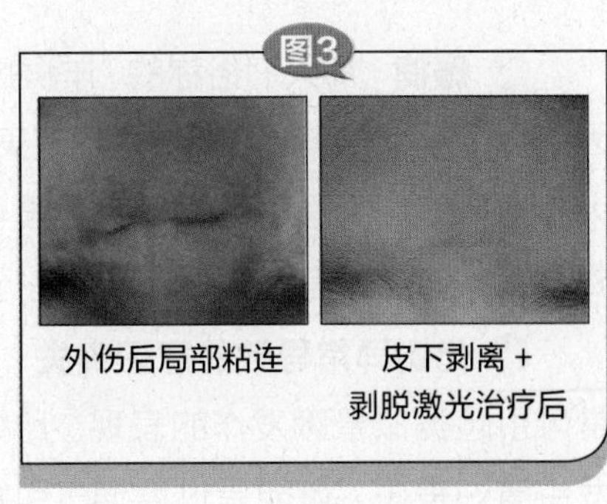

外伤后局部粘连　皮下剥离＋剥脱激光治疗后

生活实例

某天，儿科医院心内科诊室来了一位13岁的少女小晴。她的母亲焦急地对医生说，小晴近1年内晕倒了3次，每次晕倒前都会出现头晕、恶心、眼前发黑、四肢发软等症状，倒地后意识不清，旁人呼之不应，但2～3分钟后会自行苏醒，醒来后没有不适。医生仔细询问了小晴晕倒的情况，发现3次晕倒都是在站立十几分钟后发生的。小晴以往就医时查过血糖、心电图、超声心动图、脑电图等，结果都是正常的。医生从小晴晕倒时的情形判断，应该是由于一过性的脑供血不足而发生了短暂的意识丧失，医学上称“晕厥”。

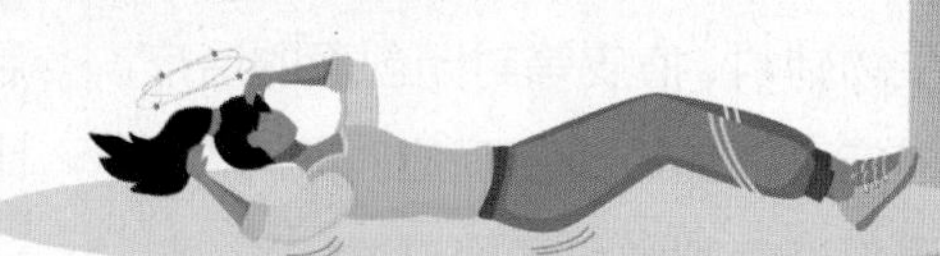

豆蔻少女为何无故晕倒

复旦大学附属儿科医院心内科副主任医师　储 晨

虽然晕厥在老年人中更多见，但在儿童青少年中也不少见。青少年期和老年期是晕厥发生的两个高峰年龄段。

儿童青少年晕厥有哪些

❶ **心源性晕厥**　心脏疾病导致的晕厥在儿童晕厥中占比最小，但最严重。先天性心脏病、心肌疾病、严重心律失常、冠状动脉疾病、肺动脉高压等都可能导致心源性晕厥。大多数心源性晕厥在运动后首次发作，需要结合患者的发作病史、心脏病家族史、心脏体格检查、辅助检查（包括超声心动图、心电图、动态心电图、冠脉 CT、心脏磁共振等）进行诊断。

❷ **自主神经介导性晕厥**　由自主神经介导的反射调节异常或自主神经功能障碍导致的晕厥是最常见的儿童晕厥类型。该类晕厥往往有长时间站立、体位突然变换（如从平躺或坐位突然起身）、某种特殊情境（如排尿、排便、咳嗽）等诱因。患者在晕厥发作前可出现头晕、恶心、眼前发黑、出汗、四肢发麻等先兆症状。

儿童自主神经介导性晕厥包括血管迷走性晕厥、体位性心动过速、直立性低血压等。

此外，还有一部分儿童晕厥病因尚不明确。

这些情况，易与晕厥混淆

❶ **癫痫**　即人们俗称的“羊癫风”，患儿发作一般没有明确的诱因和规律，大发作时可表现为意识丧失、牙关紧闭、四肢强直、抽搐、大小便失禁等。医生会根据患儿发作时的表现及辅助检查（如头颅磁共振、脑电图等检查）与晕厥进行鉴别。

❷ **代谢异常导致的意识丧失**　低血糖、呼吸性碱中毒等代谢异常可引起类似晕厥发作的表现。比如，儿童在剧烈哭闹、大喘气后发生意识丧失，可能是过度通气引发呼吸性碱中毒所致。这些情况可以通过病史、发作前的诱因、血糖、血气分析检查等与晕厥进行鉴别。

❸ **心因性假性晕厥**　该病也可表现为意识丧失，但发作时患儿的呼吸、心率、血压等参数都没有变化，发作往往与情绪障碍、焦虑、抑郁等心理问题有关。

直立倾斜试验，有助于诊断自主神经介导性晕厥

由于小晴的心电图、超声心电图、动态心电图、脑电图等检查结果均没有异常，结合发作时的情况，医生建议她通过直立倾斜试验协助诊断。

直立倾斜试验是检查自主神经功能的一种检查方法。原理是通过改变患者的体位，激发神经介导反射活动，诱发反射性晕厥。直立倾斜试验的步骤通常是：患儿在电动倾斜床上安静平卧10分钟，医生记录其基础心率、血压和心电图；再将患儿由平卧位调至倾斜位，连续监测患儿的症状、血压、心率、心电图改变，当患儿出现晕厥或晕厥先兆表现并伴有血压、心率变化时终止检查，并使患儿回到平卧位，继续观察10分钟。如果患儿没有出现阳性症状，则在保持倾斜位45分钟后再回到平卧位。

在直立倾斜试验中，小晴平卧时的心率约为70次/分，在刚转为倾斜位后心率稍加快，约为84次/分，这时她没有不适。但当保持倾斜13分钟时，小晴出现了头晕、恶心、眼前发黑等先兆症状，心率也骤降到44次/分。医生迅速将小晴恢复平卧位，她的不适便逐渐缓解，心率逐渐恢复到约70次/分。试验中小晴的血压始终没有较大波动。最终，小晴晕倒的原因被确定为血管迷走性晕厥。

摆脱血管迷走性晕厥，需"多管齐下"

血管迷走性晕厥是一种儿童期最常见的自主神经介导性晕厥。该病的治疗和预防需要采取综合方案，包括以下几方面：

• **避免发作诱因** 比如：长时间站立，体位突然变换，长跑后突然停下，精神紧张，处于密闭、闷热环境，身体缺水状态（如剧烈呕吐、腹泻），等等。

• **及时识别并保护** 患者如果在每次发作前均会出现头晕、恶心、眼前发黑等先兆症状，可以留意自己的症状，一旦发生不适，及时调整体位、做好保护措施，如尽快扶住支撑物、坐下来或蹲下来，甚至躺下来，以免晕倒导致受伤。在长久站立后，可以预防性地做一些四肢动作以避免晕厥发作，如稍弯曲膝盖、双腿交叉、弯曲肘部、双手紧握、上翘脚趾等。

• **改善生活方式** 这类晕厥患者每天应保证充足的饮水量，饮食不宜过于清淡，应保证适宜的食盐摄入量，尤其在天热出汗多或呕吐、腹泻等体内液体丢失较多的情况下。此外，这类患者不必因担心晕倒受伤而不敢运动，适当运动有利于锻炼四肢肌肉功能。家长还要多给予孩子安抚和鼓励，不要在孩子面前表现得过分担心和焦虑，这会加重孩子对晕厥发作的心理负担。

• **自主神经功能训练** 家长可在家中帮助患儿进行以下自主神经功能训练。①直立训练（倾斜训练）：在家长看护下，孩子双脚脚跟距离墙壁15厘米，后脑勺和上背部靠在墙壁站立。站立时间根据孩子能耐受的时间调节，可以从每次5分钟起，逐步增加至每次20分钟，每天坚持做2次。②血管功能锻炼：家长用质地柔软的干毛巾反复擦拭孩子双侧前臂内侧及双侧小腿内侧（朝一个方向擦拭），每个部位擦拭5分钟，每天2次。

• **药物治疗** 适用于发作比较频繁（半年内超过2次或1年内超过3次）、发作时先兆症状不明显而不易预防，或者实施上述预防措施后仍有发作的患儿。治疗血管迷走性晕厥应用比较多的药物是盐酸米多君，需要在医生指导下应用。PM

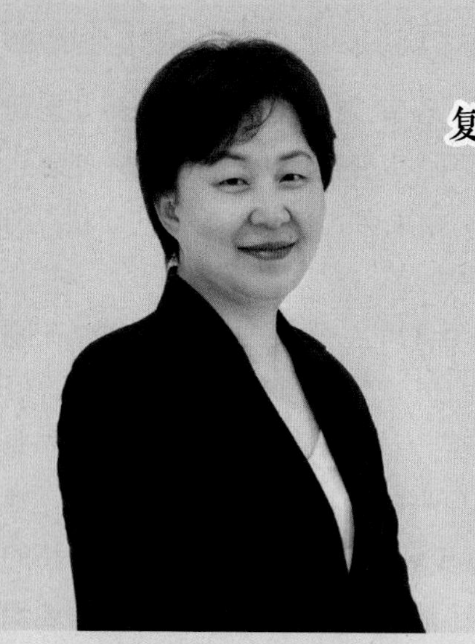

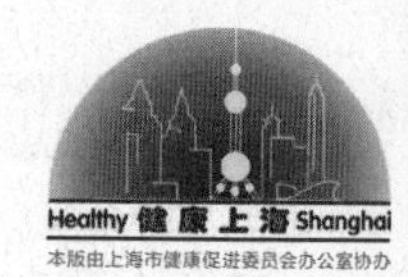

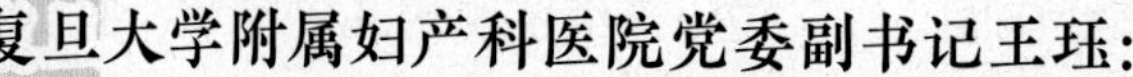

复旦大学附属妇产科医院党委副书记王珏：

“红房子”科普，守护“她”健康

本刊记者　王丽云

复旦大学附属妇产科医院由中国首家妇产专科医院发展而来，又称“红房子医院”。多年来，该院传承老一辈“红房子人”的服务精神，通过“一个立体式科普传播圈、一批高质量科普文章、一系列可视化新媒体作品、一场场‘破圈’科普活动、一套全面完善的科普管理制度”的“五个一”，积极打造特色鲜明的“红房子模式”健康科普，全方位守护女性健康。

立体式传播，让更多女性获益

十多年来，该院依托自身在专业领域的强大学科实力，通过带头人引领发展一大批科普专家，形成了以医院官方融媒体矩阵为核心、借主流媒体扩大影响外延、37 个院内新媒体账号同频共振的立体式科普传播圈。自 2014 年开通微信公众号以来，该院每日推送优质科普内容，“爆款”频出，单篇阅读量高达 47 万，连续多年入选“上海市十大健康微信公众号”。随着短视频的兴起，该院又深耕视频号、小红书号、抖音号等新媒体阵地，目前各平台粉丝总数已达 200 万左右。同时，该院培育了一大批知名科普品牌，如“恩哥聊健康”“生殖内分泌专家张炜”等个人品牌。

多样化科普，让人喜闻乐见

在长期科普工作中，该院建立了妇幼健康科普文章库，内容涵盖女性全生命周期，同时探索漫画、动画、短视频、微电影、纪录片、舞台剧、直播等多样化科普形式，打造出一批高质量科普文章、一系列可视化新媒体作品、一场场科普活动，提升了科普传播效率。

可视化新媒体作品将晦涩难懂的医学知识演绎成群众看得懂、乐意看的科普知识。比如：以宫颈癌防治为主题制作的 5 集科普动漫《宫颈癌和它的宿敌》在全网推送后，播放量达 2500 余万次；科普微电影《生死超越》及其科普衍生剧、20 集微视频《逗比编辑部之妇产科‘事故’》，网络点击量达 3200 余万次；与上海电视台纪实频道联合录制的科普纪录片《保卫子宫》及预防子宫内膜癌系列短视频登上该台黄金档，并被央视网、腾讯、优酷、土豆、乐视等平台转播；创建直播品牌“红 Live · 女性健康学院”，推出直播数十场。

该院的科普活动也很丰富，具亲和力和互动性，即时传播效果好。比如：与演艺界跨界合作，举办赛制式“科普好声音”活动，创下直播 200 万收看人次的佳绩；创立以社工为主导的“康乃馨有约”女性全生命周期公益科普活动；组建国内第一支由医护构成的公益科普队伍——青春期“红讲台”性教育科普讲团，以不同时期、不同授课方式、不同授课内容的“三不同”模式，走进课堂，走出上海，辐射泛长三角及云南省，并为多地培养了带不走的科普讲师团。PM

青春故事

高中生小明平时热爱运动，尤其喜欢打篮球。随着年龄增长，小明发现自己身上特别是腋窝处总是带着一股难以名状的异味，尤其是运动过后，这股异味更加明显，让他感到非常尴尬。他尝试了各种方法，如勤洗澡、更换衣物等，但异味仍然挥之不去。小明的父母注意到了他的困扰，带他去医院就诊。检查发现，小明患有腋臭。医生详细解释了腋臭的成因和治疗方法，并提出一些生活建议。经过一段时间的治疗和调整，症状得到明显改善，小明重新找回了自信和快乐。

难闻的"青春气息"

上海市皮肤病医院主任医师　谭飞

腋臭，俗称狐臭，是腋窝部位大汗腺分泌的汗液被细菌分解所产生的特殊气味。这种气味通常与个人的体质、遗传、生活习惯等因素有关。青少年由于身体发育和激素变化，大汗腺分泌旺盛，因此腋臭较为常见。

腋臭，影响生活和心理

腋臭的主要症状是腋下散发出的气味，这种气味通常在运动、紧张或天气炎热时更加明显。此外，患者可伴腋下多汗、瘙痒等症状。

腋臭可对青少年的生活质量和心理健康造成一定影响。由于异味的影响，青少年会感到自卑、尴尬，甚至影响社交和人际关系。长期的心理压力还可能使青少年出现焦虑、抑郁等心理问题。

减轻腋臭并不难

治疗腋臭，可根据具体情况选择药物治疗、手术治疗或物理治疗，也要注意日常护理。

- **药物治疗**　主要包括外用药和口服药。外用药（如抗菌剂、抑汗剂等）可以减少细菌滋生和汗液分泌，口服药（如调节内分泌的药物）可以改善腋臭症状。需要注意的是，药物治疗需要在医生指导下进行，以免出现不良反应。
- **手术治疗及物理治疗**　症状较重者可以考虑手术治疗，切除大汗腺，也可选择激光治疗等。
- **日常护理**　主要措施包括：保持腋下清洁干燥，勤洗澡、更换衣物；避免穿紧身衣物和化纤材质的衣服；保持良好的生活习惯和饮食习惯，避免熬夜、过度劳累等；保持良好心态，避免过度紧张和焦虑。

家长，应给予关心和支持

1　关注孩子的心理健康

腋臭可能给孩子带来心理压力和自卑感，家长要关注孩子的情绪变化，及时给予鼓励和支持，帮助孩子建立自信。

2　引导孩子正确面对

家长要与孩子沟通，了解他们的困扰和需求，引导他们正确面对腋臭问题：不要过分在意他人的眼光，保持积极的心态。

3　寻求专业帮助

如果孩子的腋臭症状较重，家长应及时带孩子就医，在医生指导下选择合适的治疗方法。

4　培养良好习惯

家长要帮助孩子养成良好的生活习惯，包括保持个人卫生、合理饮食、规律作息等。PM

家庭教育中，表扬与批评如何平衡

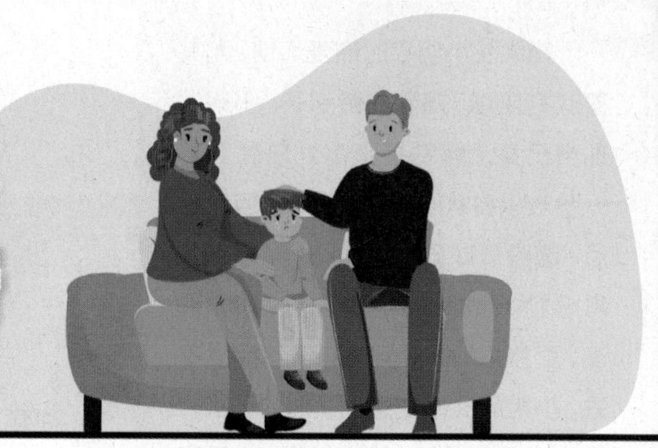

上海市精神卫生中心儿童青少年精神科副主任医师　陈 静

近日，热搜话题“小时候那批被打压式教育的人当爸妈了”引发人们的广泛讨论。很多网友说，自己由于小时候总是被父母打压，长大后便常常感到自卑，所以现在“疯狂”赞美自己的孩子。比如：当孩子只考了60分时，不责骂孩子，而是夸孩子及格了。也有网友担心这样一味夸赞孩子会“矫枉过正”，使孩子骄傲，而批评才会让孩子有改进的意识和动力。那么，在教育中，家长究竟该如何平衡批评与夸赞呢？

东方文化中“满招损，谦受益”“子不教，父之过”等传统观念长期影响着人们的教养方式。如今，很多年轻人在网络上抱怨：自己的不自信、不快乐都来源于父母多年的打压式教育。而很多父母则觉得有些委屈：指出缺点明明是为孩子好，怎么就成“精神虐待”了？

孩子长期受到批评会感到挫败，可能形成自卑、胆小的性格，但一直受到盲目的表扬与鼓励也可能变得自恋、忽视危险，故两者需要在教育中适当运用。父母表扬孩子的目的是希望他们做父母认为正确的事，而批评作为一种惩罚手段，被用于避免孩子做父母认为错误的事。但很多时候，父母的表扬并没有被孩子视作奖励，批评甚至引起孩子的逆反心理。因此，父母需要了解：孩子需要什么样的赞美？又该以什么样的方式批评孩子？

表扬，应基于理解和支持

首先，表扬发挥价值的基础是“看到”和“真诚沟通”，而不是一种简单的、形式上的低成本奖励行为。以一个成年人比较能感同身受的情景为例，如果老板在称赞员工时，不仅知道对方具体负责什么任务、做出什么成果，还表示能理解对方遇到的困难，愿意给予最大的支持，那么员工肯定比听到一句笼统的“干得不错”感到更加倍受鼓舞。因为这样的赞美不仅表达了认可，还展现了关注、理解、共情和支持。

很多时候，家长可能因为很忙，没有时间了解孩子在做什么、想什么，但又觉得“应该给孩子一点表扬”，就随意地说出一些赞美的话语。这种漫不经心的表扬往往脱离了实际，显得缺乏感情甚至敷衍，自然无法让孩子感到被支持。因此，如果家长希望自己的鼓励发挥预想中的积极作用，就必须花一些时间了解孩子对这件事的看法，比如：孩子为此付出了什么、是否为此感到自豪、是否期待获得奖励等。不论孩子一开始愿不愿意和自己深入交流，家长都应始终坚持展现开放、接纳的态度。其实，仅仅是这种态度就足以让孩子感到被支持。

其次，家长赞美时不应仅关注某些成果或成就。例如，很多家长往往只对孩子考试取得好成绩、比赛获奖等进行表扬。这会让孩子觉得，父母赞美自己只是想“换取”更多的成就，而不是出于对孩子无私的爱。更糟糕的是，很多父母会在表扬的同时提出更高的目标，这可能让孩子觉得家长仿佛是“贪得无厌的压榨者”，自己永远不能满足他们的期待。

批评，关键在于“有限”和“示范”

批评并不是只会带来伤害，没有丝毫正面作用的。批评能获得孩子认同的关键在于“有限”与“示范”。

首先，很多父母会对孩子日常生活中的个人选择持批判态度。比如：孩子不能拥有自己的审美，穿着总被父母做出“难看”“不合适”“会感冒”等负面评价；很多孩子的兴趣爱好、社交活动也常被父母视为“玩物丧志”。对孩子来说，此类对于个人选择的否定，不仅是父母管理范围的无限扩大，更是对自我发展的严重阻碍。父母对自己兴趣喜好的长期否定，甚至发展方向的干涉，可能是很多人都遇到过的“意难平”。父母没有意识到这些否定和批判是一种伤害。如果对这些非原则性问题的批评过于频繁，以至于孩子对此感到麻木和厌烦，等到遇到真正关键的人生问题时，亲子对话的窗口其实已经关闭了，反倒可能让孩子错过那些重要的人生建议。

其次，父母批评孩子的目的应当是使其进步，而非展示自己在家庭中的权力。因此，批评时不能只简单粗暴地做出负面评价，或单方面宣布“以后不许这么做了”，而应同时引导孩子思考：为什么这种行为不被允许？如果继续这种行为，它会对自己造成怎样的后果？做这件事的目的是什么？有没有其他方法可以达到相同的目的？

第三，帮助孩子学会对自己的行为进行思考，也是在传授他们生存的技能。在这个过程中，家长要开放地和孩子交换信息，了解孩子的想法和他们所处的情境，并反思：自己是不是过于武断或对孩子过度保护了？是否能设身处地地为孩子考虑？家长的主动反思是言行一致的表现，也是一种示范。这种行为示范可以让孩子看到成年人的自我管理和生活态度，而不会将批评视为家长对某些权力的粗暴霸占。例如，家长如果想让孩子少玩手机、多看书，自己就得以身作则。如果言行不一致，就会让自己失去批评的立场。

规则与亲情，让批评和表扬更“深入孩心”

20 世纪 70 年代美国心理学家鲍姆林德发现，家庭中可以形成权威型、专断型、放纵型和忽视型四种教养方式；教养方式会对孩子的发展产生重大影响，家长应制定规则，同时对孩子富含感情；不能过于严厉，也不能过于放纵。经过众多学者多年的观察研究，心理学界总体上认为权威型教养方式是最有效的。采用这种方式的父母给孩子探索和发展的自由，同时树立坚定的底线，指导孩子必须遵守相关行为规范。他们能够与孩子平等地交流，清晰表达自己的观点，同时也愿意倾听孩子的意见。积极的家庭讨论能帮助孩子理解社会关系，学习社交技能。父母对孩子投入的感情和制定的明确规则，能让孩子更愿意接受父母的批评，也更被表扬所鼓舞。

家长的任务是培养孩子成为一个独立自主的个体，而不是让他们按照父母的期待成长。孩子可能会探索和父母认知中完全不一样的世界，也可能犯错、受伤害。重要的是，父母在家庭中要营造一种良好的沟通与表达氛围。父母不仅要告诉孩子自己希望他们成为什么样的人，也要能坦然接受孩子的选择，在教养过程中稳定、持续、充分地展示为人父母的责任与爱。PM

近年来，美颜App和各种滤镜似乎已经成了人们的必需品。在手机上轻点几下，一张“完美”的照片就“出炉”了。在高科技的加持下，美丽触手可及。但有这样一群时尚达人，为了在社交媒体上收获点赞和好评，他们将精修功能视为必需，将各种滤镜作为“法宝”，奋力与照片里一点点微小的瑕疵“搏斗”。久而久之，他们难以摆脱对修图技术的心理依赖，成了“过度美颜人群”。

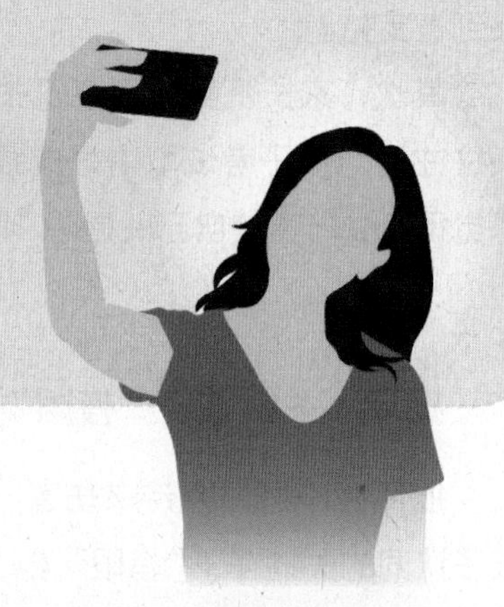

悦纳自己，从不过度美颜开始

华东师范大学心理与认知科学学院
曾梅萍 周子琦 孟 慧（教授）

过度美颜，是指人们在修饰自己的形象时，过于依赖修图软件，频繁使用各种美颜工具，使照片里的自己失去真实感，变成了“最熟悉的陌生人”。美颜作为一种数字化技术，有助于人们对美的追求和表达，是改善形象和提升自信的助力剂。然而，当人们过度使用美颜技术时，它便演变成了一种对真实的拒绝和逃避、对自我认知的模糊和扭曲，使人们迷失在虚幻的美丽之中，无法自拔。

过度美颜有多可怕

习惯于过度美颜者经常反复浏览自己的社交媒体账号，沉浸于美颜制造的“美丽泡沫”里。在这个过程中，他们可能会逐渐失去对真实自我的认知。当他们回到现实，看到镜子里真实的自己，不免感慨：“我为什么不能长得跟照片里一样好看？”这种在理想自我和真实自我之间的外貌比较容易导致他们心理失衡，进而陷入自我否定的旋涡中，对自己的面容、身材、仪态越发不满。当不满达到顶峰时，就可能出现更大的危机，如饮食失调（如过度节食等）、身体变形障碍（因对自己身体的某部分或某方面极其不满而感到非常苦恼、焦虑）等。

此外，逐渐习惯以“照骗”展示自己后，他们还可能面临人际信任危机。简历里精修的照片、朋友圈里加了很多层滤镜的自拍……这些经过多次美化的“照骗”和真人往往具有强烈的反差。因此，有了先入为主的完美印象，在见到真人时，人们常常疑虑“这个人真的值得信任吗”“我真的了解这个人吗”。当人们带着不信任的偏见相互接触，自然也难以建立真诚、深入的关系。

过度美颜的习惯是如何养成的

在经历了从接触与内化、审视与比较到改变与接纳的不同阶段之后，过度美颜依赖者就诞生了。

● 第一阶段：接触与内化

从广告、电影再到社交媒体，人们每天不断地接收各种美丽标准和审美观念。这些信息不仅被简单地展示出来，更在悄无声息中渗透到意识深处，塑造着人们对理想自我的认知。在这样长期的、难以避免的影响下，人们逐渐形成了对外貌、身材、气质的不切实际的期待，建构了一个符合普遍审美的“理想自我”。这种内化的过程往往是潜移默化的，当人们反应过来时，已经追着这个难以实现的“理想自我”走了很远。

● 第二阶段：审视与比较

形成“理想自我”后，人们开始以更严苛的标准审视自我，也会更频繁地进行上行社会比较（即在某个方面与比自己更强的人进行比较）。比如，将现实自我与“理想自我”比较，或与外貌、气质优于自己的他人比较。看看经过滤镜修饰的完美照片，再看看镜子中真实的自己，理想与现实的差距使人们更强烈地意识到自己不够好、不够美、不够讨人喜欢，进而不断降低对自己身体的满意度，陷入外貌焦虑和自我否定的深渊里。

● 第三阶段：改变与接纳

人们都有自我提升动机，通过比较认识到自己外貌的不足后，自然会采取措施改善现状。美颜因其便捷性成了首选。虽然完全达到“理想自我”是困难的，但通过美颜，人们可以修饰自己，将现实与理想之间的差距缩小，从而减轻焦虑情绪，更好地接纳自己。人们从美颜行为中获得快乐和满足，也因此不断强化这种行为，久而久之，便成了美颜最忠实的拥护者。

如何摆脱过度美颜“旋涡”

美颜已经成为当今社会生活中的重要工具，但过度美颜则坏处多多。如何避免过度美颜呢？关键在于三点：意识到适度的重要性、“正确”地社会比较、转换视角以调动积极力量。

❶ 适度美颜，面对真实的自己 “上镜胖三斤”的说法由来已久，的确，相机拍摄的效果与人眼看到的实际景象是有差异的，因此，美颜有时可以作为一种“还原美貌”的手段。使用美颜时，不妨适当保留凌乱的细节，微调亮度以突出主体，让照片里的自己更真实。

❷ 正确比较，接受整体的自己 很多时候，人们总在不自觉地做上行社会比较，频繁关注社交媒体上的俊男靓女，便被打击了自信。不妨为自己挑选合适的比较对象：既可以与帅哥、美女比较，认识到自己的不足，通过运动等有益的方式提升自己；也可以与朴素、平凡的普通人比较，关注自己的闪光点。大家更应该认识到，世上不存在绝对的美丽和丑陋，每个人都有独特的价值。只有同时接受自己的优点与不足，才能保持积极、健康的心态。

❸ 转换视角，成为更好的自己 相信积极视角的力量，将自己的注意力更多地放在外表的积极因素、身体本身的素质和自己的积极活动上，有助于提高身体满意度。比如，夸夸自己充满生机和神采的双眼，为今天顺畅表达内心想法的嘴巴点赞，犒劳一下努力维持优雅姿态的身体……当他人赞美自己的外貌时，不要急着反驳或贬低自己，而要学会接受并内化这些正面评价，逐渐远离外貌焦虑和过度美颜，成为更好的自己。PM

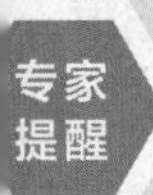

过度美颜虽然可以带来短暂的快乐和满足，但从长远的角度看，会对个人的心理健康和社交关系产生负面影响。因此，大家要学会悦纳自己，接受自己的不完美，肯定自己的闪光点，珍视真实的自己。只有在真实与接纳中找到平衡，才能拥有健康积极的心态，发展稳固的人际关系。让我们从不美颜开始，用真实的自己去面对世界，去拥抱生活中的每一个瞬间吧！

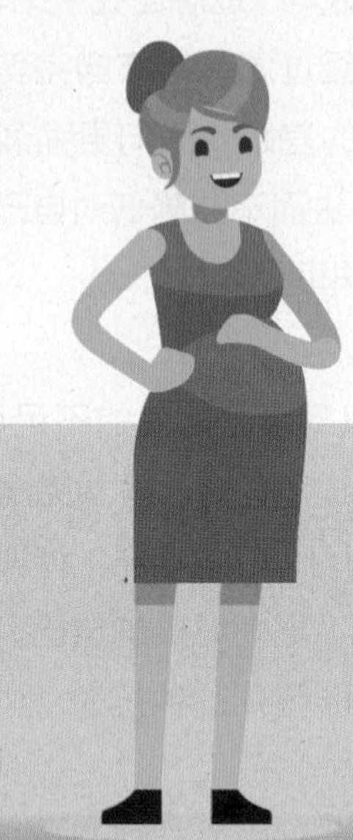

无痛分娩，必须“饿肚子”吗

上海市第一妇婴保健院麻醉科副主任医师　李 江

目前常规的分娩方式包括顺产和剖宫产。顺产是通过阴道自然分娩，由于产程中不需要打麻药，故不存在禁食、禁水的要求。随着医学的发展，越来越多的顺产产妇选择无痛分娩（分娩镇痛）。

剖宫产和无痛分娩都需要用到麻醉药，是否都需要空腹？无痛分娩可能需要数小时甚至十几个小时，在此过程中，产妇是否要一直饿着肚子？

剖宫产前，需要严格禁食、禁水

需要进行剖宫产的孕妇通常在手术前6～8小时就不能进食了，术前2小时须禁水。因为剖宫产虽然首选椎管内麻醉，但是由于种种原因，椎管内麻醉有时可能无法满足手术需要，麻醉医生会将麻醉方式改为全身麻醉。而在全身麻醉状态下，产妇的保护性反射会被抑制，如果此时胃内有食物，一旦发生呕吐，食物可能会反流至气管，堵塞呼吸道，引起窒息和吸入性肺炎，严重时可能危及产妇生命。因此，为确保产妇的生命安全、降低手术过程中发生意外的风险，医生会严格要求产妇在麻醉前保持空腹状态（禁食任何固体食物、流质食物，短时间禁饮液体，等等）。此外，医生还会建议产妇在手术前一天尽量摄入清淡、易消化的流质或半流质食物，以减轻胃肠道负担，避免手术过程中引起胃部不适和呕吐。

无痛分娩，无须绝对禁食、禁水

无痛分娩是在产妇分娩过程中，通过给予麻醉镇痛药物或其他方法，帮助其减轻或缓解分娩时的疼痛，使其能够更舒适地度过分娩过程。常见麻醉方式是椎管内麻醉，也就是俗称的“半麻”。在整个分娩过程中，产妇意识清醒，即便想要呕吐，也可让头部偏向一边，避免因呕吐物反流入气管而造成窒息。因此，在无痛分娩过程中，产妇不需要绝对禁食、禁水。

看到这里，相信不少读者会有疑问：除非特殊情况，剖宫产手术和无痛分娩的麻醉方式都是椎管内麻醉，为什么剖宫产手术要求空腹，而无痛分娩却不需要绝对禁食、禁水？实际上，在达成这一共识之前，业界的专家们确实持有不同意见，分为“支持进食”和“反对进食”两个阵营。

“支持进食”阵营的观点是：首先，在产程中，孕妇相当于在进行持续的中等强度有氧运动，合理地增加能量摄入，能够解决因严格禁食而造成的母体及新生儿酮症；其次，合理饮食可以提高产妇的舒适度，减轻其疲劳感，从而提升产妇心理上的应对能力；第三，保持正常的饮食节律可加快术后的康复进程；第四，静脉补液很难确保产妇体液平衡，可能导致产妇和新生儿低钠血症，所以不主张用静脉补液替代经口饮食。

“反对进食”阵营则认为：在分娩过程中，产程变化迅速、复杂，可能出现各种意外情况，医务人员难以准确预判哪些产妇需要在全身麻醉下行紧急剖宫产手术。为避免这部分需要全身麻醉的产妇发生误吸，应统一要求所有产妇禁食、禁水。

近年来，越来越多的证据显示，产妇发生误吸的风险不取决于禁食政策和胃内容物状态。英国、美国的大样本量回顾性研究均显示，无痛分娩产妇发生误吸的概率极小，宽松的饮食政策并不增加误吸的发生率。目前，我国大多数医院对分娩镇痛期间的饮食不做硬性管理，建议产妇少量食用易消化的食物。

半流质食物，是理想选择

在无痛分娩过程中，较为合适的食物应具备以下特点：

1. 能够提供足够的能量和营养，包括但不限于优质碳水化合物、蛋白质等，以满足分娩期间产妇身体代谢的实际需求；
2. 鉴于分娩过程中产妇有长时间的体力消耗和精神焦虑，食物还需要具有缓解饥饿感、抚平焦虑情绪的作用；
3. 由于分娩过程中可能无法频繁或大量进食，故食物应具有一定的饱腹感；
4. 愉悦的味觉体验有助于分散产妇的注意力、减轻疼痛感，同时还能提振其信心，故食物的口感也至关重要，应选择柔软、易嚼、口味温和、不易导致恶心等不适的食物；
5. 由于产妇在分娩过程中可能面临从局部麻醉转换为全身麻醉的不确定性，加之分娩本身对消化系统的影响，理想的食物应当具有较短且可控的消化时间。

那么，什么样的食物具备上述特点呢？一般认为，碳水化合物饮料是产妇分娩前较为合适的选择，但缺点是无法产生较强的饱腹感。有研究发现，半流质食物的饱腹感较碳水化合物饮料强，产妇主观感受较好，食用后舒适度高，且在摄入2小时后即可恢复至空腹状态，其较短的消化时间能够帮助产妇和医务人员应对紧急状况，可安全用于无痛分娩的产妇。我院研制的一种适用于孕妇临产前的即食米粉及其制备方法已获得国家发明专利。

合理进食，无须挨饿

无痛分娩过程中怎样合理饮食，需要由产科和麻醉科医生结合产妇的具体情况决定。

- **第一产程** 此阶段，子宫开始规律性收缩，直到宫颈口开大至10厘米，耗时最长，产妇体力损耗较大。产妇可摄入高热量、能快速补充体能的食物，如巧克力、功能性饮料等。此外，还可摄入易消化的半流质食物，如面条、稀饭等。
- **第二产程** 此阶段为胎儿娩出期，产妇的注意力应高度集中，不可分心。如果确有需求，可以在宫缩间隙补充一些富含能量、易消化的食物。
- **第三产程** 为胎盘娩出期，持续时间较短，产妇一般不宜进食。

总之，有效的分娩镇痛、科学的饮食指导，有利于改善产程质量，让分娩过程更舒适、安全。PM

输卵管造影，为怀孕清障

✍同济大学附属妇产科医院放射科副主任医师　付 功 高 峰

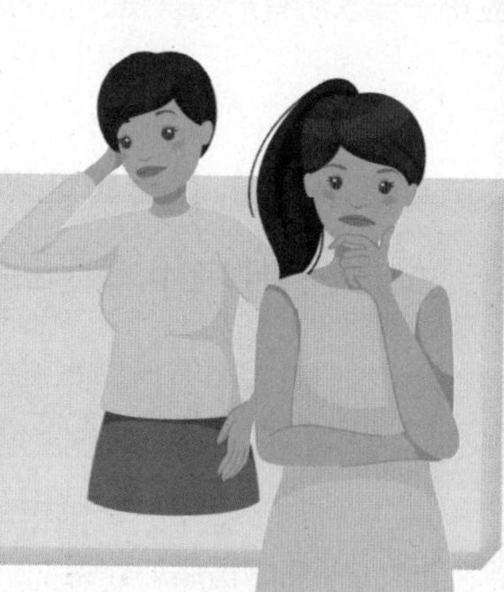

生活实例

小王和小张是一对“同病相怜”的好闺蜜，虽然她俩备孕了两年多，但一直未能迎来“中队长”，于是相约一起去医院就诊。经初步检查，医生排除了排卵问题和精子问题，建议她们进行子宫输卵管造影检查。这项检查痛不痛？有无风险？是单纯的检查还是兼顾治疗？一连串疑问在她们脑海中升起。

什么是子宫输卵管造影

输卵管发生粘连、阻塞等情况后，管腔蠕动、拾卵及将受精卵运送入宫腔的功能减弱或丧失，由此导致的不孕称为输卵管性不孕。

常见的输卵管造影术包括子宫输卵管造影术（HSG）和选择性输卵管造影术（SSG）。前者应用于临床已有近百年历史，至今仍是评价输卵管通畅性的首选方法。在HSG检查过程中，造影剂被注入子宫腔，随后流入两侧输卵管，一次成像可观察子宫及输卵管的整体状况。除评估输卵管通畅度外，HSG还可以间接评估输卵管蠕动功能、拾卵功能及盆腔环境。SSG可针对一侧输卵管单独造影，使用细导管插入目标输卵管开口，将造影剂注入，以获得其内部结构的清晰影像，通常与输卵管再通术（FTR）共同进行，兼具诊断及治疗作用。

检查时间要看月经情况

进行子宫输卵管造影时，合适厚度（3.5～8毫米）的子宫内膜有利于术后止血，降低假阳性率，防止对比剂逆流。在一个月经周期中，子宫内膜厚度是动态变化的。月经周期正常的患者，检查时间宜在月经干净后3～7天。月经周期紊乱或排卵异常者，检查时间可选择在月经干净后至排卵前这段时间；必要时，需要遵医嘱服用短效避孕药、黄体酮等药物，使子宫内膜达到检查要求。

两位闺蜜分别预约了适合自己的检查时间。检查过程很顺利，不适感没有想象中那么严重。检查发现，她们存在不同的输卵管问题。

输卵管堵塞，可以再通

小张的双侧输卵管未能在影像学检查中显影，提示可能存在较为严重的输卵管堵塞，需要进行输卵管疏通治疗——输卵管再通术，以解除输卵管堵塞，恢复或改善卵子与精子在输卵管内的相遇与结合条件，提高自然受孕的成功率。同时，畅通的输卵管可以减少因卵子在堵塞部位受精而导致的异位妊娠（宫外孕）风险。

输卵管再通术是在选择性输卵管造影的基础上，运用柔软且有一定韧性的导丝，经宫颈、宫腔到达输卵管，逐步探查至堵塞部位，将生理盐水、造影剂等注入输卵管腔，以扩张管腔、冲刷粘连组织，并在X线下观察造影剂通过情况，判断疏通效果。

输卵管积水，需要栓塞

小王的双侧输卵管均存在积水现象。这意味着她自然受孕的概率很低，可能需要选择辅助生殖治疗。输卵管积水若未得到妥善处理，即使进行“试管婴儿”治疗，也存在很高的宫外孕风险。鉴于此，小王需要先做输卵管栓塞术，为后续“试管婴儿”治疗扫除隐患。

输卵管栓塞术是一种专门针对输卵管积水的治疗手段。手术过程中，医生通过细小的导管将铂金微弹簧圈送达输卵管的间质部或峡部。此处是输卵管与子宫的“结合部”，栓塞此处可有效防止积水逆流至子宫。微弹簧圈表面附有纤维绒毛，可增强与输卵管内壁的黏附性。术后，弹簧圈周围会产生无菌性炎症，进一步强化栓塞效果。

与传统的输卵管切除术或结扎术不同，输卵管栓塞术不损伤输卵管系膜内的动脉弓，不会影响卵巢的血液供应和内分泌功能。手术不需要全身麻醉，通常在门诊即可完成，安全性高、创伤小，术后患者恢复快。

输卵管介入治疗注意事项

输卵管栓塞术和输卵管再通术都属于微创输卵管介入治疗，不需要麻醉，在门诊手术室即可进行，术前检查要求和手术时机与子宫输卵管造影类似。术后至下次月经来潮前，患者应严格遵守以下几点：

❶ **避免性生活** 为避免感染及对输卵管造成机械刺激，术后一段时间内应避免性生活。

❷ **禁止盆浴及游泳** 盆浴和游泳可能导致污水进入阴道，增加盆腔感染的发生风险，因此术后初期应选择淋浴。

❸ **预防盆腔感染** 介入治疗属于有创操作，容易引发感染，因此患者术后需要按医嘱使用抗生素进行预防性抗感染治疗，同时保持外阴清洁、干燥，避免使用阴道冲洗剂或其他可能扰乱阴道微生态平衡的产品。

通常情况下，患者在本次月经周期结束后，就可以开始备孕了。如果计划进行辅助生殖治疗，经医生评估后，可以择期进行胚胎移植准备。

总而言之，子宫输卵管造影及介入治疗安全、有效，可以为患者实现健康妊娠创造有利条件。

答疑解惑

问 子宫输卵管造影和介入治疗有辐射风险吗？

答 虽然子宫输卵管造影检查和输卵管介入治疗都是在X线下进行的，但与传统的X线透视相比，现代成像设备和技术使用先进的图像处理算法（如迭代重建）、自动曝光控制、脉冲成像及低剂量模式等，显著降低了辐射暴露。实际操作中，医生会严格控制辐射剂量，确保患者和操作人员的安全。

问 既然输卵管造影技术兼具诊断和治疗作用，那么在子宫输卵管造影检查过程中，如果发现输卵管堵塞，是否可以同时进行输卵管再通术？

答 子宫输卵管造影是诊断性检查，主要目的是判断子宫和输卵管的结构、功能有无异常。输卵管再通术是治疗性操作，对技术、设备、无菌条件等要求更高，需要在手术室进行。因此，一次检查无法“一揽子”解决诊断和治疗的问题。若经子宫输卵管造影发现输卵管堵塞，患者需要在医生指导下择期进行输卵管疏通治疗。PM

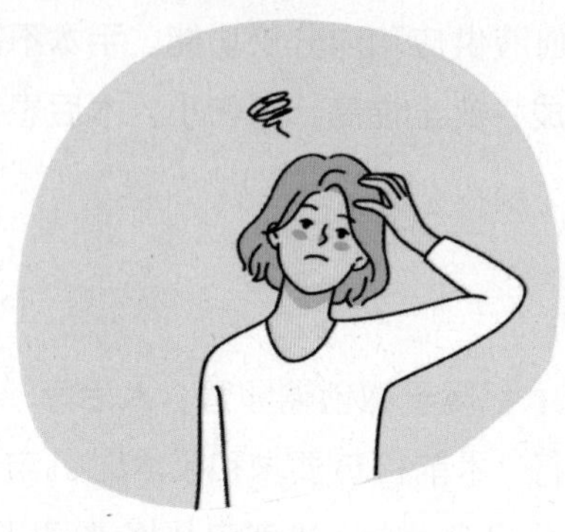

青春期女孩，竟是男儿身

复旦大学附属儿科医院泌尿外科副主任医师 陆良生

医生手记

初一女孩小陈长发飘飘，外貌清秀，看似与普通女孩无异。当她发现自己阴蒂逐渐肥大、声音变粗、出现喉结时，整个家庭陷入焦虑与不安。就医后，医生发现小陈体内的性腺为男性睾丸组织，染色体为46XY，诊断其患有5α-还原酶缺陷症。面对这一突如其来的变故，小陈及家人茫然无措，心理压力巨大。为帮助他们正确认识、勇敢面对疾病，我院泌尿外科、内分泌科、心理科医生“轮番上阵”，耐心讲解病情，协商治疗措施。最终，小陈选择成为“男性”。经伦理委员会审核批准，医生嘱小陈外用双氢睾酮凝胶促进阴茎发育，并为其进行了尿道下裂及隐睾矫治手术，顺利完成了社会性别的改变。术后，小陈又在心理科医生的帮助下，完成了社会性别改变后的心理适应和社会关系调整，以男性身份重回学校。

5α-还原酶缺陷，男性生殖器官发育受阻

5α-还原酶缺陷症是一种由5α-还原酶缺陷导致的睾酮无法转变为双氢睾酮的遗传性疾病，为罕见的常染色体隐性遗传病。睾酮与双氢睾酮是男性体内主要的雄激素，睾酮可促使射精管、附睾、输精管和精囊发育，但尿道等外生殖器的发育依赖双氢睾酮。因此，双氢睾酮含量不足的程度决定了病情严重程度。

多数5α-还原酶缺陷症患儿在出生后即可发现外阴畸形（如小阴茎伴尿道下裂等）而得到及时诊断。少数患儿在出生时的外生殖器完全女性化，从而被认为是女性。到了青春期，患儿的雄激素分泌激增，变得男性化，这才使患儿及家人发现异常，导致诊断延迟。

生理“纠错”，心理也得“跟上”

面对5α-还原酶缺陷症，早期诊断和性别选择是关键。实验室检查与基因检测有助于明确诊断，早期诊断并选择成为男性者有生育后代的可能。

事实上，并非所有在青春期确诊5α-还原酶缺陷症的患儿都能如小陈那样顺利地“纠错”。许多患儿及家庭成员无法接受性别转变，强烈要求医生切除男性性腺，并行阴道成形术。面对这样的诉求，医生通常不会立即为患儿进行手术。一则，青春期孩子的心智尚不健全，切除有功能器官的手术治疗是受到严格限制的。二则，患儿及家长需要充足的时间接受病情，理性选择性别，以免造成不可挽回的后果。其间，患儿需要接受心理干预及治疗，缓解疾病带来的焦虑、抑郁等不良情绪，以及性别认同障碍。PM

专家提醒

5α-还原酶缺陷症患者的临床表现差异大，从不完全男性化到完全女性化皆可出现，故诊断较为困难。按女孩抚养的患儿在青春期会出现男性化表现，引起性别焦虑，影响生活质量。尽早诊断、按男孩抚养，可帮助孩子获得更好的生活质量和生育后代的可能。

香料中的中药——丁香

上海中医药大学附属曙光医院药剂科主任药师　刘 力

提及丁香，人们常会想到香料市场上与桂皮、草果、香茅并称香料“四大天王”的丁香。丁香气味浓烈、味辛辣、有麻舌感，常常在烹饪时为肉类菜肴去腥、提香、解腻。除此之外，丁香也是一味常用的温里类中药。

花蕾果实，皆为药用

丁香来源于桃金娘科常绿乔木植物丁香，其花蕾及果实皆为药用部位。若以花蕾入药，《中国药典》称之丁香，习称公丁香，在花蕾由绿色转红、花瓣尚未开放时采摘，除去花梗，晒干。若以果实入药，则谓之母丁香，又名鸡舌香，通常在果将熟时采摘，晒干。因丁香酚含量在花蕾中高于果实，故与丁香相比，母丁香气味较淡，功力稍逊。

丁香主产于印度尼西亚、马来西亚、越南和东非沿海，在我国南方地区如海南、广东、广西、云南等地均有栽培。其品质以个大、粗壮、色红棕、油性足、香气浓郁为佳。丁香的主要成分为丁香油，其中的丁香酚是主要活性成分，具有抗氧化、抗炎、抗菌等作用。现代研究表明，丁香中有效成分之一丁香苦苷具有促进胆囊收缩、增加胆汁分泌的作用，临床可用于治疗急性黄疸型肝炎。

可内服，亦可外用

丁香始载于《药性论》，味辛，性温，归脾、胃、肺、肾经。丁香和母丁香均具有温中降逆、补肾助阳的功效，可用于脾胃虚寒、呃逆呕吐、食少吐泻、心腹冷痛、肾虚阳痿等证。常用日剂量均为1～3克，用时捣碎，既可内服，也可研末外敷。

● **水煎内服**　丁香温中散寒、善于降逆，是治疗胃寒呃逆、呕吐之要药。临床上丁香与柿蒂、人参、生姜等同用，如丁香柿蒂汤，能温中降逆、益气和胃，用水煎服可治疗虚寒呃逆。丁香与半夏、生姜同用，能暖胃健脾、降逆止呕，可治疗心腹冷痛、胃寒呕吐。丁香与砂仁、白术等同用，如丁香散，将各药研为细末，每服6克，用热汤调后趁热服用，可治疗脾胃虚寒引起的吐泻、食少。丁香也可与延胡索、五灵脂、化橘红等同用，用于胃寒脘腹冷痛。丁香还具有温肾助阳之功效，常与附子、肉桂、巴戟天同用，治疗肾阳不足所导致的阳痿、腿肿。

● **研粉外用**　丁香研粉外用，有散寒止痛的作用。如中成药丁桂散就是将丁香和肉桂以1：1配伍，粉碎成细粉，过筛混匀后，用温开水调敷于肚脐孔上，可以温阳散寒、行气止痛，治疗因肠胃受寒引起的腹痛便泻。也有报道，临床上将丁香与吴茱萸打粉后用食醋调成糊状，外敷于足部涌泉穴治疗婴幼儿腹泻。PM

小贴士

为保证用药安全，通常丁香与郁金不宜同用。丁香辛辣，热病和阴虚内热时忌服。此外，丁香富含挥发油，贮存不当容易影响疗效，宜置于阴凉干燥处保存。

常言道“苦口良药”，中药汤剂给人的印象往往是“苦”得令人生畏。其苦，一是因为中药里所含化学物质的确大多味苦；二是中药闻起来气味不佳，也增加了苦的感觉。看着让人发愁的苦药，有人突发奇想：热美式咖啡比中药还苦，而冰美式就很爽口，中药加冰或冰镇是否会好喝些？中药能否冰服？冰服是否伤身？

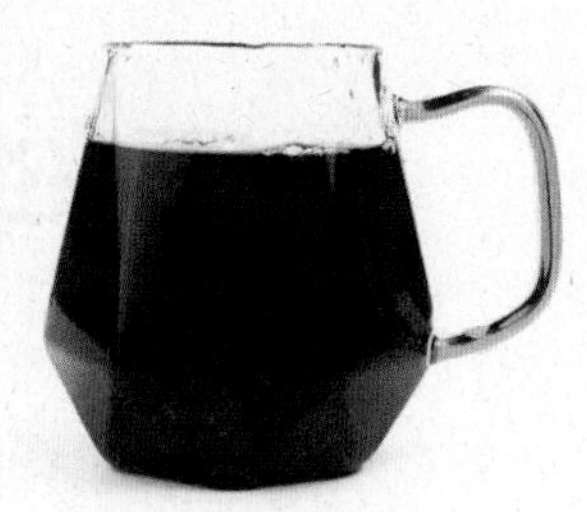

“冰中式”，不苦却伤身

上海中医药大学中药学院教授 袁颖

冰美式为何不苦了

味蕾是味觉的感受器，分布于舌乳头、腭、咽等处的上皮内。食物中的化学分子会和味蕾的受体结合，继而转变为电信号传入神经，进入味觉相关的大脑皮质，最终被人所感知。有研究表明，人在品尝食物时，最能刺激味觉神经的温度在10～40℃。味蕾的味觉通道在不同温度时会有不同的电信号强度，当食物的温度升高时，反应会更强烈，向大脑发送更强的电信号，从而导致某种味道的感受增强；而食物在冰冻之后，大多人感觉到的味道都会变淡。

冰服中药隐患多

冰服时，味蕾的感觉比较迟钝，的确能减轻服药时的苦感，但中药并不适合冰服。

一方面，因为中药在高温煎煮过程中，许多有效成分溶解到水中，服用后可以对人体产生治疗作用。如果冰服，会降低药物的溶解度，沉淀物更多，影响有效成分发挥作用。因此，服用汤剂时不仅要注意趁热滤过、温服，服用时还要振荡。现在很多患者选择代煎中药，于冰箱内存放，在服用之前也应加热后再服用。

另一方面，服药并不像喝咖啡那样小口品尝，大部分人喝汤药都是快速喝完。乍然喝大量低温液体，容易刺激胃肠道，使肠蠕动加快，甚至引起胃肠痉挛，导致腹痛、腹泻等症状。消化系统、呼吸系统、心血管系统疾病患者更加不宜受冷饮刺激，以免加重病情。

汤药宜温服

中医古籍中记载汤药有温服、冷服、凉服的方法。这里所指的凉服，一般是指把药放至常温服用。服药时的温度主要与所治疾病的性质有关。

《素问·五常政大论》就提出“治清以温，热而行之”和“治温以清，冷而行之”。意思是，治疗寒性病证用温热性药，宜趁热服用，特别是辛温解表药用于治疗外感风寒表证，不仅药宜热服，服药后还需要加盖衣被以助发汗。比如风寒感冒时喝生姜茶，自然是应该温热的时候喝。

反之，治疗热性病证用寒凉性药物时，如热在胃肠，患者欲冷饮时，可凉服；如热在其他脏腑，患者不欲冷饮，仍以温服为宜。比如在治疗热毒所致的咽喉红肿疼痛时，如果患者觉得热服汤药使得咽喉疼痛加重，可以选择将药晾凉后服用。

总之，“冰中式”伤身。如果觉得中药太苦，可以将其放凉一些再喝，用吸管、服药后漱口等方法也可以减轻苦感。 PM

六月来临，气候逐渐湿热。中医学认为，自然界四季变化更替与人体五脏功能活动相互通应，夏季和心、小肠相通，属火，常见的病邪是暑热。立夏后气温逐渐升高，易引起情绪焦躁；心阳也在夏季最为旺盛，易导致心烦、心悸、心慌、焦虑等不适。特别是老年人，受气候因素的影响，易发生心律失常、血压升高等情况。梅雨季时，湿邪和热邪共同为患，可导致身体沉重、四肢乏力、食欲不振、易腹泻等一系列脾胃不舒的表现。

此时，养生保健当顺应自然界物候变化而为之，做到“顺四时而适寒暑”“服天气而通神明”。进入六月，一方面要做到“戒躁戒怒”，使自己情绪平和、静养身心，保持内心安静、情志开怀，以降心火；另一方面，可以通过药膳茶饮和穴位按摩来清心健脾、祛湿。

初夏时节，清心健脾

上海市针灸经络研究所　包春辉（副研究员）　周宏宇

茶饮药膳，饮食祛湿

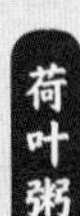

荷叶粥

【材料】鲜荷叶1张，大米100克，冰糖适量。

【做法】将荷叶洗净、切丝，大米淘洗干净。锅中倒入水，加大米、荷叶丝，煮成粥状，加少许冰糖调味即可。

【功效】荷叶清暑化湿、健脾和胃，大米调养胃气、顾护脾胃，适用于入夏后食欲不振、脘腹胀满的人群，身材偏胖、易水肿者尤其适用。需要注意的是，有手足不温、畏寒等症状的人不宜食用，糖尿病患者慎食。

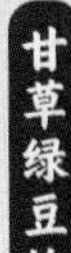

甘草绿豆饮

【材料】生甘草15克，绿豆100克。

【做法】甘草、绿豆洗净，甘草润透切片，绿豆浸泡2小时，入砂锅加水适量，旺火煮沸，改文火再煮1小时后适温饮用。

【功效】甘草补中益气，绿豆清热解毒。需要注意的是，甘草不能与强心苷类药物、排钾利尿药，以及中药海藻、大戟、甘遂、芫花同用，血糖高者也要慎用。

按摩艾灸，心脾得安

① 丰隆穴

【定位】在小腿外侧，膝眼与外踝尖间的中点，也就是外踝尖上8寸的位置，距离胫骨前缘两横指的距离。

【功效】丰隆穴是中医经络中足阳明胃经上的穴位，也是临床“祛湿”的主要穴位，可祛湿涤痰，用于治疗腹胀、肢体困重等脾胃失调的症状。

丰隆穴

② 内关穴

【定位】在小臂上，腕掌侧远端横纹上2寸（约三横指），两根肌腱（即掌长肌腱与桡侧腕屈肌腱）的中间。

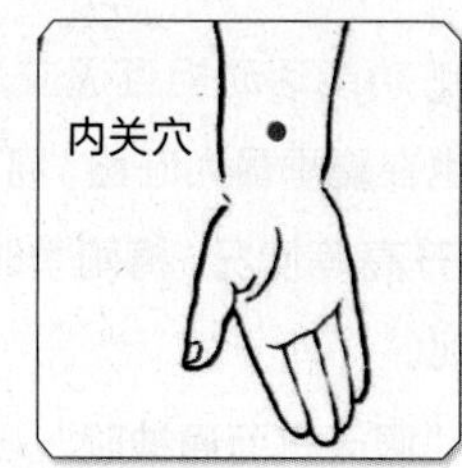

【功效】内关穴是中医经络中手厥阴心包经上的穴位，具有宁心安神、理气止痛的作用，可用于治疗心悸、心痛、心慌、胸闷等心胸不适。

③ 阴陵泉穴

【定位】位于小腿内侧，胫骨内侧髁下缘与胫骨内侧缘之间的凹陷中，在胫骨后缘与腓肠肌之间，比目鱼肌起点上。

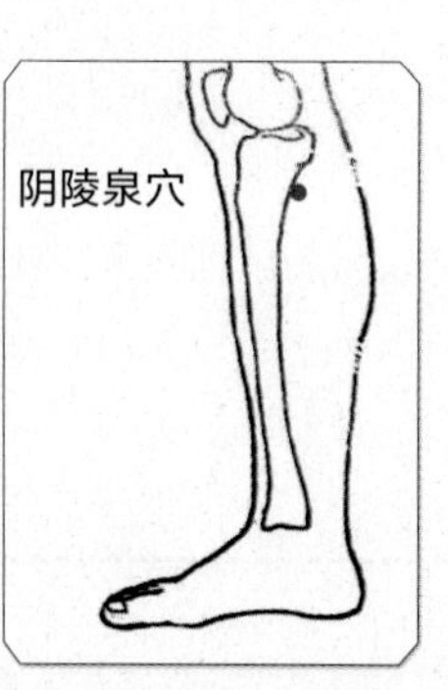

【功效】阴陵泉穴属足太阴脾经上的穴位，具有清利湿热、健脾理气、益肾调经、通经活络的功效，临床常用于治疗腹痛、腹胀、食欲不振、小便不利、月经不调、湿疹、头痛、咳嗽痰多等疾患。

按摩时，可用手指指腹压揉上述穴位，以感到局部酸胀感为最佳。每天可按压 2 ~ 3 次，每个穴位可持续按压 5 ~ 10 分钟，可先轻用力以适应，后逐渐加力。

自行艾灸时，可采用温和灸的方法，即手持一根艾条，将艾条点燃的一端对准施灸部位，距皮肤 2 ~ 3 厘米，以感觉穴位局部有温热感为宜。一般可每个穴位艾灸 10 ~ 15 分钟，直至皮肤红晕为度。艾灸过程中，需注意及时调节艾条与皮肤间的距离，定时刮落艾灰，以免烫伤皮肤。施灸结束后，可将艾条放置密封的玻璃瓶或金属瓶中熄灭，避免安全隐患。PM

中医的辨证论治包括辨证和论治两个过程，是中医认识和治疗疾病的基本原则。“同病异治”与“异病同治”则是中医辨证论治思维在临床实践中的具体应用。

同病有异证，故需异治

“同病异治”是指同一种病，由于发病的时间、地域不同，或所处疾病的阶段、类型不同，或患者的体质有异，反映出的证候就有不同，因而治疗方法也就有异。比如颈痛的治疗，有的要用针灸治疗，有的可用砭石治疗，治法虽不同，但都能治愈。

早在两千多年前，《素问 · 五常政大论》一书中就提及“同病异治”之说。言及西北之地天气寒冷，当地居住者体质多为外寒而内热，故日常养护和治疗时宜发散外寒、清解里热；东南之地气候多温热，当地居住者多阳气外泄、寒从内生，故日常养护和治疗时宜收敛阳气、温其内寒。

大家所熟知的感冒，就可因地域和患者体质等不同而出现风寒、风热、风燥、气虚等不同的证候，因而有辛温解表、辛凉解表、辛润解表、益气解表等不同的治法，从而医生会开出麻黄汤、桑菊饮、桑杏汤、参苏饮等不同的治疗方剂。这便是“同病异治”。

同病异治，要注意“异中有同”

同病若需异治，原因在于其证有不同。但同一种疾病依然有很多共同的病理特点，要注意这些疾病的核心和有效药物的合理选用。

中医称感冒为“伤风”，意为其与感受风邪有关，无论

“同病异治”与“异病同治”

江苏省中医院感染科主任中医师　陈四清

是风寒感冒、风热感冒、风燥感冒、气虚感冒，都需要运用祛风解表药物。麻黄性味辛温，是用于风寒感冒的药物。但当患者表现为风热、痰热证候时，有经验的中医仍会运用麻黄（如麻杏石甘汤），因为辛温的麻黄与辛凉的石膏同用时，麻黄有辛温发散、祛散风寒作用，可避免石膏的寒凉遏邪之弊。

异病有同证，故可同治

“异病同治”是指不同的疾病表现出相同的证，故可用大致相同的治法和方药来治疗。如中医古籍记载，对于两个症状各不相同的患者，一个心慌、心烦，另一个腹痛，张仲景却均用小建中汤论治，温中补虚。这是因为两位患者虽症状各异，但皆为气血两虚所致。气血两虚致心神失养，引起心烦、心慌等表现；气血两虚致腹部经脉失养、经脉拘挛，导致腹部剧烈疼痛。症状各异而病机相同，因此可以用一个方子来治疗，称为异病同治。

再比如《金匮要略》中的肾气丸，之所以能用于虚劳病、消渴病、痰饮病和妇人杂病的治疗，是因为上述四病的病机皆可由肾阳虚、膀胱的气化功能失常所致，病名不同而病机相同。肾气丸能温肾化气，恢复津液的正常输布，故可一方多用。

中医理论中，还有一个名为“中气下陷”的病证。眩晕、胃下垂、肾下垂、子宫脱垂、脱肛、尿失禁等不同的疾病，都可能因“中气下陷”而引起，因此临床对于这类疾患，均可用补中益气汤来治疗。

异病同治，要注意“同中有异”

异病之所以可同治，在于其证有相同之处。但临床上也要注意，每一种疾病有其病因病理，故治疗时要注意针对疾病的不同核心，选择合适的药物。举例而言，不同疾病引起的咳嗽，即便患者的临床表现、舌苔脉象完全一致，选择治疗的主方和药物也要注意不同的方面。

比如：对感冒引起的咳嗽，应该着重选用疏风解表的药物，如麻黄、桂枝、苏叶、银花、连翘等；对大叶性肺炎引起的咳嗽，要注意选用清肺化痰、具有一定抗菌消炎作用的药物，如黄芩、金荞麦、鱼腥草、菊花、肿节风等；对支气管扩张引起的咳嗽，要注意加用青黛、花蕊石、侧柏炭等凉血止血的药物；对肺结核引起的咳嗽，要运用“补虚培元”“抗痨杀虫”的药物，如龟甲、百部等；对肺癌导致的咳嗽，要注意选用“消癌扶正”的药物，如半夏、浙贝母、蛇舌草、蜂房、太子参、冬凌草等。PM

越来越多的人开始关注自我养生保健方法，其中“经穴拍打”颇受欢迎。除了徒手拍打，按摩锤、敲背锤、经络锤、艾草锤等产品也一度热销。如何正确认识经穴拍打？可以拍哪些穴位、有哪些保健作用？怎样正确进行？

经穴拍打有讲究

上海中医药大学附属曙光医院推拿科副主任医师　何天翔

经络拍打，有何益处

所谓经络拍打养生法，是在中医经络腧穴理论的指导下，使用锤、棒、拍子等按摩器具或者手掌等，根据养生保健的需求，在特定的经络或腧穴上进行有节奏的击打、按压、拍打，能鼓舞五脏气血运行、改善经络状态，从而舒经通络、行气活血、祛病强身。从现代医学角度来看，经络拍打属于物理刺激，可以促进血液循环，增强免疫功能。

拍打器具，如何选择

目前，市面常见的经络拍打的器具多种多样。从材质上可分为木制品、塑料制品等；从形状上，有棒槌形、板形等区别；从按摩头的数量看，有多头、单头之分。可根据自身的喜好或接受程度进行选择。

材质选择

经络拍打器具有多种材质，木头、塑料、硅胶、棉质等材质各有特点。木头材质的经络拍打器手感较佳、硬度适中，在中医理论中，桑木、桃木本身也具有一定的药用功能，适宜一般人群使用。但木制材料易断裂、开裂、受潮，应注意保养。塑料材质制品不易断裂、受潮，且易于清洁、保存，性价比较高。其拍打时较生硬，刺激量较大，质感欠佳，适合青壮年使用。硅胶制品利用了硅胶形变大、性质稳定的特点，与塑料材质特点相似，但质感较好。用棉质材料包裹的艾草锤等工具，材质软、手感较佳、拍击力度较小，适合老年人使用。

器形选择

目前市面上较常见的经络按摩产品有经穴按摩锤、经络拍打器等。经穴按摩锤一般由手持把柄和按摩头组成，手持把柄和按摩头多数为一体式，也有部分产品利用弹簧装置连接，利用弹性势能增加击打的力度，可对穴位进行较强刺激。经络拍打器的手柄与扁平状的拍打处多为一体式连接，主要循经络走向进行拍打或轻微拍痧，拍打范围和力度较经穴按摩锤大。其局限性在于不能对穴位进行较为精准的刺激，且需要掌握拍打力度，避免过重。

按摩头选择

单个按摩头可以更好地刺激点状的穴位，定位准确，刺激量大；多个按摩头适合对较大范围进行刺激，压强较小，力度易于掌握。

常见不适，循经取穴

颈肩痛

颈肩痛一般常见于颈椎病、颈部肌肉劳损、肩周炎等患者，可选择拍打或捶打大椎穴、肩井穴、肩中俞、天宗、肩内陵穴、肩髃穴；如有上肢麻木，可沿手臂前外侧手阳明大肠经进行拍打，重点拍打曲池穴、手三里等穴位。

腰背痛

腰背痛常见于腰肌劳损、腰椎间盘突出症、胸椎关节紊乱等疾病患者，主要以拍打背部督脉、膀胱经为主，重点刺激肾俞、大肠俞、委中、环跳、承山等穴位。

膝关节痛

以膝关节周围及下肢胆经穴位为主，主要刺激血海、阴陵泉、阳陵泉、内外膝眼等穴位。

此外，不少人在出现头痛、头晕、痛经等症状时，会自行捶打头部、腰腹等穴位，需要注意对这些部位的刺激力度不宜过大。头痛、头晕主要见于高血压、长期失眠等患者，可轻柔按摩百会穴、四神聪穴、头维穴、角孙穴、印堂穴等，以清利头目、平肝潜阳。妇女痛经可选择在行经前对相关穴位进行按摩刺激，以带脉和任脉穴为主，重点刺激带脉穴、关元、气海、肾俞、大肠俞、八髎穴等穴位。

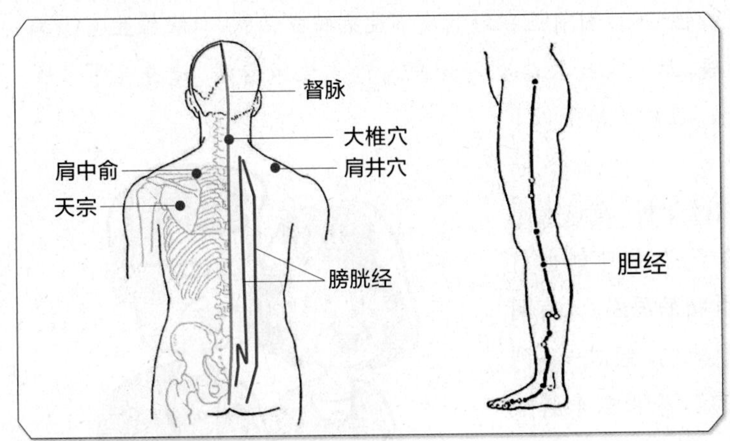

拍打方式，需要注意

拍打手法

经络拍打的效果，与拍打手法、熟练程度、拍打部位、穴位定位的准确度、用力的大小和技巧均有密切关系。手法操作时要注意“随拍随起、节奏一致、力度均匀、强度适中”。所谓“随拍随起”，是指器具拍打到皮肤部位便马上拿起，不必在皮肤上停留时间过长；“节奏一致”指的是拍打宜按照一定的节奏进行（一般 60 ~ 100 次 / 分，与心率接近）；“力度均匀”指的是拍打时要保持力度基本一致，避免时轻时重；“强度适中”指的是要根据拍打部位和耐受程度选择适当的力度（一般以皮肤潮红或略微出痧为宜），避免过轻对经穴刺激不够或过重损伤身体。

拍打部位

并非所有部位都可以随意拍打。脑后区域（其内有脑干等重要神经组织）、颈前区（气管及颈部血管）、剑突及右侧肋弓（心、肝脏）、第十二肋下缘靠脊柱（肾脏区域）、腹股沟及会阴部（大动脉及生殖器官）均应禁用或慎用经穴拍打。一些皮肤较为薄弱的区域或骨面，进行经络拍打时的力度和时间应严格控制，以免造成不当后果。拍打后如出现局部疼痛明显、头晕、心慌、恶心呕吐、肢体麻木等，须及时就医。

拍打时长

经络拍打的时间因人而异、因病而异、因部位而异，一般控制在 5 ~ 15 分钟为宜。如果时间较长，可能会对局部软组织造成损伤，引起瘀血、肿胀、疼痛等。年老体弱者应适当减少拍打时间。

不同疾病和部位的经络拍打时长也有所不同。对发热等实证，可适当延长拍打时间；对虚损性疾病，应相对减少拍打时间；对腰背部等肌肉丰隆的部位，拍打时间可较长；对腹部及四肢等脏器较多或肌肉较少的部位，拍打时间不宜过长。

拍打时机

饱餐后、过度饥饿、大汗及特别疲劳时不宜进行经穴拍打，以免耗伤气血，引起不适。在进行经穴拍打前后，可适当补充水分，以利于代谢废物排泄。PM

小贴士

对于一般人群而言，经络拍打都是适宜的。但是，特殊人群应慎重，如：孕妇的孕早、晚期，腰骶部严禁拍打；妇女行经期间不宜拍打；严重骨质疏松症、高血压、糖尿病、出血倾向疾病（如血小板减少、白血病、过敏性紫癜等）患者严禁拍打；皮肤外伤或有明显炎症、红肿、渗液溃烂者，严禁经络拍打。

骨质疏松，男女有别

上海交通大学医学院附属第六人民医院骨质疏松和骨病专科主任医师　汪 纯

医生手记

前不久，我的门诊来了一对年逾七旬的夫妻。半年前，老太太用力搬动一个花盆后出现腰背疼痛症状，经检查明确诊断为重度骨质疏松症和腰椎压缩性骨折，目前正在进行皮下注射特立帕肽、口服维生素D_3和钙剂治疗。数月来，一直是老先生陪她来看病。后来有一天居然是她陪着老先生来看病。老先生带着腰托，一周前弯腰搬东西后突然出现腰背部疼痛，在附近医院做了磁共振检查，提示第12胸椎压缩性骨折。

老太太着急地问："我先生也发生了压缩性骨折，应该也患有骨质疏松症吧？我打了特立帕肽感觉好多了，他能不能也打针？""不急，不急。我们先要搞清楚老先生骨折的原因，只有明确诊断了，才能制定合适的治疗方案。"我安慰他们。经过一系列检查，最终老先生也被诊断为重度骨质疏松症，采用唑来膦酸静脉滴注。

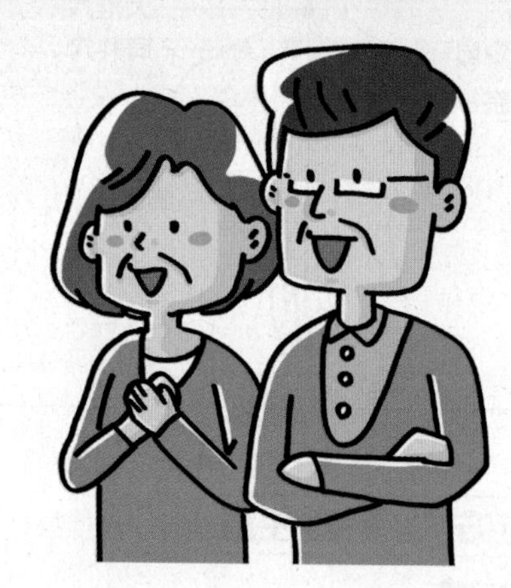

骨质疏松症这个病在男女之间存在怎样的差异？为什么同样是重度骨质疏松症，两位老人的治疗方案却不同呢？

骨质疏松症是一种以骨量减少、骨组织微结构损坏，导致骨脆性增加、易发生骨折为特征的全身性骨病，可发生于任何年龄，多见于绝经后女性和老年男性。在患病率、好发年龄、病因、危害及治疗等方面，男性和女性之间都存在一定差异。对骨质疏松症患者而言，需要通过详细检查明确诊断后，方能制定适宜的治疗方案，达到提高骨密度、降低骨折风险的目标。

专家简介

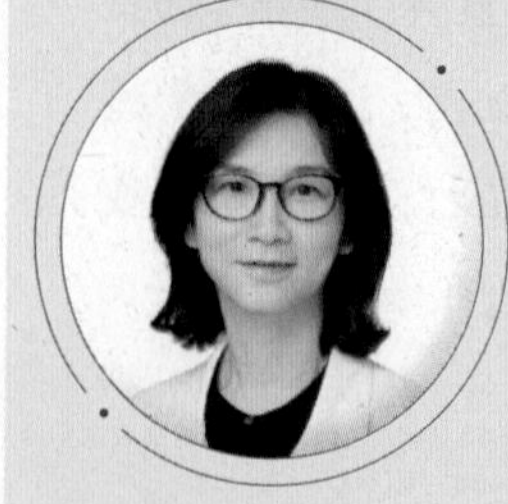

汪 纯　上海交通大学医学院附属第六人民医院骨质疏松和骨病专科主任医师、博士生导师，上海市医学会骨质疏松专科分会副主任委员，中华医学会骨质疏松和骨矿盐疾病分会社区学组委员。擅长原发性及继发性骨质疏松症、代谢性骨病、遗传性单基因骨病的诊治。

骨质疏松症患病率，男性也不低

女性绝经后骨质疏松症一直是备受关注的问题，但中国居民骨质疏松症流行病学调查显示，男性的患病率也不容乐观。我国 50 岁以上人群骨质疏松症总体患病率为 19.2%，其中男性患病率为 6.0%；50 岁以上男性有 1/5 会发生骨质疏松性骨折，髋部骨折中有近 30% 发生于男性，且男性骨质疏松性骨折导致的后果更为严重，致残率和致死率均明显高于女性。由此可见，男性骨质疏松症患病率并不低，危害不亚于女性，对男性骨质疏松症的重视程度及诊治水平亟须提高。

影响骨密度的因素，男、女有不同

① 骨骼的性别差异

男、女性在骨量和骨结构方面存在性别差异，骨丢失情况亦有不同。女性骨丢失在围绝经期明显加速，而男性骨丢失主要在 70 岁之后。

② 增龄与性激素水平降低

性激素在维持骨量中起重要作用，影响女性骨代谢的性激素是雌激素，影响男性骨代谢的性激素包括睾酮、双氢睾酮和雌二醇等。

③ 遗传因素

遗传因素对骨骼体积、骨密度、骨骼结构等方面均具有影响，不分男女。

男性须关注 3 个可控因素

骨质疏松症是遗传因素和环境因素共同作用的复杂疾病，其危险因素分为不可控因素与可控因素。不可控因素包括种族、增龄、女性绝经、脆性骨折家族史等。可控因素包括不健康生活方式、疾病和药物等。不健康生活方式有体力活动少、阳光照射不足、吸烟、过量饮酒、钙和维生素D缺乏、过量饮用含咖啡因的饮料、营养失衡、蛋白质摄入过多或不足、高盐饮食、体重过低等。影响骨代谢的疾病有性腺功能减退症、糖尿病、甲状腺功能亢进症等。影响骨代谢的药物有糖皮质激素、质子泵抑制剂、抗癫痫药物、芳香化酶抑制剂、促性腺激素释放激素类似物、抗病毒药物、噻唑烷二酮类药物和过量甲状腺激素等。

在可控因素中，男性要特别关注以下几条：① 50 ~ 69 岁低体重（体质指数 <20 千克 / 米 ^{2}）、短期内体重急剧下降（减少 10% 以上）、缺乏体力活动、肌少症等。②影响骨代谢的疾病，特别是性腺功能减退症、雄激素抵抗综合征等。③影响骨代谢的药物，包括抗雄激素药物（如非那雄安）等。

男、女性患者在诊断骨质疏松症时需要进行双能 X 线吸收仪骨密度检查和相关实验室检测，检查项目和判断标准是一致的。男性患者，特别是 50 岁以下者，可以考虑增加性激素检测。

治疗用药，男、女有差异

原发性骨质疏松症的药物治疗主要分为两大部分：一是基础治疗，即钙和维生素D的补充；二是抗骨质疏松药物干预。常用的抗骨质疏松药物有骨吸收抑制剂、骨形成促进剂，前者包括双膦酸盐（阿仑膦酸钠、唑来膦酸、利塞膦酸钠）、降钙素、雌激素受体调节剂等，后者主要是甲状旁腺激素类似物（特立帕肽）。

钙和维生素 D 治疗在男、女性之间不存在差别。在抗骨质疏松药物中，我国批准用于男性的包括阿仑膦酸钠、唑来膦酸和地舒单抗；批准用于女性绝经后骨质疏松症的除上述药物外，还有特立帕肽、利塞膦酸钠和雷洛昔芬。其中，雷洛昔芬是选择性雌激素受体调节剂，不适用于男性，而特立帕肽和利塞膦酸钠目前在我国还未被批准用于男性。PM

在社交媒体平台上，“网红处方”“网络检测套餐”成了热门话题。这种现象有其积极的一面，比如能快速获取健康建议、提高公众对某些疾病的认识。然而，它也存在不少潜在风险和问题。

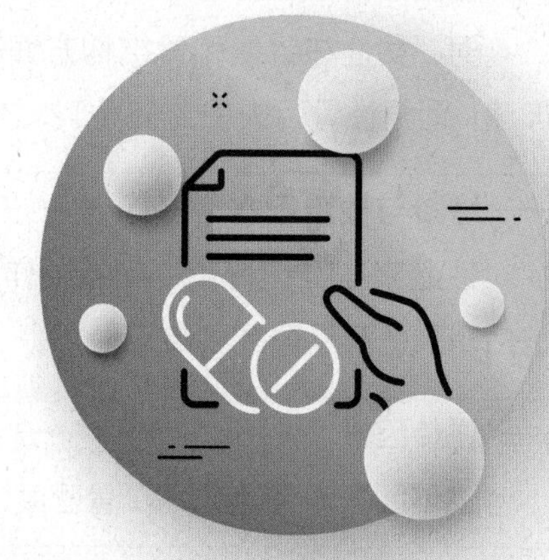

“网红处方”，隐患不少

上海交通大学医学院附属上海儿童医学中心呼吸科主任医师　殷 勇

“网红处方”通常指在社交媒体上流行的非官方医疗建议或药物推荐，这些处方常因某些名人或“网红”的推荐而迅速走红。比如：治疗肺炎支原体感染的“三件套”，包括特定抗生素（如阿奇霉素）、抗病毒药物（如奥司他韦）及免疫调节剂；针对流感、新冠的抗病毒药物奥司他韦；治疗发热、咳嗽的“组合搭配”，如布洛芬（退热药）和美敏伪麻溶液（感冒药）；海外“网红药”，如德国、日本的某些感冒药。

照搬“网红处方”，可能导致副作用、延误病情

家长照搬“网红处方”自行给孩子用药的行为，其背后反映出公众对快速、方便解决健康问题的追求，但这种做法忽视了医疗的个体化原则。即便是被普遍认为安全的药物，也可能因为每个人的具体健康状况、过敏史等差异而不适合某些人群，尤其是儿童。

所谓治疗肺炎支原体感染的“三件套”，或者针对流感、新冠的抗病毒药物，它们可能在某些情况下有效，但不经过医生的诊断和建议就自行使用，可能会导致不必要的副作用，甚至耐药问题。一些家长依赖非正规渠道的医疗建议，可能会忽略孩子的实际健康状况，导致误诊或漏诊，比如将流感误认为普通感冒。不恰当的治疗不仅可能导致病情延误，还可能加重病情，甚至导致严重后果。

需要提醒的是，儿童出现咳嗽症状，在未明确病因前不宜使用镇咳药。美国食品药品管理局建议4岁以下儿童不要使用非处方镇咳药，英国、加拿大、澳大利亚则建议6岁以下都不要使用。因此，家长给儿童使用镇咳药时，要特别谨慎。

专家简介

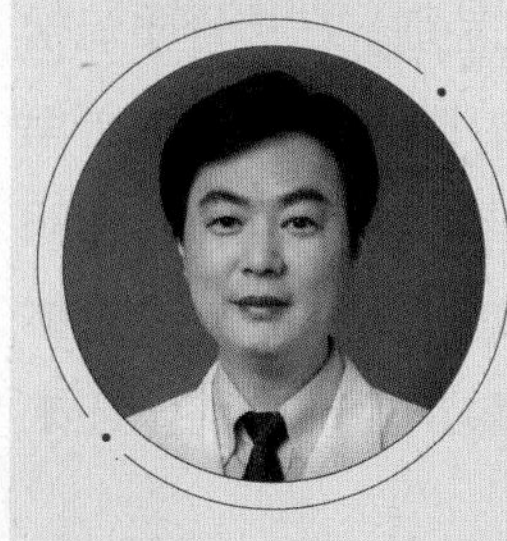

殷 勇 《大众医学》专家顾问团成员，上海交通大学医学院附属上海儿童医学中心呼吸科主任、主任医师，国家儿童医学中心呼吸专科联盟共同主任，中华医学会儿科学分会呼吸学组呼吸免疫协作组组长，中华医学会变态反应学分会儿童过敏和哮喘学组副组长，上海市医学会儿科专科分会呼吸学组组长。

海外“网红药”，不必追捧

追捧海外“网红药”的现象，往往基于人们对国外医疗产品的盲目信任，而忽略了药物的适应证、副作用等关键信息。每个国家的医疗监管体系、用药指南都有所不同，某些在国外广为流传的药品可能并未在我国获得批准使用，或者使用条件、剂量有所区别。

儿童感冒咳嗽时，部分家长会尝试德国的“小绿叶”。其主要成分是从常春藤的叶子中提取的，制造过程中使用 30% 的乙醇作为溶剂，可能会导致呼吸困难、皮疹、恶心、呕吐、腹泻等症状。

部分家长常备日本药妆店售卖的“咳嗽神药”龙角散。其主要成分为桔梗、甘草、苦杏仁和远志，其实就是唐代药王孙思邈的止咳药方桔梗汤。桔梗和甘草本身就是感冒和止咳中成药的主要成分，并无神秘之处。

规范治疗，保证安全、有效

为确保孩子出现呼吸道感染症状时能够得到科学、合理的治疗，家长应这么做：

❶ 及时就医

一旦孩子出现呼吸道感染的严重症状，如高热 39℃以上超过 3 天、咳嗽伴呼吸急促或呼吸困难、高热惊厥、拒食脱水等，家长应立即带孩子就医，由医生进行全面评估和诊断。

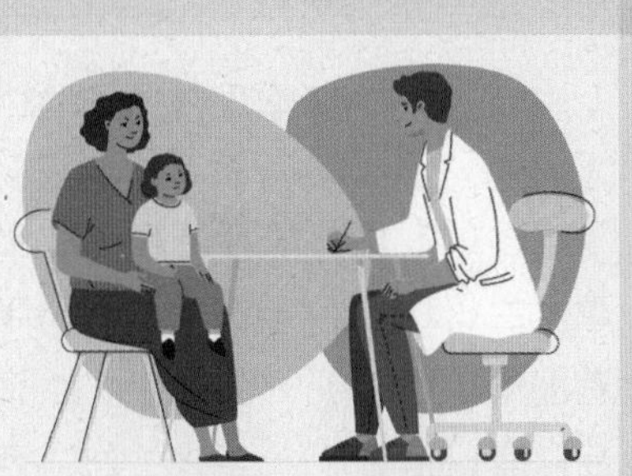

❷ 遵循医嘱

严格按照医生的指导使用药物，包括剂量、用药频率和疗程等。

❸ 加强学习

了解基本的健康知识和相关疾病信息，提高识别和应对常见疾病的能力。

❹ 保持良好习惯

保证孩子有充足的休息、均衡的饮食、适量的运动及良好的卫生习惯。

总之，虽然社交媒体为公众提供了一个学习和分享健康信息的平台，但在实际应用中需要谨慎对待。盲目使用“网红处方”存在风险。PM

延伸阅读

“网络检测”，准确性、可靠性不足

当孩子出现类似感冒的症状后，一些家长先网购呼吸道病原体快速检测套餐，待快递员上门取样、送去实验室、出结果后，再参照“网红处方”“对因下药”。他们认为这样省时省力，避免了去医院扎堆、交叉感染。这种做法表面上看似科学和高效，有一定优势，但也存在局限性。

快速检测套餐的准确性和可靠性无法与医疗机构的检测相比，可能存在假阳性或假阴性。即使检测结果准确，家长也往往缺乏将这些结果与孩子实际病情相结合的专业知识和经验，可能导致错误的治疗决策。治疗不仅仅是对症下药，有效的治疗还需要考虑病情的全面情况，包括但不限于病原体类型、病情严重程度、患者整体健康状况等。

“2024年度订阅奖”获奖名单公布!

为回馈广大订阅读者对《大众医学》杂志的支持与厚爱，现公布“年度订阅奖”获奖名单。每位幸运读者将获得由《大众医学》资深编辑精心挑选的 5 本健康图书，本本都是“精华”，希望大家能认真阅读，把健康带回家!

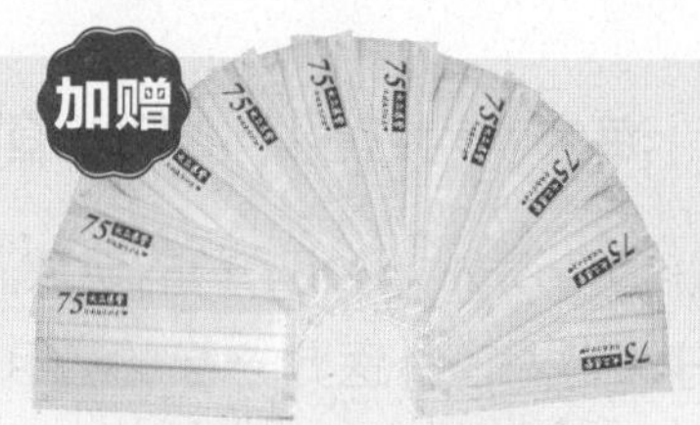

《大众医学》原创设计口罩

科普图书(6 选 5，随机)

健康图书大礼包

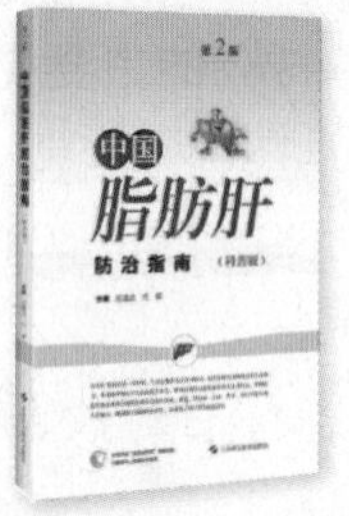

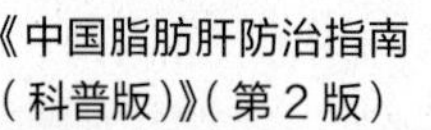
《中国脂肪肝防治指南(科普版)》(第 2 版)

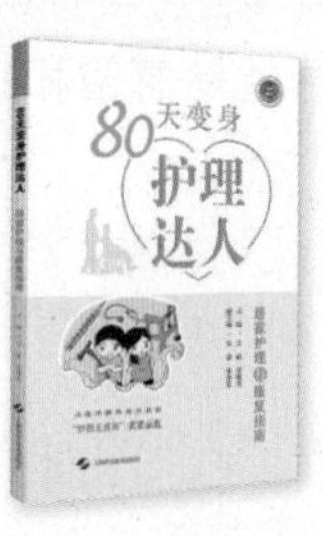

《80 天变身护理达人》

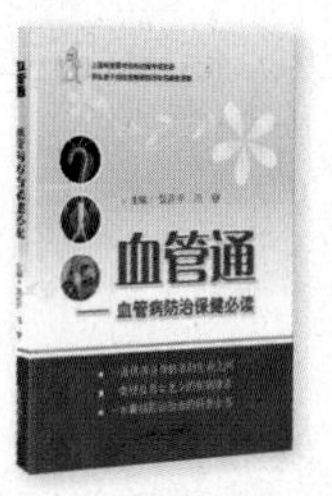

《血管通——血管病防治保健必读》

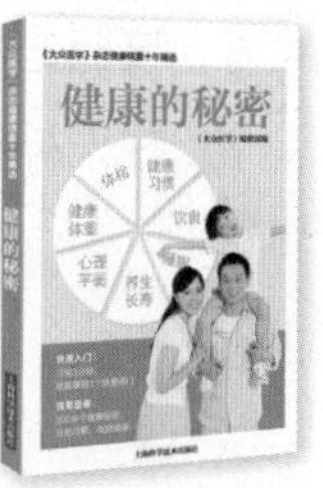

《健康的秘密》

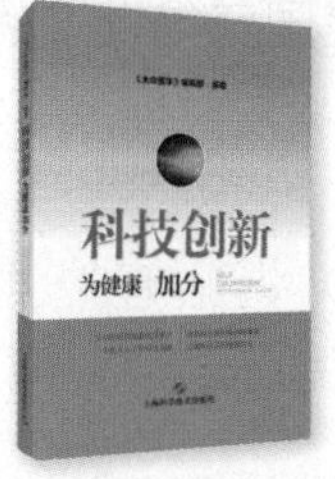

《科技创新 为健康加分》

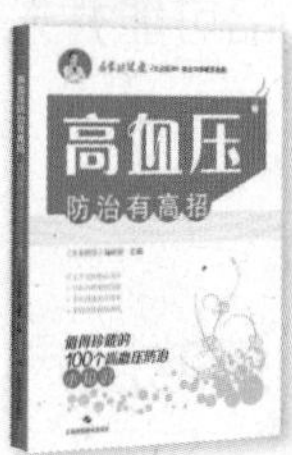

《高血压防治有高招》

“年度订阅奖”获奖名单

陈桂兰(河 北) 崔学德(上 海) 丁华珍(广 西) 丁寿椿(江 苏) 费咏梅(浙 江) 高海瑞(河 南)
高 巍(浙 江) 高玉雯(上 海) 葛木兰(江 苏) 古又佳(天 津) 关之怡(上 海) 过雍荣(上 海)
胡友群(河 南) 胡玉蓉(浙 江) 蒋丽琳(上 海) 金克宇(上 海) 李秋平(上 海) 李兴华(四 川)
刘德芳(吉 林) 陆 祺(上 海) 吕 萍(浙 江) 毛兴兰(广 西) 倪 铭(安 徽) 乔宗福(安 徽)
阮雯燕(上 海) 施 全(上 海) 唐秉足(上 海) 汪燕菲(上 海) 王国光(上 海) 王红雨(河 南)
王书会(天 津) 徐泽红(广 东) 许铮榕(上 海) 薛道通(福 建) 薛建平(上 海) 叶航明(上 海)
曾大明(上 海) 翟葵花(湖 北) 张伯华(上 海) 张景山(河 北) 张 军(上 海) 张亮亮(上 海)
张如模(上 海) 张万新(上 海) 张小农(浙 江) 张月华(上 海) 郑世顺(北 京) 周继东(上 海)
周帅洁(上 海) 朱英杰(上 海)

敬告读者

每一个月，《大众医学》都会带给您权威、实用、最新的保健知识。出版前，每篇文章都经过严格审查和内容核实。我们刊出这些文章，并不是要取代看病就医，而是希望帮助大家开阔眼界，让自己更健康。由于个体差异，文章所介绍的医疗、保健手段并不适合每一位读者，尤其是在诊断或治疗疾病时。任何想法和尝试，您都应该和医生讨论，权衡利弊。

敬告作者

1. 稿件从发表之日起，其专有出版权、汇编权、网络传播权、翻译权和表演权即授予本刊，同时许可本刊转授第三方使用。本刊支付的稿费包含汇编图书稿费和信息网络传播的使用费。

2. 根据需要，本刊刊登的稿件(文、图、照片等)将在本刊或主办本刊的上海科学技术出版社的网站、微信公众号等平台上传播宣传。

3. 本刊作者保证来稿中没有侵犯他人著作权或其他权利的内容，并将对此承担责任。本刊为科普期刊，不刊登论文。

4. 对上述合作条件若有异议，请在来稿时声明，否则将视作同意。

破解生育困局 助力生殖健康

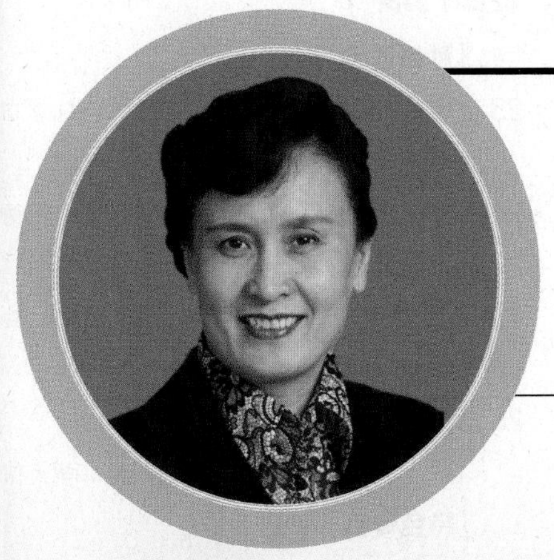

陈子江

中国科学院院士，山东大学讲席教授、山东大学妇儿与生殖健康研究院院长、主任医师，生殖医学与子代健康全国重点实验室首席科学家，国家辅助生殖与优生工程技术研究中心主任，生殖内分泌教育部重点实验室主任，上海市辅助生殖与优生重点实验室主任，国际生殖学会联盟常务理事。长期从事妇产科学、生殖医学和医学遗传学领域的临床诊疗与科学研究。

2023 年我国人口自然增长率为 - 1.48‰，较 2022 年“少生”了 160 万人。出生人口持续下降，不孕症发病率逐步上升，人口老龄化日趋明显，这就是我国面临的“生育困局”。

人口出生率为何下降？除育龄人口数量下降、生育意愿下降或生育观念改变外，不孕症发病率逐步上升也是重要因素。目前，我国不孕症患病率已达 15% 左右。导致不孕的女方因素主要有输卵管和子宫的各种病变、排卵障碍等，男方因素主要有精液异常和勃起功能障碍。空气、水和土壤污染，微塑料和重金属等环境污染物，可能通过多种机制影响生育能力。人工流产可导致子宫内膜变薄、宫腔粘连，流产后感染或炎症可能导致输卵管阻塞、粘连，进而造成继发性不孕症。

生儿育女，是家事，也是国事。破解生育困局，妇产科工作者应该做些什么呢？那就是助力生殖健康！

首先，要做好科普宣传工作，防患于未然。要对青少年进行性教育，避免不必要的流产和生殖道感染。年龄是影响生育力的最重要因素，高龄生育会增加出生缺陷的发生率，因此要积极倡导适龄生育。

其次，要做好不孕症规范化诊治，指导优生优育。不孕症的治疗有多种方法，包括生活方式改变，促排卵、指导同房，中西医结合，宫、腹腔镜手术，辅助生殖，等等。医生会根据患者的病情制定合适的治疗方案。需要提醒的是，患者应选择去正规医疗机构就诊，避免有病乱投医、被虚假宣传蛊惑、被过度治疗等情况。

辅助生殖技术主要包括人工授精和试管婴儿技术，能治疗约 80% 的不孕症。目前，我国的辅助生殖技术已处于世界领先水平。试管婴儿技术不是高不可攀的，不要谈“试管”色变。为保障患者安全，国家对试管婴儿技术有严格的管理。按照胚胎处理方式不同，试管婴儿技术主要分为三代，但并不是一代比一代更“好”，而是适用人群不同，我们应该“量体裁衣”。如果使用我国首创的 DNA 甲基化筛选胚胎的技术，可以提升首次单个胚胎移植的活产率，并降低出生缺陷的发生风险。对于复发性流产、遗传病或染色体异常等患者，试管婴儿技术也可助力优生。通过辅助生殖技术出生的子代，总体上和自然受孕分娩的子代是一样健康的。

孩子是幸福美满的家庭不可缺少的一部分，生孩子不仅为了家庭，也为了国家。我们相信，随着国家将辅助生殖技术纳入医保统筹等生育支持政策体系，在医务工作者的帮助下，在广大育龄期夫妇的努力下，我国的生育困局会得到破解！PM

创刊于1948年

Contents 目次 2024年7月

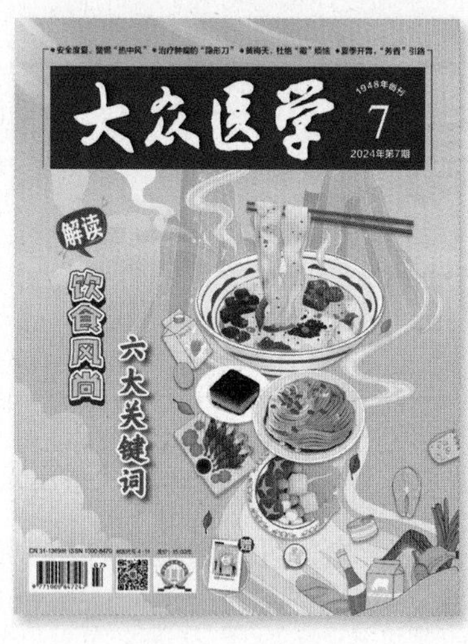

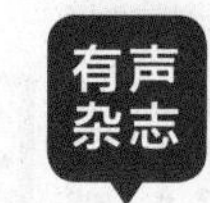

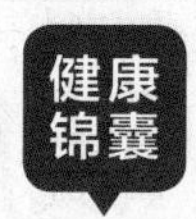

大众医学
官方微信公众号

大众医学
官方视频号

特别关注

解读饮食风尚六大关键词

随着社会的发展、人们健康意识的提高，饮食行业的发展更加多元化，人们对饮食的追求也从满足营养需要扩展到促进健康、疗愈身心、彰显个性……

本期《特别关注》栏目邀请营养学领域专家对当今消费潮流下饮食行业的热点、趋势进行解读和指导，希望能引领健康的饮食风尚和消费潮流，帮助大家真正吃得更健康。

本期封面、内文部分图片由图虫创意提供

首届国家期刊奖　第三届中国出版政府奖期刊奖提名奖　新中国60年有影响力的期刊
华东地区优秀期刊　中国百强报刊　上海市健康科普品牌　中国优秀科普期刊

大众医学®（月刊）

2024年第7期 Dazhong Yixue

主　管　上海世纪出版（集团）有限公司
主　办　上海科学技术出版社有限公司

编辑、出版　《大众医学》编辑部
编 辑 部　（021）53203131
网　址　www.popumed.com
电子邮箱　popularmedicine@sstp.cn

邮 购 部　（021）53203260

营销部
副 总 监　夏叶玲
客户经理　潘　峥　马　骏
订阅咨询　（021）53203103　13816800360
广告总代理　上海高精广告有限公司
电　话　（021）53203105

编辑部、邮购部、营销部地址
上海市闵行区号景路159弄A座9F-10F
邮政编码　201101

发行范围　公开发行
国内发行　上海市报刊发行局
国内邮发代号　4-11
国内统一连续出版物号　CN 31-1369/R
国际标准连续出版物号　ISSN 1000-8470
国内订购　全国各地邮局
国外发行　中国国际图书贸易总公司（北京邮政399信箱）
国外发行代号　M158

印　刷　上海中华印刷有限公司
出版日期　7月1日
定　价　15.00元

80页（附赠32开小册子16页）

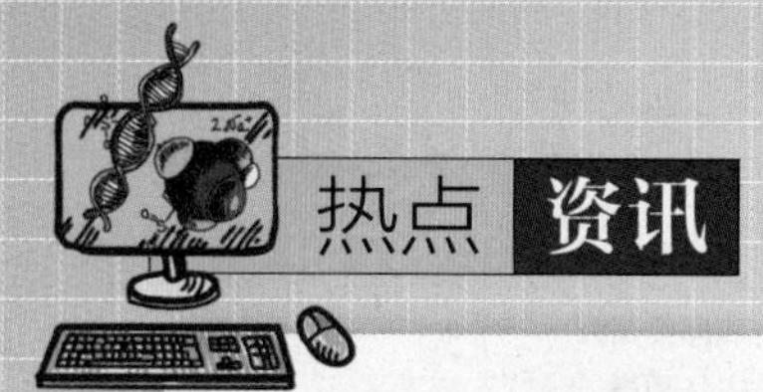

新版《健康素养 66 条》发布

近期，国家卫生健康委正式发布《中国公民健康素养——基本知识与技能(2024 年版)》(简称《健康素养 66 条》)。该文结合近年来我国健康领域的新形势(如人口老龄化程度加深，慢性非传染性疾病负担加重，传染病威胁仍然存在，不健康饮食、缺乏运动、吸烟、饮酒等不健康生活方式较普遍，健康信息获取渠道更加新颖多样，等等)，充分参考了最新循证依据更新完善而成，全面系统、科学准确、适用性强。与之配套的《中国公民健康素养——基本知识与技能释义(2024 年版)》也首次以电子版全文的形式在国家卫生健康委官方网站同步发布。

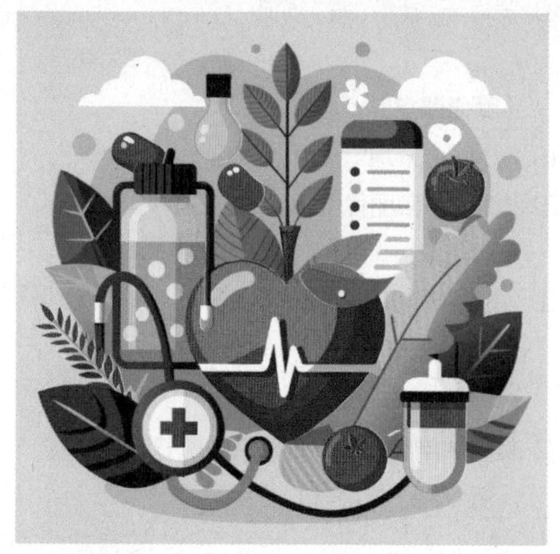

警惕私家车内的空气污染

美国杜克大学的研究人员研究发现，私家车内空气可能会受到可能致癌的阻燃剂的污染。制造商通常将这些化学物质添加到座椅和其他材料中，以满足阻燃标准。

研究发现，汽车内空气中含有的有机磷酸酯阻燃剂与神经和生殖系统损害有关。当天气变暖、车内温度升高时，车内阻燃剂的浓度会升高。经常开窗通风，并将车停放在阴凉处，有助于减少暴露。通勤时间较长的人及儿童乘客尤其需要注意。

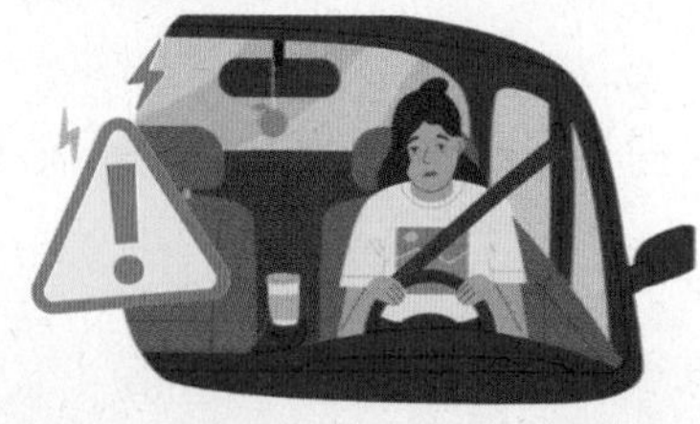

乳化剂增加患 2 型糖尿病风险

为改善外观、味道和质地，延长保质期，蛋糕、布丁、冰激凌等甜食中都添加了乳化剂，常见种类有总卡拉胶、卡拉胶、磷酸三钾、柠檬酸钠、瓜尔胶、阿拉伯胶和黄原胶等。近期，巴黎索邦大学的研究团队分析了 10 万余名参与者的数据后发现：过度摄入乳化剂可能导致 2 型糖尿病患病风险增加，根据乳化剂种类不同，患病风险增加 3% ~ 15% 不等；其中风险最高的为磷酸三钾，若摄入 500 毫克 / 天，患 2 型糖尿病风险会增加 15%。

华西医院完成一例全胸腔镜下双肺移植术

近期，四川大学华西医院肺移植中心蒲强教授团队为一名 62 岁的男性患者完成体外膜肺氧合(ECMO)辅助下的全胸腔镜下同种异体双肺序贯移植手术。

相较于横断胸骨、切开长达 30 厘米的双侧开胸切口，全胸腔镜手术单侧主操作孔的直径仅约 8 厘米，且不需要撑开肋间隙，也不需要横断胸骨，显著减少了手术创伤。经历了抗感染、移植抗排异调节、康复锻炼、营养支持等多学科综合诊疗，患者于术后第 30 天顺利出院。

上海深化养老机构医养结合发展

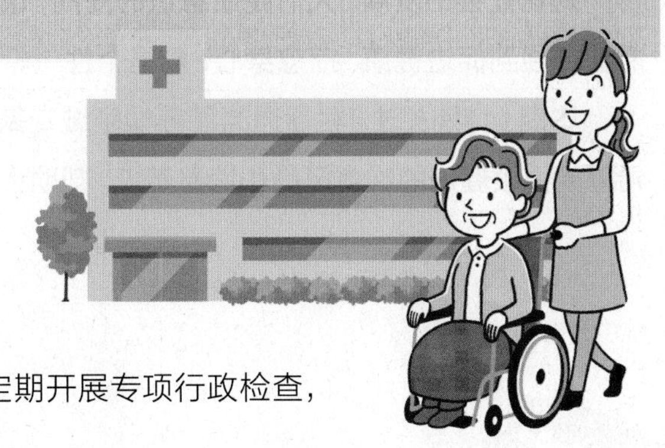

近期，上海市民政局、市卫生健康委、市发展改革委等 6 部门联合发布《关于进一步深化本市养老机构医养结合发展的若干措施》，明确推进有条件的养老机构内设医疗机构，强化养老机构与医疗机构签约合作，提升机构医养结合服务能力，加强建设和运营支持，强调区民政、卫生健康、医保等部门建立完善联合监管机制，定期开展专项行政检查，建立信息互通机制，形成监管合力。

医保个人账户家庭共济已在 23 个省份实现

自 2021 年 4 月国务院办公厅印发《关于建立健全职工基本医疗保险门诊共济保障机制的指导意见》以来，全国已基本实现个人账户在同一医保统筹区（通常是一个地级市）内家庭成员间的共济。目前，北京、天津、上海、重庆、河北、山西等 23 个省份已经实现省内不同城市间的家庭共济；浙江、河南、山东、广东四省已部分实现省内共济，年底前将全部实现；安徽、陕西两省近期将实现省内共济；辽宁、黑龙江、湖北三省将于年底前实现。

速冻食品或暗藏“美味陷阱”

随着生活节奏的加快，很多人不愿意再“洗手作羹汤”，买方便、快捷的速冻食品成为很多人的选择。殊不知，这类食品大多“高糖、高脂、高能量密度”，或存在健康隐患。哈佛医学院的研究人员发现，过量摄入超加工食品会增加中风（卒中）和认知障碍的发生风险，而食用更多未加工或低加工食品则与中风和认知障碍的发生风险降低相关。

男性糖尿病患者更易受并发症影响

近期一项研究表明，男性比女性更容易受到糖尿病并发症的影响。无论患病时间长短，男性患心血管疾病、足部和肾脏并发症、糖尿病视网膜病变的概率都比女性糖尿病患者要高。因此，男性糖尿病患者更应注意保持健康的生活方式、规范用药、定期随访，以降低发生糖尿病相关并发症的风险。

“吃不胖”体质可能会变

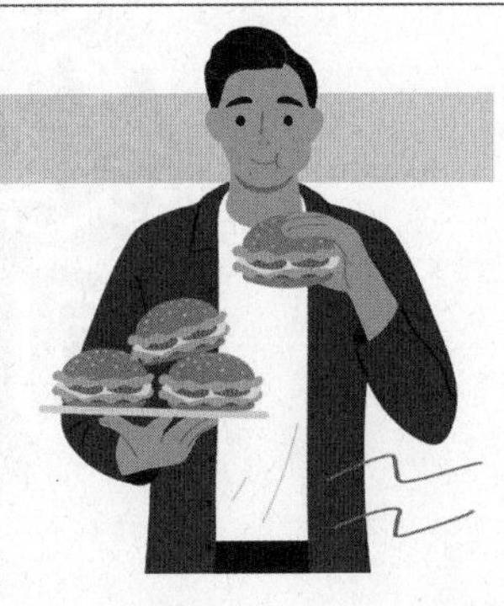

不少人发现，随着年龄增长，自己“吃不胖”的体质逐渐“失灵”。近期，名古屋大学的一项研究发现，控制新陈代谢和食欲的下丘脑内的神经元会随年龄增长而发生变化。一种叫黑素皮质素 4 受体（MC4R）的蛋白质能检测机体营养过剩情况，它在接收到“过量进食”的信号后，会促进人体新陈代谢并抑制进食，从而防止机体发胖。随着年龄增长，MC4R 会减少，从而导致体重增加。PM

（本版内容由本刊编辑部综合摘编）

随着社会的发展、人们健康意识的提高，饮食行业的发展更加多元化，人们对饮食的追求也从满足营养需要扩展到促进健康、疗愈身心、彰显个性……

本期《特别关注》栏目邀请营养学领域专家对当今消费潮流下饮食行业的热点、趋势进行解读和指导，希望能引领健康的饮食风尚和消费潮流，帮助大家真正吃得更健康。

解读 饮食风尚六大关键词

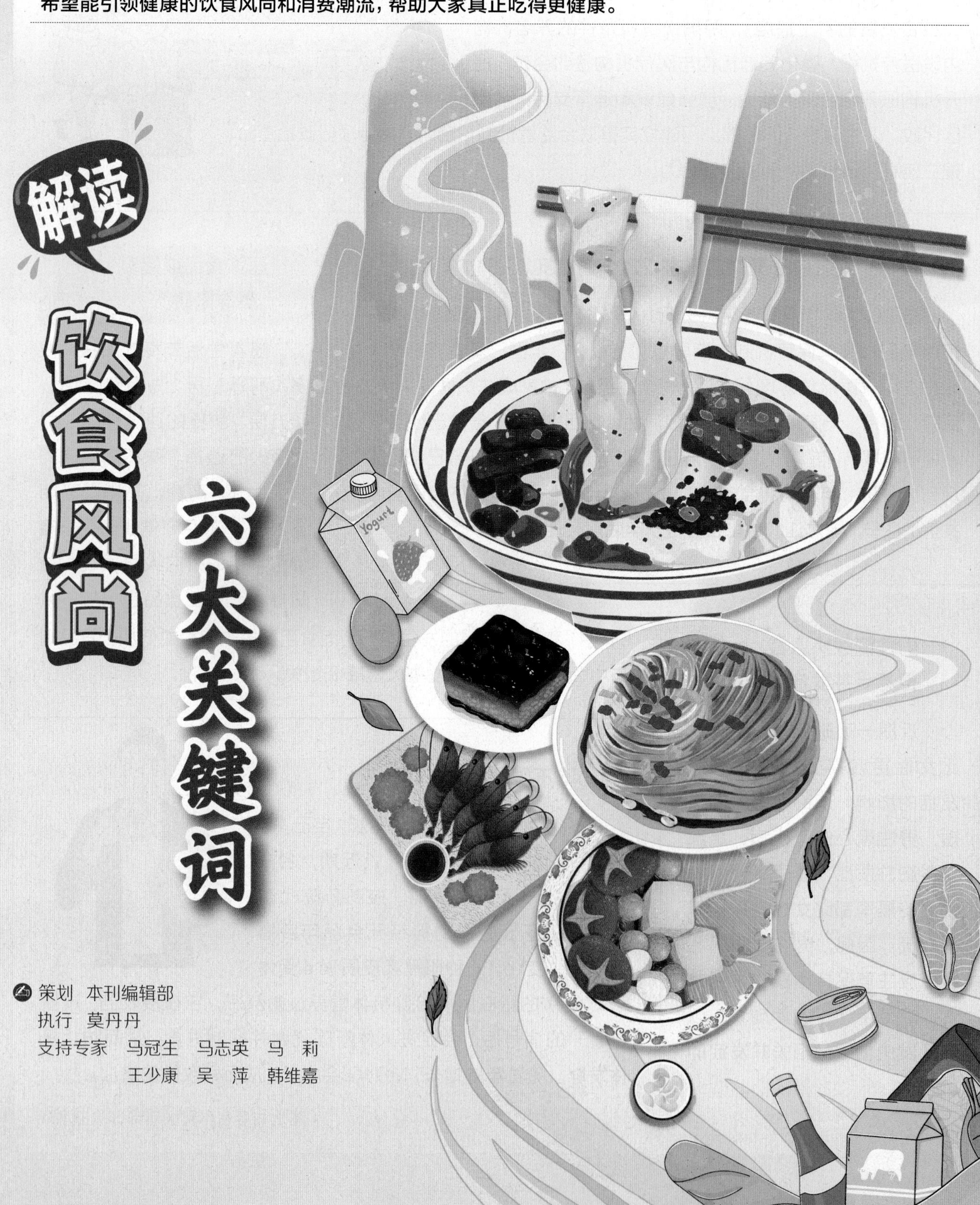

策划 本刊编辑部
执行 莫丹丹
支持专家 马冠生 马志英 马 莉
王少康 吴 萍 韩维嘉

关键词1： 理性升级
——了解产品，关注成分

北京大学公共卫生学院营养与食品卫生学系教授　马冠生

生活实例

方女士一直致力于做一个聪明“吃货”，在购买食品时会仔细了解产品，力求做出最理性的选择。她青睐使用天然、优质原料的食品，对人工合成或据说对身体有害的成分则避之不及。在她的“评价体系”中，含有膳食纤维、益生菌、植物活性物质，或符合低脂肪、低能量、低糖等，是加分项；而高脂肪、高能量等，则是减分项。

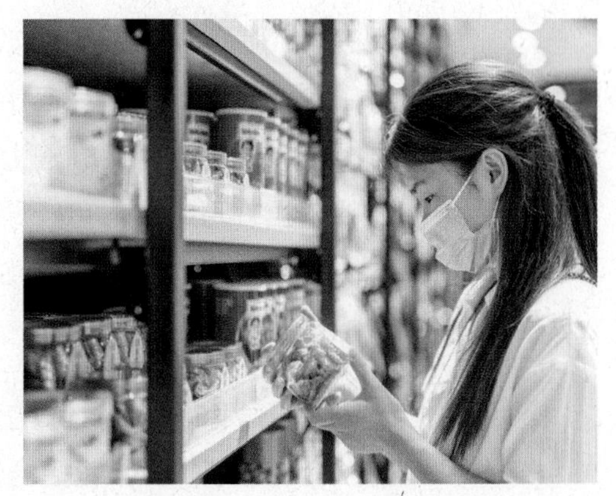

看懂食品标签，消费更理性

食品标签相当于食物的“身份证”，读懂食品标签，就能快速、全面地了解它的营养特色，从而做出更合适的选择。理解食品标签时，有不少被人们忽视的学问。

• 一看食品名称

有些企业在设计标签时，将图片设计得跟其他产品非常类似，易使消费者产生联想。例如：有些商家将“葡萄汁”字体设计得较大，而其后的“果味饮料”字体较小，购买者如不仔细分辨，会误以为该产品是鲜榨果汁，而实际上它仅是果味饮料，两者的营养价值有一定区别。

• 二看配料

看食品配料表可以区分不同的食品，这也是鉴别食品属性的重要证据，消费者在选购食品时应看仔细。国家标准对配料的标注主要有三个要求：①“递减”原则，各种配料应按制造或加工食品时加入量的递减顺序排列。②标示所有原料原则，复合配料要标示其原始配料。如果直接加入的复合配料已有国家、行业或地方标准，且加入量小于总量的25%，不需要展开标示。③食品添加剂必须标示原则，无论食品中含有哪些添加剂，都必须明确标示。

通过看配料表，可以透过“伪装”，看清食物的本质。比如：调制乳的配料表上，“乳”排在第一位，蛋白质含量和营养价值较高；而含乳饮料中，“水”排在第一位，只是一种饮料，不能代替乳制品。如果青睐天然原料，

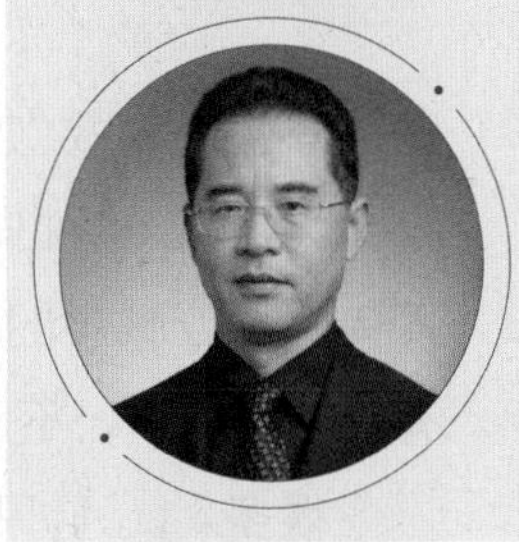

马冠生　北京大学公共卫生学院营养与食品卫生学系主任、教授、博士生导师，中国营养学会副理事长、饮水与健康分会主任委员，《中国居民膳食指南（2022）》修订专家委员会副主任，中国健康促进与教育协会营养素养分会主任委员，国家食物与营养咨询委员会委员，中国科协首席科学传播专家。

不想摄入较多添加剂，也可以通过查看配料表进行筛选。

• 三看生产日期和保质期

保质期是人们最关注的信息，但容易被忽视的是贮存条件，因为产品即使在保质期内，也要在标示的贮存条件下存放。如发现标签要求冷藏的食品，却被放在常温处，最好不要购买。

• 四看营养标签

营养标签是食品标签上最重要的部分，能反映食品的营养信息。看懂营养标签，就不会被商家的宣传轻易蒙蔽。

① 营养成分表

营养成分表包含营养成分名称、含量和占成年人每日需要量的参考值百分比（NRV）。能量、蛋白质、脂肪、碳水化合物、钠必须标示在营养成分表中，被称为强制标示的“1+4”，其他成分由企业根据产品特点自愿标示。一些消费者担心企业在标签上标注的营养素含量不准。我国标准中要求，食品标签上营养成分的数值可通过原料计算或产品检测获得，企业必须有可靠的依据才可标注，有些原料比较简单的食品，企业会通过配料的营养成分计算或直接采用我国权威营养成分表中的数据列出。如今，公民意识和监管力度都大大提高，企业一般不会违规标示。

② 营养声称

营养声称是营养成分的含量达到我国规定的一定要求后，对其含量的通俗化描述，有助于消费者快速选择。其包括含量声称和比较声称。“高钙”“脱脂”“含丰富维生素 C”“低胆固醇”等，属于含量声称；“减少脂肪”“加钙”等，属于比较声称，通过与同类产品比较而得出。

③ 营养成分功能声称

营养成分功能声称是在其含量达到特定条件的前提下，描述该成分在人体内的生理功能。这种声称对消费者是一种科普教育，也是对食品营养作用的概括和总结，如“维生素 A 有助于维持暗视力”“钙是骨骼和牙齿的主要成分，可维持骨密度”等。消费者要理性看待，其仅表示所含营养素的生理功能，并不代表该食品具有特殊的保健功效。

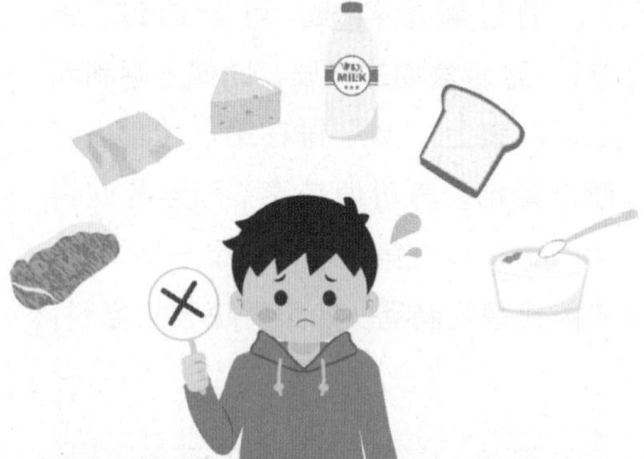

• 五看致敏信息提示

部分人会对某类食物或成分产生过敏反应，虽然食物过敏只影响小部分人，但一旦发生就可能造成较大危害。常见的食品过敏原包括奶类、坚果类、豆类、蛋类、海产品等。有家族过敏史或既往有过敏经历者在购买食品时，更应留意致敏信息，避免摄入相应的食物及成分。

衡量食物营养价值，不是简单的“加减”法

由于目前慢性病发病率居高不下，消费者倾向对矿物质、膳食纤维、益生菌等营养成分做“加法”，对碳水化合物、脂肪、能量等营养成分做“减法”。其实，这种做法过于“简单粗暴”。营养对健康的影响，不是简单的加或减。维护生命和健康需要 40 多种营养素，有的需要量多、有的需要量少，不足或过量都会影响健康，全面、适量才是关键。

很多人认为，只要多吃“有营养”的食物，少吃“没营养”的食物，

就能获得健康。其实，世界上根本不存在“最有营养”的食物，因为每种食物都不是完美的，既有优点，也有缺陷。比如：水果富含膳食纤维、维生素和矿物质，酸奶营养全面、钙含量高，坚果含有丰富的维生素 E、微量元素及较多膳食纤维。选择这些相对健康的食物，的确比吃油炸食品、烘焙食品等更健康，但若不加节制，也会带来健康问题。

从营养学角度来讲，要获得良好的营养，不能简单地依靠或避免食用某种或某几种食物，而应依靠多种多样的食物互相搭配，形成良好的膳食结构。某种食物对获得良好营养固然有用，但与膳食结构相比，其作用是次要的。营养学界有一句非常著名的话——没有不好的食物，只有不好的膳食。也就是说，营养的好坏并不取决于某一种食物，而取决于整体的膳食结构。换句话说，单纯评价食物的“好”与“坏”没有太大意义，必须将其放到整体的膳食结构中评价才有意义。

讲究营养，最重要的是适量、均衡，也就是平衡膳食。不同食物所含的营养素种类和含量不同，除供 6 月龄内婴儿的母乳外，没有任何一种食物可以满足人体所需的全部营养素。因此，只有多种食物组成的膳食才能满足人体对各种营养素的需要。

看“成分”虽好，但不可迷信“成分”

消费者在选购食品时，往往容易被产品包装上的某种成分所吸引，而忽略了功效成分的实际含量、性价比等关键问题。例如：某种食品声称添加了益生菌，但实际含量可能很低，其是否能带来健康益处也不明确。这是因为，人体摄入多少益生菌才能有效发挥保健作用，目前相关领域均无一致结论。因此，大家在选购食品时，不能仅仅看到含有某个成分就认为其一定能带来某种健康效果。此外，还需要考虑该成分的性价比，是否有其他更方便、更经济的营养成分来源。

“低负担食品”可能名不符实

首先，能量是维持人类生命和健康所必需的，就如同汽油对汽车、电力对电器一样，没有能量，汽车就不能发动、电器就不能运转。

对成年人来说，能量的摄入和能量的消耗应大体相等，维持一种动态平衡的状态。能量过多，会导致超重、肥胖；能量不足，会引起营养不良。也就是说，只有能量过多时，它才是“负担”，人体才需要“减负”。

人体需要从食物中获取碳水化合物、脂肪和蛋白质三大供能营养素，但不能简单地凭食物中供能营养素的含量，冠以“高负担食品”或“低负担食品”之名。是否为“负担”，取决于消费者的健康状况。对超重、肥胖者来说，低能量、低脂肪、低碳水化合物的食品是“低负担食品”，而一般人群不需要“减负”，则更应注重食物多样性和合理搭配。

其次，“低糖”“低脂”并不意味着“低能量”。比如：食品包装上标注的“糖”，包括所有单糖（葡萄糖、果糖）和双糖（蔗糖和麦芽糖）。“低糖”只代表这种食物中少添加单糖和双糖，但不代表其淀粉等多糖含量较低。比如：一些宣称“无糖”的糕点、饼干等，虽然未额外添加单糖和双糖，但其主要原料是小麦粉，富含淀粉（多糖）。而且，这类糕点为保持口感，往往会添加较多油脂，属于高脂、高能量食品。

值得注意的是，过度追求所谓“低负担食品”还可能导致营养缺乏。例如：只食用低脂肪食品可能导致必需脂肪酸缺乏，如 n-3 不饱和脂肪酸和 n-6 不饱和脂肪酸，它们对维护心脏健康和大脑功能至关重要。

关键词2：天然生鲜
——保留营养，“鲜”而不“险”

上海市食品研究所教授级高级工程师　马志英

生活实例

梁女士是一名坚定的生食主义者，她认为生食是纯天然的饮食方式，不仅能最大限度保留食物的营养和风味，还能避免煎、炸、烧、烤等高温烹调方式产生的有害物质，控制能量。蔬菜沙拉、生鱼片、生牛肉寿司和生鸡蛋拌饭是她餐桌上的“常客”。

由于对农产品原料有害物污染、食品过度加工和添加剂滥用等状况的担忧，当今“返璞归真、崇尚天然”成了一种饮食时尚。很多消费者认为，“天然、新鲜是真谛”，使用新鲜的原料，避免加工和烹饪更健康。这确实是正确的饮食观念，但过于“返璞归真”也可能引发食品安全问题。当下，餐饮行业的新鲜生食越来越多。下面就盘点一下近年来几类最受欢迎的生食。

水产品：生食要求极高

淡水产品中寄生虫、细菌、病毒的感染率非常高。因此，国家禁止加工、销售毛蚶、泥蚶等蚶类水产品，同时季节性禁止生产经营醉虾、醉蟹、咸蟹等生食水产品。相比淡水产品，海产品感染寄生虫的概率低一点，但也并非绝对安全，常见的三文鱼、大马哈鱼、金枪鱼、鳕鱼、带鱼、石斑鱼等海鱼，都可能含有寄生虫。以下几种热销的生食海产品要重点留意。

专家简介

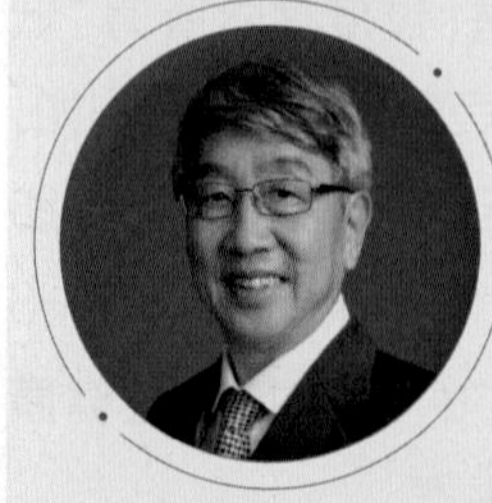

马志英　上海市食品研究所教授级高级工程师，上海市食品学会食品安全专业委员会主任，上海市食品协会专家委员会主任。长期从事食品生化、食品工艺和食品安全领域的科研工作，主持完成十多项国家和省部级重大科研项目。

- **海胆**　由于经过加热烹饪后的海胆黄会变老，味道和口感会“大打折扣”，有些餐厅推出了生食的海胆，有些日式餐饮店还用生海胆来制作寿司。实际上，可生食的海胆除新鲜外，还必须采自洁净无污染的海域，否则可能携带寄生虫等。新鲜海胆的保存要求高，捕捞出水后，在空气中放置不到一天，海胆黄就会发软、变质，不能食用。此外，海胆的叉棘和卵巢有一定毒素，如不清理干净，人食用后可能出现呼吸困难、肌肉麻痹等中毒症状。因此，海胆在捕捞、保存、流通、处理等各环节都有严格要求。

- **生蚝**　学名牡蛎，营养价值较高，含有人体所需的氨基酸、牛磺酸、蛋白质、矿物质、维生素等营养成分。不少人认为，唯有生食才能体会其肉质肥美。不过，生蚝可能受寄生虫及病原体的污染，生吃不仅易引发食品安全问题，还可能刺激肠胃、引起过敏等。

- **三文鱼**　生三文鱼肥而不腻，软嫩鲜滑。很多人喜欢将其切成薄片，蘸上酱油和青芥末等调料生吃。此外，用生三文鱼制成寿司也很常见。目前国内市场上售卖的三文鱼，除来自挪威、智利、新西兰等国的深海鲑鱼外，还有国内淡水养殖的虹鳟鱼。由于环境和养殖条件不同，三文鱼的质量也不同，有些三文鱼经检测发现有异尖线虫寄生。为安全起见，最好不要生食三文鱼。不妨将三文鱼用少量橄榄油煎一下，更具风味，也更安全。

- **北极贝** 北极贝脂肪含量低，肉质肥美，富含蛋白质和不饱和脂肪酸，口感带有一丝清甜，是制作刺身或寿司的主要原料。由于无法排除在加工、流通等环节中可能发生污染，因此生食北极贝亦存在隐患。

蔬菜：生吃熟吃，各有利弊

蔬菜是生食的“大户”。有些热衷于“轻食”瘦身的女性，几乎天天离不开蔬菜沙拉；凉拌菜也是夏天餐桌上的“开胃必备”。蔬菜不经过加热烹调，维生素C等一些对热敏感的营养成分破坏较少；新鲜蔬菜富含水分及膳食纤维，需要多次咀嚼，可增强饱腹感，延缓胃排空速度，有利于减肥和改善便秘；生食蔬菜避免了用油烹调，可减少油脂的摄入量，确实比较健康。

不过，可生食的蔬菜必须有食品安全保障，从种植到清洗、包装、储存等各环节，对致病微生物、有害污染物等都应有严格的卫生质量控制，并不是菜场上随便买来的蔬菜都可以生食。值得注意的是，目前有些餐饮店对用于制作沙拉的蔬菜等没有卫生控制，存在致病菌、寄生虫、农药、化肥等污染，有较多安全隐患。

从食品安全角度来看，蔬菜的细菌、病毒、寄生虫等微生物污染很难处理，使用化学消毒剂或物理方法的清洗效果及安全性远远比不上加热。实际上，虽然加热会损失蔬菜中的一部分维生素，但也提高了另一部分营养素的吸收率。比如：适当加热能使蔬菜中的某些营养素（如番茄红素等）加速溶出，更容易被人体吸收；胡萝卜、菠菜、蘑菇、芦笋、卷心菜、辣椒等蔬菜经烹饪后，其中的抗氧化物质（如类胡萝卜素等）吸收率显著提高；甘薯、山药、藕等淀粉类蔬菜，若熟吃，其中的淀粉可以被更充分地消化和吸收，生吃则其中的淀粉作为“抗性淀粉”进入大肠，消化率很低，但可起到调节肠道菌群的作用。

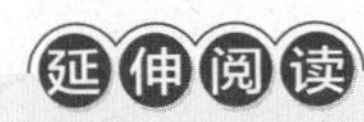

时尚生食蔬菜——仙人掌

现在不少西餐厅流行生食仙人掌，有人不禁纳闷：仙人掌可以生食吗？仙人掌是热带植物，含氨基酸、维生素、微量元素、多糖类物质、膳食纤维等营养成分。其根茎部分可以做蔬菜食用，口感清淡。仙人掌中含有一些生物碱类物质，这些物质可能具有一定的毒性，因含量较低，适量生吃不会引起明显症状，但最好经过充分烹饪后再食用，以保证安全。

畜禽类：不可生食

畜禽类一般较少生食，但有些地方有凉拌生牛肉、生猪肉等菜肴。一部分人认为，这是“返璞归真”，甚至跃跃欲试。实际上，生食肉类的健康风险极大。出于食品安全角度，禽畜肉应烧熟煮透后再食用。

自从人类发现火以后，告别了茹毛饮血的饮食习惯。作为不断创新、追求时尚的餐饮，生食是一种潮流和时尚。料鲜何须多加工，味美不用多添加，原料新鲜、营养，口味自然独特、鲜美。但更重要的是要有食品安全的保障——高厨之道，鲜而不险。

关键词3：“新中式养生”——能辨会选，才有“灵魂”

上海中医药大学附属岳阳中西医结合医院营养科　姚迎叶　马莉（主任医师）

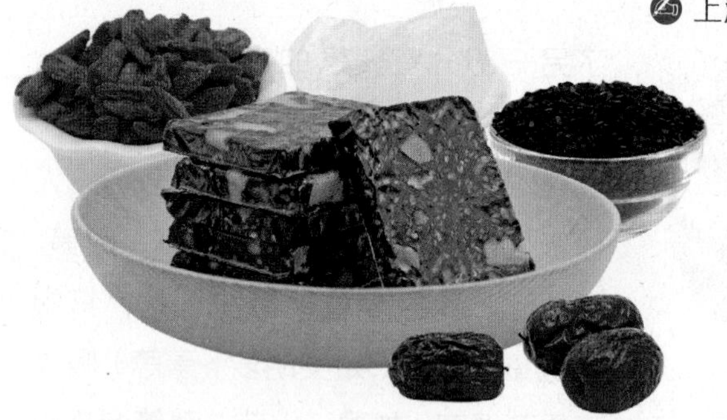

生活实例

朱女士平时经常熬夜、吃饭不规律，感觉自己虽然年纪轻轻，身体却好像已经“未老先衰”。她一直想通过中医调理一番，但中药太苦了。她在网上看到人参“熬夜水”、茯苓糕、阿胶枣、枸杞软糖、黑芝麻丸等既养生又方便、好吃的“中式养生”产品，赶紧下单。

在高压力、快节奏的当下，越来越多“惜命”的年轻人开始寻找“解药”。商家针对年轻人的健康焦虑，结合年轻人的饮食习惯，推出多种年轻化的“新中式养生”食品。那么这些养生食品值得选择吗？选择和食用又应注意什么呢？

“新中式养生”食品有哪些

❶ 养生茶饮

中国茶文化源远流长，早在四五千年前，人们就已开始饮茶保健。隋唐时期出现了用果品或草药熬制而成的具有清热解毒、止渴消暑功效的“饮子”。茶文化传承至今，品种愈发多样，除了组成和功效简单的茶饮（如薏苡祛湿水、暖宫生姜水等）外，还出现了各种中药组合而成的便携茶包，各种中式养生奶茶或咖啡等，以满足消费者的养生需求。不同于古代饮品，现代茶饮往往更混搭、更复杂。

❷ 养生零食

养生零食作为一种随拿随吃的养生产品日渐风靡，市面上的产品也琳琅满目：有传统的养生零食，如芝麻丸、桑葚丸、阿胶枣、山楂片、陈皮饼等；有利用现代技术制成的即食燕窝；还有迎合年轻人口味的各式养生果冻、软糖和巧克力，如秋梨枇杷冻、陈皮山楂软糖、人参巧克力脆片等。

❸ 养生点心

养生点心分为传统和改良两大类。传统养生点心，如太和饼、八珍糕、阳春白雪糕、九仙糕等，有着丰富的历史渊源和中医养生特色。改良养生点心多由中医养生内涵与西式烘焙融合创新而制成，如在经典名方四神汤（茯苓、怀山、莲子、芡实或薏仁）基础上加入鸡蛋、牛奶等食材烘焙制成的四神蛋糕等。

选择“新中式”养生食品，注意这几点

❶ 辨体质、晓药性

中医养生的核心是“辨证施治”，不同体质和证型的患者，应当选用不同的养生方案，且随着体质和证型的变化，养生方案也要调整。因此，养生食品不能“千人一方”，也不能“千日一方”。比如：山楂茶可消食化积、降脂减肥，但山楂可刺激子宫收缩，孕妇忌用；白茅根茶有清火生津、凉血止血等功效，适用于易上火人群，但其性寒、伤阳气，不宜长期大量服用。选对中医养生食品可以养生保健，选错则可能伤身。大家在选购中式养生食品前，最好先咨询中

关键词4：多元食色——美好感观，疗愈情绪

东南大学公共卫生学院　廖 望（副教授）王少康（教授）
东南大学化学化工学院副教授　褚 光

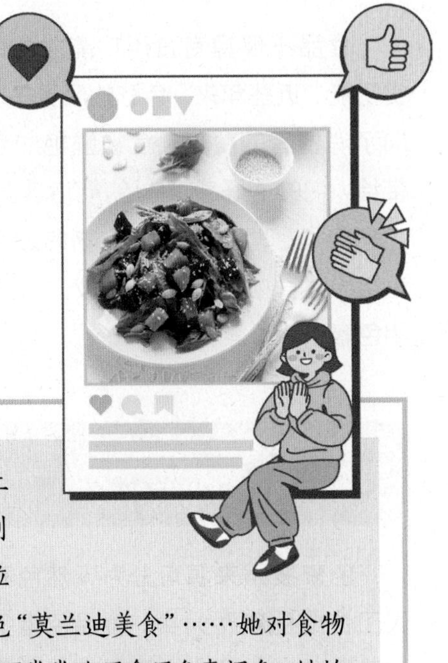

生活实例

刘女士平时喜欢做一些美食，看着自己精心制作的食物在社交平台上收获人们的赞美，她就觉得郁闷的心情舒畅了。近年来，紧跟时尚潮流的刘女士尝试了缤纷绚丽的“多巴胺美食”、以焦黄和咖啡色为主的浓郁“美拉德美食”、梦幻少女风的粉色“芭比风”美食、“自带高级感”的雾霾蓝灰色“莫兰迪美食”……她对食物最大的要求是颜值要高、色彩要“抓人眼球”，除选择色彩鲜艳的食材外，还常常选用食用色素调色。她的家人不禁担心，过于“浓墨重彩”的饮食会导致色素摄入过多，危害健康。

医师，明确自身体质及其存在的健康问题，选择合适的产品。

❷ 知成分、辨真伪

目前市场上的“新中式养生”食品质量参差不齐，相当多的养生奶茶、零食和点心等产品，其有效成分的含量尚不明确。值得警惕的是，很多商家只是营销养生概念，为了改良口感和控制成本，往往会减少中药或药食同源食材的用量，并使用很多添加剂和辅料。因此，消费者应理性看待这些养生食品的功效，其所能发挥的功效是十分有限的。对某些商家的夸大宣传，消费者应注意鉴别真假、科学看待。

❸ 晓营养、控能量

养生食品虽然可能具有一定的养生功效，但其本质还是食品。中式养生点心多以薏米、莲子、茯苓、山药等富含淀粉的药食两用食物为主要原料，食用时应相应减少主食的摄入量，以免造成能量摄入过多，尤其是糖尿病患者。一些养生食品的脂肪含量较高，肥胖者、血脂异常患者不宜食用。此外，养生食品大多属于零食，不宜长期大量食用，不可取代正餐。

“新中式养生”产品推动传统医学与现代生活的结合，为健康提供更多元化的选择，值得支持与发展。但是，在市场尚未成熟的当下，消费者务必谨慎选择养生食品，避免掉入宣传“陷阱”。此外，养生食品并非饮食不节、起居失常者的“解药”，树立正确的养生观念，饮食有节、起居有常、运动有度、情志有衡，才是保持身心健康最有效的养生手段。

专家简介

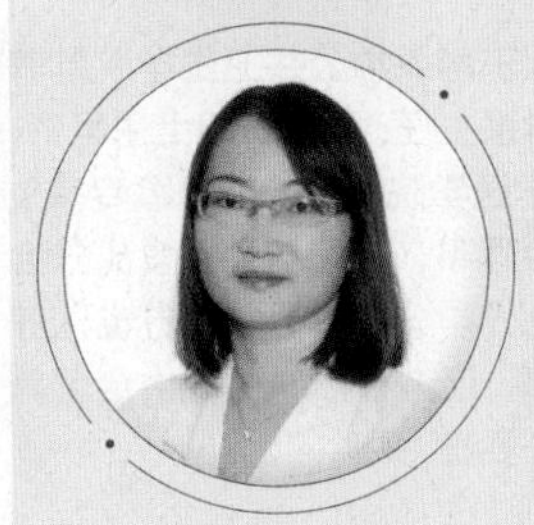

马 莉　上海中医药大学附属岳阳中西医结合医院营养科主任、主任医师，中国老年医学会营养分会委员，中西医结合学会营养专业委员会青年委员，中国医药教育协会营养专委会委员，中国女医师协会抗衰老委员会委员，上海市营养学会理事。

食品不仅具有食用功能，还有观赏功能。近些年来，色彩的风更多地刮向了消费者的餐桌，食物鲜艳的色彩带给人们的美好感官体验，能增进食欲、疗愈身心、舒缓情绪。食物的颜色可来自天然食物，也可通过加入一定的食用色素来赋予。

食用色素，赋予食物“华丽外衣”

色素按照来源可分为天然色素和人工合成色素两大类。食品色素又称为着色剂。《食品安全国家标准 食品添加剂使用标准》所包含的食品着色剂共65种，其中包括52种天然着色剂。天然色素按来源可分为植物色素（甜菜红、姜黄、β胡萝卜素等）、动物色素（紫胶红、胭脂虫红等）和微生物色素（红曲红等），被广泛用于食品加工领域。

很多人认为，采用天然色素比较安全，但事实并非如此。一些天然色素中包含重金属或金属盐类无机色素，具有一定的安全风险。此外，超剂量、超范围使用天然色素及在混配过程中所产生的反应也可能对人体产生危害。因此，使用天然色素也不能随心所欲。

人工合成色素主要是有机合成着色剂。目前，我国《食品安全国家标准 食品添加剂使用标准》中涉及的有机合成食品着色剂共11种，包括苋菜红、胭脂红、柠檬黄、新红、赤藓红、诱惑红、日落黄等；还包括2种无机合成着色剂，即二氧化钛和合成氧化铁。国家标准对着色剂的用途及用量均有严格规定，合法使用人工合成色素不会对健康造成危害。

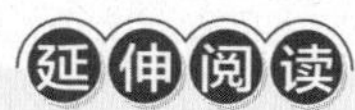

结构色，不用添加色素的色彩新类型

从色素中所获取的颜色属于化学色，其颜色的持久性存在不足。由物体表面微纳结构与光线相互作用（如干涉、衍射、散射和反射）产生的颜色称为结构色，广泛存在于自然界中，如蝴蝶翅膀、孔雀羽毛、鱼鳞和贝壳等。结构色不依赖于物质组分，通过选择性反射特定波长的光，呈现出更饱和的色度、更鲜艳且稳定的色彩效果，具有角度依赖性，广泛存在于许多常见食物中。例如：蓝莓表面的蜡质层通过散射和干涉，使蓝莓呈现独特的蓝色；紫甘蓝表皮细胞的微结构能够有效散射光线，从而产生亮丽的紫色；鱼类和贝类的肌肉组织中的微结构使其呈现闪亮的银色或彩虹色；生菜和菠菜叶的细微突起和沟槽通过光的散射增强绿色的视觉效果；等等。食物结构色属于物理色，不需要使用任何添加剂就可呈现，不仅使食物更具视觉吸引力，还提升了食物的感官特性。

与其人为添色，不如“慧”选食材

食物的“颜值”，不仅可以由食用色素赋予，也可以由食材搭配而成。植物用颜色告诉人们：它们含有番茄红素、类胡萝卜素、叶绿素、花青素等。例如：橙色的胡萝卜含有胡萝卜素、绿色的蔬菜含叶绿素、红色的水果含花青素等。不同颜色的食物搭配，实质上是营养素的搭配和互补。

《中国居民膳食指南（2022）》建议，食物应多样化，每天应摄入不同品种的食物12种以上，每周25种以上，烹调油和调味品不计算在内。若按照一日三餐分配食物品种数，则早餐摄入3～5种，午餐摄入4～6种，晚餐4～5种，加上零食1～2种。不妨为每餐搭配不同色彩的食物，在增加食趣、提升感官体验的同时使食物多样化。

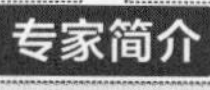

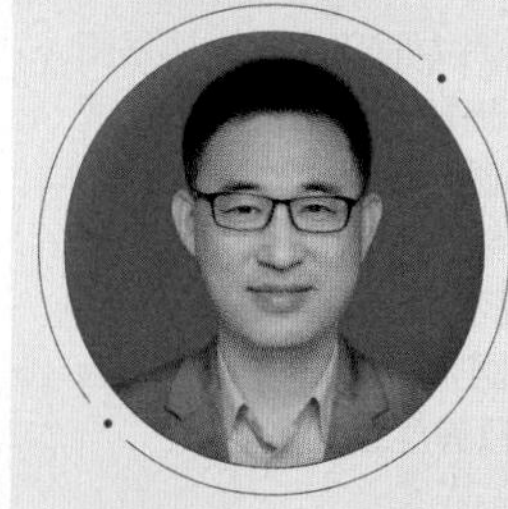

王少康 东南大学公共卫生学院营养与食品卫生学系主任、教授、博士生导师，西藏民族大学医学院副院长（援藏专家），中国营养学会理事、营养与保健食品分会常委、基础营养学分会常委，江苏省营养学会常务理事，江苏省妇幼保健协会营养学分会副主任委员。

关键词5：方便速食
——简单快手，“懒”亦有道

同济大学附属同济医院临床营养科　饶 玢　吴 萍（主任医师）

生活实例

崔先生平时工作繁忙，速食方便面、速食酸辣粉是他的“省时利器”。周末难得有时间下厨，可他厨艺不佳，还好有速冻食品和半成品方便菜肴能兼顾便捷和美味，只需要将酱料包和半成品放入锅中，他就能做出酸菜鱼、鱼香肉丝、麻婆豆腐，甚至是新疆大盘鸡、内蒙羊蝎子等美味菜品。

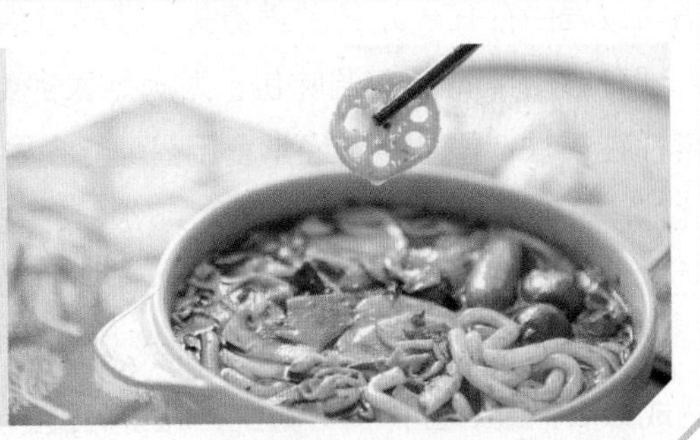

随着生活节奏的加快，人们的生活方式不断发生改变。越来越多“90后”“00后”很少走进菜场和厨房，而是选择更加方便的半成品菜肴、速冻食品和即食食品，它们如同现代生活的“快闪”音符，以其便捷性受到人们的青睐，被摆上了千家万户的餐桌。然而，虽然它们满足了当下人们繁忙生活中的饮食需求，但若食用不当，也会影响健康。

速冻食品，妥善保存是关键

无论是水饺、汤圆、烧麦、披萨、手抓饼、叉烧包、小笼包、薯条、玉米等主食类食品，还是冷冻蔬菜等，只需要简单加热，就能呈现类似新鲜食材的口感。很多人认为，速冻食品没有营养。其实，速冻食品的营养价值不比新鲜食材逊色多少。速冻冷藏是食物保鲜的一种方法。低温环境可以抑制细胞的呼吸作用，还可以抑制细菌等微生物的生长繁殖。在生产过程中，速冻技术能迅速“锁住”食材的新鲜度和营养，确保食材在冷冻状态下仍能基本保持原有的营养价值和风味。

值得一提的是，采用冻干技术处理的食品品质比冷藏和热风技术处理的食品好。冻干处理能较好地保持食品干燥前的形状及色泽，复水性好，食用前将其放入温水中泡几分钟，即可恢复原样。不过，这类速冻食品对储存温度要求很高，如果保存不当，会带来健康隐患。

吃速冻食品应注意以下几点，以确保食品安全。首先，选购速冻食品时，应选择品牌信誉好、生产日期较近的产品。其次，购买后应尽快将其放进冰箱冷冻，不同食物应分区保存，避免因混放而导致微生物传播；开封后应尽快食用，剩余的食物用保鲜袋分装后冷冻，吃多少、解冻多少，避免反复解冻。第三，烹饪时宜采用健康的烹饪方式，如蒸、煮、炖等，减少油煎、油炸等高温烹调方式。

专家简介

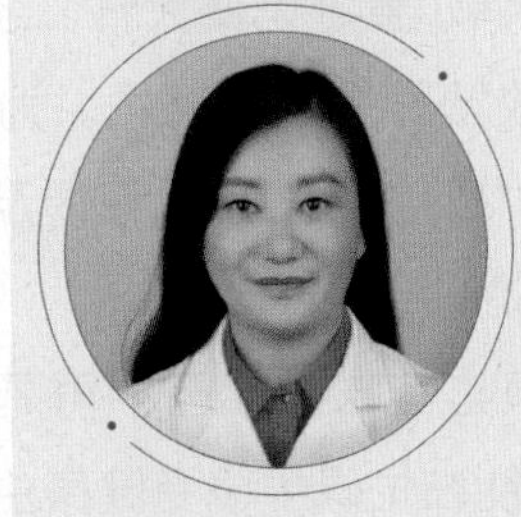

吴 萍 同济大学附属同济医院临床营养科主任、主任医师、硕士生导师，中国康复医学会营养与康复专委会常委，中国女医师协会营养专委会常委，中国心脏联盟心血管预防与康复专委会上海联盟常委，上海市营养学会理事。

方便菜肴，搭配丰富食材可“补短板”

方便菜肴中包含半成品食材和酱料包，免去了烦琐的切、洗步骤，在调味上下足功夫，同时也进行了一定的营养搭配。诚然，与外卖、快餐等相比，方便菜肴相对比较健康，不仅原材料可见、烹饪过程可控，还可以增加蔬菜等食材种类。不过，长期依赖方便菜肴也可能存在一些健康隐患。首先，方便菜肴在加工、冷藏和销售过程中存在一定的营养流失，营养价值不如新鲜食材。其次，大部分方便菜肴配有调味包，为满足大多数人的口味需求，调味料往往重油、重盐，若经常食用，可能会导致油、盐摄入量超标。此外，这种“重口味”的菜品更“下饭”，主食的摄入量往往也会随之增加，久而久之可能导致能量过剩、体重增加。

选择方便菜肴应注意以下几点。首先，选购时一定要查看食物成分表，最好选择食材新鲜、调味料较少、相对清淡的产品。其次，减少调味酱包用量，适当增加蔬菜等新鲜食材，进行营养搭配。第三，视情况将半成品清洗后再烹饪。第四，食用方便菜肴要适度，不宜长期或频繁食用。第五，方便菜肴通常为短保质期食品，容易变质，应注意妥善保存，开封后应尽快用完。

方便即食食品，营养价值不高

方便面是常见的即食食品。其面饼的制作过程通常是先把精制面条蒸熟，再用棕榈油快速炸制，最后经脱油处理后，与辅料包一起装袋。近年来，市场上出现了一种非油炸方便面，其生产工艺基本上与油炸方便面相同，主要区别是面饼采用微膨化工艺、热风干燥工艺等制成，油脂含量更低。无论是否油炸，面饼经过加工后，其中的维生素和矿物质会有所损失，因而其营养价值低于普通面食。

除方便面外，还有很多丰富的即食食品也受到人们的青睐，如八宝粥、海鲜粥、皮蛋粥等速食粥，酸辣开胃的牛筋面、酸辣粉、螺蛳粉，携带方便的即食米饭……这些即食食品虽然方便快捷，但主要用于应急或作为解馋零食，偶尔食之无伤大雅，经常食用则可能因为食物品种过于单一而导致营养失衡等问题。为保证每餐摄入丰富的营养，最好选择天然食物，并根据个人习惯及营养需求合理搭配，做到荤素搭配、粗细搭配。

在这个快节奏的时代，健康与美味并存已不再是奢望。只要合理食用这些方便食品，人们便能在忙碌中享受健康生活。

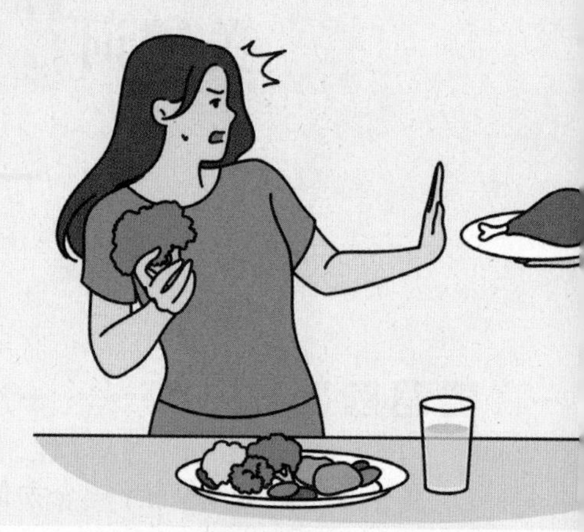

生活实例

赵女士年近四十，最近体检发现血糖和血压都有些偏高，担心“三高”找上门。她听说动物性食物是慢性病的“罪魁祸首”，而吃植物性食物益处多多，便下定决心杜绝荤食，还在网上下单了燕麦奶、植物肉等销量火爆的“植物基”食品。

大量研究已证实，适当摄入植物性食物的确对健康有益。随着人们健康意识的提升，越来越多人青睐植物性食品。2023 年的一项研究表明，不考虑慢性病风险因素或遗传易感性方面的问题，通过增加健康的植物性食物，减少动物性食物的摄入，可在一定程度上降低癌症、心脏病和早死的发生风险。研究中所指的健康的植物性食物包括水果、蔬菜、坚果、全谷物等，而加工过的植物性食物（如精制谷物、糖果、果汁等）则无明显健康益处。地中海饮食就是以植物性食物为主的平衡膳食模式。

关键词6： 植物性食物

——植物虽好，过犹不及

复旦大学附属华东医院营养科主任医师　韩维嘉

植物性食物虽好，全素食不值得提倡

大众观念里的素食，是指不包含动物性食物的膳食类型，如今已发展为一种被不少人推崇的饮食文化。素食包含多种类型，如“全素食”（只食用植物性食物）、“半素食”（不食用猪、牛、羊肉等“红肉”）、“蛋奶素”（除植物性食物外，还食用蛋类和奶类及制品）和“鱼素”（除植物性食物外，还食用鱼类和水产品）等。

全素食者完全不吃动物性食品，在一定程度上减少了饱和脂肪酸和胆固醇的摄入，但由于蛋白质全部由植物性食物提供，而植物性蛋白质的氨基酸组成和数量与人体有一定的差距，较难被消化和吸收，生物利用率较低。因此，全素食者容易缺乏蛋白质。此外，全素食者还可能缺乏其他营养素，如维生素 B_{12}、肉碱、锌、维生素 K_2、铁等。合理食用植物性食物，才能保障营养平衡。《中国居民膳食指南（2022）》指出，最佳饮食模式是食物多样化的均衡饮食。

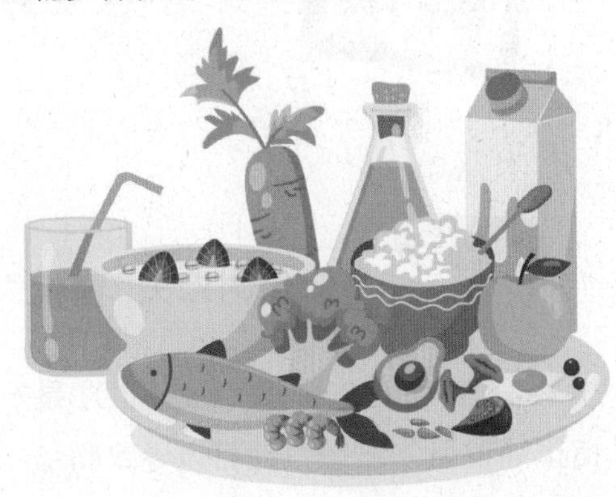

有必要选择火爆的“植物基”食品吗

近年来，“植物基”概念兴起，其宗旨是用植物蛋白质代替肉、奶这些动物性食品中的蛋白质，以弥补全素食的营养缺陷。植物基食品以植物原料为蛋白质、脂肪的来源，经一定工艺制成，不含动物源性成分，且具有类似某种动物来源食品的形态、风味、口感。比如：以大豆、豌豆、小麦等作物中提取的植物蛋白质为原料制成的植物肉，用含蛋白质和脂肪的植物种子（如大豆、核桃、花生等）或果实（如椰子等）制成的植物奶、植物蛋等。

从营养角度看，植物基食品有一定的优势，但尚难以完全替代动物性食品。比如：植物奶以无乳糖、低脂、低能量、含有植物化学物质等特色备受青睐。我国约有80%的人群存在不同程度的乳糖不耐受问题，喝牛奶后可能出现腹胀、腹泻等不适，对牛奶蛋白质过敏的人也不在少数。无乳糖、无过敏原的植物奶能避免这些问题，但其在蛋白质的含量、生物利用率及不饱和脂肪酸含量方面，可能不及乳制品。值得警惕的是，植物基食品往往是经过高度加工的食物，为提升口感，一些植物基食品在制作过程中会添加较多添加剂、盐、糖和油脂，营养价值“大打折扣”，因此植物基食品不等于健康食品。PM

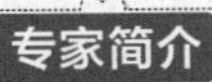

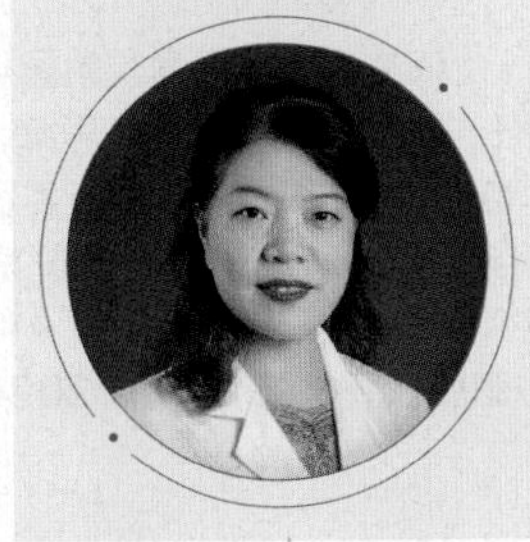

韩维嘉　复旦大学附属华东医院营养科主任医师，上海市营养质控中心培训师。长期从事营养干预及研究，擅长各类慢性病（如肥胖、糖尿病、痛风、脂肪肝、血脂异常等）的营养防治和膳食指导，以及危重症患者的肠内营养支持。

近期，中华医学会肝病学分会组织相关专家对《非酒精性脂肪性肝病防治指南（2018更新版）》进行了修订，更名为《代谢相关（非酒精性）脂肪性肝病防治指南（2024年版）》。与2018年版指南相比，2024年版指南最明显的变化是“非酒精性脂肪性肝病”有了新命名——代谢相关脂肪性肝病。

“非酒精性脂肪性肝病”为什么要改名？对大众而言，如何理解“代谢相关”这一词语？除此之外，新指南还有哪些变化？对大众和患者而言，哪些知识需要重点学习和掌握？带着这些疑问，本刊记者近期专访了该指南的执笔者——上海交通大学医学院附属新华医院消化内科主任范建高教授。

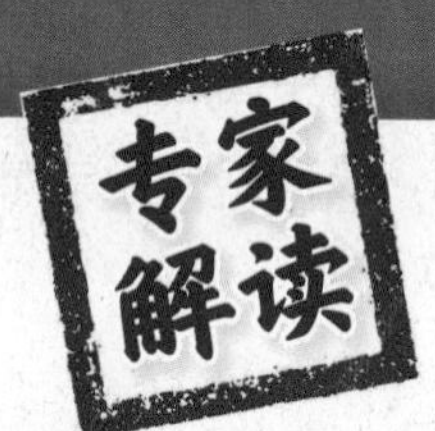

值得关注的“四大变化、七大提醒”
“2024年版脂肪肝防治指南”

本刊记者　黄 薏

受访专家　上海交通大学医学院附属新华医院消化内科教授　范建高

变化一：用“代谢相关”替代“非酒精性”，凸显“病因和发病机制”

非酒精性脂肪性肝病（NAFLD）是指排除过量饮酒等其他可以导致脂肪肝原因的慢性肝脏疾病。迄今为止，NAFLD这一疾病名称已经沿用40年左右。然而，“非酒精性”并不能准确反映这种慢性肝病的病因和发病机制。

大量研究证实，NAFLD是遗传易感个体由于营养过剩和胰岛素抵抗引起的慢性代谢应激性肝病，患者通常合并超重或腹型肥胖、2型糖尿病或糖尿病前期、代谢综合征等代谢心血管危险因素，且与代谢、心血管、肾脏方面的疾病及其相关恶性肿瘤的高发密切相关。因此，NAFLD实质上是一种代谢性疾病，“代谢功能障碍”是其发病原因。

2020年，国际脂肪肝专家组建议在总体术语脂肪性肝病（FLD）下，用代谢相关脂肪性肝病（MAFLD）替代非酒精性脂肪性肝病（NAFLD），适用人群为存在超重或肥胖、2型糖尿病，或有2项代谢心血管危险因素的脂肪肝患者。

2023年，以美国肝病学会为首的多学会发表声明，建议将NAFLD更名为MASLD。这主要出于尊重患者的考虑，因为在英语语境中，“fatty”带有一定的“贬义”色彩，而“steatotic”则无污名化嫌疑，并强调MASLD的诊断须排除其他原因导致的脂肪肝。

就此更名问题，中华医学会肝病学分会强调NAFLD的诊疗需要遵循我国实际情况。经过广泛讨论，中华医学会肝病学分会建议将英文术语MAFLD和MASLD，都翻译为“代谢相关脂肪性肝病”。

简而言之，用“代谢相关脂肪性肝病”代替“非酒精性脂肪性肝病”的目的在于：旗帜鲜明地用“代谢功能障碍”来命名这种与代谢综合征和2型糖尿病互为因果的脂肪性肝病，不仅对其病

专家简介

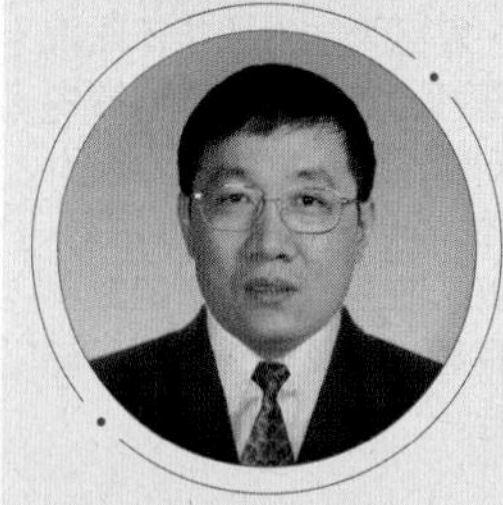

范建高　上海交通大学医学院附属新华医院消化内科主任、二级教授、博士生导师，中国医药生物技术协会慢病管理分会主任委员，中华医学会肝病学分会脂肪肝和酒精性肝病学组名誉组长，《实用肝脏病杂志》总编辑，《代谢相关（非酒精性）脂肪性肝病防治指南（2024年版）》执笔专家。

因、发病机制和主要危险因素进行了解释，还能引导大众更加关注这种疾病背后隐藏的“代谢紊乱”及其引发的一系列“连锁反应”，如心血管疾病、慢性肾脏病、肝细胞癌、结直肠肿瘤等。

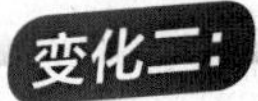

变化二：调整脂肪性肝病的临床分型，更合理

随着科技的发展和临床研究的深入，脂肪性肝病的相关术语及分型分期在不断更新。在新版指南中，除酒精性肝病外，原先的非酒精性脂肪性肝病已被代谢相关脂肪性肝病和隐源性脂肪性肝病所取代；而两种及以上病因并存的脂肪肝被归为混合型脂肪性肝病。

具体而言，脂肪性肝病的临床分型更新为：

❶ **代谢相关脂肪性肝病** 由于营养过剩和胰岛素抵抗引起的慢性代谢应激性肝病。

❷ **酒精性肝病** 长期过量饮酒引起的慢性进展性肝病，初期表现为单纯性脂肪肝，若继续饮酒，可进展为酒精性肝炎、肝纤维化和肝硬化。

❸ **继发性脂肪性肝病** 继发于药物与毒物、营养不良、基因3型丙肝病毒感染、肝豆状核变性等的脂肪性肝病。

❹ **混合型脂肪性肝病** 两种及以上可导致肝细胞脂肪变性的原因并存的慢性肝病。

❺ **隐源性脂肪性肝病** 没有找到任何原因的特发性脂肪肝，这类患者往往会发展为代谢相关脂肪性肝病。

❻ **特殊类型脂肪性肝病** 以微泡性肝细胞脂肪变性为特征的急性肝病，包括妊娠急性脂肪肝、HELLP 综合征等。

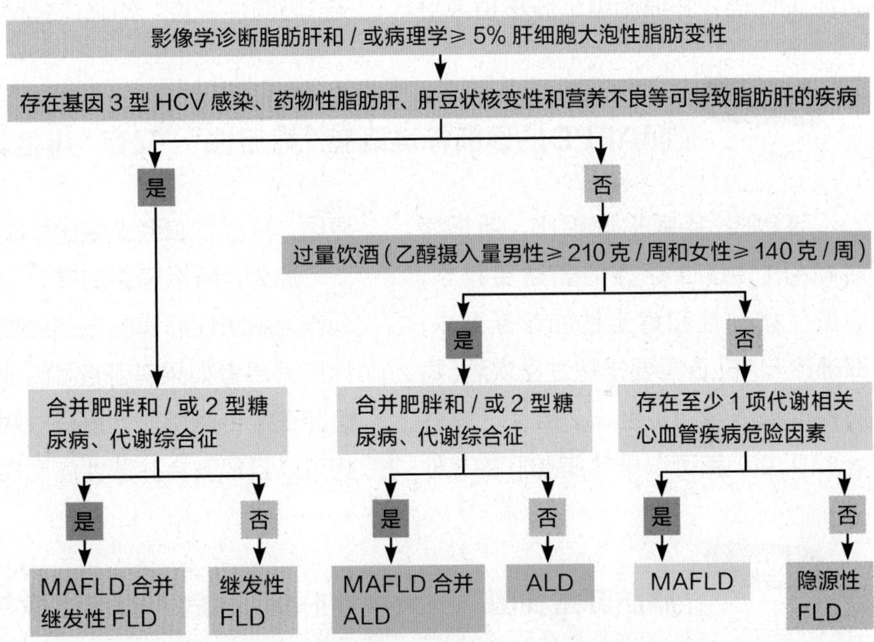

图 1 脂肪性肝病诊断流程图

代谢综合征组分（代谢相关心血管疾病危险因素） 延伸阅读

• **超重/肥胖** 体质指数（BMI）≥24千克/米^2，或男性腰围≥90厘米、女性腰围≥85厘米，或体脂含量和体脂百分比超标。

• **血压升高或高血压** 血压≥130/85毫米汞柱，或在接受降压药物治疗。

• **糖尿病前期或2型糖尿病** 空腹血糖≥6.1毫摩/升，糖负荷后2小时血糖≥7.8毫摩/升，糖化血红蛋白（HbA1c）≥5.7%，或有2型糖尿病史，胰岛素计算稳态IR指数（HOMA-IR）≥2.5。

• **甘油三酯升高** 空腹血清甘油三酯≥1.70毫摩/升，或正在接受调脂药物治疗。

• **高密度脂蛋白胆固醇下降** 血清高密度脂蛋白胆固醇≤1.0毫摩/升（男性）和≤1.3毫摩/升（女性），或正在接受调脂药物治疗。

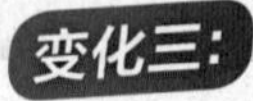

更强调“肝纤维化”的诊断和评估，因其对预后判断的价值更大

MAFLD 的病程大致可分为四个阶段：代谢相关脂肪肝、代谢相关脂肪性肝炎、代谢相关脂肪性肝纤维化和肝硬化。

研究发现，唯一能够准确预测肝脏不良结局的肝脏病理学改变是肝纤维化，而不是脂肪性肝炎。当患者合并进展期纤维化时，肝脏相关事件（肝功能失代偿、肝细胞癌、肝移植或肝脏相关病死率）显著增加。也就是说，对 MAFLD 患者而言，及时诊断和干预肝纤维化和肝硬化，要比区分单纯性脂肪肝和脂肪性肝炎的价值更大。

近年来，无创诊断技术的广泛应用显著提高了肝纤维化和肝硬化的检出率，且能动态监测肝纤维化程度的变化，以评估治疗效果和预测肝脏相关事件的风险。然而，脂肪性肝炎的诊断却不那么容易，无创诊断技术不能满足诊断需求，确诊必须依赖有创的肝活检。因此，新指南强调了“肝纤维化”的诊断价值，弱化了有无“脂肪性肝炎”的临床分型。

变化四：

MAFLD的诊断标准既有“肯定性”，又有“排他性”要求，更科学

与 2018 年版指南相比，新指南对 MAFLD 诊断标准的表述更科学，兼顾了排他性和肯定性的诊断要求，即确诊 MAFLD 需要排除过量饮酒（每周乙醇摄入量，男性≥210 克，女性≥140 克）和可以导致脂肪肝的其他原因，且患者应至少存在 1 项代谢综合征组分。

此外，新指南将肥胖、2 型糖尿病、代谢综合征与过量饮酒并列作为脂肪性肝病的主要危险因素，强调酒精性肝病及继发性脂肪性肝病患者如果有肥胖和（或）2 型糖尿病、代谢综合征，必须考虑存在混合型脂肪性肝病。同时，新指南提出，代谢相关脂肪性肝病可以且经常合并慢性病毒性肝炎等其他类型的肝脏疾病。

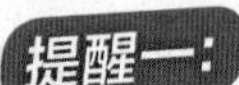

脂肪肝是我国第一大慢性肝病，高危人群应注意筛查

MAFLD 是全球最常见的慢性进展性肝病，也是健康体检人群血清转氨酶升高的主要原因。目前，MAFLD 已取代慢性病毒性肝炎，成为我国第一大慢性肝病。

据统计，全球成人 MAFLD 患病率为 32.4%，男性（39.7%）高于女性 (25.6%)，且患病率逐年升高；我国成人 MAFLD 患病率约为 29.6%，男性（34.8%）高于女性（23.5%），照此估算，我国现有 2 亿多 MAFLD 患者。

超重或腹型肥胖、2 型糖尿病、高血压、血脂紊乱、代谢综合征、转氨酶升高、过量饮酒是导致脂肪肝的主要危险因素。存在上述危险因素者，应注意筛查脂肪肝。

提醒二：

MAFLD的危害不仅局限于肝脏，肝外合并症或并发症更常见

代谢综合征和 2 型糖尿病与 MAFLD 互为因果、相互影响，共同促进全身多系统、器官代谢紊乱相关疾病的发生和发展。研究发现，MAFLD 患者的预后主要与心血管疾病和非肝脏恶性肿瘤有关。也就

是说，脂肪肝患者不能只关注肝脏的病变，还应关注肝外各系统的相关疾病。

研究发现，MAFLD 是心脑血管疾病的预警信号，可使冠心病和主要心血管事件的发病风险分别增加 1.33 倍和 1.45 倍，使发生颈动脉硬化和卒中风险分别增加 3.2 倍和 1.9 倍。

同时，脂肪肝及其并存的代谢性炎症、免疫监控异常和肠道微生态失衡等，可促使人体细胞发生癌变。MAFLD 是当前肝癌发生率逐年增加的主要原因，更值得警惕的是，MAFLD 患者发生肝外恶性肿瘤（如食管癌、胃癌、胰腺癌、结直肠癌、肺癌、乳腺癌等）的风险比其患肝癌的风险高 8 倍左右。

提醒三：MAFLD患者不仅要监测肝硬化和肝癌，还要筛查肝外疾病

超声检查是诊断脂肪肝最常用的影像学手段。肝脏瞬时弹性成像检测诊断脂肪肝和肝纤维化的敏感性优于超声，可用于脂肪肝和肝纤维化的无创诊断与评估。病理学检查（肝活检）是确定脂肪肝分型和分期的金标准。

确诊 MAFLD 以后，患者应常规检测血常规、肝功能等生化分析指标，并在医生指导下评估是否存在肝纤维化及其程度。同时还应注意筛查肥胖、肌少症性肥胖、高血压、糖尿病、血脂异常等代谢综合征组分，以及慢性肾脏病、动脉硬化等，评估心脑血管疾病发生风险，并根据指南筛查乳腺癌、结直肠癌等常见的恶性肿瘤。

提醒四：治疗MAFLD，需要“多管齐下”

MAFLD 的治疗需要肝病科、内分泌科、心内科、临床营养科、康复科、心理科、普外科等多学科协作，目标是减少体重和腰围，改善胰岛素抵抗，防治代谢综合征和 2 型糖尿病，缓解脂肪性肝炎和逆转肝纤维化，从而改善患者预后。

研究发现，超重和肥胖的 MAFLD 患者 1 年内逐渐减重 3% ~ 5%，可以逆转脂肪肝；减重 7% ~ 10%，可缓解脂肪性肝炎；减重 10% 以上，可逆转纤维化；减重 15%，甚至可以缓解 2 型糖尿病。值得注意的是，体重正常的 MAFLD 患者通常也需要通过加强锻炼和控制饮食适当减重，以治疗肝病及并存的代谢功能障碍。

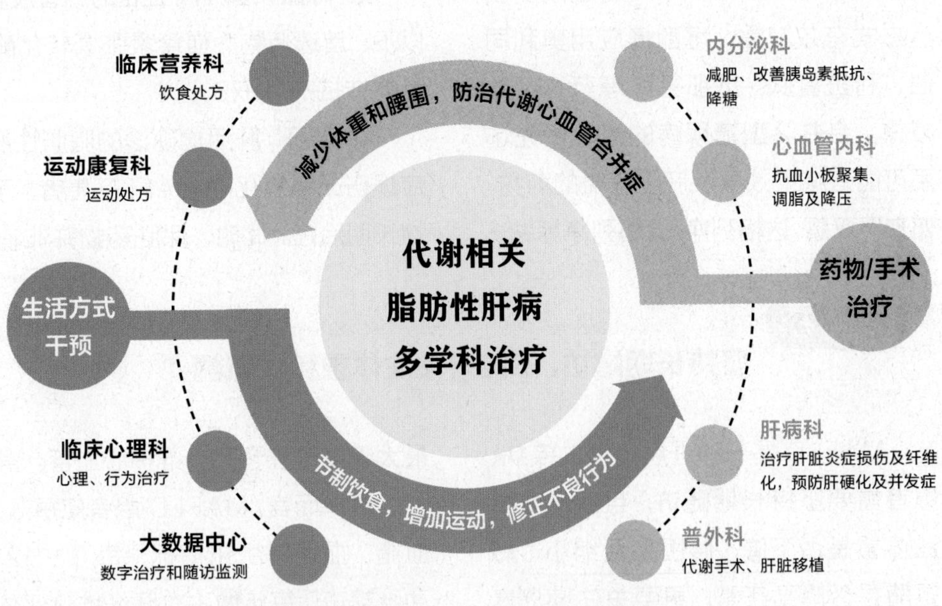

图2 代谢相关脂肪性肝病的多学科治疗

提醒五：生活方式干预是“基石”，“主动配合”很关键

❶ **调整饮食** 患者应坚持能量负平衡饮食治疗，限制深加工食品、高脂食物、高糖食物、含糖饮料和果汁的摄入，增加蔬菜、全谷类等高纤维食物及富含不饱和脂肪酸食物的摄入。低碳水饮食、低脂饮食、间歇性禁食、地中海饮食都有助于减重，且有一定的心血管和肝脏获益。

❷ **加强运动** 患者应坚持进行中等强度有氧运动和（或）高强度间歇训练。在医生指导下采用个性化的运动处方有助于增加体育锻炼的安全性和疗效。

MAFLD患者每周进行3～5天中等强度有氧运动，每周累计运动135分钟以上，可改善心肺功能，减少肝脂肪含量；每周累计进行150～240分钟的有氧运动，还能减少体重和腰围；每周进行3～5天高强度间歇训练，也能减少肝脂肪含量、改善心肺功能。

此外，患者还应避免吸烟、饮酒、不规则进食（不吃早餐、夜间加餐、进食速度过快）、熬夜，以及久坐少动的惰性行为。

提醒六：重视“代谢障碍”相关疾病的防治，药物治疗是“刚需”

合并肥胖、2型糖尿病、血脂紊乱、高血压等疾病的MAFLD患者，应在专科医生指导下接受规范治疗，优先选择肝脏安全性好且有心血管获益的药物。

❶ **减重控糖** BMI≥28千克/米^{2}的肥胖患者往往难以单纯通过改变生活方式有效减重，可酌情应用奥利司他、利拉鲁肽、贝那鲁肽等药物帮助减重。合并2型糖尿病的患者优先选用可能有减重效果及肝脏获益的药物，如二甲双胍，达格列净、恩格列净等钠-葡萄糖协同转运蛋白2（SGLT-2）抑制剂，以及司美格鲁肽等胰高血糖素样肽1（GLP-1）受体激动剂。

❷ **调脂** 合并血脂紊乱的患者应在医生指导下根据心血管疾病风险分层选用合适的调脂药物，将低密度脂蛋白胆固醇等维持在目标水平，首选他汀类药物。贝特类药物主要用于血清甘油三酯>5.6毫摩/升的患者。

❸ **降压** 合并高血压的患者应将血压控制在130/85毫米汞柱以下，首选药物为血管紧张素转化酶抑制剂（ACEI）或血管紧张素受体拮抗剂（ARB）。

❹ **保肝** 肝活检确诊的脂肪性肝炎患者，以及疑似存在肝脏炎症损伤或纤维化的MAFLD患者，可在医生指导下选用1种保肝药物长期治疗。此时，保肝药物并非辅助用药，而是肝损伤治疗用药。

提醒七：坚持长期随访，不能只关注体重和转氨酶

MAFLD是一种进展缓慢的疾病，患者需要坚持长期随访，且不仅要关注体重是否下降、腰围是否缩小、转氨酶是否降至正常，更要关注胰岛素抵抗和肝纤维化是否有所改善，以便最大限度改善预后，维护心血管、肾脏和肝脏健康。

具体而言，MAFLD患者应每3～6个月复查肝功能、肾功能、血脂、血糖等生化指标，每6～12个月检查血常规、上腹部和颈动脉超声，每年做1次肝纤维化评估，进展期纤维化和肝硬化患者还需要筛查肝癌和食管静脉曲张。PM

我是心脏，不少人知道我有四个“房间”：左心房、左心室、右心房和右心室。不过，很多人不知道我还有四扇“门”。

心脏的四扇“门”

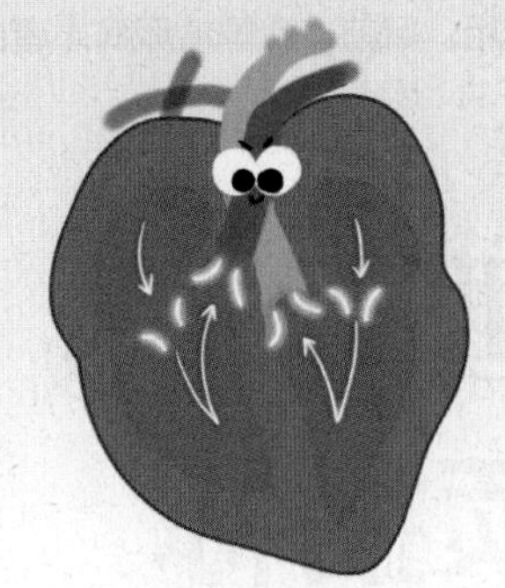

同济大学附属同济医院心内科副主任医师　陈发东
绘图　曹 阳

四扇心“门”，有序开合

静脉血进入右心房后，经右心室进入肺循环，变成动脉血后再进入左心房，再经左心室从主动脉射出，奔赴全身各处，为组织器官提供营养。为使血液有序进出，我的四扇“门”牢牢守护着这四个房间：位于右心房和右心室之间的叫“三尖瓣”，位于右心室和肺动脉之间的叫“肺动脉瓣”，位于左心房和左心室之间的叫“二尖瓣”，位于左心室和主动脉之间的叫“主动脉瓣”。

当我用力收缩，向外周泵血时，肺动脉瓣和主动脉瓣处于开放状态，二尖瓣和三尖瓣则处于闭合状态。当我舒张时，二尖瓣和三尖瓣处于开放状态，保证血液回流时有足够的空间容纳；而肺动脉瓣和主动脉瓣则闭合，为下一次收缩、泵血蓄力。它们彼此协调、密切配合，及时关闭或打开，防止血液倒流，保证血液正常循环。

心“门”故障，求同存异

我的每扇“门”均由瓣叶、腱索和乳头肌构成，任何一处出现问题，均可导致它不能完全打开或关闭。一般而言，左侧的“门”（二尖瓣、主动脉瓣）因压力高、负荷重，更容易出现故障；右侧的“门”（三尖瓣、肺动脉瓣）因周围结构复杂，出现故障后更难修复。

我的四扇“门”发生故障时，主人可出现相应的症状，活动后胸闷、气喘是主要症状，还可有胸前区疼痛、晕厥、心悸、咳嗽、咯血、少尿、腹胀、下肢水肿、猝死等不同表现。比如：主动脉瓣不能完全打开时，为了给身体提供足够的血液，我必须更加用力地收缩、泵血，久而久之，左心室的肌肉变得肥厚、房间扩大，使我逐渐衰弱甚至不能正常跳动，主人会因为血液供应不足而出现胸痛、头晕、活动后呼吸困难等各种症状。

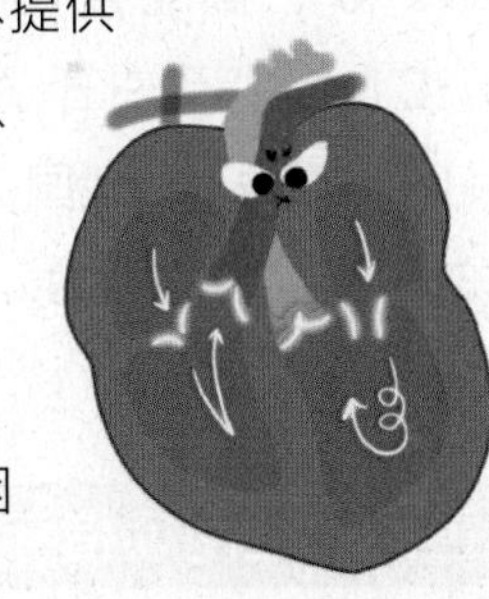

呼救之“声”，及时倾听

通常，这些“门”发生故障是某些因素长期作用的结果，如风湿性心脏病、高血压、感染性心内膜炎、衰老等。如果年久失修，这些故障会逐渐加重，而我也会慢慢衰弱。不过，我会不断发出各种求救信号，除了人们能感受到的一些症状外，血流从四扇“门”进出时，还会发出特殊的呼救声。如果医生听一听“心音”，便能听懂我的呼救，再做一个超声心动图检查，就能发现故障了。PM

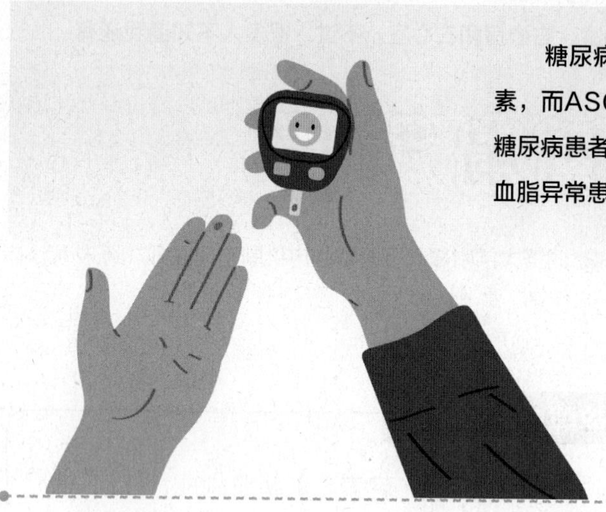

糖尿病是动脉粥样硬化性心血管疾病（ASCVD）的重要独立危险因素，而ASCVD又是糖尿病患者的常见并发症和主要死亡原因。血脂异常在糖尿病患者的ASCVD发生和发展中起关键作用。目前，我国糖尿病患者的血脂异常患病率高，且控制现状不容乐观。

糖友管理血脂，关注两项指标

上海交通大学医学院附属第六人民医院内分泌代谢科主任医师　魏丽

血脂异常患病率高，控制达标率低

血脂的指标主要有总胆固醇（TC）、甘油三酯（TG）、低密度脂蛋白胆固醇（LDL-C）、高密度脂蛋白胆固醇（HDL-C）、载脂蛋白B（ApoB）、脂蛋白（a）。调查发现，我国2型糖尿病患者的血脂异常患病率为42%，总体控制达标率低，TC、TG、HDL-C、LDL-C这四项指标均达标的患者仅为12%。

我国糖尿病患者的血脂异常以混合型多见，包括：①高甘油三酯血症，HDL-C水平降低；②血清TC、LDL-C水平正常或轻度升高；③低密度脂蛋白（LDL）颗粒亚型发生改变，小而密低密度脂蛋白（sdLDL）颗粒增加。

重点关注两项指标：LDL-C、非HDL-C

近期，《糖尿病患者血脂管理中国专家共识（2024版）》发布，首次将低密度脂蛋白胆固醇（LDL-C）与非高密度脂蛋白胆固醇（非HDL-C）均作为糖尿病患者血脂干预的首要靶点。

在血脂异常所带来的心血管风险中，LDL-C是公认的首要危险因素。大型研究结果显示：2型糖尿病患者LDL-C水平每升高1.0毫摩/升，不良心血管事件的发生风险增加57%；1型糖尿病患者LDL-C水平每升高0.56毫摩/升，不良心血管事件的发生风险增加7%。

非HDL-C是指血液中除高密度脂蛋白胆固醇外的胆固醇含量。研究表明，检测非HDL-C较LDL-C能更好地预测患ASCVD风险。

风险不同，血脂控制目标不同

根据病程长短、是否合并ASCVD及靶器官损害，糖尿病患者的患ASCVD风险可分为超高危、极高危和高危。患ASCVD风险不同，LDL-C和非HDL-C的控制目标也不一样。

糖尿病患者ASCVD风险分层和血脂控制目标

风险分层	评估指标	血脂控制目标	
		LDL-C	非HDL-C
超高危	合并ASCVD	<1.4毫摩/升，且较基线降低>50%	<2.2毫摩/升
极高危	不合并ASCVD，但存在以下任一情况：①≥40岁；②<40岁，合并长病程（2型糖尿病病程≥10年，1型糖尿病病程≥20年）；③<40岁，合并危险因素≥3个；④<40岁，合并靶器官损害	<1.8毫摩/升，且较基线降低>50%	<2.6毫摩/升
高危	<40岁，不具备以上极高危特征	<2.6毫摩/升	<3.4毫摩/升

ASCVD指诊断明确的冠心病，包括急性冠状动脉综合征（心肌梗死或不稳定型心绞痛）、稳定型心绞痛和接受冠状动脉血运重建（冠状动脉支架植入术或冠状动脉旁路移植术），还有诊断明确的脑卒中、短暂性脑缺血发作和外周动脉病变。

危险因素包括吸烟、高血压、肥胖（体质指数≥28千克/米^2）、早发冠心病家族史（男性<55岁，女性<65岁）、非HDL-C≥4.9毫摩/升、脂蛋白(a)≥300毫克/升、高敏C反应蛋白≥2.0毫克/升。靶器官损害包括慢性肾脏病3b期以上、蛋白尿、左心室收缩或舒张功能障碍等。

双管齐下，管好血脂

生活方式干预是血脂管理的基础，不仅有助于控制血脂，还可对血压、血糖及整体心血管健康状况产生有益影响。主要措施包括控制饮食、适当运动、控制体重、戒烟限酒等。膳食脂肪摄入量不应超过每日总热量的30%；高胆固醇血症者应降低饱和脂肪酸摄入量，少吃富含胆固醇的食物，如动物内脏等；适当增加不饱和脂肪酸的摄入，增加蔬菜、水果、粗纤维

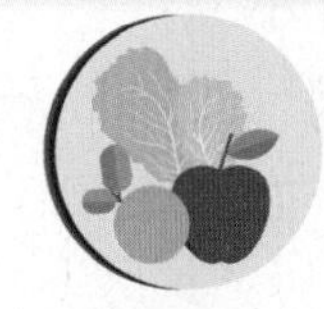
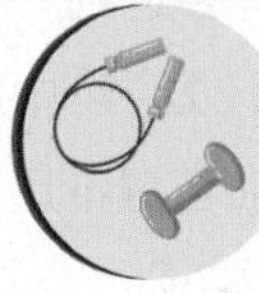

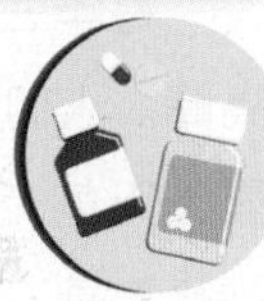

食物的摄入；高甘油三酯血症患者应减少精制碳水化合物摄入；每周应进行150分钟以上的中等强度运动；将体质指数维持在24千克/米^{2}以下；超重或肥胖者3～6个月减轻体重的5%～10%；无饮酒习惯者不要饮酒，有饮酒习惯者应限制饮酒。

药物治疗包括降胆固醇和降甘油三酯两方面。降胆固醇药物分为三大类，包括他汀类药物、胆固醇吸收抑制剂、PCSK9（前蛋白转化酶枯草溶菌素9）抑制剂，降甘油三酯的药物包括贝特类药物、大剂量高纯度n-3脂肪酸或烟酸类药物。患者应在医生指导下合理选择药物，并定期复查。其中，他汀类药物是降胆固醇治疗的基础药物，可明显降低血清TC、LDL-C和ApoB水平。中等强度他汀类药物可使LDL-C水平降低25%～50%；如果使用中等强度他汀类药物治疗4～6周后，LDL-C仍不能达标，可考虑联合胆固醇吸收抑制剂（如依折麦布、海博麦布）、PCSK9抑制剂治疗（如阿利西尤单抗、依洛尤单抗）。PM

专家简介

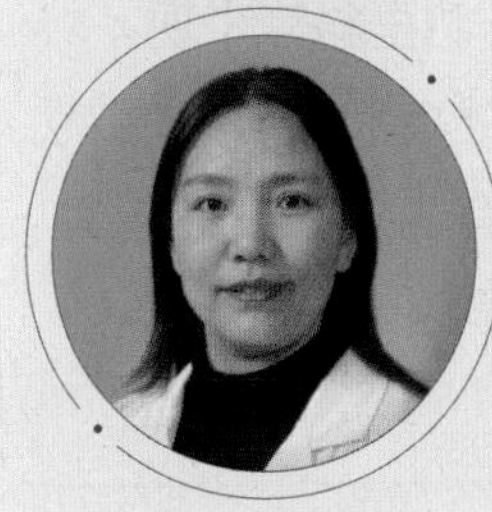

魏丽 上海交通大学医学院附属第六人民医院内分泌代谢科副主任、主任医师、博士生导师，上海市医学会糖尿病专科分会委员。擅长糖尿病及其慢性并发症、肥胖、多囊卵巢综合征、甲状腺结节、甲亢突眼的诊治。

脑卒中在我国居民死亡原因中排名第一，且发病率居高不下，其中很重要的一个原因是大众对其认识不够，存在很多误区。与冬季一样，夏季也是脑卒中的高发季节，人们应提高警惕。

安全度夏，警惕“热中风”

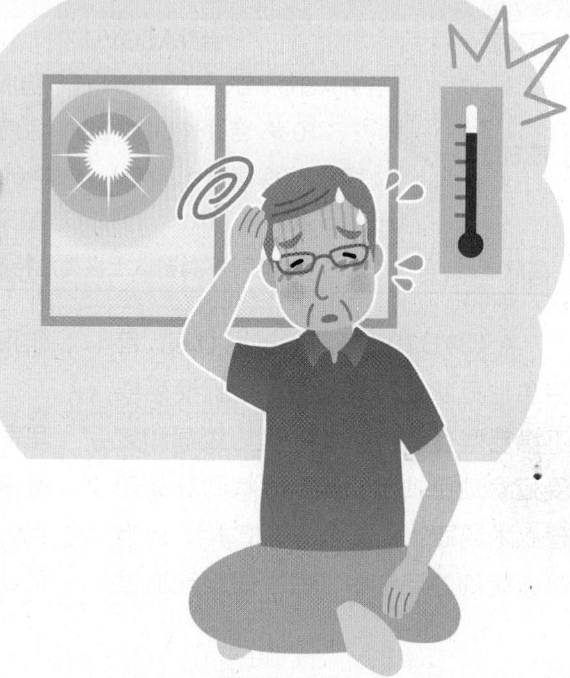

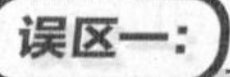 本刊记者　蒋美琴
受访专家　李 轶

误区一：

脑卒中是“冬病”，夏季是安全期

很多人认为，脑卒中在冬季高发，在夏季则不容易发作。事实并非如此。脑卒中在一年中有两个发病高峰期：一个是严冬，另一个是盛夏。

每年三伏天，医院收治的脑卒中患者会达到一个小高峰。人们习惯将发生在夏季的脑卒中称为“热中风”。夏天天气炎热，人大量出汗，容易导致血容量不足、血黏度增高，血流缓慢，从而诱发脑卒中。

此外，夏季还暗藏着多个易引发脑卒中的高危因素，比如：使用空调降温，如果室内外温差过大，人们进出时会引起血管急剧收缩和扩张；高温下，烦躁、易怒等过激情绪会导致血压大幅波动；夏天昼长夜短，人们的睡眠时间往往不足或睡眠质量不高，也容易导致血压波动，进而诱发脑卒中；等等。

专家简介

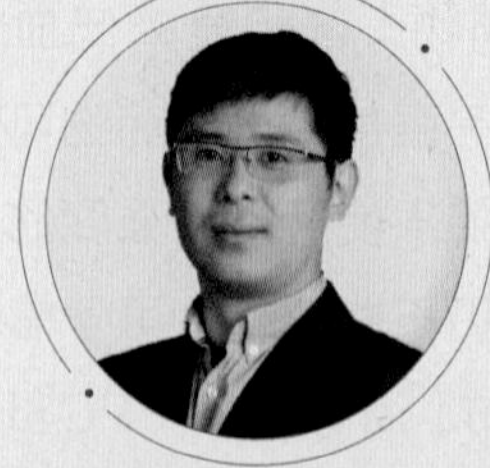

李 轶　上海交通大学医学院附属第九人民医院神经外科主任医师、博士生导师，上海市医学会脑卒中专科分会委员、神经外科专科分会委员，上海市医师协会神经外科医师分会委员、神经介入专业委员会委员，上海市中西医结合学会神经外科专委会委员。

误区二：

头晕、肢体无力，是中暑了

当出现头晕、肢体无力、反应迟钝等症状时，有些老年人以为是高温导致的中暑，选择在家休息、观察，结果延误了脑卒中的救治时间。

脑卒中与中暑虽然都有头晕、四肢无力等症状，但还是比较容易区分的。中暑一般在高温、高湿环境下发生，患者常有头痛、头晕、口渴、多汗、发热等表现。离开高温环境后，轻症患者可自行康复。脑卒中患者多有一侧手脚突然无力、麻木，嘴角向一侧歪斜等表现。

老年人若出现上述症状，应及时就医，以免耽误救治。有高血压、血脂异常、房颤、糖尿病等高危因素的中老年人，更要警惕脑卒中。

误区三：

一过性头晕不要紧

有些老年人在运动时出现头晕、耳鸣、眼前发黑、肢体无力等症状，过一会儿就好了，常以为这是运动过度、流汗过多所致。殊不知，这可能是“小中风”（短暂性脑缺血发作）的表现。

“小中风”虽然发作时间短暂、可以自行康复，但它是脑卒中的预警信号，且很容易复发。也就是说，这次发作可能是微小血管堵塞所致，很快康复了；但下次发作，说不定就是大血管堵塞导致的脑卒中了。因此，曾出现上述“小中风”症状的患者，应及时就医，尤其是60岁以上，患有糖尿病，发作时间超过10分钟，发作时出现肢体无力或语言功能受损者，更应进行全面评估，在医生指导下采取必要的防治措施，以免病情进展。

小贴士

记住“中风120”口诀

- **“1”** 代表“1张脸”，观察脸部是否对称，是否出现口角歪斜、流口水等症状。
- **“2”** 代表“2只手臂”，观察、对比双臂，是否出现双手平举时有高低，或一侧肢体麻木、无力等症状。
- **“0”** 代表“聆（零）听”，观察讲话是否清晰，是否出现说话速度缓慢、逻辑不清晰、反应迟钝等症状。

如果突然出现上述症状，说明患者可能发生了脑卒中，应立刻拨打“120”急救电话。

误区四：

输液可以预防脑卒中

有些人认为，夏季胃口差、出汗多，输液可以补充水分和营养、疏通血管，预防脑卒中。

其实，目前没有足够的证据表明，输液可预防脑卒中。脑卒中的预防性治疗方法以调脂、抗血小板聚集、抗凝和降压为主，患者应在医生指导下进行合适的药物治疗。PM

延伸阅读

夏季如何预防脑卒中

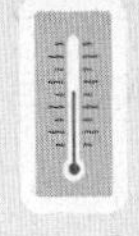

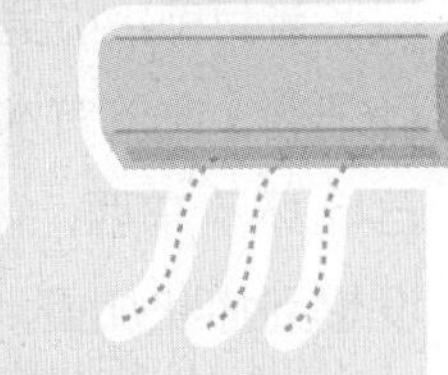

❶ 使用空调莫贪凉，室内温度应保持在26~28℃，避免频繁进出。

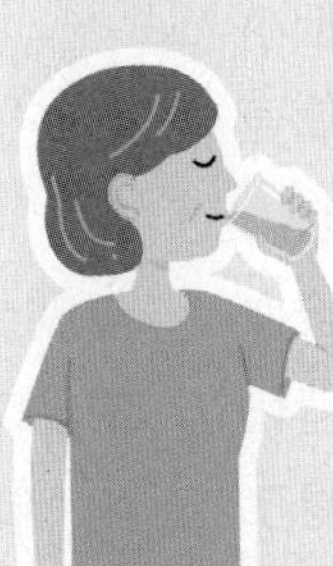

❷ 运动后切忌猛喝冷饮、吹冷风，以免导致血管收缩、血压骤升。

❸ 合理膳食，不吃变质食物，避免因腹泻而导致脱水、电解质紊乱。

❹ 补足水分，每天摄入水2000毫升左右（包括饮食摄入的水分），出汗多者应适当增加饮水量。

❺ 避免情绪波动过大。

❻ 避免久坐，可在室内适当进行有氧运动。

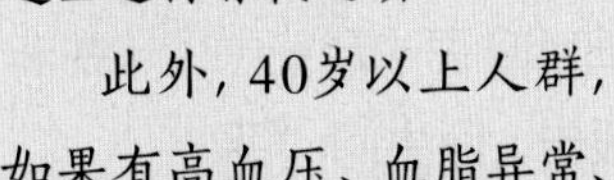

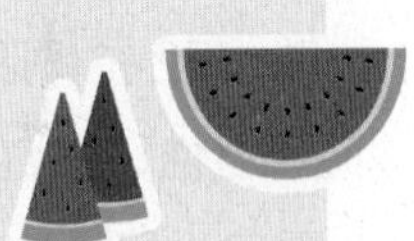

此外，40岁以上人群，如果有高血压、血脂异常、糖尿病、房颤、吸烟、脑卒中家族史、超重或肥胖、缺乏运动等脑卒中危险因素，应进行脑卒中风险评估，并在医生指导下采取个体化的预防措施。需要提醒的是，已经发生脑卒中的患者，应积极筛查脑卒中的病因，并采取针对性的预防措施，避免“再卒中”。

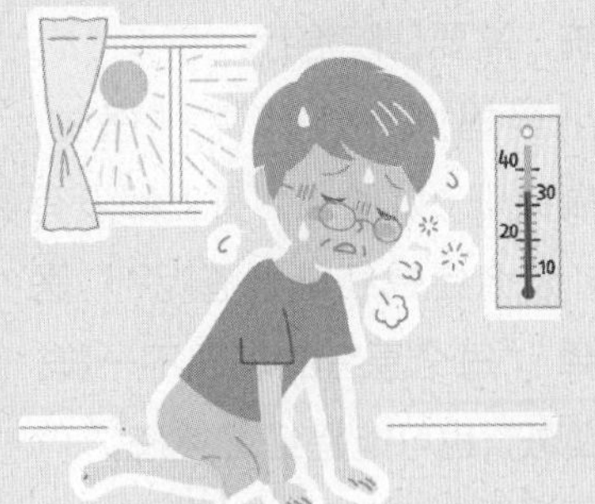

没有红斑的“红斑狼疮”

上海交通大学医学院附属仁济医院风湿科
李 佳（副主任医师） 胡大伟（主任医师）

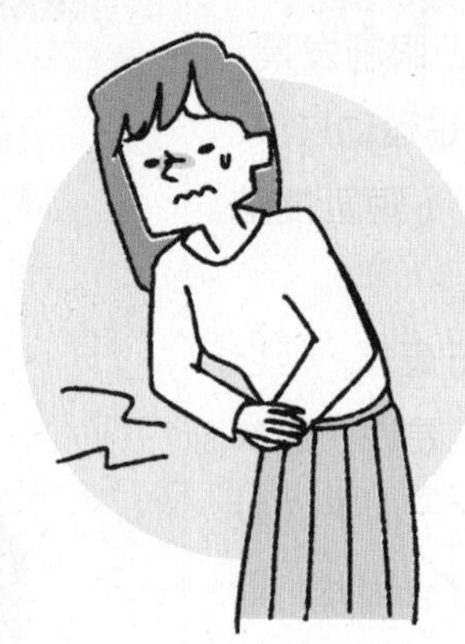

半月前，小吴外出用餐后忽然肚子痛，还伴有水样泻。她以为自己吃坏了东西，休息几天就好了，没想到症状加重，还发热了，不得已到医院就诊。医生开了验血单，给小吴补液，还用了抗生素。但小吴的症状没有改善，腹胀、腹痛更严重了，她不得不去消化科复诊。医生仔细询问病史后又开了验血单。当小吴再次拿着报告单去消化科门诊时，医生说：“你可能得了风湿病，去风湿科看看吧。”小吴和她妈妈愣住了：难道不是急性胃肠炎吗？为何要看风湿科？

抗核抗体 1∶1280，抗组蛋白抗体阳性，抗核小体抗体阳性，抗 Ro-52 抗体阳性，抗双链 DNA 抗体阳性，血红蛋白 80 克 / 升……看完小吴的化验报告，医生问：“平时有没有其他不舒服，比如关节痛、皮疹、口腔溃疡？”小吴愣了一下，说：“最近确实经常出现口腔溃疡，头发掉得也较多，有时候会关节痛，其他好像没有。”医生给小吴做了详细体检后告诉她，她可能患有系统性红斑狼疮，累及了胃肠道和血液系统，需要住院治疗。

小吴妈妈焦急地说：“医生，不会搞错吧？她脸上、身上都没有红斑，怎么会是红斑狼疮呢？”医生解释：“每个患者的表现不一样，没有红斑，也可能是红斑狼疮。”

医学界对红斑狼疮的认识始于皮肤病变，多见于面部，表现为圆形红斑，边缘突起、中间凹陷，并用“狼疮”一词来描述“与狼咬后相似的皮肤损伤”，也有学者用“蝶形红斑”来描述患者面颊和鼻梁的鲜红皮疹。后来，很多病例报告、解剖学和病理学研究证明，红斑狼疮可以影响全身脏器，引起多系统病变，故称系统性红斑狼疮，“红斑”并非诊断这一疾病的必要条件。

小吴入院后，进一步完善了检查。腹部影像学检查报告证实了医生的推测——小吴的腹痛、腹泻是红斑狼疮引起的胃肠道血管炎导致的，她的心、肺、肾功能正常。经大剂量糖皮质激素、羟氯喹和靶向药物等治疗，同时短期静脉补充营养后，她的体温很快恢复正常，腹痛消失，几天后开始进食，苍白的脸色渐渐红润起来。

小吴妈妈仍然很担心：“医生，听说这病是治不好的，她年纪轻轻怎么会得这种病？以后该怎么办？”医生向她解释：红斑狼疮是一种自身免疫性疾病，好发于育龄期女性，其发病与遗传、环境和性激素有关。目前主要使用糖皮质激素和免疫抑制剂治疗，新的生物制剂和小分子抑制剂，尤其是 B 细胞靶向治疗，也在逐步开展。虽然不能治愈，但是可以控制病情。若患者得到早期诊断和规范治疗，可以回归正常的工作和生活。

2 周后，小吴顺利出院了。尽管与“狼”同行，她还有很长的路要走，但可以相信，在医生的帮助下，她会健康快乐地生活。PM

专家提醒

系统性红斑狼疮症状多样、复杂，患者可以表现为脱发、关节痛，口腔溃疡、皮疹等皮肤黏膜症状，血小板减少、溶血性贫血等血液系统病变，以及咳嗽、咯血、腹痛、腹泻、胸闷、胸痛、头痛、癫痫、蛋白尿、血尿、肾功能不全，等等。如果出现常规病因无法解释的多系统症状，患者应到风湿免疫科就诊，检测血液中自身抗体（如抗核抗体谱、抗双链DNA抗体等）和免疫球蛋白、补体等，以便早期诊治，有利于改善预后。

PET/CT（正电子发射断层显像/计算机断层显像仪）检查是将葡萄糖类似物——脱氧葡萄糖（FDG）或反映疾病某种特征的微量物质（称为载体），利用微量短半衰期氟-18（^{18}F）或者其他放射性核素标记（称为示踪剂）注射进入人体内，约60分钟后，在体外利用PET/CT成像设备接收体内发射出的伽马射线，经过计算机处理后获得图像，再从功能或代谢的角度对疾病进行早期诊断与全面评价。基于大量的临床证据，PET/CT检查已被列入多种疾病的国内外诊疗规范中，尤其擅长“揭开”肿瘤的真面目。许多患者对进行PET/CT检查顾虑重重，担心有辐射，也担心成为“行走的放射源”，影响周围人的健康。

做完PET/CT，就成了“行走的放射源”？

复旦大学附属中山医院核医学科主任医师　石洪成

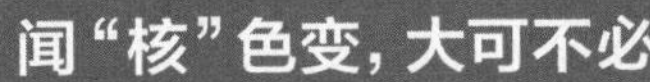

闻“核”色变，大可不必

PET/CT 检查的辐射剂量来自放射性核素的辐射和 CT 检查的辐射。我国 PET 显像的显像剂剂量普遍较低（一般为 3.7 ~ 5.55 兆贝可勒尔 / 千克），体重 70 千克的受检者所接受的辐射剂量不到 6 毫希弗。如果使用先进的 PET/CT 机器，受检者接受的辐射剂量则更低。CT 的辐射剂量因不同检查参数而异，一般一次 CT 检查的辐射剂量为 1 ~ 20 毫希弗。

PET/CT 检查在全球范围内临床应用广泛，尚没有确凿证据显示会给受检者带来近期及远期的辐射伤害。总之，PET/CT 检查的总辐射剂量很低，患者不必闻“核”色变。

敏感人群需注意防护

从注射示踪剂到检查完成，需要 90 ~ 120 分钟。在这段时间内，注射到体内的放射性核素通过自身衰变和人体代谢后所剩无几，只是一个有形无神的“放射源”，受检者无须在检查后自我隔离。国际原子能机构明确表示，进行核医学诊断检查（包括 PET/CT）后，患者的行为不应被任何限制，因为使用的放射性核素剂量不会对患者自己、医务人员和公众造成影响。不过，辐射敏感人群（如婴幼儿、孕妇等）是例外。

美国相关指南建议，哺乳期妇女在注射 ^{18}F-FDG 后 4 小时内不宜接触婴儿。欧洲相关指南建议，哺乳期妇女应在注射 ^{18}F-FDG 后 12 小时再接触婴儿。^{18}F-FDG 不经乳汁排泄，注射 ^{18}F-FDG 的哺乳期妇女可将乳汁吸出后进行哺喂。另有文献报道，孕妇可以接受 ^{18}F-FDG PET/MR 显像检查，因避免了 CT 的辐射剂量，胎儿接受来自 PET 检查的辐射剂量很低。PM

小贴士

降低PET辐射剂量的两个妙招：①医生在保障图像质量的前提下，会尽可能注射低剂量的显像剂。②受检者在检查前和注射显像剂后可多饮水，通过多排尿促进放射性核素排出体外，既可有效降低辐射剂量，还有助于提升图像质量。

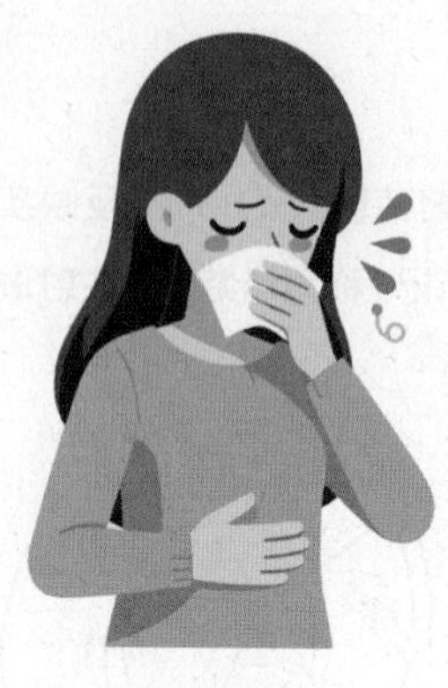

支气管狭窄，居然是结核“作祟”

同济大学附属上海市肺科医院结核科副主任医师　方勇

生活实例

29岁的小安平时工作很忙，经常加班到凌晨。半年前，她患了一次重感冒，咳嗽比较严重，还有胸闷和乏力等症状。起初她没太在意，以为吃点感冒药就会好。没想到好几个月过去了，咳嗽、胸闷等症状一直没有好转，甚至有加重趋势。一天，她突然听见自己肺里传来轻微的口哨声，被吓得不轻，连忙去医院就诊。医生建议她做一次胸部CT检查。几天后，小安去医院取了检查报告，当看到“左肺散在结节灶，左主支气管明显狭窄”的字样，她吓坏了，以为自己患了肺癌，立即挂了当天的专家号。

医生仔细询问病史、查看胸部CT影像和检查报告后，感觉肺癌的可能性不大，很可能是感染引起的支气管狭窄和肺内病灶，建议小安做一次支气管镜检查。果然，进一步的气管镜检查证实了医生的猜测，小安最终被确诊患有肺结核和支气管结核。

“身体一直很好，怎么会患结核病？肺结核倒是听说过，支气管结核是什么病？这两种结核有什么联系？结核为什么会导致支气管狭窄？该怎么治疗呢？”小安感到很疑惑。

医生的话

肺结核是累及肺和气管、支气管的结核病。气管、支气管结核是发生在气管和支气管黏膜、黏膜下层、平滑肌、软骨及外膜的结核病。支气管结核往往由肺内的结核病灶通过气道播散而来，很少单独发生。有研究表明，活动性肺结核患者中有10%~40%存在支气管结核。

支气管结核易漏诊

支气管结核若发生在一些小的支气管或早期仅有支气管内膜充血而未形成狭窄和阻塞时，通过肺部影像学检查不容易被发现。部分患者可能被当作普通的支气管炎来治疗，有气促、哮鸣音者则可能被当作支气管哮喘来治疗。有些肺结核患者因影像学检查未能发现支气管病变，而漏诊了支气管结核。

支气管镜检查对确诊支气管结核有决定性作用。然而遗憾的是，临床上不少患者因对支气管镜检查有顾虑而拒绝检查，从而延误了支气管结核的及时诊治。

别把结核当感冒

肺结核的典型症状为咳嗽、咯痰、盗汗、乏力、胃口差、消瘦、午后低热等。由于这些症状也可见于其他呼吸系统疾病，如感冒、气管炎等，轻症患者常误以为自己是普通感冒而未及时就诊。实际上，感冒与肺结核还是有明显区别的。

普通感冒大多由病毒感染引起，属于上呼吸道感染，起病较急，一般表现为鼻咽部症状，如打喷嚏、鼻塞、流清水样鼻涕、咳嗽、咽干、咽痒或咽痛等，严重者可有发热、轻度畏寒和头痛等症状。胸部X

线或 CT 检查一般无异常表现。病程较短，一般 5 ~ 7 天可痊愈。

肺结核起病缓慢，病原体为结核分枝杆菌，为下呼吸道感染。胸部 X 线或 CT 检查可见两肺多发斑片、斑点、结节、空洞影。疑似存在支气管狭窄或肺不张者，还需要进一步做支气管镜检查，以明确是否存在支气管结核。肺结核病程较长，如果得不到治疗，病情可迁延数年，并进行性加重。

因此，如果咳嗽超过两周无好转，患者切勿大意，应及时去医院就诊，以免延误病情。

支气管狭窄，“结核”是重要原因之一

我们生活的城市有一张密集而发达的交通网，由主干道、支线道路及小马路构成。人体的肺部也有一张交通网，由气管和各级支气管组成，从主支气管、各级支气管，再到肺泡，约有 24 级。氧气经由这些通路到达肺泡，肺泡里的二氧化碳也经由这些通路排出体外。

相信大家都有体会，如果一条马路堵塞了，附近居民的出行势必会受影响。同样道理，如果气管因发生病变而狭窄、阻塞，势必会影响其下一级的支气管、细支气管及它们所连接的肺组织的正常通气，患者就会出现胸闷、呼吸不畅等症状。

在引起气管、支气管狭窄的众多“元凶”中，结核是很重要的原因之一。据观察，在因气道狭窄来医院就诊的病例中，患气管、支气管结核的超过 1/3。

介入治疗，为支气管“排堵保畅”

抗结核药物治疗是所有结核病治疗的基础。通常，肺结核患者的疗程至少为半年，支气管结核患者则需要 1 年左右。

除药物治疗外，支气管结核患者还需要在医生指导下接受合适的介入治疗，以尽快为支气管“排堵保畅”。

① 病灶局部使用抗结核药物

通过支气管镜将异烟肼等抗结核药物喷洒在支气管病灶表面，使药物在局部直接发挥治疗作用。

② 清除气道内坏死组织

当支气管内膜被一些坏死组织或肉芽组织覆盖时，可采用热消融（激光、高频电刀、氩气刀、微波等）、冷冻消融等方法，达到清除病灶的目的。

③ 球囊扩张，撑开狭窄气道

当支气管出现明显瘢痕性狭窄时，可采用球囊扩张术，通过支气管镜将球囊送至气道狭窄部位，用液压枪泵向球囊内注水，使球囊膨胀，撑开狭窄气道。

④ 支架置入，重建气道结构

气管和支气管的管壁由软骨环支撑，如果这些软骨被结核菌破坏，会导致管壁塌陷。此时需要置入支架撑起气管壁，重建气道结构，保持气道通畅。

通过规范的抗结核药物治疗和安全、有效的介入治疗，绝大多数支气管结核病灶可以被清除，气道病变能得以改善。虽然瘢痕狭窄和管壁塌陷是不可逆转的，但借助球囊扩张和支架置入等治疗，可有效避免支气管阻塞，保留部分通气功能。PM

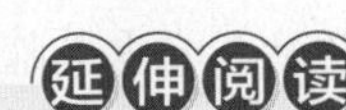

年轻人也要提防结核病

在很多人的印象中，结核病是体弱者的“专利”。然而近年来，结核病在身强力壮的年轻人和大学生群体中的发病率有增加趋势。究其原因，主要有两点：一是工作、学习压力大，三餐不规律，睡眠不足，过度劳累，缺乏运动，导致机体抵抗力下降，结核杆菌容易“乘虚而入”；二是宿舍、教室、写字楼等场所相对密闭，空气不流通，为结核病的传播创造了条件。

“痒无可奈”的特应性皮炎

扫描二维码，立即收听

复旦大学附属华山医院皮肤科　朱沁媛　陈淑君（副主任医师）

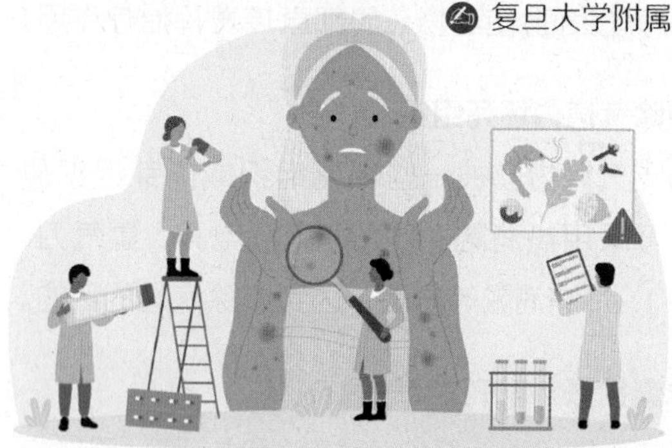

特应性皮炎是一种常见的慢性、反复发作的炎症性皮肤病，患者常因皮肤瘙痒剧烈，甚至夜不能寐而到医院就诊。辗转多家医院就诊后，医生给出的诊断常不一致，有被诊断为“特应性皮炎”的，也有被诊断为“过敏性皮炎”“湿疹”的。这让许多患者摸不着头脑：过敏性皮炎、湿疹、特应性皮炎，它们是一回事吗？

“不一般”的湿疹

过敏性皮炎泛指由过敏导致的各类炎症性皮肤病。湿疹是过敏性皮炎的一种，是对某些皮肤症状的描述性诊断，如皮肤上出现对称、多种形态的皮疹且伴有明显瘙痒时，可称为“湿疹”。特应性皮炎是一种特殊的“湿疹”，只有符合一定标准（如存在超过6个月的对称性湿疹样皮损，个人或亲属患有哮喘、过敏性鼻炎、过敏性结膜炎等过敏性疾病，嗜酸粒细胞和总IgE升高，瘙痒剧烈严重影响生活质量，等等），方可诊断。

特应性皮炎与遗传易感性、皮肤屏障功能障碍、免疫调节异常和感染等原因有关，患者常有过敏性疾病的遗传倾向，或合并过敏性疾病。就医后，患者多需进行血清过敏原特异性IgE检测、皮肤点刺试验、皮肤斑贴试验、食物激发试验等，以明确诱因，并在日常生活中尽可能规避，以避免诱发或加重特应性皮炎。

总IgE与特异性IgE有何区别？

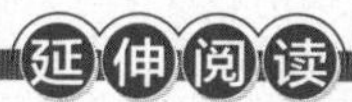

血清IgE检测包括总IgE和特异性IgE，两项指标可同时进行检测。总IgE升高提示过敏的可能性大，但不能用于判断过敏原；特异性IgE超过0.35国际单位/毫升即为阳性，但并不是阳性即表示患者对该物质过敏，医生需要结合病史和临床表现综合判断后才能下结论。

皮疹表现多样，随年龄增长而变化

特应性皮炎多起病于婴幼儿时期，是儿童最常见的皮肤病，但成年后发病的也不在少数。其基本特征是皮肤干燥伴剧烈瘙痒，皮疹表现多样，具有对称性、多形性、瘙痒性、渗出性和反复性的特点。不同年龄、不同病程患者的皮疹分布和形态各不相同。

- **婴幼儿期（0～2岁）** 多为伴有渗液的急性期皮疹，常分布于易摩擦的部位，如面颊、额部、头皮、肢体外侧或尿布覆盖区域。
- **儿童期（2～12岁）** 皮疹由婴儿期演变而来，逐渐变得干燥、肥厚，主要位于肘窝、腘窝内侧。
- **青少年与成人期（12岁以上）** 皮疹表现与儿童期类似，部分演变为结节，常局限在某些部位（如头颈、乳晕、肘窝、手、腘窝、外阴等），反复发作。

随年龄增长，大部分患者的病情会逐渐减轻，皮疹可能完全消退。一项长期随访结果显示，约 60% 患者的皮疹可在 12 岁前缓解，但部分可在成年期复发；病情持续至成年期者，皮疹范围可能较之前局限。

生活护理须留意

特应性皮炎病因复杂、个体差异大，患者应积极寻找诱因，合理回避，与疾病和平共处。

衣 宜穿着纯棉的宽松服装，避免穿着羊毛、化纤材质或紧身的衣物。

食 不吃会导致过敏的食物；不吸烟，不饮酒，忌食辛辣食物；少吃腌菜、加工肉类；多吃新鲜水果和蔬菜。

住 尽量远离高温环境，减少汗液对皮肤的刺激；家中不养宠物、不铺地毯、少养花草，勤换衣物、床单与被套；蚕丝被中容易有尘螨定植，对尘螨过敏者应避免使用。

行 做好防晒，尽量避免接触尘螨、真菌、花粉、动物皮毛、汽车尾气等。

洗 洗澡时间不宜过长（5 分钟左右为宜），水温不宜过高（27 ~ 30℃为宜），尽量使用非皂类清洁剂，以避免皮肤屏障进一步被破坏；沐浴时避免反复、大力揉搓，沐浴后在皮肤半干状态下涂抹保湿润肤剂。

“长治”才能“久安”

特应性皮炎虽不能根治，但规范治疗可以使患者的症状完全消失或显著改善。

● **使用保湿润肤剂** 长期规律（每天 1 ~ 2 次）且足量（儿童每周用量约 100 克，成人每周用量约 250 克）使用保湿润肤剂，可以有效缓解皮肤干燥、修复皮肤屏障。值得注意的是，特应性皮炎患者常因剧烈瘙痒而陷入“瘙痒 - 搔抓 - 皮疹加重”的恶性循环，应改“搔抓”为“拍打”。

● **外用药物治疗** 治疗特应性皮炎的外用药包括糖皮质激素类药物和非激素类钙调磷酸酶抑制剂。与成人相比，儿童患者的药物选择相对少，更注重安全性。3 月龄以上患儿可以外用安全性良好的磷酸二酯酶 4 抑制剂，2 岁及以上患儿可以使用钙调磷酸酶抑制剂。需要提醒的是，外用药虽然可以显著缓解瘙痒症状，但皮肤与组织中的炎症尚未完全“消失”，皮肤屏障还未完全修复，若“见好就收”易导致皮疹复发。正确的做法是：逐渐减少用药次数，在皮疹易复发的部位持续治疗数月，即“维持治疗”。不少患者担心维持治疗会导致用药过量，其实，比起反复“治疗 - 复发 - 再治疗”，维持治疗不仅有利于控制病情，所使用的药量可能比治疗复发少得多。

中、重度特应性皮炎患者还需要在医生指导下系统使用抗组胺类药、中药、免疫抑制剂、生物制剂及小分子药物等，具体治疗方案因人而异。PM

尽早治疗，阻断“特应性进程” 延伸阅读

大多数特应性皮炎患者存在“一敏多病”的情况。流行病学研究发现，过敏性疾病往往以特定顺序发生，医学上称之为“特应性进程”。典型的特应性进程由婴儿期的特应性皮炎和食物过敏开始，逐渐进展为儿童及成人期的哮喘和过敏性鼻炎。因此，对特应性皮炎进行早期干预，或可阻断特应性进程，预防其他过敏性疾病的发生和发展。

治疗肿瘤的手段日新月异，如今已不再局限于传统的手术刀。随着科技的进步，一系列看不见的“刀”逐渐崭露头角，如伽马刀、射波刀、速锋刀、康博刀、微波刀、射频刀、海扶刀等。它们以非侵入或微创的方式精准消灭肿瘤细胞，为患者提供不同的治疗方案和选择。这些“隐形刀”究竟是怎样治疗肿瘤的？肿瘤患者又该如何选择合适的“刀”？

扫描二维码，立即收听

治疗肿瘤的“隐形刀”

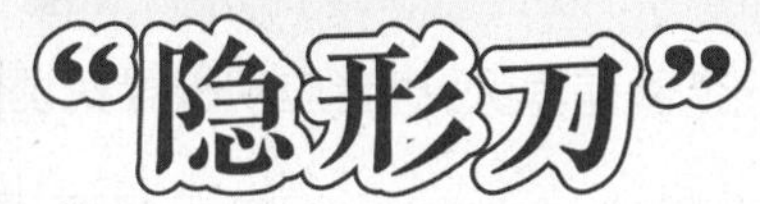

复旦大学附属肿瘤医院教授　彭佳元　胡伟刚　章　真　孟志强

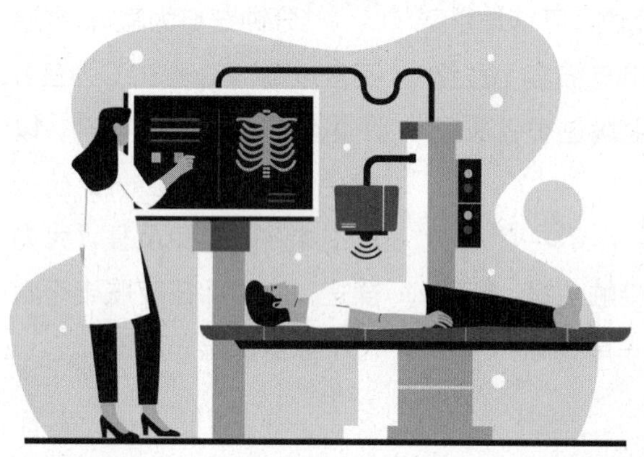

治疗肿瘤的“隐形刀”并不是真正的刀，其实是一些高科技医疗设备，它们利用不同的能量形式来“消灭”肿瘤细胞。“隐形刀”主要分为两大类：一类利用高能放射线直接照射肿瘤组织，如伽马刀、光子刀、射波刀、速锋刀、托姆刀等，有一定的辐射；另一类是通过产生低温或高温的方式破坏肿瘤细胞，如微波刀、射频刀、康博刀、海扶刀等，没有辐射。

高能放射线

阳光在凸透镜下可以聚成一个焦点，产生的高温可点燃树叶或纸片。阳光无法穿过身体，但高能放射线可以，如X射线、伽马（γ）射线。它们以非侵入的方式损伤肿瘤细胞的DNA，导致细胞凋亡或无法进行正常的细胞分裂，从而达到治疗肿瘤的目的。放射治疗可以单独应用或与其他治疗方式（如手术、化疗）联合使用。不同设备在射线类型、发射方式和影像定位技术上的差异，决定了它们在精确度、敏感性、不良反应、治疗费用等方面的差异。

• 伽马刀

这是一种立体定向放射治疗装置，通过分布在半球形弧面的上百个钴-60放射源，将超高剂量的放射线精确交汇于肿瘤区域，促使肿瘤细胞DNA双链断裂，从而杀死肿瘤细胞。由于能量聚焦在球心处的肿瘤部位，周围正常组织受影响较小。伽马刀主要用于治疗直径3厘米以下的颅内肿瘤，如脑膜瘤、听神经瘤、脑转移瘤等，治疗过程中无创伤、不出血。近年来，其应用范围已扩展到体部肿瘤的治疗，尤其是小而复杂的病灶，如肺、肝、胰腺、肾、腹膜后等部位的肿瘤。

• 光子刀

光子刀也称X刀，通过直线加速器产生X射线，使用三维立体定向体架，将多个非共面的射束汇聚到病变组织，进行高强度照射。治疗费用低，适用范围较广，可治疗多种实体肿瘤，如肝、肺、胰腺等脏器肿瘤。

• 速锋刀

这是一种适用于全身的立体定向放疗技术，通过图像引导精确定位肿瘤靶区，控制X射线束的剂量和方向，精准照射肿瘤组织，最大限度减少对周围正常组织的损伤。速锋刀在治疗精度和强度上得到显著提升，减少了治疗时间和不良反应，对身体条件欠佳的患者较友好。

• 射波刀

射波刀又称赛博刀、电脑刀，是用于全身立体定向放射治疗的机器人加速器系统。射波刀在治疗过程中可进行实时影像引导，跟踪并精确引导射线到达肿瘤部位，实现精准“打靶”。比如：治疗肺癌时，肿瘤位置会随患者呼吸运动而发生变化，射波刀能跟踪肿瘤并动态调整射线方向。目前，射波刀主要应用于头部和全身各类复杂或位置会随呼吸运动发生变化的肿瘤。与速锋刀相比，射波刀具有更广的射线入射自由度、更好的剂量聚焦能力。不过，由于治疗孔径的限制，其对体积较大的肿瘤存在一定的治疗局限。

• **托姆刀**

托姆刀又称螺旋光子刀，是一种螺旋断层放射治疗系统。其直线加速器被安装在螺旋CT上，可在CT引导下采用螺旋扫描方式并准确控制X射线的照射强度和方向，亦能根据肿瘤随呼吸运动发生的位置变化进行调整，达到自适应放疗的效果。其照射范围较大，可用于治疗单个体积较大的肿瘤或多部位、多个肿瘤，如多发性脑转移瘤、全身多处转移病灶等。

• **质子刀、重离子刀**

不同于X射线和伽马射线的持续放射作用，质子、重离子治疗技术是利用回旋或同步加速器使粒子加速后射入靶区，射线到达肿瘤病灶后瞬间释放大量能量，达到"立体定向爆破"的治疗效果，对正常组织的损伤更小。质子来源于氢原子，体积小、质量轻，故能量小、安全性高；重离子主要来源于碳原子，体积大、质量重，故能量大，需要更加精确照射以保障安全性。无远处转移的肿瘤患者若不能进行常规放疗，有条件者可考虑质子、重离子治疗。

无辐射的能量"刀"

利用其他非放射性能量治疗肿瘤的"隐形刀"，其原理有一定差异，可通过非侵入或微创（部分设备需要穿刺后进行治疗）的方式破坏肿瘤细胞，适用于表浅或局部肿瘤，能够更加精准地控制疾病的进展，一般一次治疗即可结束。

• **氩氦刀**

这是一种微创超低温冷冻消融系统。其工作原理基于冷冻疗法，在CT或磁共振引导下，医生将一根特制的穿刺针经皮肤刺入肿瘤组织内，释放液体氩气，迅速产生极低温（零下150℃左右），冻结肿瘤组织，破坏其细胞结构，导致组织坏死；随后释放氦气，迅速加温至20～40℃，进一步破坏肿瘤组织。这项技术被广泛应用于各种实体肿瘤的治疗，如肝癌、肺癌、乳腺癌等，但不适合治疗体积较大且形态不规则的肿瘤。

• **康博刀**

这是一种复合式冷热消融系统，与氩氦刀的治疗原理相似，其最低温可达零下196℃，最高温可达80℃，可治疗体积较大的肿瘤。

• **微波刀**

微波刀又称微波手术刀，是在CT或磁共振引导下，将一根微波电极针经皮穿刺入肿瘤内部，利用微波发生器产生能量，通过电极传递到组织中，在极短时间内产生高温，导致肿瘤组织坏死。目前，微波刀较多用于肝癌、肺癌的治疗。

• **射频刀**

射频刀又称射频电波刀。治疗时，医生将射频电极针经皮穿刺入肿瘤组织内，通过射频发生器产生高频电流，利用热能破坏肿瘤组织，导致细胞坏死。射频刀被广泛用于治疗肝、肺、肾、骨骼和软组织等部位的肿瘤，亦可治疗甲状腺结节、子宫肌瘤等良性肿瘤。

• **超声聚焦刀**

超声聚焦刀又称海扶刀，是一种利用超声波聚焦原理进行治疗的设备。与放射治疗类似，医生将超声波聚焦到肿瘤组织，产生65～100℃的高温，迅速损毁肿瘤组织。其聚焦点可以精确到毫米级，可进行适形性消融。适用于小型、表浅且具有安全声通道（超声可能经过的范围内没有易损组织结构）的实体肿瘤，如胰腺癌、肝癌、子宫肌瘤等。PM

总之，治疗肿瘤的"隐形刀"各有其优势和不足，并非适用于所有患者。医生会根据肿瘤的类型、位置，以及患者的身体状况、经济能力等因素综合考虑，选择合适的个体化治疗方案。

生活实例

一日，张先生在女儿的陪同下来到耳鼻喉科门诊。女儿对医生说道："我爸爸退休后听力下降十分明显，与我说话时声音越来越响，手机和电视的音量也越调越高。我一直催促他就医，可他说听力下降是衰老的正常表现，是这样吗？"医生检查后发现，张先生听力损失显著，建议他尽早佩戴助听器。

配助听器那些事

上海交通大学医学院附属仁济医院耳鼻喉科
钱敏飞　李吉平（主任医师）

听力损失的危害比想象中大

听力损失对老年人的日常生活和生活质量产生很多负面影响，且无法依靠药物和手术治疗。助听器是一种有效的干预和康复手段，是听力损失最好的补偿方法。研究表明，与不使用助听器的听力损失人群相比，经常使用助听器的听力损失成年人的死亡率降低24%。这可能与听力改善后，患者对危险信号（如汽车鸣笛声、火警声等）的识别能力与身体平衡感知能力提升、跌倒发生风险降低等原因有关。

佩戴助听器，宜早不宜迟

助听器的选配标准是由听力损失程度决定的，听力损失由轻到重分为7级，按15分贝梯度递增（如下表）。

助听器适用于轻度至中重度听力损伤患者，极重度听力损伤患者使用助听器的效果较差，宜选择人工耳蜗植入。值得注意的是，老年听力损失者对言语理解的能力决定了其从助听器获益的程度。临床上，不少老年人在听力损失数年后才来验配助听器，因错过最佳治疗时机而效果不佳，令人惋惜。这是因为，听觉中枢在长时间缺少声音刺激的情况下，对言语分辨及理解的能力会显著下降，使人"能辨其声，不能辨其义"。这种情况一旦发生，往往不可逆，严重影响佩戴助听器的效果。因此，佩戴助听器宜早不宜迟。

基于老年性听力损失具有言语分辨能力下降的特征，在验配助听器时，医生除了要评估患者的听力损失程度外，还需要评估其言语分辨能力，从而更好地预估助听器的使用效果。此外，言语分辨能力较差的患者在使用助听器时，学习与适应期也应适当延长，当遇到听错的词语或句子时，应反复聆听、学习，直到记住为止。

2021年世界卫生组织听力损失程度分级标准

分级	听力阈值（分贝）	在安静环境下	在噪声环境下
正常	<20	听声音没有问题	听声音没有或几乎没有问题
轻度	20~35	谈话没有问题	可能听不清谈话声
中度	35~50	可能听不清谈话声	谈话有困难
中重度	50~65	谈话有困难，提高音量后可正常交流	谈话中的大部分内容都听不到
重度	65~80	谈话中的大部分内容都听不到，即便提高音量也不能改善	谈话非常困难
极重度	80~95	听到声音很困难	听不到谈话声
全聋	≥95	听不到言语声和大部分环境声	听不到言语声和大部分环境声

个性化验配，防助听器“越戴越聋”

人的耳蜗形似蜗牛壳，不同位置感受着不同频率的声音。声音由外耳道传至内耳后，鼓膜最先听到声音，是高频声音感知区域，也是老年性听力损失患者最先丢失的声音。随着年龄增长，听力损失从高频率向低频率“蔓延”，最后进展为全频听力丢失。

助听器的工作原理是收集环境声音，经分析调整后将声音放大、过滤和修正。助听器的佩戴效果和舒适度与佩戴者的年龄、依从性、耳郭与耳道形态、听力损失类型及程度等因素密切相关，只有经过个性化定制的助听器才对残余听力无害。如果没有经过正规听力评估，佩戴网购的助听器，就好比在耳朵里安插一个麦克风，由它简单、粗暴地放大全频声音，对残存听力产生过度刺激，易造成噪声性耳聋，使患者“越戴越聋”。

个性化定制助听器一般分“两步走”。首先，患者须进行听力测试，了解听力状况。其次，通过听力测试比较验配前后的听力损失程度和言语识别情况。初次佩戴助听器的 3 个月内，患者应向医生反馈佩戴助听器后的舒适度和音质，以便医生进行微调，从而达到最佳听觉效果。

适合自己的，才是最好的

助听器分为气导和骨导两种。骨导助听器适用于对气导助听器不耐受，或患有耳硬化症、化脓性中耳炎者。气导助听器最常用，分耳道式和耳背式两种。

耳背式气导助听器挂在耳郭后，机身小巧、位置隐蔽，声音放大区间大，可在听力损失加重后灵活调试，适用于轻、中和中重度听力损失患者。耳道式气导助听器的一小部分机身位于耳甲腔，大部分“藏匿”于外耳道内，体积小巧，外观相对隐蔽，是许多人青睐的“隐形”助听器，但它的声音放大区间不如耳背式气导助听器，仅适用于轻、中度听力损失患者。而且，耳道式气导助听器机身小巧，老年人为其更换电池较为不便。因此，老年性听力损失者宜选用耳背式气导助听器。PM

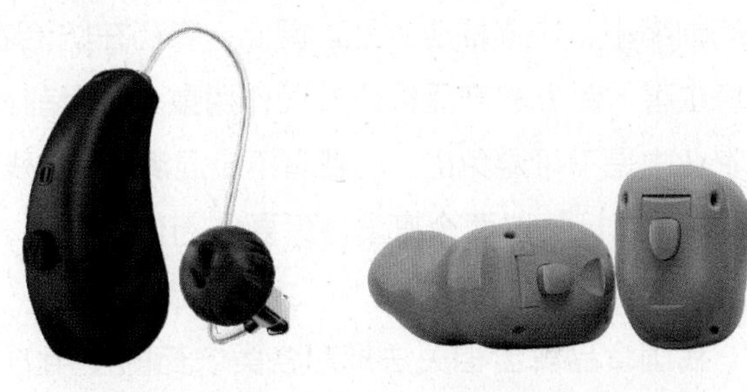

耳背式气导助听器　　耳道式气导助听器

初次佩戴，需多加练习

特别提醒

开始佩戴助听器的3个月内，需循序渐进，佩戴时间由短到长，聆听的声音从熟悉到陌生，佩戴的环境从安静（室内）到嘈杂（室外）。注意事项常有以下几点：

❶ 保证每天早、中、晚佩戴助听器30分钟以上；每次佩戴助听器不超过2小时，每天佩戴总时长控制在6小时内。

❷ 不要急于去嘈杂的环境和人多的场所。由于电话、电视、广播的声音频率与自然人声频率不同，初戴助听器者别急于打电话、看电视、听广播。

❸ 每天戴上助听器重新熟悉和分辨各种环境声音（如门铃声、闹钟声、鸟叫声等）；大声朗读文章，熟悉自己的声音；请家人慢慢地、吐字清晰地与自己进行交流，熟悉他们的发声方式。

❹ 刚开始使用助听器时，一些患者可能因声音不自然、有杂音而产生厌烦、抗拒等负性情绪，此时不可轻言放弃，应坚持佩戴，记录使用助听器时的满意和不满意时刻，与验配师密切沟通，必要时对助听器进行调整。

蔬菜、水果中的农药残留一直是广大消费者非常关注的问题，网络上关于草莓、沃柑、杨梅、黄瓜等蔬果会富集农药的说法更是层出不穷。市场上的农产品中残留农药真的堪忧吗？消费者该如何消除其健康隐患？

关于农药残留，你的认识或需要更新

上海市预防医学研究院副主任医师　罗宝章

有农药残留≠不安全

大众希望买到的农产品没有任何农药残留，这种想法可以理解，但实际上很难实现。因为农产品在种植、采收、储存、运输过程中均可能受到各种害虫和微生物的入侵。若不使用农药，农作物的产量难以保证，保鲜期会大大缩短，损耗也会增加，结果便是供应范围缩小、价格相应上涨。因此，农药在防治农作物病虫害、保障农产品供应方面作用重大，目前在现代农业中是不可避免的。消费者不应混淆“农药残留”和“农残超标”这两个概念，只要农药使用规范，其影响是安全、可控的。

我国食品安全相关法规对各类农药的使用方式、剂量、适用农作物、安全间隔期或休药期等均有相关标准，只要严格执行，农药残留是可以达到安全标准的。更何况，农药残留的安全标准通常是在实验室数据基础上，再放大百倍确定的。也就是说，经过相关部门检测，农药残留量不超标的农产品不会对人体产生危害。

此外，果蔬中残留农药的种类逐步向低毒、微毒农药转变。近年来的食品安全风险监测结果显示，国家禁限用的高毒农药超标情况整体呈下降趋势，新型低毒、微毒农药使用日益普遍。

当然，如果种植者未严格遵照规定使用农药，如擅自增加浓度、将多种农药混合使用、未经安全间隔期便直接销售等，就可能使农作物中的农药残留增加，对人体健康产生负面影响。为安全起见，消费者应掌握去除农药残留的有效方法，尽可能减少其健康隐患。

去除农药残留的正确方法

1 清洗浸泡法

先用流动的清水冲洗果蔬表面，将其表面的农药尽可能冲掉，再将其浸泡在清水中15分钟左右，浸泡过程中可换水，以增强清除效果。只用清水冲洗而不浸泡，不能完全去除蔬菜中的农药残留。

清洗叶菜类时，可先将蔬菜的根部切除，放在水中抖动清洗，用手适当揉洗，然后将其根部向上放在水龙头下冲洗。果蔬中常见的有机磷农药在碱性条件下可被分解，故可在水中加入少许碱粉或小苏打。需要提醒的是，果蔬应洗后再切，因为如果切后再洗，果蔬中的水溶性营养素会从切口流失，农药也会在冲洗和浸泡过程中从切口进入果蔬内部，造成二次污染。

2 放置存储法

由于农药会逐渐降解，故将果蔬存储一段时间，也能去除一定的农药残留。比如：大家平时很少见到粮谷类农药残留超标的报道，就是因为其一般储存时间较长，农药基本已经降解。放置存储法适用于南瓜等瓜类，土豆等根茎类蔬菜，以及苹果、梨、柑橘等不易腐坏、耐储存的水果，不适用于叶类蔬菜等容易腐坏和变质的果蔬。

去除农药残留，莫入误区

误区 1 浓盐水浸泡

有人在浸泡果蔬时会添加食用盐，虽然浓度为2% 左右的淡盐水对农药有一定作用，但并不明显。一旦加盐过量，反而会增加水的渗透压，加速浸泡过程中果蔬水溶性营养素的流失，甚至使农药进入果蔬内部。

误区 2 使用洗洁精

不是所有洗洁精和清洁剂都能去除农药残留，应使用果蔬专用洗洁精或清洁剂。使用果蔬清洁剂后，要冲洗干净。

误区 3 不同果蔬一起浸泡

不同蔬菜、水果因虫害不同，会喷洒不同农药。如果混合浸泡，可能使农药进入原本未被污染的果蔬中，导致交叉污染。

误区 4 有虫眼的果蔬农药残留更少

“果蔬有虫眼”并不说明其种植过程中使用农药更少。一种可能性是：由于没打农药，这些果蔬长了虫。但另一种可能性更大：种植户发现虫害后，补打农药杀虫。因为果蔬被虫咬过后，农药更容易渗入组织内部，其农药残留可能比没有虫眼的果蔬更严重。

误区 5 清洗白菜时，只洗外面一层

白菜、卷心菜、甘蓝等蔬菜的叶片是一层层向外生长、逐渐包裹菜心的。它们的内部叶片中也可能存在细菌和农药。因此，大家在清洗此类蔬菜时，最好用流水清洗每一片菜叶，包括菜心。

误区 6 多浸泡，残留农药清除得更干净

在浸泡过程中，水溶性农药会逐渐溶解在水中，形成具有一定浓度的溶液。相当于将果蔬浸泡在了低浓度的农药溶液中。若浸泡时间过久，农药溶液和果蔬细胞内液形成浓度差，可能导致农药溶液向果蔬内部渗透，反而造成果蔬组织内部农药残留增加。此外，长时间浸泡还会造成果蔬中水溶性营养成分的流失，如维生素 C、B 族维生素等。因此，果蔬浸泡时间以15 分钟左右为佳。

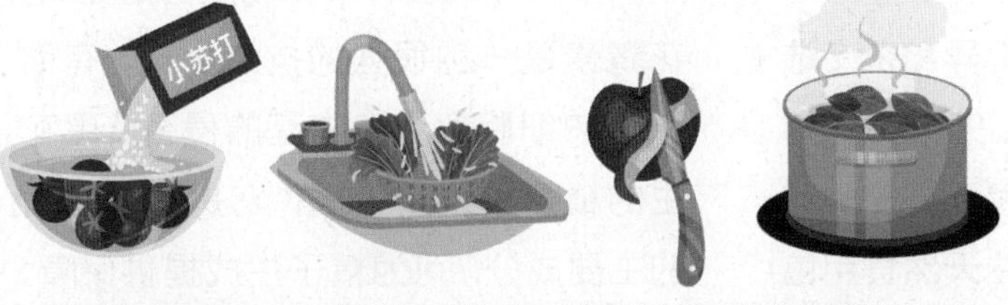

3 去皮法

上海市疾病预防控制中心曾对市售沃柑的果肉和果皮分别进行检测，发现果皮偶有农药残留超标，但果肉中的农药残留量很少。因此，去皮能清除果蔬中的大部分农药残留。

4 加热焯水法

加热可以使果蔬中的大部分农药快速降解和溶于水中。叶类蔬菜不能去皮，也不易储存，尤其适合焯水，以去除农药残留。焯水时，水量不宜过少，且水不宜重复使用，以免水中农药浓度过高，反而对蔬菜造成二次污染。

减少农药残留，可从根源处着眼

为最大程度减少农药残留摄入，消费者可以从购买时就做好选择。

首先，选择从正规超市或农贸市场购买果蔬，勿轻信路边小贩，因为正规商家的果蔬会经过严格的农药残留检测。如有条件，可选择标有“绿色食品”“有机食品”等标签的果蔬，它们在生产过程中使用农药更少。

其次，购买果蔬时，先闻一闻味道，若略有刺鼻气味，可能是残留农药过多所致，应尽量避免。

第三，最好选择可去皮食用、耐储存的当季果蔬。此外，有特殊气味的蔬果，如苦瓜、洋葱、青椒等，因对害虫有天然的趋避性，可能在种植过程中较少接触农药，可适当选择。PM

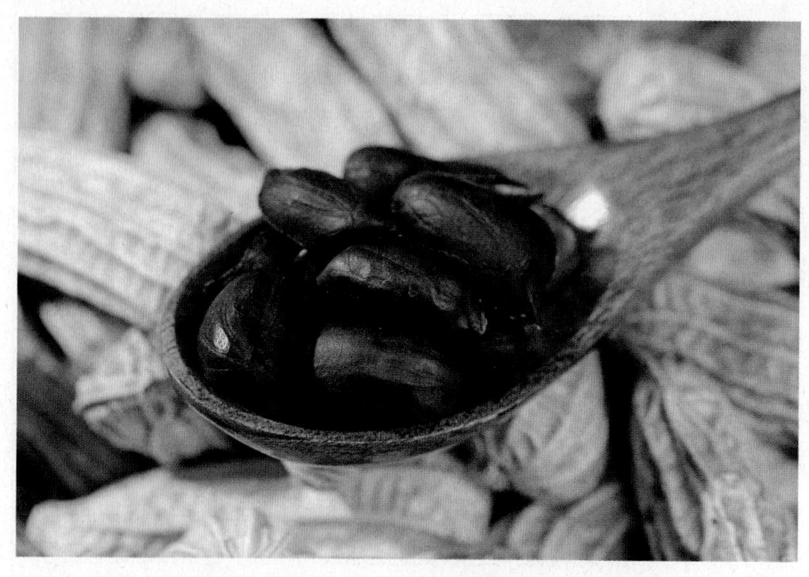

近来，一种少见的黑花生因被商家宣称具有“补硒”“补铁”“调节血压”“抗氧化”等功效而获得很多消费者的青睐。然而，也有人担心这种黑花生是转基因食品，对人体安全存在不确定性。黑花生究竟是怎么来的？营养价值如何？真有那些功效吗？

“探秘”黑花生

江苏省农业科学院农产品质量安全与营养研究所副研究员　白红武

黑花生是怎么来的

黑花生并非转基因食品，而是一种通过自然遗传变异和杂交选育培育出的新品种。其花生衣呈现的黑色，来源于丰富的天然花青素。科学家通过许多年的育种，对花生的性状进行改良，以提高其花青素含量。花青素是一种广泛分布于自然界的水溶性天然食用色素，因含量、种类、酸碱度等不同，可使植物呈现红色、紫色、蓝色、黑色。经多方考证，目前市场上黑花生的花青素含量最高可达369毫克/100克。

黑花生有什么特色

与普通花生相比，黑花生具有明显的外观和营养差异。黑花生种皮的颜色更深，多呈现深棕色或黑色，口感与普通花生相似，因其种皮花青素含量较高，可带有轻微果香味。在营养价值上，黑花生的蛋白质、不饱和脂肪酸，以及硒、钾等矿物质含量更高。花青素是一种很强的抗氧化剂，有助于保护细胞免受自由基的侵害。黑花生的精氨酸含量较高，它是精子蛋白的主要成分，可为精子生成提供保障。但由于人们的食用量一般不会很大，补充的营养素是否能发挥特殊保健功效尚难以确认，消费者应理性看待。

选购和食用，注意这些事

1. 优质的黑花生应外壳完整，无霉变或虫蛀。如有条件，可选择有“有机食品”标识或绿色认证的产品。

2. 新鲜的黑花生比干制的口感更佳，营养价值也更高。如果肠胃功能欠佳，可将黑花生煮熟后食用，以便更好地吸收其中的营养物质。

3. 应注意适量食用，并考虑个人健康状况。过量食用可能会导致肥胖和消化不良。

4. 黑花生虽然经过选育，但同样可能引起过敏反应。因此，容易过敏的人应慎食黑花生。PM

我国是世界上最大的稻米消费国，有65%以上的人口以大米为主食。随着生活水平的提高和健康意识的增强，人们对大米的要求“水涨船高”，大米产品种类也日益丰富。各种大米有什么特色？如何挑选到口感好、品质佳的大米呢？

挑选大米的学问

山东省标准化研究院正高级工程师　李 倩

大米主要分两类

1 籼米 根据米粒形状，籼米可分为长椭圆形的中粒米和细长形的长粒米。长粒米煮后软韧有劲而不黏，细腻可口，质量更佳；中粒米粉质较多，煮后松散，口感较粗糙。根据收获季节，籼米又可分为早籼米和晚籼米。早籼米质地易碎，黏性小；晚籼米质地细密，油性大，质量更好。

2 粳米 粳米的米粒呈椭圆形，质地较硬而有韧性，煮后黏性、油性均较大，柔软可口。根据收获季节，粳米可分为早粳米和晚粳米，后者的品质一般比前者更优。

影响大米食用品质的因素很多，如品种、加工工艺、新陈度、糊化温度、直链淀粉含量、胶凝度等。籼米的直链淀粉含量为18%～25%，煮成米饭后黏性较低，吸水性强，颗粒分明，口感较粗糙，但出饭率高；粳米的直链淀粉含量为14%～18%，煮熟后黏性较大，吸水性中等，食用品质较佳，但出饭率低。

如何挑选大米

新鲜大米色泽乳白，呈半透明状，粒型整齐，粒面光滑、有光泽。存放时间较久的米，口感和营养价值有所下降。挑选大米时，可采用以下方法：

1 看标签 消费者在购买包装大米时，应注意查看包装上标注的内容，不买没有质量标识和产品标准号的大米。

2 看腹白 米粒的腹部常有一块不透明的白斑，称为腹白。含水量过高、收后未经后熟或不够成熟的大米，腹白往往较大，应避免购买。

3 看硬度 大米硬度越强，蛋白质含量越高，质量也越好。新米比陈米硬，水分低的米比水分高的米硬，晚籼（粳）米比早籼（粳）米硬。可用牙咬一咬米粒，若米粒变成粉状，说明大米不新鲜；若米粒被分成两块，说明较新鲜。此外，如果大米中有微生物繁殖，其呼吸作用可使局部水分凝结，米粒表面较为潮润，俗称“出汗”，硬度也会降低。

4 看爆腰 爆腰是大米在干燥过程中因发生急热现象，米粒内外受热不均而在表面形成的一条或多条横裂纹。爆腰米煮熟后，往往外烂里生，营养价值较低，应避免选购。

5 看新陈 陈米的色泽变暗、颜色发灰，黏性降低，米粒散碎，表面有明显沟纹；黏附糠粉或米粒上未碾尽的糠皮浮起，显得毛糙，不光洁，俗称“脱糠”或“起毛”；失去大米特有的香味，甚至散发异味，米粒中可有虫蚀粒和虫尸。

6 看色泽 米粒变黄是由于大米中的某些营养成分在一定条件下发生了美拉德反应，或大米中有微生物繁殖所致。黄粒米的营养价值和口感都较差，应避免选购。

7 用手搓 有些企业在对大米进行抛光时，为提高米粒的光亮度，可能会非法添加矿物油。选购散装大米时，可将手在大米中翻搅几次，如果手上留有米粉、糠皮等杂物，说明是正常米；如果手上光滑、无粉末，甚至感觉油腻、发亮，说明可能是添加了矿物油的大米。PM

炎热的夏季，商场、办公楼内中央空调送出的清凉让人备感舒适。然而，如果空调系统卫生状况不佳，很可能造成传染性疾病的传播。为确保集中空调通风系统的设计、管理、维护和检测各环节符合卫生要求，国家疾病预防控制局发布的《WS 10013-2023公共场所集中空调通风系统卫生规范》，以及相应的清洗消毒、卫生学评价标准，已于2024年5月1日起正式实施。该规范适用于公共场所集中空调通风系统，其他场所集中空调通风系统参照执行。

在新修订的卫生学评价标准中，最主要的变化是增加了冷却水卫生指标及要求，包括嗜肺军团菌、游离氯和异养菌三个指标，其中游离氯和异养菌为新增指标。

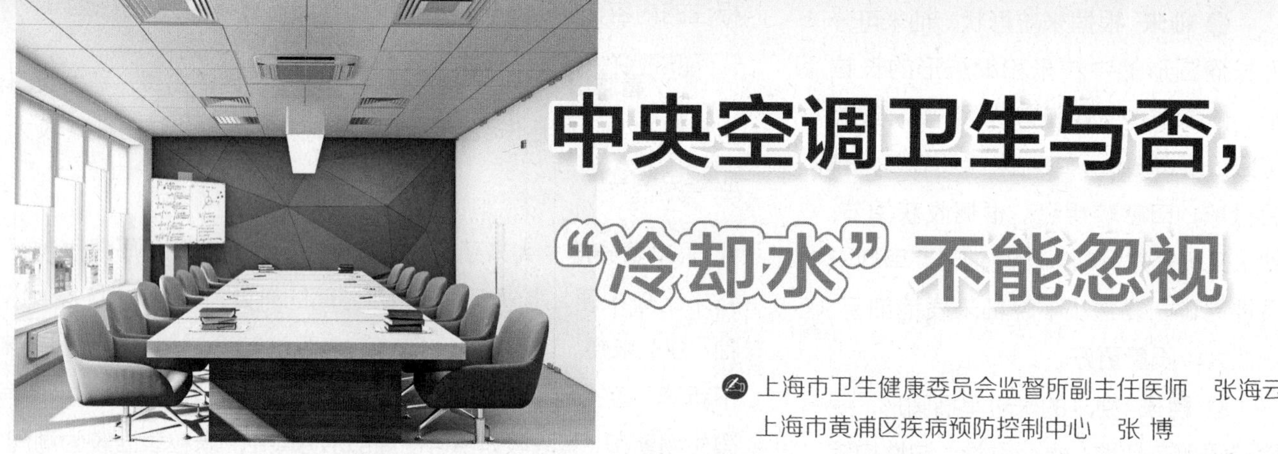

中央空调卫生与否，“冷却水”不能忽视

上海市卫生健康委员会监督所副主任医师　张海云
上海市黄浦区疾病预防控制中心　张 博

军团菌与军团菌病

军团菌是一类需氧革兰阴性杆菌的总称，目前已发现的有30余种，其中有19种能感染人类，引发军团菌病。这些致病军团菌包括嗜肺军团菌、米克戴德军团菌、博兹曼军团菌和佐单军团菌等，其中又以嗜肺军团菌最易致病。

军团菌病最早发现于美国，1976年在美国费城某宾馆举行的一次退伍军人大会上，200多名与会者出现了发热、寒战、咳嗽、胸痛、呼吸困难、腹泻等症状，约90%的病例经检查提示为肺炎。居住在宾馆附近的部分居民也出现了相同的症状。据统计，这次在退伍军人大会上暴发流行的急性呼吸道传染病共造成221人发病、34人死亡，病死率高达15%。研究发现，这种肺炎由某种细菌引起，细菌的传播很可能与中央空调系统有关。由于首批患者多为退伍军人，故1978年国际上正式将该病命名为军团菌病，又称“退伍军人病”。我国自1982年在南京首次发现军团菌感染病例以来，已有多起军团菌病的散发与暴发流行的报道。该病很容易被误诊为普通肺炎，需要通过细菌培养才能确诊。

军团菌是水生细菌，既存在于江河湖泊等自然水体中，也可在人工水系统中生长。当水温在31～36℃，水中富含有机物时，军团菌可长期存活。在自然水体中，军团菌的浓度很低，一般不会致病。人工水系统中如果有嗜肺军团菌滋生，就有可能感染人体，引发军团菌病。人群对军团菌病普遍易感，老人、儿童、慢性病患者和免疫功能低下者的患病风险更高。

现有监测和研究显示，集中空调的冷却塔、管道系统、空气处理设备和喷雾器等为军团菌的滋生和传播提供了有利条件。中央空调在送风过程中会将管道内的灰尘及细菌吹到各个房间，在回风过程中也会将各个房间内的细菌通过管道吹到其他房间，形成交叉感染，因此，军团菌病易发生在配备有封闭式中央空调的商场和办公楼内。

考虑到冷却水中军团菌滋生会对人体健康造成严重危害，集中空调卫生标准明确要求，集中空调通风系统冷却水、冷凝水、喷雾或冷水蒸发加湿方式用水中，不应检出嗜肺军团菌。

新增指标，铲除军团菌滋生的“土壤”

❶ 异养菌

异养菌是一类必须以蛋白质、糖类等有机物为原料，才能合成菌体成分并获得能量的细菌。在循环冷却水中，异养菌生长繁殖快、数量多，基本能代表水中全部细菌的数量，测定时常以异养菌的数量代表水中细菌总数。这类细菌可产生致密的黏液，能黏附水中细小的悬浮物，以及其他微生物、藻类及原生动物，形成黏泥，从而影响冷却水的正常循环。因此，工业循环冷却水相关技术标准对异养菌浓度有严格规定，但在之前的集中空调卫生标准中，尚未对冷却水的异养菌含量有所要求。

军团菌要在冷却水中繁殖，离不开营养物质。要评估冷却水是否富有营养、适合军团菌滋生，异养菌含量是重要指标。若水中异养菌含量过高，可与各类微生物形成生物膜，为军团菌的增殖提供营养与保护屏障，并能在一定程度上抵抗消毒剂的杀菌作用。考虑到异养菌含量过高可能对冷却水水质造成严重破坏，增加军团菌滋生的可能性，新的集中空调卫生标准中增加了对冷却水中异养菌总数上限的规定。

❷ 游离氯

冷却水常用的消毒方法是投放含氯消毒剂，以产生具有消毒效果的次氯酸、次氯酸盐离子和单质氯等，这些具有消毒活性的物质统称为游离氯。水中游离氯的浓度是常用的代表消毒效果维持能力的指标，如生活饮用水卫生标准就对游离氯浓度有明确规定。

为控制冷却水中异养菌的含量，防止军团菌滋生，在集中空调通风系统使用过程中，需要对冷却水进行消毒，常用的消毒方法是投放含氯消毒剂。为评估消毒效果的维持能力，需要对水中游离氯的浓度进行检测。游离氯浓度过低，无法保持消毒效果；游离氯浓度过高，则会腐蚀冷却水管道。因此，新标准要求合格的游离氯浓度应在 0.05 ~ 1 毫克 / 升。

使用中央空调，清洗、消毒不能少

为避免军团菌等致病微生物生长繁殖，集中空调卫生标准要求冷却塔的设置位置应通风良好，远离热源、人员聚集区域、建筑物新风取风口或自然通风口，避免阳光直射集水池。除日常消毒冷却水外，还需要定期清洗、消毒相应装置：开放式冷却塔每年清洗不应少于 1 次，初次启用或者停用半年及以上再次使用时，应全面清洗消毒；空气过滤网、过滤器、净化器、防鼠装置等每 6 个月清洗或更换不少于 1 次；空气处理机组、表冷器、加热（湿）器、冷凝水盘等每年清洗不少于 1 次；若冷却水、冷凝水、喷雾或冷水蒸发加湿方式用水中检出嗜肺军团菌，或存在冷却水水质、送风质量、风管内表面卫生质量不合格等情况，必须立即停止使用集中空调，进行专项清洗消毒，待检测合格后才能恢复使用。PM

随着数字信息化的飞速发展，使用计算机办公成了大多数行业的工作方式。由于长时间处于同一体位，颈椎病、腰背痛、“鼠标手”等“现代职业病”越来越普遍和年轻化，严重影响办公族的工作效率和生活质量。怎样提高办公的舒适度，缓解工作带来的疲惫和不适呢？

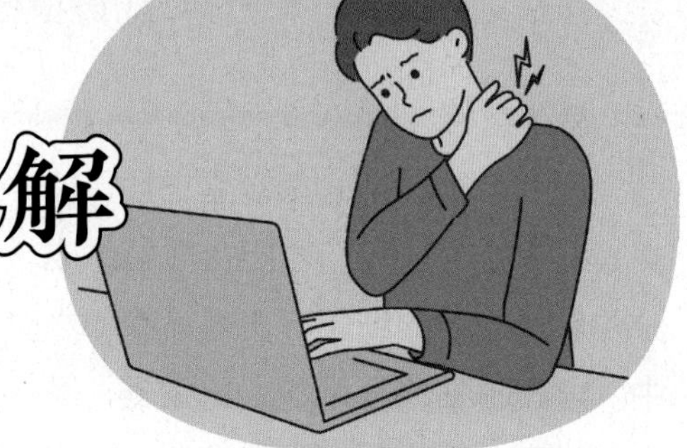

“办公族”四大烦恼巧化解

上海市疾病预防控制中心　刘 燕　尹 艳（主任医师）

烦恼一：环境密闭

办公环境的空气质量会在不知不觉中影响上班族的健康，但常常被人们忽视。研究发现，封闭办公楼内的建筑材料、家具设备、打印机和电脑等办公设备易散发可吸入性细颗粒物（$PM_{2.5}$）、甲醛、臭氧、总挥发性有机物（TVOC）、微生物菌落等空气污染物，长期接触容易引发健康问题。同时，密闭环境中人体呼出的二氧化碳累积，也容易使人感到疲惫、困倦。

改善办公环境是健康办公的第一步。办公场所应尽量多开窗通风，或使用新风系统，也可使用空气净化机优化室内空气质量，或添置活性炭吸附室内空气污染物和异味，以保持室内空气清新，有助于人们提神醒脑、缓解疲劳。

此外，将亲生物设计融入办公场所中可以减轻人们的压力，提升舒适度。亲生物设计是指在建筑和室内设计中利用自然元素（如非人造光、水或植物等）对空间进行美化和提升空间性能。自然光、植物、天然材料是亲生物必不可少的三要素。例如：在办公空间内使用天然木材、石头、观赏性植物等模拟自然环境，将自然元素引入办公环境，既丰富了办公族的视觉感受，也满足了人类亲近自然的心理需求。相关研究表明，亲生物设计可以使人们感觉更有活力，从而提升工作效率和幸福感。

烦恼二：久坐不动

久坐和伏案工作是办公族普遍的工作状态，长期如此，容易引发颈椎病、腰椎病、腰肌劳损、关节酸痛、下肢静脉曲张等问题，可采用以下方法加以改善：

① 使用可调节高度的工作台

使用可调节高度的办公桌，根据自身情况调整桌面高度，交替进行站立或坐位办公，避免久坐。如果办公桌难以更换，可以放置能调节高度和倾斜度的人体工效学电脑支架，以便在站立或坐位时随时调整电脑的位置，以减少久坐，并避免长时间低头，使颈椎更舒适。英国一项研究对 756 名研究对象进行了为期 1 年的干预，结果表明：相比使用不可调节式办公桌的受试者，使用可调节式办公桌的受试者每日久坐时间明显减少，由久坐引发的下肢酸痛有所改善，自我感觉工作压力有所缓解。

② 选择符合人体工效学的办公椅

符合人体工效学的办公椅根据人的身体结构等因素设计，坐垫高度、靠背高度、倾斜度、扶手高度等可根据使用者的体形、需求进行调节，以保证使用者安全、健康、舒适地工作。必要时，可在座椅上放置腰垫，以缓解腰椎和相关肌群的压力。加拿大的一项试验表明，在标准椅子上加装辅助靠背可使受试者背部压力的峰值和平均值分别降低 35% 和 20%。爱尔兰的一项研究显示，与坐在标准办公椅上相比，坐在动态可调节办公椅上可缓解腰背不适。

③ 选用脚踩滚轮

坐位办公时，起身活动几分钟是减少久坐危害最有效的方法。若经常起身活动难以实现，为预防久坐引起的下肢静脉曲张，不妨在办公桌下放置脚踩滚轮，坐位时双脚分别踩一滚轮，两脚交替、前后运动，改善下肢血液循环。已经有静脉曲张者，可在医生指导下穿着带有梯度压力的医用弹力袜。

烦恼三：手部酸痛

“办公族”长期反复拖动鼠标，人体腕部的正中神经容易受到压迫，食指和中指会出现疼痛、麻木、持物无力等异常感觉，亦可表现为腕关节酸痛和发麻，医学上称为腕管综合征，也就是人们常说的“鼠标手”。反复敲打键盘的动作属于一种机械性、反复性的屈伸活动，可能引起腱鞘炎。为改善这一情况，可尝试以下方法：

首先，采用可调节高度的工作台，或安装可调节高度的键盘架，根据手部位置调整键盘架高度，以缓解手部疲劳。键盘和鼠标的高度应稍低于坐位时肘部的高度；使用鼠标时，手肘不要悬空，可放在工作台上；移动鼠标时，尽量靠臂力，减少手腕受力；敲打键盘时，用力宜适中；如有条件，可根据个人喜好选择手感更舒适的键盘。

其次，虽然使用鼠标难以避免，但选择与手部接触面较大、符合人体工效学设计的鼠标，有助于减少手腕部受压，减轻不适。还可使用保护垫，为手腕提供支撑。一项研究发现，不同形状的鼠标在使用舒适度、减少前臂前伸、提供手掌握持感等方面有显著差异，呈斜椎体的鼠标综合表现更好。

第三，避免长时间以同一姿势使用鼠标，适时活动手腕和手指。

烦恼四：长时间看电脑

办公族长时间注视电脑显示屏给眼睛带来较大负担，易导致视疲劳、干眼症等问题。要改善这一问题，可以从以下几方面着手：

首先，办公场所应尽量具备良好的视觉环境，工作区域的照度，工作台的位置、朝向、高度等，都是影响视觉舒适度的重要因素。工作区域的照度不应明显比显示屏低，若环境灯光较暗，使用电脑时宜打开背景灯；显示屏的亮度应以能看清又不觉刺眼为宜。工作台摆放的最佳位置为侧对窗户，这样既可提供足够的照度，又能避免光源直射眼睛和显示器，减少眩光和反光。

其次，在选购显示屏时，可查看相关参数和检测报告，尽量选用色彩精准度高、屏幕相对大、无频闪、低蓝光的显示屏。此外，许多电脑屏幕都提供了护眼模式，这种模式可以通过降低屏幕亮度和色温来减少对眼睛的刺激，从而减少眼的疲劳、干涩等问题。

第三，更有效的措施是合理控制用眼时间，定时看远处，使眼部放松。PM

生活中，发霉是十分常见的现象。尤其是进入阴雨连绵的黄梅天，储存的食物腐烂长毛、墙角出现点点霉斑……发霉不仅给人们的生活带来困扰，还可能危害健康。虽然潮湿、闷热的气候条件难以改变，但人们对发霉也并非束手无策。

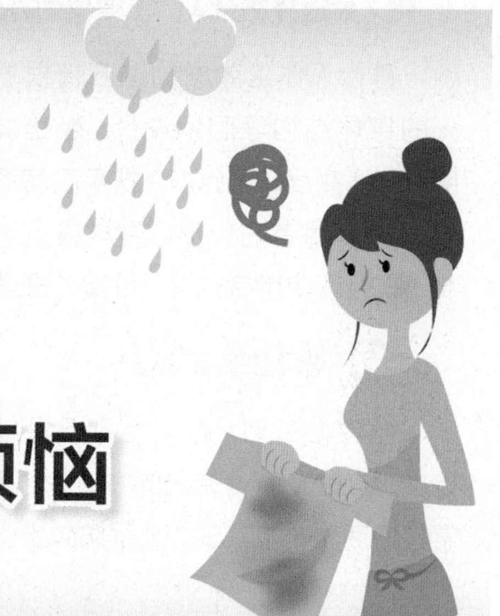

黄梅天，杜绝“霉”烦恼

上海市疾病预防控制中心　冷雪飞　温忆敏（主任技师）

发霉的危害不容小觑

发霉的“罪魁祸首”是真菌。其在地球上已经存在了数百万年，分布十分广泛。只要有碳水化合物、蛋白质等营养物质为生长繁殖提供物质条件，在适宜的温度和湿度条件下，真菌就会迅速繁衍，并产生真菌毒素。目前已知的真菌毒素有几百种，其污染范围广、毒性作用强，可引起食物中毒，以及肝、肾和神经系统损伤。有些真菌毒素还有致畸、致癌、致突变等特性，如玉米等谷物中常见的黄曲霉毒素等。

食物发霉已引起人们的重视，而室内环境或生活用品发霉则往往被人们忽视。真菌可以通过门缝、窗户、通风口、空调系统等进入室内。室外空气中的真菌也可附着在衣服、鞋包和宠物身上，被带入室内。当真菌孢子落在湿气较重的地方，如管道、墙壁、水槽、浴池等可能发生渗漏的位置，或经常浸水的地方时，它们就会大量生长。许多生活用品也能为真菌的生长提供合适的条件，因此霉斑还可能出现在书本、厨具、家具、衣物、装潢内饰、塑胶玩具等各类物品上。环境中的真菌虽然不会随食物被摄入体内，但可能通过皮肤、黏膜接触，以及呼吸道进入人体，对健康造成不良影响。曾有新闻报道称，生活在严重发霉房间内的一家三口均患上真菌性肺炎。过敏体质者或哮喘患者接触真菌，可能出现鼻塞，气喘，眼睛或皮肤发红、发痒等症状；服用免疫抑制剂者、癌症患者等免疫力低下者，以及肺部疾病患者更容易受到真菌感染，出现发热、咳嗽、呼吸急促等症状，严重时甚至有生命危险。

营养和湿度是真菌生长的要素

真菌的生长繁殖有两个重要的因素：营养和湿度。真菌一般依附在固体基底的表面生长。真菌底部的菌丝扎根在基底内，顶端的菌丝伸展于空气中，向空气中释放孢子进行繁殖。真菌自身不能合成营养物质，要从基底中吸收养分，食品、皮革、纺织品、纸制品、木制品、油漆、橡胶，甚至灰尘，都能成为真菌生长的基底。

高湿度环境是真菌生长的另一要素。高湿度有助于真菌分解基底里的有机物，降低真菌孢子的空气阻力，使其更容易在空气中传播和附着在各种表面上。

一旦这些孢子落到适宜的湿润表面，就可以迅速繁殖，形成新的霉斑。真菌可以说是无处不在，只去除表面的霉斑，清除不了深入基底内部的菌丝和空气中的孢子，发过霉的地方容易再次发霉。因此，要解决家中的发霉问题，应从控制真菌生长所需要的环境湿度和营养两方面着手。

防霉窍门

防霉窍门一：干燥

保持室内环境的湿度在30%~50%，能有效抑制真菌繁殖，最好使用家用湿度计关注室内湿度，必要时及时除湿。

家中如有漏水的屋顶、窗户和管道，应及时修理；一些容易积水的区域，如水池、水盆、冰箱的冷凝水收集口、洗衣机内部凹槽等，应及时擦干水渍；使用浴室后，应及时擦干地面和淋浴设施上的水。

对阴湿、不通风的空间，如卫生间，可使用除湿机、排气扇等控制湿度。除湿机的原理是将潮湿的空气抽入机器内部，通过内部冷却将水汽凝结成水滴收集，再将干燥的空气排出。不过，除湿机在寒冷冬季的除湿效果较差，且持续工作会有发热现象。空调在制冷和制热模式下都能降低空气中的湿度，在带来舒适体感的同时除湿。

干燥剂适用于抽屉、箱子、橱柜等小空间的局部干燥。家用干燥剂的主要成分是氯化钙，具有非常强的吸湿性，能持续吸收空气中的水分，由固体颗粒变成水溶液状态。需要提醒的是，氯化钙对皮肤有一定刺激性，使用时应避免直接接触皮肤。

相比以上方法，开窗通风是最经济的除湿办法。但需注意的是，在阴雨天，尤其是黄梅天，室外环境中的空气湿度可达90%以上，远高于室内，且一天中的湿度变化可能非常大，不合时宜的开窗通风反而会将外界的湿气引入家中。因此，开窗通风应避开早晚、雨后等室外湿度较高的时段。

防霉窍门二：新鲜

粮食、果蔬等容易发霉的食物应趁新鲜食用，适量采购，不长期存放。购买粮食时留意生产日期，选择新近生产的，并尽量购买分量小、真空包装的产品。值得注意的是，食物发霉时并不一定会出现“长毛”“变青”“变黑”等显而易见的变化。当人们肉眼能看到霉变时，已经有很多真菌在其中繁殖。真菌产生的真菌毒素可以扩散到食物的其他部位。因此，一旦食物发霉，最好尽快全部丢弃，仅去掉发霉的部位无法去除已经渗入食物内部的真菌毒素。

防霉窍门三：清洁

家中的餐具、厨具、抹布、拖把、空调滤网、厨卫台盆、家具底下等处，很容易残留富含营养物质的污垢，从而成为真菌繁殖的“大本营”。及时清扫垃圾、尘垢，保持家中清洁，能有效杜绝真菌生长。

对已经出现大量霉斑的物品，如案板、纺织品、橡胶制品、木质家具等，首选解决方案是丢弃换新。对无法更换的固定设施，可使用次氯酸类消毒液（如漂白剂、84消毒液等）进行擦拭，但可能会对一些材质表面造成破坏或使之老化。

次氯酸类消毒液对眼、呼吸道有刺激性，使用时应注意通风、保护手部和面部，切勿将消毒液与其他清洁剂混合使用。PM

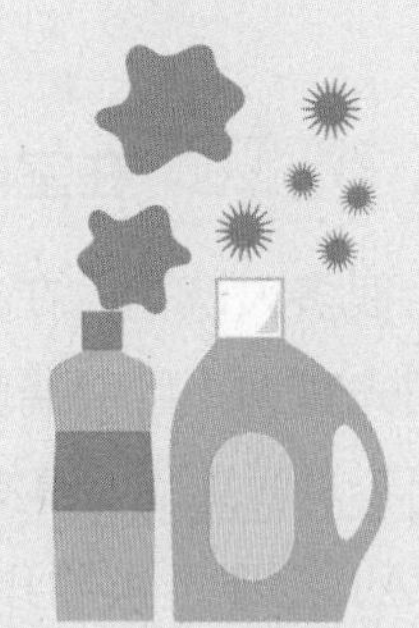

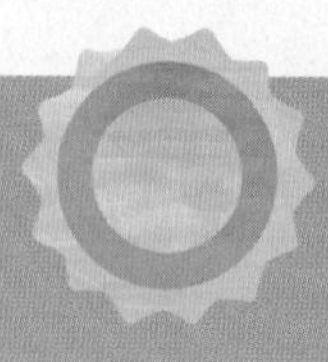

俗话说“一白遮百丑”，美白是所有爱美人士的追求，而防晒不仅是美白的“基石”，也是皮肤重要的“保护伞”。尽管防晒已得到越来越多人的重视，但还是有不少误区。

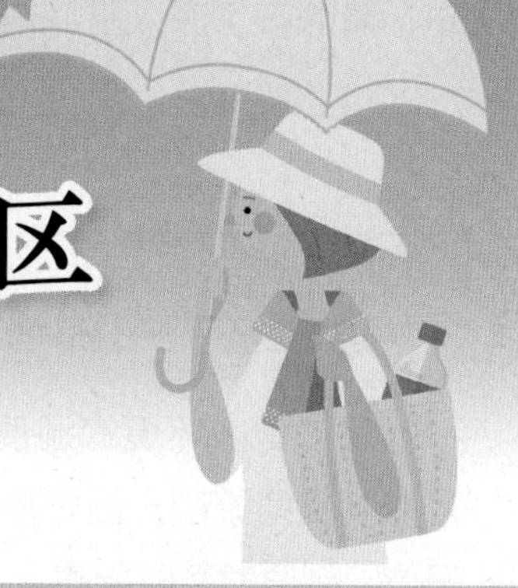

防晒“必修课”，莫入七误区

上海市疾病预防控制中心副主任医师　崔文广

误区一：只有夏天才需要防晒

夏天的紫外线最为强烈，但它在其他季节也不弱。有研究人员观测和分析了上海市全年的紫外线强度，结果显示：紫外线全年都存在，7月最强，12月最弱；4～9月紫外线强度达到“最强级别（≥30瓦/平方米）”的天数最多，每月有10～15天/月；10月～次年3月，每月紫外线强度达到“较强级别（≥15瓦/平方米）”的天数超过10天。紫外线强度大于30瓦/平方米时，累计暴露20分钟就可对人体皮肤造成可观察到的伤害，如日晒红斑等；紫外辐射强度大于15瓦/平方米时，累计暴露40分钟可造成皮肤损害。因此，防晒是一年四季都要做的“功课”。此外，阴天时虽然看似阳光被乌云遮住，但云层对紫外线的阻隔作用有限，仍需要做好防晒工作。

误区二：不怕晒黑就不用防晒

不少人认为，自己皮肤本就不白，没必要防晒，尤其是很多男性。

事实上，采取防晒措施不只是为防止晒黑，更重要的是防止晒伤、皮肤光老化和癌变。

不同波段的紫外线透射能力不同，对人体皮肤的影响也不同。长波紫外线（UVA，波长为320～400纳米）透射能力最强，可达皮肤的真皮深处，作用缓慢而持久。UVA短时间内即可使皮肤出现黑化现象，故又被称为“晒黑段”，且长期作用会损害皮肤的弹性组织，加速皮肤老化，促使皱纹形成。中波紫外线（UVB，波长为290～320纳米）透射能力虽然不及UVA，只能透射到人体表皮层，但其能量相对较高，短时间内即可导致皮肤急性晒伤，出现红斑、疼痛、烧灼感，甚至水肿或水疱等，故又被称为“晒红段”，是导致皮肤急性晒伤的主要波段。UVA和UVB照射过量还会诱发皮肤癌变。短波紫外线（UVC，波长为100～290纳米）透射力最弱，绝大部分被大气层阻留，不会对人体产生危害。

误区三：在室内工作或开车时不需要防晒

很多人认为，在室内活动没有受到阳光直射，且玻璃窗可阻挡紫外线，因而不需要防晒。事实上，长波紫外线（UVA）能穿透大部分透明玻璃。有研究证实，室内日光中存在UVA，其强度随测量位置与窗户距离的增加而衰减：距离窗户1米处，晴天最大UVA强度为30微瓦/平方米；距离窗户3米处，晴天UVA强度不超过0.7微瓦/平方米。虽然室内的UVA强度不大，但若长时间照射，也可能导致皮肤晒黑、老化。因此，如果长时间处于室内靠近窗户处或车内，也应注意防晒。

误区四：防晒霜只要涂抹就可全天防护

很多人认为，只要涂抹防晒霜就可以防晒，不在意每次的使用量，长时间日晒也很少补涂。防晒化妆品的日光防晒指数 SPF 和 PFA（PA）是反映其防晒效果的重要指标，也是消费者选购和使用防晒产品的参考因素。然而，常常被人们忽视的是，根据国家标准检测流程，防晒化妆品要发挥标识的防晒效果，使用剂量应为 2 毫克 / 平方厘米。但在实际生活中，很多人使用防晒产品的量往往较少。有研究发现，大部分人日常涂抹防晒产品的用量仅为 0.5 ~ 1 毫克 / 平方厘米。而防晒霜用量不足时，不仅达不到有效的防晒效果，且即便增加使用频次也无法达到理想的防护效果。也就是说，防晒化妆品的防护效果主要取决于施用在人体皮肤上的剂量，只有剂量足够，防护效果才能显现。因此，防晒霜一定要足量涂抹。以面部为例，若使用霜膏状防晒霜，约需要面积为 1 元硬币大小的量；若使用稀薄的防晒乳液，则需要面积为 2 枚 1 元硬币大小的量。值得提醒的是，防晒产品需要一定时间才能被皮肤吸收，所以出门前半小时就应涂抹防晒产品。此外，防晒霜的效果还受产品光稳定性、出汗拭落、气候条件、个人皮肤状况等多种因素影响，一般需要每隔 2 ~ 3 小时补涂 1 次。

误区五：防晒化妆品比伞、帽等物理遮挡的防晒效果好

一些人认为，防晒霜能“照顾”到每一寸皮肤，比戴遮阳帽、撑遮阳伞等物理遮挡的防晒效果更好。

事实上，物理遮挡的防晒效果要优于使用防晒霜。防晒应优先采取避开阳光强烈时段外出，用衣物、伞、帽遮挡等措施，最好与防晒化妆品结合，做到“全方位武装”。婴幼儿最好采用物理方法防晒。如需使用防晒霜，要选择婴幼儿专用产品。

误区六：选防晒霜，防晒指数越高越好

防晒产品隔离紫外线的效果在于所含的防晒成分和含量，防晒指数越高，防晒成分越多，防护效果越好。但另一方面，防晒指数越高，防晒霜的成分越复杂，更易引起皮肤过敏。因此，并非防晒指数越高的产品越好，而应根据肤质、所处环境、活动及流汗状况等综合考量，选择合适的防晒产品。

误区七：去年拆封的防晒产品今年不能再用

保存得当的防晒产品一般可以继续使用。拆封的防晒霜能继续使用，需要满足以下三方面条件：处于外包装上标注的有效期内，且处于包装上开盖图案下方文字标识的开封后有效期内（如“12M”表示开封后 12 个月内有效），颜色、气味、质地等性状没有变化。PM

温馨提示

使用防晒霜，勿忘这些细节

有些人只在脸上涂防晒霜，遗漏了脖颈、手臂等部位，结果导致裸露的皮肤被晒红、晒伤。实际上，只要是皮肤裸露的部位，都需要涂抹防晒产品。如果使用的是较为油腻的防晒霜，应注意彻底清洁，以免残留的防晒霜堵塞毛孔，带来肌肤问题。

爱美者们总是追求对“细节”的把控，从一次下午茶的约会，到一次随意的自拍，都离不开精致的妆容。眼影、假睫毛、内眼线、睫毛膏……这些美妆产品是否存在风险？当眼睛不舒服时，自行购买蒸眼仪、洗眼液能否保护眼睛？

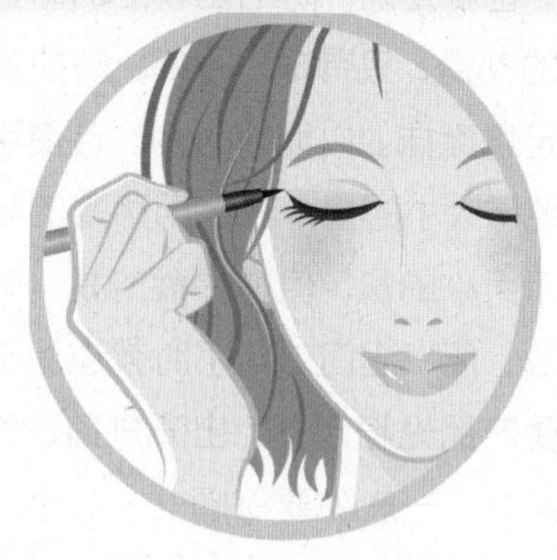

眼妆的“美丽代价”

上海交通大学医学院附属第一人民医院眼科　郑凯蓉　宫媛媛（主任医师）

卸妆不彻底，堵塞睑板腺

对爱美者而言，为了让眼睛看起来更大更有神，内眼线、假睫毛、睫毛膏等是“刚需”。拨开上下眼皮，可以看到睫毛根部有一条白色黏膜，专业术语叫“睑缘”，约2毫米宽，是内眼线的“落脚处”。

人体睫毛根部内侧的皮脂腺叫睑板腺，开口于睑缘，附着在眼表的泪膜上，主要分泌油脂，起稳定泪膜、润滑眼表的作用。睑缘黏膜很薄，化妆品中的化学成分易刺激眼睛，引起疼痛或红肿。如果卸妆不彻底，还会导致感染、睑板腺阻塞等问题。不少人为了漂亮和方便兼得，选择去文眼线，即将化学染料注入睑缘内。但睑缘离睑板腺实在太近，很容易刺激、堵塞睑板腺开口，导致一系列眼部疾病。

护眼产品多，选择须慎重

当眼睛出现不适时，很多人怕麻烦、没时间，不愿意去医院检查，自行购买眼药水、洗眼液、蒸眼仪等“护眼产品”，以为可以缓解眼部不适。殊不知，其中风险重重。

眼药水

市面上可选择的眼药水很多。某款日本产的眼药水曾红极一时，商家宣称其可以缓解视疲劳、改善眼睛代谢、保护角膜、预防眼睛充血和炎症。但是仔细观察其成分表会发现，其中有可以收缩血管的“盐酸四氢萘咪唑啉”，使用者初期会感觉眼中红血丝变少，但长期使用可能引起角膜炎和青光眼等，远远超过了红血丝带来的危害。

洗眼液

洗眼液本质上和眼药水相似，大多附带一个倒扣在眼皮上的杯状容器，使用时眼球直接泡在药水里。这种操作对溶液成分、无菌环境的要求相当严格，如果操作不当，容易导致感染。

蒸眼仪

不少打着热敷、“眼部雾化”噱头的蒸眼仪热销，但这种产品不是所有人都适合。过敏体质、眼部有炎症、病理性高度近视等人群不宜熏蒸，以免加重不适。PM

“美腿夹”真能瘦腿吗

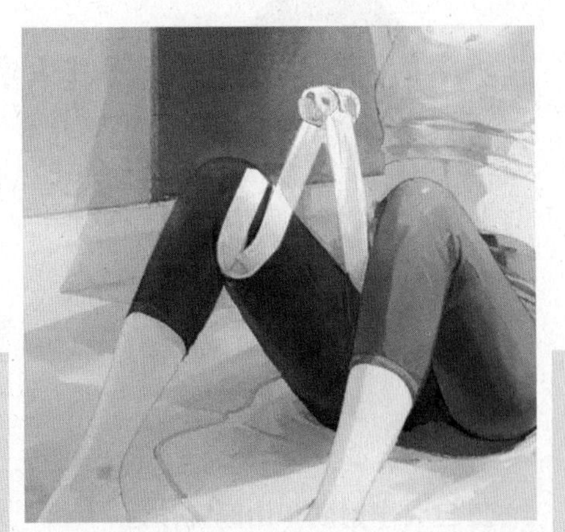

河北师范大学体育学院运动康复系教授　张海峰

近期，一款“瘦腿夹”热销。商家宣称，使用者使用“瘦腿夹”时，大腿反复发力，使两腿并拢、松开，可达到局部瘦腿、锻炼盆底肌的目的。使用“瘦腿夹”，真有瘦腿效果吗？

瘦腿神器，功效几何

这种“瘦腿夹”通常以弹簧或阻力器为基础，通过对抗阻力来达到锻炼大腿肌肉的目的，并不能直接减少大腿脂肪，因此很难达到“瘦腿”的效果。相反，长期锻炼还可能使腿部肌肉增粗，与瘦腿背道而驰。

此外，部分商家宣称使用瘦腿夹可以帮助锻炼盆底肌，推荐“新手妈妈”产后修复使用。事实上，瘦腿夹主要锻炼的是大腿内收肌群，并不能帮助锻炼盆底肌。

局部锻炼，难瘦“局部”

很多人想通过锻炼瘦“局部”，但实际上，想借助局部运动实现局部减肥是非常困难的。人体运动时，脂肪组织中的甘油三酯分解成游离脂肪酸和甘油，进入血液循环，为骨骼肌供能。这些游离脂肪酸和甘油可以来自身体任何部位的脂肪，不一定来自正在运动的区域。更何况，局部运动消耗的脂肪较少，且长时间运动容易疲劳，很难达到减肥效果。

当然，局部抗阻运动（如仰卧起坐，使用哑铃、瘦腿夹等）可增加局部肌肉体积，有助于塑形。

想瘦腿，须全身运动

无论是想瘦腿，还是想减肥，都应选择全身运动，如跑步、登山、游泳、打球等，使身体大多数肌群参与收缩，且要达到一定的强度和时间，才能有效消耗体内脂肪。美国运动医学会推荐，每周进行200～300分钟中等强度的运动，才能取得长效的减肥效果。

值得一提的是，单纯运动的减肥效果并不理想，还应结合饮食干预，“吃练并重”。在满足机体能量需求的情况下，适当减少摄入量，同时调整膳食结构：高蛋白质、低碳水化合物膳食受到很多健身者的喜爱，具有较强的饱腹感；限制脂肪和糖类的摄入，适当增加水果、蔬菜、全谷物的摄入量。PM

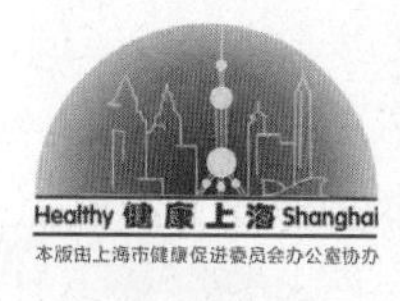

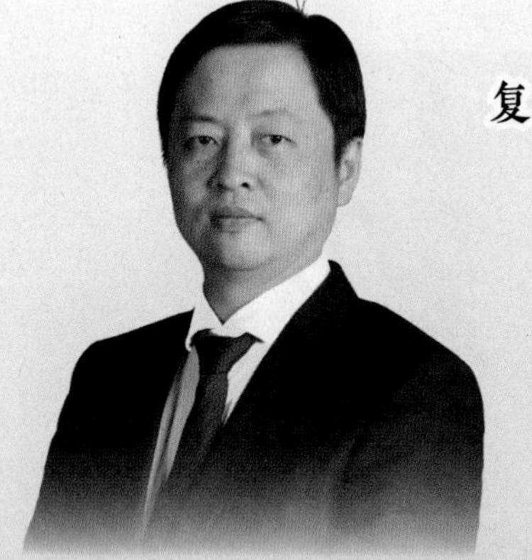

复旦大学附属华山医院党委副书记顾宇翔：

华山科普，立足三“心”

本刊记者　王丽云

复旦大学附属华山医院作为一家拥有117年历史的大型公立医院，始终以服务国家健康战略、健康规划和百姓健康需求为己任。多年来，该院以“华山科普、很是靠谱”为建设目标和品牌定位，建立多形式科普平台，激活全院科普矩阵，用“家国之心”“久久恒心”“温暖走心”，打造“触手可及”“质优好用”“火热出圈”的科普内容，服务健康中国建设。

用家国之心，温暖老百姓的心

“一个小动作，预防老年痴呆”，这段广为流传的手指操视频出自顾玉东院士。他领衔推出的“健康手指操”等系列科普视频，在上海市的公交、地铁滚动播出，老百姓纷纷点赞。在他带领下，华山医院国家老年疾病临床医学研究中心建立“老年认知及运动障碍研究基地”“衰老与增龄性疾病研究基地”等创新平台，开展全周期老年健康和疾病相关的科普推广。

基于国家重大脑疾病研究前沿，华山人用科普力量，守护不同年龄段人群的健康大脑。科普纪录片《我爱的人，一个阿尔茨海默病患者》展现了人类面对疾病的爱情、亲情和勇气，为积极推进老年认知障碍的友好环境建设发出巨大声量。

共同筑牢国家重大传染病防治体系，也有华山力量。近年来，国家传染病医学中心主任张文宏教授带领团队积极回应老百姓最关切的传染病问题，赢得了人们的信赖。

用久久恒心，打造健康知识宝库

多年来，华山医院积极建立科普联络员队伍和科普专家库，不断拓宽平台、完善矩阵，以官方微信公众号联动全院300多个自媒体账号，为老百姓呈现出一个“触手可及”、规范、健康、活力的“健康知识宝库”。主阵地“复旦大学附属华山医院”微信公众号关注人数突破500万，每年推出科普文章近200篇，单篇最高阅读量超过30万。在此基础上，打造和优化“一手在握”的小入口、全媒体科普矩阵：融合微信视频号、抖音号、微博、“医直播”等科普账号和品牌，契合不同分众喜好，完善菜单分类；拓展衍生“华山爱豆”科普形象及其周边，打造“华山科普、很是靠谱”品牌形象；策划专病科普，优化科普文章视频的分类标签、搜索路径，增强医疗资源与科普内容的衔接度。

用温暖走心，融合医学与艺术

作为首批上海市健康科普文化基地、首批上海市叙事医学与医学人文实践基地，华山医院的科普充满人文气息，华山人“走心”地讲述着生命的故事。比如：携手国家一级导演陈薪伊打造科普电影《悔》《粉色蝴蝶》，携手上海戏剧学院制作电视剧《康阿姨和她的老邻居》，创作动画《科学“动动”，健健康康》，举办发作性睡病“梦”的公益画展，等等。在医学与艺术的一次次交融中，华山人打造出一部部老百姓喜欢看、看得懂的“爆款”科普作品，让专业、枯燥的医学知识“飞入寻常百姓家”，使更多百姓真正成为自己健康的第一责任人。PM

面对青春期的"冲动"

上海市阳光社区青少年事务中心
上海市计划生育协会"青春健康"项目主持人　叶 沁

青春故事

乐乐16岁，住校，与父母异地相隔，甚少沟通。随着身体发育，他形成了一个不良习惯：经过同学身边时触碰他人的敏感部位。这一行为对同学们造成了困扰。在与乐乐的交流中，我发现他从未接受过性教育，面对"性冲动"时不知如何应对，也没有认识到随意触碰他人敏感部位的行为已经构成了对他人的性骚扰。

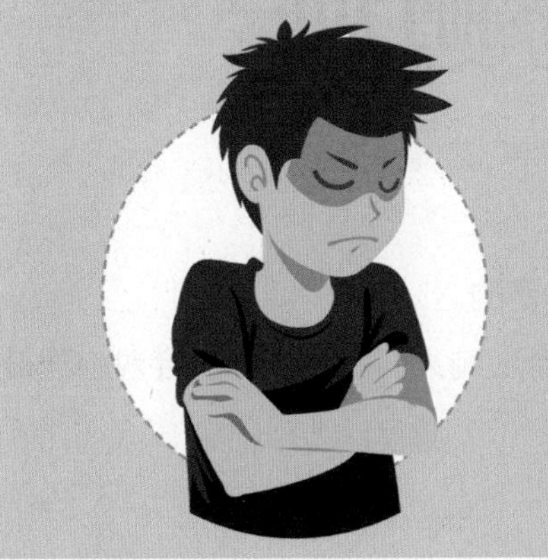

心理辅导，纠正不良行为

在帮助乐乐的过程中，我充分了解了他的基本情况，进行了相应干预。首先，深挖行为缘由。原来，他有一次无意间触碰到一位女生的敏感部位，让他产生了一种愉悦感。他认为这是无伤大雅的玩笑，故触碰他人敏感部位的行为时有发生。其次，澄清错误认知，使他认识到，身体上的接触，一些不礼貌且带有性意识的语言、动作、声音，令他人产生不舒服、不安、焦虑、尴尬、受侮辱、不被尊重的感觉，都属于性骚扰。第三，强调严重后果，包括对他人的伤害、可能触犯法律等。第四，探寻宣泄方法，使他认识到进入青春期出现性冲动很正常，要形成正确的性观念，并共同探寻宣泄性冲动的方法，如增加文体活动、培养丰富的兴趣爱好等。第五，加强青春健康教育。与学校沟通，开展青春健康教育主题活动，同时推荐他阅读相关书籍，鼓励他遇到困惑时主动向家长、老师和社工请教。此外，我与乐乐父母进行了沟通，引导他们重视性教育。

孩子言行不当，父母该怎么做

我们在从事青春期健康教育工作的过程中，发现不少青少年对性问题存在各种困惑，在出现"性冲动"时无法用正确、健康的方式去调节和控制。这与家庭性教育缺失，以及日常缺乏系统的青春期健康教育有关。父母要认识到，自己作为第一责任人，应该与孩子建立良好的沟通，并提供适龄性教育。当孩子出现性冲动，且有不恰当的言行时，父母应注意以下几点：

❶ **保持冷静和理性**　不要陷入愤怒或恐慌，要尝试以冷静的态度去理解和解决问题。

❷ **开放的对话环境**　让孩子感到可以和父母谈论任何事情，包括性方面的问题；尊重孩子的隐私，获得他们的信任。

❸ **提供支持和理解**　引导孩子意识到性冲动是生理、心理的正常反应，是在性激素的作用和外界刺激下产生的，并非不道德或可耻的行为。

❹ **法制和道德教育**　让孩子意识到，性不仅是个人行为，也涉及社会、道德、法律层面，不能随心所欲地满足自己的性冲动。

❺ **提供信息和建议**　适时适度地提出建议，例如：不要看一些刺激性的画面，转移注意力，把过剩的精力投入到健康的事物上，对自我行为进行规范和约束，等等。

❻ **寻求专业支持**　如果发现自己无法有效处理，或孩子表现出不正常的迹象，应及时向青少年事务社工或心理健康专家求助。PM

“从前的日色变得慢，车、马、邮件都慢”，几个月才能等来一封回信……如今，日色不曾变化太多，人们却经受不住等待，变得“分秒必争”：手机屏幕上5秒钟的“正在加载”让人难熬，5分钟没有回复的消息令人揪心，10分钟的视频令人难以耐心看完……“省流”“倍速”已经成了生活的常态，“秒回”“速成”也成了人们普遍的期盼。不知不觉中，人们变得越来越“不耐烦”。

如何应对愈演愈烈的“不耐烦”

华东师范大学心理与认知科学学院　范玮琳　张伟　孟慧（教授）

在心理学上，“不耐烦”被定义为一种情绪反应，具体表现为对延迟、阻碍及等待感到急迫、烦躁、厌烦甚至焦虑。它可以是短暂的，也可以是长期的。

频繁出现的不耐烦情绪不仅会影响人们的生活，还会对心理健康和人际关系产生负面影响。

“不耐烦”的四大“推手”

越来越普遍的“不耐烦”不仅与个人的生物、心理因素有关，还与生活方式和周围环境的改变息息相关。

1 越来越强烈的即时性需求

科技的飞速发展使人们的生活节奏加快，社交媒体和即时通信工具的发展在增强沟通和信息获取便利性的同时，也增加了人们对快速回复的期待。此外，人们不断接触令人眼花缭乱的短视频、帖子、推文等碎片化模式的信息，这些信息丰富、简短、多样，能在短时间内强烈刺激人体大脑的快乐中枢，令其释放大量多巴胺。而持续接触导致释放大量多巴胺，容易让人沉迷甚至上瘾，因而引发分心和注意力不能持久。逐渐地，人们越来越习惯于立刻得到反馈和满足，即时性的需求越发突显，如果不能立即得到满足，就会产生焦虑或不适。

2 社会比较带来的竞争焦虑

社会比较是人类社会中的普遍现象，随着互联网的发展，社会比较也由现实生活延伸至网络世界。由于人们更倾向于展现自己理想自我的一面，社交媒体中的信息大多是经过加工、修饰、美化甚至夸大的。这些美好的一面和理想化的形象让人们更容易进行上行的社会比较（与比自己更强的人进行比较），进而引发深深的竞争焦虑——其他人的生活似乎如此完美，而我的生活似乎总是有所欠缺。这种竞争焦虑让人变得更加不耐烦，迫切地想要追赶，获得更大的进步、更高的成就、更多的认可。

3

环境变动带来的不确定性

生活环境的种种不确定性也是导致不耐烦情绪的重要因素。

经济的波动和就业的不稳定会让人们感到生活充满了变数和挑战。面对这些不确定性，人们往往会感到焦虑和紧张，不耐烦也就在不知不觉中滋生。研究表明，持续的高不确定性环境会加剧需求未被及时满足而带来焦虑和烦躁。

4

环境噪声导致情绪控制力降低

除以上社会环境的变化对心理的影响外，还有一种直观的物理生理角度的原因：噪声。一栋栋高楼、一条条马路如雨后春笋般冒出，城市的喧嚣和交通的拥堵，让人们时常处在充满噪声的环境中。

持续地过多接收来自环境的噪声，会使人们的神经系统不断处于紧张、兴奋的工作状态，容易出现疲惫感等，对情绪的控制性降低，负面情绪便更容易不受控制，不耐烦的情绪也更容易爆发。

三条策略，缓解“不耐烦”

即时通信工具、社交媒体已经成了人们生活中必不可少的部分，而社会环境的不确定性、生活环境中的噪声似乎都难以避免，这是不是意味着人们会越来越“易燃易爆”？当然不是。

如果环境难以撼动，那就改变应对环境的方式和心态，努力拥有强大、稳定的内核。

❶ 控制社交媒体的使用，培养延迟满足的能力

和即时性满足相反，延迟满足是指为了获得更大的长期利益而推迟当前的满足感，克制冲动，优先考虑未来的目标和奖励，而不是眼前的诱惑。这需要人们意识到自己的即时性需求，并合理地抑制它，比如：规定使用社交媒体的时间，有意识地让自己专注投入一些比较花费心力但会带来成就感的工作，如完整阅读一本书、沉浸地看完一部电影、拼好一个拼图等等。当人们从即时性的强烈需求中脱身，投入延迟满足的“耕耘”中，便会逐渐形成正向循环，不耐烦的情绪也随之减弱。

❷ 更多关注自己拥有的，合理期待自己没有的

社会比较带来的竞争焦虑让人们更加关注他人的成就，却很少意识到自己现有的资源。将目光从他人转向自己，从关注“他人拥有的”转向“自己拥有的”，将自己的资源罗列出来，有意识地引导自己进行一些下行比较（与不如自己的人进行比较），有利于提高对未来的把握和认知上的确定性，减轻不安和焦虑，进而缓解不耐烦的情绪。

❸ 觉察不耐烦情绪，及时脱身

不耐烦是正常的情绪反应和表达，若能及时觉察，加以调节，就能更好地应对生活。当感觉到自己不耐烦时，可以找一个相对安静的地方坐下来，闭上眼睛，缓慢地深呼吸，使身体随着每一次吸气和呼气而放松。如果发现思绪游走，不必焦虑，只需要轻轻地将它们带回到呼吸上，同时专注于当下，不加评判地观察自己的想法和感受。或许只需几分钟，便能让人从不耐烦中脱身，重回平静。PM

最近，“假性不婚族”引发热议。“假性不婚族”是指那些声称自己是不婚主义者，实际上却对婚姻处于纠结状态的人。他们想一直享受单身自由，却又害怕孤独终老；不想承担养育孩子的辛苦，可看到周围的人都陆续组建家庭，又担心自己没有归属感、价值感；渴望亲密关系，又怕“遇人不淑”，受到伤害……

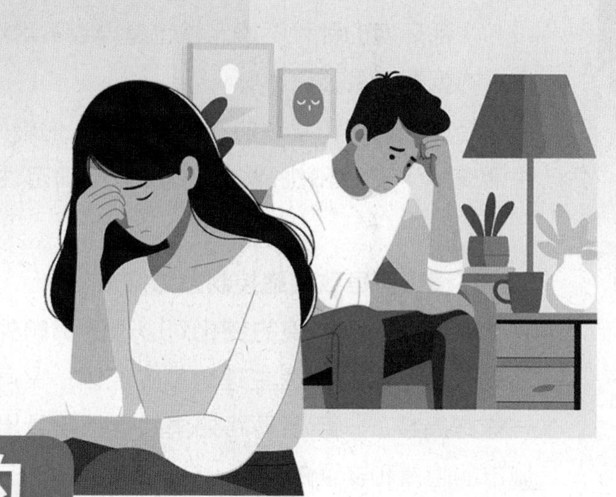

“进退两难”的“假性不婚族”，该何去何从

南方医科大学心理学系副教授　张茂运

“假性不婚族”的典型心理写照

不敢结婚

一些“假性不婚族”具备结婚的客观条件，但恐惧婚姻生活。在不婚人群中，这类人数量最多。他们不相信自己，认为自己不够成熟、没有能力经营好长期的亲密关系；不相信对方，担心对方是为了某种利益才和自己在一起；不相信婚姻，认为“婚姻是爱情的坟墓”，一旦进入婚姻，爱情就会被柴米油盐葬送，担心婚姻生活会带来麻烦、痛苦，担心离婚会带来财产分割、情感伤害等。

生活中，很多人从小看着自己的父母亲过着不幸的婚姻生活，再加上关于因婚姻导致的诈骗、伤害事件在新闻报道中屡见不鲜，进一步加重了他们的恐婚心理。

不愿结婚

一些“假性不婚族”具备结婚条件，但因向往无拘无束的自由生活而不愿结婚。以往，男女的性需求基本都是在婚姻内得到满足的，而如今社会的发展让性活动变得更加开放。而且，由于没有生活事务（生儿育女、财产统筹、赡养老人等）的合作，故恋爱比婚姻更轻松，关系的缔结与终止更自由。因此，很多年轻人更愿意不断地恋爱、同居，却不想进入关系稳定、持久的婚姻生活。

此外，随着社会的快速发展，婚姻文化也发生了巨大变化。如今，人们意识到成家立业、结婚生子不再是人生的“必修课”。越来越多的年轻人更愿意把大量时间、精力、财力等花费在个人成长、事业发展、社会交往、生活享受上，而不是在婚姻家庭、养育子女上投入、付出。当不婚不育成为一股时代潮流时，走在时代前端的年轻人更易受环境暗示和周围同龄人的影响，出于从众心态而声称“不婚”。

不能结婚

一些“假性不婚族”是因为受主、客观条件制约，暂时没有进入婚姻。比如：有些人一直在寻寻觅觅，但始终没有遇到想结婚的“对的人”；有些人受结婚条件（婚房、彩礼、工作等）限制，没有结婚；有些人认为应“先立业，后成家”，在功成名就前不考虑婚姻；有些人因为身患疾病、家庭负担沉重等原因，担心拖累对方或被对方歧视而拒绝进入婚姻。

调整认知，打破“表里不一”困局

在“假性不婚族”中，很多人内心的需求与外在的表现是对立的、矛盾的，尤其是“不敢结婚”和“不能结婚”的人。他们可能会不断动摇、纠结、后悔，这种“表里不一”的自我冲突容易带来一些心理问题，如烦躁、焦虑、抑郁、强迫行为等。

从心理学上看，认知决定观念，观念决定态度，态度决定行为，行为决定感受。

“假性不婚族”如果想摆脱这种纠结状态，真正获得自己想要的人生，就需要对婚姻的认知进行一些调整。

❶ 婚姻关系的缔结与终止是自由的

很多人将婚姻视为围城，“假性不婚族”心中常常上演“进城”还是“出城”的争论。事实上，人们最需要的是拥有“进城”和“出城”的自由。

很多人恐惧婚姻，是因为担心婚姻中的种种问题（经济问题、生育问题、忠诚问题、家庭交往问题等）会让自己陷入万劫不复的深渊。对这些恐婚的人来说，婚姻仿佛是终身难以卸掉的枷锁。事实上，随着社会的发展，如今无论男女，结婚、离婚都拥有足够的自由，如果婚姻生活出现无法解决的问题，完全可以“出城”，不会出现“一婚定终身”的情形。因此，不必因担心无法“出城”而错过城内的风景。

❷ 用未来的需求消除当下的犹豫

“假性不婚族”多是中青年人。朝气蓬勃、踌躇满志的他们将大量时间、精力投入到事业、兴趣爱好、人际交往和生活享受中，往往拥有自由的感情生活和充实的社会活动。然而，随着年龄增加，他们会渐渐地远离社会舞台的中心。一个人在社会事务逐渐减少、身体健康状况逐渐下降的时候，对稳定亲密关系的渴望就会逐渐增强。这种需求很难通过短暂的恋爱、同居生活获得满足。大多数人在迈向老年时，都会越来越渴求一个朝夕相伴、相亲相爱、风雨同舟的伴侣。而要拥有这样的伴侣，除需要亲密生活的沉淀外，还需要社会文化（婚姻制度）的保障。考虑到未来的必然需求，就能在当下做好相应的准备。

❸ 婚姻是伴侣间的优势互补、同舟共济

婚与不婚，就个人来说，是一个选择何种生活状态的问题。如今，追求舒适成了越来越多人生活的核心目标和根本动力。然而，生活是艰难的，无论选择哪一种生活状态，都会面临困难。男女之间存在着生理、心理和社会（包括家庭分工等）方面的诸多差异。一些人只看到或看重这些差异在共同生活时所带来的种种矛盾与艰难，却低估了双方优势互补、资源共享所消除的许多艰难。正是因为伴侣之间长期的互补、合作，才让双方的情感得到不断强化，让彼此在未来的生活中不离不弃、同舟共济。PM

胎监不过关，宝宝有问题？

同济大学附属东方医院妇产科
郭翼 李芳（主任医师）

生活实例

小林怀孕36周，满心欢喜地去医院做产检。经过20分钟的胎心监护（胎监），一条长长的单子打印出来了。小林拿着这张“成绩单”交给医生，医生看完后皱起了眉头：“胎监不过关。”小林觉得很疑惑：胎监不过关是什么意思？是怀疑肚子里的宝宝得了什么病吗？医生安慰道：“不要太担心，你是不是饿了？先去吃点东西，再吸会儿氧，1小时后再做1次胎监。”1小时后，小林又做了20分钟胎心监护，这次过关了。但她还是有点不放心：“医生，宝宝真的没有问题吗？”

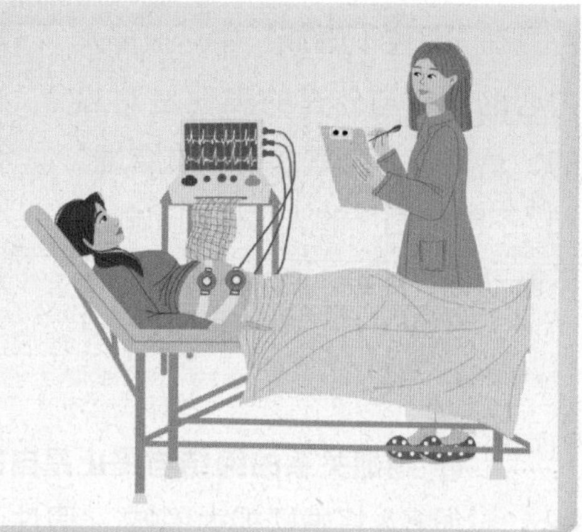

在产科门诊，几乎每天都有像小林这样的孕妈妈，因为胎监不过关而需要延长胎监时间、复查、住院观察，有的孕妈妈甚至需要提前终止妊娠。那么，胎心监护具体监测哪些指标？胎监报告上两条上下波动的曲线代表什么？胎监不过关，是不是说明宝宝有问题？

胎监，具体监测什么

胎心监护是指通过胎心监护仪监测胎儿心率的实时变化，结合胎儿心率与宫缩刺激、胎动之间的关系，评估胎儿在子宫内的情况。胎监报告上有两条曲线，一条反映胎心率，一条反映宫缩强度，称为胎心宫缩图。观察这两条曲线的变化，可以分析宝宝的心率变化、胎动情况、是否缺氧等。因此，胎心监护是产科医生的好帮手，是降低孕产妇不良结局发生率的有力武器。

根据孕妈妈是否临产，胎监分为产前胎监和产时胎监。产科门诊进行的常规胎监属于产前胎监。自孕34周开始，孕妈妈每周去医院产检时都要做胎心监护，一般时长为20分钟。胎监前，医护人员会在孕妈妈的肚子上绑两个探头：一个用来感受宝宝的心跳，叫作胎心率探头；另一个用来感受孕妈妈子宫的收缩强度，叫作宫腔压力探头。胎监过程中，孕妈妈能听到“咚咚咚”的声音，就是胎心率探头监测到的宝宝的心跳声。此时，孕妈妈可以放松心情，不用一

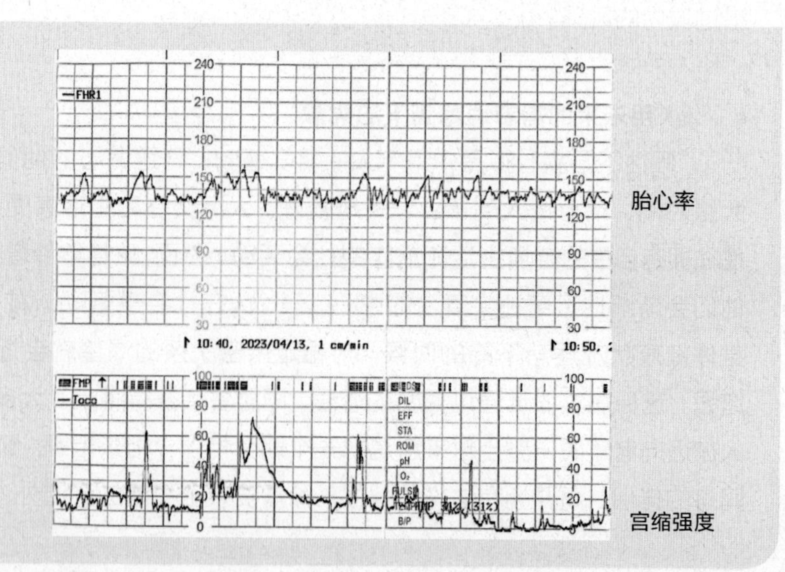

直保持同一个姿势，可以坐着，也可以侧卧。如果轻轻拍一下肚子，或者放一段宝宝喜欢的音乐，孕妈妈就能感觉到宝宝在腹中通过胎动和短暂的胎心加快进行回应，胎心宫缩图上也会有所体现。

胎监不过关，有哪些情况

胎监不过关，是宝宝出问题了吗？不一定。胎心监护的结果可分为正常（有反应型）、不典型（可疑）和异常（无反应型）三种情况。

正常情况下，在胎心监护的20分钟里，胎心率基线为110～160次/分；胎动时，胎心率会出现基线波动和间断性加速，加速表现为胎心率曲线有一定幅度的向上波动。

如果胎心率在20分钟内未出现加速，也没出现大幅度减速，会被医生暂时视为“不过关”，一般需要延长胎监时间或稍后复查。出现这种情况，有可能是因为宝宝在睡觉；或者宝宝饿了，不愿意动；或者孕妈妈因长时间戴口罩等原因而暂时缺氧。针对这些原因，可以这么做：

1. 如果宝宝在睡觉，通常将胎监时间延长至40分钟，就能观察到胎心率加速的变化，因为宝宝睡觉和清醒通常是短时间内交替出现的。
2. 可以放一段活泼的音乐，声音刺激可以诱发胎心率加速，很多小家伙的胎心都喜欢跟着音乐“跳舞”。
3. 孕妈妈改变一下体位，采用半卧位或侧卧位。此时，宝宝有了伸展的空间，会变得活跃起来。
4. 宝宝要是饿了，也会动得少。为避免这种情况，孕妈妈做胎监之前不要空腹，可以带一些点心，适时补充能量。
5. 对孕妈妈而言，长时间戴口罩可能造成缺氧，应注意避免。

如果做到了以上几点，但胎监40～80分钟内合格的胎心率加速仍少于2次，或者胎心率基线及其变异出现问题，或者出现1分钟以内的胎心率减速，会被医生评判为“可疑”，也就是“不典型”。医生一般会建议孕妈妈住院观察，进一步排查胎儿有无缺血缺氧、酸中毒，以及其他原因导致的神经系统损害或心脏功能异常。此时，孕妈妈应配合医生，密切监护。

当胎监80分钟内出现合格的胎心率加速少于2次，以及胎心过缓、过速、长时间减速等严重胎心问题时，会被评为“胎心异常”，即“无反应型”。此时，胎儿很可能存在危险，孕妈妈应积极配合医生采取相关治疗措施，必要时提前终止妊娠。

学会数胎动，及时发现异常

孕妈妈定期去医院进行胎心监护等产前检查，有助于医生发现胎儿异常状态或子宫胎盘循环功能不良导致的胎儿缺氧。平时在家里，孕妈妈该如何进行自我监护，及时发现相关异常呢？

孕18周以后，孕妈妈们就能感觉到腹中宝宝的活动了。胎儿在子宫腔里的活动（比如伸手、踢腿等）冲击到子宫壁，叫做胎动。胎动是产前胎儿监护的重要内容之一，胎动的次数多少、快慢、强弱等表示胎儿的安危。每个孕妈妈都应该学会数胎动，尤其是胎心监护不过关或有可疑情况时，更要做好严格的胎动计数。具体方法为：在每天早、中、晚的固定时间数胎动1小时，3次胎动数总和乘以4，可视为12小时胎动数。

正常情况下，胎动1小时不少于3～5次，12小时明显胎动次数为30次以上。胎动的次数并非恒定不变，孕28～38周是胎动活跃的时期，以后稍减弱，直至分娩。如果12小时胎动少于20次，则为异常，孕妈妈应及时去医院就诊。如果12小时胎动少于10次，提示胎儿可能有危险。如果一段时间内胎动频繁且无间歇躁动，也可能是胎儿缺氧的表现。PM

特别提醒

孕妈妈们一定要按时产检，配合医生进行相关检查，多和医生交流沟通，为自身和宝宝的健康保驾护航。胎心监护只是一种手段，在不同情况下（如产前、产时）会有不同的变化和意义，孕妈妈们不必对检查结果过于紧张。

妇科肿瘤术后，肿出“大象腿”

复旦大学附属妇产科医院护理部
黄 丽 王 靖（主任护师）

生活实例

58岁的张女士5年前因宫颈癌做了手术，术后进行了放疗。2年前，她左下肢开始出现麻木、肿胀现象，其后愈发严重，左腿比右腿足足粗了两圈，且皮肤明显增厚，变得粗糙、没有弹性，看起来像“大象腿”。

“大象腿”是怎么回事

所谓“大象腿”，其实是妇科肿瘤术后常见的并发症——下肢淋巴水肿。根据水肿和皮肤组织纤维化程度，淋巴水肿由轻到重分为四个阶段：0 期表现为淋巴输送能力受损，但没有明显肿胀和症状；1 期表现为患肢肿胀和凹陷性水肿，抬高患肢一段时间后，肿胀可消退；2 期表现为非凹陷性水肿，抬高患肢一段时间后，肿胀不能消退；3 期表现为患肢皮下组织增生，出现皮肤皱褶、角化过度、新生疣状物和皮肤乳头状瘤等，可致下肢畸形甚至严重伤残。

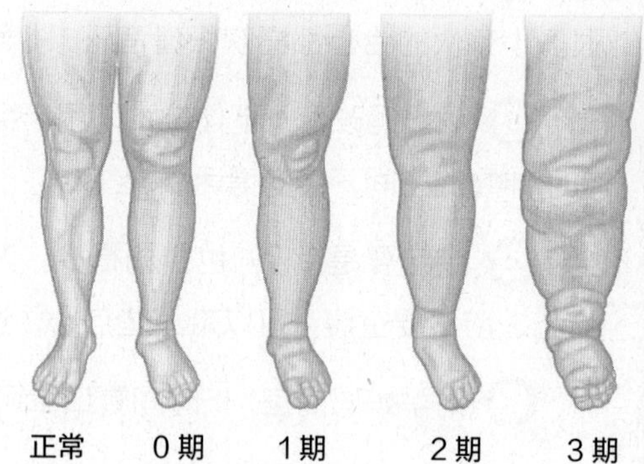
正常　0 期　1 期　2 期　3 期

妇科肿瘤术后，为什么会出现“大象腿”

淋巴系统维持着人体内组织液的平衡，一旦淋巴系统功能受损，组织液回流受阻，滞留在相应组织内，就会造成局部水肿。妇科恶性肿瘤手术时，医生会清扫盆腔淋巴结；放疗也会造成淋巴结损伤、淋巴管断裂。“大象腿”就是由以上原因所致的淋巴循环障碍引起的。妇科恶性肿瘤患者经手术、放疗等治疗后，下肢淋巴水肿的发生率约为 25%。下肢淋巴水肿呈进行性发展，一般不可逆，其影响主要有以下几点：①患肢肿胀增粗，感觉疼痛、麻木，影响行走；组织纤维化和脂肪沉积不断加重，导致肢体畸形，晚期可致残。②频发的淋巴管及周围组织炎症严重影响生活质量，严重感染还可导致败血症，甚至危及生命。③合并静脉疾病者，晚期会形成难以治疗的慢性溃疡。④晚期淋巴水肿可能引起恶性病变，如血管肉瘤。

术后，做好预防措施

❶ 保持良好的生活方式

避免久坐和长时间站立、行走；避免穿过紧的鞋袜，尽量不要穿高跟鞋；不要泡温泉、洗桑拿；长途旅行时，宜穿弹力袜。

❷ 避免感染

做好皮肤护理，保持下肢皮肤清洁、干燥，可适当涂抹润肤乳；避免下肢损伤，如割伤、灼伤、蚊虫咬伤、抓伤及注射等侵入性操作；勤修剪脚指甲，避免甲沟炎；积极治疗足癣，减少并发症；一旦发生丹毒等皮肤感染，立即就医，尽早使用抗生素治疗。

❸ 适当运动

进行适度的日常锻炼，如游泳、散步、慢跑等；保持健康体重。

早干预，控制病情发展

早期淋巴水肿在充分休息后可自行消退，因此不少患者没有重视。实际上，早识别、早干预是控制淋巴水肿发展的关键环节。一旦发现下肢水肿或颜色、温度、感觉变化，患者应及时就诊，积极治疗。术后下肢淋巴水肿需要综合治疗，以保守治疗为主，手术治疗为辅。手术治疗主要是重建淋巴通道，减轻淋巴回流负荷。保守治疗包括综合消肿治疗、远红外辐射治疗、药物治疗等。综合消肿治疗是目前应用广泛、疗效肯定的治疗方法，包括手法淋巴引流、压力治疗、运动治疗和皮肤护理。其优点是安全、无痛苦、无并发症，容易普及和推广，患者可以在专业人员指导下学习简单的按摩或包扎手法，以巩固疗效。

康复操，发挥防治作用

适宜的运动可以促进肌肉收缩，改善静脉回流，加快淋巴循环，有效预防和减轻下肢淋巴水肿。复旦大学附属妇产科医院与上海体育大学联合编制了“下肢淋巴水肿康复操”，包括山式调息、女神式脉动、勾绷脚、中位抱膝、臀桥、侧卧蛙式开合等核心动作。“肿”了不可怕，一起练起来！PM

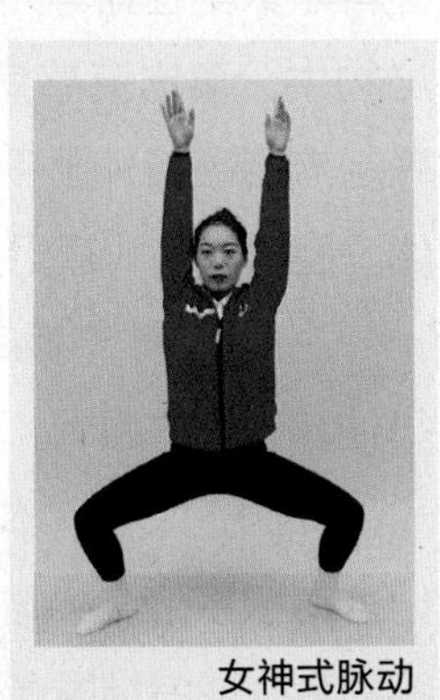
女神式脉动

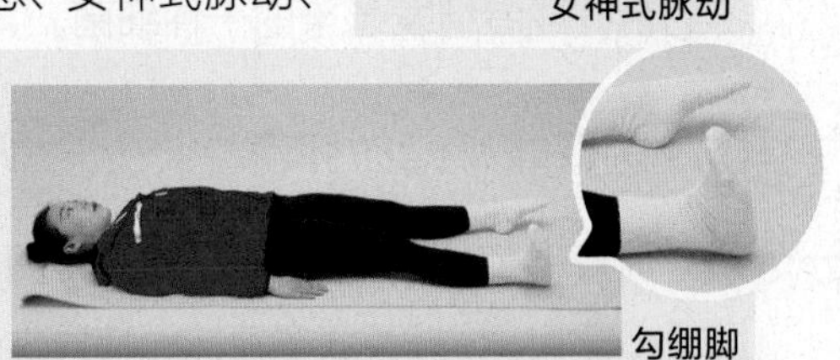
勾绷脚

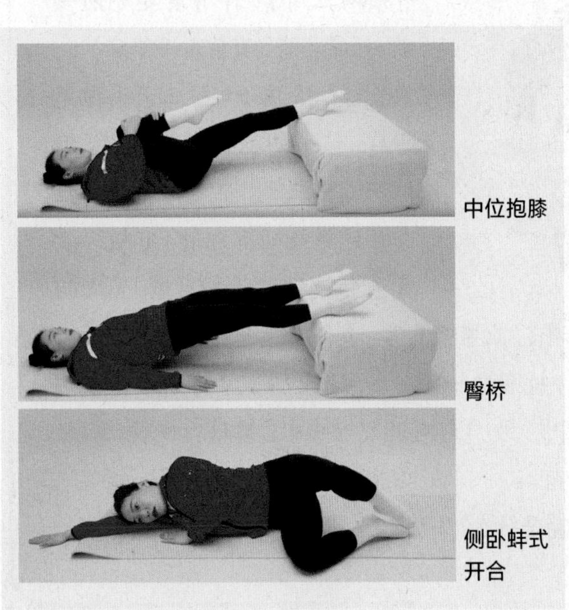
中位抱膝

臀桥

侧卧蛙式开合

欲与流感“博热搜”的细菌——流感嗜血杆菌

复旦大学附属儿科医院呼吸科　张聪聪　陆爱珍（主任医师）

医生手记

四岁的辰辰咳嗽一周了，病初曾发热两天，伴有一过性右耳疼痛及鼻塞，口服过感冒药及止咳药，后来咳嗽加重，有时出现呼吸困难。检查发现，辰辰肺部有少许湿啰音，血白细胞及C反应蛋白升高，X线胸片显示两肺有炎症。结合病史，我们考虑辰辰很可能因细菌感染导致了肺炎，建议进行痰培养，结果为流感嗜血杆菌感染。

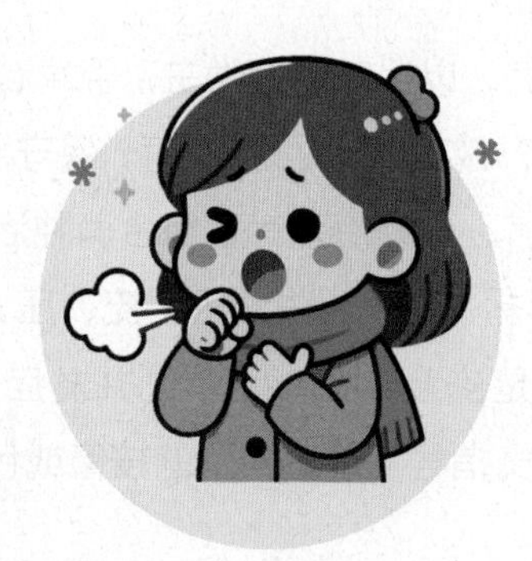

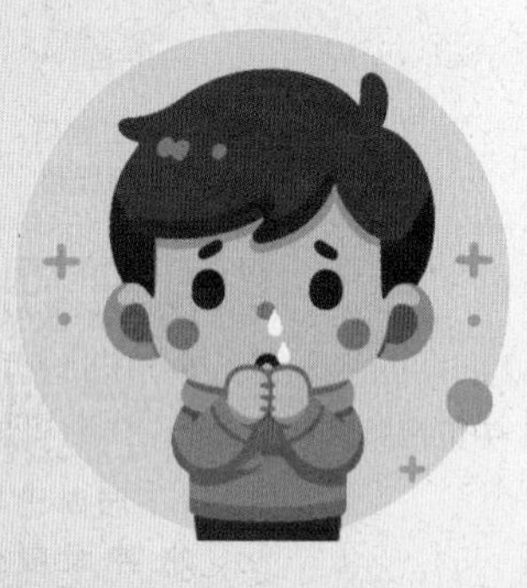

五岁的尧尧患有鼻炎，咽喉有痰两三周了，伴有晨起剧烈咳嗽、经常鼻塞、有黄鼻涕等症状。家长自行给孩子口服三天头孢克肟后，孩子的症状有所好转，但停药没出三天，症状又加重。检查可见尧尧咽部红肿，有较多淡黄色黏液黏附于咽后壁，X线胸片显示两肺纹理增多，血常规正常。我们考虑尧尧患有鼻窦炎，因存在鼻后滴流，故咽喉一直有痰；因夜间积累的分泌物在早上起床时流入咽喉，故晨起有阵发性咳嗽。痰培养发现，病原体是流感嗜血杆菌。

流感嗜血杆菌是什么？与引起流感的病原体是同一种吗？

此“流感”非彼“流感”

1892年，波兰细菌学家理查德·菲佛发现了一种细小的棒状细菌，鉴于其只在流感患者中检出，他认为这种细菌是流感的“罪魁祸首”。在1918—1919年的流感大流行中，科学家们发现只能从部分患者鼻咽部发现这种细菌。后来，它又在脑膜炎患儿的血液和脑脊液中被发现。1920年，耶鲁大学公共卫生系创始主任查尔斯·温斯洛等根据这种细菌生长需要全血或血液组分，把它命名为“流感嗜血杆菌”。直到1933年，英国科学家史密斯等人从流感患者鼻咽分泌物中分离出流感病毒（A型）后，才确定流感嗜血杆菌不是引起流感的病原体，但其名称一直沿用至今。

由此可见，流感病毒是导致流感（流行性感冒）的原因，而流感嗜血杆菌是一种细菌，二者有本质区别。不过，它们也有联系，流感嗜血杆菌是流感患者容易合并或者继发感染的一种细菌。

认识流感嗜血杆菌

流感嗜血杆菌（HI）是革兰阴性菌，呈短小杆状。根据荚膜多糖抗原特异性，它分为有荚膜的可分型和无荚膜的不定型两类。可分型有 a、b、c、d、e、f 6 种血清型，b 型流感嗜血杆菌（Hib）的致病力最强，是引起疾病的常见菌型。在实施 Hib 疫苗接种之前，Hib 是造成 80% 以上侵袭性流感嗜血杆菌感染的原因，相关疾病主要是肺炎及脑膜炎。

人类是流感嗜血杆菌的唯一自然宿主。儿童感染以 5 岁以下多见，尤其是 1 岁以下婴儿。新生儿体内有母亲的抗体，感染后一般不会出现症状；以后，随着体内抗体水平下降，感染风险逐渐升级。出生后 1 年内，约 20% 儿童的上呼吸道有 HI 定植；到五六岁时，超过 50% 的儿童上呼吸道有 HI 定植，并可同时存在多种菌株。在人体免疫功能正常的情况下，流感嗜血杆菌与人和平共处。当人体抵抗力下降时，流感嗜血杆菌便会乘虚而入、伺机作乱。

流感嗜血杆菌感染高发于冬春季节，主要通过患者咳嗽或打喷嚏时喷出的飞沫进行传播，也可以通过玩具等物品在儿童间传播。

可感染多部位，威力不容小觑

流感嗜血杆菌可以感染人体的不同部位，以呼吸道最常见。患者常有发热、咳嗽、气促等症状，可出现百日咳样痉挛性咳嗽，有时伴喘息，容易发展为支气管炎或肺炎。部分重症患者可出现脓胸、肺脓肿、脑膜炎、化脓性关节炎等并发症。

流感嗜血杆菌感染其他部位，可引起急性中耳炎、急性鼻窦炎、结膜炎、外阴阴道炎、化脓性脑膜炎，甚至败血症、化脓性骨关节炎、心包炎等严重疾病。

两种方法，使其“现形”

在明确诊断前，医生会根据感染者的症状、血常规、C 反应蛋白、胸部 X 线或 CT 检查等，做出初步判断，进行经验性用药。为识别致病“真凶”，可以采用以下两种检查方法：一是细菌培养，这是诊断流感嗜血杆菌感染的金标准，常见标本为痰液、肺泡灌洗液、脓液、血液、脑脊液、胸水等；二是核酸检测，复杂或重症病例可进行宏基因组测序（NGS），提高诊断率。

对付它，首选头孢类药物

使用抗菌药物是治疗流感嗜血杆菌感染的主要手段，多选择头孢类药物静脉滴注或口服。对头孢类药物过敏的患儿，可将阿奇霉素作为次选用药。另外，治疗部分耐药菌株可能需要联合用药，部分病情较重的患儿还需要进行短疗程的糖皮质激素治疗。

大多数急性感染患儿的疗程为 7 ~ 10 天，迁延性细菌性支气管炎患儿的疗程通常为 2 ~ 4 周甚至更长。反复感染者应定期随访至感染部位标本的细菌培养转阴，并评估免疫功能。

打疫苗、讲卫生，预防感染

流感嗜血杆菌在外界环境中比较脆弱，对热、干燥及常见化学消毒剂均敏感，在 50 ~ 55℃的条件下 30 分钟可被杀死，在干燥痰中 48 小时内即死亡。

接种疫苗是预防儿童流感嗜血杆菌感染的有效手段之一。目前可接种的疫苗是预防 b 型流感嗜血杆菌感染的 Hib 疫苗，适用于 2 月龄至 5 周岁的儿童。常用产品有 Hib 疫苗，Hib- 百日咳、白喉、破伤风（简称百白破）四联疫苗，Hib- 百白破 - 脊髓灰质炎五联疫苗，给予 2、3、4 月龄儿童接种；也可选择 Hib- 脑膜炎球菌 A 型和 C 型三联疫苗，给予 3、4 和 5 月龄儿童接种。

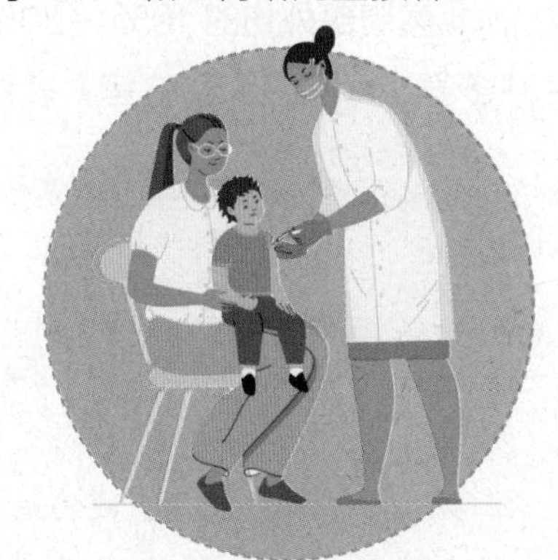

在呼吸道感染高发季节，儿童应特别注意手卫生，少去人员密集的场所，并合理饮食、适当运动，以增强抵抗力。鼻炎经常发作的小朋友可以用生理盐水等洗鼻，尽量避免接触过敏原，改掉挖鼻、用力擤鼻涕、吸鼻涕的不良习惯。PM

近年来，因外伤导致的器官损伤是儿童死亡的主要原因。据统计，在儿科创伤中心就诊的患儿中，约3%为泌尿生殖道严重损伤。

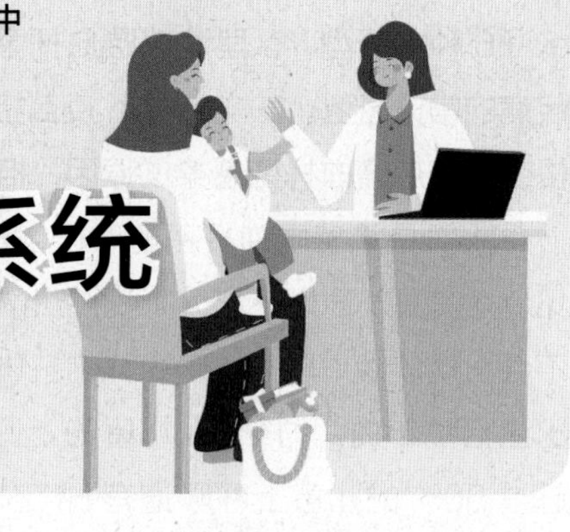

“不堪重击”的儿童泌尿系统

复旦大学附属儿科医院泌尿外科副主任医师　陆良生

生活实例

刚过完十岁生日的倩倩不幸发生了车祸，被救护车送往医院，因骨盆骨折、右肾肾蒂血管撕裂，紧急接受了右肾切除术。

医生的话

肾外伤，更“青睐”儿童

肾外伤在儿童泌尿系统损伤中最常见，占儿童腹部外伤的10%～20%，常合并多器官（肝脏、脾脏等）损伤，常见的致伤因素包括高空坠落伤、车祸伤、撞击、殴打及穿透性损伤。儿童肾外伤的发生率显著高于成人，主要原因有以下几点：①10岁以下儿童腰部肌肉较薄弱，肾周筋膜发育差，肾周脂肪薄；②儿童第11、12肋骨相对薄弱；③儿童腹壁薄弱。

肾外伤常表现为血尿、腰痛、肾周包块等，严重者可发生休克。值得注意的是，血尿并不是诊断肾外伤的特异性指标，且血尿的严重程度与伤情并不一致。CT检查有助于明确诊断并判断伤情。

按病情严重程度，肾外伤分为Ⅰ～Ⅴ级。轻中度（Ⅰ～Ⅲ级）肾外伤患儿可以采取保守治疗，具体方法包括：①绝对卧床2周以上；②足量饮水，保证尿量充足，必要时补液治疗；③使用止血与镇痛药物；④应用广谱抗生素预防感染。一般在保守治疗3～4周后，无活动性出血的患儿可尝试离床活动，但应避免剧烈运动。严重肾外伤（Ⅳ～Ⅴ级）者须进行血管栓塞、肾修补术或肾切除术。

生活实例

儿童医疗纪录片《你好，儿科医生》中曾有这样一个病例：三岁的米多不专心上课，被妈妈用脚重重踢了裆部，导致米多阴茎裂伤、包皮系带撕裂，需要手术治疗。当听到医生说，米多可能因此发生排尿困难，甚至影响生育时，米多妈妈才意识到事情的严重性，深感自责、懊恼。

医生的话

尿道损伤，发病率仅次于肾外伤

儿童尿道损伤多见于男童（约占97%）。男童尿道分为前、后两部分，前尿道损伤常为骑跨伤，后尿道损伤常为骨盆骨折所致。尿道损伤多表现为尿道出血、局部血肿及瘀斑、疼痛、排尿困难、尿外渗等。逆行尿道造影和尿道镜检查有助于明确诊断。

前尿道部分断裂、不伴阴茎海绵体损伤的患儿，一般不需要特殊治疗，留置导尿管2周左右并进行抗感染治疗后，多可自行愈合。前尿道完全断裂的患儿可有阴茎和阴囊血肿、尿道口出血等表现，须尽快进行经会阴尿道修补术或断端吻合术，严重者可能需要先进行膀胱造瘘，后期再行尿道缺损修复。后尿道部分断裂的患儿宜先行膀胱造瘘，多数可自行愈合，不必手术；后尿道完全断裂患儿，若生命体征平稳、组织未广泛受损，且医疗条件成熟的情况下，应尽早行尿道修复术，否则可只行膀胱造瘘，伤后 3 ~ 6 个月再行尿道修复术。

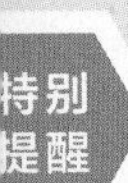

尿道损伤后，男童家长最担心的莫过于孩子将来会发生勃起功能障碍。通常，前尿道损伤不会引起勃起功能障碍；后尿道损伤是否会影响勃起功能，与伤情密切相关，患儿应随访到青春期后，以便及时发现问题、尽早干预。

生活实例

活泼好动的 4 岁女孩小恬在玩耍时，不慎一脚踏空从楼梯上跌落，躺在地上的她抱着肚子号啕大哭，家人见状立即将其送医救治。经检查，小恬的盆腔、腹腔内存在大量积血、积液，合并骨盆骨折，需要进行急诊手术。

医生的话

膀胱破裂，常与骨盆骨折“结伴而行”

膀胱是非常坚韧的，让它受伤通常需要相当大的力量，如严重撞击等。研究发现，57% 的儿童膀胱破裂与骨盆骨折有关。膀胱破裂主要表现为腹痛、排尿困难、肉眼血尿，患儿体表局部可有肿胀、血肿、瘀斑等症状。骨盆骨折引起膀胱破裂者，可因大量出血而发生失血性休克。由于膀胱破裂的症状可能与合并的其他脏器损伤或休克的症状相似，容易被忽视或掩盖，如果诊治不及时，可能导致一系列并发症，如盆腔和腹腔脓肿、膀胱痉挛、膀胱阴道瘘和膀胱直肠瘘等。

膀胱破裂主要分腹膜内型、腹膜外型和混合型。其中，腹膜内型的发生率为 15% ~ 25%，多发生于膀胱充盈时，破裂部位多在有腹膜覆盖的膀胱顶部，尿液流入腹腔可引发腹膜炎；腹膜外型的发生率为 60% ~ 90%，多见于骨盆骨折患儿。

简单的腹膜外型膀胱破裂患儿可先进行保守治疗，如留置导尿管、使用抗生素，同时密切观察有无盆腔血肿、持续出血和血块阻塞膀胱等现象。复杂的腹膜外型膀胱破裂与腹膜内型膀胱破裂患儿宜尽早手术，修补膀胱破口，破口较大者需行膀胱造瘘术。

生活实例

6 岁的奇奇因右下腹疼痛急诊入院。家长说，孩子骑车时摔倒，右下腹撞到了自行车把手上，由于孩子当时未感到明显不适，便没有被重视。临睡前，孩子突发右下腹疼痛，还出现了恶心、呕吐等症状。最终，奇奇被诊断为肾盂输尿管连接部断裂，需要立即手术。

医生的话

输尿管损伤，发生率低，多需手术

输尿管是位于肾盂和膀胱之间的管状器官，主要位于腹膜后间隙，周围有脊柱和肌肉保护，加之输尿管有较好的柔韧性和活动性，故输尿管损伤十分罕见（儿童比成人易发生）。在所有输尿管损伤的部位中，肾盂输尿管连接部断裂较常见，患儿可有腹部包块、血尿、腹痛、恶心、呕吐等症状。延迟增强 CT 检查发现肾盂输尿管连接部造影剂外渗，可明确诊断。肾盂输尿管连接部断裂可使尿液排泄受阻，导致肾积水、肾周脓肿等并发症，严重者还可发生肾功能衰竭。因此，患者应尽早进行肾盂输尿管吻合术。PM

分娩意味着新生命的降临，让每一位母亲充满期待。然而，有些新妈妈在分娩后会出现尿失禁的现象。这种情况通常发生在产后一周左右，可能持续数周或数月。分娩后的漏尿，不仅影响新妈妈们的身体健康，还对她们的心理健康造成困扰。

产后尿失禁，针灸可“固摄”

上海市第七人民医院针灸科　张小晋　施 茵（主任医师）

“固摄无力”导致产后尿失禁

在妊娠、分娩过程中，产妇盆底肌肉、韧带、阴部神经等受影响，控尿能力下降，易发生产后尿失禁。主要症状是尿液不自主流出，尤其在咳嗽、打喷嚏、提重物、大笑或运动时，可伴尿急、尿频等。中医将其归纳为“小便不禁”“遗溺”范畴。早在春秋战国时期，《素问·咳论》中便提到“咳则遗溺”的症状，与压力性尿失禁的症状十分相似。

中医认为，气有固摄作用，可固摄尿液，不让尿液漏出。孕期、产时气血亏虚、固摄无力，导致膀胱开合失度、统摄无权而漏尿。此时采用针灸调和阴阳、通调经络气血，加以中药贴敷，补气温阳固涩，可减轻症状、促进康复。

针灸治疗，益气固摄

针灸治疗产后压力性尿失禁安全、方便、无副作用。常用穴位有肾俞、次髎、会阳、中极、关元、足三里、三阴交、百会等。针灸肾俞、次髎、中极、关元等穴位，可补益肾气、约束膀胱，改善漏尿症状；针灸足三里，可健运脾胃、补益气血；三阴交是治疗泌尿系统疾病的要穴，可调理肝、脾、肾的气机；百会为诸阳之会，可升阳举陷、改善漏尿。诸穴合用，共奏固本培元之功，可益气固摄、疏通经络。针刺得气后，可在适当穴位加以电针刺激，调节膀胱逼尿肌、括约肌功能，改善机体控尿能力。针刺治疗一般每周 2 ~ 3 次，10 次为一疗程，坚持治疗，效果更佳。

不适合针刺者，可选择艾灸治疗。艾灸具有调和阴阳、温通经络、驱散寒邪、行气活血、消瘀散结、温阳补虚、补中益气等作用，适合以寒邪、气滞血瘀、气血亏虚为特点的产后尿失禁患者。艾灸操作简便、无痛，对针刺有畏惧心理及没有时间至医院治疗的患者可以在家自行艾灸，以温阳补气。

中药贴敷，补益气血

中药穴位贴敷操作简便、无痛，可同时发挥药物治疗和穴位治疗的双重作用。多选用补肝肾、补气血的中药，如乌药、益智仁、桑螵蛸、黄芪、当归、肉桂等，敷贴于气海、关元、足三里等穴位。患者可在医生指导下进行贴敷治疗，若能与针刺、艾灸等治疗相配合，可取得更好疗效。

日常调理不能少

在专业医生指导下进行盆底肌训练（也称凯格尔运动），有助于增强盆底肌的功能，改善控尿能力。日常生活中应注意调整行为习惯，定时排尿，避免过度饮水，注意休息，减少油腻及辛辣刺激性食物的摄入，适当多吃富含蛋白质、维生素和矿物质的食物，如瘦肉、鱼、蛋、奶制品、新鲜蔬果等。此外，还应控制体重，避免提重物、抱孩子、便秘等增加腹压的情况。PM

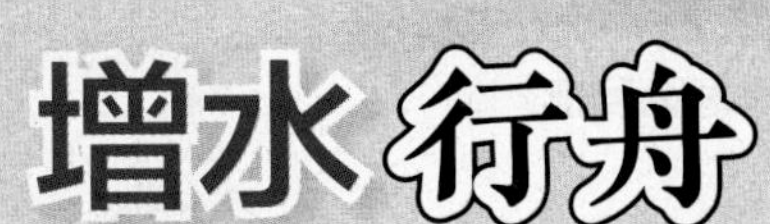

增水行舟

上海市名中医余小萍工作室
上海中医药大学附属曙光医院传统医学科主任医师 吴欢

何为增水行舟

中医理论中有一个叫“增水行舟”的治疗理念，出自清代著名的温病学专家吴鞠通。在温病（传染病）的发病过程中，一部分阴虚、高热不退者易出现大便数日不解，同时伴腹胀、口舌干燥、舌红少津或苔黄干燥、脉细无力等津液亏损的症状，使用泻药却达不到通便的效果。这是因为高热导致体内水液丢失，肠道内没有水分，所以大便干结。

“津液不足，无水舟停”。河道里有水时，船可以顺流而行；河道干枯，船就会搁浅，此时即便再用力去推，船也难行。此时用泻药无法“撼动”坚硬干燥的粪便，而是需要补充水分，让大便变得松软，才可能使大便变得通畅。正所谓河道水满，再去推船行走便容易得多。吴鞠通以此理论为依据，创立了“增液汤”，可生津润肠，以行大便。后人根据吴鞠通的思想理论，将这种治疗方法精炼为“增水行舟”法。

“增水”亦需辨证

但需要注意的是，并非所有便秘都可以应用此法。中医认为便秘有虚实之分，热重、寒积、气滞等可导致实证便秘，气血阴阳的虚损则容易导致虚证便秘。因阴液不足导致的阴虚便虚（大便干结如羊屎状、手足心热、心烦少眠、形体消瘦、舌红有裂纹、苔少等），宜用“增水行舟”法治疗，代表方剂是增液汤。

增液汤中重用玄参为君药，善滋阴降火、润燥生津；麦冬甘寒滋润，可滋阴润燥；生地黄滋阴壮水、清热润燥。整张方子大补阴津以增水，水满则舟自行。

养阴亦养血

“增水行舟”，也可用于治疗其他因水液不足引起的疾病，如内热太重、阴虚血热引起的皮肤瘙痒、干燥皲裂，咽干口渴，干咳少痰，月经稀少，小便少而黄，肛裂疼痛、出血等津液亏损类疾患；也可用于卒中、冠心病、静脉血栓等疾病的治疗，滋阴增液、濡润脉道，使血流通畅。

此外，“增水行舟”法还可用于治疗糖尿病患者足部干性坏疽，益气养阴、养血通络，使局部微循环得到改善；同时通过保湿外治法，促使干性坏疽组织与正常组织分离，帮助创面逐渐愈合。PM

夏季来临，冰箱成了很多家庭的“保险箱”。为避免药物变质，有些人会将中药放入冰箱保存，结果发现干燥的中药饮片反而受潮甚至发霉了。这是怎么回事？中药材能放入冰箱保存吗？

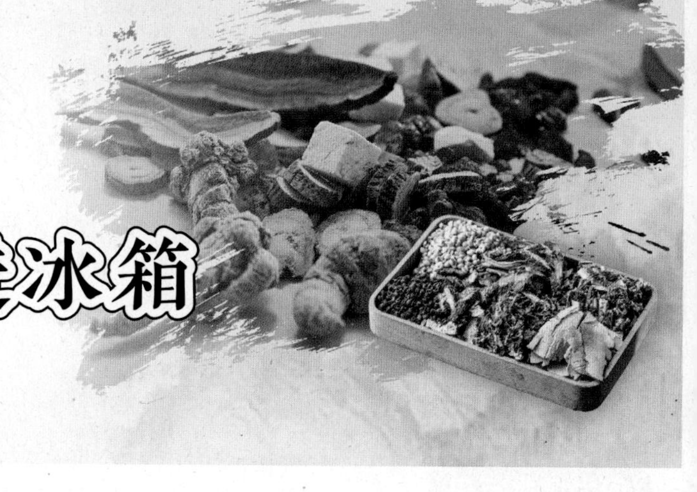

有些中药不宜进冰箱

浙江省中医院中药部副主任药师　孙彩华

保存中药饮片，需要干燥环境

中药饮片的保存是一门学问，正确的保存方法不仅能保持药效，还能避免中药材变质、虫蛀等损坏。中药饮片库房一般要求干燥、通风、避光，室内温度不超过20℃，相对湿度35%～75%，饮片含水量控制在13%以下（特殊饮片除外）。家庭保存中药饮片，应存放在阴凉、干燥、通风的环境中，室内温度不宜过高，避免放置于潮湿或阳光直射处，如厨房、阳台等。

放入冰箱冷藏，要防潮防污染

夏季气温高，南方地区室内湿度较大，可以暂时将一些中药放入冰箱冷藏室保存。但应先妥善密封，尽量做到真空封存，且要避免冷冻，以免药材的有效成分损失。这是因为，冰箱内部湿度较高，没有密封的干燥药材易吸湿受潮；冰箱内外温差可能导致水汽凝结，包装袋、容器内若有空气，也可能凝结成水汽，使药材受潮。此外，如果与食物混存，还可能导致细菌、霉菌等微生物侵入中药材。吸湿后的中药材含水量增加，霉变的概率也会增加。

需要提醒的是，如果使用冷藏在冰箱内的中药，应提前取出，使其恢复至室温后再煎煮或冲泡，避免温度骤变引起药材有效成分挥发或性质改变。同时，要注意观察药材是否变色或有异味，发现异常应立即停用。

有些中药不宜放入冰箱保存

有些人购买中药饮片尤其是名贵中药后，就放入冰箱冷藏，认为低温可以避免药效损失。殊不知，部分中药因化学稳定性、物理性质特殊等，放入冰箱保存反而容易损失药效。比如：三七粉、灵芝粉、珍珠粉等粉类中药，吸湿性强，冷藏时容易受潮，导致结块或降低药效；阿胶、鹿角胶等动物胶类中药，含有丰富的蛋白质等营养成分，冷藏可能导致其结构变化，影响溶解性和药效；人参、西洋参、党参等参类中药，长时间冷藏易受潮发霉；芒硝、白矾等矿物盐类中药，易溶于水，冷藏室内的潮湿环境可能导致芒硝吸湿、结块，白矾吸湿溶解，影响其使用和药效。

有些人认为，将中药放入冰箱冷冻室内，可保存更长时间而不变质。事实上，中药不宜冷冻保存，否则会损伤其活性成分，或导致其水分结冰，或解冻后受温差影响导致其有效成分挥发，均会降低药效。

总之，中药饮片的保存需要根据药材的特性和要求来进行。即使夏季，也应避免一刀切地将所有药材放入冰箱保存。为确保其质量和疗效，应遵循正确的储存方法，并定期检查药材是否变质。PM

炎热悠长的夏季齐集了暑、湿、火多重致病因素，即使未感染外邪而发病，很多人也容易出现食欲减退、精神倦怠等不适，多由暑湿内蕴、消化不良引起。不过别担心，中药里有一些芳香药可以帮助我们化解暑湿，被称为芳香化湿药，有一定的开胃作用，可为食物“引路”。

夏季开胃，“芳香”引路

上海中医药大学附属市中医医院药学部副主任药师　朱剑敏

1 藿香与广藿香

它们是同科同属不同种的两种中药。藿香习称土藿香，具有祛暑解表、化湿健脾、开胃理气的功效，适用于暑湿感冒所致食欲下降等症。广藿香习称南藿香，具有清热解暑、芳香化浊、开胃止呕的功效，适用于湿邪阻滞中焦所致腹部胀满、食欲下降、恶心呕吐等症。可将它们煎煮后取汁饮用，用量6～10克；鲜品则可焯熟后凉拌或做菜。

2 佩兰

又称兰草，具有清暑解热、理气和中、醒脾开胃的功效，适用于湿浊中阻、外感暑热所致胸腹胀闷、恶心呕吐、口中甜腻等症。佩兰可煎汤服用或代茶饮，用量3～9克；也可做成香囊佩戴，以提神醒脑、醒脾开胃。

3 苍术

具有燥湿健脾、祛风散寒的功效，适用于湿阻脾胃、脾胃虚寒所致脘腹胀满、食欲不振、舌苔白腻等症。苍术生用燥湿力强，但有一定的燥性，通常需要炮制后与其他药材（如厚朴、陈皮等）配伍使用，用量3～9克。

4 厚朴

具有燥湿消痰、下气除满、行气消胀、温中止痛的功效，适用于湿滞伤中所致胃脘饱胀、满闷，或食积气滞所致腹胀、腹痛、呕吐等症。厚朴为木兰科植物厚朴的树皮或根皮，可煎煮后取汁服用，用量3～9克。

5 豆蔻

具有化湿消痞、行气温中、开胃消食的功效，适用于湿浊中阻所致不思饮食，或湿温初起所致胸闷不饥，或寒湿困脾所致恶心呕吐、胸腹胀痛、食积不消。豆蔻也是一种常用香料，可研磨成粉后添加到食物中，用量1～3克；也可煎煮后取汁饮用，用量3～6克。

6 砂仁

具有化湿开胃、温脾止泻、理气安胎的功效，适用于湿浊中阻所致胃脘满闷、不觉饥饿，或脾胃虚寒所致积食、呕吐等症。砂仁也是一种常用香料，用法、用量同豆蔻。

不同的芳香化湿药有不同的功效和适应证，需要根据自身症状选择合适的药物。虽然它们有较好的开胃功效，但某些特定人群，使用时必须谨慎，应注意以下禁忌：①孕妇和哺乳期妇女在使用前应咨询医生，以免产生不良影响；②过敏体质者或对某些芳香药过敏者，应避免使用；③忌过量使用。PM

小贴士

患病可选中成药

如果是疾病导致胃口不佳，单独使用芳香药疗效不明显，可在医生指导下根据具体病情选用合适的中成药或请中医师开具汤药。以上述芳香药为主要成分组成的中成药，常被用于治疗胃病及其所致消化不良、食欲下降等。如：香砂养胃丸由木香、砂仁、香附、枳实、豆蔻、厚朴、广藿香等组成，具有温中和胃的功效，适用于不思饮食、胃脘满闷或泛吐酸水者；藿香正气水（或软胶囊、口服液）由苍术、陈皮、厚朴、广藿香油、紫苏叶油等组成，具有解表化湿、理气和中的功效，适用于外感风寒、内伤湿滞或夏伤暑湿所致的食欲下降、胃纳不香者。

宝宝降生，对新妈妈来说既是幸福的源泉，也是挑战的开始。在诸多挑战中，产后缺乳较为常见。产后缺乳是指排出的乳汁量少，甚至全无，不够喂养婴儿。患者可表现为乳房松软、不胀不痛，挤压时乳汁点滴而出、质稀；也可表现为乳腺结块、胀痛，挤压时乳汁难出、质稠。判断是否缺乳，需要排除乳头凹陷和乳头皲裂造成的乳汁壅积不通。

产后缺乳，试试食疗和中药

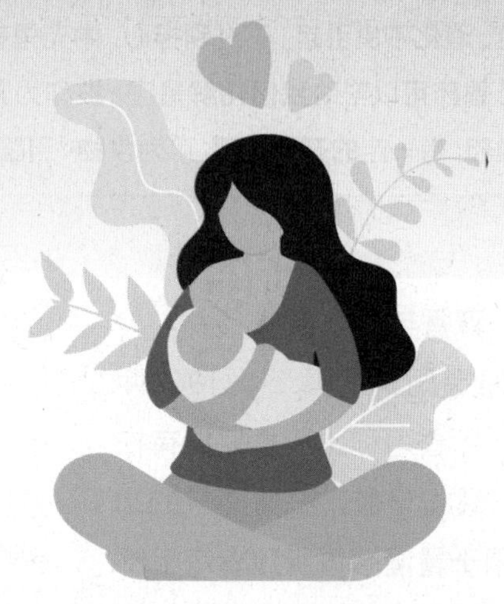

复旦大学附属妇产科医院药学部　吴 焱
复旦大学附属妇产科医院乳腺科副主任医师　宋 晖

产后缺乳，主要分三型

产后乳汁分泌受分娩情况、母体因素、婴儿因素、药物使用等多方面的影响。中医认为，乳汁乃母体气血所化生，气血充足则乳汁分泌自然充沛；生产时耗气伤血、孕产期情绪波动等，会造成气血不足、肝气郁结和痰湿阻滞，进而影响乳汁分泌。

气血亏虚型产后缺乳最为常见。这类患者产前往往就有气血两亏的情况，平时脾胃功能也较弱，加上生产时失血耗气，导致气血亏虚进一步加重，从而影响乳汁分泌。表现为产后乳少，乳汁清稀，乳房柔软无胀感，患者面色少华、神疲乏力、气短懒言、头晕眼花、心悸怔忡、纳少便溏，舌淡、苔薄白，脉细弱。

肝郁气滞型产后缺乳患者通常因产后激素水平变化、情绪波动而产生焦躁、抑郁情绪，进而影响泌乳。表现为产后乳汁涩少或不下，乳汁浓稠，乳房胀硬或有结块，或突然情志所伤致乳汁骤减或不下，患者常抑郁不乐、嗳气叹息、胸胁胀满、胃脘不舒、食欲不振，舌质正常、苔薄白，脉弦。

痰湿阻滞型产后缺乳患者比较喜欢吃油腻的食物，脾胃运化功能受影响而生成痰湿，痰湿阻遏气机，导致泌乳减少。表现为产后乳汁稀少或无乳可下，乳汁不稠，患者多形体肥胖，胸闷痰多，纳少便溏，或食多乳少，舌淡胖、苔白腻，脉沉细。

辨证施食，营养又催乳

中医治疗产后缺乳注重辨证分型，食疗与汤药并举。其中，药膳食疗操作方便，为大众广泛接受。介绍5个药膳食疗方，选用的中药均为药食两用之品。

① 芪归甲鱼乌鸡汤

【材料】红枣50克，黄芪30克，当归9克，甲鱼1只，乌鸡（也可用老母鸡代替）500克，生姜、料酒、香菜、盐适量。

【做法】将甲鱼去头尾、内脏后，用清水洗净，放热水中焯后捞出，刮去黑皮；黄芪和当归单独浸泡1小时；乌鸡处理干净后切块，和甲鱼、红枣一起放入炖锅中，加入连水带药的黄芪、当归，以及生姜6片、适量水和料酒，大火炖开后改小火，炖至肉质软嫩。起锅前2分钟放入适量盐调味，可撒适量香菜加以点缀。

【功效】黄芪、当归、红枣气血双补，适用于气血亏虚型产后缺乳者。

② 参络鲫鱼汤

【材料】鲫鱼1条，党参30克，丝瓜络6克，料酒、葱、姜、盐少许。

【做法】鲫鱼去鳃、鳞和内脏后洗净，抹上适量盐和料酒腌制10分钟；热锅冷油，先放姜片翻炒，再放入鲫鱼，煎至两面金黄后放入炖锅内备用；党参和丝瓜络单独浸泡1小时，连水带药一起放入炖锅内，再加入适量清水后慢炖15～20分钟，撒入适量葱花、盐即可。

【功效】党参益气健脾养血，丝瓜络通络下乳，适用于气血亏虚型产后缺乳者。

③ 通草花生猪蹄汤

【材料】猪蹄2只，通草24克，花生50克，料酒、葱、姜、盐少许。

【做法】将猪蹄洗净放入冷水锅中，加入花生、生姜烧开，去浮沫、油脂后放入砂锅备用；通草单独浸泡1小时后，连水带药一起倒入砂锅，再加入适量清水和料酒，大火烧开后转小火慢炖1.5小时，撒入少许葱和食盐即可。

【功效】通草通气下乳，适用于气血亏虚型产后缺乳者。

④ 海带佛手浆

【材料】海带20克，佛手10克，陈皮6克，豆浆300毫升。

【做法】将海带、佛手、陈皮洗净，加入适量水煮30分钟，再加入豆浆煮20分钟。可将海带、佛手、陈皮捞出，留下汤液服用。

【功效】佛手、陈皮疏肝理气、燥湿化痰，配以海带利水消肿，适用于肝郁气滞型和痰湿阻滞型产后缺乳者。

⑤ 赤苓蛋花酒酿

【材料】赤小豆50克，茯苓50克，酒酿250克，鸡蛋3个，红糖少许。

【做法】将赤小豆和茯苓浸泡1小时，加250毫升水煮烂；倒入酒酿后烧至沸腾；将鸡蛋打入，轻轻搅拌，煮至鸡蛋凝固成型后，加入少许红糖即成。

【功效】赤小豆利水消肿，茯苓健脾渗湿，适用于痰湿阻滞型产后缺乳者。

内服外治，催乳效更佳

食疗效果不佳者，可在医生指导下采用中药、针灸、走罐、按摩等方法治疗。

治疗气血亏虚型产后缺乳，应补气养血、佐以通乳，经典汤药为通乳丹，常用的中成药有乌鸡增乳胶囊、生乳灵、补血生乳颗粒等。治疗肝郁气滞型产后缺乳，应疏肝解郁、通络下乳，经典汤药为下乳涌泉散，常用的中成药有通乳颗粒、逍遥丸等。治疗痰湿阻滞型产后缺乳，应健脾化痰，经典汤药为苍附导痰丸合漏芦散，常用中成药有苍附导痰丸、催乳颗粒等。催乳中药的疗程一般为14～28天，症状改善后即可停药。服药期间，忌食生冷、辛辣、油腻、腥膻、有刺激性的食物。

针灸刺激特定穴位，可以促进气血流通，改善肝气郁结。主穴取膻中、乳根（温灸），配穴取少泽、天宗、合谷；若有血虚，可加肝俞、膈俞；若有气滞，可加内关、期门。采用走罐法循膀胱经刺激各脏腑背俞穴，可以调理各脏腑气血，有助于通乳。此外，配合按摩手法理气活血、舒经活络，对乳腺管堵塞的乳汁不下有较好疗效，涉及的穴位有膻中、乳根、渊腋、少泽等。PM

食疗注意事项

- 药膳作用缓和，可在中医指导下辨证施食，应用于整个哺乳期。
- 根据平时的饮食习惯、作息时间和生理需要，适当补充药膳，不宜一次性大量食用。
- 产后妇女脾胃功能较弱，药膳制作忌过于油腻。

细数“口腔偏方”

上海中医药大学附属龙华医院口腔科副主任医师　王　兵

俗话说“牙疼不是病，疼起来要人命”。当口腔出现状况又不便及时就医时，很多人会想起一些“偏方”，希望能解燃眉之急。在诸多偏方中，哪些有科学依据？哪些是以讹传讹？以下对常见的口腔偏方进行盘点。

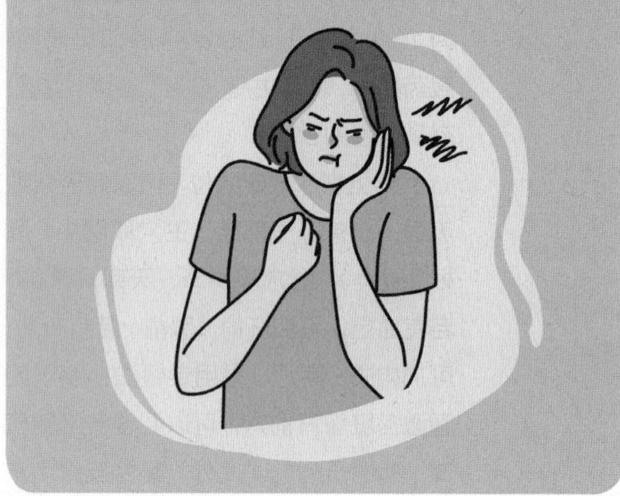

偏方1：牙痛来袭，“止痛好物”救急

网上不乏种种止痛偏方，“牙痛时可以咬花椒、喝白酒”“牙龈肿痛时可以敷生姜”……这些“止痛好物”大多是家中常备的食物，是否可应急？

现代研究发现，花椒果实中含挥发油，其中的花椒烯醇有局部麻醉作用；生姜中的挥发油和姜辣素具有抗炎镇痛作用；大蒜中的大蒜辣素具有一定的抗菌作用。因此，牙龈肿痛时咬一片生姜或大蒜、牙痛时在患处咬一粒花椒，确实能起到一定的止痛效果，但不足以起到治疗作用。

有人认为牙痛时饮酒可止痛。其实这是人对疼痛的感知因酒精刺激而产生了“错觉”。事实上，70%~75%的酒精方可用于消毒，饮用白酒的浓度达不到消毒灭菌的要求，且很难渗透到病损内部。同时，酒精还会导致毛细血管扩张，造成患处局部肿胀，加剧疼痛。

偏方2：叩齿、咽津可护齿

中医古籍《诸病源候论》中载有叩齿、咽津、刷牙、漱口等护齿方法，与如今现代医学提倡的诸多口腔清洁方法不谋而合。刷牙和漱口大家耳熟能详，所谓“叩齿”，就是上下牙轻轻叩击1~2分钟，先叩磨牙，下颌前伸叩门牙，两侧向叩尖牙。“咽津”是指空口鼓漱，使唾液充满口腔后咽下。叩齿可以促进牙周组织的血液循环；咽津可刺激唾液的分泌，唾液具有消化、润滑、抗菌等作用，对增进口腔健康具有积极作用。

偏方3：牙龈发炎、口腔溃疡要“泻火”

部分人出现牙龈发炎、口腔溃疡时，常自行服用牛黄解毒片“泻火”。其实，这仅适用于火热内盛导致的牙龈肿痛、口舌生疮等实证，并非适用于所有情况。

中医认为，导致口腔疾病的“火”有虚实之分。导致牙龈炎、牙周炎的病因既可能是脾胃湿热等“实火”，也可能是肾阴亏损、气血不足等“虚火”；口腔溃疡既可能是心火、胃火、肝火等“实火”所致，也可能由阴虚、脾虚等“虚火”引起。实火可“泻”，虚火则需“滋阴降火”，须辨证论治。

偏方4：刺激穴位可止牙痛

针灸对风热牙痛、胃火牙痛、虚火牙痛等有较好疗效，刺激按摩穴位对于口腔健康也有一定益处。牙痛突发时，用单指重力按压或按揉合谷、下关、颊车、承浆、人中等穴，能帮助缓解疼痛。

偏方5：补肾可防牙齿松动

中医认为肾主骨、藏精，牙齿受肾精濡养，从生长、萌出直至脱落的全过程都由肾精主宰，其坚固与否也是肾精盛衰的外在表现。先天肾气不足，可导致牙齿萌出延迟；肾精亏虚，则牙齿失养，牙齿缺乏光泽，颜色枯槁、黄黑，或齿龈萎缩，齿根外露，牙齿松动而过早脱落。因此，通过辨证论治，补肾可固齿。

但需注意，对牙周病引起的牙齿松动，及时、正规的治疗很重要，拖延越久，治疗难度越大。轻者需要进行龈上洁治、龈下刮治术等牙周基础治疗，严重者需要进行牙周手术及修复治疗，辅以正确、健康的护理，并遵医嘱定期随访。

偏方6：使用中草药牙膏可治牙病

牙膏中发挥主要功能的成分是摩擦剂和洁净剂。摩擦剂和牙刷共同作用，去除牙齿表面的污垢，减轻牙渍、牙菌斑等；洁净剂即表面活性剂，可使菌斑、软垢在刷牙时更易被清除。

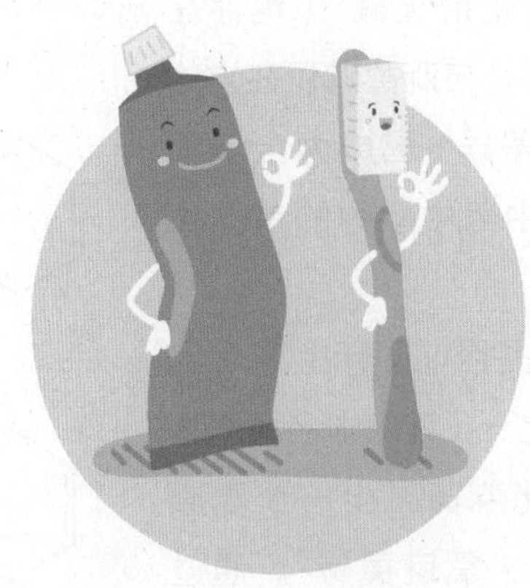

市面上有多种“功效牙膏”，在普通牙膏的基础上添加了具有抗菌、抗炎、止血功能的成分。比如：添加了金银花、野菊花、云南白药、两面针等中药的“中草药牙膏”，有一定的抑制牙菌斑和减轻牙龈红肿、出血等作用，受到牙龈炎、牙周炎等患者的推崇。此类牙膏可以作为预防口腔疾病的辅助手段，但不能代替正规治疗，且不宜长期使用。长期使用功效牙膏可能存在破坏口腔微环境的风险；长期使用有止血功效的牙膏可能会掩盖牙龈出血、发炎的状况，耽误牙周病的及时诊治。

牙膏对牙齿的清洁作用主要通过刷牙来实现，无论使用哪种牙膏，都需要让牙膏与牙体及牙周组织充分接触才能发挥作用。每个牙面都需要有足够的拂刷时间，每次刷牙时间应不少于3分钟，每天至少早、晚各刷牙1次。

偏方7：“祛湿气”能清除口臭

湿邪具有“重浊、黏滞、趋下”的特性，可分为外湿和内湿。生活在较潮湿地区或长期处于潮湿环境中的人，易感受湿邪（外湿）。脾为后天之本，主运化，吃进去的水谷通过脾的运化功能来滋养、防卫身体。当脾的功能下降时，水湿积聚于体内，易形成内湿。“湿气重”者常有头重如裹、四肢困重无力、胸闷、口黏腻、饮食无味、舌苔腻、大便不爽等表现。若再外感热邪，或饮食不节、过食肥甘，酿成湿热内蕴脾胃，则易导致脾胃湿热证，口臭表现明显。针对此类原因引起的口臭，清热祛湿可有较好疗效。

但口臭并不仅仅因“湿气”“湿热”而起，口腔、全身疾病均可能导致口臭。口腔卫生习惯不良，菌斑、软垢、牙结石大量堆积；牙周病、龋病、残根残冠等引起口腔问题；食物残渣堆积，义齿清洁不到位等：这些均可能是口臭的原因。由全身疾病引起的口臭各有特点，如消化不良者的腐败味口臭、糖尿病患者的果味口臭、肝病患者的氨性口臭及肾病患者的尿味口臭等。因此，消除口臭应根据病因进行治疗。PM

刘先生计划出国旅游，收拾行李时想备一些常用药，但两盒名为“氨麻美敏片”的感冒药令他犯了难。他曾看到网上有消息说，有些感冒药中含有国家管制类易制毒化学品，过海关时会被“扣下”。刘先生很不理解，为什么常用的感冒药会和毒品产生联系？这两盒感冒药还能不能带？要回答这些问题，还要从中药“麻黄”说起……

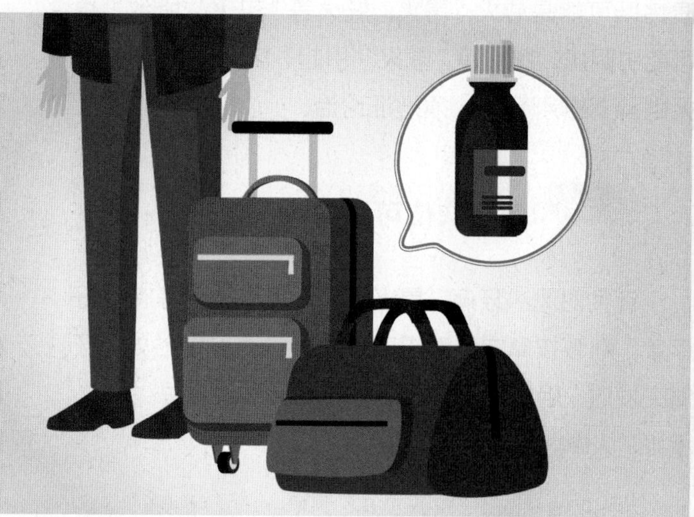

“管控”中药背后的故事

海军军医大学中医系中药方剂教研室教授　张慧卿
海军军医大学基础医学院　范宇翔

麻黄与冰毒

中药麻黄来源于麻黄科植物草麻黄、中麻黄或木贼麻黄的草质茎，是被收录于《神农本草经》中的古老中药之一，具有发汗解表、宣肺平喘、利水消肿的功效，目前主要用于治疗感冒、哮喘、肺炎等呼吸系统及多种过敏性疾病。现代研究证实，麻黄中的“麻黄碱”是其主要药效成分之一。1887年，日本化学家长井长义首次从麻黄中提取出了麻黄碱。1923年，我国中药药理学奠基人陈克恢博士发现麻黄碱有拟肾上腺素的作用，能松弛支气管平滑肌，还能阻止过敏性介质释放，这一原创性的工作得到世界药理学界的公认。目前，麻黄碱及其立体异构体“伪麻黄碱”（也存在于中药麻黄中，与麻黄碱仅在立体结构上略有差异）已成为全球销量最大的从中药中取得的单体化学药物之一。

“冰毒”是目前国际上滥用最严重的毒品之一，其化学名为甲基苯丙胺，只比麻黄碱少一个氧原子，故又称“去氧麻黄碱”。通过

麻黄碱

伪麻黄碱

去氧麻黄碱

简单的化学工艺就能将麻黄碱制备成具有成瘾性的冰毒。所以为防止麻黄碱、伪麻黄碱等麻黄碱类成分流入非法渠道，我国将其列入国家管制类易制毒化学品；将单位剂量麻黄碱类成分含量大于30毫克的复方制剂列入处方药管理。一般而言，药名中含有“麻”的感冒、咳嗽药，成分中多含有麻黄碱类成分，如前文中让刘先生犯了难的氨麻美敏片。虽然该药中伪麻黄碱的含量未大于30毫克，属于非处方药，但出入境时携带此类药物仍须谨慎，以免引起不必要的麻烦。中药麻黄如今也属于管制药材，其种植、收购等必须办理相关许可证方可进行，且种植地点、数量等都必须符合相关规定。

其实不仅是中药麻黄与冰毒，大众熟知的海洛因、大麻等毒品也与临床常用中药有着“不解之缘”。

罂粟与吗啡

罂粟原产于西亚，六朝时期作为观赏和药用植物传入我国。唐代《本草拾遗》首次将其作为中药收载。2020版《中国药典》中就收录19个含有罂粟的中药成方制剂。入药时，更多使用的是罂粟壳，具有敛肺止咳、涩肠止泻和镇痛的功效，主要用于一般药物疗效不佳的顽固性久咳、久泻及疼痛的治疗。

虽然药用价值颇佳，但在大多数人心中，罂粟是“臭名昭著”的罪恶之花。将未成熟的罂粟果实用刀片划伤，收集其渗出的白色体液并干燥，得到的深棕色膏状物就是“鸦片”。早在元朝，就有医家提出罂粟的毒性，如名医朱丹溪指出：“其止病之功虽急，杀人如剑，宜深戒之。”清代《本草纲目拾遗》中则描述了吸食鸦片后人体的惨状：“凡吸者，面黑肩耸，两眼泪流，肠脱不收而死。”19世纪，随着科技的发展，鸦片得以“升级”加工为白色结晶粉末的吗啡，毒性是鸦片的8～10倍。而吗啡进一步加工可以生成二乙酰吗啡，即“海洛因”。

目前，我国对罂粟的管理非常严格，除药用、科研外，一律禁止种植。临床应用也必须严格遵照麻醉药品进行管理和使用。

火麻仁与大麻

提起大麻，大家首先想到的是毒品。其实大麻有不同的亚种。用于制毒的主要是来源于印度、中亚的“印度大麻”，其雌株的嫩叶和花序中含有较多的致幻成分，将其进行加工，就得到了目前世界上吸食人数最多的毒品大麻。其主要毒性成分为“四氢大麻酚”。我国刑法明确将大麻列为毒品进行严格管控，吸食大麻及向他人提供大麻都是违法行为。然而，目前少数国家允许公民吸食大麻，甚至还允许家庭种植大麻。2022年，泰国成为亚洲首个大麻合法化国家，两年后，鉴于大麻正在摧毁泰国青少年的严峻形势，泰国总理宣布计划将大麻重新定性为毒品。

而我国原产的大麻，又称“火麻”，不具备制毒的价值，安全性较高。而且自古就是重要的经济作物，其茎皮纤维可以用来编织绳索、麻袋；其种仁——“火麻仁”在古代一度是重要的粮食，被列为“五谷”之一；火麻仁还是临床常用中药，具有润肠通便的功效，主要用于治疗肠道津亏便秘。需要注意的是，我国原产大麻虽然比较安全，但是也含有微量四氢大麻酚，所以其种植目前也受到一定的限制。PM

第一轮上海市健康科普人才能力提升专项（JKKPYC-2022-10）

“猫薄荷”的中药之道

上海中医药大学附属曙光医院肝病科　王浩文　张华（主任医师）

“猫薄荷”有薄荷的清香气味，能让猫着迷，甚至兴奋到打滚，常被制作成逗猫用的玩具和零食。但很多人不知，“猫薄荷”还是一种常用的中药——荆芥。

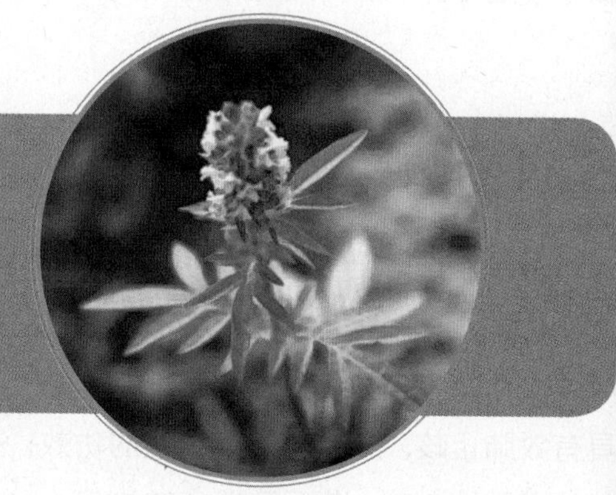

祛风理血，功效颇多

荆芥始载于《神农本草经》，有发表、祛风、理血之功效，主治感冒风寒、发热恶寒、无汗、头身疼痛等疾患。

荆芥多入汤剂，煎汁服用，也可以制成散剂或丸剂服用。荆芥与防风配伍，可加强祛风解表疗效；与僵蚕配伍，可祛风通络；与薄荷、菊花、桑叶、银花等辛凉解表药或清热解毒药配伍，可治风热感冒；与薄荷、蝉衣、牛蒡子等配伍，药效辛散，能助麻疹透发。

荆芥还具有止血功效，将其炒炭入药，止血作用更佳，可用于治疗便血、崩漏等疾患，临床上常配合其他止血药同用。荆芥与防风等中药配伍，能缓解皮肤病患者创面出血等症状；荆芥穗与菟丝子、炒白芍等中药配伍制成复方汤剂，对治疗经间期出血、更年期出血等妇科疾病具有较好疗效。

药食两用，内外皆宜

荆芥亦可外用。取适量荆芥，煎水熏洗患处，或捣烂或研末外敷，可治疗皮肤瘙痒。将荆芥穗碾为细末后，过筛装入纱布袋内，均匀地撒布于患处，然后用手掌来回反复揉搓至感受到热度即可，可治疗急慢性荨麻疹等皮肤瘙痒病。此外，荆芥的芳香油含量比较高，荆芥精油外用，可缓解肌肉、关节疼痛；将精油配合蒸汽吸入，可有效缓解感冒引起的喉咙疼痛。

时入炎夏，在不少地区，荆芥还是夏日餐桌上不可或缺的一道食材。荆芥的嫩茎叶可凉拌、作调味品或做汤，其味清香可口，可增进食欲。但需要注意的是，药食同源之品并不意味着可以无节制地食用。荆芥性温、味辛，长期大量食用可能会导致口干舌燥、腹泻、腹痛等症状。PM

疼痛是人生的“必修课”，每个人都不同程度地感受过痛。疼痛难耐时，止痛药成了许多人的“救命稻草”。无论是头痛、牙痛、腰痛、关节痛、伤口痛，还是“姨妈痛”，似乎只要一吃止痛药，疼痛便能大大缓解或消失。这不禁让人浮想联翩：止痛药怎么知道我哪里痛？是不是我买药时，它听到了我和药师的对话？是不是它进入体内后，挨个器官“敲门”询问后得知的？难道它能知道我的内心活动？

止痛药怎么知道我哪里痛

华中科技大学同济医学院附属同济医院药学部　石依姗　方建国（主任药师）

形形色色的止痛药

止痛药种类繁多，常见的有以下几种：

● **解热镇痛药**　当组织损伤或发生炎症反应时，患处会产生并释放致痛物质，如前列腺素、5-羟色胺、缓激肽等，并提高痛觉感受器对致痛物质的敏感性。解热镇痛药可以抑制炎症发作时前列腺素等致痛物质的产生，从而达到止痛效果。常见的解热镇痛药包括布洛芬、阿司匹林、双氯芬酸、吲哚美辛等，可用于各种轻中度疼痛和慢性疼痛，如牙痛、痛经、偏头痛、神经痛、术后疼痛、骨关节炎等，也可作为癌痛第一阶梯止痛用药。

● **阿片类镇痛药**　常用的阿片类镇痛药按其镇痛强度可分为弱阿片药和强阿片药。弱阿片药以曲马多为代表，属于二类精神药品。曲马多主要通过抑制神经元突触对去甲肾上腺素的再摄取，并增加神经元外5-羟色胺浓度，通过影响痛觉传递而产生镇痛作用。主要用于中等程度的急性疼痛、术后疼痛及癌痛的第二阶梯止痛用药。强阿片药以吗啡、可待因、芬太尼等阿片类药为代表，可激动或部分激动体内的阿片受体，抑制疼痛传递神经信号，减轻或缓解疼痛，并产生欣快感和镇静效果，是治疗中度至重度疼痛的强效止痛药。麻醉性镇痛药主要用于缓解创伤、烧伤、手术后、癌症等患者短期发作的严重剧烈疼痛，是国家严格管控的麻醉药品，须在医生指导下使用。

● **解痉止痛药**　痉挛性疼痛主要由中枢神经系统、外周神经系统或肌筋膜系统病变引起。解除骨骼肌痉挛性疼痛需要使用肌松药，如乙哌立松、氯唑沙松等；解除血管和内脏痉挛疼痛则需使用平滑肌解痉药，如硝苯地平、山莨菪碱等。

● **神经性止痛药**　神经病理性疼痛，如三叉神经痛、舌咽神经痛、枕神经痛、带状疱疹神经痛等，需使用抗癫痫药（如卡马西平、奥卡西平等）达到镇痛效果。

此外，疼痛会引起焦虑、抑郁等不良情绪，而焦虑和抑郁等精神心理问题也可引发疼痛感觉（即躯体化障碍）。针对慢性病引起的长期疼痛和躯体化障碍患者，可使用抗焦虑药（如地西泮、劳拉西泮、艾司唑仑等）或抗抑郁药（如阿米替林、文拉法辛等）。

止痛药并不知道你哪里痛

止痛药种类众多，作用机制类似，即通过抑制炎症介质产生、减轻痛觉神经末梢的刺激，或直接作用于疼痛感受器、疼痛传导通路甚至疼痛中枢，减轻或抑制疼痛。

服用或注射止痛药后，药物经吸收进入血液循环，陆续“到达”全身各部位，发挥止痛作用。以布洛芬为例，它通过抑制环氧化酶，减少引起疼痛的前列腺素生成，使疼痛缓解。事实上，止痛药并不知道用药者哪里痛，只是没有发生疼痛的部位感受不到用药前后的变化而已。PM

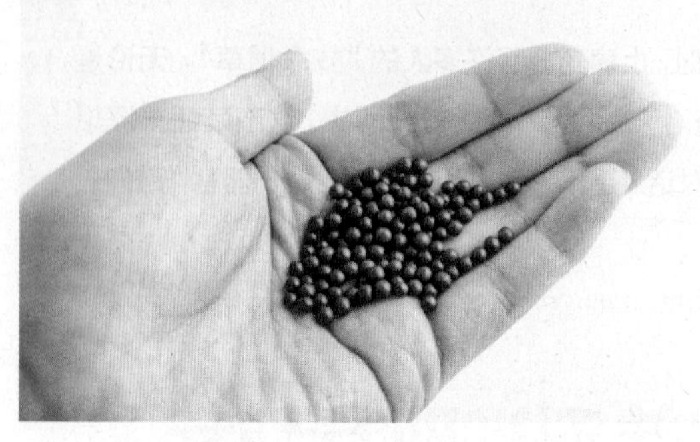

含朱砂中药汞超标？理性看待！

海军军医大学第一附属医院药学部 杨 怡 王忠壮（教授、主任药师）

前不久，中成药“仁丹”汞含量引发关注。事件源于某科普博主发文称：其一名生活在德国的读者因长期腹痛就医，尿检发现汞等重金属含量超标，怀疑与服用过某品牌仁丹有关，该仁丹被德国检测机构检出汞含量超标。那么，仁丹中含有汞吗？引起仁丹“汞含量”争议的成分是什么？如何看待中药的重金属含量问题？

朱砂，仁丹“汞含量”争议的焦点

仁丹含陈皮、檀香、砂仁、豆蔻、甘草、木香、丁香、广藿香叶、儿茶、肉桂、薄荷脑、冰片、朱砂13味中药，具有清暑开窍的功效，常用于缓解伤暑引起的恶心、胸闷、头昏等症状，以及晕车、晕船等不适。引起仁丹“汞含量”争议的是朱砂。

朱砂主要含有硫化汞，可制作颜料、朱墨（“近朱者赤”之“朱”，即为朱砂所制朱墨）、饰品等，亦可供药用。作为重镇安神药，朱砂有2000余年的药用历史，广泛用于中成药、蒙药、藏药。自1963年起，朱砂被《中华人民共和国药典》收录。1977年版药典注明其有毒，2000年版药典规定其“不宜大量服用，也不宜少量久服，肝、肾功能不全者禁服”，2005年版药典增加“孕妇禁用”的规定，这些警示文字延续至今。

朱砂是矿物药，开采后要经过一系列处理，才能成为药材。再经过“水飞”法炮制，进一步去除杂质、降低毒性，才能成为饮片，也就是仁丹的制药原料。朱砂并非大毒品种，很多经典名方、中成药，如朱砂安神丸、小儿惊风丸、柏子养心丸、活络丸等都含有朱砂，只要合理用药，不良反应的发生率很低。

理性看待检测结果

评价药品的安全性，要科学采用相关标准。食物提供营养素和能量，人们天天吃；药品用于疾病防治，不常用。对含重金属中药安全性的评价，不能以食品标准代替。美国、欧盟等将中国传统中药归类于膳食补充剂，因此有了按照食品标准、以元素总含量进行检测的做法。如此，一些含朱砂、雄黄等矿物类药味的中药可能会出现重金属含量“超标”的问题。

此外，衡量含重金属中药的安全性问题，要兼顾相关成分的化学结构和元素价态、药物配伍、服用剂量、服用时间、服药者身体状况（特别是肝、肾功能）、饮食等多方面。例如：肝、肾功能不全的患者长时间服用含重金属的药品，其中所含重金属无法及时代谢、排泄，可能导致重金属在体内蓄积。

在重金属检测方面，中药既有“国标”，也有世界标准。2015年8月1日，由中国专家担任项目负责人主持制定的《中医药——中草药重金属限量》国际标准发布，规定了中药中汞等重金属的最高限量。仁丹的生产过程要符合GMP（药品生产质量管理规范）要求，每一批产品都经中药标准检测合格后，方可获准上市销售。因此，只要是符合相关要求和标准的中药，遵医嘱服用，都是安全的。PM

激素退热的是与非

上海交通大学医学院附属上海儿童医学中心感染科主任医师　曹 清

生活实例

小明因“咳嗽、高热1周”在家人陪同下就医。医生接诊后发现，小明已有明显的喘息、气促、呼吸困难症状，立即将他收治入院。入院后完善相关检查，小明被诊断为“重症肺炎”，在抗感染治疗的同时，加用糖皮质激素。1天后，小明的体温终于降至正常，憋喘等症状也明显好转。小明的父母总算松了口气，同时也有些疑问：激素为什么能退热？安不安全？既然激素能快速退热，为什么不一发热就用呢？

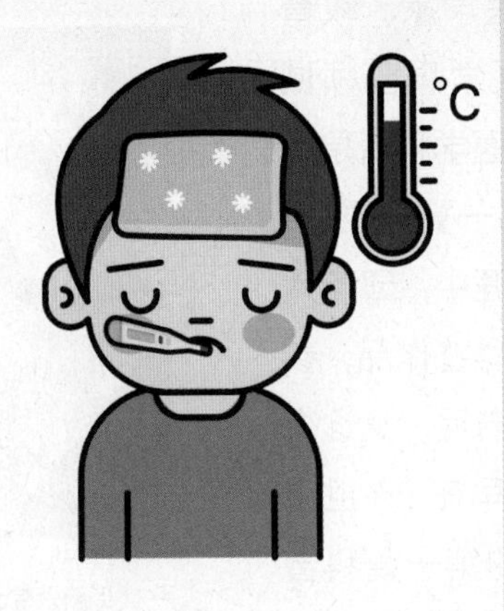

糖皮质激素退热效果显著

激素是由人体内分泌细胞产生的化学物质，常见的有糖皮质激素、盐皮质激素、性激素、甲状腺素、生长激素、胰岛素等。其中，糖皮质激素对生长发育、代谢及免疫功能意义重大，同时也是临床上常用的药物，具有抗炎、免疫抑制等作用。糖皮质激素能发挥良好的退热效果，主要原因有：①抑制体温调节中枢，降低机体对致热源的敏感性；②保持溶酶体稳定性，减少内热源释放；③通过诱导抗炎因子及抑制炎症因子合成等途径，达到退热目的。临床上，糖皮质激素主要应用于以下两类发热患者：

❶ 严重急性感染性疾病患者

在有效抗感染的基础上，糖皮质激素能增加机体对有害刺激的耐受性，减轻感染与中毒症状，故主要用于中毒性菌痢、中毒性肺炎、暴发性脑膜炎、严重脓毒血症等严重感染患者。

❷ 炎症反应严重者

炎症可使组织和细胞发生严重的变性和坏死，或在疾病恢复期，因组织发生粘连和瘢痕而引起功能障碍。糖皮质激素具有强大的抗炎作用，早期应用糖皮质激素可减少炎性渗出，减轻组织愈合过程中的增生及粘连程度，利于疾病康复。

糖皮质激素不能成为退热“特效药”

既然糖皮质激素可以退热，它能否成为退热的“特效药”呢？答案显然是否定的。

发热不是一种疾病，而是一种症状。对待发热的正确态度是了解其发生的原因，只有在诊断明确的前提下，才可酌情使用糖皮质激素。而且，使用糖皮质激素的目的并不是为了退热，而是减轻感染、中毒的症状或抑制炎症反应，退热只是搭上了糖皮质激素治疗过程中的“顺风车”。PM

特别提醒

糖皮质激素是人体必需的一种化学物质，可以由人体自行产生，也可外源性摄入。激素并不可怕，可怕的是在不明情况下滥用。

引领“中国式”口腔颌面外科走向世界

——追忆中国工程院院士、本刊顾问委员会委员邱蔚六

2024 年 5 月 24 日 16 时 08 分，中国口腔颌面外科、头颈肿瘤外科及口腔颌面修复重建外科的创建者和开拓者之一，中国工程院院士，上海交通大学医学院附属第九人民医院原院长，上海交通大学口腔医学院原院长邱蔚六因病医治无效在上海逝世，享年 92 岁。

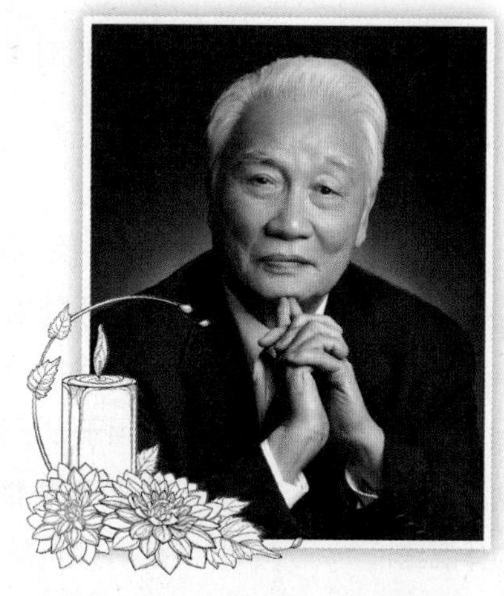

邱蔚六院士是中国口腔医学界第一位中国工程院院士，为中国口腔颌面外科走向世界并占有一席之地，做出了卓越贡献。他是同道眼中的学术权威，学生眼中的严师慈父，也是众多患者心中的“救命恩人”。他总说，他所取得的成绩不是他一个人的功劳，靠的是党的培养和同事们的帮助。他还说，当医生越久，越觉得没有解决的问题太多，医生需要不断学习，不断攻克难关。

邱蔚六院士不仅是贡献卓著、享誉海内外的杰出医学家、教育家和科学家，也是医学科普领域的“大家”。他认为，医学科普是医学科学研究工作的另一翼。在长达四十余年的科普生涯中，邱蔚六院士发表了大量优秀科普作品，参与的科普讲座、科普节目、义诊咨询等活动不计其数。早在 20 世纪 80 年代初，他撰写的第一篇科普文章就刊登在《大众医学》杂志上。邱蔚六院士担任《大众医学》顾问委员会委员二十余年，始终关心和支持《大众医学》的发展。在《大众医学》创刊 70 周年之际，邱蔚六院士欣然接受采访并为本刊题词，勉励《大众医学》不忘“让医学归于大众”之使命，“展医学之一翼，助科普更深入人心”。

邱院士虽已离我们远去，但他的大医风范、崇高品德、音容笑貌，将永远留在我们心中！

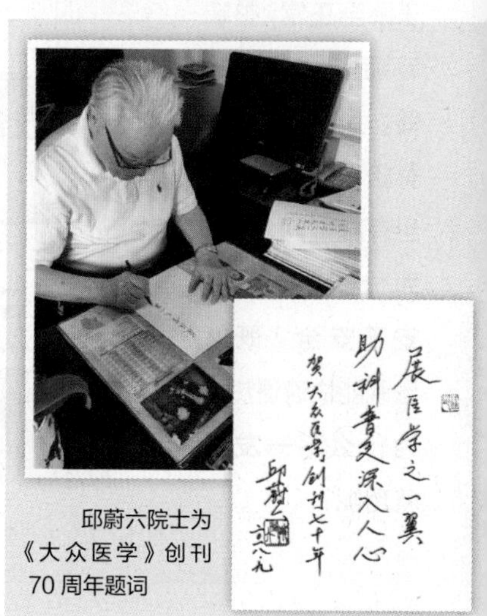

邱蔚六院士为《大众医学》创刊70 周年题词

敬告读者

每一个月，《大众医学》都会带给您权威、实用、最新的保健知识。出版前，每篇文章都经过严格审查和内容核实。我们刊出这些文章，并不是要取代看病就医，而是希望帮助大家开阔眼界，让自己更健康。由于个体差异，文章所介绍的医疗、保健手段并不适合每一位读者，尤其是在诊断或治疗疾病时。任何想法和尝试，您都应该和医生讨论，权衡利弊。

敬告作者

1. 稿件从发表之日起，其专有出版权、汇编权、网络传播权、翻译权和表演权即授予本刊，同时许可本刊转授第三方使用。本刊支付的稿费包含汇编图书稿费和信息网络传播的使用费。

2. 根据需要，本刊刊登的稿件（文、图、照片等）将在本刊或主办本刊的上海科学技术出版社的网站、微信公众号等平台上传播宣传。

3. 本刊作者保证来稿中没有侵犯他人著作权或其他权利的内容，并将对此承担责任。本刊为科普期刊，不刊登论文。

4. 对上述合作条件若有异议，请在来稿时声明，否则将视作同意。

远离烧烫伤，“警钟长鸣”

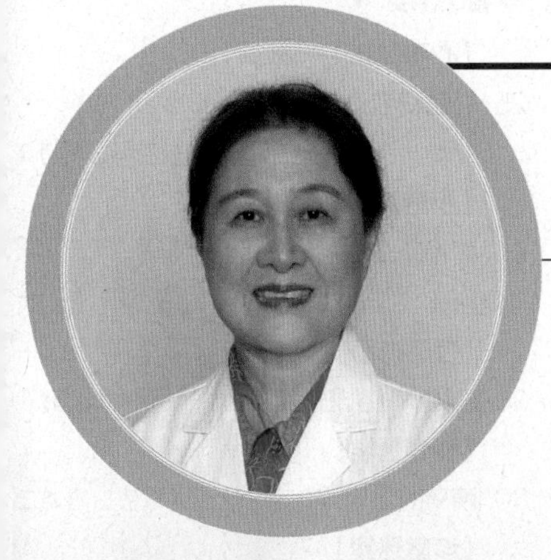

夏照帆

烧伤外科学专家，中国工程院院士，海军军医大学教授、主任医师，全军烧伤研究所所长，中华医学会烧伤外科学分会前任主任委员。从医执教48年，致力于烧伤疾病的诊疗、教学和基础研究；近年来，带领团队参与30余次重大事故和灾难性事件的烧创伤救治任务；先后主持国际合作重大课题、国家科技支撑计划课题等20余项，获国家科技进步一等奖1项、二等奖2项、三等奖1项。

烧伤（包括烫伤）是一种很常见的损伤。据不完全统计，我国每年约有 2600 万人发生不同程度的烧伤，一些轻度的、没有计入统计的烧伤人数就更多了。

烧伤最容易损伤的器官是皮肤。皮肤是人体最大的器官，它与机体的很多功能都有一定关系，除美观和防护外，它还参与调节机体的免疫、体温、内分泌、代谢（排泄水分和矿物质等）等，具有痛觉、触觉等感觉功能。皮肤受到损伤后，其危害主要取决于受伤的面积和深度。如果是小面积的浅度烧伤，那么危害不大；如果烧伤超过一定的面积、达到一定的深度，可引起全身性损害，损伤心、肝、肾等内脏功能及免疫功能，甚至引起休克。很多人不能准确判断烧伤的深度和面积，所以，发生烧伤后要请专科医生诊治。

烧伤的发生是有季节性的，通常在冬季和夏季容易发生。比如，冬季烤火、使用电热产品取暖等，夏季穿着少、精神状态不集中、儿童暑期意外高发等，都容易引起烧伤。特别是三类重点人群，尤其要加强防护。

首先是儿童。夏天穿着较少，暑假儿童在家活动时间多，而家长大多要上班，如果看护不周，孩子容易发生意外。比如：碰触饮水机被热水烫伤，勾拉桌布被热汤烫伤，跌入放热水的盆里被烫伤，等等。

其次是老人。多数老年人怕冷，对温度相对不敏感，反应较迟钝，冬天取暖使用热水袋、汤婆子等，容易发生低温烫伤；炒菜时，容易被热油烫伤；使用电器时，容易引发火灾而被烧伤；吸烟时睡着了，容易引起烧伤；忘记关燃气灶而引发火灾；等等。

最后是从事特殊工作者。钢铁厂、水泥厂、鞭炮厂等工作人员，如果工作时精神状态不佳、注意力不集中，或因高温而思维混乱、反应迟钝，容易发生意外，导致烧伤。

此外，近些年发生电器、电子产品着火的事故较多。随着电器、电子产品的使用越来越广泛，一些使用时间久、老化的产品，使用时容易着火引发火灾。比如最近几起电瓶车充电引发的较大火灾事故，就是因居民在楼道内给电瓶车充电，着火后殃及整栋楼，非常危险。鉴于此，相关部门应加强管理，禁止此类危险行为。

总之，全社会都应该重视预防烧伤。相关部门应通过广泛宣传教育增强大家的防范意识；居委会、社会应多关心孤寡老人，采取有效的助老措施；家属应加强对老人和儿童的看护，有条件者安排专人照护；特殊工作施工人员应加强自我防护，施工单位应警钟长鸣；等等。尽量做好烧伤的防护工作，对个人、家庭乃至社会安全而言，都非常重要。PM

创刊于1948年

Contents 目次 2024年8月

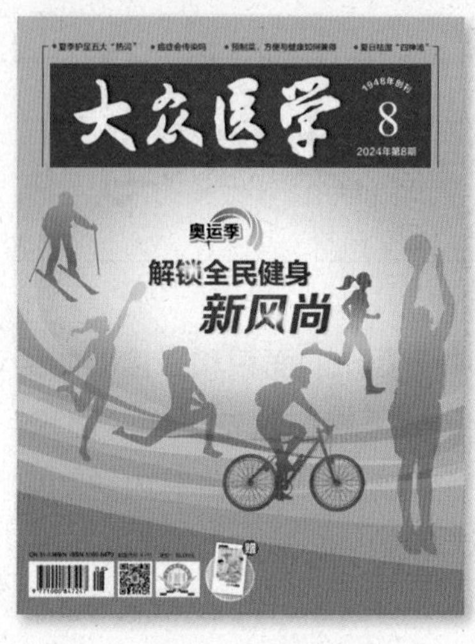

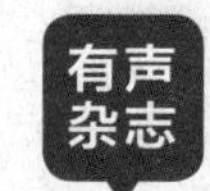

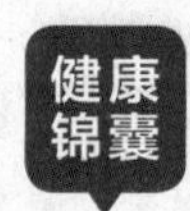

扫描二维码，立即收听

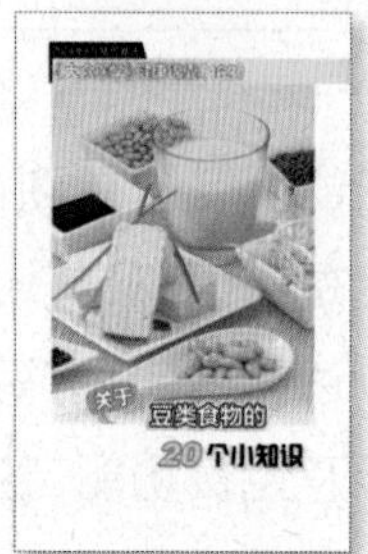

大众医学
官方微信公众号

大众医学
官方视频号

特别关注 奥运季，解锁全民健身新风尚

每年的8月8日是“全民健身日”，今年此时此刻，又正值第33届夏季奥林匹克运动会如火如荼地举办。许多运动爱好者不满足于“围观”，而是积极投身于自己爱好或擅长的运动中。本刊特邀专家剖析我国全民健身的8大变化，彰显运动新风尚，进一步推进全民健身热情，让运动在赛场内外都闪耀。

本期封面、内文部分图片由图虫创意提供

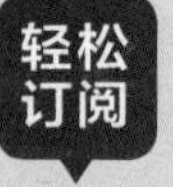

★ 邮局订阅：邮发代号 4-11
★ 网上订阅：www.popumed.com（《大众医学》网站）/ http://item.zazhipu.com/2000399.html（杂志铺网站）
★ 上门收订：11185（中国邮政集团全国统一客户服务）
★ 本社邮购：021-53203260
★ 网上零售：shkxjscbs.tmall.com（上海科学技术出版社天猫旗舰店）
★ 微信订阅：扫描右侧二维码，在线订阅

微信订阅

首届国家期刊奖　第三届中国出版政府奖期刊奖提名奖　新中国60年有影响力的期刊
华东地区优秀期刊　中国百强报刊　上海市健康科普品牌　中国优秀科普期刊

大众医学®（月刊）
2024年第8期 Dazhong Yixue

品质生活 ▼

健康家庭 ▼

中医养生 ▼

用药指南 ▼

健康锦囊 ▼

主 管 上海世纪出版（集团）有限公司
主 办 上海科学技术出版社有限公司

编辑、出版 《大众医学》编辑部
编 辑 部 （021）53203131
网 址 www.popumed.com
电子邮箱 popularmedicine@sstp.cn

邮 购 部 （021）53203260

营销部
副 总 监 夏叶玲
客户经理 潘 峥 马 骏
订阅咨询 （021）53203103 13816800360
广告总代理 上海高精广告有限公司
电 话 （021）53203105

编辑部、邮购部、营销部地址
上海市闵行区号景路159弄A座9F-10F
邮政编码 201101

发行范围 公开发行
国内发行 上海市报刊发行局
国内邮发代号 4-11
国内统一连续出版物号 CN 31-1369/R
国际标准连续出版物号 ISSN 1000-8470
国内订阅 全国各地邮局
国外发行 中国国际图书贸易总公司（北京邮政399信箱）
国外发行代号 M158

印 刷 上海中华印刷有限公司
出版日期 8月1日
定 价 15.00元

80页（附赠32开小册子16页）

杂志如有印订质量问题，请寄给编辑部调换

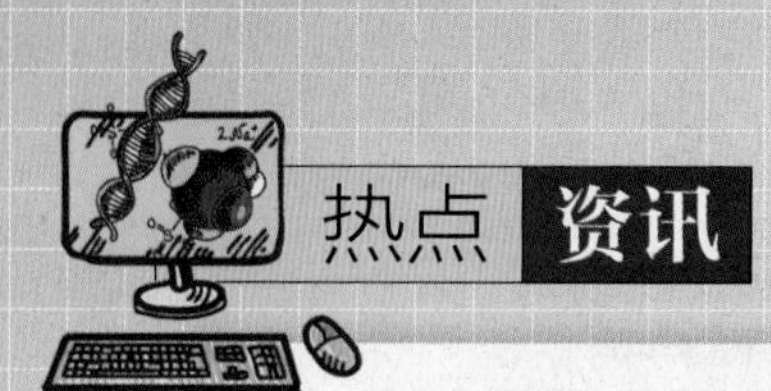

儿童青少年心理健康不容忽视

抑郁症是一种复杂的精神障碍。中国科学院心理研究所国民心理健康评估发展中心等机构近日联合发布《儿童青少年抑郁治疗与康复痛点调研报告（2024）》。调研采用问卷调查方式，共回收有效问卷1622份。在本次调研中，被诊断为情绪障碍者的首次确诊平均年龄为13.41岁；其中三成以上至少合并一种其他心理疾病（睡眠障碍、强迫症最为常见）；一半孩子患病时长在1年至4年之间，约三分之一的孩子患病时长为3个月至1年。

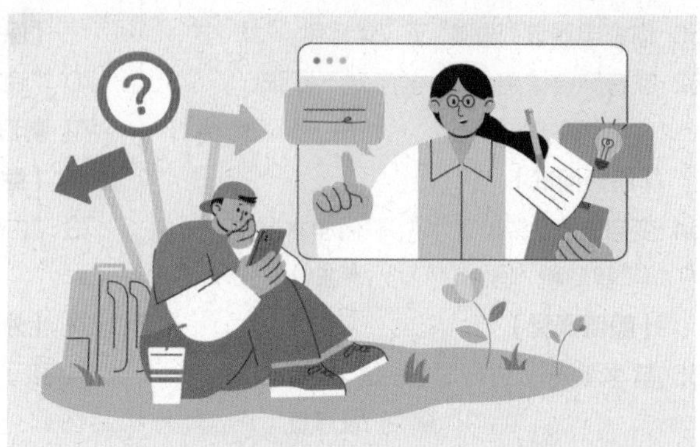

报告显示，家长们普遍认为学习压力大和家庭环境差是导致孩子生病的两大原因。此外，孩子的个性特点被认为是孩子是否患病的重要因素。这些因素复杂交织，共同影响儿童青少年心理健康。报告建议：从源头入手，多方联动，加大儿童青少年抑郁防控力度，提高心理疾病认知水平，整合治疗资源，构建区域儿童青少年精神心理问题筛查和诊治网；加大教育和宣传力度，降低疾病污名化，为抑郁儿童青少年功能康复提供多方位有力支持；社会各界应形成有机联动机制，从家庭、学校、社会等多方面入手，营造支持性环境，全面提升青少年心理健康水平。

“小吵”怡情，大脑更“同频”

争吵、冲突等情感的磨合与碰撞是亲密关系的“必经之路”。近期，北京师范大学发展心理研究所、美国加州大学心理科学系的研究发现，在意见不合的紧张时刻，情侣的大脑活动会出现更深层次的共鸣。情侣在争执时，大脑的神经同步性显著增加，激发的强烈情绪会让双方的大脑更加“同频共振”。亲密关系中难以规避的争吵、冲突并非全然有害，可以在无形中加强伴侣间的内在联系。

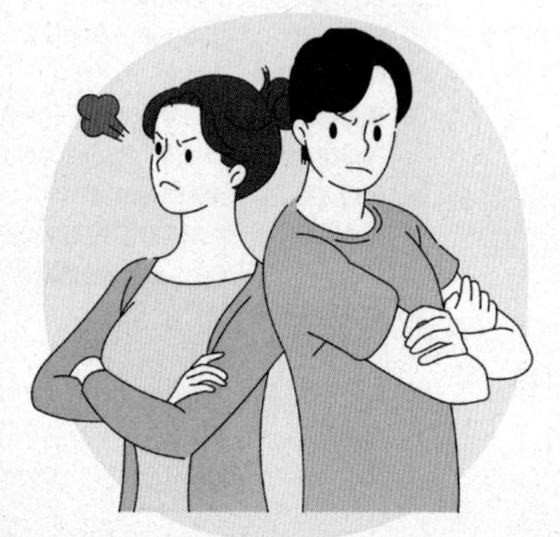

双联抗血小板治疗，造福“搭桥”患者

冠状动脉旁路移植术（俗称搭桥手术）是治疗冠心病的金标准外科术式，也是最为常见的心血管外科手术。我国每年有超过6万名患者接受该手术。近期，上海交通大学医学院附属瑞金医院心脏中心、心脏外科赵强教授团队的研究发现，冠状动脉搭桥术后1年内进行双联抗血小板治疗能显著减少术后5年内的主要心血管不良事件。

研究结果显示，术后1年内接受替格瑞洛+阿司匹林双联抗血小板治疗的患者在术后5年内发生主要心血管不良事件（包括死亡、心梗、脑卒中及冠脉再次血运重建）的风险，显著低于接受阿司匹林单药治疗或替格瑞洛单药治疗的患者。这一研究提示：术后早期双联抗血小板治疗可以改善静脉桥血管通畅率，并且使病人长期获益。

昼夜节律紊乱，患癌风险高

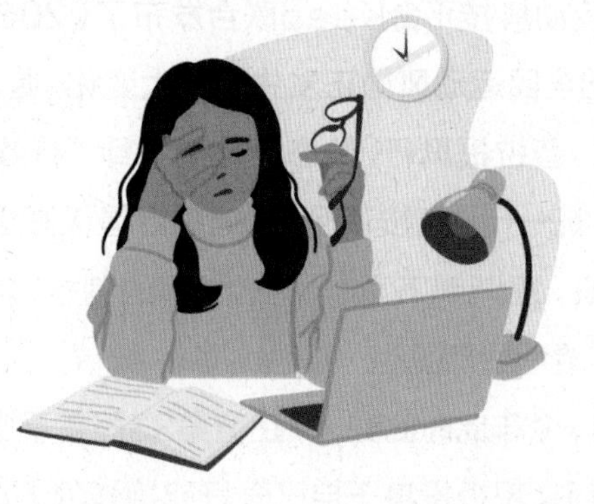

晚上熬夜、白天精神不振是不少人的常态。来自华中科技大学同济医学院附属同济医院的一项研究发现，睡眠时长与罹患癌症的风险之间存在显著相关性。与总睡眠时间（含夜间睡眠和午睡时间）为7～8小时的人相比，总睡眠时间小于7小时的参与者患癌风险升高69%。

此外，性别和体质指数（BMI）也与这一影响有关。在女性中，每晚睡眠时间少于6小时与患癌风险增加相关；在男性和超重人群中，总睡眠时间少于7小时与患癌风险增加有关。睡眠模式对癌症风险也有影响，习惯性睡眠时间较短的人群患癌风险尤为突出，这一趋势在总睡眠时间偏短的女性群体中表现得更为显著。

阿尔茨海默病靶向治疗新药用于临床

近期，阿尔茨海默病（AD）靶向治疗新药仑卡奈单抗在国家神经疾病医学中心——复旦大学附属华山医院首次开方。首批6例接受仑卡奈单抗治疗的患者年龄在55岁到75岁之间，均经过严格筛选，符合药物使用标准。6名患者将接受周期为18个月的治疗，每个月输注2次仑卡奈单抗。

仑卡奈单抗属于抗β淀粉样蛋白（Aβ）药物，可通过清除大脑中的有毒Aβ蛋白，逆转AD的病理进展，延缓临床进程。2024年1月，仑卡奈单抗获我国国家药监局批准。AD的病程可分为临床前期、轻度认知障碍期和痴呆期（包括早、中、晚期）。仑卡奈单抗目前适用于AD早期患者，主要包括轻度认知障碍和痴呆早期患者。

华山医院神经内科认知障碍亚专科负责人郁金泰主任医师介绍，评估患者是否适用仑卡奈单抗需经过以下四点认定：①患者有认知下降症状，并通过神经心理评估确定是早期患者；②病史、体格检查、血液检测和头颅磁共振检查提示认知障碍可能是AD引起的，并排除其他禁忌证；③通过脑正电子发射计算机断层显像（PET-CT）或脑脊液检测确诊AD；④检测*APOE*基因型，评估副作用发生风险。

16部门启动“体重管理年”活动

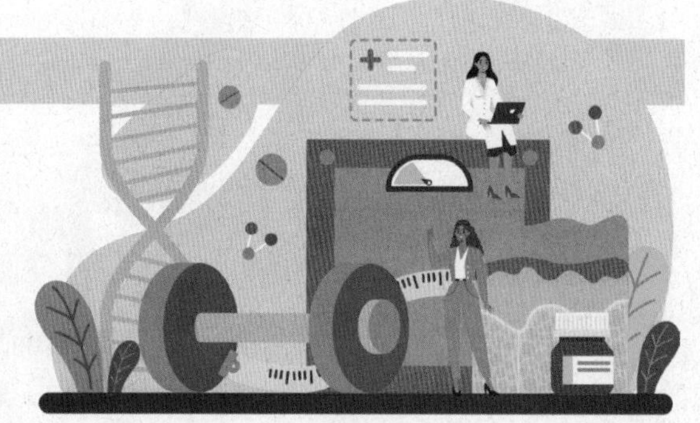

近期，国家卫生健康委等16个部门联合印发《“体重管理年”活动实施方案》，明确启动实施“体重管理年”活动：自2024年起，力争通过3年左右时间，实现体重管理支持性环境广泛建立，全民体重管理意识和技能显著提升，健康生活方式更加普及，全民参与、人人受益的体重管理良好局面逐渐形成，部分人群体重异常状况得以改善。《方案》强调加强科学普及和宣传倡导，提高全民体重管理意识；提高全生命周期体重精准管理水平；加强体重状况监测，及时掌握人群体重水平及相关影响因素变化。PM

（本版内容由本刊编辑部综合摘编）

近年来，全民体育运动热情持续高涨。运动不仅是追求健康的手段，更彰显了参与者的生活态度与对健康的关注。前段时间，抖音电商与第一财经商业数据中心联合发布了《运动风起——2024抖音体育运动潮流趋势报告》，“惊蛰研究所”与运动科技平台Keep联合发布了《2024年度运动流行趋势指南》。两份报告深度洞察体育生态热点，显示出全民运动风向正发生着巨大变化：跑步人群与场景划分日趋多元化，全国各地正掀起“跑马”热潮；八段锦、普拉提风行，静态运动成情绪“特效药”；徒步、骑行等户外运动人数激增；霹雳舞、攀岩等小众运动成“新一代”竞技项目；雪地项目等极限运动参与者数量增长惊人；女性关注体育内容、参与体育热情越来越高，逐渐卸下了“柔弱女子”的刻板印象；运动社群越来越多，用结伴运动代替“约饭”成时尚；“体育经济”成消费新亮点……

每年的8月8日是“全民健身日”，今年此时此刻，又正值第33届夏季奥林匹克运动会如火如荼地举办。许多运动爱好者不满足于“围观”，而是积极投身于自己爱好或擅长的运动中。本刊特邀专家剖析我国全民健身的8大变化，彰显运动新风尚，进一步推进全民健身热情，让运动在赛场内外都闪耀。

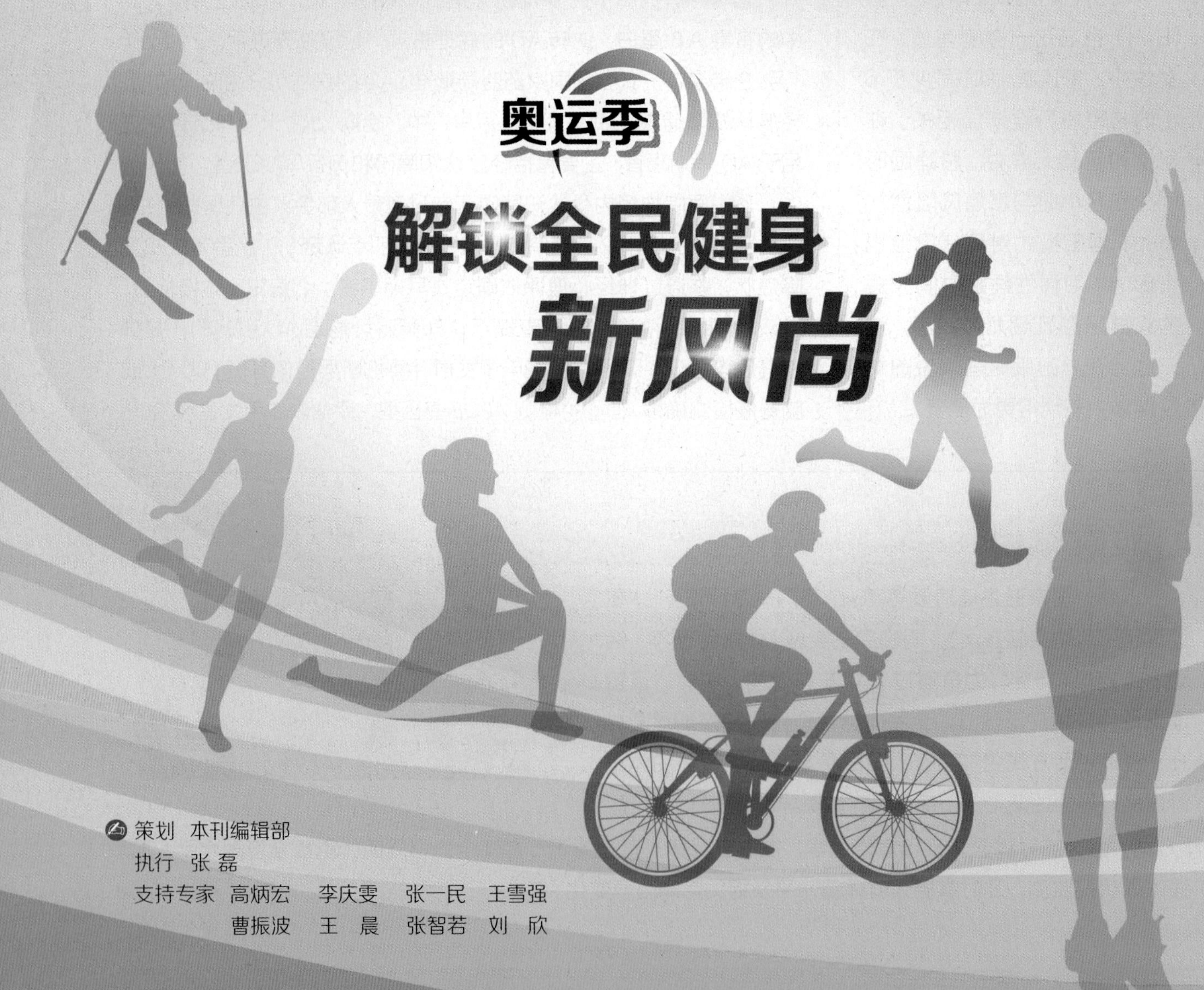

奥运季 解锁全民健身新风尚

策划 本刊编辑部
执行 张磊
支持专家 高炳宏 李庆雯 张一民 王雪强 曹振波 王晨 张智若 刘欣

新风尚1：

马拉松赛事“吸睛”，花样迭出

上海体育大学教授　高炳宏

马拉松比赛因不受时间、地点、器材限制，成为全民健身活动的较好载体之一，具有全面发展体能、增强免疫力、增进心理健康等作用。随着马拉松比赛逐渐成为一项风靡世界的体育盛事，它的种类越来越多样化，其中以全程马拉松、半程马拉松，以及大众热衷的山地跑、间歇跑、快速跑、越野跑、负重跑等最受关注。它们有什么区别？如何选择适合自己的跑步比赛？赛前、赛中又分别有哪些注意事项？

跑步可有N种“打开方式”

半程马拉松（俗称“半马”）的赛跑路程为21.0975千米，全程马拉松（俗称“全马”）的赛跑路程为42.195千米。如果将半马比作醉心于芳香的短途旅行，全马更像是超越心灵与肉体的极限长跑，需要参与者迸发强大的耐力与毅力。

马拉松的魅力不仅在于其挑战性，更在于其多样性。每个人热爱的跑步方式各有千秋，它们百花齐放，组成一道亮丽的风景：山地跑是与自然对话的冒险之旅，可增强跑者的力量与耐力，适合户外爱好者；间歇跑向速度发出挑战，可增强心肺功能，提升跑步速度，适合所有人；快速跑能充分释放、彰显跑者的爆发力，适合短距离跑；越野跑是亲近自然的跑步方式之一，能实现综合体能训练，适合喜欢接受挑战的人；负重跑可增强肌肉力量，适合正在接受强度训练的跑者；晨跑能提振精神，适合早起不困难的人；夜跑能缓解压力，提升睡眠质量，适合白天工作繁忙、无暇运动者……多样化的跑步方式为运动增添了趣味，还可使参与者更有效地达成训练目标。

近年来，亲子马拉松赛事“出镜率”非常高，引起的争议也不少。适度跑步对儿童心肺功能、骨骼发育和心理健康均有益，但需注意参与者的年龄和适配运动强度。注意事项主要有三点：第一，选择适合儿童的短距离（1000～3000米）跑步活动，如迷你马拉松、家庭跑、趣味跑等，同时注意运动强度，不宜过度；第二，选择以乐趣为主导而非竞争性的比赛，其间，家长可以与孩子共同设定跑步计划与目标，激发孩子参与体育锻炼的兴趣；第三，家长应全程陪同孩子参赛，选择安全的跑步路线，并在赛程中密切关注孩子的健康状况，孩子如有不适须立即退赛。

“跑赢”很光彩，“跑不完”也不丢人

与跑步相关的运动损伤包括肌肉拉伤、关节（尤其是膝关节与踝关节）

专家简介

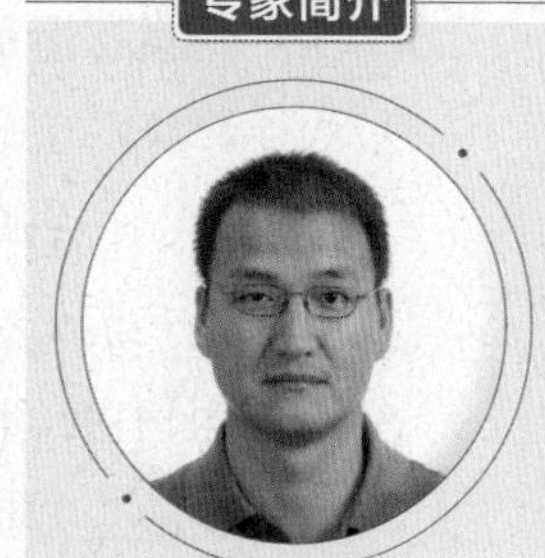

高炳宏　上海体育大学教授、博士生导师，国务院特殊津贴专家，上海市领军人才，国家体育总局备战奥运科技专家组、体能专家组成员，亚太运动训练科学委员会执行委员，中国体育科学学会体能训练分会副主任委员，上海市“人类运动能力开发与保障”重点实验室执行主任。

损伤、胫骨疲劳性骨折、足底筋膜炎、髂胫束综合征等。因此，马拉松比赛的参与者应在赛前、赛后进行充分训练，制定周全的赛事规划，关注训练后的体能恢复，做好赛前热身、赛后补水和放松恢复，从而降低运动损伤的发生风险。

“跑完”马拉松比赛指的是完成 21.0975 千米或 42.195 千米路跑，无论时间长短；“跑赢”马拉松比赛指的是取得一定名次或达成特定的时间目标。对大多数参赛者来说，马拉松比赛对身体和心理挑战巨大，“跑完”值得骄傲，“跑不完”并不丢人。

比赛时，参赛者应量力而行，如果出现剧烈疼痛、严重脱水，以及发生中暑、心脑血管疾病、胃肠道疾病等异常情况，应立即停止比赛，确保自身健康与安全。

想“跑赢”马拉松比赛，长期进行科学训练是前提，非赛前突击训练所能及。通常，参与者必须采取正确的跑步姿势，具备优秀的配速管理能力、丰富的竞赛策略和良好的心理素质等。赛前“抱佛脚”的做法不可取。

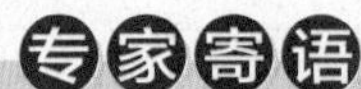

愿每位参赛者乐在其中，无论是在终点欢呼，还是“半途而废”，都值得骄傲与自豪。

如今，参与瑜伽、八段锦和普拉提等静态运动的队伍不断壮大。与“更高、更快、更强”的大运动量的体育锻炼相比，静态运动不仅关注消耗了多少能量、增加了多少肌肉，还通过看似不紧不慢的动作，配合呼吸、意念，达到疏通经络、调节脏腑气血的作用，具备锻炼效率高、效果好的优势，是一系列“智慧且高级”的全身性运动。

静态运动，“都市病”的一剂解药

瑜伽源于古印度，是根据动物的姿势观察、模仿并亲自体验，创立出的一系列体育锻炼。我国传统运动功法“五禽戏”，通过模仿虎、鹿、熊、猿、鸟五种动物的动作，达到舒筋通络、强健筋骨和调节脏腑的功效。被称为中国瑜伽的“易筋经”，可增强人体柔韧性、提升力量、改善循环、预防疾病、促进身心健康。

五禽戏、易筋经、六字诀、八段锦是国家体育总局推荐大众健身的传统功法，它们既“动形”又“动神”。例如：八段锦轻缓柔和、圆活连贯、松紧结合、动静相兼，被誉为“千年长寿操”，其中“双手托天理三焦”（双手上托）可调畅全身气机，抬头看手掌的动作可抻拉任脉，改善“低头族”的颈、肩不适；五禽戏中“鸟伸”和“鸟飞”有助于调节呼吸节律；易筋经中的“九鬼拔马刀式”调动了全身几乎所有肌肉和关节，堪称经典的“整体运动”；六字诀通过呼吸吐纳和动作导引，起到调节心、肝、脾、肺、肾（五脏）气机的作用。无论哪种传统体育运动、哪种招式，都与中医理论密切相关，可疏通经络，而经络又与五脏六腑相连，有助于调整脏腑气血、养精、练气、调神。传统运动的养生功法强调心神专注、宁神静息、呼吸均匀、气血运行，具有内练精神、脏腑、气血，外练经脉、筋骨、四肢的功效。

另有研究发现，八段锦、太极拳、瑜伽、普拉提、易筋经等静态运动是兼具身体、认知、社会、冥想成分的“多模态运动”，能缓解

专家提醒

静态运动也要适度

静态运动对场地、气候没有要求，运动时可以聆听舒缓的音乐，适当调整呼吸，每天运动约 40 分钟为宜。中医理论认为“汗为心之液”，长期出汗过多可能耗伤心气，不利于健康。且祖国医学提倡，运动的效果应为“沾濡”汗出，故静态运动强调适度，不宜过量，运动者无须大汗淋漓，微微出汗即可。

新风尚2：

静态运动成情绪“良药”

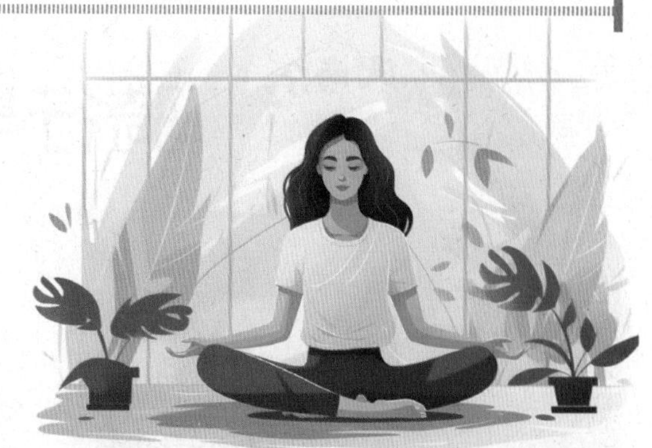

天津体育学院教授　李庆雯

精神压力，减轻抑郁、焦虑等负性情绪，有助于维护心理健康，提高生活质量。

减脂、增肌，静态运动“不甘示弱”

瑜伽、普拉提素有“减脂绝缘体”“成为柔软的胖子”的刻板印象，难道静态运动不能减脂、增肌吗？事实并非如此。静态运动属于全身性有氧运动，全身性运动就是减脂运动。一般来说，每天进行全身性有氧运动至少40分钟，可达到减脂目的，运动60分钟以上效果更佳。

“静态运动不增肌”是对肌肉围度和肌肉总量的增长幅度不明显来说的，事实上，进行静态运动可使肌肉功能（即肌肉的力量素质）明显提升。有研究显示，八段锦是包含了有氧与力量的复合型运动，可以有效消耗能量、减少体脂；普拉提是集瑜伽、舞蹈、体操于一身的体形训练，可紧臀、收腹、修长身形、增加腰背部肌肉力量（缓解腰痛）、提升身体韧性和平衡能力，完全能达到减脂、塑形的效果。

小贴士

不同年龄、人群在选择减脂、增肌运动时有所区别，年龄是制定安全、有效运动计划的重要依据。另外，增肌主要依靠的是抗阻训练。对增肌有较高要求者，可在全身性有氧运动的基础上联合进行抗阻训练，增强健身效果。通常，年轻人可以在静态运动基础上进行力量负荷练习，实现“动”“静”结合；老年人以静态运动为主，有能力者可适当增加力量负荷练习，并注意防治运动损伤。

静态运动看似轻松，实则挑战不小

不少人认为，静态运动危险性低，即使动作不规范也不会造成严重后果。其实不然。例如：练习瑜伽时，过度伸展易造成肌肉拉伤，过度扭曲身体易造成关节扭伤，应尽量避免；一些需要依靠四肢支撑身体重量的动作，可能使核心肌群力量不足的骨质疏松症患者在运动过程中（如手撑地时）发生骨折；脊椎滑脱症、椎间盘突出症患者练瑜伽时，需避免过度弯腰；静态运动中不乏需要扎马步的动作，膝关节疼痛者应遵循“无痛范围内”原则，不可忍痛下蹲过低角度，以免加重膝关节损伤；等等。

此外，静态运动看似简单，但一呼一吸、一招一式、一开一合都要规范，才能保证锻炼效率。如今，许多网站、运动类App为运动爱好者提供了丰富的教学素材与课程，但初学者易在线上学习时“拷贝走样”。只有接受专业老师面授，掌握动作要领和呼吸节奏，学习后不断体悟，练习时宁心静气，保持注意力集中，方能熟能生巧。

专家简介

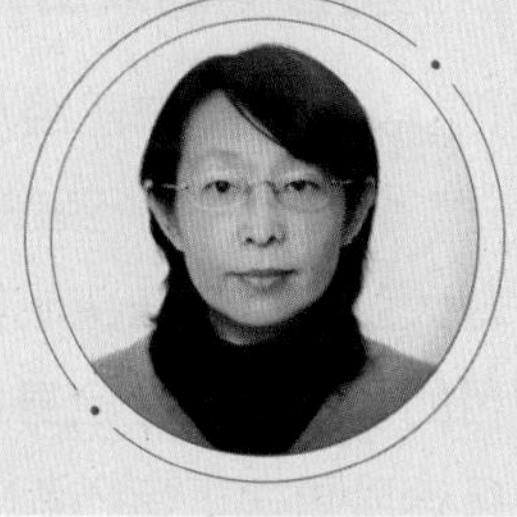

李庆雯　《大众医学》专家顾问团成员，天津体育学院运动健康学院运动康复治疗教研室主任、教授、博士生导师，中国康复医学会科普专业委员会委员，天津市健康管理协会体医融合分会副主任委员。研究方向为慢性病运动康复、中医体育养生康复，在慢性病运动干预方面积累了丰富经验。

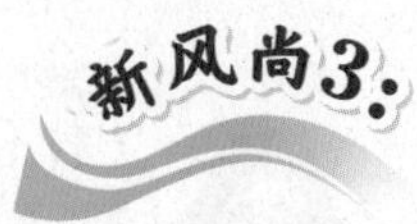

骑行与徒步频频“出圈”

东北师范大学体育学院　张瀚月
北京体育大学运动与体质健康教育部重点实验室教授　张一民

“人民爱健身”科学健身指导服务平台联合运动科技平台 Keep发布的《2023国民健身趋势趣读》显示，2023年规律参加健身人群平均每周健身天数为2.47天，平均每天健身时长为43.5分钟，人均消耗热量2581.1千卡（10 800千焦）。由此可见，运动已经成为大众的日常生活方式。在规律健身人群中，至少有17%的青年健身者选择了户外骑行，且平均每周骑行1.9天，约30.49千米，约等于0.75个马拉松赛程；户外徒步爱好者超过40%，平均每周徒步2.04天，累计徒步9.51千米，约等于绕标准田径场25圈。

徒步：走出家门，畅游山野

我国古书记载，“徒”“步”均有步行的含义，伴随现代健身理论的发展，徒步有“远足”“艰苦跋涉”或“丛林行走”的含义。通俗地讲，徒步不是散步，是指有目的地在郊区、农村或山野间进行中长距离的走路或锻炼。研究证实，徒步是典型的有氧运动，长期坚持能产生健康效应，主要包括：①促进血液循环，增强心肌收缩力，降低患冠心病的风险；②促进新陈代谢，有助于减脂和维持健康体重；③有效锻炼下肢、臀部和核心肌群的力量；④提高关节的灵活性和活动范围，预防骨关节炎等疾病的发生、发展；⑤有助于释放压力，减少焦虑、抑郁等负性情绪，改善睡眠质量；等等。此外，长期坚持徒步能增强人体抗病能力，并增进社交。为预防运动损伤，徒步时应注意：

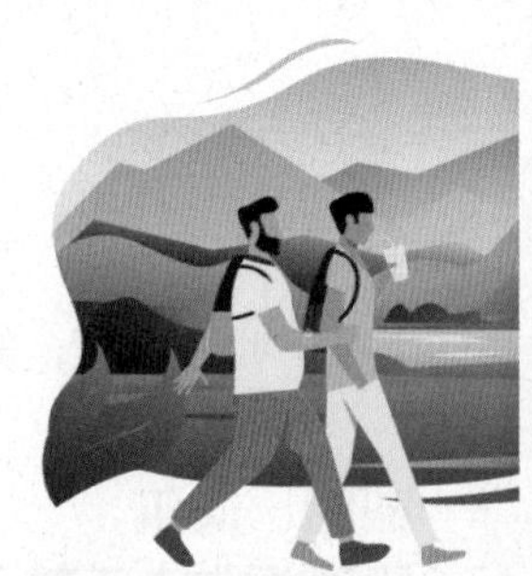

1 做好热身运动

使关节、肌肉、韧带、器官等得到充分预热，多活动下肢，促进关节液分泌，降低运动损伤发生风险。

2 保持正确行走姿势

通过摆臂维持身体平衡，根据个人运动能力调整步速和步态；双肩自然放松，背部挺直，尽量采用腹式呼吸；全脚掌触地前进。

3 掌握良好的节奏

以边走边聊而不气喘吁吁、大汗淋漓为宜；选择适合徒步的专用鞋，尤其在碎石地、雪地等徒步时，须注意防滑；上坡、下坡时应使用护膝和登山杖，防止跌倒。

4 谨防关节交锁

下肢肌肉“过劳”可削弱其对膝关节的保护能力，导致关节交锁，表现为关节锁住等症状。发生关节交锁时应适当休息，减少膝关节损伤、踝关节扭伤等疾病的发生风险。

骑行：低碳出行，做“追风少年”

如今，骑车已经从通勤代步手段转变为一种时尚潮流的生活方式。骑行时，骑行者的下肢须不断完成蹬、踏动作，通过股四头肌、臀大肌、小腿三头肌等不断收缩和舒张，达到有效锻炼下肢肌肉的目的，从而促进全身血液循环，增强心肺功能等。与徒步相比，骑行速度更快，骑行者应穿戴头盔、骑行服、骑行鞋、手套、护目镜等装备。此外，掌握正确的骑行姿势是确保骑行安全和舒适的关键，具体操作如下：

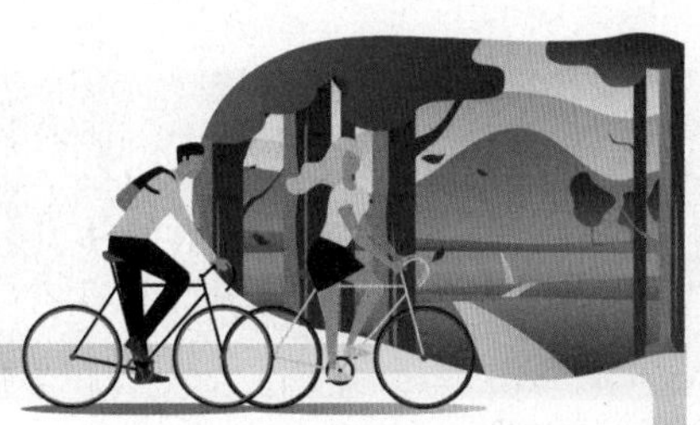

1 头部位置

直立，上身微前伸，双眼平视前方，不过分低头或抬头，从而更好地观察路况。

2 坐姿

保持上身自然挺直，腰部放松，不要让背部过于弯曲或倾斜，保持身体平衡。双脚自然放置于踏板上，膝盖微曲，不必将脚跟抬得过高，以免影响踏脚蹬的力度。

3 握把

手臂自然放松、弯曲，手掌放在车把上，不要过于紧张或过度用力握把，这样才能更好地掌握行车方向。

4 踏与蹬

最好采用“自由式”踏蹬法，即脚在踏板旋转一周过程中，踝关节与踏板的角度也随之变化，保持用力的方向与脚蹬旋转所形成的圆周切线一致，以减少膝关节和下肢的运动幅度，有利于提高踏蹬频率，以免“蹬空”。骑行者也可采用脚尖向下的蹬踏方法（脚蹬旋转过程中脚尖始终向下），这种方法可使踝关节活动幅度较小，有利于提高蹬踏频率。不过，脚尖向下的踏蹬方法使下肢肌肉始终处于紧张状态，易感到疲劳。

出发前，了解自己的能力与极限

徒步与骑行的基本动作、运动模式均不同，动作要领差异大，对运动者的能力要求也不同。一般而言，年轻力壮的健身爱好者可以选择骑行，运动能力较弱或患慢性疾病者可选择徒步。无论骑行还是徒步，运动时均需注意锻炼时长，每次骑行时长宜 60 ~ 90 分钟，徒步时长宜 60 分钟左右。

骑行和徒步的健身效果取决于每次锻炼的强度，即骑行与徒步的速度。从运动安全的角度而言，每次骑行或徒步时，普通运动者的适宜心率为 120 ~ 150 次 / 分，慢性病患者的适宜心率为 120 ~ 130 次 / 分。

另外，运动者可以通过“身体疲劳自我判断法”（见表）感受适合自己的运动强度。其中的储备心率，是指运动时人体每分钟心率减去安静时每分钟心率，也可称为运动心率安全区域值，该值的大小是衡量身体活动水平的重要标志之一；最大心率，是指随着运动负荷增加，耗氧量和心率随之增加，当达到最大负荷强度时，耗氧量和心率不能继续增加时的心率。健康成年人的最大心率 = 220 - 实际年龄。

身体疲劳自我判断法

强度	储备心率（%）	最大心率（%）	呼吸节律	体感
很低	< 20	< 50	正常	正常
低	20 ~ 39	50 ~ 63	略快	感觉微热
中	40 ~ 59	64 ~ 76	明显加快	较热
较高	60 ~ 84	77 ~ 93	很快	很热
很高	> 84	> 93	急促	非常热
极限	100	100	非常急促	大汗淋漓

专家提醒

与抗阻训练等强度较大的锻炼方式相比，骑行和徒步发生运动损伤的风险较低，但如果不掌握正确的动作要领，运动损伤概率将大大增加。

专家简介

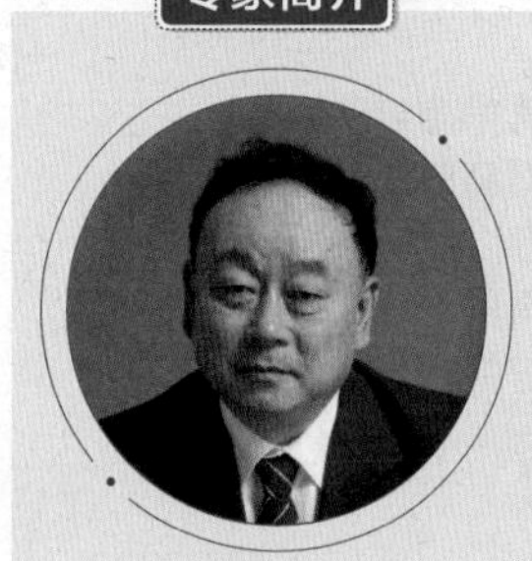

张一民 《大众医学》专家顾问团成员，北京体育大学运动与体质健康教育部重点实验室主任、教授、博士生导师，中国学生营养与健康促进会运动与营养分会会长，“健康中国行动推进委员会”专家咨询委员会委员，健康中国首批科普专家。研究方向为运动促进健康理论与方法、运动员科学选材等。

随着社会发展，大家逐渐将生活重心从吃饱、穿暖向身心健康转变，然而，维持健康最简单、易行的方法就是参与运动。因此，体育锻炼在人们心中的地位越来越高。过去，大众对运动的认知大多停留于竞技类项目，它们虽然知名度高，但因难度高、趣味低等原因，无法引起所有人的兴趣并参与，因此，一些小众运动逐渐进入大众视角。

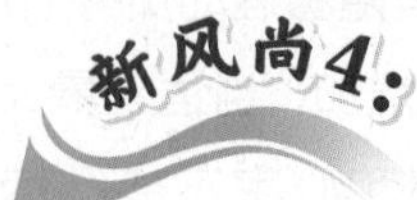

小众运动成“新宠”

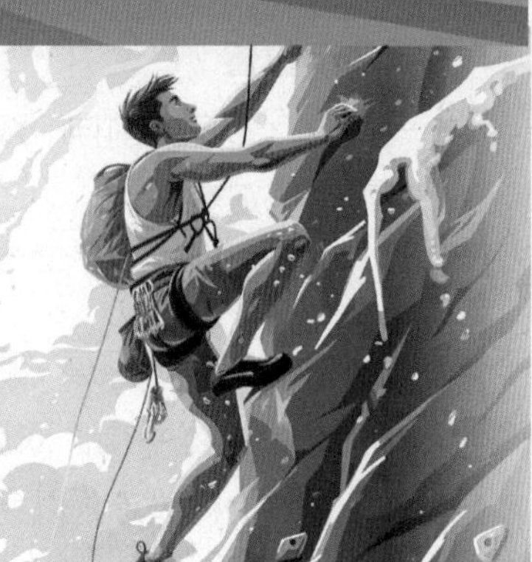

温州医科大学康复医学院教授　王雪强

小众运动具有地域性或区域性特点

相对主流或广泛流行的运动项目而言，小众运动是参与者数量较少、知名度较低的体育活动或锻炼方式。这些运动可能因门槛较高、设备或场地要求特殊等原因，不被大多数人熟知或广泛接受。通常，小众运动来源于生活，不同地形、气候产生的运动各具特色，它们带有浓厚的人文气息，是当地人民生活的缩影。

目前，较为常见的小众运动有花样滑冰、飞盘、攀岩、沙滩排球、曲棍球等。它们受当地传统、气候条件、资源可及性等因素影响，在自媒体发达前，只在某些地区或特定的群体中传播与流行，不如足球、篮球等广为人知。

三大“热门”小众运动

小众运动中较为常见的有三大类，包括冰雪运动、新兴运动与极限运动。其他小众运动还有马术、射击、秋千等。

• 冰雪运动：“冷”冰雪成“热”运动

自2022年北京冬奥会后，国民将目光转向了以前极少有人关注的冰雪运动。在中国，冰雪运动是一项非常古老的运动，《隋书》记载，当时生活在大兴安岭的人们会进行雪中赛马或雪橇等体育活动。到了现代，我国北方多地每年会进行冰雪类比赛，包括滑雪、滑冰、冰球、冰壶、雪车、雪橇等。“冬奥热”席卷全国后，越来越多南方地区的人们也加入了这场“雪国盛宴”。目前，四川、浙江、湖北、江西、广东等地陆续建造了大型滑雪场，每年有数百万计南方人赶赴滑雪场，参与冰雪运动。

• 新兴运动：飞盘成都市弄潮儿“心头好”

说起新兴运动，不得不提近年迅猛发展的“飞盘”。飞盘运动是一项严格要求无身体碰撞的团队竞技体育，以投掷盘形器具为主要形式。飞盘运动在20世纪诞生于美国后，渐渐流行于世界各地。因其具有新奇、活泼、

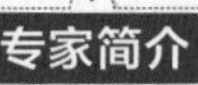

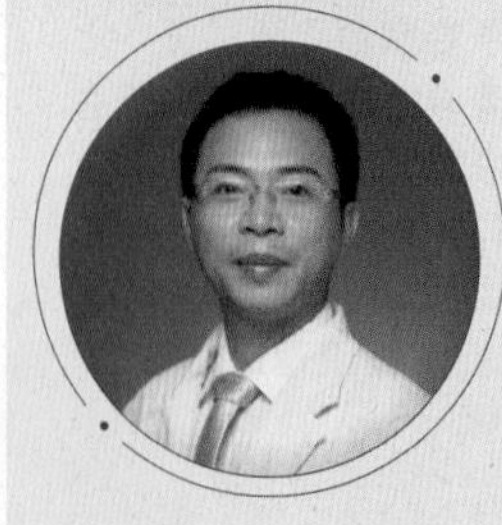

王雪强　温州医科大学康复医学院副院长，温州医科大学附属第二医院副院长、教授、博士生导师，中国老年学和老年医学学会运动健康科学分会青年工作委员会主任委员，中国康复医学会疼痛康复专业委员会委员。主要从事运动康复的研究和实践。

有挑战性、没有场地限制等优点，迅速吸引了男女老少的喜爱。近年来，飞盘运动突飞猛进，我国多省建立了专业运动队。与其他运动不同，飞盘运动几乎不设裁判，它要求运动员自我裁决，通过队友讨论的方式解决争议。因此，飞盘运动员须做到相互尊重，这种竞技精神也被称为“飞盘精神”。飞盘精神适用于所有级别的飞盘运动比赛，包括且不限于全国和世界飞盘锦标赛。

• 极限运动：攀岩入赛场，广泛进入大众视野

极限运动又被称为“勇者游戏”，是难度高、挑战性大的运动项目统称，包括滑板、极限单车、攀岩、极限越野、跳伞等，第33届夏季奥林匹克运动会将增设霹雳舞、滑板、攀岩、冲浪项目。其中，滑板、攀岩、冲浪已是第32届夏季奥林匹克运动会正式比赛项目，霹雳舞首次进入“奥运大家庭”。

在所有极限运动中，攀岩较出众。攀岩是一项在天然或人工岩壁上向上攀爬的运动，要求人们在各种高度及不同角度的岩壁上连续完成转身、引体向上、腾挪甚至跳跃等惊险动作，集健身、娱乐、竞技于一身，被称为“峭壁上的芭蕾”。

目前，我国许多自然景区设有自然岩壁攀登区供攀岩群体攀登，许多攀岩爱好者争相前往。

小众运动难度大，初学者须做好“功课”

小众运动种类众多，且不同运动的学习难度差异巨大，除运动本身的特征外，运动者的体能和运动水平将极大程度地影响学习进度。网络上信息良莠不齐，运动者仅通过线上渠道了解某项运动或许是高效的，但很难真正掌握某项小众运动，且存在巨大的安全隐患。学习前，运动者应做好以下几点准备工作：

❶ 理论准备

了解某项小众运动的基本规则、技术要领及安全注意事项。

❷ 设备和场地准备

一些小众运动需要特殊设备或场地，如攀岩需要在攀岩墙上进行、滑雪需要使用滑雪板等。在选择学习某项小众运动前，运动者应考虑设备或场地的可及性。

❸ 身体与心理准备

某些小众运动对运动者的身体素质（如灵敏、力量、耐力、协调等）要求较高。初学者不可急于求成，应反复练习，直到掌握技术要领。此外，极限运动风险大，运动者需要具备良好的心理素质，如勇气、决心和耐心，才能克服困难学有所成。

❹ 教学准备

小众运动的参与者较少，找到专业的教练和指导者虽然较困难，但非常必要。初学者应关注该运动项目的相关赛事、运动协会与俱乐部，并通过他们或由他们推荐，找到可靠的教练或指导者，如此才可事半功倍，保证运动安全。

专家寄语

虽然学习小众运动非常具有挑战性，但通过逐步学习、持续练习和专业指导，大多数运动爱好者可以掌握并享受小众运动带来的与众不同的乐趣和成就感，值得一试。

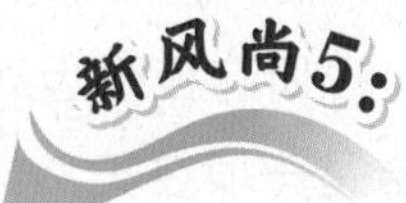

极限运动频“刷屏”

上海体育大学教授　曹振波

作为一种新兴的体育项目，极限运动以其特有的风险性与挑战性吸引着越来越多的年轻人参与其中。中国极限运动协会公布的一项调查数据显示，我国参与过极限运动的人数约2亿人。一项对2007名18～35岁青年进行的调查显示，57.1%的受访者参与过极限运动，男性比例更高（64.4%）。为什么极限运动如此令人痴迷？极限运动被称为“游走在死亡边缘”的运动，普通人如何安全地参与其中？

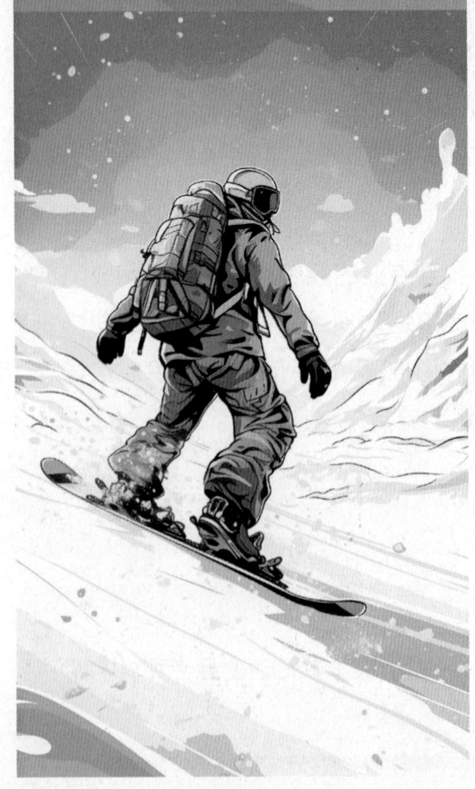

前卫、刺激成“流量密码”

极限运动是涉及不寻常的身体和精神挑战的活动，且不成功的结果很可能导致运动者受伤或死亡。根据极限运动的特点，可分为五类：综合类（如探险赛事、探险旅行、峡谷穿越等）、空中项目（如滑翔伞、翼装飞行、悬挂式滑翔等）、雪地项目（如雪地山地自行车、高山滑雪等）、水上项目（如帆船运动、浅水冲浪、极限皮划艇、悬崖跳水等）、地面项目（如山地越野、跑酷、滑板运动、攀岩等）。

早在几十年前，极限运动刚出现在大众视野时，参与者常被当成“异类”，有很大概率发生伤害甚至死亡。随着科技进步与发展，如今极限运动风险性被大大降低，其独有的冒险性和刺激性使参与者能够在运动过程中感受传统体育项目所无法带来的刺激与快感，以及在跨越心理障碍后获得的极大愉悦感和成就感。这种体验不仅增强了他们的自我认同和归属感，也使他们更热爱、享受这项运动。近年来，攀岩、跑酷及自由式项目的受欢迎程度在年轻群体中呈现出显著增长的趋势。

极限运动有“门槛”

极限运动充分满足了年轻人乐于展示自己、突出个性，不拘泥束缚，喜欢前卫、时尚事物的特征。然而，并非所有人都适合参与极限运动，它对运动者的身体条件、心理素质和技能水平要求较高。

首先，极限运动对身体耐力、力量、协调性和平衡能力要求高。例如，攀岩、滑板等要求运动者有较强的上肢和核心力量，冲浪、滑雪等要求运动者有良好的平衡能力和身体协调性。因此，具备良好身体素质、身体健康、无严重疾病或身体损伤等，是参与极限运动的基础。

其次，极限运动参与者需要具备良好的自信、勇气和抗压能力，在面临挑战和危险时，能时刻保持冷静，沉着应对。同时，还需要具备强大的自控力和专注力，以应对复杂多变的运动环境和突发情况。

最后，技能水平是能否胜任极限运动的关键因素。初学者应先掌握基本的运动技能和规则，逐渐提高难度和复杂度。此外，参与相关培训课程或活动，如攀岩培训、滑板教学等，有助于提升技能水平和安全意识。需要注意的是，在参与极限运动前，应对自身情况进行评估，并在专业教练的指导下进行训练和比赛，在确保安全的前提下享受运动乐趣。

极限“尝鲜”需谨慎

近年来，极限运动在社交媒体上的关注度越来越高。有些网友通过分享精心制作的视频和引人入胜的故事、自己参与极限运动的经历等，展示了极限运动的刺激和魅力，吸引了大量粉丝和追随者，让很多人产生了想要尝试的冲动。然而，这种分享往往只展示了光鲜的一面，对潜在的危险与风险轻描淡写地“一笔带过”，易使人忽视运动安全的重要性。普通人进行极限运动前，须谨记以下几点注意事项：

1 评估自身条件

存在任何潜在健康问题或慢性病者，应先咨询医生后再决定是否参与极限运动。同时，在运动过程中密切关注自己的心理状态，保持冷静和自信，避免因为紧张或恐慌而发生危险。运动过程中量力而行，初学者应从简单的项目开始学习，逐渐提高难度，避免过早地尝试复杂或高风险的动作。

2 了解运动项目

了解运动的历史、规则、技术动作及所需的装备和场地条件，有助于更好地掌握运动要领，从而更有效地参与运动并规避潜在风险。

3 接受专业培训

教练或培训机构从业者可以提供专业性的指导和建议，有助于运动者掌握正确的技术动作和安全防护措施。接受专业指导后，运动者在提升运动水平的同时，还能最大程度降低运动损伤的发生风险。

4 选择合适的装备

选择质量、功能及适用性均良好的装备，且与自己的运动需求和水平适配。定期检查运动装备，及时更换或修理装备上损坏、老化的部件。

5 遵守运动规则和安全准则

严格遵守运动规则和安全准则，包括遵守场地规定、使用正确的技术动作、保持适当速度和距离等。时刻关注周围环境变化，避免与他人或物体发生碰撞或冲突。

6 保持谨慎和敬畏之心

不追求过分刺激和冒险，在确保安全的前提下享受运动；接受自己的局限和不足，不盲目挑战自身极限。

专家寄语

身体健康、心理素质良好、具备一定技能水平的年轻人和热爱挑战的人在参与极限运动前，需充分了解运动项目、接受专业培训、选择合适的装备，从而更好地享受极限运动带来的刺激和乐趣，同时确保自身安全与健康。

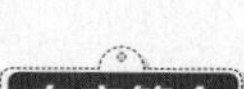

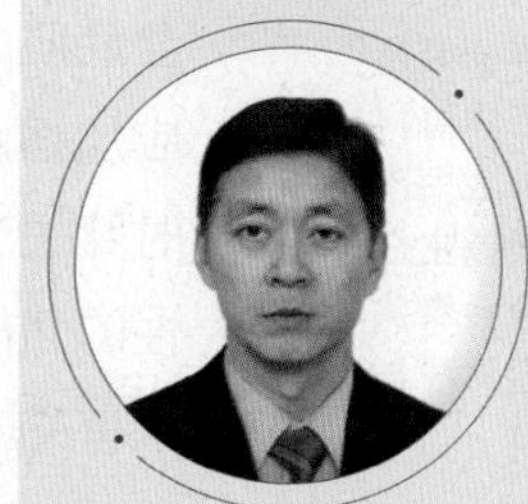

曹振波 《大众医学》专家顾问团成员，上海体育大学教授、上海市学生体质健康研究中心执行主任、博士生导师，中国体育科学学会理事、体质与健康分会常委，中国生理学会运动生理学专业委员会副主任委员，上海市康复医学会体育保健康复专业委员会常委。主要从事体力活动、体质、营养与健康促进、运动生理学等方面的研究。

随着社会的进步和发展，国民健康意识的觉醒和女性自主意识的提升，以及谷爱凌、张雨霏、孙颖莎等优秀女性运动员偶像群体的不断出现，很多女性不再满足于传统的“柔弱”形象，转而追求健康、力量与美的结合。上海市2020年全民健身活动状况调查结果显示，19~59岁调查人群中，35.3%的男性与35.1%的女性经常参与体育锻炼，越来越多女性投身运动健身行列，为体育锻炼增添一抹亮色。

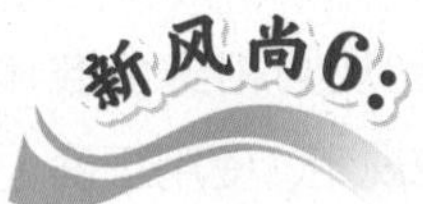

“她力量”脱颖而出

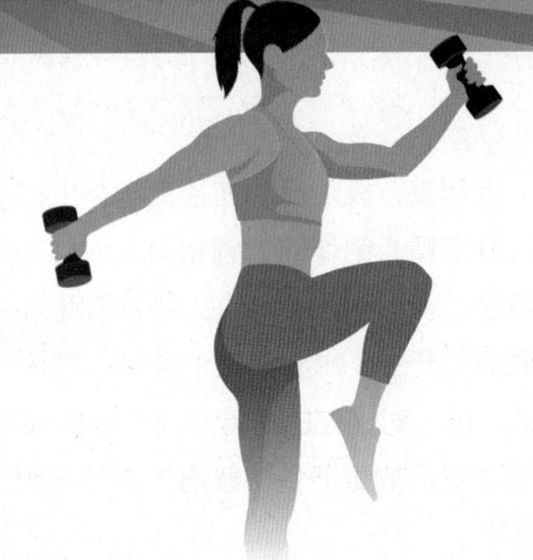

上海体育科学研究所研究员　王 晨

运动能力难逃“性别歧视”

相较男性，在体型方面，女性肩部较窄、骨盆较宽、下肢较短、躯干较长，因此女性重心较低，虽有利于维持平衡，但不利于进行跳跃及速度要求较高的运动。

在身体成分方面，女性骨骼细小，骨密度比同龄男性低，骨骼内水分及脂肪含量较多，矿物质含量较少，表现为女性全身骨骼重量较轻，抗压弯能力仅为男性的2/3；且女性的肌肉重量占体重的比例偏少（女性约35%，男性约40%），水及脂肪较多，能量物质（尤其是肌糖原）含量较少。因此，女性的肌肉力量比男性弱，且容易感到疲劳。

在身体功能方面，女性的心脏体积与容积、胸廓与肺的容积均较小，每搏心输出量、肺活量等相对男性弱，导致其运动负荷承受能力较男性低，具体表现在运动强度（如负重的重量、速度、跳跃的高度等）与运动量（如时间等）两方面。

扬长避短，寻找适合自己的运动

在制定运动计划时，女性可以根据身体结构特征、生理阶段、运动目标、身体状况、心理需求及兴趣爱好等，选择适合自己的运动项目。

未成年女性主要以培养运动兴趣和基本动作技能为主；成年女性可选择平衡能力和柔韧性要求较高的运动，如瑜伽、普拉提、有氧操、踏板操、游泳、挥拍类运动等。其中，更年期女性因雌激素水平下降，导致肌力、心肺功能、骨密度下降显著，可通过有氧运动、力量训练及柔韧性运动等，减缓身体功能减退。

此外，女性的盆底肌通常承受着较大腹压，如果盆底肌“不堪重负”，严重者可造成子宫脱垂，故女性应加强腹直肌、盆底肌的力量训练。另外，女性运动时膝关节损伤，尤其是前交叉韧带损伤的发病率是男性的2倍，可能与解剖结构、生物力学、激素水平等因素有关。女性骨盆较宽，膝关节外翻角度较大，可增加膝关节压力；同时，雌、孕激素水平升高可导致前交叉

专家简介

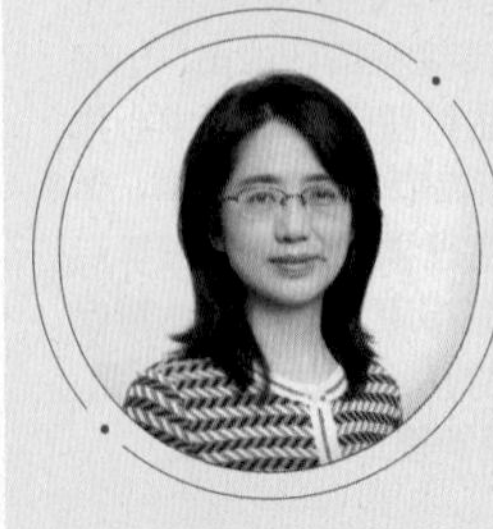

王 晨　上海体育科学研究所副所长、研究员，上海市体育科学学会理事、副秘书长，上海市运动促进健康专家委员会副主任委员、运动干预慢性病分会牵头人，上海市体育科学学会体质与健康专委会主任委员。

韧带松弛，更易受膝关节过伸等影响而发生损伤，故女性应加强膝关节周围肌肉的力量训练。

合理看待“越减越重”

许多运动爱好者不明白，明明运动量不少，体重为何不减反增。尤其是女性群体，她们常常谈“肌”色变。

运动不仅可以“燃烧”脂肪，促进交感神经分泌肾上腺素，刺激机体运动后能量代谢，提升血液中葡萄糖的利用率，还能避免多余的葡萄糖转化为脂肪。但运动消耗的能量有限，且很多人在运动后会食欲大开。运动对食欲的影响非常复杂，运动强度和持续时间是影响运动后食欲的主要因素之一。例如，高强度运动后，尽管食欲会在短时间内下降，但持续一段时间就会恢复，因为身体需要增加食欲，以补充运动所消耗的能量。此外，运动后放纵、补偿性进食等也是运动后摄入更多食物的重要原因。减重的主要原理是实现能量负平衡，即能量消耗大于摄入，故减重者须在运动同时控制饮食。

除了增加能量消耗外，运动还可以有效提升肌肉含量。肌肉组织的密度比脂肪组织大、含水量高，也就意味着在同样体积下，肌肉更重，同样重量下，脂肪更大。运动后，尽管体重增加了，但肌肉含量高的人却看上去更紧致、苗条，且具有更高的健康水平。

减脂、增肌，男女有别

减脂、增肌是许多健身人士的目标。男性和女性在生理、激素及脂肪分布等方面存在诸多差异，这些差异影响了减脂、增肌的效果和策略。女性激素（尤其是雌激素）水平变化会影响脂肪分布与代谢。例如：雌激素有助于脂肪在臀部和大腿储存，睾酮可促进男性腹部区域的肌肉增长等。受激素影响，女性合成肌肉的能力较男性差；而男性由于含有更多的肌肉量，基础代谢率相对较高，减脂速度比女性快。因此，女性不必担心运动后，尤其是力量训练会使自己的体型变得粗壮（健美运动员除外）。过分担心运动对体型可能造成影响的女性，可通过“少重量、多次数”力量训练+柔韧练习，使肌肉更具有弹性，从而获得匀称、紧致的理想身材。

经期运动，何去何从

月经周期正常的女性可以在经期适当参加体育锻炼。经期适量运动不仅可以改善盆腔血液循环，缓解盆腔充血，有助于经血排出，还能借助运动所带来的愉悦感减轻全身不适反应。一般来说，经期女性的身体反应能力、适应能力和肌肉力量均有所下降，神经调节的准确性和灵活性不如非经期，月经期间运动负荷可适当降低，低强度的有氧运动是经期不错的选择，如健步走、跳广场舞、进行挥拍类运动等。此外，应避免使腹内压明显增高的屏气动作（如平板支撑、仰卧起坐、俯卧撑、倒立等），以免引起不适。尽管女性皮下脂肪较多，但下腹部对寒冷刺激敏感，须注意下腹部保暖，月经期间不宜参与游泳等水中运动。

延伸阅读

健身也有“瓶颈期”

很多人在运动持续一段时间后，发现自己进入了“瓶颈期”，这是身体自我适应的结果。此时，可通过多种手段打破身体的适应性，如改变运动习惯，引入新的运动方式，改变运动顺序，增加运动强度，等等。此外，充足睡眠、合理膳食、良好心态也是突破健身“瓶颈”的关键。

专家寄语

不管选择什么运动项目，在运动过程中必须注意安全。例如：选择合适、舒适的运动装备，注意运动前充分热身和运动后的拉伸，运动中注意补充水分，运动负荷循序渐进，等等。这是科学运动的重中之重。

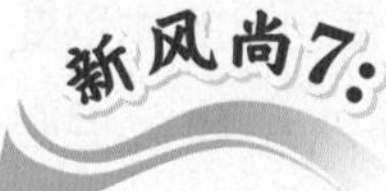

“运动局”成社交密钥

上海交通大学公共卫生学院　张智若（教授）　徐雯奕

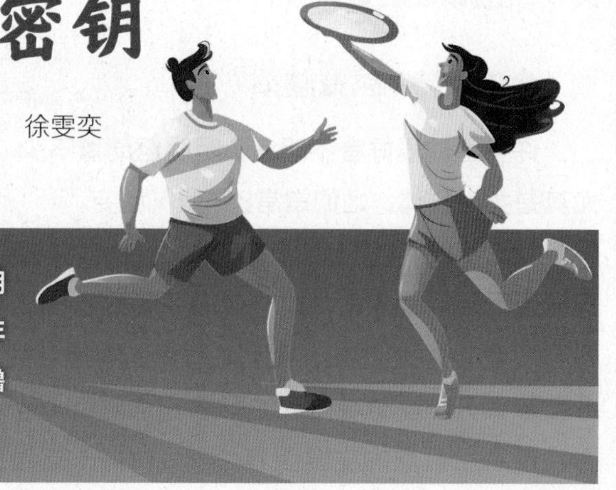

随着飞盘、陆冲、滑板等小众户外运动在年轻人间掀起新的潮流，“以板会友”“以盘会友”等运动社交越来越流行。越来越多年轻人打破传统社交“把酒言欢”的定式，把“约饭”改成打球、“撸铁”，让社交有了新面貌。

“运动”与“社交”相互促进

运动社交的流行，反映了年轻人对健康生活的追求。有研究显示，不少受访者表示，比起徒增额外热量，甚至对身体有害的饭局、酒局，在运动场上展开社交不仅能锻炼身体，还省去了无谓的寒暄客套，并为今后良好互动与交流“开个好头”，可谓一举三得。运动社交的好处具体表现如下：

就社交层面而言，运动的良好体验感对社交起到了锦上添花的作用。在运动场上结识的朋友能够以运动这一共同的兴趣爱好为基础，进行更频繁且深入的交流，开启更广泛、多样的话题，进而成为能够互相分享日常的好友。相关调研结果显示，超过50%的受访者会与在运动中结交的朋友频繁联系，逐渐变成生活上的朋友。

就运动层面而言，社交带来的互动支持为积极参与运动和保持健康生活习惯提供了助力。研究表明，“运动搭子”不仅能增加彼此的运动量、保持健康生活方式，还能起到缓冲压力影响、减少不健康应对行为的作用。即便是刚认识不久的“运动搭子”，同样能增强体育锻炼的效果。这就是与三五好友相约运动会让人更投入、更尽兴、更期待再组团的原因。因此，运动社交是一种非常值得普及的社交模式。

寻找适合自己的“运动搭子”

“运动搭子”是增加趣味与坚持运动的重要保障，寻找适合自己的“运动搭子”并非难事。无论你热衷什么运动，总能在定期光顾的运动场上找到一两个眼熟的身影，这就意味着大家有相同的运动爱好，甚至是相似的运动习惯，这些“熟面孔”是发展“运动搭子”的不二人选。而且，时间安排上的契合更方便了“下次再约”。主动上前要求切磋一局或请教一番，就是一次有效的运动社交。另外，亲朋好友、同事、邻居也是“运动搭子”的合适人选。

专家简介

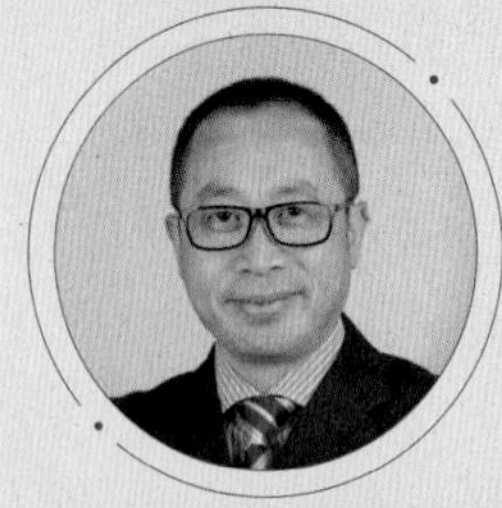

张智若　《大众医学》专家顾问团成员，上海交通大学公共卫生学院社区健康与行为医学系主任、教授、博士生导师，入选上海市高端人才计划，上海市医学会互联网医疗专科分会副主委，上海疾病预防控制中心与上海交通大学公共卫生学院联合智慧健康研究中心主任。擅长体重管理、慢病管理、医患关系管理、医疗保障研究等。

如果想扩大“运动社交”范围或对线下社交有顾虑，那通过社交平台结识一些线上的“运动搭子”也是不错的选择。许多“运动达人”会下载专业App，以期与志同道合的运动爱好者进行交流，这些App能够提供他（她）的运动轨迹、运动时间、运动强度等更客观、专业的数据，方便运动爱好者们探讨运动相关的各类话题。此外，普通的社交平台也可以作为分享运动记录的渠道。即便素未谋面，与线上“运动搭子”分享运动目标和感受，也有助于激励自己保持运动状态。

线上运动社交的典型案例其实就是大家最熟悉的“微信运动”。不少人养成了每天不自觉地查看运动排名的习惯，当看到自己的运动排名上升时，会产生成就感，最终养成坚持运动的好习惯。一项发表在《自然通讯》上专门研究有关运动与社交之间关系的论文对这一现象做出了验证。这项研究记录了100多万人的日常运动模式、地理位置和社交网络关系后发现，人们交换运动信息这一行为，对运动本身有着真实而可量化的影响：身边朋友们增加了跑步量，自己也会跑得更多；发现朋友跑得越来越多、越来越快时，自己会暗中较劲，努力跟上节奏。线上互动过程中，运动爱好者同样能感受到来自“运动搭子”的社会支持和精神鼓励，可以有效预测锻炼行为，更好地保持运动频率。

始于运动，不止于运动

通过运动社交有了“运动搭子”后，社交的内容也不必仅限于运动。2023年，全民健康生活方式行动国家行动办公室围绕我国不同人群当前存在的健康问题，制定了健康生活方式核心要点，除规律运动和积极社交外，还从合理饮食、戒烟限酒、心理平衡、良好睡眠、主动学习等方面进行了精准指导。

除运动外，“运动搭子”还可以交流各自在养成健康生活习惯上的各种经验，比如：探讨如何让自己睡得早、睡得好等话题；学习健康相关专业知识，包括怎么判断自己的心理健康状态；等等。如果你与“运动搭子”都有酗酒、吸烟等对健康有害的不良行为习惯，又恰巧有戒烟、戒酒的决心，也可以把“运动搭子”发展成“戒酒搭子”“戒烟搭子”等。有了同伴的支持，成功概率将显著提升。

专家寄语

社交不停，运动不止。将运动融入社交，传递更从容、自在的生活态度，也是运动链接生活的重要意义之一。

愿运动爱好者拥有美好的运动社交体验，结识志同道合的“运动搭子”，相互促进，乐享健康生活。

延伸阅读

健康饭局，吃点什么好？

如今，虽然饭桌上的社交不如以往受欢迎，但健康的“约饭”依然是增进与“运动搭子”友谊的好选择。这里说的“健康”不是指不吃肉、不吃主食、拿色拉甚至蛋白粉代替正餐等饮食误区。饮食误区和不科学的饮食习惯不仅影响用餐体验，还不利于营养均衡。《中国居民膳食指南》提出，居民应保证每日全谷物摄入量，充足且新鲜的蔬菜和水果，以及适量的鱼、禽、肉、蛋，避免摄入含盐、含油较多的食物。即便有减重计划者，也应保证每日充足能量摄入和食物多样化，否则易导致营养不良、免疫力下降等不良后果，得不偿失。

新风尚8：运动消费走向“高精尖”

上海体育科学研究所研究员　刘 欣

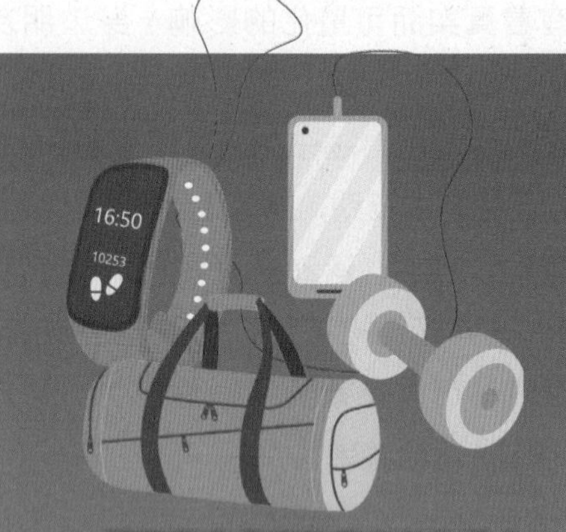

随着健康意识的普及和生活水平的提高，运动健身已成为越来越多人生活的一部分，而健身热潮的兴起也推动了运动消费增长，国民对运动鞋服、健身器材等运动装备的消费热情则持续攀升。2023年，国内运动消费市场规模已达1.5万亿元，预计到2030年将增长至2.8万亿元。科技发展的步伐不曾停歇，运动装备领域同样如此。数字化、信息化和AI（人工智能）技术的融合，正将运动装备推向一个全新的高度，使其不仅功能更强大，外观也更加时尚。运动装备有何独特之处？如何挑选适合自己的运动装备？

运动手环与手表：智能的健康“管家”

近年来，穿戴技术被大量应用于体育领域，运动手环（手表）就是典型代表。运动手环的基本功能是通过内置的多种传感器，采集人在身体活动时的各种运动和生理参数，并换算、汇总为时间、距离、步数、强度、热量等运动数据，有助于保障运动的科学性。与运动手环相比，运动手表内置的传感器更多，如电子罗盘、GPS定位系统、气压式高度计、温度传感器等，监测的项目更齐全，符合高要求的户外运动者。除了运动监控功能外，一些高端的运动手环、手表还提供了许多健康监测功能，如体温、血氧、睡眠等。运动手环（手表）一般通过蓝牙连接手机（或个人电脑），并通过相应的 App 提供丰富的应用。

选择运动手环（手表）应以需求为导向，运动监测是“本”，其他功能是锦上添花。消费者可结合自己的品牌喜好、经济能力，以及设备的续航能力、防水性等指标进行综合考量。

运动器械：“走”进家门，“近”享健康

运动器械指专门设计用于锻炼身体、增强体能、塑造身材和改善健康的设备和工具，可针对身体不同部位给予针对性训练，促进体能、力量、耐力等提升。添置了运动器械的家庭就像是打造了一个私人健身房，是追求快捷、高效锻炼者的好选择。选购的器械种类与功能应根据个人的运动目标而定。

传统的跳绳、哑铃、弹力带、瑜伽垫等轻器械看似普通，却是提高和改善有氧耐力、肌肉力量、身体柔韧性等身体素质的“利器”，无论是健身小白还是达人，都能从中获益。跑步机、椭圆机等大型设备功能虽然单一，但它们的专业性强，适合有足够空间的家庭使用。跑步机能提供较高的运动强度，有助于快速减脂和提高心肺功能，适合跑步爱好者；椭圆机的运动轨迹类似跑步，但对膝盖的冲击较小，可以有效锻炼全身肌肉，同时减少对关节的压力。

近年来，家用健身器材中不乏“黑科技”。例如，无“绳”跳绳是一种只有两只手柄而没有绳索的跳绳锻炼器，相比传统跳绳，无“绳”跳绳的运动门槛低，跳绳技术欠佳者也能灵活使用，且

专家简介

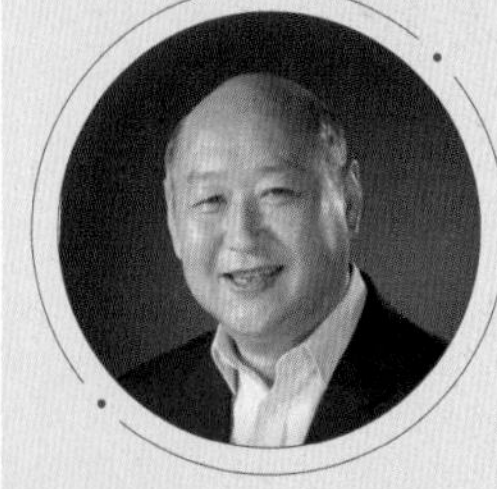

刘 欣 《大众医学》专家顾问团成员，上海体育科学研究所研究员，上海市健康教育协会副会长，上海市市民体质监测指导中心原主任。

对场地要求更低；传统的力量器械一般离不开健身重块，除占地面积大外，器材落地时对地面的冲击也不可小觑，高精度伺服控制器技术产生的阻力可代替重块，缩小了器械的体积（不到重块的1/10），不会对地面形成冲击，深受“撸铁”爱好者的青睐；AI技术的进步推动了健身设备的智能化发展，在大屏上提供带教示范，通过摄像头捕捉锻炼者跟练时的肢体动作和运动轨迹，判断锻炼者运动的数量和质量，最后给出反馈和建议，宛如健身“私教”；等等。

需要提醒的是，是否购置运动器械（尤其是大型运动器械），应根据自己的运动需求、空间条件和经济能力决定。为避免跑步机等设备日后沦为“晾衣架”，消费者应为自己设定锻炼目标，制定合理的锻炼计划，养成坚持锻炼的习惯。另外，鉴于日新月异的技术、不断变化的训练水平等原因，消费者在选购设备时不需要一步到位，不必为目前用不上或未来不确定的功能提前“埋单”。

运动服饰：舒适与功能缺一不可

运动服指的是进行体育运动时穿着的服装，与普通衣服相比，专业的运动服能提升运动舒适度和效率，并非完全是“智商税”。例如，速干面料的神奇之处在于它能迅速将汗水吸走并快速蒸发，让人在运动中始终保持干爽舒适；高弹性面料的良好伸缩性使运动服在运动时更好地适应身体的各种动作，并通过其良好的弹力提供给运动者额外的支持力，保护肌肉不受过度拉伸或撞击的伤害；梯度压缩裤是长跑爱好者不可或缺的“装备”，其原理是在不同肌肉群部位采用不同压缩强度的面料拼接，远离心脏的部位提供更强的压缩力，从而加速血液回流和减慢乳酸堆积速度，有助于提高运动表现及运动后恢复。

近来，能够帮助运动时发汗的“暴汗服”成为健身减肥界“新宠”。很多想快速减肥的人运动时会身穿暴汗服，认为运动时出汗越多，减脂效果越好。那么，事实真的如此吗？暴汗服的确能够使人大量出汗，但“暴汗”不等于“燃脂”。减重的目的在于减少体内脂肪，而脂肪的燃烧主要以有氧方式进行，故选择合适强度的有氧运动才是减脂的“王牌”。不当使用暴汗服还可能引起脱水、电解质紊乱，造成热痉挛、热射病等，健身者应谨慎选择。

运动课程：线上与线下“巧选择”

早期的运动课程主要是“面对面”教授，包括一对多的“大课”和一对一的“私教课”。随着互联网发展，网上运动课程逐渐出现了，为居家运动者提供了便捷。如今，运动网课从内容到形式都在不断发展、创新，可以满足用户多样化的训练需求，参与者越来越多。

通常，运动初学者更适合上“大课”，他们往往不清楚自己的目的和爱好，一些实际的课程体验可能是其很好的健身入门方式。“大课”互动性强，氛围热烈，课程难度与费用均较低。不过，“大课”的学员众多；教练难以对学生进行个性化、精细化指导。线上课程也属于“大课”的一种，最大的优点是方便、灵活，缺点是除非采用AI摄像头图像识别等辅助设备，否则学生的错误动作很难得到及时反馈与纠正，因此，线上课程适合有一定训练基础，且自律性较强的健身者。

上“私教课”费用高，可以得到更个性化的训练指导，适合有特殊需求或追求更高水平的运动爱好者。此外，对技巧要求较高的运动（如瑜伽、游泳等），或在改善运动姿态、避免伤害方面，私教的专业指导是无法替代的。另外，即使学会了某项运动的基本技能，定期与教练沟通仍然很重要，他们能帮助运动爱好者突破瓶颈，提升运动表现，使训练事半功倍。PM

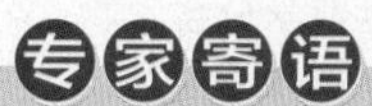

运动消费升级，不仅指物质层面，更指科技与健康意识的结合。让我们拥抱这一变革，让运动成为提升生活质量的重要方式，共同期待科技给运动带来更多惊喜。

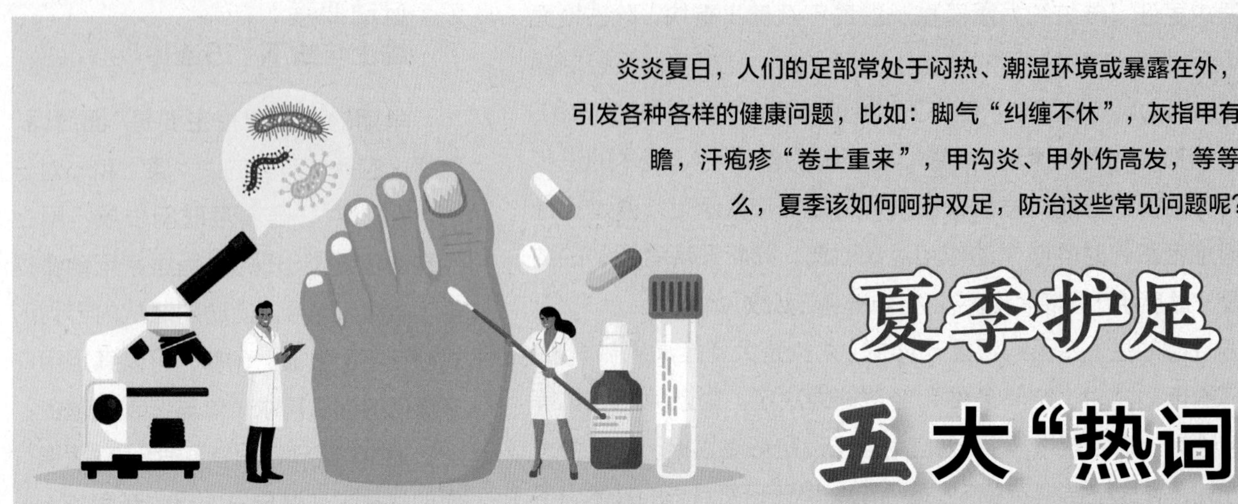

炎炎夏日，人们的足部常处于闷热、潮湿环境或暴露在外，容易引发各种各样的健康问题，比如：脚气“纠缠不休”，灰指甲有碍观瞻，汗疱疹“卷土重来”，甲沟炎、甲外伤高发，等等。那么，夏季该如何呵护双足，防治这些常见问题呢？

夏季护足五大“热词”

中日友好医院皮肤科　崔 勇（主任医师）　蒋凌帆

热词一：灰指甲

特点：伤害性不大，烦扰性极强

由各种真菌引起的甲板和（或）甲下组织感染统称为甲真菌病。其中，甲癣特指皮肤癣菌感染所致的甲病，俗称“灰指甲”。甲真菌病多为足癣直接传染造成的，青壮年更易患病。根据真菌侵犯甲的部位和程度，可分为以下四类：

❶ **白色浅表型** 由真菌从甲板表面侵入引起，表现为甲浅层点状或不规则的白色浑浊，表面失去光泽或稍有不平。

❷ **远端侧位甲下型** 最常见，表现为甲增厚、灰黄浑浊，甲板表面凹凸不平或破损。

❸ **近端甲下型** 表现为甲半月和甲根部粗糙肥厚、凹凸不平或破损。

❹ **全甲毁损型** 是甲真菌病发展的终点，表现为整个甲板增厚、被破坏，呈灰褐色、灰黄色，甲板部分或全部脱落，甲床表面残留粗糙的角化堆积物。

很多人以为甲真菌病必须拔甲才能治愈，其实不然。甲真菌病的主要治疗措施是抗真菌，不过，由于甲板坚硬，药物不易进入，且甲生长缓慢，故治疗十分困难，成功的关键在于坚持用药。使用5%阿莫罗芬搽剂、3%～5%碘酊、20%～40%尿素乳膏等外用药物治疗甲真菌病时，可先使用甲锉尽量去除病甲，并坚持治疗3～6个月，直至新甲长出。病情严重者可联合伊曲康唑、特比萘芬等口服药治疗，以提高疗效。

专家简介

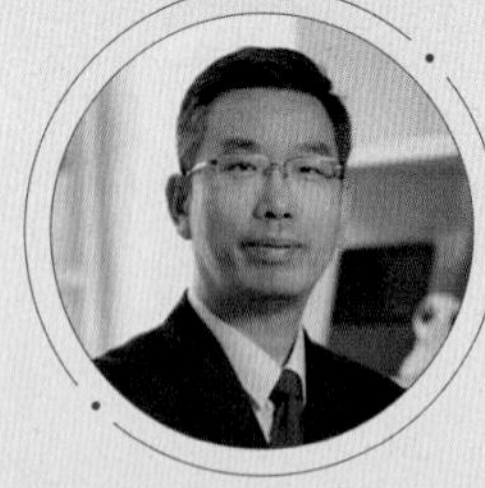

崔 勇　中日友好医院副院长，皮肤科主任、教授，中华医学会皮肤性病学分会副主任委员，首都医科大学皮肤病与性病学系主任，国家远程医疗与互联网医学中心负责人，国家皮肤和性传播疾病专业质控中心主任，国家健康科普专家库成员，国家“万人计划”科技创新领军人才。

小贴士

防甲真菌病，必知三件事

❶ 保持足部皮肤清洁，适当剪短指甲，避免甲外伤。

❷ 避免公众场合共用拖鞋、擦脚毛巾等。

❸ 手癣、足癣者应积极治疗，并避免家庭成员间相互传染。

热词二：脚气

特点：奇痒难耐，传染性强

脚气又名足癣，由红色毛癣菌、须癣毛癣菌、絮状表皮癣菌等皮肤癣菌（真菌）感染所致。真菌酷爱潮湿、温热的环境，夏季足部多汗，为真菌提供了“温床”，长期潮湿的表皮（尤其是脚趾、脚掌）易滋生真菌。真菌大量繁殖并入侵皮层，可致足癣。

足癣最常见的部位是足趾间，其次为足底、足侧缘等处，患者表现为局部瘙痒、皮肤起疱、脱屑或龟裂，严重者可出现糜烂、渗液，继发细菌感染。足癣传染性极强：初期常发生于单侧局部，其后逐渐波及对侧与整个足部；用手搔抓后，可继发手癣（鹅掌风）；真菌在趾甲上定居、生长，可发展为甲癣；等等。

足癣病情较轻（如皮肤破损小、瘙痒症状轻等）者可采取外用药物治疗，包括咪唑类抗真菌药（如咪康唑乳膏、酮康唑乳膏、克霉唑乳膏等）、丙烯胺类抗真菌药（如盐酸特比萘芬乳膏、盐酸布替萘芬喷雾剂等）、阿莫罗芬乳膏等。足癣面积较大、症状严重或外用药物疗效不佳者，可联合使用口服药，如特比萘芬、伊曲康唑等。

脚气与脚气病不是一回事

脚气病是由于缺乏维生素B_1引起的一种以消化、循环和神经系统为主要表现的全身性疾病。消化系统症状以食欲不佳、便秘为主，循环系统可发生心脏肥大和扩张、心动过速等，神经系统症状可有疲乏、记忆力减退等。治疗脚气病应纠正病因，足量补充维生素B_1及其他B族维生素。

热词三：汗疱疹

特点：透明小水疱，冬去夏来

汗疱疹是一种常见于脚底的复发性水疱性皮肤病，常呈对称分布、反复发作。其典型体征为针尖至米粒大小的透明水疱，疱内含清澈的浆液，疱壁发亮；患者可有剧烈瘙痒症状，水疱破裂后有疼痛感，严重者可因继发细菌感染而发生皮肤溃烂、蜂窝织炎等。汗疱疹的发生具有季节性，常于春末夏初发病，夏季症状加剧，秋冬季可自然缓解、消失。

过去认为，汗疱疹常发生于手、足等汗腺发达的部位，则必定与汗液分泌过多有关。但事实上，汗疱疹是湿疹的特殊类型，真菌感染及变态反应才是其真正的病因，与多汗没有必然联系。此外，光照、温度、湿度及情绪也是发病诱因。防治汗疱疹有以下几点注意事项：

1	远离过敏原	患者应积极寻找诱因，并在日常生活中尽量规避。
2	避免搔抓	患者常因剧烈瘙痒而搔抓，结果导致皮肤破损，应改“搔抓”为“拍打”。
3	科学护肤	日常生活中，保持足部皮肤干爽、透气；清洗足部时，宜用温水和刺激性较小的清洁产品；清洁后，在皮肤半干状态下涂抹保湿润肤剂。
4	调节情绪	及时排解不良情绪，用积极的心态面对生活。
5	药物治疗	瘙痒剧烈者可外用炉甘石洗剂止痒，并口服抗组胺药物，如氯苯那敏或西替利嗪等；水疱破裂者应加强局部清洁和消毒工作，避免继发感染；伤口流脓、存在异味者已发生了感染，须外用莫匹罗星软膏等治疗，直至感染症状消失。

热词四：甲沟炎

特点：甲周红、肿、热、痛，严重者须切开排脓

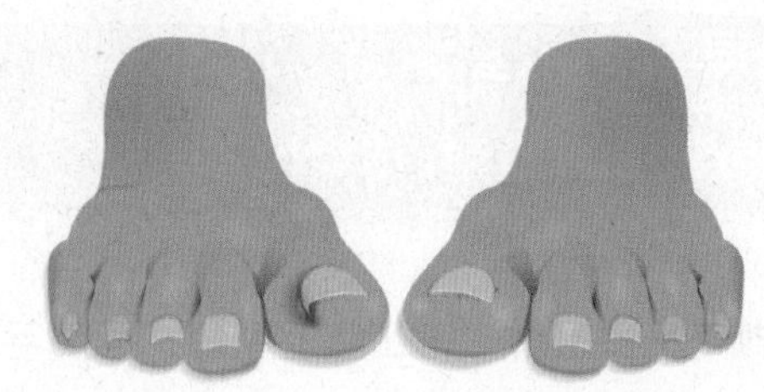

甲沟炎是甲沟及周围组织的炎症反应，其发生常与修剪趾甲不当、穿挤脚的鞋子、足外伤、真菌感染、足或趾甲畸形等原因有关，各年龄人群均可发生。引起甲沟炎的常见细菌有金黄色葡萄球菌、化脓性链球菌、铜绿假单胞菌等；主要症状为甲周组织红、肿、热、痛；拇趾甲沟炎发作时可影响行走和生活，严重者可发展为甲沟脓肿。

当趾甲有肿、痛等不适时，应尽快就诊，切不可去修脚店处理。早期红、肿症状不明显的甲沟炎患者，可外用莫匹罗星软膏、红霉素软膏或碘伏，反复涂抹于甲沟局部；治疗不及时、进展为甲沟脓肿者除口服抗菌药物外，可能需要切开排脓，以快速缓解疼痛，充分引流，防止感染扩散；甲沟炎反复发作且局部组织发生脓肿、畸形者，宜行甲床部分切除术、甲沟重建术等。预防甲沟炎须知以下几点：

① 正确修剪趾甲	修剪趾甲时，可先将趾甲修成方形，再用甲锉打磨两侧的甲缘，使其成圆弧形。避免修甲过深，损伤甲床及甲周软组织而引发感染。
② 保持良好卫生习惯	勤洗脚，经常更换鞋袜，尤其是运动出汗后；不习惯性抠脚；甲沟旁的“倒刺”不要逆拔，可用剪刀小心剪除；避免暴力撕扯甲周皮肤。
③ 穿合适的鞋子	不穿紧、瘦、硬及不透气的鞋子，避免挤压趾甲。
④ 避免外伤	尽量避免踩伤、跌伤、踢伤等易造成甲沟或甲床组织的损伤；拔甲后，伤口初愈者应减少运动。

热词五：甲外伤

特点：处理不当，可影响外观与功能

钝器打击、挤压是趾甲损伤最常见的原因，患者以儿童及中青年人为主。损伤类型以甲下血肿、趾甲缺损、甲床损伤最为多见。趾甲受伤后，若处理不当，可导致缺损、畸形、增厚、生长受限等，不仅影响美观，还会影响功能。

通常，甲下血肿会在有限空间内产生一定张力，导致局部神经末梢受压，产生不同程度的疼痛。疼痛不明显者，可立即冷敷（伤后 24 小时后热敷），并抬高患趾，促进血肿吸收；疼痛明显、难以忍受者，可在血肿处甲面上打孔穿刺，从而减压、引流，缓解疼痛。指甲缺损但骨未外露、甲体完全脱落但甲床尚完整者，只需要消毒、包扎处理，无须特殊治疗。甲床损伤者必须及时就医，医生将根据外伤原因、损伤程度等修复甲床，尽可能恢复脚趾功能及外观。PM

专家忠告 夏季健康，始于足下。脚离身体最远，不常惹人关注，但一旦出现健康问题，轻则影响美观，重则影响行走，甚至继发其他疾病，应引起大家重视。

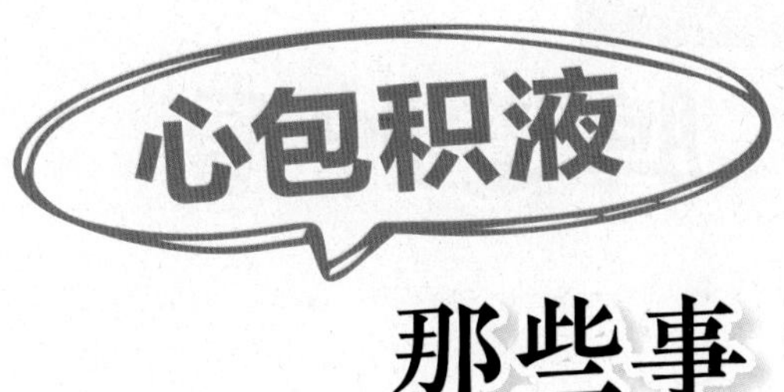

心包积液那些事

华中科技大学同济医学院附属协和医院心内科
程 翔（主任医师） 苏冠华（副主任医师） 熊语嫣

人体心脏外有两层薄膜，分别为脏层及壁层，两层间隙形成心包腔。正常情况下，心包腔内存在少量液体，起到润滑、保护心脏正常“工作”的作用。作为较常见的心包疾病，心包炎的发生与心包积液存在着千丝万缕的关系。心包积液量达到多少是异常的？心包积液量越多，病情越严重吗？心包炎该怎么治疗？让我们来看看这些典型案例。

案例一：体检发现“心包积液”

37岁的张先生忧心忡忡地拿着体检报告到医院就诊，心脏超声检查报告单上写着“心包腔内可见约20毫升液体”。张先生担心：难道自己的心脏被“浸在水里”了吗？

分析：正常情况下，心包腔内有10～50毫升液体，当液体量超过50毫升时，被视为异常。少量心包积液指液体量达50～100毫升，中量心包积液指液体量达100～500毫升，大量心包积液指液体量超过500毫升。

案例二：急性心包炎“治愈”了高血压

65岁的王大爷患有高血压。最近，他监测血压时发现，即使不服降压药，自己的血压也是正常的，服用降压药后，血压便更低。除血压“正常”外，还伴低热、头晕、胸闷、气促等不适。经详细检查后，他被诊断患了急性心包炎，为感染所致，血压下降是心脏压塞的临床表现之一。

分析：心包炎根据病程可分为急性（病程＜6周）、亚急性（病程6周～3个月）和慢性（病程＞3个月）；根据病因可分为感染性和非感染性，前者多为病毒与细菌感染所致，后者多由肿瘤、代谢性疾病、尿毒症、自身免疫性疾病、外伤等引起。根据患者的病因和病情严重程度，治疗措施包括药物（如抗菌药等）治疗、心包穿刺引流及心包剥脱术。

少量、中量心包积液患者可无明显症状，大量心包积液可造成心输出量和回心血量明显下降，引发心脏压塞，导致低血压、心动过速、严重呼吸困难等症状。然而值得注意的是，心包积液量与病情严重程度不一定呈正比，心包积液的增加速度及心包对液体增加的适应能力也是影响病情的重要因素。即使心包积液量不多，但若增长迅速，患者也可能因心包适应性扩张不足而发生心脏压塞。

案例三：缩窄性心包炎多需要手术治疗

72岁的周阿姨曾患结核性心包炎，接受过心包穿刺治疗。最近，她因脚踝水肿、气促、胸闷等症状就诊，被诊断患了缩窄性心包炎。医生建议周阿姨进行心包剥脱术。

分析：慢性心包炎的主要原因包括病因未得到有效控制、心包因炎症等原因发生粘连或增厚。慢性心包炎并非一定要“一刀切”，许多患者可通过服用非甾体抗炎药、秋水仙碱、皮质类固醇等药物控制疾病。不过，也有许多慢性心包炎会演变为缩窄性心包炎或难治性复发性心包炎，此时心脏就像穿上了厚重、坚硬的盔甲，使心室舒张期充盈受限，继而引发循环障碍，需要手术切除“盔甲”，为心脏“减负”，从而减轻症状，改善心脏功能。PM

警惕新“癌王”——胆道肿瘤

上海交通大学医学院附属新华医院　董永蓉　包润发（副主任医师）

胆道是人体肝脏向十二指肠运送胆汁的管道。胆汁的主要功能是参与脂肪分解，促使脂肪、胆固醇及脂溶性维生素的吸收，对代谢有着重要作用。人们常常有个误区，认为胆汁是胆囊或胆管分泌的，切除胆囊后，人体就没有胆汁了。其实不然，胆汁主要由肝脏分泌，胆囊是一个储存器官，而胆管是运输通道。胆管系统就像一棵树，可以细分为肝内胆管和肝外胆管两部分。肝内胆管就像是树杈，起自于毛细胆管，逐渐汇合成较大的胆管，最后汇成左、右肝管，从肝门出肝。肝外胆管就像是树干，左、右肝管出肝后汇合成肝总管，肝总管和胆囊管汇合成胆总管，最后与胰管汇合，共同开口于十二指肠乳头。若胆总管或肝总管阻塞，胆汁无法正常排出，患者会出现黄疸症状。胆总管低位梗阻时，还会引起胰液排出不畅，诱发急性胰腺炎。

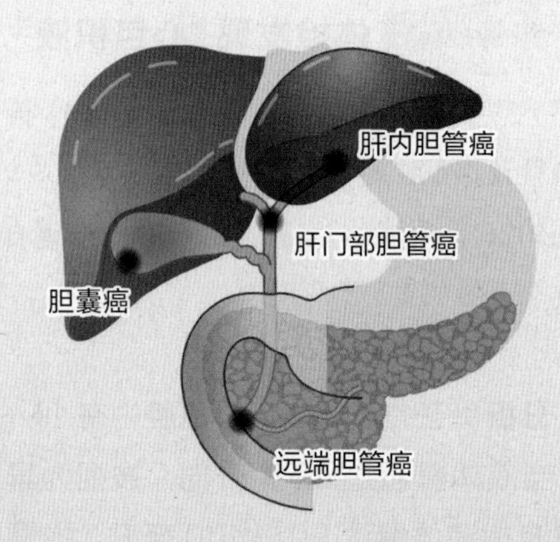

胆道肿瘤总体发病率不高，约占所有消化系统肿瘤的3%，但其发病率有逐年上升趋势，尤其是在亚洲国家。胆道肿瘤的特点是起病隐匿，侵袭性强，早期症状不明显，一旦出现典型症状，往往已是中、晚期，失去了手术治疗的机会。同时，胆道肿瘤对放化疗等治疗手段不敏感，易复发、转移，预后极差，患者5年生存率低于5%，所以被称为新的“癌中之王”。

这些因素“催生”胆囊癌、胆管癌

我国胆道肿瘤的发病率约为 6/10 万，高于全球平均水平，呈持续缓慢上升趋势。根据发病部位的不同，胆道肿瘤主要包括胆囊癌、肝内胆管癌和肝外胆管癌。

胆囊癌的主要危险因素是胆囊结石及胆囊慢性炎症，胆囊结石患者患胆囊癌的风险是无胆囊结石人群的 13.7 倍。其次是胆囊息肉样病变，尤其是直径超过 1 厘米、合并胆囊结石的单发息肉或无蒂息肉，且息肉短期内快速增大。女性胆囊癌发病率是男性的 2 ~ 6 倍，可能与雌激素水平有关。

胆管癌公认的危险因素包括原发性硬化性胆管炎、慢性肝胆管结石、胆总管囊肿、肝硬化、肝炎病毒（乙肝病毒、丙肝病毒）感染、糖尿病、肥胖、吸烟等。

另外，胰胆管汇合异常（一种先天性畸形，胆总管与胰管末端在十二指肠壁外高位汇合，或形成较长共同通道，可引起反流性胆管炎、胰腺炎、结石等）被认为是胆囊癌和胆管癌的共同高危因素。

肿瘤标志物和腹部超声，有助于早期发现

胆道肿瘤早期往往无特异性的临床症状，患者可有上腹部不适、食欲下降或体重减轻等表现。因胆道肿瘤患者常合并胆石症或胆道感染，故症状容易被掩盖。待出现皮肤和巩膜黄染、尿色加深、发热、

右上腹触及包块等明显临床症状时，多属中、晚期，治疗效果不理想。

如何才能早期发现呢？定期体检尤为重要。不伴有以上危险因素的人群，宜每年做一次体检。存在以上高危因素的人群，应缩短体检间隔，每半年一次。针对胆道肿瘤，体检项目应包括肿瘤标志物和腹部超声。在肿瘤标志物中，血清 CA19-9 和癌胚抗原（CEA）是常用的评估胆道肿瘤的指标，其他还有 CA125、CA724、CA153 等。不过，肿瘤标志物缺乏特异性，尤其是胆石症合并感染时，也会引起 CA19-9 不同程度的升高；另外，约 10% 的胆道肿瘤患者 CA19-9 为阴性。因此，需要结合影像检查综合判断。超声检查无创、经济、便捷，且对胆道疾病诊断准确率高，是胆道疾病筛查及动态随访的首选检查方法。

对超声检查高度怀疑胆道肿瘤的患者，医生一般会建议进一步做腹部增强 CT 和磁共振检查，以明确诊断。增强 CT 检查可以发现肝内或胆囊病灶，以及胆管壁增厚，对评估是否有血管侵犯、淋巴结转移具有重要参考价值，但对肝外胆管癌的诊断具有局限性，因为有些肝外胆管癌并不表现为可见的病灶。磁共振检查能清晰、完整地显示胆管系统，了解胆管梗阻的部位及管周浸润情况，较适用于评估肝外胆管癌。有时还需要加做 PET-CT 检查，以明确有无其他脏器的转移。

得到病理学证据是确诊胆道肿瘤的依据。但相对于胃肠道肿瘤，胆道肿瘤取得病理证据比较困难，常用方法包括手术活检、内镜下刷检、超声内镜引导下穿刺活检等。

手术治疗是首选方法

目前，胆道肿瘤的治疗方法有手术、介入治疗、化疗、放疗、靶向治疗、免疫治疗等，医生会根据不同分期制定合适的治疗方案。患者应积极配合医生进行规范的综合治疗，以改善生活质量，延长生存期。

对无肝脏多发转移及其他脏器转移的患者而言，手术治疗是首选方法，但仅有约 35% 的患者有手术切除的机会。中晚期患者往往合并梗阻性黄疸，需要借助经皮肝穿刺胆管引流（PTCD）或内镜逆行鼻胆管引流 / 支架（ENBD/ERBD）进行减黄治疗。随着对胆道肿瘤临床及基础研究的深入，靶向及免疫治疗已展现出越来越重要的应用前景。

胆道肿瘤患者术后应密切随访，评估疗效。随访项目包括临床查体，血常规、肝功能、肿瘤标志物检查，胸腹部和盆腔 CT 检查，等等。术后 2 年内应每 3 个月随访 1 次，术后 2 ~ 5 年每 6 个月随访 1 次，5 年后可以延长至每年 1 次。晚期患者在接受治疗期间，一般 8 ~ 12 周随访 1 次。

做好四件事，预防胆道肿瘤

首先，要养成良好的饮食习惯：一日三餐定时定量，以清淡、易消化的食物为主，避免食用过量油腻、刺激性食物，如烧烤、肥肉、辣椒等，还要避免大量食用高脂肪食物，如猪油、坚果、炸鸡等，以减轻胆道负担。

其次，要适当运动锻炼，以促进身体代谢，增强抵抗力，减少胆道疾病的发生。

第三，要避免长期服用激素类药物。

第四，胆石症、慢性胆囊炎、胆管炎、胆囊息肉等疾病患者应定期至医院检查，及时治疗，控制病情发展。有胆道肿瘤高危因素者尤应引起重视，及早就医，规范治疗，防患于未然。PM

赵女士近期沉迷于短视频，有一天长时间刷手机后突然出现一侧手麻、无力，她担心得了网上所说的“肌无力”，便到神经内科就诊。医生检查后告知，肌力正常，并非肌无力，可能由颈椎病引起。

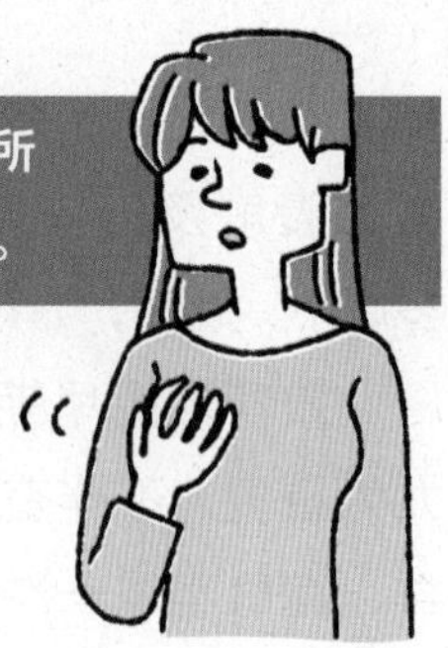

本刊记者　蒋美琴
受访专家　刘建仁

没力气≠肌无力

没力气、肌无力、重症肌无力，傻傻分不清

近年来，重症肌无力这一疾病逐渐被大众知晓，但很多人对其一知半解，以为手脚没有力气就是肌无力，甚至担心是重症肌无力。事实果真如此吗?

首先，没力气是人的一种主观感受，可能是肌力下降，也可能是精力不足、身心疲惫、心力交瘁等引起。

其次，肌无力是指骨骼肌的主动运动障碍，肌力下降导致活动困难，或者完全没有力气，即瘫痪。评判肌无力有客观标准，可通过肌力检查进行定量，一般分为六级：完全看不到肢体活动，没有肌肉收缩，为0级（瘫痪）；可以看到肌肉收缩，但看不到肢体移动，为Ⅰ级；肢体能在平面方向移动，但不能抵抗重力（如在床上平移而不能抬离床面），为Ⅱ级；肢体能够抬动，抵抗一定的重力（如勉强抬离床面），但不能抵抗阻力，为Ⅲ级；肢体可抵抗重力，抵抗一定的阻力，为Ⅳ级；肢体能正常活动和用力，为Ⅴ级（正常肌力）。

人们常把重症肌无力简称为肌无力，其实肌无力可见于多种疾病，如脑卒中、帕金森病、面瘫、肌营养不良症、吉兰-巴雷综合征、渐冻症（肌萎缩侧索硬化）等。而重症肌无力特指一种神经-肌肉接头处传递功能障碍导致的自身免疫性疾病。

眼睑下垂、吞咽困难、发音含糊，可能是重症肌无力

重症肌无力通常亚急性起病，可进行性加重，多为局部发病，少见全身性发病。其症状表现复杂多样，大多有晨轻暮重的特点，即早上症状较轻，晚上症状加重；劳累后加重，休息后好转，呈波动性。患者可能初诊于眼科、消化科、骨科、呼吸科等，容易误诊。

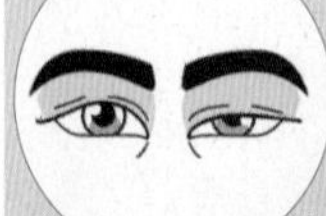

眼睑下垂 眼外肌无力是重症肌无力患者最常见的症状，可单侧或双侧发病，表现为上眼皮下垂，可伴眼睛酸胀、眼球转动无力、视物模糊、复视、斜视等。大部分患者病变局限于眼部，又称眼肌型重症肌无力，病情可长期无进展或缓慢加重。患者多数会到眼科就诊，再辗转至神经内科。

吞咽困难 部分患者病变可累及表情肌、咀嚼肌、吞咽肌等，表现为面容淡漠无表情、苦笑面容、发音含糊、说话有鼻音、咀嚼无力、吞咽困难、饮水呛咳等，少数患者进展至后期需要插胃管等辅助进食。

垂头塌肩 如果病变累及颈肩部肌肉，患者可出现颈软、不能转颈、抬头困难、无力耸肩等症状。

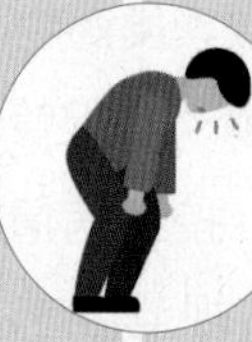

四肢无力 如果病变累及四肢，患者可出现四肢乏力，举手、抬腿困难等症状，有些患者行走困难。

呼吸困难 少数患者的病变可能累及呼吸肌，表现为呼吸困难，可危及生命，称为重症肌无力危象。

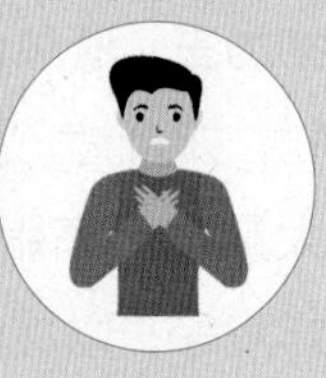

感觉没力气，可做这些检查

如果自觉没有力气，或出现上述疑似症状，患者不要盲目给自己戴上重症肌无力的“帽子”，应及时到医院诊治，由医生结合病史并通过相应的检查来明确诊断。

❶ **神经电生理检查** 如肌电图、神经电图、重复频率电刺激等检查，可明确是否存在神经、肌肉损害，以及损害部位、性质等。

❷ **新斯的明试验** 患者局部肌肉注射新斯的明后观察反应，若症状缓解，则应考虑患重症肌无力可能。

❸ **血清抗体检测** 如果血清检测乙酰胆碱受体抗体阳性，则应考虑患重症肌无力可能。

❹ **胸部 CT 检查** 需要指出的是，部分重症肌无力患者合并胸腺增生或胸腺瘤，可能与病情相关，明确诊断后应进行胸部 CT 检查，以筛查胸腺病变。

药物联合手术，及时控制病情

根据病变累及范围、病情轻重缓急，医生会给不同的患者制定合适的治疗方案。有些患者病变范围局限，症状较轻且长期没有进展，不影响正常生活，可随访观察，必要时使用药物缓解症状。眼肌型患者，若只影响美观，可通过眼科手术改善。有些患者病情不断加重，或病变累及范围不断扩展，则需要长期药物治疗以控制病情，必要时联合手术治疗。

❶ **胆碱酯酶抑制剂** 骨骼肌的运动受神经调控，在神经－肌肉接头处负责传导“指令”的神经递质主要为乙酰胆碱。病变部位的乙酰胆碱释放后，很快会被分解，骨骼肌接收不到信号就不会“行动”。胆碱酯酶抑制剂可阻止乙酰胆碱分解，以便神经信号传导至肌肉，使其正常运动。病情较轻的急性期患者，可使用这类药物改善症状。

❷ **免疫抑制剂** 重症肌无力是一种自身免疫性疾病，可使用糖皮质激素、硫唑嘌呤、他克莫司等药物调节免疫功能。其中，糖皮质激素是治疗重症肌无力的一线药物，病情严重者可与其他免疫抑制剂联合使用。

❸ **丙种球蛋白** 病情加重且不能耐受免疫抑制剂者，可选用丙种球蛋白缓解病情。

❹ **手术治疗** 胸腺作为一个免疫器官，与重症肌无力的发病有一定关系。合并胸腺瘤的患者，应尽早手术切除，有助于控制病情。如果药物治疗无法控制病情，符合条件的患者可手术切除胸腺。

此外，病变累及呼吸肌的重症患者，必要时需要使用呼吸机辅助呼吸。

专家简介

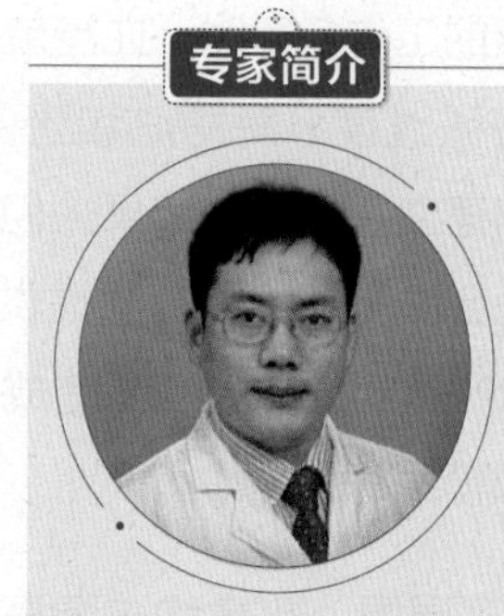

刘建仁 上海交通大学医学院附属第九人民医院神经内科主任、主任医师、教授、博士生导师。擅长脑卒中、颅内动脉瘤、脑动脉狭窄、脊髓血管畸形、重症肌无力、三叉神经痛等神经系统疑难重症的诊治。

特别提醒

有些患者担心肌肉长期不运动会萎缩，期望通过锻炼来改善病情，加强肌肉力量。其实对于重症肌无力患者而言，其病因不在肌肉，若病变部位运动过度，患者会更觉疲惫。应在医生指导下适度锻炼，不宜进行剧烈运动，尤其是四肢肌无力者，不要盲目进行大量的肌力训练。

胰岛的激素“宝宝”

上海市第一人民医院嘉定分院内分泌科　庞东岳
上海市第一人民医院内分泌科　冯晓云（副主任医师）
绘图　曹 阳

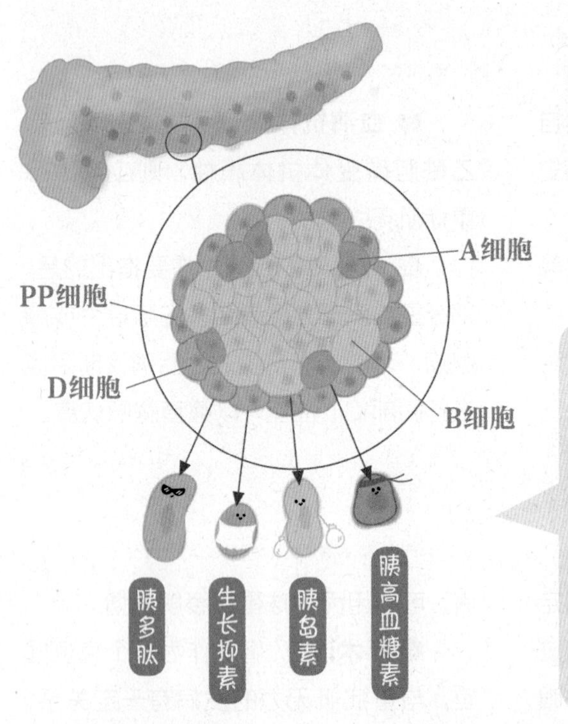

在人体深处有一片神秘的大陆——胰腺，它东西长、南北窄，狭长的身躯犹如一条巨龙。在这条巨龙身上，如龙鳞般密密麻麻地分布着一座座岛屿，这正是我的大家族生生世世生活的地方——胰岛。它由胰岛B细胞、A细胞、PP细胞及D细胞组成，就像大小不一的部落，有各自的原住民定居，它们就是胰岛家族的激素宝宝们。在人体需要的时候，它们会被派至血液循环系统中，共同管理、调节人体三大营养物质——糖类（碳水化合物）、脂肪和蛋白质的代谢。

B部落 最大，多聚集在胰岛中央，占家族成员的60%～70%，受人体血糖水平、胰高血糖素样肽-1（GLP-1）水平的调控。其居民被称为胰岛素，是葡萄糖的“搬运工”。它们昼夜不停地将血液中的葡萄糖转移至身体各个脏器，保证细胞运行所需的能量供给。当人们食用大量高糖食品，超过胰岛素的工作负荷时，血糖就会升高。同时，胰岛素还会抑制肝脏过度分解脂肪和蛋白质，因为后者会产生更多糖分，加速血糖上升。如果人们不吃碳水化合物，身体所需能量就会由脂肪和蛋白质提供，也会影响健康。各种病因导致的B细胞损害均会造成胰岛素数量减少或功能损伤，导致糖尿病的发生。

A部落 分布在B部落周围，数量约占胰岛家族的20%。其居民被称为胰高血糖素，跟胰岛素一起调控人体的血糖水平。胰高血糖素的作用与胰岛素相反，当血糖水平低下时，胰高血糖素会倾巢而出，化身为一个个喜好劫富济贫的“侠客”，分解储存在肝脏仓库中的糖原，或者分解脂肪、蛋白质等营养物质，以维持血糖水平，保证重要脏器代谢所需。各种病因所致的B细胞功能紊乱均可导致糖尿病或严重低血糖事件发生。

PP部落 分布在胰岛外围，像保镖一样保护着B部落，同时又是B细胞功能障碍的第一“信号员”。其居民被称为胰多肽，是胰岛素的“协调员”，可缓解胰岛素抵抗（生理作用减弱），同时还可作为“修复员”修复胰腺炎所致胰岛损伤。

D部落 占胰岛家族的10%，其居民被称为生长抑素，是家族中的“管理员”，牢牢地管控着消化道胃肠激素的分泌，从而抑制胃肠蠕动等功能。在某些紧急情况下，如严重急性消化道出血、消化道手术时，生长抑素可保护胃肠，避免其进一步损伤。

胰岛家族的激素宝宝们虽然扮演着不同角色，各自调节着胰腺内、外分泌，但他们紧密联系、相互影响，使机体代谢达到平稳状态，共创“和谐社会”。一旦他们的平衡被打破，就需要医疗上的干预和治疗了。俗话说“破镜难圆”，希望人们能健康生活，尽量不要打破这个大家族的平衡、和谐。PM

视力下降非眼病？警惕脑垂体瘤

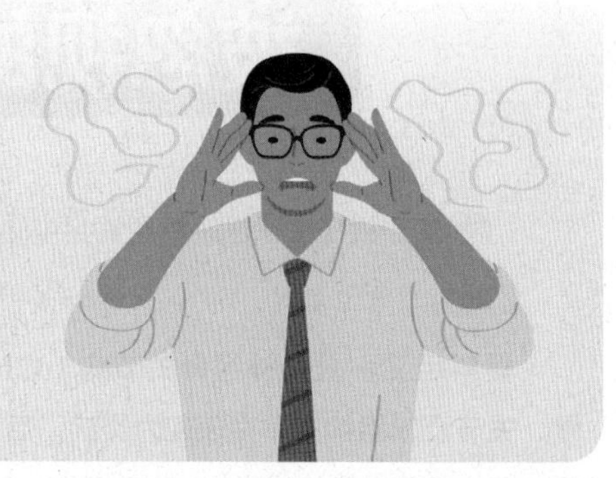

复旦大学附属华山医院神经外科　陈政源　赵 曜（教授）

30多岁的关先生近3月来双眼视力下降，视野也出现了缺损，总感觉眼前有一小团云雾遮挡着。起初，他以为是用眼过度所致，没有重视。随着症状持续加重，关先生焦急起来，便到眼科就诊。然而，经过多项眼科检查后，医生未能找到病因。眼科医生认为，关先生的视力下降并非眼病所致，建议他到神经外科就诊。

我们仔细询问关先生的症状，他无意中提到1年前开车时就发现视野变窄了，总是看不清两侧后视镜。在仔细查阅患者的眼科检查报告后，我们发现关先生的视野检查结果提示双颞侧（靠近太阳穴的地方）视野缺损，这是垂体瘤的一个特征性表现，患者双眼如同戴着望远镜，两边没了余光。随即，我们为患者安排了颅脑磁共振增强检查及垂体内分泌激素检测。

关先生拿着检查报告再次来到诊室时，面露愁容："医生，我脑子里长了个肿瘤吗？"不出所料，磁共振检查提示垂体瘤可能，而垂体内分泌激素水平正常，考虑为无功能型垂体瘤。我们告诉关先生，他视力下降的"元凶"可能是垂体瘤，需要手术治疗。

关先生不解："脑肿瘤怎么会导致视力下降呢？我有时会头痛，是否也与垂体瘤有关？"我们向他解释，视神经从眼球内发出，进入颅内。垂体位于双眼视神经交汇处的下方，它一旦长瘤，最易压迫并损害视觉传导神经纤维。随着肿瘤缓慢长大，会逐渐出现双眼视野缺损和视力下降的症状，可导致失明。头痛也是垂体瘤的常见症状之一，因为肿瘤压迫会导致颅内压升高。另外，肿瘤还可能压迫垂体，引起垂体功能减退，导致乏力、食欲缺乏、畏寒等一系列症状。

听到这里，关先生后怕不已："医生，我的垂体瘤能治好吗？视力还能恢复吗？""可以的。"我们安慰他，"手术切除了肿瘤，解除了视神经压迫，视力往往会得到一定程度改善。"

明确病因后，关先生很快接受了神经内镜下经鼻－蝶窦垂体瘤切除术，他的视力也恢复到了发病前的水平。术后病理诊断证实了我们的判断：无功能型垂体腺瘤。PM

特别提醒

垂体瘤是起源于垂体前叶的良性脑肿瘤，通常根据肿瘤细胞是否分泌激素，分为功能型和无功能型。无功能型垂体瘤并不分泌激素，主要通过缓慢增大压迫周围正常组织而引发一系列神经压迫症状。功能型垂体瘤主要通过分泌大量激素影响全身：生长激素型垂体瘤患者可表现为手脚增大、鼻唇增厚、下颌突出、高血压、糖尿病、消化道及甲状腺肿瘤等，如果是青春期前发病则表现为巨人症；泌乳素型垂体瘤女性患者可出现月经紊乱、溢乳、不孕，男性患者可出现性功能下降、不育；促肾上腺皮质激素型垂体瘤（库欣病）患者可在短期内迅速变胖并出现满月脸、水牛背，还会发生高血压、糖尿病、血栓、骨质疏松、低钾血症等一系列并发症；罕见的垂体促甲状腺激素瘤患者可表现为心跳加快、易怒、体重减轻、房颤；等等。垂体瘤很容易与其他疾病混淆，如果出现上述症状，特别是无明确病因者，需警惕垂体瘤可能。

被忽视的糖尿病并发症——夏科足

东部战区空军医院糖尿病足中心　陈约东（主任医师）李力毅

夏科足又称夏科神经骨关节病（CN），是一种累及足和踝部骨、关节及软组织，早期表现为炎症，后期可导致不同程度和类型的骨破坏、关节半脱位或脱位，以及畸形（图1）的疾病。各种周围神经病变均可引起夏科足，其中，糖尿病神经病变是导致夏科足的最常见原因。其典型的畸形为足中部塌陷，被称为“舟状足”。

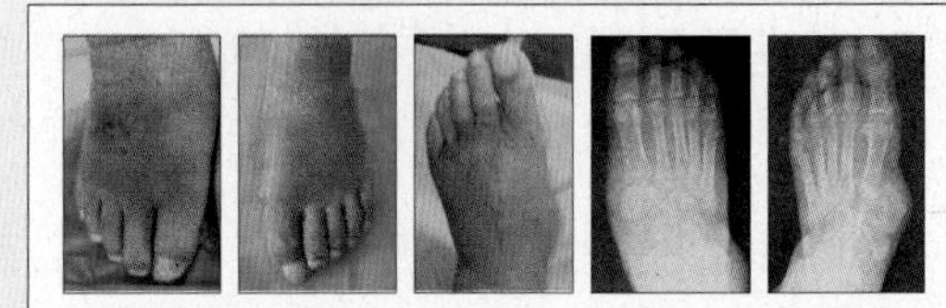
图1 夏科足外观畸形及X线显示多发关节脱位

早期症状不典型，容易误诊、漏诊

夏科足男女发病率无差异，早期极易漏诊和误诊，国内外多中心研究报道，诊断的平均延误时间为29周左右。主要原因是早、中期患者往往因为疼痛症状不明显而未及时就诊。此外，即使是骨科医生，也往往会将该病当成普通的骨折和脱位来处理，造成误诊和漏诊。

早期夏科足症状不典型，患足往往有红、肿、热，而疼痛不明显，X线及CT检查无异常表现或提示多处微小骨折、脱位，磁共振检查可能提示骨髓水肿，炎症指标经常为正常，和症状不相符。病情发展到中期，红、肿症状会减轻，X线检查提示骨折、脱位，同时有新骨、骨痂生成，CT检查提示骨折及骨愈合。至晚期，肿胀逐步消退，出现足部畸形。

注意三点，及时发现夏科足

❶ **重视预防**　合并周围神经病变或血管病变的糖尿病患者是夏科足的高危人群，要注意预防外伤、跌倒等。

❷ **重视查体**　糖尿病患者应定期检查，包括下肢、足部的检查。如有无痛性单侧足踝肿胀、皮温较对侧肢体升高等现象，应警惕夏科足可能。

❸ **重视异常**　影像学检查发现轻微骨折、脱位（如第1、2跖骨基底部，中足关节，舟骨），炎症指标与症状、体征不相符，需要进一步排查。

早期可保守治疗，中晚期需要手术

夏科足的治疗关键是及时固定、减压、制动，尤其是急性期患者。疗效最肯定的是全接触石膏（图2），但是需要定期更换，费用比较高；其次是减压充气靴（图3），脱卸比较方便，但是效果稍差；其他辅助性的治疗器具有矫形鞋、支具、轮椅、拐杖等。以上保守治疗时间较长，一般需持续6～12个月，很多患者不能坚持。保守治疗无效的早期患者，可通过手术干预。

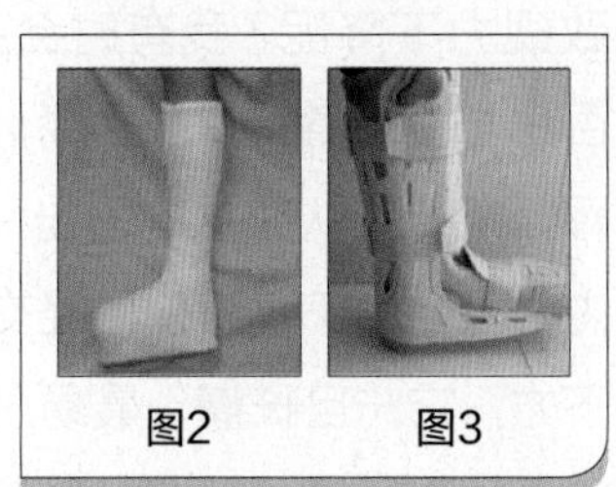
图2　图3

中、晚期患者需要手术治疗，目的是预防或矫正足踝畸形，恢复足部功能，治疗或预防溃疡，根除骨髓炎，等等。越来越多的临床实践表明，适时手术干预可有效缩短病程，重建足踝结构，提高患者生活质量。中期患者，尤其是无溃疡、畸形不是特别严重的患者，应考虑尽早进行复位、融合、内固定（图4），同时进行外固定支架减压治疗，减少畸形发生。晚期患者一般需要保守治疗和手术治疗相结合，目的是保留行走功能，宜尽量使用外固定治疗（图5），少用或不用内固定。PM

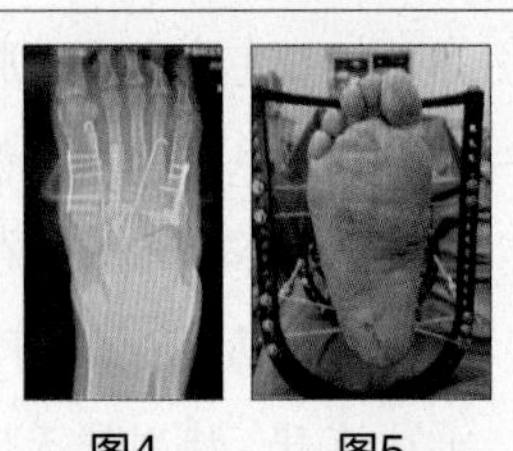
图4　图5

夏季，人不仅排汗量大，还容易发生呕吐、腹泻、脱水，出现电解质紊乱。不同于碳水化合物、脂肪、蛋白质等日常需求量较大的基础营养物质，电解质在人体中含量非常少，但作用巨大。电解质是什么？电解质紊乱会如何？怎样预防电解质紊乱？

揭开电解质紊乱的神秘“面纱”

复旦大学附属中山医院重症医学科　杨焱焱　诸杜明（主任医师）

小小电解质，四两拨千斤

电解质是体液中的矿物质、蛋白质等以离子形态存在的物质，主要包括钾离子、钠离子、氯离子、钙离子、镁离子等。水和电解质是维持生命、维护各脏器生理功能所必需的物质。不同种类电解质紊乱的临床表现不一，主要取决于钠、钾等的水平，实验室检查可明确诊断。

通常，血清钠的正常值为 135 ~ 145 毫摩 / 升。血清钠> 145 毫摩 / 升并伴血渗透压过高时，可诊断为高钠血症，常见于尿崩症、库欣综合征、原发性醛固酮增多症等；血清钠< 135 毫摩 / 升可诊断为低钠血症，可见于呕吐、腹泻、大量出汗、烧伤等异常情况。

血清钾的正常值为 3.5 ~ 5.5 毫摩 / 升。血清钾< 3.5 毫摩 / 升可诊断为低钾血症，常见于食欲不佳、腹泻、呕吐、大量排尿，患肾上腺皮质激素功能亢进、代谢性疾病等情况，严重者可发生心律失常，甚至有生命危险；血清钾> 5.5 毫摩 / 升可诊断为高钾血症（ > 7.0 毫摩 / 升为严重高钾血症），可见于急性肾衰、大面积烧伤等患者。

此外，血清钙（正常值为 2.25 ~ 2.58 毫摩 / 升）、血清镁（正常值为 0.8 ~ 1.0 毫摩 / 升）、血清氯（正常值为 95 ~ 105 毫摩 / 升）、血清磷（成人正常值为 0.97 ~ 1.61 毫摩 / 升、儿童正常值为 1.29 ~ 1.94 毫摩 / 升）水平异常也可造成电解质紊乱，它们可单一发生，也可合并发生。

防电解质紊乱并不难

普通人若发生恶心、呕吐、头晕、乏力、水肿、口渴、皮肤干燥、食欲减退、少尿或无尿、手足抽搐、血压下降等情况，应警惕电解质紊乱的可能。严重创伤、长期禁食、患内分泌疾病（如甲减、甲状旁腺功能异常、肾上腺肿瘤等）、肝肾疾病（如肝硬化、肾炎、急慢性肾衰等）等人群，应遵医嘱定期监测电解质状况。

日常生活中，预防电解质紊乱，常有以下几点注意事项：

1 **保持充足水分摄入：**剧烈运动后、大汗淋漓时、患病期间，适当增加水和电解质的摄入，如淡盐水、运动饮料等含电解质的饮料。

2 **保障膳食营养均衡：**适当摄取富含电解质的食物，如新鲜水果和蔬菜（香蕉、土豆、柑橘类水果富含钾）、牛奶和奶制品（富含钙）、坚果（富含镁）、海产品（富含钠）等。

3 **遵医嘱合理用药：**服用某些药物（如氢氯噻嗪、甘露醇等）可导致电解质排泄增多或吸收减少，患者应做到不擅自增减药量或停药。

4 **发现异常及时就医：**从事高强度体力劳动者、运动员、老年人、慢性病患者、服用某些药物（如氢氯噻嗪、甘露醇、依那普利、螺内酯等）者应密切关注自身健康情况，必要时定期监测电解质水平，发现异常及时就医，由医生根据患者具体情况调整饮食、用药方案或进行相应治疗。PM

癌症会传染吗？

上海交通大学医学院附属仁济医院肿瘤科
夏 青（副主任医师） 王 涛 焦 锋

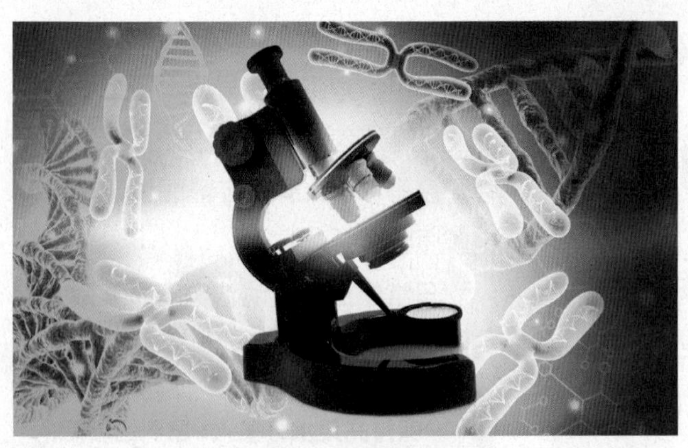

医生手记

不久前，74岁的王老伯因吞咽困难在当地医院就诊，经胃镜检查确诊患有食管鳞癌。经多方打听，老人在家人的陪伴下来到仁济医院肿瘤中心就诊。刚坐下，老人就焦急地问：“医生，我老伴前几年去世了，也是患了食管癌。难道这病会传染？我有一个儿子、两个女儿，我这病会不会传染给他们？”

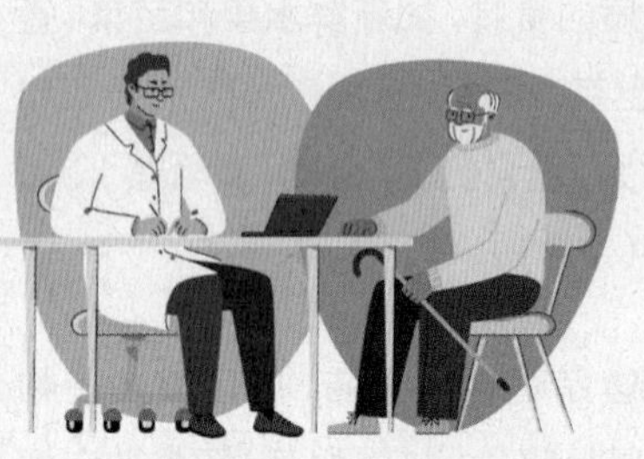

类似的问题，在肿瘤科门诊很常见。很多人认为癌症会传染，于是对患癌的亲或朋友躲着、防着，不敢一起吃饭，不敢握手，甚至不敢坐在一起聊天，唯恐待久了会被传染上癌症。癌症真的会传染吗？癌症患者体内的癌细胞会“跑”到另一个人身上吗？要回答这个问题，得先从“癌细胞是什么”说起。

癌细胞在他人体内不能存活

癌细胞与正常细胞不同，具有无限制生长和扩散的能力。但是，这种生长和扩散是在患者体内进行的，而不是通过外部途径传播的。因此，癌细胞不会通过空气、食物、接触等方式直接传染给其他人。即使癌细胞被排出体外，也会因为人体免疫系统的作用而无法在另一个人的体内存活。

至于大家经常听说的“癌症转移”，是指癌细胞从原发部位扩散到身体其他部位，也是在患者体内发生的，而不是从一个人传染给另一个人。

癌症不会传染，但有“遗传倾向”

癌症的发生、发展是一个复杂的过程，与职业暴露、环境污染、生活习惯、不合理膳食、遗传等因素密切相关。

癌症到底会不会传染？在生活中，我们似乎可以看到某些地区或某个村子里的人特别容易患某种癌症。将范围再缩小，我们似乎偶尔也会看到，多个家庭成员或夫妻同时或相继患了某种癌症。这些现象到底算不算癌症会传染的证据呢？

实际上，到目前为止还没有充足的证据证明癌症会在人与人之间传染。但癌症存在遗传的可能性，由于具有某种家族性的遗传基因，有些人患某些癌症的概率确实要比普通人群高。比如：研究发现，20%～30%的肠癌患者有癌症家族史，如果某人被确诊患有家族性肠息肉病，医生会建议他的家人去医院进行相关检查；乳腺癌也有明显的遗传倾向，特别是直系亲属，如果母亲患乳腺癌，那么女儿患乳腺癌的概率要比其他女性高2～3倍，需要做遗传筛查。

夫妻同患癌，并非“传染”

那么，夫妻之间没有遗传的可能性，怎么会得同样的癌症呢？癌细胞是不是会通过日常接触传染？就目前而言，没有证据证明癌细胞会通过空气、飞沫、接触等途径直接传染给另一个人。若果真如此的话，肿瘤医院就是传染病医院，肿瘤科就是传染科了。如果生活中的接触会被传染癌症，那么肿瘤科医生、护士患癌症的风险要比普通人大得多。显而易见，事实并非如此。

夫妻患同一种癌症，极有可能与相似的生活方式与生活环境有关，包括不健康的生活习惯（如饮食不健康、运动少、吸烟等），同处于某些癌症（如胃癌、食管癌）的高发地区，或同时受到装修空气污染影响，等等。王老伯夫妻俩都爱吃腌制食物，这可能是造成夫妻双双患食管癌的主要原因。

癌症虽不传染，但某些致癌因素会传染

某些癌症的发生与某些病毒或细菌感染有关。研究显示，约 20% 的恶性肿瘤与致癌微生物（病毒或细菌）有关。比如：肝癌不传染，但引起肝癌的乙肝病毒会传染；宫颈癌不传染，导致宫颈癌前病变的重要因素人乳头瘤病毒（HPV）会传染；胃癌不会传染，但导致胃癌的高危因素幽门螺杆菌（Hp），在人们共用餐具、相互夹菜时，或在情侣之间接吻时，可能会传染。

若父母被查出患有肝癌，子女是重点预防对象，因为乙肝病毒的垂直传播易造成肝癌的家族聚集倾向。特别是携带乙肝病毒的母亲，若没有及时采取措施阻断乙肝病毒的母婴传播，其后代发生乙肝和肝癌的风险较高。

在日常的工作中，如果遇到胃癌、肠癌患者，尤其是比较年轻的，医生通常会建议患者再做一下乳腺、子宫、甲状腺等相关检查，主要是为了全面评估病情，排除肿瘤有无其他部位转移或者多部位的原发肿瘤。医生会建议患者家属也检查一下，明确有无致癌高危因素（如 Hp 感染等），防患于未然。

阻止致癌微生物感染，可有效降低某些癌症的发生率。目前已有多种微生物被国际癌症研究机构（IARC）正式确认为人类致癌微生物。

① 病毒

EB病毒（EBV）、乙肝病毒（HBV）、丙肝病毒（HCV）和人类免疫缺陷病毒（HIV）的感染，可能与患鼻咽癌、肝癌等有关。HPV直接参与宫颈癌致癌蛋白的产生，减少肿瘤细胞凋亡，与宫颈癌的发生有关。

② 寄生虫

埃及血吸虫、华支睾吸虫引起的慢性炎症，与胆管癌、肝细胞癌的发生高度关联。

③ 幽门螺杆菌

幽门螺杆菌感染诱发的炎症可能导致胃癌和胃淋巴瘤。

值得注意的是，上述病毒或细菌感染只是与某种癌症的发生相关，是癌症发生的可能病因，并不代表一定会导致某种癌症。

另外，虽然癌症不会传染，但是恐癌情绪会“人传人”。当家属发现患者有恐惧、悲观、绝望等负面情绪时，不要被“传染”，更不要等到患者情绪崩溃时才“出手相助”，要及时引导、随时陪伴，帮助患者保持乐观的生活态度，树立战胜疾病的信心，这些都是抗击癌症的重要前提。PM

癌症的发生是一个非常复杂的过程，与个人的生活方式和环境因素有关。许多因素都会增加癌症的发生风险，如吸烟、饮酒、不健康的饮食习惯、缺乏锻炼、暴露在致癌物质或辐射中、家族遗传等。避免致癌微生物感染可有效降低某些癌症的发生率。

白内障术后，两点要牢记

复旦大学附属眼耳鼻喉科医院眼科　罗妍　杨晋（主任医师）

生活实例

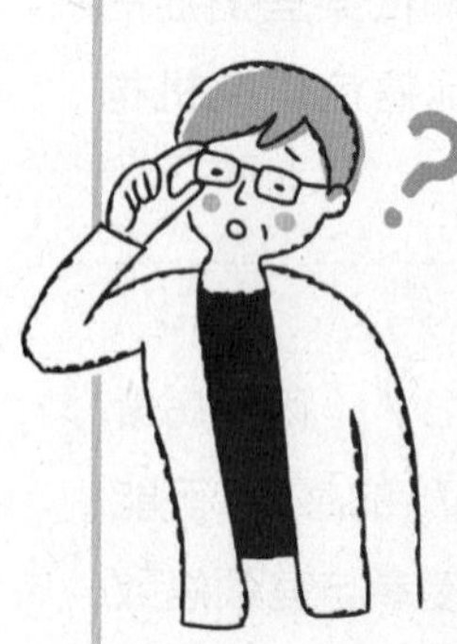

邻居张阿姨今年76岁，因白内障影响视力，近期做了白内障摘除和人工晶体植入手术。手术很顺利，但术后不久，张阿姨便感觉眼睛干涩不适，非常担心，连忙去医院就诊。医生检查后告诉她，这是白内障手术后的常见问题，只要处理一下就能缓解。

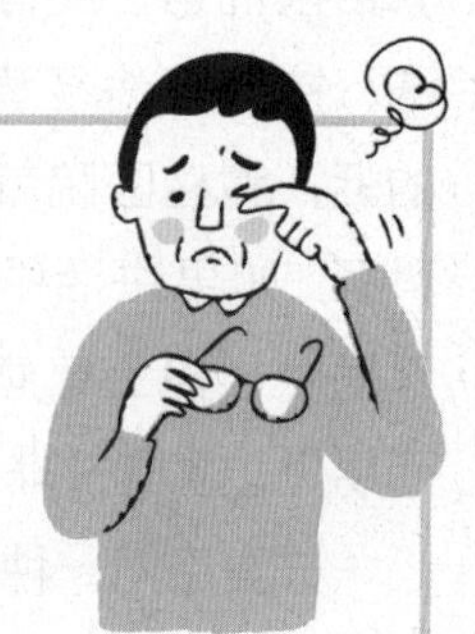

林老伯患白内障多年，这两年视力下降明显。老友们纷纷劝他去医院做个小手术，术后生活质量能够大大提高。但林老伯一直有顾虑，因为他在网上查过白内障手术的相关资讯，发现手术的风险也不小：有些网友说自己术后眼干；有些网友说术后半年又看不清了；还有少数网友说术后发生了角膜水肿，一周后才慢慢消退……

医生的话

当白内障导致视力减退并影响工作和生活时，手术是唯一有效的治疗方法。白内障术后有哪些注意事项？如果术后出现了并发症，该如何应对呢？下面就和大家聊一聊。

1 术后护理，坚持“八要六不要”

八要：

①要遵医嘱按时、按量使用眼药水；②要在户外活动时戴墨镜；③要做好面部和眼部清洁；④要去理发店或在家人协助下仰面洗头；⑤要控制使用电子产品的时间；⑥要术后一个月去配镜；⑦要避免熬夜；⑧要禁烟、禁酒。

六不要：

①不要揉眼睛；②不要化眼妆（术后1个月内）；③不要让水进入眼睛；④不要在术后短期内开车；⑤不要剧烈运动；⑥不要让眼睛受外伤撞击。

2 若有不适，及时就医莫拖延

• 手术相关干眼症

白内障手术相关干眼症分为术后出现干眼症、术前干眼症术后加重两种情况。患者可有眼部干涩、异物感、烧灼感、流泪、眼红、视力波动等症状。术后干眼症大多发生在术后1周，症状可持续3～6个月。

使用人工泪液可减轻症状，疗程为1～3个月。宜选用不含防腐剂的人工泪液。泪膜脂质层异常的患者可考虑使用含有脂质成分的人工泪液。此外，还可在医生指导下使用地夸磷索钠滴眼液，促进患者自身泪液的分泌。

此外，物理治疗也可缓解白内障术后干眼症状，如泪点栓塞、戴湿房镜等。角膜上皮损伤的患者可使用保护性的角膜绷带镜。合并睑板腺功能障碍的患者，进行睑缘清洁、热敷、按摩等，有助于缓解症状。

值得注意的是，术前改善眼表条件对预防白内障术后干眼非常重要。合并轻度干眼症的白内障患者宜在术前就开始使用人工泪液，一直持续到术后，以改善眼表状态。合并轻度睑板腺功能障碍者，则需要在术前2周进行眼睑清洁，并配合睑板腺热敷、按摩等物理治疗。

• 角膜水肿

在白内障术后1～3天内，部分患者的术眼会有轻度角膜水肿，从而出现视物模糊或异物感等不适症状。这主要与白内障的严重程度、术中超声乳化的能量和时间、术中超声乳化针头距离角膜内皮的远近、患者角膜的健康状况等因素有关。绝大多数患者的角膜水肿会在术后数天内消退。极少数患者会发生持续1个月的角膜水肿。

通常，轻度角膜水肿会自行消退，不需要特殊治疗。中、重度角膜水肿患者可以通过滴用类固醇皮质激素滴眼液和高渗液角膜营养剂等进行治疗，以快速减轻角膜水肿，恢复视力。

• 术后高眼压

部分白内障患者在术后会出现眼胀、眼痛、同侧头痛，甚至恶心、呕吐等症状，这可能是术后眼压短暂升高导致的，一般无须特殊处理，眼压可在术后24小时内逐渐降至正常。

不过，若是持续性的眼压升高，则需要引起足够重视，患者一定要尽快去医院复诊，由眼科医生进行处理。术前已存在原发性闭角型和开角型青光眼、术后晶状体皮质残留较多、长期大量应用类固醇皮质激素滴眼液、瞳孔阻滞、恶性青光眼等，是导致白内障术后持续性眼压升高的主要危险因素。

• 后发性白内障

后发性白内障，简称“后发障”，是指白内障术后患者的晶状体后囊膜再次发生混浊，是白内障手术后最常见的并发症，也是白内障患者术后视力下降的主要原因。

后发障的出现和进展与患者的年龄、植入人工晶体的类型及眼部整体情况有关。越年轻的患者，越早出现后发障；先天性白内障患儿若术中没有做后囊切开和前段玻璃体切割，后发障的发生率为100%；植入亲水性人工晶体的患者比植入疏水性人工晶体的患者更早出现后发障；植入多焦点人工晶体的患者，后发障对视力的影响较早；合并高度近视、葡萄膜炎、青光眼、糖尿病、外伤等情况的患者更易出现后发障。

激光是治疗后发障的唯一有效方法，技术已经非常成熟，3～5分钟即可完成。激光治疗后，患者可在医生指导下根据需要使用激素类或非甾体类滴眼液5～7天，每天3次。激光治疗后若出现“飞蚊现象”，是激光治疗后囊所产生的碎屑导致的，一般需要1周至1个月才能被吸收。

• 多焦点人工晶体植入后适应不良

少数植入多焦点人工晶体的患者，术后看远或看近不理想，甚至出现光晕、星芒等光学干扰现象，需要3个月至半年，甚至更长时间适应。实在无法适应者，可考虑更换为单焦点人工晶体。

• 眼内炎

眼内炎是白内障手术最严重的并发症，可导致视力下降和失明。多于术后1～4天内急骤起病，伴剧烈眼痛和视力急剧下降，很快出现前房和玻璃体积脓。

一旦怀疑眼内炎，医生会立即抽取患者眼内的房水和玻璃体进行细菌和真菌培养，并根据培养结果和药物敏感试验，选择敏感的抗生素进行治疗。已经植入的人工晶体不会影响抗生素的疗效，但如果采取积极的治疗措施后，炎症没有好转的迹象，可考虑取出人工晶体。

要预防术后眼内炎发生，需要做到以下几点：术前处理潜在的感染病灶，滴用抗生素眼药水；糖尿病患者应在血糖控制平稳后再考虑手术；术中严格执行无菌操作；术后密切关注术眼情况，严格按照“八要六不要”的原则，保护好术眼；若发生眼痛、视力下降等问题，患者应立即就医。PM

近年来，一种沉寂已久的古老传染病“卷土重来”，今年更因感染病例激增而登上热搜，它就是百日咳。

百日咳“卷土重来”

复旦大学附属儿科医院呼吸科　祁媛媛（副主任医师）　陆爱珍（主任医师）

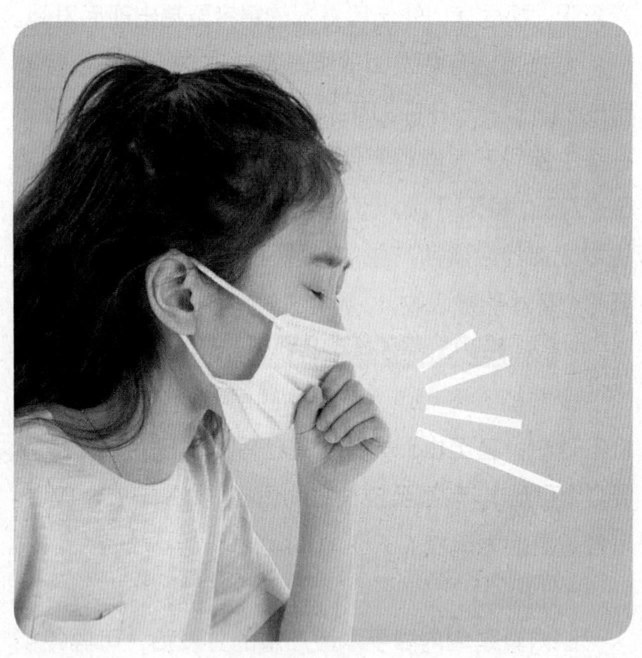

百日咳的“前世今生”

百日咳是一种由百日咳鲍特菌感染引起的急性呼吸道传染病，在我国属于乙类传染病。百日咳的历史可以追溯到16世纪。在疫苗发明之前，百日咳曾是全球儿童最常见的疾病之一，也是婴儿最常见的致命疾病之一。20世纪50年代以后，随着全细胞百日咳疫苗的普及，百日咳的发病率大大降低，并一度销声匿迹。

然而，20世纪80年代以后，在疫苗覆盖率较高的欧美国家再次出现百日咳流行，这种现象称为“百日咳再现”。近10年来，我国也出现这种趋势。自2014年起，全国报告的百日咳病例逐年增加；尤其是2024年1—2月，全国报告的百日咳病例数超过2023年的总病例数，引发了公众的高度关注。

患病率激增，与多种因素有关

百日咳再现的原因复杂，可能与疫苗免疫效力持久性不足、流行病学特征改变、耐药、诊断标准改进及传染病监测系统逐渐完善等因素有关。

首先，目前使用的无细胞百日咳疫苗的保护效力低于全细胞疫苗，免疫效力一般持续5年左右，保护力衰减后，儿童发病风险增加。接种过疫苗的年长儿童、青少年甚至成人成为易感者，且感染后症状往往不典型，容易传染给无疫苗接种史的婴幼儿。

其次，耐药菌株的出现是导致百日咳再现的重要原因，近年来国内报道百日咳鲍特菌对红霉素的耐药率高达90%以上。

第三，实验室检测技术的进步也是百日咳报告病例数增多的原因之一。传统的细菌培养试验阳性率较低，随着核酸检测的广泛开展，一部分无典型症状的百日咳患者通过实验室检测被早期诊断。

此外，监测系统的完善与临床医师的重视也是百日咳报告病例数逐年升高的一个原因。

这些人更容易感染

人群普遍对百日咳易感，婴幼儿更为敏感。由于疫苗免疫效力不持久，儿童、青少年也是百日咳的易感人群。百日咳的传染性很强，主要通过呼吸道飞沫传播，也可经密切接触传播，患者、带菌者是主要传染源。潜伏期为 5 ~ 21 天，一般为 7 ~ 14 天，从潜伏期至发病后 6 周均有传染性，尤以潜伏期末到病后 2 ~ 3 周内传染性最强。

典型病程分三阶段

感染百日咳后的典型临床病程分为三个阶段。第一阶段为“卡他期”，患者表现为轻微流涕、打喷嚏、流泪、咽痛等上呼吸道感染症状，多数无发热或初期有一过性发热。随后进入“痉咳期”，患者表现为阵发性痉挛性咳嗽，伴咳嗽末吸气性吼声（又称鸡鸣样回声），反复多次，直至咯出黏痰，昼轻夜重，睡眠期间痉挛性咳嗽更为突出，常常影响睡眠。此期一般持续 2 ~ 6 周，亦可长达 2 个月以上。在第三阶段，患者的痉挛性咳嗽逐渐缓解，咳嗽强度减弱，发作次数减少，鸡鸣样回声逐渐消失，称为恢复期。

6 月龄以下婴儿的病程可能不典型，可在短暂的卡他期后出现喘息、呼吸暂停、发绀、心动过缓或惊厥等症状，没有典型的痉挛性咳嗽。青少年或成人百日咳患者常无典型痉挛性咳嗽，表现为阵发性咳嗽。

真的会咳嗽百日吗

该病因病程持续时间可长达两三个月，故被称为百日咳，但患者并非真的会咳一百天。早期诊断和规范治疗可以减轻咳嗽症状，缩短咳嗽时间。

出现以下几种情况，要考虑患百日咳的可能：

1. 阵发性痉挛性咳嗽，病程≥2周；
2. 婴幼儿有反复呼吸暂停、窒息、发绀和心动过缓症状，或有阵发性咳嗽，且有百日咳病例接触史；
3. 大龄儿童、青少年、成人持续咳嗽 2 周以上，不伴发热，无其他原因可解释，有确诊病例接触史。

如有这些情况，需要通过实验室检查来明确诊断，方法包括鼻咽部分泌物百日咳鲍特菌培养、鼻咽拭子或鼻咽洗液百日咳鲍特菌核酸检测、百日咳抗体检测等。

百日咳的治疗包括一般治疗、对症治疗和抗菌药物治疗。一般治疗主要是给予营养丰富、易于消化的食物，提供良好、舒适的环境。对症支持治疗主要包括呼吸道护理，祛痰、预防窒息，对痉挛性咳嗽严重的婴儿可采用鼻饲，以免误吸。抗菌治疗首选大环内酯类抗生素，如阿奇霉素、红霉素、罗红霉素、克拉霉素等；鉴于百日咳鲍特菌对大环内酯类抗生素耐药率高，2 月龄以上儿童和成人可选用复方磺胺甲噁唑。

百日咳患者需要采取隔离措施。家庭内的密切接触者可同时进行抗菌药物治疗。

多数患者预后良好

虽然百日咳病程较长、康复慢，但总体来说，大多数患者的预后良好。与预后不良相关的因素包括发病年龄小和有并发症等。发病年龄越小，预后越差，特别是 3 个月以下未接种疫苗的婴儿，往往病情严重，甚至危及生命。百日咳的并发症主要包括肺炎、肺动脉高压和百日咳脑病，痉挛性咳嗽患儿还可能出现呼吸暂停、窒息和缺氧，甚至抽搐。其他并发症有：频繁咳嗽影响睡眠和进食，引起营养不良和体重下降；剧烈咳嗽引起结膜下出血、面部躯干瘀斑、气胸、肋骨骨折、腹股沟疝、晕厥等。

预防百日咳，接种疫苗最重要

接种疫苗是重要的预防措施，我国目前使用的免疫规划疫苗是百白破三联疫苗，3、4、5、18 月龄各接种 1 剂次。针对百日咳的再现，世界卫生组织建议：婴儿尽早完成疫苗接种，首剂接种最迟不超过 8 周龄（2 月龄）；儿童在 5 岁左右和 10 岁左右各加强 1 剂次；成年后在 20 岁左右加强 1 剂次，以后每 10 年加强 1 剂次。母亲在怀孕期间进行免疫接种可降低婴儿的发病率和死亡率。PM

合理防护，不必谈“辐”色变

复旦大学附属中山医院青浦分院放射科
葛小平　武 刚（主任医师）

前些日子，“某医院放射科医生为患者进行X线检查时，未提醒患者穿戴或使用个人防护用品而被处罚”一事登上各大网站“热搜”，许多网友纷纷留言：进行X线、CT检查好多年，个人防护用品却从没见过、用过。临床上也常有患者前来咨询：放射性检查时未使用防护用品，对身体伤害大吗？防护用品怎么用？

辐射无处不在

环顾四周，天空、太阳、山川、河流等自然风光，食物、电器、安检仪、手机等物质资料，甚至人体自身都是放射源，辐射无处不在。

有数据显示，平均每人每年接受天然辐射剂量约2.4毫希（mSv，辐射剂量单位），我国居民平均每人每年接受辐射剂量约3毫希，其中，来自空气、食物、水的辐射剂量约0.25毫希。乘飞机从北京至欧洲往返1次接受的辐射剂量约0.02毫希，每天吸20支烟对肺部造成的辐射剂量为0.5～1毫希。由此可见，辐射无处不在，大家不必谈“辐”色变。

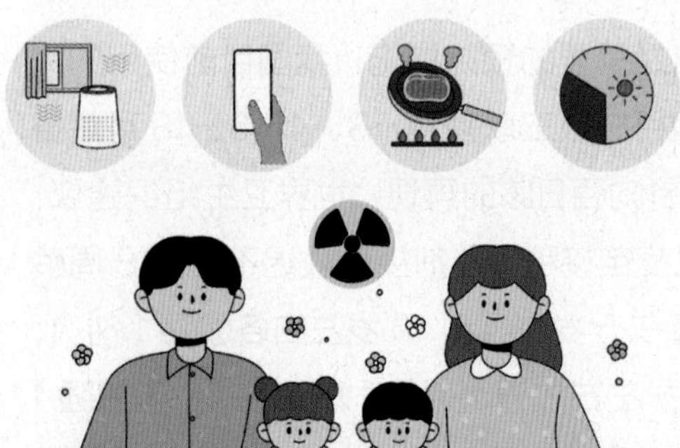

放射性检查比想象中安全

辐射对人体健康的影响与辐射剂量、辐射次数、人体自身修复能力有关。大剂量辐射可使人体组织遭到破坏，放疗就是利用辐射的这个原理将癌细胞杀死的；瞬间照射量达到4000毫希可使人非死即残。此外，长期接受大剂量辐射可诱发各种遗传性疾病（如多指畸形等），影响子代健康。

研究表明，接受辐射剂量＜100毫希，对人体没有明显危害。国际放射防护委员会确定，普通公众平均每年接受有效辐射剂量不超过20毫希，单年接受有效辐射剂量不超过50毫希，其危险度可以忽略不计。实际上，在进行放射性检查时，患者所受的辐射剂量远低于此标准。

通常，影像学检查包括X线、CT、磁共振（MRI）等检查。其中，磁共振既不产生辐射，也不会对人体造成伤害。胸部X线检查是最常见的X线检查，一次胸部X线检查的有效辐射剂量为0.02毫希；一次腹部X线检查的有效辐射剂量为1.00毫希；一次脊柱X线检查的有效辐射剂量为1.50毫希；一次四肢（手、足等）X线检查的有效辐射剂量为0.001毫希；一次胸部CT检查的有效辐射剂量为6～8毫希；一次腹部或盆腔CT检查的有效辐射剂量为10毫希，一次腹部或盆腔增强CT检查的有效辐射剂量为20毫希；一次胸部低剂量CT检查的有效辐射剂量为1～2毫希。由此可见，放射性检查是安全的，有些烟民每天因吸烟接受的辐射剂量都超过了一次胸部X线检查的辐射剂量。

特别提醒

公众的辐射剂量限值是针对日常生活而言的，必要时进行CT检查等接受的辐射属医疗辐射，没有剂量限值。

科学防护，减少辐射

辐射防护的基本原则有三点：放射性检查正当性、辐射防护最优化、个人剂量限值。放射性检查正当性是指只有在必要情况下才做 X 线或 CT 检查，即检查对疾病诊疗的帮助大于辐射可能产生的危害；辐射防护最优化是指在保证检查结果准确的基础上，采取最合适的检查方法，以尽可能降低患者需要接受的辐射剂量；个人剂量限值即每人每年接受有效辐射剂量宜控制在 50 毫希及以下。

为了保证检查结果准确、有效，检查时，受检者需要在医务人员指导下进行防护，穿戴铅衣、铅围裙、铅帽、铅围领、铅围脖，使用移动铅防护屏，防护不当或过度防护均可影响图像质量。

特别提醒

科学防辐射，须注意以下几个要点：

❶ 等候检查，尤其是机房正在“工作”时，机房内存在辐射，受检者严禁破门而入。机房的门、墙、地砖与天花板中镶有铅板，可以避免射线泄漏到过道、走廊、楼顶等检查室外场所，受检者应在机房外耐心等候。

❷ 接受照射的时间越长，人体受到的辐射剂量越大。因此在检查过程中，患者应该配合医生，尽量避免因移动体位导致重复照射，缩短接受照射的时间。

❸ 陪同检查期间，家属不应停留在机房内；无法自理的患者或独自检查难以配合的儿童，必须在家属陪护下进行放射性检查，家属应做好全身防护。距离越远，接受的辐射量越低，在条件允许的情况下，陪护家属应尽量远离辐射源。

❹ 婴幼儿、孕妇、哺乳期妇女等是辐射敏感人群，检查时应对非检查部位进行防护。婴幼儿进行放射性检查时，宜采取儿童曝光模式；孕妇及备孕妇女应尽量避免进行下腹部放射性检查。

❺ 对检查部位邻近的敏感器官（如性腺、眼睛、甲状腺等）采取屏蔽防护措施，以免受到X线的直接照射；CT检查的射线来自四面八方，受检者宜采用包裹式屏蔽防护措施。一般来说，不同检查部位的防护部位不同。头部摄片时，应注意防护甲状腺与眼睛；牙齿摄片时，应注意防护甲状腺；胸部与腹部摄片时，应注意防护甲状腺与性腺；脊柱摄片时，应注意防护甲状腺或性腺；等等。

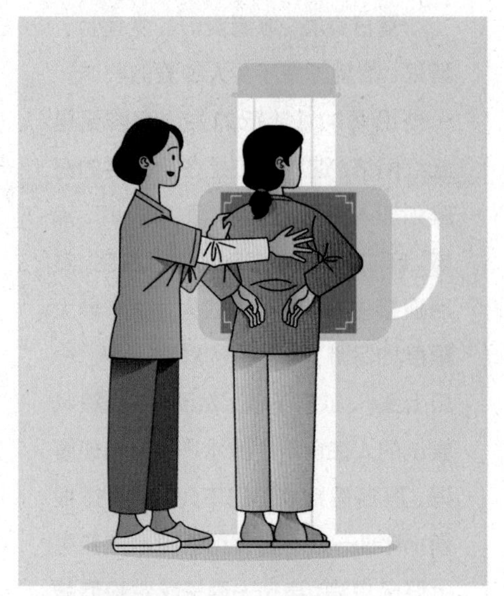

防护现状有待改进

事实上，随着医学技术与设备的不断发展，加上低剂量、低辐射理念的普及与施行，如今影像设备的成像参数较以往优化了不少。自 2019 年起，欧美主要国家对大多数 X 线检查取消了防护措施。

目前，我国仍遵循“以患者为中心”的理念，在保证图像质量的前提下，因地制宜为患者提供必要的防护。我国《放射诊疗管理规定》中明确规定，医疗机构开展介入放射学与其他 X 线影像诊断的工作场所，应配备个人防护用品以供受检者和陪护者使用，在检查时应对邻近照射的敏感器官和组织进行防护，特别要注意保护性腺、甲状腺、乳腺等辐射敏感部位。然而，很多医院为了省时、省事，“简化”了防护流程，这一现象确实有待改进。尤其是儿童、孕妇等特殊人群进行放射性检查时，受检者与陪同者可主动提出防护要求，从而降低接受来自放射性检查的辐射剂量。PM

夏日炎炎，冰凉爽口的生鱼片、醉虾、呛蟹等是不少人钟爱的美味，一些沿海地区流行的生腌海鲜更是走红网络。这种吃法是在清洗后的海鲜中加入白酒、酱油、葱、姜、蒜、辣椒、麻油、香菜等调味品进行腌制，然后直接生食。不少人认为，生腌最大限度地保留了水产品的鲜味，令人“一口上头”、欲罢不能。然而，不少跟风尝试的人在食用生腌水产品后出现腹泻、腹痛等症状。前不久，有媒体报道：潮汕一男子因食用生腌水产品患上肝吸虫病；泉州一男子吃生腌海鲜后感染创伤弧菌，最终截肢。

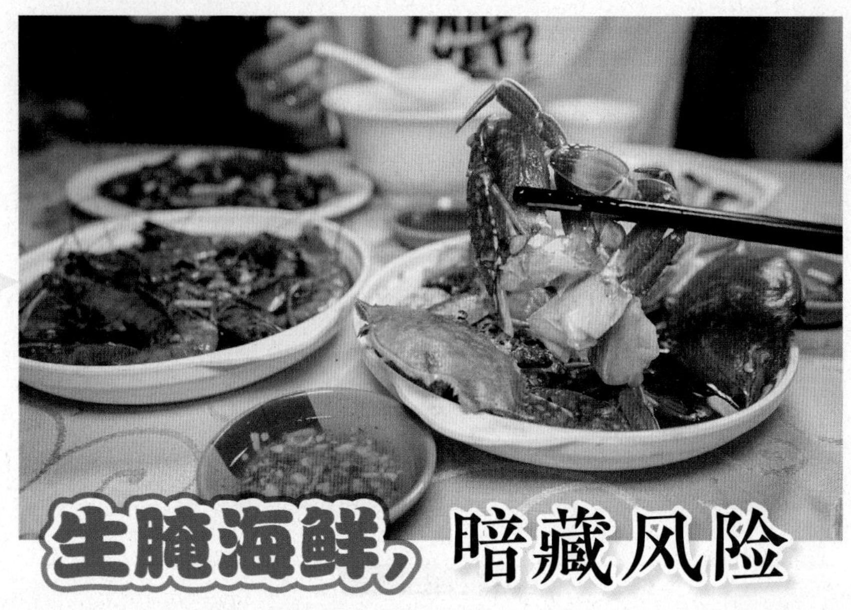

生腌海鲜，暗藏风险

上海市疾病预防控制中心　买淑鹏　段胜钢（副主任医师）

生腌水产品存在三重隐患

1.细菌

● **创伤弧菌**　这是一种存在于海水中的细菌，常寄生在虾、蟹、牡蛎等海洋生物体内，人感染创伤弧菌可发生四肢急性坏死性筋膜炎和急性肠胃炎，如果未得到有效治疗，甚至会有生命危险。

● **霍乱弧菌**　霍乱弧菌感染可引起霍乱，这是一种烈性肠道传染病。大多数病例起病急，典型表现为剧烈腹泻，伴有呕吐；严重者一天可腹泻十几次，继而出现脱水及电解质紊乱，乃至休克，危及生命。

● **副溶血性弧菌**　是我国主要的食源性致病菌之一，引起的急性肠胃炎在食源性疾病中最普遍。副溶血性弧菌感染不仅会引起上腹部绞痛，还会导致腹泻、呕吐、发热。

● **李斯特菌**　是最致命的食源性病原体之一。感染该菌后，健康成人可出现类似流感的轻微症状，新生儿、孕妇、免疫缺陷者则表现为呼吸急促、呕吐、出血性皮疹、化脓性结膜炎、发热、抽搐、昏迷、自然流产、脑膜炎、败血症等。

● **沙门菌**　沙门菌感染可引发伤寒、副伤寒，症状主要包括恶心、呕吐、腹痛、头痛、畏寒、腹泻等，还伴有乏力、肌肉酸痛、视力模糊、发热、躁动不安和嗜睡。

2.寄生虫

● **肺吸虫**　食用生腌的蟹、大头虾、小龙虾等水产品极有可能导致肺吸虫感染。患肺吸虫病轻者表现为咳嗽、胸痛；若虫体侵入脑部，还会导致头痛、癫痫和视力减退等；严重者可能发生肺部大出血，甚至死亡。

● **肝吸虫**　淡水鱼体内常常含有肝吸虫。肝吸虫进入人体后可以存活二三十年，主要寄生于肝胆管内，造成肝损伤。肝吸虫感染早期可表现为发热、头痛、食欲减退和消化不良；中期可出现胆管炎、胆囊炎、胆结石等症状；晚期可能会出现肝硬化、腹水，甚至发展为肝癌。

● **异尖线虫**　异尖线虫幼虫寄生在某些海鱼体内，其进入人体后会造成患者胃肠不适，严重时可致上腹部突发剧痛，伴恶心、呕吐，或数天后出现下腹部疼痛、腹胀、腹泻、消化道穿孔等。

● **广州管圆线虫**　广州管圆线虫的幼虫长期在某

些陆生或水生螺体内发育，人生食螺肉可导致感染，引发头痛、发热、颈部僵硬、面部神经瘫痪等症状，严重时可致痴呆，甚至死亡。

3.病毒

- **甲肝病毒** 贝类食物（如毛蚶等）如果本身或生长的水源受到甲肝病毒污染，生食就会导致甲肝病毒感染，引发甲型肝炎，主要症状为乏力、食欲减退、厌油、肝功能异常等。1988年上海甲肝疫情暴发的“罪魁祸首”就是生食毛蚶。

- **诺如病毒** 生食牡蛎等贝类可能引起诺如病毒感染，大部分感染者起病急，迅速出现恶心、呕吐、腹痛、腹泻等消化道症状，有时伴有发热、头晕、肌肉酸痛、寒战等。

生腌海鲜三大误区

误区1：酒、盐、醋、蒜、芥末能杀菌消毒

有人认为，生腌海鲜时加入白酒、盐、醋、蒜、芥末等调味品能起到杀菌作用。而研究表明，在酒精中浸泡48小时后，肝吸虫囊蚴依然可以存活；虽然在60度的白酒中浸泡15分钟可杀死异尖线虫幼虫，但为了获得更好的口感，一般生腌使用的酒度数不会很高。

同样地，生腌使用的盐、酱油、醋等调料也很难对寄生虫“赶尽杀绝”。研究显示：异尖线虫可以在食醋中存活超过4天，其幼虫可以在酱油中存活超过8天；1毫米厚的生鱼片所含有的肝吸虫囊蚴在醋中可存活2小时，在蒜汁原液内可存活2.6小时，在酱油内可存活5小时，但在90℃的热水中1秒就会死亡；虽然达到一定浓度的芥末汁可杀死寄生虫幼虫，但该过程需要50分钟以上。实际上，为保证口感，添加的调味料不会很多，浸泡的条件（如浓度、作用时间、深度等）也很难达标，自然难以杀灭寄生虫、细菌和病毒。

误区2：生腌海鲜营养价值高

很多网友钟爱生腌海鲜的原因之一是认为其不经过加热，原汁原味，营养价值更高。实际上，虾、蟹、贝类的营养成分以蛋白质及钙、锌等矿物质为主，高温加热可使蛋白质的空间结构改变，更容易被人体吸收，而钙、锌等矿物质在高温下较为稳定，几乎不会因烹调而损失。因此，生腌海鲜的营养价值并不优于熟食海鲜。

误区3：生食海水鱼比淡水鱼更安全

我国生食水产品引起寄生虫病最常见的病原体是淡水鱼中的肝吸虫和海水鱼中的异尖线虫，淡水鱼和海水鱼体内都可能存在寄生虫、细菌和病毒。创伤弧菌就是一种存在于海水中的细菌，常寄生在海洋生物体内。因此，生食海水鱼不比淡水鱼更安全。

特别提醒

冒险尝鲜，注意这几点

生鲜水产品应尽量经高温烹煮后再食用。如果要尝试生腌海鲜，应通过正规渠道购买检测合格的生鲜食材，且要尽早食用，既能保证口味，也有利于保留营养。处理水产品时，应将其与其他生鲜食材分开，最好使用专用的刀、砧板和容器。同时，食用生腌海鲜应注意适量。一旦食用后身体出现不适，应尽快前往医院就诊。以下人群不宜食用生腌海鲜：儿童、孕妇及中老年人等免疫力较低者，对海鲜过敏者或过敏患者，以及痛风患者。PM

近年来，“预制菜进校园”“‘槽头肉’制作梅菜扣肉预制菜”等话题引发了人们的热烈讨论。食品安全问题让很多消费者对预制菜“望而却步”，但其便捷性又实在让不少人难以割舍。

规范的生产环境和统一的生产标准既能保持口味稳定，也有助于保障食品安全。2024年3月，国家市场监督管理总局、教育部、工业和信息化部、农业农村部、商务部、国家卫生健康委联合印发《关于加强预制菜食品安全监管 促进产业高质量发展的通知》，在国家层面明确预制菜的定义和范围，对预制菜原辅料、预加工工艺、贮存运输、食用方式等要求进行界定。

预制菜，方便与健康如何兼得

上海市疾病预防控制中心　杨京津　罗宝章（副主任医师）

预制菜是以一种或多种食用农产品及其制品为原料，使用或不使用调味料等辅料，不添加防腐剂，经工业化预加工（如搅拌、腌制、滚揉、成型、炒、炸、烤、煮、蒸等）制成，配以或不配以调味料包，符合产品标签标明的贮存、运输及销售条件，加热或熟制后方可食用的预包装菜肴。

值得一提的是，以下食品不属于预制菜：仅经清洗、去皮、分切等简单加工而未经烹制的净菜类食品；速冻面米食品、盒饭、馒头、糕点、肉夹馍、面包、三明治、比萨等主食类产品；中央厨房制作的菜肴；不经加热或熟制就可食用的即食食品，以及可直接食用的蔬菜（水果）沙拉等凉拌菜。

预制菜有优势也有不足

当今社会生活节奏快，各方面均朝着便捷化方向发展。忙碌的上班族很难在有限的时间里完成采购、清洗、加工、烹调等一系列操作，预制菜无疑是省时省力的选择。预制菜简化了消费者制作菜肴的程序，使烹调时间大大缩短，十分便捷。

对厨房“小白”来说，预制菜料理步骤简单，解决了他们厨艺不佳的问题。此外，一些菜品对厨艺、厨具等有着较高要求，预制菜却能让这些复杂的“硬菜”走上家庭餐桌，人人都能变身大厨。

考虑到保存时间、菜品美观等因素，大多数预制菜原料为畜禽肉类等荤食，蔬菜较少且种类相对单一，常见的是胡萝卜、土豆、豌豆等，缺少绿叶菜。

同时，标准化生产的预制菜口味统一，难以满足人们个性化的口味需求。与现制菜肴相比，由于热加工处理、冷冻保存方式、食用前的二次加热等因素，预制菜的口感会有所下降。

预制菜三大误区

误区1: 预制菜含有防腐剂等添加剂，不安全

《关于加强预制菜食品安全监管 促进产业高质量发展的通知》明确规定预制菜不添加防腐剂。预制菜只是提前对食物原料进行加工处理，所使用的原料、加工方法等其实与现制菜肴并没有本质区别。预制菜可通过灭菌处理、特定包装方式（如真空、密封等）和贮存条件（如冷冻、冷藏等）避免微生物增殖，故没必要使用防腐剂。其实，很多预包装食品都会添加防腐剂等添加剂，在标准限度内合理使用食品添加剂是安全的。

误区2: 工业化预加工会导致食物营养流失

一些消费者担心预制菜没营养。其实，不管是预制菜，还是现制菜，食

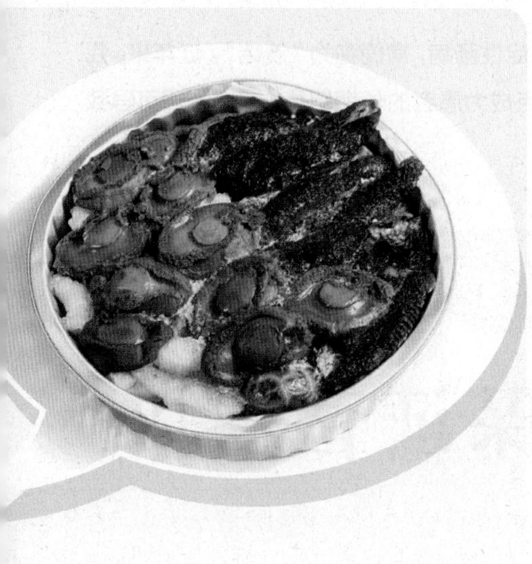

物在加工过程中都会有不同程度的营养流失，流失的营养素主要是蔬菜中的维生素和少量矿物质，而蔬菜中的膳食纤维及动物性食品中的蛋白质流失并不多。营养素损失的程度与加工方式有关。如果处理得好，预制菜也可以有较高的营养保存率；如果处理得不好，即使是现制菜，也会有较大的营养损失。

误区3： 预制菜就是剩菜

一些消费者认为，预制菜和剩菜一样，长时间存放会产生亚硝酸盐，危害健康。其实不然。新鲜绿叶蔬菜含有对人体无害的硝酸盐，亚硝酸盐含量很低，但若未妥善保存，其中的硝酸还原酶和微生物产生的酶会将硝酸盐还原成亚硝酸盐。亚硝酸盐进入人体后，在胃酸作用下可以和胃里的生物胺结合成致癌物亚硝胺。而在预制菜中，经过热加工处理后，蔬菜中的还原酶失去活性，且杀菌处理加上密封包装消灭了促使亚硝酸盐形成的微生物。因此，预制菜中的硝酸盐并不会在存放过程中转化为亚硝酸盐。

选购预制菜，注意这五点

① 检查商家资质

消费者在选购预制菜时，要通过正规渠道选择证照齐全的厂家和品牌，仔细查看生产企业名称、地址及联系方式，食品生产许可证等信息，不选择资质不全的商家产品和“三无”产品。

② 查看产品标签

注意查看标签上的产品名称、配料表、生产日期、保存期限、保存条件、加工制作要求等重要信息是否规范、齐全。

③ 关注营养标签

消费者可以根据自己的营养需求等实际情况选择合适的预制菜品。选购时留意营养成分表，特别是脂肪含量和钠含量，选择二者相对较低的产品。

④ 检查产品及外包装

要选择包装严密、感官性状正常的产品，如果包装破损、膨胀，或出现异味、变色等感官性状异常，甚至腐败变质，则不可食用。

⑤ 检查贮存条件

购买预制菜时，要检查商家是否按照产品包装上标识的贮存条件存放；储存预制菜时，应按包装标识要求进行冷冻、冷藏、常温避光放置，生熟分开，避免交叉污染。

三条建议，让预制菜更健康

首先，吃预制菜应合理选购，避免囤货，并尽快食用，避免反复冻融。

其次，应注意营养搭配。《中国居民膳食指南(2022)》建议：餐餐有蔬菜，保证每天摄入不少于300克新鲜蔬菜，深色蔬菜应占1/2。吃预制菜时应增加新鲜蔬菜，均衡营养。也可以搭配蒸红薯、玉米等，增加粗粮摄入。

第三，采用合适的烹调方式。消费者在加工预制菜时，应按照标签标识的方式烹饪；尽量选用蒸、煮、清炒等方式，避免油炸、烧烤等高温、高油烹调方式；一定要烧熟煮透后食用，以消除可能的微生物污染风险。PM

溃疡性结肠炎（UC）是一种病因尚未完全明确的结直肠慢性、非特异性炎症性肠病，常简称为“溃结”。近年来，我国溃结患病率明显增加，轻、中度居多，重症也不少见，以其慢性、易复发的特点成为患者的长期困扰。慢性腹泻可导致营养不良、身体消瘦，溃结患者该怎样改善这一状态？

一吃就拉的“溃结”，如何保证营养

同济大学附属第十人民医院消化内科
副主任医师　赵玉洁

慢性腹泻，营养流失

溃结多发生于20～40岁，亦可见于儿童或老年人，其最具特征性的临床表现是腹泻和黏液脓血便，可伴腹痛、腹胀、发热、纳差等症状。大家不要简单地把这种腹泻等同于受凉或“吃坏肚子”导致的急性肠炎。实际上，溃结患者的腹泻原因复杂，主要是因为结肠炎症破坏了肠黏膜屏障，导致肠黏膜水钠吸收障碍和肠运动功能紊乱，在合并感染的情况下，可能还存在肠道菌群紊乱。大便次数及便血程度可反映病情轻重：轻者每日排便4次以下，便血少或无；重者每日排便6次以上，黏液脓血较多，甚至大量便血。

患者因长期腹泻造成营养物质流失，有些患者因“一吃就拉”而对饮食摄入过分限制，导致营养不良发生风险升高，结果“衣带渐宽”、日渐消瘦。

饮食日志，排查风险

部分溃结患者的发病与过敏有一定关系，食物作为一种过敏原，直接进入胃肠道消化、吸收，可引起腹痛、腹泻。“什么能吃？什么不能吃？”这是每个溃结患者都关心的问题。

迄今为止，并没有某一种特定食物能引起溃结的证据。不同患者对食物的耐受程度不一样，尝试新食物务必要从少量、单种类开始，可通过记饮食日志的方法，总结适合或不适合自己的食物，并将不适合的食物从菜单中剔除，制定适合自己的饮食菜单。

饮食原则，三高四少

没有一种特定的饮食模式适合所有溃结患者，包括低FODMAP（发酵寡糖、二糖、单糖和多元醇）饮食、SCD（特定碳水化合物）饮食、地中海饮食、无麦麸饮食等。不过，西方化的饮食习惯通常被认为与溃结的发病率升高有关。也就是说，溃结患者不宜吃油炸食品、人造奶油、大量红肉类及加工食品。饮食总原则是：高热量、高蛋白质、高维生素、少油（低脂肪）、少渣（少纤维素）、少刺激、少量多次且易消化。另外，烹饪食物要尽量避免煎、炸方式，应以蒸、煮方式为主。

分期饮食，各有标准

在溃结的不同时期，适宜的饮食种类有所差异：活动期，需要减少肠道负担，主要以低纤维、易消化的流质和半流质为主，总能量供给为每天28～33千卡/千克体重，蛋白质供给为1.2～1.5克/千克体重；缓解期，饮食要求相对宽松，以不刺激、易消化的均衡饮食为主，总能量供给为每天25～30千卡/千克体重，蛋白质供给为1克/千克体重。

不同时期溃结患者的饮食指导

	饮食种类	食物举例
活动期	低纤维、易消化的流质或半流质	肠内营养补充剂、米汤、粥、烂糊面、藕粉、滤渣蔬菜汤、鲜榨果汁、蒸蛋羹（鸡蛋过敏者除外）、果泥、菜泥、鱼丸汤、去油肉汤
缓解期	清淡、易消化、营养均衡	米饭、面条，蒸南瓜、土豆、山药，去皮番茄、黄瓜、冬瓜、丝瓜、胡萝卜、嫩豌豆等蔬菜，瘦肉，河鱼、河虾，去皮禽类，奶酪、牛奶（乳糖不耐受者除外），少纤维水果
任何时期均不推荐	富含非水溶性纤维食物，高脂、高糖类食物，辛辣刺激饮食，加工食品	生海鲜、冷牛奶、粗粮、果皮、韭菜、洋葱、干豆、腰果、开心果、薯条、奶油蛋糕、肥肉、黄油、辣椒、花椒、芥末、姜、蒜、胡椒、咖喱、腌肉、腊肠、皮蛋、麦芽糊精、人工甜味剂、巧克力、冰激凌、咖啡、碳酸饮料、酒、冰镇食物、棕榈油、椰子油

评估风险，保证营养

在整个病程中，溃结患者需要定期监测营养不良风险，按医嘱进行营养不良风险筛查和营养状况评定。最简单易行的方式是计算体质指数（BMI），即体重（千克）÷身高（米）^{2}。如果BMI＜18.5，提示消瘦，往往存在营养不良风险。患者可到医院进一步检查，明确营养不良风险的来源和种类，由医生评估疾病是否复发，并制定个体化的治疗方案，如增加肠内营养补充剂（口服营养粉或营养液），不能口服者可增加肠外营养。必要时，根据营养素缺乏种类适量补充，如铁、维生素D等微量元素和维生素。需要提醒的是，如果营养不良因疾病复发所致，首先应采取适当的治疗措施控制病情。

总之，溃结不是普通的肠炎，但患者也没必要害怕。患者要学会简单评估溃结营养不良风险的方法，了解健康饮食方式，适当补充营养；不要盲目限制饮食，以免增加营养不良风险；尽可能控制肠道炎症，减少肠道致残风险。PM

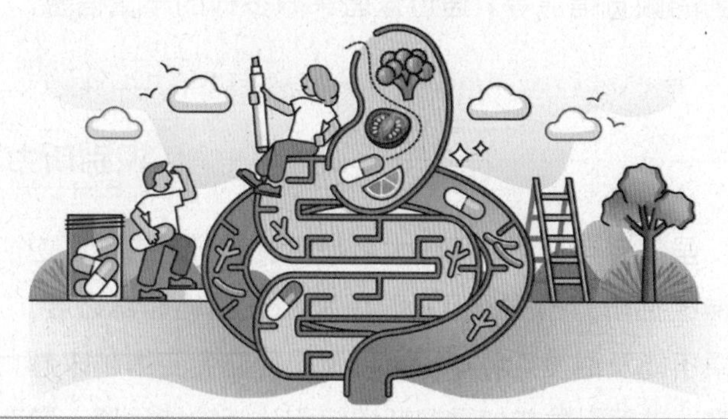

别让听力下降为痴呆“推波助澜”

上海市疾病预防控制中心　孙双圆　阮　晔（主任医师）

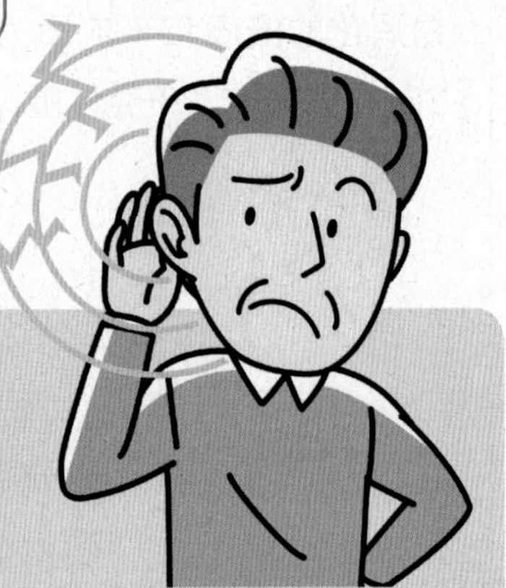

老年人听力下降非常普遍，在60岁以上人群中，近一半有不同程度的听力下降。世界卫生组织发布的《世界听力报告》预测，到2050年，全球约有25亿人患有不同程度的听力损失。老年人听力下降会引起一系列健康问题，如社交困难、孤独、抑郁等。值得注意的是，听力下降还会引起认知能力下降，增加痴呆的发生风险。

听力下降与认知障碍关系密切

认知障碍是一组中枢神经系统退行性疾病，患者表现为记忆、思维、方向、理解力、计算、学习能力、语言和判断力等多领域能力下降。最常见的认知障碍类型是阿尔茨海默病，也就是人们俗称的“老年痴呆症”。听力下降和认知障碍有密切联系。著名医学期刊*Lancet*（《柳叶刀》）的一项报告指出，听力每损失10分贝，认知障碍的发生风险将增加30%；若对听力下降实施有效干预，这一风险将降低8%。

认知是大脑接收外界信息，并对信息进行理解、加工和应用的过程。这些信息包括看见的视觉信息、听见的听觉信息、闻到的嗅觉信息、品尝的味觉信息、摸到的触觉信息等。通过这些来源多样的丰富信息，人们的大脑才能全面地感知世界。如果听力下降，大脑就无法顺利接收听觉信息，负责处理听觉信息的功能结构也会发生退化，影响整个脑部信号接收和处理运作。有学者对患有听力损失的老年人进行脑部磁共振（MRI）检查，发现其大脑负责记忆、情感和感觉功能的结构发生了萎缩，说明听力下降会引起大脑感觉和记忆能力退化，还会引起情绪改变。由听力下降所引起的脑部结构改变和功能退化，会使认知功能下降。此外，由于总是听不清别人讲话，听力下降的老年人难以和外界保持良好互动交流，较少动脑思考，大脑受到的刺激越来越少，也更容易发生认知障碍。听力损失程度越重、时间越长，发生认知障碍的风险越高。

识别听力下降要趁早

虽然老年期听力下降大多是由衰老引起的不可逆的神经性听力损失，但及时识别和干预仍非常必要。如果不能及时发现和干预，患者的社交会变得越来越困难，进而引发或加重抑郁情绪和认知功能下降。随着年龄增长，老年人接受新事物越来越困难，往往会抗拒使用助听设备。不仅如此，老年人听力下降还可能影响周围的人，甚至引起争吵，破坏家庭和睦。

如何尽早识别自己有没有听力问题？这里教大家

一个简单的自测方法：将食指和大拇指放在耳边，轻轻搓一搓，如果听不见手指摩擦的声音，说明听力已经出现下降。

此外，家人也可以通过以下迹象发现老年人的听力问题：看电视、手机视频时，声音开得非常大，别人觉得吵，老年人自己却不觉得；与人交谈时，说话声音很大，常答非所问、打断别人说话、要求别人重复、侧着脸听人说话，或非常注意别人说话的口型。

当老年人出现听力下降，或耳鸣、眩晕等症状时，应及时就医，进行必要的检查，找出造成听力问题的"罪魁祸首"，对症下药，避免听力的进一步下降。医生会询问患者的既往病史和社交情况，并使用专业仪器对其进行听力测试，评估其听力水平，根据其听力损失程度和性质选择合适的治疗方案。及时干预听力下降，才能有效预防认知障碍的发生。

60 岁及以上老年人最好每年进行一次听力检查，经常在噪声环境中工作或生活的人需要更早、更频繁地进行听力检查，以便及时发现听力问题。

预防听力下降要从年轻时开始

许多破坏听力的危险因素其实在中青年时期就已存在，比如：长期处在高分贝的噪声环境中，服用耳毒性药物，长时间使用耳机且音量开得很大，患有高血压、糖尿病、血脂异常、肝肾疾病等。

因此，保护听力从年轻时就应开始。平时不要长时间待在嘈杂环境中，必要时可使用耳塞减少噪声。若使用耳机，音量不要太大，以戴耳机时仍能与一臂之遥的人正常交谈为宜；不在嘈杂环境中使用耳机；不长时间戴耳机，可定时摘下耳机，让耳朵放松一下。糖尿病、高血压、血脂异常、心血管疾病等慢性病可能会使耳部组织病变，影响耳部供血，积极治疗这些疾病有助于保护听力。

助听器让听力下降"悬崖勒马"

如果老年人已经发生较严重的听力损伤，可在医生指导下佩戴合适的助听器。助听器是一种佩戴在耳朵上的电子设备，可以帮助放大周围的声音，改善听力功能，减少耳鸣。一些老年人认为戴上助听器就意味着自己"残疾"了，怕被人嘲笑而拒绝佩戴——这种想法是错误的。佩戴助听器是一种积极的治疗手段，有助于恢复正常生活能力，提高生活质量。在助听器的帮助下，老年人可以更好地与人交流，保持乐观的心态和自信心，降低认知障碍的发生风险。

需要注意的是，助听器就像眼镜一样，要根据听力下降程度验配。老年人不要自行购买，而应去医院进行全面检查后，在医生指导下选择和使用。

应对听力下降，家人支持很重要

如果家人发现老年人有听力下降的迹象，一定要鼓励和帮助其去医院检查听力，及时采取合适的干预措施。在日常生活中，家人可以和老年人交流听力下降的问题，了解他们的困难和顾虑。多和老年人说话，鼓励他们多和别人交流，可以让老年人大脑保持活跃，减少发生痴呆的风险。和老年人说话时，宜在较安静的环境中，面对着老人，放慢语速、咬字清晰，并通过面部表情和动作，帮助老年人理解话语。不要对老年人大喊大叫，也不要好几个人同时说话，否则会加重老年人的挫败感，不利于老年人积极交流。PM

人们打扫家中卫生时，往往会对地面、家具、床上用品等进行清洁，却经常忘记给一类“家庭成员”洗澡，那就是家用电器。家用电器内部的灰尘、细菌等处于隐蔽角落，往往被人们忽视。它们“蛰伏”在暗处，日积月累，逐渐“壮大”，不仅会影响家用电器的使用寿命，还可能对人们的健康造成威胁。

你家电器该“洗澡”了

上海市疾病预防控制中心　黄绿斓　江 宁（副主任医师）

冰箱

卫生隐患

冰箱作为人们储存食物的主要设备，每天都在不间断运转，是家里最“勤劳”的电器。很多人认为冰箱有冷藏、冷冻“大法”护体，能抑制微生物生长，便把它当成食物的“保险箱”，以为只要将食物塞进去就“万事大吉”，忽视了冰箱的内部环境。冰箱只是通过低温延缓细菌生长而对食物进行保鲜，这并不代表其内部是无菌的。实际上，冰箱里存在多种不怕冷的细菌，如李斯特菌、沙门菌、耶尔森菌等。它们可能引起食物中毒，轻则使人腹痛、恶心、反胃，重则致人上吐下泻，甚至威胁生命。

清洁方法

❶清洁冰箱内部时，应先清空食物，尽可能把内部可移动的搁板、抽屉和门架都拆下，放在水槽中用清洁剂和温水清洁。需要注意的是，在清洁前应让玻璃搁板逐渐升温至室温，而不是直接放入温水中，以免其因忽然接触高温而破裂。擦拭内部的壁架、内壁和冷凝槽时，应从上到下，以免污水滴落在已经清洁过的部位，造成二次污染。从冰箱里排出的冷凝水可能带有一些食物残渣和细菌，通过排水孔最终聚集在滴水盘中。可以使用棉签、注射器或专业工具疏通冰箱的排水孔，找到滴水盘进行清洁。

❷清洁冰箱外部时，除擦洗手部经常接触的冰箱门和把手外，别忘了擦洗冰箱门的上、下边缘。冰箱的密封条中经常会堆积食物残渣，也应注意清除。

❸等冰箱内壁恢复到常温后，使用消毒湿巾或蘸有消毒剂的抹布进行擦拭消毒。

消毒后要再次用清水擦拭，以免残留的消毒剂污染食物。最后用干布将冰箱内部擦干，特别要注意擦干密封条等处的残留水分，以免发霉。

空调

卫生隐患

在炎热的夏天，很多人靠空调“续命”，却很少在使用前、后清洁空调。空调表面“光鲜亮丽”，内里却很容易“藏污纳垢”。其过滤网和散热片上会积累空气中的灰尘和细菌、真菌等微生物，若长期不清洗，这些污染物会随着空调送风播散至室内空气中，造成二次污染，可能导致呼吸道疾病，如上呼吸道感染、过敏、哮喘发作等。有免疫力较弱人群的家庭（如老年人、儿童等），在夏、冬季使用前尤应对空调进行清洁、消毒。

清洁方法

对空调过滤网进行清洁，可打开塑料盖，将其取出后用消毒湿巾擦拭，或将其浸泡在含有消毒剂的清水中，冲洗晾干后（避免暴晒）重新装好。对散热片进行清洁、消毒，可根据使用说明书喷洒空调清洁剂或消毒剂。可视情况清洁冷凝水管外表面或内壁。如果使用中央空调、自行拆卸不便或需要彻底清洁，可以定期请专业人员进行清洁、消毒。在空调的使用季节，应定期（如每月1次）查看过滤网的积灰情况，及时清洗。这样不仅可以改善室内空气质量，还可以保证空调的制冷、制热效果。长时间没有使用的空调在启用前最好也清洁一次。此外，由于用户清洗空调过滤网比较方便，但清洗换热器比较困难，目前市面上有一种自清洁空调，可以及时去除换热器上的灰尘，减少细菌等微生物滋生，消费者可根据需要选用。

洗衣机

卫生隐患

洗衣机内部残留的衣物絮状物、灰尘等污垢，长时间处于潮湿状态，有利于微生物的繁殖。如果不定期清洁、消毒，这些污垢会附着在衣物上，人接触后易发生皮炎和过敏反应，特别是儿童和皮肤敏感者。

清洁方法

可根据洗衣机说明书，选择自清洁循环模式。如果没有自清洁模式，可以将适量洗衣机专用清洁剂放入洗衣机中，选择最高水位，开启洗衣程序。盛装洗衣液或洗衣粉的分配器也需要取下，进行清洁；洗衣机门上的橡胶密封条经常集聚头发、碎屑和绒毛，容易发霉，可使用消毒剂或消毒湿巾进行擦拭清洁和消毒。如果需要将内筒拆下进行深度清洁，可以定期请专业人员清洁。平时洗涤结束后应及时取下过滤器，清除其中的杂物，并打开洗衣机盖，以保持机身内干燥。

给家电“洗澡”，注意这些细节

首先，清洗家电前，应仔细阅读使用说明书，了解电器的结构，拔掉电源插头。

其次，应选择合格的消毒剂。可选择常用的家用消毒产品，如84消毒液、季铵盐类消毒剂、消毒湿巾等，也可选择家电专用的消毒产品。购买消毒剂要选择正规渠道，可通过全国消毒产品网上备案信息服务平台（https://credit.jdzx.net.cn/xdcp）查询消毒产品的备案信息。使用消毒产品前，要认真阅读说明书，严格遵照其规定的使用范围、使用方法、作用浓度、作用时间。

第三，不宜在家中自行混合化学品作为清洁剂或消毒剂。例如，网上流传的清洁“偏方”小苏打加白醋对家电内部的清洁和消毒就不适用。虽然小苏打可去除油污，白醋可溶解水垢，但它们都不能作为消毒剂，且小苏打可能因溶解不完全而沉积，白醋对家电的某些部件也有一定的腐蚀作用。

第四，清洁、消毒过程中，应注意做好安全防护，戴好口罩、一次性手套，完成后用流动水加肥皂或洗手液彻底洗净双手。

第五，应先清洁后消毒，消毒剂作用到规定时间后，再用清洁的湿抹布擦拭一遍。

第六，家用电器消毒后，可以通风晾干，或用干毛巾擦干，在充分干燥后再通电使用。PM

结核病是由结核分枝杆菌感染引起的一种严重危害健康的慢性传染病，其中肺结核占80%~90%。在二十世纪三十年代，“十痨九死”是肺结核患者的“常态”。由于缺乏有效的药物，人们对这种疾病束手无策，以至于在相当长的一段时期内，人们谈“痨”色变。之后，随着卡介苗的接种和抗结核药物的陆续问世，结核病的发病率和病死率大幅下降。然而，结核病并未离我们远去。中国仍是全球30个结核病高负担国家之一，结核病负担位列全球第3位，仅次于印度和印度尼西亚。

家有肺结核患者，科学应对不慌张

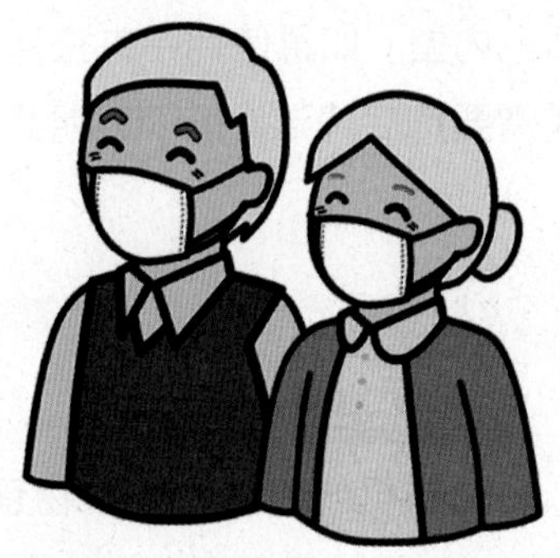

上海市黄浦区疾病预防控制中心　宋 琴　徐 昊（副主任医师）

肺结核主要通过呼吸道传播，排菌的肺结核患者是主要传染源。当被确诊患有肺结核后，患者及其家属都会感到恐慌，有这样那样的担忧：肺结核能够治好吗？照顾患者应该注意些什么？肺结核会传染，同住的家人该如何防护才能避免被传染？建议大家从以下三点入手，更好地理解并照顾肺结核患者。

精心照料，促进患者康复

❶ 心理支持

肺结核是一种慢性病，疗程长，疗效与患者自身的免疫情况有关。在抗结核治疗早期，肺结核患者的生活、工作等不可避免地会受到一定影响，加上药物治疗带来的不同程度的不良反应，使患者容易产生焦虑、不自信、失落、悲观、抑郁等不良情绪。这些不良心理状况在某种程度上会影响患者的免疫功能，从而影响疾病的治疗和康复。

家庭是患者活动的主要场所，家庭成员对患者的态度及支持会对其产生显著影响。家人应引导并鼓励患者保持积极的心态，树立战胜疾病的信心。经抗结核药物治疗一段时间后，绝大多数患者的症状可以得到明显改善。此时，少部分患者由于缺乏相关知识，认为自己已经痊愈，从而出现不规律服药甚至中断治疗的情况。此时，家人的督促、鼓励、关怀尤为重要，可有效提高患者的治疗依从性，减少因擅自停药而导致治疗失败或抗结核药物耐药等情况的发生。

❷ 营养支持

结核病与营养之间存在双相关系。一方面，结核病是一种慢性消耗性疾病，结核病久治不愈易导致营养不良；另一方面，营养不良的人因机体抵抗力下降，更容易患结核病。因此，结核病患者在治疗期间保证充足的营养供给，不仅是一种支持手段，也是有助于治疗和预后的重要治疗措施。结核病患者的营养支持原则为“三高二禁”，即高能量、高蛋白质、高维生素，禁烟、禁酒。

高能量 结核病是一种慢性消耗性疾病，患者每日所需能量要比正常人多，一般要求达到每千克体重30千卡（1千卡≈4.18千焦），每日总能量约为2000千卡。轻体力劳动者每日能量摄入应达到每千克体重40千卡，每日总能量约为2400千卡。

高蛋白质 蛋白质是修复组织的重要营养素，有益于病灶吸收和疾病康复。结核病患者每日蛋白质摄入量应为每千克体重1.2～1.5克，以优质蛋白质为主(占总蛋白质摄入量的50%～70%)。肉、蛋、奶、豆类食物中均含有优质蛋白质，应多食用。

高维生素 结核病患者应重点补充维生素A、B族维生素、维生素C、维生素D。维生素A能增强机体免疫力，B族维生素有改善食欲的作用，维生素C有利于病灶愈合和血红蛋白合成，维生素D能促进钙吸收。患者平时应多吃深绿色蔬菜、瘦肉等富含维生素的食物。

❸ 运动管理

肺结核患者可以适当参加体育锻炼。锻炼可增强心肺功能、增加食欲、改善睡眠、增强抵抗力，对病灶吸收和提高药物疗效都是有好处的。运动要适量、适度，切忌盲目锻炼，以免加重病情。可以选择一些较为轻松的运动方式，如散步、瑜伽、打太极拳等。

做好感染控制，避免被传染

肺结核主要通过呼吸道传播，病原学阳性的肺结核患者在咳嗽、打喷嚏或大声说话时，会喷出带有结核分枝杆菌的飞沫。家庭成员与患者长期在同一空间活动，接触较为频繁，若防护措施不到位，有被传染的风险。家中若有肺结核患者，可采取以下措施加以应对：

① 居家隔离

若条件允许，患者应单独在一个相对隔离且通风良好的房间居住。不能分室居住的，要分床居住。若家中有5岁以下儿童、孕妇或老年人，应避免与肺结核患者共居一室。

② 注意咳嗽礼仪

患者应注意咳嗽礼仪，咳嗽、打喷嚏时用纸巾捂住口鼻，避免直接对着他人咳嗽或打喷嚏。

③ 注意手卫生

患者及家庭成员要养成勤洗手的习惯，用流动水和肥皂清洗双手。

④ 戴口罩

处于传染期的肺结核患者与家人近距离接触时，双方均应佩戴口罩。

⑤ 定期消毒

定期做好患者居室内空气及物品表面消毒，消毒方式建议如下：

- **空气** 宜采取物理消毒方式，确保充足的自然通风，通风次数每日不少于2次，每次不少于30分钟。
- **衣物、被褥、书籍等** 采用定期阳光暴晒的方式消毒，每次不少于4小时。
- **墙面、地面及家具等物体表面** 可用含有效氯浓度1000～2000毫克/升的消毒液擦拭、拖拭或喷洒，作用时间不少于1小时。
- **手机、电脑等电子设备** 采用75%浓度的酒精湿巾擦拭消毒。
- **餐具** 清洗后煮沸15分钟以上。
- **痰液处理** 肺结核患者应将痰液吐入带盖容器内，使用含有效氯浓度10000～20000毫克/升的消毒液浸泡消毒，作用时间不少于2小时。储痰容器应每天清洗后，用消毒液浸泡或煮沸消毒。

“密接”筛查，降低发病风险

活动性肺结核患者的家庭接触者是结核杆菌感染和发病的高风险人群。我国的人群研究数据显示，与肺结核患者有密切接触是儿童感染和发病的重要危险因素，肺结核密切接触者患结核病的风险显著高于同期、同地区普通人群。

密切接触者可通过可疑症状筛查、胸部影像学检查及结核感染检测等筛查手段，排除患病或感染的可能性。若结核病患者的家庭成员出现肺结核可疑症状，如咳嗽、咯痰大于2周，咯血等，应及时到结核病定点医疗机构做检查，以便早期明确诊断、及时治疗。此外，对结核潜伏感染人群开展预防性治疗，可减少发病和传播。经筛查发现的结核潜伏感染者可考虑在医生指导下进行预防性治疗，以降低发病风险。PM

随着生活水平的提升，大众对饮用水品质的要求也越来越高。近年来，市场上出现一种矿化净水器，商家宣称其能将普通自来水的品质提升至矿泉水级别。这类净水器真能实现其宣称的功效吗？背后的科学原理是什么？它和市面上的其他净水器有什么区别？消费者有必要选择吗？

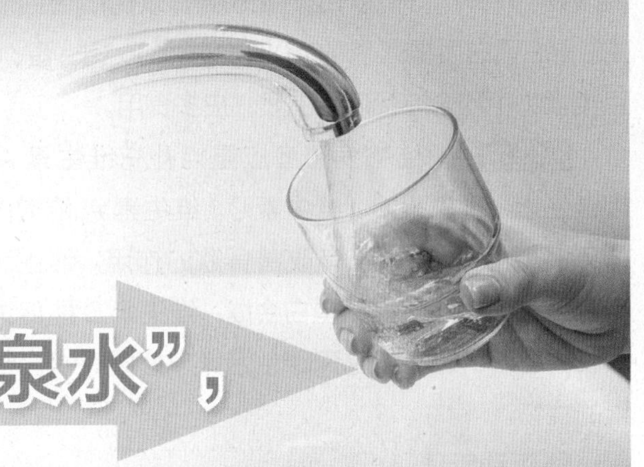

变自来水为"矿泉水"，矿化净水器是"智商税"吗

上海市疾病预防控制中心　蔡宏铨　张昀（主任技师）

疑问1：矿化净水器和市面上的其他净水器有什么区别？

传统的净水器能去除水中的大多数污染物，包括细菌、病毒、重金属、有机污染物等。但这种高效的过滤使水中许多对人体有益的矿物质也被去除。

为解决这一问题，矿化净水器应运而生，其目的是在去除水中有害物质的同时，添加对人体有益的矿物质。

疑问2：矿化净水器的原理是什么？

根据我国《国家标准 家用和类似用途饮用水处理装置》（GB/T 30307-2023），矿化净水器是指配备了矿化水处理装置的净水设备。此类矿化净水器首先采用反渗透、紫外线消毒或活性炭过滤等技术，将水中的微生物、有机污染物和无机污染物彻底去除，以确保饮用水的基本安全。随后，经净化后的水会流经特制的滤芯，这些滤芯的内部填充有麦饭石粉、木鱼石粉等天然矿化材料，这些材料能够缓慢且持续地向水中释放钾、钠、钙、镁等对人体有益的矿物质。这些矿化材料不仅能增加水中的矿物质，还能调节水的酸碱度和硬度，改善口感，使其更趋近于天然矿泉水。

此外，消费者还可根据自己的健康需求及口味偏好选择合适的矿化材料（如铁、锌、硒、铜、锶等），实现高度个性化的饮水选择。不过，要实现理想的矿化效果，矿化材料的品质、粒度和处理工艺至关重要，消费者需要在选择和使用前进行充分评估，以确保水处理的效果达到预期。

值得注意的是，对饮用水的最基本要求是安全，达到国家标准的饮用水一般在安全性方面更有保障。为加强生活饮用水相关产品的管理，保障饮用水安全，我国《生活饮用水卫生监督管理办法》对涉及饮用水卫生安全的产品实施了市场准入制度，只有获得卫生许可批件的水处理器才能进入市场销售。虽然矿泉水中的钙、镁、锌、铜等对人体健康有一定益处，但含量不宜过高，且饮用水中钠、氟化物含量较高可能不利于人体健康。根据相关国家标准，矿化净水器的出水水质必须同时符合《食品安全国家标准 饮用天然矿泉水》(GB 8537-2018)和《生活饮用水卫生标准》(GB 5749-2022)。这意味着，合格的矿化净水器不仅能够在饮用水中添加矿物质，还必须确保添加这些矿物质不会对水质安全与卫生造成负面影响。

疑问3：有必要选择矿化净水器吗？

是否有必要选择矿化净水器，可从以下几方面考虑。

❶ 当地水质情况

不同地区自来水的矿物质含量不同，选择净水器时应先了解当地水质情况。如果当地自来水缺乏某些矿物质，使用矿化净水器可以补充这些矿物质，有效提升饮用水的品质。但如果当地自来水的矿物质含量本就较高，使用矿化净水器可能会造成饮用水过度矿化，不利于健康。

❷ 自身健康状况

一些有特殊营养需求或存在健康问题，需要补充矿物质的人，可以根据自身情况选择矿化净水器。例如：钙、镁和锶是维护骨骼强健与心脏功能的关键矿物质，故骨质疏松症或心血管疾病患者可能从增加饮用水中钙、镁和锶含量的矿化净水器中受益；镁不仅是调节胰岛素水平和血糖的关键矿物质，也是保持消化系统健康的重要成分，故糖尿病和消化系统疾病患者可通过使用矿化净水器增加镁的摄入，以帮助管理和预防这些疾病；钾和钠是维持人体水分和电解质平衡的关键矿物质；铁是制造红细胞的必需品；锌、硒和铜对免疫系统和细胞修复有重要作用；等等。存在健康问题的人使用矿化净水器前最好咨询医生，以确保其对健康有益。

❸ 饮食结构

在挑选矿化净水器时，将个人或家庭的饮食结构纳入考虑是极为关键的，尤其是那些难以通过日常饮食摄取足够矿物质的特定人群。比如：幼儿正处在快速生长发育的阶段，需要充裕的矿物质以促进骨骼与牙齿的发育，矿化净水器可以助力提供这些必需的矿物质，特别是当他们的饮食还不够丰富时；老年人随着年龄增长，对食物中矿物质的吸收能力会有所下降，尤其是钙和镁，矿化净水器能帮助老年人从饮水中补充这些矿物质，对预防骨质疏松症及维持心脏健康有一定助益；一些有特殊饮食需求或采用限制性饮食的人(如素食者、代谢异常者等)可能无法通过食物获取充足的矿物质，饮用矿化后的水是他们补充这些必需矿物质的便捷途径。

❹ 性价比

尽管矿化净水器能在一定程度上提升饮用水质量，但复杂的制造流程和高昂的材料成本使其价格不菲。另外，为了保证净水器能持续有效地运行，并保持水质处于较高水平，净水器中的矿化材料需要定期更换，这也会产生较高的维护费用。

因此，在决定是否选用矿化净水器时，消费者应仔细斟酌其长期的成本与健康效益，确保既满足健康需求，又避免不必要的开销。PM

专家提醒

总体来说，矿化净水器是现代科技进步孕育的产物，旨在提升生活品质。但实际上，自来水本身是安全的生活用水，煮沸后是安全、方便、经济的家庭饮用水。消费者如需选择矿化净水器，应做足功课，理性判断其真正的价值和适用性。最重要的是选择各项指标均符合国家相关标准的正规产品，消费者在选购产品时须擦亮双眼，切勿相信商家夸大宣传的保健功效。

盛夏骄阳，衣裙翩然，正是秀出美丽的好时节。不少爱美人士将激光美容列入了愿望清单，但同时也有些疑问：夏季“火热”的激光治疗有哪些？听说夏季不适合激光治疗，是真的吗？

夏季激光，“进行时”还是“禁行时”

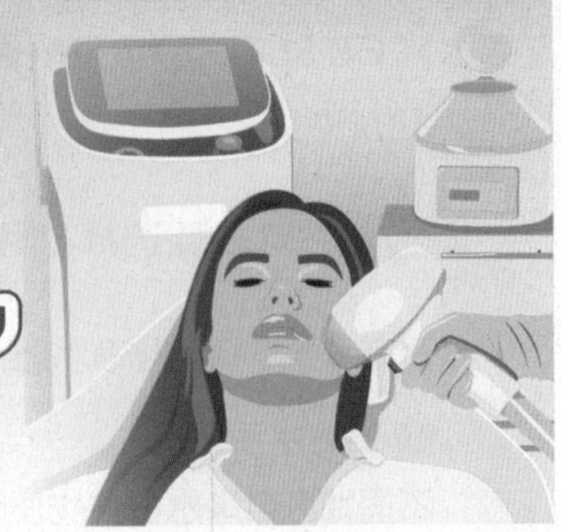

复旦大学附属华山医院皮肤科　段希蕾　卢　忠（主任医师）

5个夏季激光“热门项”

Top1:

脱毛

夏季最受欢迎的激光治疗非脱毛莫属。激光脱毛通过激光能量传导直达毛发根部，破坏毛囊干细胞活性，从而抑制毛发生长，多次治疗可以使毛发生长变慢、越来越稀疏。与传统的剃毛、化学剂脱毛等方法相比，激光脱毛对皮肤损伤小，不易出现过敏、刺激等症状。

小贴士

家用脱毛仪多采用光子脱毛，优点是使用方便，缺点是能量低、效果较差，可作为激光脱毛的“候补”。

Top2:

嫩肤

夏季皮脂代谢增强，使人“油光满面”。皮肤表面过度分泌的油脂经过紫外线照射后发生氧化，又使皮肤显得暗沉。光子嫩肤治疗可减少皮肤出油，促进皮肤色素代谢，改善暗沉、色斑等。同时，它还能减轻皮肤炎症，减少痤疮发作。

Top3:

治疗胎记

暑假是“学生党”治疗太田痣、咖啡斑、鲜红斑痣等胎记的好时机，治疗方法包括波长595纳米的脉冲染料激光、调Q激光（如波长694纳米的调Q红宝石激光、波长755纳米的调Q翠绿宝石激光、波长1064纳米与532纳米的调Q石榴石激光）、皮秒激光等。激光治疗能针对性地破坏增生的色素或血管，对正常皮肤不会造成损伤，且治疗后不留瘢痕。不过，患者往往需要进行多次激光，才可使胎记颜色逐渐变浅，治疗期间应有耐心。

Top4:

去“痘坑”

痤疮反复发作易使炎症深入真皮层，痤疮消退后，便会“留下”坑坑洼洼的瘢痕（俗称“痘坑”），十分影响美观。点阵激光和微针射频可促进皮肤修复，使痘坑逐渐“长平”，同样是“学生党”希望在暑期进行的激光治疗“热门项”。

Top5:

抗衰老

随着人民生活水平的提高和爱美意识的增强，“抗衰”治疗深受众多爱美人士的追捧，如今市面上呼声很高的“超声炮”与“热玛吉”就是其中的代表。事实上，前者属于聚焦超声，后者属于单极射频。聚焦超声和射频通过对皮肤深层进行热刺激，使胶原蛋白收缩并促进皮肤修复，可起到紧致皮肤、提升轮廓、改善松弛等作用。

5 个激光治疗的是与非

虽说光电治疗没有季节限制，但有关它能否在夏季进行的争论却不少。

观点1：夏季新陈代谢较快，适合激光治疗。

解析 正确。夏季气温高，可促进血液循环，使组织、细胞代谢相对秋冬季快，部分患者在夏季进行激光治疗后结痂、脱落所需时间较秋冬季短，一般为3～7天。

值得注意的是，激光治疗效果与个人皮肤质地及术后护理密切相关，无论何时进行激光治疗，患者均应做好术后护理。比如：术后即刻冷敷，康复期间加强保湿，日常生活中注意防晒，等等。

观点2：激光是“一道光”，治疗后没有伤口，不会渗血、渗液。

解析 不完全正确。光子嫩肤、非剥脱性激光等治疗无明显创面；二氧化碳点阵激光等剥脱性激光治疗可使皮肤表面留下明显伤口，且常伴有渗血、渗液，患者的康复期较长。

观点3：夏季激光治疗后易发生感染。

解析 错误。随着人民生活水平提高，大多数人在炎炎夏日能生活在空调环境中，无论是家中、工作场所，还是交通工具上，大多温度适宜，因高温环境而发生感染的风险大大降低。进行有创面的激光治疗后，患者在修复期间（一周内）避免大量出汗即可，并遵医嘱使用具有抗菌和促进修复作用的外用药，以减少术后创面发生感染的风险。接受无创面激光治疗的患者，即使大量出汗，也鲜有感染的。

观点4：夏季激光治疗后易“反黑”。

解析 不完全正确。“反黑”的专业称谓为炎症后色素沉着，多发生于术后护理不当（如冷敷不完全、发生感染、过度日晒等）。另外，肤色较深的患者更易发生炎症后色素沉着。

夏季紫外线强烈，激光治疗后如果不注意防晒，确实比其他季节更容易发生炎症后色素沉着。但其他季节进行激光治疗后也要注重防晒，否则同样会发生炎症后色素沉着。患者应做好防晒措施：①尽量避免登山、徒步等耗时长的户外活动；②外出时做好物理遮挡，如撑遮阳伞、戴帽子、戴防晒口罩等；③接受有创面激光治疗者可在掉痂后使用 SPF ＞ 30、PA+++ 的防晒霜，做好化学防晒。

观点5：发生了“反黑”，只能听之任之。

解析 错误。大多数炎症后色素沉着可在激光治疗后3～6个月自行消退，患者不必过分担心。同时，遵医嘱口服维生素C、维生素E、谷胱甘肽、氨甲环酸等具有抑制黑素合成作用的药物，或局部外用氢醌乳膏、壬二酸、熊果苷等，可促进色素代谢，减轻炎症后色素沉着。PM

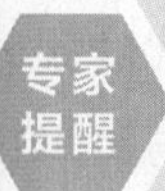

夏季不是激光治疗的禁忌期。爱美人士应针对自身情况，选择正规医疗机构就诊，与医生共同商定治疗方案，并做好术后养护，如此才是变美的正确“打开方式”。

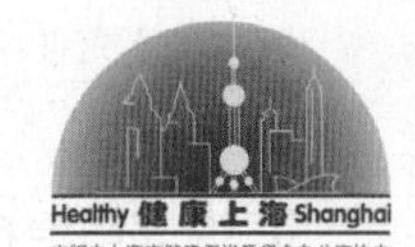

复旦大学附属上海市第五人民医院副院长刘军：

科普之光，照耀全民健康之路

本刊记者　王丽云

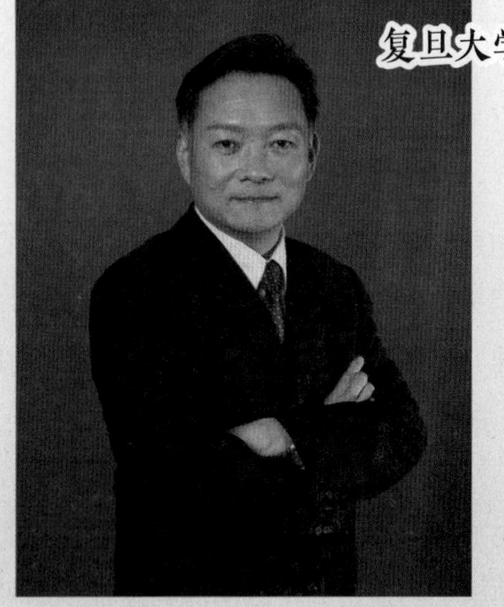

复旦大学附属上海市第五人民医院地处闵行西南片区，历经百廿春秋洗礼，始终秉承“患者利益优先”的宗旨。除医、教、研外，该院洞察时代需求，融合医疗专业与新媒体优势，开展多形式科普活动，在健康科普方面取得突出成绩，以科普之光，照耀着居民健康素养提升之路。

以点带面，打造新时代健康科普主阵地

随着人口老龄化进程加剧，老年群体及其家属对慢性病防治知识的需求日益迫切。因此，该院围绕“科普、慢病、预防”方针，以老年慢病科普为重点，组建科普专家库，建立科普管理制度。2012 年，老年护理实训基地成立，后来逐步建成闵行区、上海市老年慢病管理科普基地；2019 年，开展“科普中国共建基地”项目，于 2021 年以综合考评第一名的成绩通过验收，2022 年获评复旦大学“优秀医疗服务品牌”。在基地逐步发展壮大的过程中，该院不仅向闵行区 13 家社区和 20 家养老机构普及慢病知识，还培训了来自全市 165 个社区的医护人员和青年教师，并推广至全国 30 余家二、三级医院，通过扶贫活动带动了部分西部地区的科普事业发展。

十余年砥砺前行，该院整合全院科普资源，促进多学科联动，打造出一批特色科普团队，包括骨质疏松团队、泌尿外科“爱盆底·阳光口袋公益科普”、口腔科“爱牙 e 站”等，形成了全方位、多层次的健康科普主阵地。2023 年，在第一届上海市健康科普推优选树活动中，该院获得健康科普管理优秀机构提名奖。

传承创新，构建“老中青”科普人才梯队

自上世纪起，该院就不乏热心医学科普的专家，他们以治病救人为己任，以答疑解惑为乐事，其科普行动如同涓涓细流，滋养了一代又一代医护人员的科普情怀。

进入新时代，该院更是将科普人才培养视为战略重点，诸多科普达人脱颖而出，在各自的科普阵地上辛勤耕耘、不断创新。比如：泌尿外科王阳贇医生在抖音、快手等平台开设“泌尿外科云妹妹”账号，创作了 300 余条短视频，并带着“贇式盆底优化训练疗法”闪耀于健康脱口秀舞台；骨科王军医生聚焦运动医学，创作了《方头医生跑步记》等一系列作品，并在“科普中国”“学习强国”等平台发布，受益人群数百万；耳鼻咽喉科庞宇峰医生开设“海上五官”公众号，坚持每周一更，并出版多本科普图书，深受读者喜爱；心内科顾佳宁医生通过动画及情景剧传递医学知识，他的作品《老辛一家人》《老王“嘎三胡”系列》等轻松幽默；普外科李宇津医生的多平台账号“科普小鲤鱼”，以极富亲和力的形象分享医疗科普知识。

目前，该院已有 23 名“科普中国”专家、64 名慢病科普专家、124 名闵行区科普讲师团成员。近年来，他们积极参加各级各类科普大赛，累计获奖百余项，包括全国科普讲解大赛二等奖、新时代健康科普微视频优秀作品、长三角优秀科技志愿服务组织、上海市科学技术普及奖一等奖等。PM

三道“防火墙”，应对青少年意外怀孕

上海交通大学医学院附属国际和平妇幼保健院副主任医师　杨思勤

青春故事

一天，门诊室进来两个稚气未脱的少男少女，穿着校服。我让女孩坐下，问她：“今天来有什么问题啊？”女孩低头不语，男孩嗫嚅道：“她验小便怀孕了，我们要做药流。”我问女孩：“你父母来了没有？”女孩摇头。我告诉她：“你没有满18岁，必须要监护人签字同意才能做手术，回家让爸爸妈妈陪你来，好吗？”女孩突然激动起来：“我不能告诉我爸妈！”说罢就哭了起来。男孩不耐烦地说：“我们不要做手术，要做药流！”

我耐心回答他们：“第一，药物流产也是手术。第二，能不能做药流，需要先做超声检查看孕囊大小，孕49天内可以考虑做药流。我先帮你开检查单，看看孕囊大小、位置，排除宫外孕，然后再谈后续怎么处理，好吗？”过了一会儿，女孩做完超声检查回来了：孕囊在子宫内，但已有55天，不适合做药流。在我反复劝说下，女孩同意回家告诉妈妈。

令人欣慰的是，当天下午，女孩的妈妈陪着女孩来到诊室。她焦急地询问：“医生，手术可以尽快安排吗？真的不能做药流吗？会影响以后生育吗？”“如果术前检查没问题，会尽快安排的。孕周大了，药流容易导致残留或出血多，有二次手术的风险。孩子年龄较小，子宫发育不够完善，后续还要看恢复情况。”

女孩去做检查了，女孩妈妈黯然泪下。我安慰道：“孩子肯把事情告诉你，说明她信任你，对不对？况且她停经后及时发现了怀孕，虽然不能做药流，但是可以选择无痛手术。”女孩妈妈默默点了点头。

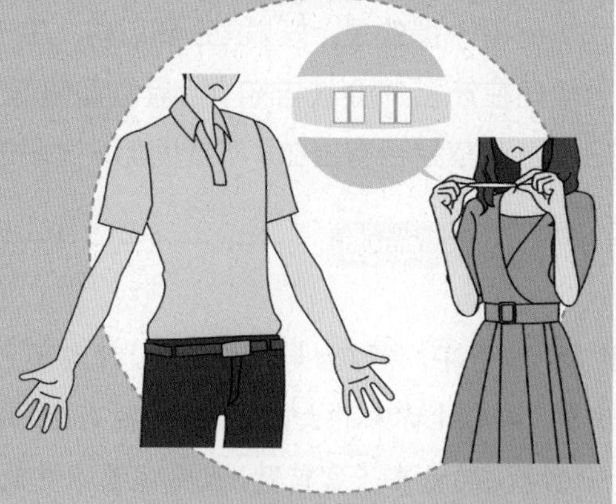

第二天，手术很顺利，麻醉清醒后，女孩就回家休养了。

这个女孩还是比较幸运的。有的孩子不知道自己怀孕，或者惧怕家长知道，一直拖到需要引产甚至生产才来医院；也有的孩子悄悄去不正规机构做人工流产，造成了严重后遗症。事实上，没有无伤害的人工流产。无论是药物流产还是手术流产，都有短期并发症和长期并发症。对青少年尤其是未成年人来说，性器官还未发育完善，人工流产的伤害更甚，可导致感染和子宫损伤，影响今后的月经和生育。此外，青少年心理调节能力相对薄弱，意外怀孕和人工流产等所致的心理创伤可能会引发焦虑、抑郁等情绪问题。

为预防和应对未成年人意外怀孕，呵护身心健康，要建立三道“防火墙”。

- 第一道“防火墙”是避免发生性关系。家长和学校应适时做好性教育、生命教育，让青少年认识到，“性交”是成年人在确定人生伴侣关系后才能发生的一种行为，除“性交”外，还有其他释放性压力的方式。
- 第二道“防火墙”是避孕和紧急避孕。万一发生了性关系，应做好避孕与紧急避孕措施，避免意外怀孕。
- 第三道“防火墙”是在怀孕3个月内终止妊娠，尽可能降低意外妊娠的伤害。

在这里，我想对男孩说：爱是克制，爱她就请呵护她的身体。我想对女孩说：任何时候都不要抱有侥幸心理，请珍惜自己的身心健康，关爱自己的子宫，也关爱自己未来孩子的第一个家园。PM

危险的“前置胎盘”

上海交通大学医学院附属新华医院妇产科 熊 瑛（副主任医师） 周星辰

在大众眼中，胎盘是一个富有神秘色彩的东西，有人觉得胎盘位置可以判断男女，有人觉得吃了胎盘可以永葆青春、包治百病，还有人认为将胎盘埋在树下可以庇佑子孙。实际上，这些都是没有科学依据的传说。

随着生育政策的调整，高龄孕妇的比例增加，孕期合并症、并发症的发生率也随之上升。其中，前置胎盘就是较为常见的一种孕期并发症。当被医生告知存在“前置胎盘”时，孕妈妈们大多惊慌不已，不知道该如何是好。前置胎盘到底是什么病？不妨一起来看看它的前因后果。

前置胎盘是一种什么病

子宫是一个神奇的地方，它孕育胎儿，同时也会“开”一条专门的通道让孩子和母亲的血液相通。这条通道是胎儿的“生命线”，位于胎盘下方，血供极为丰富。通过它，母亲不停地把养分输送给孩子。母亲正常分娩后，胎盘自然娩出，在持续宫缩的作用下，这条母婴通道会迅速闭合，以避免产妇失血过多。大多数产后大出血，都是因为这个通道无法正常闭合所致。

作为胎儿辅助物的胎盘与胎膜，在整个孕期都起到非常重要的作用。妊娠28周后，胎盘位置低于胎先露部，附着在子宫下段，下缘达到或覆盖宫颈内口的，称为前置胎盘。

前置胎盘是导致妊娠期无痛性阴道流血的最常见原因，我国妊娠女性前置胎盘的发病率为0.24%～1.57%。也就是说，在每100个妊娠女性中，约有1人会发生前置胎盘。

根据胎盘下缘与宫颈内口的关系，前置胎盘分为4类：完全性前置胎盘、部分性前置胎盘、边缘性前置胎盘和低置胎盘（边缘距宫颈口的距离小于20毫米）。

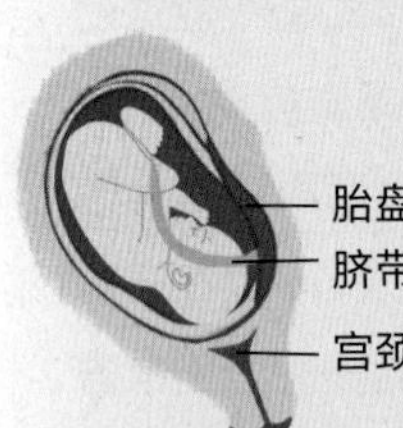

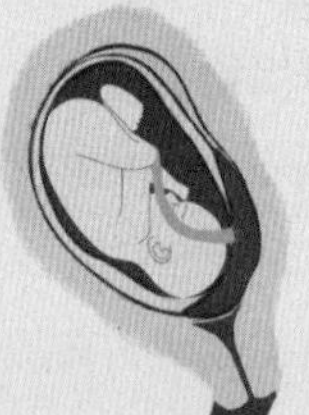

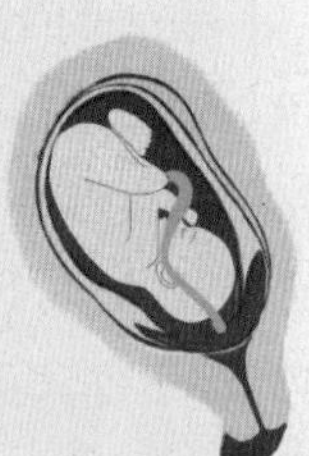

前置胎盘分类

如果既往有剖宫产或子宫肌瘤剥除史，此次妊娠为前置胎盘，且胎盘又附着于子宫瘢痕部位，发生了粘连、植入，则造成致命性大出血的风险高，被称为凶险性前置胎盘。

值得一提的是，妊娠28周以内，由于子宫体积较小，故有一部分孕妇在产检时会被告知“胎盘位置偏低”。这时候，医生会叮嘱孕妇注意观察是否有出血，不要同房，过段时间复查超声，可能胎盘会

延伸阅读

一字之差的“前壁胎盘”

一些孕妇拿到超声报告单，看到“前壁胎盘”四个字，误以为是前置胎盘，惊恐不已。其实，前壁胎盘指的是胎盘附着于子宫的前壁，是胎盘的一种正常位置。就好比你家的大门朝东开、朝南开，都是正常的，只是朝向不同而已。所以，“前壁胎盘”与“前置胎盘”不是一回事。胎盘在子宫前壁，只要位置不过低，就是正常的。

“长”上去，这是为什么呢？因为随着子宫增大，胎盘的面积相对子宫腔的表面积而言相对变小，就好像胎盘在子宫里往上“长”了，其实是子宫长大了。

胎盘为什么会“前置”

导致前置胎盘的原因尚不明确，目前认为可能与胎盘的大小有关。如果胎盘面积大或合并副胎盘（一个正常大小的胎盘边上多了一个小的胎盘），而子宫腔的空间位置有限，那么胎盘就只能被迫长到子宫下段或覆盖了宫颈口。

此外，多次子宫手术史、人流史造成子宫内膜损伤，受精卵滋养层发育迟缓，或者采用辅助生殖技术，人为改变了激素水平，导致子宫内膜与胚胎发育不同步，胎盘附着位置也可能出现异常。

前置胎盘危险吗

前置胎盘的典型表现是无明显诱因情况下反复出现无痛性阴道流血。“醒来发现躺在血泊中”，就是前置胎盘出血的典型表现，多见于妊娠晚期，原因是孕晚期子宫峡部被拉长，牵拉宫颈内口，胎盘附着部位血管发生错位、分离，血窦破裂出血，出血程度和速度与前置胎盘类型相关。胎盘越低，覆盖宫颈面积越大，出血越多。

此外，在剖宫产手术过程中，前置胎盘剥离后发生大出血的风险也显著增加。尤其是位于前壁的前置胎盘，剖宫产时需要突破胎盘才能将胎儿娩出，故在胎儿娩出前会有一定程度的出血，且容易造成胎儿失血，甚至危及新生儿的生命。

凶险性前置胎盘因胎盘附着于子宫瘢痕部位，而瘢痕处的子宫内膜无法提供胎儿所需的营养；为获得充分的血供，胎盘根部拼命地往下生长，胎盘内粗大的血管可能会穿透子宫肌层，甚至穿入膀胱。母亲在分娩后，宫内的母婴通道无法正常闭合，胎盘也难以自然脱落，遂引发灾难性的产后大出血。

可以说，前置胎盘还是很危险的。

胎盘前置了怎么办

虽然前置胎盘属于高危妊娠，比较危险，但孕妇也不必过分恐慌，只要严格遵医嘱做到以下几点，就能平安度过孕产期。

首先，应避免同房，以免人为刺激引起宫缩，造成感染和出血。

其次，要避免剧烈活动和劳累。当然，这并不意味着孕妇需要整天躺着，由于孕期机体属于高凝状态，躺多了容易导致血栓形成，那也是非常危险的。因此，前置胎盘孕妇也应适当活动。

第三，要纠正贫血。很多孕妇在孕期会有轻度贫血，存在前置胎盘的孕妇还要随时准备应对未知的大出血，故应当多储备一些血红蛋白，多吃富含铁元素的食物，必要时口服铁剂，以纠正贫血。

第四，一旦发生出血，孕妇必须尽快住院治疗，可在医生指导下酌情使用宫缩抑制剂，防止宫缩导致进一步出血。有早产风险的，可考虑促胎肺成熟，随时准备手术分娩。

前置胎盘，适合顺产吗

一般情况下，超声检查能比较准确地评估胎盘位置。如果已经明确是前置胎盘，那么就不要轻易冒险“自己生”了，因为一旦发生大出血，随时可能危及母胎生命安全。若发生阴道出血时胎儿已成熟，不要纠结择良辰吉日，也不要期待“瓜熟蒂落”，要听从医生的安排，及时终止妊娠，确保母胎平安。PM

特别提醒

如果发现前置胎盘，孕妈妈不用惊慌，只要按时产检、及时就诊、遵从医嘱，就不必过分忧虑，因为现在的医疗手段已经能解除大部分前置胎盘的“危机”了。比如：手术时子宫及血管的各种缝扎手段、宫腔球囊压迫、子宫动脉栓塞、子宫动脉球囊预置等方法，都能有效阻止出血或减少出血量，为母胎安全保驾护航。

热性惊厥的是是非非

复旦大学附属儿科医院神经内科　潘 岗　郁莉斐（主任医师）

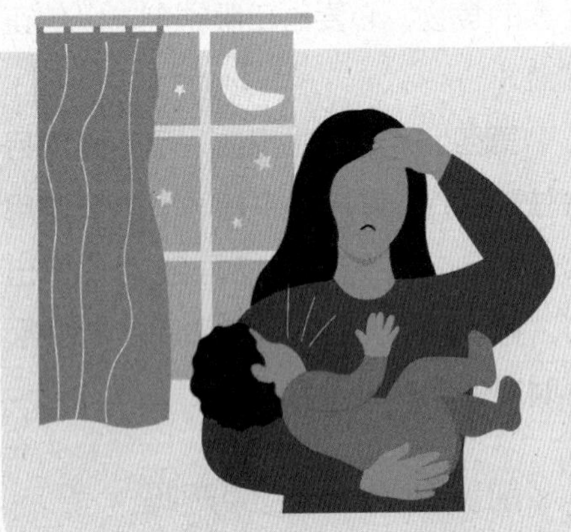

热性惊厥是儿童期最常见的惊厥发作类型，患病率为 2% ~ 5%，通常发生于 6 个月至 5 岁儿童，表现为体温迅速升高时出现惊厥。大多数热性惊厥的持续时间短暂且预后良好，但在患儿发生惊厥，尤其是首次惊厥发作时，家长不可避免地会出现恐慌，且在孩子再次发热时胆战心惊，害怕惊厥再次“光临”。

患儿家长常常在网络上查询疾病相关知识，希望能有效避免热性惊厥的发生，但网络的内容没有经过医疗专业人员审核，部分内容甚至是完全错误的，不仅不能帮助家长正确理解和处理热性惊厥，反而加重了患儿家长的心理负担。

认知 1：只有高热引起的惊厥才是热性惊厥

解析 正确。腋温 38℃或肛温 38.5℃以上的患儿出现惊厥，才可能是热性惊厥。体温未达此标准的惊厥患儿，可能存在其他神经系统疾病，应进一步检查，以明确诊断。

认知 2：热性惊厥患儿的智商不高，反复发生热性惊厥会影响智力

解析 错误。热性惊厥主要由脑部发育未完全成熟、遗传易感性及发热的交互作用导致。热性惊厥的发生与患儿的智力发育水平没有明确关联，大多数患儿的生长发育和智力水平都是正常的。除非患儿发生热性惊厥持续状态，即发作持续时间≥ 30 分钟或惊厥反复发作，或发作间歇期内孩子的意识状态不恢复，累计时间≥ 30 分钟。

一旦出现热性惊厥持续状态，则需要警惕热敏感相关的癫痫性脑病，否则热性惊厥一般不会影响儿童智力发育。也就是说，热性惊厥儿童，尤其是单纯性热性惊厥儿童，在学习能力、智力水平和行为习惯等方面均不会明显落后。

认知 3：热性惊厥发生次数多了，会进展为癫痫

解析 不完全正确。热性惊厥分两类：一类为单纯性热性惊厥，占所有热性惊厥患儿的 70% ~ 80%；另一类为复杂性热性惊厥。两者的主要区别在于惊厥发作的类型、持续时间和一次发热过程中惊厥的发作

次数。复杂性热性惊厥、存在神经系统疾病（如脑瘫、脑发育异常等）、一级亲属中有癫痫病史者，是热性惊厥发展为癫痫的危险因素。因此，热性惊厥是否会进展成为癫痫，与发作次数不直接相关。

认知4：5岁以下、发热24小时内发生的惊厥才是热性惊厥，否则就是癫痫

解析 不完全正确。单纯性热性惊厥的诊断有严格的年龄限制，即6个月至5岁；复杂性热性惊厥可以发生在6个月前或5岁后。另外，尽管绝大多数热性惊厥发生于发热24小时内，但这一时限并不绝对。不过，发热72小时后才出现惊厥发作者，须考虑其他神经系统疾病。

认知5：首次发生热性惊厥的患儿必须进行头颅CT和脑电图检查

解析 错误。首次出现热性惊厥且发作缓解后一般情况及状态良好的患儿，可暂缓进行头颅CT、磁共振及脑电图检查。医生通过病史询问、体格检查后，若认为患儿可能存在其他神经系统疾病，尤其是脑炎、脑膜炎等疾病时，需要进行头颅CT、磁共振及脑电图等检查，以明确诊断。

认知6：发生过热性惊厥的孩子，今后一旦发热，宜预防性用药

解析 不完全正确。通常，单纯性热性惊厥患儿不需要预防性用药；复杂性热性惊厥患儿，则应由专科医生根据惊厥发作的特点，如发作持续时间、发作次数、脑电图是否存在异常等，综合评估后，制定间歇性或长期预防的方案。值得注意的是，一旦孩子出现惊厥发作，观察发作持续的时间非常重要。如果惊厥发作持续5分钟以上不缓解，家长可用通过鼻黏膜或颊黏膜吸收的安定类药物（如咪达唑仑颊黏膜溶液、地西泮鼻喷雾剂等）进行紧急处理，但这些药物必须经过专业医生指导后才可使用。

认知7：吃保健品可以促进脑神经发育，预防热性惊厥

解析 错误。目前无相关证据支持保健品可促进脑神经发育、预防热性惊厥。预防热性惊厥发作的主要方法是减少感染和发热机会，必要时通过间歇或长期服用预防惊厥发作的药物进行治疗。PM

专家寄语

热性惊厥是儿童最常见的神经系统急症，绝大多数患儿预后良好。家长应正确认识儿童热性惊厥的特点和预后，科学掌握热性惊厥发作时的处理方法，严格遵照医嘱进行检查和随访，帮助儿童健康成长。

上海市健康科普专项计划（项目编号 JKKPZX-2023-B02）

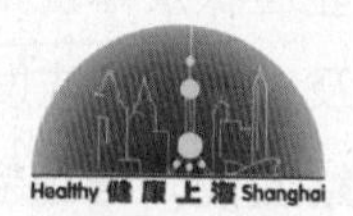

入院待产，却发现身患梅毒……

复旦大学附属儿科医院感染传染科
韩书珍 俞 蕙（主任医师）

医生手记

一天早上，还未到开诊时间，一名年轻男子搀扶着即将临盆的孕妇在诊室外踱来踱去，不时往里张望，一副欲言又止的样子。我们这里是儿科医院，他们又没带小孩，好奇心使我们喊住了他们："请问，你们有什么事吗？"他们进入诊室，快速关上门，男子面带愧色地说想咨询有关新生儿梅毒的事情，孕妇则眼含泪水。我们连忙安慰她："先天性梅毒是有药可治的，只要孩子出生后及时治疗，定期随访，大多数预后良好。"

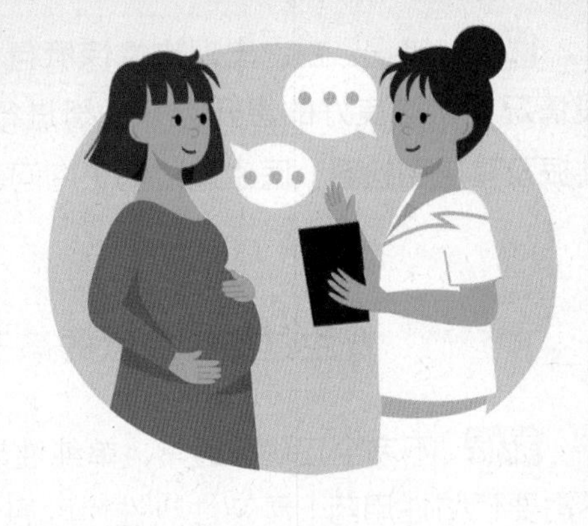

原来，他们婚后不久，妻子就怀孕了，孕早期建卡时各项检查均无异常，但未规律产检。丈夫经常在外跑运输，担心妻子生产时不能及时送医，于是在预产期将至时送妻子入院待产。不料，妻子被查出患有梅毒，且可能已经传染给胎儿。二人心急如焚，故而一早便来到了我院。

随着人们生活水平和健康素养的提高，先天性梅毒的发病率逐步下降。由于我院是上海市定点收治先天性梅毒患儿的医院，所以母体梅毒新生儿（即梅毒患者所生的婴儿）在这里并不少见，每年有近百例新生儿入院评估。孕妇发现患梅毒后，最关心的莫过于会不会影响腹中胎儿了。

孕妇患梅毒，会不会传给胎儿

梅毒是一种通过性接触传播的传染病，病原体叫梅毒螺旋体。孕妇患梅毒，称为妊娠期梅毒。先天性梅毒也称胎传梅毒，是指梅毒螺旋体由母体经过胎盘进入胎儿血液循环，感染胎儿。由于女性怀孕期间处于暂时性免疫抑制状态，故患有梅毒的孕妇大多无明显症状及体征，很容易被忽视，若未正规产检而没有及时发现，或发现后未正规治疗，均可能将梅毒传染给胎儿，导致宝宝神经系统、骨骼、皮肤、心血管、消化等多系统、多器官病变，甚至危及宝宝生命。

世界卫生组织估计，全球孕产妇梅毒螺旋体的感染率为0.69%，未经治疗的妊娠期梅毒患者的胎传率高达70%～100%。我国的数据显示，先天性梅毒的发病人数约为每年4618人，发病率约为29.8/10万；梅毒孕产妇的死胎和新生儿死亡发生率为0.86%。由此可见，孕妇一旦感染梅毒，要高度警惕胎儿发生先天性梅毒的可能性，及时接受治疗。

先天性梅毒对宝宝影响大吗

梅毒螺旋体可导致胎儿肝脏肿大、水肿、宫内生长发育迟缓、贫血、黄疸等，还可造成低出生体重、早产、死胎。

先天性梅毒宝宝出生后，发育可能会落后于同龄儿，并出现皮肤损害（红疹、红斑、水疱、脓疱等）、鼻塞、张口呼吸、哺乳困难、假性瘫痪、马鞍鼻、黄疸、肝脾肿大、脑膜炎等问题。这些症状在2岁前出现称为早期先天性梅毒，2岁后出现称为晚期先天性梅毒。病情严重时，可导致患儿残疾，如听力下降、耳聋、智力下降、语言及运动发育迟缓等，甚至危及患儿生命。

先天性梅毒能不能治好

早期诊断和早期使用青霉素治疗，是妊娠期梅毒管理的重要组成部分。孕妇只要发现患有梅毒，无论何时，均须及时治疗，以免发生母婴传播。先天性梅毒患儿应争取早发现，规律、足疗程治疗。目前，先天性梅毒的治疗适应证包括：有症状的先天性梅毒患儿，未治疗、未正规治疗或疗效不佳的妊娠期梅毒患者所生的新生儿。

妊娠期梅毒患者分娩后，新生儿一般会在第一时间被转至定点医院接受评估。医生会通过病史询问（包括母亲梅毒病史与治疗史），对新生儿进行体格检查、梅毒血清学检测【如快速血浆反应素环状卡片试验（RPR）、梅毒螺旋体颗粒凝集试验（TPPA）、甲苯胺红不加热血清试验（TRUST）等】及相关影像学检查（四肢长骨X线摄片、心脏超声、头颅磁共振），来评估病情，判断新生儿是否被传染，并根据情况做出对应处理。

若新生儿四肢长骨摄片发现存在骨骼异常，表现为骨软骨炎、骨髓炎及骨膜炎等，即为骨梅毒，通常使用苄星青霉素静脉滴注治疗7～10天（每8～12小时1次）。患有骨梅毒的宝宝需要进一步进行腰穿检查，明确是否存在脑膜炎。若脑脊液常规检查提示白细胞数量升高，表明存在脑膜炎，需要使用苄星青霉素静脉滴注治疗至少10～14天（每4～6小时1次）。

若妊娠期梅毒患者接受过规律、足疗程治疗，新生儿TRUST滴度与母亲分娩前相比降低到一定程度，四肢长骨摄片检查结果正常，只需要肌内注射1次苄星青霉素治疗。

部分患儿对青霉素过敏或不能使用青霉素，可以使用红霉素或头孢曲松治疗。

先天性梅毒患儿若能及时得到明确诊断和上述有效治疗，大多预后良好。若未及时发现或未有效治疗，患儿可能留有慢性脑膜炎、痉挛性瘫痪、惊厥、智力低下、耳聋及视神经萎缩等后遗症。

治疗后，需要随访2～3年

先天性梅毒患儿初始治疗结束后，应在第2、4、6、9和12个月时复诊，复查梅毒螺旋体抗原血清试验，通过检测血清中的梅毒螺旋体抗体来观察疗效，直到结果转为阴性为止。以后每6个月复查1次，总随访时期为2～3年。一般情况下，患儿的非特异性梅毒螺旋体抗体滴度应逐渐下降，至6月龄时应完全消失。若其滴度不降低、转阴或又升高，需要重新进行评估和治疗。

存在脑脊液异常的患儿，应每6个月复查1次脑脊液，直至正常。如果2年后脑脊液白细胞数仍不正常，或每次复查白细胞数无下降趋势，应重新使用苄星青霉素进行规律、足疗程治疗。

临床上，只有极少数患儿需要二次评估和治疗，大多数可获得临床治愈。PM

你是否陷入“错失焦虑”

华东师范大学心理与认知科学学院　王敏宁　傅靖东　李 林（教授）

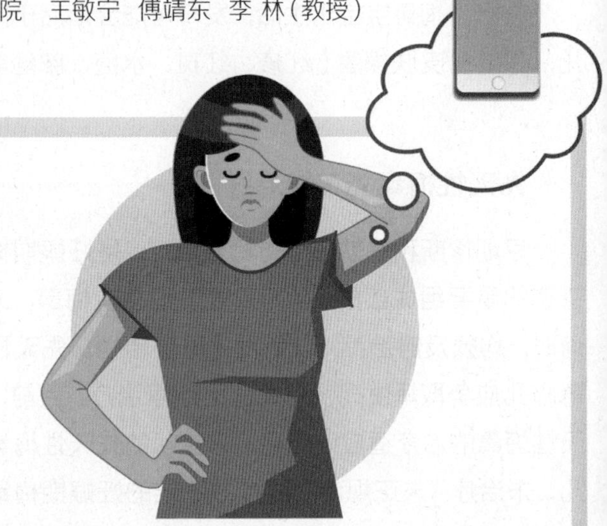

生活实例

张女士感到自己越来越离不开手机：明明手机没有提醒，她却总是每隔几分钟就要打开手机，看看有没有错过什么重要消息；平时总是静不下心来，喜欢不断在手机上刷新信息，担心错过社会热点；时刻追踪“朋友圈”动向，就像很多网友笑言的“怕朋友们聚餐没喊我”……她感觉注意力越来越难以集中，工作和生活都受到了严重影响。

生活在移动互联网时代，人们越来越习惯于在移动媒体上频繁交流、接收海量信息。人们有越来越多的机会让他人了解自己的生活细节，同时也默许社交媒体和虚拟“朋友”影响自己的思维和行为。人们从网络互动和获取信息中获得巨大的乐趣，形成一种奖赏机制，进一步增加频繁使用手机的可能性。例如，若有人给自己的朋友圈点赞，愉悦等积极的感受便随之而来。久而久之，人们习惯于不停地刷新社交媒体、微博、抖音等App，甚至因担心错过什么重要的信息而感到焦虑。这种情绪被称为“错失焦虑”。

错失焦虑的两个要素

错失焦虑（fear of missing out，FoMO）是一种恐惧情绪，害怕错过会使人患得患失，产生持续性的焦虑。错失焦虑者渴望与别人时刻保持关联，总担心别人会在自己不知情时经历了非常有意义的事情，情不自禁地陷入错过结交社会关系、获取新奇经历、投资机遇或其他好事的忧虑之中。总而言之，错失焦虑包含两个要素：一是担心他人正在经历一些有意义的事情，而自己被排除在外；二是在社交网络中有与人持久连接的渴望和行为。有研究表明，使用微博、抖音、脸书等社交媒体越频繁的人，错失焦虑的水平越高。

错失焦虑何以形成

● **生存的需要**　在远古时期，人类为了生存常常需要不断寻找新的食物来源；在农业时代，人们也需要获取种植相关信息。为维持生命，人类祖先获取信息的这根弦时刻紧绷着。此外，根据进化心理学，人类是社会动物，需要来自他人的肯定和陪伴。为了适应社会，获得社会认可，人们希望通过与那些“知情者”

打成一片来获取信息，获得肯定和陪伴，这种愿望可能促使错失焦虑形成。

• **社会比较需求的满足** 人们痴迷于刷朋友圈和浏览网络信息，很可能是因为渴望得到别人的关注，希望通过别人认同的方式完成自我虚拟身份的构建。在获取信息的过程中便会不自觉地产生社会比较。人际交往中社会比较的需求使人们可能更关注别人的感受，并对相关信息也更敏感，这是在社交媒体的影响下形成的一种强化形式。

• **“被看到”的渴望** “自体心理学”理论的创始人海因茨·科胡特提出，“镜映”是心理健康发展的先决条件，其中包括一个有趣的部分——需要被别人看到。人们希望被认识、理解和钦佩，并希望这些反应都是真实的。也就是说，人们希望那些自己尊重、钦佩或感到亲近的人真的知道自己是谁，并且关心自己，即使自己有缺陷。错失焦虑者真正焦虑的是找不到能够“认可”自己的人，或担心没有出现在那些自己尊重、钦佩或感到亲近的人的生命中。

调整自我，正确应对错失焦虑

从积极的角度看，出现错失焦虑可能是一种提醒：人们担心会错过的事物是自己看重的。然而，更多时候错失焦虑的影响是消极的。研究表明，错失焦虑者由于不获取信息就会感到失落和焦虑，会将大量时间花费在手机上，不停刷新、获取新内容。长此以往，容易导致手机成瘾；过高的错失焦虑水平会使人们担心错失某些事情而无法进入全身心学习或工作状态，并引发抑郁情绪，生活满意度、心理幸福感、人际安全感、自我价值感均较低，甚至导致酒精滥用等问题行为。

减少错失焦虑的关键不在于改变外部世界，而在于抚平内心世界的矛盾情绪，人们可以尝试以下方法：

❶ 自我关怀，接纳自己的情绪

错失焦虑是关于损失的感受。人们可能因为少看到某个信息、少参加某个活动而错过一些想要的体验，它让人们经历损失，体验焦虑甚至悲伤。不妨给自己以关怀，允许、正视、接纳这些情绪。

❷ 调整认知

当感到错失焦虑来临时，提醒自己，在手机屏幕上看到的信息不一定是真实的。调整自我认知，客观地评估自己在朋友圈和其他社交媒体接收的信息。错失焦虑往往与过多关注他人有关。主动减少对他人的关注，把注意力转到经营好自己的生活上来，努力“为自己生活”，提高个人的生活满意度和幸福感，使自己不再为“错失”某些人和事而感到焦虑。

❸ 放慢速度生活

在快节奏的现代社会，大多数人在生活中的行动速度比必要的快。不妨练习在吃饭、走路、聊天、打扫卫生等日常活动时慢慢来。在显眼的地方贴张便利贴，提醒自己刻意放慢速度，花点时间在愉快的经历上逗留、品味，而不是急于追求下一个刺激。

❹ 摆脱对虚拟世界的依赖

尝试摆脱虚拟世界的“牵引力”，将为人们提供更多时间给那些更有价值的事情。如果在现实生活中无法满足足够的社交需求、情感需要等，人们就会不断借助社交媒体来满足。因此，增加现实生活中的人际互动和精神生活是避免错失焦虑的良方。

❺ 努力做“减法”，一次只做一件事

更多不一定意味着更好。练习区分什么是真正重要和必要的、能带来真正满足的事情，并专注于此；什么仅仅是欲望，认识到它们只能提供暂时快乐的感觉，剔除这些与优化生活体验无关的事情，可以更深刻地欣赏自己所拥有的，提升满足感。PM

几年前，盲盒在年轻人中流行。销售盲盒的柜台前，常能看到年轻人认真比较着不同盒子的重量，希望选中自己最期待的那款玩偶。最近几年，“刮刮乐”让许多中青年欲罢不能，心情不好时刮一张，工作压力大时刮一张，手中有些“闲钱”时刮一张……许多人即使知道最后可能血本无归，也按捺不住自己跃跃欲试的心。

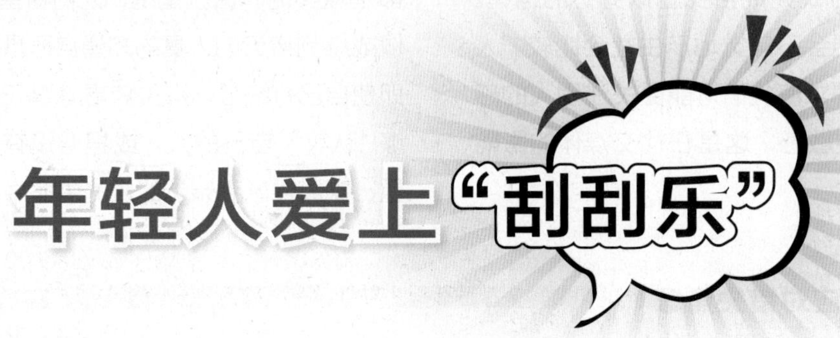

年轻人爱上“刮刮乐”

东南大学附属中大医院身心医学科　杨 妮　袁勇贵（主任医师）

“刮刮乐”能带来精神上的满足

无论是盲盒还是“刮刮乐”，本质上都属于不确定的收益机制，其中蕴含着相似的心理学原理。在快节奏时代，商家抓住消费者尤其是年轻人易上瘾的心理，使他们在一次次看似小成本的付出中期待惊喜，并在不确定性中获得短暂刺激带来的愉悦感。“刮刮乐”作为即开型彩票，最大的特点和优势是即时兑奖、无须等待，刮开覆盖层就能得知开奖结果，充分符合当下年轻人“即时满足”的消费心理。

每天购买“刮刮乐”的年轻人络绎不绝，在他们看来，“刮刮乐”就像“命运盲盒”，万一暴富了呢？也有人认为，“刮刮乐”能缓解生活和工作压力。人们沉迷于“刮刮乐”的原因各不相同，但可以肯定的是，不少年轻人通过“刮刮乐”在精神上得到了满足。具体来说，刮开中奖图案的瞬间会刺激大脑中的奖赏系统，形成积极体验。另外，心理学中的“损失回避”原理也可以对这一现象进行解释，即人们对损失的敏感性往往高于对同等价值收益的敏感性。即使在“刮刮乐”中亏损了，大多数人会通过继续购买“刮刮乐”抵消已经发生的损失，并期望从中获得更高回报。这些心理诱惑易让消费者深陷“重复尝试”的迷阵，严重者可有类似赌博行为的成瘾倾向。

适当购彩，警惕成瘾

成瘾是指对某种物质或行为有持续性渴求，无法自控，且对个人的生理和心理造成了负面影响。适当购买彩票并无大碍，但如果沉迷其中，则须引起重视。有报道称，有人一天刮彩票数小时、花费上万元。他们像赌徒一般，抱着侥幸心理，幻想一夜暴富，最终陷入负债困境。

当每次路过彩票站就忍不住购彩，反复在“想刮”和“不能刮”间徘徊，已经严重影响生活状态和心情时，应引起警惕并及时收手。具体措施有：正视购彩成瘾的危害，了解自己的需求和欲望，有意识地控制自己的行为；通过培养其他兴趣爱好分散注意力，放松身心，减轻压力；养成良好的生活习惯，与家人、朋友多沟通，必要时寻求医生或心理咨询师的帮助。PM

不久前，小张在遭遇一次突如其来的工作挫折后，愤怒委屈至极，忍不住捶胸顿足。令人惊讶的是，他感到一股难以名状的郁结之气得到了疏散。这是巧合，还是有一定科学依据？

“捶胸顿足”背后的中医健康智慧

上海中医药大学附属龙华医院针灸临床一部副主任医师　宋毅

适当捶胸，可宣泄郁结之气

《素问》中描述“怒则气上，喜则气缓，恐则气下，惊则气乱，悲则气消，忧则气聚，思则气结”。这七种情志变化本是人体对外界客观事物的正常情绪反应，但情志活动过烈、过久，超过人体生理所能调节的范围，就会引起气机紊乱，脏腑功能失调，导致疾病。

胸口有一个重要的穴位——膻中，又称“上气海”“中丹田”，为八会穴之气会，属任脉，是心、肺等脏腑气机活动的重要场所，具有宽胸理气通腑、宣肺调心疏肝等功能。人体的气机主要由膻中穴调理，所有与气机相关的问题，如肝气郁结、肺气不通、心气不足造成的头痛乏力、心烦失眠、胸闷咳嗽等，都可通过刺激这个穴位来促进胸部气血通畅，从而宣泄郁结之气，调节身心。此外，用力捶打胸部时，还会刺激邻近的玉堂、中府、库房等穴位，它们也与人体的呼吸、消化及循环系统密切相关。

现代医学研究发现，适当捶打胸部，可通过振动肺部来缓解气道痉挛，改善肺部通气功能；可通过刺激胸部的主动脉压力感受器调节血压，不仅有助于缓解因情绪激动导致的血压升高，还能在一定程度上预防心血管疾病。

敲打膻中，可作为日常保健

敲打膻中穴，首先要找准位置，它位于人体胸部正中线上、两乳头连线的中点，平第四肋间。其次，要保持适中的力度和频率：不宜过猛，以敲击完成后局部皮肤红而不肿为度；不宜过快，以与心率同步为宜。最后，在敲打过程中，要保证环境无干扰，身心放松。

作为日常保健，可每天敲打膻中穴 3 次，每次 5 ~ 10 分钟为宜；可双手合十置于胸前，用双手大鱼际部位进行拍击。这样既能确保敲打动作准确有效，又能避免用力过度造成损伤。

“顿足”锻炼，亦可保健

与“捶胸”相伴的“顿足”同样具有一定的保健作用，主要通过刺激脚底穴位，特别是涌泉穴，来起到保健效果。涌泉穴位于脚掌前 1/3、脚底心凹陷处，是足少阴肾经的起始点，具有补肾益气、舒缓疲劳的功效。顿足可刺激涌泉穴，促进肾经气血流通，使肾中精气充沛，人体自然精神焕发，从郁结之气中解脱出来，达到阴阳平衡、身心同健的效果。

此外，中医认为人体是一个有机整体，脏腑通过经络联系体表。根据《素问》中“有诸内者，必形诸外”的全息理论，足底穴位投射于人体的五脏六腑，尤其是消化系统。脾胃乃后天之本，中医养生功法八段锦中最后一节“背后七颠百病消”，通过抬脚落地刺激足底来预防疾病，也印证了顿足的保健作用。

现代医学研究发现，顿足可通过震动来加速下肢血液循环，缓解因长时间站立或行走造成的下肢疲劳，对于经常穿高跟鞋或长时间站立工作的人来说，顿足不失为一种简单有效的保健方法。

综上所述，“捶胸顿足”并非简单的发泄行为，而是一种蕴含着中医健康智慧的保健方法。科学地捶胸、顿足，可促进血液循环、宣泄郁结之气，有益身心健康。PM

“晚饭要吃少”，适合所有人吗

上海中医药大学附属曙光医院传统医学科、上海市名中医余小萍工作室
主任医师　吴 欢

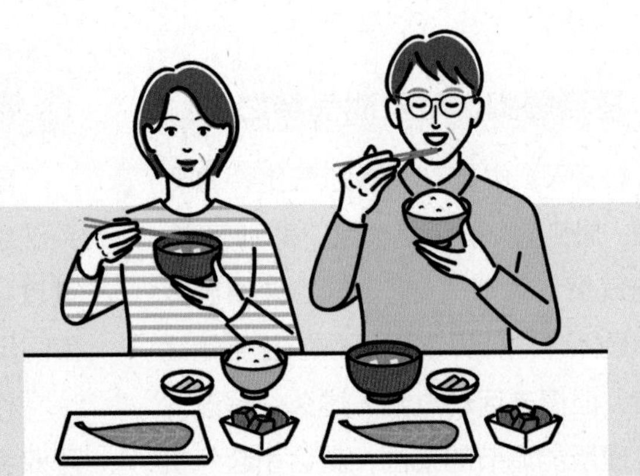

“早餐要好，午餐要饱，晚餐要少。”对于这句话语，从患者到医生，绝大多数人都深信不疑。晚餐真的要吃得少吗？是否所有人都应该这么做？

“一日三餐”的演变

《论语》云：“不时，不食。”在农耕时代，饭点得配合人们下地干活的时间。甲骨文记载，殷商时期的人在上午出门干活前吃一顿“大食”，后晌收工后吃一顿“小食”。

秦汉以前，一日“三餐”仅仅是达官贵人的专享，老百姓每天通常吃早、晚两顿饭。上午10～11时的早餐，古称“朝食”或“饔”；下午3～5时的晚餐，古称为“飧”。

到唐宋，农业逐渐发达，粮食产量大幅提高，长安、洛阳、开封、杭州等“一线城市”的百姓才慢慢过上了一日可以三餐的温饱生活。直至两宋时期，“三餐制”才基本定型。近年来，随着生活方式的变化和生活水平的提高，人们的饮食习惯在悄悄发生着变化，人群中超重、肥胖的比例呈现上升趋势；也有不少爱美者奉行“以瘦为美”，因此“早餐要好，午餐要饱，晚餐要少”成为一些人认真践行的“健康准则”。

晚上真的要吃得少吗

对“早餐吃好，午餐吃饱”这两句大家异议不大，但“晚饭吃少”并非指盲目减量。部分减肥者选择晚上喝粥，或不吃主食、只吃水果，甚至有的索性不吃，这些方法并不正确。

晚上应当吃得少，是因为大部分人晚上运动少，如果过量饮食，易引起肥胖，导致出现脾胃不适、入睡困难等状况，不利于肝脏代谢和消化道休息。晚饭的“少”是指“七八分饱”，也就是比中饭仅仅少四分之一，并不是一味“挨饿”。

一天吃几顿、吃多少、什么时候吃，都要因人而异。现代社会中，人们的工作、生活差异较大，饮食习惯应当根据自身情况进行细化。

晚饭吃多少，看情况而定

首先，我们要了解一下人体中胃的排空时间。

食物由胃排入十二指肠的过程是胃的排空过程，排除疾病状态下，在同样八九分饱的情况下，根据饮食种类不同，胃的排空速度也有不同。

如果吃了稀粥、杂粮粥、藕粉等流食，胃的排空只需要 15 分钟到半小时；如果吃的是烂糊面、泡饭这种半流质，胃的排空大概需要 1 个小时；如果吃了主食加荤素的正常饮食（即混合食物），胃的排空时间一般需要 4 ~ 6 小时。因此，晚饭该怎么吃，可以根据不同因素探讨。

按照睡眠时间定

古人在下午 4 ~ 5 时天黑前吃晚饭，6 ~ 7 时天黑后就睡觉，因此即便粮食匮乏吃不饱，但入睡时胃还没有排空，不至于伤及脾胃。从古代的日落而息，到工业革命、信息化社会，人们的睡眠时间逐渐减少，晚睡已成为“常态”。现在大多数人的晚餐时间是在下午 5 ~ 6 时，如果是饭后 2 ~ 3 小时就睡觉，晚饭可以七八分饱。而大部分人的入睡时间在 10 ~ 11 时，甚至更晚，入睡前胃已基本排空。在这种情况下，如果晚饭吃得过少或仅喝粥，入睡时脾胃已处于饥饿状态，会导致胃酸刺激胃黏膜，胃病患者易在凌晨出现中上腹疼痛、胃灼热，反流性食管炎患者易出现胸骨后疼痛。因此，平时入睡晚的人，可以在睡前 1 ~ 2 小时进食少量碱性食物，如半个馒头、几片苏打饼干等，这样即便晚饭吃得少，也不会伤胃。

按照有无基础疾病定

不仅有基础疾病（如幽门梗阻、胃部手术后、糖尿病自主神经病变、胃轻瘫）的人晚饭要吃得少，胃肠蠕动过快、胃酸过多、饿得快的人，晚饭饮食结构也需要适当调整。应避免仅摄入排空较快的稀粥、泡饭等食物，少摄入水果、饮料、甜点等含糖多、消化吸收快、易促进胃酸分泌增多的食物，避免豆类、牛奶、大蒜、洋葱等产气食物刺激使胃肠道蠕动加快；可摄入馒头、面条等消化慢的主食，或增加消化慢的高蛋白质食物，如瘦肉、鸡胸肉、鸭肉、牛肉等。人体的胃是“横着长”的，“进口”在左，“出口”在右，为了避免胃酸积聚在胃内甚至反流，胃酸过多者可在晚上睡觉时保持右侧卧位。

按照胖瘦定

肥胖人群晚饭宜少吃，且早、中饭亦需控制摄入量。为了避免饥饿引起的胃痛、失眠、心慌等不适，肥胖人群可选用瘦肉、虾仁、绿叶蔬菜、燕麦、藜麦等高蛋白质、高纤维食物。需要长身体的青少年、身材瘦小需要增肥的人群，可在睡前 1 小时吃几块非油炸、低脂肪的小点心。

按照运动量定

现代社会，久坐成为不少人难以避免的坏习惯。许多人吃了早饭后便坐着办公直至中午，吃完午饭后坐到下班，晚饭后又坐着看电视、玩游戏、刷短视频，运动量严重不足。

长期久坐易导致胃肠道蠕动缓慢，使每一餐的排空时间延长，超过正常的 4 ~ 6 小时，日久易出现食后腹胀、肚子越来越大、脂肪肝、便秘、口臭等症状。这类人代谢慢、消化慢，为了避免肥胖或超重，晚饭要少吃。而运动量大的人胃肠道蠕动快、体能消耗大、代谢旺盛，晚饭摄入不应过少。PM

总之，每个人可以根据自身生活习惯、健康状况、起居时间等，合理安排饮食。一些“健康准则”会随着时代变迁、地域不同、文化差异而发生改变，应灵活看待。

近来，一款名为“四神汤”的养生方深受人们追捧。“四神”究竟是哪四神？为何受到广泛青睐？如何发挥“四神汤”的效果呢？

夏日祛湿“四神汤”

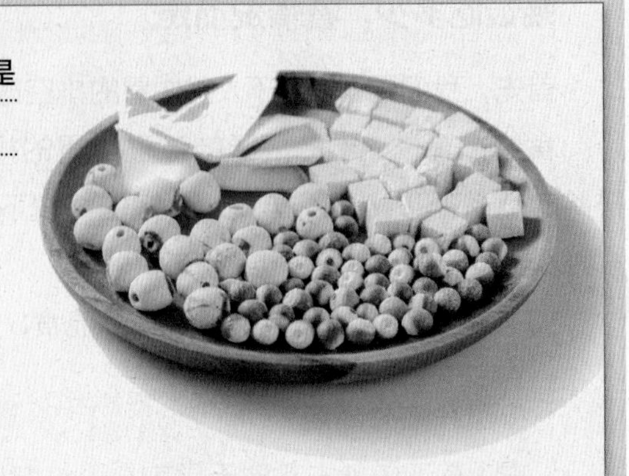

上海中医药大学附属市中医医院脾胃病科
郭召平（副主任医师） 孙永顺（主任医师）

四神汤的“前世今生”

关于四神汤的来历，尚无固定说法。传言乾隆皇帝下江南时，随行的四位大臣因舟车劳顿、水土不服而相继病倒，御医遍施药饵，却毫无功效。于是乾隆皇帝张榜求医，见一僧人前来揭榜，诊治后开出“莲子、芡实、怀山、茯苓等量炖猪肚”的药方，宣告“四臣，事成”。四位大臣服下之后，果然痊愈。此后每逢南巡，皆炖煮此方养生。久而久之，此方便以“四臣汤”为名在民间广为流传。后期，人们因不清楚“四臣汤”的由来，且“臣”和“神”谐音，故其在口口相传中被称为“四神汤”。

四药为方，有何功用

四神汤由山药、茯苓、芡实、莲子四种药材为主要材料。四药合用，具有补脾阴、厚肠胃、去湿邪、养心神的功能。

山药 《药品化义》记载：“山药，温补而不骤，微香而不燥……味甘气香，用之助脾，治脾虚腹泻，怠惰嗜卧，四肢困倦。”山药性味甘、平、淡，可健脾补肺、固肾益精，属平补之品，适合于绝大多数人。

茯苓 善化利湿邪，能利窍去湿、导浊生津、补中健胃。凡治脾虚有湿，必用茯苓。

芡实 既能祛湿，又有固涩之性，可益肾固精、补脾止泻、除湿止带。

莲子 可补脾、止泻止带、益肾涩精、养心安神。

湿邪为患，可饮此方

要想知道四神汤的适用人群，首先需要了解湿气是如何产生的。中医学认为，湿邪有内外之分，外湿主要由于外界自然环境所致，如天气多湿，或居住地、工作环境阴暗潮湿等，都可使人感受湿邪。内湿为机体水液代谢失常所致，贪食生冷，或恣食肥甘厚腻，或久病体虚，造成肺、脾、肾功能减退或紊乱，均可产生内湿。

湿邪看不见、摸不着，我们如何判断自己是否感受湿邪呢？中医学中有一个特有的思维方法——审证求因，即通过患者特有的某些症状来判断可能的病因。湿具有易损伤阳气、阻遏气机，黏滞、重浊、趋下等特点，因此，凡见脘痞腹胀、食欲减退、身体困重、小便淋涩不畅、大便黏腻不成形、口黏口甘、舌苔厚腻、白带过多等症状者，皆受湿邪所扰。

理解了湿气的产生，就不难了解四神汤的适用范围。四神汤可以健脾化湿和中，重点作用于中焦脾胃，因此见胃脘或胸膈痞满、食欲不振、口淡乏味、大便溏泄或黏腻不爽等可选用。另脾胃五行属土，六气中湿气亦属土，湿与脾同气相求，湿邪多与脾相关，故暑季或梅雨季节等潮湿时期，也可适当选用。

“知其宜，亦当知其忌。”再好的方子都不是万能的，都有其适用范围。四神汤是“除湿之剂”，非湿者自当慎用。凡有口鼻及肌肤干燥、大便干结、盗汗、手脚心热、眼睛干涩等阴液不足症状者，不宜选用四神汤。PM

藿香正气水由广藿香、紫苏叶、白芷等中药组成。其组方源自宋代《太平惠民和剂局方》中的传统经典名方藿香正气散，内服可解表化湿、理气和中，主要用于暑湿感冒、恶寒发热、呕吐腹泻等病症，外用也可以防治诸多疾患。

"内外皆宜"的藿香正气水

安徽中医药大学第一附属医院制剂中心　朋汤义（教授）　耿园

治蚊虫叮咬、痱子

将藿香正气水外涂在蚊虫叮咬处，可缓解瘙痒。当身上出现痱子时，取藿香正气水一支（约 10 毫升）按 1：1.3 的比例加凉开水或生理盐水稀释后涂搽患处，每日 2～3 次，可缓解症状。

治头癣、手足癣和甲癣

藿香正气水中的藿香、紫苏、白芷及桔梗有抑制真菌的作用。将藿香正气水外涂于患处，可缓解症状。

防晕车、晕船

乘坐车、船前，用棉签蘸取藿香正气水敷于肚脐内，有助于预防晕车、晕船。

治湿疹、瘙痒

湿疹患者用温水清洗患处后，可用藿香正气水外涂患处，每天 3～5 次，症状缓解后停用。平时有皮肤瘙痒等表现者，可先将患处洗净，将藿香正气水按 1：50 的比例兑入凉开水中，清洗患处，坚持 1 周。

治疖肿

疖肿多由于内郁湿热、血热或外受风热暑邪所致。在藿香正气水的组方中，藿香芳香化湿，白芷祛风胜湿，能散郁除湿、治疗疖病。疖肿初起时，用棉签蘸取藿香正气水涂搽患处，每日数次，1～2 日即可消肿。PM

延伸阅读

内服外用，均须注意

炎炎酷暑，不少人觉得藿香正气水是"中暑万金油"。但事实上，任何药物都有它的"脾气"，藿香正气水并非适用于所有中暑。中医将中暑分为阳暑和阴暑：阳暑通常是长时间在太阳暴晒下出现的中暑现象；而阴暑是在高温天气中错误解暑、"因暑而受寒"而引起的病证，如空调温度太低使室内外温差太大、短时间内饮用大量冷饮等。藿香正气水多适用于阴暑，且主要用于缓解阴暑产生的胃肠道不适、胸闷等症状，没有预防中暑的作用。藿香正气水中含有乙醇，忌与头孢类药物合用，以免导致双硫仑样反应，引起头痛、恶心、呕吐、呼吸困难等症状；服药后一段时间内不得驾驶车辆、飞机、轮船等，不得从事高空作业、机械作业及操作精密仪器。

藿香正气水外用时也须注意：对藿香正气水中成分过敏（包括酒精过敏者）者禁用；过敏体质者，有食物、药物过敏史者慎用；孕妇、哺乳期妇女、儿童、年老体弱者，应在医师或药师指导下服用。

孩子尿床，试试小儿推拿

上海中医药大学附属曙光医院推拿科　张树锋　吕强　孔令军（研究员）

生活实例

“怎么又尿床，你都快6岁了！”清晨，妈妈的怒吼声把孩子从睡梦中惊醒。孩子委屈地向妈妈解释：“昨天晚上做梦尿急，我记得是找到厕所了才尿的……”

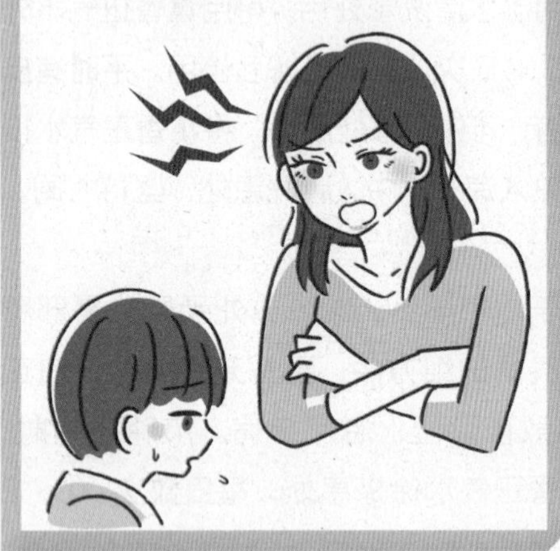

遗尿症是儿童常见病，指5岁以上的孩子不能自主控制排尿，经常睡中小便自遗、醒后方觉。其可分为原发性和继发性遗尿两种。前者指持续或持久的遗尿，其间控制排尿的时期未超过一年；后者指控制排尿至少1年，后又出现遗尿。遗尿症的主要原因有孩子过度疲劳、睡眠过深、睡前饮水较多、没有养成自主排尿习惯、膀胱容量过少、神经系统发育不完善、排尿反射弧发育不成熟等。

目前，我国6～7岁学龄儿童遗尿症发病率超过10%，大多数患儿的病情随着年龄增长而好转，也有些患儿病情迁延不愈，直至成年。遗尿时间过久，会影响患儿的心理健康，导致不同程度的内疚、羞愧、自卑、胆怯、恐惧、焦虑等心理障碍，严重者可出现性格孤僻、不合群、神经质等问题或暴力倾向。遗尿症还会影响生长发育，研究显示，遗尿症患儿的身高比同龄儿童矮2～5厘米。

及早重视，调整生活方式

孩子患遗尿症，家长应重视。不严重或偶有发生遗尿的儿童，可以先从调整生活方式开始：养成按时睡眠、睡前排尿的习惯；避免白天玩闹过于疲劳，睡前尽量不要饮水或少饮水；日间有尿意时，适当延迟排尿，逐渐增大膀胱容量，增强膀胱括约肌的控制能力。此外，家长可根据孩子尿床的时间规律，适时唤醒其排尿；注意清洁孩子的外阴、包皮，避免其发生尿路感染。

如果遗尿症状较为严重，在调整生活习惯后没有明显改善，则需要治疗。小儿推拿作为一种传统的中医外治法，治疗遗尿有较好效果。

刺激穴位经络，调整脏腑功能

中医认为，小儿先天禀赋不足，元气失充，脾、肺、肾俱虚。脾虚运化失职，不能传输精微；肺虚治节不行，通调水道失职，三焦气化失司；肾阳虚则下元虚冷，不能温养膀胱，膀胱气化功能失调，闭藏失职，不能约束水道而导致遗尿。小儿推拿可以通过手法刺激特定的穴位和经络，温补脾、肺、肾，促进膀胱功能的调节和改善，提高儿童的自控能力，减少夜间尿床。

❶ 温补肺、脾、肾

中医认为手部在一定程度上是人体健康的缩影。一部分经络的起点和终点位于手部，五脏六腑在手部也有相应的反射区，通过按摩相应反射区，可刺激肺、脾、肾三经，促进肺脏通调水道、脾脏传输精微、肾脏闭藏气化功能，从而约束水道、固本止遗。

【旋推脾经】脾经反射区位于拇指螺纹面。推拿者以拇指螺纹面着力，在小儿拇指螺纹面旋推，约 300 次。

【旋推肺经】肺经反射区位于无名指末节螺纹面。推拿者以拇指螺纹面着力，在小儿无名指螺纹面旋推，约 300 次。

【旋推肾经】肾经反射区位于小指螺纹面。推拿者以拇指螺纹面着力，在小儿小指螺纹面旋推，约 300 次。

❷ 加强膀胱控制

按揉神阙、关元、气海等穴位，可促进膀胱的收缩和排尿功能，提高膀胱的控制能力，帮助孩子更好地控制小便，减少尿床。

【揉神阙】神阙穴位于脐窝正中。用中指指端着力，按揉神阙穴约 100 次。

【揉关元】关元穴位于腹部前正中线上，脐正中下 3 寸。用掌根或大鱼际按揉关元穴，约 100 次。

【揉气海】气海穴位于腹部前正中线上，脐下 1 寸半。用中指指端着力，按揉气海穴，约 100 次。

【推揉肾俞】肾俞位于第 2 腰椎棘突下旁开 1.5 寸，左右各一。以一指禅推或指揉肾俞穴，每处各 300 次。

❸ 促进神经发育

按揉百会、八髎等穴位有助于刺激大脑皮质和腰骶部神经，完善排尿神经反射通路。

【揉百会】百会穴位于头顶正中线与两耳尖连线的交点处。用中指指端着力，按揉头顶正中线与两耳连线交会处，约 100 次。

【擦八髎】八髎穴相当于骶骨上的四对骶后孔，左右共八穴。用掌根或小鱼际着力，在骶部八髎处作擦法，擦至局部温热为宜。

❹ 强身健体，增强体质

按揉足三里、三阴交、涌泉等穴位有助于提高孩子的免疫力，增强体质，减少尿床。

【推三关】三关穴位于前臂桡侧腕横纹至肘横纹处。用拇指或食、中两指螺纹面着力，自小儿腕横纹桡侧缘沿前臂向肘横纹外侧缘直推，约 100 次。

【按揉足三里】足三里穴位于外侧膝眼下 3 寸，胫骨外侧约一横指处。用拇指螺纹面着力，按揉足三里穴，约 60 次。

【按揉三阴交】三阴交穴位于小腿内侧，足内踝尖上 3 寸，胫骨内侧缘后。用拇指螺纹面着力，按揉三阴交穴约 60 次。

【推揉涌泉】涌泉穴宜在屈趾时取穴，位于足掌心前正中凹陷中。用拇指螺纹面着力，先在小儿足掌心涌泉穴处作揉法，再向足趾直推，约 30 次。

【捏脊】用拇指桡侧缘顶住脊柱两侧皮肤，以食、中两指前按，三指同时用力提拿肌肤，双手交替捻动，沿小儿脊柱自下而上向上推行，重复 5～6 遍。

推拿治疗遗尿症，最好由中医推拿师根据孩子的病情和体质特点，制定个性化的方案。推拿前，要先让儿童排空膀胱，以免影响疗效。推拿时，宜保持室内温度适宜，避免孩子受凉或受热；力度宜轻柔缓和，切忌用力过猛。推拿时间不宜过长，一般每次 10～20 分钟即可。需要注意的是，对于有严重遗尿表现者，首先要筛查其有无器质性病变，如泌尿系感染、畸形，以及隐性脊柱裂、脑脊膜膨出等，积极治疗原发病，或结合其他治疗方法进行综合治疗，以达到更好的治疗效果。

在治疗期间，家长要密切关注孩子的排尿情况，还要注意孩子的生活习惯和心理健康，帮助孩子养成规律的生活作息和习惯，对孩子进行正确的心理引导，切不可用粗暴、厌烦的态度数落孩子，以免伤害孩子的自尊心。PM

扫描二维码，观看操作视频

不少人将购买的中药材或中药饮片（如三七、丹参等）打粉，直接冲服；许多药店也提供打粉服务。中药打粉服用是否更好吸收？哪些中药不适合打粉？中药粉储存有哪些注意事项？

中药打粉知多少

山东省中医院药学部副主任药师　崔惠平

古老“散剂”，内外皆宜

中药打粉属于散剂。散剂是中药方剂古老的剂型之一，在中国最早的医药典籍《黄帝内经》中已有散剂的记载。传统散剂分为粗散和细散，其中中药打粉是细散，即将单味或配方药材粉碎过筛达到一定的目数，以便内服或外用。

中药打粉制法简便，剂量可随症增减。一些不方便直接服用的中药，如腥味大的动物药或口感不佳的苦药等，可用粉剂做成丸、片、胶囊等剂型，使用方便，尤其适合小儿服用。粉剂外用，能帮助吸收疮面炎症、修复溃疡，尤其在治疗各种溃疡、湿疹、痔疮止血等方面疗效显著。

散剂的比表面积较大，粉粒分散，易于药物的有效成分溶出和人体吸收。比表面积是指单位重量的物体的表面积大小，就比如将一块石头粉碎，颗粒越细，其总表面积就越大；相应的，比表面积越大，细度越高。由于药物粉碎后比表面积较大，其刺激性、化学活性等也相应增加，故对胃刺激较大的药物散剂不宜长期服用。

打粉“白名单”

尽管中药打粉优点多多，但并非每味中药都适合以此形式服用。一般来说，以下几种类型的中药适合打粉：

- 质地坚硬或需长期服用的补益中药，如三七、羚羊角、丹参、黄芪、白术、鸡内金等。
- 价格昂贵的中药，如人参、西洋参、川贝、胶类等，打粉冲服可以提高药效、节省药材用量，降低用药成本。
- 气味或口感不佳的中药，如黄连、苦参等，打粉装入胶囊服用，可帮助隔离苦味。
- 成分不宜煎煮或有效成分难溶于水的中药，如延胡索等，打粉吞服更方便治疗。
- 制备外用药粉的中药，如溃疡散、生肌散、湿疹散等，打粉后便于黏附于患处，利于皮肤吸收，促进创面愈合。
- 动物类中药，如全蝎、蜈蚣、水蛭等，也适合打粉。此类药物因成分不宜煎出且价格昂贵，可研磨冲服。需要注意的是，这类中药宜配合中药汤剂一起服用，不适合单独服用，以免引起胃部或腹部疼痛。

打粉“黑名单”

一些成分特殊的中药不适合打粉服用、保存，具体如下：

1. 熔点低、黏性强的中药，如乳香、没药等，打粉后温度稍高即容易结块，不利于保存。
2. 挥发性芳香类的中药，如薄荷、麻黄等，打粉后挥发油更容易散失，药效也易随之降低。
3. 质地轻飘的花类中药，如金银花、菊花等，打粉以后质轻飞扬，且有效剂量体积偏大，不便于冲服。
4. 打粉后粉末性状发生变化的中药，如灵芝粉末，打粉后呈棉絮状，不适宜泡服或冲服。
5. 有毒的中药，如附子、半夏、细辛、杏仁、何首乌等，直接打粉冲服易导致中毒。其毒性在高温煎煮过程中可逐渐降低，煎煮用药较为安全。
6. 矿物类中草药，包括矿石类及动物骨骼等。这类中药煎煮后，有效成分可煎出，剩余部分不宜服用；如果全部磨粉吃进体内，不仅对治疗无益，反而会造成腹痛等不良反应，因此这类中药不适合打粉。当然，也不是全部矿物类中药都不能打粉，如中药“蚬壳胃散”中的海螵蛸和石脂，打成粉末更易中和胃酸，疗效更佳。

中药粉剂如何存

中药粉在正常状态下应保持干燥、疏松、色泽一致、混合均匀，若存储不当，容易吸潮结块、发霉变质，一些黏性、油性较大的中药更难储存。要保持中药药粉质量稳定，应做到以下几点：

- **选择适宜的容器** 根据药材性质选用易封闭或密闭的容器，以避免药粉吸湿变潮或气味散失。
- **储存时间不宜过长** 一般不要超过两年，特别是一些名贵药材，更要控制存量。
- **成分特殊的中药粉宜冷藏** 黏性重、含糖量高的中药粉，如熟地黄、枸杞子等药物打粉后，容易吸潮发黏，应充分干燥后低温保存，以免软化结块，影响使用。

如何服用效更佳

补益类中药粉剂适合饭前半小时左右服用，刺激性中药粉剂适合饭后半小时左右服用。

服用粉剂时，一般用水冲服，也可遵医嘱将粉剂与中药汤剂混合，一起服用。需要注意的是，水的温度一般不宜过高，尤其是三七、朱砂粉，不能用开水冲服；对不易溶于水、口感差的中药粉，如羚羊角粉、朱砂粉、血竭粉等，可加入蜂蜜捏成水丸状，然后用温水服用。不过，八珍粉、山药莲子粉等，可以用开水冲调后服用。

总之，中药打粉，无论单味还是复方，内服还是外用，都应遵循增效减毒、便于应用的目的。中药打粉前，宜咨询中医师或药师。PM

注射降脂，了解三件事

北京医院心内科副主任医师 张 妮

低密度脂蛋白胆固醇（LDL-C）俗称“坏血脂”，是动脉粥样硬化性心血管疾病（ASCVD）的危险因素，降低LDL-C是预防和治疗ASCVD的重要手段。降低LDL-C的药物有他汀类、胆固醇吸收抑制剂（如依折麦布）等。他汀类药物是目前最经典、有效的降胆固醇药物，能使LDL-C水平降低30%~50%。但他汀类药物在治疗中亦存在一些问题，包括单用达标率不高、不耐受、部分患者（如家族性高胆固醇血症患者）治疗困难等，需要更安全、强效的药物来解决这一系列难题。近年来，前蛋白转化酶枯草溶菌素9（PCSK9）抑制剂为血脂管理提供了新的选择，它对LDL-C具有很大的“杀伤力”，且比较“省心”，定期皮下注射即可。

1 PCSK9 抑制剂效果怎么样

PCSK9 是肝脏合成的分泌型丝氨酸蛋白酶，可与肝细胞上低密度脂蛋白胆固醇受体（LDL-R）结合并使其降解，从而影响 LDL-R 对 LDL-C 的清除。PCSK9 抑制剂通过抑制 PCSK9，阻止 LDL-R 降解，促进 LDL-C 清除，降低 LDL-C 水平。

目前，我国共有 3 种 PCSK9 抑制剂获批上市，包括依洛尤单抗、阿利西尤单抗、英克司兰。前两种属于 PCSK9 单克隆抗体，第三种为小干扰 RNA。PCSK9 单克隆抗体可使 LDL-C 水平降低 50% ~ 70%，同时还可以降低脂蛋白 a、载脂蛋白 B、甘油三酯、极低密度脂蛋白胆固醇和血浆游离 PCSK9，有助于降低主要不良心血管事件的发生风险。

2 PCSK9 抑制剂适合哪些患者

在接受他汀类药物及胆固醇吸收抑制剂治疗后，LDL-C 水平仍无法得到有效控制，以及对他汀类药物不耐受或存在禁忌证的患者，可使用 PCSK9 抑制剂。《中国血脂管理指南（2023 年）》对于 PCSK9 抑制剂的使用有以下推荐：

❶ 使用中等强度他汀类药物联合胆固醇吸收抑制剂治疗，LDL-C 仍不能达标者，可联合使用 PCSK9 抑制剂。

❷ 基线 LDL-C 水平较高，且预计使用他汀类药物联合胆固醇吸收抑制剂难以达标的超高危患者，可直接启动他汀类药物联合 PCSK9 抑制剂治疗。

❸ 不能耐受他汀类药物的患者，应考虑使用胆固醇吸收抑制剂或 PCSK9 抑制剂。

3 PCSK9 抑制剂怎么用

目前 PCSK9 抑制剂在中国市场仅有进口品种，价格较高。PCSK9 单克隆抗体（依洛尤单抗、阿利西尤单抗）的使用方法为皮下注射，每月 1 ~ 2 次；小干扰 RNA（英克司兰）的使用方法为皮下注射，每年 1 ~ 2 次。

PCSK9 抑制剂需要冷藏，从冰箱取出后，应在室温中放置 30 分钟后注射。最常见的不良反应是局部注射部位反应，通常较轻微，如红斑、疼痛或瘀斑等，多为短暂性的；肌肉毒性、肝酶升高等副作用少见。需要注意的是，血液透析患者注射英克司兰后至少 72 小时不应进行血液透析。目前，该类药物缺乏妊娠期、哺乳期女性和儿童的临床研究数据，上述人群不宜使用。PM

说到失眠，许多人都经历过。当工作压力大，或在生活、学习中遇到困难，或因某些事严重影响情绪时，就可能失眠，但往往是暂时的、轻度的。如果心理调节无法改变，或者影响白天正常工作、生活，则需要药物治疗。目前治疗失眠的安眠药主要是γ-氨基丁酸（GABA）激动剂，包括唑吡坦、右佐匹克隆、扎来普隆和苯二氮䓬类（俗称安定类）等。需要注意的是，某些特殊疾病患者须慎服安眠药，否则可能危害健康，甚至危及生命。

这些患者慎服安眠药

上海交通大学医学院附属第九人民医院药剂科　王彧杰　原永芳（主任药师）

重症肌无力患者

禁用唑吡坦、右佐匹克隆、扎来普隆和安定类药物。重症肌无力患者服用安眠药后可出现肌肉松弛，因呼吸肌松弛而导致呼吸抑制的风险增加，所以目前各类GABA激动剂都禁用于重症肌无力患者。如果患者合并严重失眠，临床医生也会评估重症肌无力和失眠的严重程度，权衡治疗效果和发生呼吸抑制的风险，选择合适的助眠方案。

呼吸功能不全患者

慎用安眠药。安眠药可导致呼吸抑制，慢性阻塞性肺疾病、支气管哮喘、肺动脉高压等呼吸道阻塞及呼吸功能不全的患者须慎用，急性加重期应禁用。需要提醒的是，睡眠呼吸暂停综合征患者禁用安眠药。有些患者感觉疲惫、白天嗜睡，以为服用安眠药可改善睡眠质量。其实不然，只有治疗睡眠呼吸暂停综合征才能真正改善睡眠。

严重肝功能损伤患者

安眠药主要通过肝脏代谢，严重肝功能损伤患者禁用唑吡坦、扎来普隆，慎用其他安眠药。肝功能受损患者服用安眠药后，发挥药效的活性物质在体内浓度过高，容易出现嗜睡等药物不良反应。因此，轻、中度肝功能损伤患者应从小剂量开始使用。

闭角型青光眼患者

禁用安定类药物。闭角型青光眼患者由于眼球前房角关闭，眼内的房水排出受阻，造成眼压急剧增高，压迫视神经，导致视力下降、视野缺损。安定类药物有松弛瞳孔括约肌的作用，可加重前房角狭窄，使眼内压进一步增高，所以禁用于闭角型青光眼患者。如果合并失眠，可选用唑吡坦、右佐匹克隆、扎来普隆等非安定类药物。

此外，使用各类抗抑郁药治疗失眠的患者，用药前应仔细阅读药品说明书，看清药物的禁忌证和注意事项。比如：曲唑酮有扩张血管导致体位性低血压的风险，心梗术后初期患者慎用；米氮平、度洛西汀、西酞普兰有松弛括约肌作用，闭角型青光眼患者慎用；多塞平可同时抑制两种神经递质，全身作用强，严重心脏病、近期有心肌梗死发作史、癫痫、青光眼、尿潴留、甲状腺功能亢进症、肝功能损害、谵妄、粒细胞减少症等疾病患者禁用。PM

特别提醒 服用安眠药期间应戒酒，避免用药后驾驶车辆或操作精密设备，并关注用药后出现的不适症状。必要时，可到医院药学门诊或临床专科就诊。长期使用安眠药的患者，宜每3~6个月检测肝、肾功能，出现异常应及时就诊。

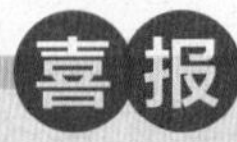

《物理治疗，为康复加油》入选第二届“期刊科普原创好作品”

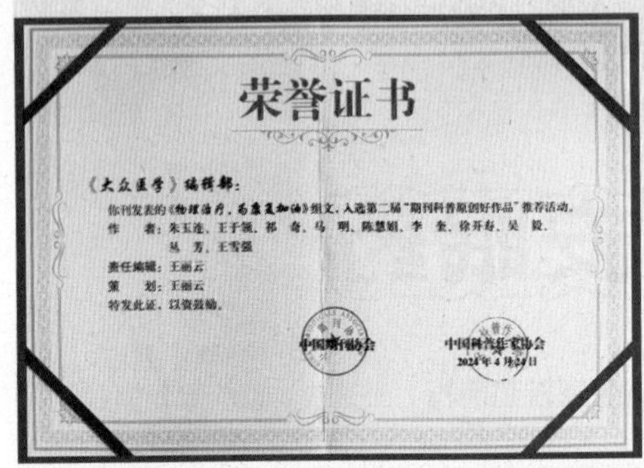

荣誉证书

《大众医学》编辑部：

你刊发表的《物理治疗，为康复加油》组文，入选第二届“期刊科普原创好作品”推荐活动。

作　者：朱玉连、王于领、祁　奇、马　明、陈慧娟、李　奎、徐开寿、吴　毅、丛　芳、王雪强

责任编辑：王丽云

策　划：王丽云

特发此证，以资鼓励。

中国期刊协会　中国科普作家协会

2024年4月24日

由中国期刊协会和中国科普作家协会共同承办的第二届“期刊科普原创好作品”推荐活动，于2024年2月26日正式启动。经专家组多轮评审，《大众医学》2023年第9期“特别关注”栏目组文《物理治疗，为康复加油》入选。

作为康复治疗的主体，物理治疗是指利用徒手、器械、物理因子等多种手段，针对人体局部及全身功能障碍或病变，采用非侵入性、非药物的治疗来促进和恢复身体功能。物理治疗主要用于神经系统疾病、骨骼肌肉疾病、心肺功能障碍性疾病、皮肤软组织疾病等，对促进疾病康复、提高生活质量意义重大，但绝大多数人对其并不了解。本组文章邀请国内康复医学领域的权威专家，对临床上常用的10种物理治疗方法（运动治疗、手法治疗、电疗、热疗、冷疗、光疗、水疗、声疗、磁疗、振动疗法）进行了详细分析，共10篇。每篇文章以临床病例引出相应的物理治疗方法，分析其适用于哪些情况、具体怎么操作、疗效如何、有哪些注意事项等等，帮助广大读者了解物理治疗，认识物理治疗的重要作用，进而将其合理应用于疾病的治疗和康复中，提高生命质量。

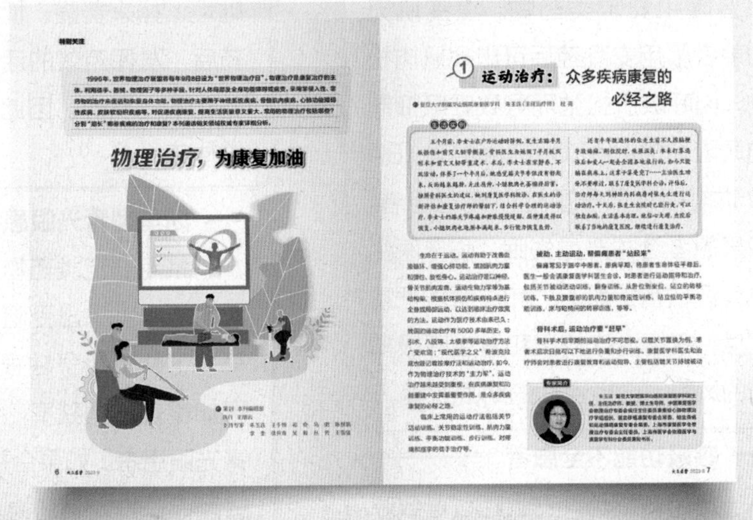

物理治疗，为康复加油

运动治疗：众多疾病康复的必经之路

敬告读者

每一个月，《大众医学》都会带给您权威、实用、最新的保健知识。出版前，每篇文章都经过严格审查和内容核实。我们刊出这些文章，并不是要取代看病就医，而是希望帮助大家开阔眼界，让自己更健康。由于个体差异，文章所介绍的医疗、保健手段并不适合每一位读者，尤其是在诊断或治疗疾病时。任何想法和尝试，您都应该和医生讨论，权衡利弊。

敬告作者

1. 稿件从发表之日起，其专有出版权、汇编权、网络传播权、翻译权和表演权即授予本刊，同时许可本刊转授第三方使用。本刊支付的稿费包含汇编图书稿费和信息网络传播的使用费。

2. 根据需要，本刊刊登的稿件（文、图、照片等）将在本刊或主办本刊的上海科学技术出版社的网站、微信公众号等平台上传播宣传。

3. 本刊作者保证来稿中没有侵犯他人著作权或其他权利的内容，并将对此承担责任。本刊为科普期刊，不刊登论文。

4. 对上述合作条件若有异议，请在来稿时声明，否则将视作同意。

提升全民健康素养，夯实健康基础

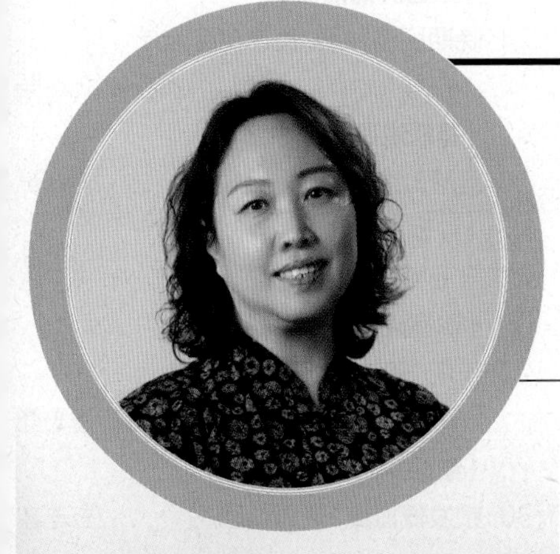

李英华

中国健康教育中心副主任、研究员。多年来致力于健康促进与教育理论政策研究、健康素养研究与监测、健康教育人员专业能力建设、期刊出版与管理等工作。

健康素养是指个人获取和理解基本健康信息和服务，并运用这些信息和服务做出正确决策，以维护和促进自身健康的能力。健康素养是健康的重要决定因素，与人均期望寿命、生命质量高度相关；提升公众健康素养可减少健康不公平，降低社会成本；提升慢性病患者的健康素养可改变其健康结局，减少病残和死亡。

党和政府高度重视健康素养促进工作。特别是党的十八大以来，党中央把全民健康作为全面小康的重要基础，强调把人民健康放在优先发展的战略位置，把提高全民健康素养作为提升全民健康水平最根本、最经济、最有效的措施之一，并将居民健康素养水平作为衡量国家基本公共服务水平和居民健康水平的重要指标。

近年来，我国居民健康素养水平稳步提升，已经由2012年的8.8%上升到2023年的29.7%，特别是健康中国战略实施以来，提升幅度明显增大，目前已经非常接近《"健康中国2030"规划纲要》提出的"到2030年，居民健康素养水平达到30%"的目标。然而，我国公众健康素养整体水平仍然不高，有待提升空间较大，城乡、地区以及人群间的不均衡较为明显；还存在行为和技能素养明显低于知识和理念素养，基本医疗素养、慢性病防治素养、传染病防治素养等还处于较低水平等问题。此外，吸烟、酗酒、缺乏锻炼、不合理膳食等不健康生活方式比较普遍，居民提升自身健康水平的意识和能力还有待进一步提升。

健康素养受多方面因素影响，既包括教育水平、健康知识与技能水平、卫生服务利用能力等因素，也包括政策、环境等外部因素，呈现一定的复杂性。因此，提升公众健康素养，需要从多方发力。

健康素养的提升离不开党中央的坚强领导，离不开各级政府、各社会成员部门和公众的共同努力。党中央国务院出台了一系列的健康素养促进政策，为公众健康素养提升做了很好的顶层设计及制度安排。最近，国家卫生健康委发布了《中国公民健康素养——基本知识与技能（2024年版）》《全民健康素养提升三年行动方案（2024—2027年）》，当前的工作重点就是抓落实。一是认真贯彻落实党中央决策部署，扎实推进健康中国建设，为全方位全周期保障人民健康、实现现代化奠定坚实健康基础。二是以健康促进场所建设为切入点，建设健康支持性环境，提高健康素养促进工作成效。三是针对重点地区、重点人群，进一步加强理论和实践研究，总结健康素养提升的方法和技术，有针对性地开展干预。四是加大健康科普力度，规范科普信息生成与传播，注重发挥各类媒体的作用，优势互补，全方位多渠道开展健康知识传播。五是进一步完善健康促进与教育体系建设，加强机构能力建设。PM

创刊于1948年

Contents 目次 2024 年 9 月

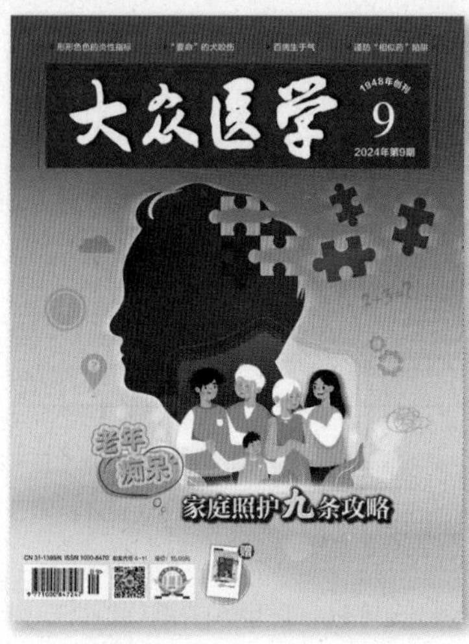

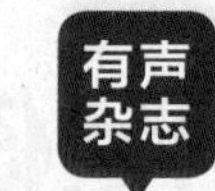

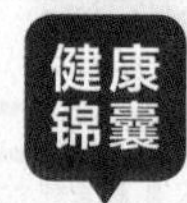

扫描二维码，立即收听

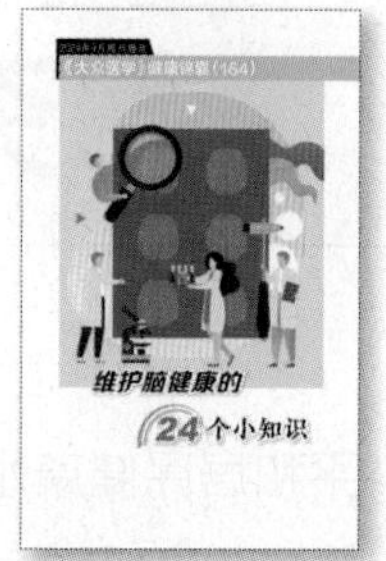

大众医学
官方微信公众号

大众医学
官方视频号

特别关注

老年痴呆家庭照护九条攻略

我国现有阿尔茨海默病（老年痴呆）及其他痴呆患病人数高达1699万多。他们面临着因记忆流失、生活能力减退带来的各种困扰，孤独感和无助感也逐渐将他们笼罩。本刊特邀多学科专家为患者及家属提供能切实解决疾病困扰的个性化方案，以期提高患者生活质量，促进家庭幸福和谐。

本期封面、内文部分图片由图虫创意提供

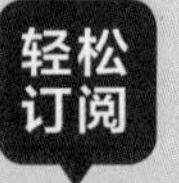

★ 邮局订阅：邮发代号 4-11

★ 网上订阅：www.popumed.com（《大众医学》网站）/ http://item.zazhipu.com/2000399.html（杂志铺网站）

★ 上门收订：11185（中国邮政集团全国统一客户服务）

★ 本社邮购：021-53203260

★ 网上零售：shkxjscbs.tmall.com（上海科学技术出版社天猫旗舰店）

★ 微信订阅：扫描右侧二维码，在线订阅

微信订阅

首届国家期刊奖　第三届中国出版政府奖期刊奖提名奖　新中国60年有影响力的期刊
华东地区优秀期刊　中国百强报刊　上海市健康科普品牌　中国优秀科普期刊

大众医学®（月刊）

2024年第9期 Dazhong Yixue

主　管　上海世纪出版（集团）有限公司
主　办　上海科学技术出版社有限公司

编辑、出版　《大众医学》编辑部
编 辑 部　（021）53203131
网　址　www.popumed.com
电子邮箱　popularmedicine@sstp.cn

邮 购 部　（021）53203260

营销部
副 总 监　夏叶玲
客户经理　潘　峥　马　骏
订阅咨询　（021）53203103　13816800360
广告总代理　上海高精广告有限公司
电　话　（021）53203105

编辑部、邮购部、营销部地址
上海市闵行区号景路159弄A座9F-10F
邮政编码　201101

发行范围　公开发行
国内发行　上海市报刊发行局
国内邮发代号　4-11
国内统一连续出版物号　CN 31-1369/R
国际标准连续出版物号　ISSN 1000-8470
国内订购　全国各地邮局
国外发行　中国国际图书贸易总公司（北京邮政399信箱）
国外发行代号　M158

印　刷　上海中华印刷有限公司
出版日期　9月1日
定　价　15.00元

80页（附赠32开小册子16页）

杂志如有印订质量问题，请寄给编辑部调换

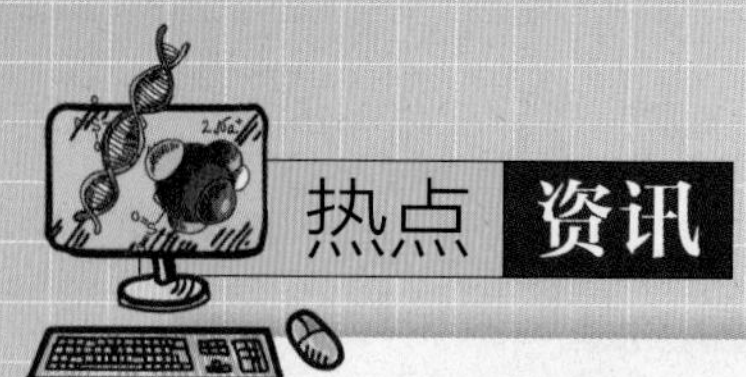

四类慢性病营养和运动指导原则发布

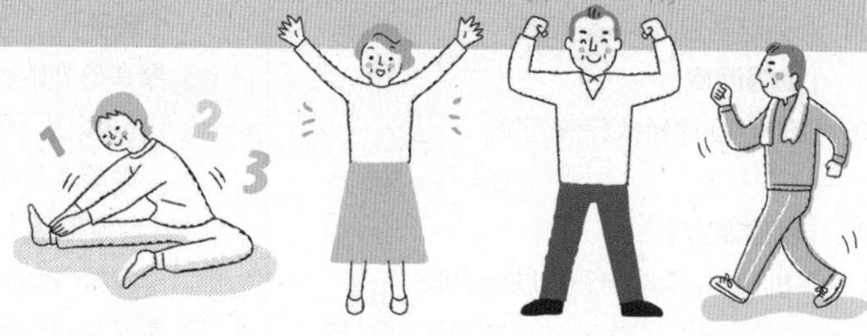

为提高慢性病患者维护和促进自身健康的能力，国家卫健委近期发布4类慢性病营养和运动指导原则（2024年版），包括成人高血压、高血糖、高脂血症、高尿酸血症。

高血压人群

应以有氧运动为主，中等强度有氧运动每周至少150分钟，提倡结合多种形式的抗阻训练并辅以柔韧性训练。要循序渐进，避免突然大幅增加运动强度、时间或频率。

高血糖人群

要减少每日静坐时间，增加日常活动和锻炼。运动项目应包含有氧运动、抗阻训练和柔韧性训练。适当增加高强度有氧运动，有运动基础的可以增加高强度间歇训练（HIT），包含变速跑、有氧操等。用餐1小时后再运动，避免发生低血糖。

高脂血症人群

要坚持规律运动，保持充足身体活动，减少久坐时间。每周进行250～300分钟中等至较高强度有氧运动，提倡结合多种形式的抗阻训练并辅以柔韧性训练。要循序渐进，避免突然大幅增加运动强度、时间或频率。

高尿酸血症人群

运动应以有氧运动为主，中等强度有氧运动每周至少150分钟，提倡结合多种形式的抗阻训练并辅以柔韧性训练。避免剧烈运动，抗阻运动应避免或慎选高强度运动。急性痛风发作后，应循序渐进地恢复正常活动，可采用游泳、瑜伽等运动形式。

14部门联合发布糖尿病防治行动实施方案

糖尿病是严重威胁我国居民健康的慢性病之一，也是多种疾病发生的危险因素。近期，国家卫健委等14个部门联合制定《健康中国行动—糖尿病防治行动实施方案（2024—2030年）》，提出具体工作措施：一是加强危险因素控制，降低糖尿病发病风险；二是强化糖尿病防治体系，夯实医防融合工作机制；三是实施糖尿病筛查和健康干预，强化筛查长效机制；四是提升糖尿病诊疗能力，优化诊疗模式；五是规范糖尿病健康管理，提升健康管理水平；六是加强中西医结合，发挥中医药独特作用；七是开展糖尿病综合监测，提升管理信息化水平；八是实施综合保障，减轻群众就医负担；九是实施重大科技攻关，加快创新成果转化。

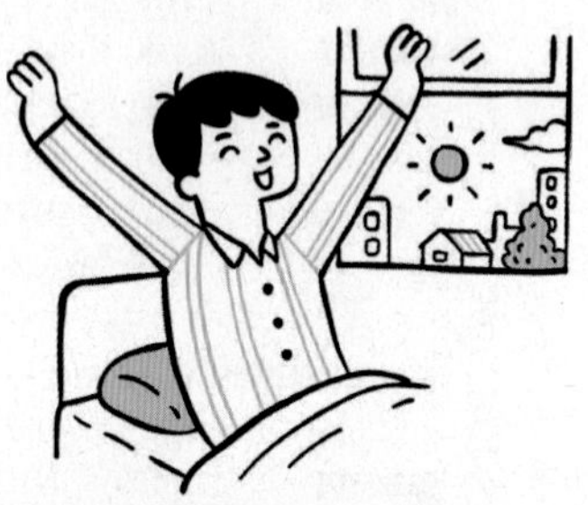

休息日适度补觉，有益身心健康

周末补觉虽不能抵消平时的熬夜危害，却可以在一定程度上帮助疲惫者“回血”。近期，中南大学湘雅三医院研究团队发现，周末补觉在一定程度上可降低抑郁症患病风险。具体来说，与周末不补觉者相比，周末补觉的人群罹患抑郁症的风险降低19%；工作日繁忙且睡眠不足（每天睡眠时间<7小时）的人群，周末补觉比不补觉发生抑郁症的风险降低34%。这一效果在中年人、男性和工作日睡眠时间短的人群中尤为显著。

“压力山大”，不如练瑜伽

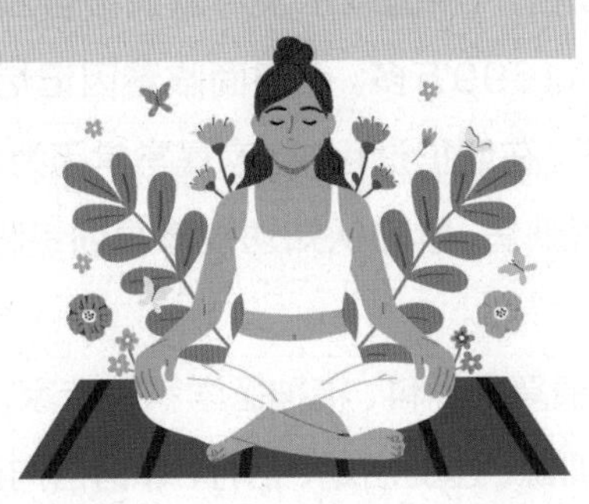

《2023年度中国精神心理健康蓝皮书》统计显示，我国仅有36%的调查者自认为心理健康良好。已有大量研究表明运动可改善认知和减轻抑郁程度。近期，澳大利亚的多个研究团队对14 170名受试者进行分析后发现，跳舞、步行或慢跑、瑜伽和力量训练等运动是改善抑郁的有效方法，尤其是运动强度较大（剧烈运动）时。其中，力量训练对女性更有效，练瑜伽或气功对男性更有效；练瑜伽在老年人中更有效，力量训练在年轻人中更有效。

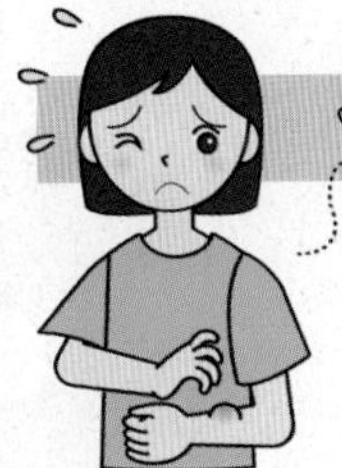

揭秘“招蚊体质”

总有一些人格外受蚊子“喜爱”。近期，美国洛克菲勒大学、霍华德休斯医学研究所等联合发表研究发现，这是因为这类人的皮肤中羧酸类化合物含量较高。研究人员通过对特定羧酸的丰度进行比较，发现受试者皮肤上存在的羧酸水平是影响蚊子偏好的关键因素。

碳水化合物供能比达53%左右，有益抗衰延寿

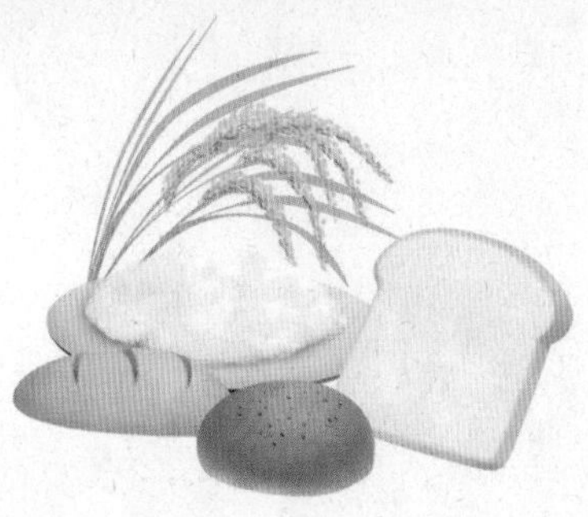

部分人减肥时常将“断碳”挂在嘴边，殊不知适当摄入碳水化合物更有益健康。近期，中南大学湘雅公共卫生学院研究团队发现了“益寿”碳水化合物摄入量：当膳食中碳水化合物供能比达到53.71%时，血清中的Klotho（又称“长寿蛋白”）含量达到最高值。也就是说，将饮食中碳水化合物供能比控制在53%左右，更有益于长寿。此外，研究人员发现，过低碳水化合物饮食可能导致Klotho水平降低；而过多摄入碳水化合物导致糖化产物累积、胰岛素抵抗、脂质代谢紊乱等，也会下调Klotho表达。因此，过低与过高的膳食碳水化合物摄入量均不利于对抗衰老，宜保持均衡饮食。PM

微创吸出血栓，解除急性肺栓塞

急性肺栓塞是临床常见的三大致死性心血管疾病之一，具有发病率高、致残率高、死亡率高的特点，全世界平均每15秒就有一人死于肺栓塞。

近期，上海交通大学医学院附属仁济医院血管外科采用新一代血栓清除器械——肺动脉血栓抽吸导管，成功为一例急性肺栓塞患者清除血栓。该患者右侧肺动脉主干、双肺动脉分支多处发生栓塞，病情危重，随时有生命危险。仁济医院血管外科VTE（静脉血栓栓塞症）快速反应团队采用肺动脉血栓抽吸导管清除血栓，迅速解除肺动脉梗阻。这一技术无需应用溶栓药物，血栓清除更高效，出血风险更低，患者康复更快，出血并发症发生风险更低。

随着微创理念的更新和血栓清除器械的研发创新，血管外科在肺动脉栓塞治疗方面已经从传统的药物全身溶栓、全麻下肺动脉切开取栓等治疗方式，过渡到局麻下微创肺动脉导管介入治疗。

（本版内容由本刊编辑部综合摘编）

每年9月21日是世界阿尔茨海默病日，《中国阿尔茨海默病报告2024》显示，我国现有阿尔茨海默病（老年痴呆）及其他痴呆患病人数高达1699万多。他们面临着因记忆流失、生活能力减退带来的各种困扰，孤独感和无助感也逐渐将他们笼罩。在照护过程中，家属常常因为不知如何应对而感到焦虑、疲惫，甚至发生情绪失控的情况。了解阿尔茨海默病，学习认知功能康复训练和科学照护方法，对患者和家属都有重要意义。

本刊特邀神经内科、老年医学科、康复医学科、精神医学科等专家，针对阿尔茨海默病的不同症状介绍居家照护、生活管理、情绪管理、记忆训练、社交活动、话疗、非语言沟通、音乐治疗等方法和技巧，为患者及家属提供能切实解决疾病困扰的个性化方案，以期提高患者生活质量，促进家庭幸福和谐。

老年痴呆 家庭照护九条攻略

策划 本刊编辑部
执行 蒋美琴
支持专家 陈生弟 郭起浩 黄延焱 李冬梅
彭伟锋 朱玉连 李 霞 邵春红

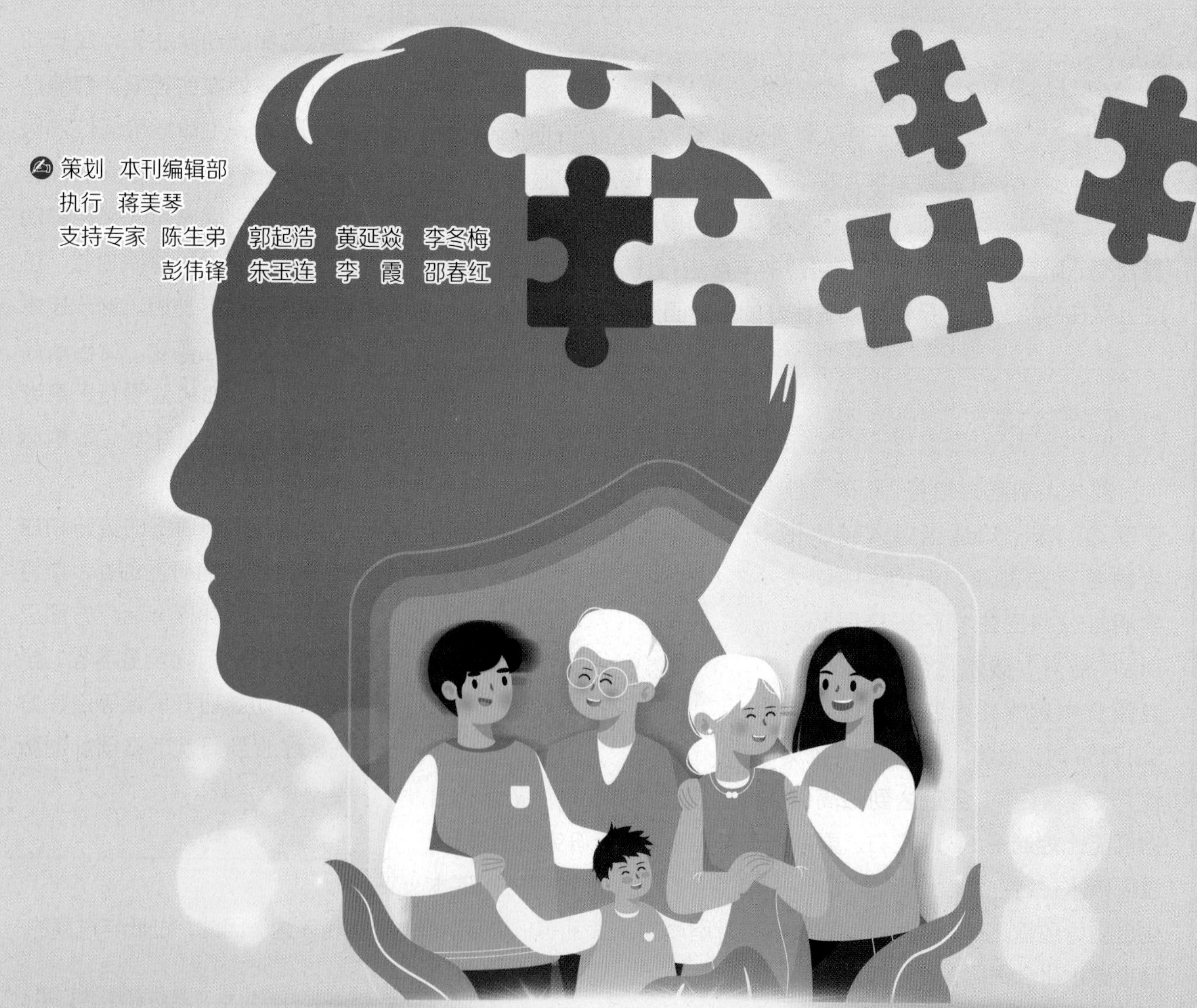

迷路的老人

——阿尔茨海默病患者“防走失”攻略

上海交通大学医学院附属瑞金医院神经内科　黄 沛　陈生弟（主任医师）

身边故事

李奶奶今年68岁，性格开朗，喜欢每天早上在小区内散步，与老伙伴们聊天。然而，近几年来，她逐渐出现容易忘事、经常在小区内迷路的情况。此后不敢再出门，情绪也越来越低落。

儿子小林看到母亲的变化，心急如焚。医生告诉他，这种现象是阿尔茨海默病所致，这种病会导致认知功能逐渐退化，包括记忆力减退和方向感丧失。小林征得小区物业和业主的同意后，在小区的路边插上小路牌，用不同颜色和符号标记回家的路线；还给李奶奶戴上了GPS定位手环；平时，经常带着李奶奶辨认周边的建筑物、招牌、景物；等等。这些措施果然起作用了，李奶奶又开始每天出门散步，脸上也重新露出了笑容。

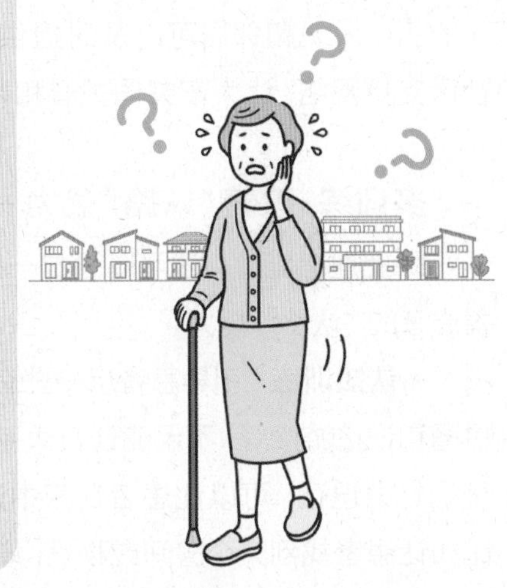

阿尔茨海默病是一种常见的神经退行性疾病，患者常会出现认知功能障碍，迷路是其中一个较为突出的问题。有些患者因此而不敢出门，失去与外界的联系，导致情绪低落，甚至孤独、抑郁，生活质量明显下降。另一方面，患者缺少社交活动和外界刺激，会加速认知功能退化，使病情恶化。

防走失，“标记”回家路线

为避免患者走失，家属可以采取一些预防措施，便于患者找到回家的路。

- **路线标记**　在患者常去的路线或地点设置明显的标记，如颜色鲜艳的小路牌，帮助患者辨认方向和回家的路。也可在家附近增加一些显眼的装饰物，如颜色鲜艳的挂件、植物等，帮助老人更好地辨认和记住周围的环境。

- **使用GPS定位手环**　给患者佩戴GPS定位手环或其他定位设备，实时监控患者的位置。患者一旦迷路，家属或护理人员可以迅速找到他，确保其安全。这类设备还可以设定安全区域，一旦患者超出预设范围，设备会发出警报提醒家属。

- **制作联系卡片**　让患者随身携带包含家庭住址、紧急联系人、联系电话的卡片。患者一旦迷路，可以

专家简介

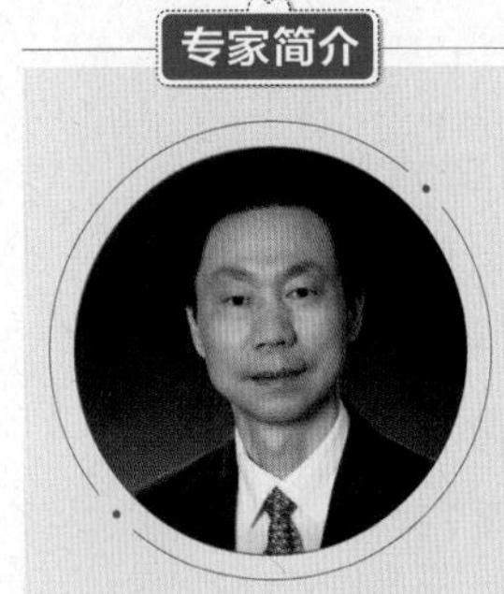

陈生弟　上海交通大学医学院附属瑞金医院神经内科主任医师、博士生导师、二级教授，中国老年学和老年医学学会老年病学分会副会长、老年神经病学专委会主任委员，上海市衰老与退行性疾病学会理事长。

将联系卡交给附近的好心人或警察，帮助他尽快回家。也可在患者的衣服、帽子等随身物品上标记电话号码等信息，便于好心人发现。

• **保持通信畅通** 能使用手机等通信设备的患者，应确保其通信设备电量充足、信号良好，并教会其使用紧急呼叫功能。

• **寻求社区帮助** 与社区物业和邻居沟通，告知他们患者的情况。一旦发现患者有迷路的迹象，社区的工作人员和邻居可以及时提供帮助。建立一个社区支持网络，让大家共同关心和帮助患者。

多训练，改善“认路”能力

除上述措施外，还可以通过一些训练进一步改善患者的“认路”能力。

• **认知训练** 引导患者玩一些有趣的小游戏，如拼图和记忆游戏等，不仅能让其大脑动起来，还能延缓记忆力退化。可以让患者在家中进行一些训练，比如让患者找到某个房间或物品，增强其方向感。

• **定期散步** 定期陪同患者在熟悉的环境中散步，增强环境刺激，帮助患者记住回家的路。一边散步，一边指着显眼的建筑物或路牌、有特征性的雕塑等，让患者反复记忆。

• **社交活动** 鼓励患者多参与社区活动，保持社交联系。这不仅能提供情感支持，还能让患者对周围环境更熟悉，提高他们的认路能力。

• **家属陪伴** 家属尽量陪伴患者外出，逐步增加他们独自外出的信心。在陪伴过程中，可以不断帮助患者记忆路线，增强他们的认知能力。

专家寄语

通过合理的防走失措施和训练，可以帮助阿尔茨海默病患者更好地适应生活环境，提高生活质量，减轻家属的照护压力。关注这些迷路的老人，为他们提供更多的关爱和支持，可以让他们生活得更幸福、更安全。

身边故事

最近，孙婆婆变得古怪，情绪很不稳定，时而兴奋、激动，时而沮丧、沉默，常因一点小事就暴跳如雷、吵闹不休。她先生得知孙婆婆的情绪不稳是患阿尔茨海默病所致后，非常耐心地安抚，时常在其心情不佳时转移她的注意力，引导她做一些喜欢的事情，与她聊一些轻松愉悦的话题。

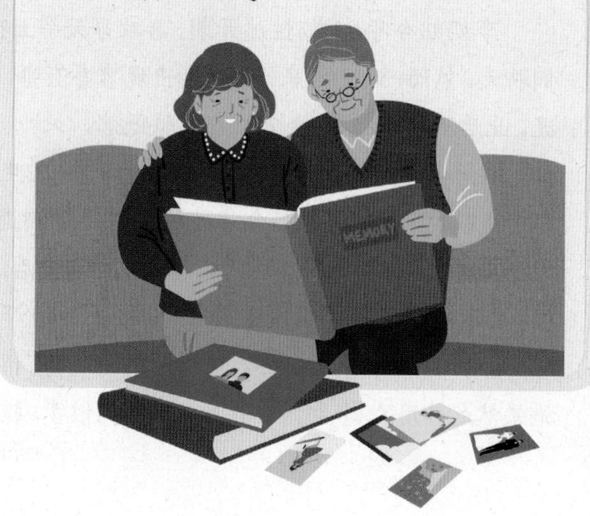

阿尔茨海默病患者的情绪异常和容易失控主要与大脑中控制情绪的区域，如前额叶的退化有关。认知功能下降也会直接影响他们的情绪调节能力。患者还可能会因躯体不适、无法完成熟悉的任务、在熟悉的环境中迷路而感到焦虑、沮丧或易怒。

帮助患者管理情绪

家属应帮助患者进行情绪管理，要有耐心和同情心，尽可能提供稳定和支持性的环境。

• **保持乐观情绪** 鼓励患者参与社交活动，保持积极的生活态度，避免让患者感到孤立或沮丧。

• **建立生活秩序** 让患者参与简单、熟悉且能带来成就感的活动，帮助他们保持生活节奏和秩序。

情绪的风暴
——阿尔茨海默病患者情绪管理攻略

上海交通大学医学院附属第六人民医院老年医学科主任医师　郭起浩

● **提供运动和营养支持**　确保患者有良好的身体状况，适当的运动和营养支持可以改善情绪状态。

● **使用非药物疗法**　音乐疗法、按摩、娱乐疗法、动物疗法等可以帮助患者放松身心，减轻焦虑和抑郁情绪。

及时安抚，平复情绪风暴

患者情绪失控时易出现激越行为，这是一种持续或频繁发作至少两周的行为，代表患者的日常行为发生了过度改变，包括身体动作（如踱步、摇晃、做手势、重复某个动作等）、言语攻击（如大声说话、尖叫、说脏话等）。此时，家属要及时安抚，帮助其稳定情绪。

● **保持冷静和耐心**　用平静的语气与患者交流，避免提高声音或采取激烈的肢体动作。

● **提供安全感**　轻轻抚摸或拥抱患者，让他们感到安全和被爱。

● **转移注意力**　引导患者关注其他事物，如听音乐、看照片等，分散他们的注意力。

● **提供私人空间**　如果患者过于激动，可以给他们一些私人空间，让他们有时间冷静下来。

积极鼓励，走出沮丧泥潭

如果患者变得沉默寡言，出现沮丧、抑郁等情绪，家属应及时沟通，了解原因，并给予积极鼓励。

● **倾听和理解**　倾听他们的感受和担忧，让他们感到被理解和支持。

● **肯定和鼓励**　对患者取得的进步给予肯定和鼓励，增强他们的自信心。

● **提供帮助**　询问患者是否需要帮助，并主动提供实际的支持，如帮助患者学会使用电子设备、社交软件等。

● **分享积极信息**　与患者分享一些积极的新闻或故事，改善其低落情绪。

● **就医治疗**　如果患者的情绪问题严重或持续存在，应到医院诊治。医生会根据患者的病史、既往诊断与治疗史，以及家属的期待，进行详细评估；依据患者情绪变化的特征与严重度，首选心理治疗，无效则选择药物治疗与物理治疗。家属应提醒患者遵医嘱按时服药。

专家简介

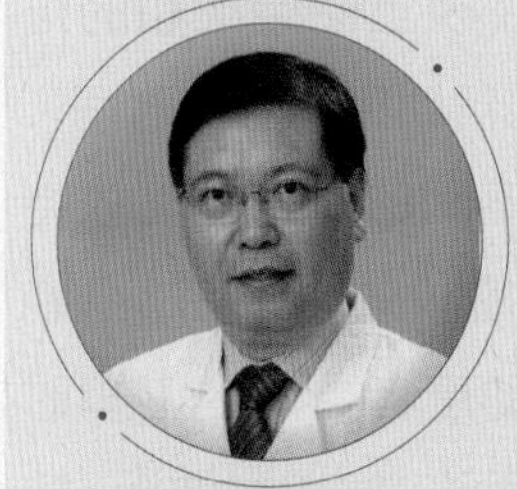

郭起浩　上海交通大学医学院附属第六人民医院老年医学科主任、国家核心高级认知中心（上海六院）主任、阿尔茨海默病诊疗中心主任、主任医师、教授、博士生导师，中国医师协会老年医学科医师分会委员、认知障碍疾病专委会委员，中国心理协会神经心理学专业委员会委员，上海市医师协会老年医学科医师分会副会长。

专家寄语

情绪问题是阿尔茨海默病患者的常见症状，是导致患者与家属生活质量下降的重要因素，可以采用综合治疗的方法处理。

时间的迷宫
——阿尔茨海默病患者时间感知攻略

复旦大学附属华山医院全科医学科 范梅香 黄延焱（主任医师）

身边故事

几年前，刘叔叔患上了阿尔茨海默病，经常忘记日期和时间，分不清是上午还是下午。太太为他准备了数字钟和日历，每天定时提醒他翻日历，方便他区分时间；还让他佩戴智能手表，随时可以看时间，并提醒生活作息的时间；每到节日、纪念日等，也会提醒他……在太太的悉心照顾下，刘叔叔的生活未受明显影响，病情稳定。

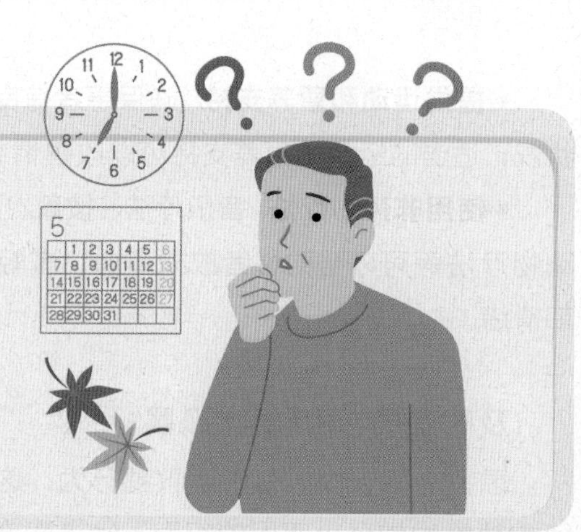

阿尔茨海默病可累及大脑中负责记忆和时间感知的区域（如海马体和内侧颞叶），使患者难以形成关于时间流逝的连续性记忆，对时间段的区分变得困难。同时，认知功能下降也影响了他们处理和理解复杂信息的能力，包括对时间、日期和顺序的理解和感知能力。此外，阿尔茨海默病还可累及负责调节生物钟的区域（如下丘脑），患者的生物钟常被打乱，出现昼夜节律紊乱的情况。

练感知能力，不迷糊

像刘叔叔这样仿若走进时间迷宫的患者，需要进行感知能力训练，家属应为其创造良好的环境。

❶ 清晰的时间环境

尽可能为患者创造一个有利于分清时间和日期的环境，比如：在家中显眼的地方（如客厅）摆放一个大而清晰的数字钟，能够显示时间和日期，最好带有“上午、下午”显示功能，便于患者区分一天中的不同时段；摆放一本日历和一块可以写字的白板，在上面标注当天日期，并每天更新，以便患者查看。

❷ 环境感知训练

坚持白天打开窗户，晚上使用柔和的灯光，利用自然光线的变化帮助患者区分时间，从而建立时间概念。在不同的时间段播放特定类型的音乐，如早晨播放欢快的音乐，晚上播放轻松的音乐，帮助患者更好地感知时间。鼓励患者参与日常活动，如按时做饭、散

专家简介

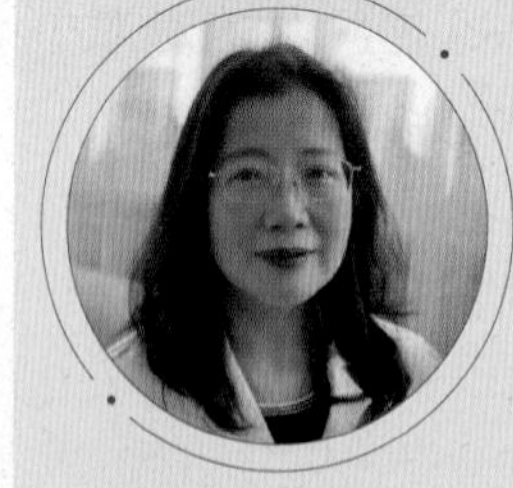

黄延焱 复旦大学附属华山医院全科医学科主任、老年医学科副主任、主任医师，中国康复医学会阿尔茨海默病与认知障碍康复专业委员会常委，上海市医学会行为医学专科分会正念治疗学组组长，上海市医师协会全科医师分会副会长，上海市中西医结合学会全科医学专业委员会常委。

步等。强化对时间的感知，定时提醒患者当前的时间和日期，并在对话中尽可能多地提及这些信息，比如“现在是上午10点，我们可以洗菜、做饭了”“下午3点了，可以出去晒晒太阳”。

❸ 规律的日常活动

保持每日活动的规律性，通过结构化的日常作息培养患者的时间意识，有助于建立时间感知的内在节律。尽量保证三餐定时、定点、定量，常规活动尽可能安排在同一时间段进行，如上午散步、傍晚阅读、晚上看电视等，并根据实际情况逐步调整作息表。可以借助一些电子设备定时提醒用药、吃饭、活动时间等。

给睡眠“定时”，调整生物钟

有些患者的生物钟紊乱，常日夜颠倒。除帮助他们维持每日的活动规律外，还要给睡眠“定时”，以维持正常的昼夜节律。

- **保证日间活动量** 每天安排患者进行适量体力活动，如散步、简单的伸展运动等，有助于其改善情绪和促进睡眠。
- **改善睡眠环境** 保持卧室环境安静舒适、光线柔和、整洁干净，没有过多的干扰因素。
- **定时唤醒、就寝** 制定合理的作息时间表，使患者每天在固定时间起床和就寝。

科学照护六建议

❶ 耐心以对

家属在照顾阿尔茨海默病患者时，应耐心、温柔，同时给予支持和鼓励，陪伴患者共同面对疾病的挑战。照护者面对患者应予以包容，避免表现出不耐烦或烦躁，给患者充足的时间来处理事务，不要催促或强迫他们加快速度，以免增加他们的焦虑和困惑。

❷ 不要争辩

与患者争论是没有意义的，只会让他们感到沮丧和挫败。反复纠正患者的错误会让他们感到困惑和羞愧。应尽量以温和的方式引导，而不是直接纠正。

❸ 情感支持

给予患者充分的情感支持，帮助患者建立信心。与患者交流时，多关注其感受，而不是纠结于事实的准确性。

❹ 尊重患者

尽量让患者参与日常决策和活动，维护他们的自主性和尊严，避免完全控制患者的生活。让患者做一些力所能及的家务、参与聚会等，过度保护可能会限制患者的活动能力，导致其生活能力进一步下降。适度的风险是维持自主性的关键。

❺ 双向沟通

与患者进行双向沟通，倾听他们的需求和感受，而不是单方面地告知他们应该做什么。沟通过程中，应关注患者的非语言信号，如面部表情和肢体语言，提高沟通效率。鼓励患者进行沟通交流，帮助其重建自信心。

❻ 不依赖药物

药物只是治疗的一部分，非药物干预（如认知训练、躯体运动等）同样重要。

专家寄语

突然改变日常安排或环境可能引起患者不安，任何变化都应逐步进行，并提前告知患者。家属也应照顾好自己，保持身心健康，这样才能更好地照顾患者；必要时，可以寻求帮助和支持，如利用社区资源、接受专业指导等，不要试图独自承担所有责任。

遗失的“宝藏”

——阿尔茨海默病患者物品管理攻略

海军军医大学第一附属医院　徐 立　李冬梅（主任护师）

身边故事

赵阿姨的穿着打扮一向颇为讲究，但最近她经常忘记自己的珠宝首饰放在哪里，情绪变得低落，也不愿意出门去找小姐妹了。先生不厌其烦地陪她一起寻找，并给予适当的引导；还在家里的柜子、抽屉上都贴上了小标签，方便赵阿姨归纳和取用。渐渐地，赵阿姨又打扮得体地出门了，脸上重新焕发出自信的光彩。

近事遗忘是阿尔茨海默病的常见症状，患者经常忘记物品摆放位置，给日常生活带来很大困扰，甚至影响其自主能力。

鼓励患者自己行动

对阿尔茨海默病患者而言，常提供帮助，不如助其融入家庭。家属“一手包揽”地照顾患者，让患者放弃一些活动，过度保护或限制患者的活动，可能会让患者觉得自己被控制，从而感到更加孤独和无助。患者通过自己的行动获得成就感，有助于提升自我效能感，这对其心理健康和康复是非常重要的。

家属应制定科学合理的应对计划，帮助患者提高生活自理能力，如：患者找不到物品时，家属不要直接告知物品位置，应积极与患者进行沟通，可适当提醒患者，减少患者的挫败感；可配合实物图片和照片，引导患者一步步找出需要的物品；患者成功找到物品时，家属适时给予鼓励和表扬。

专家简介

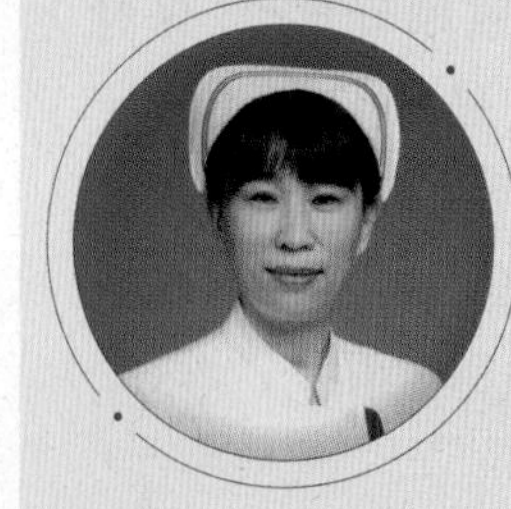

李冬梅　海军军医大学第一附属医院护理部主任护师，中国卒中学会护理学分会副主任委员，上海市护理学会老年护理专委会委员。长期从事脑卒中、脑肿瘤、脑外伤、阿尔茨海默病等患者的照护工作。

为患者提供便利

家属可以为患者适当提供便利，营造有利的生活环境，如：将家庭物品按照一定顺序分类摆放，在物品上贴上标签，或使用不同颜色区分不同种类的物品，帮助患者进行记忆整合；确保居家物品定点放置，如固定位置摆放碗筷，需要时请患者帮忙拿取，可以帮助其形成记忆，获得一定的成就感；使用一些记忆辅助工具，如记事本、日历等，帮助患者记忆日常所需物品；为重要的物品或环境拍摄照片、视频，便于患者在需要时查看，帮助他们回忆起物品的位置或使用方法；简化家居布置，减少家中的杂物和装饰品，保持环境整洁简单，有助于患者记忆物品存放位置。

寻找物品训练

家属照护期间，可帮助患者进行寻找物品的训练，如：出示日常用品（如牙刷、手机、水杯、钥匙等），并放置在固定位置，5 分钟后让患者回忆之前出示的物品名称及位置；睡前让患者准备好第二天要穿的衣服、使用的物品，并放在固定位置，第二天早上让患者找出这些物品；等等。

阿尔茨海默病患者的生活自理能力会逐渐下降，家属可在日复一日的照护中摸索出适合患者的方法，以便更好地帮助患者维护自主能力，提高生活质量。

孤独的舞者

——阿尔茨海默病患者社交活动攻略

上海市老年医学中心　唐妍敏　陆伟伟　彭伟锋（主任医师）

身边故事

周叔叔曾经是一位舞者，经常参加各类演出。患阿尔茨海默病后，他变得自卑、胆怯，很少出门，偶尔在家中独自跳舞，整天郁郁寡欢。他太太发觉后，每次看到周叔叔跳舞，都会在一旁捧场，赞美、鼓励他，还陪他一起报名参加舞蹈班。慢慢地，久违的笑容又出现在周叔叔的脸上。

社会隔离可加快阿尔茨海默病的进程。随着病情发展，患者出现渐进性认知功能下降和社会行为改变，可能加剧社交障碍。由于性格改变、猜疑、烦躁不安等症状出现，导致患者与朋友、家人的关系恶化，进一步促进其社会隔离。

鼓励患者参加社交活动

积极参加社交活动有助于预防和延缓阿尔茨海默病的发生、发展。与他人交谈可锻炼患者的理解力和思维能力，丰富的社交场景还能持续刺激大脑，促进信息传递。在社交活动中，患者可以展示自己的特长，感受到他人的关心、支持、理解和安慰，有助于保持积极乐观的心态，增强战胜疾病的自信心。

量身打造适宜的社交活动

为患者选择社交活动时，一定要综合考虑其个性、兴趣爱好和基本健康状况，并与患者建立有效的沟通，倾听他们的需求。例如：为喜欢阅读的患者报名参加读书会，陪喜欢摄影的患者户外踏青，与喜爱戏曲的患者进行角色扮演游戏，陪喜爱运动的患者一起打太极拳、参加舞蹈类活动，等等。在满足患者兴趣爱好的同时，帮助他们结交志同道合的新朋友，增强患者的社会适应性和归属感。

此外，还要注重社交活动的多样性和趣味性，以便患者长期参与。要选择安全、舒适的活动环境，合理安排活动频率和时长，确保患者在参与过程中不会受到伤害或感到疲惫。以下几类活动值得推荐。

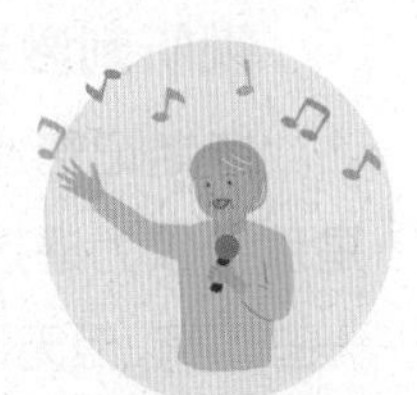

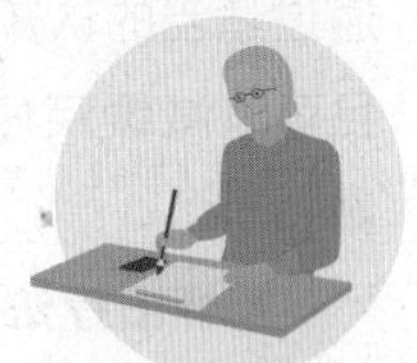

❶ 音乐、舞蹈类活动　音乐往往能够唤起人们的深层记忆和情感，一些简单的音乐游戏，如节奏拍打、歌曲填词等，可同步训练其执行能力。唱歌配合舞蹈动作，还可起到认知-运动双任务训练的良好效果。

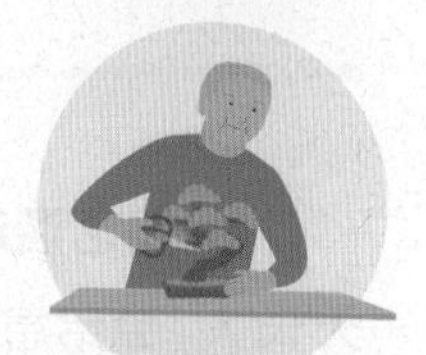

❷ 简单的手工　让患者参与一些简单的编织、绘画或陶艺制作，能够锻炼其手部精细动作能力，活动完成后的成品展示能给患者带来情绪上的满足和快乐。

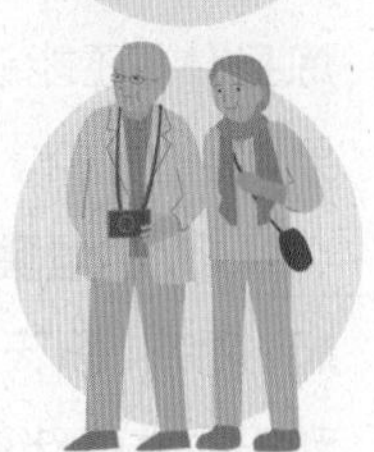

专家简介

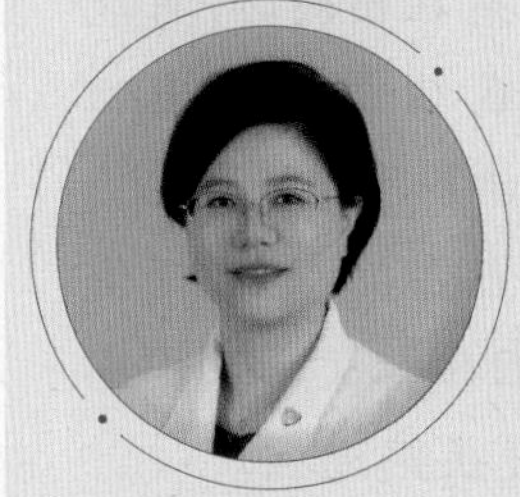

彭伟锋　上海市老年医学中心（复旦大学附属中山医院闵行梅陇院区）神经内科主任医师，中国卒中学会血管认知障碍分会委员，上海市医学会神经内科专科分会青年委员、脑电图与临床神经生理专科分会青委会副主任委员。

回忆的碎片

——阿尔茨海默病患者记忆训练攻略

复旦大学附属华山医院康复医学科主任治疗师　朱玉连

身边故事

陈爷爷是一位阿尔茨海默病患者。最近，他的记忆变得碎片化，无法连贯地讲述往事，每当此时，他便会发呆、不知所措。于是，他太太就不厌其烦地跟他一遍一遍地讲述从前的事，然后再让他复述；发现陈爷爷追述困难时，就给予适当提示；还陪他玩一些游戏，训练记忆力。慢慢地，陈爷爷对过去的一些趣事又能侃侃而谈了，虽偶尔不甚连贯，但又重拾自信了。

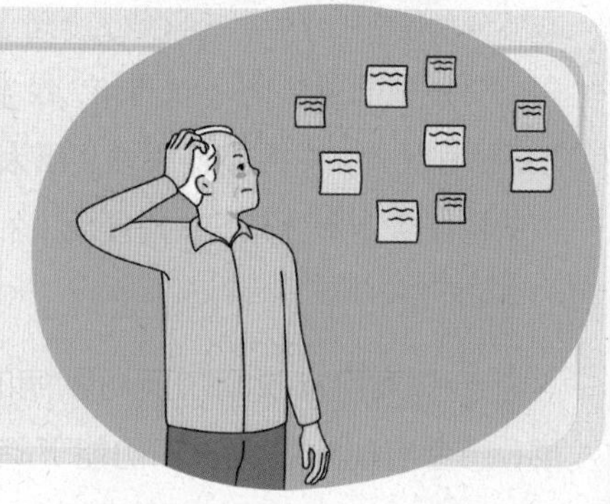

远期记忆减退是阿尔茨海默病患者症状加重的表现之一，疾病进程因人而异。有些患者可能会经历较长的轻度认知障碍时期；另一些患者则可能迅速发展，直至重度痴呆。家属需要了解并接受这种不可预测性，同时及时采取相关认知干预措施。有效的记忆训练可在一定程度上延缓病情的发展。

视听刺激训练远期记忆力

远期记忆减退表现为患者难以追忆往事，尤其是那些较为遥远的记忆。他们可能会记得年轻时的一些事情，但无法连贯地讲述。这种令人担忧的情况，通过适当的认知训练和刺激，有机会得到部分改善，且可以减缓疾病进程，提升患者的自尊心和生活质量。

- **怀旧疗法**　鼓励患者回忆过去的经历，通过老照片、老物件或旧报纸来激发他们的记忆。这些视觉刺激可以帮助患者更容易地回忆起与之相关的记忆。
- **影像疗法**　观看家庭录像或听录音，在视觉和听觉的双重刺激下诱导患者回忆过去的情景。家庭录像不仅是记忆的载体，还可以带来情感的慰藉。
- **音乐疗法**　播放患者年轻时喜爱的音乐，帮助他们回忆与这些音乐相关的往事。

❸ **园艺活动**　种植花草、蔬菜等，看着植物一天天长大，会给患者带来成就感。园艺活动不仅能够锻炼身体，还能让患者与朋友、家人交流劳动经验和成果，促进社交。

❹ **小型聚会**　经常与亲朋好友、邻里同事聚在一起，喝茶、聊天、下棋、打牌，分享彼此的生活琐事，有利于改善情绪低落等抑郁症状。

专家寄语

阿尔茨海默病患者在出门时，可能难以记住交通路线或独立搭乘出租车，给社交活动带来诸多不便。因此，家人的陪伴显得尤为重要。为患者提供全方位的支持，让他们在社交活动中感到舒适和自信，可延缓疾病进程。

居家游戏促进记忆力康复

家属可以引导患者参与一些简单有趣的游戏，这不仅有助于长期记忆减退的康复，还能增加患者的参与感和快乐。

- **匹配游戏** 使用一套成对的图片和卡片，进行记忆匹配游戏。选择患者较为熟悉的图案或人物，如同种类动物匹配、亲属照片匹配等，增加他们的参与兴趣。

- **词语接龙** 与患者进行词语接龙游戏，这不仅能锻炼记忆力，还能提升语言能力。词语接龙的过程中，患者需要回忆和思考，这对他们的认知功能是很好的刺激。

- **记忆拼图** 开始时可选择一些较为简单的拼图游戏，之后根据患者情况逐渐增加拼图难度。拼图游戏需要手眼协调和思维能力，患者通过拼图回忆和认识图片，可提升记忆能力，这是一种综合性的训练方式。

此外，还可在游戏中采用代币疗法（增设奖罚机制），不仅能增添游戏的趣味性和挑战性，还能让患者获得成就感。家属可以根据患者的兴趣和能力，选择合适的游戏方式，并在后期逐步提高难度和强度。

康复治疗训练认知能力

随着科技的发展，患者可以通过平板电脑、认知板和虚拟现实（VR）设备等进行沉浸式的认知康复训练。这些设备可以模拟真实的生活场景，如超市购物、厨房操作和公园嬉戏等。在这些虚拟场景中，患者能够进行空间感知训练、导航能力训练及生活技能训练等，从而提升其日常生活的自理能力和认知水平。

非侵入性电刺激技术在提高记忆力方面也有一定效果。例如：神经反馈训练利用脑波扫描提供实时的大脑活动反馈，患者通过观看这些反馈可以学习如何自主调节大脑活动；经颅直流电刺激通过低强度电流调节大脑活动，可增强大脑的可塑性。

记忆训练的三个禁忌

错误或过激的治疗方式，以及家属的负面情绪和行为，会影响患者的治疗效果，甚至会使患者抵触治疗、病情加重等。在照顾阿尔茨海默病患者时，家属应避免以下错误做法：

- **强迫治疗** 在进行回忆治疗时，不断强迫患者回忆细节，患者往往因为模糊和碎片化的记忆而感到困惑和失落；如果家属一再追问，会让患者的压力、焦虑和沮丧感大幅增加。

- **指责和责备** 患者的一些认知行为（比如记忆缺失）并非有意为之，而是疾病所致，若家属对其表现出不耐烦或责备患者，会加重其负面情绪，影响认知训练效果，甚至导致病情进展。

- **忽视患者感受** 对患者来说，记忆力减退是痛苦和困惑的，家人或亲友如果忽视他们的感受，会使他们感到孤立无援。家属应当更多地给予理解和包容，为患者提供情感支持。

专家简介

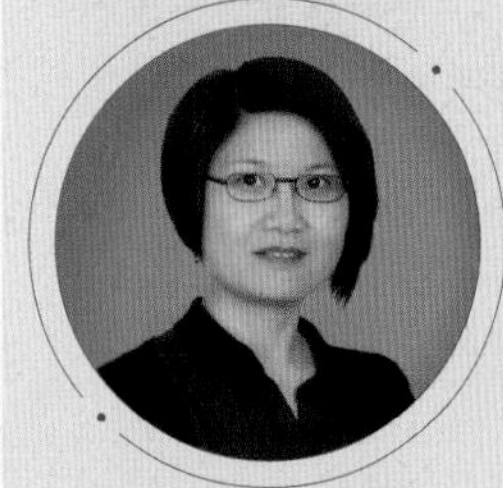

朱玉连 复旦大学附属华山医院康复医学科主任治疗师、教授、博士生导师，中国康复医学会物理治疗专业委员会候任主任委员，上海市医学会物理医学与康复学专科分会秘书长。擅长卒中、脑损伤、帕金森病、阿尔茨海默病及运动创伤后的康复评估和治疗。

专家寄语

阿尔茨海默病患者的记忆力减退虽然难以逆转，但是通过持之以恒的记忆训练，能提升患者的生活质量和幸福感。虽然目前还无法治愈这一疾病，但可以为患者创造一个充满爱和温暖的生活环境。

重复的对话
——阿尔茨海默病患者语言沟通攻略

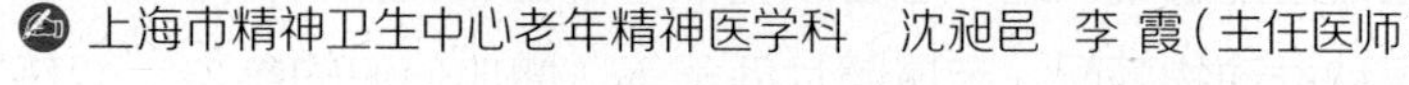

上海市精神卫生中心老年精神医学科　沈昶邑　李 霞（主任医师）

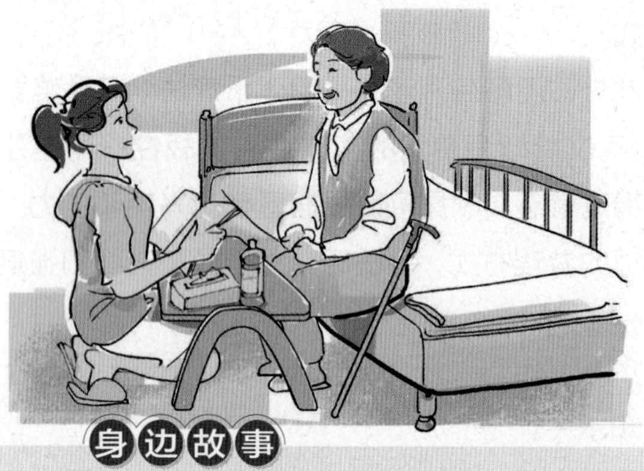

身边故事

王奶奶患阿尔茨海默病后，喜欢与人聊天，且经常会重复同样的问题和对话。家人备感困扰，时间久了，子女经常躲着王奶奶。幸好，老伴总是耐心听她讲述，不厌其烦地回答她，时而引导她变换话题，时而提醒她刚才已说过这话。在老伴的身体力行下，子女们也时常与王奶奶聊天，重复的对话逐渐减少。

阿尔茨海默病患者频繁地重复相同的对话与问题，是因为疾病无情地侵蚀了他们的记忆宫殿。他们或许瞬间遗忘了刚才的询问，或是对答案的含义感到迷惘，每一次询问对他们来说都如同初次探索。这种重复行为不仅是对记忆的追寻，更是为了满足他们心灵深处对于确定性与安全感的深切渴望。

以言暖心，照亮认知之路

面对阿尔茨海默病患者的重复行为，可以使用“话疗”这一治疗方式。话疗借助语言力量，通过深入的交流对话，为患者提供慰藉，目前广泛应用于精神健康领域。它可以帮助患者扫除心中焦虑与抑郁的阴霾，引导患者重拾内心的宁静与对未来的希望。

对阿尔茨海默病患者而言，话疗有重要作用。首先，它可以缓解患者的焦虑与不安。通过耐心倾听和回应患者的重复问题，让患者感受到被关心和理解。其次，话疗搭建了一座桥梁，加强了患者与家人之间的情感纽带，让患者的情感与担忧得以顺畅表达。第三，持续且有目的的对话如同明亮的灯塔，照亮患者心中的迷茫，为他们提供安全感与归属感。

几乎所有阿尔茨海默病患者都能从话疗中获益，尤其是以下几类患者，可能更需要这种支持：第一，记忆严重受损的患者，他们更容易出现重复询问的情况，话疗能帮助他们应对这一问题。第二，情感表达困难的患者，由于认知功能下降，可能难以直接表达情感，话疗为他们提供了表达的途径。第三，伴明显焦虑或抑郁症状的患者，话疗能减轻他们的情绪负担，提升生活质量。

沟通技巧，构建情感桥梁

话疗适用于家属与阿尔茨海默病患者建立和维护有效的沟通联系，帮助患者改善情感状态，减轻焦虑，提高自尊心，在一定程度上延缓病情的发展。作为一种语言交流方式，家属在与患者进行话疗时，应注意

专家简介

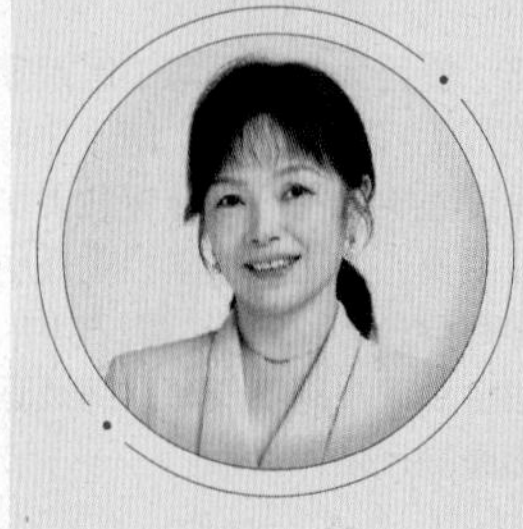

李 霞　上海市精神卫生中心老年精神医学科主任、主任医师、博士生导师，中国老年医学学会认知障碍分会常委，中国老年保健协会阿尔茨海默病分会常委，上海市医师协会老年医学科医师分会副会长。

失语的画师

——阿尔茨海默病患者非语言沟通攻略

复旦大学附属华山医院精神医学科 宇淑涵 邵春红（主任医师）

身边故事

高奶奶曾是一位插画师，自从患上阿尔茨海默病后，她逐渐失去语言表达能力，却仍记得画画。不过，拿起画笔后她总是乱涂乱画，曾经驾轻就熟的绘画技巧变得非常困难。先生不停地给高奶奶讲应该怎样做，但发现没有任何作用，反而让高奶奶很反感，容易发脾气。

后来，在医生的指导下，高奶奶的先生不再反复给她指点，而是拿出她以前的作品，简单解释画作的意义，然后陪高奶奶一起创作新的作品，还会用一些简单的符号、表情、手势等来跟她交流。渐渐地，高奶奶又会画一些简单的图画了。

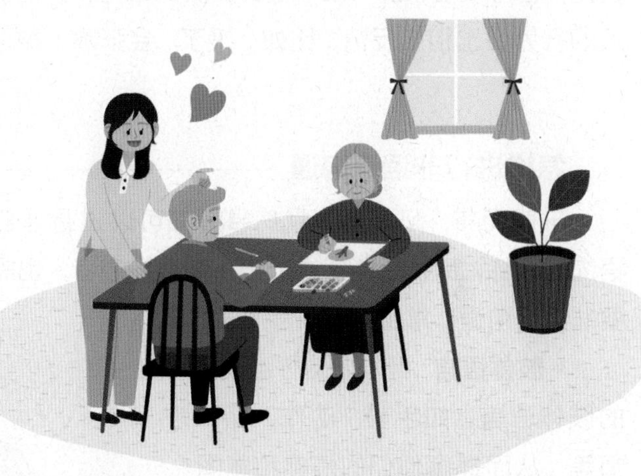

不少患者家属会有这样的疑惑：为什么语言沟通有时适得其反，反而陪伴患者一起做事更有效呢？阿尔茨海默病患者有时就像个孩子，工作、生活能力下降。随着疾病的发展，患者的沟通能力会逐渐减弱，表达能力越来越差，难以清楚地表达自己的意愿，如不能清晰告诉家人要拿什么、吃什么、去哪里，也不能理解他人的言语。家属会越来越难以明白患者的真实意图或内心感受。这时，简单的说教可能不行，采用非语言沟通的方式会带来一定帮助。

以下几点：

- **积极倾听** 保持高度的耐心与专注，不仅要听患者说什么，更要理解他们的情感和意图。
- **重复与确认** 适时重复与确认信息，帮助患者巩固记忆。
- **使用简单语言** 交流时尽量使用简单易懂的语言回应，避免复杂的表达。
- **营造轻松愉悦的交流氛围** 使每一次对话都让患者觉得舒适、没有压力，让患者感受到温暖。

专家寄语

需要提醒的是，在话疗过程中，家属需时刻注意自身的语言和行为。与患者的沟通要避免任何可能加剧患者不安与挫败感的言行，如直接的否定与纠正、复杂模糊的语言表达、情感忽视、过度批评指责及缺乏耐心的态度。家属应该牢记，唯有以爱之名，细心呵护，方能陪伴患者共渡难关。

什么是非语言沟通

非语言行为可以出现在头部、眼睛、手臂或躯干等不同部位，是除了语言外，人与社会环境交流的多种载体，使人们可以从行为互动中了解各自的态度、意图和情绪状态。阿尔茨海默病患者即使到了疾病晚期，也可以观察到一些非语言交流的维持，并对他人的行为做出相应反馈，比如：饿了，会张嘴；被他人拥抱，会咧嘴笑；听懂别人的话，会点头；等等。

照料者对患者的非语言行为有误解，会对其产生不利影响。比如：患者想吃东西时拍打家人，但家人不理解，患者便会烦躁或不再表达。因此，理解阿尔茨海默病患者的非语言行为，并做出适当的反应，对提高患者的生活质量至关重要。

怎样进行非语言沟通

一般而言，阿尔茨海默病患者都可以进行非言语沟通训练，即使是能够进行语言沟通的患者，也需要非语言沟通。常见的非语言沟通方式有：

- **肢体语言** 照料者应仔细观察患者的肢体语言，如手势、动作、面部表情等，从而理解他们的情感和意图；通过模仿患者的肢体语言来建立更紧密的联系，或通过点头等肢体语言来表达对患者的关注和尊重。
- **目光接触** 在交流过程中，照料者应保持适当的目光接触、眼神交流，以表达对患者的关注和理解，且有助于了解患者的情感。
- **触觉交流** 适当的触觉交流，如握手、拥抱等，可以传达安慰和支持的情感。
- **特殊方式** 家属也可以在照料过程中慢慢摸索出一些患者喜欢的方式，如像高奶奶喜欢画画，她先生就陪她一起画，通过绘画进行交流。

恰当的环境设计有助非语言沟通

恰当的环境设计有助于将正确的信息传达给患者。比如：在卫生间的把手上贴上握把手的图案；可以通过图片展示各种蔬菜，让患者点击选择；等等。

环境设计的原则包括：安全、对患者的功能障碍有辅助作用、感官刺激适度、氛围轻松友好、尊重患者。比如：高奶奶给树叶涂了绿色，而不是黑色，先生睁大眼睛笑着点头表示正确；高奶奶用自己的画表达了简单的意思，先生给予高奶奶一个赞的手势；如果高奶奶没有清晰表达，先生就陪着她一起画，然后用眼神征询高奶奶是否正确，直到高奶奶满意，再给她一个大大的赞。在这种轻松友好的氛围下，患者获得了尊重和理解，能更加自信地表达自己。

虽然照料阿尔茨海默病患者非常不容易，但有很多可以尝试的方法能够延缓病情发展，帮助患者尽量体面而有尊严地生活。

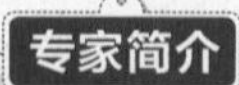

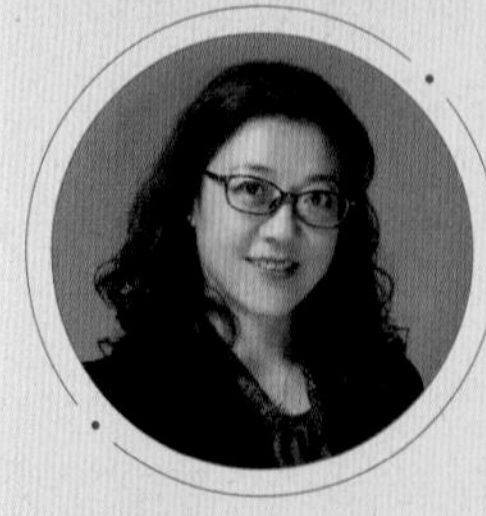

邵春红 复旦大学附属华山医院精神医学科主任医师，中华医学会精神医学分会委员，中国中西医结合学会心身专业委员会副主任委员，上海市医学会精神医学专科分会委员、心身医学专科分会委员，上海市医师协会精神科医师分会委员，上海市中西医结合学会心身专业委员会主任委员。

难忘的旋律

——阿尔茨海默病患者音乐治疗攻略

上海市精神卫生中心老年精神医学科　沈昶邑　李　霞（主任医师）

身边故事

张先生曾因一首歌与太太结缘，每年结婚纪念日他们都会去听音乐会，并经常合唱属于他们的那首歌。患阿尔茨海默病后，张先生逐渐忘记了很多事，很多歌曲也不会唱了，生活能力逐渐下降，他经常会手足无措、焦虑不安，有时情绪失控。有一次，太太哼起为他们结缘的那首歌，没想到张先生竟慢慢跟唱起来，脸上还露出久违的笑容。后来，张先生情绪不稳时，太太都会唱这首歌，安抚他的情绪。

在医生的建议下，张先生接受了音乐治疗，还结交了不少志同道合的患友。太太也在医生的指导下，经常邀请一些朋友到家里小聚，还一起报名参加了非洲鼓学习班。张先生的情绪慢慢好转，常与朋友交谈，生活能力明显改善。

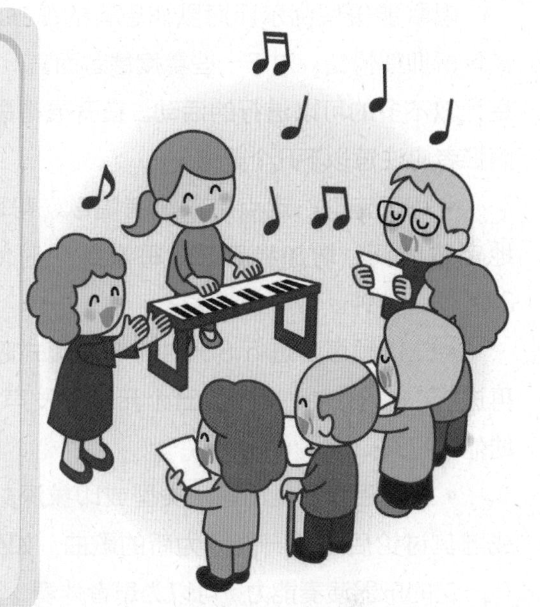

阿尔茨海默病目前尚无有效的治疗方式，全球都在积极探索干预手段。音乐治疗作为一种常见的非药物干预手段，大量应用于患者的照护中。

不少人以为音乐治疗就是听音乐，其实它是一种以音乐为载体，通过聆听、演奏、创作音乐等方式，对音乐产生生理与心理等方面的反应，从而缓解患者身心痛苦的疗法。2021年一项对各类型音乐治疗效果的研究证明：音乐治疗能够有效改善阿尔茨海默病患者的病情；改善患者的焦虑、抑郁、淡漠症状，减少其攻击行为与幻觉等；改善轻中度患者的记忆力、沟通能力和语言流畅性；改善患者的日常活动和身体功能。

根据病情选择音乐治疗方式

尽管疾病带走了患者的回忆，但是对音乐记忆及音乐能力的损害却很少，这也使音乐成为帮助患者定位时间、自我表达、恢复行动力、回忆过去的重要线索与工具。

针对不同症状、不同疾病阶段的患者，采用音乐治疗的目标、方法和策略并不相同，例如：轻、中度患者功能损害较小，治疗目标在于维持功能，可采用主动式和接受式音乐治疗，尤其是主动式音乐治疗，患者主动参与到音乐演奏、创作中，对认知功能的维持和恢复有更好的效果；重度患者功能损害较大，治疗目标聚焦在缓解精神行为症状与痛苦，多采用接受式音乐治疗，通过被动聆听、音乐回忆等方式。

居家音乐治疗小技巧

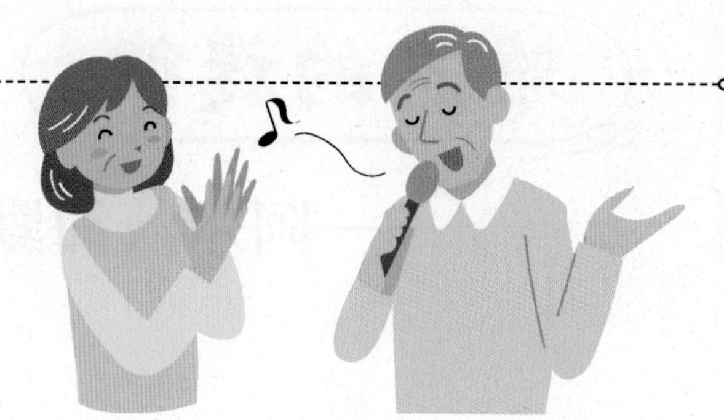

照护者们可以掌握一些简单的技巧，运用在患者的日常康复与照护中，以便更好地照顾这些“老小孩”。此外，群体性练习能够增加竞争与合作，帮助患者提升练习参与度。

① 进行歌唱练习

唱歌能缓解阿尔茨海默病患者的孤独感，改善其焦虑抑郁情绪。对于一些重度患者而言，唱歌可能是为数不多的可以进行的活动。在开展唱歌练习时，照护者应注意以下几个要点：

- 每天定时、定点带领患者唱歌，帮助其更好地定位时间，增加稳定感，每次练习时间维持在30～40分钟。
- 先带领患者进行5分钟左右的腹式呼吸训练，再进行“ɑ、o、e、i、u”五个元音的发声练习，帮助他们打开口腔。
- 选择患者喜爱的音乐类型或印象深刻的歌曲，或与其讨论后选择一些较为新的歌曲。如果照护者有一定的乐器演奏能力，可以为患者伴奏；若无法伴奏，则可采用录音伴奏或无伴奏形式。
- 将歌词打印出来，字体大小需满足患者的视力要求。

如有条件，可邀请多人共同参与合唱，增加活动的社交属性，同时要积极鼓励患者。

② 开展节奏练习

节奏练习需要借助一些节奏乐器，如沙锤、非洲鼓、木鱼等。这些乐器使用较为简单，且需要患者运用上肢，可起到一定的锻炼作用。在开展节奏练习时，照护者应注意以下几个要点：

- 根据患者功能情况选择难易度合适的乐器，如果肌肉萎缩敲不动鼓，可选择响板、木鱼等；如果躯体功能尚可，可选择打击乐器，如沙锤、非洲鼓等。每次练习前应示范乐器的使用方式，确保患者能够使用。
- 遵循“照护者带领—照护者跟随—患者自行练习”的过程进行，事先准备好一些节奏型，如3/8、6/8、3/4、4/4等，可从简单的4/4拍开始，根据患者情况逐渐调整节奏难度。
- 可以用一些拟声词来代表指令，或是“左、右”等指示帮助患者更好地跟随节奏；如果患者无法跟上节奏，可持续保持该节奏的演示，直至其跟上后再进行变化。
- 每次练习时间宜维持在30分钟左右，可以根据患者具体情况调整。
- 不断鼓励患者，肯定他们的进步。

③ 让生活充满音乐

除让患者主动参与到音乐活动中外，还可让其聆听音乐，以安抚其急躁情绪，缓解精神行为症状。例如：进餐时播放一些舒缓、柔和的音乐，帮助患者放松；在患者洗澡时播放音乐，能够避免其对洗澡的抗拒；对伴有黄昏综合征（在黄昏时出现一系列情绪和认知功能改变，如情绪紊乱、焦虑、亢奋和方向感消失等）的患者，可尝试播放其熟悉的音乐，以减轻其情绪波动。有规律、固定的音乐设置，能缓解患者焦躁情绪，减少异常行为的发生，恢复时间秩序感，找回生活的“节奏”。PM

专家寄语

音乐治疗可以说是阿尔茨海默病患者的一剂“良药”，能帮助他们找回表达自我、实现自我的能力。音乐素养较为薄弱的老年人，也可从节奏训练中获益。

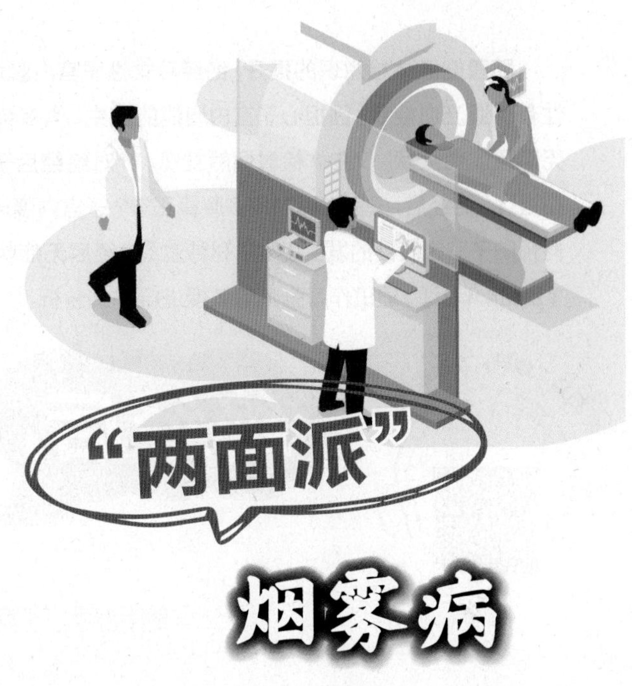

“两面派”烟雾病

上海交通大学医学院附属第一人民医院神经内科
王岩 周志远 吴云成（主任医师）

生活实例

烟雾病使孩子“脑梗”

一日，7岁女孩丽丽被父亲责骂大哭后晕厥，由于很快苏醒过来，丽丽及其父母便没有当回事。一日在学校跑步过程中，丽丽再次晕厥，老师立即呼叫了救护车送其就医。影像学检查发现，丽丽的双侧脑血管存在不同程度闭塞，颅底可见多发“烟雾状”毛细血管网，最终确诊患有烟雾病。

“脑出血”发现烟雾病

39岁的李先生在健身过程中突然出现言语含糊不清伴右侧肢体无力，经CT及磁共振检查被发现颅底异常血管网形成、右侧基底节区出血，进一步行数字减影脑血管造影后，被诊断患烟雾病。

“缺血”又“出血”的烟雾病

烟雾病是一种原因不明的双侧脑血管慢性缺血性病变，表现较隐匿。烟雾病的特征是颈内动脉末端及大脑动脉环（Willis 环）进行性狭窄甚至闭塞，在“脑缺血”的缓慢发展过程中，大脑代偿性地形成丰富的侧支血管丛，血管造影显像犹如“空气中飘荡的烟雾”，由此得名“烟雾病”。

颈内动脉末端及大脑动脉环狭窄或闭塞可引发缺血性卒中；侧支血管丛由于血管壁很薄，易发生破裂、出血，可引起出血性卒中。通常，烟雾病的发病年龄有两个高峰：5～9岁和45～49岁。成年患者主要表现为出血性卒中，儿童患者主要表现为缺血性卒中。

手术治疗是“上策”

烟雾病的病因尚未完全明确。东亚国家的一项研究发现，10%～15%的烟雾病患者有家族史。此外，长期暴露于污染环境，患代谢性疾病、自身免疫性疾病等可能增加烟雾病的发生风险。不同烟雾病患者预后差异大，约2/3的患者可在5年内出现疾病进展。

目前，烟雾病没有特异性治疗方法，药物治疗（如阿司匹林等）不能阻止疾病进展，但可以在一定程度上维持脑血流及预防卒中发生。已发生缺血性卒中、局部脑血流量减少和脑血管储备减少的烟雾病患者（尤其是儿童），宜尽早进行血管重建术，以恢复大脑血供。PM

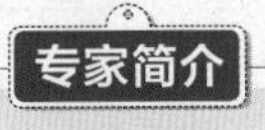

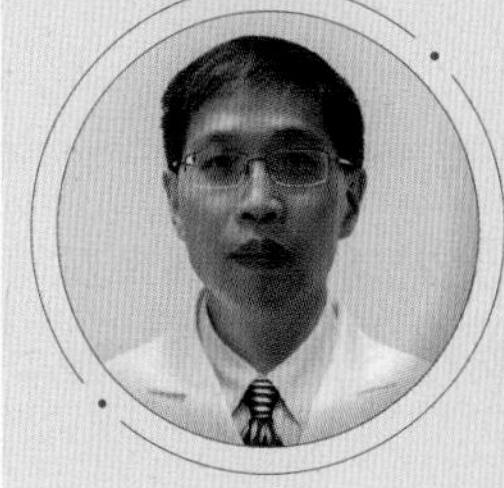

吴云成 《大众医学》专家顾问团成员，上海交通大学医学院附属第一人民医院神经内科主任、主任医师、教授、博士生导师，中华医学会神经病学分会帕金森病及运动障碍疾病学组委员，中国医师协会神经内科医师分会常委，中国卒中学会理事及脑小血管病分会常委。

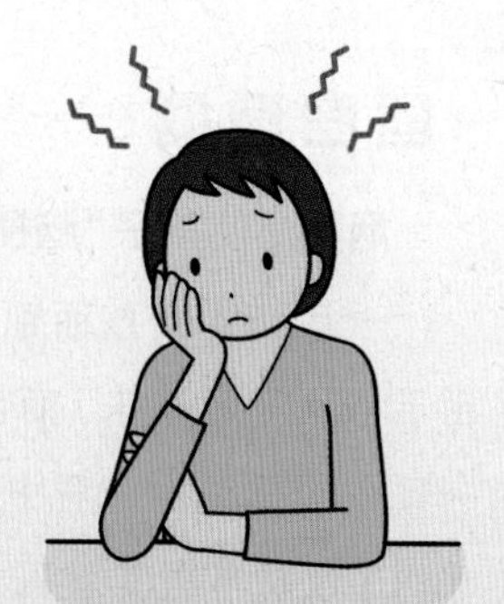

随着健康体检意识的提升，绝经后女性子宫内膜增厚的检出率增加。其中，部分女性有阴道流血症状，因担心子宫内膜癌的发生，大多会选择积极检查和治疗；部分女性无阴道流血症状，仅在体检时偶然发现。针对绝经后子宫内膜增厚，不少女性心存困惑和担忧：绝经后，子宫内膜到底多厚算正常？子宫内膜增厚与子宫内膜癌有关系吗？该如何预防子宫内膜癌的发生呢？本刊特邀《绝经后无症状子宫内膜增厚诊疗中国专家共识（2024年版）》通讯作者张师前教授进行详细分析。

绝经后，重视子宫内膜增厚

山东大学齐鲁医院妇产科教授 张师前

绝经后，子宫内膜多厚算正常

女性衰老是一个渐进性的生理过程，也是下丘脑－垂体－卵巢轴功能衰退的过程。我国女性的绝经平均年龄为48～52岁，约90%的女性在45～55岁绝经。

子宫内膜是指女性子宫腔内覆盖的黏膜层。绝经前女性的子宫内膜随着内分泌的周期性改变而规律性剥脱，称为月经。因此，子宫内膜的厚薄也随月经周期而发生周期性变化，经超声检查，子宫内膜的正常厚度为5～12毫米。女性绝经后，激素水平下降，子宫内膜开始逐渐变薄，一般不超过5毫米。对绝经后女性而言，如果妇科超声检查提示子宫内膜厚度超过5毫米，就属于“子宫内膜增厚”的范畴。

绝经后子宫内膜增厚，与子宫内膜癌有关吗

现有研究发现，绝经后女性出现子宫内膜增厚现象，若不合并阴道流血，多数是良性病变所致。其中，子宫内膜息肉占比最高（约70%），其他还包括子宫内膜增生、子宫黏膜下肌瘤、萎缩性子宫内膜炎等，女性朋友们最为担心和恐惧的子宫内膜癌实际占比很低（仅2%左右）。

子宫内膜癌是发达国家女性最常见的妇科恶性肿瘤。近年来，我国子宫内膜癌的发病率呈上升态势，国家癌症中心最新公布的统计数据显示，2022年子宫内膜癌的发病数为7.77万例，仅次于宫颈癌，在女性生殖系统恶性肿瘤中居第2位，其中约80%发生在绝经后。在子宫内膜癌患者中，约90%有不正常阴道流血的症状。存在阴道流血症状的绝经后子宫内膜增厚是预测子宫内膜癌的敏感指标。绝经后女性一定要注意阴道流血的问题，一旦出现，即使量很少，也应尽快就医。如果经阴道超声检查显示子宫内膜增厚，医生会建议患者做子宫内膜活检（刮宫术），以明确诊断。

特别提醒

目前主流观点认为，女性发生子宫内膜癌的高危因素主要包括：①肥胖：体质指数>30千克/米^2；②高血压或糖尿病；③无孕激素保护的雌激素替代治疗史或长期口服他莫昔芬；④绝经年龄晚（>55岁）；⑤未育；⑥其他遗传因素，如林奇综合征（遗传性非息肉病性结直肠癌）等。

如何对待绝经后子宫内膜增厚

绝经后女性被发现子宫内膜增厚，首先要明确诊断，查清原因，再行针对性治疗。诊断子宫内膜病变的常用方法包括经阴道超声、诊断性刮宫、宫腔镜下子宫内膜组织活检（金标准）等。恰当的诊断方法不仅能实现子宫内膜病变的尽早发现、及时诊治，还可以缓解患者的焦虑、紧张、恐慌情绪，甚至可以减少非必要的有创诊治，避免“小病大治”。

目前，子宫内膜厚度与子宫内膜癌发生风险之间的相关性尚不明确。一般来说，无阴道流血症状、子宫内膜厚度小于11毫米的绝经后女性不应常规进行子宫内膜活检，但必须仔细甄别是否具有发生子宫内膜癌的危险因素。若合并高危因素，或超声检查存在异常，如子宫内膜回声不均匀、血流丰富及合并宫腔积液等，应进行子宫内膜定位活检，以排除恶性病变。与诊断性刮宫术相比，宫腔镜检查可以直视宫腔内病变并进行活检，可减少漏诊率，提高诊断的准确性。

绝经后无症状子宫内膜增厚处理流程

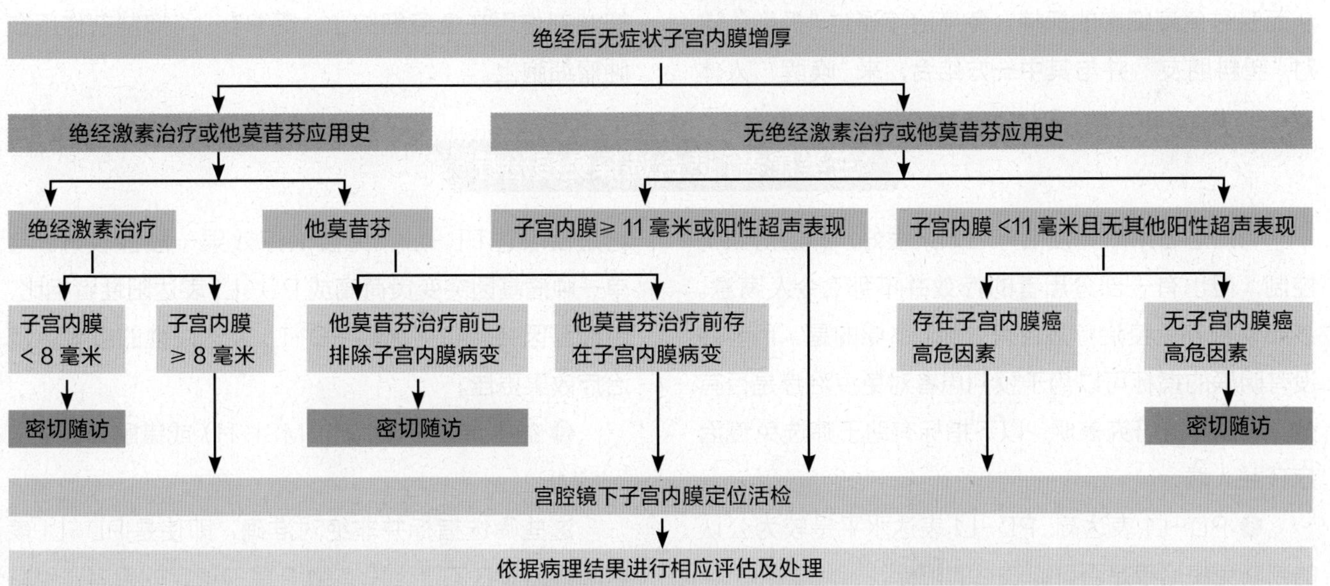

怎样预防子宫内膜癌

中老年女性注意以下几点，有助于预防和早期发现子宫内膜癌：①重视不正常阴道流血症状，一旦出现，尽早诊治。②在医生指导下进行绝经激素治疗，不可自行滥用。③若有肥胖、不育、绝经延迟、长期应用雌激素及他莫昔芬等高危因素，应定期检查和评估。④大多数子宫内膜癌为散发性，约5%与遗传有关，其中关系最密切的是林奇综合征。若经过遗传咨询考虑为相关突变基因携带者，应加强监测和随访，定期进行妇科检查、经阴道超声检查和子宫内膜活检。

子宫内膜癌只要早期发现，大多患者预后良好，女性朋友们不必过于担忧。PM

专家简介

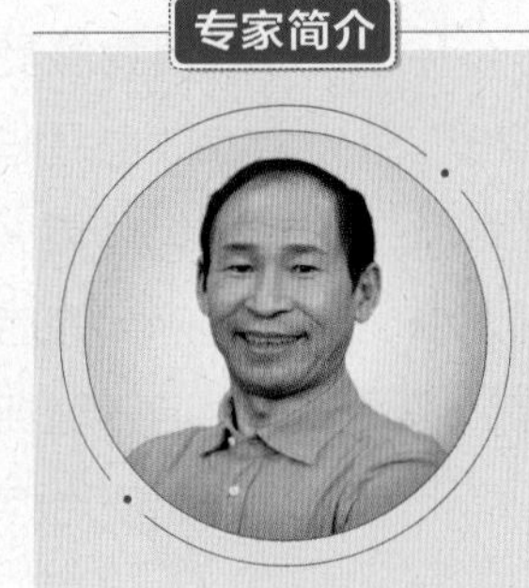

张师前 《大众医学》专家顾问团成员，山东大学齐鲁医院妇产科主任医师、教授、博士生导师，中国医师协会微无创医学专业委员会妇科肿瘤学组组长，中国抗癌协会妇科肿瘤专业委员会副主任委员，中国老年医学学会妇科分会副会长，中国优生科学协会生殖道疾病诊治分会副主任委员、肿瘤生殖学分会候任主任委员。

胆道肿瘤包括肝内胆管癌、肝外胆管癌和胆囊癌，早期患者往往“悄无声息”，很难被发现；70%~80%的患者就诊时已是晚期，失去了手术机会，5年生存率仅5%~15%。不能手术切除的胆道肿瘤患者，目前首选的治疗方法是免疫治疗联合化疗。

晚期胆道肿瘤，优选免疫治疗

海军军医大学第三附属医院生物治疗科　寇晓霞　仇金荣（主任医师）

免疫治疗并不是传统意义上的“增强免疫力”。正常情况下，机体的免疫系统就像“警察”，时刻寻找“不法分子”（病原体或癌细胞）并加以消灭。癌细胞很聪明，它会伪装成“好人”，和免疫细胞成为朋友，从而躲过免疫细胞的抓捕。免疫治疗通过“拆散”这对“塑料朋友”并与其中一方结合，来“唤醒”人体内的免疫细胞，进而有针对性地杀伤肿瘤细胞。目前，胆道肿瘤的免疫治疗药物主要是以PD-1（程序性死亡受体1）抑制剂、PD-L1（程序性死亡受体-配体1）抑制剂为主的免疫检查点抑制剂。不同的是，PD-1抑制剂作用在免疫细胞上，而PD-L1抑制剂作用在肿瘤细胞上。

三类患者，适合选择免疫治疗

有些患者采取免疫治疗后效果很好，肿瘤得到了控制，但也有一部分患者的疗效并不那么令人满意。该如何预判免疫治疗是否有效呢？遗憾的是，目前并没有明确的指标可以用于预判患者对免疫治疗是否有效。不过，有研究表明，以下指标有助于筛选免疫治疗获益人群：

❶ PD-L1表达高。PD-L1表达水平是较为公认的判断免疫治疗是否可能获益的指标。

❷ 肿瘤基因突变负荷高（TMB-H）。这类患者无论是否表达PD-L1，免疫治疗效果一般都较好。与单一肿瘤基因突变负荷高或PD-L1表达阳性者相比，肿瘤基因突变负荷高且PD-L1表达阳性的患者免疫治疗效果更佳。

❸ 微卫星高度不稳定（MSI-H）或错配修复缺陷（dMMR）。

这些筛选指标并非绝对准确，即使是PD-L1表达阴性、TMB不高、没有微卫星不稳定的患者，也有可能从免疫治疗中获益。

三种方法，评估免疫治疗效果

① 影像学评估

肿瘤体积变化是反映免疫治疗效果最客观的指标。在治疗前进行影像学检查（CT、磁共振检查等），可作为疗效评估的“基线”。治疗开始后，每2～3个周期进行一次影像学检查，与“基线”做对比，测量肿瘤大小和形态的变化。肿瘤缩小了、活性减低了，都是免疫治疗有效的标志。

② 临床评估

患者的相关症状减轻和自我感受改善，对于评估疗效也是非常重要的。观察患者体重、食欲、体力，以及疼痛等症状的变化，进行生活质量评分，也有助于判断免疫治疗的效果。

③ 血液学评估

动态监测血清中的肿瘤标志物（如CEA、CA19-9等），检测外周血中的淋巴细胞亚群，观察其数量和比例变化，有助于疗效判断。

免疫治疗，有六种结局

❶ **疾病缓解或稳定** 包括完全缓解、部分缓解、疾病稳定。完全缓解是指所有病灶快速消退，最后完全消失，且没有新病灶产生，至少维持 4 周。部分缓解是指所有靶病灶（开始治疗前，体内达到一定大小、可以测量的病灶，每个器官上最多认定 2 个靶病灶，共 5 个）合起来，最大径缩小≥ 30%，且至少维持 4 周。疾病稳定是指病灶缩小没达到 30%，增大没达到 20%。

❷ **假性进展** 肿瘤增大超过 20% 或长出新病灶，但在 4 ~ 8 周后病灶缩小，达到完全缓解、部分缓解或疾病稳定的标准。这种情况可能是治疗开始时免疫细胞被激活后“进驻”肿瘤引起的。

❸ **延迟反应** 免疫治疗起效存在一定的延迟效应，可能需要在治疗较长一段时间甚至停止治疗后，病灶才会出现持续稳定或缩小的情况。

❹ **超进展** 指患者在免疫治疗后，病灶在短期内快速生长的情况。目前还无法明确超进展发生的原因，不能针对性地解决这个问题。

❺ **持久应答** 免疫治疗有较强的“拖尾效应”，在一定时间的治疗结束后，疗效仍然持续存在。这是免疫治疗区别于其他治疗方法的一个优势。

❻ **疾病进展** 遗憾的是，也会有一部分患者治疗失败，疾病进展。疾病进展是指所有靶病灶最大径合起来增大超过 20%，或出现新的病灶。

特別提醒

免疫治疗的效果虽然显著，但仍不能独当一面。在胆道肿瘤的治疗中，化疗作为基石仍不能丢。化疗就像一位勇猛的战士，可直接攻击那些快速分裂的肿瘤细胞，使其释放出抗原。这些抗原拉响了免疫系统的“警报器”，可进一步激活免疫系统，助力免疫治疗，从而产生“1+1>2”的效果。

早发现、早处理，减轻不良反应

免疫治疗也可能损伤正常细胞，导致不良反应。免疫治疗相关不良反应一般较传统化疗轻，只要早发现、早处理，大多可控、可逆。常见的免疫治疗相关不良反应有：

❶ **皮肤毒性** 表现为皮疹（斑疹、丘疹等）、全身瘙痒（可无明显皮疹，但有蚁爬感）、白癜风等，患者需要及时就医。

❷ **胃肠道毒性** 主要表现为腹泻，患者也可发生腹痛、大便带血和黏液、发热等。若每天腹泻次数达到 4~6 次，需要引起重视。

❸ **内分泌系统毒性** 常表现为甲状腺功能异常（甲状腺功能减退、亢进和甲状腺炎）和急性垂体炎（中枢性甲减、中枢性肾上腺功能不足等）。如出现无法解释的乏力、毛发脱落、畏寒、抑郁、心悸、出汗、体重突然变化、头痛或视觉障碍等，要立即就医。

❹ **免疫相关肺炎** 早期可表现为新发或加重的呼吸困难、咳嗽、发热或胸痛，偶尔还会发生缺氧等，需要立即就医。患者一定要遵医嘱按时随访，及时通过胸部 CT 检查发现异常情况。

❺ **肝脏毒性** 主要表现为丙氨酸转氨酶（ALT）、天冬氨酸转氨酶（AST）升高，伴或不伴胆红素升高。当 ALT 高于正常值 3 ~ 5 倍、总胆红素高于正常值 1.5 ~ 3 倍时，需要及时就医。

❻ **免疫相关心肌炎** 早期症状不明显（包括心脏外症状，如无诱因的眼睑下垂、四肢无力、心悸不适、心前区疼痛等），患者需要及时就医，进行心肌酶谱、心脏彩超等检查。

❼ **肾脏毒性** 可表现为血尿、尿量减少，或脚踝、四肢乃至全身水肿，可有肾功能异常，包括尿素氮、肌酐升高，患者需要及时就医。

❽ **神经系统毒性** 可表现为重症肌无力、神经炎、脑炎等。PM

3岁的萌萌乳牙长得稀稀拉拉，只有12颗。奶奶认为乳牙少几颗不要紧，反正以后会换牙。但妈妈很担忧，带萌萌到口腔科就诊。医生仔细询问病史并进行了详细检查，发现萌萌的乳牙胚缺失，考虑为先天缺牙。萌萌的妈妈非常着急：先天缺牙该怎么办？

乳牙缺失，当心先天缺牙

本刊记者 蒋美琴
受访专家 吴轶群

牙齿缺失6颗以上需引起重视

正常情况下，人的一生有两副牙齿：20颗乳牙，28～32颗恒牙。先天缺牙是由先天因素引起的牙齿缺失，包括乳牙不足20颗或恒牙不足28颗，严重者全口牙缺失。缺牙患者可表现为牙列散在间隙、乳牙滞留、牙齿畸形、牙槽骨萎缩、错𬌗畸形等。

先天缺牙是一种常见的牙齿发育异常，发病率高达9%。多数患者为少量牙齿缺失，对咀嚼、语言、容貌等没有明显影响，往往不易察觉。特殊部位的少量缺牙可能影响美观。牙齿缺失6颗以上，可影响咀嚼和语言功能。如果咀嚼功能下降，造成营养摄入不足，可影响儿童的生长发育。如果面部骨骼发育受影响，可出现以面中部凹陷、上颌后缩、下颌前突为特征的“地包天”样面容。

先天缺牙还会使患儿变得自卑、怯懦等，家长应引起重视，及时带孩子到医院检查，早期采取科学的干预措施。

乳牙缺失，恒牙一定会缺失吗

发现孩子乳牙缺失，家长往往会担心：孩子将来恒牙也会缺失吗？在回答这个问题之前，首先要明确是否为先天缺牙。医生会询问病史，排除外伤、拔牙等因素引起的牙齿缺失，以及有无缺牙家族史等，必要时进行X线检查（拍牙片），根据乳牙胚数量来判断。

如果明确诊断为先天缺牙，家长也不必过度担心。现有的研究未发现乳牙先天缺失与恒牙缺失之间存在绝对的因果关系。也就是说，乳牙缺失者，恒牙未必会缺失。乳牙胚与恒牙胚的发育完成时间不同，恒牙胚通常在2～5岁逐渐完成发育，因此，乳牙缺失患儿可在6岁后通过X线、CT等影像学检查来判断是否存在恒牙先天缺失。

专家简介

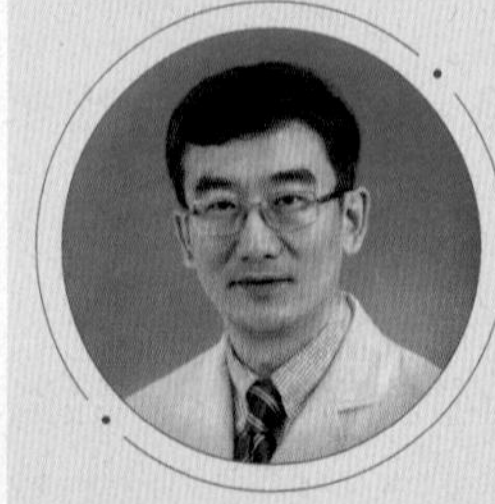

吴轶群 上海交通大学医学院附属第九人民医院口腔第二门诊部主任、主任医师、博士生导师，国际口腔种植协会专家委员会委员、中国分会国际教育部主任，中华口腔医学会口腔种植专业委员会副主任委员，上海市口腔医学会理事、口腔种植专业委员会常委。擅长牙槽嵴骨量严重不足、颌骨严重缺失的种植修复诊疗。

先天乳牙缺失需要治疗吗

一般而言，不影响功能和美观的少量乳牙缺失，可以不治疗，但需要定期随访，以便早期发现恒牙缺失。如果缺牙影响功能或美观，应尽早干预，接受多学科联合序贯治疗。

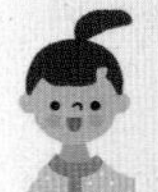

儿童期

针对乳牙疾患、错（牙合）畸形、心理健康等方面进行干预，必要时引导孩子佩戴活动义齿，尤其是对缺牙存在自卑心理的患儿。无牙儿童可尝试植入微小种植体并制作覆盖义齿，以恢复面容和牙列。

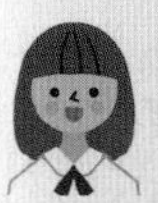

青春期

此时已完成替牙，如果恒牙缺失，尤其是缺牙影响咀嚼功能或美观者，应采取过渡阶段的治疗方案，如根据病情定制合适的种植体植入患者颌骨中，并按发育情况在其上安装合适的牙冠。约80%重度缺牙患者需要在青春期早期、种植手术前接受正畸治疗，以达到排齐牙列、改善余留牙轴向、重新分布间隙的目的，为后期义齿修复创造空间。

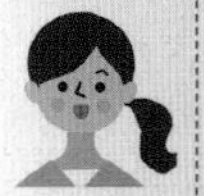

成年期

经过早期干预的患者，颌骨发育良好，成年后可继续接受相应的治疗，在颌位关系（下颌骨相对于上颌骨或颅骨的位置关系）、牙槽骨量、牙列形态等问题得到基本解决的前提下，采取个性化种植方案，建立舒适的咬合关系等。部分患者早期没有及时治疗，成年后才到医院诊治，往往病情严重，颌骨发育不良，甚至没有足够的骨质为种植牙提供"土壤"，治疗困难。

个性化方案解决种牙难题

种植牙是解决先天缺牙的最佳方案，能为患者提供较为舒适、稳定的修复体，改善咀嚼功能，提高生活质量，恢复面容美观，进而促进身心健康。少数牙缺失患者，上、下颌均有大量余留的天然牙，牙槽骨发育尚可，可直接通过种植治疗建立较为稳定的咬合关系；多数牙缺失甚至全口无牙者，牙槽骨发育严重不足、面型异常，需要多学科联合的序贯治疗，包括各种类型的软硬组织增量、正颌手术、重建咬合、颜面部美学修复等，往往需要分次、多疗程治疗。种植修复是其中关键的治疗步骤，有些患者的颌骨高度、厚度不足，无法植入种植体，可采用穿颧骨种植体植入的治疗方案，术后进行即刻修复，大大缩短治疗周期，减轻痛苦。在数字化导航系统的精准引导下，这一技术已作为专家共识推荐的用于重建严重先天缺牙患者牙列的治疗方案。

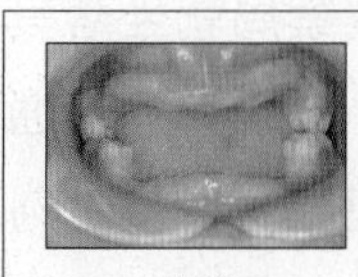

术前

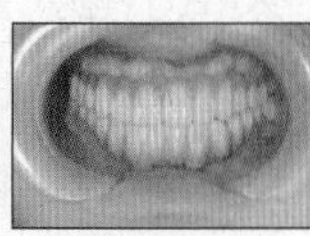

术后

基因检测可指导治疗

有些患者及家属不理解：诊断为先天缺牙后，为何要做基因检测？事实上，导致先天缺牙的原因分为遗传因素和环境因素，前者为主要致病因素。目前已发现的可能导致先天缺牙的基因突变有十余种，其遗传给后代的形式和概率不同。妊娠期出现代谢障碍、营养障碍、内分泌失调，接触有毒、有害物质等，也可能导致子女先天缺牙。

根据是否伴有其他器官的异常发育，先天缺牙可分为单纯型和综合征型。综合征型患者除先天缺牙外，往往还伴随全身症状，如外胚层发育不良综合征患者主要表现为无汗或少汗、毛发稀疏、先天性牙齿发育不全等。

较为严重的少牙、无牙患者应进行基因检测，以明确病因、分型和遗传机制，以便选择合适的治疗方案及进行后代患病的风险评估。PM

守卫健康的“警察局”

上海交通大学医学院附属瑞金医院血液科
汪 靖 薛 恺（副主任医师）
绘图 曹 阳

在人体这座庞大而精细管理的城市中，隐藏着一个个默默无闻却至关重要的“免疫警察局”——淋巴结。它们全天候无休，悄无声息地驻守在身体的各个角落，坚定地捍卫着人们的健康。而我，就是一名“警察”。接下来，我就带领大家走进这个神秘的警察局，看看它是怎么运作的。

人体“城市”的守护者

如果把淋巴管比作人体这座城市的大街小巷，警察局就坐落其中，尤其是颈部、腋窝、腹股沟等交通要道，就像城市中的关键监控点，时刻准备对抗外来入侵者。淋巴液则在大街小巷有序流动，途经警察局时接受其检查。

警察局具备多重功能：它们如同精巧的过滤器，可以清除淋巴液中的不法分子；它们也是警察的摇篮和训练场，负责产生和培养警察，我们在这里学习如何识别并消灭敌人；它们还是免疫保卫战的重要策划者，能够在病原体入侵时迅速响应并发动保卫战。

“外敌”入侵时的紧急响应

一旦身体受到细菌、病毒的侵袭，附近的警察局会敏锐地察觉到这些威胁，拉响警报，立刻进入战备状态。在全身各处巡逻的警察，被召集起来一起对病原体展开全面攻击；同时，警察局内的警力也向病原体发动攻击，内部的“情报分析室”开始忙碌起来，对捕获的病原体进行深度分析，识别其特征，并制定针对性的打击策略。

淋巴结并非病毒、细菌的“乐园”

有传言说，淋巴结内聚集了大量细菌和病毒。其实，这是一种误解。警察局内确实会暂时聚集一些囚犯，而警察局的使命是清除这些有害物质，保护身体健康。有一种名为吞噬细胞的特殊警力，它们会吞噬这些病原体，并将其彻底分解和消灭。因此，警察局内部的细菌、病毒数量其实非常有限，且始终处于免疫细胞的严密监控之下。

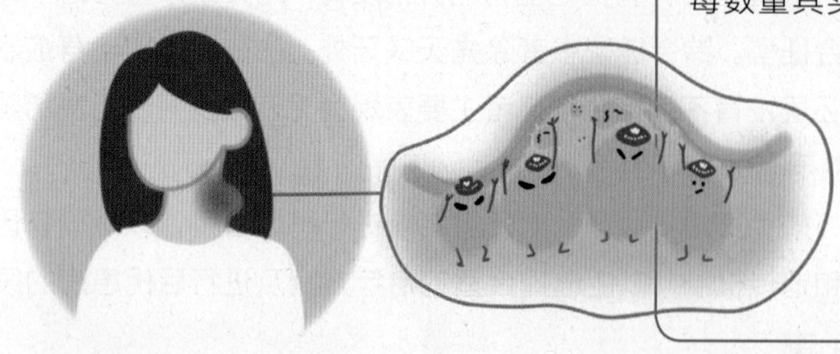

不过，当警察局发起保卫战时，其内部“战火纷飞”，会引起肿大、疼痛等症状。此时，人们要提高警惕，及时就医，但不必盲目恐慌。PM

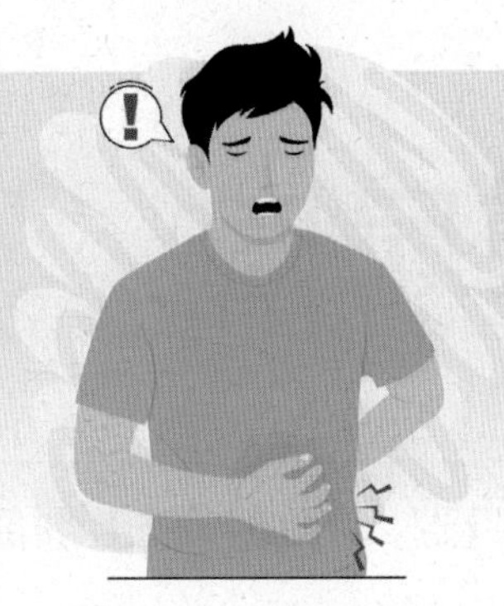

长期“腹痛”引发的糖尿病

华中科技大学同济医学院附属协和医院内分泌科　刘玲　曾天舒（主任医师）

前些日子，30多岁的刘先生拿着体检报告忧心忡忡地来到内分泌科门诊。原来，他在体检中发现空腹血糖9.5毫摩/升，血甘油三酯和胆固醇也明显升高，尤其是甘油三酯高达8.9毫摩/升。刘先生自述最近几个月除了口干没有其他不适，家族中也没有人得糖尿病。于是我们建议他先检测糖化血红蛋白（HbA1c）、胰岛自身抗体、空腹及餐后2小时血糖、胰岛素、C肽等，以进一步明确诊断。

隔天，刘先生拿着检查报告再次来到门诊。报告显示：空腹血糖10.1毫摩/升，餐后2小时血糖16.6毫摩/升，胰岛素释放降低，C肽分泌减少，糖化血红蛋白8.5%。刘先生患了糖尿病。

刘先生很困惑：“医生，我平时吃得并不多，不爱吃甜食，家里也没人得糖尿病，怎么才30多岁就得糖尿病了？”确实，常见的2型糖尿病多见于中老年人，且多有胰岛素抵抗。刘先生的体质指数25千克/米^2，仅轻微超重；胰岛B细胞功能受损，空腹C肽只有正常下限的60%；根据空腹血糖和胰岛素水平估算，没有明显的胰岛素抵抗。种种迹象表明，不像是典型的2型糖尿病。另外，多项胰岛自身抗体阴性、发病不急、没有酮症倾向，也不符合经典1型或成人迟发自身免疫性糖尿病特征。究竟是哪种类型的糖尿病？

于是，我们再次询问他有没有遗漏的症状。仔细思索后，刘先生道出：近年来他时有腹泻，间断出现上腹部疼痛、腹胀；他常有酒局应酬，饮酒后这些症状往往会加重，便自购“胃药”服用。刘先生觉得这是消化不好引起的，所以之前没有提及。结合消化系统症状和B细胞受损等线索，我们马上想到了胰腺疾病的可能性，建议刘先生进一步做胰腺CT检查。

第三次见到刘先生时，他更加困惑了：“医生，我的糖尿病跟胰腺炎有什么关系？”原来，CT检查发现了典型的慢性胰腺炎影像学表现，至此可以诊断为胰源性糖尿病。我们向刘先生解释：胰源性糖尿病是继发于胰腺外分泌疾病的一种特殊类型糖尿病。慢性胰腺炎和胰腺癌是其常见病因，其他病因还包括胰腺手术切除、囊性纤维化、血色病等。慢性胰腺炎可导致胰岛B细胞受损，使胰岛素分泌下降，进而引起糖尿病。

我们给刘先生制定了二甲双胍联合胰岛素的治疗方案，叮嘱他坚持自我血糖监测，每天至少检测6次或进行动态血糖监测，并定期来门诊调整治疗方案。由于胰腺外分泌功能受损，不当的饮食控制容易引起营养不良和低血糖，需要在营养师的指导下进行饮食管理。我们又叮嘱刘先生：在营养达标的基础上避免超重及肥胖；吸烟和饮酒都会损伤B细胞功能，应戒烟戒酒。此外，还应在消化内科医生指导下积极治疗慢性胰腺炎。PM

特别提醒

胰源性糖尿病属于继发性糖尿病。继发性糖尿病由特定疾病（如胰腺疾病、感染、库欣综合征、甲状腺功能亢进症等）或药物（如糖皮质激素）等导致，由于病因复杂，临床表现各异，故容易漏诊、误诊。首次发现血糖升高者，应到医院就诊，在医生安排下进行必要的检查，以便明确诊断，不要自行购买、服用降糖药。

频发低血糖，警惕糖尿病

上海交通大学医学院附属第六人民医院
内分泌代谢科主任医师　李连喜

提起糖尿病，很多人首先想到的常常是口干、多饮、多食等血糖升高的症状。然而，也有部分患者由于频发心慌、手抖等低血糖症状而去医院就诊，被告知这是糖尿病的早期症状。人们往往不理解：都知道糖尿病患者的血糖会升高，怎么低血糖也是糖尿病的表现之一呢？

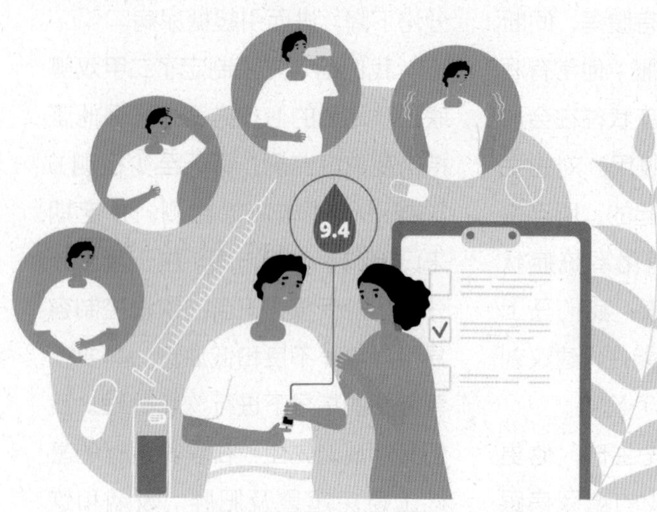

功能性低血糖，多见于糖尿病早期

这类患者的低血糖症状多发生在早餐后2～4小时，常表现为心悸、出汗、面色苍白、饥饿感、软弱无力、手抖等，每次发作15～20分钟，可自行缓解，进食后症状常可迅速消失。患者一般无昏迷或抽搐，偶有晕厥，午餐及晚餐后较少出现以上症状。这种低血糖通常被称为功能性低血糖，多发生于早期2型糖尿病患者。

胰岛素分泌延迟，使血糖“低上加低”

正常情况下，人进食后，随着食物消化、吸收，血糖水平会逐渐升高，此时机体会根据血糖水平分泌较高水平的胰岛素，帮助维持机体血糖稳定。

在2型糖尿病早期，患者分泌的胰岛素并不少，但胰岛素促进葡萄糖摄取和利用的效率下降，导致机体代偿性地分泌过多胰岛素以维持血糖稳定，其结果是产生高胰岛素血症。而某些患者对血糖变化反应迟缓，存在胰岛素分泌延迟和胰岛素抵抗，简单地说，就是胰岛素分泌高峰没有和进食后产生的血糖高峰同步。进食后，血糖达到高峰时，胰岛素的分泌没有达到高峰，而是分泌不足，造成餐后2小时血糖升高。而在进食3～4小时后，食物消化殆尽，血糖已经降低，胰岛素分泌却达到高峰，从而导致低血糖。

出现功能性低血糖时，很多人通过大量进食或食用含糖量高的食物（如巧克力、糖果等）缓解症状，会进一步刺激胰岛分泌胰岛素，进而加重血糖异常。

经常低血糖，应及时就诊

频发低血糖可能是糖尿病的早期症状，特别是存在代谢紊乱（如超重或肥胖、血脂紊乱、高血压、高尿酸血症等）者更容易发生此类情况。因此，经常发生低血糖的人应及时去医院就诊，通过糖耐量试验和胰岛素功能试验等检查，排查糖尿病，并明确是否存在胰岛素抵抗。PM

步入中年，不少男性出现了“憋不住尿”的尴尬，可以发生在白天，表现为频繁上厕所，影响工作；也可以发生在夜间，表现为多次起夜，影响休息。中年男性尿急背后，有哪些常见原因呢？

中年男性尿急，不只是尴尬

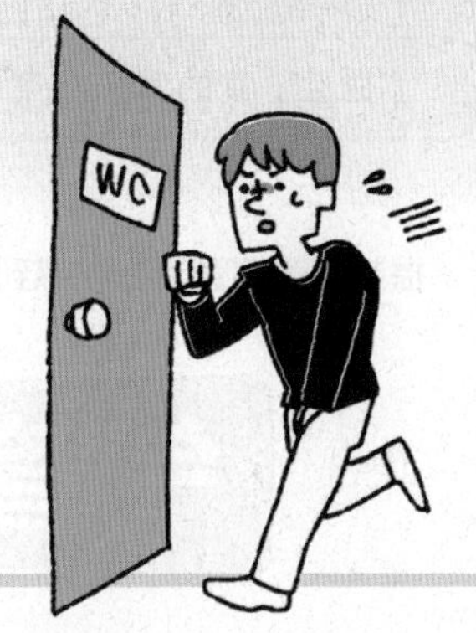

华中科技大学同济医学院附属
同济医院泌尿外科主任医师　陈 忠

原因一：前列腺炎

导致中年男性尿急的常见原因为慢性前列腺炎，主要表现为腰部、下腹部、会阴部和阴囊疼痛不适，以及尿急、尿频、夜尿增多、排尿等待、排尿不尽等。慢性前列腺炎的诱因很多，包括吸烟、饮酒、熬夜、嗜辛辣食品、憋尿、性生活频繁、延迟射精、久坐、受凉、疲劳、压力、睡眠障碍等。中年男性出现尿急症状，要注意避免或消除这些诱因，适当多饮水，加强体育锻炼。若确诊患有慢性前列腺炎，可在医生指导下服用药物对症治疗。

原因二：前列腺增生

男性过了50岁，超过半数可发生前列腺体积增大，有些形状特殊的增生腺体即使体积不是很大，也会导致膀胱尿液排出受阻。前列腺增生患者最早的排尿异常表现并非排尿困难，而是起夜次数增加、尿频，其原因是膀胱代偿性收缩，以克服前列腺增生导致的排尿阻力；久而久之，就会造成膀胱敏感性增加，引起尿急等症状。若前列腺增生进一步发展，会导致排尿前等待、排尿费力、尿线细、排尿不尽等典型的尿路梗阻症状，甚至导致尿液不能完全排出膀胱，造成膀胱有效容量减少，加重尿急、尿频症状。中年男性出现上述症状时，应及时就诊，通过药物治疗改善症状，必要时进行手术治疗。

原因三：泌尿道感染

泌尿道感染，特别是突发的急性感染，往往有劳累、受凉、抵抗力下降等诱因，主要症状为尿频、尿急，多伴有尿痛，这种疼痛可以表现为排尿时尿道灼热感、切割感，也可以表现为排尿后尿道疼痛，有时可以伴发热。泌尿道感染引发的尿频相对容易诊断，治疗也相对容易，采用敏感药物抗感染即可。治疗过程中，患者应注意多饮水，适当休息，清淡饮食。

原因四：泌尿系结石

有泌尿系结石的患者，若小的结石移动到一侧输尿管末端，会刺激膀胱，产生尿急、尿频的症状，有时伴同侧肾绞痛。治疗上，可以使用药物扩张输尿管，促进结石排出，或采用体外冲击波碎石等手段，必要时还可以选择输尿管镜碎石术。肾、输尿管的结石掉到膀胱后，若不能及时排出，或继发于前列腺增生的膀胱结石，也可诱发尿急、尿频、排尿中断、排尿困难，往往取出结石后方能缓解症状。

原因五：泌尿系肿瘤

泌尿系肿瘤的主要症状为肉眼可见的血尿，通常不伴尿频、尿急、尿痛。但有一种泌尿系肿瘤可以引起尿急，即膀胱原位癌。患者可以没有明显的肉眼血尿，仅表现为顽固性尿急、尿频，尿常规检查可以提示镜下血尿，影像学检查通常没有特殊发现。通过膀胱镜检查，对膀胱内壁随机取材进行活检，或反复收集新鲜尿液检查尿液中有无肿瘤细胞，有助于发现膀胱原位癌。PM

“医生，气管插管能救命吗？往气管里插根管子，人能好受吗？”

“医生，我父亲曾交代，他无论如何都不接受气管切开，所以我不同意进行气管插管。”

“医生，我的家人气管插管好几天了，什么时候才能撤管呢？”

……

提起气管插管，有人感到陌生，有人感到恐惧。当家人病情危重，需要进行气管插管时，该如何应对呢？

气管插管，打开生命“通道”

河北省人民医院重症医学科　付 优　何 聪（副主任医师）

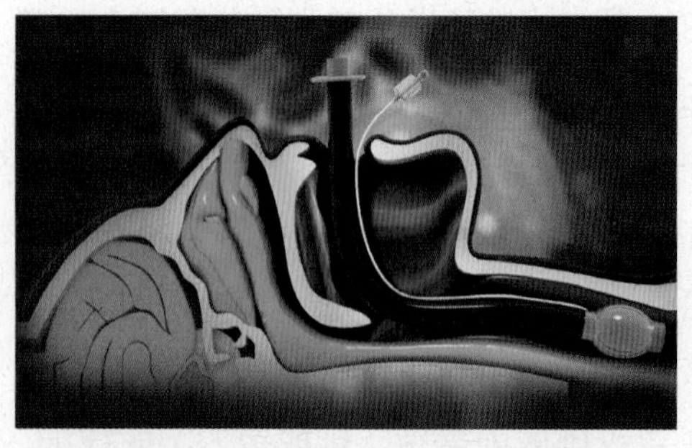

气管插管，可改善呼吸功能

气管插管是将特制的气管内导管，通过人体自然腔道（口腔或鼻腔），依次通过会厌、经声门置入气管，建立人工气道，便于实施机械通气（使用呼吸机），从而改善患者的呼吸功能，有助于排痰。气管切开是在气管软骨上开一个口子，将导管放入气管内，创伤较大。

通常，气管插管适用于痰液阻塞、咯痰无力、意识不清、易发生严重误吸（如呕血等），以及呼吸微弱或停止、急性呼吸衰竭、呼吸肌疲劳等无法通过自主呼吸满足通气和供氧需求的患者。若病情需要但未及时进行气管插管，患者会因窒息、严重呼吸衰竭而死亡。

何时撤管，病情决定

气管内导管的存在可产生强烈异物感，同时使声带无法内收，影响正常发音，导致患者无法与人交流。通常，医生会给气管插管的患者使用适量镇静剂，让其处于较舒服、可唤醒的“睡眠”状态，必要时，患者可通过做手势、点头、摇头等方法进行简单交流。能否撤管、什么时候撤管，主要取决于三方面：

第一，引起患者呼吸功能障碍的病因是否得到了纠正，如严重感染造成的呼吸衰竭是否得到了控制；

第二，患者是否具有气道保护能力，如存在咳嗽反射、咯痰意识及咯痰能力；

第三，患者病情满足撤管的要求，如呼吸机参数较低、动脉血气分析结果相对正常、氧合指数 > 150 毫米汞柱、气囊漏气试验阴性（排除喉头水肿）等。

如果患者短期内（通常为 14 天）无法达到撤管条件，为避免长时间气管插管可能引起或加重肺部感染、气管黏膜受损，甚至气管食管瘘等并发症，需要进行气管切开术。PM

插管前，须征得家属同意

特别提醒

有人问，既然不进行气管插管可能发生死亡，为何还需要征得家属同意？一方面，气管插管可能存在牙齿脱落、喉头水肿、声带损伤、导管误入食管等风险，极端情况下，甚至可导致患者发生心搏骤停。另一方面，作为一项侵入性的非常规医疗操作，人们对它持有不同观念：有些人认为生死顺其自然，不希望接受过多医疗干预；有些人不甘放弃，希望用尽一切医疗手段救治；有些人“有所为，有所不为”，医生应给予患者或家属选择的权利。

炎性指标是一组生物标志物，如C反应蛋白（CRP）、降钙素原（PCT）、血清淀粉样蛋白A（SAA）和白介素6（IL-6）等，它们有何不同？

形形色色的炎性指标

复旦大学附属中山医院检验科
周 琰（副主任技师） 郭 玮（主任技师）

1 C反应蛋白：急性炎症的标志物

C反应蛋白是一种急性相蛋白，由肝脏在炎症刺激下产生。当体内发生急性炎症、细菌感染或组织损伤时，C反应蛋白通常会在6小时后迅速上升（>6毫克/升），48小时达到高峰，并于之后的24小时左右开始下降。CRP通常与炎症反应的严重程度成正比，有助于识别发生于3天内的急性炎症。

2 超敏C反应蛋白：C反应蛋白的"进阶版"

超敏C反应蛋白是一种更敏感检测形式，能够检测到低水平的C反应蛋白，是区分低水平炎症状态的灵敏指标。除作为炎症的诊断工具外，超敏C反应蛋白与患心血管疾病风险增加有关，可作为评估患心血管疾病风险的一个指标。根据2012年欧洲心脏病学会建议，超敏C反应蛋白的检测应在代谢稳定且没有炎症或感染的情况下进行，以确保结果的可靠性。

3 血清淀粉样蛋白A：炎症反应"急先锋"

血清淀粉样蛋白A也是一种急性相蛋白，其在炎症反应中的浓度变化与C反应蛋白相似，在某些情况下，敏感性和特异性比C反应蛋白高。血清淀粉样蛋白A一般在感染后3～6小时内迅速升高，通常比C反应蛋白更早超过参考范围上限，是检测早期炎症的有效指标。另外，血清淀粉样蛋白A水平升高对自身免疫性疾病等炎症性疾病的诊疗也很重要，有助于更精确地评估炎症的严重程度和进展。

4 白介素6：炎症指标"排头兵"

白介素6是一种关键的细胞因子，在炎症反应中起着核心作用，不仅直接参与炎症过程，还促进肝脏合成C反应蛋白和血清淀粉样蛋白A等其他急性相蛋白，放大炎症反应。白介素6通常在炎症发生后迅速释放，因此，它比C反应蛋白、血清淀粉样蛋白A更早响应炎症刺激。

5 降钙素原：感染诊断"风向标"

降钙素原是一种主要由甲状腺C细胞产生的肽激素，正常状态下数值很低。在严重细菌、真菌、寄生虫感染，以及脓毒症、多脏器功能衰竭等情况下，降钙素原水平显著升高，通常>0.5纳克/毫升。临床上，降钙素原检测常用于鉴别细菌性和非细菌性感染，评估感染的严重程度，并监控炎症活动，高水平降钙素原多提示存在严重的细菌性感染。PM

炎性指标须全面、综合解读

延伸阅读

单一的炎性指标无法反映炎症的全貌。在炎症的"战场"上，白介素6像"信使"，迅速启动并协调免疫细胞响应；C反应蛋白在炎症早期迅速上升；超敏C反应蛋白有更高的敏感性，能捕捉微小的炎症迹象，有助于识别和监测轻微炎症；降钙素原是"侦探"，在严重细菌感染或败血症的诊断中发挥着关键作用；血清淀粉样蛋白A不仅是炎症反应的"急先锋"，还为慢性炎症或自身免疫性疾病提供信息。

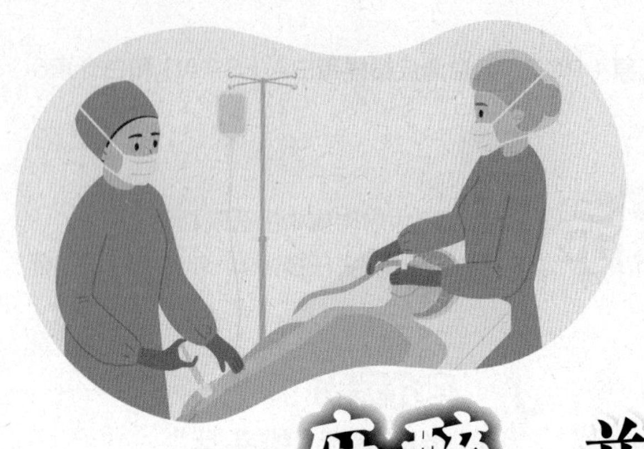

生活中，人们很容易按照字面意思将“麻醉”理解为“使人麻木，不会感觉到疼痛”。其实，使患者“无痛”仅仅是麻醉医生职责的一小部分，而同时保证患者在手术中的生命安全、保障手术顺利进行，这才是麻醉医生的全部职责。从患者进入手术室安然入睡，到手术结束后顺利苏醒，在这个神秘的“无痛世界”里，究竟发生了哪些不为人知的事情？

麻醉，并非“无痛”那么简单

上海交通大学医学院附属新华医院麻醉与重症医学科副主任医师　杜溢

1 只要“打一针”就麻醉了吗？

所谓“麻醉”状态，一般指全身麻醉。通俗地讲，就是让人的大脑进入“睡眠”状态。为此，麻醉医生需要使用至少三类效果截然不同的药物：催眠镇静药，让患者安静入睡；镇痛药，让患者感知不到手术产生的疼痛；肌肉松弛药，减少患者骨骼肌收缩产生的张力，既便于外科医生的手术操作，又便于麻醉医生管理和控制患者的呼吸。因此，麻醉医生仅靠“打一针”是不可能顺利完成上述任务的。

首先，麻醉医生要给患者建立静脉给药通道，即静脉留置针；接着，麻醉医生会根据患者的血压、心率、氧饱和度、心电图等监测指标，将上述药物进行配伍后，按照一定的顺序和剂量给药；当患者进入麻醉状态后，麻醉医生开始进行忙碌的监护和治疗工作，根据需要调控给药速度和剂量。

为什么有些患者需要在背部“打针”？

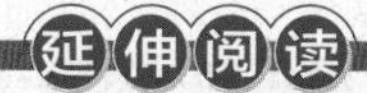

有些患者在进入手术室后，麻醉医生会要求其侧卧，并在其背部“打针”，这种麻醉称为“椎管内麻醉”，俗称“半麻”。因为支配胸腹部和下肢的神经发源于脊柱内的脊髓，在这些神经的起源位置注射局部麻醉药可阻断疼痛，达到躯干和下半身无痛的效果。

“半麻”使用的药物不同于全身麻醉，用药方式是直接注射在神经分布的部位。施行椎管内麻醉后，患者是清醒的，为缓解其焦虑、担忧和恐惧，麻醉医生常常还会往患者静脉里注射一些镇静催眠药，使患者进入无痛、安睡状态。这种睡眠状态比全麻的睡眠程度轻，患者可以自主呼吸。

常见的剖宫产手术，往往使用“半麻”。它也可作为全麻中镇痛的一种辅助方式，可减少全麻药物的使用量，达到麻醉效果的优化。

2 手术中的睡眠状态是真的“睡眠”吗？

手术中看似“睡着了而已”的状态，其实包含了催眠镇静、镇痛和肌肉松弛，与普通睡眠有很大差异。首先，患者在手术中的“睡眠”状态下，不会感觉到手术等外界刺激导致的疼痛。其次，由于麻醉药具有一定程度的呼吸抑制作用，为避免患者因呼吸停止而缺氧，麻醉医生会给患者进行气管插管，或者在其口腔内放入喉罩，并连接上呼吸机进行人工通气，以保证患者正常呼吸。此外，麻醉医生还要严密监测患者的血压和血氧饱和度，保证其心、肺、脑等重要脏器具备正常血流和功能。

为什么合并心、肺疾病的患者需要特殊对待？

患者进入麻醉状态后，麻醉医生一方面要维持其血压、呼吸稳定，另一方面要避免患者原有的心、肺疾病在手术中发作或加重。比如：合并呼吸道疾病（如哮喘、慢性支气管炎、慢性阻塞性肺疾病等）的患者，术中可能因原有疾病发作或加重而发生通气困难，从而导致不同程度的缺氧，造成重要脏器损害；合并冠心病、高血压、糖尿病等疾病的患者，术中可能出现心功能不全、血压不稳定，甚至危及心、脑、肾等重要器官的功能。

为避免出现这些情况，麻醉医生要在术前进行全面访视，通过与患者交谈、了解术前化验和影像学检查结果等，评估患者承受麻醉的风险，制定相应的麻醉计划；在术中严密监测患者的血压、心电图、血氧饱和度等指标，一旦发现问题，快速处理。有严重心、肺等器官疾病的患者术前要如实与麻醉医生沟通病情，病情控制不佳的患者需要等病情稳定后才能手术。

手术结束后，需要不停叫醒患者吗？

在人们的认知里，睡眠后醒来是正常生理现象，不需要过度干预和担心。全麻中的睡眠与普通睡眠有诸多不同，麻醉苏醒期存在一定风险。手术结束后，患者会逐渐恢复自主呼吸和意识。此时，麻醉医生要反复评估患者的血压、心率、呼吸幅度及频率、清醒程度、疼痛程度，在确认其呼吸能满足自身需求后，才能撤去呼吸机。患者需要在麻醉复苏室内接受至少1小时的观察，以确保安全。

患者回到病房后，有些家属担心其睡着了会发生危险，时不时把患者叫醒。其实，这种做法并不妥当。一般来讲，患者从复苏室出来后，全麻药的作用基本消失了，在没有严重呼吸和心血管疾病的情况下，回到病房是安全的。只要患者在睡眠中呼吸通畅，家属不必一直打断其休息。不过，对肥胖、合并睡眠呼吸暂停综合征、婴幼儿和高龄患者来说，在离开复苏室的短期内，仍然要警惕呼吸不畅导致缺氧。家属要注意观察患者入睡后呼吸是否通畅、嘴唇颜色是否红润。如果发现其呼吸时气流受阻（如有哨笛音）、唇色发紫，要立即叫醒患者，并通知医护人员。

为什么有些麻醉苏醒期患者会胡言乱语？

麻醉手术结束后，少数患者可能在苏醒期出现无目的的肢体运动、方向感缺失（如分不清左右方向等）、言语增多、不能交流等兴奋及躁动表现，尤其多见于儿童和青年，这种特殊现象称为苏醒期躁动。一般来讲，苏醒期躁动是短暂的一过性现象，多发生在全身麻醉拔管以后的苏醒早期，可持续数十分钟，随着麻醉药的代谢衰减，这些症状会逐渐消失，患者及家属无须过度担心。PM

骨头里长囊肿？
颌骨囊肿别轻视

复旦大学附属中山医院口腔颌面外科　朱 云　王 洋（副主任医师）

生活实例

小张今年28岁，最近发现自己的脸明显不对称，一侧下颌角明显肿大，还有点痛。起初，他以为是智齿发炎了，便自行服用了消炎药和止痛药。谁知症状非但没有缓解，反而逐渐加重，只得前往医院就诊。医生检查后，发现他的下颌骨里有一个囊肿，建议他入院进行手术治疗。小张不解：平时一直好好的，颌骨里怎么会长囊肿？颌骨囊肿一定要做手术吗？如果不手术，囊肿会越来越大吗？

医生的话

颌骨囊肿是一种位于颌骨内部的病理性囊腔。“囊”通常是由上皮细胞围成的，“囊”内含有液体或半固体物质。上颌骨或下颌骨内均可发生，位置不定，大多位于牙根尖周围、牙冠附近或牙齿发育不良的区域。颌骨囊肿通常是良性的，但也不可小觑，因为它可以持续生长，逐渐侵蚀周围骨质和牙齿，最终导致颌骨结构完整性受损。

三种常见的颌骨囊肿

❶ 根尖周囊肿

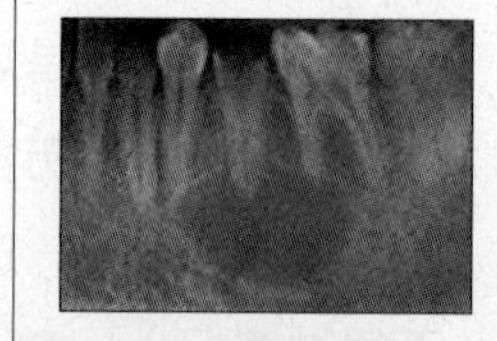

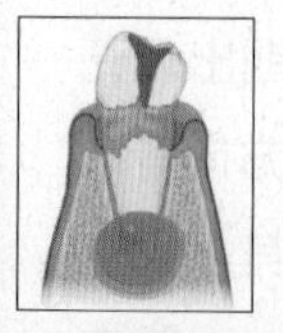

这是最常见的牙源性囊肿之一，主要发生在牙根的尖端周围，通常是由于牙齿根尖区的慢性感染引起的。感染往往源于牙髓炎，就是牙髓（牙齿内部的神经和血管组织）受到细菌侵袭后引起的炎症。如果牙髓感染不能得到有效控制，感染会通过牙根尖扩散到周围的颌骨，引起骨组织发炎，并逐渐形成囊肿。

根尖周囊肿在发生之前，部分患者可能有牙痛症状，部分患者可能没有明显症状、在拍牙片时被偶然发现。如果囊肿较大，可能会引起牙痛、颌骨肿胀或压迫感等。若继发感染，则可能形成脓包，导致剧烈疼痛和面部肿胀。

❷ 含牙囊肿

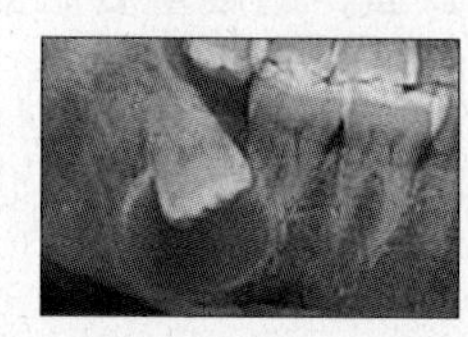

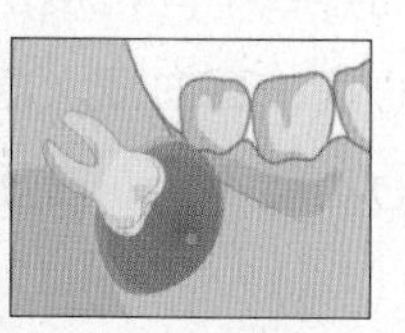

含牙囊肿主要与没有正常萌出的牙齿相关，通常发生于智齿或尖牙，尤其是那些由于各种原因（如空间不足、位置错误、生长异常等）被阻生在颌骨内部的牙齿。

含牙囊肿的形成机制涉及牙齿周围的“囊”。正常情况下，牙囊帮助牙齿形成和萌出。若牙齿长不出来，围绕牙齿的“囊”就会变“坏”，其内逐渐积聚液体并形成囊肿。这种囊肿可不断增大，变“坏”的“囊”还会逐渐侵蚀周围的颌骨和牙齿组织。

含牙囊肿早期没有明显症状，患者往往在进行牙齿X线检查时被发现。随着囊肿逐渐长大，患者可有疼痛、颌部肿胀、患处触摸到隆起等症状。在某些情况下，囊肿可能导致牙齿移位或邻近牙齿损害。如果继发感染，还可能导致急性疼痛、红肿和脓肿形成。

❸ 牙源性角化囊肿

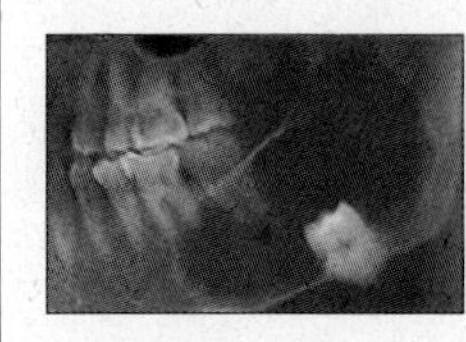

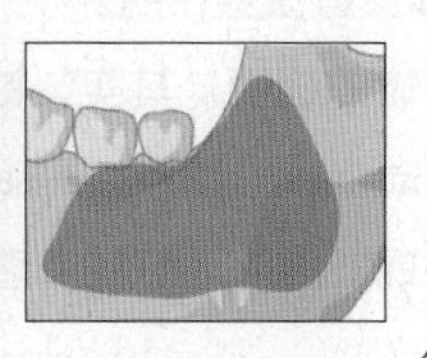

牙源性角化囊肿相对少见。“囊”由角化的鳞状上皮组成，通常发生在颌骨内部，尤其是下颌骨的后部区域，可能与智齿有关。发病初期，患者往往没有明显症状；囊肿逐渐增大，可能会导致牙齿移位、颌面部肿胀、疼痛等症状。如果囊肿发生破裂或感染，可引起急性疼痛、红肿和功能障碍。

早期无症状，确诊不难

早期颌骨囊肿可能完全没有症状。囊肿逐渐长大，可能导致颌骨或面部肿胀（由于囊肿位于颌骨内，故肿胀一般较局限）；囊肿明显增大时，颌骨骨质膨隆，有时可突破骨皮质进入软组织。若颌骨囊肿发生感染或压迫周围神经和软组织，患者可能会感到疼痛；若感染加重，局部可能出现红肿、流脓等表现，还可能引起发热等全身症状。颌骨囊肿还可能导致邻近牙齿移位、松动或疼痛，甚至牙根吸收、破坏，严重时可能影响口腔正常功能，患者可有张不开嘴、咬合困难等症状。

口腔检查有助于发现颌骨囊肿。医生通过对患者进行全面的口腔检查，可发现肉眼可见的异常，如瘘管、肿块或牙齿移位等，能初步评估囊肿的范围和大小。牙齿X线片或口腔曲面断层片可显示囊肿的形状和位置，以及其对周围牙齿和颌骨的影响情况。CT检查可以获得更详细的图像，有助于评估囊肿的确切大小、形状及其与周围结构的关系，对病灶细节评估及手术方案设计尤为重要。磁共振检查能显示囊肿内容物的细节，特别是区分囊肿内部是液体还是固体，对治疗计划的制定非常关键。在上述检查无法确诊的情况下，需要进行组织病理学检查，即通过手术获取颌骨囊肿的组织样本，在显微镜下进行检查，以确定囊肿的具体类型和性质。

手术治疗是首选

颌骨囊肿的治疗方法取决于囊肿的类型、大小、位置，以及是否影响周围结构或功能。常用治疗方法有以下三种：

❶ 囊肿刮除术

通过手术彻底刮除囊肿及其内容物，适用于较小的囊肿。若有感染，则需要在术前和术后使用抗生素控制感染。根尖周囊肿患者要在手术前完成根管治疗，以清除感染的牙髓；医生在术中除刮除囊肿外，还要去除病变牙齿的部分根尖组织，以达到彻底清除病灶的目的。

❷ 开窗引流术

若囊肿较大且内容物为大量液体，可通过开窗引流来减轻压力和疼痛。所谓开窗引流，就是医生通过手术将颌骨囊肿的部分囊壁去除，人为制造一个开口，术后用一个专门制作的盖子塞住，每日冲洗囊腔，使其中的内容物流出、囊肿缩小，便于后续治疗。

❸ 颌骨切除与骨修复

对范围较大、骨质破坏多的颌骨囊肿，仅采用囊肿刮除术是不够的，需要切除包括囊肿在内的部分颌骨，并进行颌骨的修复或重建。

“防微杜渐”很关键

要预防颌骨囊肿的发生，首先应养成良好的口腔卫生习惯，包括每天早晚刷牙、饭后漱口、坚持使用牙线等。其次，应定期进行口腔检查，以便早期发现相关问题，如牙齿深部龋坏、慢性牙髓炎、根尖周病变等，及时处理，防止感染扩散至颌骨，导致颌骨囊肿形成。第三，应避免颌面部创伤，以免造成牙齿损伤、牙髓坏死等，成为颌骨囊肿形成的隐患。PM

众所周知，人的一生约有1/3的时间是在睡眠中度过的。睡眠是健康的基石，良好的睡眠可以帮助人们恢复精力、解除疲劳，对神经发育、学习、记忆、情绪调节、维护心脑血管健康等都具有重要作用。

提起帕金森病，很多人脑海中浮现的是手抖、腿抖、表情僵硬、走路缓慢的画面。其实，帕金森病患者不仅有运动障碍，还可能伴随睡眠障碍、焦虑和抑郁情绪、便秘、嗅觉减退等非运动症状。其中，睡眠障碍可以伴随帕金森病患者的全病程，也可以在帕金森病患者确诊数年前，甚至数十年前就出现。上海地区的调查发现，帕金森病患者睡眠障碍的患病率高达77.5%。

睡眠障碍常与帕金森病“相伴”

上海交通大学医学院附属第一人民医院神经内科　冯 娅　吴云成（主任医师）

睡眠障碍为何偏爱帕金森病患者

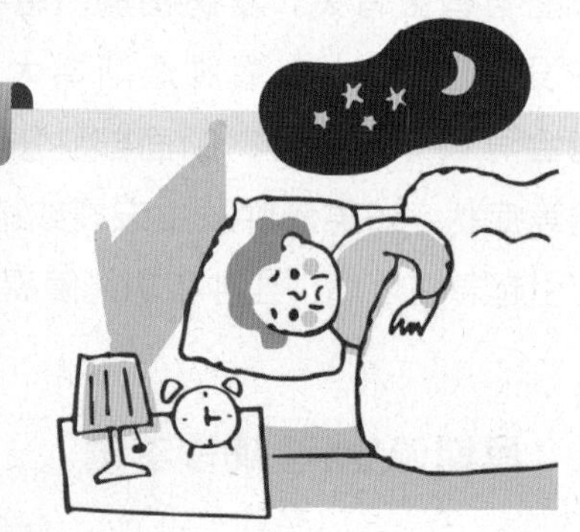

睡眠障碍在帕金森病患者中很常见，具体原因目前并不十分清楚。有研究发现，这可能与患者大脑中的神经递质多巴胺的减少有关。此外，帕金森病患者服用的抗帕金森病药物也可能影响睡眠，如多巴胺受体激动剂、金刚烷胺、司来吉兰等。

帕金森病常与哪些睡眠障碍“相伴”

• 失眠

失眠是帕金森病患者最常见的睡眠障碍，主要表现为睡眠维持困难、睡眠结构紊乱。具体症状包括：①入睡困难，入睡潜伏期超过30分钟；②睡眠维持困难，夜间入睡后觉醒超过2次；③早醒、睡眠质量下降和总睡眠时间减少（常少于6.5小时）；④伴日间功能障碍。

• 日间过度嗜睡

日间过度嗜睡在帕金森病患者中并不少见，主要表现为白天清醒期间出现不恰当或非意愿的嗜睡，嗜睡可以发生在任何场景，患者甚至来不及采取保护性措施。出现这种情况，可能与患者正在服用抗帕金森病药物有关，也可能是帕金森病病情使然。

• 快速眼动睡眠行为障碍

这种睡眠障碍很有意思，患者睡着后会把生动的梦境（多数为噩梦，如被追赶、面临某种特殊的危险情境等）呈现出来，主要表现为睡梦中突然大声喊叫、拳打脚踢，甚至因此而摔下床。通常情况下，患者是无意识的，醒后不能回忆。主要是家属发现这种现象后，陪同患者前来就医。大量研究证实，快速眼动睡眠行为障碍与帕金森病的发病密切相关，往往早于运动障碍很多年就可出现，有望成为预测帕金森病的标志之一。

• 不宁腿综合征

也称不安腿综合征，顾名思义，就是腿的不适感、无处安放，患者常感觉腿上有蚂蚁爬、小虫咬。这种不适常发生在患者睡觉前或久坐不动（如乘坐长途飞机、火车）时，活动或按压双腿后，症状可明显改善。帕金森病患者发生不安腿综合征的概率是普通人群的3倍，在合并抑郁、记忆力减退症状者，以及高龄患者中，患病率更高。

• 睡眠呼吸障碍

最典型的是阻塞性睡眠呼吸暂停（OSA）。患者夜间入睡后会打鼾，鼾声如雷、时断时续（有呼吸暂停和缺氧），伴晨起头痛、白天嗜睡、精神萎靡、反应迟钝，以及记忆力、注意力、判断力和警觉力下降，等等。

睡眠障碍患者该做哪些检查

对于睡眠障碍的评估，目前应用最多且最方便的手段是量表评估，如匹兹堡睡眠质量指数（PSQI）、阿森斯失眠量表（AIS）、失眠严重程度指数（ISI）、Epworth嗜睡量表（ESS）等。这些量表适用于评估各种原因引起的睡眠障碍。还有一类量表是针对某种疾病伴随的睡眠问题进行评估。比如：帕金森病睡眠障碍量表（PDSS）适用于帕金森病伴随的睡眠障碍，国际下肢不宁腿综合征等级评定量表（IRLS）限于评定不宁腿综合征的严重程度。量表评估虽然简单、方便、可操作性强，但评估结果较易受评估人员主观因素的影响。

多导睡眠监测可弥补量表评估的不足，是诊断睡眠呼吸暂停综合征、快速眼动睡眠行为障碍、周期性肢体运动等多种睡眠障碍的金标准。做该检查的患者需要住院，在特定的睡眠监测室（不同于普通病房，配备了红外摄像头）进行整晚监测。多导睡眠监测设备通过自动收集患者脑电、眼电、心电、肌电及呼吸信号，呈现患者基本的睡眠情况，包括入睡需要多长时间、整晚睡了多久、夜间醒转的次数等。此外，睡眠监测还能提供患者是否存在睡眠呼吸暂停的相关信息，帮助医生判断睡眠呼吸暂停的类型，并为患者是否可以采用家用呼吸机治疗提供参考。值得一提的是，由于有整晚的视频监测，故该检查还可以发现患者是否有睡着后的异常表现，如大喊大叫、拳打脚踢等。

应对睡眠障碍有妙招

• 排除药物对睡眠的影响

当帕金森病患者出现睡眠障碍时，医生首先会检查其正在服用的药物是否对睡眠有影响。比如：盐酸普拉克索可能导致部分患者出现日间过度嗜睡，金刚烷胺和司来吉兰服用时间不当（如晚上服用）可能导致患者失眠，等等。为避免抗帕金森病药物影响睡眠，患者应严格按照医生处方规律、按时服药，如服用金刚烷胺和司来吉兰患者的服药时间不能迟于16时等。必要时，患者可在医生指导下更换其他抗帕金森病药物。同时，患者还可以采用一些简单的方法改善睡眠，如增加日间活动量，睡前用热水泡脚，避免饮用咖啡、酒、浓茶等兴奋性饮料，等等。

• 改善影响睡眠的相关症状

部分患者夜间难以入睡是因为帕金森病相关症状控制不理想所致，如疼痛等。此时，患者可在医生指导下适当服用止痛药，以帮助缓解症状；也可以在医生指导下调整治疗药物，如睡前服用缓释片或更换其他药物等，改善夜间症状。有些患者因起夜次数较多而影响睡眠，可通过睡前控制液体摄入量并排空小便加以改善。必要时，可由医生根据膀胱残余尿测定结果采取相应的治疗措施。

• 认知行为疗法

并非所有睡眠障碍患者都需要药物治疗。认知行为疗法是一种针对睡眠障碍的非药物治疗方法。目前已有非常多的研究证实，该疗法在治疗睡眠障碍方面效果显著。患者可以通过调整睡眠观念、培养良好的睡眠习惯、进行放松训练等，帮助缩短入睡时间，提高睡眠质量。

• “对症下药”助眠

伴不宁腿综合征的患者可在睡前1小时服用盐酸普拉克索，或者在原有治疗方案的基础上，增加睡前服药剂量，以缓解腿部不适感，改善睡眠质量。快速眼动睡眠行为障碍患者因夜间噩梦连连、拳打脚踢，会出现白天困倦、打瞌睡的症状，患者应完善多导睡眠监测，评估是否伴有睡眠呼吸障碍，并接受针对性治疗。此外，中西医结合疗法，如针灸、耳穴等，可在控制帕金森病运动症状的同时，也有助于改善患者的睡眠问题。PM

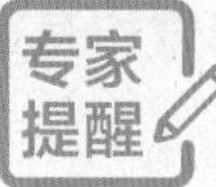

总之，早期识别、积极干预帕金森病伴随的睡眠障碍问题，不仅可以提高患者的生活质量，也能对帕金森病症状的控制起到积极作用。患者在关注帕金森病运动症状的同时，也不能忽视睡眠障碍等非运动症状。

“要命”的犬咬伤

首都医科大学附属北京朝阳医院急诊外科主任医师　陈庆军

狂犬病是被犬咬伤后可能感染的一种疾病，病死率近100%。正确、规范的暴露后预防处置可以使狂犬病几乎100%不发生。前不久，“河南省一男童被犬咬伤后18天离世，或为免疫失败”的新闻广受关注，引发热议：接种了狂犬病疫苗，为何还会发病、死亡？除接种疫苗外，被犬咬伤后还需要做些什么？

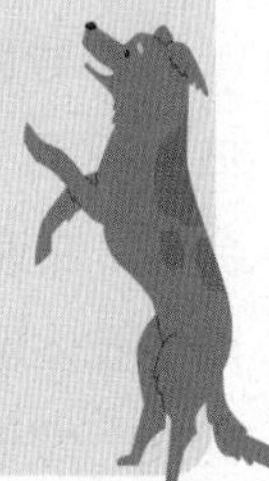

犬咬伤后，牢记“三步走”

狂犬病是一种由狂犬病病毒引起的严重神经系统疾病，狂犬病病毒通过受感染动物的唾液，以咬伤、抓伤或直接接触破损的皮肤和黏膜等方式进入人体。一旦狂犬病病毒侵入中枢神经系统，便可导致神经细胞破坏和功能障碍，引起脑膜炎、脑炎，出现狂躁、恐水症（对水的恐惧）、肌肉痉挛、意识障碍等，最终导致死亡。犬咬伤是狂犬病传播的主要途径。被可疑的犬咬伤后，必须牢记“三步走”：

● **第一步**　尽快用肥皂水或清水充分清洗伤口，减少感染风险；及时至正规医疗机构就诊，由医务工作者规范处置伤口。

● **第二步**　及时、按时接种疫苗，接种程序包括“5针法”和“2—1—1法”。5针法接种程序于受伤后0、3、7、14和28天各注射1剂狂犬病疫苗（接种狂犬病疫苗不分体重和年龄）；“2—1—1法”接种程序于受伤后首次注射2剂狂犬病疫苗，以后7和21天各注射1剂狂犬病疫苗。

● **第三步**　既往没有接种过狂犬病疫苗、狂犬病病毒暴露风险较高者，需要联合使用被动免疫制剂（主要包括马源、人源和基因重组的抗狂犬病免疫球蛋白）。被动免疫制剂按体重计算使用剂量，一次性足量注射，尽量于伤口局部注射。

科学处置，防免疫失败

狂犬病暴露后的预防处置几乎可以100%预防狂犬病，但偶尔也会有免疫失败的病例，其主要原因可能包括未及时清洗伤口、未按时接种疫苗、未完成全程疫苗接种，以及没有规范使用被动免疫制剂等。有些人认为，既然已经注射了狂犬病疫苗，就没有必要再注射被动免疫制剂，其实不然。狂犬病疫苗接种后不会立即生效，疫苗进入体内后需要一些时间（7～14天）刺激免疫系统产生足够的抗体，这段时间称为“窗口期”。被动免疫制剂可以在“窗口期”提供抗体保护，为疫苗起效争取宝贵的时间。

放弃免疫接种前须三思

如今网络信息发达，一些防治狂犬病的知识得以被快速传播，却未必完全正确，其中就包括备受热议的“被接种了狂犬病疫苗的狗咬伤不用打狂犬病疫苗”和“十日观察法”。

被接种了狂犬病疫苗的狗咬伤后，患狂犬病的风险将明显降低，但伤者必须明确以下三点：动物接种的疫苗是合格的；在抓（咬）伤人时，该动物体内有足够的抗体；检测动物体内抗体的方法为有效检测方法（FAVN）。只有满足以上三点的动物不可能患狂犬病，也就不可能把狂犬病传播给人。

“十日观察法”是指被可疑携带狂犬病病毒的动物咬伤或抓伤后，应尽快接受暴露后预防处置，同时观察致伤动物的生存状况和状态，如果十日后致伤动物存活且没有异常行为，可判定之前的致伤不具有传播狂犬病的风险，可终止暴露后的预防免疫；反之，致伤动物死亡或出现类似狂犬病的症状，则人患狂犬病的风险较高，必须完成全程疫苗接种。目前，我国仍然是狂犬病高发地区，不建议伤者中途放弃免疫接种，且全程免疫接种无论对本次暴露还是对以后可能发生的再次暴露均有重要意义。PM

生活实例

田女士近来发现体重增加，开始控制饮食。她一天的食谱如下：早餐吃面包、香蕉，午餐吃肉酱意大利面配蔬菜沙拉，下午偶尔饿了就吃些果蔬脆片、坚果或苏打饼干，晚餐吃米饭、芹菜炒腐竹和蔬菜肉丸汤。她觉得自己的饮食已经比较“清淡”了，可体重却一点也没有下降，这是为什么呢？

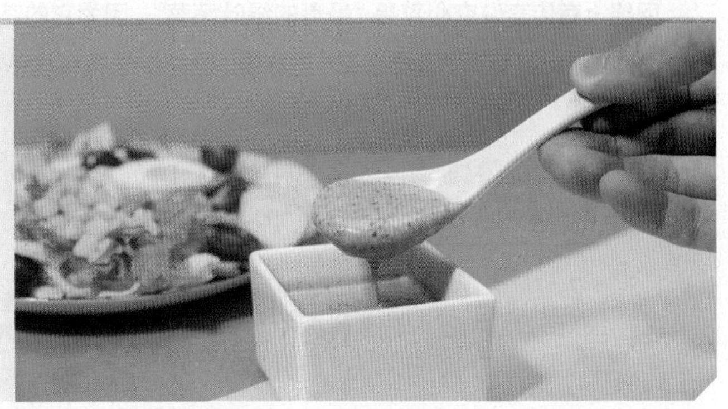

“隐形脂肪”：悄悄摄入的能量

复旦大学附属华东医院　白慧婧　高　晟　马建霞（主任医师）

田女士体重没有下降，说明其摄入的能量并不低。很多食物看起来不油，脂肪含量却不低，这种现象是“隐形脂肪”在“作祟”。“隐形脂肪”是指那些在食物烹调、加工中添加的脂肪，它们不会让食物呈现可见、可感的油腻，人们便不容易感知，常在不知不觉中摄入这些能量。

“隐形脂肪”常见的“藏身之处”

1 酱料

近年来，人们越来越青睐轻食、沙拉等看似清淡、低脂的膳食。它们一般富含新鲜蔬菜，肉类采用少油或无油烹饪方式，确实相对低脂，但由于它们味道寡淡，人们往往会添加不少酱料（如沙拉酱、芝麻酱等）以改善口感。这些酱料看起来不油，但脂肪含量很高。比如：某沙拉酱的营养成分表显示，每10克产品中有7克左右是脂肪。一份轻食沙拉所使用的沙拉酱一般为20～30克，甚至更多。很多人以为吃沙拉可以避免摄入烹调油，殊不知吃一份轻食沙拉可能额外摄入十几克脂肪，而《中国居民膳食指南（2022）》建议成年人每日烹调油的摄入量仅为25～30克。同理，意大利面、三明治、比萨中的酱料也是隐形脂肪的重要来源。

2 烘焙食品

面包、饼干、酥饼等烘焙食品深受百姓喜爱，尤其是一些烘焙食品还含有粗粮，因而很多人认为这类食品更健康，常常将它们当作早餐。

事实上，烘焙加工过程需要添加大量油脂制品，以使食品具有更香浓、酥脆的口感。因此，常吃这类食品会让人在不知不觉间摄入额外的脂肪。

3 肉丸

瘦肉脂肪含量不高，但肉丸、肉馅、午餐肉等脂肪含量却不低。这是因为，在加工过程中，只有加入相当多的肥肉和食用油，或使用五花肉，才能使肉丸、肉馅等具有鲜嫩多汁的口感。

对含有大量脂肪的酱料，可以尽量减少用量，或用脂肪含量较低的油醋汁等代替，兼顾健康与美味。对面包、饼干、桃酥等烘焙食品，以及肉丸、肉馅等，只要控制摄入量，不经常吃、不过量吃即可。PM

网络上有传言说空心菜是“最毒的绿叶蔬菜”，因为它的茎是空心的，能像吸管一样吸收周围环境中的重金属和有害物质，富集在茎叶中，甚至有“万毒之王”的称号。这种说法有科学依据吗？

“自带吸管”的空心菜更容易吸收重金属吗

山东省农业科学院蔬菜研究所
李景娟 贺立龙 王淑芬（研究员）

疑问一：蔬菜中的重金属等有害物质含量与哪些因素有关？

首先，蔬菜中重金属的含量与其种植环境密切相关，确保良好的种植环境是减少蔬菜重金属污染的关键。种植环境因素包括土壤、水源、空气等。如果土壤中的重金属含量超标，会被蔬菜吸收富集；灌溉水中的有害物质会随水分进入蔬菜内；空气中的重金属污染物也可能通过叶片气孔进入蔬菜内，对蔬菜产生污染。

其次，化肥、农药、农业废弃物的不当使用也是导致蔬菜中重金属含量超标的重要因素。含有重金属成分的化肥、农药，未腐熟的人畜粪肥，以及农业废弃物，如果直接施用于菜地或作为灌溉水源，也会对蔬菜造成污染。

第三，不同种类和品种的蔬菜对重金属的吸收能力存在差异。一些蔬菜更容易吸收土壤中的重金属，在相同种植条件下，它们的重金属含量可能更高。

另外，收获期过长、加工与储存过程中重金属污染等因素也会影响蔬菜中的重金属含量。

疑问二：空心菜有重金属超标的隐患吗？

空心菜作为一种速生植物，生长速度快，环境适应性强。在某些重金属污染的环境中，空心菜确实可能吸收较多重金属，但并非最易富集重金属的蔬菜。只要选择重金属含量较低的土壤进行种植，合理使用化肥和农药，加强灌溉水的管理，空心菜的重金属含量一般不会超标。广州市农业科学研究院曾对空心菜中铅、镉、总汞和总砷这四种在蔬菜中容易积累的重金属进行检测，结果发现空心菜中铅、镉、总汞、总砷的含量分别为0.028毫克/千克、0.036毫克/千克、0.0024毫克/千克和0.032毫克/千克，远低于国家标准中规定的限量标准。因此，从正规渠道购买的空心菜一般不会出现重金属超标的问题，消费者可以放心食用，注意清洗干净、合理烹饪即可。

疑问三：蔬菜的重金属含量与蔬菜的结构等有关吗？

蔬菜的重金属含量与其根系、叶片、茎部等的结构和特性有一定关系。例如：根系发达、吸收能力强的蔬菜，更容易从土壤中吸收重金属；某些具有较大叶面积和较多叶毛的蔬菜，可能更容易吸附空气中的重金属离子；中空结构的茎部，可在一定程度上减少重金属的积累；等等。因此，空心菜中空结构的茎反而能在一定程度上减少重金属的累积。

当然，虽然蔬菜中的重金属含量与蔬菜的结构、特性等因素有一定关系，但这种关系并不是绝对的，对蔬菜中的重金属含量影响更大的是种植环境、土壤条件、水源质量、农业生产方式等多种因素。PM

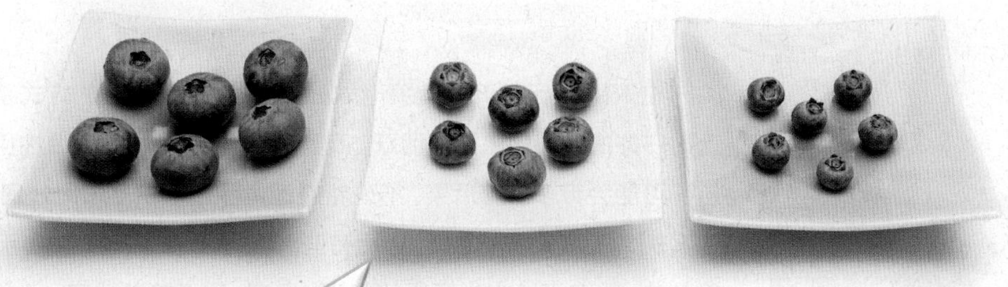

蓝莓肉质细腻、酸甜适口，富含维生素和矿物质，有清爽宜人的香气，尤其是其中含量丰富的花青素具有保护视力、抗氧化等生理功能，深受消费者喜爱。蓝莓价格较高，市场上不同大小、品种的蓝莓价格可相差好几倍。大蓝莓比小蓝莓营养价值更高吗？

蓝莓大小，无关营养

山东省标准化研究院正高级工程师　李 倩

不同品种，外观有一定差异

目前世界上有400余个蓝莓品种，我国从20世纪末开始实现蓝莓产业化，栽培的品种有100多种。蓝莓的平均果径为0.8～1.5厘米，平均单果重量为0.5～2.5克（兔眼蓝莓可达25克）。不同蓝莓品种的果实有一定差异，如形状可为球形、扁圆形、椭圆形、梨形，果实颜色也可因品种而异，大部分品种成熟后呈深紫色、深蓝色、紫罗兰色，少数品种则呈红色。每年蓝莓的成熟期为6～8月，个别品种的成熟期可至9月。蓝莓的果实大小、口感、风味、品质，除因品种不同而有所差异外，还受栽培环境、栽培技术的影响。即使是同一品种的蓝莓，如果栽培环境、栽培技术、采摘时间等有差异，果实的口感等性状也会有所不同。

不同品种蓝莓，营养价值差异不大

一些消费者认为，个头大的蓝莓营养成分含量更高。实际上，不同品种的蓝莓，营养物质含量的差别并不明显。风味的差异是由蓝莓中有机酸、糖分和风味物质等的比例差异造成的。不同品种的蓝莓可能在风味上有所不同，有些消费者喜欢甜中微带酸涩的品种，有些消费者则喜欢口感甘甜、汁水充足的品种。购买蓝莓时，根据个人喜好选择新鲜的产品即可。

挑选蓝莓的小窍门

① 看蓝莓的形状和大小

宜选择果实形状一致、大小均匀的蓝莓。好的蓝莓圆润、大小均匀，表皮光滑、不粘手；大小不均匀、表皮粗糙，表明发育不良，口感稍差。

② 看蓝莓的颜色和白霜

成熟的蓝莓一般呈深紫色或深蓝色，颜色偏红说明尚未完全成熟；如果是红色品种的蓝莓，红色均匀、一致表明已成熟。蓝莓表面白霜多而完整，说明比较新鲜。

③ 触摸蓝莓

新鲜的蓝莓触感较光滑，果体饱满充盈，不新鲜的蓝莓风味会变差，失水干瘪。

④ 嗅蓝莓气味

新鲜的蓝莓会散发水果的自然清香。如果蓝莓没有香气，说明可能存放时间较长，营养价值和口感下降。

⑤ 品尝蓝莓

如果能够品尝，可以感受蓝莓的风味是不是自己喜欢的。PM

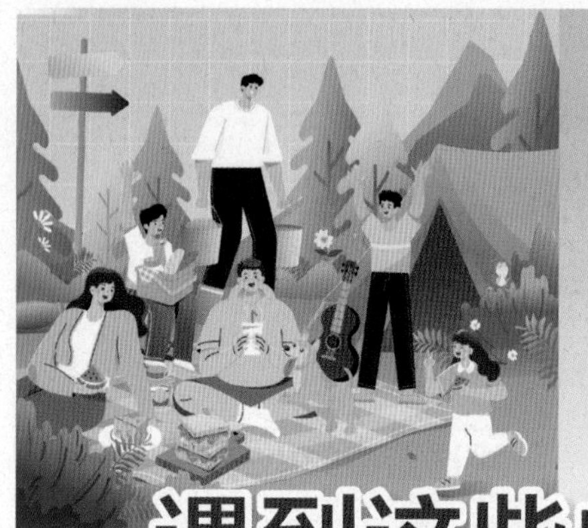

进入9月，天气开始转凉，很多人选择以户外露营的方式亲近自然。然而，此时户外的各种昆虫相当活跃，很多人看到身上有虫，习惯性用手拍打，殊不知这样可能会带来严重后果。不少新闻报道了因被虫侵袭时处理不当而导致伤害的案例：一女子睡觉时感到脸上有些痒，以为是蚊子叮咬，随手一拍，没想到是隐翅虫，第二天脸上出现大片红斑、水疱，甚至险些毁容……隐翅虫、蜱虫、红火蚁等较为少见的虫一旦上身，不能“简单粗暴”地用手拍。

遇到这些虫，不能随便拍

上海市疾病预防控制中心副主任医师　朱 江

1 隐翅虫

隐翅虫体形细长，形似蚂蚁，有一对折叠于腹部背侧的长翅，通常为黑色或红黑相间。它们常栖息于潮湿环境，如草地、树林等，昼伏夜出，有趋光性。

危害 其体内含有强酸性毒液，若被拍死在皮肤上，会释放毒液，引起皮肤炎症，出现红斑、水疱，甚至糜烂，伴疼痛或瘙痒。

● **正确处理方法** 一旦隐翅虫落在身上，不要急于拍打，而应轻轻吹走或用纸巾轻轻拂到地上，再踩死。

隐翅虫的毒液呈酸性，使用碱性的肥皂水可在一定程度上中和毒素，减轻对皮肤的损害。如果不小心被毒液灼伤，最好第一时间用肥皂水冲洗，并尽快就医。

2 蜱虫

蜱虫一般呈红褐色，长卵圆形，背腹扁平，体长一般为2～10毫米，常出没在户外草丛、树木中。蜱虫到达宿主身上后，会花很长时间寻找合适的吸血部位，通常选择皮肤较薄、位置较隐蔽、宿主难以发现或很难主动将其除去的地方，如人的颈部、耳后、腋窝、大腿内侧、阴部和腹股沟等处。

危害 蜱虫叮咬处可出现局部红肿、水肿性丘疹或小结节，中央可见叮咬的痕迹或瘀斑，还可能伴有瘙痒、疼痛等。蜱虫还可传播莱姆病、森林脑炎等疾病。有些蜱虫可分泌神经毒素，使宿主被叮咬后发生上行性肌肉麻痹。

● **正确处理方法** 蜱虫口器上有纵向排列的倒刺，刺入皮肤后很难被拔出。蜱虫的吸血时间较长，因此常可见其吸附在身上。发现身上有蜱虫者，最好立即前往医院，由医生处理。如果就医不便，可以用尖头小镊子夹住蜱虫，稳定、压力均匀地向上提拉，切记不要扭转或突然大力牵拉，以免蜱的口器残留在皮肤中。不要硬拽或用火刺激蜱虫，因为这么做会使它钻得更深。取出蜱虫后，要用酒精或肥皂水清洗伤口和手。

3 蜜蜂

蜜蜂一般带有黄黑相间的条纹，尾部有螫针，常出没于草丛、花丛中。

危害 被蜜蜂蜇伤后，螫针释放的毒液可引起局部皮肤红肿、疼痛，少数人可能出现全身性过敏反应，包括全身起红斑、风团等。

● **正确处理方法** 一旦被蜜蜂叮蜇，应检查伤口，确认螯针是否残留在皮肤内。如果有螯针残留，由于螯针带有倒钩，很难自行取出，最好及时到医院让专业医生处理。如果没有螯针残留，可用碱性溶液（如肥皂水、小苏打水等）冲洗伤口。若出现全身性过敏反应或被很多蜜蜂蜇伤，应及时就医治疗。

4 红火蚁

红火蚁体型较小，攻击性极强，当蚁巢受到威胁时，红火蚁会迅速出巢攻击入侵者。

危害 人体被红火蚁叮咬后，伤口处会立即出现火灼般的疼痛和水疱。少数人对其毒液中的毒蛋白过敏，严重者可能发生过敏性休克，危及生命。

● **正确处理方法** 被红火蚁咬伤，应先用肥皂水或清水冲洗伤口，不要抓挠，以免弄破水疱，然后及时就医，在医生指导下涂抹药膏或口服抗组胺药物等。

延伸阅读

蜈蚣有毒，被咬伤需包扎

蜈蚣身体细长，由许多体节组成，每一体节上都长有一对足，常在夜晚或阴暗、潮湿的环境中出没。

蜈蚣有毒，被其咬伤后，伤口可出现红肿、疼痛等症状，严重者可出现全身性过敏反应。

一旦被蜈蚣咬伤，应第一时间用力将伤口内部的污血挤出，涂抹肥皂水或酒精进行消毒，并用绷带或布条将患处近心端扎紧，然后及时到医院处理。

蚂蟥上身，处理有讲究

蚂蟥又称水蛭，是一种生活在淡水或湿地中的无脊椎动物，身体柔软，呈长圆柱体状。

蚂蟥能吸附在宿主身上吸食血液，其吸血过程悄无声息，宿主发现时，往往已经被蚂蟥吸取了大量血液。

一旦被蚂蝗“粘上”，不要强行拉扯，否则其吸盘可能会被扯断，留在皮内，引起感染。可在蚂蝗吸附皮肤的周围用手轻拍，或涂抹盐、醋、清凉油等，使蚂蝗自然脱出。如果蚂蝗正在吸血，可以用手轻轻拍打蚂蟥的背部，或用扁平物体沿着皮肤撬开蚂蟥的吸盘。蚂蟥脱落后，应将伤口内部的污血挤出，用肥皂水或清水冲洗，再涂抹碘酒进行消毒，随后去医院请医生处理。

三大“法宝”，“防虫于未然”

❶ 使用驱避剂

驱蚊液、驱蚊花露水等产品的功效成分是人工合成或从植物中提取的具有驱避昆虫作用的活性化学物质。野外活动时，可以将驱避剂喷涂于手臂、腿部等裸露肌肤，避免接触眼睛和黏膜，一般可保护 2 ~ 4 小时。运动和出汗后，保护时间会缩短，要根据使用说明及时补涂。

❷ 穿淡色长袖衣物、长裤

避免在傍晚等昆虫活动高峰时段进行野外活动，通过穿着长袖衣服、长裤、覆盖脚踝的袜子，以及戴帽子等进行物理防护，减少皮肤暴露；尽量穿浅色衣物。

❸ 选择安全的宿营地

野外露营时，尽量避免阴暗、潮湿环境，以及河流、湖泊等水域附近。

户外游玩前，了解常见昆虫的生态习性和危害，采取有效的措施进行防护和应对，就可在享受自然美景的同时远离威胁。PM

预防近视，换台灯就够了吗

上海市疾病预防控制中心儿童青少年健康所　曲爽笑　罗春燕（主任医师）

近视是困扰中小学生的一大问题，保护视力一直是广大家长非常关注的话题。最近，一款学生家用"大路灯"在家长圈"走红"起来。它看起来比一般台灯高大，价格远高于普通台灯，商家宣称其可以在孩子伏案学习时提供更好的照明，从而预防和控制近视。很多家长不禁有些纠结：将台灯换成"大路灯"，能预防孩子近视吗？

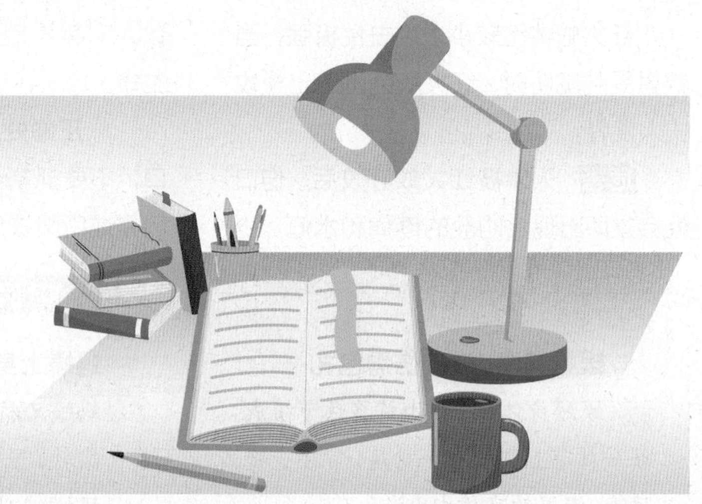

"大路灯"，没必要追捧

"大路灯"也被称为落地护眼灯、立式护眼灯、阳光灯等，和普通台灯相比，其外形高大、方正，光源也更宽大，跟街边的路灯很像，因此被形象地称为"大路灯"，主要特点是照度高、光照范围广且均匀。

长期处于昏暗光线中，会增加眼睛的负担，引起视疲劳，但亮度并非越高越好，读写时亮度一般以眼睛能看清，感到舒适，不觉刺眼为宜。

光线分布越均匀，视觉感受越舒适。视野内亮度过高或强烈的亮度对比会导致眩光，降低视觉清晰度，甚至使视力受损。因此，为了使桌面照度分布均匀，孩子学习时应采用背景照明（照亮整个房间的吸顶灯）与局部照明（照亮读写桌面的台灯）相结合的光照方式。

从满足孩子读写时的照明要求来看，"大路灯"可达到"房间吸顶灯＋桌面台灯"同时使用的效果，可以提供充足的照明，有助于减轻视疲劳。不过，目前并无专门的"大路灯"产品国家标准，产品可能鱼龙混杂，消费者选购时一定要擦亮眼睛。

其实，使用符合要求的房间吸顶灯和桌面台灯就能满足孩子学习时的光照要求，不一定要跟风换成"大路灯"。无论选择何种台灯，都要留心产品的具体参数指标，以及其是否明确标注执行台灯相关国家标准。

家长购买灯具时，一定要先看灯具上的标记信息和使用说明书，选择通过国家强制性产品认证（CCC认证）的台灯，重点关注照度、色温、显色指数、蓝光危害等几个指标。按照国家标准生产的台灯都会标记灯具的照度等级、推荐摆放位置、显色指数（Ra）等。

台灯按照度等级可分成A级和AA级。AA级灯具的照度要求更高，更适合中小学生阅读使用。灯具的显色性是指在光的照射下显现物体真实颜色的程度，通常用显色指数（Ra）表示，显色指数越高，颜色越真实。显色性低的光源会使颜色失真，导致眼睛辨识、辨色困难，容易造成视疲劳。读写台灯的显色指数（Ra）不应低于80。

目前市面上绝大多数台灯是LED台灯，最好选择色温可调节的产品。适合读写的台灯色温范围为

3300 ~ 5300K（开尔文），即中间色温，介于暖光和冷光之间。在这种光照下读写，可使大脑保持适度兴奋性，提高效率，且不容易出现视疲劳。值得注意的是，夜晚使用台灯时应将色温调至 4000K 以下。另外，LED 台灯的视网膜蓝光危害等级宜为 RG0（无危害类）。

防近视，不止“换灯”这么简单

1 科学摆放桌椅

孩子的书桌应尽量放在窗户旁，长轴与窗户垂直。人们一般使用右手写字，窗户宜在书桌左侧，以免形成阴影影响阅读。白天自然光线过强时，可以使用窗帘遮光。

当白天自然光线不足时，优先使用房间吸顶灯照明；光线仍不足时，再使用读写台灯辅助照明。夜晚读写时，应同时使用房间吸顶灯和台灯，台灯宜放置在写字手对侧前方。

2 及时调节桌椅高度

使用可调式书桌椅，并根据孩子的身高及时调节桌椅高度。

中小学生身高对应的适宜桌椅高度

身高范围（厘米）	书桌桌面高（厘米）	座椅座面高（厘米）
≥180	79	46
173~187	76	44
165~179	73	42
158~172	70	40
150~164	67	38
143~157	64	36
135~149	61	34
128~142	58	32
120~134	55	30
113~127	52	29
≤119	49	27

判断桌椅高度是否适宜的简便方法是让孩子坐在椅子上，保持头正背直，大腿和小腿呈直角，如果脚刚好落在地面上，上臂自然下垂时手肘在桌面以下 3 ~ 4 厘米，说明桌椅高度适宜。

如果家中的桌椅无法调节高度，可将桌子或椅子适当垫高，但一定要注意安全。

3 限时使用电子产品

现在中小学生使用电子产品非常普遍，长时间注视平板电脑、手机等电子屏幕，不仅会使眨眼次数减少，容易导致干眼症，还会使眼睛一直处于紧张状态，容易引起或加重近视。家长可设置休眠时间或闹钟提醒孩子“中场休息”，或闭目养神，或眺望远方，也可做眼保健操帮助放松眼部。使用电子产品时，屏幕要保持适宜亮度，避免过亮或过暗；双眼与电视屏幕的距离应至少为屏幕对角线长度的 4 倍，与电脑屏幕的距离至少应为 50 厘米，与手机屏幕的距离至少应为 40 厘米。

4 养成良好的用眼习惯

用眼习惯贯穿在孩子学习、生活的方方面面。孩子写作业时，眼睛应距离书本一尺（约 33 厘米），身体应距离书桌一拳（约 6 厘米），握笔手指应距离笔尖一寸（约 3.3 厘米）。长时间用眼时，有意识地稍用力闭眼、睁眼，上下左右转动眼球，放松眼睛。遵循“三个 20”原则：持续用眼 20 分钟后休息一下双眼，眺望 20 英尺（约 6 米）远处，放松双眼 20 秒。此外，还要避免躺着看书和观看电子产品。

家长应留心观察孩子的视力情况，经常询问孩子有没有眼睛干涩、异物感、烧灼感、视物模糊、发痒、畏光、眼红、眼痛等症状。如发现孩子视物时有频繁歪头、眯眼、挤眼等动作，应及时带孩子去医院就诊。

5 保证充足户外活动和睡眠

充足的户外活动和睡眠对预防近视非常重要。孩子每天宜在户外活动至少 2 小时。保证充足的睡眠时间，一般小学生每天需要至少 10 小时，初中生需要至少 9 小时，高中生需要至少 8 小时。孩子睡前 1 小时不宜使用电子产品，夜间最好使用遮光窗帘，尽量不要彻夜使用小夜灯。PM

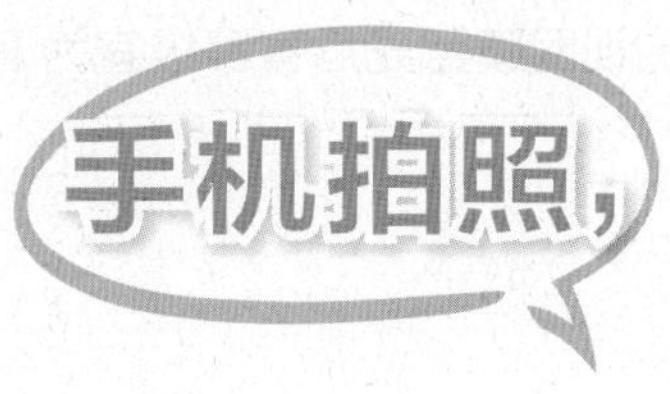

手机拍照，真能自测皮肤状态吗

上海市皮肤病医院医学美容科　李彩霞　章 伟（主任医师）

近段时间，网上有个“手机自测皮肤状态”的话题引发了很多爱美人士的讨论。据说，只需要调整手机相机的某些参数，拍出的面部照片就能反映泛红、敏感、色斑、皱纹、出油等问题，效果与目前市面上主流的VISIA皮肤检测仪相差无几，不仅方便，还能省钱。事实真的如此吗？

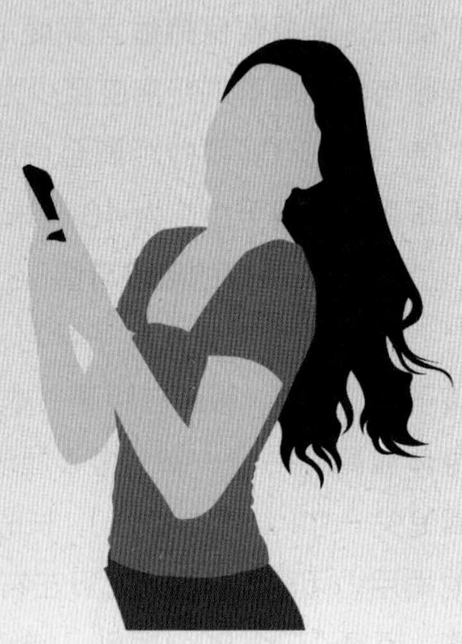

VISIA 是什么

VISIA 是美国 Canfield 公司生产的一种皮肤检测仪。它的检测能力主要来源于高清摄像头、RBX 皮肤拍照系统和图像分析系统。

RBX 技术应用标准白光、横断面偏振光闪光和紫外光进行多光谱照相，去除反射光，利用不同的相位、振动方向透视表层和基底层的皮肤细节，并确保每次拍照条件一致，保证图像的准确性和可比性。

另外，皮肤数据库和软件处理系统也是 VISIA 的一大技术优势。一次 VISIA 检测可以获得皮肤色斑、毛孔、皱纹、平整度、卟啉、紫外线色斑、红色区和棕色斑 8 个维度的数据，涵盖表皮到真皮的不同细节，在临床上可用于黄褐斑、红血丝、光老化等皮肤问题的辅助诊断。

手机拍照无法与 VISIA 相比

根据网上的说法，将手机相机参数做一些调整，拍一张正面素颜照，相当于做一次皮肤检测。

实际上，虽然手机摄像头的清晰度或许能达到 VISIA 检测仪的水平，但不具备 VISIA 的核心——RBX 皮肤拍照系统和图像分析系统。

手机拍照确实可以显示皮肤泛红和有斑的区域，但皮肤的深层细节、炎症状态等无法通过可见光下的照相获取。通过调整手机相机参数后拍照所显示的皮肤问题，自己照镜子同样可以发现，没必要多此一举。

皮肤检测，不必盲目跟风

盲目进行皮肤检测可能会放大并不严重的皮肤问题，从而加剧一些爱美人士的容貌焦虑，其本质上只是一种工具，大家应理性看待。

进行皮肤检测的目的是为了更精确地了解皮肤状况，以便制定更合适的解决方案，往往需要与临床医生的面诊相结合。PM

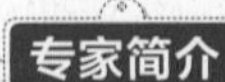

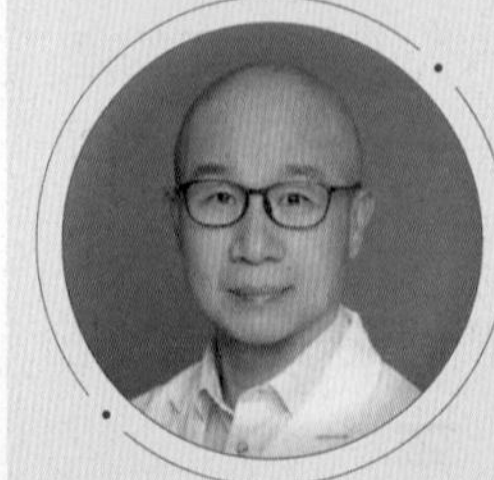

章 伟　上海市皮肤病医院医学美容科主任、主任医师，中国抗衰老促进会医学美容专委会副主任委员，中国美容整形协会理事、产业创投分会副会长。主要从事美容性和过敏性皮肤病的诊疗与研究。

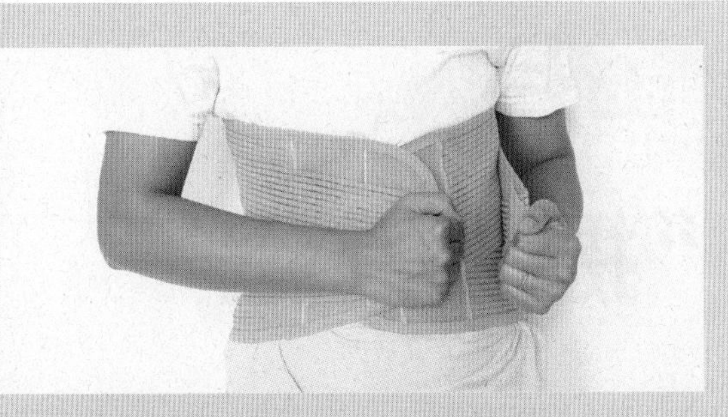

久坐是现代人难以避免的不良生活习惯，长期久坐，腰痛在所难免。除推拿、按摩之外，不少人购买腰托作为日常保护腰部的工具。但很多人由于对腰托认识不足、使用不当，不但没能保护腰椎，反而加重了腰部不适。如何正确选择、使用腰托？

腰托选择法

上海中医药大学附属光华医院康复科
程少丹（主任医师） 严春华 丁慧萍

佩戴腰托，勿入误区

如今，市面上的腰托种类颇多，不同款式琳琅满目，但如何挑选、如何佩戴都有讲究。

误区一：腰托越贵越好

市面上有各种各样的腰托，价格悬殊。很多人认为"贵就是好"，买一个腰托动辄几千元，其实大可不必。腰托作为一种医疗辅助用具，只要能对腰部起到保护和支撑作用就达到了目的，并非越贵越好。

误区二：腰托越硬越好

使用腰托是为了对腰部起到保护和支撑作用，腰托硬度的选择要和使用腰托的目的结合起来。如：将腰托用于保护腰部和起保暖效果，宜选择较软材质；用于固定，就要选择有钢板内衬的腰托。

误区三：腰托要一直戴着

腰托是用来保护腰部的，人体在坐位时腰部受力最大，站立位其次，卧位受力最小。因此在坐位或站立位时可使用腰托保护腰部。而在卧位，尤其是睡觉时，需要将腰托拿下，给腰部放松及透气的机会。

如今市面上有一些"睡眠腰托""睡眠腰枕"，宣称可以在睡眠时使用。事实上，无论是腰托，还是在床上使用的腰枕，都需要在非睡眠的清醒状态下使用，根据使用的舒适度调整位置。睡眠时腰椎放松，如果还戴着腰托，一则影响腰部血液循环，二则影响呼吸。且入睡后，如果由于翻身等动作造成腰枕位置发生改变，不但起不到支撑作用，还有可能损害腰部健康。

正确使用，方可护腰

正确佩戴腰托可以减少腰部受力，增加腰椎的稳定性，减轻腰背部肌肉劳损。在挑选和佩戴腰托时需注意以下几点：

- **选择合适尺码** 腰托的规格要与个人腰围及身高相适应。上缘需达肋缘，下缘至腰臀部。
- **正确穿戴** 戴腰托前，首先应该保持腰部皮肤清洁，以免影响佩戴效果和舒适度。为避免因刺激引起皮肤过敏反应，可将腰托戴在贴身衣物外，确保其覆盖腰椎和腰肌区域。
- **调整松紧度** 腰托过紧会影响呼吸，过松则达不到固定效果。宜根据个人感受和医生建议，及时调整佩戴方式和松紧度。
- **注意姿势** 使用腰托时，应保持正确姿势，避免过度弯腰或扭曲身体。
- **掌握佩戴时间** 腰托需要间歇佩戴，持续佩戴不宜超过4小时。长时间佩戴可能会对腰部造成压迫，影响血液循环，甚至引发肌肉疲劳和不适。
- **定期更换** 腰托若有磨损或失去支撑效果，宜更换，以确保其有效性。

腰托只是一种辅助工具，不可对其过度依赖，应结合其他治疗方法和调整生活方式改善腰部问题。如有腰部不适，宜咨询医生。PM

卒中后，康复“提上日程”

上海市同济大学附属东方医院老年科　孙克萍　孙玉肖（副主任护师）

卒中是常见的急性脑血管疾病，具有发病率高、致残率高、死亡率高的特点。调查显示，我国每年新发卒中患者约200万人，其中70%~80%的患者可有偏瘫、言语障碍、认知功能障碍等后遗症，严重影响生活质量。及时进行康复治疗可以改善患者的神经功能。然而，许多卒中患者与其家属因误信谣言而错失康复时机，非常遗憾。

谣言一：卒中后，康复治疗全靠医生、护士与康复师。

正解 由医生、护士与康复师组成的康复团队负责对患者进行全面评估，制定个性化的康复方案，包括康复训练、物理治疗、言语治疗及居家康复指导，并密切监测康复进展，帮助患者恢复运动、言语等功能，提高生活质量。患者和家属是康复治疗的主体。患者家属应按照康复师制定的康复计划，积极帮助患者进行康复训练。患者也应积极练习，并在日常生活中保持良好的生活习惯，促进疾病康复。

谣言二：偏瘫患者应以静养为主，少动为好。

正解 世界卫生组织建议，生命体征平稳、神经功能障碍不再进展的卒中患者，在发病48小时后即可进行康复训练。早期康复训练内容包括被动关节活动度训练（如肩关节、掌指关节屈曲伸展运动，拇指外展被动运动，髋关节屈曲内旋、外展运动，踝关节运动，等等）、床上坐位训练、床上良肢摆放等，其中，良肢摆放是卒中康复的基础。

良肢摆放是将患者置于舒适的抗痉挛体位，减少肢体痉挛、畸形等继发性损伤的发生风险，促进运动功能康复。良肢摆放的原则为：尽量患侧卧位（患肢在下），适当健侧卧位（患肢在上），减少仰卧位，避免半卧位。具体做法如下：

- **患侧卧位** 患者背部垫一软枕；患侧上肢向前伸展，上臂向后旋转，上肢与肘关节呈90°，肘部和手腕同时伸展，掌心向上；健侧上肢放松，放在胸前的枕上或躯干上；患侧下肢轻微弯曲，健侧下肢垫一软枕，屈髋、屈膝（图1）。
- **健侧卧位** 患者身前垫一软枕；患侧上肢自然伸展，掌心向下；患侧下肢取轻度屈曲位，放于软枕上，患侧踝关节悬在软枕边缘，防止足内翻下垂（图2）。
- **仰卧位** 患侧肩部和臀部各垫一软枕，头部稍转向患侧，患侧上臂外旋20°~40°，肘关节、腕关节伸直，手指伸展，掌心向上；患侧下肢稍垫起，足尖向上（图3）。
- **床上坐位** 患侧背部、肩膀、胳膊、下肢、足底各垫一软枕；条件允许者，还可将双侧上肢伸直，放于床旁桌上（图4）。

此外应注意，长期卧床会影响患者神经肌肉功能和平衡力恢复的潜力，故卒中患者宜在保证安全的前提下尽早进行训练。

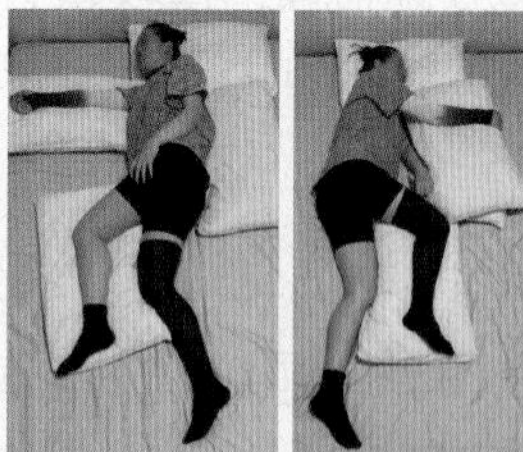
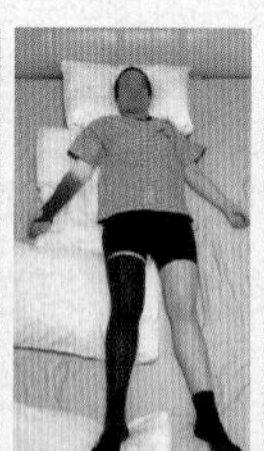
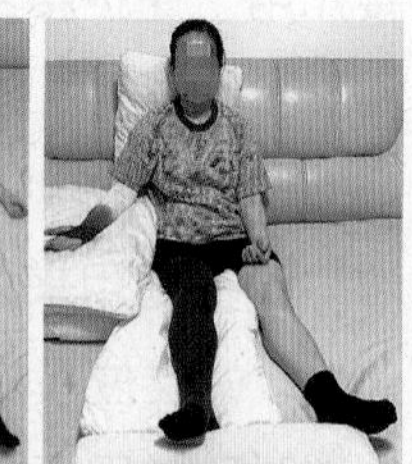

图1 患侧卧位　图2 健侧卧位　图3 仰卧位　图4 床上坐位

谣言三：异常步态一旦形成，很难再纠正。

正解 异常步态是卒中后常见的功能障碍，主要表现为跛行、拖曳脚步等，与踝关节、膝关节、髋关节不稳及肌肉挛缩无力直接相关。许多患者认为，异常步态一旦形成便难以纠正。其实不然。有研究表明，正确的良肢摆放、早期关节活动度训练等可有效缓解肌肉痉挛。在康复师指导下尽早进行步态训练可显著改善异常步态。步态训练是使患者重建正常步行模式和能力的训练，分为床上蜷腿训练、站立平衡训练与行走训练。

• **床上蜷腿训练** 患者平躺在床上，偏瘫侧靠近床边。照护者一手轻轻握住患者的脚踝，另一手托住患者的膝盖，要求患者用力蜷腿。蜷腿过程中，脚跟不能抬起，应紧挨床面，尽量避免左右晃动（图5）。

• **站立平衡训练** 患者家属双手固定患者髋部，协助完成重心转移和躯干活动，逐步过渡到由患者独立完成（图6）。

• **行走训练** 先迈患腿，尽可能“轻弯胯、微弯膝”，患腿脚跟着地，缓慢将身体重量转移到患腿上。患腿完全负重后，膝盖保持微微弯曲，再抬起健腿，向前迈步（图7）。

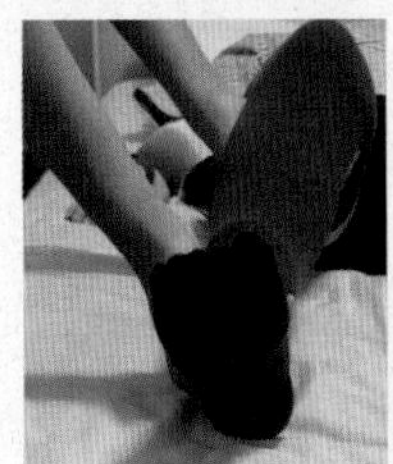
图5 床上蜷腿训练

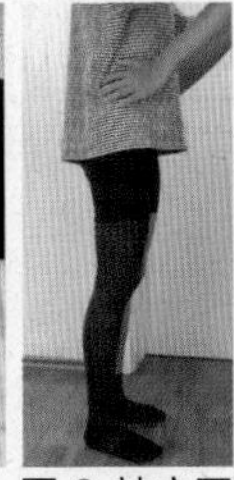
图6 站立平衡训练

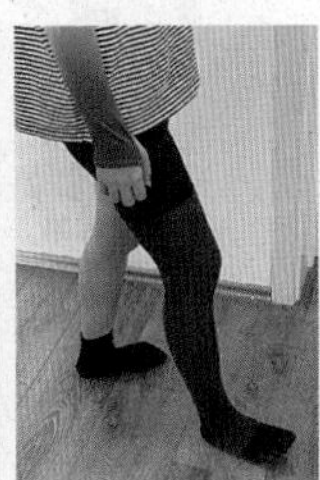
图7 行走训练

谣言四：急于恢复，康复运动越多越好。

正解 有些患者认为，每天进行的康复运动越多，肢体功能恢复越快。其实不然。康复是一个循序渐进的过程，过度运动可导致疲劳和肌肉损伤，效果可能适得其反。康复的关键在于坚持科学、适量的运动，而非盲目求快、求多。患者每天肢体训练的时间宜控制在30～45分钟，训练内容、模式、强度等需要在医生充分评估体力、耐力、年龄和心肺功能后决定。

谣言五：吞咽障碍患者只能吃流质食物。

正解 吞咽过程的任何环节发生异常，均可造成吞咽障碍。卒中患者常伴有不同程度的吞咽障碍，易发生营养不良、吸入性肺炎，甚至窒息而死亡。因此，患者应进行吞咽功能评估，明确吞咽障碍的程度、类型，并通过吞咽功能训练和进食方式调整，逐渐恢复正常吞咽功能。

吞咽功能训练的具体方法：①唇部训练：上下嘴唇弹动，弹出“波”音，并逐渐加快弹动节奏；②伸舌训练：使舌向前、后、左、右、上、下各方向伸展；③下颌训练：用力把嘴巴张到最大，然后慢慢闭合；④鼓腮训练：用力闭紧双唇后鼓腮；⑤吹气训练：深吸气后屏气，缩唇呼气；⑥感觉刺激训练：用棉签或牙刷等蘸取适量冰水，轻轻刺激软腭、舌根及咽后壁，引导患者做空吞咽动作。

进食方式调整的主要措施：①进食时保持注意力集中；②抬高床头或采取坐位，头部稍前屈；③每口进食量从2～4毫升起逐渐增加，但不宜超过每口20毫升；④增加患者进食食物的黏稠度，避免呛咳。

谣言六：言语障碍无法康复。

正解 40%的卒中患者存在交流障碍，表现为言语不能、言语不利、言语不清。在所有言语障碍类型中，又以失语最严重、复杂。卒中发病后的前3个月是言语康复的“黄金期”，在此期间进行听、说、读、写、复述等方面的训练，可最大限度改善言语障碍症状。

• **构音障碍训练** 使用小毛刷拂刷面部，或采取冰敷、针灸、理疗等方式促进面肌收缩；指导患者进行口唇与舌相关的运动训练，如伸舌、缩舌、弹舌、鼓腮、抿嘴、吹蜡烛等；从单音节喉音（如喝、哈、咳等）开始，逐步增加单词、短语的发声训练。

• **复述训练** 在患者完全理解语句含义的前提下，嘱患者对日常对话进行复述，并纠正其发音错误。

• **命名训练** 鼓励患者对眼前的物品命名，必要时，患者家属可进行口型或文字提示。

• **阅读训练** 将数张图片及对应的字卡放在患者面前，请患者将字卡与图片一一配对。阅读理解水平较高的患者可在阅读短小的文章后回答相应问题，训练阅读理解能力。

• **书写训练** 包括临摹、听写等。PM

生活实例

嘟嘟11个月就会走路了，本来是件值得开心的事，可最近嘟嘟妈妈发现他走路时，两只脚明显向内拐。“听说孩子走路无论是‘内八字’，还是‘外八字’，都是正常的，可能与过早独立行走有关，是这样吗？”嘟嘟妈妈向医生咨询。

6岁男孩小成走路呈“内八字”，行走时步态怪异且不稳定，常被自己绊倒。尽管父母每天提醒他要“脚尖向外走路”，但小成仍“我行我素”。小成的父母带着小成到医院就诊，明确是否需要治疗。步态分析显示，小成“内八字”步态明显，为大腿内旋肌肉过分紧张、柔韧性不足所致，需要进行康复治疗。

防治“内八字”，康复“显身手”

复旦大学附属儿科医院康复科
姚叶林 王素娟（副主任医师）

“内八字”步态影响不小

人在步行前进时，行走方向与足纵轴间的夹角称足偏角，足向内偏转为负，足向外偏转为正。正常情况下，足偏角应为 -5°～18°。“内八字”步态又称足内偏步态（足偏角一般小于 -5°），“外八字”步态又称足外偏步态（足偏角一般大于 18°）。

宝宝蹒跚学步时，常出现“内八字”或“外八字”步态，很多家长担心，孩子长大后会发展成 X 形腿或 O 形腿，影响形象、体态和运动能力。事实上，幼儿期存在轻度“外八字”步态是正常现象，但“内八字”步态不应出现于任何年龄段。“内八字”步态可使患儿的平衡力、协调力等落后于同龄儿童。

居家康复，因病因而异

“内八字”步态的形成主要与足内旋、小腿内旋、大腿内旋密切相关。因此，“内八字”步态的康复治疗须从病因入手，制定个性化的康复计划。

• **足内旋者：足底按摩不松懈** 足内旋好发于新生儿，若患儿的足前部较柔软，被动拉伸足部可使其回到中立位，则为柔性跖骨内收畸形，否则为刚性跖骨内收畸形。足内旋的病因比较复杂，部分孩子出生时即存在，一般在 6 月龄后逐渐恢复正常。

居家康复对刚性跖骨内收畸形的治疗效果不明显，患儿需至骨科就诊。轻度跖骨内收畸形患儿需要进行手法牵伸与石膏固定矫形（每周更换 1 次石膏），中重度患儿可能须接受手术治疗。

3 月龄以下的柔性跖骨内收畸形患儿居家康复效果好。家长可由内向外按摩患儿的足前部，至足前部末端时保持静止状态（维持正常足形）10 秒。连续做 5 次为 1 组，1 天做 3 组。坚持康复治疗 3 个月后，85%～95% 患儿能恢复正常。6 月龄以上患儿的柔性跖骨内收畸形不易纠正，应尽早接受包括专业推拿在内的康复治疗。

• **大腿或小腿内旋者：坚持进行康复训练** 临床上，怀疑由大腿或小腿内旋而引起的“内八字”步态患儿，应在家长陪同下尽早就医明确病因。患儿可能存在骨骼发育延迟，下肢外展、外旋肌肉力量不足或内收、内旋肌肉紧张，甚至筋膜短缩等问题。针对大腿或小腿内旋的原因进行针对性的康复锻炼，可有效纠正“内八字”步态。常见训练方法主要有以下 3 种：

①"蝴蝶式"肌肉拉伸法

患儿坐在垫子上，保持躯干端正，两脚心相对，双手置于膝盖上，尽可能地让脚跟靠近躯干；再慢慢下压双侧膝盖，下压到最低处时至少保存10秒。每天进行20次，适用于已独立行走（14月龄以上），因股骨前倾角过大或大腿内旋肌群紧张引起的"内八字"步态患儿。

②抗阻腿外旋练习

患儿的一只脚用力下压弹力带，另一只脚用力外旋，当弹力带拉到最大幅度时静止几秒。每天分别于站位和坐位各做20次，适用于因胫骨外旋角过小或小腿内旋引起的"内八字"步态患儿。不过，进行抗阻腿外旋练习者须具备单脚支撑体重的能力。按照生长发育规律，31～32月龄儿童能单足站立3秒，可尝试进行抗阻腿外旋练习；37～42月龄儿童能单足站立5秒，能熟练执行抗阻腿外旋练习。

③"青蛙蹲走"练习

患儿两脚平行打开，下蹲至臀部与膝盖呈近似90°，同时保持腰椎与臀部间呈45°，脚尖向外蹲走。每天练习10分钟左右，适用于因大腿或小腿外旋肌力不足引起的"内八字"步态患儿。通常，31月龄以上患儿能配合完成该训练。

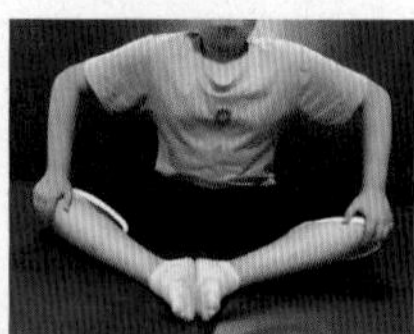
"蝴蝶式"肌肉拉伸法

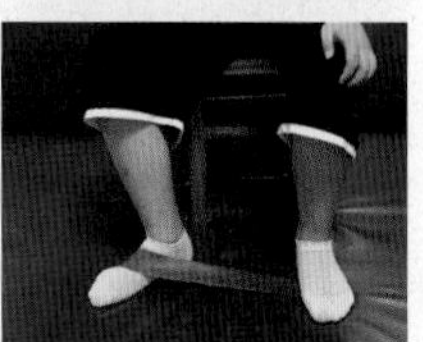
抗阻腿外旋练习

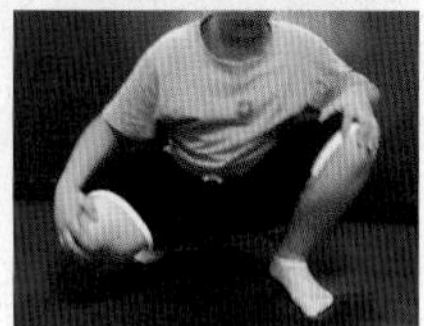
"青蛙蹲走"练习

特别提醒

"内八字"步态的康复治疗要"早"，年龄越小，康复效果越好，10岁以上患儿康复治疗效果欠佳。按上述康复内容坚持训练3个月后步态改善不明显者，可能需要使用支具、绑绳带、个性化定制的矫正鞋或鞋垫，并在专业医生指导下进行康复锻炼。

防"内八字"，养育方式也应注意

3～12岁是足弓形成的"黄金期"，穿鞋不当、肥胖和坐姿不良等因素可影响腿部肌肉、韧带、骨骼的正常发育，导致"内八字"步态形成。为防治"内八字"步态，家长须在日常生活中注意做到以下三点。①纠正患儿的不良习惯：不当姿势易诱发或加重"内八字"步态。例如：趴睡可使双腿长时间处于内收、内旋状态；跪坐时，大腿、膝关节、脚尖均处于内收、内旋状态；"W"坐使大腿与小腿内旋。②给患儿挑选合适的鞋子：有些童鞋内部空间较大、鞋底较平、鞋帮较高，孩子走路时，脚常在鞋中发生位移。为维持身体平衡与稳定，孩子会不自觉地出现或加重"内八字"步态。因此，家长为孩子购买鞋子时，应嘱其试走一段路，观察是否出现或加重了"内八字"步态。③给患儿选择合适的运动："内八字"步态患儿宜多参加包含大腿、小腿、足外旋动作较多的运动，如骑单车、踢毽子、蛙泳、踢足球、跳拉丁舞等，间接矫正"内八字"步态。PM

特别提醒

普通"内八字"步态患儿在走路时，"内八字"呈对称性，即双脚"内八字"的严重程度相同，与完全正常步态的儿童相比，其生活自理能力无明显差距。然而在临床上，经常有家长在明知道孩子患有脑性瘫痪、脊髓栓系、神经肌肉疾病、基因病、髋臼发育不良、下肢骨折等情况下，仍认为孩子的步态异常是普通"内八字"步态，希望康复治疗能起效，是一想法是不切实际的。疾病导致"内八字"步态者，往往伴有蹲伏、拖曳、划圈、尖足等病理性步态，康复治疗方案的制定须由原发病决定。另外，单脚"内八字"步态患儿，即使生活自理能力未受影响，也应引起家长的重视。家长应仔细回忆孩子在成长过程中是否有癫痫、脑外伤病史，并尽早就医，明确诊断。

健身房中，很多人因为觉得跑步太累，没几个月就放弃了运动。其实，相比于跑步，使用跑步机爬坡是一种相对“轻松”又有效的燃脂运动，对膝关节的冲击力相对较小，对大体重减肥者更友好。爬坡锻炼可以提高心肺功能，有效锻炼大腿、臀部的肌肉力量和耐力。

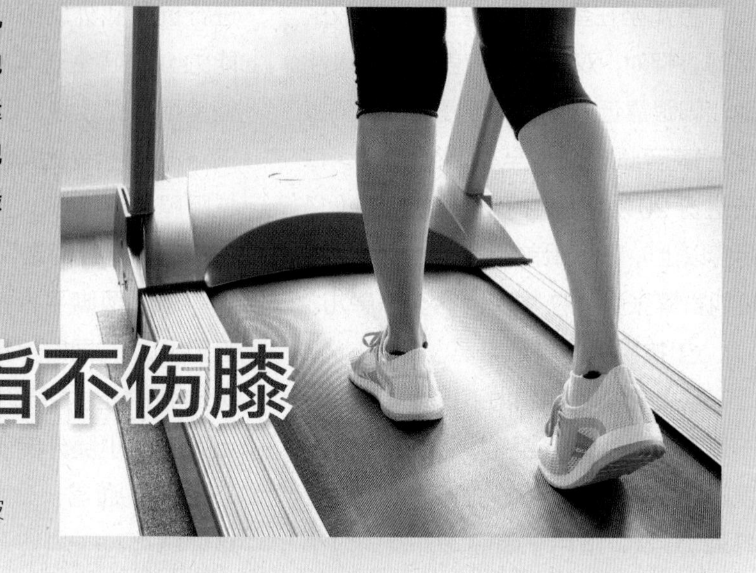

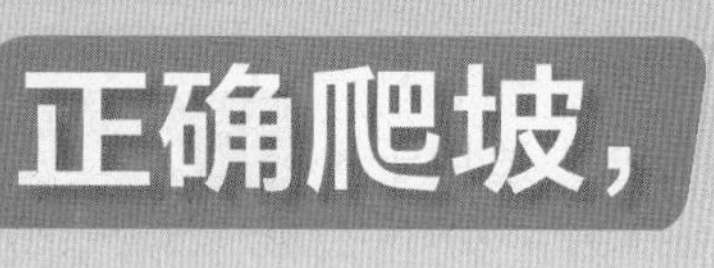

正确爬坡，甩脂不伤膝

西安体育学院运动与健康科学学院教授 苟 波

如何正确爬坡

1 选择合适的运动强度

坡度

坡度对于爬坡锻炼至关重要。初学者可以选择较低的坡度，如2°～5°，适应后可逐渐增加；经验丰富者可以选择8°～15°。

速度

在爬坡锻炼中，速度也是一个重要的因素。过快会导致无法坚持，过慢会影响锻炼效果。宜选择较适中的配速，从4～6千米/小时开始，循序渐进增加。

心率

有运动习惯者可将运动时心率控制在180—年龄（±10）；没有运动习惯的人，运动时的心率宜控制在170—年龄（±10）。

2 运动时间

锻炼时间宜在30～60分钟，可根据自身情况分次完成，避免长时间运动导致过度疲劳和运动损伤。一般来说，中等速度行走消耗热量约350千卡（1465千焦）/小时，爬坡走消耗热量600千卡（2512千焦）/小时，能量消耗不低于慢跑。

3 运动频率

宜根据个人的运动目标、时间和身体状况来决定。初学者可先每周锻炼2～3次；身体状况较佳者，可以增加到4～6次/周。

发力方式需注意

爬坡时，需收紧核心，挺胸收腹，颈肩放松，双目平视前方，双手自然摆动，迈开大步；以臀肌发力带动下肢，膝关节保持微屈，以减少运动对膝关节的冲击；骨盆保持在中立位，避免过度扭髋；足跟先着地，再过渡到前脚掌，以避免内/外八字步；呼吸节奏宜稳定，心率宜平稳；运动后要充分拉伸。

运动强度可视个人体质而定，以第二天无疲倦、肌肉酸痛等不良反应为宜。如果运动负荷过大，宜适当降低运动强度或缩短运动时间。爬坡锻炼是一种典型、有效的有氧运动，宜坚持锻炼，也可结合其他形式的运动（如力量锻炼、高强度间歇训练等），实现复合式锻炼，以更好地促进健康。PM

先心病患儿术后，注定与运动无缘吗

广州市妇女儿童医疗中心心脏康复室
李晓维　周 娜（副主任医师）

医疗水平的提高使越来越多先天性心脏病（简称“先心病”）患儿获得了手术矫治的机会。手术后，他们渴望与同龄人一样参与体育运动，但照护者及学校老师常因担心运动会影响患儿的健康而好心“劝退”，甚至限制其活动。先心病患儿手术后能运动吗？

先心病患儿术后，不是运动“绝缘体”

欧洲心血管预防与康复协会、欧洲先天性心肺运动研究组和欧洲儿童心脏协会总结、分析大量文献和研究后认为，先心病患儿术后，无残余后遗症（如心功能不全、肺动脉压力升高、主动脉扩张及心律失常等）和发绀，其日常体育活动目标与一般儿童相同。事实上，科学、适量的体育运动不仅可以改善先心病患儿的心肺功能和肌肉骨骼适应性，提高运动技能，培养良好情绪及品质，还可以使其更好地投入学习与生活，不应被“一刀切”阻止。

选对运动项目，关注强度

合适的运动项目是科学运动的关键。先心病患儿术后，应以慢走、慢跑、跳绳、休闲骑行、游泳、球类运动等有氧运动为主，强度不宜过大，可每天进行有氧运动 20 ~ 60 分钟，每周 3 ~ 5 次。运动过程中，应密切关注心率变化。通常，心率达到 130 ~ 150 次 / 分，提示运动强度较大；心率达到 110 ~ 130 次 / 分，提示运动强度中等。不过，由于不同年龄段儿童基础心率不同，用心率衡量运动强度不够客观。患儿可以通过“身体疲劳自我判断法”（见表）感受适合自己的运动强度。

身体疲劳自我判断法

	最小	最大	最适宜
排汗量	无	大汗淋漓	微汗
脉搏变化	无	加快，运动后 15 分钟不能恢复	加快，运动后 15 分钟能够恢复
当日自我感觉	无	不适（如头晕眼花、胸闷气喘、疲劳倦怠等）	轻度疲劳
次日自我感觉	无	疲劳、乏力仍存在	轻松愉快、食欲增加

定期随访，量力而行

为保证运动安全，先心病患儿应在手术后遵医嘱定期随访，请医生检测生长发育情况，并接受心肺功能评估。通常，4 ~ 6 岁患儿应进行 6 分钟步行试验（6MWT）；6 岁以上患儿应进行心肺运动试验（CPET），由医生根据心肺功能评估结果，制定个性化的运动处方。值得注意的是，运动处方并非一成不变。4 ~ 6 岁、运动方式改变或运动受限者应每年进行 1 次 6MWT 和 CPET，6 岁以上患儿可每 3 年复查 1 次 CPET。

解剖畸形矫治满意、心功能良好的先心病患儿可进行日常体育运动；心功能不全、心室流出道梗阻、肺动脉高压和（或）主动脉扩张者，应适当减少运动时间和频率，降低运动强度，合理选择运动项目（如避免竞技运动等）。心脏畸形未能得到矫治、需要参与竞技运动者须至心脏康复科，遵医嘱接受更全面的运动评估与指导。姑息术后，血氧无法达到正常值的先心病患儿，应以低强度静态运动为主，并在运动时监测血氧情况。手术后需要口服抗凝、抗血小板药物，手术后安装起搏器或心律转复除颤器者，不宜参与存在身体对抗或撞击的运动，如跆拳道、篮球、橄榄球等。PM

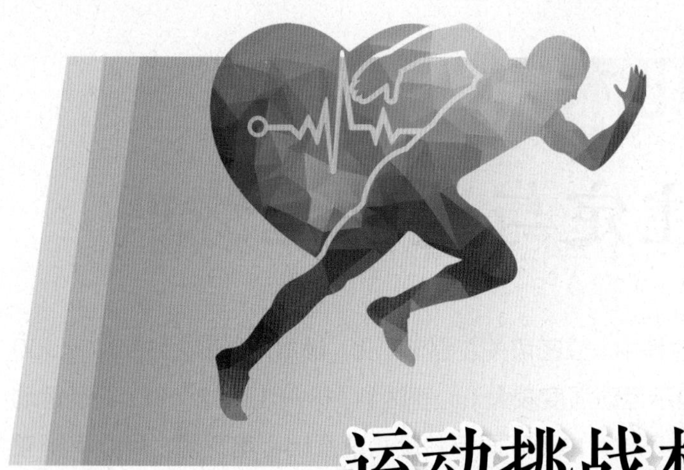

近期，年仅39岁的“中国跑酷元老”突发心脏病去世，引发公众对极限运动与心脏健康之间关系的深刻思考。适量的运动锻炼有助于身体健康，提高生活质量，那极限运动对人体健康影响如何？对心血管系统有害吗？

运动挑战极限，量“心力”而行

上海交通大学医学院附属第一人民医院
蔡静宜　洪 江（主任医师）

极限运动有潜在的损害心血管风险

媒体报道中，时有极限运动及过度运动对心血管健康损害的案例，如几乎每年的马拉松比赛中，都有选手发生心搏骤停，甚至发生猝死。进行极限运动时，心脏需要更快的跳动，以满足身体对氧气和能量的高需求。这种高强度的负荷可能导致以下损害心血管风险：①血压升高，增加心脏负荷；②心率加快，影响冠状动脉供血，增加心肌缺血风险；③血液黏稠度增加，运动时体液丢失，血液可能变得更黏稠，增加血栓形成的风险；④心脏劳损，长期参与极限运动可能导致心脏负荷过重，引起心脏结构改变。

滑翔、攀岩、蹦极等极限运动带来的刺激感会导致肾上腺素、皮质醇等激素水平升高，可在短期内提高警觉性和应变能力等。跑酷又称“街头疾走运动”，通过跳跃、攀爬、翻滚等动作快速跨越障碍，需要参与者反复训练达到“飞檐走壁”的能力。经常进行跑酷等极限运动者，肾上腺素等激素经常处于高水平状态，会对心血管系统造成负面影响，如血压升高、炎症反应增加等，进而增加发生心血管疾病的风险。

评估风险，做好预防措施

极限运动可以带来无与伦比的体验，但也要注意其潜在的损害心血管风险。应采取适当的预防措施，在享受运动的同时，保护心脏健康。

极限运动对参与者的身体素质、个人条件及防护措施有一定要求，并非人人都可参与。如果准备参加极限运动，包括马拉松这样的高强度运动，最好到医院进行风险评估，评估项目包括家族史（家族中有无心脏病患者，尤其是猝死者）、既往疾病史（有无肥厚性心肌病、高血压、糖尿病、心肌炎、动脉硬化等）、体格检查、体能测试、心电图检查等。若身体情况不允许，最好不要参加这类活动。

如果身体状况良好，参加极限运动也应注意：运动前，需要做好充分的准备，采取必要的安全措施，不在疲惫状态下训练；运动量适度，保持适当的水分及电解质摄入；运动后充分休息，定期进行心血管系统及全身体检。PM

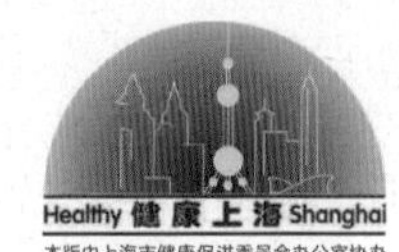

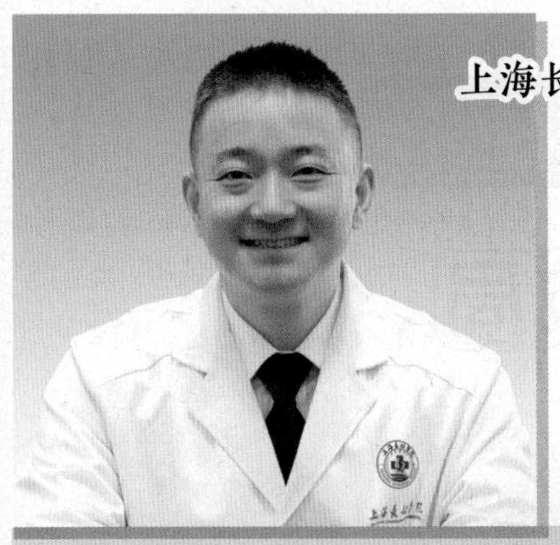

上海长征医院院长徐纪平：

弘扬“长征精神”，打造长征科普

本刊记者　王丽云

上海长征医院（海军军医大学第二附属医院）始终履行“姓军为战、姓军为兵”的历史使命，牢记“救死扶伤、服务军民”的宗旨和“立德惟长、技卓以征”的院训，大力弘扬“艰苦奋斗、爱民奉献、团结和谐、勇创一流”的医院精神。近年来，该院不断完善健康促进机制，强化健康教育，倡导健康文化，打造出“云上长征”等健康科普品牌，深受军民好评。

完善机制，提升医务人员科普能力

医务人员是健康促进的主力军，该院不断完善健康促进激励机制，不遗余力地提升医务人员的科普能力。比如：持续开展多种形式的健康科普人才选拔、培训和演练、实践，激发大家的科普热情；选拔科室主任、学科带头人、青年专家等热心科普、善于科普的专家，组成健康科普专家团队，涵盖医院全部学科专业；通过搭平台、促交流、推资源、育人才，“真金白银”资助项目团队进行科普创作。

近三年来，该院有3名专家入选国家健康科普专家库，19名专家入选上海市健康科普专家库；13名专家获批军队、上海市科委、上海市卫健委健康科普项目；骨科陈华江教授、医学心理科柏涌海教授获评上海市健康科普杰出人物；心血管内科梁春教授、骨科曹鹏副教授分获上海市新媒体平台科普影响力排行榜第二名、第四名；3名专家入选上海市2023年医务人员健康科普影响力指数100强……2023年，该院获得上海市医疗机构科普影响力指数排行榜第八名。

健康教育，贯穿诊疗全程、服务医院内外

该院依托院报、官方服务号、微信订阅号、视频号、抖音号和门户网站，形成“一报一网两微多号”全媒体矩阵，发挥健康教育阵地优势和主导作用。患者就医时，主管医生及责任护士会通过健康科普视频、音频、折页、手册等，将健康教育贯穿于预防、治疗、护理、康复等医疗服务全过程。除面对门诊和住院患者外，该院还搭建深蓝医联体健康促进平台、骨关节炎阶梯治疗专家工作室、“军医联盟”社区健康服务融合体，针对社区居民、楼宇职业人群开展健康宣教和义诊咨询，打造“南京东路步行街学雷锋”“健康义诊进列车”等服务品牌，提升公众的健康意识和自我保健能力，年均服务超过1.5万人次。

“云上长征”，全面关注患者需求

近年来，该院以特殊人群和典型疾病患者的健康管理与求医问药的迫切需求为抓手，常态化开展“云上长征”科普直播，实现年龄“老中青”、病情“轻中重”、病史“急慢隐”全面覆盖。

走进“云上长征”科普会客室的专家，大多数为所在专业学科带头人，其中不乏全国和上海市临床专科主任委员、副主任委员，以及上海市“银蛇奖”“仁心医师奖”获得者，因此获得了广泛关注，单场平均观看数超过1.5万人次，最高观看数近10万人次。“云上长征·科普会客室”还通过走出去（依托各类媒体平台扩大影响力）、迎进来（邀请患者走进直播间），为提高人民健康水平不断贡献长征智慧和长征力量。PM

中小学生沉迷“玩梗”，如何破局

华东师范大学心理与认知科学学院
刘家婧 刘佳琪 李 林（教授）

如今，网络“热梗”在中小学生中广泛流传：“老六”成为某位同学的代称，“完了，芭比Q了”成为孩子们表达情感的宣泄口，小学生们在教室的走廊争相模仿某位“网红”的经典动作和“出圈”言论，甚至将充满调侃意味的“热梗”写在试卷上……互联网时代的孩子们对网络用语非常熟悉，一些人认为“玩梗”只是童言无忌，无伤大雅。然而，当越来越多中小学生不分场合地“玩梗”，将互联网“黑话”作为表达方式，将低俗的“烂梗”挂在嘴边……人们开始担心愈演愈烈的“玩梗”会对孩子产生不良影响。

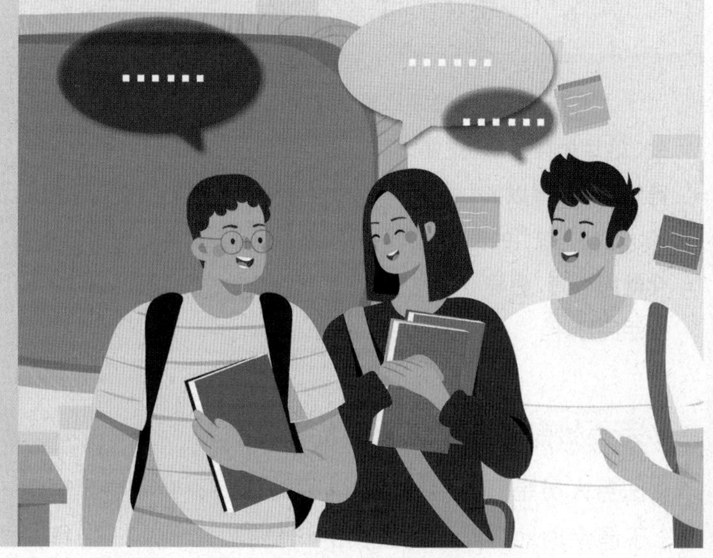

“梗”这一网络词汇源自“网红”、热门短视频、综艺节目、采访、歌曲、电视剧等多元渠道。这些“梗”有许多形式，包括原话的直接引用（如“老师，我家子涵……”）、谐音形成的独特表达（如“栓 Q”谐音“Thank you”）、缩略词（如“YYDS”表示“永远的神”）和动作模仿（如模仿某位明星打篮球）等。它们简单易懂、易于模仿，往往迅速在中小学生中流行起来。

为什么“玩梗”在中小学生中如此流行

❶ 趣味性：积极的情绪体验

网络和智能手机已成为未成年人学习和生活中不可或缺的一部分，各种网络“热梗”频频出现在他们视野中。这些“梗”的显著特点是诙谐幽默，有些带有“自黑”和“自嘲”的意味，有些则令人想起有趣的场景。

许多类似的流行“梗”，如“吃瓜群众”“硬核”“暗藏玄鸡”等，共同之处在于趣味性。中小学生在参与这些“梗”的传播与使用时，能够体验到幽默、调侃甚至恶搞带来的乐趣。这种互动往往会产生连锁反应，一个“梗”的抛出，会带动更多“梗”的出现，伴随着周围人的欢笑。这种积极的情绪体验成为推动他们持续“玩梗”的动力。

❷ 从众性：同伴间的行为模仿

中小学生在日常生活中通过对同伴、网友的言语及行为进行观察和模仿，习得当下流行的“热梗”，并习惯于以此来展现他们的兴趣、态度和个性。有时很多中小学生甚至都不了解某个“热梗”的具体内涵，就跟风“玩梗”。

❸ 社交性：自我的群体融入

中小学生通过“玩梗”的方式与同伴建立联系，寻找认同感和归属感，从而提升自己的社会地位和自我价值感。正如一些孩子所言：“不想跟接不住梗的人聊天。”此外，这些表达方式不仅体现了他们的幽默感和创造力，还能让他们成为社交焦点，赢得更多人的青睐，从而有助于他们塑造自我形象和建立人际关系。

中小学生“玩梗”，该如何引导

“玩梗”能给中小学生带来一定的良好情绪体验、群体认同和同伴关系，但不合理地“玩梗”可能会对孩子的成长造成不利影响，比如：导致自我认知和自我表达受限，剥夺孩子多元解读、深度理解、自我思考的能力；过度借“梗”戏谑，可能会恶化同伴间的友谊；一些恶俗的“烂梗”会影响中小学生的心理健康；等等。因此，对中小学生“玩梗”，家长和老师应予以引导。

❶ 重构：了解“梗”的含义，明辨是非

“热梗”大多源于网络，许多中小学生并不知道它们的含义，只是一味跟风使用。因此，要加强中小学生对“热梗”的认知，让他们明白这些梗的含义，引导他们权衡利弊、明辨是非，从而树立正确的观念。

具体来说，老师和家长可以鼓励中小学生通过辩论式对话，深入讨论使用“梗”的利弊，尊重每个人的观点，并鼓励大家独立思考、敢于质疑和自主判断；引导中小学生探讨并发现一些更积极、具有教育意义的网络话题或“梗”，追求高质量、有价值的内容。这些过程有助于引导中小学生主动思考、理性分析网络内容，树立正确的网络道德观念。

❷ 建构：正面反馈，建立积极自我概念

中小学阶段是自我概念建立的关键时期，自我概念关系到他们对自身人际关系及社会角色的认知，建构积极的自我概念，中小学生识别和抵御“烂梗”的能力就会增强。家长可以引导孩子从积极的角度评估自己，为他们提供正面的反馈和鼓励，帮助他们建立并维护积极的人际关系，并鼓励他们通过阅读、参观展览、走进社区等积极、多元的方式了解世界，树立正确的价值观和行为准则。

❸ 互动：丰富日常生活，满足价值需求

丰富的精神文化生活能促使中小学生学会用积极、文明、多元的方式表达观点和情绪，对网络文化保持更加健康、积极的心态。这样，他们就不会盲目跟风，沉迷于“玩梗”。家长在与孩子的交流中，不妨保持对“玩梗”的宽容，与孩子一起探讨“梗”的正面与负面的影响，并引导孩子表达内心的想法和感受，帮助他们学会客观看“梗”、合理玩“梗”。PM

根据世界卫生组织（WHO）2019年的数据，全球每年约有80万人死于自杀，中国每年约有10万人死于自杀；自杀是15～29岁青年的第二大死因，仅次于交通事故。我国是全球自杀率较低的国家之一，但基于我国庞大的人口基数，自杀仍然是一个不可小觑的社会问题。每年的9月10日是“世界预防自杀日”，预防自杀是一项全球性的挑战，而人们对自杀的一些疑惑和误解会对有效预防自杀形成一定阻碍。

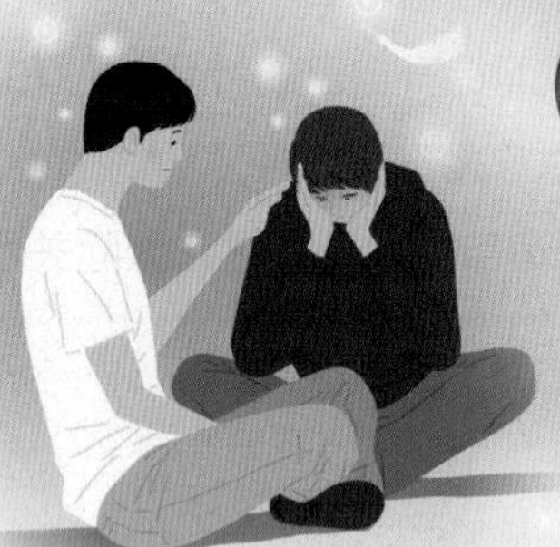

关于预防自杀，你是否有这些误解

首都医科大学附属北京安定医院临床心理中心　刘竞（主任医师）　米丝

误解一：“如果一个人真的决定自杀，无论做什么都没法阻止他们。”

大多数自杀者从出现自杀意念到实施自杀，都是有一段时间的。如果其他人能及时发现他们的自杀倾向，就有机会采取预防措施。比如，很多人想死其实是因为他们找不到解决问题或摆脱痛苦的方法，认为“一了百了”，所有的问题和痛苦都会随着死亡而消失。如果其他人能帮助他们找到解决策略，给他们希望，同时让他们感受到支持，他们就很有可能打消自杀的念头。

误解二：“没有必要问对方有没有自杀的想法，因为如果他们真的决定了，是不会告诉别人的。”

面对死亡，人都会有求生的本能。当有自杀意念的人被身边的人询问是否有自杀想法时，求生欲会促使他们发出求救信号。同时，他人的询问也会让他们感到有人在关注自己、在乎自己，这些都有可能促使他们说出真实想法，从而让身边的人有机会阻止自杀发生。况且，谈论自杀并没有那么可怕，多问一句，就有可能挽救一条生命，利远大于弊。

误解三：“谈论有关自杀的事，会刺激、提醒一些人，让他们把这个念头从此挂在心里。”

笔者工作的医院里有很多有自杀念头或企图的患者。评估自杀风险是精神科医生必不可少的工作。其实，当医生和患者谈论有关自杀的事时，很少有患者会因此而受到刺激，或者因为被提醒而真的去自杀。相反，在医生询问患者是否有过自杀的想法时，患者常会感到被理解和关怀，因为他们在生活中很难向别人敞开心扉去聊这个话题，更没有机会让身边的人帮忙解决内心深处的问题，也就无法摆脱自杀想法的缠扰。

误解四：“说要自杀的人只是想威胁别人或寻求关注，根本不会真的自杀。”

心理学上有一个名词叫作“非自杀性自伤”，是指一个人伤害自己的行为并非以自杀为目的。确实会有用自杀威胁别人或换取关注的人，但即使是这样，这些人也比普通人更容易自杀。一方面，这些人在自伤的过程中容易意外死亡；另一方面，这些人通常都有严重的情绪问题或人格问题。因此，对于身边人的自杀意念，大家宁可信其有，不可信其无。

误解五：“孩子搜索自杀相关信息只是好奇，小小年纪怎么会想不开。”

自杀是青少年的第二大死因，说明年纪小并非自杀的保护因素。在中国，一些学生的学习压力过大，加之青春期阶段容易冲动，如果再叠加家庭的情感忽视、情感虐待等问题，孩子就容易出现自杀意念并采取自杀行动。如果发现孩子已经到了搜索自杀相关信息的阶段，家长务必要警惕，多关注孩子的情感需求和内心动向，及时给予关怀，并带孩子尽快寻求专业心理医生的帮助。

误解六：“自杀的人都是自私的懦夫。”

自杀行为受到多种因素影响，精神疾病是导致自杀的原因之一。有时自杀是疾病导致的结果，并不代表自杀者的真实意愿。另外，自杀不仅仅是一个医学问题，也是社会问题。根据 2012 年的自杀报告，中低收入国家自杀人数占全球自杀人数的 75.5%，大约是高收入国家的 3 倍。近些年，随着我国经济的发展，自杀率也显著下降。这些现象很难用“懦弱的人才自杀”来解释。

误解七：“平时开朗爱笑的人说想死，一定是开玩笑。”

这是人们的刻板印象——内向的人容易抑郁，外向的人不会抑郁。

其实，性格开朗的人也会患抑郁症，抑郁症并不是性格内向者的“专属”。

另外，还有一种特殊的抑郁症叫作“微笑型抑郁”。这类抑郁症患者看起来活泼乐观，每天都面带笑容，但其实内心根本体验不到快乐，开朗的外表只是伪装出来的而已。这类抑郁症患者往往更加危险，因为即使他们透露出自杀意愿，身边的人也不一定会当真，以致错失了预防自杀的最好时机。

预防自杀，这些“蛛丝马迹”值得关注

世界卫生组织中国精神卫生问题顾问费立鹏教授曾通过追溯多名自杀死亡者的生前情况，推断出自杀行为的 8 个重要的预测因素：高抑郁水平、过往自杀未遂史、急性压力事件、低生活质量、长期精神压力、严重的人际冲突（特别是发生在自杀死亡前 2 天内）、近亲出现自杀死亡、朋友出现自杀死亡。也就是说，如果身边的人具备以上一个或多个因素，那你就需要警惕其可能出现自杀行为，采取相应的预防自杀措施。

大多数企图自杀的人在实施自杀行为前，一般都会或多或少通过语言、行为直接或间接地流露出自杀意念，通过特定的行为方式向外界发出呼救信号。例如：在口头上或社交平台上流露想死的念头或无望感、无价值感，无缘无故收拾东西，把自己的物品送人，写遗书或说一些类似遗言的话，尝试可能会导致死亡的危险行为，等等。如果收到这些呼救信号，不要刻意回避，而应坦诚地和对方讨论自杀的话题，了解他们想要自杀的原因，以及是否有具体的自杀计划，然后引导他们寻求专业的帮助，如拨打自杀求助热线、陪同就医等，并通知其家人 24 小时陪护、排除所处环境中可能的自杀工具。PM

专家简介

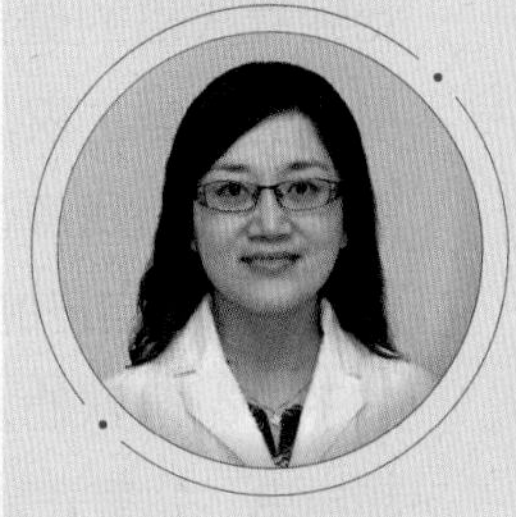

刘竟 首都医科大学附属北京安定医院临床心理中心主任医师，首都医科大学临床心理学系办公室主任，中华医学会精神病学分会认知行为治疗协作组委员，中国心理卫生协会心理咨询师专委会常委、危机干预专委会委员、认知行为治疗专委会委员，京津冀临床心理服务联盟秘书长。

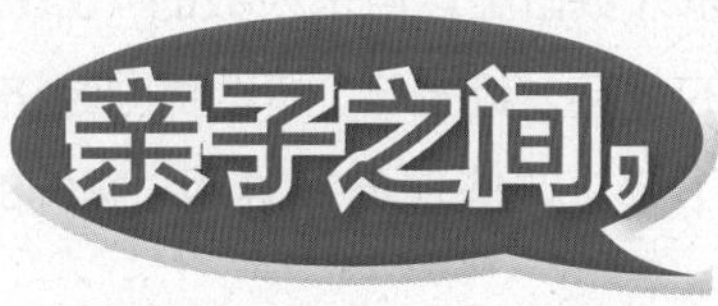

如何平衡爱与边界感

上海市精神卫生中心儿童青少年精神科　陈 静　钱 昀（主任医师）

生活实例

初中生小涵的妈妈发现孩子越来越不听话了，不仅有了爸爸妈妈不知道的“小秘密”，还总是关着门一个人躲在房间里，甚至会把门锁上。妈妈担心她在悄悄玩手机，没有好好学习，便以送水果、拿衣服为由敲开门“检查”一番。如是几次后，小涵不耐烦了，和妈妈发生了争吵。妈妈认为小涵正处在冲刺学习的关键时期，向她提出要求：不准关房间门；手机只能每周末用1小时，其他时间由家长保管……小涵听了之后大吵大闹，抱怨一点个人空间都没有。小涵的妈妈既生气又困惑：自己付出了这么多，可小涵却一点也不懂事；自己辛辛苦苦养大的孩子，有什么是不能让自己知道的？再说，自己这么做也是为孩子好，为什么孩子不能顺从呢？

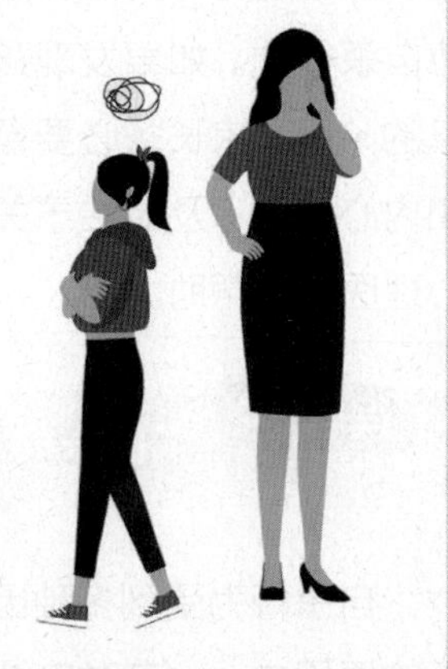

常被忽视的边界感，其实很重要

传统的东亚家庭倾向于“专制型”教养方式，家长凡事替孩子做主，并要求孩子无条件服从，忽视孩子的感受。很多父母认为孩子不成熟、能力不足，于是几乎为他们包办一切，大到选择学校和职业，小到衣食住行。这其实是缺乏边界感的表现。我国的传统家庭观念里，“边界”意识比较淡薄，很多父母没有“边界感”的概念。随着社会的进步，现在的孩子对新事物的接受程度及自我意识远远强于父辈。父母与子女缺少边界感常成为诸多亲子矛盾的源头。新时代的家长需要给自己和孩子树立边界意识，从而营造良好的亲子关系，让孩子更好地成长。

什么是边界感呢？心理意义的边界是指自我存在所需要的空间和时间、生理距离和心理距离、主权距离和情感距离、自我意识和自我责任等。边界感是意识到自己是一个独立的个体，不会轻易被别人的意愿和想法所影响；同时，即使别人的想法与自己不同，也尊重他人的想法和行为，不将自己的意愿强加于人。孩子在6岁之前由于自我功能不完善，依赖于家人的照顾，亲子边界模糊。孩子6～12岁时，自我功能在发展，父母需要帮助孩子发展独立的自我。孩子12岁后，应建立清晰的亲子边界，大部分选择由自己决定，使自己拥有独立的人格。

缺乏边界感，对孩子影响深远

父母强行或过度干预子女的生活已成为很多家庭的主要矛盾之一，这不仅伤害父母、子女之间的亲情，降低幸福指数，还不利于子女独立人格的健全发展。当孩子建立自己的边界时，如果父母不尊重他们的自主权，不给他们足够的空间来发展自我，他们就会出现同一性和自我意识的混乱。父母大包大揽，孩子可能形成依赖他人的习惯，把自己的事都推给亲近的人做，要求别人替自己负责；同时，孩子没有得到他人对自身价值和能力的认可，还可能产生自我怀疑和自卑。如果长期生活在缺少边界感的家庭中，孩子心理边界不清，认为自己需要对别人的感受、反应、评价、过错等负责，可能会逐渐形成讨好型人格。

四个关键，平衡爱与边界感

1 将自己放在第一位

会爱自己的人才会爱别人。作为家长，应把自己放在第一位，照顾好自己，对自己的生活和情绪负责，保持良好的夫妻关系，维持自我情绪稳定；同时，应将生活的重心从孩子身上转移回自己身上。父母应意识到，自己不仅是一位母亲（父亲），也是一位独立的女性（男性）；自己的生活不该只围着孩子转，而应该更丰富、更多元。同样，家长也要鼓励孩子把自己放在第一位，认可自己的价值，忠于自己的感受，学会控制自己的情绪，勇于承担自己行为的结果。

2 沟通和陪伴

家长日常应与孩子进行充分交流，给予充足的陪伴，不要在出现问题后才去关心、要求孩子。经常和孩子聊天，了解孩子正在经历什么、喜欢什么、有什么想法和需要、交往的朋友是什么样的人……与孩子的内心世界保持适宜的亲密度。这样，当父母向孩子提出自己的建议时，孩子就不会那么抵触。

3 理解与尊重

没有人是完美的，家长可能在自己的成长经历中有过遗憾和创伤，孩子需要理解家长，家长也需要不断学习和成长。家长应将孩子看作独立的人，而不是自己的所有物。孩子有自己的思想和需求，家长应尝试去了解、理解他们，采用平和的方式和孩子沟通，在讨论、协商后鼓励孩子做出自己的选择，而不是大包大揽，替孩子做决定。

经验需要从经历中获得，技能经过练习才能提高。家长无论多么尽力，也不可能把孩子保护得万无一失，因此还是要培养孩子的独立能力，让他们自己走人生的路。此外，家长还要允许孩子拒绝自己，在因遭到拒绝而感到生气时，不妨问问自己："真的是孩子错了吗？我的观念一定是对的吗？"

4 做好分离的准备

英国心理学家西尔维亚说过："这个世界上，几乎所有的爱都以聚合为最终目的，只有一种爱以分离为目的，那就是父母对孩子的爱。"过于亲密甚至缠绕的亲子关系会使彼此丧失独立人格和生活空间，因此父母在给予孩子爱的同时，也要建立好边界。

- **空间边界** 允许孩子有自己的独立空间，稳定的私人空间能给人安全感。进入孩子的房间需要提前敲门并征得同意。如果同意孩子拥有自己的手机，可以采用未成年人模式，限制上网时间，或协商后制订手机使用计划，不要偷偷查看孩子的上网记录，或直接粗暴地没收手机。
- **物质边界** 不要随意翻看孩子的日记，孩子的东西不能不经允许就借人、送人或扔掉。
- **社交边界** 引导孩子正常交友，建议其结交互相尊重、互相关心的朋友，提醒孩子在人际交往中保护好自己，鼓励孩子明确表达自己的感受，不要害怕拒绝别人。家长不宜采用偏颇的标准为孩子筛选朋友，更不要未经了解就贬低孩子的朋友，甚至直接切断孩子的同伴关系。
- **思想边界** 允许孩子有自己的想法和观点，求同存异，平等沟通，不要贬低孩子。PM

要想成功孕育新生命，离不开三个条件。首先，卵巢内要有优质卵泡，与精子结合后形成优良“种子”——受精卵；其次，保证“种子”种植前经过的通道畅通，即输卵管通畅；第三，要有适合“种子”种植的肥沃“土壤”——子宫内膜。对长时间未能顺利怀孕的女性而言，超声检查在以上三方面的评估中有不可替代的作用。

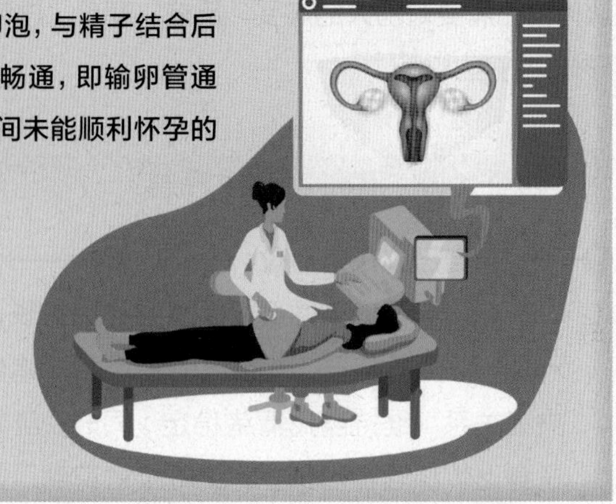

超声助力好孕

同济大学附属妇产科医院超声医学科　胡丹　何萍（主任医师）

1 评估卵巢功能

超声对卵巢功能的评估，主要包括评估卵巢储备功能、监测卵泡发育、判断卵巢不敏感综合征和过度刺激综合征。

• 评估卵巢储备功能

卵巢储备功能是指卵巢皮质区卵泡形成可受精卵母细胞的能力，具体表现为卵巢内存留的卵泡数量及质量，可预测女性生育潜能。以往临床医生多根据年龄和基础性激素（包括抗苗勒管激素、卵泡刺激素、黄体生成素和雌二醇等）水平预测卵巢储备功能。随着经阴道超声，尤其是三维超声检查技术的迅速发展，医生可以采用卵泡自动测量技术获取双侧卵巢大小、体积、血流参数、窦卵泡数量等指标，从而评估卵巢储备功能。检查多在月经周期第 3 ~ 7 天进行。窦卵泡计数是指计算这一时期双侧卵巢内直径 2 ~ 9 毫米、可能发育的小卵泡数目。一般来说，双侧卵巢窦卵泡数之和≤ 5 个，预示卵巢储备功能减退。

• 监测卵泡发育

卵泡生长周期分为卵泡发育成熟、排卵、黄体形成及退化 3 个阶段。成熟卵泡一般呈圆形，透声张力好，直径 > 18 毫米，凸于卵巢表面。当卵泡消失、缩小或塌陷，盆腔可见少量积液时，提示排卵可能。月经规律者一般在月经周期第 13 ~ 14 天排卵，第一次卵泡监测可在月经周期的第 9 天，此后隔天监测，直至排卵。月经周期不规律者，宜先根据卵泡大小来判断超声检查时间。如果卵泡直径≤ 12 毫米，可 3 天复查一次；如果卵泡直径 > 15 毫米，应每天监测 1 次，直至排卵。女性备孕时应用超声监测卵泡发育，可以增加受孕成功率。

• 判断卵巢不敏感综合征和过度刺激综合征

当卵巢内卵泡无法自然发育为成熟卵泡时，需要应用药物促排卵。其间，观察卵泡发育情况，若用药后也很难使卵泡发育及排卵，可判断为卵巢不敏感综合征；若用药后卵巢被过度刺激，有多个过大的不破裂卵泡，则为卵巢过度刺激综合征。超声监测对卵巢过度刺激综合征的诊断和预防有积极意义，定期复查有助于观察病情变化。

2 评估输卵管通畅性

输卵管为一对弯曲而细长的肌性管道，是卵子和精子结合形成受精卵的场所，也是运送受精卵的通道。导致不孕症的输卵管病变包括输卵管发育异常和输卵管炎症。正常情况下，常规超声检查难以显示输卵管。

若盆腔炎症引起输卵管增粗或积液，可通过超声检查发现和诊断。部分女性不孕是输卵管梗阻或粘连所致，常规超声检查无法诊断，此时可借助子宫输卵管超声造影检查来辅助诊断。检查时间在月经干净后 3 ~ 7 天。

3 评估子宫内膜容受性

子宫内膜容受性是指子宫内膜容纳并接受胚胎的能力。应用三维超声检查不仅可以测量子宫内膜的厚度，还能了解其“肥沃程度”。评估子宫内膜容受性的指标主要包括子宫内膜厚度、容积、回声分型、蠕动波，以及子宫动脉和子宫内膜血流，等等。

• 子宫内膜厚度

子宫内膜是孕育生命的土壤。内膜过薄就像盐碱地，内膜过厚就像沼泽地，都会降低子宫内膜容受性。目前普遍认为，内膜厚度 8 ~ 14 毫米比较适合胚胎种植。

• 子宫内膜容积

由于子宫内膜是三维立体的，且大多数宫腔形态不规则，所以应用常规二维超声测量子宫内膜厚度不足以全面评估其大小，而三维超声的应用使内膜容积测量更简便。目前一般认为：内膜容积 > 2.5 毫升，妊娠率较高；内膜容积 < 2 毫升，妊娠率显著降低；内膜容积 < 1 毫升，妊娠率为零。在排卵期或黄体期测量子宫内膜容积，对判断胚胎种植情况更有指导意义。

• 子宫内膜分型

超声检查可以从子宫内膜和邻近肌层相对回声类型的角度，描述子宫内膜的周期性变化，再根据月经周期不同时间段对子宫内膜进行分型。A 型一般是月经后、排卵前的内膜形态，此时内膜处于增生期，以月经周期 28 天为例，一般属于月经周期第 6 ~ 10 天；B 型是排卵期前或正在排卵期的内膜形态，一般是月经周期第 11 天到排卵日；C 型是排卵后或黄体期的形态，一般是月经周期第 15 ~ 28 天。临床上，医生主要看患者的内膜分型能否与月经周期良好匹配。

• 子宫内膜蠕动性

子宫内膜蠕动是内膜与肌层之间的交界组织不同步收缩产生的一种机械运动，与人体激素水平相关，是子宫内膜的独特生理功能，贯穿于人类生殖的全过程。通过超声检查可将子宫内膜蠕动波分为五种类型：①正波：子宫内膜由宫颈向宫底方向蠕动，多发生在增生期，有利于精子向宫腔移动；②负波：子宫内膜由宫底向宫颈方向蠕动，一般发生在黄体期，有利于受精卵向宫腔移动；③双向波：宫底和宫颈内膜同时开始呈向心性运动，一般出现在黄体早期，有利于胚胎种植于宫腔体部的合适部位；④静波：子宫内膜不运动，呈静止状态；⑤局部蠕动波：子宫内膜不规则运动，呈方向不定的随机波。静波和局部蠕动波属于异常情况，较常出现在宫腔粘连时，可降低子宫内膜容受性。除蠕动方向外，蠕动频率也会影响子宫内膜容受性。如果卵泡期子宫内膜收缩频率减少，排卵后子宫内膜收缩频率增加或不运动，说明子宫内膜容受性差，均不利于胚胎种植。

• 子宫动脉和子宫内膜血流

子宫动脉是子宫最主要的供血动脉，它就像输送营养的管道一样，经过一级级分支血管，给子宫运送养料。如果子宫动脉血流速度慢、阻力指数大，会影响胚胎发育。子宫内膜的直接血供来源于子宫螺旋动脉，它是子宫动脉的终末分支，像树枝状分布于子宫内膜。如果子宫内膜及内膜下血流灌注稀疏，胚胎自然难以正常发育。目前许多超声新技术逐渐被用于评价子宫内膜及内膜下血流灌注情况，有助于更准确地评估子宫内膜容受性。PM

母乳喂养是全球公认的对婴儿最好的喂养方式。然而在母乳喂养过程中，难免出现一系列困惑及疑问，阻碍了母乳喂养的顺利进行。解开母乳喂养中的困惑，或许能帮助更多新手妈妈顺利哺乳。

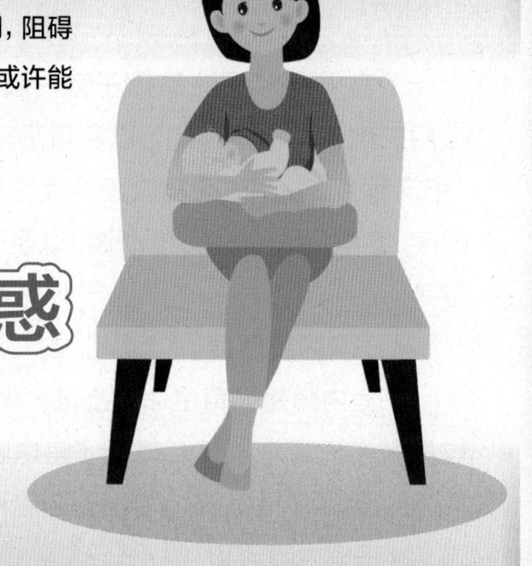

聚焦母乳喂养7大困惑

复旦大学附属妇产科医院产科　盛洁静　张俊平（副主任护师）

困惑1：何时开始母乳喂养？

母乳喂养在新生儿出生后1小时内即可开始，且越早越好。早吸吮、早接触是保证母乳喂养成功的前提，也是新生儿获得天然的第一剂疫苗（初乳）的最佳时机。产后越早开始哺乳，对产妇乳量增加越有帮助。

困惑2：乳汁不是奶黄色或奶白色，可以哺乳吗？

在大家普遍的认知中，母乳应该是奶黄色或奶白色的。事实并不尽然。有研究发现，饮料中的绿色素、食用海藻类食物、服用复合维生素等，可使乳汁呈淡绿色；汽水中的红色素与黄色素，可使乳汁呈淡粉色或淡橘色；乳腺导管损伤者的乳汁可呈粉色。发现乳汁“变色”后，产妇不必惊慌，绝大部分情况下仍可以哺乳。

困惑3：母乳量是由什么决定的？

母乳量与诸多因素有关，除少数产妇存在先天性乳腺发育不良、患内分泌疾病（如甲减等）等原因外，大部分产妇的母乳量均能满足婴儿的需求。尽管如此，依旧有很多新手妈妈反映自己在哺乳过程中母乳不足。

母乳量是由泌乳素、催产素和乳汁抑制因子水平决定的。泌乳素是帮助泌乳的激素，与对乳房的刺激频率及时间有关，提升泌乳素的方法包括婴儿频繁、有效地吸吮，正确使用吸奶器，等等。催产素是帮助排出乳汁的激素，与产妇的情绪密切相关，焦虑、抑郁等负性情绪可抑制催产素分泌，降低母乳量。乳汁抑制因子是抑制乳汁产生的激素，与乳房充盈度有关，乳汁排出越充分，乳汁抑制因子越低，母乳量就越多。

困惑4：发生哪些乳腺疾病，应暂停母乳喂养？

除乳腺恶性肿瘤患者在化疗及放疗期间禁止母乳喂养外，其余大部分乳腺疾病（包括乳腺炎、乳腺脓肿、乳腺纤维瘤、乳腺囊肿、乳腺结节等）患者并不影响哺乳。

需要提醒的是，当产妇感染疱疹病毒时，如果乳房无疱疹，可直接哺乳；如果乳房有疱疹，可在做好手卫生、遮盖可能接触到的所有病变部位后，挤出母乳喂养婴儿，以免疱疹病毒传播，危害婴儿健康。

困惑5：母乳的营养成分会随产妇饮食变化而变化吗？

母乳的营养成分较稳定，其中的碳水化合物、蛋白质、钙、铁等营养物质均不受产妇饮食影响，维生素、脂肪酸（如DHA等）、锌、硒等可随产妇的饮食发生改变。不过，乳汁的味道在一定程度上可随产妇的饮食发生变化，产妇多样化饮食可使宝宝尝到更多味道。

困惑6：母乳喂养期间，产妇还能服药吗？

哺乳期用药需权衡母乳喂养对婴儿的益处与潜在风险，简单来说，可参考以下几点原则：

❶ 在妊娠期安全的药物在哺乳期也是安全的。

❷ 适用于婴幼儿的药物通常是安全的，如布洛芬等。

❸ 在母乳喂养后或婴儿长时间睡眠前用药，可尽量减少药物对婴儿的影响。

❹ 必须使用高风险药物时，可暂停药物的5个半衰期后再哺乳。

❺ 根据药物性质选择药物，如选择蛋白结合率高、脂溶性低、分子量大的药物，其进入乳汁的量较少。

困惑7：乳汁淤积后如何自救？

造成乳汁淤积的主要原因包括姿势不当、间隔过长、饮食过油腻、乳房外伤、情绪不良等。一旦发生乳汁淤积，切忌暴力按摩乳房或局部热敷。正确做法如下：

❶ 适度冷敷，缓解胀痛。

❷ 尝试不同哺乳姿势，促进淤积乳汁排出。

❸ 针对乳汁淤积的原因采取措施。例如：母乳量过多者在乳汁淤积缓解后，应刻意逐渐延长哺乳间隔时间、减少乳汁排出量；饮食油腻者应改善饮食习惯，在保证营养均衡的基础上清淡饮食。乳房红、肿、热、痛，且体温超过38.5℃，采取上述方法24小时内仍未缓解者，须及时就医。PM

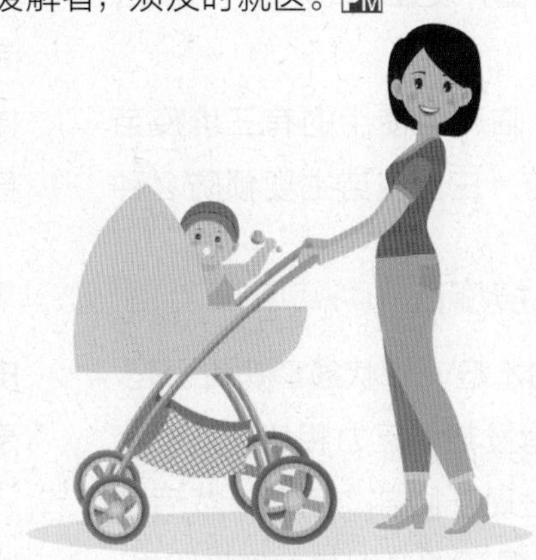

在秋冬季节，随着气温变化，呼吸道传染病的发病率也随之增加，在学校及其他人员密集场所更容易发生呼吸道传染病的传播，如流感、水痘、肺炎、麻疹、百日咳、手足口病、流脑等。预防儿童呼吸道传染病，接种疫苗是经济、有效的方法。

这些疫苗，帮孩子远离秋冬呼吸道传染病

上海交通大学医学院附属上海儿童医学中心国际诊疗部
张 磊（副主任医师） 徐亚珍

在我国，疫苗分为免疫规划疫苗与非免疫规划疫苗。免疫规划疫苗为应按照规定接种的疫苗。这类疫苗的接种费用由政府承担，适龄儿童若无相关疫苗的接种禁忌，均应接种。目前，国家免疫规划疫苗有11类，可预防15种疾病。其中，可预防呼吸道传染病的包括麻腮风疫苗、百白破/白破疫苗、流行性脑脊髓膜炎（流脑）疫苗，可预防麻疹、流行性腮腺炎、风疹、百日咳、白喉、破伤风、流脑。

此外，家长还可根据孩子的身体状况和相关传染病流行情况，在医生指导下接种流感疫苗、水痘疫苗、手足口病疫苗、肺炎球菌疫苗和b型流感嗜血杆菌疫苗，以预防流感、水痘、手足口病，以及肺炎链球菌和b型流感嗜血杆菌感染。

1 流感疫苗

流感（流行性感冒）是由流感病毒引起的急性呼吸道传染病，多在冬春季节发病，主要引起发热、咳嗽、咽痛、肌肉酸痛、头痛、呕吐、腹泻等症状，也可导致严重并发症，如肺炎、心肌炎、脑炎等。

目前，临床上使用的有三价疫苗和四价疫苗。三价疫苗主要预防2种甲型流感病毒和1种乙型流感病毒，四价疫苗在三价基础上增加1种乙型流感病毒。每年的流感疫苗株会依据世界卫生组织的预测结果有所变化。6月龄及以上儿童，如果没有禁忌证，宜每年接种流感疫苗。接种时间通常为每年9～10月至次年1～2月，最好在10月底之前。6月龄至3岁儿童首次接种流感疫苗时，需要接种2剂，间隔4周以上；非首次接种的，接种1剂即可。3岁以上儿童，仅需接种1剂。儿童尤其是6月龄以下婴儿的家庭成员和看护人员，也是流感疫苗的推荐接种人群。

2 水痘疫苗

水痘由水痘－带状疱疹病毒引起，主要症状有发热、乏力和皮疹。皮疹通常首先出现于胸部、后背，然后波及头面部，最后遍及全身；瘙痒明显，皮疹破溃后出现黑色结痂。斑疹、丘疹、疱疹、结痂“四代同堂”，是水痘的特征性表现。

水痘具有很强的传染性，接种水痘疫苗是预防水痘最有效的方法。自2018年起，水痘疫苗被纳入上海市免疫规划，儿童在12月

龄和4岁时各接种1剂。幼托机构和学校发生水痘疫情时，密切接触者（水痘疫苗接种史不详或未按常规接种程序完成2剂接种、无水痘病史）可进行水痘疫苗应急接种。

③ 手足口病疫苗

手足口病是由肠道病毒造成的急性感染性疾病，病原体以柯萨奇病毒A16型和肠道病毒71型（EV71）较为常见。手足口病常见于5岁以下儿童，主要症状包括发热、咽痛、乏力、皮疹（手上和脚底的疱疹样红疹，也可以出现在臀部、腿部、手臂）、口腔溃疡（舌头和口腔内的小红点，之后变成疱疹、溃疡）。

接种EV71疫苗可预防EV71感染所致的手足口病，减少重症手足口病的发生率。6月龄至5岁儿童都可接种，基础免疫程序为2剂次，间隔1个月。该疫苗对柯萨奇病毒A16型和其他肠道病毒感染导致的手足口病没有预防作用。

④ 肺炎球菌疫苗

肺炎链球菌又称肺炎球菌，是导致肺炎的祸首。5岁以下儿童，特别是2岁以下婴幼儿，较容易感染肺炎链球菌。肺炎链球菌肺炎的症状有发热、咳嗽、气促、精神差、胸痛、呕吐等，主要并发症包括胸膜炎、肺脓肿、气胸等，重者可有休克、急性呼吸窘迫综合征及神经精神症状。除肺炎外，肺炎链球菌还会导致中耳炎、败血症和脑脑膜炎等，它们统称为“肺炎链球菌性疾病”。

接种肺炎球菌疫苗可预防肺炎链球菌性疾病，目前主要使用13价肺炎球菌多糖结合疫苗和23价肺炎球菌多糖疫苗。

13价肺炎球菌多糖结合疫苗适用于6周龄至5岁儿童，常规免疫程序是2月龄、4月龄、6月龄各接种1剂进行基础免疫，12～15月龄加强免疫1剂。不同产品的接种程序有所不同，以产品说明书为准。

23价肺炎球菌多糖疫苗适用于2岁以上高危儿童，如体弱、反复患肺炎、免疫力低下等儿童，通常接种1剂。

⑤ b型流感嗜血杆菌疫苗

b型流感嗜血杆菌（Hib）是流感嗜血杆菌的一个亚型，可引起脑膜炎、肺炎、菌血症、蜂窝织炎等多种严重的感染性疾病，甚至可以导致死亡，是严重威胁儿童特别是婴幼儿健康的致病菌。Hib的易感人群主要是5岁以下儿童。

接种Hib疫苗是预防b型流感嗜血杆菌感染最有效的措施。Hib疫苗适用于2月龄至5岁儿童。接种程序为：自2月龄开始，每隔1个月或2个月接种1剂，共3剂，可在18月龄加强接种1剂；6～12月龄儿童，每隔1个月或2个月接种1剂，共2剂，可在18月龄加强接种1剂；1～5岁儿童只需要接种1剂。

Hib-百白破四联疫苗、Hib-百白破-脊髓灰质炎五联疫苗、流脑-Hib疫苗均包含Hib疫苗成分，可以替代单独的Hib疫苗。PM

特别提醒

预防秋冬季呼吸道传染病，还需要注意以下几点：

①保持健康的生活方式，适当运动，保证充足的睡眠。②做好手卫生，正确洗手，勤洗手。③注意天气变化，及时增减衣物，避免着凉。④定时开窗通风，保持居室环境卫生。⑤注意咳嗽礼仪，咳嗽或打喷嚏时，用上臂内侧或纸巾、毛巾等遮住口鼻；咳嗽或打喷嚏后及时洗手，避免触摸口、鼻和眼睛。⑥做好自我监测，出现相关症状后应注意休息、自我隔离，外出就诊或去公共场所应佩戴口罩。

青春期，警惕“大姨妈出走”

同济大学附属妇产科医院副主任医师　池丰丽

青春故事

小黄今年16岁，身形高挑消瘦。她12岁时来月经初潮，1年前开始出现月经紊乱，近半年月经未来潮。经询问得知，小黄1年来严格控制饮食（低碳水、低脂）并进行高强度运动，体重减轻了10千克。刚开始的半年中，她的月经周期延长，月经量减少；近半年来，月经干脆不来了，还出现了失眠、脱发症状。

小陈也是16岁，同样12岁时来月经初潮，1年前开始出现月经紊乱，近半年月经未来潮。不同的是，她身形壮实，毛发浓密，面部有痤疮。询问病史后得知，她1年前上高中后因学业压力大，开始吃大量零食，包括甜品、饮料、薯片等，体重不知不觉上涨了8千克，皮肤变得油腻、容易长痘痘，体毛也更重了。经相关检查，小陈被诊断患有“多囊卵巢综合征”。

正常月经周期一般为21～35天，平均28天左右；正常月经期一般持续2～8天，平均4～6天；正常月经量为20～60毫升。月经周期延长、缩短、不规则，月经期延长、月经量较以往明显增多或减少，都是月经失调的表现。

以上青春期“大姨妈出走”是比较常见的两种月经失调情况，可诊断为“继发性闭经”。它是指正常月经建立后月经停止6个月及以上，或按自身原有月经周期计算，停止3个周期以上的情况。

这些因素，可致月经失调

❶ **精神因素**　长期处于压抑、焦虑、紧张的负面情绪，或遭受重大精神刺激和心理创伤，会对下丘脑和垂体功能产生影响，引起激素分泌异常，从而导致月经失调。

❷ **药物因素**　性激素类药物（口服避孕药、雌激素类、孕激素类等）、影响凝血功能的药物（阿司匹林、肝素等）、含有阿片类的药物（盐酸哌替啶片等）、抗抑郁药（如盐酸氯米帕明片、盐酸阿米替林片等）等，都可能引起月经失调。

❸ **疾病因素**　子宫肌瘤、子宫内膜息肉、子宫内膜异位症、宫腔粘连、生殖道炎症等器质性疾病，高泌乳素血症、甲状腺功能亢进或减退、卵巢功能减退、多囊卵巢综合征等内分泌紊乱疾病，都会引起月经失调。

❹ **其他**　吸烟、酗酒、熬夜等不良生活习惯会干扰机体内分泌平衡，引起月经失调；脂肪细胞参与体内性激素代谢，过高或过低的体脂率都可能引起性激素代谢异常，导致月经失调；过度节食、过度运动等导致机体供能不足，影响下丘脑、垂体功能，也可引起月经失调。

青春期月经失调，要引起重视

青春期是女性生育能力逐步完善的重要时期，维持正常月经周期对将来的生育非常重要。不排卵、闭经会导致卵巢和子宫萎缩，有些人需要经过数年的调理才能“唤醒”其功能。因此，关注女性生育力，要从青春期做起。

一方面，青春期女孩应注意健康生活，包括合理饮食、适当运动、劳逸结合、避免熬夜等，既要避免身材焦虑和“白幼瘦”的畸形审美观，也要避免饮食无节制、久坐少动，将体重保持在正常范围。另一方面，青春期女孩应注意记录月经周期等情况，发现异常及时就医，愉快地和“大姨妈”月月见。PM

百病生于气

上海市第七人民医院传统医学科主任医师　张晓丹

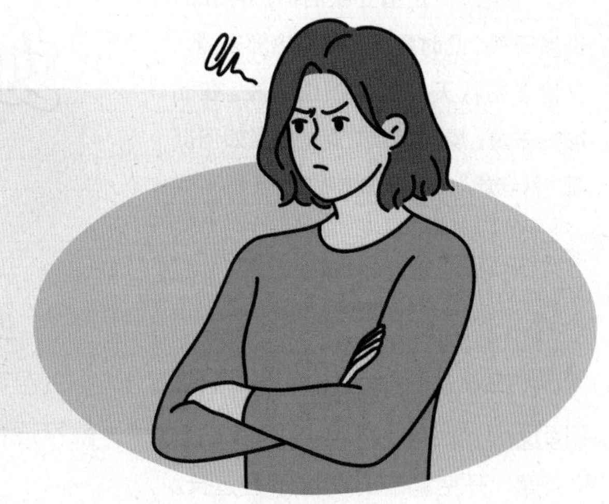

何为中医之“气”

《说文解字》中记载，“气，云气也，象形。”“气”字含义众多，而在中医理论中，“气”是指维持人体活动的本质，也是构成世界万物的基础物质。中医认为，人体之气既有来源于父母的“先天之气”，又有由脾胃化生的水谷精气、肺吸入的自然清气结合而成的“后天之气”，两者合而为元气、宗气、营气、卫气等。气与精合称“精气”，又与血合称“气血”，主导人们生殖、发育、呼吸、循环等功能。

气机不畅可致病

气的变化如同月有盈亏，亏虚和充盛称为气的虚和实；又如潮汐涨落，在人体内出现升、降、出、入的活动，称为气机。若气亏损不足或运动失常，易变生出诸多疾病。“百病生于气”的说法最早出自《素问·举痛论》，曰：“余知百病生于气也，怒则气上，喜则气缓，悲则气消，恐则气下，寒则气收，炅（热）则气泄，惊则气乱，劳则气耗，思则气结。”描述了因愤怒、狂喜、悲伤、惊恐、思虑等情绪问题，以及外感寒热邪气、劳倦太过等原因引起的诸多疾患。

怒则气上

如“怒则气上”，大家在生活中并不陌生。当极度愤怒时，人会出现面红耳赤、头昏脑胀，甚者伴随头痛、耳鸣等症状。这些表现就是因为大怒造成气机运转失常、上升过度，引起气血逆乱。

思则气结

“气”贵周流顺畅、调和万物，“一有拂郁，诸病生焉”，气机郁结多为引起情志病的根本原因。医家黄元御有“一气周流”学说，指人体内有一股无形之气周转系统，任何一个环节出现问题，都会造成气的周流不畅，气机郁滞而诸病丛生。比如“思则气结”“思多伤脾”，便是因为中焦气机郁滞紊乱，脾胃气机升降失调，从而影响全身气机，导致其他脏腑功能亦不能正常发挥，进而影响整体健康，人体出现纳差、不寐、肌肉瘦削、头晕目眩、精神日减等症状。

现代医家多将“九气致病”理论应用于防治心理问题及情志病。“人有五脏化五气，以生喜怒哀乐思忧恐”，七情过激、变化过度易引起气机固着、产生疾病。日常生活中，宜注意平衡工作中的轻和重、生活上的起与放。“恬淡虚无，真气从之，病安从来”，以平和宁静的心态面对生活，可以获得更多的健康与快乐。PM

如何抵御“秋老虎”

“秋老虎”是指立秋后仍然存在的炎热天气。此时夏日已尽而热邪未清，又恰逢初秋天气温燥损伤津液。在此暑热未清、燥邪来袭之际，应当如何抵御“秋老虎”、养护身体呢？

上海中医药大学中药学院教授　王海颖

生活起居调摄

盛夏余热未消，加之受“末伏”影响，气温可能不降反高，但此时不宜再贪凉。出了伏，就不适合再睡凉席，开空调的时间也不宜过长。

中医认为“气随液脱”，夏日耗气伤津后，秋燥逐渐来袭。“秋老虎”时需格外注意补充水分，可以适当食用蜂蜜、芝麻、莲子、银耳、新鲜蔬菜等柔润之品来调节饮食。体质本就偏于气阴两虚的糖尿病患者，可自制一些中药茶，如生脉饮（太子参30克、麦冬15克、五味子10克）少量频服，每天坚持饮用；也可直接用麦冬泡水，能帮助养阴生津。

药膳药茶调理

❶ 人参百合银耳粥

【材料】鲜人参片25克、鲜百合150克、银耳1～2朵、水1500毫升、冰糖少许、大米适量。

【做法】大米煲成粥，加入鲜百合、鲜人参片、银耳，同煲即成。

【功效】银耳滋阴润肺、养胃生津，百合清心润肺，人参益气生津。适用于感受暑热后余热未清、虚烦惊悸、睡眠轻浅者。

❷ 南瓜炒肉丝

【材料】南瓜500克、瘦猪肉200克、盐适量。

【做法】瘦猪肉洗净、切丝后煸炒，再加入南瓜丝，炒熟后调味即可。

【功效】南瓜味甘，归脾、胃经，可补中益气。

❸ 双花杏仁露

【材料】金银花25克、菊花25克、杏仁25克、蜜枣3粒、蜂蜜50克、水1500毫升。

【做法】上述材料放进砂锅内煲30分钟，加蜂蜜融化即成。

【功效】金银花和菊花有清润疏风、宣肺化痰、止咳之功效，杏仁止咳化痰，蜂蜜润肺补中。适用于燥热伤肺、咽干咽痒、干咳少痰者。

❹ 冰糖莲子羹

【材料】去心莲子50克，水、冰糖、淀粉适量。

【做法】莲子加适量水焖酥，用冰糖调味，再用水、淀粉勾芡成羹即成。

【功效】补脾补肾、和中开胃，适用于脾胃虚弱久泻、食欲不振、肾虚遗精、虚烦失眠者。

❺ 黄精煨猪肘

【材料】熟黄精12克、党参15克、大枣5枚、猪肘750克、生姜15克、葱适量。

【做法】黄精、党参切片，用纱布袋包好；大枣洗净；姜、葱洗净；猪肘洗净入沸水锅焯水后洗净。将上述食材放入砂锅中，加适量清水，大火烧沸、去浮沫，改小火炖煮至汤汁浓稠。

【功效】健脾益肾、补血安神，适用于脾胃虚弱、食欲不佳、腰膝酸软、病后体弱者。PM

穿袜子睡觉有助睡眠吗

上海中医药大学附属市中医医院神志病科（失眠科）主任医师　张雯静

《生理人类学杂志》曾发表过一项研究，评估在凉爽环境中穿袜子保暖脚部对睡眠质量和体温调节反应的影响。6 名男性参与了该实验，结果显示穿着袜子睡觉可显著提高睡眠质量，睡眠效率可以提升 7.6%，总睡眠时间平均增加 32 分钟，同时夜间醒来的次数减少了一半。另有传言称，穿袜子睡觉如同无形的肉桂，能引火下行，有助睡眠。事实真的如此吗?

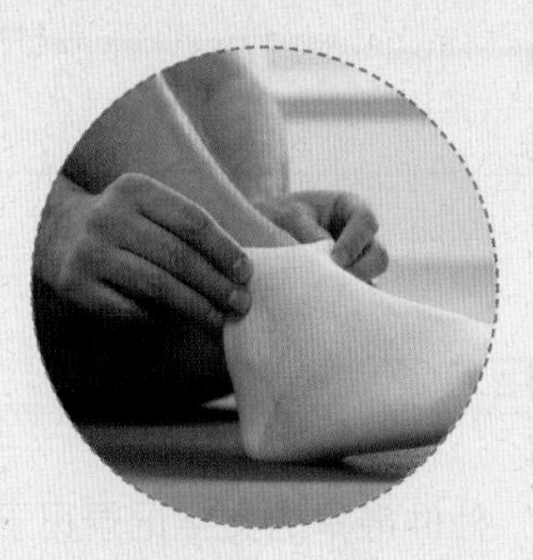

证据不足，不能一概而论

从该实验来看，该项研究的总样本量少，环境温度是 23℃，具有局限性。如果周围环境温度较低，对远端肢体特别是足部加强保暖，对睡眠是有帮助的。如果周围环境过热，足部过度保暖反而不利于散热，使核心温度偏高，会影响睡眠。

从中医角度来看，足被称为"人体的第二心脏"，十二经脉中有六条经过足部，包括肝经、脾经、肾经等，都与睡眠密切相关。同时，脚上也有很多调理养生的大穴，如太冲、太溪、涌泉、厉兑、至阴、大敦等，对调理五脏、充盈及调和气血起到非常重要的作用。中医将心烦失眠，伴五心烦热、咽干口燥、腰膝酸软、形寒肢冷、舌红脉细的情况，称为"心肾不交"。此类人群通过足部外治法保养、保暖足部，可起到一定的助眠作用。但实热体质、手足发热者不宜。

因时制宜，因人而异

睡眠时到底要不要穿袜子，应根据气温、体质等具体情况来选择。在冬季或夏季空调房间等温度过低的环境内，足部保暖对睡眠尤其重要。特别是素来感觉四肢冷的女性、下肢动脉有斑块的老年人，或者伴有小便清长、大便溏薄、形寒肢冷等阳虚表现的人群，可以通过穿袜子的方式来提高睡眠质量。同时也要注意，袜子不宜过紧，以免影响足部血液循环；应选择纯棉、质地柔软、宽松的袜子。

如果周围环境温度过高，或者少儿、青壮年火热体质者，如伴有口干舌燥、大便干结、心烦易怒等表现者，不适合穿袜子睡觉。如果平时没有穿袜子睡觉的习惯，或者穿袜子有被束缚感，也没必要采取这样的助眠方法。PM

助眠小贴士

生活中，还有一些方法也有类似穿袜子睡觉的效果，对心肾不交、阳虚体寒等人群或在环境温度较低情况下，有助眠作用。例如：睡眠时使用有一定重量的被褥包裹身体，会让人产生一定的安全感，感到心情平静，有利于入睡；睡前可以用温热的水或肉桂、艾草、石菖蒲等中药煎煮后进行足浴，水温在 40℃左右，浸泡至膝盖下方，通过小腿部位的五腧穴调节阴阳；边足浴，边按摩足部穴位，如三阴交、涌泉等，引阳入阴，可改善睡眠。

“藕断丝连”的树皮——杜仲

上海中医药大学附属曙光医院肾病科　刘毓　杨雪军（主任医师）

有一种植物，将其树皮、树枝或叶片折断，会看到有多条像“筋”一样的白丝，如同“藕断丝连”一般，这种“撕不碎”的树皮便是中药杜仲。

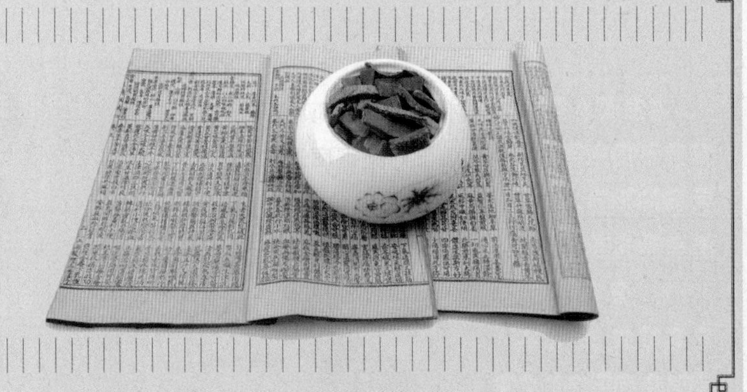

中药“上品”，应用广泛

中药杜仲为杜仲科植物杜仲的树皮，又被称为丝连皮、丝仲等，在我国长江中游及南部各省均有分布，多生长于山地林中。在清明至夏至间，将杜仲植株，按药材规格大小剥下树皮，刨去粗皮，洗净润透，切成方块或条，置通风干燥处晒干后入药。

杜仲最早的文字记录见于汉代，药用历史已有两千多年。早在《神农本草经》中，杜仲被列为120种上品之一；宋代《本草图经》一书中增补了杜仲叶、花等部位的应用；其胶丝在现代被用作车船、建筑、农具、海底电缆的原料，结实耐用。

补肝肾，壮腰膝

杜仲性味甘、微辛，性温，“健骨强筋壮腰膝，入肝补肾子母实”是古人对杜仲的赞美之词。其入药一般煎汤内服、浸酒，或入丸、散，“主腰脊痛，补中，益精气，坚筋骨。”

杜仲主治肝肾不足，可用于中老年人肾气不足所致的腰膝疼痛、腿脚软弱无力、小便余沥，也可用于妇女体质虚弱、肾气不固所致的习惯性流产，以及小儿行走过迟、下肢无力，等等。

若平素有夜尿增多、小便无力、脱发等症，可用杜仲20克、五味子9克，研为粗末，用适量沸水冲泡后，焖15～20分钟后频饮。二药配伍，可补肝肾而不燥。也可将杜仲和枸杞、桑葚共同泡服。枸杞滋补肝肾、养肝明目、补虚生精；桑葚性味甘寒，可补肝益肾、养心益智。

需要注意的是，选择杜仲饮片，以叶完整、色黄绿、无霉者为佳。杜仲虽可补肾，但阴虚火旺者须慎用。另外，妊娠期及哺乳期妇女不宜服用，以免影响胎儿发育和乳汁分泌。PM

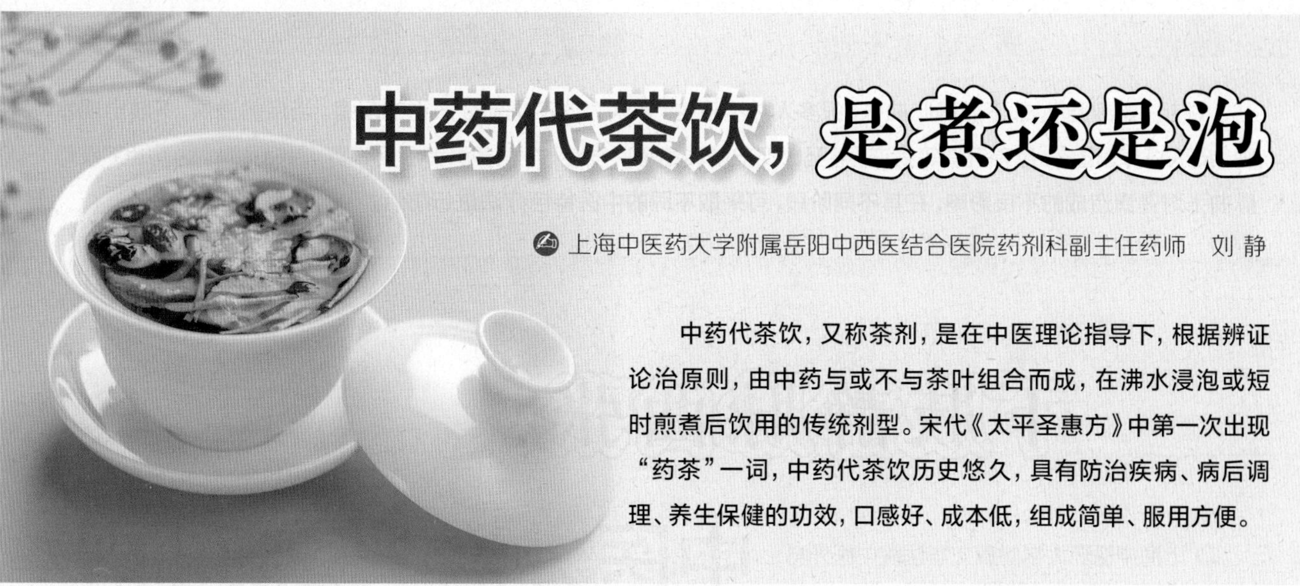

中药代茶饮，是煮还是泡

上海中医药大学附属岳阳中西医结合医院药剂科副主任药师 刘 静

中药代茶饮，又称茶剂，是在中医理论指导下，根据辨证论治原则，由中药与或不与茶叶组合而成，在沸水浸泡或短时煎煮后饮用的传统剂型。宋代《太平圣惠方》中第一次出现“药茶”一词，中药代茶饮历史悠久，具有防治疾病、病后调理、养生保健的功效，口感好、成本低，组成简单、服用方便。

冲泡或煎煮，根据性质决定

• **花叶宜泡服** 中药泡水是一种简便、快速的制备方式，将药材浸泡在热水中，让药材的有效成分溶解，适用于一些易溶于水的花和叶类中药材，如菊花、桑叶、薄荷、荷叶、金银花等。

泡前需注意过水，去除杂质和灰尘。茶具最好选择带盖的大口杯，沸水冲泡，盖上杯盖焖10～30分钟。代茶饮一般每日一袋，可多次泡服。

• **根茎可煎服** 与泡服相比，煎煮法水温高、煎煮时间长，更适合一些硬质的中药材，如黄芪、当归等根茎、果实类药材。长时间的高温炖煮有助于充分释放药材中的活性成分，使其溶解于药汤中，增强功效。

煎煮前将饮片过水，去除杂质和灰尘，在养生壶中加入水，没过药材3～5厘米，烧开后再煎煮约20～30分钟后饮用。

酷暑将尽，保健代茶饮

❶ 乌梅饮

【组成】乌梅、山楂、甘草、荷叶、丹参等。

【功效】解暑生津、开胃、化痰降浊、活血化瘀。

适合出汗过多伤津之后饮用，能改善湿热造成的痰湿与痰瘀，尤其适合高血脂和肥胖人群。脾胃虚寒的人不宜饮用，糖尿病、高血压、心脏病、肝病、肾病等慢性病患者，以及儿童、孕妇、哺乳期妇女、年老体弱者等，应在医生指导下使用。

❷ 清爽饮

【组成】山楂、菊花、陈皮、茯苓等。

【功效】健脾祛湿、降浊消脂。

适合喜吃油腻肉食、大便不畅、体内水湿较重者，有减脂功效。脾胃虚弱者慎用。PM

延伸阅读

中药代茶饮毕竟有“药”，不能随意搭配，要根据个人体质、节气变化等选择适合的药材。我们常说“寒者热之、热者寒之”，意思是寒症要用热的药，热症要用凉的药。比如：同样是感冒，有的人属于热证，有的人属于寒证，选方不同。即便是平时自行泡煮的“养生方”，也需要辨证而饮。

说起“蚯蚓腿”，即下肢静脉曲张，很多人并不陌生，多认为这不是什么严重的疾病。当疾病进展，下肢出现水肿、皮肤瘙痒、湿疹、色素沉着等病变，甚至出现皮肤溃疡等并发症时，很多患者深受其害，后悔莫及。为防止下肢静脉曲张对健康造成的不良影响，在其不同阶段，可采取不同的中医特色疗法进行防治。

下肢静脉曲张：中医外治“三部曲”

上海中医药大学附属龙华医院中医外科
肖文 阙华发（教授）

青筋肿胀，中医外治法可缓解症状

下肢静脉曲张属于中医“筋瘤”范畴，主要由于中气下陷、气滞血瘀所致。早期主要表现为下肢青筋暴露、肿胀、疲劳感等，朝轻暮重，通常在站立或行走较长时间后，足背部及足踝区肿胀加重，休息后缓解。可服用中成药补中益气丸、丹参片或中药汤剂，以补中益气活血、和营利湿消肿。此外，还可采用中医外治法来缓解症状。

• 中医缠缚疗法

用弹力绷带缠缚小腿部，从足背或足踝部缠起，由外向内、由下向上缠缚，后一层绷带与前一层绷带重叠1/2，松紧度适中，缠至膝关节下缘，最后用胶带固定。长期久站者可缠缚至大腿部，或穿弹力袜，以促进静脉血液回流，防止下肢静脉高压导致淤血，有利于缓解下肢水肿。

• 中药足浴

每晚睡前以温水泡脚，如伴有酸胀不适、肿胀抽筋等症状，足浴时可适当加入具有活血通络作用的中药，如乳香、没药、路路通、伸筋草、丝瓜络等。

• 中医灸法

每日按压百会穴，艾灸神阙、气海、关元、血海、三阴交、足三里等穴，以缓解下肢水肿、酸胀等症状。

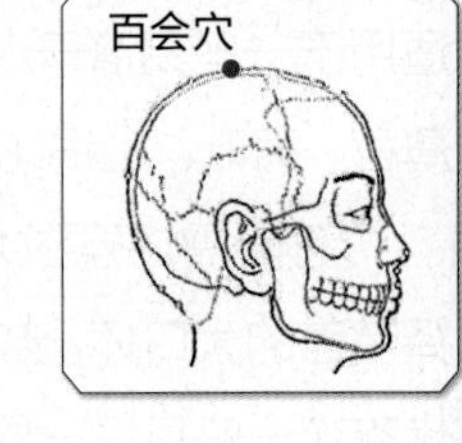

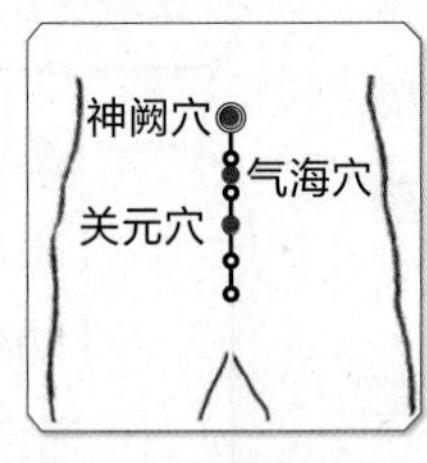

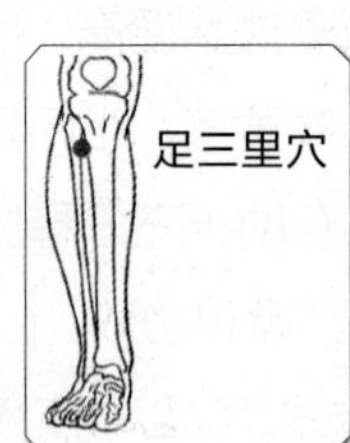

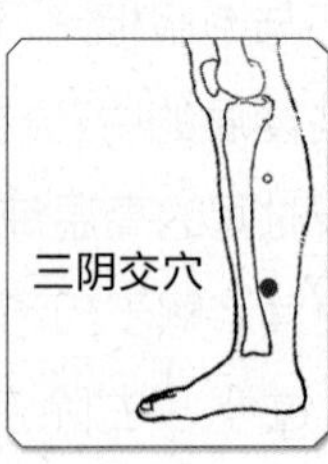

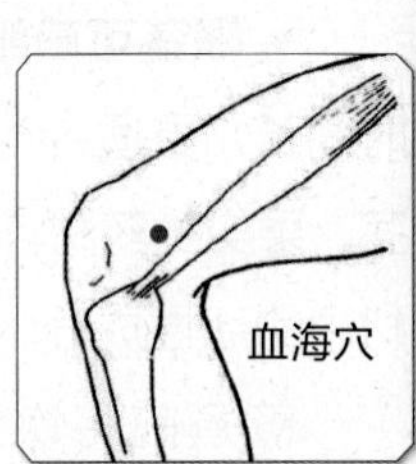

• 中药外敷疗法

局部有肿胀、青筋显露者，可配合中医外科特色药膏冲和膏外敷，以疏经活血、定痛消肿，达到缓解局部症状的目的。

不同皮肤病变，外用药“见招拆招”

随着病情加重，患者会出现下肢皮肤变薄、瘙痒、湿疹等并发症，部分患者还会出现小腿部皮肤色素沉着、皮肤增厚、皮下结节等。此时，可在中医师指导下口服活血散瘀汤、四妙勇安汤、当归四逆汤、补中益气丸等中药汤剂或中成药，以益气活血、升阳举陷。此外，患者还可在医生指导下根据皮肤病变类型，选择不同的外用中药制剂。

❶ 下肢皮肤干燥、瘙痒者，可外涂尿素乳膏、白玉膏等，以润肤止痒。

❷ 下肢湿疹、皮炎，皮肤表面出现红色斑疹，瘙痒明显且伴有渗出者，可外涂三黄洗剂；渗出较多者，可湿敷复方黄柏液。

❸ 湿疹性皮炎、浅静脉炎反复发作者，可外涂黄连素冷霜以收湿止痒，或外敷黛柏湿疹膏以清热利湿。

❹ 局部青筋盘曲伴色素沉着、肿痛明显者，可外敷金黄膏或青黛膏；肿胀明显者，可加敷三七粉、外掺玄明粉，以活血化瘀、利水消肿。

出现慢性溃疡，分期选药、换药

下肢静脉曲张性溃疡，俗称“老烂脚”，属于中医“臁疮”范畴，常因搔抓或皮肤摩擦所致，经久难愈。患者可在医生指导下口服益气化瘀、健脾补肾、升阳举陷中药汤剂。同时，根据创面不同阶段选择不同的药膏、药粉、油膏、涂剂等中药剂型。整体与局部相结合，标本兼治，促进创面尽早愈合。

❶ 溃疡初期，渗出不多，无明显腐肉者，可选用生肌散、龙珠软膏、白玉膏等。患者每日居家换药，先用75%酒精棉球消毒创面周围，消毒面积大于揭去的敷料面积，由创面周围向边缘消毒，重复2～3遍，或直至创面周围皮肤擦拭清洁为止。每次消毒的范围不超过前一次，消毒皮肤的棉球不得触及创面。随后用呋喃西林棉球擦拭创面，撒薄薄一层生肌散，再用龙珠软膏或白玉膏薄敷。

❷ 溃疡比较严重，脓腐较多者，应及时就医，在医生指导下规范治疗。居家换药时，应先将创面消毒，腐肉及脓液较多者，可用复方黄柏液冲洗后再换药。如果创面渗出较多，可用复方黄柏液浸湿纱布（2块），外敷创面20分钟后再换药。如果创面周围脓水浸渍、瘙痒明显，可用三黄洗剂外涂。如果腐肉脱尽、新肉难生，要保持创面湿性平衡（适度湿润，不宜干燥），以有利于肉芽生长。

有条件者尽量前往医院换药，并在医生指导下根据创面变化及时调整外用药，有助于缩短创面愈合时间。

日常保健促康复

• 避免久站、久坐、久行

长时间伏案工作者应每半小时起身行走3～5分钟，改善下肢血液循环；需要久立工作者，应适当走动。平时应规律作息，避免劳累及长时间行走，以免加重下肢静脉曲张症状。

• 睡觉时抬高腿部

每晚睡前可垫高下肢，一般抬高15°～30°即可，或脚下放一小枕，促进血液回流，减轻肿胀症状。静脉曲张加重，出现并发症者，应“上床将腿抬高，下床将腿缠好”。

• 加强腿部运动

坚持做踮脚运动，有利于气血运行、活血散瘀。方法：站立，双手放于身体两侧，双脚并拢，慢慢踮起脚跟，保持3～5秒后，再慢慢放下，每天早晚（或空闲时）各做100次。亦可选择站桩、骑自行车等其他腿部运动，有助于增强小腿肌肉群收缩力，促进静脉血液回流。

• 合理饮食，保证营养

均衡营养，保证水果与蔬菜的摄入量，适量补充优质蛋白质；清淡饮食，避免辛辣刺激性食物；出现皮肤瘙痒、湿疹等并发症的患者应避免食用“发物”，如羊肉、韭菜等。

需要提醒的是，居家出行，患者应避免创面接触水，或挤压、碰撞创面而造成二次伤害。出现湿疹、溃疡等并发症的患者，不宜长时间泡脚，以免皮肤破溃，增加感染风险。合并糖尿病的患者要注意控制血糖，避免外伤，以免皮肤破溃后创面经久不愈。PM

当遇到名称十分相似，甚至仅一字之差，但药理作用和疗效截然不同的药物，若混淆、错误用药，不仅影响疗效，严重时甚至会威胁生命。了解“相似药”间的区别，对安全用药意义重大。

谨防“相似药”陷阱

北京大学第三医院药学部　易湛苗（副主任药师）　叶晓梅

俗称相似的药品

• 安定和安坦

安定的通用名为地西泮，主要用于镇静催眠、抗焦虑、抗癫痫和惊厥，缓解炎症引起的反射性肌肉痉挛，治疗惊恐症、肌紧张性头痛，以及家族性、老年性和特发性震颤，且常作为麻醉前用药。

安坦的通用名为盐酸苯海索片，是一种抗震颤麻痹药，用于治疗帕金森病、帕金森综合征，以及药物引起的运动障碍性疾病。

俗称和通用名相似的药品

• 他巴唑和地巴唑

他巴唑的通用名为甲巯咪唑片，主要用于治疗甲状腺功能亢进症。

地巴唑是一种血管扩张剂，主要用于治疗轻度高血压、脑血管痉挛、胃肠平滑肌痉挛、脊髓灰质炎后遗症、外周颜面神经麻痹等。

通用名相似的药品

❶ 凝血酶和血凝酶

凝血酶为冻干块状物或粉末，必须直接与创面接触才能起到止血作用，常通过喷雾或喷洒创面用于止血，也可通过口服或灌注用于治疗消化道出血。需要注意的是，凝血酶严禁注射给药，一旦其“误入”血管，可导致血栓形成、局部坏死，危及生命。

血凝酶通过静脉注射、肌内注射、皮下注射给药，常用于预防和治疗各种出血性疾病，快速起效，药效可持续2～3天。

❷ 阿莫西林和阿司匹林

阿莫西林是一种抗菌药，用于敏感细菌导致的各种感染，青霉素过敏或青霉素皮试阳性者禁用。

阿司匹林是一种解热镇痛药，小剂量阿司匹林对血小板聚集具有不可逆的抑制作用，常用于防治心脑血管疾病。

❸ 西替利嗪和氟桂利嗪

西替利嗪是第二代抗组胺药，常用于治疗过敏性鼻炎、过敏性结膜炎、荨麻疹等过敏性疾病。

氟桂利嗪是抗眩晕药，主要用于偏头痛的预防性治疗，以及由前庭功能紊乱引起的眩晕的对症治疗。

❹ 盐酸小檗碱和盐酸小檗胺

盐酸小檗碱（俗称黄连素）是一种止泻药，常用于治疗肠道感染。盐酸小檗碱是非处方药，患者可以在药房自行购买，在药师指导下使用。

盐酸小檗胺（俗称升白安）为促白细胞增生药，主要用于治疗各种原因引起的白细胞减少症，或预防放疗、化疗后可能发生的白细胞减少。盐酸小檗胺是处方药，患者不可自行购买。

日常生活中，大家看到名称相似的药物时，不能理所当然地将它们归为同类。应确认药物名称是否正确，仔细阅读药品说明书，尤其是用法、用量、适应证、禁忌证、注意事项等，以确保用药安全、有效。PM

特别提醒 除名称相似的药物外，临床上还有许多药名相同、规格不同的药物。例如：甘精胰岛素注射液分3毫升（300单位）与1.5毫升（450单位）两种规格。若患者未能分清规格而混合使用，可能引起血糖发生较大波动。

拔牙对大多数人来说是一件小事，但对高血压、冠心病、糖尿病等疾病患者而言，就会变得复杂和具有风险。因为这些患者长期使用降压药、抗血小板药、抗凝药和降糖药等药物，可能会影响拔牙等口腔外科操作的安全性。

用抗凝药、降糖药，拔牙前要注意

北京大学口腔医院口腔颌面外科
王文英　崔念晖（主任医师）

降压药：不需要停

一般情况下，高血压患者拔牙前不需要停用降压药，且应规范用药，将血压稳定在正常范围。如果血压过高，患者应在医生指导下调整治疗方案，待血压控制良好后再拔牙。拔牙前几天，患者应避免紧张情绪和剧烈运动，以保持血压稳定。

抗血小板药、抗凝药：视情况停用或调整

冠心病患者多合并高血压、血脂异常等，除服用降压药、调脂药外，还常服用抗血小板药、抗凝药。

抗血小板药主要通过抑制血小板的聚集功能来预防血栓形成，常用的有阿司匹林、氯吡格雷、双嘧达莫、普拉格雷、替格瑞洛、西洛他唑等。抗凝药通过抑制凝血酶的生成或活性，减少纤维蛋白栓的形成，常用的有华法林、利伐沙班、艾多沙班、阿哌沙班、达比加群酯等。这两类药均会增加拔牙的出血风险，但拔牙前停药可能增加血栓形成风险，患者该怎么办呢？具体建议如下：

服用一种抗血小板药者，通常拔牙前可不停药，拔牙后注意关注局部止血即可。服用两种抗血小板药者，拔牙前可以不停药，也可以拔牙前 3 ~ 5 天停用其中一种。

服用抗凝药华法林者，拔牙术前必须监测凝血功能指标。如果 INR（国际标准化比值）≤ 2.5 单位，可以不停药。如果 INR>2.5 单位，需要通过调整服药剂量，使 INR ≤ 2.5 单位。如果难以达到这一要求，可在内科医生指导下停用华法林，改用低分子肝素注射治疗等方案。

服用新型口服抗凝药（如利伐沙班、艾多沙班、达比加群酯）者，应定期监测凝血功能和出血风险。若病情稳定，无出血现象，拔牙前可不停药。若凝血功能异常，拔牙前应请内科医生调整药物剂量。合并肝病、重度肾功能损伤的患者，拔牙前应告知口腔科医生，以便医生术中或术后采取相应的止血措施。

降糖药：不能停

对糖尿病患者而言，积极控制血糖有利于防治拔牙后局部或全身感染，有助于伤口愈合。患者应于拔牙前 1 周内检查空腹血糖和糖化血红蛋白。一般而言，糖尿病患者拔牙前的血糖控制目标为：空腹血糖≤ 10 毫摩 / 升，糖化血红蛋白≤ 8%。合并心脑血管疾病、容易发生低血糖、高龄、肝肾功能不全的特殊人群，血糖控制目标可更宽松。

糖尿病患者拔牙前，应保持良好的生活习惯和饮食结构，避免过度劳累和情绪波动。拔牙当天，应正常饮食，切勿空腹，以免发生低血糖。拔牙后，应注意伤口的清洁和护理，必要时可使用抗生素预防感染。PM

欢迎订阅2025年《大众医学》杂志！早订有优惠！

亲爱的读者朋友们，当您拿到本期杂志的时候，2025 年《大众医学》杂志已经可以订阅啦！

2025 年，我们依然会尽心尽力为大家精心准备丰富多彩的月度健康大餐——纸质期刊、健康锦囊、精华版有声杂志。我们的新媒体矩阵——官方网站、官方微博、官方微信公众号、官方微信视频号、官方抖音号、官方小红书号、官方哔哩哔哩号等，也会在手机端陪伴大家，随时随地为大家带来权威、靠谱的医学科普知识。

2025 年，我们依然会举办“年度订阅奖”抽奖活动。今年获奖的读者一定对我们精心准备的大礼包印象深刻吧！

为感谢广大读者长期以来对本刊的支持与喜爱，编辑部特别为大家准备了“早订”特惠！即日起至 2024 年 9 月 30 日，在本刊微商城订阅全年杂志的读者，可享“免挂号费”和九折优惠！原价 216 元，现在只需要 162 元，直降 54 元！注意：此优惠活动仅限在本刊微商城订阅。优惠期仅为 1 个月，请大家抓紧时间！

如何订购？很简单，用手机扫描二维码，即可订阅！也可在微信公众号“大众医学杂志”的下拉菜单“微商城”中找到“优惠订阅”，点击进入后，即可完成订购。

扫码订阅

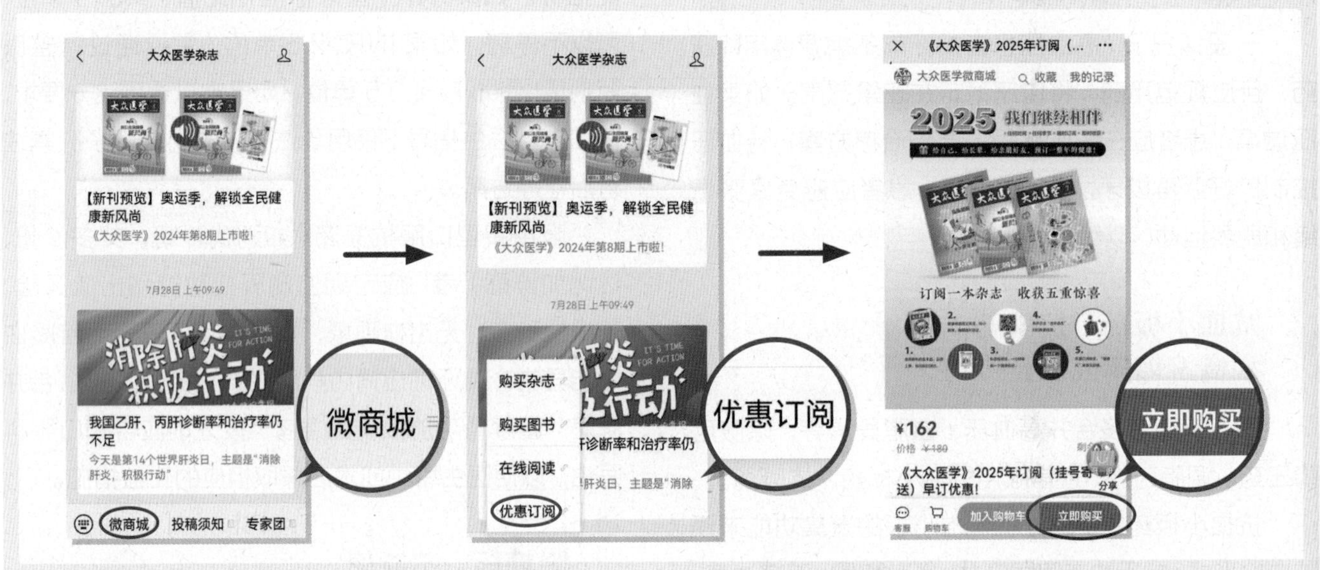

创伤救治的“中国模式”

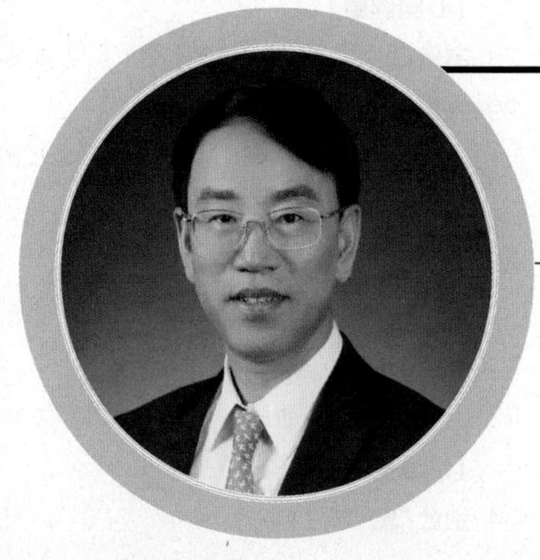

姜保国

中国工程院院士，国家创伤医学中心主任，“创伤救治与神经再生”教育部重点实验室主任，北京大学骨科学系主任、教授、主任医师、博士生导师，国家杰出青年基金获得者，国家973项目首席科学家，深圳大学医学部主任，深圳大学总医院院长。

创伤是45岁以下人群的第一位死亡原因，全球每年死于创伤的人数超过500万，创伤尤其是严重创伤患者的救治，是世界各国普遍面临的重大卫生问题。我国是发展速度最快的发展中国家之一，过去多年里，创伤发生数量和死亡人数均居世界前列，其中，交通事故发生率、致残率、致死率居高不下，伤者多为青壮年。

严重创伤常涉及多器官、多系统损伤，需要多学科联合进行科学、规范的整体性救治。以往，我们的综合医院内的学科设置大多基于慢病和专科，缺乏多发伤生命救治团队。接诊多发伤患者后，院内救治多采用急诊科呼叫会诊的模式，参与会诊的医生为当日各科室的值班医生，没有经过多发严重创伤救治的培训，往往难以对患者的伤情进行整体评估与治疗，不可避免地造成了救治时间延误、救治效率低下，甚至漏诊、误诊。此外，患者从事发地到医院，常面临长时间、多次转运的困境。在院内缺少多发伤救治专业团队和院前急救效率低下的双重影响下，我国严重创伤患者的死亡率一直居高不下，院内严重创伤患者的死亡率一度超过了30%。

为使院前、院内的创伤救治流程畅通无阻，降低严重创伤的致死率、致残率，2006年，北京大学交通医学中心（现北京大学创伤医学中心）成立，创新性确立了“以综合医院为核心的闭环式区域性创伤救治体系”核心理念，制定了严重创伤救治规范，并自主研发了智能创伤预警联动系统和中国多发伤生命风险评估系统，率先提出在城市区域综合医院内建立创伤救治团队。这一创伤救治体系也被称为“一二三工程”：“一”是指在一个区域内，根据区域面积、人口数量及环境特点建立网格化的创伤救治系统；“二”是指在这个创伤救治系统内建立或加强“两个链接”，即院前救治系统与医院急诊科、急诊科与创伤救治专业团队的信息传递与共享；“三”是指三个团队，即提升院前急救团队、急诊科急救团队及创伤专科救治团队的创伤救治能力。这一体系的建立，使原来创伤分段式救治转变成智能信息支撑下的三个团队同步救治，让伤者等医生会诊变成创伤救治的专业医生团队提前到达急诊室等待抢救伤员。

十几年来，“一二三工程”在全国各地推广，目前已在31个省建立2600余个创伤救治中心。前期临床多中心研究结果显示，这一创新举措可使多发伤患者得到有效救治的时间缩短约53%，使严重创伤患者院内死亡率下降约39%，被誉为创伤救治的“中国模式”。2019年北京大学人民医院获批成立国家创伤医学中心，我们的使命是让创伤尽少发生，一旦发生，通过快速有效的生命救援和救治，让更多的伤者能回归家庭、回归社会。PM

创刊于1948年

Contents 目次 2024 年 10 月

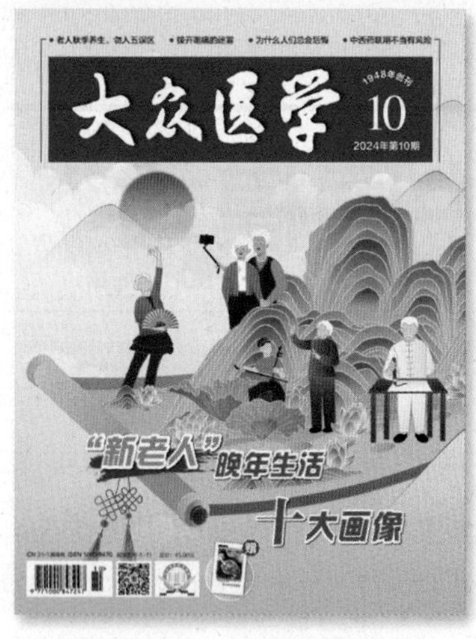

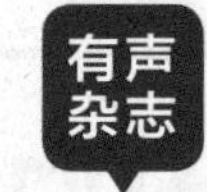

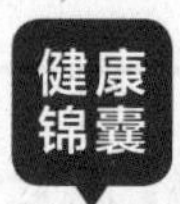

扫描二维码，立即收听

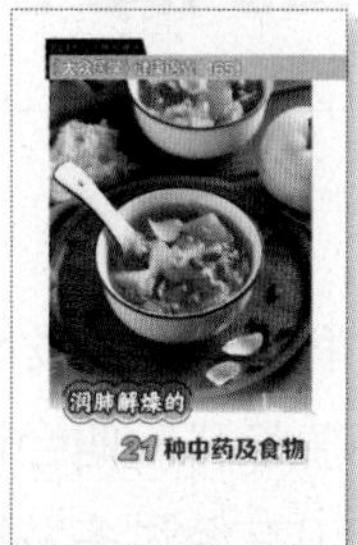

大众医学
官方微信公众号

大众医学
官方视频号

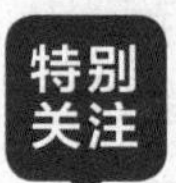

"新老人"晚年生活十大画像

近年来，一大批受过良好教育、学习能力强、消费需求旺盛的群体相继步入退休行列，他们以懂科技、爱学习、会生活、重健康、不服老、更自立等"标签"，被赋予了"新老人"的称谓。本刊梳理了"新老人"的十大爱好与鲜明特点，特邀各领域专家进行深度解读与点评，帮助"新老人"理性审视晚年生活，去芜存菁，乐活每一天。

本期封面、内文部分图片由图虫创意提供

健康随笔 ▼

热点资讯 ▼

特别关注 ▼

名家谈健康 ▼

专家门诊 ▼

营养美食 ▼

首届国家期刊奖　第三届中国出版政府奖期刊奖提名奖　新中国60年有影响力的期刊
华东地区优秀期刊　中国百强报刊　上海市健康科普品牌　中国优秀科普期刊

大众医学®（月刊）
2024年第10期 Dazhong Yixue

品质生活 ▼

健康家庭 ▼

中医养生 ▼

用药指南 ▼

健康锦囊 ▼

主　管 上海世纪出版（集团）有限公司
主　办 上海科学技术出版社有限公司

编辑、出版 《大众医学》编辑部
编辑部 （021）53203131
网　址 www.popumed.com
电子邮箱 popularmedicine@sstp.cn

邮购部 （021）53203260

营销部
副总监 夏叶玲
客户经理 潘峥 马骏
订阅咨询 （021）53203103
13816800360
广告总代理 上海高精广告有限公司
电　话 （021）53203105

编辑部、邮购部、营销部地址
上海市闵行区号景路159弄A座9F-10F
邮政编码 201101

发行范围 公开发行
国内发行 上海市报刊发行局
国内邮发代号 4-11
国内统一连续出版物号 CN 31-1369/R
国际标准连续出版物号 ISSN 1000-8470
国内订购 全国各地邮局
国外发行 中国国际图书贸易总公司
（北京邮政399信箱）
国外发行代号 M158

印　刷 上海中华印刷有限公司
出版日期 10月1日
定　价 15.00元

80页（附赠32开小册子16页）

杂志如有印订质量问题，请寄给编辑部调换

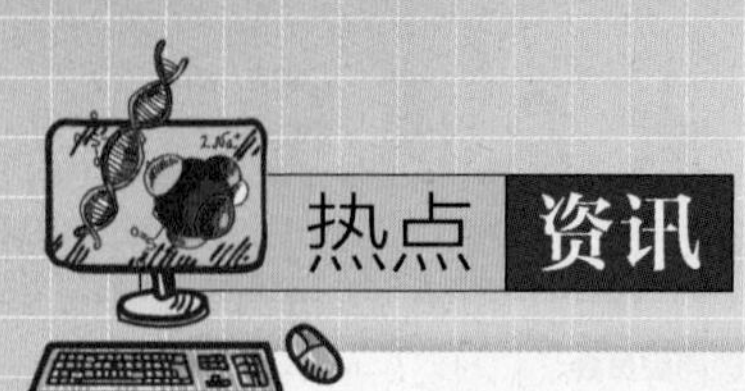

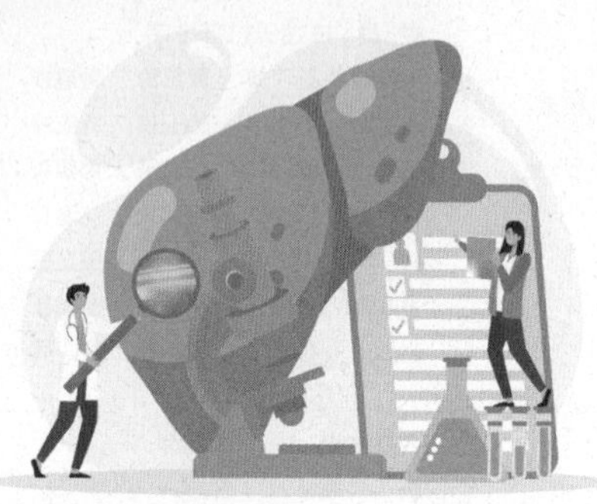

肝脏日间手术模式“上线”

日间手术，即患者在24小时内完成入院、手术和出院的一种手术模式。在人们的固有印象里，日间手术以风险较小的中小型手术为主。随着腹腔镜在肝脏手术中的应用日趋成熟，近期，解放军总医院肝胆胰外科医学部在全国率先开启肝脏日间手术模式，将肝血管瘤切除、肝局灶性结节增生切除、肝脏恶性肿瘤切除等部分手术纳入日间手术范围。

在过去10年间，该院肝胆胰外科医学部术后次日符合出院标准的患者已有百余名，围手术期死亡率、手术并发症发生率等已降至极低。基于此，该院决定正式将日间手术管理模式应用于肝脏手术，制定了严格的患者筛选标准，并规范术前评估和术后随访（出院后连续随访5天，若患者出现不良反应，可随时通过急诊入院）。

预防糖尿病，睡眠和饮食同样重要

除不健康的饮食（高糖、高脂肪、低纤维等）习惯外，睡眠不足也是诱发糖尿病的重要因素。

近期，浙江大学与瑞典乌普萨拉大学的研究人员发现：每天睡眠5小时或更少的人患糖尿病的风险显著增加，每天睡7～8小时（正常睡眠时间）的人患病风险最低；充足睡眠和均衡饮食之间的健康益处不会相互影响，也就是说，饮食不健康者不能用充足睡眠来弥补健康损害，习惯性短睡眠的人仅依靠健康饮食也不能降低患糖尿病风险。

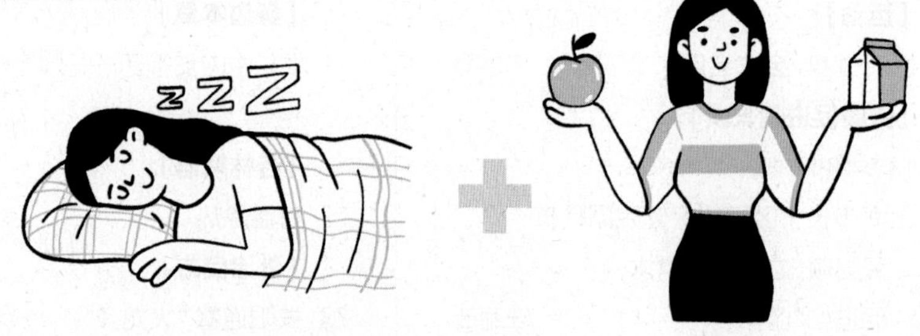

日行万步，可抵消部分久坐危害

久坐是现代人难以避免的不良生活习惯。有研究显示，每天久坐超过6小时，偏头痛、类风湿关节炎、糖尿病、抑郁症等12种非传染性疾病患病风险升高；每日久坐10~14小时，全因死亡率和患心血管疾病风险增加30%～50%。

近期一项超7万人的大样本研究结果显示，在长时间久坐（每日久坐超10.5小时）的人群中，只要每天多走路，就能在一定程度上抵消久坐带来的患病风险。与每天平均步行2200步相比，每日步行数达到4100～4400步，可以抵消一部分久坐危害，带来健康益处；每日步行数达到9700步，可降低患心血管疾病风险。

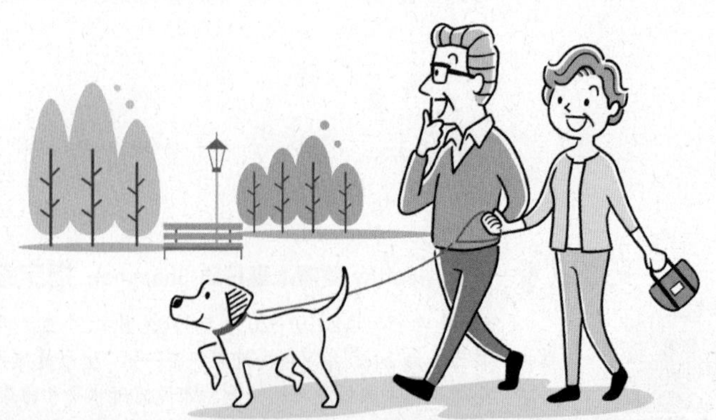

“苹果型身材”者易患阿尔茨海默病和帕金森病

有些“苹果型身材”者体质指数（BMI）尚未达到超重或肥胖标准，但“小肚子”却很大。男性腰围超过 90 厘米，女性腰围超过 85 厘米，就可称作腹型肥胖。腹型肥胖者除皮下脂肪外，还有“看不见摸不着”的内脏脂肪隐藏在肝脏、胰脏、肠系膜等周围。

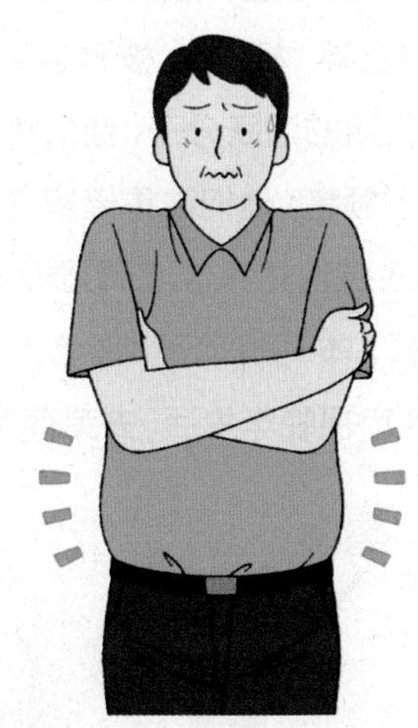

近期，四川大学华西医院研究团队对超 41 万人进行 9.1 年的随访后发现：易出现“大肚腩”和“手臂粗”的“苹果型身材”者，罹患神经退行性疾病的风险更高，阿尔茨海默病和帕金森病的患病风险升高 13% ~ 18%。相反，臀部和大腿上易囤积脂肪的“梨型身材”者拥有健康优势。

我国人均预期寿命达到 78.6 岁

近期，国家卫生健康委发布《2023 年我国卫生健康事业发展统计公报》。根据该公报，我国人均预期寿命达到 78.6 岁，孕产妇死亡率下降到 15.1/10 万，婴儿死亡率下降到 4.5‰，均为历史最好水平；卫生资源总量持续稳步增长，医疗服务提供量和效率同步提升，次均医疗费用控制略有成效；在中医药服务、疾病预防控制和公共卫生工作等方面，均有进步。

红肉吃太多，增加患糖尿病风险

大多数“肉食主义者”更偏爱红肉，如常见的猪肉、牛肉、羊肉等。近期，哈佛大学研究团队在对超 20 万名参与者进行了长达 36 年的随访之后发现：膳食中更高的血红素铁摄入量会导致罹患 2 型糖尿病的风险增加 26%。

研究者表示，红肉、肝脏或血液的血红素铁含量明显高于鱼肉和鸡肉。机体内储存过量的铁会作为促氧化剂催化活性氧的形成，最终导致人体生理功能障碍。要想减少血红素铁的摄入量，宜调整膳食结构，保证营养均衡。可按照《中国居民膳食指南》的推荐，鱼、禽、蛋和瘦肉摄入适量，平均每天 120 ~ 200 克；平日饮食不要摄入过量红肉，可用鸡肉、鸭肉、水产品和蛋类来替代。

适度电游，有益心理健康

在许多人的认知中，玩电子游戏会对心理健康产生负面影响，世界卫生组织也已将游戏障碍列为一种疾病。近期，日本大学研究团队通过对年龄在 10 ~ 69 岁的 97 602 名受试者数据进行研究后发现：拥有一台游戏机和玩游戏都会对心理健康产生积极影响；拥有游戏机能提高生活满意度，减少心理痛苦。同时，研究也发现，玩游戏需要控制时间，每天玩游戏超过 3 小时的人不再获得同等益处。PM

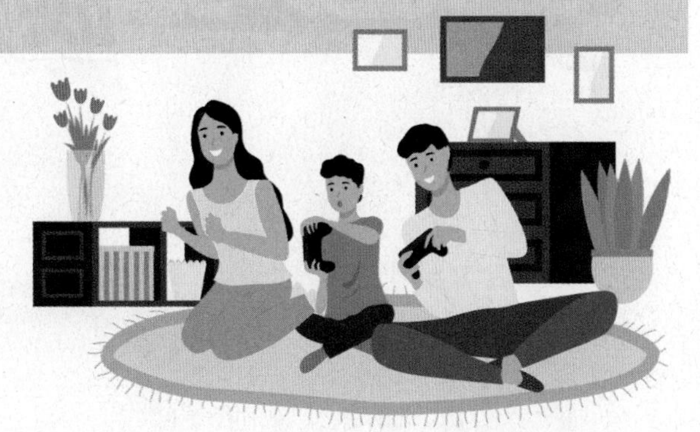

（本版内容由本刊编辑部综合摘编）

根据国家统计局发布的最新数据，截至2023年底，我国60岁及以上老年人口已达2.9697亿，占全国总人口比例的21.1%，标志着老龄化社会的进一步深化。同时，民政部在《2022年民政事业发展统计公报》中的前瞻预测指出，至2035年，这一比例将历史性地跨越30%大关，预示着未来社会结构将发生深刻变革。

近年来，一大批受过良好教育、学习能力强、消费需求旺盛的群体相继步入退休行列，他们以懂科技、爱学习、会生活、重健康、不服老、更自立等“标签”，被赋予了“新老人”的称谓。“新老人”熟练使用智能手机、电脑和互联网，擅长网购，是科技生活的活跃分子；他们热衷旅游，积极学习各类知识，追求深度文化体验，密切关注个人形象，是品质生活的引领者；他们注重健康管理和养生，积极参与各种体育锻炼，是健康生活的忠实拥趸；无论是追星、寻找爱情还是独立养老，都彰显了这一届“新老人”对自我实现的执着追求。

每年的10月1日是“国际老年人日”。本刊梳理了“新老人”的十大爱好与鲜明特点，特邀各领域专家进行深度解读与点评，帮助“新老人”理性审视晚年生活，去芜存菁，乐活每一天。

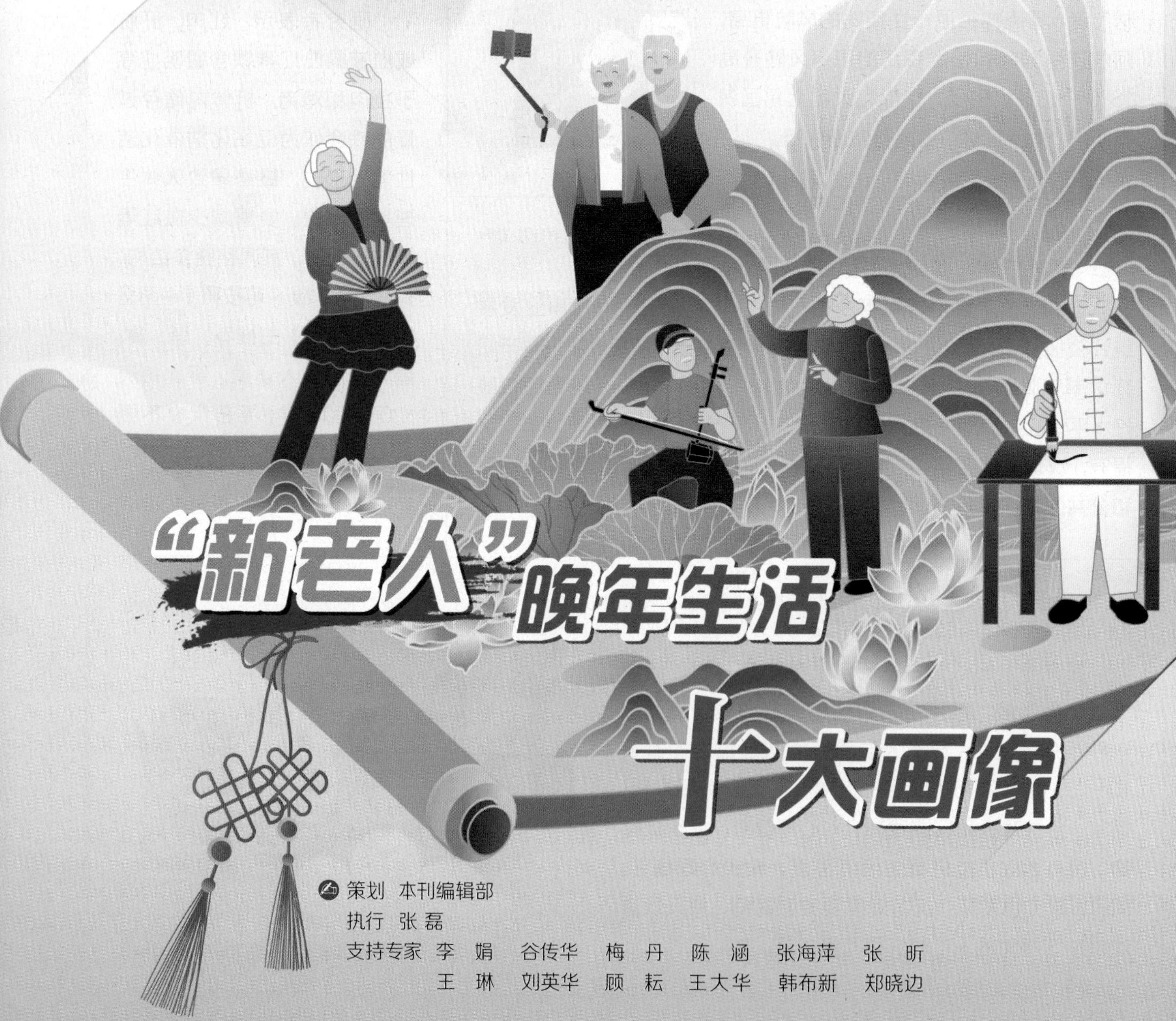

“新老人”晚年生活十大画像

策划 本刊编辑部
执行 张磊
支持专家 李娟 谷传华 梅丹 陈涵 张海萍 张昕 王琳 刘英华 顾耘 王大华 韩布新 郑晓边

画像一 **手机“疯玩家”：**

“银发族”成“低头族”

中国科学院心理研究所研究员 李娟

生活实例

张先生今年72岁，退休前是一名中学教师。自从儿子给他买了一部智能手机后，他的生活发生了翻天覆地的变化。起初，张先生只是用手机看看新闻、听听戏曲，偶尔和亲朋好友视频通话，这让他感到既新鲜又兴奋。但随着时间的推移，他对手机的依赖逐渐加深，沉迷于各种手机应用，尤其是短视频平台。他常拿着手机坐在沙发上，目不转睛地盯着手机屏幕几个小时。视频内容涵盖了美食制作、养生知识、历史讲解等，看似丰富多样，实则完全打乱了张先生的生活节奏。他每天凌晨才睡，天不亮就醒，不再参加老友聚会……更令人担忧的是，张先生的身体开始出现问题：长时间盯着手机屏幕使他的视力明显下降，颈椎也时常感到不适。虽然家人多次劝说，但张先生总是以“我就剩这点乐趣了”为由，不愿放下手机。

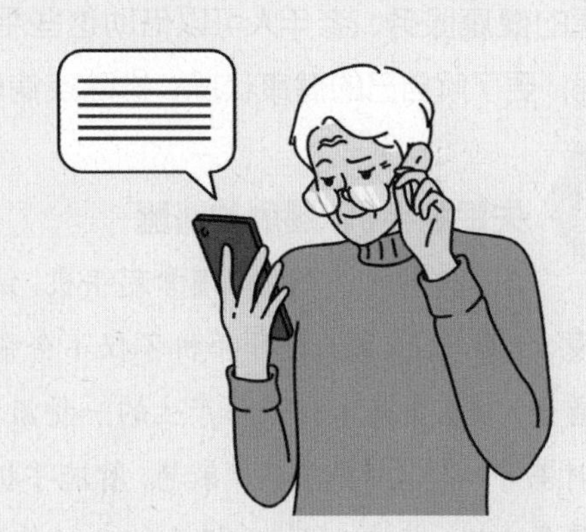

被手机困住的“网瘾老人”

以往，大家对于“老年人”与“智能手机”的关系，往往联想到的是“数字鸿沟”。随着智能手机的操作越来越简便，以及老年人综合能力的提升，许多老年人顺利跨过了“数字鸿沟”，结果却在不知不觉中成了“低头族”“网瘾老人”。

2024 年 3 月，中国互联网络信息中心发布的《第 53 次中国互联网络发展状况统计报告》显示：截至 2023 年 12 月，我国网民规模达 10.92 亿人，手机网民规模达 10.91 亿人，网民使用手机上网的比例为 99.9%，其中 60 岁及以上网民群体占 15.6%。此外，2023 年第三届中国人口与发展论坛上发布的一项调查结果显示，65 ~ 69 岁的老年人中使用智能手机的比例超过 50%，70 ~ 79 岁的老年人中使用智能手机的比例为 31.2%，百岁及以上的老年人中仍有 1.3% 使用智能手机。观看短视频、聊天、看时事新闻是“网瘾老人”上网的主要目的，还有许多老年人活跃在网络购物、网络小说、网络音乐等平台，在智能手机上过着“热闹”的生活。

健康用网，乐享“数字化生活”

“数字化生活”对促进老年人身心健康而言，利大于弊。

一方面，网络给老年人提供了丰富的学习和娱乐资源，使其可以在各个平台搜索和浏览健康知识、时事新闻、历史文化等，满足自己对知识和信息的渴求，还能通过刷视频、看小说、听音乐、看视频、玩游戏等，获得乐趣，丰富娱

专家简介

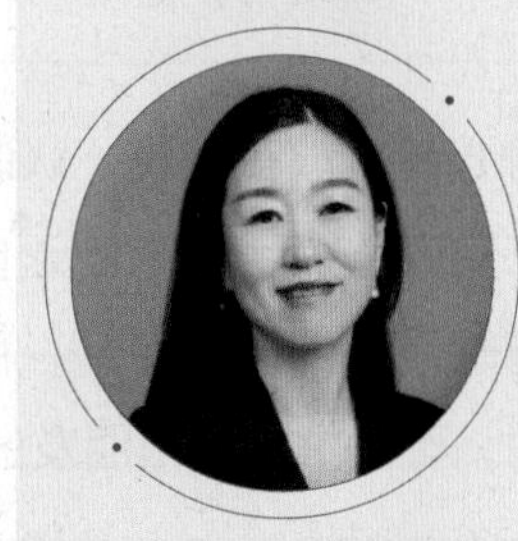

李娟　中国科学院心理研究所研究员、心理健康重点实验室副主任、老年心理研究中心主任、博士生导师，老年心理健康领域领军人才，中国心理学会老年心理分会主任委员。

乐和文化体验，减轻焦虑和孤独感。部分老年人可以将在网络上掌握的资讯、知识和技能应用于社交和生活实践。有些老年人因身体状况等原因无法频繁外出，上网成了他们重要的社交渠道之一。通过社交媒体平台、在线聊天工具和视频通话等方式，老年人能与生活在远方的亲人和朋友进行实时沟通，减轻了因地理距离带来的孤独感。

另一方面，使用智能手机能让老年人感觉自己紧跟时代的步伐。老年人用开放和包容的态度对待智能手机这一时代的产物，能更快地掌握智能手机的使用方法，体会到自己没有被时代抛弃，有助于形成积极的老化态度。如今，智能手机中许多平台能为老年人提供便捷的健康服务，老年人可以借助这些平台记录血压、心跳等健康数据，更了解自己的健康状况，排除疾病风险，保持健康。

特别提醒

失眠刷手机，越刷越清醒

不少老年人失眠时习惯拿起手机，认为看着看着就会产生睡意，但事实上，睡前使用手机不仅不会帮助入睡，反而更难入睡。首先，褪黑素是由松果体产生的一种激素，具有促进睡眠、调节时差等功能，对光照特别敏感，智能手机屏幕发出的光可影响褪黑素分泌。其次，智能手机上的各种信息可使个体产生兴奋、恐惧或焦虑等情绪，引起心理或生理上的“唤醒”，使人更难入睡。老年人失眠时，应做到情绪稳定，可用读书代替刷手机。此外，固定睡觉时间、营造良好的睡眠环境、睡前 2 小时不进食、睡前用热水泡脚等措施均有助于快速入睡。

多方合力，逃离“数字围困”

老年人退休后，闲暇时间突然增多，社会身份从决策者变为从属者产生的落差，子女无法承欢膝下的空虚感，使他们转向线上寻求慰藉。相较于成长于网络时代的年轻人，老年人对互联网更好奇，也更易沦陷其中。老年人避免沉迷网络，离不开老年人本身、家人、社区、平台等多方面的共同努力。

老人勿沉迷

老年人应把自己的身心健康放在首位，认识到沉迷网络带来的伤害。当意识到自己在使用智能手机时缺乏自控力、出现负性情绪时，应该主动减少智能手机的使用时间，积极探寻网络世界以外的兴趣爱好。必要时，可寻求家人和朋友的监督与帮助。

子女多陪伴

老年人离开原来的工作岗位后，多了许多空闲时间，部分老年人还随子女来到了陌生的城市生活。这些因素使他们离开了原来的生活圈子，与很多亲朋好友失去了直接联系。有的老年人可能通过社交平台与过去的朋友圈保持联系，也有可能因此变得孤独。对此，家庭成员应该关注老年人的精神世界，多花时间陪伴和关心他们，并耐心引导老年人鉴别网络上的有害信息，帮助其培养互联网之外的兴趣与爱好等。

社区多支持

随着老年人口占比的上升，社区应该多面向老年群体开展线下活动，如老年歌舞比赛、老年志愿者活动等；积极联络辖区内的老年人，鼓励他们走出家门、走进社会，参与社区活动及社会建设，增加老年人与社会和他人接触的时间。

平台需监管

目前，许多手机软件和网页为了方便老年人使用，进行了适老化改造（如加大字号、提高播报音量等），但这些措施只能帮助未能很好使用智能手机的老年人跨越“数字鸿沟”，而不能防止老年人沉迷网络。因此，相关网络平台应该增加防止老年人沉迷的设置，有关部门应该对网络平台设置老年人防沉迷机制予以鼓励，并给予大力推动。

画像二

旅游“忙人”：结伴出行，健身健心

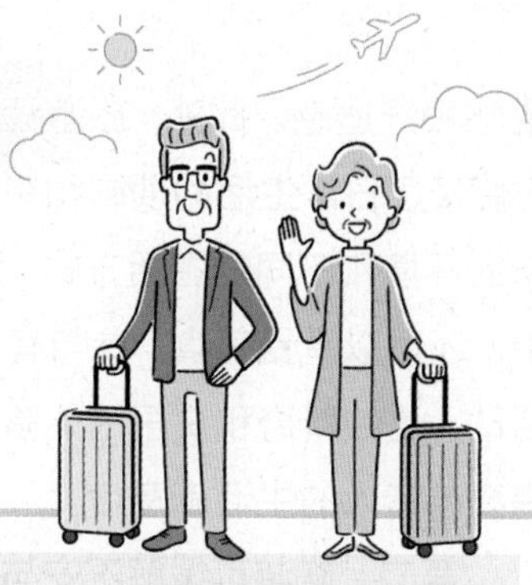

华中师范大学心理学院　谷传华（教授）　贺雪柔

生活实例

退休后的三年内，王先生的足迹遍布祖国大江南北，从繁华的都市到偏远的乡村，从壮丽的山川到宁静的湖泊。比起走马观花，他更喜欢深入当地生活，体验不同的风土人情，如与当地居民交谈、品尝地道美食，甚至参与当地的农事活动。尽管年事已高，但王先生的身体却异常硬朗。他坚持每天锻炼，保持良好的生活习惯，有足够的体力和精力应对长途旅行的挑战。

老年人成旅游“主力军”

近年来，随着经济发展和生活水平的提高，旅游逐渐成为人们休闲娱乐的重要方式之一。老年人群也带着对生活的热爱和对世界的向往，纷纷走出家门、踏上旅途。中国旅游研究院发布的《中国国内旅游发展年度报告（2022—2023）》显示，2021年45岁以上的中老年旅游者合计出游11.94亿人次，占据了国内旅游客源市场的36.81%，其中65岁以上人群达2.86亿人次，老年群体已经成为旅游消费的主力人群。老年人旅游的特征可以概括为4方面：观光为主、组团为主、对导游要求较高、消费水平较低。

- **观光为主**　老年人更青睐能提供丰富文化体验和自然美景的目的地。这种旅游适合老年人的生活节奏，且较少涉及高强度的体力活动，让他们可以在参观历史遗迹、享受自然风光的同时，获得身心放松。

- **组团为主**　组团旅游使老年人感到更安全、省心。许多老年人希望在退休后实现年轻时未能达成的旅行梦想。然而，随着年龄的增长，旅游可能会带来更多的安全风险。跟团游时，导游可以提供全方位的安全保障，包括行程安排、潜在危险的预防及紧急情况的处理等。此外，在团队旅游过程中，大家一起参与活动，分享旅途中的乐趣，可减少孤独感。

- **对导游要求较高**　老年人期望在旅途中得到导游更详尽的讲解服务，从而了解景点的文化背景和历史意义。高质量的导游服务是吸引老年人旅游的因素之一。

- **消费水平较低**　老年人在旅游过程中通常较为谨慎和节俭，更倾向于购买一些有实际价值的特产或物品，而不是花哨的文创旅游产品。

适当旅游，既宽心又健脑

老年群体成为旅游消费“主力军”的背后，是可支配收入显著增长、子女经济独立的重要体现。此外，健康状况、生活结构的变化及其带来的特殊情感需求，也是促进老年人热衷旅游的重要原因。

首先，旅游可提升生活满意度。随着年龄的增长，老年人身体功能逐渐衰退，倾向于选择对体力要求较低的旅游活动。观光旅游能让老年人在参观历史遗迹、享受自然风光中放松身心，有助于缓解身体疲劳和心理压力，不仅满足了身体调适的需要，也为他们提供了安

专家简介

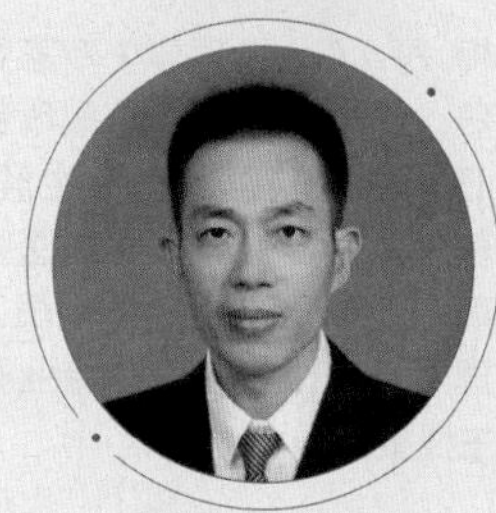

谷传华　华中师范大学心理学院教授、博士生导师，中国发明协会学前创新教育分会常务理事，湖北省儿童全面发展研究会副理事长，中国心理学会老年心理学专业委员会委员。

全感和舒适感。此外，旅游让老年人暂时脱离了日常生活的琐碎和单调，体验新的环境和不同的生活方式。旅游过程中，还可以享受美食，参与有趣的文化活动，这种新奇和快乐的体验也有助于提高老年人的生活满意度。

第二，旅游可缓解不安与孤独。多数老年人面临社会角色转变，患上了“离退休综合征”。它是指由于已经习惯了长时间、有规律的工作节奏，在离开了原工作岗位后，离退休人员平日紧绷的“神经”突然松弛下来，可能会觉得无所事事，内心充满孤独与不安。同时，老年人的社会活动减少，子女或许已成家，甚至有些还面对离异、丧偶等情况，往往深陷孤独，社交需求显著增强。旅游，尤其是组团旅游，可以让老年人结交新朋友，获得归属感和陪伴带来的安全感。

第三，旅游可增加自信心。退休后的老年人不再需要为生计而奔波，旅游对他们而言，是一种实现自我价值和潜能的重要途径。在旅途中，老年人可以挑战自我，尝试新的活动，探索未知的世界，不仅拓宽了视野，还提高了他们对生活的控制感和自信心。

第四，旅游可增进家庭成员间的感情。很多老年人会选择与伴侣、子女或孙辈一起旅行，不仅可以增加互动体验，还有助于创造美好的回忆，增强家庭成员间的情感纽带。

第五，旅游可健脑。研究表明，持续的学习和新体验能刺激大脑，延缓认知功能衰退。旅游中的各种新鲜事物和挑战，如参观博物馆、了解当地的历史和文化、参与手工艺制作等，均能激发老年人的大脑活动。

旅程前“药”有准备

北京积水潭医院药剂科　梅 隆

北京协和医院药剂科主任药师　梅 丹

不同于年轻人“说走就走”的旅游方式，老年人在旅游前须根据个人健康状况和旅行目的地，充分准备好随身携带的药品，了解药品使用方法并妥善存放，以确保旅途安全。

● **根据目的地情况选择药品**　事先了解旅游目的地的季节、气候、温度等基本情况，以应对可能发生的水土不服或因时差导致的睡眠紊乱，避免影响旅途体验。常备药品包括胃黏膜保护剂（如铝碳酸镁咀嚼片等）、止泻药（如蒙脱石、小檗碱等）、镇静催眠药（如唑吡坦等）、抗过敏药（如氯雷他定、西替利嗪等）、防晕车药（如东莨菪碱、苯海拉明等），以及含避蚊胺成分的喷雾液等。

● **根据自身健康状况选择药品**　结合行程长短及个人健康状况，备好常用处方药，如降压药、调脂药、降糖药等。乘飞机时注射用胰岛素宜随身携带，尽量避免托运，以免温度变化使药物失效。

● **应急用药**　为防范突发事件，避免因兴奋或劳累引起慢病急发，可结合过去旅游时出现的健康问题，携带必要的应急用药，包括解热镇痛药（如对乙酰氨基酚、布洛芬等）、止咳化痰药（如氨溴索等）、创可贴、外用药等。

除备齐随身携带的药品外，老年人还可以准备一份“药品清单”。清单上注明旅行携带的药名（包括通用名和商品名）、规格、剂型、用法、用量等，当出现健康状况时，方便同行人帮助救治。

专家简介

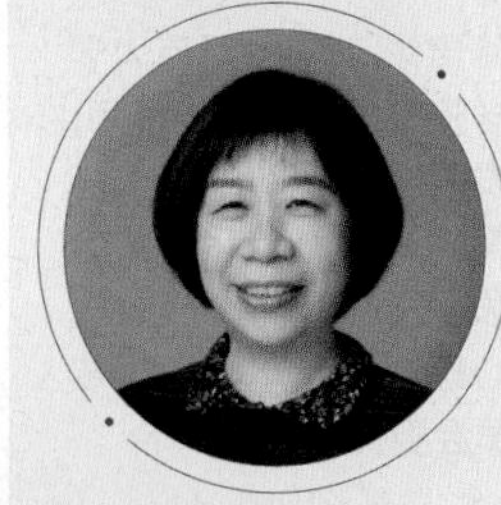

梅 丹　《大众医学》专家顾问团成员，北京协和医院药剂科教研室主任、主任药师、硕士生导师，中国药师协会副会长，中国医院协会药事专业委员会副主任委员，中国药理学会药源性疾病学专业委员会副主任委员。

画像三 银龄“剁手党”：

直播间活跃，购买欲强烈

上海市精神卫生中心临床心理科主任医师 陈涵

生活实例

手镯、和田玉项链、镶钻手表、翡翠戒指……各种各样的“战利品”堆了一床，这些都是蔡小姐60岁的父亲从网络直播间购买的。国庆假期回家，蔡小姐清理父亲房间里大堆快递盒子时，发现了父亲网购的这些首饰，而这还只是“冰山一角”，黄金、手机、保健品、衣服、包、酒、字画、羊奶粉……父亲网购的商品覆盖日常生活的方方面面。据蔡小姐估计，短短两个月中，父亲在网络直播间就消费了好几万元。

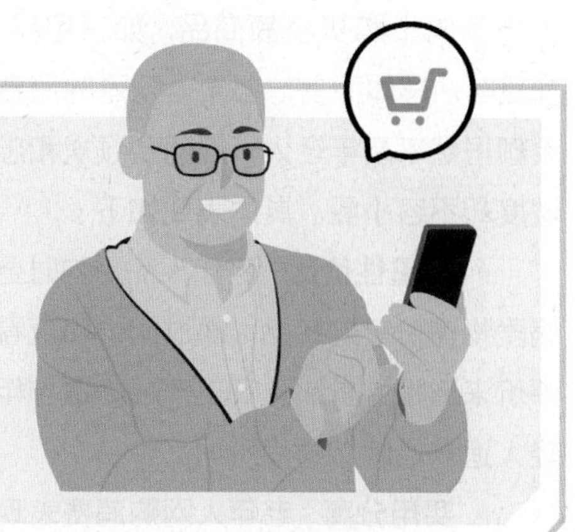

“银发族”渐显网购活力

近年来，随着互联网和电子商务的飞速发展，越来越多老年人开始接触网购。京东消费及产业发展研究院发布的报告称，老年群体网购份额逐年增长，这一趋势在中国这个迅速老龄化的国家尤为明显。据统计，中国 60 岁及以上人口已近 3 亿，截至 2022 年 12 月，老年网民规模达 1.53 亿，其中能独立完成网购的比例超过 50%。预计在未来几年内，这一数字还将持续增长。老年人热衷网购的原因主要有以下几点：

● **追求便利** 网购提供了极大的便捷性，这一点对行动不便或时间有限的老年人而言尤为重要。有了网购，老年人无须外出奔波于各实体店，只需轻点鼠标或滑动手机屏幕即可浏览海量商品并完成购买。这种便捷性大大降低了购物过程中的身心负担，还节省了大量时间和精力，可使人更轻松地安排自己的生活。

● **线上社交** 网购不仅满足了老年人的购物需求，浏览商品、阅读评论等方式还让他们获得了社交参与感。近年来，直播电商的兴起更是让老年人充分感受到了购物过程的互动性。通过网购结交新朋友，分享购物心得，获得归属感和社交乐趣，是他们继续网购的重要驱动力因素。

● **改善情绪** 退休后的老年人常感到生活空虚和缺乏目标，网购以其丰富多样的商品和不断更新的内容，为老年人提供了一个寻求新鲜感和满足好奇心的渠道。此外，购物行为能促进大脑分泌快乐激素——多巴胺，启动大脑内部的“奖赏回路”，使人在享受购物快感的同时，暂时忘记生活中的空虚和烦恼。

● **获得自主感** 网购为老年人提供了一种无须依赖子女或他人的购物方式，这让他们感到自己仍然有能力独立处理事务，恢复对生活的掌控感。当他们成功完成一次网购，并顺利收到心仪的商品时，可从中获得成就感，并强化了他们的独立意识。此外，无论是科技产品还是流行的生活用品，通过网购，老年人能快速了解并拥有这些产品。这不仅使他们感到自己依然能跟上时代的脚步，还能在与子女或同龄人交流时拥有更多共同话题。

老年人网购的 4 个特点

与年轻人相比，老年人在网购过程中有着独特的心理特点和行为模式。在商品种类和金额方面，老年人的网购消费多样化：有的老年人会购买价值较高的商品，如保健品、家电等；有的老年人更倾向于购买小额商品，如日用品、食品等。总体而言，老年人网购的消费金额虽然不及年轻人，但消费频次和忠诚度却不容小觑。具体表现如下：

- **注重性价比** 老年人在网购时更偏爱物美价廉的商品，通过比价和查看评价来选择性价比最高的产品，这与年轻人追求品牌和时尚不同。

- **买用分离** 老年人网购消费表现出明显的购买者与使用者分离的特征，他们为自己消费的比例相对年轻人低，为子孙消费的比例较高。

- **更注重售后服务** 在选择商品和商家时，老年人更重视良好的评价和口碑，更关注售后保障和退换货服务。

- **信任度高** 老年人可能缺乏足够的网购经验和判断力，更容易受主播和商家影响而下单。相比之下，年轻人更理性和谨慎，对商品的选择和判断更自主。老年人易冲动消费的原因主要表现在：①随着年龄的增长和经济条件的改善，老年人常希望通过购买商品来弥补年轻时未能实现的愿望或遗憾，这种补偿心理使得他们在购物时更冲动和不计后果；②老年人在网购过程中，首先会寻求一种安全感（对平台、支付安全和商品质量的信任），一旦他们认定某个平台或卖家是可靠的，就会形成长期的信任关系；③老年人在认知能力上可能存在一定局限，对商品信息和促销手段的理解往往不够深入，更容易受主播的引导和影响，做出不理智的购买决策；④主播通过亲切的语言和耐心的讲解满足了老年人的情感需求，使他们感到被重视和关心，因此即使购买的商品不尽如人意，老年人也可能继续购买，以获得情感慰藉。

掌控消费节奏，不入网络销售“套路”

老年人可以通过培养兴趣爱好来丰富业余生活，缓解孤独感和焦虑情绪，减少对网购的依赖。在网购时，老年人须注意以下几个要点，尽量避免麻烦：

❶ 制定购物清单，设定消费额度

网购前，制定购物清单，明确需要购买的商品种类和数量，避免盲目购物和冲动消费；网购时，设定合理的消费额度并严格遵守，控制购物欲望。

❷ 谨慎选择商家和商品

通过查看商家的信用级别、商品评价与价格、售后服务好坏、是否支持 7 天无理由退换货等，筛选优质商家与商品，注意防范虚假宣传和欺诈行为，避免上当受骗。必要时，老年人可以在家人帮助下筛选商品，获得建议和监督，合理把握网购的节奏。在观看直播购物时，老年人尤其需要保持理性和冷静，了解商品信息和促销手段，不被主播的言辞和情绪左右，避免冲动消费和上当受骗。

❸ 当面检查商品

签收快递时，要确认商品完好无误。如果商品有问题，可拒收，要求卖家退货或换货。

❹ 谨防网络诈骗

购买商品后，如果接到冒充商家的陌生电话或短信，以系统故障导致支付不成功为由要求重新支付，或以无货为由要求提供银行卡号退款等，要做到不信、不听、不看，注意保护个人隐私和信息安全，不随意透露家庭地址、银行账户等重要信息。有疑问时，应通过订单页面信息联系卖家，确认信息是否属实。

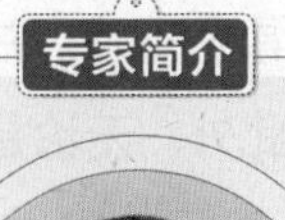

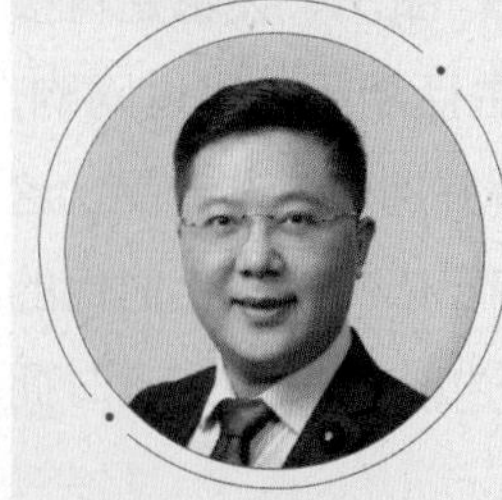

陈涵 上海市精神卫生中心临床心理科主任医师，中华医学会行为医学分会行为干预与治疗学组委员，中华医学会心身医学专委会进食障碍学组委员，上海市医学会行为医学专科分会青年委员。长期从事焦虑症、抑郁症、厌食症、暴食症、进食障碍、失眠症、强迫症的诊治。

画像四 **美容“新贵”：**

关注形象，悦己消费不手软

首都医科大学宣武医院皮肤科主任医师　张海萍
首都医科大学附属复兴医院皮肤科　邹祖鹏　黄文慧（副主任医师）

生活实例

李女士退休前是名教师，一直很注重个人形象。近年来，她发现自己皮肤松弛、皱纹增多。在未经充分了解和咨询的情况下，她被一家美容院的促销活动吸引，做了所谓的“快速除皱紧肤”项目，包括注射不明成分的填充物和激光治疗。医美治疗后，李女士的皮肤出现了红肿、瘙痒等症状。此外，由于填充物注射过量或位置不当，她的面部表情变得僵硬、不自然，严重影响了日常生活和社交活动。

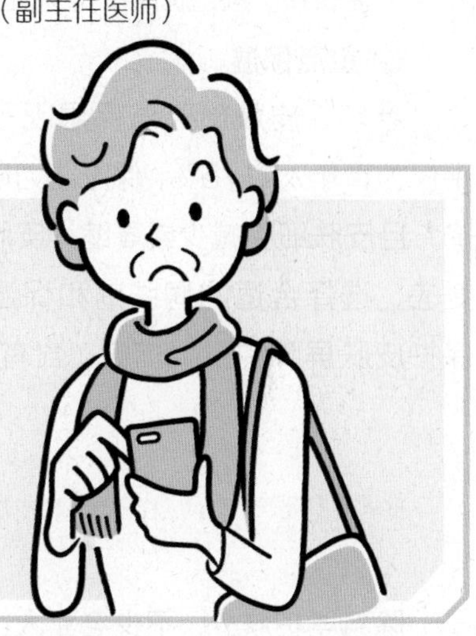

求美不分年龄

与过去相比，国民预期寿命和生活质量得到了显著提高，“60后”少有老态龙钟、步履蹒跚的垂暮之态。在各种新思想、新浪潮的冲击下，他们也曾是时髦青年，烫过“波浪卷”、穿过喇叭裤、跳过“迪斯科”……他们有着开放的心态、与时俱进的行动、洒脱乐观的心态和充足的经济实力。

据《中国老龄产业发展报告（2021—2022）》预测，到2030年，我国老龄产业规模将达到15万亿元，2050年将超过50万亿元，“银发经济”势头强劲。

2020年初，在国内化妆品市场大幅下跌的环境下，中老年美妆类销售额却一路飙升，50岁以上用户购买美妆的消费额同比增长51%。一项对我国一线城市老年人的调查显示，92%的受访者表示自己有化妆习惯，88%会在日常生活中进行基础护肤，24%会去医疗美容机构进行专业护理与治疗。

生活美容：科学护肤，爱美有方

老年人皮肤“饱经风霜”，要“靓肤”，往往离不开以下4个原则：

❶ 适度清洁

健康的皮肤呈酸性（pH为4.5～6.5），可以天然地抑制皮肤表面的各种细菌、真菌及其他微生物生长，防止病原微生物入侵。老年人宜使用温和、弱酸性、去污能力适中的清洁产品，避免使用去污能力过强、碱性的皂类产品（如硫黄香皂等）；清洁皮肤的水温以35～38℃为宜，水温过高可导致皮脂膜和水分丧失，造成皮肤粗糙，易引起皱纹；清洁时间不宜过长，避免过度清洁造成皮肤屏障功能受损。

❷ 注意防晒

紫外线是引起皮肤光老化、皱纹、

日晒伤和皮肤癌的“元凶”，使用防晒霜是任何年龄护肤必不可少的步骤。老年人宜使用 SPF ≥ 30，PA++/+++ 的防晒剂，长时间户外活动时，需每 2 小时补涂 1 次。同时，要做好物理防晒，如穿长袖长裤、戴遮阳帽、撑遮阳伞等。

③ 重点保湿

老年人皮肤中天然保湿因子的水平仅为青年人的 75%，保湿能力明显下降，且皮肤细胞减少或萎缩，皮肤弹力变差，选择合适的润肤剂和保湿剂是保护皮肤屏障的重要措施。含有甘油、山梨醇、凡士林、矿物油、玻尿酸、维生素 A 衍生物、水杨酸和 α-羟基酸、芦荟提取物等成分的护肤品，能有效减少皮肤水分蒸发，防止干燥，延缓皮肤衰老。同时，老年人应根据自身肤质、季节和部位等因素调整润肤乳的使用策略。例如：冬季气候干燥，皮脂分泌减少，皮肤较其他季节更干燥，宜用保湿功能强的润肤剂；面部皮肤吸收能力强，宜使用温和不刺激的润肤剂；手部角质厚、吸收能力差，宜使用含尿素和水杨酸的护手霜，加强皮肤滋润效果。

④ 适当嫩肤

在医生的指导下外用维 A 酸，能有效减少细小皱纹和色素沉着，改善肤质，增加皮肤弹性；左旋维生素 C 具有抗氧化的特性，可减少紫外线引起的自由基生成及其对皮肤的损伤；含烟酰胺、壬二酸和熊果苷成分的护肤品有确切的淡斑作用。

医学美容：安全当先，忌盲目跟风

除科学护肤外，不少老年人也希望通过医学美容实现“逆生长”。有研究显示，近五年来，60 ~ 65 岁老年人对医美的需求日益增加，医美咨询量增长了 56%。其中，抗衰老、除皱、祛斑等项目最受老年人青睐，光电治疗、肉毒毒素注射、果酸换肤等为老年人医美的热门项目。

TOP1 光电治疗

这是最常用的非手术皮肤年轻化的治疗手段，常见的有各类调 Q 激光（如调 Q 红宝石激光、紫翠玉激光、YAG 激光）、皮秒激光、二氧化碳激光等，有改善皮肤质地、美白、减少皱纹和瘢痕，以及治疗老年性皮脂腺增生和毛细血管扩张症等作用。

TOP2 肉毒毒素注射

这是注射美容最常用疗法之一，通过抑制神经末梢释放乙酰胆碱而麻痹肌肉，常用于减轻动态纹，如眉间纹、鱼尾纹和抬头纹等。一次治疗可维持疗效 3 ~ 6 个月。

TOP3 果酸换肤

这是化学剥脱术的一种，通过纠正毛囊上皮角化异常，加快角质层细胞脱落，促进黑素颗粒排出，减轻色素沉着并缩小毛孔，促进胶原纤维和弹性纤维致密度增加，让皮肤更紧致、有弹性。通常须 2 ~ 4 周治疗 1 次。

TOP4 水光注射

通过水光注射仪将玻尿酸等可填充材料注入真皮层，起到补水保湿、提亮肤色、收缩毛孔、淡化细纹及改善肤质等作用。

值得注意的是，进行医学美容治疗时，大家最该关注的是安全，其次才是效果。老年人应选择正规的医疗机构，避免听信假冒医美机构的低价诱惑或夸大宣传。无论治疗是否有创，在进行医美治疗前，须主动告知医生相关病史。

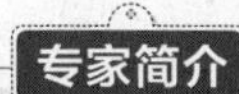

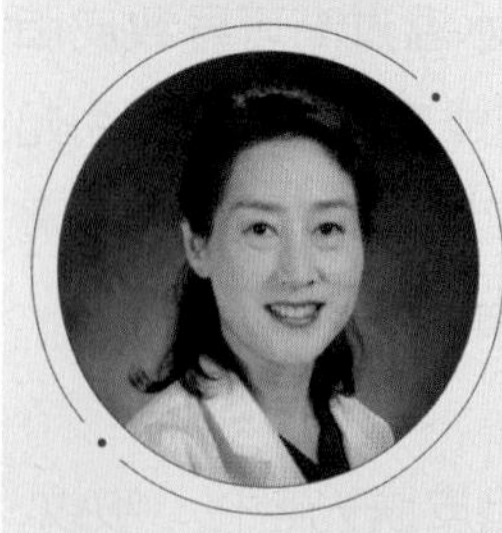

张海萍 首都医科大学宣武医院皮肤科主任、主任医师、教授，中华医学会心身医学分会心身皮肤病协作学组组长，中国心理卫生协会心身医学专委会委员，北京神经内科学会神经精神医学分会副主委，中国中西医结合学会皮肤性病专委会老年皮肤病学组副组长。

画像五

砸重金“追星族”：有钱有闲，“为爱发电”

北京大学心理学系副教授　张 昕

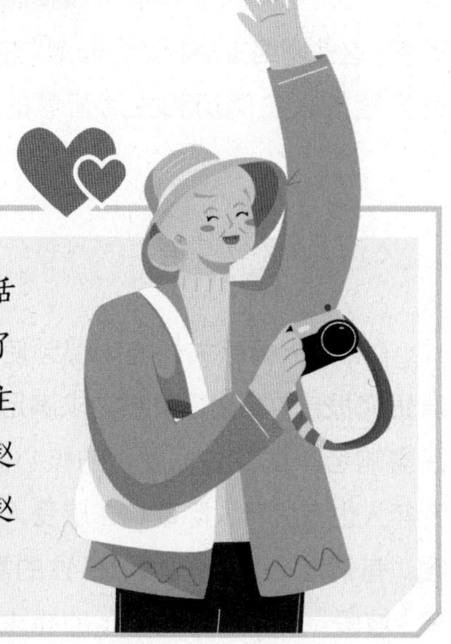

生活实例

赵女士已年过六旬，退休前是一名普通工人。在大多数人眼中，她的生活应该围绕着丈夫、子女、孙辈转，但她却被网络主播“一笑倾城”吸引，开启了她的“追星路”。赵女士加入了粉丝社群，与来自五湖四海的同龄人一起分享主播的最新动态，参与线上线下的应援活动，甚至不远万里只为“见上一面”。赵女士的追星行为不被家人和朋友理解，他们认为，追星是年轻人的游戏，与赵女士年龄不符。但赵女士却坚持认为，追星是一种情感寄托。

老年人追星，追的是“爱和被爱”

很多年轻人认为，老年人是无欲无求的，甚至不需要感情，空闲时打麻将、跳广场舞、含饴弄孙便是理想生活的模样。事实上，这一想法并不正确。老年人最强烈的需求之一就是情感需求，具体包括夫妻间的爱情（包括性需求）、父母子女兄弟姐妹间的亲情、朋友间的友情等。

美国著名心理学家马斯洛认为，人具有多种动机和需要，包括生理需要、安全需要、归属与爱的需要、自尊需要和自我实现需要。当人的低层次需要被满足后，会转而寻求实现更高层次的需要，实现个人价值。

老年人退休后，有相对充裕的时间、金钱和较轻的生存压力，在基本的生存需求和安全需求被满足后，他们将转而渴求更高层次的爱和被爱的需求、与人沟通交流的需求、审美的需求。短视频平台上，“秀才”“假靳东”“一笑倾城”等网红将自己打造成邻家弟弟（妹妹）、甜蜜恋人的人设，通过与老年粉丝互动，让他们感到被关心和重视。在此基础上，一些老年人便将主播视为自己的情感寄托，认为这些主播能理解他们的感受。

年轻人追星靠“荷尔蒙”，老年人靠“钞能力”

中老年人追星的方式与年轻人相似，包括线上打赏、线下应援、购买周边、看演唱会、参加见面会等。不同之处在于，多项研究显示，年轻人追星过程中更容易发生攻击性行为（如斗殴、网暴、自伤等），而老年人更理性和沉默，较少有极端行为。

有调查显示，三成以上（34.05%）的“60后”追星群体每月为追星消费超过5000元，比例远超其他年龄层粉丝。这与人们印象中老年人省吃俭用的形象大为不同，老年人更愿意为追星花费大量时间和精力。

年轻人追星常告诫自己“不能只凭颜值决定是否喜欢”“别花不该花的钱”，也对老年人追星铺张浪费感到不理解：这些网络主播看上去非常“油腻”，有丰富的人生阅历和生活智慧的老年人为何无法准确判断事物的真实性和合理性，心甘情愿地“打赏”，为他们提供经济“支持”呢？值得注意的是，“油腻”的定义因人而异。网络主播针对老年受众进行了“适老化”“可得化”改造，例如：发型、穿着更符合老年人审美，田间地头的生活场景更“接地气”，等等。此外，老年人追星，除了有“爱和被爱”的需求外，及时行乐、满足当下的积极情绪，才是他们做决定的首要考虑因素。因此，老年人追星丝毫不吝啬“钞能力”。

更多关爱，避免老年人被“收割”

《老年人情感关怀与短视频使用价值研究报告》指出，关系需求满足与否是影响老年群体生命质量的核心需求，老年人也有进行人际联结、感受人际温暖、有情感归属、不感到孤独的需求，有“被爱”和“主动寻爱”的需求。老年心理学的经典理论“社会情绪选择理论”指出，随着年龄增长，老年人的生活目标发生了天翻地覆的变化，由原来的未来导向的目标转变为亲密情感导向的目标。但这些目标的实现在很多老年人身上却是缺位的，即老年人的现实关系需求未被完全满足，因此便转向通过互联网（网红、主播等）寻求需求的转移、补充和丰富。不同年龄段人群崇拜不同偶像，其实代表了一种与年龄相关的身份认同感。同时报告也显示，大多数受访老年人并不糊涂，他们能意识到虚拟世界里的情感转移是无法真正补偿现实关系缺失的，但他们仍然表示愿意关注、点赞、评论、打赏喜欢的主播，因为那是他们“有能力主动去爱”的体现。

然而，许多年轻人对长辈的关爱仅停留生理需求和安全需求的满足，认为只要尽到赡养义务便是尽孝，而对其更高层次的爱与归属的需求、尊重的需求认识不充分，更遑论老年人自我实现的需求（想要发挥余热，实现梦想与自身价值），更有甚者还会对老年人的追星行为冷嘲热讽，加重了老年人孤独感。因此，要想避免老年人被一些不良主播“收割”，子女应在充分尊重和理解的前提下，帮助长辈找到自身的价值，主要措施包括：①多多陪伴老年人，减少他们的孤独感，使其感受到家庭的温暖和家人的支持；②引导老年人合理使用手机，尤其是控制短视频的观看时间，避免过度沉迷；③培养适当的兴趣爱好，扩大社交圈，增加社交活动；④日常生活中，给老年人一些力所能及的工作或任务，增加其存在感和参与感，体现自身价值；⑤向老年人培训“反诈”“资金安全”等内容，告诉老年人如何保护个人隐私，避免泄露个人信息，防范网络诈骗。

延伸阅读

追星不理智，从自身找原因

追星是情感和审美需求的重要出口，在经济实力、健康允许范围内理性追星无可厚非，能起到缓解压力、提升正面情绪等积极作用。但对不理智的追星行为需引起重视，并积极探索其背后可能存在的家庭问题、人际关系问题等。通常，不理智的狂热追星人群存在社会功能失调的情况，诱因包括经济问题、儿童期的养育问题、孤立的社交关系、空虚的情感世界等，具体有以下三种表现：

1. **自我概念低** 极易将自我概念寄托在虚无缥缈的事情上。
2. **缺乏目标感** 若在精神世界找到寄托，便不达目的不罢休。
3. **行事冲动** 情绪起伏大，易产生不理智消费行为。

画像六 健身“达人”：

紧跟时尚，老当益壮

上海体育大学运动医学康复中心　王 琳（教授）　陈 鹏

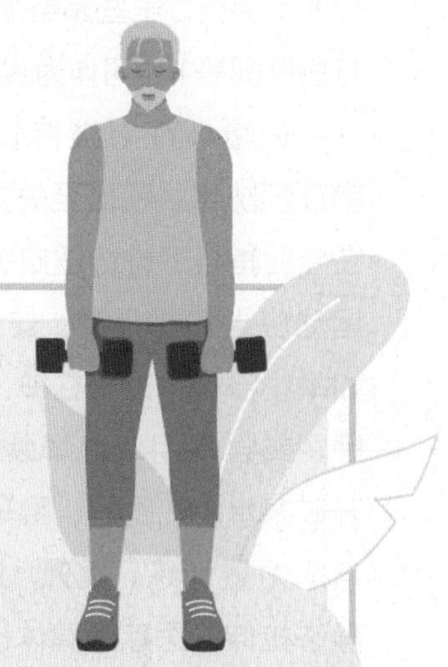

生活实例

今年年初，面对日益增长的体重和逐渐衰退的身体功能，戴先生毅然决然地踏上了重塑自我的健身征途。他向健身教练寻求专业指导，根据自身情况制定了更科学的训练计划。除有氧运动外，逐渐加入力量训练、柔韧性练习和平衡训练。同时，戴先生在日常饮食上也下足了功夫，油腻、高糖食品逐渐淡出餐桌，取而代之的是新鲜蔬果、优质蛋白质与谷物。几个月后，戴先生体重减轻了，肌肉线条逐渐显现，精神状态也焕然一新。

拒绝“躺平”，为健康添活力

目前，我国已步入中度老龄化阶段。上海作为我国老龄化人口最严重的地区，截至 2023 年末，全市 60 岁及以上户籍老年人达 568.05 万，占户籍总人口的 37.4%。随着年龄增长，老年人的身体会发生一系列生理变化，如心肺功能下降，骨密度降低，肌肉质量下降，关节灵活性降低，平衡感和协调能力减退，等等。这些变化限制了老年人的运动能力，也影响了其日常生活能力，增加了跌倒、骨折的风险。同时，老年人常患有高血压、糖尿病等慢性疾病，不仅影响生活质量，还是导致老年人死亡的主要原因。体育锻炼能延缓老年人生理功能退化，预防或控制慢性疾病发展，提升生活质量和心理健康。

过去说起老年人参与的健身项目，大家往往会想到太极拳、健身气功等传统体育项目。然而，随着“健康中国”和“全民健身”国家战略推动、健身场地设施的完善、赛事活动的丰富，如今参与运动的老年人逐年上升，且健身项目、参与形式等也与时俱进，变得更时尚。根据《2020 年全民健身活动状况调查公报》数据显示，老年男性最常选择的运动类型包括健步走（占 40.3%）、跑步（占 17.4%）、骑自行车（占 5.2%）、打乒乓球（占 4.0%）、打羽毛球（占 3.5%）、登山（占 3.4%）。老年女性最常选择的运动类型包括健步走（42.9%）、跳广场舞（13.1%）、跑步（11.9%）、跳健身操（3.8%）、打羽毛球（2.6%）、骑自行车（2.4%）。

根据身体特点，制订运动计划

《中国人群身体活动指南（2021）》重点强调了“动辄有益、多动更好、适度力量、贵在坚持”的 16 字基本原则。积极和充足的身体活动是保证全生命周期健康的重要基石，不同人群要根据具体情况进行活动。老年人年龄跨度和个体差异大，在制定科学运动计划时，需要根据自身情况选择适合的运动项目，合理安排运动频率与时间，遵循运动健身的基本原则，学会预防运动损伤的方法，并关注运动中的安全指征，在乐享运动的同时，确保安全、健康。具体做法如下：

● **坚持进行各类综合性的身体活动**　综合性身体活动是指以多种有氧活动模式为主，整合平衡力、力量、耐力、步态和体能等多种身体活动的训练方案，兼顾趣味性和多样性，以达到长期坚持的效果。其中，有氧运动可以选择快走（或慢跑）、游泳、太极拳、健身气功、乒乓球、柔力球、健身舞、骑自行车等，可活动全身，增强心肺耐力，促进新陈代谢。另外，一些家务活动（打理花草、打扫房间等）也可作为有氧运动。

力量训练对维持肌力、提升代谢率及预防骨质疏松至关重要，老年人应在专业指导下进行适量抗阻运动。抗阻运动应当选择轻量、安全的重量训练，如举小沙袋、握小杠铃、拉轻型弹力带等，或尝试用双臂举装满水的500毫升矿泉水瓶、蹲起、蹲马步等多肌群参与的力量训练。此外，通过动态拉伸、静态拉伸、医疗保健体操，或借助牵引器、压腿器等器械，进行拉伸韧带、压腿等练习，能有效提高关节的柔韧性。通过平衡协调性练习，如单脚交替站立、踩直线走、脚跟站立、足尖站立、闭眼站立等，可以有效锻炼平衡能力，预防跌倒。

- **运动强度与时间须达标** 世界卫生组织发布的《体育锻炼和久坐行为指南》建议，老年人宜每周累计进行2.5～5小时中等强度有氧活动或75～150分钟高强度有氧活动，或等量的中等强度和高强度有氧活动组合，每周至少进行2天肌肉力量练习，并坚持进行平衡能力、灵活性和柔韧性练习。不允许进行高强度身体活动者，应尽可能增加各种力所能及的身体活动。

专家简介

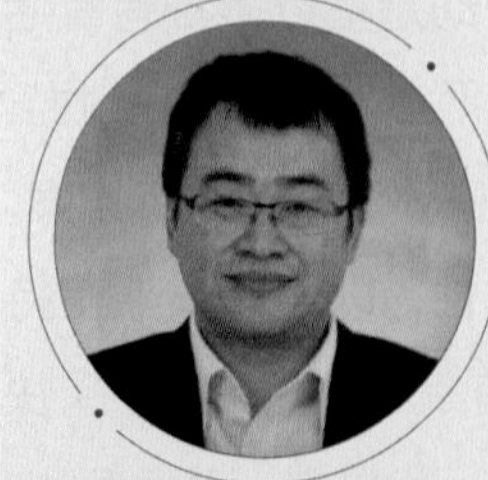

王琳 《大众医学》专家顾问团成员，上海体育大学运动医学康复中心教授、博士生导师，中国老年医学会运动健康分会副会长，中国康复医学会康复教育专委会委员，中华预防医学会体育与健康分会委员。

- **谨防运动损伤** 老年人运动应循序渐进，逐步增加运动量和强度，避免运动损伤。预防运动损伤的具体注意事项包括：①运动前充分热身，如慢走、原地踏步等，提升身体灵活性；运动后拉伸，加速机体恢复。②在进行有氧运动时要确认周围环境的安全性，以防跌倒；在进行抗阻运动时，呼吸要自然，最好以腹式呼吸为主，在自然不用力的基础上，逐步达到深、细、匀、缓，要尽量避免憋气和过分用力的运动；若使用器械健身，应结合身体情况选择适宜的器械，避开复杂或强度过高的设备，同时学习并遵循正确的使用方法。③控制运动强度与时间，量力而行，避免运动过度。④精选装备，确保运动鞋合脚、支撑缓震，服装透气舒适，为运动提供最佳的保护。

- **适时暂停** 老年人应在参与运动健身时密切关注身体反应，如出现以下症状应立即停止运动，必要时及时就医：①发生剧烈疼痛，尤其是运动部位出现持续或加重的疼痛；②肢体、关节明显肿胀，可能是肌肉或关节受损的信号；③活动受限，运动部位出现明显的活动受限，可能发生了关节脱位、骨折等疾病；④呼吸困难或胸痛，可能是心肺功能受损的征兆；⑤头晕或意识模糊，可能是低血糖、低血压或其他疾病的表现。

老年人健身，别走入误区

由于信息获取不当与理解不充分，或盲从效仿，老年人健身常陷入一系列误区。这些误区不仅可能影响锻炼效果，还可能对健康造成威胁。

误区一：早晨锻炼效果最佳。

更正 早晨空气中二氧化碳浓度较高，锻炼不利于健康。应在太阳出来1小时后晨练，雾天不宜晨练。

误区二：热衷尝试一些“花式健身”方法。

更正 “吊脖”“撞树”“爬行”等奇异的健身法缺乏科学依据和安全性，可能带来不可逆的伤害。老年人应选择科学合理的健身方式，不盲目尝试未知或危险的方法。

误区三：微信步数越多越好。

更正 步数不是运动的唯一衡量标准，运动强度和身体感受更重要。老年人应正确认识运动目的，合理安排运动量。

误区四：重健身，轻营养。

更正 确保足够的营养摄入，有助于强健骨骼、肌肉，增强免疫力，提高运动效果。

画像七 **养生“发烧友”：**

追求健康，盲目进补

中国人民解放军总医院第一医学中心营养科　刘 鹿　刘英华（主任医师）

生活实例

一天，糖尿病患者牛先生拿着血检报告，兴冲冲地来到诊室对医生说：“前段日子，我们社区来了个老年人保健团队，提供了一种能够降血糖、调血脂的保健品。据说，这种保健品可以替代多种药物，且服用期间不必控制饮食。目前，我已经服用这个保健品3个月了，我的血糖、血脂还好吗？”医生仔细查看了牛先生的血检报告，不出意料地发现：他的糖化血红蛋白竟高达12.7%，低密度脂蛋白胆固醇升高至4.6毫摩/升；更可怕的是，他还发生了肝功能损伤，谷氨酸氨基转移酶飙升至249国际单位/升。

近日，大病初愈的刘女士不思饮食，这可愁坏了她的儿女们。为提升刘女士的营养状况，儿女们隔三岔五地为她炖煮海参、冬虫夏草等“名贵”药材，想让她多补补。不料一周后，刘女士的胃口变得更差，还出现了大便秘结、口腔溃疡等症状。

在营养门诊，每天都有关注自己营养健康状况的“跨时代”老人前来就诊。之所以称他们为“跨时代”老人，一方面，相对于更年长的老年人，他们对营养更关注，懂得营养保健的重要性；另一方面，相对于大多中青年人，他们又缺乏对保健品的甄别能力，容易冲动消费、盲目“保健”。

别对保健品有“非分之想”

保健品是保健食品的通俗说法。自2016年7月1日起，《保健食品注册与备案管理办法》正式施行，严格定义保健食品是指声称具有特定保健功能或者以补充维生素、矿物质为目的的食品，即适宜于特定人群食用，具有调节机体功能，不以治疗疾病为目的，并且对人体不产生任何急性、亚急性或慢性危害的食品。中国的保健食品需要进行注册或备案，并在包装上标注“蓝帽子”标志。其生产标准非常严格，与药品生产标准相仿。

保健品的本质是食品。这句话可以从两方面理解。首先，如果老年人做到了均衡饮食，那就没有必要额外补充保健品；其次，保健品无法替代药品，不具有药物治疗疾病的作用。虽然特定人群在特定情况下，服用某些保健品有助于改善某些症状，但在现实生活中，保健品的宣传往往夸大其词。消费者看到如下字眼，须提高警惕，勿被虚假宣传蒙蔽双眼，具体包括：防癌，抗癌，对放疗或化疗有辅助作用；治疗近视，

专家简介

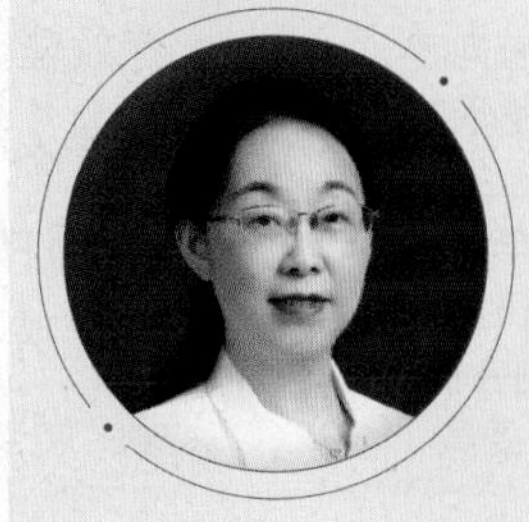

刘英华　中国人民解放军总医院第一医学中心营养科主任、主任医师、教授、博士生导师，中国健康管理协会临床营养与健康分会会长，中国营养学会临床营养分会副主任委员兼秘书长，中国老年医学学会营养与食品安全分会副会长，卫健委营养标准委员会委员，国家医疗质控中心临床营养专委会委员，国民营养健康专家委员会临床营养行动专业委员会委员。

预防白内障、青光眼；吸附并排除各种对人体有害的毒素，调节体内酸碱度，对抗自由基损害；缓解大脑衰老、神经损害，提升记忆力或学习专注力，预防老年性痴呆；增高，促进骨骼生长，促进二次发育，增加骨密度；抗皮肤衰老、暗黄、色斑，抑制黑色素；治疗因辐射造成的损伤，抗手机、电脑等电磁辐射；提升性功能；等等。

“慧”选“慧”吃，为健康“加分”

对于老年人而言，获取健康最好的方式，是在规律作息的基础上，拥有良好的饮食习惯和合理的运动习惯；定期进行体检，遵医嘱规范治疗慢性病。天然食物能给老年生活带来健康和幸福感，但因某些原因导致日常饮食无法满足身体需求时，可通过服用适量保健品进行营养补充。老年人挑选保健品时，可参考如下3点：

- **“保”持清醒** 保健品不具有治疗作用，也不能替代天然食品的营养价值，在面对保健品推销人员的说辞时，应保持清醒。
- **“健”康评估** 老年人常因基础代谢减慢、肌肉量减少、消化吸收功能下降，出现乏力、肥胖、消瘦、代谢紊乱等情况。服用保健品前，老年人可至营养科就诊，通过基础代谢、人体成分、维生素等营养相关检查、检测项目，获取个性化的营养补充建议。
- **“品”类宜忌** 老年人往往需要长期服用治疗慢性病的药物，在选择保健品前，需充分考虑保健品与现服药品是否会发生冲突。例如：使用抗凝药华法林期间，要避免使用含有维生素K、大剂量维生素E、银杏提取物的保健品，以免影响药效。

选购补品，不可“闭眼入”

上海中医药大学附属龙华医院老年科 顾 耘（主任医师） 费尔立

近年来，选购、服用名贵中药材成了健康养生的新风尚，尤其是“新老人”群体，他们消费水平高、接受能力强，更愿意为健康“投资”。在中药补品中，以人参、阿胶、石斛、海参、燕窝等药食两用类，以及冬虫夏草最受欢迎。值得注意的是，此类补品应在医生指导下服用，盲目自行服用可能反受其害。例如：人参具有大补元气的作用，服用人参时，不宜同时食用萝卜、喝茶；阿胶药性较滋腻，适用于气血亏虚的人群，胃肠虚弱者不宜服用；石斛适用于脾胃虚弱、胃口差，易口干、口渴，舌红少苔的人群，畏寒怕冷、舌苔厚腻者不宜服用；海参有增强机体免疫力等功效，燕窝可养阴润燥、补中益气、治虚损，适用于体质虚弱、营养不良等人群。冬虫夏草是传统的补益类中药，具有补肾益肺的作用，适用于慢性肾功能不全、久病咳嗽的患者。需要提醒的是，冬虫夏草是中药材，不属于药食两用物质，只适用于特定人群。

专家简介

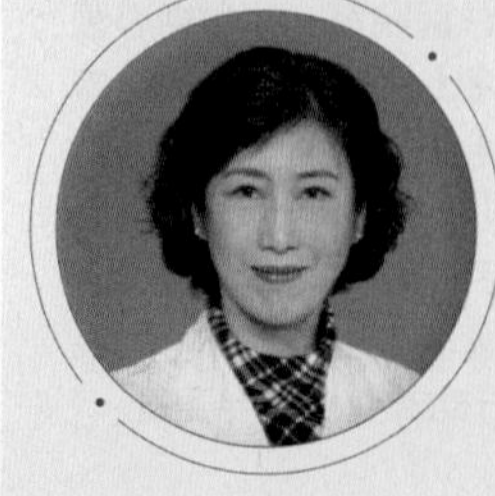

顾 耘 《大众医学》专家顾问团成员，上海中医药大学附属龙华医院大内科主任兼老年科主任、主任医师、教授、博士生导师，中华中医药学会老年病分会副主任委员，世界中医药联合会老年病分会副会长、上海市食疗研究会膏方会主任委员。

特别提醒

空腹时服用滋补类药品更有利于胃肠道吸收，疗效佳，但“空腹”不等于“饿着肚子”。一般来说，老年人可在早餐后半小时至一小时服用滋补类药品。胃口差、舌苔厚、腹胀者在服药前应“开路”，做好健脾化湿的准备，以免妨碍药效。突发腹泻、咳嗽、发热等急性感染症状者，宜停服滋补类药品。

画像八 暮年“寻爱者”：

拒绝孤独，向往爱情

北京师范大学心理学部 王大华（教授） 杨 陟

生活实例

盛女士离异多年，她的高中同学吴先生多年前丧偶。在2021年的一场同学会上，年逾古稀的他们再次相遇。在高中时代，盛女士与吴先生曾一起“上山下乡”，有一定感情基础。在同学的撮合下，盛女士与吴先生走到了一起，并在各自子女的支持下步入了婚姻殿堂。

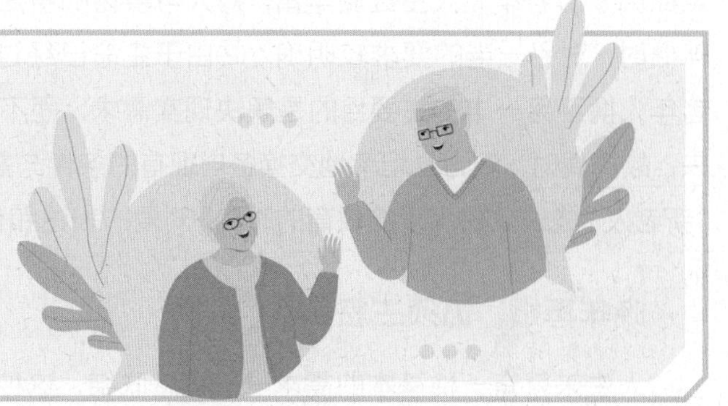

有调查显示，包括丧偶或离异的老年人在内，中国单身老年人的数量占老年人总数的25%～30%。由此推算，我国目前有6000多万单身老年人。而中国社科院的一项调查数据称，80%的丧偶老年人有再婚愿望，虽然实际进行婚姻登记的不足一成。由此可见，我国老年单身人数多，婚恋需求大。

老年人相亲成社会热门话题

以前，社会对老年人婚恋的态度相对保守，愿意主动寻找配偶的老年人比例很低，且结识配偶的主要渠道为熟人介绍。如今，社会经济的高速发展塑造了新的生活方式和价值观，人们对老年人的婚恋需求逐渐表示理解与包容，很多公园有专为中老年人开设的相亲角，如北京菖蒲河公园、广州天河公园、成都人民公园等，供老年人相互交谈，寻觅适合自己的“老伴”。此外，各大电视台争相推出中老年相亲节目，如湖北经视的《桃花朵朵开》、北京卫视的《选择》、天津卫视的《幸福来敲门》、黑龙江卫视的《相亲相爱》等。在快手、抖音等互联网社交媒体中，中老年交友、相亲、征婚的直播间也应运而生。

需要注意的是，屏幕上参与相亲的老年人可能是节目安排的“群众演员”，他们是否真的想要牵手、能否成功牵手则是另一回事。显然，许多高收视率节目在很大程度上靠的是兜售老年人相亲过程中的“奇葩”表现，如自身条件与谈吐存在巨大反差、赤裸裸地谈条件、毫不遮掩择偶需求等。如果只是将老年人相亲节目当“喜剧”看，并不是真正理解和包容老年人的情感需求。在为老年人营造年龄友好的社会环境前，大家须科学认识老年人的心理需求，以及成长年代在其性格上的“烙印”。

老年求偶面面观

老年人寻找婚恋对象的动机通常有三种，前两种人数高于第三种。第一种，只为生存，更看重对方提供的物质保障和生活条件，多为弱势群体，处在寻求物质基础的阶段。第二种，为消解孤独感，寻找生活上互相照顾的“老伴”。

专家简介

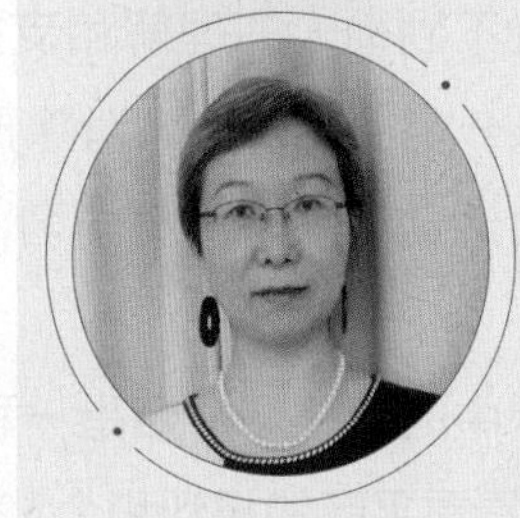

王大华 北京师范大学心理学部教授、博士生导师，中国老年学会常务理事、老年心理专业委员会主任委员，中国心理卫生协会老年心理专业委员会常委。

这部分老年人有一定的经济基础，子女大多组建了自己的家庭，对独居生活感到空虚和孤独，希望有人陪伴。第三种，完全出于爱的需求，通常为经济富裕、文化素质较高的老年人，他们在寻找伴侣时，更多追求有共同语言及精神情感上的共鸣，希望享受甜蜜的爱情。

相较年轻人，老年人相亲的表现更现实和直接，通常有以下三点原因：①老年人人生经验丰富，对人与事物的看法较固定，挑选伴侣时，对另一半的要求较明确；②由于生命已经过半，绝大多数老年人携手另一半的主要目的是解决现实需求，而不是共建美好未来，故择偶时，双方会坦率地交换各自现有的条件与需求；③大多数“新老人”成长在缺少爱的教育的时代，对爱的表达和体察相对匮乏。

晚年再婚，仍须三思

人生来就有一种基本的需求——情感联结，这种需求能否得到实现或满足，在很大程度上会影响一个人的心理健康和幸福感，老年人也不例外。国内外大量研究表明，有配偶的老年人比没有配偶的老年人在生活满意度和心理健康水平方面更好。因此，寻找另一半既是单身老年人的合法权益，也是其基本心理需求。无论是自身还是家人，都应该明白并尊重这种基本权益和需求。

虽然单身老年人有再婚愿望者的比例很高，但真正登记结婚的却是少数。婚恋市场繁荣并不意味着想要脱单的老年人最终都能收获如愿以偿和皆大欢喜的结局，有很多因素妨碍老年人婚恋的成功率和关系稳定性。得到子女的支持和如何避免财产纠纷是老年人脱单路上的两个关键。就老年人自身而言，尽管有爱的权利和需求，也必须考虑现实因素，以理性而非冲动或一意孤行的方式解决爱情路上的障碍。否则，不但甜蜜的爱情难以获得持久，亲情还可能蒙受难以修复的创伤。在寻找婚恋对象前，老年人应保持四个“理性”：

首先，理性看待孤独。孤独是人类普遍存在的体验，婚姻未必能消除孤独。由于寿命的延长，我国单身或独居的老年人比例越来越高，独居逐渐成为老年群体的常见居住形态。独居虽然与孤独感存在显著联系，但孤独是一种主观的情绪体验，其核心是感受不到自己与他人的联结，感受不到他人的理解和支持。婚姻让两个人在一起，但并不能保证二人一定彼此知心。消除孤独的办法不一定是恋爱，而是积极参与社会活动，保持终身学习，以及帮助身边有需要的人。

其次，理性认识婚姻中的责任。婚姻是一种生活状态，离不开责任和义务。现代社会更看重平等的权利和个人需求的满足，进入婚姻意味着为对方付出。有数据显示，在老年离婚诉讼案件中，再婚老年人的离婚率超过65%。只有将婚姻视为责任和付出，才可能收获持久、稳定的婚姻。

第三，理性看待个性差异。老年人婚恋中有一个容易被低估的因素，即个人前半生的经历。人的性格和三观在青年时期基本成型，以后的经历也能带来一些改变，但少有翻天覆地的变化。对单身老年人而言，走过的路、看过的风景、遇到过的人、经历过的事、受过的挫折与伤害等，使其形成了特定的生活习惯、性格品质、道德观念、人生信念等。前半生留下的个性印记不仅影响择偶，也影响婚姻关系的维持。

最后，理性看待子女亲情。婚姻不是两个人的事，年轻时如此，年老后更是如此。年轻时，恋爱、婚姻若能得到双方父母的支持和祝福，“小两口”恩爱长久的可能性更高；年老时，恋爱、婚姻若能得到双方子女的支持和祝福，“老两口”的幸福指数更高。子女反对老年人婚恋的主要原因有三：一是怕父母在情感和财务上吃亏上当，鸡飞蛋打；二是怕将来承担过多的赡养责任；三是情感上难以接受有人取代自己的亲生父亲或母亲。聪明的老年人绝不会牺牲已有联结的亲情以获取尚不确定的未知爱情。在婚恋路上，老年人可以邀请子女一起谋事，需要耐心沟通和互相体谅。急于求成，实乃下策。

当然，只有老年人保持理性也仍难成事，子女须明白，年迈父母所求不多，若自己不能陪伴在父母身边，何不成全一对愿意互相依靠、互相陪伴的老人，让自己也得以安心和从容。

画像九 硬核"学霸"：

老有所学，渴望体验

中国科学院心理研究所　袁 敬　韩布新（研究员）

生活实例

周女士的座右铭是"活到老，学到老"。2016年起，她在老年学校先后学习素描、日语、面点制作、短视频制作、声乐、朗诵等课程，不仅创作歌舞作品，还出版了诗集，其中不少作品获得表彰或奖励。2019年，周女士发起组建镇上老年学校的"诗社"，出任首任社长，并带领诗社成员深入社区、学校、企业，组织诵读专场90余场。2023年起，她注册了个人微信公众号，定期推送优秀诗作供网友分享学习，是老年学校里出了名的学习"明星"。

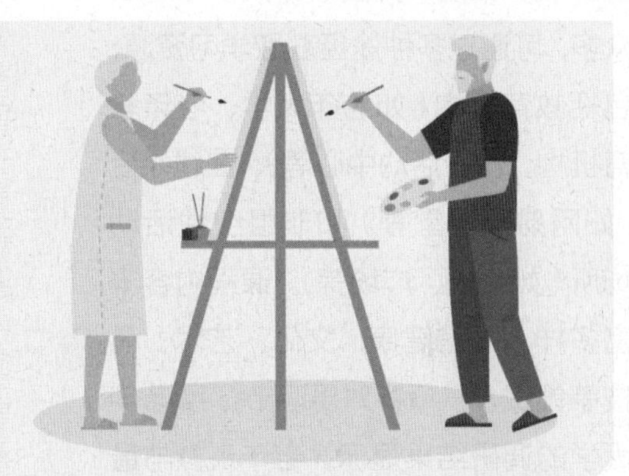

终身学习，积极老龄化

积极老龄化正面看老龄化过程，倡导老年人积极维护健康和主动参与社会活动，认为老年人社会参与、获得尊严和自我实现的需求应得到尊重和满足，应创造有利于老年人参与社会活动的条件和氛围，使其在各领域继续发挥作用、贡献力量。老年人应从追求老有所养、老有所医，逐渐扩展到老有所乐、老有所学、老有所为。其中，老有所学有助于老年人主动发掘天赋、培养兴趣、形成能力，找到生活的乐趣。

德国著名发展心理学家德保尔·巴尔特斯提出毕生发展观，强调个体可塑性，而实现可塑性的方法和途径是终身学习。终身学习指人们在整个生命历程中不断建立技能和知识，可使人保持头脑敏捷，增强自信心，提升人际交往能力，拓展职业机会，提升沟通能力。它不仅是一种教育方式，更是一种实现个体幸福和全面发展的生活态度。

国家统计局数据显示，我国有700多万老年人在老年学校等机构进行学习，上千万老年人通过远程教育、社区教育等形式参与学习。越来越多的老年人正以主动学习积极应对老龄化。

老年人率先实现了"快乐教育"

老年人学习的目的、方式、内容和动力均与年轻人不同。相较年轻人，老年人更多地为丰富生活、提高生活质量而读书，倾向于选择轻松、灵活的学习方式（如短期课程、社区活动等），更多关注与生活密切相关的课题（如健康、文化、生活技巧等），学习动力多来自内在兴趣和需求。

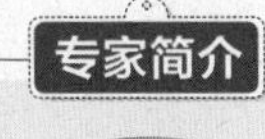

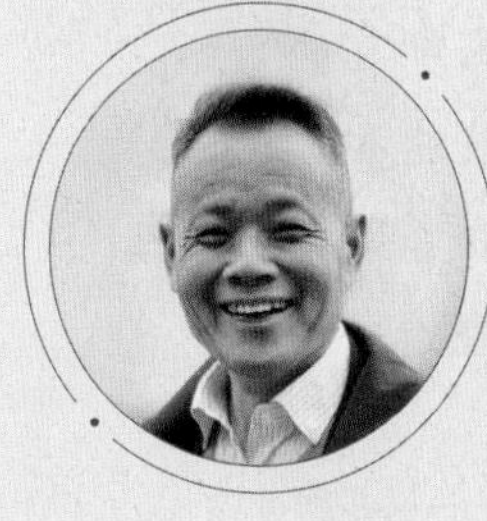

韩布新　中国科学院心理研究所研究员，亚洲心理协会主席，国际应用心理学协会原秘书长，中国老年学与老年医学学会副会长，中国心理学会原理事长，中国心理卫生协会首批注册督导师。

总体而言，老年人学习更注重实用性、生活化和个性化，他们希望通过学习提高生活质量和实现自我价值。

老年人学习应有所侧重，个性化课程的选择应与自身兴趣和能力匹配，合理规划学习时间，积极参与课堂交流。目前，我国老年人学习场所众多，可通过多种途径获取学习资源，包括教育机构（如老年大学、老年教育机构、社区活动中心等）、在线平台（如网易云课堂等）和非组织性活动场所（如公园、广场等）。课程内容丰富多样，覆盖健康、文化、艺术、科技等领域。一项针对昆明市5所老年大学的调研结果显示，老年人参与最多的是艺术类课程，说明老年人偏好修身养性的传统文化课程，真正实现了“快乐教育”。

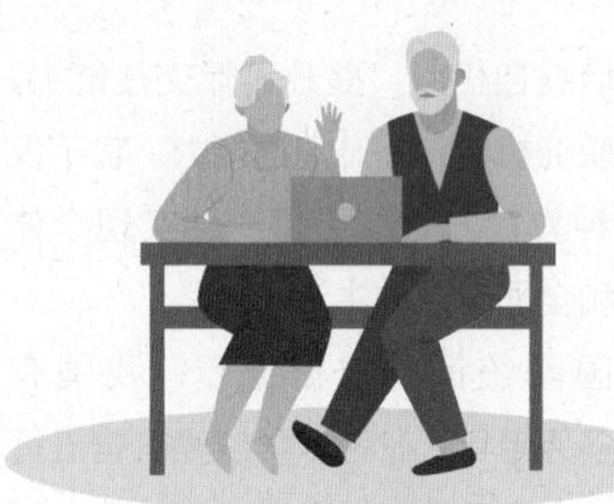

生活实例

75岁的李女士身体硬朗、精神矍铄，有着丰富的生活经验和独立的性格。随着年岁的增长，她并没有选择依赖子女或进入养老机构，而是决定自立养老，享受自由、独立的生活。李女士将家布置得温馨又舒适，日常生活打理得井井有条；注重生活品质的她喜欢尝试各种新食谱，让一日三餐既健康又美味；她学会了使用智能手机和电脑，通过互联网了解身边的新鲜事，与亲朋好友保持联系；积极参与社区活动，结交了许多志同道合的朋友；经常参加社区的老年舞蹈队、合唱团等，用自己的才艺为社区的文化生活增添色彩。同时，她还热心参与公益事业与志愿者活动。李女士的养老生活充实且快乐，成了身边人学习的榜样，大家纷纷表示要向她学习。

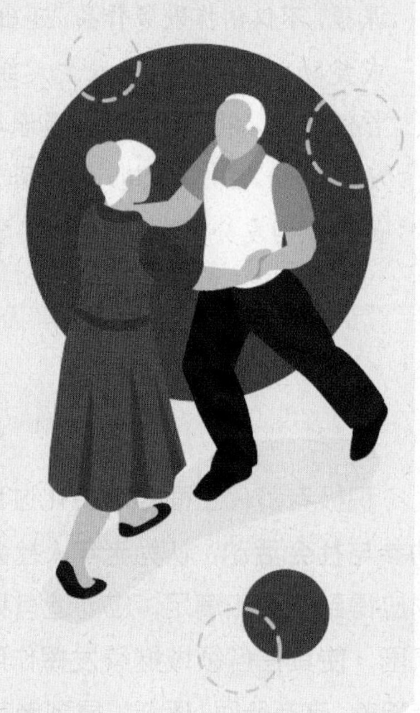

专家寄语

老年人退休后，摆脱了工具化社会制度对身心的束缚，有时间重新思考人生价值和生命意义，制定新规划，学习新技能和知识，建立和发展新社会关系网络。老有所学有助于重新塑造自我，活出人生意义。

心理独立，晚年更幸福

我国已步入中度老龄化社会，具有规模大、速度快、高龄化趋势明显、未富先老、城乡倒置和“东高西低”等特征。目前，我国建立了以“居家为基础、社区为依托、机构为补充、医养相结合”的养老服务体系，使90%的老年人得以居家养老，7%的老年人依托社区支持养老，3%的老年人入住机构养老。

有数据显示，2023年，我国60岁及以上人口中，60～69岁的低龄老年人超过50%，老年人融入社会的潜力巨大。为积极应对人口老龄化国家战略，建设老龄友好型社会的系列举措，如构建老有所学的终身学习体系，加快养老行业专业人才

画像十

独立养老“先锋”：

怡然自得，不为晚年设限

华中师范大学教授　郑晓边

培养，加大教育投入，提升劳动力素养，大力发展“互联网 + 养老”的智慧养老服务体系，推进适老化改造等。这些宏观政策尚需落实，其中一个基本要素是——老年人需要积极学习“心理自助”，从依赖养老（反哺式养老）转变为独立养老，其中的“独立”指的便是心理独立。

随着创新养老方式（如游学养老、抱团养老等）探索的不断深入，人们发现，只有心理独立，才能使老年人拥有真正属于自己的幸福生活，促进家人和睦，于己、于家、于国都有利。

五点“心”得，助力独立养老

从出生队列看，不仅“80 后”“90 后”“00 后”有非常高的“独立养老”的意愿，正迈入老龄生活的“50 后”“60 后”和“70 后”也同样有着较高的“独立养老”和“准独立养老”意愿。这两个群体选择“独立养老”的比例超过 35%，选择“准独立养老”的比例超过 18%。独立养老意愿人群越来越庞大，如何在实践过程中寻找、开拓令自己满意的生活？笔者根据心理学研究的知、情、意、行与社会人格建构元素，提出以下五点“心”得分享：

一要有信心。

相信自己有能力照顾自己，尽可能完成打扫卫生等日常事务，保持独立生活的能力，老有所为。

二要细心。

确保积蓄足够日常开销，明智地管理财务，确保财务安全。注意饮食健康，适量运动，保持良好的睡眠和规律的生活习惯，定期接受身体检查，慢性病患者遵医嘱规范治疗并定期随访。

三要宽心。

保持心胸宽广、情绪稳定，合理宣泄负性情绪。鼓励老有所学，培养学习兴趣，优化学习方法，提升学习效率，保持终身学习的习惯。

四要耐心。

遭受挫折时，应分析失败原因，合理归因成败，修订原定目标。

五要知心。

家人密切配合，亲子良性互动，积极应对压力，促进心理健康。必要时，向家庭成员、朋友、医生或社区服务机构寻求帮助和支持。PM

专家简介

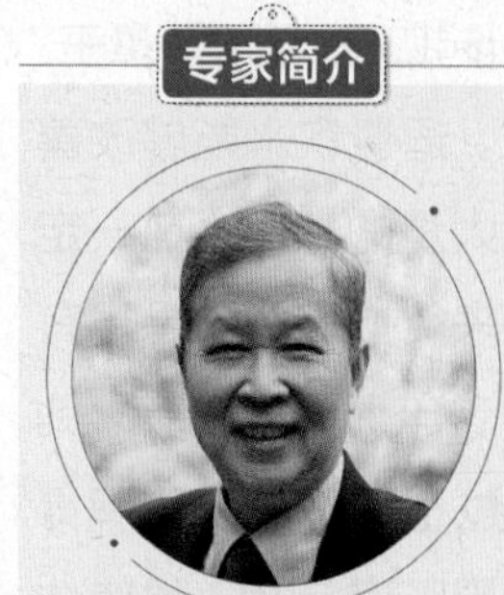

郑晓边　华中师范大学教授，华大新父母教育研究院院长，中国心理卫生协会青少年心理卫生专业委员会荣誉委员，中国老年学和老年医学学会理事和老年心理学分会委员。主要从事毕生发展与教育心理学、学校心理辅导的研究。

随着自然界阴阳之气的消长，秋意渐浓。秋季不仅是收获的季节，也是收敛、肃杀、潜降的季节，有阴气渐盛、易生燥邪、气机收敛、易使志悲等自然特点。老年人具有阴阳渐衰、脏腑渐虚、易感外邪、易生积滞、情绪不宁的生理特性，在秋季更应注意顺应自然阴阳之气，养生应兼顾衣食、起居、日常，注意阴阳平衡，不可失用过用，避免以下常见养生误区。

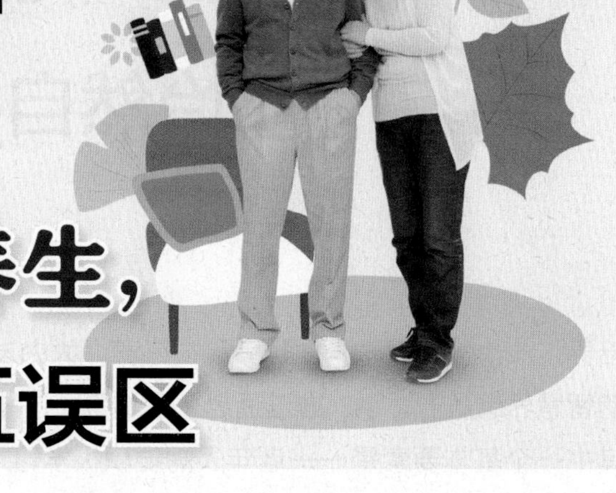

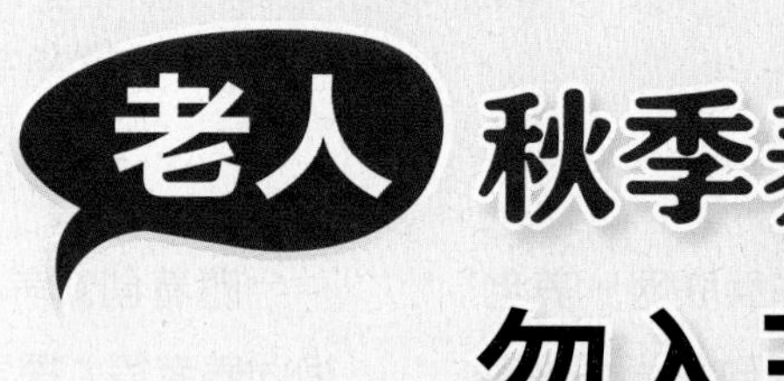

老人秋季养生，勿入五误区

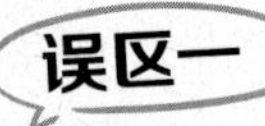

江苏省中医院老年医学科主任医师　滕士超

误区一　秋季进补，大补为上

秋季暑热湿邪渐退，人体食欲逐渐恢复，民间流行“贴秋膘”、进食滋补药食等补益之法，但老年人大多脾胃虚弱，饮食稍有不当便易生积滞，故秋季进补并非适合所有老年人，且须根据不同体质选择适合的补法。

患有心脑血管疾病、肾脏病、高尿酸血症，体形偏胖、营养过剩及表现为阳盛实证的老年人，不宜进食过多油腻、大补之品，否则会加重原发病，或引起腹胀、泄泻等不适症状。

良好的营养状况是应对衰老所致健康问题的“防御盾”，老年人秋季补益宜以滋肾润肺、平补阴阳为主，并注意顾护脾胃、防生积滞。可适当多食芝麻、核桃、银耳、莲子、苹果、甘蔗等滋养甘润的食物，少食辛辣刺激等辛散耗气的食物。医家孙思邈提出秋季饮食“少辛增酸”的饮食原则，酸味药食有收敛的作用，能在秋季养肝、固护人体津液，减轻燥邪对人体的损耗。

误区二　润“秋燥”，只能多饮水

秋季燥邪当令，燥易犯肺伤津，导致上呼吸道感染等疾病多发，耗伤人体津液，引起口干、唇干、鼻干、大便干结、皮肤干裂等干燥症状。适量饮水能够改善这些症状。但如果口不渴时饮用大量的水，会在一定程度上给心脏、肾脏、脾胃等带来负担，尤其是患有心血管疾病、肾脏病等基础病的老年人更要注意。此外，脾胃虚弱的老年人如果饮用过量凉水会损伤脾胃气机，导致纳呆、腹胀、腹泻等胃肠道症状，易使体质下降，加重原发病。

老年人应对“秋燥”，总体上可以采取“开源节流、滋阴润燥”的养生方法，内服补充津液，外助固护津气。“开源”方面，可以通过少量频服温水改善口干，宜食清淡滋养润肺之品（如梨、米粥、百合、麦冬、石斛、蜂蜜等）和酸甘之品（如乌梅、番茄等），以化生阴液，减少耗散；忌烟酒，以及辛辣刺激、油腻之品。“节流”方面，应注意保暖，及时增减衣物；保持肌肤湿润和居室环境湿度；通过运动锻炼扶助正气，固护津液，防止津液耗散。如采取以上方法后症状仍无缓解，应及时就医，并注意糖尿病、干燥综合征等疾病夹杂秋令之气来袭。

误区三 运动不拘方式不拘时

秋高气爽，正是适当运动、融入自然的好时节。适宜的体育锻炼不仅可以调养肺气，还能舒畅调达情志，扶助正气，增强机体抗病能力。秋季人体精气处于收敛内养阶段，运动也应顺应这一原则，不宜过于剧烈。

老年人因脏腑功能衰退，不宜选择快跑、登山等损伤筋骨和关节的剧烈运动，宜选择太极拳、八段锦、五禽戏、散步等调节全身气血的较为舒展的运动；身体强壮的老年人也可以选择游泳、慢跑、瑜伽等运动，具体种类要根据个人身体情况选择。

运动前，应热身；运动过程中，要及时补充水分，避免因过度汗出而伤津耗气，低血糖患者要注意糖分的补给。户外活动时，衣着不宜过于单薄，且出汗后应及时擦干身体、更换衣物，以免受风感寒。

误区四 体质弱也“秋冻”

秋季处于自然之气阳消阴长之时，民间有“春捂秋冻，不生杂病”的俗语。增强对寒冷的耐受性有助于更好地应对冬季寒冷的来临，但“秋冻”并非适合所有老年人。

阳热实证、体质较好的老年人尚可遵循这一养生之法，适当进行耐寒运动；虚寒体质、患有多种基础疾病的老年人则更应在降温时及时增衣。

平素易腹泻、感冒、头晕者，以及患有肾脏病、血液病、心脑血管病、慢性支气管炎、严重骨质疏松症等疾病患者，受寒后会使基础疾病复发，甚至发生中风、晕厥等严重情况。故体质较弱的老年人在秋季应注重保暖，不可一味追求“秋冻”。

误区五 解“秋乏”，就要多睡觉

“秋乏”是秋季人体正常生理现象。夏季暑热邪气耗伤气津，秋季温燥、凉燥之邪仍易耗气伤津，因此老年人易出现四肢无力、神疲懒言、口干、咽干等津气亏虚症状。气少则生血乏源，故人体气血虚弱，无力充养精神，易出现乏力犯困、嗜睡等“秋乏”表现。同时，秋季总体阳衰阴盛，自然阴阳作用于人体亦表现为乏力、少气懒言。

解“秋乏”并非只能“早睡晚起”。相反，秋季伴随自然界昼短夜长，人体应顺应阳气敛护，早卧早起。若要“补觉”，可适当午睡，以滋养阴气。此外，老年人还可以通过晒太阳、呼吸新鲜空气、按时起居等方式补益阳气，调畅气机；通过晨起摩腹、太极拳等运动促进消化，振奋精神；通过合理进补以增强营养，扶助正气，增强抗病能力；通过适时增减衣物，防寒保暖，防止外邪侵袭。PM

专家简介

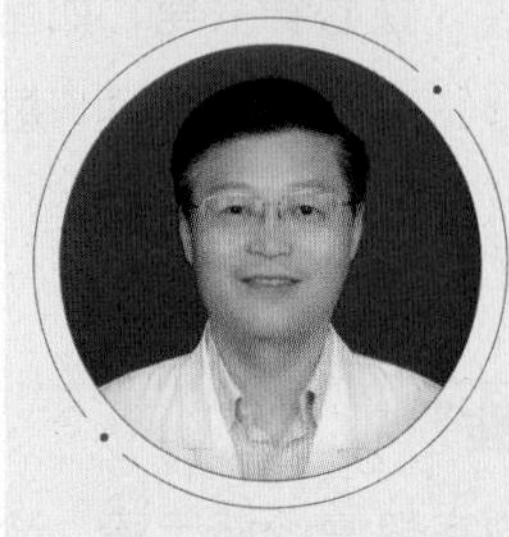

滕士超 南京中医药大学教授，江苏省中医院老年医学科主任，江苏省中西医结合学会老年医学专委会主任委员、糖尿病一体化诊疗专委会副主任委员，中华中医药学会老年病分会常务委员、糖尿病分会委员，世界中医药学会联合会常务理事。

室壁瘤，心脏上的“显眼包”

北京大学人民医院心内科主任医师　张海澄

生活实例

2周前，老李因急性心肌梗死接受了冠状动脉支架植入术。原以为术后身体便可恢复如初，却在出院诊断证明上看到了“室壁瘤”几个字，他顿时感到万念俱灰。心脏也会长肿瘤吗？室壁瘤是良性还是恶性的？要治吗？怎么治？

室壁瘤不是肿瘤

室壁瘤是急性心肌梗死后的常见并发症，多发生于急性心肌梗死后2周至2年内，主要累及左心室。室壁瘤的高危因素包括男性、高龄、胸痛时长≥24小时、收缩压≥140毫米汞柱和（或）舒张压≥90毫米汞柱、心电图4个及以上相邻胸导联出现病理性Q波或ST段抬高、左前降支近端闭塞等。

通常，冠心病患者大面积心肌梗死后，梗死区域可出现室壁扩张、变薄、心肌坏死，坏死的心肌逐渐被纤维瘢痕组织替代，失去正常收缩能力，在心脏收缩和心腔高压的共同作用下，薄弱的纤维瘢痕组织向外膨出，呈现反常运动。这部分向外膨出的瘤体即为室壁瘤，因此，室壁瘤不是肿瘤，而是心脏长了个“显眼包”。室壁瘤对心脏的影响主要体现在以下3方面：

1 影响心功能

梗死面积小、基础心功能尚可、瘤体直径较小者，心功能影响或许不大。反之，如果室壁瘤较大，聚集在其中的血流不能射向全身，可使心脏射血功能减弱，长此以往甚至可发生心衰。

2 形成血栓

由于瘤体不收缩，室壁瘤中的血流易发生湍流，瘤体内壁经常会形成血栓。血栓一旦脱落，可随血流“行走”，引发栓塞。

3 诱发心律失常

室壁瘤易诱发各种室性心律失常，如室性早搏、室性心动过速，甚至室颤，严重时可致命。

心室造影检查是诊断“金标准”

超声心动图是目前应用最广泛的室壁瘤诊断手段，诊断的敏感性、特异性均很高；常规胸部X线检查如发现心影明显增宽、左心缘有局限性膨出，提示室壁瘤形成，但检出的阳性率很低；胸部CT检查有助于发现膨出的室壁瘤，但不如心脏磁共振检查精确度高；心脏磁共振检查可见心室壁局部明显变薄、呈低信号。在所有检查手段中，心室造影检查是诊断室壁瘤的“金标准”。该检查可以明确心室大小、形态、运动状态、瓣膜反流等情况，但为有创检查，一般在冠脉造影时进行。

药物治疗是“基石”

室壁瘤的治疗方法一般由瘤体大小及其对血流动力学的影响程度而定。药物治疗常使用血管紧张素转化酶抑制剂、血管紧张素Ⅱ受体阻滞剂、β受体阻滞剂等促进心脏重构，同时使用抗凝药物预防血栓形成等。

室壁瘤大（直径＞5厘米）、药物治疗效果不佳的顽固性或难治性心衰患者，出现严重恶性心律失常导致血流动力学受较大影响者，宜进行手术治疗。外科手术可通过减少左室容积、减轻室壁张力等，改善左心室功能，延缓和阻止心力衰竭的发生、发展。如今，新技术的出现使室壁瘤的手术治疗更得心应手、创伤更小。例如，介入手术利用新型“降落伞”封堵器系统将坏死的室壁组织与正常组织隔开，降低心室容积，减少心室负荷，可改善患者的心功能。PM

生活实例

半年前，平素身体健朗的陈爷爷跌倒后撞伤了头部，CT检查提示少量颅内出血，在当地医院接受了保守治疗。外伤后1个月左右，陈爷爷开始出现头痛、右侧肢体乏力等症状，头颅CT检查提示右侧硬膜下血肿，经保守治疗后，血肿吸收。外伤后2个月左右，他的病情再次加重，无法站立及行走，只能卧床，复查头颅CT后发现，其左额顶部又出现了大面积血肿，脑组织受压明显。经多方打听，陈爷爷在家属的陪同下来到上海交通大学医学院附属仁济医院就医。医生在详细了解病史和阅片后，判断导致陈爷爷反复脑出血的病因是慢性硬膜下血肿。

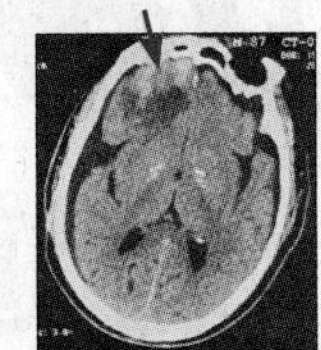
外伤后即日，头颅CT检查提示右额叶出血

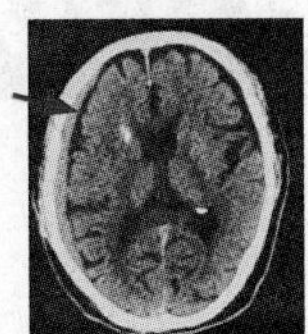
外伤后1个月，头颅CT检查提示右硬膜下血肿

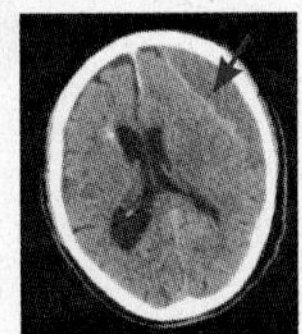
外伤后2个月，头颅CT检查提示左额顶硬膜下血肿

外伤后反复脑出血，硬膜下血肿“作祟”

上海交通大学医学院附属仁济医院神经外科
周建坡　万杰清（主任医师）

外伤后，警惕“迟发”的硬膜下血肿

颅内硬脑膜和脑表面蛛网膜之间的腔隙，称硬膜下腔，其间有桥静脉。老年人因脑组织萎缩，硬膜下腔较青壮年大，当头部遭遇外伤后，脑组织容易发生移位，引起桥静脉撕裂，从而导致硬膜下腔出血。

当头部外伤较重时，硬膜下腔大量出血，形成急性硬膜下血肿，严重时需要急诊手术治疗。若头部受伤较轻，头颅 CT 检查可无明显异常或仅为少量出血，患者也没有明显的临床症状。但对部分患者而言，硬膜下腔内的少量血液会诱发一系列复杂的炎症反应，导致局部毛细血管“渗漏”增加，使血肿进一步增大。当血肿达到一定体积时，患者可出现头痛、肢体乏力、行走不稳等症状。由于从头部外伤到出现临床症状的时间往往在 3 周以上，故称慢性硬膜下血肿。

复合微创手术，解复发难题

慢性硬膜下血肿好发于老年人，患者通常有头部外伤史。治疗方法主要有药物治疗和外科治疗。他汀类药物可抑制血肿包膜炎症反应，促进血肿吸收，对少量硬膜下出血有效。若血肿较大，伴明显压迫症状，则应行颅骨钻孔引流术。但据文献报道，颅骨钻孔引流术后复发率高达 11% ~ 33%。

近年来的研究发现，慢性硬膜下血肿的复发可能与血肿周围包膜血管形成有关，而血肿包膜的血供主要来源于脑膜中动脉。若能直接针对病因进行干预，通过微创介入方式将脑膜中动脉栓塞，可显著降低复发率。

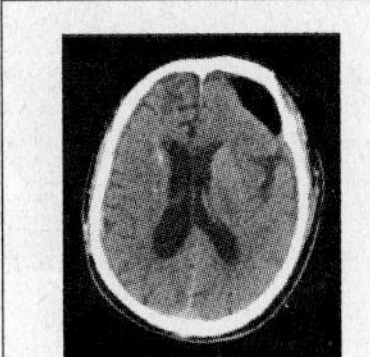
术后头颅CT检查提示硬膜下血肿被清除

经全面的术前检查和评估，我们决定为陈爷爷实施“复合微创手术”——左侧脑膜中动脉栓塞 + 颅骨钻孔血肿引流术，既清除了血肿，又排除了血肿复发的隐患。术后第 4 天，陈爷爷已可拄拐行走，并于术后第 8 天好转出院。PM

靶向治疗：胆道肿瘤治疗新方法

海军军医大学第三附属医院肿瘤免疫科　刘慧颖　仇金荣（主任医师）

胆道恶性肿瘤（包括肝内胆管癌、肝外胆管癌、胆囊癌）的发病率和死亡率在全球范围内均呈上升趋势，传统的治疗方法（如手术、放疗和化疗等）虽然能在一定程度上延长患者的生存期，但副作用明显，且疗效有限。近年来，随着分子生物学和基因学研究的深入，靶向治疗逐渐成为胆道恶性肿瘤治疗的新方法。

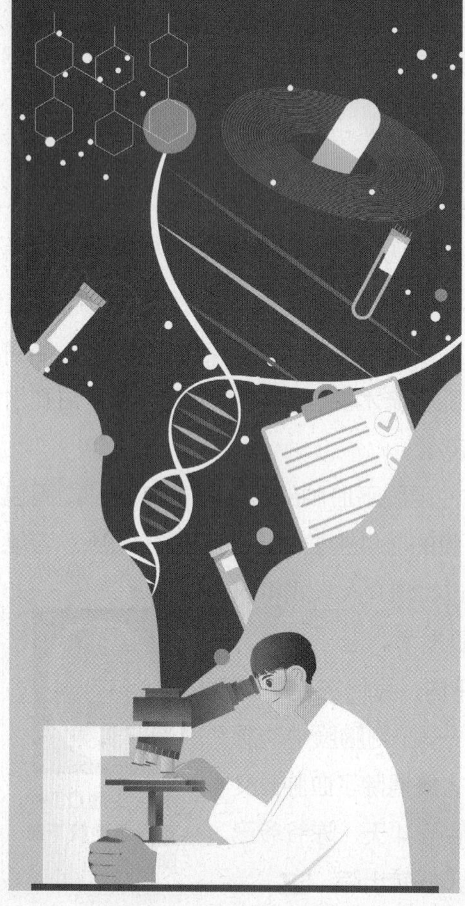

靶向治疗，精准打击肿瘤细胞

靶向治疗是一种针对肿瘤细胞特定分子的治疗方法，通过干扰肿瘤细胞的生长、分裂和扩散过程，达到抑制肿瘤发展的目的。它就像打靶一样，瞄准已经明确的致癌位点（肿瘤细胞内部的一个蛋白分子或一个基因片段），精准清除肿瘤细胞。

靶向治疗并不是对所有肿瘤都有效，适用于存在基因突变的恶性肿瘤。对大多数肿瘤患者而言，需要通过基因检测明确靶点，选择相应的靶向药物，“杀死”肿瘤细胞。常用的靶向药物主要包括小分子抑制剂和单克隆抗体两大类：小分子抑制剂通过抑制肿瘤细胞的信号传导通路，阻断肿瘤细胞的生长和分裂；而单克隆抗体则通过与肿瘤细胞表面的特定抗原结合，触发机体系统的攻击，从而消灭肿瘤细胞。对部分未找到相关靶点的患者而言，可使用以肿瘤血管为靶点的抗肿瘤血管生成药物，减少或切断肿瘤的营养供应，“饿死”肿瘤细胞。

胆道肿瘤靶向治疗，主要有 5 类药物

研究表明，高达 40% 的胆道恶性肿瘤患者存在潜在的可进行靶向治疗的基因变异、扩增和融合。目前，针对胆道恶性肿瘤的靶向治疗药物主要包括 5 类。

❶ **抗血管生成药物**　如贝伐珠单抗、仑伐替尼、瑞格菲尼等，作用于血管内皮生长因子（VEGF）或其受体（VEGFR），抑制肿瘤血管的形成和生长。

❷ **纤维细胞生长因子受体（FGFR）抑制剂**　FGFR 作为胆系肿瘤的明星靶点，近来受到越来越多的关注。代表药物如佩米替尼，对具有 *FGFR2* 基因融合或重排的胆道肿瘤患者显示出很好的疗效。

❸ **异柠檬酸脱氢酶（IDH）抑制剂** 如艾伏尼布，用于具有*IDH1*基因突变的胆道肿瘤患者。

❹ **人类表皮生长因子受体 2（HER2）抑制剂** 如曲妥珠单抗和帕妥珠单抗，用于*HER2*阳性的胆道肿瘤患者。

❺ **BRAF 抑制剂** 如达拉非尼、曲美替尼，用于治疗*BRAF V600E*基因突变的不可切除或转移性实体瘤。

此外，还有针对其他重要的分子靶点（比如 NTRK、RET 融合等）的药物。

这些药物的研发和应用为胆道恶性肿瘤的治疗提供了新的可能，患者可接受相关评估，由医生判断是否适合采用靶向治疗，并制定个体化的治疗方案，从而获得更好的疗效、更长的生存时间。

靶向治疗效果，受多种因素影响

胆道恶性肿瘤靶向治疗的效果因个体差异、肿瘤类型、分期及治疗方案等多种因素而异。一般来说，对于适合接受靶向治疗的患者而言，这种治疗方法可以显著提高治疗效果，延长生存期，并改善生活质量。但有些患者则可能出现耐药性或疗效不佳的情况。

临床研究显示，部分胆道恶性肿瘤患者在接受靶向治疗后，肿瘤体积明显缩小，甚至达到完全缓解的状态。判断靶向治疗的效果，不仅要看“面子”，还要看“里子”。有些肿瘤在靶向治疗后大小虽无变化，有的反而稍微增大，但里面的很多肿瘤细胞已经坏死，此时也应判断为治疗有效。同时，靶向治疗还可以减轻患者的疼痛、黄疸等症状，提高生活质量。

靶向治疗一段时间后，患者可能还需要进行二次基因检测。肿瘤组织内部就像各个家族成员的聚集地，第一次靶向治疗打击了其中势力最大的肿瘤细胞家族，但随后其他小的、没有受到打击的肿瘤细胞家族便不断发展壮大。此时，再做一次基因检测，才能进行更加精准的打击。

虽然精准，但也有不良反应

虽然靶向治疗具有一定的靶向性和选择性，对正常细胞的伤害较小，相比传统化疗其副作用更小，但是仍然存在一定的不良反应。相关不良反应因药物种类、个体差异及治疗周期的不同而有所差异，主要包括以下几个方面：

一是皮肤反应，包括皮疹、瘙痒、干燥等皮肤问题；二是消化系统反应，包括恶心、呕吐、腹泻、食欲不振等消化系统症状；三是肝功能损害，表现为肝功能异常；四是血液系统反应，包括血小板及白细胞减少、贫血等。此外，靶向治疗还可能引起疲劳、乏力、发热、高血压等不良反应。

注意观察，及时发现异常

胆道恶性肿瘤患者在进行靶向治疗期间要注意自我护理和观察，以便及时发现异常并采取措施。比如：注意休息和保暖，避免过度劳累和感染，定期测量体温、血压和体重，关注有无发热、乏力、消瘦等症状，如发现异常，应及时就医；保持皮肤清洁，避免使用刺激性强的化妆品和洗浴用品，注意有无皮疹、瘙痒、皮肤干燥等皮肤问题，如有异常，可在医生指导下使用外用药物缓解症状；关注有无恶心、呕吐、腹泻、食欲不振等消化系统症状，症状轻者可通过调整饮食（选择清淡、易消化的食物，避免油腻、辛辣等刺激性食物，保持充足的水分摄入）缓解不适，症状重者应及时就医，调整治疗方案；定期进行肝功能、血常规等检查，留意是否容易出现瘀斑或其他出血倾向，如有异常，应及时就医；等等。

此外，患者在接受靶向治疗期间，还应保持良好的心态和生活习惯：积极面对疾病，树立战胜疾病的信心；保持充足的睡眠和适当的运动，以维持身体免疫力；避免吸烟、饮酒等不良习惯，以免加重病情。PM

生活实例

30多岁的秦女士近两年来经常出现口腔溃疡，一直没当回事，有时自行服用清热解毒的药物"下火"，病情反反复复。最近，她感觉视物模糊，便到眼科就诊。医生仔细询问病史、检查眼睛后，建议秦女士进行免疫方面的血液检测。虽然不解，她还是听从医生安排完成了相关检查，后被诊断为白塞病性葡萄膜炎。得知还需要风湿科医生会诊，秦女士更加困惑：眼睛也会得风湿病吗？

当"风湿"进入眼睛

本刊记者　蒋美琴
受访专家　苏文如

说起风湿病，大家最熟悉的莫过于风湿性关节炎和类风湿关节炎等侵犯关节、骨骼、肌肉等组织的疾病，多数为自身免疫性疾病。很少有人知道，其实眼睛也会得风湿病，它就是素有"眼科硬骨头"之称的葡萄膜炎。

"剥开"葡萄膜

关于眼睛的结构，很多人听说过角膜、结膜，再深入一点的，可能还知道巩膜、虹膜、视网膜，但鲜少有人知道葡萄膜。

眼球分为眼球壁和眼内容物两大部分，眼球壁又分为三层：外层为角膜、巩膜，中间层为葡萄膜，内层为视网膜。葡萄膜内表面因形似一颗黑色葡萄而得名，分为三部分：前部是肉眼可见的虹膜（围绕瞳孔部分），中部是睫状体，后部是脉络膜。至于大家熟悉的结膜，则是覆盖在眼球表面（球结膜）及眼睑内面（睑结膜）的透明膜，不完全属于眼球结构。

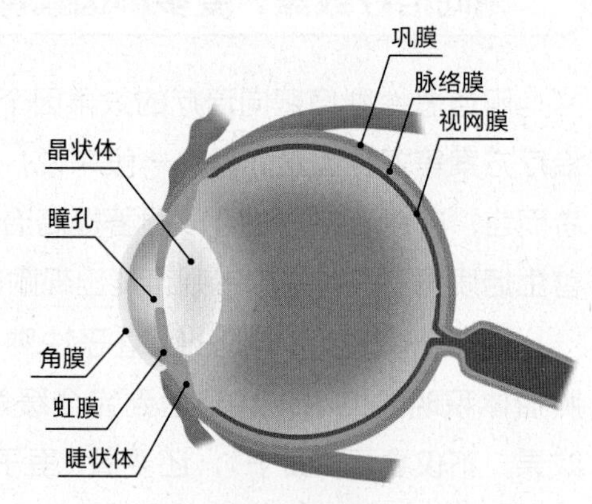

眼球剖面结构简图

不同年龄段好发类型不同

从广义上说，眼内发生的炎症都可称为葡萄膜炎。它可分三大类：感染性（如感染细菌、真菌、病毒、寄生虫等）、非感染性（即自身免疫性葡萄膜炎）和伪装综合征（主要由肿瘤引起，如玻璃体视网膜淋巴瘤、原发性葡萄膜黑色素瘤、葡萄膜转移癌等肿瘤性伪装综合征）。感染性葡萄膜炎常见的病原体有结核杆菌、疱疹病毒、梅毒螺旋体、艾滋病病毒等。狭义的葡萄膜炎，特指自身免疫性葡萄膜炎，常见于一些自身免疫性疾病，如白塞病（贝赫切特综合征）、Vogt-小柳原田综合征（VKH）、风湿性关节炎、强直性脊柱炎、系统性红斑狼疮等。据统计，目前我国有300万~500万葡萄膜炎患者。

自身免疫性疾病通常好发于免疫力相对较强的青壮年，自身免疫性葡萄膜炎也不例外。这类人群容易出现免疫功能亢进、紊乱，导致免疫系统"攻击"自身组织，从而引发多系统、多部位的炎症反应，累及眼球则会导致葡萄膜炎。而感染、肿瘤等导致的葡萄膜炎，则好发于免疫力相对较弱的人群。

特别提醒　**自身免疫性葡萄膜炎患者不宜进补，如人参、黄芪、海参、冬虫夏草等；不宜使用激活免疫的药物，如肿瘤免疫治疗药、疫苗等。有些患者使用这些"补药"或"增强免疫药"后，导致葡萄膜炎复发、病情加重。**

葡萄膜炎可致盲

葡萄膜炎可累及视网膜、晶状体等，是一种可致盲的眼病，致盲率约为35%。例如，白塞病性葡萄膜炎治疗困难，以往人们对其认识不足、诊治不规范，致盲率高达60%左右。随着研究进展、新药出现，葡萄膜炎的诊疗越来越规范，致盲率逐渐下降。

需要指出的是，大部分葡萄膜炎的致盲是不可逆的，且目前无法通过手术等方式来重获视力。因此早期发现并进行规范诊治非常重要，目的是控制病情，尽量保留视力，降低致残风险。

警惕这些眼内、眼外表现

早期葡萄膜炎的症状并不明显，尤其是自身免疫性葡萄膜炎，常伴随一些眼外表现（非眼部症状），容易漏诊、误诊。

- **眼内表现** 眼红，但不像“红眼病”、出血等颜色鲜明，而是隐隐发红；眼痛，不同类型葡萄膜炎的疼痛轻重程度不一，有些患者疼痛剧烈，甚至想撞墙；有些患者会出现畏光、流泪等症状；有些患者会感觉眼前有雾遮挡、黑影飘动等，医生通过裂隙灯显微镜检查可见黄色混浊物；视物模糊、视力下降，多缓慢进展。

- **眼外表现** 可见全身多系统、多器官症状，如口腔溃疡、面部红斑、骨关节疼痛等。一年内发生口腔溃疡3次以上，要警惕白塞病；如果出现脱发、白发、白癜风，伴耳鸣、头痛等多系统症状，要警惕Vogt-小柳原田综合征；经常出现不明原因低热，伴骨关节疼痛、腰背僵硬等症状，要警惕类风湿关节炎、强直性脊柱炎；等等。这些疾病都会累及葡萄膜，应同时进行眼科检查，避免漏诊。

全身治疗，长期管理

葡萄膜炎的治疗主要为药物治疗，在针对并发症或原发病治疗时，少数患者需要手术治疗。众所周知，很多眼部炎症可外用滴眼液或眼药膏等治疗。不过，由于葡萄膜位置特殊，外用药物难以到达其中部的睫状体和后部的脉络膜，因此常需要口服药物。作为全身性疾病的自身免疫性葡萄膜炎，更适合药物口服、静脉注射等全身性治疗方式。如果仅治疗眼睛，全身的免疫功能紊乱得不到改善，病情会反复发作，难以控制。

糖皮质激素 主要用于快速控制炎症，为对症治疗方法。如果没有其他部位的病变，可局部用药，如使用含糖皮质激素的滴眼液（泼尼松滴眼液等），以减少药物副作用。

免疫抑制剂 如氨甲蝶呤、吗替麦考酚酯、环孢素等，可抑制免疫反应，调控患者亢进的免疫功能，从源头上治疗自身免疫性葡萄膜炎。

生物制剂 除上述免疫抑制剂外，阿达木单抗、利妥昔单抗、托珠单抗等生物制剂也可抑制患者的免疫应答，从而减轻炎症反应，缓解病情。此类药物多为注射剂。

此外，还可根据不同症状选用非甾体抗炎药等对症治疗。需要提醒的是，自身免疫性葡萄膜炎的治疗不能“见好就收”，要“长治久安”。患者应当树立长期管理的治疗理念，在医生指导下坚持规范治疗，以免病情反复发作而导致视力不断下降。PM

专家简介

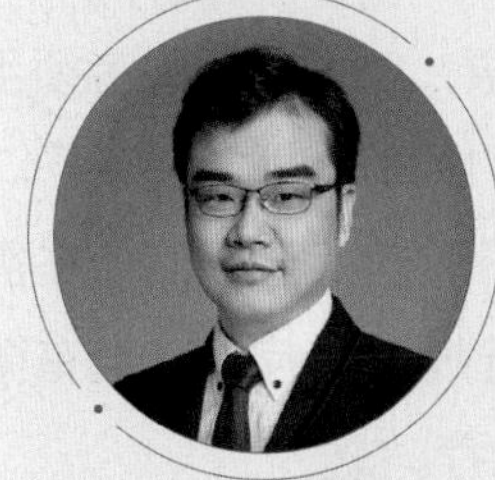

苏文如 上海交通大学医学院附属第九人民医院眼科主任医师、教授、博士生导师，上海市免疫学会眼免疫专业委员会副主任委员，广东省医师协会眼科医师分会眼与全身病专业组副组长。擅长各种眼免疫性疾病和眼底病的诊治。

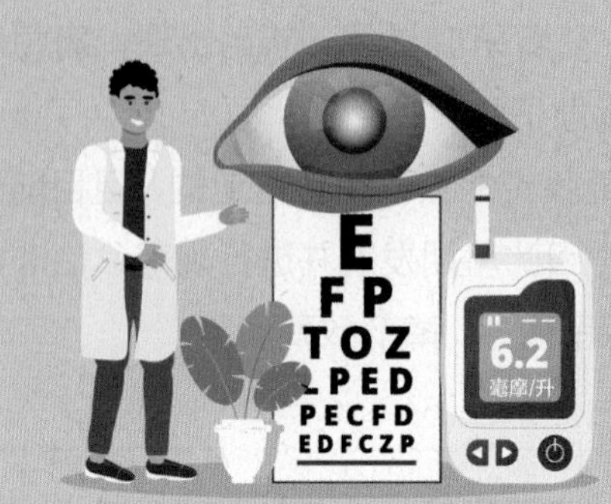

随着人民生活质量的提升，国民饮食结构发生了巨大变化，高糖、高脂食物成了餐桌上的“常客”，而因糖尿病视网膜病变而失明的患者人数也越来越多。糖尿病早期，患者的眼底通常是正常的，随着病情进展，糖尿病视网膜病变的发生风险也随之增高。目前，我国糖尿病患者人数已超1.4亿，居世界第一；每3个糖尿病患者中，有1人患糖尿病视网膜病变（简称“糖网病”）；每3个糖网病患者中，有1人面临失明的风险，而事实上，90%因糖网病引起的失明是可以避免的。

别让“蜜”糊了眼

西安市中心医院眼科
刘程斐 张 静 杜兆江（主任医师）

糖网病是视力“杀手”

糖网病的病程可以分为 6 期。Ⅰ期时，视网膜上可出现微血管瘤和散在出血点；Ⅱ期时，视网膜上出现脂性物质渗出，表现为黄白色小斑点，又称“硬性渗出”；Ⅲ期时，视网膜上出现棉花团状的白色斑片，又称“软性渗出”，是视网膜细胞缺血、缺氧的表现。Ⅰ～Ⅲ期为非增殖性糖尿病视网膜病变，此时可见黄斑水肿或视网膜无灌注区，但尚未出现新生血管。

Ⅳ期时，视网膜有新生血管形成。这些血管极易破裂出血和渗血（眼底出血），若形成大量玻璃体积血，将严重影响视力。若此时患者仍置之不理，视网膜将因炎症、出血机化等原因形成纤维增殖膜，即Ⅴ期。视网膜在纤维增殖膜的牵拉下，可发生牵拉性视网膜脱离，患者会失明到了Ⅵ期。Ⅳ～Ⅵ期为增殖性糖尿病视网膜病变，治疗不及时可使患者丧失视力，还有发生新生血管性青光眼的风险，患者将饱受难以控制的高眼压带来的剧烈头痛。

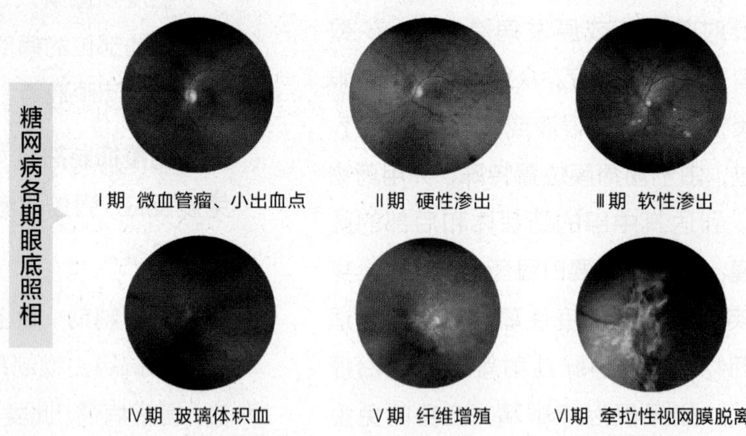
糖网病各期眼底照相

Ⅰ期 微血管瘤、小出血点　Ⅱ期 硬性渗出　Ⅲ期 软性渗出

Ⅳ期 玻璃体积血　Ⅴ期 纤维增殖　Ⅵ期 牵拉性视网膜脱离

及时干预，防治糖网病进展

其实，防治糖网病并不难。Ⅰ～Ⅱ期患者须严格控制基础疾病，密切随访，保证血糖、血压、血脂维持在正常水平；Ⅲ～Ⅳ期患者需要接受视网膜激光光凝术、玻璃体腔注药或玻璃体手术（清除出血），挽救视力，延缓病情进展；Ⅴ～Ⅵ期患者须手术治疗，争取保留现有的视力，避免新生血管性青光眼“找上门”。

然而目前，我国有 50% 的糖尿病患者不知道筛查眼底；在需要治疗的糖网病患者中，70% 的患者未进行规范诊疗；在具有激光治疗指征的患者中，有 90% 未接受激光治疗。PM

拨开咽痛的迷雾

复旦大学附属中山医院心内科　陆 浩（副主任医师）　周 游

那是一个深夜，我们正在急诊室值班，遇到了因咽喉疼痛前来就诊的罗先生。他是一位50多岁的中年男性，被咽喉疼痛困扰好几天了，每次疼痛持续几分钟，有时伴胸闷和肩背酸胀感，爬楼梯或快走几步时不适感会加重，停下休息或深呼吸几次就会缓解。起初，罗先生以为只是普通的咽喉炎，并没有太在意。然而，那晚的疼痛已经持续半个多小时，胸闷和憋气感让他难以入睡。他有些不安，于是来医院就诊。

罗先生的症状引起了我们的关注。他的“咽痛”不像典型的咽喉炎那样局限于咽喉部位。我们检查他的咽喉，没有发现红肿或异物；他没有高血压，患糖尿病近10年，服用降糖药，血糖控制稳定；吸烟20多年，每天半包左右；脸色有些苍白，呼吸略显急促，额头有一点点汗珠。这让我们意识到，他的病情可能比他想象得还要严重。我们立即安排他进行心电图检查，以及血常规、心肌酶谱等血液检查。

罗先生有些犹豫不决：“医生，我的主要问题是喉咙痛，为什么要做心脏方面的检查？”

我们耐心地向他解释：“初步身体检查并不支持咽喉炎的诊断，而且你有胸闷、肩膀酸痛症状，在活动量增加时格外明显，这些情况提示有可能是你的心血管系统出问题了。你有糖尿病、吸烟史，这些都是患心血管疾病的危险因素。另外，从你今晚症状持续半个小时没有缓解的情况来看，很可能是心血管疾病急性加重了，甚至有可能心肌发生缺血、坏死了。心电图是心肌缺血、心肌梗死最简便有效的检查手段，而心肌酶谱能直接反映心肌受损的程度。结合这些检查结果，可以对你的心脏情况做一个大致的判断。”

罗先生马上去做检查，结果很快出来了，他再次来到我们诊室。

“医生，你快帮我看看报告，好多检查都有问题。”罗先生眉头紧皱，语气里透露着焦急和不安。

心电图显示ST段明显压低，这是心肌缺血的信号；血液检查结果显示心肌酶谱明显升高，这是心肌损伤的直接证据；与咽喉炎相关的炎症指标反而都正常。结合罗先生的症状及心电图、血液检查结果，我们考虑他发生了急性心肌梗死。

“我的心脏一直很好，怎么会突然心肌梗死呢？”罗先生紧张而又不解地问。

“你的咽喉疼痛其实是心脏发出的警示信号。长期吸烟、患糖尿病，会对心脏血管造成损伤，导致供应心肌的血管——冠状动脉出现狭窄、闭塞，造成心肌缺血，甚至失去血液供应而发生心肌梗死。同时，心脏的泵血功能下降，无法满足身体其他部位对血液的需求。活动量增加后出现咽痛加重、胸闷和肩膀酸痛等，都是心脏不堪重负的表现。心肌梗死非常危险，严重者可使心脏停止跳动或心脏突然破裂。”

我们立即安排罗先生住院治疗。冠状动脉造影检查发现，他的一条主要冠状动脉严重狭窄。我们为他进行介入治疗，成功开通阻塞的血管，缓解了心肌缺血。此后，罗先生需要长期药物治疗，以免病情复发和进展。PM

特别提醒

心肌梗死的症状有时非常隐匿，非典型心梗的表现包括下颌疼痛、咽喉紧缩感、肩背部疼痛、上肢疼痛，甚至恶心、出汗或呼吸困难等。这些症状容易被误认为其他疾病，尤其在初期症状不明显时。有心血管疾病危险因素者，如高血压、糖尿病、血脂异常、吸烟等，如果出现上述症状，应尽快就医排查，以免错过救治时机。

提起我的家族——扁桃体，大家一定不陌生。我是家族里的老大哥——腭扁桃体，我体积最大，位置最靠前，每当人们照着镜子张嘴发出“啊”声时，一般都能看到我。所以，一提起扁桃体，人们默认为就是我。其实，我只是扁桃体家族中的一员。我还有三个兄弟，分别叫咽扁桃体、舌扁桃体及咽鼓管扁桃体。

扁桃体家族的兄弟们

上海交通大学医学院附属仁济医院耳鼻咽喉科　赵 辉　金晓杰（主任医师）
绘图　曹 阳

兄弟齐心，“闭环”守卫

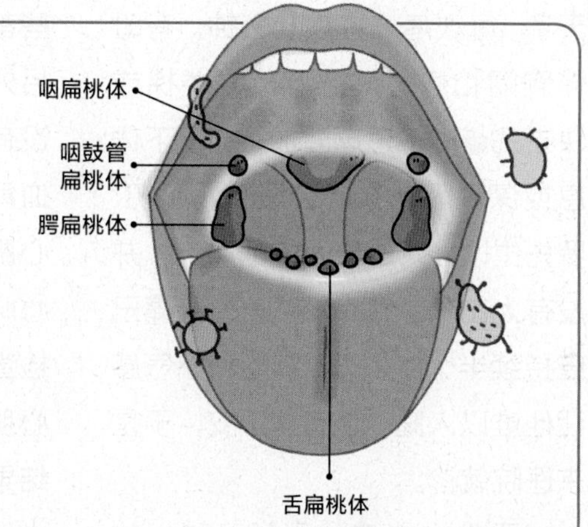

我的营地位于咽峡两侧，其他几兄弟在与我邻近的不同位置站岗：咽扁桃体位于鼻咽部，在咽部顶端及鼻腔后端交界处，又称腺样体；咽鼓管扁桃体位于咽扁桃体两端、咽鼓管咽口附近；舌扁桃体位于舌根部，呈颗粒状。我们四兄弟位置相邻，构成了咽淋巴环的内环，守在一线阵地，共同抵御外敌入侵。

俗话说，病从口入。我们位于关键的咽喉要道，起着重要的免疫保护功能。日常状态下，我们分泌大量免疫细胞，能识别和消灭进入体内的细菌、病毒等病原体，防止它们进一步侵入。同时，我们分泌的黏液与脱落的上皮细胞等混合，可以将进入扁桃体隐窝的病原体及食物残渣等裹挟后一起排出体外。大家常说的“扁桃体结石”就是被我排到隐窝口的混合物。所以，我们对进入体内的空气、食物有一定的过滤和净化作用。此外，我们分泌的黏液和免疫细胞还有助于维持口腔健康。

四线并战，守护健康

如果出现大规模外敌入侵，我们也有稳妥、高效的应对之策。作为免疫器官，我有很多隐窝褶皱和表皮缝隙，可以为免疫细胞消灭病原体提供广阔的接触空间；在我体内，从最前线的吞噬细胞到内部“特种兵”（包括致敏T细胞、浆细胞），层层排兵布阵进行攻击、防御；我们还可以将免疫信息传递到其他部位的淋巴结、脾脏等，让全身多处免疫器官共同参与免疫反应。

作为最前线的防御大闸，如果我最先被侵及，最明显的反应就是咽痛，尤其是吞咽疼痛，有时伴发热、头痛、关节酸痛等，人们张嘴时可能会看到我表面的脓苔；如果咽扁桃体和咽鼓管扁桃体被侵及，则会出现鼻咽疼痛，即喉咙顶端、鼻腔后端疼痛，还可能出现鼻塞、流涕，有时还会因咽鼓管功能减退引起耳朵闷塞感；如果舌扁桃体被侵及，则会出现舌根痛、吞咽痛，有时还会引起咳嗽和声音嘶哑。大多数时候，我们四兄弟团结协作、并肩战斗，可能会同时出现上述多种症状。不过，千万不要单纯地认为这是由我们带来的痛苦而轻易抛弃我们。其实，这恰恰是我们守护健康、与外来病原体斗争最激烈的时候。PM

“为什么化疗会使手脚感到麻木，引发起疱、蜕皮等症状？”“靶向治疗后，为什么走路就像脚踩在棉花上，感到轻飘飘的？”临床上，因手足综合征影响生活质量者不在少数。

肿瘤化疗，护好手、足

上海交通大学医学院附属瑞金医院肿瘤质子中心副主任护师　张洁

抗肿瘤治疗的常见并发症

手足综合征又称掌足红肿触痛综合征，是由某些抗肿瘤药物（化疗药物及靶向治疗药物）引起的局部皮肤毒性反应，常见于手掌、足底等处，患者表现为手掌与足底麻木、感觉异常、疼痛或烧灼感等，皮肤可出现肿胀、红斑、脱屑、皲裂、硬结样水疱等症状。按照病情严重程度，手足综合征可分为4级：

级别	表现
• 1级	手、足感觉麻木、瘙痒，不影响正常活动
• 2级	手持物、走路时感到不适，无手掌、脚底肿胀，无皮肤红斑
• 3级	存在皮肤红斑、手掌或脚底肿胀，影响日常生活
• 4级	皮肤可有脱屑、溃疡、水疱，疼痛明显，严重影响正常生活

防治手足综合征，中西医“齐上阵”

防治手足综合征的主要措施有抗感染、使用维生素类药物及中医治疗等。B族维生素类药物具有营养神经、抗氧化、维持细胞膜稳定性等作用，对由手足周围神经细胞受损导致的手足综合征疗效理想。病情严重且伴感染者，可以局部外用莫匹罗星软膏。

此外，手足综合征属中医学的药毒、痹症范畴，与风、湿、热相关，患者多有气血虚弱、气阴受损、血瘀络阻等症状。中医外治法中的浸泡法可起到活血通络、养血祛风的作用，具体做法为：药材浸水1小时，煎煮30分钟，去渣取汁，冷却至37°后放入恒温足浴盆，每日2次手足浸泡，每次30分钟。

生活护理，缓解症状

除积极治疗外，手足综合征患者可以通过改善生活方式等手段，达到缓解症状、提高生活质量的目的。具体措施如下：

❶ 保持良好的生活习惯

作息规律，避免熬夜，保持大、小便通畅；注意个人卫生和环境卫生，勤晒被褥；病情允许的情况下，积极社交。

❷ 合理调整饮食

饮食应清淡、易于消化，多吃新鲜水果、蔬菜，注意补充足量蛋白质；忌辛辣、刺激性食物；保证每日水分摄入2500毫升以上。

❸ 做好皮肤护理

及时修剪指甲，避免皮肤划伤；保持手、足皮肤干燥、清洁，必要时可戴手套保暖、防晒；洗手或沐浴时，忌水温过热、过冷，清洗后应涂抹保湿产品。皮肤出现严重干燥、脱皮等表现时，可使用含有维生素E等成分的保湿产品缓解不适，切忌抓挠。PM

凶险的胸膜反应

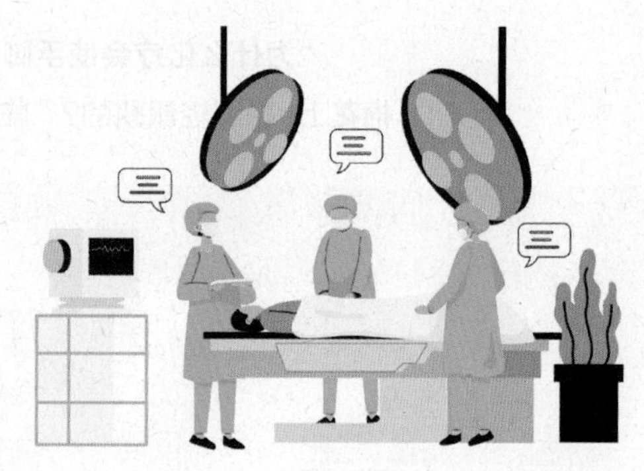

上海交通大学医学院附属瑞金医院急诊科主任医师　盛慧球

生活实例

林女士因肺结节要求手术治疗，在进行术前穿刺定位时出现胸膜反应，突发心搏、呼吸骤停。经积极抢救，林女士恢复了心跳和呼吸，但又出现缺血缺氧性脑病，在气管插管治疗后并发肺部感染，出现心、肾、肝等多脏器功能衰竭及凝血功能障碍。在重症监护室（ICU）治疗一个多月后，她才转危为安。

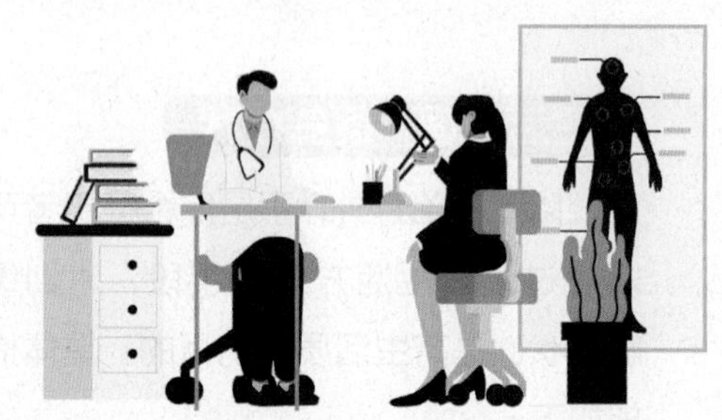

劫后余生，林女士及其家属对此经历颇为后怕。有些人也难免产生怀疑和不解：一个小小的穿刺手术怎么会危及生命？肺部手术前必须进行穿刺定位吗？胸膜反应是怎么回事？如何避免有创操作中的严重不良反应？

穿刺活检与穿刺定位

说起穿刺，很多人想到的是穿刺活检，比如淋巴结、甲状腺结节、乳腺结节、肺结节等穿刺活检。这类穿刺活检均是通过细长的穿刺针或相关器械，进入体内提取病变组织样本，然后进行病理学检查，属于有创检查手段。患者通常需要局部麻醉，医生往往会利用超声、CT 等影像设备准确定位病变组织（如肺结节），以保证穿刺顺利。

肺结节切除术前进行穿刺定位，往往是因为病灶位置隐蔽、体积较小或周围血管丰富等，直接切除难度较大，而穿刺定位可以确保手术准确性。穿刺方法与活检类似，以定位操作代替取样本。以胸腔镜下肺结节切除术为例，主要有两类定位方法：

❶ **锚定定位针法**　使用锚定针向肺结节部位穿刺，释放类似锚的装置（带钩金属丝）勾挂住结节，退出穿刺针时，将连接锚的线存留在肺表面，手术时，医生可沿定位线准确找到肺结节。

❷ **荧光剂（或放射性示踪剂等）定位法**　经皮穿刺，在肺结节附近注射能产生荧光的水溶性物质（或放射性核素等），手术时，医生使用可检测荧光的胸腔镜识别结节位置。

胸膜反应鲜为人知

胸膜反应是指因诊断或治疗胸部疾病而进行胸腔穿刺的过程中，出现的一系列生理和心理反应，包括头晕、心悸、胸闷、气短、胸痛、咳嗽、出汗、面色苍白、四肢发冷、血压下降、晕厥，甚至休克、心搏和呼吸骤停等，检查可发现胸膜炎症、胸腔积液。据文献报道，其发生率可高达 20%，穿刺活检和穿刺定位操作中均有可能发生。

胸膜反应症状轻微者，经休息即可缓解；如果血压下降、晕厥，有潜在隐患，需要查找原因，进行相应治疗后也可缓解，不留后遗症；如果发生心搏、呼吸骤停，应即刻采取心肺复苏及后续治疗；如果经救治仍出现缺血缺氧性脑病等严重并发症，则预后不佳甚至死亡。

胸膜反应的危险因素

导致患者在接受胸腔穿刺过程中出现胸膜反应的因素较多，包括生理、心理和病理因素等。

心理因素

患者因对胸穿过程和目的不了解而产生紧张、恐惧情绪，易出现心理反应。尤其是年轻、敏感、第一次接受穿刺的患者，害怕穿刺带来痛苦和不适，心理处于高度紧张状态。有的患者看到粗大的胸穿针头就出现恐惧心理，甚至在进行局部麻醉时，就出现心悸、胸闷、头晕、面色苍白、脉搏细弱等症状。

生理因素

穿刺过程中，胸穿针刺激胸膜，可使副交感神经反射过度，引起一系列临床症状。如果患者体质差、消瘦、疲劳过度，机体对疼痛的敏感性增加，很小的刺激也会引发与刺激强度不成比例的夸大反应。空腹穿刺也易引发胸膜反应，这是因为饥饿状态下，血糖降低，脑组织对低血糖尤为敏感，可出现头晕、心慌、出冷汗等症状。

病理因素

身体虚弱者、发热患者、基础疾病较多的老年人等，发生胸膜反应的风险较高。患者术前应进行支持治疗，如病情允许，先治疗原发病，待病情好转后再行胸穿。

对症救治须及时

医生在穿刺过程中，会密切观察患者反应，询问其有何不适。如果患者出现头晕、面色苍白、出汗、心悸、胸部压迫感等胸膜反应症状，医生会快速做出判断，并立即停止穿刺，让患者平卧，保持空气流通，必要时给予吸氧；同时，密切观察其心率、呼吸、血压、血氧饱和度等生命体征；空腹患者可适当进食或静脉注射50%葡萄糖40毫升，以缓解症状；如果患者出现大汗、低血压，医生要立即建立静脉通道，给其快速输注平衡液或生理盐水，并进行心电监护；如果患者出现心搏、呼吸骤停，医生须立即进行胸外按压、人工呼吸，必要时电击除颤，并开放静脉通道，静脉推注肾上腺素等急救药物。

由于穿刺这项操作在医院内进行，如果患者发生胸膜反应，医生通常都能及时采取救治措施，患者出现严重反应和并发症的风险很低。所以，患者不必过度担心。

采取预防措施可降低风险

胸腔穿刺对于胸部疾病的诊治是必不可少的，如何降低胸膜反应的发生风险呢？早期排查胸膜反应的危险因素，及早制定和实施针对性的预防措施，是降低其发生率、确保胸腔穿刺顺利进行的关键。

穿刺前，医生会向患者及家属充分告知穿刺的必要性、穿刺过程，以及可能出现的不适，征得患者同意并确保其能配合穿刺。这些都可缓解患者的紧张、恐惧情绪。由生理因素引发的可能难以避免，患者需要通过治疗来调整营养、血糖水平，改善电解质紊乱、发热等情况，达到适宜或能耐受胸腔穿刺的状态。反射性迷走神经功能亢进患者在胸穿前可肌内注射阿托品0.5毫克，以免发生胸膜反应。PM

专家提醒

在疾病的诊疗过程中，有时难免需要进行一些有创检查，只要准备充分，规范操作，一般都是安全的。患者充分了解并积极配合，可减少不良反应的发生风险。

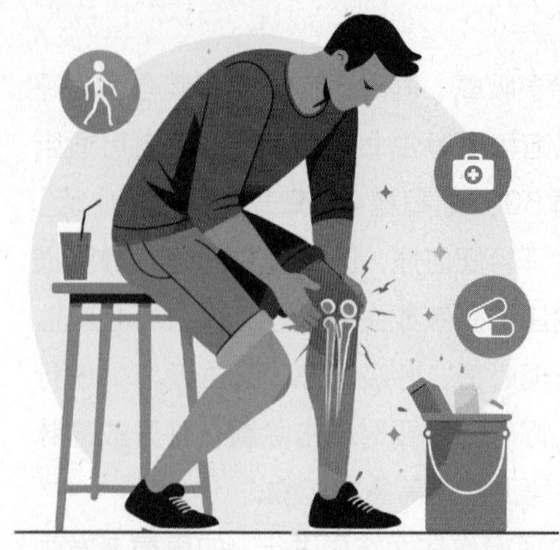

骨骼不仅支撑着人们的身体，还保护着重要器官，参与运动、造血、矿物质储存、内分泌调节及维持酸碱平衡等生理过程；关节因其独特的构造和功能，承载并连接着身体各部位，负责执行多种复杂动作。在骨关节疾病的治疗中，护理和康复至关重要。然而，大家对此不够重视，存在不少误区。

骨关节康复七误区

复旦大学附属中山医院护理部　陈旻　张颖（副主任护师）

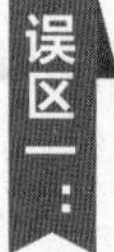

误区一：伤筋动骨一百天，骨关节损伤后须卧床静养

临床上，一些四肢骨折或骨折术后患者需要相对制动，但相对制动与绝对卧床不是一回事。尤其是年老体弱的骨折患者，他们因骨关节损伤而缺乏运动或长期卧床，进而发生一系列并发症，如心肺功能下降、肺部感染、下肢深静脉血栓、泌尿系统感染、食欲下降、压疮、便秘等。这不仅不利于骨折康复，严重者还可危及生命。

现代康复学理念鼓励患者在骨科医生和康复师的指导下尽早进行康复训练，甚至将康复训练的时机安排在手术前。手术后，患者应尽早下床，循序渐进地进行负重训练，达到消肿止痛、防止下肢深静脉血栓、恢复肌力、避免相邻关节僵硬的目的。一些使用石膏外固定治疗的患者认为，石膏限制了关节运动，康复便无从做起。其实不然。复位固定后，患者应多运动肢体关节远端，如采用石膏固定治疗的手臂骨折患者，可尽早进行“握拳-松手-握拳”等训练。

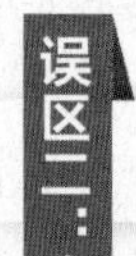

误区二：过度关注手术效果，康复训练急于求成

术后患者往往期望着早日回归家庭与社会，而过分关注康复过程中的异常情况，稍有疼痛或引流量增加，便担心发生了骨折移位或手术失败。其实，这种担忧没有必要。

首先，理性看待预后。根据创伤程度、手术情况及康复进程，不同患者的骨关节恢复情况略有差异。一般来说，复杂损伤，尤其是合并血管、神经损伤者预后较差、恢复较慢，不少患者还可能发生骨折后遗症，如关节僵硬、关节畸形、骨不连等。其中，有些患者可以通过康复训练获得改善，而有些患者的后遗症将伴随终身。

其次，康复训练，欲速则不达。有的患者为尽快康复，擅自过早或过量地进行功能锻炼，甚至使用暴力活动患肢，严重者可导致肌腱或神经再断裂、骨折不愈合、钢板断裂等，效果适得其反。因此，康复训练切不可操之过急，尤其是伤后早期运动训练，须在不影响病情及手术部位稳定性的原则下，循序渐进、规范进行。

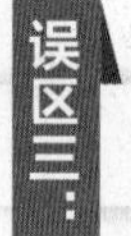

误区三：多喝骨头汤有利于骨关节疾病康复

病房里，很多家属带着猪蹄汤、筒骨汤来看望骨关节疾病患者，认为多喝骨头汤能加速骨关节疾病康复。事实上，促进骨骼生长不只是需要钙，还应充分补充蛋白质、维生素等；且骨头汤中的钙含量很少，脂肪和嘌呤含量很多，大量喝骨头汤有引起肥胖和痛风的

风险，不如瘦肉的营养价值高。

另外，有不少患者认为自己骨折是缺钙造成的，因此大量服用钙片和高钙食物，以期加速骨折愈合，并避免再次骨折。事实真是如此吗？答案显然是否定的。骨骼所能承受的强度是有限的，暴力冲击必然会造成骨折，与缺钙与否不一定呈正相关。此外，患者恢复期间，身体得不到充分活动，盲目补钙还易发生肾结石，得不偿失。

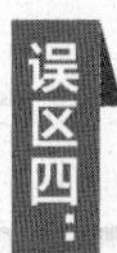

康复训练的动作越丰富，疗效越好

很多患者在康复过程中，往往私下将自己的康复治疗方案与相邻床位的患者进行对比，一旦发现对方有的而自己未涉及的训练动作，便擅自将这些动作融入自己的康复训练中。其实，这种做法不一定利于疾病康复。康复训练的计划制定因年龄、受损部位、损伤程度及损伤类型不同而不同，简单地认为“某一动作直接训练身体某一部位”或“他人的训练方案比我的更好”是片面且不科学的。患者应避免盲目跟风或自我调整，以确保康复过程安全与有效。

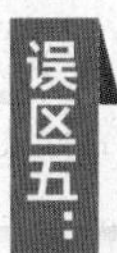

出院后，康复训练的内容沿用出院前的就行

许多患者出院后便再也不复诊，他们认为，自己的骨关节功能较术前有明显改善，没有再就医的必要。实际上，康复计划并非一成不变的，是一个需要分阶段恢复的过程。每天重复同样动作往往会错失康复时机，导致损伤部位功能缺失，如出现关节活动受限等。医生会根据患者的实际康复情况及病情变化灵活调整康复策略。

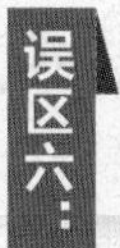

能忍受剧痛者，不需要服用具有镇痛作用的消炎药

骨关节损伤患者常需使用具有镇痛作用的“消炎药”治疗，有些患者因害怕“药物成瘾”而拒绝服用“消炎药”。其实没有必要。

“消炎药”可以简单地分为非甾体抗炎药（如阿司匹林、布洛芬等）与甾体抗炎药（如地塞米松、醋酸泼尼松、氢化可的松等）。其中，非甾体抗炎药除了具有镇痛作用外，还可以发挥解热、抗炎的效果。关节腔是一个“无菌腔”，创伤或长期磨损可造成关节腔隙发生无菌性炎症或水肿，消炎药可在一定程度上预防滑膜炎发生，减轻关节炎症反应，对骨关节疾病康复有利。

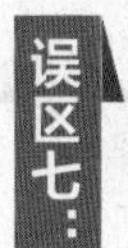

骨关节损伤后，热敷、按摩有利于疾病康复

在急性外伤或骨关节手术后，患者往往会出现疼痛、肿胀等不适症状。面对这些不适，部分患者会对患肢部位进行热敷或按摩，有些脊柱疾病患者常擅自尝试艾灸、推拿等，他们认为这些方法能活血化瘀，缓解疼痛。然而，这种做法可能隐藏着不小的安全隐患。

首先，在未经专业评估的情况下，对受伤部位进行热敷、按摩，易加剧肿胀、疼痛等不适，甚至可能因操作不当造成神经损伤，影响康复进程和治疗效果。特别需要注意的是，脊柱区域富含神经与血管，在未明确具体病因前盲目进行推拿、按摩，可能造成瘫痪。其次，自行进行热敷难以控制温度。创伤部位对温度的感知力较弱，易造成烫伤，严重者可继发感染。

一般来说，受伤后 24 小时内及手术后 72 小时内，是急性炎症水肿期，局部按摩和热敷非但无助于组织修复，还可能加剧炎症反应。正确的做法是立即采取局部制动措施，并对患肢进行冰敷，以减轻组织水肿，再由医生根据具体情况制定并实施科学合理的治疗方案。PM

大家都知道，燕麦是一种营养丰富的健康谷物。近来，一种燕麦麸皮产品进入越来越多人的视野。据说，燕麦麸皮不但保留了燕麦的营养优势，而且食用后对人体血糖的影响更小，堪称“进阶版”燕麦。事实究竟如何呢？

燕麦麸皮比燕麦更好吗

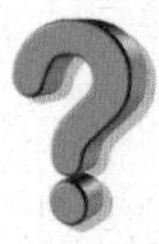

华东理工大学食品科学与工程系教授 刘少伟

燕麦作为一种全谷物，血糖生成指数（GI）低于精制米面，可降低糖尿病、肥胖、心血管疾病、结肠癌等疾病的发生风险。燕麦中的β-葡聚糖是一种高黏性、可溶解的膳食纤维，能在一定程度上改善胰岛素抵抗和血脂紊乱，预防高血压和肥胖。

燕麦产品，各有特色

品种	说明	品种	说明
整颗燕麦	燕麦最天然的一种状态，没有经过加工，这种完整颗粒的燕麦近乎保留了全部营养，控制血糖、血脂的效果较好，但较难煮熟，且口感粗糙。	压片燕麦	将燕麦蒸煮后烘干、压片而成，营养有小部分损失，用热水冲泡后即可食用。
燕麦米	将完整燕麦粒的表皮磨去，但仍保留麸皮，基本上保留了燕麦90%的营养成分，容易煮熟。	燕麦冲剂	在熟制燕麦中加入大量糖、植脂末等调味，用热水冲泡后即可食用，能量很高，营养价值“大打折扣”。
生燕麦片	将完整燕麦粒直接压成片，没有经过加热处理，需要加水煮熟后食用。	燕麦麸皮	燕麦颗粒的外皮，主要成分为膳食纤维、β-葡聚糖、维生素B、铁、铜、锌、镁、抗氧化剂和其他植物化学物质等营养素。

没必要追捧燕麦麸皮

首先，燕麦麸皮确实富含一些对人体有益的成分，如丰富的膳食纤维、矿物质、β-葡聚糖等。但仅凭这些优点就盲目地认为它能解决一些健康问题，是不恰当的。燕麦麸皮只是一种有一定营养价值的食物，对待它要保持理性和客观的态度。

其次，虽然燕麦麸皮血糖生成指数低，但对血糖仍然会产生一定影响，应注意控制食用量。另外，摄入膳食纤维可不是越多越好，《中国居民膳食营养素参考摄入量》建议我国成人膳食纤维摄入量为25～30克/天。如果将燕麦全部换成燕麦麸皮，一些人的肠道可能难以耐受那么多膳食纤维。

第三，燕麦90%的植酸都在麸皮中。大量摄入植酸可能影响人体内铁、镁、锌和钙的生物利用度。

其实，要获得燕麦的营养价值，吃普通的燕麦就可以，不一定要选择燕麦麸皮。此外，目前市面上的纯燕麦麸皮价格远高于燕麦片，性价比相对较低。

这些人群，不宜吃燕麦麸皮

燕麦麸皮含有大量膳食纤维，胃肠道功能较弱者，以及胃炎、胃溃疡、肠炎等疾病患者，食用后胃肠道负担可能会加重，出现腹胀、腹痛、腹泻等消化不良症状。燕麦麸皮中含有磷、钾等矿物质，可能会加重肾功能不全患者的肾脏代谢负担，加剧病情。PM

生活中，你是否注意到食物温度所带来的奇妙变化：冷饮回暖后风味减退，冰咖啡中的苦味悄然隐退，以及烧烤食物冷却后那份诱人的香气消散。这些现象背后，实则隐藏着不少有趣的科学奥秘。

温度：食物的“隐形调味师”

复旦大学附属中山医院营养科　牛晓璇　高　键（副主任营养师）

温度与食物风味的奇妙“互动”

冷饮的味觉蜕变

当冷饮逐渐升温，其风味往往“大打折扣”。

这是因为温度的变化微妙地调整了人们的味觉感知。例如，冷饮升温后，潜藏的苦味、酸味等逐渐显现，打破了原有的味觉平衡。

冰咖啡的苦涩缓解

咖啡加冰后，苦涩感似乎被温柔地抚平。这得益于低温对咖啡中苦味成分（如咖啡因）溶解度的抑制作用，同时减缓了舌头上苦味感受器的敏感度，让咖啡的香醇更加突出。

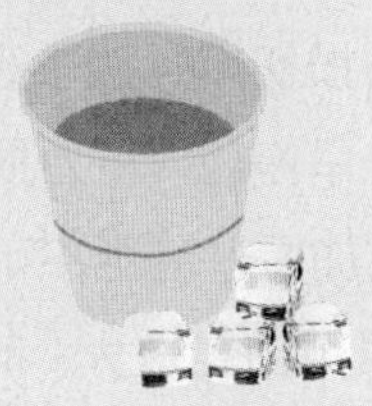

冷藏水果的甜蜜升级

水果在冷藏后变得异常甘甜，这背后是低温对水果内部生化反应的调控。低温减缓了酶促反应，延缓了糖分的转化，同时某些糖类在低温下甜度倍增（如西瓜中的呋喃型果糖向吡喃型果糖转变，在8℃左右时风味最佳），为水果增添了更多甜蜜。

冰镇柠檬茶的“去酸”秘诀

冰块不仅带来了清凉，还降低了人们对柠檬酸味的敏感度，使得酸味变得柔和。同时，低温减弱了涩味物质与口腔唾液蛋白的结合，进一步提升了饮品的口感。

烧烤食物冷却后风味流失

烧烤食物冷却后，其诱人风味似乎也随之消散。这是因为温度下降改变了脂肪的物理状态，使口感不再多汁、柔软，原本丰富的风味变得平淡无奇。

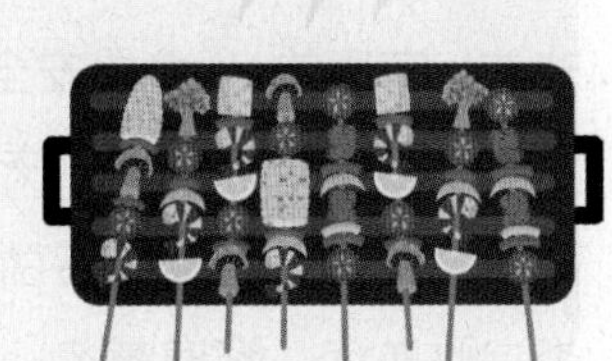

温度对食物风味、营养与健康的影响

❶ **味觉体验**　温度是调节味觉感受的关键因素。不同温度下的食物，其味道表现各异，如甜味在较低温度下最为突出，而苦味则可能随温度升高而减弱。

❷ **营养价值**　温度不仅影响食物的味道，还直接关系到其营养成分的保留与转化。过高或过低的温度都可能破坏食物中的维生素、酶等敏感成分，而特定温度则能促进有益成分的释放与吸收。

❸ **健康影响**　食物的温度还可能与健康有关。比如，热的土豆淀粉相比冷的土豆淀粉更容易被人体消化吸收，使餐后血糖的上升幅度更高。PM

菜里加庆大霉素，危害可能超乎想象

复旦大学附属华山医院药剂科主任药师　李中东

近日，有新闻报道，江苏南通一酒店厨师为防止顾客发生群体性食物中毒，竟然在菜肴里添加庆大霉素给顾客“提前止泻”，最后因同事举报而获刑。此事件登上热搜，引发了人们对食品安全及抗菌药的热烈讨论。

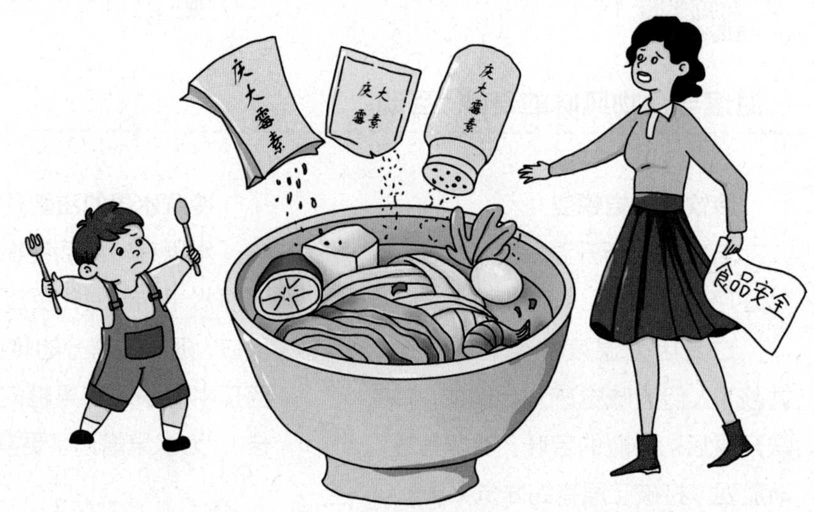

有网友爆料，餐厅在菜肴、火锅、烧烤中添加抗菌药很常见，已成为店家避免群体食物中毒的“潜规则”。很多人认为此举危害不大。实际上，在餐品中添加庆大霉素可能造成的健康危害很大。

非法添加，健康危害大

酒店厨师居然将处方药用作食品“添加剂”，这是非法、有害的。《食品安全法》明文规定，生产经营的食品中不得添加药品。庆大霉素是一种氨基糖苷类抗菌药，曾广泛用于敏感菌引起的泌尿系统感染、腹膜炎、败血症、肠道感染、脑膜炎、角膜炎和眼睑炎等疾病的治疗，但因存在不良反应问题，目前已非临床一线用药。

庆大霉素的不良反应包括恶心、呕吐、皮疹、肝功能减退、白细胞减少等，其中最严重的是耳毒性和肾毒性，尤其对儿童危害大、难逆转，妊娠妇女使用后，可损害胎儿的听觉系统。

庆大霉素对前庭影响较大，可使人出现头晕、眩晕、耳鸣、麻木、共济失调等，极少数可进展至永久性耳聋。患者听损初期一般表现为耳鸣及高频听力减退。若早发现、早停药，听力损害可减轻；若继续用药，则听力损害加重，甚至不可逆转。

若庆大霉素用药量较大、时间较长，易加重其肾毒性，甚至引发肾衰竭。若患者同时还服用了其他肾毒性药物，则更易发生肾功能损害。其肾毒性发生后，患者数天就可出现肾小球滤过率下降，尿中出现管型、蛋白及红细胞等，尿量增多或减少，电解质失衡。若发现早，及时停药，多数可逆转；若继续用药，严重时可致肾衰竭。

庆大霉素还有神经－肌肉阻滞作用，偶可引起呼吸抑制和肌肉麻痹，也存在一定的神经系统毒性，可引起神经紊乱、嗜睡、幻觉、抽搐、抑郁等症状。

此外，庆大霉素等广谱抗菌药不仅对敏感致病菌有作用，而且对人体内的有益菌群也有作用，通过食物摄入庆大霉素易导致人体肠道菌群紊乱，引起腹泻、便秘、腹胀、腹痛、营养吸收不良等健康危害。对群体而言，食品中添加抗菌药会加速抗菌药耐药菌的蔓延。

吃头孢类抗菌药后饮酒存在致命危险已被越来越多人所熟知，不少人担心食用这些添加庆大霉素的菜品时喝酒也有类似的严重后果。其实，这一般不会出现危及生命的严重后果，但饮酒会加重庆大霉素对胃肠道的刺激，引起恶心、呕吐、腹胀等问题，饮酒还会增加人体对庆大霉素的吸收，更易导致听力减退、耳鸣、排尿次数减少、尿量减少等耳毒性、肾毒性问题。

一旦过敏，致死率较高

大家都知道，青霉素是抗菌药中最易导致过敏性休克的。虽然庆大霉素与青霉素不是同一类药物，没有交叉过敏性，但庆大霉素过敏的致死率比青霉素还高。庆大霉素过敏分为速发型和迟发型。速发型过敏患者很快出现全身皮疹或皮肤剧烈瘙痒，可伴有呼吸困难或意识障碍，甚至会出现血压急剧下降、心律失常等症状；迟发型过敏患者用药后可能几小时或几天后才出现皮肤红斑或风团，可伴有瘙痒症状，病情加重者可出现水疱，有些人会有恶心、呕吐、腹痛、腹泻等胃肠道不适症状。一旦出现过敏，应立即停用可疑药物，多饮水，尽快就医。

延伸阅读

遏制耐药有办法

为减少抗菌药物的耐药性，政府采取措施，确立了安全性、有效性、细菌耐药和价格四个基本原则，采取非限制使用、限制使用与特殊使用三级管理模式，确保抗菌药合理使用。抗菌药是处方药，患者在医院就诊时由医生根据疾病需要开具，也可凭医师处方在药店购买。居民个人也要改变用药习惯，不主动使用抗菌药，不强求医生开具不对症的抗菌药，不盲目使用高等级抗菌药。

关注食品安全，避“坑”有招

在食品中添加庆大霉素等非法行为，多以掩盖食品腐败变质、质量缺陷或造假为目的。作为普通消费者，虽然很难一眼就发现食品存在非法添加问题，但在日常生活中，可以通过注重就餐场所的资质、增强质量意识、关注安全警示等途径避免“加料”食品入口。

1 要有食品安全风险意识。选择资质有保障的商家，购买符合相关标准的知名品牌食品。

2 理性购买非常低价的食品。比如，在产蛋期，违规使用金刚烷胺、氟苯尼考等药物获得的鸡蛋，因成本低廉而价格较低，更易受到青睐，消费者要结合其他信息理性判断。

3 购买预包装食品和外出就餐时，要留意菜品的色泽、气味、口感与污染情况，及时发现异常。

4 多关注市场监督管理部门发布的食品安全监管信息，及时了解食品质量安全状况，对问题食品加以规避。PM

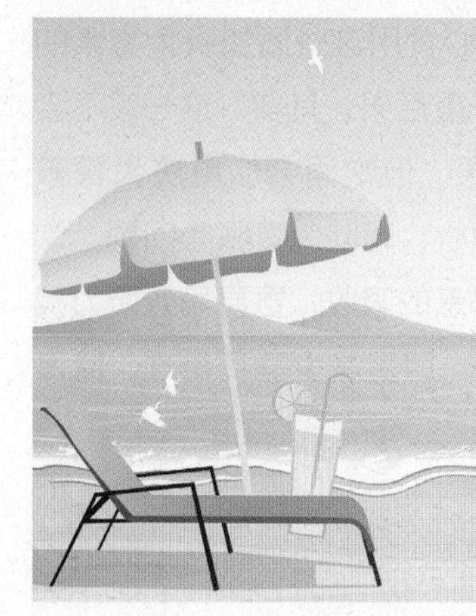

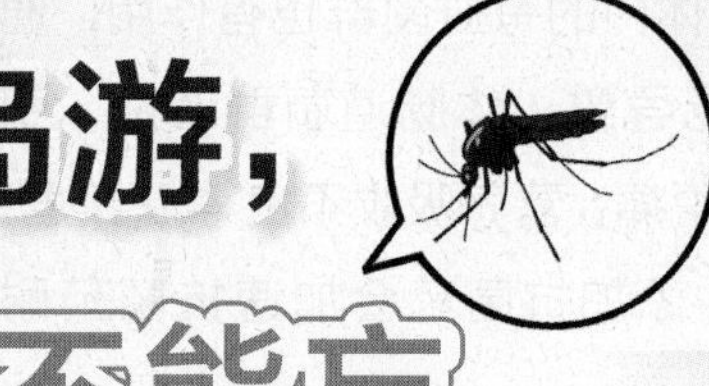

热带海岛游，防蚊不能忘

上海市黄浦区疾病预防控制中心（上海市黄浦区卫生健康监督所）
黄钰亮　王怡珺（副主任医师）

生活实例

一个多月前，小吴和妻子一起去马尔代夫旅游。回国后次日，小吴出现40℃高热，伴畏寒、腹泻、关节疼痛和出疹。起初，他以为是感冒了，自行服用了感冒药，但症状未见好转，便前往医院就诊。发热门诊医生检查后发现，其面颈部潮红，身上有少许充血性皮疹，还有比较明显的关节痛等不适；白细胞、血小板下降，甲流和乙流抗体均为阴性。结合他刚从马尔代夫旅游回来的情况，医生怀疑他可能患了登革热，随即将血清样本送往当地疾病预防控制机构进行检测。

然而，事情并没有那么简单。检测结果出人意料：登革病毒4种血清型均为阴性。为明确病因，检测人员又进行了黄热病毒、寨卡病毒、基孔肯亚病毒的核酸检测。最终，基孔肯亚病毒核酸检测结果为阳性。

接到疾病预防控制机构的检测结果后，医院通知小吴立即进行防蚊隔离，以避免病毒传播，必要时及时就医。同时，疾控人员针对小吴居住地周边开展了蚊虫监测和蚊虫控制等工作，进一步切断病毒传播的可能。

神秘的疾病

想象一下，在一个温暖的夏日傍晚，你正在非洲、东南亚或亚热带地区的某个国家享受着微风拂面的惬意。突然间，一只不起眼的蚊子悄悄靠近，轻盈地降落在你的皮肤上，贪婪地吸起血来。而这只蚊子可能携带了一种名为“基孔肯亚病毒”的神秘访客。这种病毒就像是隐藏在热带雨林中的刺客，等待着合适的时机向人类发起挑战。

基孔肯亚热是一种由携带基孔肯亚病毒的伊蚊叮咬人而引起的以持续发热和关节疼痛为主要临床特征的急性传染病。这种传染病最早出现在1952年非洲坦桑尼亚附近的马孔德高原。“基孔肯亚”取自马孔德语中一个词，意思是“变成歪扭的”，描述患者因关节疼痛而弯腰的样子。

从被携带基孔肯亚病毒的蚊虫叮咬到出现症状，通常为3～7天，最短只要1天，最长可能要12天。出现症状后，患者可能经历一场突如其来的“风暴”。

首先，高热会像烈日一样炙烤着身体，让患者感到浑身无力。体温可达39℃以上，持续1～7天。部分患者热退后可再次出现发热，持续3～5天。在发热的同时，常伴寒战、头痛、背痛、全身肌肉疼痛、畏光、恶心、呕吐等症状。

接着，全身多个关节的疼痛会像潮水般涌来，它们可能像针扎一样尖锐，也可能像火烧一样灼痛。

这种感觉非常像关节炎，患者可能会有四肢肿胀或僵硬，早晨会更痛一些。症状严重的患者几乎无法行走。关节痛通常在1～3周内缓解。少数患者的关节痛可能会持续数周甚至数月之久。这种长期疼痛不仅会影响患者的日常生活和工作，还会造成沉重的心理负担。

此外，皮疹和肌肉痛往往出现在发病后2～5天，半数以上患者的躯干、四肢、手掌和足底会出现红色斑丘疹或紫癜，可伴轻微瘙痒，数日后可消退。

治疗基孔肯亚热没有特效的抗病毒药物，以对症治疗为主，包括服用退热药治疗发热、服用镇痛药缓解关节痛，以及大量饮水、多休息等。

防蚊是最佳预防方法

伊蚊，俗称“花蚊子”，有独特的黑白斑纹，主要包括埃及伊蚊和白纹伊蚊，我国常见的品种是白纹伊蚊。它们活跃于白天，尤其是清晨和黄昏时分，喜欢在植物茂盛、水源附近的地方产卵。伊蚊是多种病毒的传播媒介，包括登革病毒、寨卡病毒和黄热病毒等。

人群对基孔肯亚病毒普遍易感。基孔肯亚热患者或无症状感染者在出现症状后的1～5天，血液里有大量病毒，是发生疾病传播的主要时期。在此期间，如果患者被伊蚊叮咬，带有病毒的伊蚊再叮咬健康人群，便会发生病毒传播。因此，怀疑感染基孔肯亚病毒的患者应在起病后1周内进行防蚊隔离，避免被蚊虫叮咬，以防通过蚊虫感染其他人。

目前尚无基孔肯亚热预防性疫苗和药物，避免蚊虫叮咬是预防基孔肯亚病毒感染的最好办法。具体措施包括：①做好个人防护工作，外出旅游时尽量穿着长袖衣服和长裤，睡觉时使用蚊帐或纱窗，使用驱蚊剂、蚊香、驱蚊喷雾等；②保持环境清洁，清除积水，给储水容器加盖并经常清空和清洁，让蚊虫无处藏身。PM

特别提醒

去热带地区旅行时，一定要做好防蚊措施。旅行中，小吴妻子为防止被蚊虫叮咬，每日坚持使用驱蚊剂。小吴觉得太麻烦，常常不使用，被蚊虫叮咬严重。因此，一同旅行的妻子没有得病。

患者去医院就医时，应主动告知旅行史。伊蚊是基孔肯亚病毒的主要传播媒介，而我国本地伊蚊几乎不携带这类病毒。主动告知医生相关旅行史，有助于医生更准确判断病因。确诊后，患者应积极配合，在疾控人员的指导下采取有效的防蚊隔离措施，避免疫情扩散。

延伸阅读

基孔肯亚热与登革热有区别

登革热，又称“断骨热”。从名称就能看出，它与基孔肯亚热的症状类似，也有发热、关节痛、肌肉痛、皮疹和头痛等症状。登革热和基孔肯亚热都是由伊蚊传播的疾病，只是由不同的病毒引起。登革热比基孔肯亚热更常见。因此，医生在遇到上述症状的患者时，往往会优先考虑登革热。

登革热和基孔肯亚热的区别主要在于：登革热常伴有轻度出血，如鼻出血、牙龈出血等，严重时可发展为登革出血热或登革休克综合征，可能危及患者生命。基孔肯亚热的一个显著特点是关节痛非常严重，尤其是腕关节、膝关节、踝关节和指关节，可能导致暂时性的关节功能丧失。

近年来，很多人选择乘坐海上邮轮旅行。国际邮轮协会2023年的《邮轮行业现状报告》显示，邮轮旅游发展势头良好，预计2027年出海邮轮游客将达到3950万人次。乘坐一艘邮轮，仿佛入住一家海洋中的星级酒店，不仅能欣赏沿途风光，在甲板上观赏日出、日落，听海鸟啼鸣，任海风拂过脸颊，还能在邮轮上享受美食，观赏表演，进行游泳、打球等娱乐休闲活动……

然而，乘坐邮轮时发生的腹泻可能令旅行体验“大打折扣”。随着邮轮旅行的火速升温，多地大型邮轮聚集性急性胃肠炎疫情暴发事件屡见不鲜。美国疾病预防控制中心在2023年公布了14起大型邮轮上发生的肠胃炎暴发事件，其中包括“维京号”“公主号”“皇家加勒比号”等一些知名度较高的“名轮”，每起事件殃及的游客和船员人数从近百到三百不等，其中13起事件的病原体都是诺如病毒。

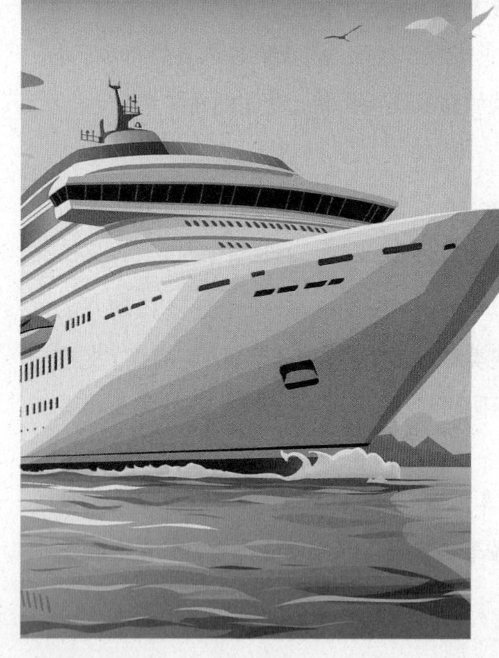

邮轮旅行，当心“一泻千里”

上海市疾病预防控制中心副主任技师　匡小舟

诺如病毒极易传播

病毒性腹泻是由病毒引起的一种感染性腹泻，主要病原体为诺如病毒、轮状病毒、肠道腺病毒、星状病毒等。其中，诺如病毒和轮状病毒感染所致的病毒性腹泻较常见。诺如病毒的病原学特征使其可在人群中快速传播。它的感染剂量低（低至10个病毒颗粒），故人体感染少量病毒就能致病；感染者排毒量大，且排毒时间长，平均可达2～3周；病毒对外界环境的抵抗能力强，在经过30分钟60℃的加热处理和酸处理3小时后仍具有传染性；变异速度快，每隔2～3年就会出现新的变异株，人感染后的免疫保护时间短。诺如病毒感染性腹泻全年均可发病，高发季节为每年10月到次年3月。

近年来，诺如病毒感染所致的腹泻在我国感染性腹泻暴发疫情中的占比高达90%左右；在上海5岁以下住院腹泻儿童中，诺如病毒的检出率约为30%；在上海成人肠道门诊患者中，诺如病毒的检出率为近15%。诺如病毒的流行不仅对人们的健康造成严重威胁，也给卫生资源及社会经济带来巨大负担和损失。2016年刊发的《诺如病毒胃肠炎全球经济负担报告》显示：诺如病毒每年可造成12%～24%的社区肠胃炎病例、11%～17%的急诊或住院病例，导致7万～20万人死亡；由此带来的全球经济损失高达603亿美元。

邮轮环境中更容易中招

所有人群对诺如病毒普遍易感，且暴露后无症状带毒者比例高，继而增加了传播率。人感染诺如病毒后的最主要症状是呕吐和腹泻，老年人、儿童及免疫力低下人群感染后更容易出现不适症状，有时呕吐不易自控，可呈喷射状，腹泻频率较高。这些症状十分有利于病毒的二次传播，特别是在相对密闭和人群聚集的环境中。诺如病毒的传播途径多样，除通过食物（如瓜果、未彻底加热的海鲜等）、水源（如污染的饮用水、游泳池等娱乐休闲场所用水等）传播外，还能通过直接或间接接触及呕吐物气溶胶的扩散进行传播。因此，在环境相对封闭、人群密集、食物供应集中、有游泳池等休闲场所的邮轮上，更容易发生诺如病毒感染和传播。

乘坐邮轮，如何避免中招

1

合理选择食物 尽量避免诺如病毒感染的高风险食物，如生食蔬菜沙拉、不去外皮食用的水果、生鱼片等，选择彻底加热的食物或预包装食品。注意饮食卫生，少吃冷食。

2

注意手卫生 勤洗手，尤其是饭前便后，应使用洗手液和正确的七步洗手法彻底清洁双手，洗完后用干净的一次性纸巾擦干。有时人们不便洗手，可能会使用手消毒剂。美国疾病预防控制中心的研究发现，手消毒剂对诺如病毒的灭杀效果不理想，洗手才是阻断其传播的理想方法。

3

远离疑似病例 同行者或周围如有疑似病例，应注意防护和适当避离，并通知船上工作人员，请他们及时采取人员隔离和现场消毒措施，防止病毒扩散。

4

注意通风 尽量保持室内空气流通，每日通风不少于2次，少去人群过于密集的场所。

感染诺如病毒，勿滥用药

虽然目前尚无针对诺如病毒的疫苗和特效药物，但诺如病毒感染是一种自限性疾病，绝大多数患者以轻症为主，如发热、恶心、腹泻、呕吐等，也可见头痛、寒战和肌肉痛等症状，病程相对较短，一周左右可痊愈。对付该病，以对症或支持治疗为主，如口服补液盐或输液，纠正水、电解质、酸碱平衡失调。还要保证摄入充足的水分和蛋白质，保持睡眠充足，注意保暖，提高自身免疫力。很多人旅行时会携带止泻药、抗菌药等，需要提醒的是，切勿自行使用抗菌药。因为抗菌药不仅对病毒无能为力，还可能带来不良反应。PM

延伸阅读

容易引起病毒性腹泻的高风险食品

❶ **双壳贝类** 如扇贝、生蚝、花蛤、蛏子、蚌等。这些贝类属于滤食性动物，它们会如同筛子一般将水体中的浮游生物收集起来作为食物，这样的进食习性导致它们的消化腺容易富集水中的病毒、细菌等。尤其是生食这些贝类，更容易传播病原体，引起传染性疾病。

❷ **不去外皮食用的水果或蔬菜** 如草莓、蓝莓、樱桃等。植物在生长过程中全程裸露，如果灌溉水源、土壤和肥料中存在病原体，外皮就容易受到污染。如果连外皮一起吃，容易“病从口入”。而且，这类果蔬通常不经加热就可食用，其中的病原体难以被杀灭。一些邮轮上的果蔬供游客自助拿取，存在被污染源污染的可能，故感染病原体的风险较高。

❸ **色拉、凉拌菜等** 包括水果蔬菜色拉、凉拌菜、刺身、夹有生菜或切片水果的三明治等。如果加工水果、蔬菜时，刀具、砧板和容器“生熟不分”，可能将污染物带到清洁的食品上，造成病毒的二次传播。

噩梦不断，是疾病征兆吗

山东第一医科大学附属省立医院临床心理科　王育梅（主任医师）　杨蕾

梦到自己跌落深渊、无法落地，在空旷、未知的地方“鬼打墙”，跌入河里将要溺亡，在雨夜被人追杀……大多数人都有被噩梦惊醒的经历。有时虽然梦醒了，仍觉得一切历历在目，仿佛梦境是现实的写照。人为什么会做噩梦？频繁做噩梦是病吗？需要治疗吗？

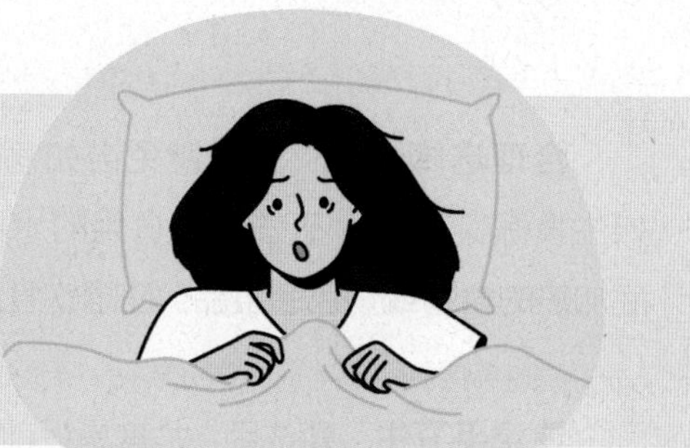

噩梦不断，严重影响睡眠质量

人的睡眠周期分为两个阶段：快速眼动阶段和非快速眼动阶段。噩梦通常发生于快速眼动阶段。造成噩梦的因素众多，包括躯体疾病、不良生活习惯、压力、创伤、疲劳、负性情绪及滥用药物等。俗话说：日有所思，夜有所梦。噩梦中的情景与现实经历密切相关。可以简单理解为，在白天经历某些事后，人的紧张、恐惧等负性情绪没有得到充分释放、排解，延伸到了睡眠时间，就可能发生噩梦。事实上，噩梦并非毫无用处。对于精神紧张、心理压力大的人来说，做噩梦有助于宣泄情绪。噩梦还是报警信号，提醒人们关注并及时处理可能存在的精神压力。

噩梦常导致睡眠中断、睡眠质量下降，长期做噩梦者在白天可感到困倦、注意力不集中，更易引发焦虑、抑郁等负性情绪。尤其当频繁发生特别恐怖的噩梦（梦魇），且在白天出现心慌等不适，严重影响生活、社交时，须引起重视，必要时就医。另外，频繁做噩梦还可能是疾病“信号”。焦虑症、抑郁症、睡眠呼吸暂停综合征患者，以及存在贫血、低血糖、电解质紊乱、心功能不全等情况者，可能因交感神经兴奋性增加而经常做噩梦。

5点注意，减少噩梦侵扰

频繁做噩梦，若排除疾病所致，可通过改善生活习惯等减少噩梦发生。具体措施如下：①改善睡眠环境：确保睡眠环境安静、舒适，保持适宜的温度、湿度，使用遮光窗帘和耳塞等减少光线和噪声的干扰。②规律作息：每天在相对固定的时间睡觉、起床，即使在周末和节假日，也尽量保持规律作息，避免熬夜。③避免刺激性食物和饮料：睡前避免摄入辛辣、刺激，以及含咖啡因、酒精和尼古丁的饮料等食物。④限制屏幕时间：睡前尽量不使用手机、平板电脑等电子设备。⑤缓解压力和焦虑：日常生活中避免过度疲劳，不要过于关注某事的结果，及时排解紧张、恐惧、郁闷等不良情绪，保持心理健康。可通过正念冥想、与人倾诉等措施减轻压力和焦虑。此外，规律的体育锻炼，睡前进行阅读、听音乐或泡热水澡等轻松的活动，也有助于放松身心，提高睡眠质量。PM

专家简介

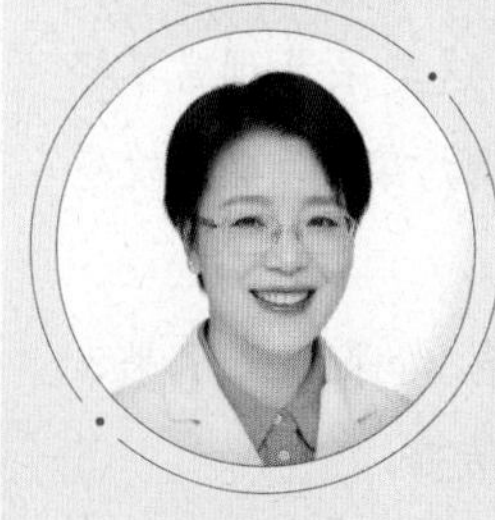

王育梅　山东第一医科大学附属省立医院临床心理科主任、主任医师、博士生导师，中华医学会精神病学分会睡眠障碍研究协作组副组长、双相障碍研究协作组委员，中国医师协会睡眠专业委员会精神心理学组副组长，中国睡眠研究会睡眠与心理卫生专业委员会常委，中国医疗保健国际交流促进会睡眠医学分会常委，山东省医学会精神病学分会副主任委员。

骨质疏松、肌肉力量减弱、关节疼痛、平衡能力下降、视力或认知障碍等健康问题的出现，都会使老年人对轮椅有需求。如何选购适合自己的轮椅呢？

老年人如何选购轮椅

同济大学附属养志康复医院脊髓损伤康复科副主任医师　王 岳

了解轮椅的类型

● **手动轮椅**　手动轮椅需要使用者自己用手推动，可分为标准型、轻便型、超轻量型。其中，标准型结构简单、价格低，但较重，推起来费力，适合在室内或平坦路面偶尔使用；轻便型比标准型轻，可调节部件多，如调节座椅高度、靠背角度等，适合经常外出或在不同环境下使用；超轻量型重量轻，灵活性和便携性好，适合身体状况较好、经常独立出行的老年人。

● **电动轮椅**　适合身体虚弱、无法自行推动轮椅或需要长时间使用轮椅的老年人。电动轮椅具有可调节座椅、靠背和脚踏板等功能，部分还配备爬楼梯、越过障碍物等特殊功能，可适应不同环境需求。

认识轮椅的关键部件和功能

● **座椅和靠背**　座椅深度和宽度要合适，能支撑臀部和背部。靠背高度和角度要能够为老年人提供良好支撑。有脊柱畸形或姿势异常的老年人，可选择带腰部支撑、头部支撑或可调节侧支撑等特殊设计的轮椅。

● **轮胎**　实心轮胎不需充气，维护简单，但减震效果较差，在不平坦路面上行驶时可能会颠簸。充气轮胎减震性能好，但需要定期检查和充气。

● **刹车系统**　刹车系统应易于操作，并能提供足够的制动力，以防轮椅在斜坡上滑动或意外移动。有些轮椅会在靠背把手上连接刹车，以方便护理人员使用。

● **扶手和脚踏板**　扶手可以为老年人提供手臂支撑，帮助他们保持平衡和稳定。坐垫到踏板的高度应等同于使用者腘窝到足底的距离。

● **其他**　可选择具有储物篮、遮阳伞等附加装置的轮椅，以提高便利性和舒适性。

选择轮椅，关注四点

● **安全性**　选择轮椅，安全性是首要考虑因素。除可靠的刹车系统外，轮椅还应该具备安全带、防后倾装置等。安全带可以防止老年人在轮椅行驶过程中滑落或摔倒，防后倾装置可以在上坡或向后倾斜时提供保护。

● **舒适性和稳定性**　硬性靠背加上软垫，搭配减压效果较好的充气或凝胶式坐垫，可减轻长时间坐姿引起的不适，预防压疮。同时，轮椅的结构应该坚固，重心要低，以防止在行驶过程中翻倒。

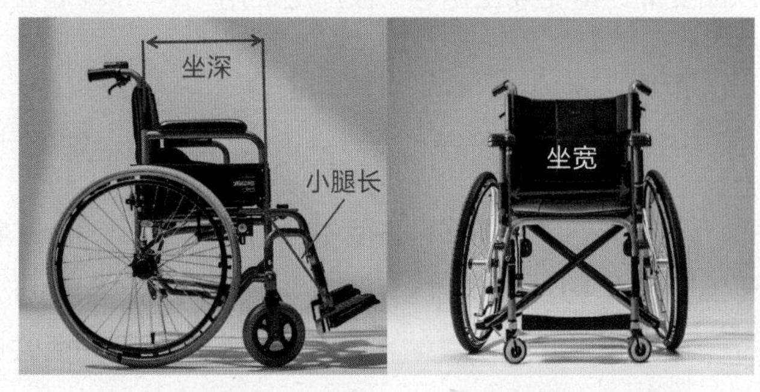

● **尺寸合适**　座椅的宽度应等于老年人的臀部宽度，以保证舒适和稳定；座椅的深度应等于骨盆后部到腘窝的直线距离减去 4 厘米；靠背的高度应能够支撑老年人的背部，且不影响头部和肩胛骨的活动。

● **便携性**　如果老年人需要经常携带轮椅外出，便携性就尤为重要。轻便型或超轻量型手动轮椅及可折叠的轮椅，通常更便于携带和存放。在选择轻便轮椅时，要注意其重量和折叠后的尺寸，以确保能够方便放入汽车后备厢或公共交通工具中。同时，还要考虑轮椅是否容易折叠和展开，老年人是否能够独立完成。PM

前段时间，一则关于干燥剂的新闻引发了人们的广泛关注。一名男孩在玩耍时，将零食里的小包干燥剂放进了有水的饮料瓶里，没想到刚放进去，水瓶就发生了爆炸，他的右眼被灼伤，疼痛难忍。最终，男孩以右眼失明为代价"为这份鲁莽买单"。看起来"软软糯糯"的干燥剂怎么会有这么大的威力呢？

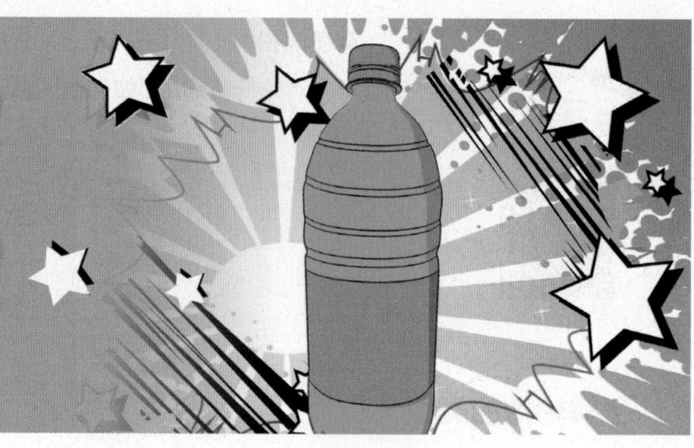

小小干燥剂，缘何致爆炸

上海市疾病预防控制中心　刘静红　彭娟娟（主任医师）

干燥剂是生活中常见的防潮产品，它通过吸收水分保持干燥状态以防止产品受潮、霉变或生锈等，被广泛应用于食品、药品、鞋类等产品的包装中。

大多数人对干燥剂并不陌生，但可能不知道小小的干燥剂还是一种潜在的"爆炸物"。

干燥剂种类繁多

干燥剂的种类繁多，生活中常见的干燥剂有以下几类：

• 硅胶干燥剂

主要成分是二氧化硅，通常为透明或半透明的颗粒状或珠状物，无毒无味，具有较强的吸湿能力，在化妆品、服饰的包装中常见。

• 矿物干燥剂

也称活性黏土干燥剂，主要包括蒙脱石干燥剂、凹凸棒石干燥剂和活性白土干燥剂。这类干燥剂是用纯天然原料矿物及少量添加剂加工成的绿色环保产品，无毒无味，具有良好的吸湿性能和吸附活性，同时还具有去除异味的效果，广泛用于工业、医药、食品、饲料等领域。

• 氯化钙干燥剂

常见的形状有粉状、颗粒状和球状，吸湿速度快、吸附能力强，无毒无味，吸收水分后会形成含有结晶水的化合物，主要用于家具、服装、家居用品、金属制品等行业。

• 生石灰干燥剂

主要成分为氧化钙，是白色或灰色的块状或粉状物，具有吸水性能好、加工简单的特点，常用于食品包装中，也是危险系数最高的干燥剂种类。

专家简介

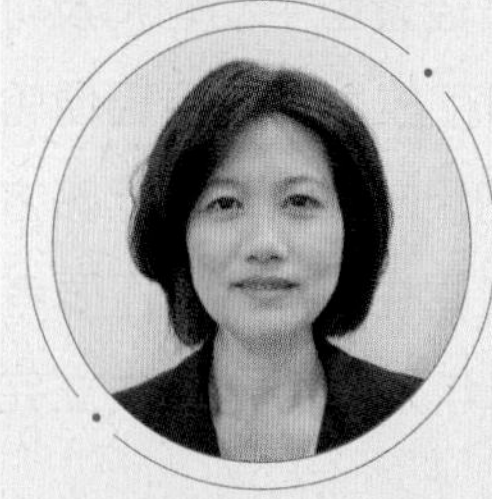

彭娟娟　《大众医学》专家顾问团成员，上海市疾病预防控制中心慢性非传染病与伤害防治所伤害预防控制科主任、主任医师，中华预防医学会伤害预防与控制分会委员，中国疾控中心慢病中心伤害预防与控制专委会委员。长期从事伤害预防控制工作。

生石灰干燥剂存在安全隐患

生石灰干燥剂有引起爆炸的可能，不过只有在一定的条件下才会发生。生石灰干燥剂发生爆炸的两个必要条件是处于密闭空间和充分接触水。比如将生石灰干燥剂放入装有水的水瓶等密闭容器中，氧化钙遇水后会发生急剧的化学反应，生成氢氧化钙，并瞬间释放大量热量，导致气体膨胀、压力增加，当密闭空间内的压力大到一定程度时，就会发生爆炸。

爆炸时喷射出的高温液体可灼伤皮肤，且生成的氢氧化钙是具有腐蚀性的强碱物质，会引起化学烧伤，轻则导致皮肤红肿、疼痛，重则导致水疱、脱皮甚至深度烧伤；爆炸时的飞溅物体（如容器碎片、干燥剂的固体颗粒等）还可能会划伤皮肤。

此外，一旦打开生石灰干燥剂的包装，氧化钙颗粒在接触皮肤时，可与汗水发生反应，引起化学烧伤；若颗粒溅到眼中，可能发生灼伤，引起红肿、疼痛、流泪、视力模糊等症状，严重时甚至可能造成角膜损伤、失明。若误食生石灰干燥剂，可造成口腔、食管损伤。

关注细节，避免伤害

干燥剂的潜在危险可以通过提升安全意识、注重以下细节加以规避，尤其是在有儿童的家庭中。

产品选购 从源头杜绝风险，尽量选择使用更安全的干燥剂类型（如硅胶干燥剂）的产品。

妥善存储 干燥剂应密封存放在干燥环境中，并定期检查是否受潮、发生泄漏等，干燥剂存放和使用的位置儿童应无法触及。

安全使用 使用干燥剂时要遵循产品说明或安全指南。

检查包装 在打开包装产品时，要仔细检查并及时取出其中的干燥剂，特别是给儿童吃的包装食品及可能接触的物品。取出的干燥剂要丢进垃圾桶，最好用其他物品覆盖，以免儿童捡拾玩耍。

安全教育 家长不仅要了解干燥剂的潜在风险，还要教会儿童识别干燥剂，让他们知道干燥剂不可吞食和玩耍。

加强看护 儿童很可能在好奇心的驱使下拿干燥剂玩耍，家长需加强看护。

发生危险，紧急处理不慌张

❶ 干燥剂溅入眼睛

应尽快用大量清水从眼内侧向外侧持续冲洗15分钟以上，同时注意转动眼球。若冲洗不便，可以将双眼浸泡在清水中，用手分开眼睑，转动眼球晃动头部，尽量清除眼中的残留物质，并及时就医。注意不能用手揉搓眼睛，以免进入眼中的颗粒摩擦眼球，造成损伤。

❷ 干燥剂接触皮肤

立即用干净的毛巾或纸巾轻轻擦除干燥剂，减少与皮肤接触的量和时间，然后用大量清水持续冲洗15分钟以上，必要时及时就医。

❸ 误食干燥剂

若误食生石灰或氯化钙干燥剂，不应催吐，也不要喝水，以免呕吐导致误吸，造成二次伤害，应立即就医。若误食硅胶干燥剂，硅胶属于中性化学物质，不会与水发生反应，也不会被胃肠道吸收，最终会随粪便排出体外，一般密切观察即可，不必额外处理。如果误食的干燥剂类型不明，或误食者出现任何不适，应带上干燥剂包装前往医院就诊。PM

近年来，越来越多的健身者开始探索高效且有趣的训练方式。壶铃作为一种历史悠久而又“新兴”的健身工具，因其独特的设计和多功能性受到健身爱好者的广泛关注。

壶铃健身，会选会用

上海体育大学运动康复学系　王 琳（教授）　尹璐璐　南惠理

历史悠久，优点多多

壶铃起源于18世纪，最初被用于军事训练，用来增强士兵的力量和耐力，与中国古代的健身器械石锁有异曲同工之妙。壶铃的独特之处在于其不均匀的重量分布，顶部有一个把手，底部相对较重。这种设计能使人在摆动、旋转、提拉壶铃等动作中更好地锻炼包括核心肌群在内的全身肌肉，增强力量和耐力。

作为一种高效的健身方式，壶铃训练包含有氧运动和力量训练。壶铃训练中的高强度间歇训练能够迅速提高心率，促进脂肪氧化，从而有助于使用者减脂；同时，壶铃训练中的力量训练又能够通过抗阻训练增加肌肉质量和代谢率。

- **占地小、成本低**　使用壶铃所需的场地很小，只需一张瑜伽垫大小的空地即可训练。与购买大型健身设备相比，利用壶铃锻炼的成本更低，且能涵盖全身训练。
- **动作丰富**　可通过提、拉、推、抛、举、摆动等动作进行训练，覆盖有氧和无氧训练，能达到增肌减脂、锻炼心肺功能、强化耐力和爆发力的目的。
- **全身联动**　壶铃训练不仅能激活手腕、肘部和肩部等四肢肌群，还能强化躯干核心肌群，提升平衡能力和协调能力。
- **适用广泛**　研究表明，即使是身体素质较弱的老年人，也能通过壶铃训练获得健康益处，如提升肌肉量、握力、腰背力量和肺功能等。

壶铃训练的经典动作

壶铃训练包含一系列动作，能针对不同的肌群进行锻炼。以下是几种经典的壶铃训练动作的具体指导。在训练之前，要充分热身，以免受伤。

壶铃硬拉

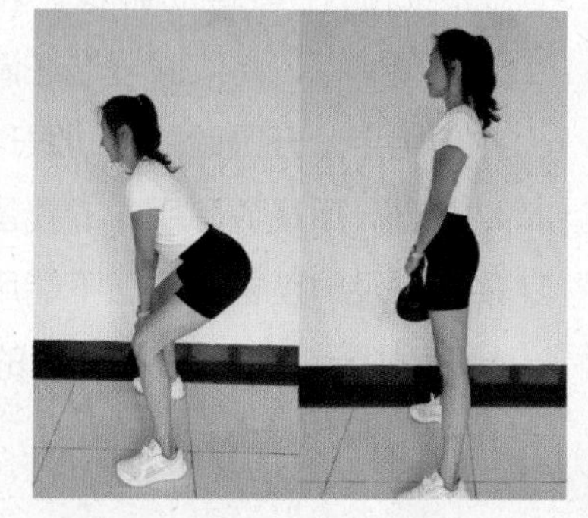

双手握壶铃把手，置于身体前侧，收紧核心，挺胸直背，吸气，屈髋俯身，使壶铃自然下垂，感受臀、腿拉伸；呼气，后链肌群（背部肌群和股后肌群）发力，将身体拉起，收紧臀大肌。建议进行3～5组训练，每组15～20次。

此动作主要锻炼臀部和大腿后侧肌肉，同时也能够强化核心肌群。

壶铃摇摆

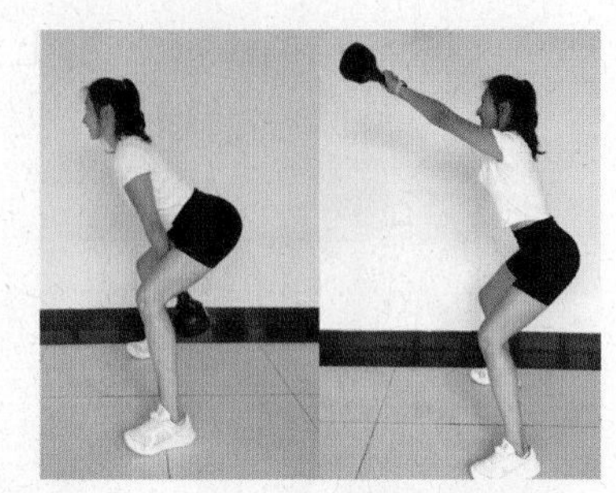

双手握壶铃，置于身体前侧，收紧核心，挺胸直背；吸气，屈髋俯身，使壶铃自然下垂；呼气，快速伸髋直立，顺势将壶铃向前甩出，收紧臀大肌。重复该过程，注意避免用腰部发力。建议进行 3 ~ 5 组训练，每组 15 ~ 20 次。

此动作是以臀部和大腿后侧为主的复合动作，通过快速的髋关节伸展来驱动壶铃的摆动，能提高心肺耐力，同时促进减脂。

壶铃推举

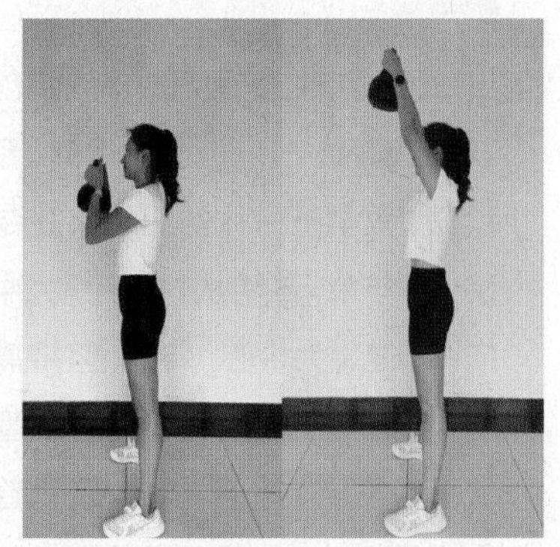

双手架壶铃，手腕中立，将壶铃轻轻靠在大臂上，双脚与肩同宽，或稍宽于肩部；屈髋屈膝微微下蹲，臀部同时发力，用爆发力向上蹬，带动身体上升，顺势向上推举；将壶铃推至最高点时，手臂应伸直，使壶铃在头部上方锁定，重心落在肩胛骨上；慢慢屈肘下落壶铃，回到起始位置。建议进行 3 ~ 5 组训练，每组 15 ~ 20 次。

此动作可锻炼肩部、上臂和核心肌群。

土耳其起立

选择合适的壶铃重量，从平躺状态开始，手持壶铃，通过一系列步骤逐步从平躺转为站立姿势。须确保动作流畅且控制好壶铃，避免突然的动作造成伤害。

这是一个全身性的动作，能够锻炼到身体的每个部位，可提高身体的整体协调性和稳定性。初学者宜在教练的指导下练习。

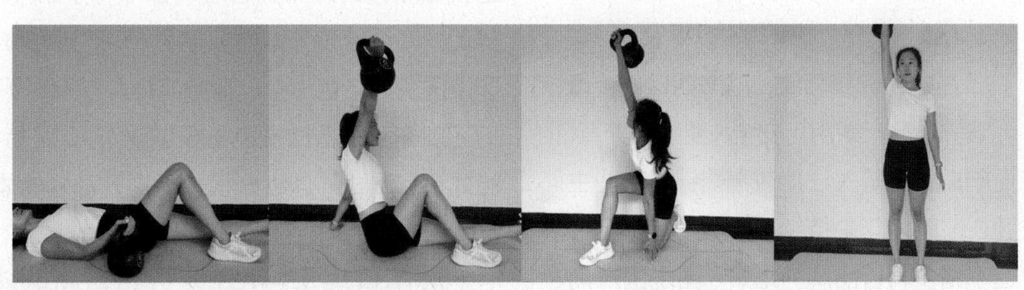

如何选择合适的壶铃

选择合适的壶铃重量，对确保训练的有效性和安全性至关重要。壶铃的重量通常以磅或千克计算，从 2 千克到 20 千克不等，甚至还有更重的 60 千克。女性初学者宜选择 2 ~ 4 千克的重量，男性初学者可从 4 ~ 8 千克开始。随着训练水平的提高，可以定期评估自己的体能，并对壶铃的重量进行相应调整。

如果健身者之前没有接触过壶铃，宜优先选择教学壶铃，其次是竞技壶铃，最后再考虑硬式壶铃。这样选择的原因是前两种壶铃体积较大、重量较轻，更易于掌控，也不容易使人受伤。PM

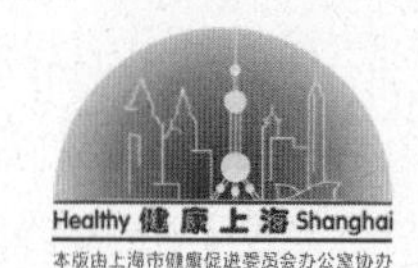

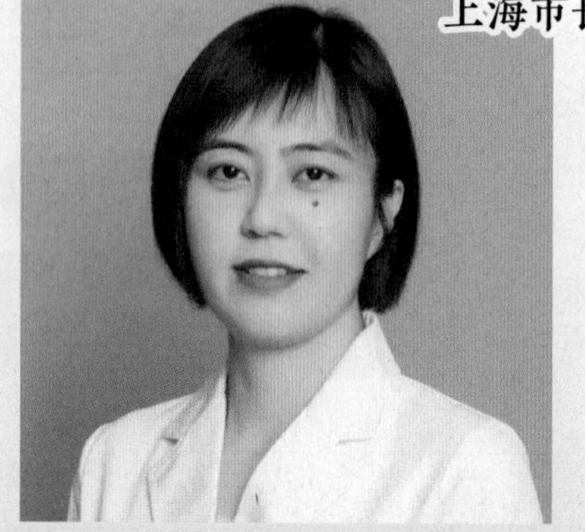

上海市长宁区妇幼保健院副院长劳国颖：

立足科普需求，促进妇幼健康

本刊记者　王丽云

上海市长宁区妇幼保健院创建于1935年，是一所集医疗、保健、预防、科研、教学于一体的妇幼保健专科医院。多年来，该院从“以疾病为中心”向“以健康为中心”转变，坚持需求导向，创建全生命周期母婴健康管理无缝医疗服务链。其中，健康科普工作牢牢把握“时代要什么我们做什么，百姓要什么我们做什么”的主调，不断推进人才培养、项目打造及团队建设，孵化健康科普品牌，快速回应妇幼健康领域的热点、焦点和堵点。

内外兼修，科普活动丰富多彩

在妇幼健康领域，围产期保健、母乳喂养、孕产期用药安全、婴幼儿养育、更年期保健等关注度较高。针对这些主题，该院多年来持续开展科普活动，打造了诸多科普品牌，比如：围绕围产期保健，孕妇学校、家长学校、准妈妈音乐会、导乐门诊等对孕产妇进行针对性的健康教育和指导；围绕女性保健，乳腺科的丽康沙龙和妇保部的康乃馨俱乐部定期组织活动，组织重点人群进行分享和交流；围绕母乳喂养、孕产期用药安全、中医养生等，开展门诊健康快闪系列活动。为鼓励爸爸参与育儿，传递夫妻携手、共同成长的理念，该院还开设了“小水滴”俱乐部和“好爸爸”成长课堂。

近几年，该院不断走出去，拓宽健康科普的舞台。比如：针对长宁区10家社区居民的健康科普需求，下社区、进楼宇、进学校、进机关，开展“健康教育长宁行”系列科普讲座，让更多人获益；联动华东师范大学等单位，开展“当青春期遇见更年期”系列科普项目，探讨导师制健康科普创作传播模式，提升科普能力。

培育人才，提升健康科普效能

对多数医务人员而言，健康科普是新领域。为了培养科普人才，该院通过引进培训课程、举办科普能力大赛、制定激励措施等方式加快创作型兼展示型人才储备，取得了明显成效。比如，在国内首档大型健康科普电视脱口秀节目《健康脱口秀》中，该院漫才组合郭纪芸和张翰琳、药师唐煜明都取得了第4名的好成绩。在脱口秀比赛后，郭纪芸和张翰琳创建了“郭严谨和张创新”视频号，主要内容涉及医院的特色诊疗、服务流程，以及时下的热门话题等。今年，她们还创作了科普微短剧《好孕成双》，坚持每周更新，以场景式、体验式、沉浸式的连续剧模式，提升观众的体验感。

深耕传播主阵地，开辟科普新战线

近年来，该院结合绩效考核、等级评审、互联网医院建设等要求，深耕官方微信、微博、抖音号等健康科普主阵地，同时鼓励各科室开设新媒体账号，涌现了马博说、母婴药健康联盟、长幼孕康、青春检验站、小安说产后、君述心理、YAUMI妇幼超声联盟、儿科医生等科普新战线，不断扩大健康科普的影响。在新媒体矩阵建设中，诸多健康科普人物、作品、栏目等脱颖而出，屡获国家级、市级奖项，多项科普课题立项研究。2023年，该院蝉联上海市医疗机构科普影响力指数排行榜50强，位列第34名，成为排行榜中唯一入选的二级妇幼保健专科医院。PM

青春故事

悦悦今年11岁，上小学五年级。最近，她发现自己的内裤连续好几天都有点发黄，“私密部位”的颜色也变深了，不由得暗暗担心。她悄悄与同桌欣欣交流，不料欣欣也正被类似的情况困扰着。于是，她俩结伴去找卫生老师咨询。得知原委后，卫生老师安慰道：“不用担心，这不是病，而是身体告诉你们即将成长为少女的信号，你们的青春期来了。”同时，卫生老师还向她们传授了一些自我呵护的“秘籍”。

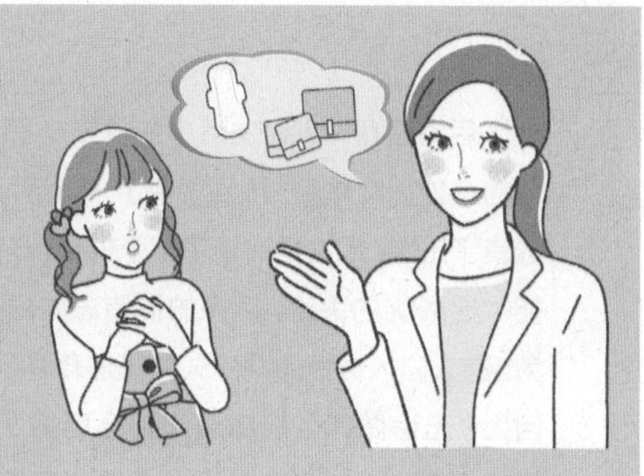

女孩的心事

上海市妇幼保健中心　葛啸天　杜 莉（副研究员）

青春期对于孩子来说，是非常重要的成长阶段，尤其是生理上要经历巨大变化。要顺利度过这一阶段，孩子们做好准备了吗？作为家长，可以为孩子做些什么呢？

这些变化，暗示青春期来临

在青春期前期，下丘脑和垂体前叶迅速发育，“下丘脑－垂体－性腺轴”分泌大量激素，促进儿童身高、体重增长，刺激肾上腺、甲状腺、生殖器官等的发育。女孩青春期的性发育会经历乳房开始发育、月经来潮到生殖器官逐渐发育成熟的变化，一般从十一二岁开始，到十七八岁结束。

生殖器官发育受遗传、生活条件、社会等诸多因素的影响，存在个体差异。女孩生殖器官发育的表现包括阴毛长出、外阴色素沉着（颜色变深）、出现白带（由阴道黏膜渗出液、宫颈腺体及子宫内膜腺体分泌物混合而成）等。

随着卵巢功能逐渐完善，卵巢开始周期性排卵和分泌性激素，子宫内膜发生周期性变化，继而月经来潮。到青春期晚期，月经周期变得规则，具有生殖功能。

四个提醒，呵护私密部位

面对青春期，女孩应大胆认识和接纳身体的变化，并做好日常生活护理，保护好自己的私密部位。

第一，注意外阴卫生。进入青春期，代谢旺盛，皮脂腺、汗腺分泌较多，白带也会增加，而外阴皱褶多，容易藏污纳垢，阴道口靠近肛门，也容易受到污染。如厕后，应从前往后擦拭。宜每天用温水清洁局部，月经期最好早晚各洗一次。

第二，每天更换内裤，单独清洗。宜选择宽松、透气性好、吸湿性强的棉质内裤。平时尽量不使用卫生护垫，以免造成局部潮湿。

第三，注意观察白带的颜色、性状、多少、气味等。如果白带增多，性状发生改变，或有异味，应及时就医。

第四，注意观察月经情况。月经初潮时不要慌张，应提前做好心理准备，并备好卫生用品。其后，应注意观察每次月经来潮的时间、月经量和持续天数，做好记录。如果月经过频、量多或淋漓不净，应及时就诊。

家长适时关注，为孩子护航

女孩的家长应及时关注孩子的发育情况，提前与孩子沟通，传授正确的生理知识。家长不仅要在物质上做好准备，也要在心理上对孩子进行回应和支持，为孩子的身心健康保驾护航。PM

后悔是每个人在生活中或多或少都会经历的一种情感体验。小到说错了一句话，大到选错了工作，无论是错过了某个机会，还是没能做出最优的决定，后悔的情绪总是难以避免。有人陷入悔恨的漩涡久久无法释怀，有人因为“无论做什么选择最终都会后悔”而变得优柔寡断……为什么人总会感到后悔？如何避免和摆脱这种情绪呢？

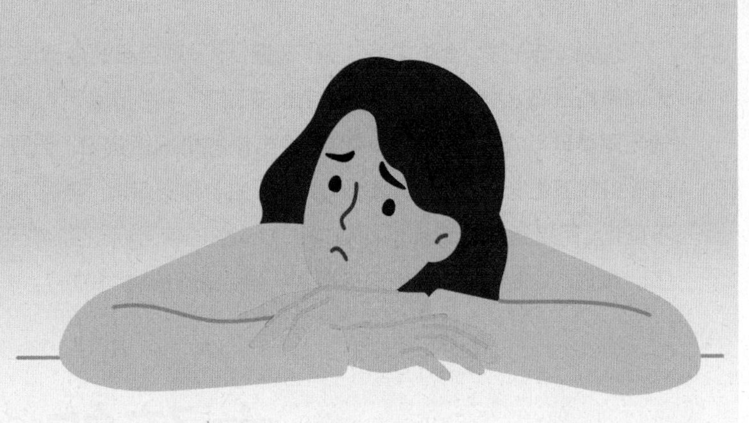

为什么人们总会后悔

华东师范大学心理与认知科学学院　陈诗怡　杨　莹（副教授）

后悔是人们生活中一种常见的消极情绪，它的产生由个人心理特征及所处情境两方面因素促成。

后悔的心理成因

❶ 上行反事实思维

上行反事实思维是指一种人们在反思过去的事件时，想象如果某些条件改变，结果可能会变得更好的心理活动。这种思维常常以“如果……，那么……”的形式出现，例如：“如果我事先准备得更充分，那么面试就不会失败。”“如果当时我选择了另一条路，那我现在的生活会更好。”这种上行反事实思维往往与人们对未实现目标和错失机会的反思紧密相关。而当这种反思伴随着强烈的自责时，它就可能演变成后悔。

❷ 思维反刍

思维反刍是指反复地思考负面情绪及其产生的原因和后果，而不采取任何实际行动来缓解这种情绪或解决问题。研究表明，经常思维反刍的人更容易反复思考自己做出的决定，并对比其他可能的选择，从而感到后悔。换句话说，人们在不断思考负面结果和潜在的更好结果时，容易陷入后悔的情绪中。

❸ 最优化决策风格

最优化决策风格是指人们在做决策时，追求完全了解每一个选项的利弊，并力求做出最佳选择。研究表明，最优化决策风格与后悔之间存在显著的关联，这种总是追求最优化决策的人由于其高期望和深入的决策过程，更容易在决策后感到后悔，尤其是在结果不如预期的情况下。换句话说，偏好这类决策风格的人为追求最优付出了高昂的心理代价，他们的后悔程度往往更高，对结果的满意度更低。

❹ 人格定向

人格定向可以分为行为定向和状态定向。行为定向的人在面对消极事件时，倾向于寻找解决方法；而状态定向的人则容易沉浸在消极情绪中，难以将注意力从消极事件上转移。状态定向的人因为难以从消极事件中抽离，所以更容易陷入后悔情绪中。这种倾向使他们在面对失败或错误时，难以采取行动来改变现状，从而加剧后悔的感受。

后悔的情境“推手”

❶ 社会比较

研究发现，当人们得知自己的决策结果比他人的好时，往往会体验到更弱的后悔情绪；而当得知自己的决策结果比他人的差时，则会体验到更强的后悔情绪。比如，一旦人们发现自己新买的衣服比别人买的同款更贵，往往就会后悔买这件衣服，而如果不知道这件事，或者知道自己比别人买得更便宜，就不会后悔。

❷ 决策结果的特征

当人们的决策带来的结果越严重，或结果更不可逆时，人们就会更加后悔。比如，如果只是选择看了一场自己不喜欢的电影，人们往往只会有一点后悔，但如果在选择入职一家公司后发现不合适，而此时已经错过了入职其他公司的机会，这个决策将会对自己的职业生涯产生重大的负面影响，人们可能就会陷入强烈的后悔情绪中。

❸ 风险情境

当人们面临选择时，如果选择高风险的选项，且该选择最终给自己带来了实际损失，那么相比于选择低风险的选项，就会体验到更强烈的后悔情绪。例如，人们在投资时，如果遭受损失，选择高风险、高收益的理财产品时往往比选择低风险、低收益的理财产品产生的后悔情绪更强烈。

❹ 时机

随着时间的推移，人们的后悔情绪也会发生变化。对于自己做过的事情，后悔行动的痛苦会减少；对于自己没做的事情，后悔不行动的痛苦会增加。比如，如果询问年龄较大的人在一生中有什么后悔的事情，他们往往会后悔自己当时没有去做某件事，如没有努力读书、陪伴家人等。

调整心态，不再“悔不当初”

研究表明，后悔不但是一种令人痛苦的消极体验，而且后悔频率越高，抑郁风险可能越高。那我们该如何应对后悔情绪？如何减少后悔发生的频率呢？

❶ 进行下行反事实思维

当发现自己总是陷在上行反事实思维中难以逃脱时，可以有意识地训练自己进行下行反事实思维，养成反驳上行反事实思维的习惯。换句话说，每当自己出现“要是当初……就好了”这种思维倾向，就用“幸好当初……不然就糟了”的思维进行对抗。

比如，不再想“要是当初选择另一份工作，拿到更高的薪水就好了”，而是告诉自己“幸好当初没有选择另一份工作，不然我可能会承担过大的压力，要是因此牺牲自己的健康就糟了”。总之，要让自己相信过去做出的决策就是当时能做出的最优决策。

❷ 适当进行下行社会比较

人是社会的人，所以人们难免时刻活在社会比较之中。比较不可避免，但我们可以选择比较的对象。当人们通过下行社会比较得知自己的决策结果比一些人更好时，就不容易产生后悔情绪。

因此，在无法避免社会比较的情况下，不妨降低自我预期，适当和周围不如自己的人进行比较，减少现实和理想之间的差距，这会让自己更好过一些。

❸ 学会接纳情绪，寻找解决方法

事实上，后悔是一种非常正常的情绪反应，与开心、难过无异。因此，当我们感到后悔时，可以试着完全接纳这种情绪，提醒自己无法改变已经发生过的事情，只有接纳才能让自己走出反复的痛苦状态。此外，当我们走出情绪困境后，可以对过去事件进行反思来吸取经验，比如：之前的行为和决策过程，是决策过于仓促，还是受到了其他外界影响？找到影响事件的关键因素后，尝试采取积极行动，如制定具体的计划来改变自己的未来，让类似的事件不再发生，减少未来后悔的可能。PM

总“小题大做”，可能是“感官过载”惹的祸

上海市精神卫生中心　张艳华　李　惠（副主任医师）

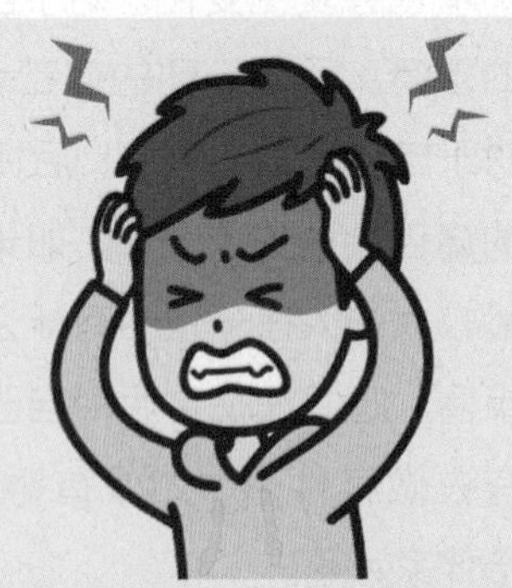

很多人遇到一点小事就莫名烦躁，比如：乘坐公交车时闻到一股不喜欢的味道，内心就升起无名火；吃饭时听到别人咀嚼的声音，觉得很刺耳，抑制不住地暴躁；身上的衣服穿着有点不舒服，就会整天都想着，难以集中注意力……他们不仅被这种烦躁困扰，往往还会陷入自我怀疑和内耗：“明明只是发生了一件别人都觉得无关紧要的事，为什么自己就这么难受呢？”“是我太过矫情，小题大做了吗？”“别人也经常说我反应过度，但我就是控制不了，该怎么办？”

这其实不是“矫情”，而很可能是感官过载的表现。在当今信息爆炸的时代，人们每天都会接触大量信息，这些信息通过视觉、听觉、味觉、嗅觉和触觉等多种感官渠道涌入大脑。当信息量超过大脑的处理能力时，就会导致感官过载。

感官过载，大脑不堪重负

感官过载是一个心理学概念，是指大脑通过感官接收到的信息超过其所能处理的程度，从而引发人体自然的“战或逃”反应。这种反应是大脑在面对过多信息时的一种自我保护机制，目的是试图通过减少或避免更多信息输入来恢复平衡。

感官过载并不是一种心理障碍，而是一种普遍存在的现象。任何人都有可能在特定情况下经历感官过载，尤其是在高压力、高刺激的环境中。无论是嘈杂的街头、拥挤的电梯，还是高强度的学习和工作环境，都可能成为触发感官过载的场景。

感官过载时，人们可能会表现出多种症状，包括：

- **注意力分散**　难以集中注意力在某一任务或活动上，频繁被周围的声音、光线或其他感官刺激所干扰。
- **情绪波动**　出现焦虑、烦躁或易怒等情绪不稳定的现象，这可能是由于大脑试图处理过多的感官信息而产生的压力反应。
- **认知功能下降**　记忆力、判断力和决策能力可能下降，影响工作表现和日常生活。
- **躯体症状**　如头痛、眼睛疲劳、耳鸣或肌肉紧张等，这些症状可能是由于身体试图适应过多感官刺激而产生的。
- **逃避行为**　无法忍受过多的感官刺激时，人们可能会采取逃避行为，如离开嘈杂的环境、关闭电子设备或避免某些活动。

长期的感官过载可能对个人产生多方面的影响，比如：在工作环境中，感官过载可能降低工作效率，增加出错率，影响团队协作；在生活中，感官过载可能导致日常生活质量下降，使人感到疲惫不堪，精神不振；在社交场合，感官过载可能导致个体难以理解他人的言语和情感，影响人际沟通效果，甚至引起社交障碍；感官过载往往还与心理健康问题（如焦虑症、抑郁症等心理障碍）相伴，这些障碍可能与感官过载相互加重。

感官过载，原因复杂

感官过载的原因多种多样，主要包括以下几个方面：

❶ 生理因素

生理状况是影响感官过载的重要因素之一。在疲劳、饥饿、脱水等不适状态下，大脑的正常功能可能受到一定影响，处理和筛选传入信息的能力下降，更容易出现感官过载。

❷ 环境因素

当面对过多、过于强烈或持续时间过长的环境刺激时，如嘈杂的噪声、刺眼的光线、强烈的气味、拥挤的空间等同时作用于多个感官，超出大脑处理能力，会使大脑无法有效应对，就像电脑突然面临大量数据处理一样，就可能导致感官过载。

随着信息技术的发展，另一个逐渐突显的因素是信息过载，人们每天都可以接触大量信息和数据，包括新闻、社交媒体信息、电子邮件、短信、短视频等，这些信息的数量远远超过一些人大脑的处理能力，从而导致感官超载。

❸ 心理因素

当人们处于心理压力过大、焦虑、恐慌、精神紧张时，大脑会对外部刺激变得更敏感，感知能力变得更强烈，更容易出现感官过载。

❹ 个体差异

每个人的感官阈值和信息处理能力不同，因此对感官刺激的敏感度也存在差异。有些人的感觉阈值较低，容易觉察到细微的环境刺激，也可能是信息处理能力较低，即使是细微刺激也难以处理，从而发生感官过载。此外，高敏感人群在认知上处理刺激的程度比其他人更深，对日常生活中的小事也会有更深层的认知和情感处理，因而需要消耗更多心理资源和能量。

4 条策略，摆脱感官过载

为了应对和预防感官过载，大家可以采取以下策略：

❶ 调整生活方式

保证充足的睡眠，饮食均衡，适当锻炼，可使身体和大脑保持良好状态，增强对环境刺激的适应能力。通过深呼吸、冥想等方法放松身心，可缓解紧张和焦虑情绪，减少对刺激的敏感度。

❷ 减少感官刺激

首先，要限制信息的摄入量，如减少短视频和电视节目的观看时间，减少使用社交媒体的时间，等等。

其次，尽量减少去往刺激过多的环境，选择待在较为安静、舒适的场所。在公共空间和工作环境的设计中，应考虑到感官舒适度，如合理布局、使用隔音材料、控制光线强度等。在需要集中注意力的场合，可以通过使用耳塞等减少外部刺激。

❸ 改变思维方式

学会转移注意力是一种有效的策略，方法包括深呼吸、听音乐、看电影等。还要学会放松自己，调整心态，积极应对挑战和压力，以免过度焦虑和担忧。

❹ 寻求专业帮助

如果感官过载的症状严重影响日常生活和工作，应及时寻求专业人士的帮助。他们可以提供全面的评估及个性化的干预方案，帮助患者理解和应对感官过载的根源，并提供有效的应对策略。

需要厘清的是，感官过载现象仅限于感官接收的信息超出负荷而引发不适的情况，对于非感官信息导致的不适，则需要排查其他问题，从而“对症下药”。PM

新生儿听筛未过，当心巨细胞病毒

复旦大学附属儿科医院感染传染科　叶丽静　俞 蕙（主任医师）

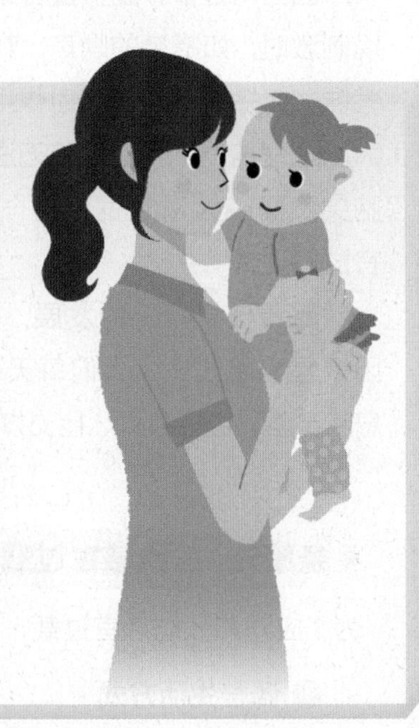

医生手记

小爱是个足月顺产的女宝宝，出生后其他各项体检结果均正常，但听力筛查未通过。这对小爱父母来说，简直是晴天霹雳。经过一系列检查及排除诊断后，小爱被诊断为先天性巨细胞病毒感染，需要进行抗病毒治疗，最长疗程为6个月。出生42天时，小爱的听力检查结果仍异常；3个月后，小爱的听力检查结果正常了。在其后两年多的随访中，小爱定期接受听力、眼底、血常规、肝肾功能、头颅CT或磁共振等检查，以及智力测试，各项指标均正常。至此，小爱父母悬着的心终于放下了。

与小爱的父母一样，绝大多数新手爸妈从未听说过先天性巨细胞病毒感染。其实，巨细胞病毒离我们很近。那么，胎儿和新生儿是如何感染巨细胞病毒的？感染后有哪些危害？能治好吗？

巨细胞病毒在自然界广泛存在，人群普遍易感，大部分人携带此病毒，通常不发病，仅少数人有症状。我国儿童巨细胞病毒血清阳性率为83%～87%，成人则高达95%左右。巨细胞病毒是常见的可引起宫内感染的病原体，在出生3周内的新生儿体液（包括血液、尿液、唾液等）中检测到巨细胞病毒，即可诊断为先天性巨细胞病毒感染。

先天性巨细胞病毒感染是如何发生的

很多家长疑惑，妈妈孕期产检均正常，孕前或孕早期也做了TORCH检查（TORCH是一组可导致宫内感染和围产期感染的病原体组合，包括弓形虫、梅毒螺旋体、风疹病毒、巨细胞病毒、单纯疱疹病毒等），各项指标均为阴性，为何宝宝出生后还是被确诊先天性巨细胞病毒感染？

巨细胞病毒感染高发于婴幼儿及育龄期妇女。在我国，95%以上的育龄期妇女已经感染过巨细胞病毒了，因为没有症状、不需要治疗，所以大多数人并不知道它的存在。然而，如果女性在怀孕期间接触巨细胞病毒感染者，尤其是孕晚期接触婴幼儿感染者的唾液、尿液及血液等，就可能再次感染巨细胞病毒。一旦孕妇感染巨细胞病毒，无论是初次感染还是再次感染，宝宝均可能被感染，感染途径包括宫内感染、分娩时接触感染、经母乳喂养或密切接触感染等。

少数患儿有症状，表现多样

发生先天性巨细胞病毒感染后，90% 的宝宝无症状，仅 10% 的宝宝在出生时有明显症状。其临床表现多种多样，包括皮肤黄染、瘀点瘀斑、肝脾肿大、小头畸形、听力损失、吸吮无力、眼底病变（脉络膜视网膜炎）、癫痫发作、溶血性贫血和肺炎等。先天性巨细胞病毒感染可导致诸多后遗症，包括认知功能障碍、精神运动障碍、耳聋等。据统计，在这 10% 的先天性巨细胞病毒感染患儿中，3% ~ 10% 最终死亡。

并非所有患儿都需要治疗

宝宝一旦确诊先天性巨细胞病毒感染，家长们最关心的是如何治疗。其实，患儿是否需要接受抗病毒药物治疗，要由专科医师进行严格评估后决定。并非所有患儿都需要治疗，仅有多脏器、多系统受累或中枢神经系统受累（如感音神经性听力损失、脉络膜视网膜炎等）的患儿需要抗病毒治疗。

治疗药物有静脉制剂更昔洛韦和口服制剂缬更昔洛韦。重症感染的总疗程需要持续 6 个月，治疗期间应定期监测巨细胞病毒载量，以指导后续治疗。

及早发现听力损失，及时干预

感音神经性听力损失是先天性巨细胞病毒感染的常见表现。据统计，出生时约 20% 的听力损失和在 4 岁时筛查到的约 25% 的听力损失，由先天性巨细胞病毒感染所致。若发生感音神经性听力损失，50% 的患儿病情会进一步恶化。如果能早期识别，早期干预与治疗，大多患儿的听力可明显改善或达到正常。

需要注意的是，部分先天性巨细胞病毒感染患儿出生时无任何其他临床症状，仅听力筛查未通过，往往无法得到早期识别与诊断，从而错过治疗时机，最终可能发展为永久性听力损失。

无论症状轻重，都要长期随访

确诊先天性巨细胞病毒感染的患儿，无论症状轻重，都应坚持长期随访。因为即使患儿出生时听力筛查是正常的，其后也可能会发生听力异常并持续加重，甚至发展为重度听力损失。0 ~ 2 岁是巨细胞病毒感染相关听力损失的高危期和语言发展的关键时期。在此期间，家长应带患儿进行多次听力复查，以便及早发现听力损失或评估病情变化。复查时间为出生后 42 天、3 月龄、6 月龄、1 岁、1 岁半和 2 岁。

另外，在先天性巨细胞病毒感染患儿中，神经发育异常也很常见，患儿应在 1 岁、2 岁和 5 岁时分别进行神经发育评估。视力损伤亦是常见并发症，出生时有眼部症状的患儿每年还应至少接受 1 次眼科检查。

母乳中有巨细胞病毒，能否母乳喂养

宝宝被确诊先天性巨细胞病毒感染后，是否需要检测母乳中有无巨细胞病毒？能否进行母乳喂养？若是足月儿，母乳中即使存在巨细胞病毒，母乳喂养对患儿的影响也非常小，因此不需要进行母乳检测或处理，可直接进行母乳喂养。极低出生体重（出生时 <1000 克）的早产儿，因免疫系统发育不完善，受巨细胞病毒危害极大，故母乳喂养前宜进行检测。若母乳巨细胞病毒阳性，携带病毒的母乳可使患儿持续感染巨细胞病毒而不易清除，进而加重病情。此时可将母乳在 - 20℃的条件下冷冻 3 天后喂养，以降低巨细胞病毒载量；也可对母乳进行低温巴氏杀菌（62.5℃持续 30 分钟）或高温短时巴氏杀菌（72℃持续 5 分钟），杀灭巨细胞病毒。PM

特别提醒

预防先天性巨细胞病毒感染的最简单方法是勤洗手。婴幼儿是巨细胞病毒的易感人群，新生儿与育龄期妇女若在日常生活中经常接触婴幼儿，很可能在不知情的情况下接触巨细胞病毒感染者的唾液、尿液、血液等，只要做到勤洗手、消毒餐具，就可以大大降低感染率。

儿童肺炎，吃药好还是输液好

上海交通大学医学院附属仁济医院儿科　李亚琴（副主任医师）　卢燕鸣（主任医师）

医生手记

肺炎是儿童常见的呼吸道疾病，主要症状有发热、咳嗽、呼吸加快等。治疗儿童肺炎，家长们往往面临这样一个问题：输液还是吃药？很多家长肯定会说：当然是输液，起效快，效果好。也有家长认为：还是吃药吧，天天跑医院扎针多麻烦！

吃药和输液，到底该怎么选择呢？我们先来看看这两个肺炎患儿的故事。

7岁的乐乐因“发热、咳嗽2天”就诊，体温最高时40℃，同时伴有咳嗽、咯痰。血常规检查发现白细胞计数正常，C反应蛋白升高（19毫克/升）；甲型、乙型流感病毒核酸检测阴性。根据这些结果，医生给予阿奇霉素口服。3天后复诊时，乐乐仍有发热，咳嗽更厉害了，拍片检查发现右肺大叶性肺炎，医生调整治疗方案，给予输液治疗。

5岁的瑶瑶因“咳嗽9天伴间断发热3次”就诊，咳嗽以夜间为主，体温最高时38.6℃，有过敏性鼻炎病史，2个月前曾患百日咳。血常规检查发现白细胞升高（12.45×10^9/升），C反应蛋白升高（10.16毫克/升）。医生同样给予口服阿奇霉素治疗。3天后复诊时，瑶瑶体温恢复正常，咳嗽仍剧烈，拍片检查发现支气管肺炎。此时，是继续服药治疗还是改为输液治疗呢？

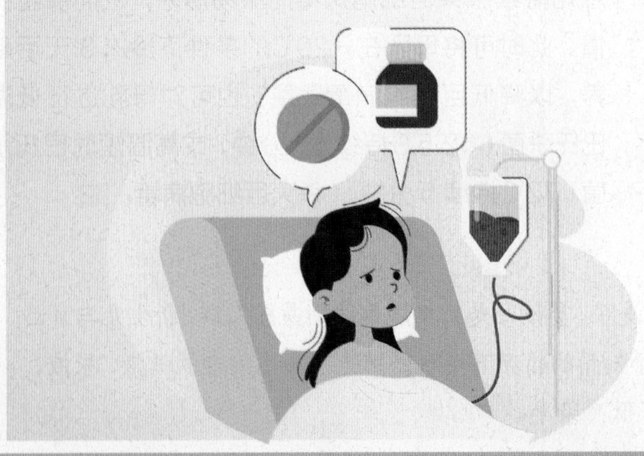

对肺炎患儿来说，吃药和输液，究竟怎样选择才是恰当的呢？这要从肺炎的分类说起。

治儿童肺炎，先判断病因和轻重

按照病因，导致肺炎的病原体主要有以下几种：

一是细菌，如肺炎链球菌、流感嗜血杆菌、卡他莫拉菌等。细菌感染引起的肺炎通常需要抗生素治疗，如青霉素类、头孢类。

二是病毒，如呼吸道合胞病毒、腺病毒、流感病毒等。病毒感染引起的肺炎，除流感病毒有相应的抗流感药物外，其他病毒均无特效抗病毒药物，需要根据病情、有无合并细菌感染等情况，确定是否需要使用抗生素。

三是非典型微生物，如肺炎支原体、肺炎衣原体、军团菌等。这类肺炎通常首选大环内酯类药物治疗，最常用的是阿奇霉素。

四是由上述2种或以上微生物混合感染引起，需要根据实际情况给予相应治疗。

根据病情严重程度，肺炎可分为轻度和重度。轻度肺炎患儿一般精神状况较好，无高热（39～41℃）或高热不超过5天，无超高热（>41℃），无缺氧（如口唇、甲床青紫等）表现。如果患儿出现以下情况中的任何一种，要考虑重度肺炎：精神状况差，有超高热或持续高热超过5天，胃口不好，嗜睡，呼吸加快（婴儿超过70次/分，1岁以上儿童超过50次/分），缺氧，一叶或多叶肺炎，胸腔积液，气胸，肺不张，肺坏死，肺脓肿，肺外并发症（如心内膜炎、脑膜炎等）。

输液和吃药，各有优缺点

	输液治疗	吃药治疗
优点	起效快，能迅速缓解病情	操作简便，患儿可以居家服药
缺点	操作复杂，需要专业人员操作，存在一定风险，如过敏、输液反应、感染等	起效较慢，对严重病情者可能效果不佳
适用情况	病情重、口服药物效果不佳、无法口服药物的患儿	病情较轻、能口服药物的患儿

由此可见，不论是输液还是吃药，都有优缺点。总体而言，儿童肺炎的治疗方案应根据病因、严重程度而定。轻度肺炎患儿口服药物，可能是一个不错的选择；而重度肺炎或无法耐受口服药物的患儿，采用输液可能更为合适。

本文开头的两个病例中，乐乐初诊时病程短，一般情况良好，口服药物治疗即可，复诊时仍反复高热，且咳嗽加重，经重新检查评估后，医生果断选择了输液治疗。而瑶瑶复诊时精神良好，体温也恢复正常，医生经评估及与家属沟通后，决定继续口服药物，同时增加雾化吸入治疗，其后瑶瑶的咳嗽逐渐缓解。

儿童肺炎治疗，常见五误区

误区1：得了肺炎，必须输液才能好。

分析 实际上，输液治疗并不是肺炎唯一的治疗方法。输液治疗主要用于病情严重、口服药物无效或需要迅速改善病情的患儿。

误区2：早期输液可防止进展为肺炎。

分析 肺炎的发展是一个复杂的过程，涉及很多因素，如病原体侵害人体的能力、人体免疫系统的防御能力等。输液是治疗肺炎的手段，早期输液并不能防止肺炎发生。

误区3：进行了输液治疗，后续就不需要再口服药物治疗了。

分析 输液治疗和口服药物治疗并不是可以互相替代的关系。输液治疗主要用于病情严重或需要迅速改善症状的情况，而口服药物则可以用于维持治疗或巩固疗效，两者是互帮互助的“朋友”关系。

误区4：疗效不好，就立即更换药物。

分析 有些家长在孩子治疗期间，发现症状没有立即好转，就会提出更换药物的要求。然而，药物在治疗疾病时并非立竿见影，需要一定的时间才能起效，频繁更换药物可能增加药物不良反应的发生风险。因此，家长应在医生指导下，耐心等待药物发挥作用。

误区5：输液治疗没有副作用。

分析 输液过程中可能出现过敏反应、输液反应等不良反应，还可能出现交叉感染，使病情反复甚至加重。因此，输液需要严格掌握适应证。PM

特别提醒

无论选择输液还是吃药，都要在医生指导下进行，确保用药安全和治疗效果，切勿自行用药、减药、换药及停药。在治疗期间，家长要密切观察孩子的病情变化，孩子有异常，应及时就医，由医生评估病情进展情况，调整治疗措施。同时，家长应照顾好孩子的生活起居，因为保持良好的生活习惯和饮食习惯有利于增强免疫力，有助于康复。

女性睾酮高，是病吗？

复旦大学附属妇产科医院妇科内分泌与生殖医学科　潘嘉慧　史颖莉（主任医师）

生活实例

小婷的月经周期从不规律，且唇毛、下腹部毛发旺盛，脸上的痤疮“此起彼伏”。一直以来，小婷没有将这些症状当回事，直到婚后多年备孕无果，才去医院就诊。血液检查显示，睾酮超出正常值近一倍，结合其他检查结果，小婷被确诊患有多囊卵巢综合征，伴随胰岛素抵抗、血脂异常、轻度脂肪肝等一系列问题。医生告诉小婷，她的月经不规律、不孕、多毛、痤疮频发等症状，都是雄激素水平过高“惹的祸”。小婷十分不解地问医生：睾酮不是男性的“专属”激素吗？女性睾酮高是病吗？

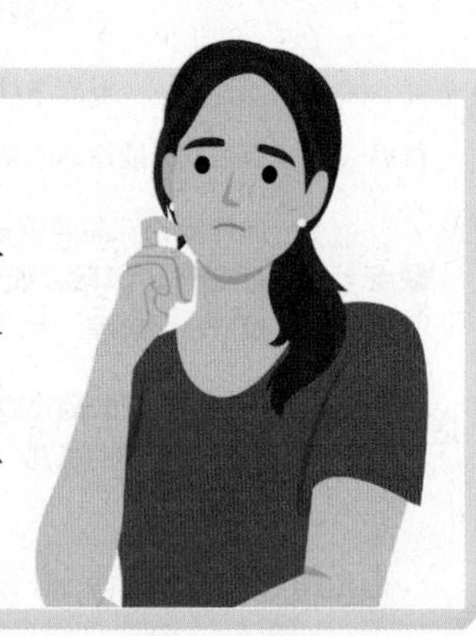

睾酮非男性专属

睾酮是一种雄激素。男性睾酮的主要来源是睾丸，其主要作用是促进第二性征发育，但它并非男性专属，其对维持女性正常生理活动也是不可或缺的。睾酮可以帮助卵巢中的卵泡生长、发育，促进女性阴毛、腋毛、肌肉、骨骼生长，并在保持性欲、稳定情绪、提高记忆力及促进蛋白质合成等方面发挥着重要作用。

女性体内的睾酮主要来源于卵巢、肾上腺等。在一个月经周期中，睾酮的数值略有波动，正常育龄女性的血清睾酮上限为2.6纳摩/升。若卵巢、肾上腺皮质分泌睾酮过量，或外周组织转化增多，可造成血清睾酮异常升高。临床上，女性血液中，雄激素水平升高或活性过强，造成下丘脑-垂体-卵巢轴功能紊乱和能量代谢失调，即为高雄激素血症。高雄激素血症可阻碍排卵，引起月经稀发、闭经，甚至不孕，多毛、痤疮、脱发（男性型脱发）也是常见症状。另外，高雄激素血症还会影响女性的糖、脂代谢，引起胰岛素抵抗、糖尿病、血脂异常、脂肪肝等多种代谢性疾病，增加心脑血管疾病的发生风险。

降雄治疗，缓解高雄激素症状

高雄激素血症患者须改变不良生活方式，并使用短效复方口服避孕药、螺内酯等进行降雄治疗，缓解高雄激素症状。其中，短效复方口服避孕药是首选。螺内酯适用于短效复方口服避孕药治疗效果不佳、有禁忌或不能耐受的患者，育龄期患者治疗期间应采取避孕措施。PM

延伸阅读

高雄激素血症患者的临床表现差异很大。有些患者的痤疮、多毛、脱发症状非常明显，有些却无任何异常表现；还有些女性虽然睾酮水平正常，却有明显的高雄激素症状。这是因为，血检大多只能检测外周血中的总睾酮水平，而绝大多数睾酮（99%）在血液循环中与性激素结合球蛋白结合，只有约1%的游离睾酮产生雄激素样作用。因此，血检结果难以精准反映体内雄激素的活性，不能单凭内分泌报告中的睾酮水平指导用药。此外，除多囊卵巢综合征外，卵巢卵泡膜细胞增生、先天性肾上腺皮质增生症、卵巢肿瘤等均可引起睾酮异常升高。

观察大鱼际，获取健康讯息

安徽中医药大学中医学院教授　周雪梅

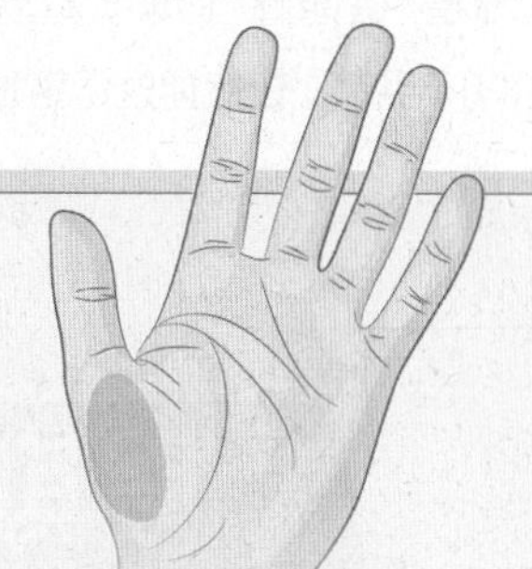

大鱼际是指手掌面大拇指根部与掌根连接的肌肉丰厚部位，其形似鱼，古人常称之为“鱼”或“手鱼”。其体表位置特殊、便于观察，可反映脏腑功能异常及气血变化，辅助诊断多类病证。

有诸内者，必形诸外

望诊为中医四诊之首，是中医师运用视觉，对人的神色形态、舌象、络脉、皮肤、五官九窍等进行有目的的观察，以了解健康或疾病状态的方法。大鱼际望诊法为局部望诊法之一，最早记载于《黄帝内经》，指医者在自然光线下通过观察患者双手大鱼际，结合该部位的皮肤、肌肉、络脉形态、色泽状况，进行中医病证诊断。

大鱼际是手部气血变化最明显的区域，与心、肝、脾、肺、肾等脏腑均有直接或间接的联系。观察患者大鱼际的色泽、纹理、血管、肌肉丰满度等，可以在一定程度上判断相应脏腑的寒热虚实、气血盛衰。

观鱼际，察气血

健康状态下，大鱼际呈淡红色或粉红色，色泽光润，肌肉丰厚。

枯槁为虚　脾主肌肉，肌肉的营养靠脾运化水谷精微而得，脾气健运，则肌肉丰盈而有活力。脾胃生化之源充足，则大鱼际肌肉丰满，手足灵活有力；若脾胃虚弱、运化失司，则大鱼际扁平，肌肉痿软，颜色萎黄、淡白。这类人群在饮食上要健补脾胃、固护中焦，可适当多吃粳米、南瓜、山药等；在起居上，要劳逸结合、睡眠充足。

厚为痰阻　脾虚湿盛、日久生瘀，则大鱼际肥厚、青筋显现，可伴有褶皱。大鱼际肥厚多为痰浊内阻证，若兼青筋则多为痰瘀互结证。这类人群可适当多吃健脾利水之品，如冬瓜、白扁豆等，少食肥甘厚腻之品和生冷之物，以免助湿生痰；平时锻炼，以汗出为宜。

色赤为热　若大鱼际发红，提示肺经或胃肠有热。常出现发热、咳嗽、咽红肿痛等症状为肺中有热，有口臭、便秘、脘腹胀满等症为胃肠积热。这类人群饮食要避免油腻温燥，可多食绿豆、苦瓜等。

紫青为瘀　若大鱼际呈紫青色，说明体内有瘀、气血阻滞；若同时有青筋暴露的情况，则反映心血瘀阻。这类人群宜适当多吃活血行气的食物，如山楂、玫瑰、莲藕等，少食油腻、不易消化的食物，避免生冷之品。同时，应保持心情舒畅，少生闷气、少动怒。PM

金秋微风轻拂，十一长假如约而至，人们沉浸在节日的喜悦与味蕾的盛宴之中，共享天伦之乐与美食馈赠。然而，在这份温馨与满足的背后，却暗藏着对胃的微妙挑战。你或许会因为一顿丰盛的晚餐而感到腹胀，或许会因为熬夜看剧而感到胃痛……这些都是“假期胃”的典型症状。那么，如何用中医智慧来应对这些“小毛病”，让假期过得更加健康和愉快呢？

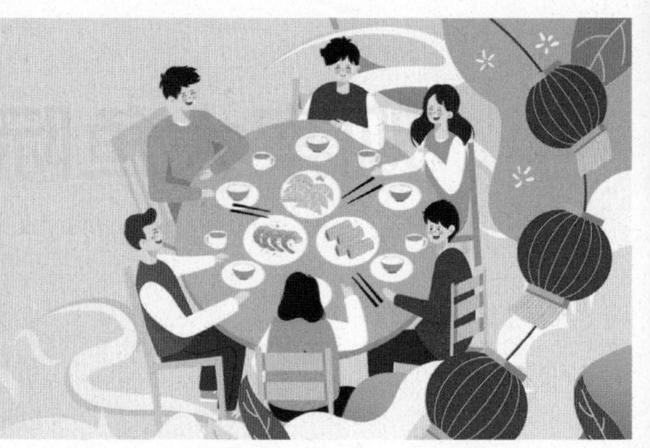

“假期胃”，让养胃茶来守护

上海中医药大学附属曙光医院消化内科主任医师　凌江红

长假里的胃，遭遇了什么

在进行调理之前，我们首先要了解“假期胃”是怎么形成的，才能有的放矢地采取相应的防治措施。

❶ 美食诱惑，胃的“甜蜜”负担

想象一下，餐桌上摆满了各式各样的佳肴，从香辣诱人的小龙虾，到甜蜜满溢的蛋糕，每一口都是对味蕾的极致诱惑。然而，当这些美食一股脑儿涌入我们的胃中时，它们却变成了胃的负担。过量食物让胃不堪重负，仿佛成了一个被塞得满满当当的口袋，喘不过气来。

❷ 作息颠倒，胃的“生物钟”紊乱

长假里，或者熬夜追剧，或者聚会彻夜狂欢，或者旅游在外，这些都会导致作息不规律，生物钟紊乱，胃的工作节奏也被打乱。它在本该休息的时候，却因人们的放纵而继续加班加点地工作，疲惫不堪。

❸ 酒精侵袭，胃的“防线”崩溃

聚会时，往往不乏酒的身影。然而，酒精却像一把锋利的剑，无情地刺向胃的防线。它会使胃黏膜充血、水肿，甚至糜烂。

❹ 忽视卫生，胃的“外敌”入侵

在享受美食时，有些人容易忽视食品卫生问题。那些看似美味的食物背后，可能隐藏着很多细菌和病毒。它们像一群狡猾的敌人，乘虚而入，攻占胃肠道，产生有毒、有害物质，引发急性胃肠炎等疾病。

中医智慧，为胃解围

中医看病，讲究辨证施治，根据患者的具体病情和体质特点，量身定制治疗方案。针对上述“假期胃”的形成原因，可从以下几个方面进行调理。

健脾固本，如同“肥沃土壤”

1 中医认为，脾为后天之本，是气血生化之源。脾、胃为表里相合关系，因此在调理胃病时，中医特别注重健脾益气以固本。这就像给胃这片“土地”施肥浇水，让它变得更加肥沃和富有生机，胃才有足够的力量去消化食物。体倦乏力、脾胃虚弱、消化不良者可在中医师指导下，选用参苓白术散、人参健脾丸等中成药，或者食用扁豆、山药、薏苡仁等健脾益胃的食物。

消食和胃，如同“切割利器”

2 因节日里吃了大鱼大肉、油腻食物而感到胃部不适时，可通过消食和胃的方法来帮助胃恢复正常消化功能，如服用山楂、麦芽等消食化积的中药，或保和丸、健胃消食片、山楂丸等中成药。这些中药如同给胃安上了切割食物的利器，促进摄入的食物瓦解，确保它们能顺畅地被消化和吸收。

调和气血，如同“疏通河道”

3 慢性胃病患者往往存在气血不和、瘀血阻滞等症状，假期里更容易出现腹胀、腹痛等不适，可通过调和气血、化瘀止痛的方法来缓解郁闷情绪和疼痛不适感。比如：使用玫瑰花、西红花等疏肝解郁、活血散瘀，或在中医师指导下选用归脾丸、逍遥丸、膈下逐瘀汤等。这就像疏通一条被堵塞的河道，让气血得以顺畅流通，从而恢复气血的平衡和谐。

养胃茶，温馨守护

山楂陈皮大麦茶

取山楂干3～4片、陈皮3克、大麦茶包1个，用沸水冲泡，频频饮服。山楂可消食化积，陈皮可理气健脾，大麦可健脾消食，三者搭配，有消食、解腻作用，适用于饮食过饱、油腻者，可餐后服用。

葛花蜂蜜甘草茶

取葛花3～5克、甘草3克、蜂蜜适量，用沸水冲泡后代茶饮。葛花能解酒毒、醒脾和胃；蜂蜜能保护胃黏膜，加速酒精代谢；甘草能调和脾胃、清热解毒。此茶可加速酒精代谢、排泄，有一定解酒作用，适用于饮酒后易出现胃肠不适、呕吐等症状者。

柠檬柚子普洱茶

取普洱茶适量，用沸水冲泡，放至稍凉后，加入新鲜柠檬片1～2片、柚子肉适量（捣碎或切片），摇匀后浸泡片刻。柠檬和柚子的清新口感与普洱茶的“刮油”之功相得益彰，适合解腻用。

金银花薄荷茶

取金银花5克、薄荷叶3～4片，用沸水冲泡后代茶饮。金银花可清热解毒，薄荷叶可清凉提神、降火解毒，适合饮食过度辛辣、上火者。

菊花雪梨绿茶

取菊花2～3朵、绿茶适量，用沸水冲泡，加入雪梨半个（切片），加盖焖片刻即可。雪梨具有清热润肺的功效，与菊花、绿茶搭配能更好地缓解上火症状。

大家可根据不同情况选择上述茶饮配方。需要提醒的是，茶饮不能代替药物，患者如果胃不适或症状持续加重，需及时就医，并遵循医嘱进行必要的治疗。PM

“春困秋乏夏打盹，睡不醒的冬三月。”这虽然只是一些人的“自我调侃”，但不少人在秋天确实会感到疲乏、精神不振、注意力难以集中、嗜睡等，人们将此种种表现统称为“秋乏”。

追根溯源解秋乏

上海交通大学医学院附属第一人民医院中医科　潘 迪　王松坡（主任医师）

秋乏因何而起

• **夏季消耗**　秋乏的出现和夏季机体消耗相关。“春生夏长，秋收冬藏”，夏季主“长”，阳气旺盛、功能活跃，身体消耗自然较大。到了秋季气候转凉，阳气阴液的补充和调整需要一定的时间，在这个调整过程中，很多人便会感到乏累。此外，夏季日照时间长、夜晚时间短，“阳不易入阴”，人们普遍睡得晚且醒得早，经过了整个夏季，此时机体易处于慢性疲劳状态。

• **津液不足**　燥为秋季主气，气候趋于干燥。此时人体受自然界影响，易出现口舌、皮肤干燥及大便秘结等津液不足之症，也易影响精神状态，引起疲劳。

• **悲秋乏力**　季节变换，人们的生活习惯及机体适应性改变也需要过程，饮食不节、劳逸失度、起居失常等均可能导致秋乏。情志因素亦不容忽视，秋季虽美，但草木逐渐凋零，万物开始衰败，人易生“悲秋”之感，因而精神难振。

多方调整解秋乏

秋乏是一种生理现象，一般而言，大多数人的身体很快便能适应气候变化，秋乏症状消失。此外，也可以从生活习惯等方面进行调整：

• **合理饮食，省辛增酸**　秋天肺气本旺，如果过食葱、蒜、姜、辣椒、火锅等辛味刺激之品，更助肺气克伐肝气，易致脏腑失和。因此在正常饮食的基础上，尽可能减少辛味食品的摄入，可适当多食酸味食物，如山楂、石榴、番茄、木瓜、柠檬、五味子等。一则“酸入肝”，可防肝气被肺气克伐；二则酸甘化阴，可补充因“夏长”所消耗的阳气和阴液。

• **养阴生津，以防秋燥**　秋季在六气为燥，燥为秋日主气，因此秋季应适度养阴生津以减“秋燥”。除少量频饮温水外，一些蔬菜（山药、白菜、萝卜、莲藕、百合、银耳、豆腐等）、水果（苹果、香蕉、秋梨、柚子、甘蔗、猕猴桃等）、坚果（核桃仁、杏仁、松子等）也有养肺生津润肺之效，可以适量多食。

• **适时早卧，保证睡眠**　秋季阳气渐退、阴气渐进，日暮越来越早、白昼越来越短，人体也要顺应自然变化。睡眠充足既可以助阳气收敛，又利于阴气来复，有助于缓解秋乏，调养秋“收”之气。

• **宁静神志、放松心态**　面对悲秋，保持平静的心态尤为重要。调摄情志，怡情养性，保持内心宁静，可以改善心态，缓解秋乏。

• **适度运动，增强体质**　现代人长期生活、工作在高楼大厦中，远离“地气”，秋天秋高气爽，是最适合户外活动的季节之一。可赏花、散步、慢跑、登高、垂钓等，以改善体质、调节心境。需注意锻炼不要过度，以微微汗出为宜。

• **梳头按摩、提神强身**　头部穴位较密集，可以尝试经常五指梳头或轻柔按摩太阳穴、百会穴、风池穴等，有助于促进局部血液循环，同时疏通经络，保持头脑清醒，缓解疲乏。此外，还可以针对性地进行全身穴位按摩，如按摩关元、足三里、阳陵泉、涌泉等穴位，可强身健体、升举阳气。PM

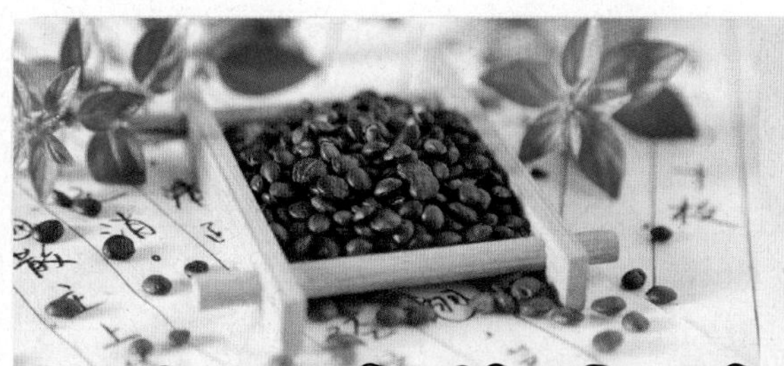

藏在果仁中的中药，一般被称为“种子药”。它们通常体积小、重量轻，但小小的身躯里却蕴藏着巨大的能量。秋季酸枣成熟时，采收其果实浸泡一宿，搓去果肉后捞出，用石碾碾碎果核，取出种子晒干，便能得到中医用来治疗失眠的“东方睡果”—— 酸枣仁。

果仁中的安神药——酸枣仁

上海交通大学医学院附属第六人民医院中医科　汪天湛
复旦大学附属华山医院中西医结合科副主任医师　傅晓东

可解虚烦，养阴生津

中医认为心主血，又主神志，心血不足则心神失养，心阴亏虚则虚火扰神、心神不宁。而肝藏血，人卧则血归于肝，肝血充盈后，肝气回收，人便会慢慢产生倦意，进入香甜的睡眠中。而血虚者卧倒后，血不足以涵养肝气，就容易睡不着或睡得不踏实。

酸枣仁味甘，入心、肝经，具有养心益肝、安神敛汗的功效，能养心阴而宁心安神，又有益肝血，具有“回收”气血的特性，能帮助人体把更多的气血收拢到肝中，发挥助眠作用。基于此特性，酸枣仁尤其适宜于阴血亏虚、心失所养引起的虚烦不眠、惊悸多梦。此外，酸枣仁味酸能敛，有收敛止汗之效，可治疗体虚自汗、盗汗，尤其适用于虚汗而兼有心烦失眠者；其有敛阴生津止渴之功，还可用于治疗津伤口渴，常与生地黄、麦冬、天花粉等养阴生津药同用。

药食两用，亦茶亦粥

酸枣仁不仅有良好的药用功效，也是药食同源之品，常用来熬汤、煲粥、泡茶等，具有一定的食疗效果。下面介绍两款酸枣仁药膳。

❶ 枣仁养心粥

【原料】炒酸枣仁 15 克，红枣 10 克，粳米 100 克。

【做法】先将炒酸枣仁捣碎，加水煮 20 分钟，去渣留汤，再放入粳米、红枣，共煮成粥。

【适应人群】适用于心血不足、心阴亏虚、心神失养所致的心悸、失眠、多梦、健忘。早晚温热服用，可养心安神。感冒发热、舌苔厚腻者不宜服用。

❷ 枣仁莲子饮

【原料】炒酸枣仁 15 克，莲子 10 克，大枣 6 枚，蜂蜜适量。

【做法】将炒酸枣仁、莲子、大枣分别洗净，一起放入砂锅内，加清水适量，大火煮沸后改小火煮 30 分钟左右，加入蜂蜜调味。

【适应人群】适用于肝血不足、心烦不寐者。晚餐后温热饮服，可健脾补肝、养血安神。感冒发热、舌苔厚腻、便溏腹泻者不宜服用。PM

注意事项

酸枣仁质润而滑，大便滑泻者不宜单味药大量服用。外感表证或表证未尽者，因痰浊、湿盛、食滞等实邪或肝郁化火所致的失眠者，也不宜大量服用酸枣仁。

此外，药理学研究显示，酸枣仁有降低血压、抑制中枢神经的作用，心脏传导阻滞及低血压患者、老年人、婴幼儿不宜长期大量服用；酸枣仁对子宫有兴奋作用，孕妇不宜单味大量服用。

甘温除热，亦称甘温除大热，是中医常用的一种治疗方法，最早出自《黄帝内经》，指以味甘性温的药物为主组成方剂，重在扶正以祛邪，治疗因中气不足及气虚血亏而形成的内伤发热。在金元时期，医家李东垣结合自己的临床实践，认为气虚身热者不可用甘凉，更不可用寒凉，从而开创了以补中益气汤类方剂来补中、益气、除热的治疗方法。

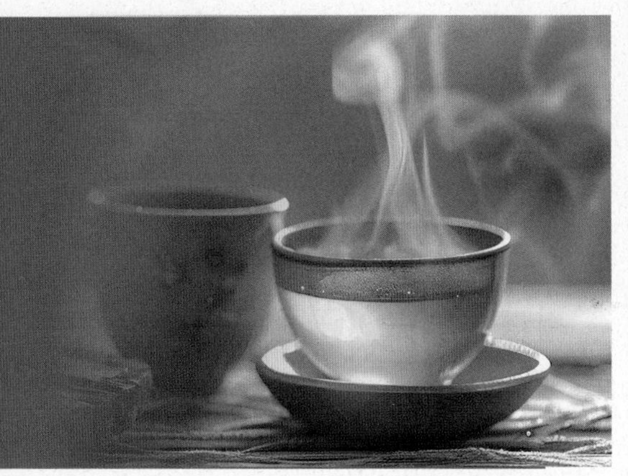

甘温除热

合肥市第一人民医院中医科　姚舒雅　程超超（副主任医师）

虚可化热，甘温可除

《简明中医辞典》中记载，甘温除热法主要适用于气虚、产后或内伤劳倦发热。其所治之“热”，或因内伤久病、阴阳失调，或因虚阳浮越而成（如阳虚发热、气虚发热、气虚血瘀、脾虚食滞发热等），或因精血内虚，阴不敛阳，虚阳外越而热（如气阴两虚、血虚发热等）。

面对诸如此类复杂的热病，单纯清热解毒只能治其标，且寒凉药物易伤脾胃，容易引起更严重的热病，因此必须从根本病机入手。内有气虚、阳虚、阴血内虚，外有虚假热象的病证，皆可使用甘温除热法扶正补虚、平调阴阳，以退虚热。

甘温除热法常用黄芪、人参、白术、当归、甘草等主药。人参大补肾中虚衰之元气，可恢复水火既济的功能；黄芪、炙甘草可实虚衰之中气，配伍当归，既防方性太燥，又血中求气，防止心火传脾。在此基础上，根据内伤发热的机理不同，随机伍用对症之药。比如：治疗气虚、阳虚发热，可适当加用温阳补气之药；治疗气虚血瘀、脾虚食滞发热，可适度配用活血化瘀、消食导滞之品；治疗气阴两虚或血虚发热，可适度伍用甘寒益阴或补血填精之药；等等。

代表方剂：补中益气汤

甘温除热法的代表方剂为补中益气汤，由黄芪、人参、白术、炙甘草、当归、陈皮、升麻、柴胡、生姜、大枣组成。方中黄芪味甘微温，入脾肺经，补中益气、升阳固表，故为君药；人参、炙甘草、白术，可补气健脾，为臣药；当归养血和营，协人参、黄芪补气养血；陈皮理气和胃，使诸药补而不滞，共为佐药；少量升麻、柴胡升阳举陷，协助君药以升提下陷之中气，共为佐使；炙甘草调和诸药为使药。

补中益气汤可补中益气、升阳举陷，主治脾不升清（症见头晕目眩、视物昏花、耳鸣耳聋、少气懒言、语声低微、面色萎黄、纳差便溏、舌淡脉弱）、气虚发热（症见身热、自汗、渴喜热饮、气短乏力、舌淡而胖、脉大无力）、中气下陷（症见脱肛、子宫脱垂、久泻久痢、崩漏等，伴气短乏力，纳差便溏、舌淡、脉虚软）等。PM

扶阳通督“火龙灸”

上海交通大学医学院附属瑞金医院卢湾分院中医针灸科　李 青
上海中医药大学附属岳阳中西医结合医院针灸科主任医师　李 璟

三伏天时气温居高不下，晒背成为“养生潮流”。当我们需要更强、更精准的“养阳”效果时，火龙灸是个不错的选择。火龙灸是在人体督脉上施以中药和隔姜灸的一种艾灸方法。在施灸时，沿脊柱铺敷药物，形如龙骨，施灸过程似火龙在背后吞云吐雾，因此得名火龙灸。

中医认为脊背正中为督脉，总督全身阳气，称之为“阳脉之海”。阳气盛衰影响着人体的精气神，与人的寿命及精神状态息息相关。火龙灸可借助督脉总督阳气的作用，激发人体自身的阳气传递到全身。适合风寒湿痰、寒湿瘀滞、虚证等疾患。

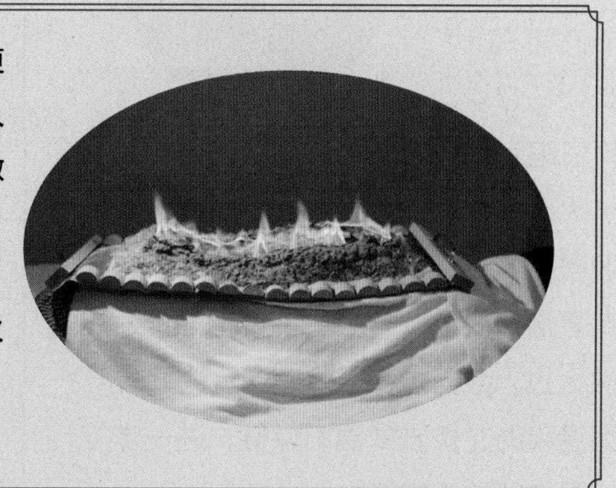

温经通络，温养脏腑

火龙灸也称“督灸”“铺灸”“扶阳灸”，是将多种温阳祛湿、舒筋活络的中药打粉后敷在督脉及足太阳膀胱经上，再铺以生姜绒和艾绒，借助生姜的温通发散之力、中药粉的药力及艾绒的热力共同作用的一种大面积隔物灸。

督脉乃“阳脉之海”，在督脉上施灸可通行气血、调和阴阳，能填精益髓、展骨舒筋。施灸过程中，艾灸的热力渗透，可温经通络、行气活血；姜绒中富含的姜辣素刺激皮肤，具有扩张局部血管、改善血液循环、促进新陈代谢的作用；配合姜汁现调的活血药膏，通过大面积、大剂量深透的温热刺激作用，能够调和阴阳、温通气血、通络开痹、活血化瘀，引邪外出，提高机体免疫力。治疗时，督脉、姜绒、灸膏、艾绒协同散透热力，温养脏腑的力量胜过一般灸法。故火龙灸又有“灸中之王”的美称，且操作简便，安全性高，疗效显著。

虚寒湿痛，灸之可缓

火龙灸应用广泛，尤其对虚、寒、湿性疾病及痛症疗效显著。适用于强直性脊柱炎、风湿性关节炎、颈肩腰背疼痛等运动系统疾病，哮喘、慢性支气管炎、慢性咳嗽、反复感冒等呼吸系统疾病，痛经、月经稀少、月经推迟、产后体虚等妇科疾病，以及脾胃虚寒、食欲不振、失眠、健忘、慢性疲劳综合征、免疫力低下、亚健康状态，等等。

需要注意的是，火龙灸须在专业中医师辨证指导下进行，有一些情况不适合进行火龙灸。实热证（有咳吐黄痰、高热、肺部感染、支气管扩张、咯血、大便干结、小便深黄等表现）、阴虚证（潮热、五心烦热、失眠多梦、盗汗等）、危急重症（如肺气肿、肺心病、心血管疾病）患者，对生姜等药物过敏者，糖尿病患者、瘫痪患者等皮肤感觉迟钝者，皮肤破损者，以及特殊人群（如哺乳期患者、孕产妇、年幼体弱者等）不宜进行火龙灸。

如何进行火龙灸

日常保健可 10 ~ 15 天一次，每次治疗时间 40 ~ 60 分钟，3 ~ 6 次为一疗程。

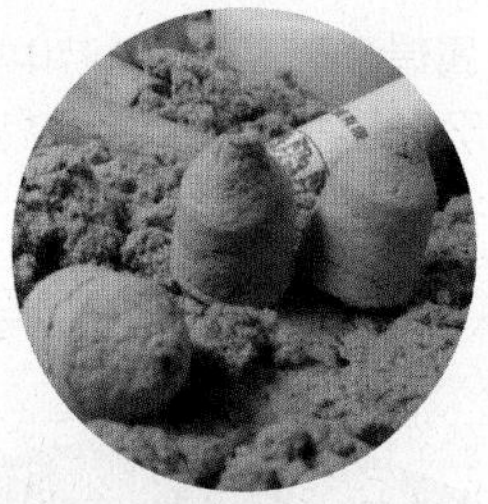

“三伏”是适合进行火龙灸的时节，可每伏灸 1 ~ 2 次。夏日阳气充沛，人体气血旺盛、毛孔扩大，此时进行火龙灸，可平衡阴阳、调整虚实、健脾和胃、固肾壮阳，冬病夏治。秋冬时节气主收藏，不宜发散太过，亦当防寒邪内侵，宜选择较为温和的艾灸方式温阳保健，进一步增强抗寒抗病的能力。

在进行火龙灸时，需要注意以下事项：

1. 治疗前后 3 天清淡饮食，忌食滋腻肥甘、生冷、辛温发散类食物，如冰饮、羊肉、酒、辣椒、韭菜、蒜等。
2. 不宜在过饥或过饱、醉酒及过度疲劳的状态下接受治疗。
3. 治疗过程中若出现皮肤水疱、头晕、目眩、恶心、胸闷、呕吐、心慌、四肢发凉、血压下降等症状，需及时向医师反馈并处理。
4. 治疗前后宜多饮热水，治疗当天不洗澡，注意保暖避风寒，保持规律作息。PM

在日常生活中，人们有时会突然发现自己身上某个部位长了个疖肿，红肿热痛，很不舒服。这时候，是应该想办法消脓，让疖肿尽快消退，还是采取措施催脓，让里面的脓毒发出来？应该如何选择药膏呢？

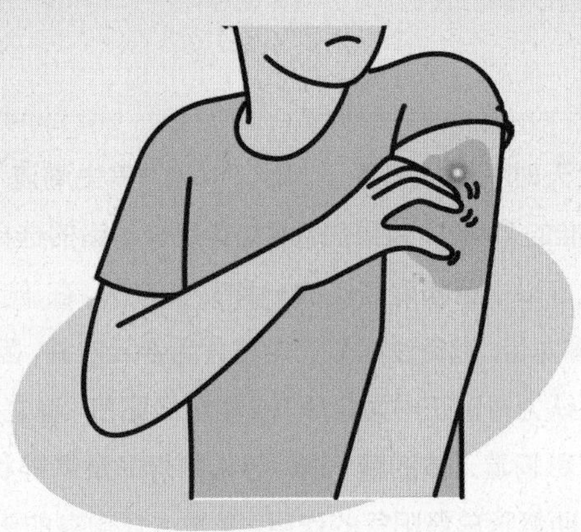

现代医学观疖肿：白细胞的“保卫战”

现代医学认为，疖肿主要是由金黄色葡萄球菌等细菌感染毛囊及其周围组织引起的。在疖肿刚长出来时，硬疙瘩里面还不是脓，而是充血的组织。皮肤组织“侦察”到毛囊里有很多细菌，所以血液里的白细胞来到这里集合准备“战斗”。随着战斗规模不断扩大，皮肤也会越来越红肿。在这个过程中，白细胞会与细菌在体液里“同归于尽”，这就形成了脓液。

治疗

在疖肿初期，白细胞尚有优势，细菌数量不多时，使用一些抗生素抑制炎症反应（如夫西地酸软膏或莫匹罗星软膏）可以帮助白细胞快速杀敌，取得胜利。此时脓液不多，可以被身体吸收，患者不用经历脓包破溃的痛苦，短期内就能痊愈。若在这个阶段没有得到有效治疗，身体里的战争会继续升级，白细胞消灭敌人的速度赶不上细菌繁殖的速度，战争会进入胶着期。其后，身体里白细胞和细菌残骸形成的脓液越来越多，会对周围组织造成压力，所以疼痛会更剧烈。此时需要用催脓的方法帮助脓液尽快排出，并促进伤口愈合。可外涂含有鱼石脂等成分的药膏，或去医院切开脓肿，引流出脓液。

长疖肿，消脓还是催脓

上海中医药大学附属曙光医院皮肤科　田静颖　杨莉莉（副主任医师）

传统医学观疖肿：湿热为邪，气血瘀滞

疖肿好发于头、面、颈后发际、背及臀部，易脓、易溃，出脓则愈。中医学认为，疖肿是由于体内湿热之邪与气血瘀滞，导致热蒸肉腐所致。可以简单理解为湿热停留在皮肤局部，使皮肤红肿，引发气血瘀滞后湿热更盛，就像皮肉在血水中被“加热”形成脓水。

应对疖肿，消脓和催脓不能随意选择，要根据疖肿所处的时期和状态而定。如果疖肿刚起不久，肿痛不明显，是淡红色的硬疙瘩，表明此时还没有明显的脓液形成，这时候处于疖肿的初期，消脓更好。如果疖肿已经发了一段时间了，颜色暗红，肿痛明显，甚至患处有“一跳一跳”的疼痛，皮肤摸起来像烂水果一样，质软、有波动感，表示此时已经形成明显的脓液，处于溃脓期，用催脓的方法更好。

治疗

疖肿初起时，应赶紧“关火降温”，宜使用清热降火药物消脓，如金银花、野菊花、蒲公英等，或金黄散、玉露膏、千锤膏等。但如果已经“加热”了一些时间，即到了疖肿的溃脓期，此时光“关火”就行不通了，需要去除腐肉，应采取催脓方法，可用五五丹、金黄膏、玉红膏进行外敷。

金黄膏和芙蓉膏是中医治疗疖肿的有力武器。在疖肿初期，局部红肿热痛时，使用金黄散、金黄膏能清热解毒、消肿止痛，减轻炎症反应，防止疖肿进一步发展。对于已经形成脓肿但尚未破溃的疖肿，金黄膏也可以促进脓肿成熟，为后续的排脓做好准备。与金黄膏相比，芙蓉膏在消肿止痛方面更为突出，适用于疖肿的各个阶段。对于一些疼痛较为剧烈的疖肿，芙蓉膏可以有效缓解不适感。

但若患处破溃严重，则不宜再自行使用药膏，应及时就医。PM

延伸阅读

疖肿不可随意挤

防病大于治病，在日常生活中要保持皮肤清洁，经常洗澡，这是预防疖肿发生和加重的重要措施。尤其是在夏季或运动后出汗较多时，需要及时清洗皮肤，更换干净的衣物。对容易出汗的部位，如腋窝、腹股沟等，要特别注意清洁。还要避免搔抓，以免损伤皮肤屏障，给细菌入侵创造机会。如果疖肿经过数天的自行处理后，没有明显好转，反而继续增大、疼痛加剧，应及时就医。

当疖肿发生在面部“危险三角区”（鼻根至两侧口角区域）时，即使症状较轻，也应尽快就医，因为这个区域的血管丰富，且与颅内血管相通，挤压疖肿等不当处理可能导致颅内感染。

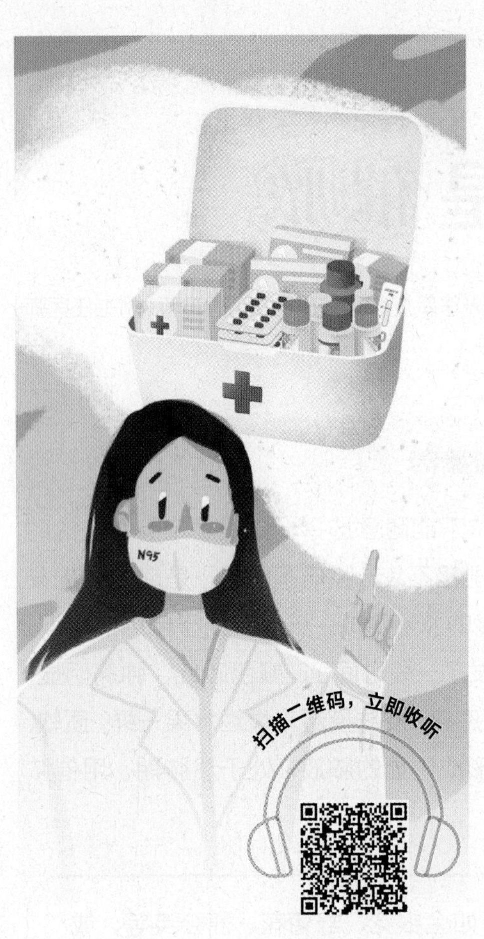

中西药联用不当有风险

上海市黄浦区中西医结合医院中医内科副主任医师　缪皓霞
上海中医药大学附属曙光医院老年科主任医师　崔 松
上海市黄浦区中西医结合医院中医内科副主任医师　朱 勇

随着医学的发展，越来越多的人在疾病的预防、治疗中不再单纯地使用中药或者西药，而是取其所长，中西结合。但中西结合并不是简单地中药和西药联合应用，有时应用不当，会引起意想不到的人体损伤。

比如，朋友孙先生喜好美食，体重有点超标。有一天，他突然来访，说最近体检发现自己肝功能受损了。原来，他发现随着年龄增长，单靠控制饮食已经不能控制血脂了，因此开始口服他汀类药物进行降脂治疗；用药几个月后，他又担心指标控制得不够理想，自行加用了可以降低血脂的中成药“血脂康”，以为中西药结合会有更好的效果。其实，血脂康的主要成分为红曲，是他汀类降脂药的“始祖”，他汀类药物最早便是由红曲加工制作而来。孙先生自以为的中西药联合，无形中增加了他汀类药物在体内的浓度，进而导致了肝功能损伤。

多年的临床经验告诉我们，盲目联合使用中西药并非最优选择，缺少专业指导的“中西结合”往往会“事倍功半”。与孙先生类似，不少人在使用降脂药、感冒药、降糖药、降压药、抗凝药、抗血小板药的同时自行加用中成药，不仅没达到提高疗效的目的，反而引发了一连串不良反应，甚至危及生命。

中西药联合降脂，增加肝损伤风险

在上述案例中，孙先生之所以发生肝功能受损，一方面是因为他汀类药物抑制肝内胆固醇合成的同时，也抑制了正常肝细胞的功能，可能导致肝损伤；另一方面，血脂康里红曲的降脂机制与他汀类药物相似，同样也会对肝细胞造成影响。同时服用他汀类药物与红曲，无疑会增加肝损伤的发生风险。

除了相同作用机制的药物重复用药容易造成肝损伤外，还有一些中药会影响他汀类药物的代谢，使其在人体内蓄积，也会引起肝功能损伤。他汀类药物的代谢主要依赖肝脏中的药酶。肝药酶有许多种类，其中CYP3A4酶参与大多数他汀类药物的代谢。药理研究发现，中草药如细辛、黄连、丹参，中成药注射液如参附注射液、银杏叶提取物等，均对CYP3A4酶的活性有抑制作用。如果患者服用他汀类药物的同时使用这些中药，会使他汀类药物代谢受阻，增加其引起肝损伤的风险。

中西药联合治感冒，很容易重复用药

感冒是常见病，很多人家里会常备感冒药，有症状就按经验自己挑一种或几种服用。其实，感冒药里有不少成分具有肝脏毒性。例如常用的对乙酰氨基酚，一天服用最好不超过 2 克，超过 4 克便极易发生肝功能衰竭。不少人感冒后，一边服用对乙酰氨基酚片退热，一边又吃中成药维 C 银翘片，希望改善感冒症状。殊不知，维 C 银翘片中亦含有对乙酰氨基酚。类似的情况还有复方感冒灵颗粒、感冒灵颗粒 / 胶囊、感冒清片、新复方大青叶片、速感宁胶囊，这些很多人心目中"温和"的中成药都或多或少含有对乙酰氨基酚；速克感冒片还含有阿司匹林、氯苯那敏。

盲目"中西结合"，无形之中就可能导致重复用药，甚至使药物剂量加倍，更易引起肝功能损伤，甚至发生精神障碍、出血等严重药物不良反应。

中西药联合降糖、降压，易致低血糖、低血压

许多具有降糖、降压功效的中成药里含有西药成分。比如，消渴丸、消糖灵胶囊、糖维胶囊、十味降糖颗粒等，均含有格列本脲这种降糖药。有研究表明，格列本脲虽然降糖迅速，但代谢缓慢，容易在体内蓄积，诱发低血糖。另外，从长远看，格列本脲并不能改变糖尿病的进程，早已不是治疗糖尿病的首选药物。同样，一些具有降压功效的中成药也含有降压西药，如珍菊降压片含有可乐定、氢氯噻嗪，降压避风片含有氢氯噻嗪。

当患者盲目"中西结合"，同时服用含有相同成分的中西药物时，容易引起各种不良反应。尤其是一些老年糖尿病、高血压患者，肝、肾功能本就较差，加上感觉和反应迟钝，中西药不当联用很容易导致低血糖、低血压，如果不能及时发现，会危及生命。可惜的是，多数人很少注意这些中成药隐含的西药成分，甚至有人将中成药当做保健品长期、大量服用。实际上，中成药成分复杂，滥用和错用都会造成不良后果，患者使用前应当咨询医生或药师，避免重复用药导致不良后果。

中西药联合抗凝、抗血小板，增加风险或影响疗效

在抗血栓方面，西医有抗凝、抗血小板药物，中医也有许多活血化瘀的中药。考虑到二者的协同作用，许多医生会格外小心二者的联用。已有研究证实，活血药如丹参、牛膝等，与华法林、阿司匹林、氯吡格雷等抗凝、抗血小板药联用，可导致出血时间延长。因此，在患者服用抗凝或抗血小板药物期间，医生会尽量避免使用活血化瘀的中药。

然而，总有一些情况让人防不胜防。比如，不少房颤患者在口服抗凝药华法林期间，喝枸杞茶、吃含枸杞的滋补品，结果增加出血倾向。枸杞是滋补类中药，也是日常烹饪中的常用配料，并没有明确的活血作用。但是，枸杞对华法林的代谢有阻碍作用，二者合用会使人体内华法林浓度增加。相反，具有大补元气功效的人参（含人参皂苷）、家中做菜常用的胡椒（含胡椒碱），可提高人体内华法林的清除率，减弱华法林的抗凝作用，使原发疾病再发或加重。PM

小贴士

酸性的中草药（如乌梅、山楂及其制剂乌梅丸、二至丸等）不宜与碱性的西药（如碳酸氢钠片等）同时服用，碱性的中草药（如煅龙骨、煅牡蛎、海螵蛸、瓦楞子等）亦不适合与酸性的西药（如阿司匹林等）联用，以免发生中和反应，形成难溶性复合物，影响药物吸收和药效发挥。

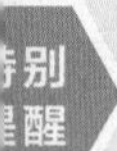

"中西结合"，并不是随意的中西药联用，而是在总体原则一致的基础上，斟酌双方的优势和劣势，取长补短，这样才能做到事半功倍，提高疗效。

阿尔茨海默病，有药可救吗

上海交通大学医学院附属仁济医院神经内科　曹雯炜　王 刚（主任医师）

作为一种高发的老年神经退行性疾病，阿尔茨海默病长久以来因可用药物种类少、疗效欠佳而一直笼罩在“无药可救”的阴影之下。阿尔茨海默病的确切病因至今尚未完全明确，目前普遍认为与遗传、环境和生活方式等多种因素共同作用有关。其中，β-淀粉样蛋白（Aβ）沉积和tau蛋白异常磷酸化是两大核心病理特征。Aβ在脑组织中异常积累会形成老年斑，而tau蛋白异常磷酸化则会导致神经纤维缠结，这些病理变化会影响神经元的功能，导致认知能力下降。近期，多款针对阿尔茨海默病的新药相继上市，为患者和家属带来了前所未有的希望。

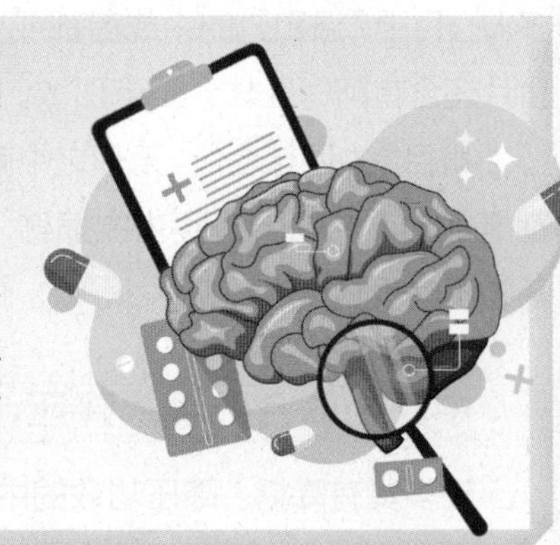

传统对症治疗药物，效果有限

针对阿尔茨海默病，传统的药物治疗多以对症治疗为主，旨在改善患者的认知或情绪症状，延缓病情进展。常用药物包括以下几类：

1. **胆碱酯酶抑制剂**

   如多奈哌齐、卡巴拉汀、加兰他敏及前体。这类药物可通过提高大脑中乙酰胆碱的浓度，在一定程度上改善轻、中度阿尔茨海默病患者的记忆和思维能力。

2. **N-甲基-D-天冬氨酸受体拮抗剂**

   如盐酸美金刚。这类药物可减少神经元的过度兴奋，从而保护神经细胞免受损害，改善中、重度阿尔茨海默病患者的认知功能，减轻其精神行为症状。

3. **其他**

   包括抗氧化剂、抗精神病药物、脑细胞代谢激活剂、中医中药等。

专家简介

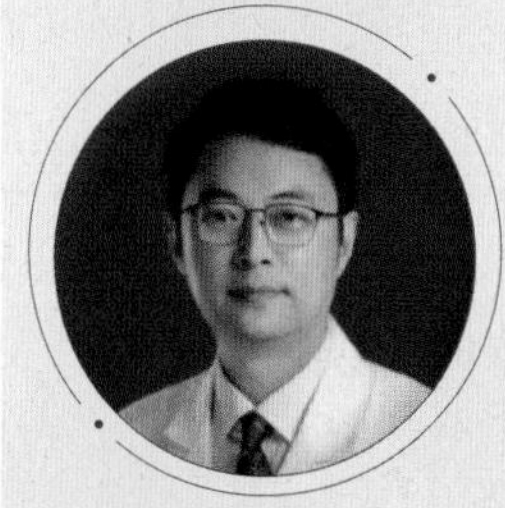

王 刚　上海交通大学医学院附属仁济医院神经科主任、主任医师、教授、博士生导师，中国神经科学学会神经退行性疾病分会副主任委员，中国老年保健学会阿尔茨海默病分会副主任委员，中国老年医学学会认知障碍分会常委，中华医学会神经内科学分会阿尔茨海默病学组委员。

目前，采用单一靶点药物治疗具有局限性，可联合非药物治疗，包括认知康复训练、生活方式干预（如饮食调整、运动锻炼、社交活动等）和心理社会支持等，进行综合防治。这些方法虽然不能直接改变疾病的病理过程，但有助于改善患者的生活质量，并延缓病情恶化。

新药，改变病程、疗效更好

随着医学研究的深入和生物技术的飞速发展，多款针对阿尔茨海默病的新药相继问世或进入临床使用阶段。这些药物可对病程产生影响，标志着阿尔茨海默病的疾病修饰治疗（通过医学干预达到改变疾病临床进展轨迹的治疗方法，既能延缓疾病的进展，又能改善患者的症状）时代正式到来。

1 **甘露特纳**

这是中国原创的首个靶向脑－肠轴的阿尔茨海默病治疗药物，是以海洋褐藻提取物为原料制备获得的低分子酸性寡糖化合物。该药通过改变肠道内组分重塑肠道菌群平衡，抑制肠道菌群特定代谢产物的异常增多，减少外周及中枢炎症反应，减少阿尔茨海默病患者的 β－淀粉样蛋白沉积和神经元纤维缠结，从而减少神经元死亡并改善轻、中度患者的认知功能障碍。最新临床研究显示，未联用传统对症治疗药物的阿尔茨海默病患者，在接受甘露特钠单药治疗后，认知功能及日常生活能力均获得改善。甘露特钠的安全性良好，在有多种共病、多种合并用药的老年患者中也有较好的安全性。

2 **仑卡奈单抗**

这是一种人源化抗可溶性 β－淀粉样蛋白单克隆抗体，2024 年 1 月在中国获批上市。仑卡奈单抗可以定向清除阿尔茨海默病主要致病因素 β－淀粉样蛋白斑块，适用于早期阿尔茨海默病患者，包括由阿尔茨海默病引起的轻度认知功能障碍和阿尔茨海默病轻度痴呆。临床试验数据显示：用药 18 个月时，仑卡奈单抗用药组患者的认知和记忆功能下降速度较安慰剂组延缓了 27%；仑卡奈单抗与传统对症治疗药物联用，不仅可增加患者的平均生存期，还可使病情进展延迟 2.95 年，并使社区护理时间减少 1.07 年。尽管仑卡奈单抗带来了显著的治疗效果，但需要密切关注其不良反应，如输液反应、淀粉样蛋白相关成像异常伴水肿或渗出等。治疗前和治疗过程中进行磁共振成像检测，可监测和防控相关风险。

3 **多奈单抗**

2024 年 7 月，美国食品药品管理局批准了阿尔茨海默病新药多奈单抗。它是一种可与 β－淀粉样蛋白亚型 N3pG 结合的单克隆抗体，这种特异性结合使它能够针对阿尔茨海默病患者大脑中沉积的 β－淀粉样蛋白进行精准攻击，从而减少非特异性结合可能带来的副作用。与仑卡奈单抗类似，多奈单抗也适用于早期阿尔茨海默病患者。它是首个有证据表明在淀粉样斑块清除后可停止治疗的淀粉样斑块靶向疗法，因此预计该疗法可以降低治疗成本并减少治疗次数。多奈单抗是继仑卡奈单抗后第三个上市的阿尔茨海默病单抗类治疗药物，已在中国进入优先审评程序，有望为我国患者带来新的希望。

“围剿”阿尔茨海默病，多个新药“摩拳擦掌”

阿尔茨海默病靶向治疗新药的临床应用只是一个开始。除仑卡奈单抗、多奈单抗外，针对各类新靶点的靶向治疗、基因治疗、细胞治疗等新技术也在向着治愈的目标前进，多种创新药正处于研发或临床试验阶段。这些新药的出现，将为阿尔茨海默病的治疗提供更多的选择和可能性。PM

欢迎订阅 2025年《大众医学》杂志!

亲爱的读者朋友们，您是否已经订阅了2025年《大众医学》杂志？如果没有的话，请抓紧订阅!

2025年，我们依然会尽心尽力为大家精心准备丰富多彩的月度健康大餐——纸质期刊、健康锦囊、精华版有声杂志。我们的新媒体矩阵也会在手机端陪伴大家，随时随地为大家带来权威、靠谱的医学科普知识。

2025年，我们依然会举办“年度订阅奖”抽奖活动，向获奖读者赠送价值180元的健康图书大礼包! 已订阅杂志的读者请将年度订阅单拍照上传至本刊微信公众号，注明姓名、地址和联系电话。通过微信订阅杂志的读者将被自动纳入抽奖系统，不必重复发送信息。

订阅一本杂志 收获五重惊喜

1

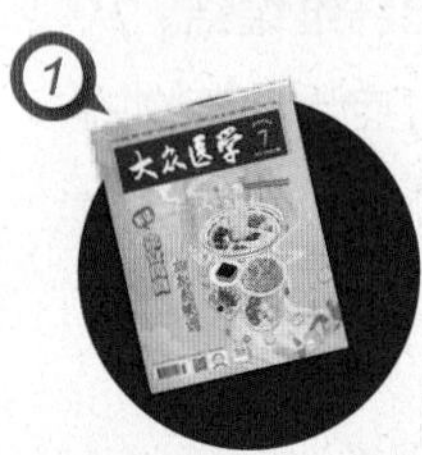

纸质期刊内容丰富、品质上乘，每月按时送达。

2

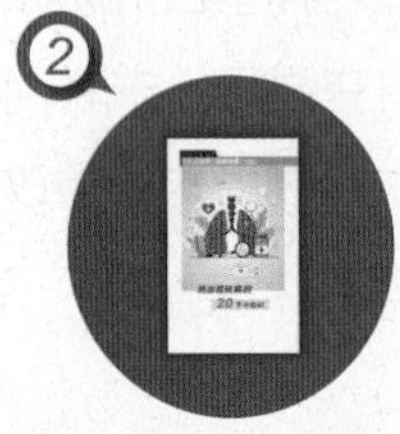

健康锦囊图文并茂、短小精悍，每期随刊赠送。

3

科普短视频，一分钟掌握一个健康知识。

4

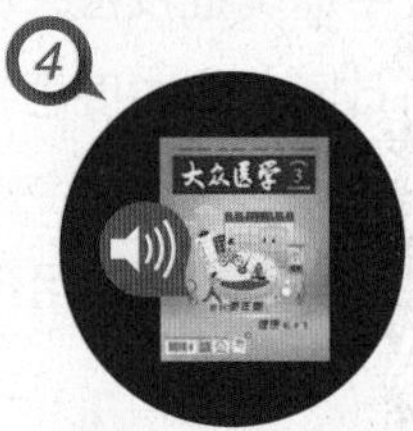

有声杂志“优中选优”，扫码免费收听。

5

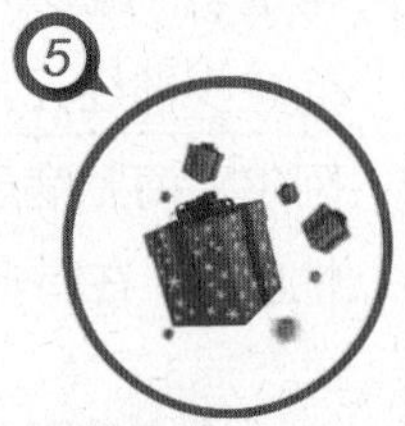

年度订阅抽奖，“健康礼”丰厚又超值。

订阅方式

★ 邮局订阅：邮发代号4-11
★ 网上订阅：《大众医学》官方网站、杂志铺网站
★ 上门收订：11185（中国邮政集团全国统一客户服务）
★ 上海科学技术出版社邮购：021-64845191 / 021-64089888-81826
★ 网上零售：shkxjscbs.tmall.com（上海科学技术出版社天猫旗舰店）
★ 微信订阅：扫描右侧二维码，立即订阅!

敬告读者

每一个月，《大众医学》都会带给您权威、实用、最新的保健知识。出版前，每篇文章都经过严格审查和内容核实。我们刊出这些文章，并不是要取代看病就医，而是希望帮助大家开阔眼界，让自己更健康。由于个体差异，文章所介绍的医疗、保健手段并不适合每一位读者，尤其是在诊断或治疗疾病时。任何想法和尝试，您都应该和医生讨论，权衡利弊。

敬告作者

1. 稿件从发表之日起，其专有出版权、汇编权、网络传播权、翻译权和表演权即授予本刊，同时许可本刊转授第三方使用。本刊支付的稿费包含汇编图书稿费和信息网络传播的使用费。

2. 根据需要，本刊刊登的稿件（文、图、照片等）将在本刊或主办本刊的上海科学技术出版社的网站、微信公众号等平台上传播宣传。

3. 本刊作者保证来稿中没有侵犯他人著作权或其他权利的内容，并将对此承担责任。本刊为科普期刊，不刊登论文。

4. 对上述合作条件若有异议，请在来稿时声明，否则将视作同意。

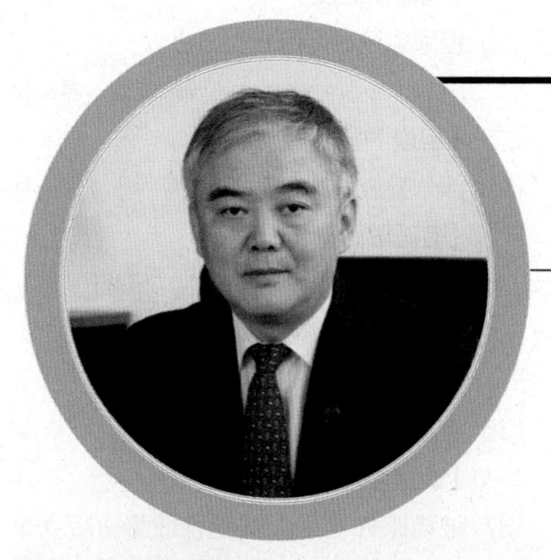

手到病除 守正创新

房敏

上海中医药大学附属曙光医院院长、教授、主任医师、博士生导师，上海市中医药研究院中医推拿研究所所长，国家中医药管理局首届“岐黄学者”，上海市名中医，上海工匠，上海市教育功臣，中华中医药学会推拿分会名誉主任委员，上海市中医药学会副会长。长期从事中医推拿临床评价与生物学效应研究。

中医推拿源远流长，薪火相传。从马王堆导引图到《黄帝内经》，从“按摩、按跷、乔摩”到如今的推拿流派，每一次变革都源于临床实践和自我革新。作为中医宝库的重要组成部分，推拿与中药、针灸共同构成三大代表性疗法，在临床诊疗中广泛应用且疗效显著。新时代推拿学融合传统中医与现代医学理论，将“术”与“道”完美融合，成为一门独特的医疗艺术。

中医推拿由手法与功法两部分组成：手法操作要求持久、有力、均匀、柔和、渗透，医生用手与患者交流，通过“手摸心会”达到“手到病除”；传统功法（如八段锦、易筋经、五禽戏）的意义在于指导患者进行功能锻炼，以达到防病、治病的效果。

随着现代医学的快速发展，推拿学理论和内涵也在传统中医阴阳、脏腑、经络理论的基础上，融合了解剖学、生理学、病理学等，并通过运用生物力学、神经生物学和脑科学等方法，多学科交叉探索脊柱病“筋骨失衡”的致病规律及推拿手法“外治内应”的获效机制，从科学角度阐释推拿手法促进局部血液循环、加速炎症物质代谢、调节神经系统、缓解疼痛的机制，从而提升身体的自愈能力。

现代生活、工作节奏不断加快，越来越多的人处于亚健康状态，推拿可舒缓肌肉紧张、促进血液循环、调节神经系统，帮助患者调节身心、提高生活质量。

推拿通过“舒筋调骨”改善颈椎病、腰椎间盘突出症等导致的疼痛和功能障碍，促进患者肌骨功能恢复；通过调节神经系统缓解头痛、失眠、疲劳等；推拿手法与功法结合，用于治疗消化系统、呼吸系统等疾病，亦取得良好疗效。

中医推拿的传承和发展离不开与时俱进的探索与突破，推拿的科学性和实用性是其在现代医学发展中屹立不倒的根基。推拿现代化是守正与创新的历史趋势，也是传统技艺与现代科学的完美融合。未来，推拿疗法将继续在医疗领域中发挥重要作用，与现代医学携手并进，共同守护人类健康。PM

创刊于1948年

Contents 目次 2024年11月

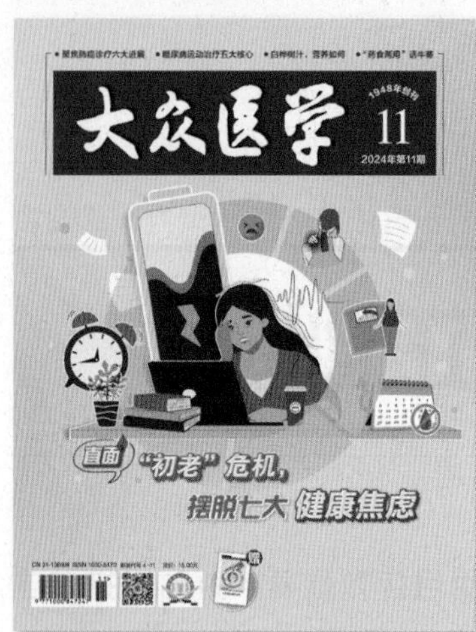

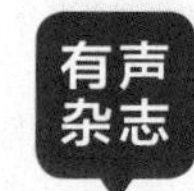

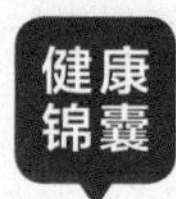

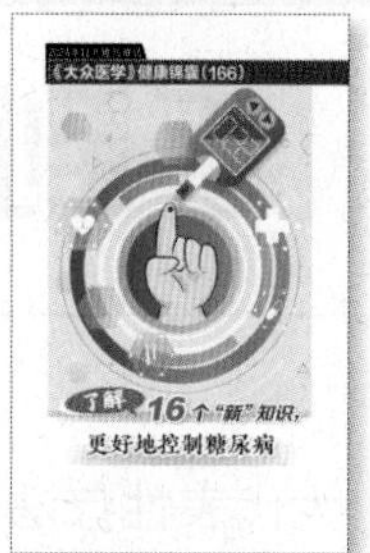

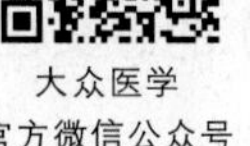

大众医学
官方微信公众号

大众医学
官方视频号

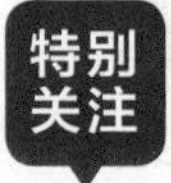

直面"初老"危机，摆脱七大健康焦虑

很多年轻人觉得自己是"青年人的年纪，老年人的身体"。这一现象的出现与现代生活方式密切相关。这种心态疲惫、身体渐走"下坡路"的状态，被不少年轻人自嘲为"初老"。"初老"常有哪些表现？为何出现？如何应对？本刊特邀多学科专家进行深度解读与点评，以期帮助年轻人摆脱"初老危机"。

本期封面、内文部分图片由图虫创意提供

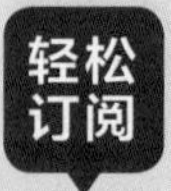

★ 邮局订阅：邮发代号 4-11
★ 网上订阅：www.popumed.com（《大众医学》网站）/ http://item.zazhipu.com/2000399.html（杂志铺网站）
★ 上门收订：11185（中国邮政集团全国统一客户服务）
★ 本社邮购：021-53203260
★ 网上零售：shkxjscbs.tmall.com（上海科学技术出版社天猫旗舰店）
★ 微信订阅：扫描右侧二维码，在线订阅

微信订阅

中国科技核心期刊（科普类） 首届国家期刊奖 第三届中国出版政府奖期刊奖提名奖
新中国60年有影响力的期刊 华东地区优秀期刊 上海市健康科普品牌 中国优秀科普期刊

大众医学®（月刊）
2024年第11期 Dazhong Yixue

品质生活 ▼

健康家庭 ▼

中医养生 ▼

用药指南 ▼

健康锦囊 ▼

主 管 上海世纪出版（集团）有限公司
主 办 上海科学技术出版社有限公司

编辑、出版 《大众医学》编辑部
编 辑 部 （021）53203131
网 址 www.popumed.com
电子邮箱 popularmedicine@sstp.cn

邮 购 部 （021）53203260

营销部
副 总 监 夏叶玲
客户经理 潘 峥 马 骏
订阅咨询 （021）53203103 13816800360
广告总代理 上海高精广告有限公司
电 话 （021）53205105

编辑部、邮购部、营销部地址
上海市闵行区号景路159弄A座9F-10F
邮政编码 201101

发行范围 公开发行
国内发行 上海市报刊发行局
国内邮发代号 4-11
国内统一连续出版物号 CN 31-1369/R
国际标准连续出版物号 ISSN 1000-8470
国内订购 全国各地邮局
国外发行 中国国际图书贸易总公司（北京邮政399信箱）
国外发行代号 M158

印 刷 上海中华印刷有限公司
出版日期 11月1日
定 价 15.00元

80页（附赠32开小册子16页）

杂志如有印订质量问题，请寄给编辑部调换

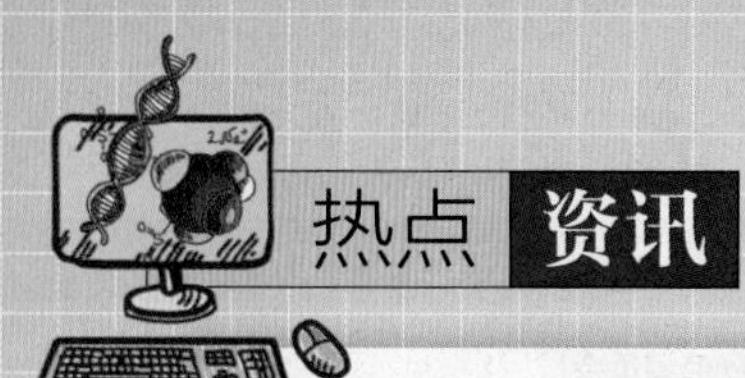

75年来，我国居民健康水平稳步提高

近期，国家统计局发布新中国75年经济社会发展成就系列报告。报告显示，我国人均预期寿命从新中国成立初期的35岁提升到2023年的78.6岁，孕产妇死亡率由1991年的80.0/10万降至2023年的15.1/10万，全国65岁及以上老年人中有1.4亿人在基层医疗卫生机构接受健康管理，占比为62.5%。75年来，我国人民健康水平稳步提高。

挥拍类运动益处多

近期发表在《柳叶刀》上的一项研究结果显示，挥拍类运动（包括网球和羽毛球）可降低47%的全因死亡率；游泳能降低28%的全因死亡率；有氧运动能降低27%的全因死亡率。

具体来看，挥拍类运动具有以下益处：健脑，提升心肺功能，降低心血管疾病的发病率，显著提升神经反射速度和空间感知能力，通过机械压力刺激骨骼生长、增加骨密度，有效降低骨折的发生风险。

中小学生超重肥胖防控“十要义”发布

近期，国家疾控局发布《中小学生超重肥胖防控“十要义”》，由学生版、家长版、学校版、社区版4个版本组成，每个版本分别提出了10条具体措施和建议。“十要义”提示：家长应定期为孩子称体重、量身高，监测掌握其体重变化；为孩子准备品种丰富、营养均衡的餐食；鼓励并陪伴孩子参与户外活动和体育锻炼；限制孩子看电视、玩手机等屏幕时间；学生需要了解超重、肥胖对健康的长期危害，重视保持健康体重；学会使用《中小学生超重肥胖风险自测评估表》；吃品种丰富的食物；每天至少进行60分钟中等强度到高强度的身体活动；等等。

职工医保个人账户共济范围扩大

目前，北京、天津、河北等26个省、市、自治区及新疆生产建设兵团已实现职工医保个人账户省内跨统筹区共济。只要共济人、被共济人在同一省份内参保，无论是否在同一个城市，都可以实现医保个人账户资金共济。近期，天津、河北、山西、吉林、山东、河南、湖南、广西、云南、西藏、陕西11个省、直辖市将职工医保个人账户共济范围由“配偶、父母、子女”扩大至“配偶、父母、子女、兄弟姐妹、祖父母、外祖父母、孙子女、外孙子女”等近亲属。

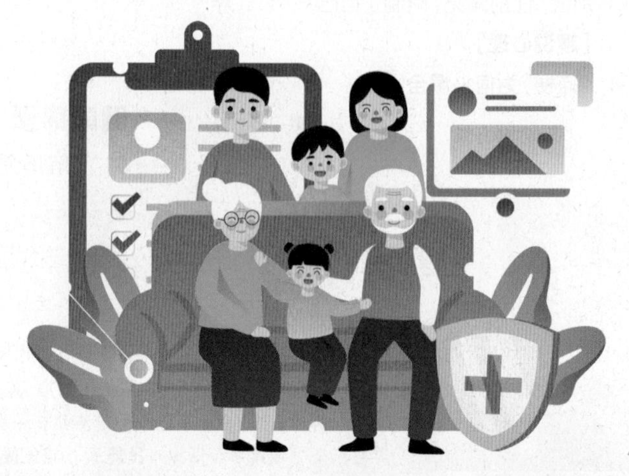

青少年社交媒体成瘾性问题引关注

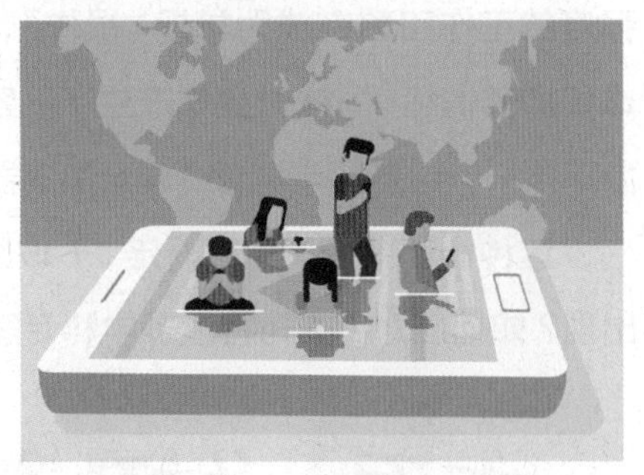

世卫组织近期发布了《关注欧洲、中亚和加拿大青少年社交媒体使用和游戏情况》的报告。报告显示，青少年近年出现社交媒体使用问题的比例从 2018 年的 7% 升至 2022 年的 11%。报告将社交媒体使用问题定义为一种具有成瘾症状的行为模式，主要症状包括无法控制社交媒体的使用、不使用时产生戒断反应、热衷于社交媒体而忽视其他活动等。

研究发现，在 2022 年，有 11% 的青少年表现出社交媒体使用不当的现象，难以控制自己的使用行为并遭遇负面后果；34% 的青少年每天都玩电子游戏；22% 的青少年游戏时间至少在 4 小时；男孩比女孩更容易出现沉迷游戏的迹象，分别是 16% 和 7%。世卫组织呼吁，应注意保护青少年的“数字健康”。

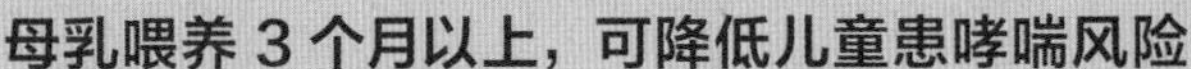

母乳喂养 3 个月以上，可降低儿童患哮喘风险

近期，美国纽约大学和加拿大马尼托巴大学联合开展的一项新研究发现，在婴儿出生后的第 1 年里，母乳不仅能提供营养，还能调节婴儿体内的微生物菌群，降低儿童患哮喘的风险。母乳喂养超过 3 个月，婴儿消化系统和鼻腔中的微生物菌群逐渐发育成熟。而母乳喂养不超过 3 个月，会扰乱婴儿微生物菌群的发育，增加儿童在学龄前期患哮喘的风险。

跨省异地就医直接结算新增 5 病种

近期印发的《关于稳妥有序扩大跨省直接结算门诊慢特病病种范围的通知》显示，慢性阻塞性肺疾病、类风湿关节炎、冠心病、病毒性肝炎和强直性脊柱炎 5 种门诊慢特病相关治疗费用被纳入跨省直接结算范围。此前，国家医保局已于 2021 年在全面实现住院和普通门诊费用跨省直接结算的基础上，启动高血压、糖尿病、恶性肿瘤门诊放化疗、尿毒症透析、器官移植术后抗排异治疗等 5 种门诊慢特病相关治疗费用跨省直接结算试点。

3 分钟抗阻运动有助睡眠

2024 年发布的《中国居民睡眠健康白皮书》显示，我国居民的平均睡眠时长普遍偏短，为 6.75 小时，28% 的人夜间睡眠时长不超过 6 小时；超六成人的睡眠质量欠佳。近期，新西兰奥塔哥大学研究团队发现，睡个好觉的“关键时间”就在于睡前的 4 ~ 5 小时。与长时间“瘫着”相比，在这段时间里进行 3 分钟的轻至中度抗阻运动（包括深蹲、提踵等），可有效延长近 30 分钟的睡眠时间、提升睡眠质量。PM

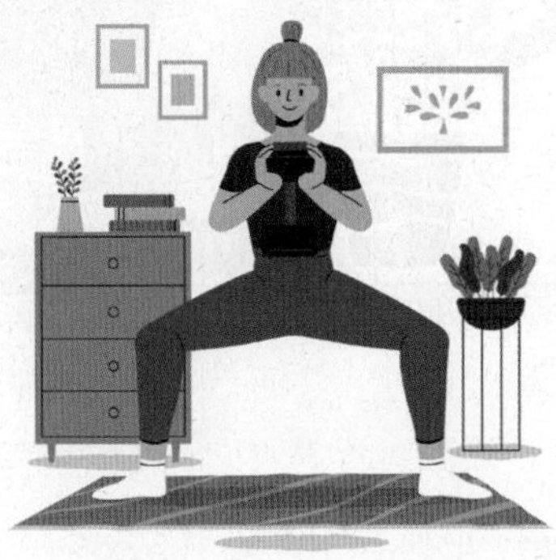

（本版内容由本刊编辑部综合摘编）

“不失眠、不便秘，体质秒杀99%的年轻人。”在这类玩笑话的背后，隐藏着年轻人对身体状况的忧虑。

很多年轻人觉得自己是“青年人的年纪，老年人的身体”。这一现象的出现与现代生活方式密切相关。高强度的工作和熬夜成为常规“操作”，不仅明显影响睡眠质量，也在无形中加速了衰老的进程；心理压力、焦虑和抑郁情绪，同样对身体产生了不容忽视的影响；科技的进步使人们习惯于久坐，代价是新陈代谢变慢与活力不再……这些因素犹如“衰老加速器”，让年轻人感到前所未有的压力和疲惫。

这种心态疲惫、身体渐走“下坡路”的状态，被不少年轻人自嘲为“初老”。“初老”常有哪些表现？为何出现？如何应对？本刊特邀多学科专家进行深度解读与点评，以期帮助年轻人摆脱“初老危机”。

直面“初老”危机，摆脱七大健康焦虑

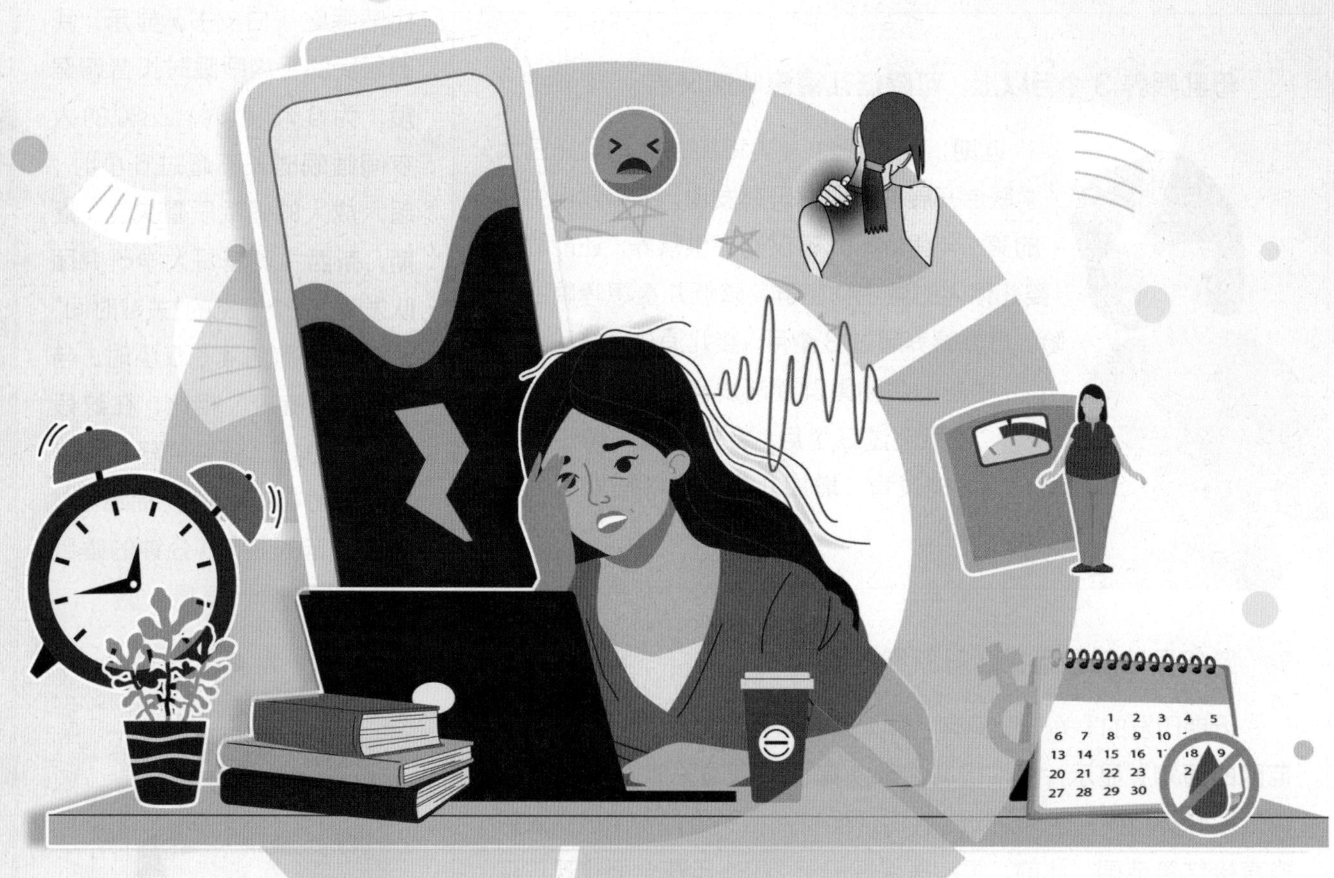

策划 本刊编辑部
执行 曹 阳
支持专家 李 霞 段鑫星 陈 静 孙武权 张海峰 刘振国 方 泓

1 颜值下降：

“班味”上脸，“累丑”何解

上海交通大学医学院附属瑞金医院皮肤科　陈小英　徐思嘉　李　霞（主任医师）

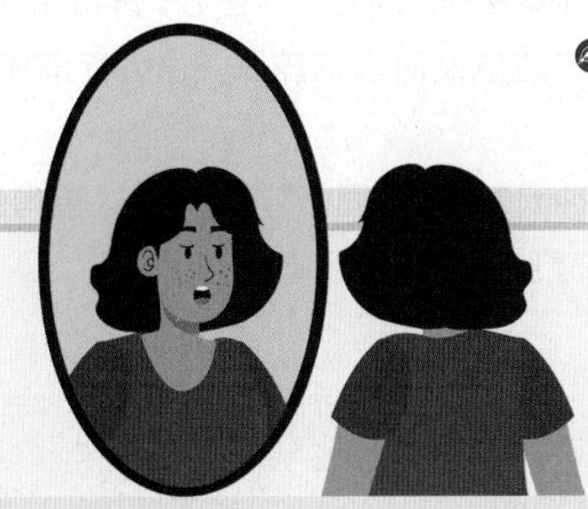

身边故事

小王下班后总是不敢照镜子，因为每次都会被自己吓一跳：满面油光、双目无神、皮肤粗糙、法令纹也显得格外重，简直“又累又丑”。为什么年纪轻轻，皮肤却越来越差？

“班味”为何上脸

不久前，“累丑”一词登上热搜。网友用其来形容熬夜加班后没有得到良好休息后的状态，明明五官、体重没有大变化，却有一种枯草般的“丑感”。当代年轻人中流传着一句玩笑话：“一旦上过班，你的气质就变了。”

许多年轻人作息不规律、饮食不节制、运动不足、压力大、手机不离手……这些不健康的生活状态对身体的负面影响不仅体现在体检报告上，也清清楚楚地写在了脸上：肤色不均、暗沉，色斑，皮肤松弛……

不健康生活方式，“累丑”相伴

❶ 饮食不节

高糖饮食、油腻饮食、不规律饮食均是损伤颜值的“大杀器”。高糖饮食会加速糖化反应的发生，糖分子与皮肤中的蛋白质结合生成的糖基化终产物会损伤胶原蛋白和弹性纤维，导致皮肤松弛、色斑和暗沉。油腻饮食易引发皮肤油脂分泌过多，不仅会堵塞毛孔导致痤疮等问题，还会导致皮肤水油平衡失调，皮肤出油又缺乏水分，显得粗糙黯淡。不规律饮食，经常不吃早餐或饮食不均衡，不能给身体提供足够营养，久而久之也会引起皮肤干燥、粗糙。

❷ 缺乏运动

有氧运动和抗阻训练均可显著改善皮肤衰老状态。运动时，血液循环加速，有助于将氧气输送到皮肤细胞，增强皮肤的代谢能力，使皮肤变得红润、紧致。

已有研究显示，久坐行为会加速衰老。不少“上班族”一坐就是一天，运动不足，皮肤因无法获得足

专家简介

李霞　上海交通大学医学院附属瑞金医院皮肤科主任医师，中华医学会皮肤性病学分会银屑病感染免疫研究中心主任、皮肤性病学分会银屑病学组委员，中华预防医学会皮肤性病学分会委员。

够的营养，面部皮肤逐渐暗沉、无光泽，肌肉流失，皮肤松弛。

❸ **睡眠不足**

睡眠不足是导致皮肤老化的元凶之一。有研究显示，睡眠质量对皮肤有重要影响。良好的睡眠可以促进皮肤屏障功能修复，在深度睡眠阶段，皮肤细胞的修复功能最为活跃；而长期睡眠不足会导致这种修复功能减弱，表现为肤色暗沉、无光泽。

真皮层的胶原蛋白组成了一张“弹力纤维网”支撑着皮肤，维持皮肤弹性、锁住水分。睡眠不足会导致皮肤胶原蛋白流失，面部皮肤逐渐失去支撑，表现为“脸垮”。

❹ **电子屏幕使用过久**

长时间面对手机、电脑等电子屏幕，电子产品的持续发热容易使周围的微环境变得干燥，从而导致皮肤缺水、屏障受损。同时，一些电子屏幕因静电吸附灰尘，若不注意及时清洁皮肤，也会逐渐影响皮肤健康。

以上种种因素“殊途同归”，使年轻人变得憔悴，“班味”写在了脸上。

科学护肤，改善“累丑”

❶ **减少电子屏幕使用时间**

尽量避免长时间暴露在电子屏幕前，睡前应尽量避免使用手机和电脑。

❷ **规律作息**

保持规律的作息可显著提高皮肤的自我修复能力，改善肤质。充足的睡眠是改善肤色暗沉和“脸垮”问题的关键。每晚应保持7～8小时的睡眠时间，尽量避免熬夜。

❸ **合理饮食**

均衡饮食可显著改善皮肤问题。宜减少糖和油脂的摄入，多吃富含维生素C、维生素E、锌等抗氧化物质的食物，如柑橘类水果、坚果、深绿色蔬菜等。摄入充足的水分也是保持皮肤水润的重要因素。

❹ **适当运动**

运动不仅可以改善肤色暗沉，还能增强皮肤弹性。定期进行有氧运动，如跑步、练瑜伽等，有助于促进皮肤新陈代谢。

❺ **做好防晒**

防晒是预防皮肤色斑和光老化的有效手段。很多人认为，在室内活动不需要防晒。但事实上，长波紫外线（UVA）能穿透大部分透明玻璃，长时间照射也可能导致皮肤晒黑、老化。因此，如果长时间处于室内靠近窗户处，也应注意防晒。

蓝光辐射，“威力”几何

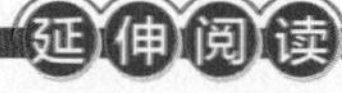

不少上班族需要长时间面对电脑，担心电子屏幕的辐射会损伤皮肤，导致皮肤色斑和衰老。皮肤光损伤与光辐射的波长、强度、时间、部位，以及人的年龄等相关。紫外线（100～400纳米）可造成皮肤晒伤、晒黑、光老化等损害；波长为400～480纳米的蓝光是可见光谱中波长最短、能量最高的波段，短波蓝光（波长400～450纳米）是可见光里对皮肤影响较为明显的一种光辐射。

近年来，电子屏幕、LED照明设备等人造光源在生活中广泛应用，大大增加了皮肤在蓝光辐射中的暴露时间。但实际上，无论是手机还是电脑屏幕，其发射的蓝光能量都有限。研究显示，在正常使用电子产品的情况下，即使在屏幕前暴露1个月，都不如在日光下暴露1小时对皮肤的损伤大。因此，无需因为电子产品的蓝光辐射而过度担忧。

2 心态疲惫：如何为精气神“充电”

中国矿业大学公共管理学院教授 段鑫星

身边故事

小李每天下班后都觉得身心俱疲，只想回去躺着，朋友聚会也懒得参加，从前喜欢的兴趣爱好现在觉得索然无味。她不想社交，不想出门，不想尝试新鲜事物，总觉得精力没有以前旺盛。心态上的疲惫感挥之不去，总觉得找不到目标和人生的意义，像丢了“精气神”。

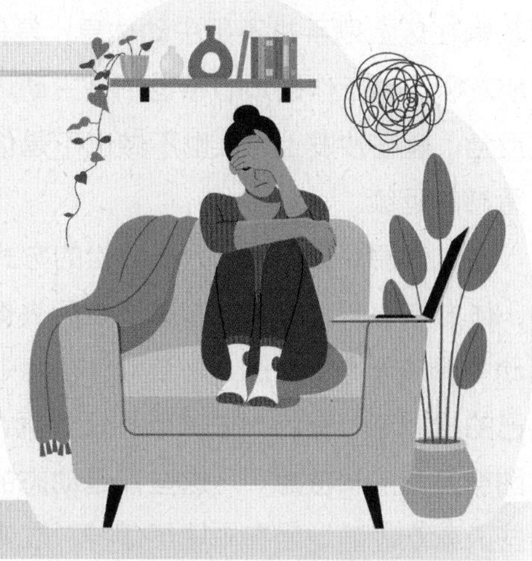

本该朝气满满，为何心态疲惫

❶ 跨过“心理隔离”直面焦虑

一代人有一代人的成长环境，也有其独特的人生历程。从大环境看，这一代年轻人享受了相对丰富的物质条件，但人与人之间的关系则相对疏离。

相比与人的联结，当代年轻人更多感受到的是与电子产品的互动。这容易导致他们活在自我想象的世界里，对真实世界存在“心理隔离带”，容易把人生设想成一路坦途的“爽文”。当他们独自面对真实世界时，才发现曲曲折折才是人生，为使自己不掉队，不得不陷入激烈竞争和焦虑状态。

❷ “少子化家庭”的过度养育

当代年轻人多数在“少子化家庭”成长，容易被过度养育，在过度关注、过度溺爱、过度期待、过度保护中长大成人。学习成绩与学校生活覆盖了很多孩子的人生轨迹，他们往往没有充分准备，便匆匆投身职场。

在社会环境和就业的种种压力下，很多年轻人将考研、考公、落实工作称为“上岸”。而当岸上的风景与期待值相差甚远，他们往往会感到失望与疲惫。不少年轻人期待高薪、敞亮的办公室、优渥的待遇，而现实可能并不能让他全然如愿。社会环境和工作压力与个体成长的脚步不同频，种种因素叠加在年轻人身上，造成了心理的倦怠。

❸ “成人初显期”的不稳定心态

美国学者阿奈特教授提出“成人初显期”的概念，认为18～30岁是人生的一个独立时期，既不同于青春期，也不同于成人期，是一个处于夹缝中自我探索的时期，这个时期的典型特点便是心态不稳定。人生中的许多未知都在发生，生活发生着巨大变化。在这个阶段，他们已经开始摆脱依附状态，但还没有做好承担责任的准备。

专家简介

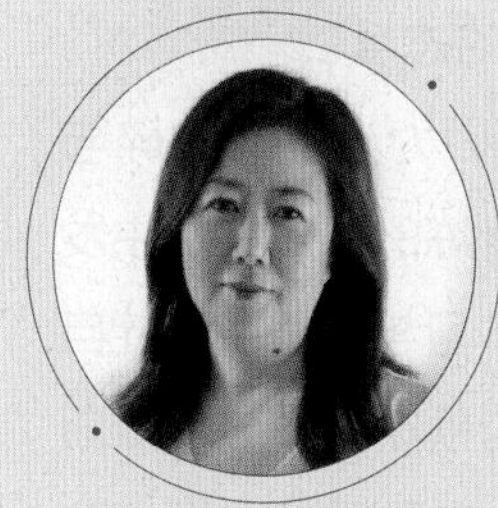

段鑫星 中国矿业大学公共管理学院教授、博士生导师，江苏省首席科普专家，中国青年人才研究会理事，中国矿业大学妇女委员会主任。主要从事青少年心理健康与危机干预。

消除疲惫，为心灵充电

❶ 学习主动休息

消除疲惫感，恢复体力与精力，重要的是充分休息。很多人以为，休息就是躺着睡觉，其实不然。回家躺在床上刷手机不是主动休息，是信息轰炸；与朋友聊天谈工作的烦心事也不是主动休息，是情绪反刍；躺在沙发上什么也不做也不是休息，而是疲惫感的延续。

主动休息是以自己认为最放松的方式去恢复精力、体力与心力。有的人选择下班后去健身房，在运动中释放压力；有的人去游泳，在水中找到属于自己的松弛感；有的人去球场挥汗如雨，让自己体会酣畅淋漓的释放感……这些都是动态的休息。还有些人喜欢静静地坐在车里缓缓神，或者睡一个饱觉、看场电影，抑或是享受一餐美食、看一本书……动静之间，选择让自己最放松的方式最重要。

❷ 建立心理边界

电子产品在带来无限便利的同时，也模糊了工作和生活的边界，建立清晰而有弹性的心理边界尤为重要。

工作是为了更好的生活，当生活归于简单时，生活的主线自然显现。回归自己内心的感受，追求想要的，找到自己内心的渴望，发现自己的优势并持续练习，就会慢慢获得生活的奖励。做时间的朋友，让时间给自己独特的奖赏。

❸ 寻找人生的价值与意义

心理学家弗兰克尔在《活出生命的意义》一书中给出了三种寻找人生意义的方法：一是投入事业，二是体验事和人，三是面对苦难的态度。

对生活保持热情与热忱，不因为当下的琐碎与庸常而产生厌倦，是需要学习与修炼的。在生活中发现乐趣，在工作中寻找价值，在学习与成长中积淀自己。做事关注正反馈，调整自己的预期与关注。渐渐地，你就会发现，那个活力满满的自己又“回血”了。

身边故事

小张从前的月经周期很规律，可是这几个月疲于应对工作，心情焦虑，连带着“老朋友”也不准了，月经量也很少……她听说这是卵巢早衰的表现，十分担忧：年纪不大，卵巢功能如果衰退了，是不是要进入更年期？

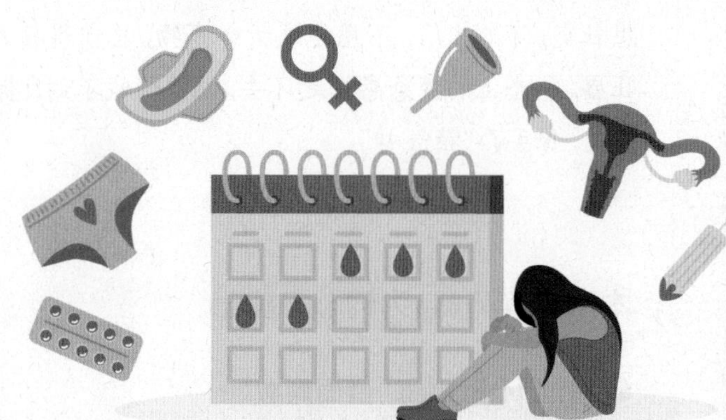

月经不调，不一定是“卵巢早衰”

月经，这个每月一次的“老朋友”，让女性朋友们既重视又忐忑，月经不来让人担心，月经太“热情”又会让人烦恼。

妇科门诊常有因为月经不规律而就诊的患者，年轻女性尤其多见。月经不规律可能表现为月经量忽多忽少、周期长短不一、两次月经之间有出血、痛经等。不少人对月经不调存在错误认知，认为月经不调就是卵巢早衰的预兆，代表身体在“老化”。事实上，月经不调并不一定与卵巢功能衰退有关，可能是身体发出的“求救信号”。

压力、饮食不规律、过度节食、内分泌紊乱等都可能导致月经不调。此外，多种疾病因素也可能导致月经不规律，如多囊卵巢综合征、甲状腺功能异常、子宫内膜异位症、子宫肌瘤等。月经不调的年轻女性应及时去医院进行相关检查，以明确病因。

3 月经不调：“早更”焦虑如何化解

上海中医药大学附属市中医医院
妇科主任医师　陈 静

中医药调经有优势

经检查排除器质性疾病的患者，可选择中医药调理。中医认为，月经不调与肝、脾、肾的功能失调有关，气血不和，导致冲任二脉受损。许多我们耳熟能详的中药方剂，比如乌鸡白凤丸、四物汤、八珍汤等，都可以用来改善月经不调。治疗月经失调主张辨证论治，以下是常见的月经不调证型及其对应的中药方剂。

• **血热型**　月经提前，量多，色鲜红或深红，质地黏稠，伴面部潮红、口干等症状，可能是血热型。可选择清热凉血的方剂，如固经丸、清经散胶囊等。

• **肝郁化热型**　如果月经不规律，量时多时少，颜色紫红，有血块，伴胸闷、情绪烦躁等症状，可能是肝郁化热型。可选择疏肝解郁清热的方剂，如调经止带丸、丹栀逍遥丸等。

• **气虚型**　月经提前，经期延长，量多，色淡，质地稀薄，伴心悸、气短、乏力等症状，可能是气虚型。可选择补气摄血的方剂，如补中益气丸、归脾丸等。

• **血虚型**　月经推迟，量少，颜色淡，质地稀薄，伴有眩晕、失眠、心悸等症状，这可能是血虚型。治疗时，可选择补血益气的方剂，比如妇科调经片、妇宁丸、八珍益母丸等。

• **血寒型**　月经推迟，量少，色暗，伴小腹冷痛，热敷后疼痛减轻，畏寒，四肢冷等症状，这可能是血寒型。可选择温经祛寒的方剂，如艾附暖宫丸、滋肾育胎丸、温经颗粒等。

• **气滞型**　月经推迟，量少，色暗，有血块，伴小腹胀痛、胸胁乳房胀痛等，可能是气滞型。可选择理气活血的方剂，如七制香附丸、逍遥丸、妇康宁片等。

• **血瘀型**　月经推迟或经量少，色紫黑，有血块，伴小腹胀痛，可能是血瘀型。可选择活血化瘀的方剂，如田七痛经散、妇科回生丹、血府逐瘀胶囊等。

• **痰湿型**　月经推迟，量少，色淡红，质黏腻，伴带下量多，且舌苔厚腻，有易困倦、大便不成形等症状，可能是痰湿型。可选择祛湿化痰的方剂，如苍附导痰丸、二陈汤等。

药食同源，生活调摄

药食同源，很多既美味又健康的菜肴也可以帮助调理月经。比如：当归红花瘦肉汤，适合经前腹痛、月经量少、腰酸腿痛者；枸杞山药芸豆鸡，适合月经量少、肝肾亏虚、精血不足者；薏米扁豆山楂粥，适合痰湿型的月经不调者。还可采用外治法调经，如通过针刺特定穴位来调节内分泌，促进气血流通；利用艾条的温热刺激，以温经散寒、调和气血；通过按摩腹部和相关穴位，以缓解痛经；等等。

此外，生活调理也很重要，保持规律作息、适量运动、减轻压力、多吃富含维生素的食物、减少咖啡因和糖的摄入等，都是保持月经正常的重要措施。

专家简介

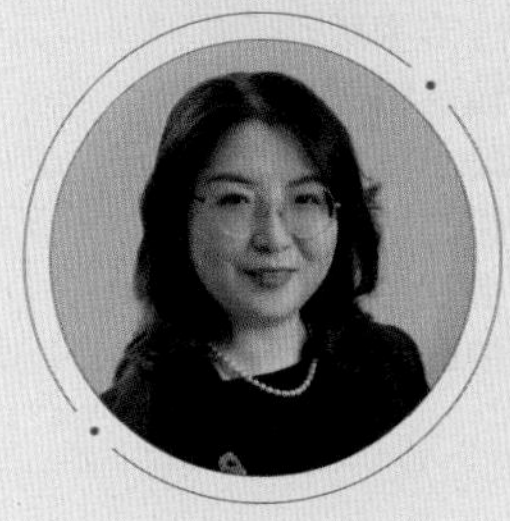

陈 静　上海中医药大学附属市中医医院妇科主任医师、中医妇科负责人，中华中医药学会妇科分会委员，中国妇幼健康研究会妇幼中医药适宜技术推广研究专委会副主任委员，上海市中医药学会妇科分会副主任委员，上海市中西医结合学会生殖医学专委会常委，上海市食疗研究会妇科专业委员会副主任委员。

4 腰酸背痛：年纪轻轻为何“一把老腰”

上海中医药大学附属岳阳中西医结合医院推拿科主任医师　孙武权

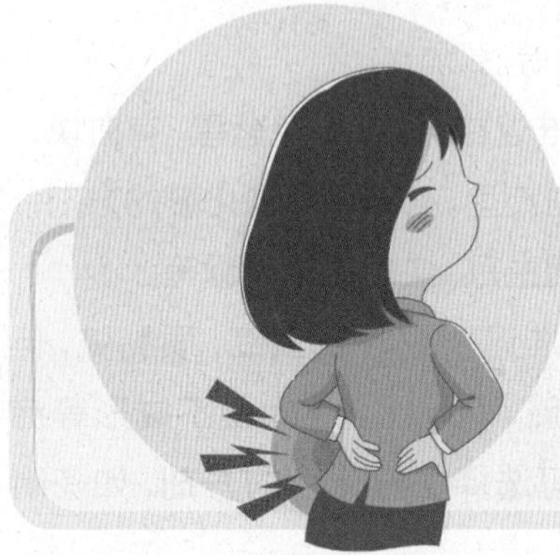

身边故事

小刘的工作并无“体力活”，每天只需坐着办公。最近，小刘总觉得腰背酸痛，下班时甚至直不起腰。她去医院的推拿科就诊，发现有不少和她差不多大的年轻患者在治疗。

近年来，来推拿科治疗的年轻人逐渐增多。不少原本常见于中老年人的颈肩腰背痛，渐渐成为年轻人的常见病，如颈椎病、腰椎间盘突出症、腰肌劳损等。

没有体力劳动，为何腰酸背痛

由于工作模式的改变，许多上班族长期处于坐位工作状态。由于久坐不动，维持颈部、腰部坐位姿势的肌肉长时间处于高强度、高负荷的紧张状态。长此以往，关节周围肌肉受到持续牵拉，可能引起脊柱结构形态的改变。初期常没有明显感觉，只有日积月累到一定程度，才会出现酸痛不适。

专家简介

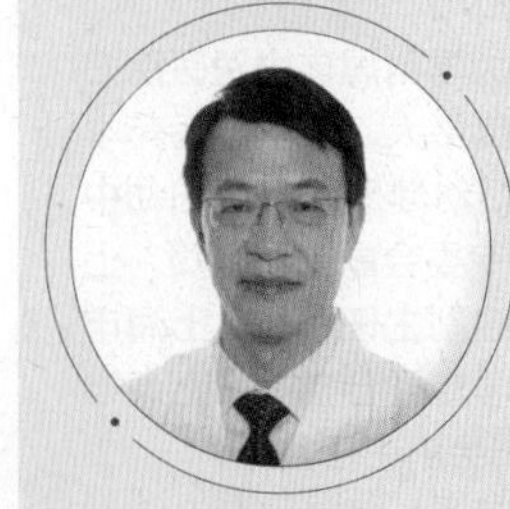

孙武权 《大众医学》专家顾问团成员，上海中医药大学附属岳阳中西医结合医院推拿科主任医师、博士生导师，中华中医药学会推拿分会副主任委员兼秘书长，世界中医药学会联合会小儿推拿专业委员会副会长、中医手法专业委员会常务理事。

“动起来”，缓解腰酸背痛

❶ 追求正确坐姿，不如多活动

大多数人都知道什么是正确的坐姿，但常常坐着坐着，就“东倒西歪”了。“坐有坐相”对预防腰背酸痛十分重要。但相对于“长时间保持正确姿势不变”来说，“经常动一动”更有效。如果有条件，中午或下班后可以短暂地躺一会，让脊柱“打个盹”，对腰椎是一种很好的放松。

❷ 科学运动

要使脊柱保持年轻，需要进行科学的运动，一般需要掌握三个基本原则：量力而行、循序渐进、持之以恒。常常感到颈肩部酸痛的年轻人，可以进行以下锻炼：

【抱枕对抗】 坐位或站位，头部保持正直，双手交叉抱住枕部（后脑勺）。头向后、手向前，两者用力对抗，几秒后放松。对抗时间宜量力

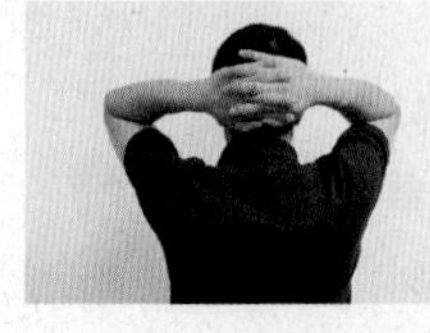

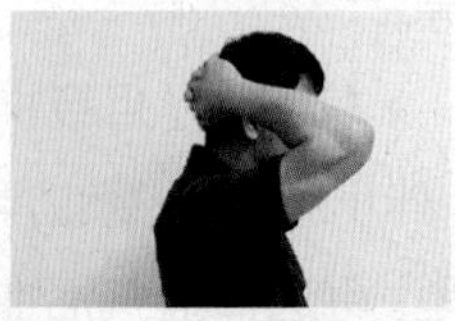

5 青年发福：

如何甩掉“过劳肥”

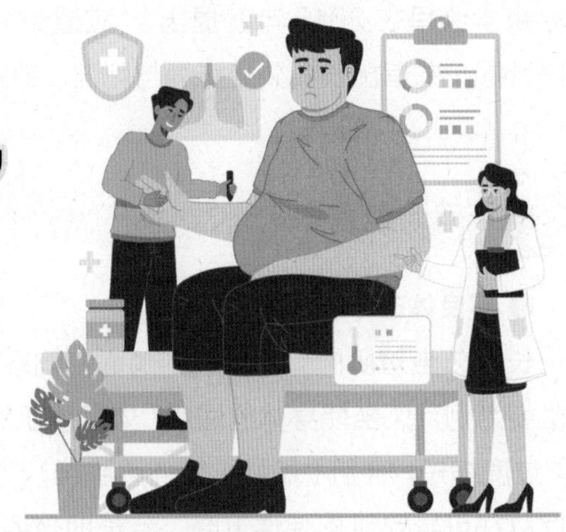

河北师范大学体育学院教授　张海峰

身边故事

小杨从前身材清瘦，人称“吃不胖”，工作几年后却发现自己变成了“易胖体质”。没有暴饮暴食，体重却一路狂飙，“啤酒肚”不请自来。他自嘲自己这是“过劳肥”，想减肥，却发现自己再也不像少年时代那样饿几顿就能瘦回去。

不少年轻人在工作后出现体重逐渐上升，腹部脂肪堆积形成“啤酒肚”，常自嘲为“过劳肥”。实际上，虽然这些变化可能与工作压力大有一定关系，但与缺乏运动、不良饮食习惯的关系更为密切。

青年“发福”，久坐是元凶

久坐是指人体在清醒状态下，能量消耗低于1.5代谢当量（METs）的任何坐、躺等缺乏身体活动的状态。METs为新陈代谢率单位，静坐时约为1.0MET，步行时约2.0METs，打篮球时约为7.6METs。久坐时，身体的能量消耗率仅略高于静息时。

对于“久”的定义，目前虽未达成共识，但美国

而行，开始时1～2秒，以后逐渐增加至6～8秒。每组3～5次，每小时做1～2组。坚持1～2个月，可见到明显效果。

【改良版小燕飞】俯卧位，腹部下面垫1～2个枕头，使身体呈轻度屈曲的状态。上半身不动，双手放在身体两侧。双腿伸直，缓慢往上抬，直至大腿前侧离开床面，保持1～6秒后，缓慢放下。重复练习，逐渐增加抬腿次数。经过一段时间练习后，可每天早晚各做1次，每次做2～3组，每组连续抬腿10～20下。

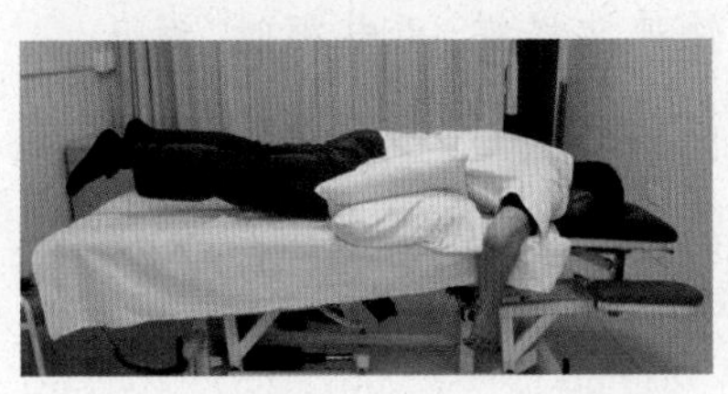

腰痛严重，须做检查

对多数年轻人来说，如果只是偶尔腰背酸痛或仅在劳累后出现不适，尽早治疗、注意改变不良生活习惯，就可以减轻症状。如果腰背酸痛持续、难以缓解，应及时就医，以排除器质性疾病可能。比如：早上醒来感觉腰酸、僵硬板滞，起来活动后可缓解，可能是强直性脊柱炎导致，而非腰肌劳损。

糖尿病学会早在2016年就提出，“应避免久坐超过90分钟”，并指出长期久坐行为与肥胖、糖尿病、代谢综合征、心血管疾病发病率和全因死亡率增加密切相关。

缺乏运动危害多

❶ 不良体态

长期久坐对肌肉骨骼系统的负面影响难以避免。以坐姿为例，久坐使身体的屈肌（如髂腰肌等屈髋肌群）过度缩短，伸肌（如臀肌等伸髋肌群）过度拉长，长此以往可导致肌肉弹性下降。若长期坐姿不标准，可导致圆肩、驼背、颈部前倾等不良体态，甚至可能导致颈椎病、腰椎病及脊柱侧弯等。

❷ 代谢紊乱

久坐引起的代谢紊乱是导致肥胖的重要原因之一。长时间久坐，能量消耗不足，每日多余的能量会以脂肪形式储存起来，导致全身脂肪量增加。有研究显示，即使在久坐期间减少摄食量，也很难达到减轻体重的目的。

不仅如此，由于久坐时身体能量需求低，骨骼肌对葡萄糖和游离脂肪酸的需求较少，长此以往，会造成骨骼肌对葡萄糖和脂肪酸的利用能力显著下降，导致运动消耗能量的能力降低，削弱运动减肥的效果，减肥变“难”了。

增加运动量，减掉“过劳肥”

❶ 规律运动

成年人每周应进行150～300分钟的中等强度有氧运动。为减少久坐行为对健康的不利影响，成年人进行身体活动时，应力求超过建议水平。另外，每周还应进行2～3次抗阻和拉伸训练，重点锻炼躯干和髋部的肌群，以改善体态。

❷ 主动运动，“零食式锻炼”

控制久坐时间，如设置闹钟，每小时起身活动；采用站姿和坐姿相结合的工作模式；等等。

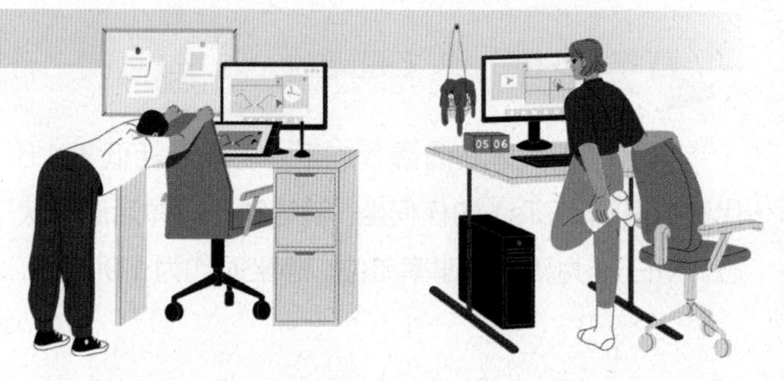

“零食式锻炼” 延伸阅读

“零食式锻炼”是一种新颖的运动策略，是指在一天中进行数次短暂的剧烈运动。这种锻炼投入时间少，可以在家庭、办公室中进行，不拘泥于形式，可以是几次快速下蹲、原地高抬腿，也可以选择爬楼梯、加速跑等。例如：利用工作间隙，进行15次快速下蹲，以缓解疲劳并锻炼肌肉；茶歇时，与同事比赛快速爬楼梯；看电视时，做几次俯卧撑；晚上在沙发或床上仰卧，做几组3～4分钟的蹬车运动；等等。运动强度以每次运动后感觉“有点累”伴轻微出汗为宜。

专家简介

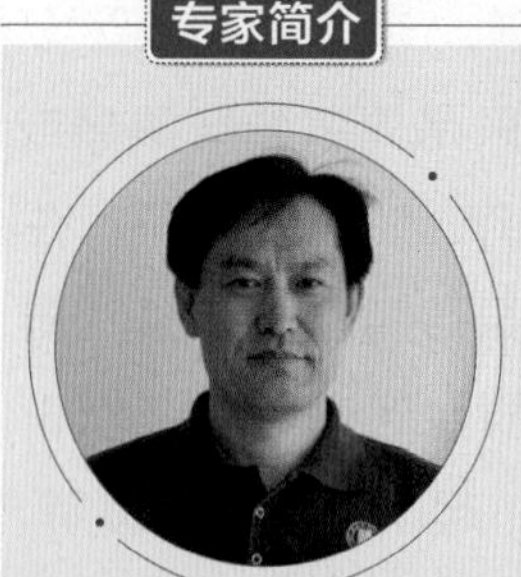

张海峰　河北师范大学体育学院教授、博士生导师，中国康复医学会体育保健康复专业委员会委员、康复教育委员会运动康复学组委员，香港浸会大学许士芬博士体康研究中心客座研究员。

6 年轻也健忘：

“大脑宕机”如何重启

上海交通大学医学院附属新华医院神经内科　楼之茵　刘振国（主任医师）

身边故事

小陈虽然年纪轻轻，但总觉得记忆力和注意力都“捉襟见肘”，日常生活中常常忘带钥匙、忘带文件、忘记日子；上一秒握在手里的手机，下一秒怎么也想不起来放在了哪里。

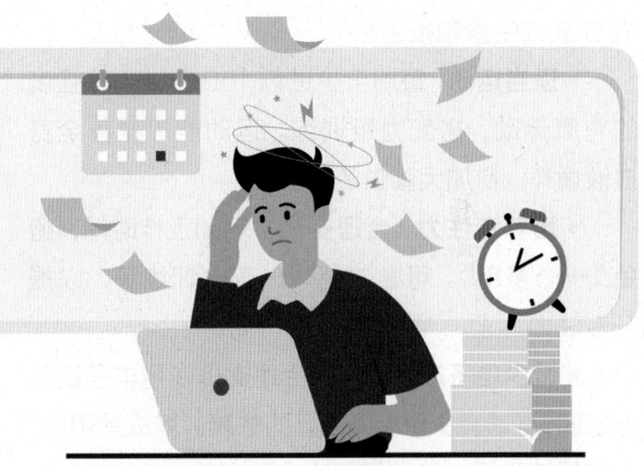

记忆门诊常会出现年轻人的身影，他们常常觉得自己“脑子不好使了”，满脸困惑地描述“自己的记忆像是秋天的落叶，随风而动，随意而散”。不少年轻人自嘲为“青年痴呆”，这虽然只是玩笑话，但似乎是不少人的“通病”。为什么会出现这一现象？

年纪轻轻，为何记忆力下降

忘记事情、忘记重要日子、注意力难以集中……这些事例显示的记忆力、注意力下降，并非真正的记忆缺损，而是大脑疲劳导致的，是暂时的、可逆的。不少年轻人受工作环境、压力等因素的影响，如长期睡眠不足、缺乏运动、烟酒过量、过于依赖电脑等，都可能导致暂时性的记忆力减退。

- **压力大** 年轻人面对升学、就业、职业发展等多重压力，常出现焦虑、抑郁等情绪问题，进而影响神经系统健康，出现记忆力减退。

- **作息不规律** 对学生和“打工人”而言，熬夜有时难以避免，而长时间睡眠不足会严重影响认知功能。

- **缺乏锻炼** 不少年轻人缺乏体育锻炼，不仅影响身体健康，还会影响大脑供氧与营养，导致记忆力下降。

- **电子产品依赖** 年轻人过度依赖手机、电脑等电子设备，导致注意力分散。过度依赖于从互联网上或已保存的设备中获取信息，会使人脑“用进废退”，使记忆系统变得越来越“懒惰”。

- **疾病影响** 甲状腺功能紊乱、糖尿病、抑郁症等，都有可能导致认知功能下降。

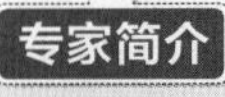

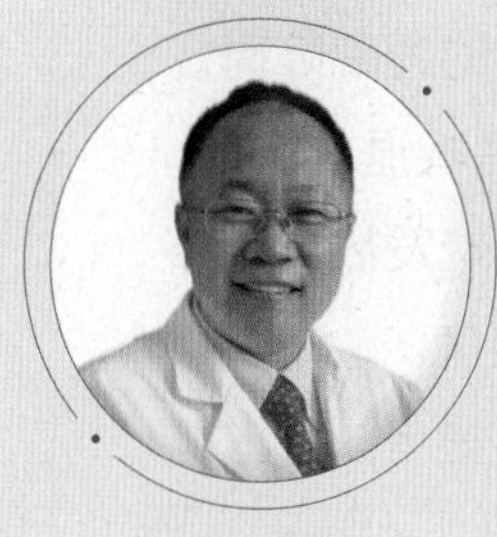

刘振国　《大众医学》专家顾问团成员，上海交通大学医学院附属新华医院神经内科教授、主任医师、博士生导师，上海市医学会神经内科专科分会副主委，上海市医师协会神经内科医师分会副会长，上海市中西医结合学会慢性神经系统疾病专业委员会主任委员。

调整生活习惯，改善记忆力

• 规律作息 保持规律的作息，确保充足、良好的睡眠，帮助大脑巩固记忆。避免在临睡前使用电子产品，以减少对睡眠的影响。

• 均衡饮食 多吃鱼虾、坚果、蔬果、谷类等食物，减少高糖、高脂及加工食品的摄入，适量补充 B 族维生素和维生素 C。

• 适当运动 每周至少进行 150 分钟中等强度的有氧运动，搭配力量训练。运动能够改善全身血液循环，增加大脑供氧。

• 培养专注力 合理安排学习和工作时间，避免“一心多用”。可尝试冥想、正念训练等，以提升专注力。

• 减少电子产品使用 合理安排使用电子设备的时间，尽量减少对电子产品的依赖。养成勤用脑、深度阅读和思考的习惯，让大脑有能力“生产”关乎自我的记忆，并持续保持这一能力。

• 保持良好的社交关系 与朋友、家人保持良好的沟通与互动，多参加社交活动。

出现这些情况，需要就医检查

尽管大多数年轻人的记忆和注意力减退可通过自我调整解决，但若出现以下情况，应及时就医进行筛查：

• 认知功能显著下降 频繁忘记重要信息，无法完成常规任务，或记住简单的事都觉得困难。

• 伴随情绪问题 若记忆和注意力减退伴随焦虑、抑郁等情绪问题，或有较为严重的睡眠障碍。

• 伴随躯体不适症状 若在记忆减退的同时，存在极度疲劳、食欲不振、体重变化、发热、头晕头痛等躯体不适，须及时筛查潜在疾病。

• 家族史 有阿尔茨海默病家族史者，若出现记忆减退，须及时就医检查。

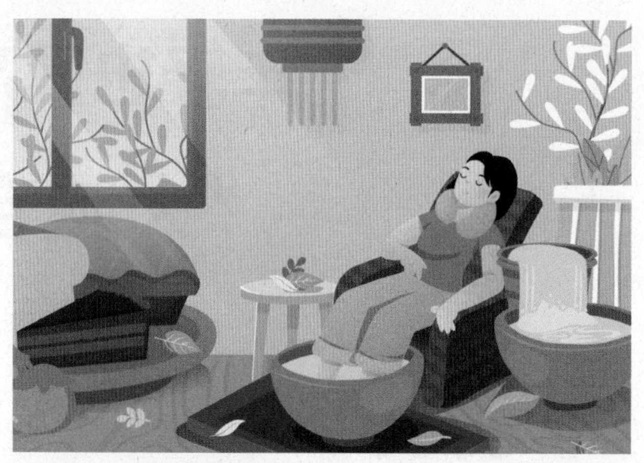

身边故事

小赵从前觉得养生是中老年长辈的“专利”，但随着自己的身体出现越来越多的小毛病，他也开始注重养生：练八段锦提高免疫力，吃黑芝麻丸挽救发际线，手拿保温杯喝着枸杞黄芪水，热衷艾灸、泡脚、针灸等中医理疗……

越来越多的年轻人发现，自己提前体验到了“专属”中老年人的健康问题。

《2022 年中国年轻人健康调查报告》显示，在令年轻人备受困扰的健康问题中，皮肤问题、视力衰退和脱发名列前三，占比分别达到 59%、55.36% 和 48.25%。《2023 中国新消费趋势白皮书》显示，超过四成“00 后”选择为健康花钱，购买过功能性保健食品或保健仪器；三分之一的“00 后”“95 后”年轻人购买过营养补剂。养生茶、花草茶、养生丸购买人数激增，以黑芝麻丸为代表的中式养生零食受到年轻人的追捧。当代年轻人俨然已经成了养生消费的“生力军”。

体质偏颇，健康亮“黄灯”

门诊不乏因体质偏颇而前来调理身体的年轻人。气虚体质的年轻人常感到疲惫不堪、乏力，即

7 小病不断：“未老先虚”怎么办

上海中医药大学附属龙华医院中医预防保健科　刘银琴　方 泓（主任医师）

便睡了很久，精力依然像被抽走了一般；阴虚体质的年轻人失眠、多梦、口干舌燥，而熬夜和压力使这些问题愈发严重；湿热体质的年轻人皮肤油腻、“痘痘”频发，消化不良也随之而来；阳虚体质的年轻人常感到寒冷、四肢冰凉，办公室的空调和寒凉食物令他们身体“雪上加霜”；气郁体质的年轻人情绪波动大，焦虑和易怒成了常态；血虚体质的年轻人面色萎黄、疲倦不堪，记忆力下降；痰湿体质的年轻人体重增加，身体沉重……

养生调理，需“量体裁衣”

无论是曾经流行的“熬最晚的夜，吃最贵的保健品”“点最便宜的外卖，吃最昂贵的保健品”的“朋克式养生”，还是当下既要提高免疫力，又要拒绝精神内耗，注重身心结合的“新中式养生”，都彰显着年轻人深深的健康焦虑和矛盾心理。面对种种健康问题，需要辨证论治、“量体裁衣”。

❶ 饮食调摄

体质不同，适合的药膳也各有不同。比如：气虚者可饮用大枣莲子汤，以增强气血；阴虚者适合喝百合银耳汤，可滋阴润燥；湿热型人群可选择喝绿豆汤或陈皮茶，以清热解毒；气郁质的人可食用香橙陈皮茶或柴胡疏肝汤，以舒缓情绪；血虚质者可喝红枣桂圆粥和当归四物汤，以补血养心；痰湿质者适合喝冬瓜排骨汤和陈皮白术粥，以帮助化痰健脾。

此外，适量摄入优质蛋白质，如鱼、肉和豆腐，多吃新鲜蔬菜和水果，有助于提升免疫力。

❷ 规律作息和运动

每周至少进行150分钟的有氧运动，如快走、游泳或练瑜伽等，有助于增强体质，抵抗“初老”。此外，还应保持规律的作息，每晚保证7～8小时高质量的睡眠。

❸ 养身亦养神

张景岳曾言：“形者神之体，神者形之用；无神则形不可活，无形则神无以生。”强调了形神兼养在养生中的基础作用。精充、气旺、神足，是保持健康和预防疾病的根本。

现代社会快节奏的生活使一些年轻人不仅深感身体疲惫，同时也备感内心的孤寂与彷徨。此时，可通过冥想、听音乐或阅读来缓解心理压力，也可以借助五行音乐（利用中医五行理论调节音律）帮助舒缓压力，促进心理健康。

预防胜于治疗，年轻人不必过于畏惧“初老”，而应主动关注自身的变化，养成健康的生活习惯，做好自己健康的第一责任人。PM

专家简介

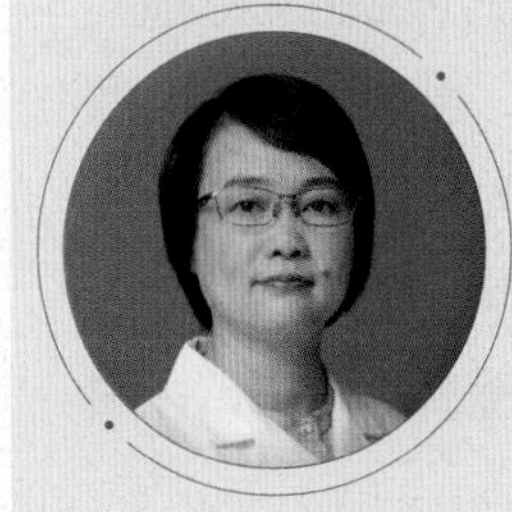

方 泓　《大众医学》专家顾问团成员，上海中医药大学附属龙华医院中医预防保健科主任医师、教授，上海市中医药学会治未病分会副主任委员，中国中西医结合呼吸病专业委员会委员，上海市食疗研究会理事兼呼吸病专业委员会副主任委员。

国际肺癌关注月：聚焦肺癌诊疗六大进展

本刊记者　黄 薏
受访专家　韩宝惠　李志刚

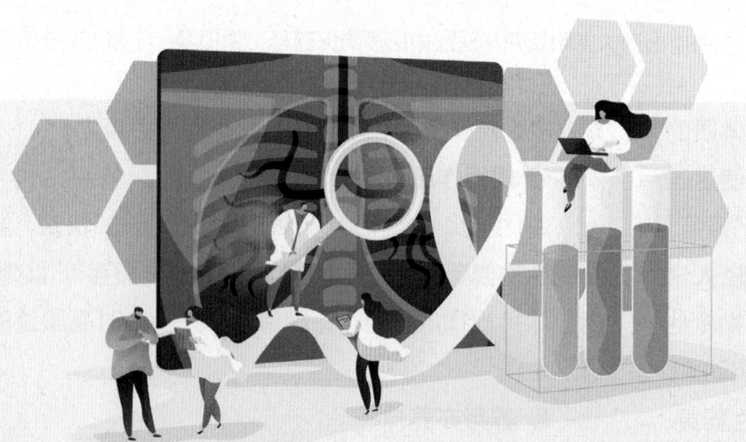

目前，肺癌是我国发病率及死亡率均居首位的恶性肿瘤，且发病率呈逐年上升趋势。根据国家癌症中心最新数据，2022年我国新发肺癌病例106.1万，占全球新发病例的42.7%；肺癌相关死亡病例73.3万，占全球死亡病例的40.3%。

虽然肺癌“来势汹汹”，但不可否认的是，近年来不断涌现的研究新成果、新技术、新疗法，使肺癌的诊疗微创化、精准化，肺癌患者的预后也有了翻天覆地的变化。

每年的11月为“国际肺癌关注月”，本刊特邀上海市胸科医院呼吸科韩宝惠教授、胸外科李志刚教授介绍肺癌诊疗领域的新进展，希望能帮助大家更全面地了解肺癌，不再“谈肺癌色变”。

进展一　“早期”多了，“晚期”少了，“关口前移”效果显现

韩宝惠：由于早期肺癌几乎没有不适症状，若不做包含胸部CT的体检，几乎很难被发现。而一旦出现痰中带血、胸痛、气急、咳嗽等症状，说明肿瘤体积已经较大，已经造成了气管的压迫和破坏，此时75%以上是晚期肺癌。

近年来，随着科普宣传的不断深入，人们对肺癌的关注度越来越高，早诊早治的理念亦逐渐深入人心。如今，很多人都有年度体检的习惯，也知道每年要做一次胸部CT筛查早期肺癌。正因为如此，早期肺癌的检出率明显提高。如今在胸外科做手术的，80%以上是早期肺癌。尽管仍有晚期肺癌被检出，但占比明显下降了。

特别提醒

肺癌早筛，首选低剂量螺旋CT

由于早期肺癌起病隐匿，往往没有明显不适症状，常规X线胸片检查无法发现较小的早期病灶，而CT检查的辐射剂量较高。低剂量螺旋CT的辐射剂量为常规CT辐射剂量的1/6左右，但分辨率和解析度不受影响，用于筛查早期肺癌更安全。目前，我国推荐45岁以上人群每年做一次低剂量螺旋CT，以筛查早期肺癌。如果当年筛查没有发现问题，则下一年度依然采用低剂量螺旋CT进行筛查；若筛查发现肺结节，则需要由有经验的医生进行判断，必要时做进一步检查。

进展二 “一刀切”少了，“随访”多了，手术更谨慎了

韩宝惠：当体检发现肺结节后，患者们的诉求主要有两个：一是想知道肺结节的性质，到底是良性还是恶性？二是想确定目前要不要“开刀”？

这两个诉求都指向一个目标——肺结节的鉴别诊断，因为恶性结节耽误不得，而良性结节是不需要做手术的。通常，呼吸科医生会通过“一看二问三随访”，来为肺结节患者“指明方向”。

“一看” 是看患者的胸部 CT（最好是薄层 CT），如果医生发现肺结节有明显的肿瘤学特征，会建议患者至胸外科进行手术治疗；如果肺结节暂时没有恶性征象或不明显，则会建议患者选择定期随访。

“二问” 是问患者是否有吸烟史、肺癌家族史，以及石棉、氡、铍、铬、镉、镍、硅、煤烟等职业接触史。若有，则要警惕恶性可能。

“三随访” 是指医生结合患者的病史、影像学检查等进行综合评估后，认为暂时不需要手术干预的，会建议患者进行定期随访。

● **随访并非消极等待** 很多人担心，定期随访是消极等待，会耽误病情。实际上，所谓肺癌治疗“关口前移”、早诊早治，必须是准确的“前移”、正确的治疗，而不是过度治疗。尤其是纯磨玻璃结节或实性成分占比不高的混合型磨玻璃结节，完全可以进行随访观察。一旦发现其肿瘤特征明显了，再去“开刀”也完全来得及，并不会因为定期随访而导致病情延误或发生转移。如果盲目“动刀”，而术后病理显示肺结节是良性的，那么对患者而言是另一种形式的伤害，毕竟手术是有创伤的、肺组织是无法再生的。

● **液体活检须谨慎** 值得注意的是，近几年液体活检很火，但将其用于判断肺结节的性质，可能还有很长的路要走。因为当正常细胞发展为原位癌时，其与正常组织的区别是微乎其微的，其在血液中的变化也是极其微量的。要检测出这种微乎其微的变化，是非常困难的。到目前为止，我国还没有公认的针对肺结节的液体活检方法，所有检测方法都是探索性的，仅供参考。对肺结节患者而言，不能因为看到液体活检的某个指标异常，就觉得一定有问题，因为检测存在着假阳性、假阴性等各种复杂情况。

特别提醒

理性看待人工智能阅片

如今，很多医院采用人工智能（AI）辅助读片，其原理是将其发现的肺内不正常结构圈出，然后根据一定的算法得出每一个结节的风险度。实际上，人工智能阅片目前还处于一个比较初级的阶段，其“找”出的肺结节，绝大多数都是低危、无害的结节，有些甚至只是解剖结构异常。如果不加筛选、鉴别，而将这些所谓的“结节”全部放在报告里，让患者看到自己肺里全是结节，感觉自己浑身是病，除了平添焦虑与恐惧外，毫无益处。现阶段，人工智能阅片只是医生的助手，可以帮助发现肉眼可能遗漏的肺结节，最终的诊断报告仍应由有经验的医生经分析判断后出具。

专家简介

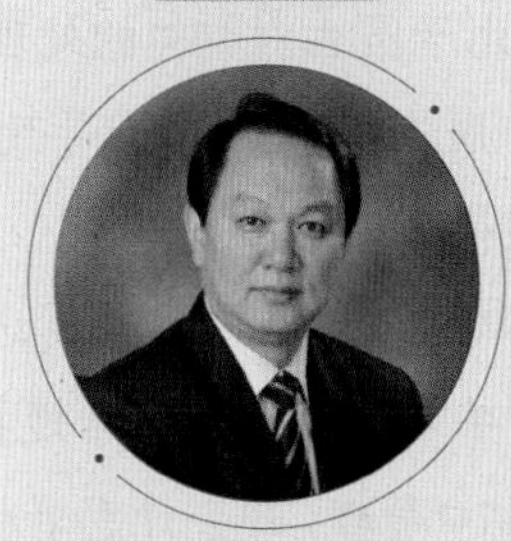

韩宝惠 上海市胸科医院（上海交通大学医学院附属胸科医院）呼吸内科主任医师、博士生及博士后导师，中华医学会呼吸病学分会肺癌专业委员会委员，中国抗癌协会临床肿瘤学协作专业委员会执委、肿瘤血管靶向专委会主任委员，中国医师协会肿瘤专业委员会常委，上海市医学会呼吸病学专科分会委员、肺癌学组组长。

进展三 “开大刀”少了，“微创”多了，肺癌治疗走向微创化

李志刚：受益于肺癌筛查体系的不断完善，如今在胸外科做手术的肺癌患者，早期肺癌的比例近80%，仅20%左右属于局部进展期肺癌。

● **肺癌在“变”** 同时，肺癌的发病人群、病理类型，与过去相比也有较大差异。过去，肺癌患者以男性居多，且大多由吸烟引起，病理类型以中央型的肺鳞癌居多。现在，鳞癌越来越少见，腺癌占了绝大多数，且非吸烟人群（尤其是女性）肺癌的发病率明显上升。为什么会出现这些变化？可能有几方面原因：一是我国控烟控工作做得比较好，吸烟的人少了，中央型肺鳞癌、小细胞肺癌的发病率都会有所下降；二是早期肺癌的检出率提高了，更多外周型早期肺腺癌患者被发现，从而导致在胸外科进行手术治疗的肺腺癌患者比例大幅上升；第三，可能还有一些潜在诱因导致肺腺癌发病率上升，如空气污染、厨房油烟、装修材料污染等。

● **微创成主流** 与过去“开大刀”不同，肺癌手术已基本微创化。在上海市胸科医院胸外科，肺癌微创手术的比例高达95%以上，需要做开胸手术的病例已非常少见。当然，由于胸科医院以治疗疑难复杂疾病见长，对病情比较复杂的中央型肺癌患者，仍有一定比例需要做开胸手术。

肺癌微创手术的方式主要包括胸腔镜手术和机器人手术。胸腔镜手术又分单孔、两孔、三孔，机器人手术则大多为三孔。单孔胸腔镜的优势在于只有一个切口，对肋间神经的刺激少，患者术后的疼痛及不适感更轻。机器人手术的优势在于操作更精细、淋巴结清扫更彻底，缺点在于费用较高。一般地说，机器人手术更适合病情较复杂、需要进行术中分期和淋巴结清扫，以及需要做复杂支气管或血管重建的患者。对不需要做淋巴结清扫的早期肺癌患者而言，胸腔镜手术完全可以“胜任”。

● **微创不仅是“小切口”** 值得一提的是，所谓“微创”，不仅是指皮肤上的切口小，“内部”的创伤也要小。要实现这个目标，必须在术前、术中和术后都做好相应工作。首先，术前准备要充分，包括麻醉评估、疾病诊断、肿瘤分期等，只有这样，患者进入手术室时才是安全的。其次，术中操作也很重要，如采用更微创的术式、操作精细、止血彻底、引流充分等。第三，术后管理要到位，包括镇痛、减轻麻醉相关的不良反应等，让患者感觉舒适、安全，促进康复。

专家简介

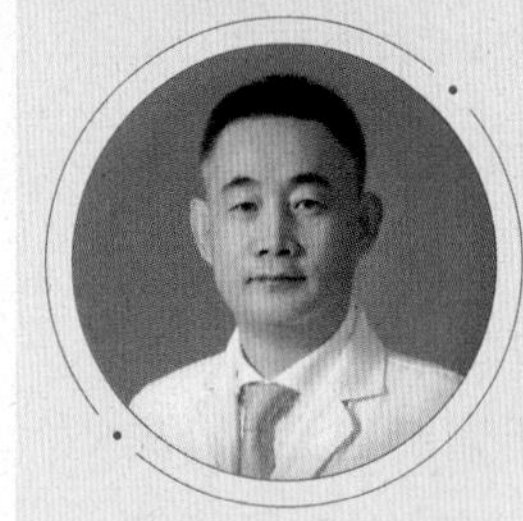

李志刚 上海市胸科医院（上海交通大学医学院附属胸科医院）胸外科主任、食管外科主任、教授、主任医师、博士生导师，上海市领军人才，上海市优秀学术带头人，上海市医师协会胸外科医师分会副会长、食管学组组长，中国医师协会胸外科医师分会食管学组副组长。

专家感言

医生多花10分钟，患者受益终身

对一名优秀的外科医生而言，除了要关注手术是否成功，对手术切口的管理也不能忽视。有时候，患者可能只是做了一个肺局部切除的手术，但由于医生对切口的处理不到位，以至于患者在术后很长一段时间内都感觉非常痛苦，如局部疼痛、皮肤水肿、肌肉痉挛等，甚至导致焦虑、抑郁等不良情绪，而这些不良情绪又会反过来进一步加重躯体不适感，造成恶性循环。

在上海市胸科医院，尽量控制手术时间，减少器械反复进出对局部切口的损伤，对手术切口做充分的局部神经阻滞和严密的分层缝合，是每台手术必须执行的常规操作，目的就是为了让患者感觉更舒适、恢复更快。有时候，医生只是多花了10分钟做切口管理，却会让患者受益一两年甚至更长时间。

进展四 分型更精准，治疗选择更多，诊疗水平不断提高

韩宝惠：近年来，精准医学在肺癌诊疗领域大放异彩。从病理分型到分子分型，从化疗时代到靶向治疗时代，再到今天的免疫治疗时代，肺癌诊疗技术的进步可谓日新月异，每年都有新技术、新方法、新治疗策略诞生，治疗水平不断提高，患者预后不断改善。

● **分型更精准** 过去，肺癌分型以病理组织学为主，大致分为非小细胞肺癌（NSCLC）和小细胞肺癌（SCLC）两大类，其中，非小细胞肺癌占80%～85%，小细胞肺癌占15%～20%，非小细胞肺癌主要包括腺癌和鳞癌两个亚型。现在，肺癌还有了基因分型和免疫分型。

近年来的研究发现，大多数肿瘤的发生和发展都是由驱动基因主导的。如果能找到驱动基因，并将其阻断，肿瘤细胞将不再生长。靶向治疗就是基于这个原理。随着基因检测技术的发展，到目前为止，科学家已经找到了多个与肺癌相关的驱动基因，如表皮生长因子受体（*EGFR*）突变、*ALK* 突变、*ROS1* 突变、*BRAF* 突变等，且都有相应的靶向治疗药物。

● **治疗选择更多** 靶向治疗的出现大大改变了晚期肺癌的治疗格局，众多晚期肺癌患者在靶向药物的帮助下得以长期生存。而针对靶向药物治疗一段时间后容易耐药的问题，现在已经有了第三代甚至第四代靶向药物，为患者的长期生存奠定了基础。比如：*EGFR* 突变在肺腺癌中约占 50%，表皮生长因子受体-酪氨酸激酶抑制剂（EGFR-TKI）是针对 *EGFR* 突变的靶向药物，包括第一代的吉非替尼、厄洛替尼、埃克替尼，第二代的阿法替尼、达可替尼，以及第三代的奥希替尼、阿美替尼等。

对驱动基因阴性的非小细胞肺癌患者，免疫治疗发挥着重要作用。它主要针对肿瘤生长的“微环境”，通过改造肿瘤生长的“土壤”，激发、调动人体自身的免疫系统来对抗肿瘤。很多研究已经证实，如果肿瘤PD-L1 表达≥ 50%，那么单用免疫治疗就能取得满意疗效；无论肿瘤 PD-L1 表达程度如何，通过免疫联合化疗，都能明显延长患者的无进展生存期和总生存期。

● **细胞治疗或是大方向** 值得一提的是，由于肿瘤患者的免疫系统是遭到破坏的，免疫细胞的功能是被抑制的，单纯靠激活自身的免疫细胞去对抗肿瘤，可能还欠火候。因此在肺癌免疫治疗领域，细胞治疗可能是未来的大方向。细胞治疗的原理是将人体的免疫细胞在体外进行扩增和“武装”，然后将这些经过改造的免疫细胞回输，让它们与体内的免疫细胞一起，与癌细胞进行搏斗，或能起到 1+1>2 的效果。

特别提醒

基因检测“迷人眼”，“10基因”就够用

如今，基因检测已经成为很多肺癌患者的“标配”。然而，基因检测方法很多，如聚合酶链式反应（PCR）技术、Sanger测序技术（一代测序）、二代测序技术等，价格相差很大，该如何选择呢？

从实用性上来讲，我国批准的标准基因检测方法是PCR技术，临床常用的是人类9基因或10基因突变联合检测，包含9或10个肺癌相关靶点，价格不贵，且这些靶点都有相应的靶向治疗药物，完全“够用”。二代测序是更高层次的基因检测，能够发现合并突变、少见和罕见突变等，费用贵一些。很多人认为，基因检测的数量越多越好，这是一种认识误区。实际上，无论是检测10基因，还是检测68、200或300个基因，如果没有针对性的治疗药物，对治疗的指导意义差别不大。

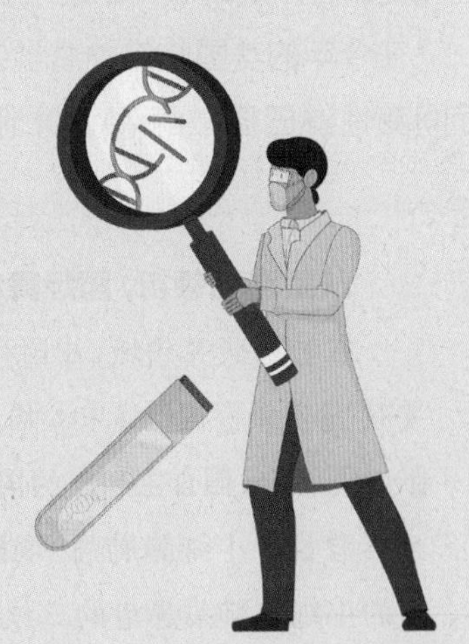

进展五 术前诱导、术后辅助，为局部进展期肺癌上“双保险”

李志刚：肺癌的分期与预后密切相关。原位癌、微浸润癌基本可以被治愈，患者术后五年生存率可达95%～100%；一旦发展为浸润癌，患者术后五年生存率会降至60%～80%；若出现淋巴结转移（局部进展期），则五年生存率不容乐观，复发、转移是最大威胁。

为提高局部进展期肺癌的疗效，围术期综合治疗非常重要，包括术前诱导治疗和术后辅助治疗。所谓术前诱导治疗，就是在术前先进行一段时间的免疫联合化疗（驱动基因阳性患者可选择靶向联合化疗），以控制肿瘤和微转移灶，然后再进行手术治疗。手术后，再延续手术前的治疗方案一段时间，以彻底消灭残存的肿瘤细胞。

多项研究已证实，围术期免疫联合化疗可显著改善局部进展期患者的预后。

进展六 诊疗更专业，晚期肺癌有望成为长生存的慢性病

韩宝惠：如今，肺癌的诊治越来越专业和细致。即使是晚期肺癌，也有很多办法可以治疗，并非只能“坐以待毙”。

首先，医生在制定治疗方案前，需要获得两份诊断报告：一是肿瘤的病理分型，明确是小细胞肺癌还是非小细胞肺癌，是鳞癌还是腺癌，分化程度怎么样，等等；二是肿瘤的基因分型，明确有没有驱动基因，能不能采用靶向治疗，有没有相应的靶向治疗药物。其次，对于驱动基因阴性、不适合进行靶向治疗的患者，还需要进行肿瘤免疫治疗标志物的检测，如PD-L1表达情况等。第三，要进行全身脏器功能的评估，以确定给药剂量、用药方式等。总之，医生会根据肿瘤的病理类型、基因分型、免疫分型，患者的体力状况、过敏史、合并疾病等，制定个体化的精准治疗方案。

在今年的美国临床肿瘤学会（ASCO）上，用于治疗间变性淋巴瘤激酶（ALK）阳性非小细胞肺癌的创新靶向药物洛拉替尼公布了五年随访结果：在ALK阳性晚期非小细胞肺癌患者中，有60%接受洛拉替尼靶向治疗的患者在五年内未发生疾病进展或死亡。也就是说，这些晚期肺癌患者在5年里只用1种药物，其中60%患者的病情没有进展。有人预计，这些晚期肺癌患者的整体生存期有望达到8～10年。这是一个革命性的进展，意味着只要找准靶点，又有比较精准的阻断剂，把肺癌变成慢性病是完全可行的。PM

我们的目标是：

先使一部分晚期肺癌走向治愈，如ALK阳性的晚期肺癌患者，他们可能是最早实现这个目标的一批人；同时使更多肺癌变为慢性病，将晚期肺癌患者的寿命延长三五年，让肺癌实现慢病化；对难治性晚期肺癌患者，要研究新的治疗策略，如研发新型药物等，最大限度延长患者的生存期。

延伸阅读

从跟随到领衔，国际舞台上有了“中国声音”

在肺癌研究领域，中国科学家已经从过去的学习西方先进经验、参加国际多中心临床研究，到如今作为主要研究者领衔国际多中心临床研究，在国际舞台上发出了“中国声音”。在新药研发方面，也有中国科学家的贡献。比如：我国自主研发的国内首个、世界第二个肺癌第三代*EGFR*靶向药阿美替尼被批准用于治疗局部晚期或转移性非小细胞肺癌；我国自主研发的新型小分子多靶点酪氨酸激酶抑制剂安罗替尼被批准用于进展或复发的小细胞肺癌患者的三线治疗；我国现有免疫治疗药物超过10个品种，安全性和疗效方面不亚于进口药；我国自主研发了全球首个肿瘤免疫和抗血管机制的双抗新药（PD-1/VEGF双特异性抗体）依沃西单抗；等等。

随着科普宣传的不断深入，家长对孩子身高的关注度越来越高，大众对矮小的知晓率也提高了不少。然而，目前仍有一部分家长认为，孩子稍微矮一点或暂时长得不高并不是什么大问题。其实，在那些身材较矮的孩子里，有一部分存在某些器质性疾病，若不及时接受规范治疗，可能对孩子将来的身高产生很大影响。近日，本刊记者专访了福建省儿童医院内分泌科主任刘晖教授，请她谈谈矮小症的来龙去脉。

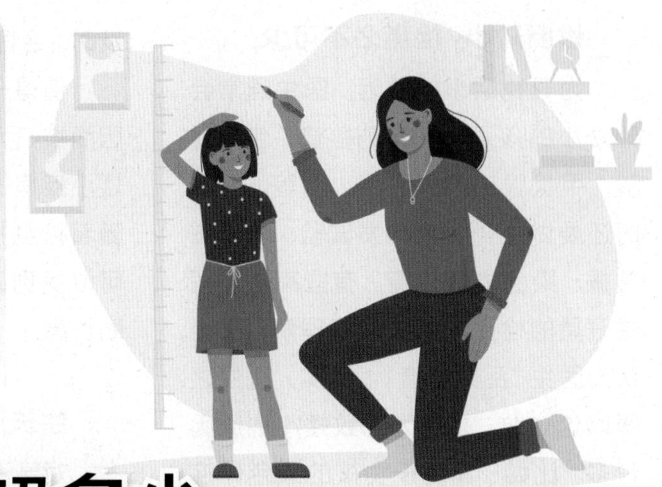

你对矮小了解多少

本刊记者　黄 薏

受访专家　福建省儿童医院内分泌科主任医师　刘 晖

长得矮不等于矮小

有些家长觉得孩子长得比同龄孩子矮就是矮小，要求医生给孩子用药治疗。实际上，矮小症有专门的诊断标准：将孩子的年龄、性别、民族和身高数据与其所在国家儿童青少年的相关数据进行对比，如果孩子的身高在同地域、同年龄、同性别孩子身高的第 3 百分位（或 2 个标准差）以下，才是真正的矮小。所谓第 3 百分位，通俗理解就是，在 100 个孩子中，如果一个孩子的身高排在倒数第 3 位之后，就可能是矮小；在 50 个孩子中，一直排在倒数第 1 或第 2 位的孩子，家长也要警惕。

长不高不一定是“晚长”

不少家长往往抱着“孩子现在矮，是因为晚长，以后会长高”的心态，尤其是父母身高都挺高的家庭。的确，一部分身材较矮的孩子确实属于晚长，以后能长高；但还有一部分孩子并非“晚长”，而是矮小，必须及时治疗，否则将来追悔莫及。

什么样的孩子可能是“晚长”呢？首先，这个孩子有“晚长”的家族史，即他的父亲或母亲也有“晚长”的情况；其次，“晚长”现象在男孩中比较多见；第三，这类孩子的骨龄一般比实际年龄小，每年的生长速率基本维持在正常水平；第四，孩子没有甲状腺功能减退症、生长激素缺乏等器质性疾病。注意：“晚长”的诊断应由专科医生进行动态观察和评估后方能确定，家长切莫自行“诊断”。

关注身高，从孩子出生时开始

生长发育的问题贯穿着孩子成长的始终。从孩子出生开始，家长就应关注其体格发育，定期体检，记录孩子的身高、体重等数据，为孩子建立生长发育档案。一旦发现孩子生长迟缓或身高不达标，应及时带孩子就医。千万不要抱着“父母都不矮，孩子肯定能长高”的心态，以免错过最佳干预时机。

矮小早发现，家长做好两件事

如何早期发现孩子有矮小的倾向？家长可以关注两件事。

一是持续记录孩子的身高数据，因为评估一个孩子是否矮小，数据是最重要的。如果孩子的身高一直位于同地区、同年龄、同性别孩子的第 3 百分位以下，家长就应及时带孩子去医院就诊。

二是持续观察孩子的生长速度。不同年龄段孩子的生长速度不同，如果孩子的身高增长速度明显比同龄孩子慢，每年身高增长不到 5 厘米，家长一定要提高警惕。

诊断矮小，检查必不可少

为寻找矮小的原因，医生通常会让矮小的孩子做一系列检查，包括骨龄、甲状腺功能、肝肾功能等，必要时还要做生长激素激发试验、垂体磁共振、染色体等检查。有些家长对医生开具的检查项目感到不理解，甚至认为医生“乱开检查”。其实，医生之所以这么做，是因为导致矮小的原因很多。比如：常见于女孩的染色体疾病特纳综合征（先天性卵巢发育不良），在低龄患儿中的表现就是矮小，其他表现（如卵巢发育不良等）只有等孩子到了青春期才会被发现；生长激素缺乏症（GHD）是一种由于垂体前叶分泌生长激素不足所导致的内分泌代谢性疾病，主要以身材矮小为突出表现；等等。也就是说，虽然孩子表现为矮小，但其背后“大有乾坤”。如果孩子存在器质性疾病，盲目等待或寄希望于加强营养和多运动，往往无济于事，甚至错失最佳治疗时机。

及时治疗，可助长高

首先，对存在器质性疾病的矮小儿童，首选针对原发病进行治疗。比如：甲状腺功能减退的儿童，纠正甲状腺功能就能帮助长高；生长激素缺乏的孩子，及时、合理补充生长激素，是唯一有效的治疗方法。

值得一提的是，60% ~ 80% 的身材矮小儿童因找不到明确病因而被归为特发性矮身材（ISS）。这是一组病因未明、高度异质的矮小疾病的统称。当然，所谓“特发性”可能只是一种暂时性状态，随着检测技术的不断发展，不少曾经被诊断为特发性矮小的儿童可以找到确切病因。针对这类儿童，适当使用生长激素也可以帮助长高。

生长激素治疗，避免两个极端

对是否使用生长激素，家长的想法往往存在两个极端：有些家长觉得自己的孩子长得不高，不管孩子是否需要用，也不顾使用生长激素会不会有副作用，强烈要求医生给孩子用生长激素；而有些家长则恰恰相反，明明知道自己孩子的身高明显比同龄孩子矮，经检查也确认可以使用生长激素，却因为担心长期使用生长激素有副作用而迟疑不决，甚至拒绝使用。

实际上，生长激素治疗有明确的适应证，孩子是否需要使用生长激素，应由专科医生进行评估后决定。对符合治疗适应证的孩子来说，及时、规范地接受生长激素治疗，对身高增长的帮助还是非常大的。反之，如果孩子没有必要使用生长激素而滥用，则可能发生一些不可预测的风险，如过敏、血糖升高、甲状腺功能紊乱等。

那么，哪些孩子可以使用生长激素？首先，经检查确认存在生长激素缺乏的孩子，应该及时使用生长激素；其次，特发性矮小的孩子，适时使用生长激素可获益；第三，部分存在器质性疾病和染色体疾病的矮小儿童，如患有先天性卵巢发育不良、慢性肾功能衰竭、“小胖威利综合征”（PWS）等，也可以使用生长激素改善身高。

“助长”有“窗口期”，切莫错过

人体长骨的两端有着非常重要的结构——骺软骨，又叫生长板。其中的软骨细胞不断增殖、钙化，使长骨变长，孩子也就慢慢长高了。随着年龄增长，生长板逐渐耗竭。当骺软骨完全钙化后，骨骺闭合，长骨的生长也随之停止。

专家简介

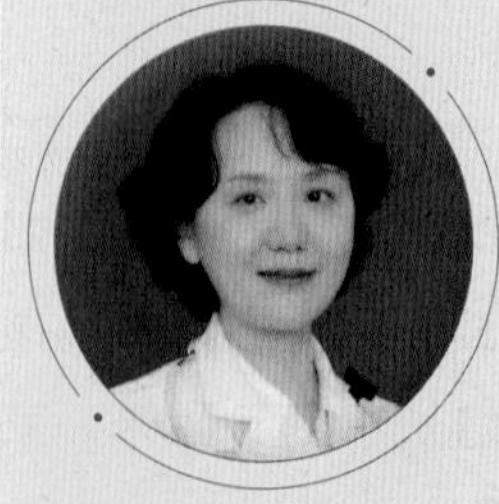

刘晖 上海儿童医学中心福建医院（福建省儿童医院）内分泌遗传代谢科主任、主任医师，福建省预防医学会儿童罕见病专委会、儿童生长发育疾病预防控制专委会副主任委员，中国医师协会医学遗传医师分会儿童遗传病专业委员会委员，中国妇幼保健协会儿童药食同源代谢干预专委会委员。擅长儿童内分泌疾病、遗传代谢性疾病，以及儿童罕见病的诊治。

扫描二维码
听刘晖教授说

由此可见，只有在长骨还能生长的时候使用生长激素，才能实现让孩子身高增长的目的。若孩子的骨骺已闭合，那么使用再多的生长激素也是无济于事的。

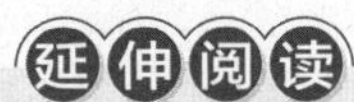

骨骺已闭合，还有希望长高吗?

目前，网络上有很多宣称能帮助长高的产品，如长高口服液、增高丸、长高鞋垫等。实际上，如果孩子的骨骺已闭合，那么长高的希望就十分渺茫了。不少家长不愿意接受医生的“如实相告”，把希望寄托在这些所谓的长高产品上，希望能出现奇迹。其实，这些所谓的长高产品并无科学依据，疗效更是无从谈起。

“此激素”非“彼激素”，不必谈之色变

当前，很多人“谈激素色变”，认为使用激素会导致很多副作用，如发胖、骨质疏松等。生长激素也是激素，是否也会导致这些副作用呢? 答案是否定的。

实际上，激素是一个大家族，分很多种类。人们常说的激素，主要指肾上腺皮质激素。这类激素若长期服用，确实会导致肥胖、骨质疏松等副作用。而生长激素不属于肾上腺皮质激素，它是垂体分泌的一种激素，能促进骨骼、器官生长发育，促进蛋白质合成，影响脂肪和矿物质代谢。

对生长激素缺乏的孩子来说，使用生长激素不仅能促进长高，还有助于维持其正常的代谢功能。对这些孩子而言，生长激素治疗可能要伴随他很长一段时间，在儿童期可能更多是为了长高，在成人期则更多是为了保持正常的代谢功能，以维护骨骼、心血管等系统的健康。

目前临床上使用的生长激素剂型分为两类：一类是每日注射1次的生长激素粉剂或水剂；一类是每周注射1次的长效生长激素水剂，使用方便，治疗依从性更好。临床上，很多原本很矮小的孩子在生长激素的帮助下实现了身高的明显增长，与同龄孩子基本没有区别。

做好三件事，助力长高

除药物治疗外，家长还应帮助孩子养成良好的生活习惯。要促进孩子长高，无非“睡眠、运动、营养”三件事。保证充足的睡眠时间、良好的睡眠质量，足够的运动时间和均衡的营养摄入，对孩子的身高增长都有帮助。

需要提醒的是，“保证充足的营养”并非要求每天“大鱼大肉”。实际上，如果孩子长得过胖，反而不利于长高。首先，肥胖的孩子容易出现性早熟，性早熟可能导致骨骺提前闭合，影响孩子的终身高。其次，即便有些肥胖的孩子没有出现性早熟，其骨龄也有可能长得比较快，骨骺闭合也比较早。第三，如果孩子过于肥胖，发生高血压、糖尿病、代谢综合征等慢性病的风险增加，不仅不利于身体健康，也不利于身高增长。因此，营养摄入要合理、均衡，而不是过量。PM

专家忠告

多年来，我们接诊过许多矮小的孩子，其中很大一部分孩子在接受及时、正规的治疗后，身高得到了很大改善，成年后几乎与健康孩子无异。然而，也有一些孩子因为家长的忽视或对矮小症缺乏足够认识而错过了最佳治疗时机，追悔莫及。在此提醒广大家长：要像关心孩子的视力一样关注孩子的身高。养成定期为孩子测量身高的习惯，若有条件，可以为孩子绘制生长曲线图，以便对照。一旦发现孩子明显比同龄孩子长得矮、长得慢，切莫抱有“孩子矮是因为发育晚”等侥幸心理，而应及时带孩子去儿童内分泌专科就诊，排查是否存在生长发育问题，为孩子的身高“保驾护航”。

在漫长的秋冬季节，呼吸道感染如同骤然来临的冷空气，让人措手不及。流感病毒、呼吸道合胞病毒、腺病毒、新冠病毒、肺炎支原体、肺炎链球菌等多种病原体交替出现，呼吸道混合感染的发病率显著上升，很多医院在这一时期的门诊量陡增。什么是混合感染？为什么呼吸道混合感染的发病率在增加？我们应该如何应对？

呼吸道感染高发，混合感染怎么办

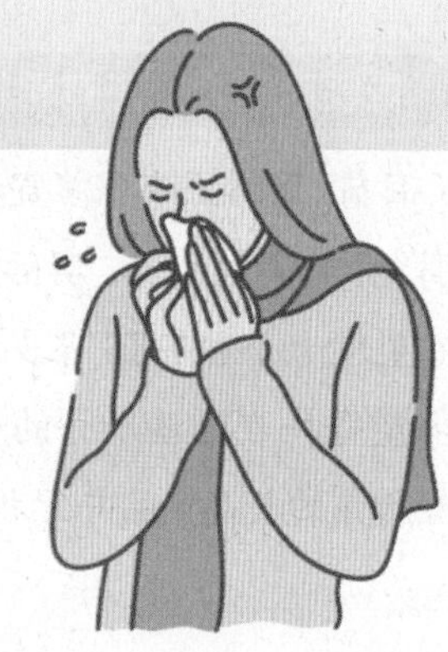

复旦大学附属中山医院呼吸与危重症医学科　宋元林（主任医师）　周洁白

混合感染多为“病毒+细菌”

混合感染，顾名思义是指同一患者感染了两种或两种以上的病原体。这种情况在呼吸道感染中尤为常见，多数以病毒、细菌、支原体的组合感染为主。可能是同时感染，也可能是相继感染，后者更多见。

呼吸道混合感染的类型主要有：病毒+细菌、病毒+病毒、病毒+支原体等。有研究结果显示，细菌与病毒的混合感染率明显高于病毒与病毒的混合感染率。与流感病毒混合感染概率比较高的细菌包括流感嗜血杆菌、肺炎链球菌等。较为典型且常见的例子是：当一个人感染了流感病毒，抵抗力下降，细菌便趁机入侵，造成混合感染。

病原体“叠加”，症状更复杂

很多患者会有这样的疑问：混合感染后，症状是否会加重？不同类型病原体的混合感染，症状是否会“叠加”？

引起呼吸道感染的病原体主要分为三类，感染后既有相同症状（如发热、咳嗽），亦有不同之处。病毒是呼吸道感染的“主犯”，常见的包括流感病毒、冠状病毒（如新冠病毒）、呼吸道合胞病毒等。它们通过飞沫传播，可造成季节性流行。起病急、持续时间较短，伴全身不适。细菌感染的发病率仅次于病毒，常见的包括肺炎链球菌、流感嗜血杆菌等，症状持续时间较长，需要抗生素治疗。非典型病原体主要指肺炎支原体，主要感染青少年和儿童，通常可引起干咳、乏力、低热等症状，可能导致长期咳嗽。

混合感染患者病情复杂，诊断难度增加。尤其是不同病原体相继感染者，可出现病情反复，即症状减轻后再次加重或出现其他症状。比如：患者在感染流感病毒后又感染肺炎链球菌，可能导致病情急剧恶化，表现为持续高热、咯痰、胸痛，甚至出现喘息、呼吸急促、烦躁不安等症状，需要住院治疗；同时感染流感病毒与新冠病毒的患者，常出现高热或反复发热、干咳或咯黄黏痰、咽痛、疲乏无力、头痛、肌肉酸痛、呼吸急促等症状，病程迁延，不易康复。通常，医生会根据患者的发病情况、症状、检查结果等选择合适的病原体检测方法来明确诊断。

混合感染，增加重症风险

混合感染是否比单一感染更危险？多数情况下，混合感染患者往往病情较重、病程较长。研究显示，混合感染患者的住院率、重症监护需求和死亡率均高于单一感染的患者。例如：新冠病毒与流感病毒混合感染的住院患者，对机械通气的需求比单一感染患者高4倍，院内死亡风险增加2.35倍。

监测并早期识别、治疗混合感染，对降低重症率和死亡率具有重要意义。患者应遵医嘱及时进行病原体检测，以便医生采取准确的处理措施。

治疗棘手，需要个体化管理

混合感染往往会增加治疗难度，因为不同类型的病原体可能需要不同的治疗策略。例如：细菌感染需要抗生素治疗，而病毒感染需要抗病毒药物治疗。那么，混合感染的治疗药物是否需要叠加或加倍？

实际上，混合感染的治疗并非“加药”那么简单。虽然联合用药在许多情况下是必要的，如抗生素与抗病毒药物的联合使用可抑制多种病原体的生长繁殖，但联合用药也可能带来一些风险，如不同药物的相互作用可能导致疗效降低或不良反应增加等。

通常，医生会根据患者的具体情况制定合适的治疗方案，并进行个体化管理。患者应在医生指导下合理用药，不要盲目增加药物品种或剂量。在联合用药时，医生会谨慎评估患者的具体情况，包括病情的严重程度、既往用药史及可能存在的药物不良反应等。

值得一提的是，在治疗混合感染时，中西药的联合使用也是一种日渐受到重视的策略。中医强调辨证施治，对于呼吸道感染的患者，中医常使用具有清热解毒、疏风散寒的中药方剂来治疗，与抗病毒药物或抗生素治疗互补。有研究指出，中西药联合治疗可在一定程度上提高患者的免疫反应能力，促使患者更快康复。

预防先行，易感人群尤应警惕

随着呼吸道感染高发季的到来，大家应加强对混合感染的认识和防范。预防呼吸道感染的有效手段有：提前接种流感疫苗、肺炎疫苗、新冠疫苗等；保持良好的生活和饮食习惯，增强免疫力，避免过度疲劳；注意个人卫生和环境卫生，经常开窗通风换气；尽量少去人群密集的场所，必要时佩戴口罩；注意气温变化，及时增添衣物；等等。

儿童、老人和基础病（如慢性呼吸系统疾病、心血管疾病、糖尿病等）患者，或因治疗某些疾病（如肿瘤放化疗）导致免疫力下降者，是呼吸道疾病的易感人群，更易出现混合感染，要加强防范。PM

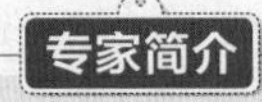

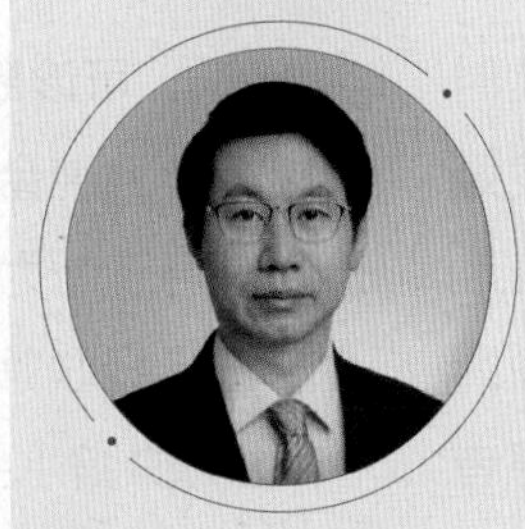

宋元林 《大众医学》专家顾问团成员，复旦大学附属中山医院呼吸与危重症医学科主任、主任医师、博士生导师，上海市呼吸病研究所副所长，中华医学会呼吸病学分会常委，中国医师协会呼吸医师分会常委，上海市医学会呼吸病学专科分会主任委员，亚太呼吸病学会感染学组组长。擅长治疗慢阻肺、支气管扩张、肺部感染，以及急、慢性呼吸衰竭。

花季少女缘何罹患冠心病

复旦大学附属儿科医院心内科副主任医师　王 凤

医生手记

10岁的筱筱是一名活泼好动的女生，近期反复出现运动后胸闷、气急等不适症状，休息后可自行缓解。我听诊时发现，除心脏杂音外，孩子的颈动脉处也可听到杂音；查体发现，她的颈部、肘部、手腕、臀部及膝盖伸侧有多个大小不一的黄色瘤，双眼角膜周边可见灰白色环状沉着（俗称“老年环”）。询问后得知，筱筱1岁左右时开始出现皮肤黄色瘤，父母虽然没有黄色瘤，但父亲20多岁时被诊断患有高胆固醇血症，母亲血脂水平不详。进一步检查提示：总胆固醇（TC）和低密度脂蛋白胆固醇（LDL-C）严重超标；左心室增大，主动脉瓣上狭窄和主动脉缩窄；双侧颈动脉内膜增厚；主动脉管壁硬化，伴局部狭窄，左颈总动脉、锁骨下动脉和左肾动脉起始处狭窄；心肌缺血。结合临床症状、检查结果及相关家族史，我诊断筱筱患有家族性高胆固醇血症、冠心病，未来发生心肌梗死和心绞痛的风险显著增加。后续的家系基因检测结果显示：筱筱是低密度脂蛋白受体（*LDLR*）基因的纯合突变者，她父母均是*LDLR*基因的杂合突变者。

此后，筱筱长期口服阿托伐他汀和依折麦布降脂治疗，定期进行血脂吸附治疗（又称血脂分离术，一种血液净化疗法），并调整饮食。

胆固醇严重超标，或是基因作祟

家族性高胆固醇血症（FH）是一种严重的显性遗传代谢性疾病，因*LDLR*及其相关基因突变引起胆固醇代谢障碍，造成血LDL-C显著升高。如果父母中有一方发病，子女至少有一半的概率发病。高胆固醇血症、特征性黄色瘤、早发心血管疾病家族史是FH的主要特点。

FH分为纯合子和杂合子两种类型：纯合子FH患儿病情更重，LDL-C水平是正常儿童的6～8倍，皮肤、肌腱多部位可出现黄色瘤，甚至在儿童期即可出现冠状动脉硬化。

FH患者的冠心病发病风险比非FH者高10～20倍，外周动脉硬化性疾病的发病风险较非FH者高5～10倍。如不治疗，多数纯合子FH患者常在30岁前死于冠心病。由于人们对该病的危害认识尚不足，FH的诊断和治疗率极低，而早期诊断和早期干预可改善患儿的预后。

发现皮肤黄色瘤，查查血脂

以皮肤黄色瘤为首发症状就诊的儿童，应及时检测血脂，医生应详细询问高胆固醇血症和早发冠心病的相关家族史情况。我国目前尚缺乏儿童FH诊疗的相关指南，一般认为，未治疗的患儿，如果血清LDL-C≥3.62毫摩/升，且一级亲属中有FH患者或早发冠心病者（男性<55岁、女性<65岁发生冠心病），可诊断为FH；如果LDL-C≥10.34毫摩/升，应怀疑为纯合子FH；如果LDL-C≥12.92毫摩/升，通常可诊断为纯合子FH。疑似FH的患儿应在10岁前进行级联筛查（对直系亲属进行筛查）和血液检测（检测血脂水平，必要时进行基因检测），怀疑为纯合子的FH患儿应更早进行相关检测。

FH 患儿应警惕动脉硬化性疾病

FH 患儿发生冠心病的风险增加，需要定期评估动脉硬化情况，及时干预。具体措施包括：采用超声技术评估颈动脉内膜厚度，明确有无动脉粥样硬化斑块；应用经胸超声心动图评估有无主动脉瓣狭窄或瓣上狭窄；CT 辐射剂量较大，只有在怀疑发生冠状动脉病变时才用于儿童，可先选择磁共振血管成像（MRA）来评估主动脉、外周动脉和冠状动脉有无狭窄。

患儿出现胸闷、气促等症状时，应及时就诊。若怀疑患儿存在冠状动脉严重狭窄或已发生急性心肌梗死，应紧急检测血清肌酸激酶-同工酶和肌钙蛋白，必要时进行冠状动脉造影检查。

控制血脂，保护心血管

FH 患儿，尤其是有早发冠心病家族史的患儿，应将 LDL-C 水平控制在 3.62 毫摩 / 升以下，以降低冠心病等心血管疾病的发生风险。若无法达到此目标值，应将 LDL-C 水平至少降低 50%，必要时联合血脂吸附治疗。除药物治疗外，还要改善生活方式，并定期复查。

① 改善生活方式	合理饮食，多吃蔬菜，食物配制以清淡为主，烹饪方法以蒸、煮为主，忌油炸；减少胆固醇（如动物内脏及皮、高脂肉类、蛋黄、全脂乳制品、贝壳类、黄油及其制品等）和反式脂肪酸（如奶精、人造黄油、起酥油、油炸食物等）的摄入；定期检测脂溶性维生素和矿物质水平，必要时适当补充；避免久坐，每周至少进行 3 次中等强度或以上的有氧运动（如游泳、骑自行车和慢跑等），每次至少 30 分钟；控制体重，避免肥胖；吸烟是动脉粥样硬化性心血管病的独立危险因素，应终身避免吸烟。
② 药物治疗	如果采取以上措施后，患儿的 LDL-C 仍> 4.65 毫摩 / 升，应考虑从 10 岁开始采用他汀类药物治疗；若患儿年龄不足 10 岁，LDL-C 仍持续> 5.17 毫摩 / 升，应请医生综合评估，必要时采用药物治疗。患儿一经诊断患纯合子 FH，无论年龄大小，即应使用他汀类药物治疗，越早治疗，效果越好。若他汀类药物剂量逐渐增加到最大耐受剂量后，血脂水平依旧不达标，则要联合依折麦布和其他调脂药治疗。
③ 血液净化治疗	药物疗效欠佳者，可定期行血脂吸附治疗，将血液中的胆固醇分离出来并清除。这是一种有创治疗方式，类似血液透析，降脂效果明显，但存在一定风险，医生会综合评估获益风险比后谨慎选择。PM

特别提醒

在很多人的观念中，血脂异常、冠心病是中老年人才会罹患的疾病，年轻人往往不会关注这些问题。但是，有血脂异常家族史，尤其是FH家族史、早发冠心病家族史的年轻人，应早期筛查血脂水平，若发现异常，应尽早干预，必要时检测相关基因。*LDLR*基因突变的年轻人，在考虑生育子女时，应到医院进行遗传病产前咨询，以便采取合理措施降低风险。

国家儿童医学中心学科带头人培育计划（EKXDPY202308）

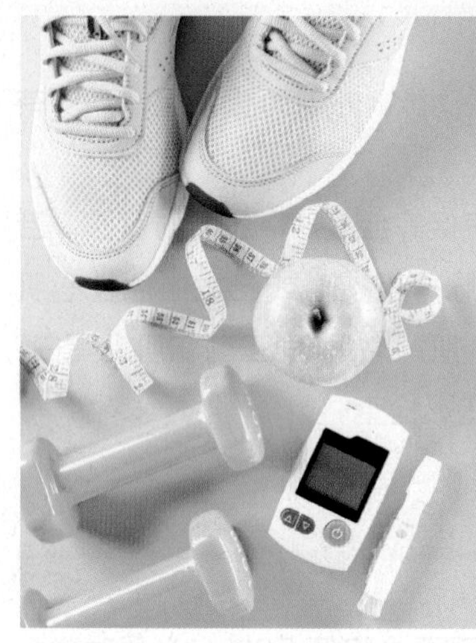

运动是2型糖尿病一线治疗的重要方面，在2型糖尿病的三级预防中均发挥着不可替代的作用。在体医融合、体卫融合的时代背景下，医务工作者和患者都应认识到运动这种低成本的有效策略对2型糖尿病治疗的价值。为了给临床医师和糖尿病教育护士等糖尿病防控人员提供安全、有效的2型糖尿病运动指导，让更多患者通过运动治疗获益，《中国2型糖尿病运动治疗指南（2024版）》于近期发布。对糖尿病患者而言，该如何实施运动治疗？需要注意哪些核心问题呢？

糖尿病运动治疗五大核心

北京医院内分泌科　张献博　郭立新（主任医师）

核心一：运动前先评估

2 型糖尿病患者在计划运动之前，需要做以下三项准备，以确保运动安全有效。

1	医学评估	请医生评估自己的糖尿病控制情况，有无并发症及其严重程度，并对心血管风险进行分层。
2	运动风险评估	在医生指导下，通过体力活动准备问卷、跌倒风险自评问卷等，对运动风险进行评估。
3	盘点体力活动史	告知医生自己是否有规律的运动习惯，喜欢哪些运动方式，以及运动时间偏好，等等。有规律的运动习惯是指每周 3 次、每次 30 分钟中等强度运动，持续 3 个月。

医生会根据这些信息决定是否进一步进行医学评估和运动能力评估，以制定合适的运动治疗方案。

核心二：制定合理的运动治疗方案

2 型糖尿病患者完成上述评估后，应与医生讨论，共同制定合理的运动治疗方案，明确运动治疗的短期目标和长期目标，并学会如何通过心率或主观感受来判断运动强度。理想的运动处方或运动训练计划应该是在运动者的健康状况、功能能力，以及自然环境、社会环境允许的范围内，满足运动者的健康和体适能的需求。2 型糖尿病患者的运动处方应包含有氧运动、抗阻运动、柔韧性练习和平衡练习。

1	有氧运动	如步行、游泳、骑自行车等，有助于提高心肺功能，改善血糖控制情况。值得一提的是，步行简便易行、适合推广，患者可以通过步数和步频判断自己的运动量和运动强度。健步走 100 步 / 分，每天 30 ~ 60 分钟，每周 5 天，可以作为糖尿病患者的步行处方。
2	抗阻运动	也叫力量练习，是指人体克服阻力、增强肌肉力量的运动方式，能改善胰岛素敏感性，预防肌少症。力量练习包括器械练习和非器械练习：前者是借助杠铃、哑铃、弹力带等器械进行练习；后者徒手即可完成，不需要借助器械，常见的有俯卧撑、原地纵跳、仰卧起坐等。
3	柔韧性练习	也叫拉伸练习，有助于保持关节灵活性，包括压腿、压肩等静力性拉伸练习，以及踢腿、甩腰等动力性拉伸练习。
4	平衡练习	站立平衡练习有助于降低跌倒风险。

核心三：运动时注意安全

在执行运动处方时安全第一，患者需要注意以下几点：

一是避免低血糖或高血糖。患者应合理控制运动强度、运动时间，并按需补充碳水化合物和水，预防血糖波动。运动前后监测指尖血糖，或佩戴动态血糖监测设备，有助于了解运动前后的血糖水平。

二是根据并发症情况选择运动方式。例如：存在糖尿病视网膜病变的患者应避免剧烈或撞击性运动，如拳击、打篮球、踢足球等，宜选择较为温和的运动方式。

三是注意合并症的影响。比如：肥胖患者不适合做跳绳、“十六蹲”等关节负重较大的运动；运动有降压作用，使用降压药的患者要避免运动与服药时间重叠，以防血压过度下降。

核心四：适时调整药物和运动治疗

运动与药物治疗需要协调配合，以提高疗效和安全性。在运动治疗过程中，患者应定期复诊，出现异常后及时就诊，在医生指导下调整治疗方案。比如：容易出现运动时低血糖的患者可以适当降低运动强度，缩短运动时间，并调整降糖药的剂量。

核心五：持之以恒

受个体差异、生活习惯等多种因素影响，糖尿病患者运动治疗的依从性普遍较低。为了更好地坚持运动，长久获益，患者可以采取一些措施。比如：结合自己的兴趣和能力，选择喜欢的运动方式，将运动融入日常生活；学习正确的运动知识和技能，增强自我管理能力；寻找志同道合的病友一起运动，相互监督，相互鼓励；借助智能设备和技术，通过在线记录、“打卡”等方式，增强动力；等等。PM

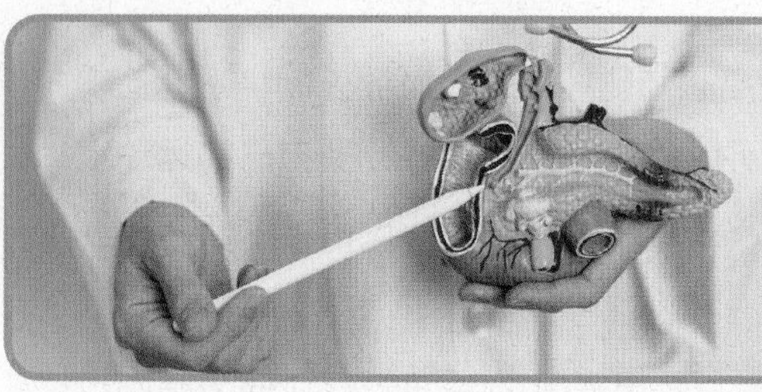

胆囊癌、胆管癌等胆道恶性肿瘤病因复杂，异质性强，进展迅速，单一治疗手段疗效有限。除手术治疗、免疫治疗、靶向治疗、化疗外，部分患者可以采用局部治疗，包括精准放疗、消融治疗、介入治疗和光动力治疗。

部分胆道肿瘤，可局部治疗

海军军医大学第三附属医院生物治疗科主任医师　仇金荣

精准放疗：实时追踪，精确打击

射波刀治疗又称“立体定位射波手术平台”，是一种全身立体定位放射治疗设备。之所以称之为“刀”，是因为这样的精准放疗可以达到和外科手术刀切除一样的根治性效果。它可以治疗全身各部位的肿瘤，3～5次照射即可杀死肿瘤组织，疗效好，且无伤口、不流血、无须麻醉、不需要住院、恢复期短。

有些肿瘤会随着患者的呼吸运动而上下移动，这是造成放射损伤的一个重要原因。射波刀治疗采用实时影像引导技术，可以同步呼吸追踪肿瘤，最大限度地减少正常组织损伤。实时追踪系统可以预测并追踪肿瘤在不同时间点的运动轨迹，确保治疗时加速器发射的射线始终对准肿瘤，犹如在追击敌军的战斗中，我们始终紧紧咬住敌人的行军路径。

那么，射波刀治疗适用于哪些情况呢？不可手术切除的胆管癌、转移性胆管癌、肝脏原发肿瘤、转移性淋巴结及血管癌栓患者，均可进行射波刀治疗。临床研究已经明确：对于不能切除的局部晚期胆道肿瘤，放疗联合同步化疗，疗效比单纯化疗明显提高。

消融治疗：直入肿瘤，高温杀灭

消融治疗主要包含射频消融和微波消融等。经皮肝穿刺消融的操作过程和原理是：在超声引导下，将消融针穿刺到肝脏病灶部位，通过射频或微波产生能量，引起局部高温，导致肿瘤发生凝固性坏死。

对于单发病灶直径≤5厘米，以及2～3个病灶且最大病灶直径≤3厘米的患者而言，如果没有发生血管、胆管和邻近器官侵犯及远处转移，选择局部射频消融治疗可以获得根治性疗效，与手术切除无明显差异。不过，肿瘤位置对射频消融疗效有一定影响，若病灶靠近门静脉，会导致不完全消融。微波消融也是常用的热消融方法，在局部疗效、并发症发生率及远期生存方面与射频消融相比均无明显差异，其特点是消融效率高，可避免射频消融的热沉效应。对血供丰富的肿瘤，可先阻断肿瘤的主要滋养血管，

专家简介

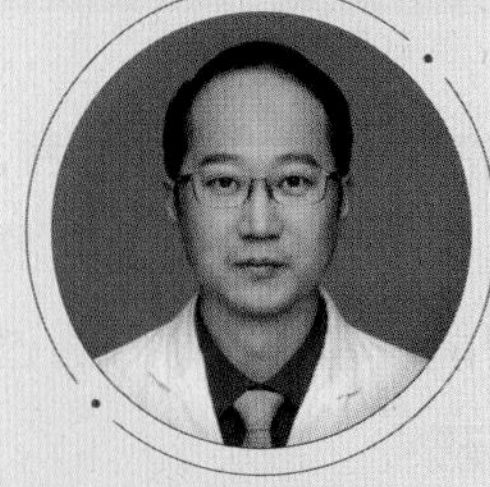

仇金荣　海军军医大学第三附属医院生物治疗科主任医师、硕士生导师，中国医药生物技术协会精准医疗分会常委，中国抗癌协会肿瘤支持治疗专委会委员，中国临床肿瘤学会胆道肿瘤专委会委员，上海市抗癌协会肿瘤精准治疗委员会常委、肿瘤药物临床研究专委会委员。主要研究方向为肝胆肿瘤和消化道肿瘤肝转移。

再灭活肿瘤，以提高疗效。如果肿瘤体积太大（直径5厘米以上），则不适合单纯消融治疗。

接受消融治疗后，患者需要定期复查，检查项目有肝脏增强 CT、磁共振或超声造影检查等。疗效评价分为完全消融和不完全消融：完全消融指经动态检查，发现肿瘤所在区域为低密度（超声检查为高回声），动脉期未见强化；不完全消融指经动态检查，发现肿瘤病灶内局部动脉期有强化，提示有肿瘤残留。

介入治疗：深入病灶，“断供”“围歼”

肝脏血供来源于肝动脉和门静脉，肿瘤组织的血供主要来源于肝动脉，而门静脉主要参与肿瘤周边及包膜处的供血。经肝动脉介入治疗主要包括肝动脉栓塞（TAE）、肝动脉灌注化疗（HAIC）、肝动脉化疗栓塞（TACE）和肝动脉放疗栓塞（TARE）。

肝动脉化疗栓塞不仅通过阻塞肿瘤供血动脉使肿瘤因缺血、缺氧而坏死，还联合化疗药物杀灭肿瘤细胞，相当于肝动脉栓塞和肝动脉灌注化疗这两种方法的组合，提高了疗效。

肝动脉放疗栓塞采用树脂微球包裹放射性核素钇-90经肿瘤供血动脉注入，发挥近距离照射和树脂微球栓塞的双重抗肿瘤作用，称为选择性内放射治疗或钇-90治疗（Y90-SIRT）。钇-90释放β射线，穿透距离短，平均仅为2.5毫米，不会影响患者的陪护家属和生活环境。钇-90治疗主要用于不可手术的晚期肝部肿瘤的治疗，包括转移性肝癌、原发性肝癌和胆管癌。它既能使肿瘤缩小，又对肿瘤所致的门静脉癌栓治疗效果好，还有增大余肝的作用，可以提高患者的肝功能储备，为患者接受更多治疗创造条件。胆管癌相对缺少供血的血管，普通的介入治疗并非优选方案，而钇-90治疗整合了血管栓塞和局部放疗，疗效较好。

光动力治疗：化学反应，破坏肿瘤

光动力治疗（PDT）是指发射相应波长的激光，激活聚集在肿瘤组织中的光敏药物，在人体组织中氧的参与下，发生光动力化学反应，产生单态氧和自由基，从而破坏肿瘤细胞的治疗方法。光动力治疗可用于无法手术切除的胆管癌，治疗流程包括：医患双方充分沟通，做好术前准备；输注光敏药物（血卟啉注射液），注意避光；输注48小时后进行光动力治疗，医生操作胆道镜经患者口腔到达胆道肿瘤局部，发射激光，激活光敏药物，使肿瘤细胞坏死。

光动力治疗具有三个优点：一是选择性高，杀灭局部原发或复发肿瘤而不损伤正常组织；二是治疗耗时短、创伤小，病人痛苦小、康复快；三是安全性高，无耐药性与骨髓抑制作用，不良反应轻。治疗过程中，患者应注意两点：一是避免食用可能会加重光过敏反应的食物，如海带、菠菜、火龙果等；二是要待在有遮光窗帘的房间内，避免阳光直射。

近年来，光动力治疗和免疫治疗联合应用的研究发现，部分患者原来对化疗或免疫治疗不敏感，而光动力治疗可起到免疫激活的作用，使“冷肿瘤”变为“热肿瘤”，即在光动力治疗后，免疫治疗的效果增强了。联合应用光动力治疗和免疫治疗，可使肿瘤病灶明显缩小，甚至部分患者的远处转移灶也有缩小。PM

胆道肿瘤的治疗敏感性低，治疗难度高，医生需要考虑很多因素，如注意患者有无黄疸、肝功能有无异常、胆道有无炎症等，再根据患者病情制定合适的治疗方案，包括全身治疗和局部治疗。

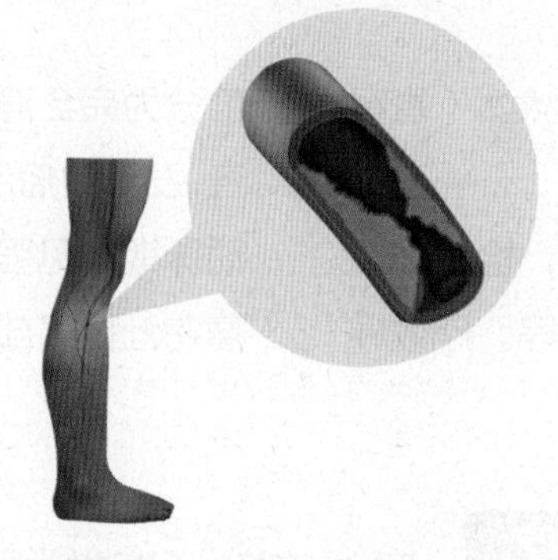

最近气温下降，张先生窝在家里好几天没出门。这天，他躺在沙发上看电视，突然觉得左小腿剧烈疼痛，慢慢地，左脚开始发凉，感觉像套上了袜子，无法站立、行走，家人立即将他送往医院。经检查，医生发现张先生患有左下肢动脉栓塞（俗称“腿梗”），需要立即进行介入治疗，开通血管。所幸救治及时，张先生很快脱离危险。医生叮嘱他，要继续治疗，否则有再次发生“腿梗”的风险。

气温下降防“腿梗”，警惕“5P征”

本刊记者　蒋美琴
受访专家　陆信武

下肢动脉硬化非“小病”

动脉粥样硬化是一种全身性病变，大家熟悉的冠心病、脑梗死等，都与之相关，下肢动脉也不例外。很多人对心、脑动脉硬化性疾病的关注度较高，发现问题后会积极到医院治疗，而对下肢等外周动脉硬化性疾病知之甚少、重视不足。事实上，下肢动脉是高阻力血管，更容易发生粥样硬化。据统计，我国约有4500万下肢动脉硬化闭塞症患者，超过冠心病和脑血管病患者数。但是，因下肢动脉硬化闭塞症就诊、治疗的患者却不多。有些患者直至出现腿痛、烂腿后才到医院就诊，且往往会到骨科就诊，耽误治疗时机。

下肢动脉出现粥样硬化斑块、狭窄时，会影响下肢血流，导致其供血部位缺血，引起下肢麻木、乏力、皮肤温度低等症状；随着病情进展，患者可出现间歇性跛行，即走一段路就觉得下肢酸胀、疼痛，无法行走，休息片刻后好转，如此反复，走走停停；随着下肢缺血进一步加重，患者休息时也会疼痛，即静息痛，且往往在夜间疼痛更明显，严重影响睡眠；晚期时，下肢末端因长期严重缺血而坏死，有时甚至需要截肢才能挽救生命。截肢后，患者的5年生存率只有30%左右，大部分患者的生存时间为2～3年。由此可见，这一疾病的危害远比人们想象的严重。

警惕危险的“5P征”

除下肢动脉硬化闭塞症缓慢进展过程中出现的症状外，患者还要警惕急性下肢动脉血栓栓塞。在某些因素（如气温骤降、久坐不动）影响下，下肢动脉粥样硬化斑块破裂形成血栓，或房颤患者心房内形成的血栓随动脉血流到达下肢，堵塞下肢动脉，可引起“腿梗”，迅速导致下肢缺血、坏死。若救治不及时，可能面临截肢风险，甚至威胁生命。其典型临床表现为“5P征”。

① **疼痛（pain）**
下肢突发剧烈疼痛。有些患者能清楚记得疼痛开始的时间，有助于医生明确诊断并制定救治方案。

② **感觉异常（paresthesia）**
下肢末梢神经损伤，出现“袜套样”感觉障碍。

③ **麻痹（paralysis）**
下肢肌肉组织缺血，导致肌肉麻痹、肌力减退和运动障碍。

④ **无脉（pulselessness）**
下肢末端动脉搏动减弱甚至消失，如触摸不到足背动脉搏动。

⑤ **苍白（pallor）**
下肢远端缺血，可见皮肤苍白，呈蜡样，皮肤温度低。

患者如果出现上述症状，要立即就医。如果下肢缺血时间超过6小时，可能面临截肢风险。

治疗动脉粥样硬化

下肢动脉硬化闭塞症可通过药物治疗改善病情：治疗动脉粥样硬化，如抗凝药华法林、抗血小板聚集药阿司匹林、调脂药他汀类等；扩血管，如前列地尔；防止血管收缩，如 5- 羟色胺受体拮抗剂（沙格雷酯）。医生会根据患者具体病情选择合适的药物治疗方案。如果病情严重，则要考虑介入治疗、手术治疗等。与心脑血管疾病患者一样，无论采取何种治疗方案，都不能忽视日常饮食及生活方式。

❶ 调整饮食结构

饮食清淡、少油少糖、控制碳水化合物（包括各种淀粉类食品、甜饮料等）的摄入量，适当增加蛋白质摄入量。秋冬季节，尤其要避免暴饮暴食、大鱼大肉，限制高脂饮食。但也不能矫枉过正。

❷ 改善生活方式

纠正不良生活习惯，如吸烟、经常熬夜、久坐少动等。平时应作息规律，坚持适当锻炼。

❸ 调节精神状态

研究表明，精神因素也是动脉硬化的重要危险因素，如焦虑、精神紧张。不少中青年工作压力大，长期精神高度紧张或处于抑郁情绪中，会加速动脉硬化。应学会调节情绪，放松心情。

此外，合并高血压、糖尿病、血脂异常的患者，秋冬季节要密切监测血压、血糖、血脂，加强防范。

针对性锻炼，增强侧支循环

下肢动脉硬化闭塞症是一种退行性疾病，随着年龄增长，发病率会上升，70 岁以上人群的发病率超过 10%。并非所有患者都会出现明显症状，也不一定都需要药物治疗。除改善饮食及生活方式外，针对下肢的锻炼非常重要。在病变动脉硬化、闭塞过程中，如果适当锻炼，可增加侧支循环，发挥代偿作用。

患者可根据年龄、病变严重程度，选择不同强度的锻炼方案。疾病初期的老年患者，如果行走 500 米后感觉下肢酸胀，就以 500 米为限，每天行走 5 ~ 10 次，坚持 1 周；第二周以 550 米为限；第三周以 600 米为限……逐渐增强下肢侧支循环，促进小血管新生，改善下肢缺血状态，延缓病情进展。通常，渐进性锻炼 3 个月后，维持锻炼强度即可，具体运动量应根据自身健康状况调整。

另外，可尝试伯格式运动。这是一种适合下肢动脉缺血性疾病的训练方法，能锻炼下肢肌肉力量，促进下肢血液循环，有助侧支循环的建立和加强。具体训练方法：仰卧，先抬高患肢 45° 以上，保持 30 ~ 60 秒；在床边坐起，下肢下垂 2 ~ 3 分钟，并做足部旋转、伸展活动；重复上述步骤，以出现能耐受的下肢酸胀感为宜。PM

专家简介

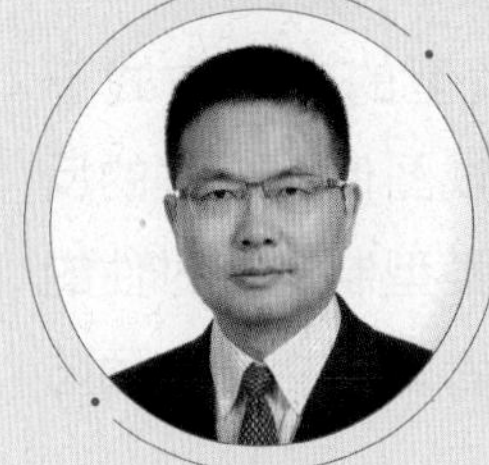

陆信武 上海交通大学医学院附属第九人民医院血管外科主任、主任医师、教授、博士生导师，中国医师协会血管外科医师分会常委、介入医师分会周围血管介入专委会副主任委员、腔内血管学专委会常委，上海市医学会血管外科专科分会候任主任委员，上海市医师协会血管外科医师分会副会长，上海市中医药学会周围血管病分会副主任委员。

专家提醒

秋冬季节，不少老年人会选择中药进补。在医生指导下适度使用活血化瘀的中药，有助于延缓下肢动脉硬化闭塞症的进展，但不宜长期盲目使用，以免损害肝、肾功能。另外，有些中老年人青睐保健品，虽然某些产品可能对动脉粥样硬化有一定保健作用，但不能代替治疗药物使用。

过敏反应的四种“态度”

当人们吸入花粉、吃到某些食物、接触宠物毛发时，身体可能突然发起“抗议”，“警察部门”——免疫系统就会发动过敏反应（又叫“变态反应”）。其中，组胺、IgG抗体、IgM抗体、IgA抗体、T细胞等，在过敏反应中扮演着警察的角色。

华中科技大学同济医学院附属协和医院皮肤科　申晨　陶娟（主任医师）
绘图　曹阳

系统出错，“态度”改变

所谓“变态反应”，是指免疫系统的“态度”发生了变化。正常情况下，免疫系统保护身体免受威胁，但有时它也会出差错，误将无害的过敏原（如花粉、食物或宠物毛发）视为敌人，展开猛烈攻击。

通常，免疫系统时刻保持侦察状态。当过敏原首次进入身体时，免疫系统可能会错误地将其识别为威胁，并列入敌军名单，发布通缉令。当身体再次接触这些过敏原时，免疫系统便会迅速发出警报，派出大量警察抓捕敌人，从而引发红肿、瘙痒、打喷嚏等过敏症状。

四种“态度”，反应各异

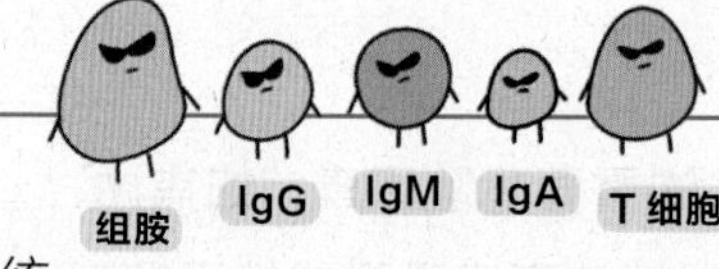

过敏反应分为四种类型，免疫系统会派出不同的警察作战，身体也会出现不同症状。

❶“急先锋”组胺　是Ⅰ型过敏反应的主力，这是快速且常见的过敏反应，类似“闪电战”。当身体接触过敏原后，免疫系统在几秒至几分钟内发起攻击，导致荨麻疹、哮喘或过敏性鼻炎，引发皮肤瘙痒、眼睛痒、打喷嚏等症状，严重时可导致过敏性休克。

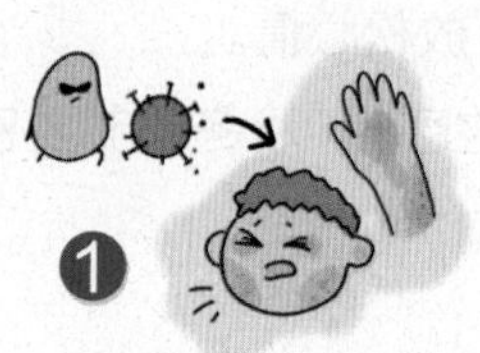

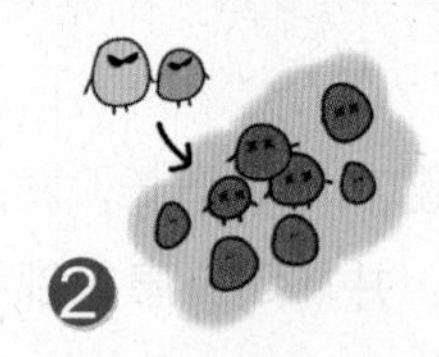

❷“细胞破坏者”免疫抗体　IgG抗体、IgM抗体是Ⅱ型过敏反应的主力，这类反应主要针对敌军细胞，更具毁灭性。当抗体与细胞表面的抗原结合时，免疫系统会错误地攻击并破坏这些细胞。比如输错血型引发的溶血反应，就是典型的Ⅱ型反应，免疫系统会误杀不同血型的红细胞。

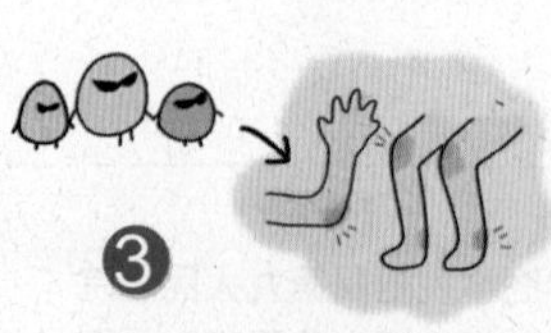

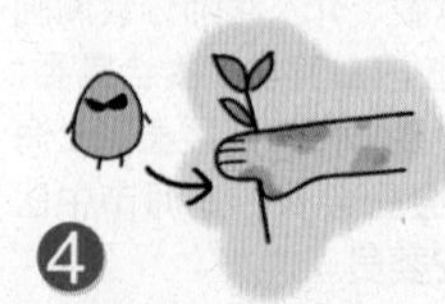

❸免疫复合体的困局　免疫抗体，如IgG抗体、IgM抗体、IgA抗体，有时会与进入体内的过敏原结合形成复合体，称为免疫复合体。如果不能及时清理，它们会堆积在组织中，引发局部炎症，即Ⅲ型过敏反应，导致慢性疾病，如系统性红斑狼疮、类风湿关节炎。

❹“慢反应”T细胞　Ⅳ型过敏反应的速度较慢，通常在接触过敏原数小时或数天后才显现，由T细胞介导。例如：身体接触某些植物的汁液后，慢慢地会出现皮肤红肿、瘙痒等。T细胞像免疫系统的“后备部队”，缓慢但有力。

虽然每种过敏类型的表现方式不同，但都是免疫系统试图保护身体的反应，医生会根据不同类型制定针对性的治疗方案，并指导患者采取相应的预防措施。PM

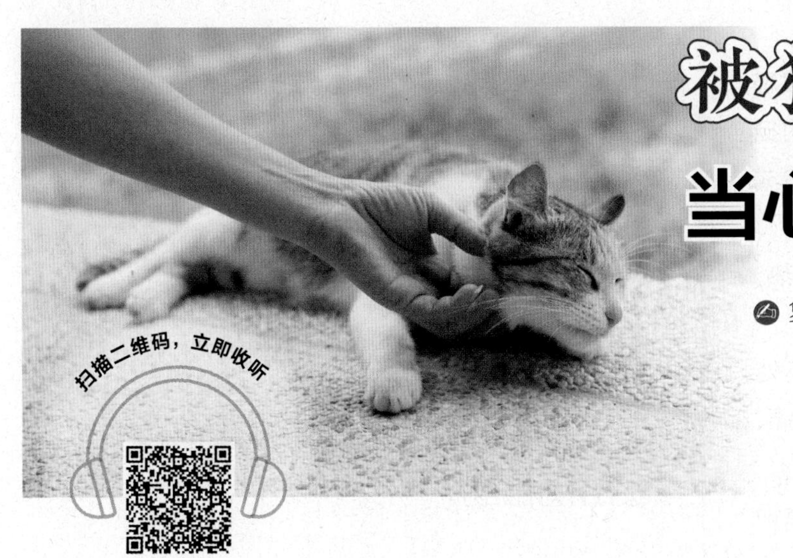

被猫抓伤，当心感染这种细菌

复旦大学附属华山医院感染科副主任医师　王新宇

一天值班时，我接到急诊室呼叫，说有个患者反复发热，用了多种抗菌药，效果欠佳，想请感染科医生看看。

不明原因发热，多种抗菌药无效

患者是一位60多岁的李姓女士，2周前开始发热，体温不到39℃，以为是普通感冒，但没有鼻塞、流涕等症状。3天后不见好，就来医院检查，发现白细胞计数、C反应蛋白（炎症指标）升高。医生给予头孢菌素输液治疗，用药3天，体温仍未降至正常。夫妻俩有点着急，再次就诊时，做了肺部CT检查，未见炎症。医生先后换用了两种抗菌药，又过了一周，还是没有效果。

我观察患者，发现她一般情况尚稳定。“除了发热，还有什么不舒服吗？”我问。

“有点累，胃口差一些。”李女士答道。

“最近到哪里旅行过吗？”我继续问。

“没有，平时身体不好，这两年出门不多。”

手背抓痕，提供重要“线索”

我查体时，看到她右手手背上有两条抓痕，便问：“你手上这两道抓痕是怎么回事？”

“没啥事。”李女士似乎不想提这件事。旁边的先生抢着答道：“医生，我们小区里有两只流浪猫，她整天去看，被猫抓的。”

我听到这句话，不由心里一咯噔，立即想到猫抓病，这是一种以自限性局部淋巴结肿大为特征的细菌感染性疾病。于是，我开始在抓痕周围查找有无肿大的淋巴结。当我摸到李女士右手肘窝处时，她痛得叫了起来。我让她把袖子卷起来，发现她右肘部有一个鼓起的包块，鹌鹑蛋大小。我问：“啥时候出现的？”

“就是被猫抓后没几天，差不多和发热一起开始的。”李女士答道。

此时，我心里基本有了答案，给患者开了一盒阿奇霉素，并叮嘱她：“先吃3天药，然后来我门诊复查。”

“光吃药行吗？是不是要住院？之前已经挂了10来天药水，都没有好。”她先生似乎有些不放心。

“先吃这个药看看吧，如果3天后体温不降，再住院细细查。”我安抚道。

夫妻俩将信将疑地带着药离开了。

换药后立即见效，“破案”了

3天后，李女士夫妻俩兴冲冲地来到我门诊。“医生，你开的药太神奇了，我太太吃了药，体温很快就降下来了。”先生有点兴奋。李女士不解：“医生，我到底得的是什么病？”

“应该是猫抓病。”我解释道，“这种病是感染一种名为汉塞巴尔通体的细菌后引起的。这种细菌存在于许多猫身上，不会使猫生病，但如果人被感染的猫抓伤或咬伤，或者被感染的跳蚤咬伤，就可能患病。感染巴尔通体的猫舔人的眼睛、嘴或皮肤开放性伤口，也可能造成人感染。”

先生好奇地问:“感染这种细菌后，除了发热，还有其他表现吗？”

我耐心解释：“猫抓病可导致咬伤或抓伤处附近皮肤发红、肿胀，还可能引起发热、头痛、疲劳、胃口变差等，淋巴结肿胀可以出现在头部、颈部和手臂周围。病情严重的患者可能出现意识模糊、视觉问题和肝脏疾病等。”

先生继续询问：“如果被猫抓后发热，就一定是得了猫抓病吗？需要做相关检查吗？”

“如果出现猫抓病的症状，医生可能会安排验血，以评估是否患有猫抓病。你们之前做的很多检查有一定参考价值，但目前没有血培养或确切的血清免疫学检查可以确诊猫抓病。结合李女士的发病史、症状和检查结果，诊断性药物治疗有效，可以做出临床诊断。如果要明确诊断，需要进行淋巴结活检。”

李女士又提出一个疑问：“我们之前用了很多抗生素都没效果，治疗猫抓病只能用阿奇霉素吗？”

“不一定。青霉素和头孢菌素对猫抓病治疗效果不佳，但除阿奇霉素等大环内酯类药物外，左氧氟沙星等喹诺酮类药物、多西环素等四环素类药物、利福平等利福霉素类药物、磺胺甲噁唑等磺胺类药物，都有较好的治疗效果。” PM

特别提醒

避免接触来历不明的野猫，谨防被其咬伤或抓伤，与猫玩耍后应及时洗手。如果被猫咬伤或抓伤，应立即用流动的水和肥皂清洗。若发现家猫身上有跳蚤，应积极治疗。

生活实例

小李是一名银行职员，近年来一直被皮肤瘙痒困扰。有时在接待客户时，也会因瘙痒难耐而搔抓，她感到十分尴尬。为此，她不得不长期服用抗过敏药来控制瘙痒。临床上，像小李一样的皮肤瘙痒患者十分常见。那么，导致瘙痒的原因有哪些？怎么才能摆脱瘙痒的纠缠呢？

导致皮肤瘙痒的疾病很多，只有找到病因，才能进行针对性治疗。

常见原因1 过敏

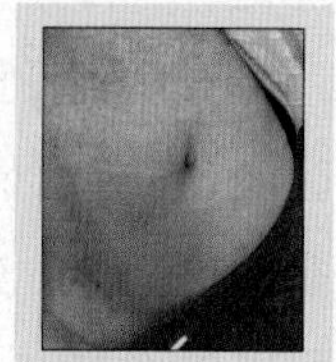

食物、接触物、植物、药物等都可能引起皮肤过敏。过敏性皮肤病的表现形式多样，一般都伴瘙痒症状。

处理方法：在医生指导下口服抗过敏药物、外用止痒药物（如含有薄荷成分的清凉止痒药物、含有激素的抗炎止痒药物等）。

常见原因2 感染

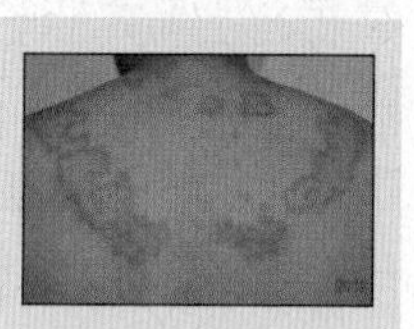

常见的导致瘙痒的皮肤感染为真菌感染，也就是俗称的“癣病”，如面癣、头癣、体股癣、足癣、手癣等。体股癣的特征性皮肤表现为边界清楚的红斑伴鳞屑；皮肤褶皱处（如足趾缝）的真菌感染，主要表现为糜烂、渗出和水疱等；头癣则表现为头屑多、脱发等，均伴随剧烈瘙痒。

处理方法：在医生指导下外用抗真菌药物，必要时可口服抗真菌药物。

常见原因3 寄生虫

常见的引起皮肤瘙痒的寄生虫病为疥疮及虱病。

- **疥疮** 是疥螨在表皮层引起的传染性皮肤病。

形形色色的皮肤瘙痒

同济大学附属上海市第十人民医院皮肤科副主任医师　龚瑜

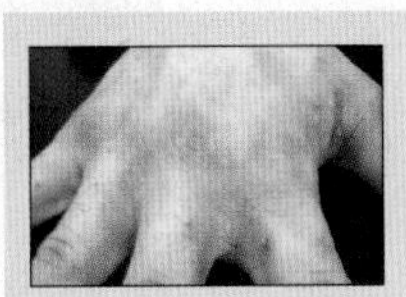

疥螨常寄生在皮肤薄嫩部位，如指缝、手腕、腹部、腋下、乳房下、大腿内侧、外生殖器等处。皮肤表现为小的丘疹及皮下隧道。夜间瘙痒剧烈是疥疮的重要特征。

处理方法： 使用10%的硫磺软膏、1%的γ-666乳膏、10%克罗米通乳膏等杀灭疥螨。涂药时，需涂遍全身，不要遗漏任何褶皱部位。用药期间不洗澡、不更衣，疗程结束再洗澡更衣。

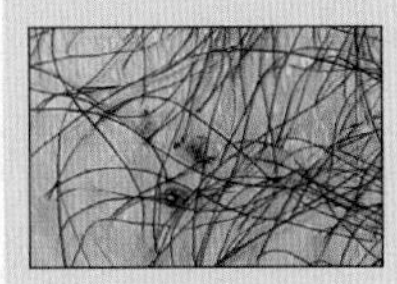

- **虱病** 是由虱叮咬皮肤引起的皮损损害。因虱寄生的部位不同，可以分为阴虱、头虱、体虱。

处理方法： 灭虱及灭卵。剃除毛发，使虱无处附着；衣物煮沸消毒，杀死残存虱及卵。头虱患者可外用50%百部酊或5%苯甲酸苄乳脂等灭虱。

常见原因4 昆虫叮咬

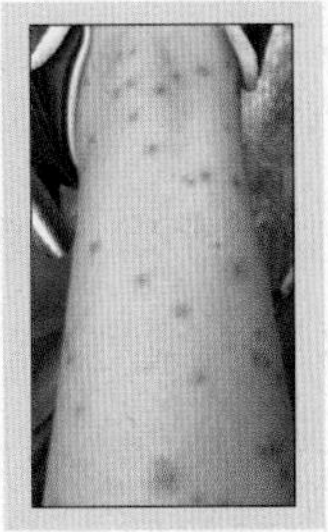

昆虫叮咬皮肤引起的虫咬皮炎，也会导致瘙痒。主要表现为红色风团样丘疹，散在，常成批出现，数目不定。

处理方法： 外用抗过敏、止痒药物或联合口服抗过敏药物。

常见原因5 湿疹

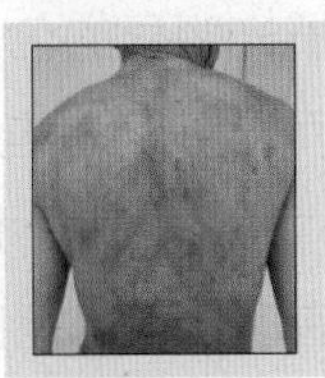

湿疹常对称分布，皮疹表现各异，瘙痒明显，容易反复发作。病因尚不十分明确，可能与免疫功能异常、皮肤屏障失衡、过敏原刺激和心理因素等有关。

处理方法： 控制瘙痒和皮肤症状，减少复发，包括局部外用药物和口服药物治疗。

常见原因6 荨麻疹

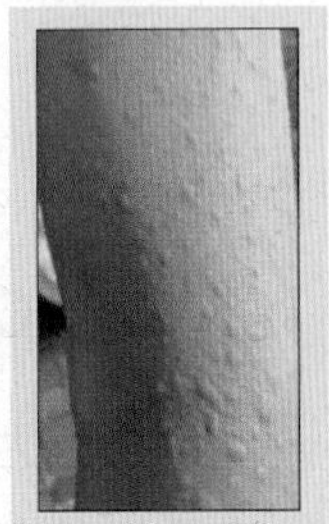

俗称“风疹块”，是皮肤、黏膜小血管扩张及渗透性增加而导致的一种局限性水肿反应，表现为大小不等的风团及局部水肿，皮损通常发作迅速，一般在24小时内消退，不留痕迹，但会反复发作，迁延数日甚至数月。严重时可伴恶心、胸闷、腹泻、呕吐等全身症状。

处理方法： 抗过敏、止痒为主。病情严重伴过敏性休克或喉头水肿时，需要立即抢救，以免危及生命。

常见原因7 神经性皮炎

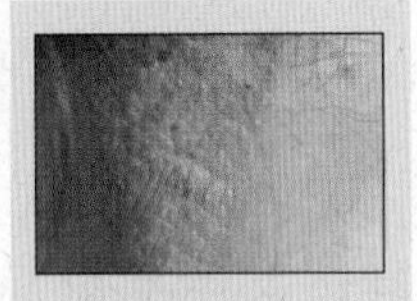

以阵发性剧痒和皮肤苔藓样变为特征，局部皮肤干燥、皮纹加深、皮嵴隆起，常因长期搔抓而导致皮肤色素沉着。其病因不明，可能与精神紧张、焦虑、失眠及内分泌因素有关。好发于颈部、项部、背部、会阴等部位。

处理方法： 在医生指导下口服抗过敏药物、外用止痒药物。PM

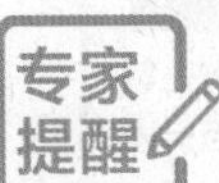

瘙痒难耐时，切忌暴力搔抓、热水烫洗、酒精或盐水擦洗等，以免导致皮肤屏障受损，进一步加重瘙痒症状。

临床上，CT检查常与胸部、头颅、骨骼联系在一起。令人意想不到的是，皮肤也能进行“CT检查”。

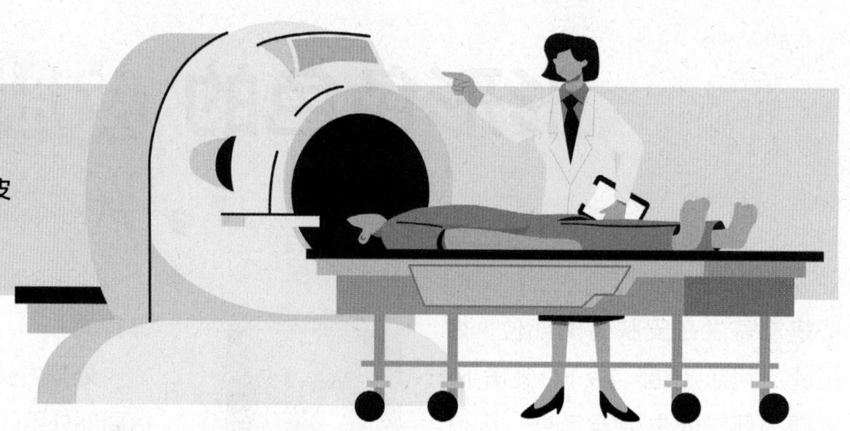

皮肤也能做“CT”

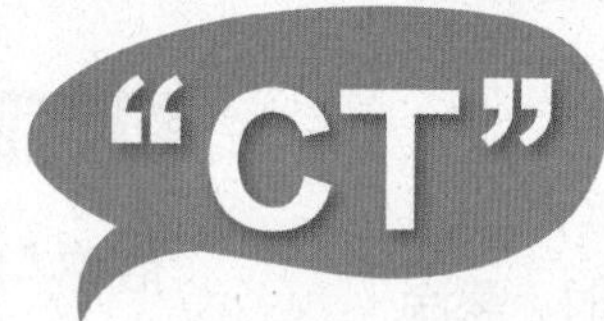

复旦大学附属华山医院皮肤科
副主任医师　李 剑

“皮肤CT”：对皮肤进行“光学切片”

皮肤作为人体最大的器官，完整覆盖于身体表面，防止水分、营养流失，保护机体免受外界伤害。诊断皮肤病时，医生首先根据患者的皮疹形态、颜色进行初步判断，必要时行皮肤病理检查。虽然病理检查是确诊皮肤病的“金标准”，但它是一项有创操作，可能留下瘢痕，影响局部外观。

“皮肤 CT”是反射式共聚焦显微镜的俗称，本质上是一种三维断层成像技术，光线穿透皮肤表面后，对皮肤不同深度多个横截面扫描成像，观察表皮和真皮浅层结构，了解皮肤内部的细胞及色素改变，具有直观、实时、动态的特点。此外，“皮肤 CT”可以同时检测多个部位，十分高效、便捷，是近年来热门的无创皮肤影像学检查方法。

鉴别诊断“好帮手”

目前，“皮肤 CT”常用于观察皮肤色素样改变，包括色素减少性皮肤病（如白癜风、贫血痣、无色素痣、白色糠疹、线状苔藓等）、色素增加性皮肤病（如黄褐斑、咖啡斑、色素性毛表皮痣、色素痣、太田痣、扁平苔藓、瑞尔黑变病等），以及炎症性皮肤病。

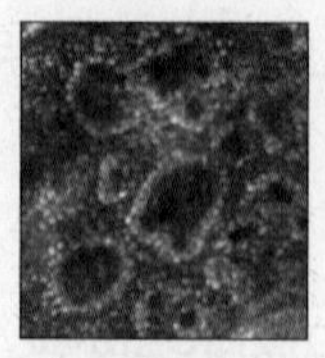

正常皮肤可见完整折光色素环

白癜风患者白斑处色素环消失

无色素痣白斑处可见色素环，但折光不明显

以白癜风为例，白癜风易累及面部、颈部、手臂等部位，严重损害患者容貌，易与无色素痣、特发性白斑等混淆，“皮肤 CT”可协助鉴别诊断。正常皮肤在“皮肤 CT”影像上可见折光明显的色素环，白癜风患者白斑处的色素环可消失；而无色素痣的色素环存在，但较正常情况小（如图）。此外，“皮肤 CT”还可作为辅助治疗手段，帮助湿疹样癌等患者明确手术范围。PM

近期，“一小学生被扇耳光后患上白癜风”的新闻引发关注，很多网友对此感到不解。的确，这名小学生患白癜风，未必是被扇耳光引起的，但外伤确实有可能引发白癜风。

外伤也会引发白癜风吗

同济大学附属皮肤病医院皮肤病理科　侯晓媛　陈 佳（副主任医师）

哪些创伤可能引发白癜风

白癜风是一种常见的后天性色素脱失性疾病，典型症状是皮肤、黏膜出现白斑，形状、大小、数量不一，可发生在身体任何部位。其中，创伤性白癜风通常发生在皮肤创伤部位，初期表现为不太明显的白点，之后逐渐扩大为白斑，上面的毛发也可变白。发生机制目前还不清楚，最近研究表明，可能与免疫紊乱、氧化应激增加、黑素细胞黏附缺陷和生长因子缺乏有关，是内因和外因共同作用所致。

引发白癜风的创伤类型多种多样，包括物理性（刀伤、切割伤、抓伤）、机械性（摩擦、绷带等持久性压迫）、化学刺激或冷热损伤（热灼伤、晒伤、冷冻伤）、过敏性皮肤病（接触性皮炎）或其他炎症性皮肤病（皮肤感染）、刺激性反应（文身等）和某些治疗手段（放疗、光疗）等。当然，并非皮肤受到创伤都会发生白癜风，是否发病与创伤深浅、持续时间、面积大小和创伤类型有关。比如：与慢性摩擦、压迫相关性大，与急性创伤的关系相对较小。一般而言，创伤性白癜风更易发生在皮肤经常受摩擦或压迫的部位，如腰部、手腕；不太受摩擦或压迫的部位则不易发生，如头皮。

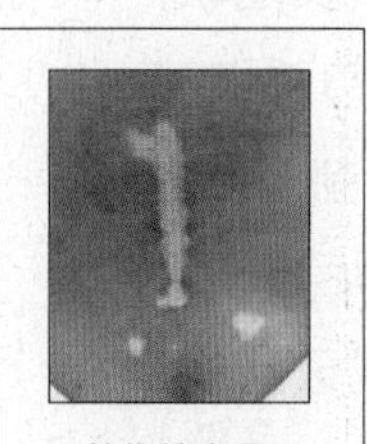

外伤处出现色素脱失斑

如何治疗创伤性白癜风

创伤性白癜风的临床症状和组织学表现与普通白癜风没有区别，治疗也与普通白癜风类似，需要根据疾病严重程度和病期来选择不同的治疗方案。早期阶段，患者可外用糖皮质激素或钙调磷酸酶抑制剂（如吡美莫司、他克莫司乳膏）、维生素 D_3 衍生物（如他卡西醇软膏）或低浓度光敏药（如含补骨脂的制剂）；还可选用光疗，如 308 准分子激光、窄谱中波紫外线（NB-UVB），可联合激素或抗氧化剂使用；还可选用中医中药，促进白斑消退。6 周内新发患者可考虑口服糖皮质激素，尽快控制病情进展。白斑稳定 6 个月以上仍未见明显好转者，可考虑表皮移植术。

怎样避免创伤性白癜风

发生过创伤性白癜风者，日常应注意预防。

❶ 避免局部摩擦和压迫

尤其要避免慢性摩擦和持续压迫，如：腰带不要系太紧，不要穿太紧身的衣服，要选择宽松、舒适的内衣，避免眼镜框持续压迫，运动时不要长时间摩擦皮肤，等等。

❷ 远离某些化学物质

酚类化合物等可能会诱发白癜风，应尽量避免接触。

❸ 合理膳食

保持饮食和营养均衡，不要偏食或盲目忌口。可以食用富含维生素 C 的食物，如新鲜水果和蔬菜等。

❹ 避免其他创伤

在创伤性白癜风早期，应尽量避免手术等侵入性治疗，以防新的白斑出现。PM

生活实例

小李平日很注重口腔卫生，一直按照巴氏刷牙法刷牙，每天早、晚各1次，每次3分钟。可医生检查后却说小李的牙齿没刷干净，这让他感到十分困惑。临床上，与小李有同样困惑的人不在少数：每天都刷牙，可牙齿还是发黄、发黑，出现牙石、牙龈出血，甚至牙周炎。关键原因是没有清除牙菌斑。

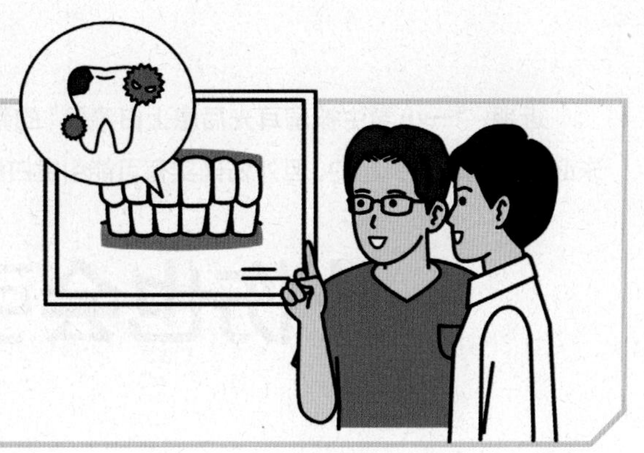

刷不走的牙菌斑

中国航天科工集团七三一医院口腔科　吕源
解放军总医院第四医学中心副主任医师　樊佳东

“黏人”的牙菌斑

牙菌斑是口腔内不能被水冲去的菌斑，由糖类等代谢物质包裹，附着于牙齿表面、牙齿间、修复体（即烤瓷牙、活动假牙等）表面的细菌生物膜，质地软，是口腔细菌生存、代谢、致病的基础，也是口腔细菌生存的“小天地”。如果牙菌斑得不到有效控制，会逐渐增厚、形成软而黏的沉积物（即软垢）。软垢与唾液中的矿物质结合、钙化，会逐渐变硬，形成牙结石，进而引起牙体、牙周等多种口腔健康问题。

牙齿由咬合面、邻接面（近远中面）、舌腭面、唇颊面共5个面组成，形态不规则。刷牙方法、时间、次数均“达标”，但没有全面、彻底清洁牙齿的5个面，就可能在牙齿颈部区域残存明显的软垢。

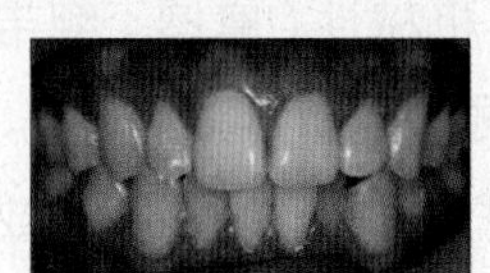

刷牙后的牙齿图片

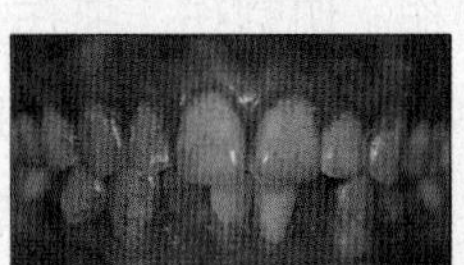

红色菌斑指示剂在牙齿表面着色

去除牙菌斑“三部曲”

摆脱牙菌斑并不难。日常生活中，大家应注意做到以下3点：

❶ 用对“武器”

除牙刷、牙膏外，市场上清洁牙齿的工具琳琅满目，包括牙线、牙缝刷、漱口水等。定期使用牙线、牙缝刷等齿缝清洁工具，可清洁牙刷无法“够到”的邻面接触区。漱口水操作简单、方便，清洁快速，适用于不方便刷牙的场合，但漱口水漱口只能去除大块的食物残渣，对牙菌斑或软垢的去除效果甚微，故不可用漱口水代替刷牙。

❷ “面面俱到”

掌握正确的刷牙方法，配合牙线、牙缝刷等辅助清洁工具，充分清洁牙齿各面。刷牙时间应安排在每餐后，尽量减少食物残渣在牙齿表面的停留时间，控制牙菌斑形成。刷牙后，可用牙线或牙签轻轻地在牙颈部、牙邻面等区域小心剐蹭，观察是否有软垢残留，以检验刷牙手法、力度和持续时间等细节是否“达标”。

❸ 定期洗牙

即使口腔健康状况良好，也应该定期检查、定期洗牙，防患于未然。PM

近年来，因“熊猫血”（Rh阴性血型）患者需要紧急输血而向社会求助的事件时有发生，甚至有些患者在等待Rh阴性血期间错失了最佳抢救时机。Rh阴性血型真的那么稀少吗？Rh阴性血型患者只能输Rh阴性血吗？

解读关于“熊猫血”的困惑

上海市血液中心社会事务科副主任医师　孙 洁

困惑一：什么是Rh阴性血型？

血型系统远比人们想象得复杂。截至2022年12月，全球已发现44种红细胞血型系统，常见的有ABO血型系统（即人们熟知的O、A、B、AB血型）与Rh血型系统。

在Rh抗原“家族”中，最具有临床意义的是D抗原。红细胞表面具有D抗原的称为Rh阳性血型，否则为Rh阴性血型。同一个人可以有ABO血型中的一型，再兼有Rh血型中的一型。

困惑二：Rh阴性血型是“熊猫血”吗？

绝大多数中国人的红细胞上带有D抗原，仅0.3%～0.4%中国人的红细胞上缺少D抗原，属Rh阴性血型。Rh阴性血型在高加索人（即白种人）中比例较高，占15%～17%，非裔人中占3%～5%，亚裔人平均不到1%，中国人Rh阴性血型者占0.3%～0.4%。由此可见，Rh阴性用血者与献血者在我国人群中比例很低，因此，常有人将Rh阴性血型称为“熊猫血”。事实上，国际输血协会（ISBT）通常将一个随机献血人群中出现频率＜1‰的血型称为稀有血型，故Rh阴性血型并不算“熊猫血”。

困惑三：Rh阴性血型患者一定要输Rh阴性血吗？

通常，为避免输血反应，临床上要求同型血液输注，Rh血型也是如此。但在病情危重、急需输血的情况下，若Rh阴性血型患者不能获得ABO同型Rh阴性血，可输注配型相合的Rh阳性血，或“洗涤”后的O型Rh阴性血，甚至Rh阳性的O型血。这也符合我国卫生行政部门颁布的《临床输血技术规范》第十条规定：对Rh阴性和其他稀有血型者，应采用自身输血、同型输血或配合输血。

困惑四：Rh阴性血型患者输注Rh阳性血后，会发生急性溶血性输血反应吗？

发生Rh急性溶血性输血反应的前提是受血者体内有抗D抗体，输入的红细胞携带D抗原，抗原-抗体反应可导致红细胞凝集，导致溶血反应。一般地说，只有曾接受过Rh阳性血输注、曾怀过Rh阳性血型胎儿的Rh阴性血型患者体内，才可能存在抗D抗体。同时，即便是Rh阴性血型者输注了Rh阳性血，也不一定会产生抗D抗体，这与受血者的免疫状态、输入血液制品种类、红细胞的量及其他未知因素有关。因为，在Rh阴性血型的亚洲人中，约1/3属DEL表型，这种表型的个体即使输注了Rh阳性血，一般也不产生抗D抗体。由此可见，Rh阴性血型者输注Rh阳性血后，发生输血反应的风险较小。PM

生活实例

34岁的李女士生下儿子后不久，便发现自己有点不对劲：阴道里时常流出不明液体，每次上厕所时甚至会有一些粪便从阴道排出，阴道常有灼热、疼痛感，严重影响生活质量。经检查，医生诊断李女士患有直肠阴道瘘。李女士很吃惊，不知道自己为什么会患这种病，也不知道能不能治好。

直肠阴道瘘，粪便“走错门”的尴尬

复旦大学附属中山医院整形外科　卫传元　郑洁颖　亓发芝（教授）

认识直肠阴道瘘

直肠是排泄粪便的通道。阴道与子宫相连，是女性排出月经、怀孕生子的器官。在正常情况下，这两个功能迥异的通道是分开的。直肠阴道瘘是直肠和阴道之间因为某些原因而出现了一条或多条通道，以至于原本应从直肠排出的气体、粪便等因“误入歧途”而流入阴道，导致患者出现阴道疼痛、灼热等不适。

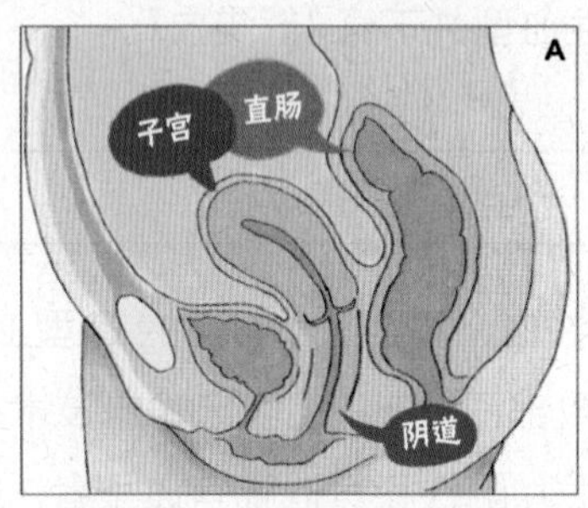

正常情况下，直肠与阴道互不相同

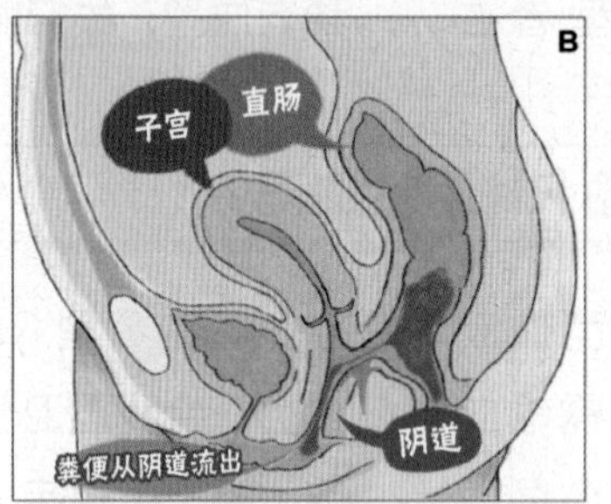

直肠阴道瘘，肠道内容物进入阴道

导致直肠阴道瘘的最常见原因是女性生产造成的阴道损伤。此外，炎症性肠病，盆腔、会阴和直肠附近的感染，恶性肿瘤侵犯，手术，外伤，直肠癌放疗后的放射性损伤，等等，也可能导致直肠阴道瘘。

个体化治疗，将粪便“引回正道”

直肠阴道瘘的治疗取决于诸多因素，如阴道和直肠间异常通道的形成时间、大小、位置、毗邻组织情况，以及其病因、症状、既往手术史、合并症，等等。复杂病例往往需要妇产科、泌尿外科和结直肠外科等多学科共同参与治疗。

① 保守治疗

主要应用于瘘管刚形成不久或无法耐受手术治疗的患者。具体措施包括：调整饮食结构，选择口味清淡且易消化的食物；使用开塞露、导泻药等，使粪便变得柔软而易排出；在医生指导下口服抗生素；每日进行阴道冲洗，控制局部感染，促进瘘管愈合。

② 手术治疗

病程超过3周的直肠阴道瘘患者，保守治疗往往无效，需要手术干预，清除直肠和阴道间的异常通道。传统手术方案通常需要分两步进行：先在患者腹部造口，使直肠里的粪便“改道”，从造口处排出，让直肠和阴道“休养生息”；待异常通道愈合后，再进行肠道回纳手术。

为减轻患者的痛苦，我科对手术方案进行了改良，术中先将瘘管周围的病灶清除，再利用脂肪等组织瓣填塞直肠与阴道间的瘘管，最后缝合两侧的瘘口，促进瘘管愈合。此方案不需要在患者腹部造口，一次手术就能解决问题，为患者带来了福音。PM

警惕 激光笔"亮瞎眼"

复旦大学附属眼耳鼻喉科医院眼科副主任医师　方艳文

前段时间，一名5岁男孩偷玩激光笔灼伤眼睛的新闻事件引发关注。事实上，这样的悲剧在临床上并不少见。国家质检总局发布的《保护儿童眼睛产品质量安全认知调查结果》显示，在存在较大安全隐患的儿童类产品中，激光笔位列第一。

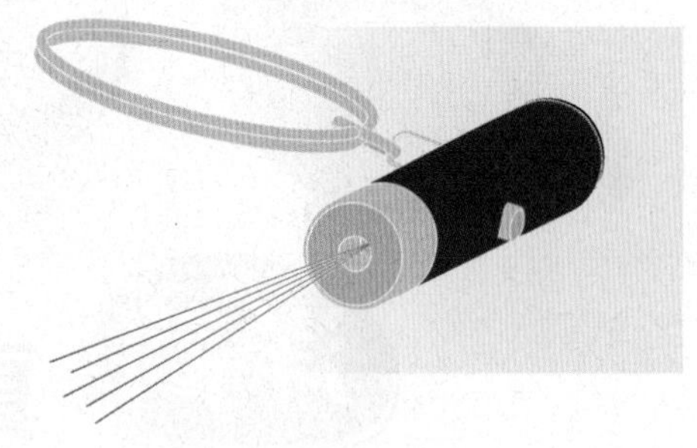

激光：光斑小，能量大

激光是高强度的电磁波，聚焦后的亮度比太阳表面的平均亮度高上千万倍。因激光具有亮度极高、方向性强、衰减极少的特性，光斑虽小，却蕴含着巨大能量。激光笔能发出各种颜色与波长的光，主要包括红光、绿光、蓝光等，对眼健康的危害主要取决于激光笔的功率，通常分 4 个等级。

① 一级激光	功率常小于0.5毫瓦，直视不会对眼睛造成伤害，较安全。
② 二级激光	功率为1毫瓦左右，属低功率激光，长时间直视可损伤视网膜。
③ 三级激光	分3A和3B两类。3A类的功率为1~5毫瓦，长时间直视可损伤视网膜；3B类的功率为5~500毫瓦，直接或间接注视激光（即看激光投射的光）均可能对视网膜造成损害。
④ 四级激光	功率大于500毫瓦，直视或间接被激光照射，对眼睛和皮肤伤害较大。

激光笔发出的多为二级以上的激光，使用不当可损伤视网膜，损害视力。此外，激光对眼睛的伤害程度取决于能量、波长、照射时间及照射部位等。激光精准照射视觉最敏锐的区域——黄斑（视网膜中央）几秒钟后，便可引起黄斑水肿、黄斑出血、黄斑裂孔、脉络膜新生血管及中心凹外层结构断裂，甚至引起视锥细胞凋亡，造成视力下降、中心暗点、视物变形，严重者可致盲，而且这些病变均不可逆。

伤害不可逆，疗效有限

目前，对激光笔引起的眼外伤治疗手段十分有限。例如：针对出现脉络膜新生血管，可向眼球内注射抗新生血管的药物；发生黄斑裂孔的患者，可接受玻璃体切割术；等等。然而，无论采取何种治疗手段，对视力的挽救效果均不佳，预防远重于治疗。对此，家长应注意以下几点：

❶ 尽量不购买激光笔或带有激光的玩具；

❷ 若需要使用激光笔，应留意其功率和激光等级，宜选购 3A 类三级以下的激光笔，并将激光笔存放于孩子无法触及的地方；

❸ 增强孩子的护眼意识，嘱其切勿直视激光；若不慎被激光照射，应及时告知家长，必要时就医。PM

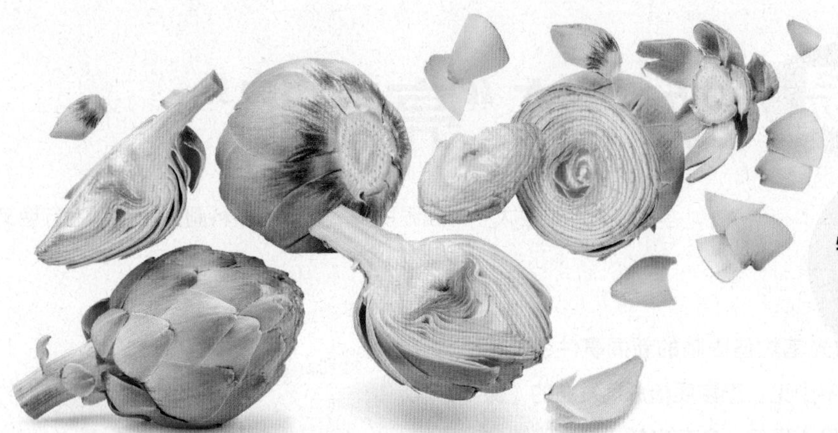

网上有言论称：洋蓟是胆固醇的“克星”，其含有独特的营养成分，能调节血脂、保护肝脏、促进胆汁分泌。洋蓟真的有那么神奇吗？

洋蓟真是“胆固醇克星”吗

上海中医药大学公共健康学院　徐婕　孙丽红（副教授）

洋蓟也称朝鲜蓟、法国百合、菜蓟等，是一种在地中海沿岸生长的菊科菜蓟属植物，19 世纪从法国引进国内。其食用部位主要是花蕾（花苞或花球），是古老的药食两用植物。日常饮食中，可以将洋蓟与橄榄油、大蒜、柠檬汁等调味料搭配食用，增加口感和风味。

洋蓟的保健传言从何而来

洋蓟富含多种维生素和矿物质，钾含量尤其丰富，镁含量也较高。洋蓟还富含植物化学物质，如多酚类化合物，其花苞干片中的多酚类化合物含量高达 25 毫克 / 克，远高于桑葚、甜橙等水果。多酚类化合物可参与肝脏中的脂质代谢，具有一定的抗氧化和调节血脂作用。

动物实验发现，洋蓟叶提取物可促进胆汁分泌，其作用与去氢胆酸（DHCA）相似。给大鼠饲喂洋蓟叶提取物后，其胆汁分泌量明显增加。

当然，洋蓟的这些功效目前大多只见于动物实验和基础研究，且研究多使用洋蓟提取物，而这些物质在洋蓟中的含量有限，日常食用洋蓟难以摄入足够的剂量。因此，大家对这些功效应理性看待。

洋蓟非人人皆宜

洋蓟虽然营养丰富，但并不适合所有人。

洋蓟内含有一定的致敏成分，部分人食用后可能会发生过敏反应，出现皮肤瘙痒、红肿、荨麻疹等过敏症状。

中医认为，洋蓟性偏凉、味苦，脾胃虚寒者、月经期女性食用后可能会发生腹痛、腹泻等不良反应，应避免或谨慎食用。此外，洋蓟具有一定的活血作用，孕妇应慎食。PM

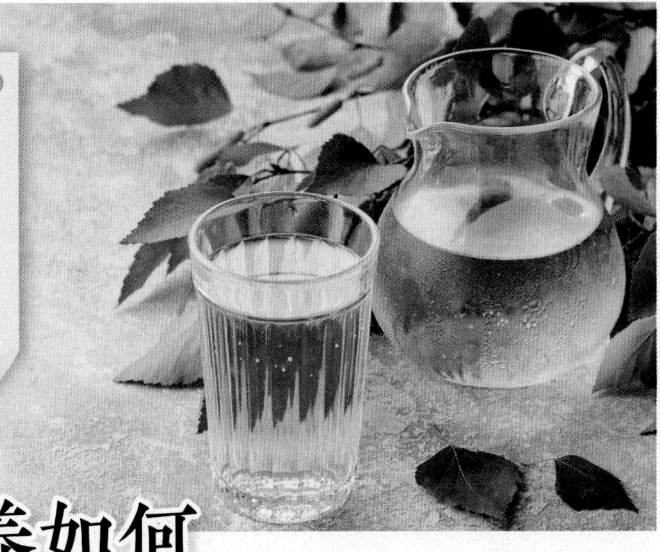

近段时间，一种被称为“树水”的“东北土特产”饮料——白桦树汁在电商平台火了。很多商家将白桦树汁贴上“液体黄金”“生命之水”的标签，宣称其“富含氨基酸、矿物质、生物素等人体所需的60多种营养素，能量和糖含量极低；能增强免疫力、调节血脂、抗氧化等”。白桦树汁真的有这些神奇的功效吗？

白桦树汁，营养如何

上海中医药大学附属龙华医院临床营养科主任医师　蔡 骏

白桦树汁是怎么成为饮料的

白桦树汁也叫桦树液，是从白桦树中获得的一种无色或淡黄色的透明液体。白桦树汁原本是我国东北，以及北欧和东欧等高纬度寒冷地区野外伐木工人为解决缺乏干净饮用水源问题而意外发现的一种饮用水替代品。在初春返青灌浆期间的白桦树干上钻孔，用导流管把树汁导入采集袋中，便能获得可直接饮用的白桦树汁。返乡休息时，伐木工人们会将采集到的白桦树汁带回家与家人分享。后来，生产白桦树汁在我国东北、俄罗斯和东欧某些地区形成一种产业。

白桦树汁营养价值并不突出

白桦树汁的能量和糖含量确实较低，含糖量为 0.5% ~ 2%，而人们常饮用的橙汁的含糖量为 8% ~ 10%。白桦树汁中确实含有数十种维生素、矿物质、氨基酸，以及多酚、黄酮、白桦三萜等植物化学物质，但这些营养成分含量不高，绝非一些商家所称的“富含”，严格意义上应称“含少量”。比如：白桦树汁的氨基酸含量为 0.3 ~ 6 毫克 /100 毫升，远低于橙汁的氨基酸含量（约 200 毫克 /100 毫升）。白桦树汁中钙、镁、钾、钠等矿物质与普通天然矿泉水相差无几，维生素含量也很低。

三萜类植物化学物质有一定的抗肿瘤、抗病毒、消炎止痛等作用，但其在白桦树汁中的含量并不高。况且，人们完全可从葡萄柚、苹果、樱桃、草莓、蓝莓、芹菜、胡萝卜、香菜、茄子、西兰花等常见的水果和蔬菜中获取更多的三萜类植物化学物质。

总而言之，从营养视角看，白桦树汁相当于一款含有少量或微量维生素、糖类和植物化学物质的天然矿泉水，饮用它既达不到补充能量和营养素的目的，也谈不上发挥“抗氧化、免疫调节、抗病毒、抗肿瘤”等神奇功效。

白桦树汁不适宜日常饮用

中医认为，白桦树汁味苦、性寒，阳虚体质者、脾胃虚寒者，以及对白桦树汁过敏者忌饮，孕妇、儿童也应尽量少饮，普通人群一次饮用量也不宜过多。PM

最近，一款颜色鲜艳、造型多样可爱、咬一口就爆浆的“网红”零食蜡瓶糖深受追捧。形状各异的蜡瓶糖除了在电商平台热销外，众多主播也纷纷在短视频平台上带货，很多景区也可见到“手工蜡瓶糖”的摊位。这种糖虽然不能吞咽，但“嚼一嚼，吸一吸，再吐出来”的食用方式勾起了大众的好奇心。

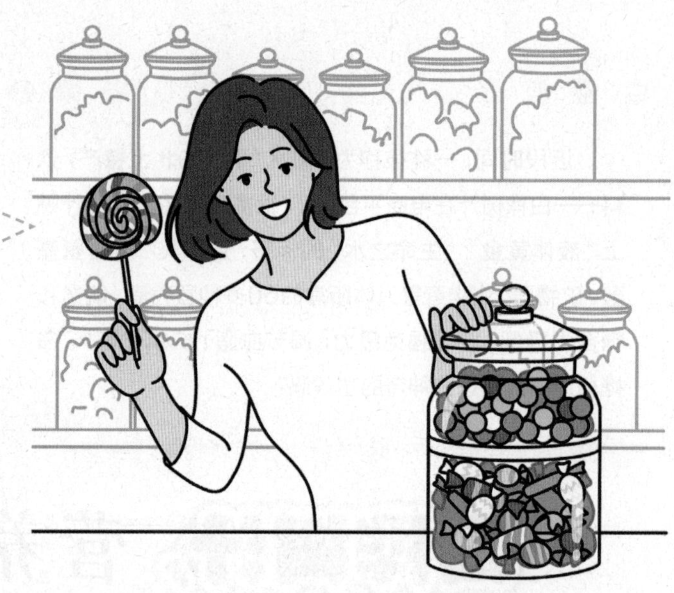

“网红”蜡瓶糖，尝鲜须谨慎

东南大学公共卫生学院营养与食品卫生学副教授　廖望

蜡瓶糖：造型美观，不能吞咽

蜡瓶糖以食用蜡作为外壳，内部填充着各种风味的果汁或果酱，食用时可以体验丰富的口感。为增加色泽吸引力和稳定性，蜡瓶糖中还会添加适量食用色素和稳定剂。用于制作蜡瓶糖的食用蜡一般为蜂蜡，由于其不能被人体胃肠道消化，所以不宜吞咽。

市售蜡瓶糖可能存在安全隐患

首先，蜡瓶糖的蜡壳不能吞咽，但很多儿童（尤其是低龄幼儿）可能在食用时直接咽下，可能引起腹痛、腹泻等不适症状。

其次，根据《食品安全国家标准—食品添加剂使用标准》（GB 2760-2024），蜂蜡作为食品添加剂可用于食物上光和保鲜，但用蜂蜡制作食品容器或外壳，目前并未获得相应许可。

第三，蜡瓶糖这样的“新晋网红”零食，目前没有相关质量标准，对其产品类型的界定也较为模糊。在售的部分蜡瓶糖产品类型标注为“液体糖液型流质糖果”，有些标注为“果味酱制品”，但蜡瓶糖不完全符合这些产品类型。有些蜡瓶糖虽然包装精美，但生产厂商、执行标准、生产许可证等信息不全，有些甚至连配料表都没有，还有些是纯手工制作的“三无”产品，因而这些产品是否符合各项安全指标无法判断。

第四，虽然蜂蜡本身没有毒性，但有不法商家为降低成本，非法使用工业蜡代替蜂蜡，可能带来食品安全隐患。此外，蜡瓶糖中所添加的色素可能存在超剂量、超范围使用甚至是非法添加的问题。PM

蜡瓶糖中的果酱糖分含量较高，且咀嚼过程中与牙齿接触较多，过多食用可能引发龋齿。虽然蜡瓶糖通过奇妙的外形、诱人的色彩及独特的口感抓住大众的猎奇心理，但消费者应理性地认识到其存在的安全隐患和健康风险。

近期，香港消费者委员会发布的30款瓶装水测评报告称，两款瓶装水样本检出3微克/升的溴酸盐，达到欧盟适用于“经臭氧处理的天然矿泉水和泉水”的溴酸盐最大限值。这一新闻引发了人们对溴酸盐的广泛关注和对瓶装水食品安全风险的担忧。

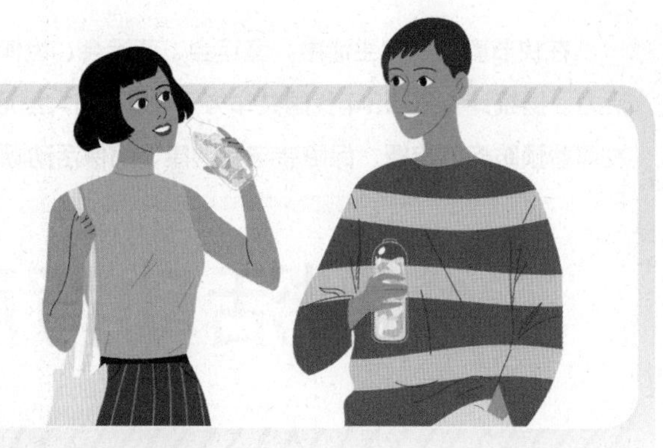

饮用水中的溴酸盐，值得警惕吗

上海市食品研究所教授级高级工程师　马志英

疑问一：溴酸盐是什么？对人体有危害吗？

溴酸盐是一类含有溴酸根离子的盐类化合物，在经臭氧杀菌的饮用水中常见的是溴酸钾和溴酸钠。

评价任何化学物质对人体的危害都要考虑剂量。摄入大量溴酸盐确实会引起胃肠道症状，如恶心、呕吐、腹泻和腹痛，但可能导致以上症状的溴酸盐摄入量是饮用水标准限量的数千倍，日常生活中一般不会达到。

有人害怕溴酸盐会致癌。其实，世界卫生组织的相关研究表明，没有足够证据证明溴酸盐对人体有致癌性。

疑问二：包装饮用水中的溴酸盐是怎么来的？

自然界的水中几乎没有溴酸盐，但有一些以其他状态存在的溴元素。包装饮用水一般用臭氧杀菌，这一过程会将水中的溴元素氧化成溴酸盐，这就是饮用水中溴酸盐的来源。

疑问三：包装饮用水含溴酸盐，还能放心喝吗？

目前，世界卫生组织、国际食品法典委员会、欧盟、美国、日本规定饮用水中溴酸盐含量限量为10微克/升。我国《生活饮用水卫生标准》《食品安全国家标准 包装饮用水》中同样规定溴酸盐含量限量为10微克/升。香港消费者协会报告中提及的瓶装水溴酸盐含量为3微克/升，符合饮用水安全标准，可以放心饮用。

当然，如果饮用水的溴酸盐含量超过10微克/升，长期饮用可能存在健康风险。因此，对普通消费者来说，为防范健康风险，应多了解饮用水相关信息，查看包装标签上注明的产品标准、水源和处理工艺等内容。

同时还应及时关注饮用水的监管检测信息，规避有问题的饮用水。PM

在快节奏的现代生活中，奥运会、亚运会、世博会、音乐节等大型体育文娱活动，如同一缕清新的风，为城市注入活力。据统计，2023年我国共举办了3.7万场大型活动，吸引了2.3亿人次参与。在这些大型活动背后，公共卫生保障发挥着预防疾病传播、保障参与者健康、确保活动顺利进行等重要作用。

大型活动背后的“公卫防线”

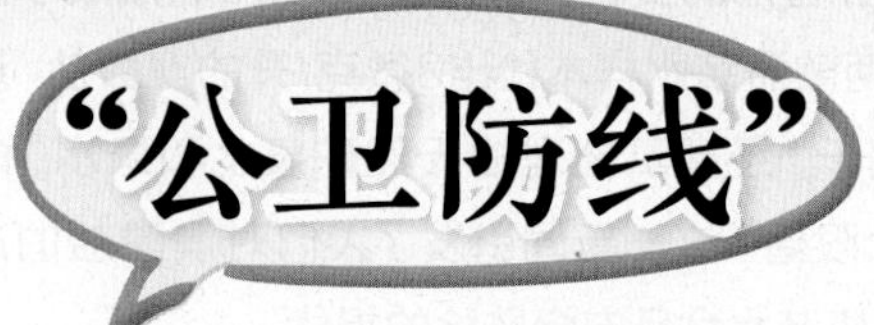

上海市疾病预防控制中心副主任医师　徐 方

大型活动背后不容忽视的公共卫生挑战

• **意外伤害** 创伤是大型活动最常见的公共卫生问题，主要由跌落、碰撞、拥挤等引起。外伤、骨折等最为常见，发生踩踏时甚至可导致死亡。

• **传染病** 大型活动由于人员密集、流动性高，容易助长疾病的发生和传播，较为常见的为呼吸道、消化道等传染病。作为大型活动接待与娱乐场所的宾馆、游船等可能发生诺如病毒感染、军团菌病等。国际性活动还可能造成疾病的国际间传播。2008 年 7 月，在澳大利亚举办的世界青年节活动中，共报告 100 例流感病例。2021 年东京奥运会中，与奥运相关的新冠病毒感染者达 430 余例。

• **食物中毒** 如果缺乏足够的卫生设施或食物加工及储存环节不当，食品安全风险和发生食物中毒的概率就会增加。2015 年，印度的一场宗教集会中，291 人食用午餐后出现腹痛、腹泻、呕吐等症状，疑似肠致病性大肠杆菌或沙门菌食物中毒。

• **环境因素引发的疾病** 气候因素（如高温、寒冷等）也是大型活动时易引发疾病的因素。2021 年，一场马拉松越野赛中，21 名选手因急性失温死亡。

• **其他公共卫生问题** 酗酒、昆虫叮咬、动物咬伤等也是大型活动容易发生的公共卫生问题。2012 年伦敦奥运会期间，当地急性酒精中毒病例明显增多。

大型活动中，如何构建“公卫防线”

1 制定应急预案

应急预案是大型活动公共卫生安全保障的行动纲领，以确保能快速、有序、有效地应对各类可能的公共卫生风险事件，如传染病事件、病媒生物控制和环境消毒、批量伤病员处置、饮用水污染突发事件等专项应急预案。比如：新冠疫情期间举办的中国国际进口博览会仅针对新冠疫情就制定了 9 个应急处置预案，涵盖 28 种情形，明确各类风险人员的报告、转运诊疗、信息核查和流行病学调查、实验室检测、风险人员排查和管控的全流程。同时通过压力测试、应急演练等方式优化应急预案，健全疫情监测和现场处置工作机制，完善现场处置措施，尽早发现风险，加以控制。

2 公共卫生风险评估

大型活动筹备和举办期间，公共卫生相关部门会组织开展多轮次的动态风险评估，对各类公共卫生风险进行识别、分析和评价，采取针对性预防措施，有的放矢地做好准备工作。

在活动筹备阶段开展的第一轮风险评估，重点评估活动举办城市整体面临的公共卫生风险。在筹备冲刺阶段开展的第二轮风险评估，重点评估活动举办地相关区域的公共卫生风险，识别活动相关传染病、食品和环境卫生问题、意外伤害、自然灾害等风险。活动举办期间，每日开展快速风险评估。每轮风险评估的风险种类和结果不尽相同。按照风险水平高低进行分级应对：高水平风险优先予以考虑，中等水平风险采取常态化应对措施，低水平风险则加强监测。

3 公共卫生风险监测

风险监测是实现“关口前移”、减少公共卫生事件发生的重要方法。主要包括：

● **传染病疫情监测** 对活动举办城市重点地区、单位和重点人群加强传染病疫情的监测和报告等。

● **就诊异常情况监测** 对就诊人员发热伴呼吸道症状、发热伴皮疹症状、聚集性发热、聚集性呕吐等症状进行监测。

● **人员健康状况监测** 对参展人员、工作人员进行健康管理。

● **危险因素监测** 对饮用水水质卫生、食源性疾病、公共场所的空气、用品、集中式空调等进行监测。

● **病媒生物监测** 对活动举办地及周边地区鼠、蟑螂、蚊虫等病媒生物的密度、种类、分布等情况进行监测。

4 公共卫生风险处置

公共卫生保障队伍始终坚持第一时间出动、第一时间响应、第一时间处置，将公共卫生风险的影响控制到最小。比如：现场发现发热等异常症状人员，在半小时内完成人员复查复诊、采样检测、快速离场等。

在做好应急处置的同时，公共卫生保障队伍还会不间断进行现场巡查，对不符合公共卫生安全保障相关要求的情况，立即要求相关人员进行整改。对监测发现的聚集性异常情况，及时开展公共卫生安全风险排查。

比如：某大型展会中，现场医疗站接诊了数名眼部不适的同一烤肉店铺厨师，公共卫生保障队伍及时调查和分析原因，发现这是一起由于厨师作业不当引发的光敏性结膜炎事件，并向活动主办方和餐饮单位提出了预防和处置建议，及时避免更多人员出现健康问题。

参与大型活动，勿忘呵护健康

● **提前了解活动信息** 参与大型活动前，应了解活动举办地的近期各类疾病疫情及公共卫生状况，出行时尽量避开高峰时段和人群密集区域。

● **做好个人防护** 在人群密集或通风不良的场所，应佩戴口罩，勤洗手，与他人保持社交距离。

● **保障饮食卫生** 尽量从正规渠道购买食品，避免食用来源不明的食物，注意饮食和饮水卫生。

● **接种疫苗与健康检查** 提前接种必要的疫苗，如流感疫苗、新冠疫苗等；出行前进行自我健康检查，如有发热、咳嗽、呕吐等症状，应及时就医，待疾病痊愈后再参加活动。

● **及时就诊** 参加活动时，若出现健康问题或发生意外伤害，应及时告知工作人员，就近前往医疗点诊治。PM

“瘦型”肥胖，怎么减“肥”

同济大学附属第十人民医院内分泌科
卜 乐（副主任医师） 克丽比努尔·穆太力普

生活实例

27岁的谭女士平时饮食比较节制，身高170厘米，体重54千克，体型偏瘦，但小腹凸起，非常显胖。她听说这种情况很可能是“隐性肥胖”，便去医院做检查。果然，检测结果提示：谭女士内脏脂肪面积达112平方厘米，体脂率为35.8%，均超标；肌肉量不足。被诊断患有“营养不良型肥胖”。谭女士不解：只听说过营养过剩导致肥胖，营养不良怎么会和肥胖扯上关系？

人不胖，为何体脂率超标

有些人体重在正常范围内或偏低，但体脂率过高，主要表现为内脏脂肪过多。营养不良型肥胖是一种复杂的代谢状态，通常与不均衡饮食有关。医生会通过三个表型（体重减轻、低体质指数、低肌肉质量）和两个病因（食物摄入量减少或种类单一、存在持续性感染或肿瘤等消耗性疾病）来评估，若肥胖患者满足一个表型和一个病因，可诊断为营养不良型肥胖。此类患者通常面临以下健康风险：

❶ **内脏脂肪面积增加** 内脏脂肪面积可通过腹部CT检查测算，小于100平方厘米为正常。如果该数值超标，可能导致胰岛素抵抗，增加心血管疾病的发生风险。

❷ **体脂率过高** 体脂率为体内脂肪占总体重的比例，可通过腰围、体重来计算，或通过双能X线检查（DXA）、生物电阻抗分析法（BIA）测量。体脂率超标可增加代谢综合征、2型糖尿病的发病风险。

❸ **肌肉量不足** 肌肉量是指人体中骨骼肌的绝对质量，通常通过DXA、BIA测量。如果肌肉量不足，可能导致身体代谢率下降，进而影响能量消耗和体重管理。

❹ **微量营养素缺乏** 通过血液检测维生素、矿物质含量来评估。若维生素和矿物质缺乏，可能影响免疫功能、代谢调节和骨骼健康。

减“肥”，重在平衡膳食

纠正营养不良型肥胖的关键在于采取平衡的饮食策略。首先，应增加优质蛋白质的摄入量，包括鸡肉、鱼、豆制品和低脂乳制品。这些食物不仅能支持肌肉生长和修复，还能增强饱腹感。其次，应选择富含不饱和脂肪酸的食物，如深海鱼类、亚麻籽油和核桃。第三，全谷物、糙米和燕麦等富含膳食纤维，应作为碳水化合物的主要来源。第四，增加蔬菜和水果的摄入量，每天至少摄入蔬菜300克、水果200克，确保摄入足够的维生素、矿物质和膳食纤维。难以通过日常饮食获取足够维生素和矿物质时，可以考虑在医生或营养师的指导下使用营养补充剂。第五，减少加工食品的摄入，特别是高糖、高盐和高脂肪食品。此外，还应建立定时、定量的饮食习惯，避免暴饮暴食。

降“脂”，关键在运动

营养不良型肥胖者可采取以下措施降低体脂率，同时增加肌肉量。

❶ **有氧运动** 每周至少进行150分钟的有氧运动，如快走、慢跑、游泳等，以提高心肺功能，促进脂肪燃烧。

❷ **力量训练** 着重进行核心肌群的锻炼，如平板支撑、仰卧起坐等，每周锻炼2～3次，以增强肌肉力量。还可通过瑜伽练习等增强腹部肌肉力量。

❸ **生活习惯改善** 减少久坐，增加日常活动量，确保每晚7～9小时的睡眠，并管理压力。

❹ **监测进度** 定期检测体重和体脂率，在医生指导下根据结果调整运动计划。PM

生活实例

金女士一直被同事、朋友们调侃“睡眠太好”，即使平时睡眠总时长达到9小时，她早上起床后仍感到无精打采，仿佛“身体醒了，脑子还懵着”，工作时呵欠连连，注意力难以集中。最近，她从网上了解到，自己这是被“睡眠惯性”困扰了。这究竟是怎么回事？该如何摆脱它呢？

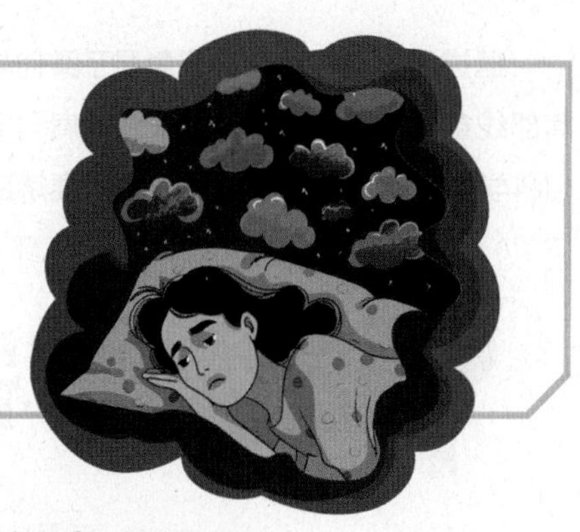

如何摆脱“睡眠惯性”

上海中医药大学附属市中医医院内科主任医师　许 良

司空见惯的睡眠惯性

起床后仍感觉没睡醒，这种情况被称为睡眠惰性，也叫睡眠惯性，是指人被唤醒后出现的暂时性的低警觉性、迷惑、行为紊乱，以及认知能力、感觉能力下降的状态。研究发现，睡眠惯性受前期睡眠情况、睡眠结构、昼夜节律等多种因素的影响，当存在睡眠剥夺情况时会明显加重，严重的睡眠惯性被称为睡眠宿醉。比如：如果晚上因看电视或上网而睡得过晚，早上又被闹钟叫醒，就容易感到头脑昏沉，出现睡眠惯性。睡眠惯性通常持续15～60分钟，也有可能持续长达几小时。发生睡眠惯性期间，不仅人的工作、学习能力会受影响，认知功能和反应能力也会有所下降。

如何缓解睡眠惯性

被睡眠惯性“捕获”时，可以尝试以下方法缓解。

首先，在早晨醒后、起床前，闭目养神几分钟或稍坐片刻，使大脑逐渐清醒后再起身。

其次，起床后可以通过一些改善环境的措施促进身体和大脑的“苏醒”。有研究显示，适当光照、逐渐增加环境中的声音对减少睡眠惰性有一定的积极作用。起床后，可以拉开窗帘沐浴阳光，听一听广播或音乐。

第三，起床后尽量让身体活动起来，如在洗脸、刷牙、梳头后，到户外做早操活动身体或散步几分钟，户外清新的空气也有助于提神醒脑。PM

专家提醒

睡眠惯性不仅见于早晨起床后，如果午睡时间过长，醒后也容易出现睡眠惯性。短时间的午睡能够起到减轻疲劳的作用，但如果午睡时长超过半小时，人由于从深睡眠中醒来，就较容易出现睡眠惯性。

因此，午休时间以15分钟左右为宜，最好不要超过半小时。

专家简介

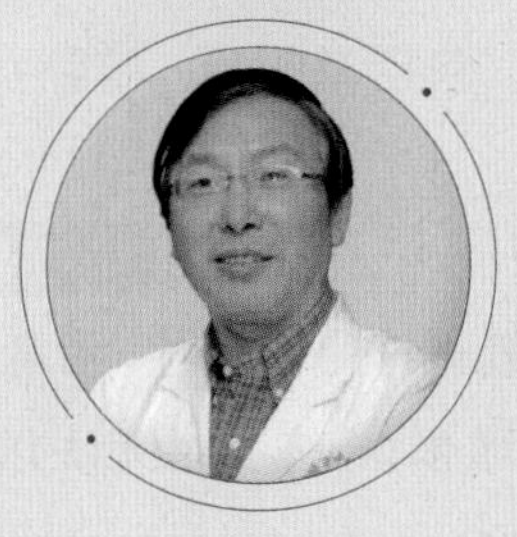

许 良 《大众医学》专家顾问团成员，上海中医药大学附属市中医医院主任医师，中国睡眠研究会中医睡眠医学专业委员会主任委员，中国医师协会睡眠医学专业委员会中医学组副主任委员，上海市中医药学会神志病分会副主任委员。

挺拔而优雅的肩膀不仅彰显了柔韧与力量的完美结合，更是运动美学的典范。然而，有些人的肩部线条向下倾斜，又称斜肩、“溜肩”，影响外形。当前，网络上充斥着各种矫正“溜肩”的方法，但科学性和有效性存疑。“溜肩”需要矫正吗？

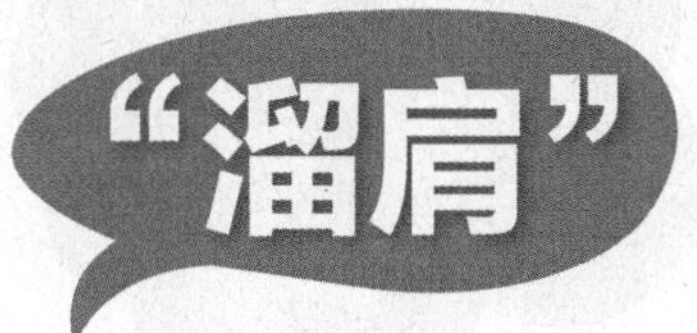

“溜肩”需不需要矫正

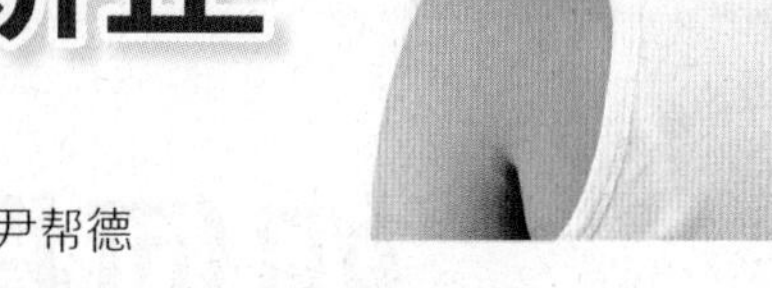

同济大学附属同济医院骨关节外科中心运动医学科　程 飚（主任医师）　尹帮德

肩胛骨偏移，可致“溜肩”

一般地说，颈根部到肩部最外侧连线与水平面的夹角大于20°，可考虑为“溜肩”。引起“溜肩”的原因主要分两类：一类是上斜方肌肥大，颈根部肌肉隆起，使肩部线条变倾斜；一类是肩胛骨位置偏移，更贴近脊柱下方导致。前锯肌和斜方肌的弱化或功能障碍导致肩胛骨失稳、长期维持不良姿势（如伏案久坐、驼背、长时间低头看手机等）、罹患神经肌肉疾病等，均可能导致肩胛骨位置偏斜。

“溜肩”，影响的不只是外形

“溜肩”者常有这样的困扰：肩膀外形不好看，选择衣服有一定困难；背书包或单肩包时，背带容易滑落……部分“溜肩”者甚至因此会产生容貌和生活焦虑。此外，少部分“溜肩”严重者可能出现肩关节的活动范围受限，如举手、提重物，或进行羽毛球、网球等特定的体育活动时受到限制；肩胛骨位置异常还可能增加运动损伤的风险；不正常的肩关节应力状态会对其周围肌腱和肌肉造成额外的压力。

强肌健骨，有助矫正

“溜肩”是否需要矫正，应根据其对个人日常生活的影响程度来决定。一般地说，“溜肩”对身体健康和日常生活影响不大的，不需要干预。如果已严重影响外观和自信，可在医生指导下采取个性化的治疗方案。例如：通过功能锻炼增强肩背部肌肉力量，改善肩胛骨稳定性，包括举哑铃、俯卧撑和开合跳等运动；进行康复治疗，以恢复肌肉平衡和关节活动范围；佩戴矫正支具，辅助维持正确的姿势。

值得注意的是，任何治疗措施都应在专业医疗人员的指导下进行，以确保安全有效，尤其是某些疾病因素导致的“溜肩”。PM

特别提醒

网络上有许多“瘦肩针”、激光溶脂等针对“溜肩”的美容方法，宣称对因上斜方肌肥大导致“溜肩”者有效。实际上，这些方法并没有科学依据，安全性无法保证，大家切莫轻易尝试。

如今，瑜伽是非常流行的运动，瑜伽的必备“搭档”瑜伽垫也不断涌现新品牌、新品种。面对琳琅满目的瑜伽垫，人们不禁感到困惑：不同瑜伽垫各有什么特色？该如何选出适合自己的呢？

选对瑜伽垫，瑜伽更愉悦

上海交通大学体育系教授　王会儒

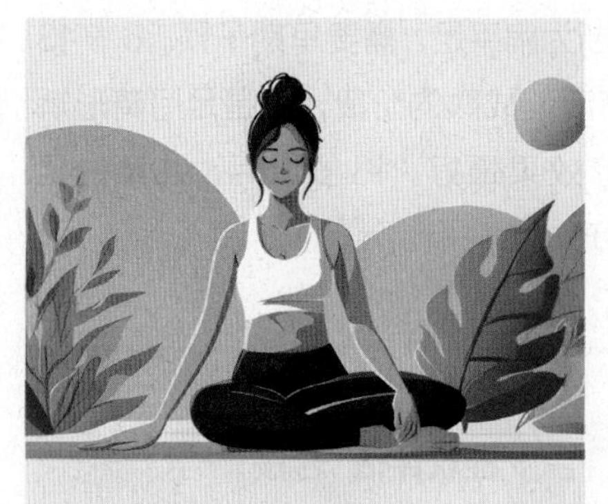

在练习瑜伽的过程中，瑜伽垫最大的作用是支撑和防滑，在结实、平稳的地面上使用合适的瑜伽垫，可以使动作更易施展，避免脊椎，以及踝、髋、膝关节等部位的损伤。挑选瑜伽垫，需要关注以下四个考量因素：

考量因素 1：瑜伽流派

瑜伽历史悠久，流派和风格众多，各有侧重，练习者可根据流派特色选择能更好辅助体式的瑜伽垫。艾扬格瑜伽强调动作精准，故练习者宜选择带有体位线（即横、竖向的刻度线）的瑜伽垫。流水瑜伽、能量流瑜伽、阿斯汤加瑜伽等体式变化多，且常带有跳跃动作，故练习者宜选择防滑性能更好、不易变形、减震效果好的瑜伽垫。如果练习高温瑜伽，出汗较多，则宜选择更容易清洁的瑜伽垫。

考量因素 2：材质

不同材质的瑜伽垫各有优缺点。热塑性弹性体（TPE）材质的瑜伽垫较常见，特点是弹性和防滑性好，一般能使用 1 ~ 3 年，但容易受汗液腐蚀，不适合高温瑜伽或在夏季使用。丁腈橡胶（NBR）材质的瑜伽垫，质量轻，柔软度佳，比较耐磨，价格便宜，但防滑性差，不适合练习平衡动作，使用寿命只有约 1 年。天然橡胶材质的瑜伽垫，弹性、抓地性和防滑性能均较好，且表面防水，易保养，使用寿命可达 2 年以上，但比较重，不方便携带，价格相对较高。亚麻材质的瑜伽垫不仅防滑性好，吸湿性和透气性也强，使用寿命为 2 ~ 3 年，缺点是价格贵，且容易产生异味。

考量因素 3：尺寸

瑜伽垫的厚度从 3 毫米到 10 毫米不等，一般瑜伽爱好者选择 6 毫米就可以了。太薄的瑜伽垫在跪姿练习时容易导致膝关节疼痛，瑜伽垫太厚则容易影响身体平衡，造成动作不标准。瑜伽垫的常规长度是 1.8 米，如果身高较高，可选择加宽、加长型的瑜伽垫。

考量因素 4：练习地点

如果是在家里或固定的瑜伽馆练习，不用考虑瑜伽垫的便携性，可以选择较重的。如果每次练习需要携带瑜伽垫，就要尽量选择便携的。如果在大理石地面练习瑜伽，要更注重瑜伽垫的防滑性。

使用瑜伽垫，清洁维护有讲究

瑜伽垫表面纹路凹凸不平，容易藏污纳垢，成为细菌、真菌和尘螨等的“大本营”。及时清洁瑜伽垫，不仅能避免近距离接触造成的健康问题，还能避免其产生异味，延长使用寿命。可以在每次使用后使用柔软的抹布轻轻擦拭，避免用刷子刷洗，以免磨损瑜伽垫表面的保护层。瑜伽垫应避免潮湿、高温和阳光暴晒，特别是在梅雨季节。PM

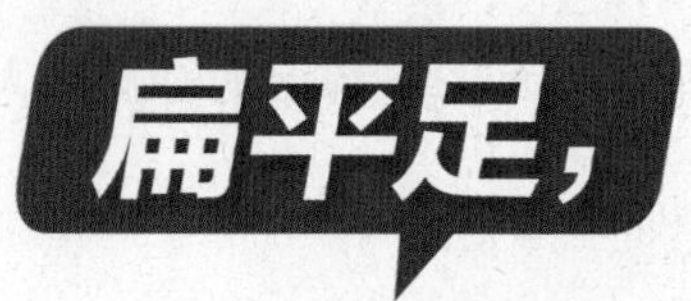

危害不仅限于足部

扁平足是先天或后天原因导致的足内侧纵弓低平或消失，常伴有足跟外翻和足部疼痛，不仅会导致运动受限，还会引起踝、膝、髋等关节的连锁病变，影响步态，甚至可能引起腰背部疾病。

上海市伤骨科研究所副主任技师　黄 萍
湖北咸宁崇阳县人民医院　黄 柏

足弓发育异常导致

临床上，许多扁平足患者主诉没走多长的路就脚痛，或跑步时出现踝、膝、髋部疼痛。扁平足主要与足弓异常有关。0～3 岁是足弓未形成阶段，该年龄段的孩子属于生理性扁平足，家长无需担心。3～6 岁是足部发育阶段，是足弓形成的关键期。此阶段的孩子慢慢由扁平足变为正常足。如果孩子到了 6 岁仍然没有足弓，可诊断为扁平足，需要早期干预。6～13 岁是足部骨骼发育渐渐成熟的阶段，也是足弓畸形矫正的关键期，治疗效果最好。13 岁以后，儿童的足部发育成熟，足弓形成。

筛查方法：

❶ **观察足部形态** 观察孩子的足弓，若足内侧低平或足舟状骨突出，说明可能存在扁平足。

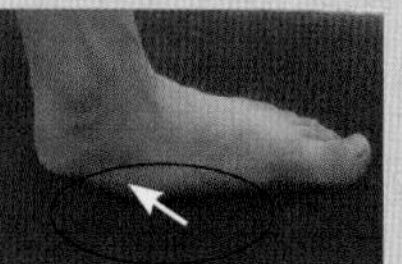
足内侧纵弓低平、足舟状骨突出

❷ **观察体态** 若孩子出现步态异常，行走时足跟外翻，可能存在扁平足。

❸ **症状评估** 若孩子经常出现走路时足部不适、疼痛，要考虑是否存在扁平足。

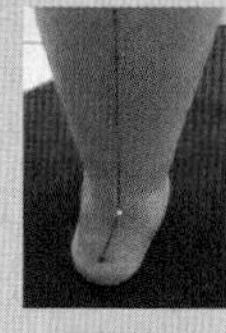
足跟外翻

❹ **足印法** 让孩子足底蘸清水后站在白纸上，根据足弓空白区的宽度与足印最窄处宽度的比值来判断是否为扁平足。

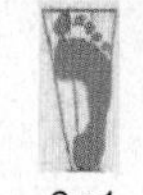
2：1
正常

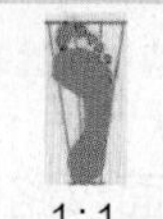
1：1
轻度扁平足

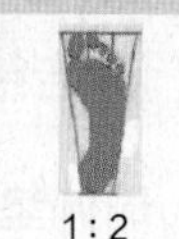
1：2
中度扁平足

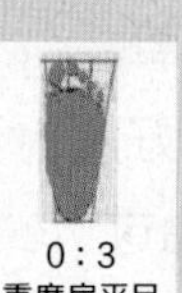
0：3
重度扁平足

❺ **足型扫描和足底压力检测** 通过记录足形态，根据中足着地面积占除足趾区域外全足着地面积的比例来判断是否为扁平足。正常情况下，该比例为21%～28%；若大于28%，为扁平足。

❻ **影像学检查** 足部X线片显示足弓消失，可诊断为扁平足。

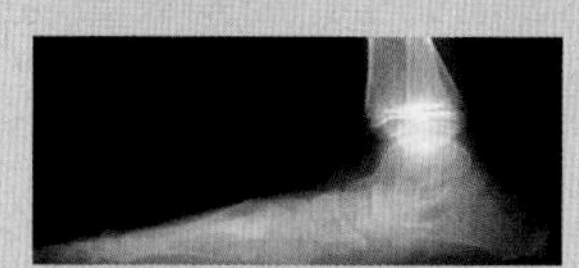

尽早干预疗效好

矫正扁平足的最佳年龄是13 岁以下。主要治疗方法是使用矫形鞋垫或鞋，以促进足弓发育。病情严重者可能需要手术治疗。

此外，在日常生活中还需注意：①穿合适的鞋，最好选择有抬高足弓效果的鞋。② 加强锻炼，可选择跳绳、跳舞等全身运动，以及针对性的足部运动（如足趾抓地、脚踩地面的圆棒等），鼓励在安全的环境中进行光脚运动。③营养均衡，避免肥胖。

需要提醒的是，扁平足并不会随着年龄增长而自愈，若不及时干预，反而可能加重。此外，市售的各类矫姿产品质量参差不齐，盲目选用不仅无法矫正扁平足，还可能导致肌肉疲劳，甚至加重病情，家长们应避免被广告误导。PM

居家康复，助帕金森患者“慢慢说”

同济大学附属养志康复医院康复治疗部　洪倩怡　李贤文　陆佳妮（副主任治疗师）

“帕友”语速为何变快

近年来，帕金森病的发病率不断攀升。除运动障碍外，90% 的“帕友”还存在言语障碍，主要表现为“说话加速”。很多帕金森病患者刚开始说话时语速稍慢，之后语速越来越快，甚至快到别人完全听不清。

帕金森病患者的这种言语障碍属于运动性言语障碍，除语速快外，还包括音量降低、音调单一、声音嘶哑、发音费力、发音协调性和言语清晰度下降、存在气息音等，不仅影响患者的沟通能力，更降低生活质量。

居家锻炼，让说话“减速”

为减少沟通障碍，改善患者沟通能力，可通过练习来帮助帕金森病患者减慢语速，提高语言可理解性。

❶ 定速板

定速板（图 1）是一种可用于控制语速和节奏的辅助工具。可用纸张打印，也可用木板或塑料板自制。使用时，患者在选取感兴趣的文章后，一边用手指触摸点位，一边朗读，也可以在谈话时使用，以控制语速，提高言语的清晰度。使用时需注意：每指一下，再念一个字，不可心急跳过点位。

定速板圆圈的数量，可以根据患者的年龄、目标句子的长度而变化。语速显著加快的患者，还可通过增加定速板点位的间隔距离、设置阻隔板等方式，延长讲话的间隔时间。

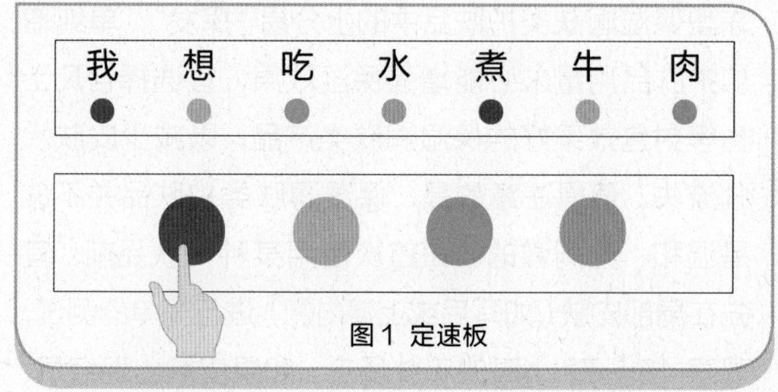

图 1 定速板

❷ 节拍器

节拍器（图 2）是一种能够发出稳定节奏的装置，有多种类型，包括机械节拍器、电子节拍器和节拍器软件等。患者可以根据个人需求和喜好选择合适的类型。帕金森病患者使用节拍器，可辅助调节言语节奏，还可以进行步态训练、精细运动控制。

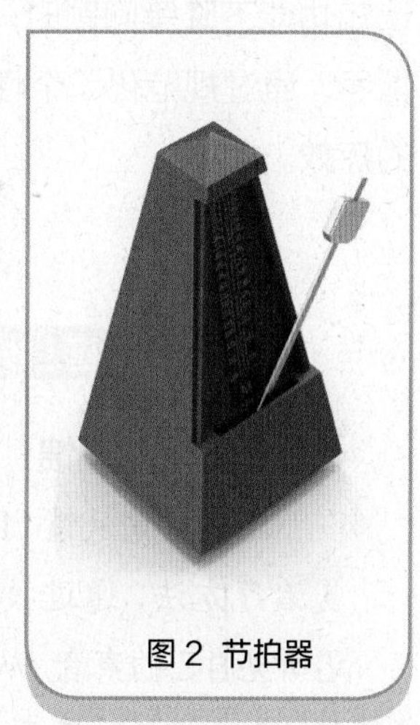

图 2 节拍器

成年人平均语速在每分钟 120 ~ 150 字，患者可依据说话习惯、所讨论话题的复杂性来调节节奏。节拍器的固定节奏可提供一个稳定的语速参考，患者可跟随节奏进行言语练习，逐渐习惯并维持较慢的语速。

❸ 字母板

除语速增快外，帕金森病患者还常伴有言语清晰度下降的问题，尤其是辅音。辅音指的是在发音时，气流在口腔或咽头受到阻碍而形成的音，如“b”“p”“m”等。字母板（图 3）是一张分布着拼音字母的纸板。使用时，患者一边说话，一边用手指指向对应的辅音，不仅可以帮助减慢语速，还可以代偿模糊的辅音发音。例如：当患者说“我（wo）想（xiang）吃（chi）水（shui）煮（zhu）牛（niu）肉（rou）”时，可以一边说，一边用手指指向这些字的辅音，即“w”“x”“ch”“sh”“zh”“n”“r”。

b p m f
d t n l
g k h
j q x
zh ch sh r
z c s
Y w

图3 字母板

当帕金森病患者面临言语障碍、吞咽障碍和认知功能下降等问题时，可寻求专业言语治疗师的指导，通过规范化、个性化的康复治疗，获得理想的疗效。PM

延伸阅读

延迟听觉反馈

延迟听觉反馈（DAF）是一种新兴的康复治疗方法，通过技术手段使患者稍微延迟听见自己的声音，从而减慢语速。如图4所示，患者说话的声音被延迟传输到耳朵，大脑因“等待”自我声音的反馈而减慢语速。

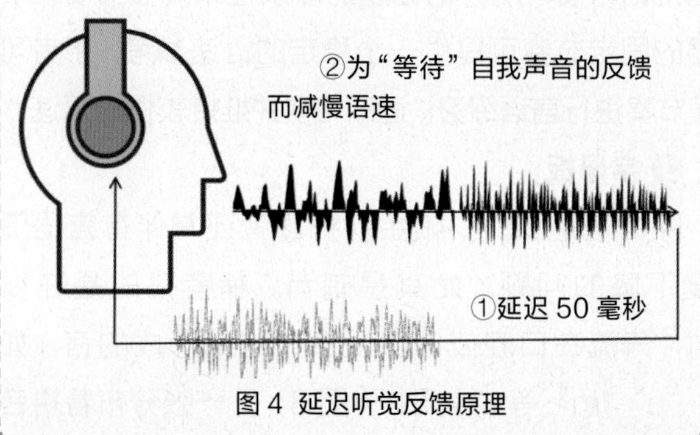

图4 延迟听觉反馈原理

随着秋冬季节的到来，人体出汗量减少、皮脂分泌降低，加之气候干燥，皮肤干燥现象越来越普遍。轻则表现为皮肤紧绷、瘙痒、刺痛或脱屑；重则导致皮肤屏障功能受损，诱发或加重湿疹、特应性皮炎、银屑病等皮肤疾病。许多人通过使用护肤品，尤其是保湿润肤类产品缓解症状，且认为“厚涂”护肤效果更好。事实真是如此吗？

1 问：护肤品涂得越多，护肤效果越好吗？

答：未必，有时适得其反。

皮肤作为人体最大的器官，需要进行正常的“呼吸”和代谢活动。使用过量或过于厚重的护肤品不仅会妨碍皮肤发挥正常功能，还可能导致毛囊炎、痤疮等皮肤问题。护肤品的推荐用量因产品而异，无统一标准。许多护肤品会在包装上明确标注建议的使用方法和用量，消费者在使用前应仔细阅读产品说明书。对于那些标注“适量”的护肤品，需要根据产品的类型和个人皮肤状况决定具体用量。

● **功效性护肤品** 祛斑、美白、抗老化等功效性护肤品可能含有视黄醇、维生素C等活性成分，对皮肤有不同程度的刺激性，应从低剂量、低浓度开始使用，使用过程中应密切观察皮肤反应。一旦出现红斑、刺痛、灼热等不适，应立即停用，必要时就医，切不可为“急于求成”而过量使用。

● **保湿润肤类护肤品** 用量主要取决于皮肤的干燥程度，秋冬干燥季节可适当增加用量，夏季则适当减少用量，并注意防晒。秋冬季节，凝胶或果冻型保湿润肤类护肤品中的水分易“挥发”，单纯增加护肤品用量未必能增强保湿效果，宜选择含凡士林等封包效果好的保湿润肤类产品，以减少皮肤水分流失。值得注意的是，保湿润肤类护肤品并不总是温和、无刺激的。在首次使用某种护肤品前，宜先在局部皮肤（如耳后或上臂内侧）进行简单的测试，观察48～72小时的皮肤反应。如果皮肤出现红斑、

4问“厚涂”

同济大学附属皮肤病医院皮肤内科主任医师　史玉玲

皮疹、红肿等症状，或感到瘙痒、刺痛、灼热等，则不适合使用。

② 问：长期“厚涂”护肤品，可能损害皮肤健康吗？

答：过量使用易堵塞毛孔，引发一系列皮肤问题。

过量使用护肤品可导致毛囊口堵塞，造成皮脂和角化异常的角质细胞过量堆积，易继发散在的针尖样丘疹（可能是粟丘疹、汗管瘤、扁平疣、粉刺等）或痤疮。

③ 问：“少量多次”与“一次性厚涂”，哪个保湿效果更好？

答：“少量多次”更科学。

保湿润肤类护肤品的用量一般可遵循“按指尖单位（FTU，约0.5克）计量”原则：1FTU/日可涂抹2个成人手掌大小面积的皮肤。面颈部2.5FTU，躯干前后各7FTU，单臂3FTU，单手1FTU，单腿6FTU，单足2FTU。以上剂量可每天分1～2次使用，并根据皮肤状态、季节、气候等适当增减。通常，涂抹软膏剂型护肤品8小时后体表残余量约50%，乳剂散发得更快。因此，每天宜至少涂抹保湿润肤类护肤品1～2次；2岁以下儿童由于表皮较薄，水分更易丢失，可适当增加护肤品使用频率。不少人习惯在洁面或沐浴后等待自然风干，这一做法可能会导致更多水分流失，使皮肤更干燥。通常，应在洁面或沐浴后3分钟内，涂抹适合自己肤质的润肤霜或保湿剂。

专家提醒

对于患湿疹、特应性皮炎等强调皮肤保湿作为基础治疗的人群而言，保湿润肤类护肤品的用量可遵循“按年龄剂量”原则，即婴幼儿全身涂抹100克/周，儿童全身涂抹150～250克/周，成人全身涂抹250～500克/周。

④ 问：使用保湿润肤类护肤品后仍觉得皮肤干燥，必须“厚涂”才可有效护肤吗？

答：正确的护肤不仅要选择合适的产品，还包括合理的使用方式和频率。

有些人在涂抹保湿润肤类护肤品后发现，皮肤迅速变得干燥、紧绷不适，便认为需要涂抹更多的量才可增强保湿效果。然而，这种做法未必正确。大家应针对不同皮肤类型选择适合自己的护肤品剂型和成分：

- **油性皮肤**　宜选择无油配方、质地清爽的剂型，如水、乳液、凝胶或啫喱。在成分选择上，应优先考虑亲水性保湿剂，如甘油、尿素等，减少使用后的油腻感，避免堵塞毛孔。
- **干性皮肤**　宜选择含有封包效果好的油脂成分，如凡士林、植物油、动物油或矿物油等，有助于减少经表皮的失水率，从而改善皮肤屏障功能。
- **混合性皮肤**　宜根据皮肤不同区域的特点，选择适合的产品和涂抹方式。
- **敏感性皮肤**　宜选择成分简单、无刺激性的产品。

过度涂抹护肤品可能导致皮肤负担加重，损害皮肤健康。适量使用护肤品并定期进行皮肤健康状况评估，才是护肤的正确方式。此外，保持良好的生活习惯，如适量饮水、保持室内适宜湿度、避免长时间暴露干燥环境中，也是维护皮肤健康的重要措施，必要时也可向皮肤科医生求助，获得个性化的护肤建议。PM

纤长、卷翘的睫毛是人们的心之所向。为拥有理想中的睫毛，不少人尝试了许多方法，它们能做到安全、有效又持久吗？

美睫，没有想象中那么简单

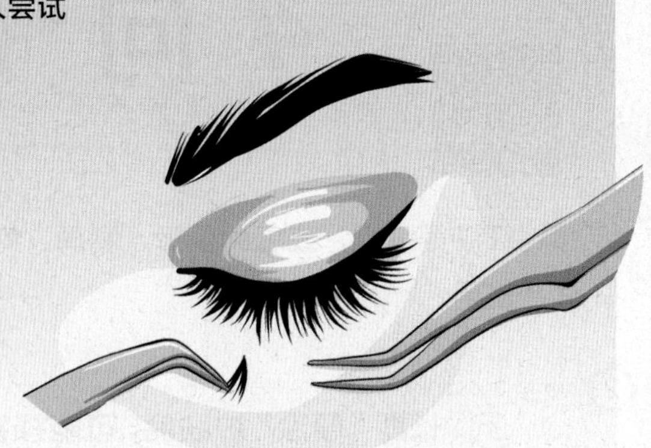

复旦大学附属华山医院皮肤科主任医师　吴文育

睫毛有大用处

睫毛不仅能为颜值加分，还在保护眼睛免受外界伤害、感知外界刺激方面发挥着重要作用。作为上睑与下睑边缘的一种细长毛发，睫毛能有效阻挡灰尘、微小颗粒和其他异物进入眼睛。睫毛极其敏感，当物体接触到睫毛时，会立即触发眼睑的闭合反应，保护眼睛免受伤害。

通常，上眼睑有 90 ~ 160 根睫毛，分布 5 ~ 6 排，下眼睑有 75 ~ 80 根睫毛，分布 3 ~ 4 排；上眼睑睫毛深度约 2.4 毫米，下眼睑约 1.4 毫米。从结构上而言，睫毛与头发类似，从外到内分为毛小皮、毛皮质、毛髓质。睫毛的颜色由毛皮质中的黑色素决定。睫毛生长周期可分为生长期、退行期和休止期，其中，生长期持续 30 ~ 50 天，休止期约 3 个月。睫毛每日生长 0.12 ~ 0.14 毫米，很少超过 12 毫米，大部分人的睫毛呈自然上翘形态。睫毛毛囊根部与蔡司腺和摩尔腺相连，这两种腺体可以产生抗菌与润滑物质。

“增睫”偏方不可信

民间有不少促进睫毛生长的“经验”，如经常修剪睫毛、局部使用维生素 E 或睫毛增长液等，这些方法可行吗？

修剪睫毛只是去除生长期睫毛较纤细的末端，保留较粗壮的根部睫毛，并未改变其密度和生长周期，不会促进睫毛生长。相反，修剪睫毛可能破坏睫毛的正常生理功能，甚至误伤眼睛。

维生素 E 主要有保湿、抗氧化作用，并不能影响睫毛毛囊的生长周期，目前缺乏充分科学证据表明维生素 E 对睫毛生长有促进作用。市面上，睫毛生长液五花八门，主要包括前列腺素类似物和生长因子两类。其中，含有前列腺素类似物的产品为处方药，有特定适用人群，需由医师评估后开具处方，使用不当可导致眼部刺激、眼睑色素沉着、眼睑干燥、视物模糊等副作用。目前，我国《化妆品分类规则和分类目录》中，没有具有“促进睫毛生长”功效的品类；我国亦未批准任何宣称具有促进睫毛生长功效的化妆品，未注册或备案任何“前列腺素”相关的化妆品原料。至于生长因子可促进睫毛生长一说，尚无科学依据。

打造美睫，健康最重要

改善睫毛外观可通过涂睫毛膏、嫁接睫毛等方法实现。睫毛膏可使睫毛的毛小皮显得浓密，部分睫毛膏还可以起到临时卷翘睫毛的作用。使用过程中应避免过于贴近睫毛根部。

嫁接睫毛是使用胶水将人工睫毛粘贴在原生睫毛上，应避免将睫毛嫁接至睫毛远端、多株假睫毛粘贴于单株睫毛上、假睫毛直接粘贴于眼睑等操作，以免导致睫毛脱落和局部眼睑刺激，过敏体质人群尤需慎重。值得注意的是，长期、反复嫁接睫毛，有导致生长期睫毛减少、睫毛稀疏的风险。PM

“吊脖子”能否拯救“受伤”的颈椎

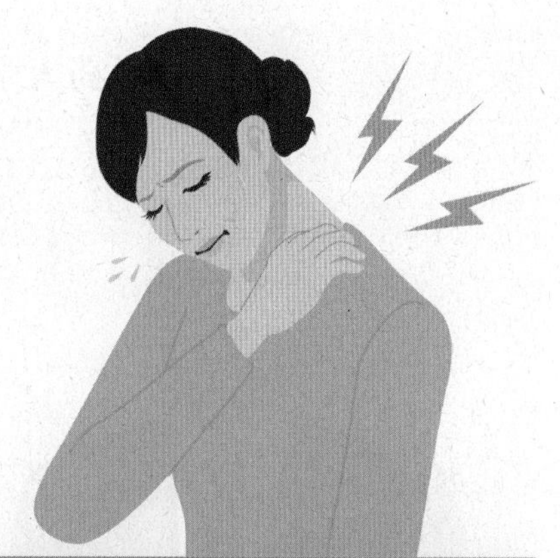

上海中医药大学附属龙华医院康复医学科　巫明祺　唐占英（副主任医师）

近日，一位网友在某医院康复医学科拍到的一张照片引发关注。照片里，不少年轻人正排排坐着“吊脖子”。不少网友评论：“吊完脖子舒服很多”“我同事买了个支架，天天在单位拿毛巾吊脖子”“有用吗？我也想去”……“吊脖子”真能拯救现代人的颈椎吗？

“吊脖子”有什么用

“吊脖子”其实是一种牵引治疗，其作为一种常见的治疗颈椎不适的方法，被广泛应用于临床。牵引治疗的主要作用在于：①通过外力拉伸颈椎，增大椎间隙，减轻椎间盘对神经和血管的压迫；②缓解颈部肌肉紧张和痉挛，改善局部血液循环，促进炎症消退，减轻颈椎疼痛、僵硬、麻木等症状；③限制颈椎活动，调节附属韧带、肌肉功能；④延长椎管纵径，改善神经根和脊髓实质的血流量及脑脊液循环；⑤改善脊柱曲度，恢复颈椎正常序列及小关节功能。

不是所有颈椎病患者都能“吊脖子”

颈椎病分为颈型、神经根型、脊髓型、椎动脉型、混合型等不同类型，并非所有颈椎病患者都适合牵引。比如：颈型颈椎病和神经根型颈椎病患者进行牵引治疗能有效减轻颈部僵硬、上肢麻木、放射性疼痛等症状；有明显脊髓压迫、椎管狭窄的中重度脊髓型颈椎病患者不宜做牵引，以免加重病情，严重时甚至会导致瘫痪；椎动脉型颈椎病患者如果在牵引过程中出现头晕等不适，应立即停止牵引。此外，患严重骨质疏松症及其他骨质破坏性疾病者、颞下颌关节病患者，以及强直性脊柱炎、颈椎不稳等患者，均不宜进行牵引治疗。

“吊脖子”有讲究

❶ 使用合适的牵引装置

不同类型的颈椎病可能需要不同的牵引装置和牵引参数。患者应在医生指导下使用合适的牵引装置，以确保安全性和有效性。

❷ 控制牵引力度和时间

牵引力度应适中，力度过大可能会损伤颈椎，过小则达不到治疗效果。牵引时间一般为每次15～30分钟，不宜过长。

❸ 注意牵引角度

牵引角度应由医生根据患者的病情进行调整，以达到最佳的治疗效果。

❹ 观察身体反应

在牵引过程中，患者要密切观察身体的反应，如出现疼痛加重、头晕、恶心等不适，应及时告知医生。

自行“吊脖子”不可取

颈椎牵引是一种专业的治疗方法，需要由专科医生根据患者的具体病情制定个性化的方案，在正规医院或专业的康复机构进行。自行牵引很难掌握合适的力度、时间和角度，容易造成不良后果，若在牵引过程中出现问题，也无法及时得到正确的处理。PM

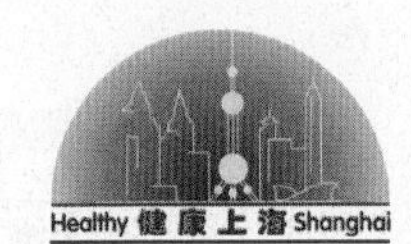

上海中医药大学附属岳阳中西医结合医院党委副书记赵庆：

深耕科普教育，弘扬中医文化

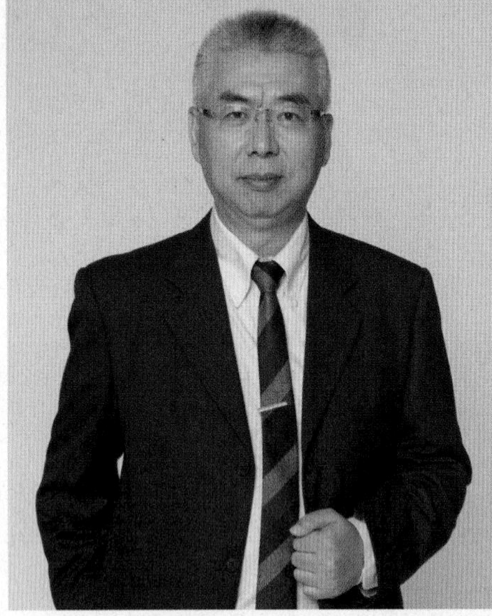

本刊记者　王丽云

上海中医药大学附属岳阳中西医结合医院是新中国成立后由上海市人民政府组建的第一个中医医疗机构。该院一直秉持“让百姓受惠、兴中医传承”的理念，致力于医学知识的普及、中医药文化的传播和公众健康素养的提升，于2009年成为全国科普教育基地，也是沪上卫生系统首个全国科普教育基地。近年来，为更好地开展健康促进工作，让医学科普在全院范围内成为人人参与、人人喜爱并为之奋斗的事业，该院成立了健康促进委员会，由党委书记、院长任双组长，全力打造健康环境舒适、健康服务优质、健康教育扎实、健康文化显著的健康促进医院。

科普教育，在场馆、活动、文章、视频中

多年来，该院以弘扬中医文化为己任，不断完善科普阵地建设，打造了中医文化氛围浓郁、中医特色显著的膏方文化馆、针灸推拿康复科普馆、中医治未病科普馆和5G+医学科普馆四大科普场馆，占地面积9000余平方米。

在此基础上，该院充分利用丰富的中医药资源与优势，打造科普传播平台，积极参与中医药文化健康科普宣传，大力推进健康教育与健康促进工作。每年开展各项科普教育活动300余场次，结合养生节、上海科技节、全国科普日等节日，通过义诊、科普讲座等方式，让健康科普精准有力，真正做到为民、惠民、利民。

为提高健康科普的影响力，让科普教育“飞入更多寻常百姓家”，该院鼓励医生积极参与科普宣传工作，在官网、官微、抖音等平台打造健康科普矩阵，创建“节气养生”“主题科普日”等科普板块，定期推送科普文章和视频，并联合多家媒体开设科普专栏、录制科普节目。

品牌建设、人才培养，推动健康传播

该院不断加强中西医结合特色鲜明的科普品牌建设和管理，打造了朱氏妇科、海派儿推、健康行走、针刺麻醉等一批明星科普品牌，普及安全、有效、科学的健康养生知识。该院也高度重视中西医结合科普人才的培养，培育了一众科普大咖、科普明星，包括周嘉、吴焕淦、龚利、陈彤宇、董莉等全国中医药科普巡讲专家，上海中医药文化科普巡讲专家，上海市健康科普杰出人物、新锐人物，以及上海健康科普引领人才、青年英才等。他们活跃在健康科普的最前线，吸引了大批市民的关注。

中医文化，走进学校、走向世界

该院把中医药文化进校园作为科普教育的重点工作，面向中小学生积极开展中医药健康科普教育。为了丰富中小学生的暑期生活，该院发掘学生和家长感兴趣的中医话题，打造了互动体验精品课程，为全市中小学生提供丰富有益的素质教育资源。

在海派中医走向世界的进程中，该院也不遗余力。2019年，该院携手老字号药企建立了中国－毛里求斯中医药中心，开创了上海中医药“走”出去的一大新模式，成为全球中医药服务领域一张闪亮的上海名片，获评“新时代健康上海典型案例之示范案例”。2024年，海派中医的脚步走进埃及，博大精深的中医药文化继续在异国他乡大放异彩。PM

别让“性别偏见”限制了自己

中国计划生育协会“青春健康”项目主持人　汪 烨

青春故事

“妈妈，你有自己的‘爱豆’吗？是什么样的？”9岁的儿子突然转向一旁刷剧的我问道。

“我的‘爱豆’啊，阳光帅气、漂亮温柔、充满活力，还有责任感。”

“妈妈，你的‘爱豆’是男生还是女生啊？你说的是同一个人吗？”儿子狐疑地盯着我。

“当然是同一个人啦！一个人怎么不能又帅气又温柔呢？难道漂亮的就只有女生，有责任感只可以是男生吗？那你说说你自己是什么样。”

儿子转了转眼珠，想了半天没好意思张口。

“那我来说说，你听听这是不是你。你敏感，爱哭，内向，有点害羞吧？”

儿子不服：“你说的是我小时候，现在的我勇敢、独立、爱冒险……”

是啊，我的孩子，你已经到了青春期，在这个生理发育急剧变化，同时又开始对社会性别形成观念的重要时期，我想跟你聊聊对自己和他人的认知。

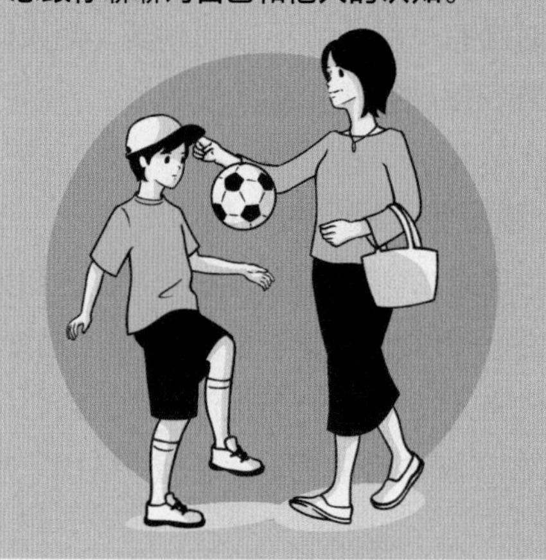

性别偏见，可能限制人的发展

都说男孩要有男孩样，女孩要有女孩样，那男孩女孩到底是个什么样呢？有人说：男孩要勇敢坚强，不能动不动就哭，不然跟个女孩似的；女孩要文静温柔，不能跟男孩子似的野，淑女才惹人喜爱。

男女两性各自典型的特征与行为，称为性别气质（男性气质、女性气质）。这些气质，有的是与生俱来的，有的是后天习得的，既稳定又可变。过分夸大或固化性别气质的差异，就会形成“性别刻板印象”（性别偏见），限制人的发展。生活中，婚恋、生育、性行为、夫妻关系、性别认同等方面的刻板印象时刻影响着我们。例如，“男大当婚女大当嫁”“男主外女主内”等固化的观念，可能限制人们的行动，影响兴趣和能力的发展。

男孩化、女孩化，不如多元化

不同时代赋予青少年们不同的责任。在信息化快速发展的现代，越来越多的青少年意识到：跳出刻板印象，融合男性气质和女性气质的优势，个体的独立性、创造性及社会适应能力都将得到最佳发展。

在接受教育、职业选择、岗位竞聘、择偶婚恋等方面，性别刻板印象影响着发展机会，进而影响着人们的自尊心和安全感。以前，人们觉得女孩子不用读太多书，因为早晚都要嫁人，嫁了人就得在家伺候公婆、丈夫，生儿育女。现在看来，无论男女，通过接受更多教育可以获得更多职业选择，从而改善生活条件，得到更多社会认同。几乎所有男人能做的事，女人都可以做；女人能做的事，男人也都可以做。打破性别刻板印象，才能给自己和他人以更广阔的发展空间。

人与人之间既有相似之处，又有差异，多样化无处不在。每个人都有权利选择自己的生活，每个人都应该被尊重并保持自己的尊严。青少年应该建立尊重、平等的社会性别意识，克服刻板印象，将别人口中的“你应该”换成“我可以”：我可以勇敢，也可以懦弱；我可以坚持，也可以休息一下再继续……尊重他人的不同，学习别人的长处，别让性别偏见限制了自己。PM

最近，一种剪辑粗糙、状态“潦草”的“猫梗”（猫meme）视频迅速在网络上走红。比如：一只小猫代表公司老板，另一只小猫代表职工，两只小猫的互动生动地展现了“打工人”的职场困境，使本有些苦涩的内容变得诙谐幽默。这些“猫梗”因其独特的背景音乐和直接的情绪表达，甚至成为网友的情绪代言。

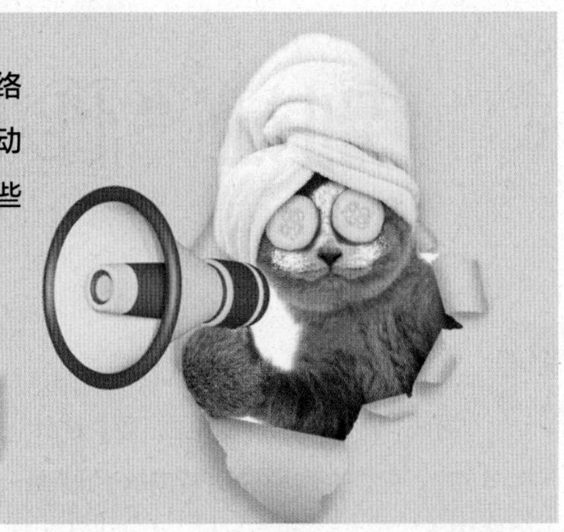

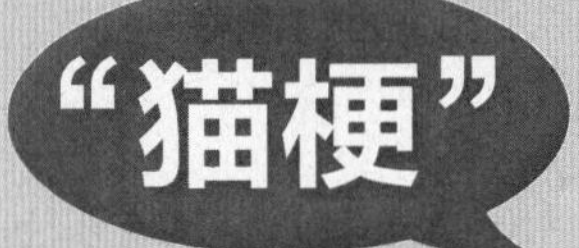

为何火爆全网

华东师范大学心理与认知科学学院　山 群　赵婧昳　李 林（教授）

“猫梗”为何全网流行

经常在网上“冲浪”的人不难发现，有可爱的猫元素的视频、图文无所不在。那么，“猫梗”为什么能够成为新的“流量密码”？

❶ 满足情感需求、实现身心愉悦的助力

猫因其可爱的特征而广受欢迎，这种吸引力不是表面的，而是深深植根于人类的心理需求中。人们对猫的可爱感知可能与人类进化中对幼崽的照顾倾向有关。具有婴儿特征（如大头、圆脸和大眼睛等）的面孔能够激发人们的照顾欲望，这种反应被称为“婴儿模式”。有研究表明，人们对可爱面孔的偏爱是跨越物种的，猫的这些特征会触发人类的注意力和亲情反应，这种反应是即时和自动的。此外，猫与人的互动可以促进人体内催产素的分泌，有助于形成和加强人与猫之间的情感联结。

同样，当人们在网上看到猫时，心情常常会变好。有研究表明，婴儿模式的猫脸会引发奖励和愉悦的感觉。根据情绪管理理论，人们倾向于选择能够缓解负面情绪或维持正面情绪的媒体内容。心理学家在网络实验中证实了，观看网络上的猫视频可以显著提升观众的积极情绪，甚至具有潜在的心理治疗作用。很多网友表示，用猫作为封面和含有猫的视频更吸引他们的注意力。

❷ 建立社会联系、获得社会认同的利器

“猫梗”的流行也与社交心理有着密切的联系。当人们因网络内容中含有的“猫梗”而感到心情愉悦时，会更容易转发这些内容。当“猫梗”被分享和讨论，人们不仅是在表达自己的喜好，更是在建立和强化与他人的社交联系。

“梗”作为一种文化单位，不仅能传递信息，还能塑造和反映社交群体的行为和心态。分享“猫梗”可以增强人们的社交互动，形成一种共同的文化体验，进而加强社交纽带。

这也与“梗”在传播方式上的特点有关。一方面，传播“梗”的行为可以被解释为模仿行为。模仿行为在人类社会中具有自发性。通过模仿他人的行为，人们还能够更好地理解对方的情感状态，减少社交中的陌生感和威胁感，增强情感共鸣。

另一方面，互联网缩小了时空差距，增强了人与人之间的相互依存性和独立性。而“梗”的传播为人们提供了一种新的社会认同方式，与熟悉语境的人们交流这类“梗”时会有一种心照不宣的默契，使人们能够在网络上找到归属感和认同感。

沉浸当下，感受猫“梗”的乐趣

从满足个人心理需求到增强社交联系，“猫梗”无疑成为网络时代的一大文化现象。更多时候，“猫梗”是表达情绪的“代言人”，也是忙碌生活中令人会心一笑的调剂，不妨在了解内容的同时，感受“猫梗”带来的乐趣。PM

妊娠期急性脂肪肝，不是脂肪肝“急发”

复旦大学附属华东医院消化内科 曹忆嵘 陈源文（主任医师）

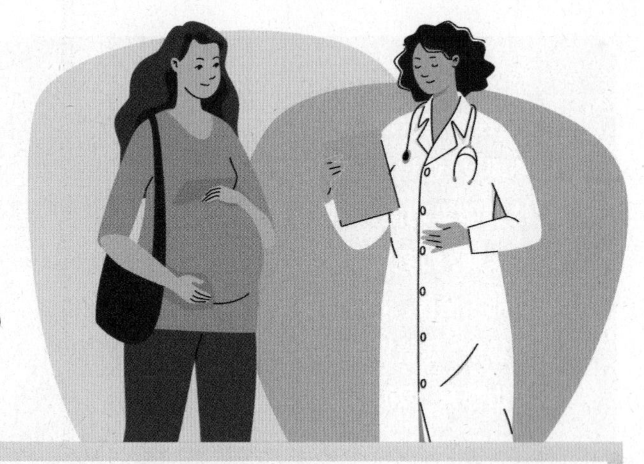

生活实例

小廖是一名孕36周的双胎妊娠孕妇，孕期体重增长较多。一天，她突然出现严重恶心、呕吐，皮肤也有点发黄。在医院进行详细检查后，医生确诊她患有妊娠期急性脂肪肝，必须立即终止妊娠。经紧急处理后，小廖接受了剖宫产手术，母子平安。小廖很困惑，自己从没患过脂肪肝，怎么会发生急性脂肪肝呢？

妊娠期急性脂肪肝是一种较为罕见但严重的疾病，通常发生于妊娠晚期，若不及时干预，孕产妇死亡率高达15%～20%，新生儿死亡率高达15%～66%。

不可不防的妊娠期急性脂肪肝

妊娠期急性脂肪肝是一种特发于妊娠晚期的疾病，不是原有脂肪肝“急性发作”。妊娠期间，孕妇体内的激素水平发生剧烈变化，尤其是雌激素和孕激素，明显影响肝脏的合成和代谢功能，易导致脂肪在肝脏中积聚。通常，妊娠期急性脂肪肝多见于妊娠35周左右的初产妇。有研究表明，孕妇肥胖、多胎妊娠、男胎孕妇等可显著增加妊娠期急性脂肪肝的发生风险。

妊娠期急性脂肪肝症状多样，早期常表现为恶心、呕吐、乏力、多饮多尿。随着病情进展，患者可出现黄疸、皮肤瘙痒、上腹部不适及腹痛等，部分孕妇可出现体重急剧下降、腹水。若不及时干预，孕妇的肝功能会严重受损，甚至可能发生多脏器功能衰竭，威胁母胎生命。

一旦确诊，立即终止妊娠

过去认为，肝组织活检是确诊妊娠期急性脂肪肝的唯一方法，但由于该病发展较快，等待肝组织活检结果可能会延误治疗，且妊娠期急性脂肪肝患者常有凝血功能异常、血小板计数下降等，进行肝组织活检风险较大。目前认为，可根据患者的临床表现及实验室结果进行诊断，如白细胞升高（$>11\times10^9$/升）、胆红素升高（>14微摩/升）、转氨酶升高、肌酐升高（>150微摩/升）等。B超等影像学检查结果可作为辅助诊断依据。

一旦确诊或高度怀疑为妊娠期急性脂肪肝，无论病情轻重、病程早晚，孕妇都应尽快终止妊娠。妊娠终止后，大多数患者的肝功能可恢复。重症患者需要在终止妊娠后继续接受治疗，如监测肝功能、药物治疗等，防止并发症发生。PM

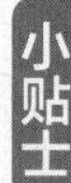
小贴士

为降低患妊娠期急性脂肪肝的风险，定期产检至关重要。日常生活中，孕妇应尽量避免进食高脂肪、高糖食物，宜增加富含纤维素的水果和蔬菜的摄入量；适度锻炼，规律作息；避免过度劳累，保持良好心情。有妊娠期急性脂肪肝家族史者应及时告知医生，酌情增加产检频率，以便及时发现异常。

“性激素六项”是妇科常用的内分泌检测项目，通过测定各项激素水平，判断女性的卵巢功能，协助诊断有无内分泌相关疾病，如多囊卵巢综合征、早发性卵巢功能不全等。对于普通大众而言，性激素很复杂，尽管报告上的字都认识，参考标准也都有，但很难理解。

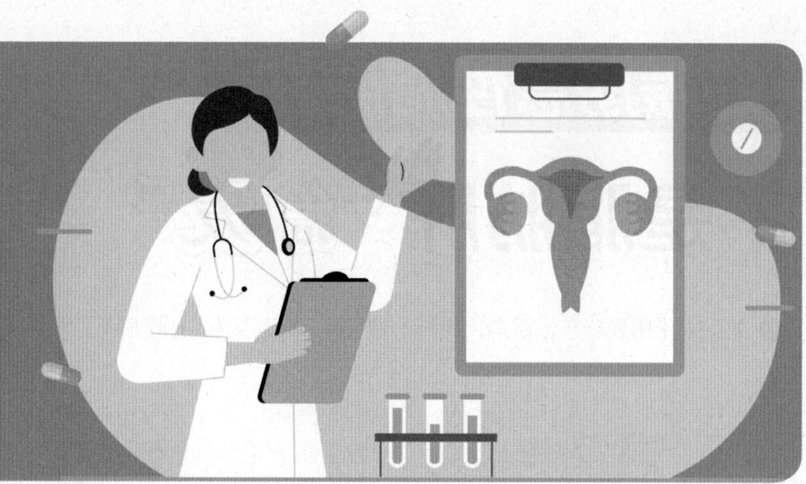

性激素六项，洞察女性内分泌

复旦大学附属妇产科医院妇科内分泌与生殖医学科　陈秀英　邹世恩（主任医师）

性激素六项：来自何方，有何作用

性激素六项包括卵泡刺激素（FSH）、黄体生成素（LH）、雌二醇（E_2）、孕酮（P）、泌乳素（PRL）和睾酮（T）。

卵泡刺激素和黄体生成素都是促性腺激素，由垂体前叶细胞产生。它们“互帮互助”，发挥着促进卵泡成熟、排卵及黄体生成的作用，能促使卵巢分泌雌激素和孕激素。

雌二醇主要由卵巢内卵泡的颗粒细胞分泌，少量由肾上腺产生，是女性体内最重要的性激素之一，是女性保持青春的秘密武器。孕酮也主要由卵巢分泌，来自黄体，少量由肾上腺产生，主要作用是使子宫内膜从增殖期转变为分泌期，从而有利于受精卵着床和妊娠维持。

泌乳素由垂体分泌，主要功能是促进乳腺生长发育，同时对乳汁的分泌具有积极作用。

睾酮是一种雄性激素，在女性体内含量较低，主要由卵巢及肾上腺皮质分泌的雄烯二酮转化而成，对女性健康也很重要，可促进生殖器官发育，与体型和代谢相关。

性激素六项检测，能反映哪些问题

卵泡刺激素和黄体生成素是评估卵巢功能的重要指标，同时也是诊断性早熟和多囊卵巢综合征、判断绝经的关键指标。

雌二醇和孕酮可以“协助”卵泡刺激素和黄体生成素，共同判断卵巢功能，能反映有没有排卵，可用于监测卵泡，还可作为一些有分泌功能的卵巢肿瘤的辅助诊断指标。孕酮还可以用于了解黄体功能，有助于妊娠情况的评估，等等。

泌乳素是性激素六项里最“调皮”的，可能在应激状态、运动、性交、妊娠期、产后、哺乳、昼夜节律变化等情况下分泌增多，称为“生理性升高”，女性在检测前应尽可能避免这些因素的影响；氯丙嗪及其他吩噻嗪类药物会引起泌乳素“药理性升高”；泌乳素“病理性升高”多见于垂体瘤、下丘脑肿瘤等疾病。睾酮水平升高可致多毛、痤疮、月经失调等，常见于多囊卵巢综合征患者。

检测时间，一般为月经来潮第 2~5 天

正常情况下，月经周期可分为卵泡期、排卵期和黄体期。在月经周期的不同阶段，卵泡刺激素、黄体生成素、雌二醇和孕酮的水平是不一样的。在不同时间测定的性激素数值，其意义也有所不同，这也是我们在报告单上会看到同一个指标有好几个参考范围的原因。

选择检测时间非常重要。在月经来潮的第 2 ~ 5 天检测，可以反映基础激素水平。如果想了解排卵情况，则可以在黄体期（距上次月经来潮 21 ~ 22 天）检测雌、孕激素水平，并结合妇科超声检查，可判断是否排卵。

泌乳素和睾酮受月经周期的影响不明显，任何时间检测都可以。泌乳素的影响因素较多，一般宜在上午检查，检查前可静坐 30 分钟，尽量避免在应激状态下抽血，以减少生理性波动。

雌激素低，说明卵巢功能减退吗

雌激素的确可以在一定程度上反映卵巢功能，但是它会随月经周期而发生周期性变化，在卵泡期早期处于生理性低水平。因此，单纯雌激素偏低，卵巢功能并不一定有问题。

当卵巢功能下降时，促性腺激素先升高，尤其是卵泡刺激素，而雌激素水平往往会呈波动性改变。当卵巢功能衰退比较明显时，雌激素水平才会明显下降。现在我们还经常用另一个指标反映卵巢储备功能，那就是抗苗勒管激素（AMH），它不受月经周期的影响，可在任何时间检测。

性激素六项正常，是否说明内分泌正常

女性的性激素调节有一条轴，即下丘脑 - 垂体 - 卵巢轴，存在正反馈调节和负反馈调节。看性激素六项的检测报告，并不是单看某个指标是否正常，而是要整体判断。比如：当卵巢功能下降时，卵泡刺激素和黄体生成素可能升高，此时雌激素可能并不低；孕激素一般在排卵后升高，其他时间的检测结果甚至可能低于参考范围；当中枢出现问题，如下丘脑发生病变或功能失调时，卵泡刺激素和黄体生成素可能会降低。

性激素六项报告正常，并不意味着绝对没问题。熬夜、作息不规律、精神压力大、环境改变等很多因素都可能导致内分泌失调，此时性激素检测结果可能在正常范围，但机体也许已经出现内分泌失调，如月经改变等。PM

秋冬季节，儿童呼吸道感染进入高发期，很多孩子出现发热、咳嗽、鼻塞、流涕等症状。在就诊过程中，不少孩子的指尖血检查结果显示肺炎支原体抗体IgM阳性，家长便认为孩子得了肺炎支原体肺炎。事实真是这样吗？

肺炎支原体抗体阳性，是否一定患肺炎

上海市儿童医院呼吸科
钟海琴　董晓艳（主任医师）

肺炎支原体是什么

支原体不是细菌，也不是病毒，大小介于细菌和病毒之间，是目前已知的能独立生活的最小病原微生物。支原体有很多种，能导致人类疾病的不多，主要是肺炎支原体、生殖支原体、人型支原体和解脲支原体。其中，儿童感染最多见的是肺炎支原体。

肺炎支原体的名称中有“肺炎”二字，并不是因为感染了它就一定患肺炎，而是因为这种微生物最先在非典型肺炎患者中被发现。肺炎支原体感染除可引起肺炎外，还可以引起鼻咽炎、鼻窦炎、中耳炎、咽扁桃体炎、气管支气管炎、细支气管炎，还有相当一部分是无症状感染。

肺炎支原体广泛存在于环境中，容易在幼儿园、学校等人员密集的环境中传播。传播方式为经飞沫和直接接触传播；潜伏期为1～3周；患者在潜伏期至症状缓解数周后，均有传染性；每3～7年出现地区周期性流行，流行时间可长达1年。肺炎支原体感染可发生在任何季节，不同地区的流行季节有差异，我国北方地区以秋冬季多见，南方地区则在夏秋季节高发。

肺炎支原体抗体阳性是怎么回事

感染肺炎支原体后，体内可产生特异性抗体IgM（免疫球蛋白M）、IgA（免疫球蛋白A）、IgG（免疫球蛋白G）。IgM一般在感染后4～5天出现，3～4周后达高峰，持续1～3个月甚至更长，可作为近期感染的诊断指标。IgA在肺炎支原体感染早期迅速上升，由IgM转换产生，7～14天至峰值水平，其变化与IgM基本一致。IgG出现较迟，其浓度峰值在感染后第5周，一般提示有既往感染，单独检测临床意义不大，但可用作肺炎支原体感染的流行病学调查。

抗体产生后，在部分治愈患儿体内会持续一段时间，出现抗体持续阳性的情况。因此，若检查发现IgM阳性，并不代表现在有肺炎支原体感染，可能是近期感染（或急性感染），也可能是以前感染后遗留下来的抗体反应。

总之，不能单凭一次验血发现肺炎支原体抗体阳性，就下患肺炎支原体肺炎的结论，必要时可检测肺炎支原体核酸，以明确诊断。尤其是刚生病一两天去检查发现肺炎支原体IgM抗体阳性，更不能说明现在有感染，因为如果真是现在感染的话，抗体还没那么快就能检测到。此外，肺炎支原体除引起肺炎外，还可引起上呼吸道感染和肺外疾病，感染了肺炎支原体，并不代表患了肺炎。

肺炎支原体肺炎有哪些症状

肺炎支原体肺炎多见于5岁及以上儿童，5岁以下儿童也可发病。起病可急可缓，患儿以发热和咳嗽为主要表现，可伴头痛、流涕、咽痛、耳痛等。中、高度发热多见，也可低热或无热，持续高热预示病情重。起病初期，患儿大多有阵发性干咳，少数有黏痰，偶有痰中带血丝。随着病情进展，咳嗽会逐渐加剧，个别患儿可出现百日咳样痉挛性咳嗽，病程可持续2周甚至更长时间。多数患儿精神状况良好，无气促和呼吸困难症状；婴幼儿症状相对较重，可出现喘息或呼吸困难。

少数肺炎支原体肺炎可发展为危重症，以呼吸困难和呼吸衰竭为突出表现，与急性呼吸窘迫综合征、弥漫性细支气管炎及严重肺栓塞等有关。肺外并发症可导致皮肤黏膜、神经系统、血液系统、循环系统等受损的表现，包括皮疹、脑炎、溶血和心脏受累等。

儿童患肺炎支原体肺炎，该怎么治

儿童发生肺炎支原体肺炎后，轻症不需要住院，应密切观察病情变化，监测血常规和炎症指标等，注意识别重症和危重症。主要对症治疗措施如下：充分休息，能量摄入充足，保证水和电解质平衡；结合病情，适当氧疗；正确服用退热药；干咳明显影响休息者，可酌情应用镇咳药；酌情应用祛痰药，也可辅助采用机械排痰、叩击排痰等方法。

治疗肺炎支原体肺炎的抗生素包括大环内酯类、四环素类和氟喹诺酮类。大环内酯类是治疗儿童肺炎支原体肺炎的首选药物，包括阿奇霉素、克拉霉素、红霉素、罗红霉素等。目前我国对大环内酯类耐药的肺炎支原体感染较普遍。如果患儿对大环内酯类药物治疗无反应，医生在权衡利弊后可考虑选择四环素类和氟喹诺酮类药物，疗效确切。需要注意的是，四环素类药物可能导致牙齿发黄和牙釉质发育不良，仅适用于8岁以上儿童；氟喹诺酮类药物存在幼年动物软骨损伤和人类肌腱断裂的风险，18岁以下儿童使用该类药属超说明书用药。因此，儿童使用上述药物时，一定要在医生的建议和指导下使用。

对重症患儿，应采取不同侧重的综合治疗，包括抗感染、使用糖皮质激素、支气管肺泡灌洗、注射丙种球蛋白、抗凝等。

儿童如何预防肺炎支原体感染

目前尚无预防肺炎支原体感染的疫苗。预防儿童肺炎支原体感染，最重要的是养成良好的卫生习惯和生活习惯。

1. 远离传染源，尽量避免前往人群密集和通风不良的公共场所。如果必须前往，可佩戴口罩，做好防护。

2. 注意手卫生，使用肥皂或洗手液在流动水下洗手，或使用含酒精的免洗洗手液消毒双手。

3. 坚持体育锻炼，保证充足睡眠，合理饮食，足量饮水，保证足够的营养，提高机体抵抗力。

4. 居室定期开窗通风，每次通风不少于30分钟，以保持空气新鲜。学校、幼儿园等场所要注意通风，做好日常清洁、消毒，避免出现聚集性感染。PM

不少去针灸科就诊的患者会有很多疑问：为什么隔壁床扎的针和我不一样？操作台上的针有长有短、有粗有细，还有插着电极的、连着艾灶的，这些针都有什么用？

揭秘针灸医生的

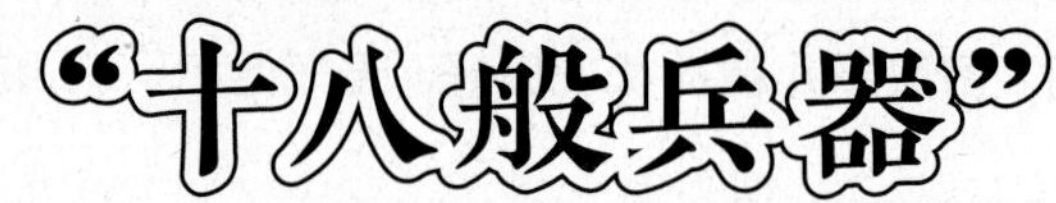

上海中医药大学附属第七人民医院
针灸科　范轶斌　施 茵（主任医师）

针灸学具有悠久的历史。早在石器时代，人们就会用手按摩、捶拍，甚至用尖锐的石器按压不适的部位，最早的针具砭石也随之产生。继砭石、石针之后，出现了骨针、竹针、陶针等不同形态与质地的工具。到了夏商周青铜器时代至春秋铁器时代，由于冶金技术的发明，又出现了铜针、铁针、银针、金针等。

《黄帝内经》的诞生为针灸学成熟的标志。在《黄帝内经》第一篇《灵枢·九针十二原》里，详细介绍了九种针具，分别为镵针、圆针、鍉针、锋针、铍针、圆利针、毫针、长针和大针。

经过两千多年的发展，现代又出现了很多新的针具和治疗方法。长针、毫针、小针刀、梅花针、三棱针、皮肤针……每种针具都有不同的特点，适用于不同的情况。

不同针具，治法不同

毫针 毫针是最常见的针灸针，直径较细，长度13～100毫米不等，适用于大多数的穴位针刺治疗。广泛应用于治疗各种疾病，达到通调气血、调整经络和脏腑功能的目的。

芒针 芒针细长如麦芒，故得此名。其结构与毫针基本相同，但针身更长、更细，长度多在100～150毫米，韧性强、不易折断。常用于深刺穴位，作用于病位较深的神经、肌肉、筋膜处。

三棱针 针尖锐利，三面有刃，多用于刺络放血疗法。使用时，刺破患者穴位或浅表血络，放出少量血液，以起到疏泄风热、化瘀解毒、醒神开窍的作用，可用于治疗急性热病、头痛、咽喉肿痛、中暑、昏迷、小儿惊风、疳积、急性淋巴管炎、结膜炎、痤疮、急性扭伤等病症。

梅花针 梅花针又称“皮肤针”或“七星针”，以5～7枚不锈钢短针集成一束，固定在针柄的一端，形如小锤。因针刺后皮肤叩刺部位泛起的红晕形似梅花，故称“梅花针”。使用时，施术者右手握住针柄，运用一定的手法，在穴位、病位叩刺，只叩击皮肤，不伤肌肉，以起到疏泄风热、活血化瘀、行气止痛等作用。常用于治疗心脑血管、神经系统、消化系统及皮肤疾患等。

梅花针的叩刺方法分为轻刺、重刺和中等刺法。临床上根据不同体质、部位或病症，叩刺强度不同。如：对小儿、年老体弱者，头面部位，虚证或病程较长的慢性病，宜使用轻刺；对壮年患者、急热性病等，一般用重刺激；也可根据病情需要及患者对针刺的耐受程度，由轻刺激逐渐加重为中刺激、重刺激。

滚针 也叫微针滚轮，是在梅花针基础上更新改进的浅刺型针具。滚针针头由滚轮及表面密集的微小针头组成，针头长 0.25 毫米，作用于皮肤几乎无痛。滚针有刺激面积大、施力均匀、操作简便、安全性高、痛苦较小等特点。多用于皮肤病，如痤疮导致的痘印、痘坑，斑秃，面瘫等。

揿针 一种形似图钉状的针，针体较短。多在穴位上埋针，将其贴在皮肤上相当于浅刺穴位，患者可自行按揉刺激，可治疗疾病、减轻疼痛，常用于针灸减肥等。

锋钩针 长 14 厘米左右，分针柄、针身、针头三部分。针柄中部呈六角柱体；针柄两端延伸为有一定锥度的圆锥体；针头为针身末端勾尖部分，与针身呈 45°，三面有刃。可挑刺、勾割皮下纤维，也可点刺放血，具有泻热、舒筋通络、活血止痛作用。常用于治疗肩周炎、腱鞘炎、腰背肌劳损等疾病。

小针刀 针身如针灸针，针尖如手术刀。可在病变部位进行切、割、剥、分离等操作。主要用于松解粘连组织、改善血液循环，起到促进炎症消退、水肿吸收、消炎镇痛等作用。

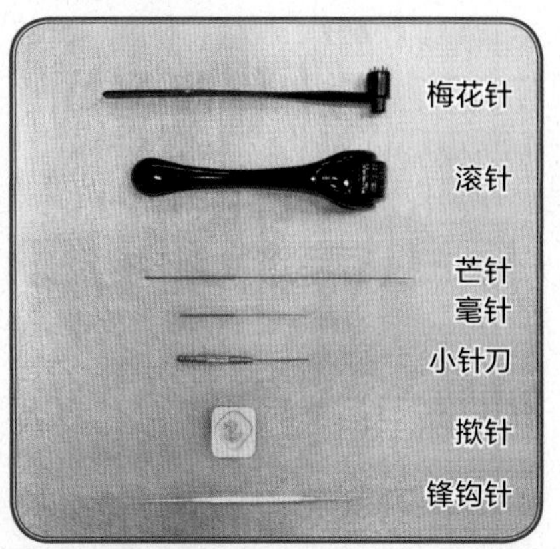

可“加热”“通电”，亦可“针灸结合”

不少患者注意到，有时在接受针灸治疗时，医生不仅使用针具，还会对针具进行烧灼，连上电针机或在针头上插艾炷。

火针 形如毫针，针体较粗。使用时，先在酒精（乙醇）灯上加热至针体红亮，然后迅速刺入患部及穴位。它利用热刺激促进体内血液循环，起到疏通经络的作用。常用于治疗寒证所致的关节炎、腰椎间盘突出等疾病，也可用于治疗皮肤疾患，对体表痣、疣、银屑病、神经性皮炎、带状疱疹等均有较好疗效。

电针 电针包括毫针和电针机两部分。治疗时，先将针刺入腧穴得气，再将针具连接电针机，联合针、电两种刺激，起到止痛、镇静、调节肌张力等作用。常用于治疗各种痛症、痹症，以及肌肉、韧带、关节的损伤等，还可用于针刺麻醉。

温针灸 温针灸是一种将针刺与艾灸相结合的方法。治疗时，将针刺入腧穴，在留针过程中，将艾绒裹在针尾上，或将一段长 1 ~ 2 厘米的艾条插在针柄上，点燃施灸。以针刺为主，热力通过针体传入腧穴，具有温通经脉、行气活血的作用，适用于既需要留针，又适宜用艾灸的病症，如骨质增生、腰腿痛、痛风、腹痛、腹泻、关节痛等。

根据情况，选择适合针具

每种针灸工具和方法都有其适用范围和疗效，除根据针具自身特点进行选择外，还需根据患者的具体情况和疾病类型进行调整。通常，医生会根据患者的性别、年龄、体型、体质、病情、病位及所取腧穴等，选择长短、粗细适宜的针具。如：对体壮、形肥、病位较深者的患者，可选取稍粗、稍长的针具；对体弱、形瘦而病位较浅的患者，宜选用较短、较细的针具。PM

橘红为饮 化寒痰

上海中医药大学附属曙光医院呼吸科　徐贵华（副主任医师）　王新琳

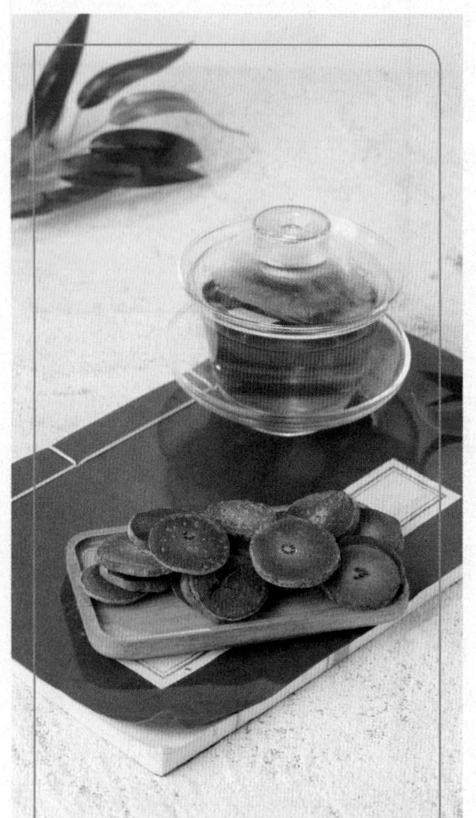

化橘红全名为化州橘红，又名毛橘红、赖橘红、光七爪和柚皮橘红等，为芸香科植物化州柚未成熟或近成熟的干燥外层果皮。化州柚的果皮比其他品种的柚都厚，果肉呈现浅黄白色，味酸带苦，不堪生食，现多制为切片，干燥备用。化橘红是广东茂名化州独有的中药材，素有“南方人参”之称，还被誉为“岭南八大道地药材之首”。

理气宽中，燥湿化痰

作为一味传统中药，化橘红味辛且苦，性温，归肺、脾经，可理气宽中、燥湿化痰、消食，常用于治疗风寒咳嗽、痰多、久咳、气管炎、哮喘、食积、呕恶、痞闷等。化橘红常与半夏、茯苓等合用，共同组成燥湿化痰的“二陈汤”。

临床常用的中成药橘红颗粒、止咳橘红丸、橘红化痰丸等，在治疗慢性支气管炎、慢性阻塞性肺气肿等疾病方面具有良好的疗效。

治寒痰阻肺，可为药为食

秋冬季节适量饮用化橘红，不仅能调理身体，还能起到预防呼吸道疾病的作用，是一种简单而有效的养生方法。秋冬天气转凉，人体易受寒邪侵袭，导致肺气不宣、痰浊阻滞，临床症见咳嗽伴咯痰、痰多色白，可伴胸闷痞满、腹胀、纳呆、乏力、大便溏薄等症状。化橘红性辛温，可燥湿散寒，对寒痰阻肺型咳嗽疗效尤佳，亦可用于预防或改善因天气变化引起的咳嗽、痰多、咽痒等不适症状。

2024 年 8 月，化橘红被列入我国“食药物质”目录，这意味着化橘红不仅可作为中药治疗疾病，还能作为保健食品服用。日常生活中，可每次取 3 ~ 6 克化橘红用开水冲泡，5 ~ 10 分钟后温服，可反复冲泡多次，直到药味变淡。此外，也可适当加入罗汉果、茯苓、甘草，一同煎煮，制成草药饮料，温热饮用。

需要注意的是，化橘红虽然燥湿化痰疗效显著，但需根据自身体质和症状选择合适的剂量和配伍，避免不当使用带来的副作用。儿童、老人和孕妇等特殊群体应在医生指导下服用；气虚及阴虚型咳嗽（通常表现为气喘乏力、干咳少痰或痰中带血丝）者，不宜单独服用化橘红，应在医生指导下辨证用药。PM

“药食两用”话牛蒡

上海中医药大学附属岳阳中西医结合医院副主任药师　刘 静

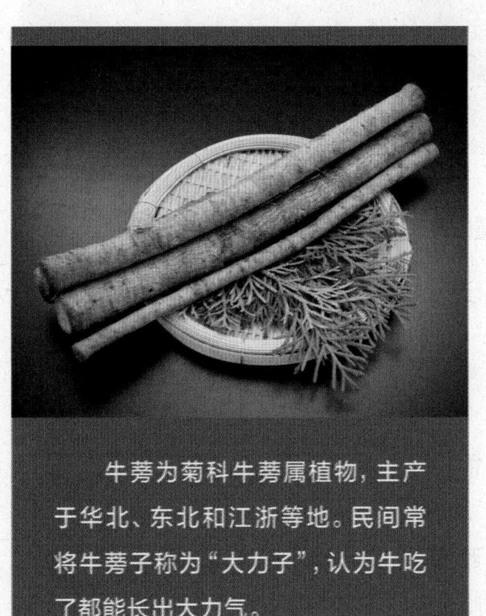

牛蒡为菊科牛蒡属植物，主产于华北、东北和江浙等地。民间常将牛蒡子称为“大力子”，认为牛吃了都能长出大力气。

酱菜中的中药

从外观上来看，牛蒡与山药略相似，但仔细观察会发现，牛蒡表面光滑，而山药则带有细毛。牛蒡是我国土生土长的药食同源之物，后在日本发扬光大，常作为食物摆上餐桌，烹饪方式多样。

新鲜的牛蒡叶、牛蒡根可炒菜、煮汤，牛蒡根还可用于腌制酱菜。近年来，牛蒡根已被加工成各种罐头、茶、牛蒡面及腌制食品，越来越受到人们的欢迎。

叶花根实，均可入药

牛蒡的叶、花、根、实均可入药。

● 牛蒡花、叶

牛蒡花、叶均可疏散风热、清利咽喉，可用于治疗感冒咽痛、咽喉不利等，牛蒡嫩叶外用可治头痛、乳痛、皮肤瘙痒。

● 牛蒡根

早在南北朝的《名医别录》中已提及牛蒡根茎可入药，有“久服轻身耐老”的记载。牛蒡根四季可采，洗净切片，晒干待用，味苦，性寒，入脾、肺经，有疏风散热、解毒消肿之功，可用于治疗风热感冒、咳嗽、咽喉肿痛、痈疽疮疥等。

● 牛蒡子

味辛、苦，性寒，入肺、胃经，有疏散风热、清利咽候、解毒透疹、止痛消肿之功。《本草经疏》认为其为“散风、除热、解毒之要药”，适用于治风热感冒、咳嗽、咽喉肿痛、大便秘结、头目眩晕、耳鸣耳聋等疾患。老年性习惯性便秘者可单用牛蒡子泡茶饮用，但不宜长期大量服用，应收效即止。PM

随着对牛蒡研究的深入，其有效成分及药理活性不断被发现。牛蒡根不但营养价值高，还含有多种有益于健康的植物化学物质。需要注意的是，牛蒡根性味寒凉，孕妇和哺乳期妇女慎用；体质虚寒者应避免食用，以免引起腹泻、腰膝酸软等不适症状。牛蒡根含有较多的纤维素，不易消化，胃肠功能较弱者应慎用。PM

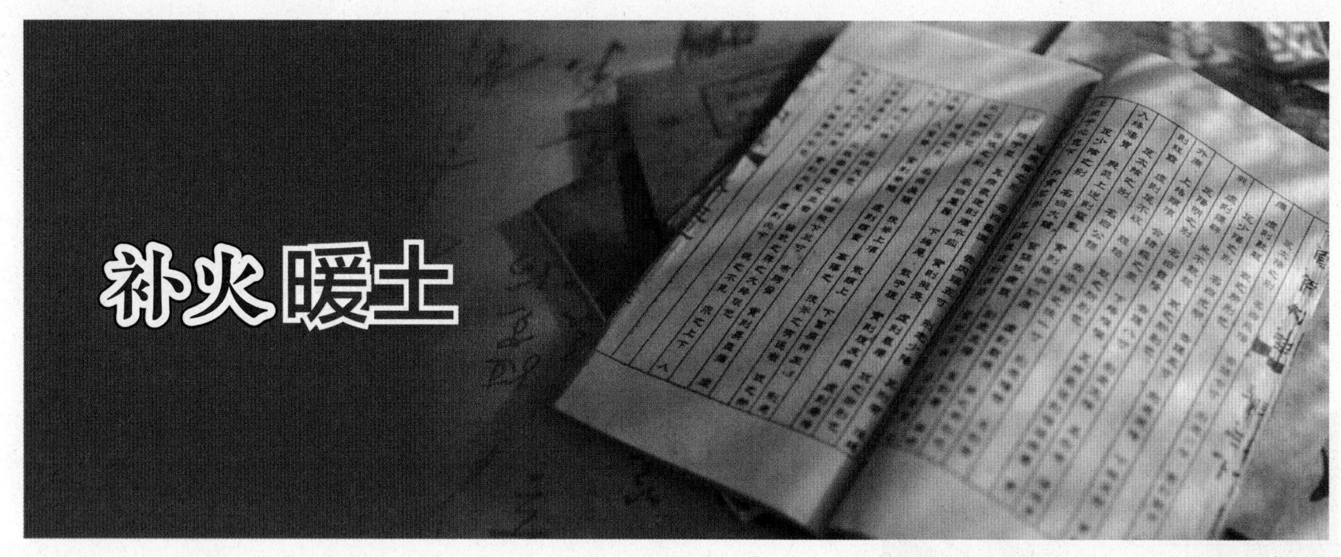

补火暖土

南京中医药大学附属医院感染科　陈雨萱　陈四清（主任中医师）

命门之火，温煦脾土

中医中的阴阳五行理论将心、肝、脾、肺、肾五脏分别归属于火、木、土、金、水五行。所谓"补火暖土"法，就是补肾阳、益脾土。

"补火暖土"中的"火"，主要指命门之火，又称肾阳；土，指脾。脾属土，主运化，能够将经胃腐熟后传下来的水谷精微物质吸收转化为营养物质，故有"脾为后天之本"之说。

当肾阳不足，不能温暖脾土时，就会影响脾的运化功能，导致慢性腹泻、腹冷喜按、腹胀腹痛、完谷不化等症状，这时就需要运用"补火暖土法"进行辨证论治。通过补益命门之火，温煦脾土、促进运化，可治疗慢性腹泻等疾病。

振奋阳气，改善脾胃功能

现代社会，人们常喜食生冷、穿着单薄、使用冷空调过多，诸多不良习惯导致脾胃虚寒类病证的发病率逐渐上升。"补火暖土"法可振奋阳气，改善脾胃功能，对脾胃虚寒类疾病均可运用，实现"异病同治"。以这种思维治疗疾病有两个著名的方剂，一个是四神丸，一个是附子理中丸。

四神丸由肉豆蔻、补骨脂、五味子、吴茱萸四味药组成，以枣肉制作为丸，具有温肾散寒、涩肠止泻的功效。常用于治疗因肾阳不足所致泄泻（俗称"五更泻"）。五更泻主要由于肾阳虚、命门火衰不能温养脾胃所致，病人常在每天早晨五更之时（五时到七时）排便，便稀且混杂不消化食物，伴形寒肢冷、四肢不温、腰膝酸冷、疲乏无力等症状。

附子理中丸出自《太平惠民和剂局方》一书，由附子、干姜、人参、白术、炙甘草五味中药组成，具有温脾散寒、止痛止泻的功效，多用于治疗脾胃虚寒所致的脘腹冷痛、呕吐泄泻、手足不温等症。

除上述两个代表方剂外，"补火暖土"的思维也被应用于中医非药物疗法中，如艾灸腹部的神阙穴、关元穴（隔姜灸更佳），亦有温肾散寒、温煦脾土之功。PM

寒冬时节，很多人容易受凉感冒。不少人会发现自己刚开始只是流清涕、咯白痰，不久之后便开始咯黄痰、咽痛，这种现象在中医学上被称为“由寒化热”。风寒感冒为什么会由寒化热？具体有什么表现？出现由寒化热症状时，驱寒药物还能不能继续用？

风寒感冒，需防“由寒化热”

上海中医药大学附属龙华医院肺病科　张 俊　郭晓燕（主任医师）

外感风寒，为何由寒化热

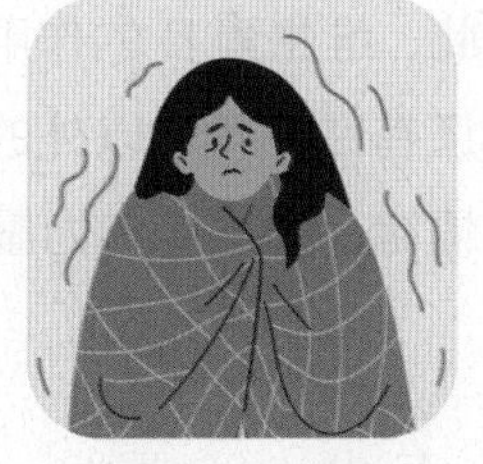

天气寒冷，人体受寒邪侵袭所致的感冒被称为“外感风寒”，表现为打喷嚏、流清涕、咯白痰等；如果身体不能及时驱散寒邪，寒邪深入体内，会激发体内阳气上升、热邪郁结，即“由寒化热”。

风寒初起时，患者涕多清稀，伴有鼻塞、打喷嚏。当寒化热时，鼻涕逐渐变得稠厚，颜色也由清澈转为黄色或呈脓性；痰液由清稀、色白、易咯出，逐渐变为黏稠、难咯出的黄痰；喉咙红肿、疼痛，甚至出现灼热感和声音嘶哑；体温也会相应升高，出现发热、汗出、口渴、四肢乏力等热象。

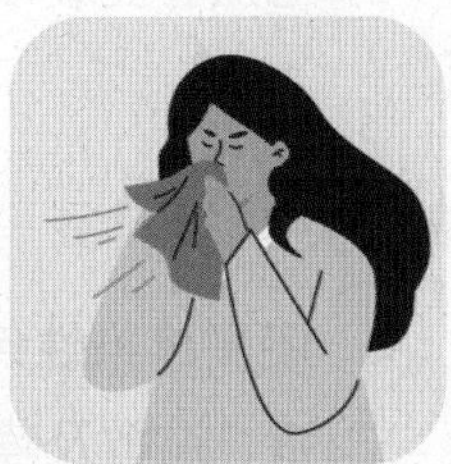

此外，部分患者可能会出现心烦、失眠、口干、口苦等表现，亦表明体内的热邪在逐渐加重，需及时用药干预。

风寒化热，能否继续驱寒

驱寒药物（如麻黄、桂枝等）适用于感冒初期，即在外感寒邪未入里、仍在表证阶段时使用，可助发汗散寒、驱除寒邪。

当体内热邪已成、阳气过盛时，若继续使用温热的驱寒药可能加重发热、咽喉肿痛等热象，此时治宜使用金银花、连翘、黄芩、桑白皮等药物，清热泻火、宣肺化痰。肺热较重的患者还可使用麻杏石甘汤等方剂，帮助清热宣肺、化痰止咳。

此时饮食方面也要注意避免辛辣、油腻、刺激性食物，以清淡、易消化为主。可食用具有清热作用的食物，如绿豆汤、冬瓜汤、百合粥等；适量食用梨、橙等富含维生素C的水果，有助于润肺生津、缓解咽喉不适。

需要注意的是，尽管寒化热时体内热象明显，但患者仍需注意保暖，以免再次受寒而使病情加重。在生活作息方面，需注意避免过度劳累，宜适度休息，以加快身体恢复速度。PM

关于维生素D，这些知识你可能不了解

山东省济南医院糖尿病诊疗中心
主任医师　王建华

说到维生素 D，大家似乎都不陌生，人们常常把它比作钙的“搬运工”、骨骼健康的“大功臣”，实际上它还是一位健康“多面手”。而“普通维生素 D”和“活性维生素 D”有没有区别，到底该如何补充，多数人也不甚了解。下面，就让我们走近维生素 D，看看这些很多人不了解的知识。

1 维生素 D 的作用不限于骨骼

维生素 D 的经典作用是促进肠道对钙、磷的吸收，增加其在骨骼中沉积，保持血浆钙、磷水平正常，维持骨骼正常生长发育，临床主要用于预防儿童佝偻病、防治老年骨质疏松症。

近年来诸多研究证实，维生素 D 受体（VDR）不只存在于肠道、肾脏和骨骼，而是广泛分布于人体器官和组织中，包括心脏、大脑、肝脏、泌尿生殖系统、甲状旁腺、胰岛 B 细胞及各种免疫细胞等。因此，维生素 D 的作用并非局限于调节钙、磷代谢和维护骨骼健康，还有许多骨骼以外的作用，如增强免疫力、改善胰岛素抵抗、调节情绪、增强肌肉力量及功能、有益心血管健康等。

2 维生素 D 缺乏与很多疾病有关

众所周知，维生素 D 缺乏可导致儿童佝偻病和老年骨质疏松症。新近大量流行病学证据表明，维生素 D 缺乏还是感染性疾病、自身免疫性疾病、心血管疾病、某些癌症、抑郁症、过敏及哮喘、阿尔茨海默病、肌少症等的危险因素之一。此外，患胰岛素抵抗、高血压、高胆固醇血症也与维生素 D 缺乏有关。

3 普通维生素 D 和活性维生素 D 有区别

普通维生素 D 是一种营养素，没有生物活性，只有在体内经过肝脏 25-羟化酶和肾脏 1α-羟化酶的两次羟化，最终转化为 1,25-双羟基维生素 D（即“活性维生素 D”）后，才能发挥生理效应。

临床上，普通维生素 D 一般作为营养补充剂，主要用于纠正维生素 D 缺乏和预防骨质疏松症。优点是安全性高，安全剂量范围广，在使用过程中不需要常规监测血钙及尿钙。

活性维生素 D 是一种激素类药物，生物活性高，有明确的量效关系和剂量应用范围，主要用于骨质疏松症及骨软化症的治疗。其安全剂量范围窄，导致高钙血症的风险较高，患者使用期间要定期复查血钙、尿钙及 25-羟基维生素 D 水平。

普通维生素 D 除骨骼作用外，还有骨骼外作用；活性维生素 D（阿尔法骨化醇、骨化三醇等）只有骨骼作用。

4 维生素 D_2 和维生素 D_3 有区别

维生素 D_2（又称麦角钙化醇）和维生素 D_3（又称胆钙化醇）是维生素 D 家族的两个主要成员，均为无活性形式，不能互相转化，但都可以在人体内转化成 1,25- 双羟基维生素 D，发挥相同的生理作用。

维生素 D_2 和维生素 D_3 的来源和生物活性不同。维生素 D_2 是植物来源，由紫外线照射植物中的麦角固醇生成；维生素 D_3 是动物来源，由动物皮肤中的 7- 脱氢胆固醇经阳光中的紫外线照射产生。维生素 D_3 比维生素 D_2 的生物效应高，提高血清中 25- 羟基维生素 D 的效果也明显优于维生素 D_2，因此补充维生素 D 宜首选维生素 D_3。

5 人体可合成维生素 D，但仍须补充

人体内的维生素 D，少量（约 10%）来源于食物，绝大部分（约 90%）由皮肤中的 7- 脱氢胆固醇经阳光照射产生，因此维生素 D 又被称为“阳光维生素”。天然食物中维生素 D 含量很少，除海鱼的肝脏含有一定量外，奶、蛋、肉类中的含量很低，植物性食物中几乎不含。随着生活方式和工作环境的改变，许多人每天日照时间不足，因此额外补充维生素 D 很有必要。

6 日常补充剂量和治疗剂量有区别

健康人群维生素 D 的日常补充剂量因人而异。《中国居民膳食营养素参考摄入量表》建议：0 ~ 64 岁普通人群、孕妇和哺乳期妇女，每天补充维生素 D400 国际单位；65 岁以上老年人群，因缺乏日照、膳食维生素 D 摄入不足及吸收不好，每天补充维生素 D 600 国际单位。

对维生素 D 缺乏的患者而言，日常补充剂量是远远不够的。维生素 D 缺乏患者应当在医生指导下，先采用“治疗剂量”快速纠正体内维生素 D 缺乏状态，待血清 25- 羟基维生素 D 浓度达到正常水平后，再以“补充剂量”维持。

人体对维生素 D 有很好的耐受性，对健康人群来说，平均每天补充的维生素 D 只要不超过 2000 国际单位，就是安全的。

延伸阅读

25- 羟基维生素 D 是客观评价维生素 D 营养状况的最佳指标。人群维生素 D 营养状况判定指标及参考判定值如下：

判定指标	正常	不足	缺乏
血清（或血浆）	≥ 20 微克 / 升	≥ 12~ < 20 微克 / 升	< 12 微克 / 升
25- 羟基维生素 D 含量	≥ 50 纳摩 / 升	≥ 30~ < 50 纳摩 / 升	< 30 纳摩 / 升

7 每天服和间隔服效果差别不大

维生素 D 具有脂溶性，与含脂肪的食物（如牛奶、鸡蛋、芝士等）一起有助于吸收，因此最好随餐服用，不宜空腹服用。维生素 D 进入体内后会被储存在脂肪细胞中，且其半衰期较长，因此服用频率可以适当“随意”些。可以每日服用，也可以隔日一次服用 2 天的剂量，这对骨健康来讲没有太大差异。偶尔漏服一两次，也不用太担心，一般不需要特意补服。PM

“食物相克”一说并不科学，但一些食物与药物却可能“相克”，其中比较常见的是饮料与药物这对“冤家”。口服是目前最常用的药物治疗方式，除某些液态或要求含服的药物外，市面上的口服药物基本都需要人们借助适量液体来服用。有的人往往手边有什么可饮用的液体就用什么液体服药。殊不知，茶、牛奶、咖啡、可乐、奶茶、果汁等都可能是影响药物疗效或引起药物不良反应的“帮凶”。

茶、奶、咖啡、果汁，与药“相克”

复旦大学附属中山医院药剂科副主任药师　金知萍

“相克”饮品1：茶
“相克”成分：鞣酸、茶多酚等

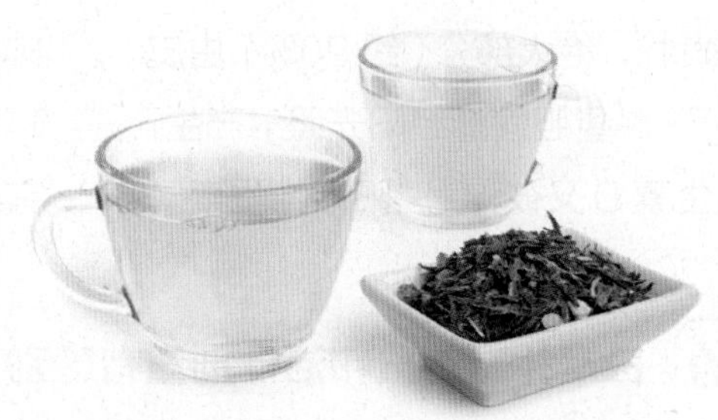

中国人素有饮茶的习惯，茶叶中含有鞣酸、茶多酚等物质，它们可与含金属离子、生物碱、酶类等成分的药物结合，产生沉淀，影响药物的吸收。

比如：治疗缺铁性贫血的铁剂和茶叶中的鞣酸接触，可形成难溶性铁盐，妨碍药物吸收；酶类助消化类药物与茶叶中的多酚类物质结合后，酶的活性会下降，助消化作用随之减弱；许多中药的有效成分为生物碱，与茶多酚结合后会产生不被人体吸收的沉淀物，影响中药的药效和补益作用；等等。

茶叶中的某些成分还会影响一些药物在体内的转化和代谢过程，如绿茶中的某些成分可抑制肠道中转运药物的蛋白，使通过这类蛋白在体内转运的药物（如地高辛等）的浓度升高，引起不良反应。

因此，不宜用茶水或茶饮料送服药物，服药期间也尽量不要喝浓茶。

“相克”饮品2：牛奶
“相克”成分：蛋白质、脂肪酸、钙、酪胺

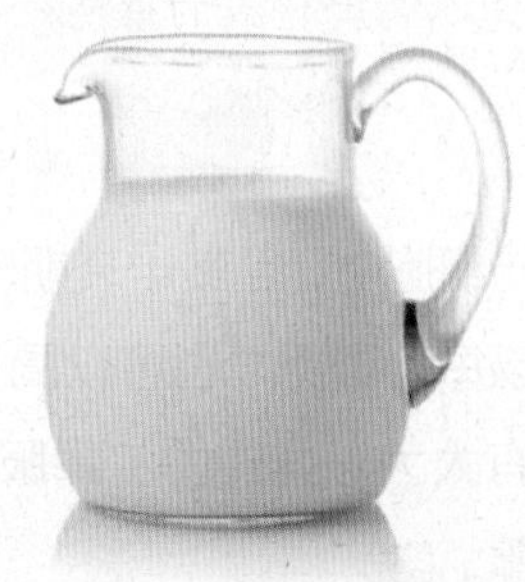

牛奶是营养丰富的健康饮品，但也不能与药物同服。

牛奶中含蛋白质、脂肪酸较多，可在药片周围形成薄膜，影响药物的吸收。

牛奶中的钙离子可与喹诺酮类、大环内酯类、四环素类抗菌药结合，形成不溶性络合物，使药物吸收受阻，影响疗效。牛奶中的钙离子还会与铁剂竞争吸收，降低铁剂的疗效。地高辛与钙存在协同作用，若与含钙量较高的牛奶合用，可能增加地高辛的毒性作用。

牛奶中含有丰富的酪胺，与单胺氧化酶抑制剂（如司来吉兰、雷沙吉兰等）合用时，会引起酪胺蓄积，可能导致血压升高等不良反应。

“相克”饮品3：咖啡、可乐、奶茶等
“相克”成分：咖啡因

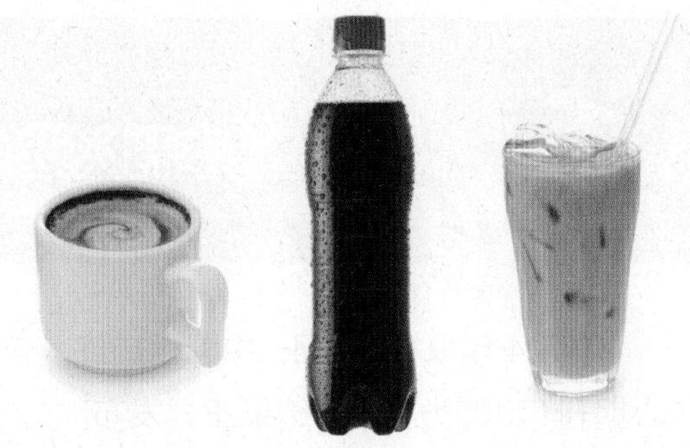

喝咖啡有助于提神、减轻疲劳，近年来逐渐成为许多人的日常饮品。咖啡中所含的咖啡因可在胃肠道迅速被吸收，与药物同服后，通过影响药物在体内的生物转化和肝脏中的代谢酶，使一些药物的吸收和代谢发生改变，导致这些药物疗效提高或降低，增加不良反应的发生风险。

比如，治疗骨质疏松症的阿仑膦酸钠与咖啡同服，生物利用度降低约60%，严重影响药效。而支气管解痉剂茶碱类药物与咖啡因代谢途径相同，用咖啡送服茶碱类药物，会使血药浓度升高，引发不良反应。

一些常用的解热镇痛药，如对乙酰氨基酚、布洛芬等，与咖啡同服，可能会加重胃黏膜损害，严重时可引起胃出血。喹诺酮类抗菌药，如环丙沙星、左氧氟沙星、莫西沙星等，可抑制咖啡因的代谢、清除，可能导致咖啡因对中枢神经系统和心血管系统的作用增强，头晕、头痛、恶心、呕吐等发生率可能升高。

患者在服用上述药物期间，应少喝、不喝咖啡和含咖啡因的饮料，如可乐、奶茶、功能饮料等。

“相克”饮品4：果汁
“相克”成分：果酸、呋喃香豆素等

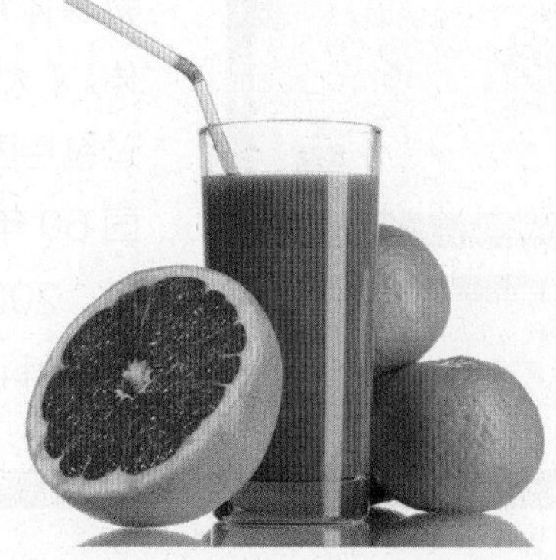

果汁中含有果酸等酸性物质，可使药物提前分解或使糖衣提前溶化。碳酸氢钠等碱性药物与酸性果汁同服，会发生酸碱中和反应，影响药效。磺胺类药物用酸性果汁送服，会降低药物的溶解度，容易引起尿路结石。

一些果汁还会影响某些药物在体内的代谢过程。比如：西柚汁中的呋喃香豆素等成分会抑制药物在肝脏内的降解，使药物的生物利用度增加；西柚汁、橙汁和苹果汁中的一些成分可抑制药物转运蛋白的功能，影响药物的吸收和排泄。用西柚汁送服环孢素，与用水送服相比，会使环孢素的生物利用度增加1.5倍。西柚汁与某些二氢吡啶类钙拮抗剂（如硝苯地平、氨氯地平等）同服，会使其降压作用明显增强，可能导致低血压、心动过速等不良反应。西柚汁与他汀类药物如洛伐他汀、辛伐他汀等同服，可能导致转氨酶升高、肌肉痛、关节痛等不良反应。

因此，果汁亦非口服药物的“良配”。PM

专家提醒：除特殊要求外，用适量清水送服是口服用药最好的选择。

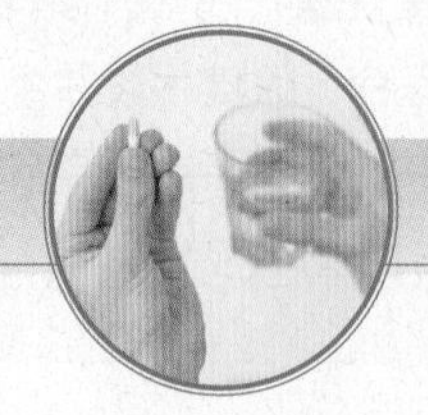

喜报

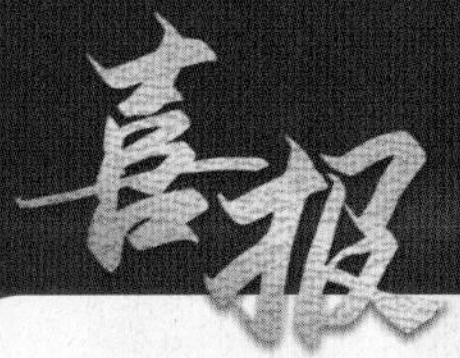

本刊入选《中国科技核心期刊(科普类)》目录

2024 年 9 月 20 日，中国科技核心期刊（科普类）评选结果正式发布，共评选出 45 种科普期刊，《大众医学》成功入选！

中国科技核心期刊
（科普类）
收录证书
大众医学
贵刊被收录为“中国科技核心期刊（科普类）”，特颁发此证书。
2024年9月

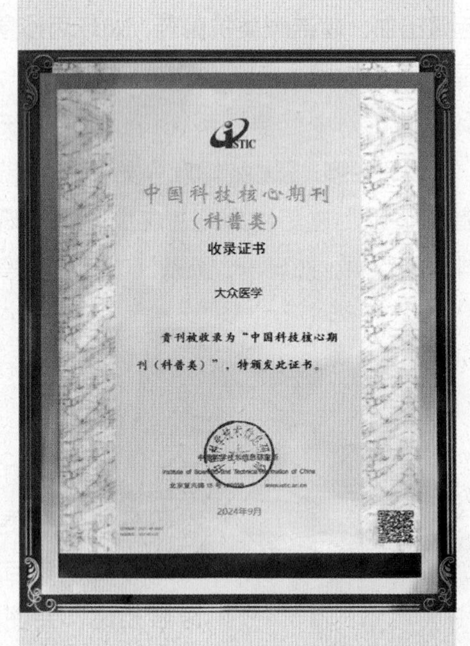

中国科技核心期刊（科普类）评选由科技部中国科学技术信息研究所组织开展，旨在推动科普期刊繁荣发展，全方位提升我国科技期刊综合实力。此次评选以专家定性评价为主、定量评估数据为辅，经过初审会评、函评和终审会评三个环节，从多个维度对科普期刊进行全面考察。

《大众医学》创刊于 1948 年，是国内办刊历史最悠久的综合性医学科普期刊。76 年来，《大众医学》始终秉承创刊人裘法祖院士提出的“让医学归于大众”的口号，活跃在中国医学科普传播的第一线，以科学、权威、实用、通俗易懂为特色，向大众普及医学科学知识，为提升中国人民的健康素养不遗余力，深受广大读者喜爱与信赖。

近年来，《大众医学》积极转型，现已成为集期刊、图书出版，网站、微博、微信公众号、视频号、抖音号等新媒体矩阵，以及线上线下活动于一体的医学科普全媒体。《大众医学》以办刊严谨、专业、高质量见长，获得过包括国家期刊奖、中国出版政府奖期刊奖提名奖、新中国 60 年有影响力的期刊、上海市科学技术奖等重量级奖项，2023 年入选国家新闻出版署、中国科协首次发布的“优秀科普期刊”推荐名单。

敬告读者

每一个月，《大众医学》都会带给您权威、实用、最新的保健知识。出版前，每篇文章都经过严格审查和内容核实。我们刊出这些文章，并不是要取代看病就医，而是希望帮助大家开阔眼界，让自己更健康。由于个体差异，文章所介绍的医疗、保健手段并不适合每一位读者，尤其是在诊断或治疗疾病时。任何想法和尝试，您都应该和医生讨论，权衡利弊。

敬告作者

1. 稿件从发表之日起，其专有出版权、汇编权、网络传播权、翻译权和表演权即授予本刊，同时许可本刊转授第三方使用。本刊支付的稿费包含汇编图书稿费和信息网络传播的使用费。

2. 根据需要，本刊刊登的稿件（文、图、照片等）将在本刊或主办本刊的上海科学技术出版社的网站、微信公众号等平台上传播宣传。

3. 本刊作者保证来稿中没有侵犯他人著作权或其他权利的内容，并将对此承担责任。本刊为科普期刊，不刊登论文。

4. 对上述合作条件若有异议，请在来稿时声明，否则将视作同意。

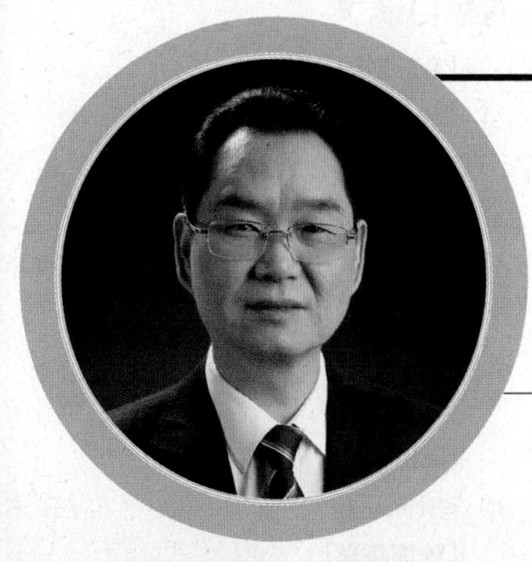

裘法祖院士教我做人、做事、做学问

陈孝平

中国科学院院士，《大众医学》顾问委员会主任委员，华中科技大学同济医学院名誉院长，附属同济医院外科学系主任、肝胆胰外科研究所所长、器官移植教育部重点实验室主任，中华医学会外科学分会常委兼肝脏学组组长，中国医师协会外科医师分会副会长、器官移植分会副会长。

今年是裘法祖院士诞辰110周年。在中国医学界，提起裘法祖教授，无人不知，无人不晓。他是我国现代外科学奠基人之一，他不仅是一位卓越的临床医生，也是著名的医学科学家和医学教育家。他的一生，是对医学事业不懈追求和无私奉献的传奇写照。我于1979年考上裘教授的硕士研究生，继而于1982年又成为他培养的第一位博士研究生，他的言传身教使我终身受益。

裘教授热心帮助病人，从来不求回报。他对病人的妙手仁心，常令我感佩不已。20世纪70年代，湖北松滋有个9岁小姑娘，姓袁，因患先天性胆道狭窄来到同济医院。裘教授高超的医术挽救了女孩的生命。她的父亲说，裘教授和共产党给了孩子新的生命，他执意将小姑娘的名字改为“裘党生”。党生家里经济困难，术后需要长期服用利胆药，裘教授就自费每两个月给她寄去足够的药品。开始时，党生坚决不同意，把药费都寄还给了裘教授。裘教授写信告诉党生：“既然你把名字改成了裘党生，那么你就是我的女儿，父亲照顾自己的女儿是理所应当的。”

我是这个感人故事的亲历者和见证人。其实，像这样的故事还有很多。裘教授常常教导我们：人与人之间的交往，要以心换心、将心比心，病人和医生之间更是如此。

裘教授要求学生要做到“三会”：会看病开刀，会讲课和做学术报告，会撰写研究论文和著作。当时，我觉得这个说法很新鲜。因为一直以来，外科医生只要会给病人看病和开刀就可以了，从没想过还要会讲、会写。“三会”充分体现了裘教授的敏锐眼光和超越常人的胆识与魄力，而“三会”也成为后来培养临床博士研究生的标准之一。

裘教授常教导我们：医术不论高低，医德最为重要。做人，要老老实实，懂得知足；做事，要踏踏实实，懂得不知足；做学问，要严谨求实，懂得知不足。

裘教授提出“医学归于大众”的口号，早在1948年就创办了全国知名的科普杂志《大众医学》，向广大群众普及医学知识，提高公众的健康意识。同时，他也是《中华器官移植杂志》《中华实验外科杂志》的发起者和组织者，曾担任《中华外科杂志》等数十种国内外权威学术杂志的主编和副主编。

裘法祖教授的一生，是对医学事业无限热爱和执着追求的生动诠释。他的学术思想和为人处世之道，是中国医学界的宝贵财富。他的传奇人生，将永远铭刻在中国医学史册上，激励着一代又一代的医学工作者不断前行，为实现中华民族伟大复兴的中国梦而努力奋斗！PM

创刊于1948年

Contents 目次 2024 年 12 月

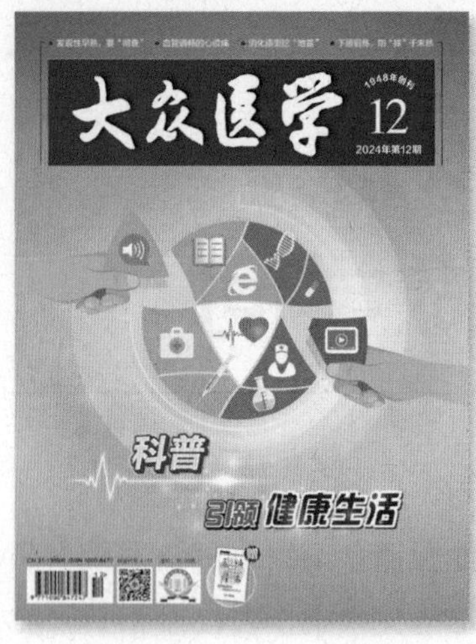

有声杂志　健康锦囊

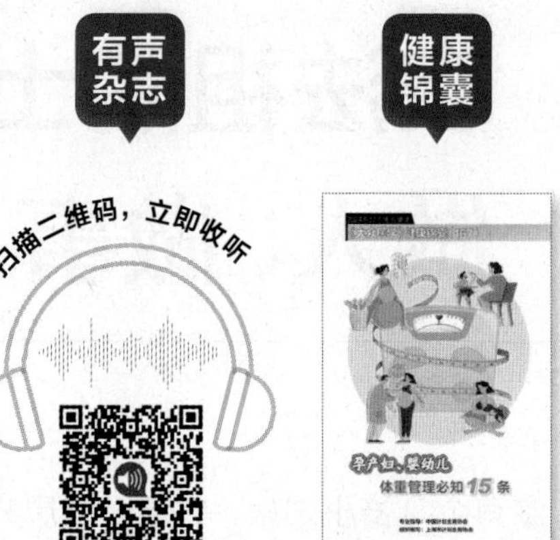

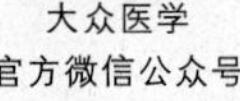

大众医学 官方微信公众号　大众医学 官方视频号

特别关注

科普引领 健康生活

随着健康中国战略的深入实施，医学科普的重要性日益凸显。众多医务工作者积极投入科普创作，涌现出一大批优秀作品。经过重重推优，本刊甄选出30篇2024年度优秀科普作品。本期，我们重温8位院士的健康随笔，以及年度优秀科普作品的核心内容和精彩片段，希望能为大家走好健康之路保驾护航。

本期封面、内文部分图片由图虫创意提供

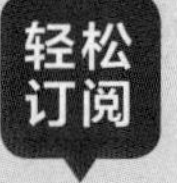

轻松订阅

★ 邮局订阅：邮发代号 4-11
★ 网上订阅：www.popumed.com（《大众医学》网站）/ http://item.zazhipu.com/2000399.html（杂志铺网站）
★ 上门收订：11185（中国邮政集团全国统一客户服务）
★ 本社邮购：021-53203260
★ 网上零售：shkxjscbs.tmall.com（上海科学技术出版社天猫旗舰店）
★ 微信订阅：扫描右侧二维码，在线订阅

微信订阅

中国科技核心期刊（科普类） 首届国家期刊奖 第三届中国出版政府奖期刊奖提名奖
新中国60年有影响力的期刊 华东地区优秀期刊 上海市健康科普品牌 中国优秀科普期刊

大众医学®（月刊）
2024年第12期 Dazhong Yixue

品质生活 ▼

健康家庭 ▼

中医养生 ▼

用药指南 ▼

总目录 ▼

健康锦囊 ▼

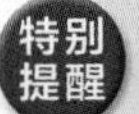

2025 年第 1 期上市时间：2025 年 1 月 10 日

主 管 上海世纪出版（集团）有限公司
主 办 上海科学技术出版社有限公司

编辑、出版 《大众医学》编辑部
编 辑 部 （021）53203131
网 址 www.popumed.com
电子邮箱 popularmedicine@sstp.cn

邮 购 部 （021）53203260

营销部
副 总 监 夏叶玲
客户经理 潘 峥 马 骏
订阅咨询 （021）53203103 13816800360
广告总代理 上海高精广告有限公司
电 话 （021）53203105

编辑部、邮购部、营销部地址
上海市闵行区号景路159弄A座9F-10F
邮政编码 201101

发行范围 公开发行
国内发行 上海市报刊发行局
国内邮发代号 4-11
国内统一连续出版物号 CN 31-1369/R
国际标准连续出版物号 ISSN 1000-8470
国内订购 全国各地邮局
国外发行 中国国际图书贸易总公司（北京邮政399信箱）
国外发行代号 M158

印 刷 上海中华印刷有限公司
出版日期 12月1日
定 价 15.00元

80页（附赠32开小册子16页）

杂志如有印订质量问题，请寄给编辑部调换

大众医学——Healthy 健康上海行动 Shanghai 指定杂志合作媒体

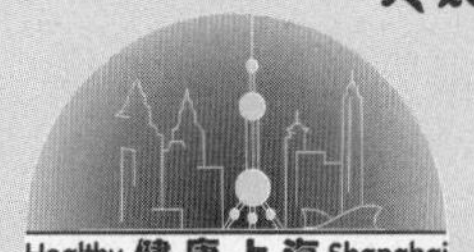

《健康上海行动（2019—2030 年）》提出 18 个重大专项行动、100 条举措，将为上海 2400 多万市民筑牢织密一张“生命健康网”，全方位、全周期、全领域维护与保障市民健康。市民健康水平和健康城市能级的不断提升，需要全社会、全体市民共同参与和努力。《大众医学》作为健康上海行动指定杂志合作媒体，邀您与健康结伴同“行”。

80 余种罕见病用药纳入医保目录

罕见病多为先天性遗传因素导致，与出生缺陷关系密切。近几年，国家医保局采取一系列措施，切实提升罕见病患者的医疗保障水平，罕见病患者平均确诊时间从以往的 4 年缩短到 4 周以内，医疗花费降低 90%，罕见病知晓率从过去的 31% 提升至 69%。初步统计，80 余种罕见病用药已被纳入现行医保药品目录。国家医保局将进一步完善谈判药品“双通道”管理机制，指导各地依托国家医保信息平台搭建医保药品云平台，整合药品生产、流通使用等各个环节，解决罕见病患者购药信息差的问题。下一步，我国将强化医疗机构间的协同配合，进一步做好病例信息登记上报工作，同时强化医防协同，夯实罕见病防治的“第一道防线”，全面提升出生缺陷综合防治能力。

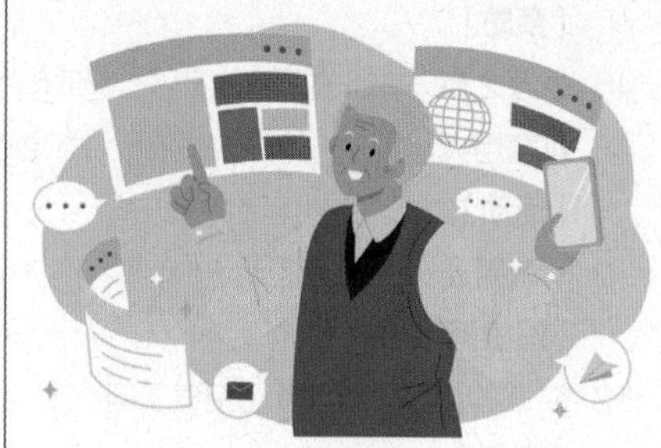

中老年人适度上网，可改善“不开心”

越来越多的中老年人可以熟练上网，进行网聊，观看直播、短视频等，不少人担心这一现象可能会加剧老年人的孤独感。其实并非如此。近期，美国得克萨斯大学西南医学中心研究团队发现，在中老年人群中，使用社交媒体有助于降低抑郁症状发生率。在无抑郁症状的参与者中，参与社交媒体活动的人群，在两年内发生抑郁症状的风险降低了 24%；已有抑郁症状的个体，使用社交媒体，有助于其转为非抑郁状态；而从未参与社交媒体活动的个体，其抑郁症状持续率较高。对中老年人而言，合理利用社交媒体，不仅是一种消遣，更是连接世界、保持社交活力的重要方式。

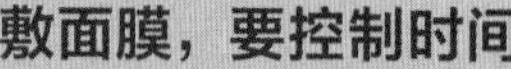

敷面膜，要控制时间

闲暇时刻敷面膜是不少爱美者的习惯。近期，四川大学华西医院化妆品安全与功效评价中心的研究团队发现：短时间使用面膜（小于 25 分钟）可以提高皮肤含水量，增强皮肤屏障功能，使皮肤看起来更加滋润和光滑；而长时间使用面膜（超过 25 分钟）对皮肤弊大于利，使用面膜 40 分钟后，经皮水分流失和皮脂分泌显著增加，这种状态会持续 8 小时，可引发皮肤红斑、干燥和长痘等不良反应。

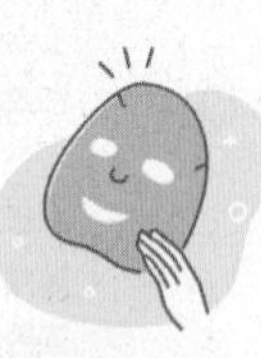

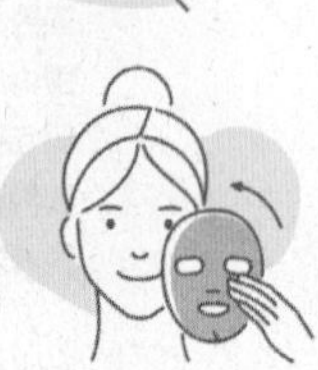

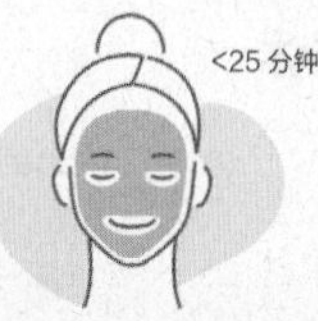

长期空气污染暴露严重影响糖尿病人群健康

空气污染作为已知的健康风险因素，可能加剧糖尿病并发症的发生。近期，复旦大学公共卫生学院阚海东、陈仁杰教授团队与上海市疾病预防控制中心慢性非传染病与伤害防治所施燕所长团队联合开展研究，调查了 174 063 名 2 型糖尿病患者，并进行了中位随访 7.9 年的长期观察。结果发现：长期暴露于 $PM_{2.5}$ 会显著增加糖尿病患者的死亡风险，尤其是糖尿病伴外周血管疾病和胃肠道癌症的患者，且 $PM_{2.5}$ 与呼吸道疾病、心血管疾病及其他癌症的死亡风险呈正相关；绿地覆盖率较高的居住环境对糖尿病患者有显著保护作用，其中对糖尿病伴外周血管疾病的保护效果最为显著，增加绿地覆盖率可以减少糖尿病患者的死亡风险。

熬夜“爆肝”并非危言耸听

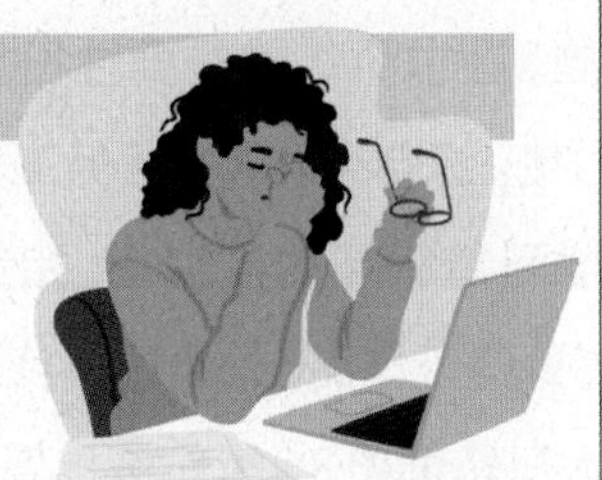

睡不好是当下很多人的“通病”。世界卫生组织数据显示，全球有27%的人存在睡眠问题。在我国，当下有超过3亿人存在睡眠障碍。不少人将熬夜的危害戏称为“爆肝”。近期有研究发现，“爆肝”并非危言耸听。上海交通大学医学院附属新华医院范建高、安徽医科大学公共卫生学院倪婧等研究发现，睡眠不足、经常失眠、打鼾和白天犯困的人，新发严重代谢功能障碍相关脂肪性肝病（MASLD）的风险增加19%～37%；睡眠质量差且肾功能异常的人，新发严重MASLD的风险增加5.45倍。重视并改善睡眠质量是代谢相关脂肪性肝病高危人群的第一要务；对健康人而言，保证良好的睡眠质量同样至关重要。

孤独症新基因 *MARK2* 被识别

孤独症谱系障碍（ASD）也称自闭症，是一种以社交障碍、兴趣狭窄和重复刻板行为为特征的神经发育障碍，是世界范围内影响儿童健康的严重公共问题之一，目前尚无特效治疗手段及药物。近期，首都儿科研究所遗传学研究室陈晓丽研究员揭示了*MARK2*基因突变导致孤独症谱系障碍（ASD）的分子机制，*MARK2*基因突变会导致早期神经细胞发育缺陷和功能缺陷；并发现氯化锂是可能作为治疗*MARK2*相关ASD的潜在药物，为后续研究打下基础。

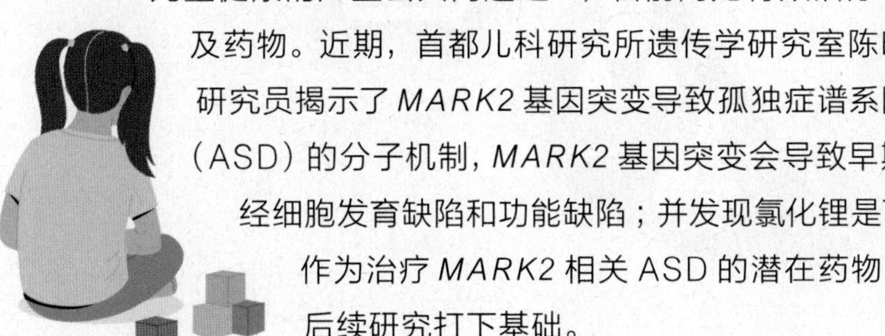

系列生育支持措施出台

国务院办公厅近期印发《关于加快完善生育支持政策体系推动建设生育友好型社会的若干措施》，从四方面提出系列生育支持措施：一是强化生育服务支持，增强生育保险保障功能，指导有条件的地方将参加职工基本医疗保险的灵活就业人员、农民工、新就业形态人员纳入生育保险；二是加强育幼服务体系建设，提高儿童医疗服务水平；三是强化教育、住房、就业等支持措施；四是营造生育友好社会氛围。

健康饮水，不必强求“一天8杯”

“一天饮用8杯水”是不少人深信不疑的健康箴言，但也有人觉得8杯水太多，让人难以负担。

人体中的水处于一种动态平衡的状态，会通过尿液、流汗、呼吸、粪便等多种方式排出。水在人体内的总运动，包括摄入和损失，被称为水周转，被认为是计算每日所需饮水量的金标准。近期，日本早稻田大学研究团队发现，当水周转范围保持在女性3000～3300毫升/天、男性3500～3700毫升/天时，可在一定程度上降低全因死亡风险。换算后相当于女性每日饮水1275～1400毫升，男性每日饮水1490～1570毫升，最符合人体需要。但体型、气候、年龄、体力活动等多种因素均会影响个体的需水量，应根据个人情况进行调整。PM

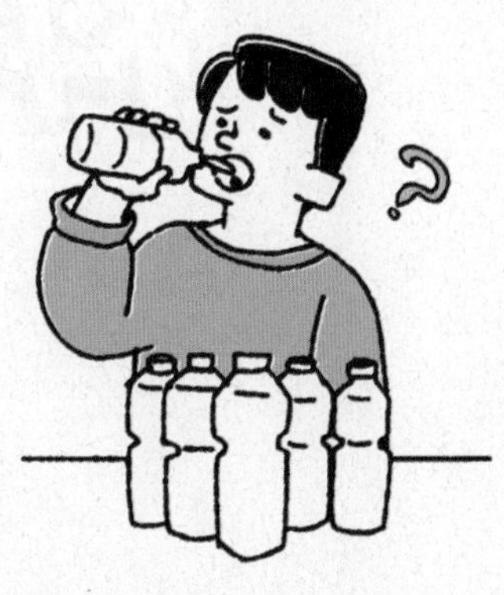

（本版内容由本刊编辑部综合摘编）

随着健康中国战略的深入实施，医学科普的重要性日益凸显。它不仅关乎公众健康素养的提升，更是推动医疗卫生事业发展的重要力量。近年来，众多医务工作者积极投入科普创作，涌现出一大批优秀作品。《大众医学》杂志作为国内医学科普领域的佼佼者，始终致力于向大众普及医学知识，刊载权威、科学、实用、通俗易懂、与时俱进的优秀科普作品，为全民健康助力。

2024年末，经过重重推优，本刊甄选出30篇年度优秀科普作品，与热衷科普的医务工作者共勉，与关心健康的读者朋友共飨。本期，我们重温8位院士的健康随笔，以及年度优秀科普作品的核心内容和精彩片段，希望能为大家走好健康之路保驾护航。

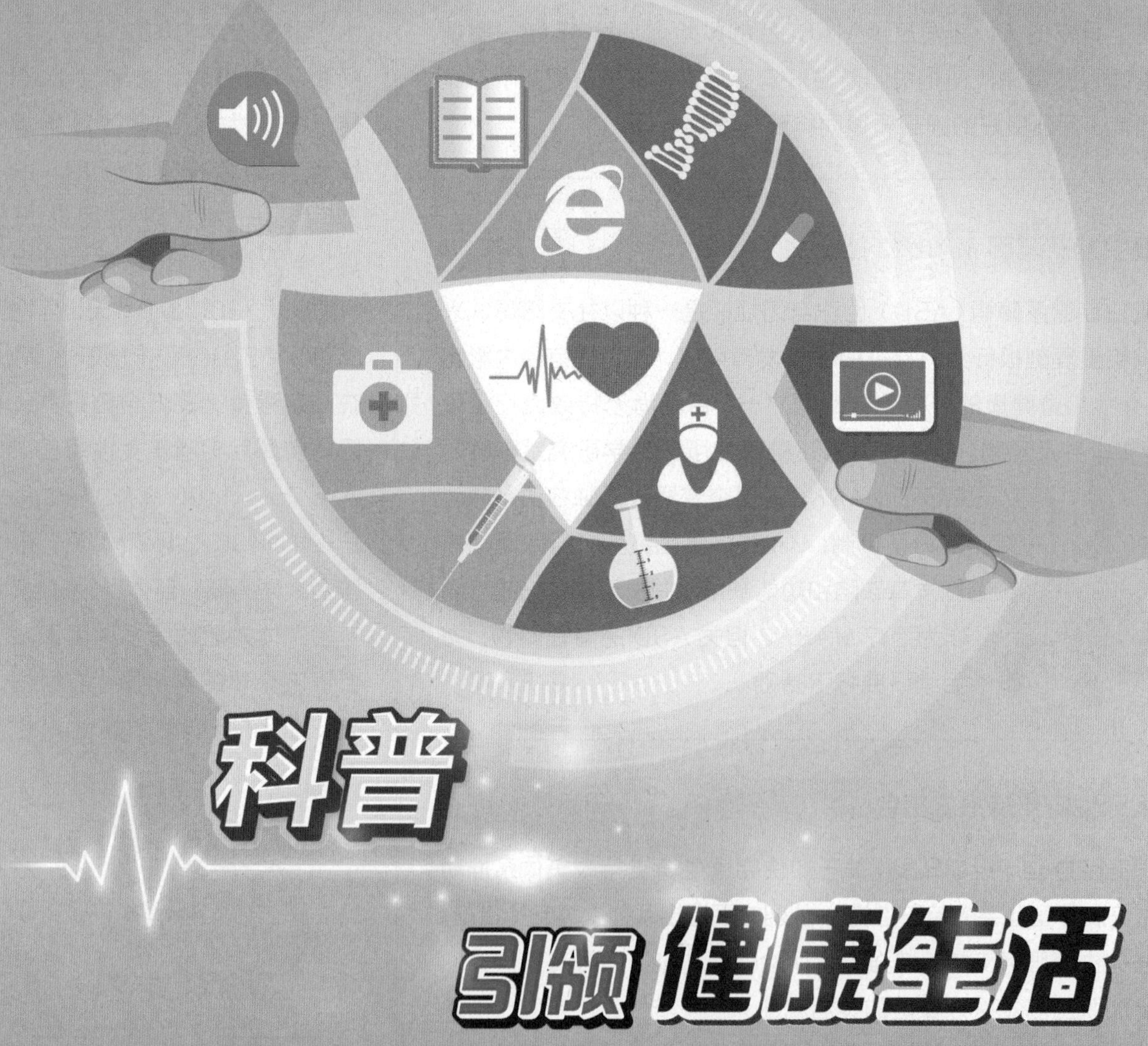

科普引领健康生活

策划　本刊编辑部
执行　蒋美琴

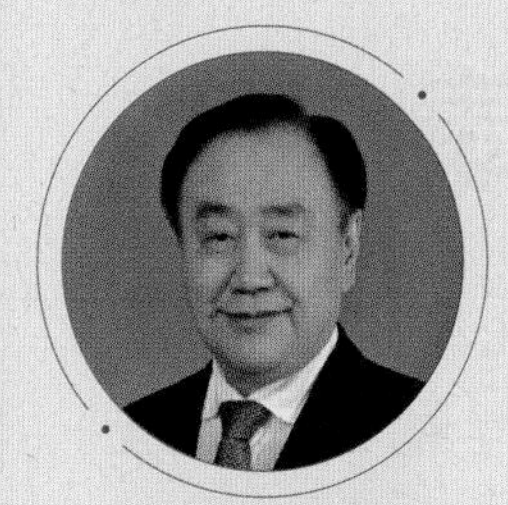
樊代明

整合医学：不仅看“病”，更看“病人”

樊代明，中国工程院院士，中国抗癌协会理事长，世界整合医学会终身荣誉会长，亚太消化病联合学会会长，消化系肿瘤整合防治全国重点实验室主任，国家消化系统疾病临床医学研究中心主任。

医学为人类健康做出了巨大贡献，但随着自然、社会环境的变化，以及人类对生存、长寿、健康的追求，加之专科细划、专业细化、医学知识碎片化，现代医学也遇到了前所未有的难题。人类需要在回顾总结医学发展历史的同时，提出未来医学发展的方向和道路。因此，整体整合医学（简称整合医学）应运而生。

整合医学是从人的整体出发，将医学相关领域先进的知识理论和临床各专科有效的经验和技术加以有机整合，并根据社会、环境、心理的现实进行修正和调整，使之成为更符合、适合人体健康和疾病诊疗的新的医学知识体系。整合医学是一种不仅看“病”，更看“病人”的认识论和方法学。

从整体观、整合观和医学观出发，将人视为一个整体，并将人放在更大的整体（包括自然、社会、心理等）中考察，将医学研究中发现的数据和证据还原成事实，将临床实践中获得的知识和共识转化成经验，将临床探索中发现的技术和艺术聚合成医术，这就是整合医学。整合医学必将更好地服务于人类的健康。

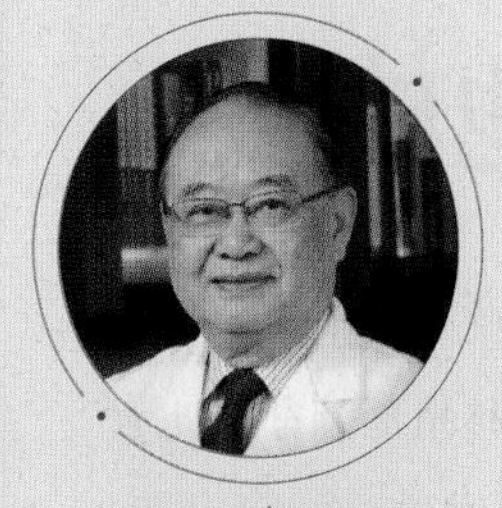
戴尅戎

医工结合，借“力”治病

戴尅戎，中国工程院院士，上海交通大学医学院附属第九人民医院终身教授，上海市创伤骨科与骨关节疾病临床医学中心首席科学家、数字医学临床转化教育部工程研究中心主任，上海市医学3D打印技术临床转化工程研究中心首席科学家。

生命在于运动，而运动离不开骨关节系统，人体骨骼、关节、肌肉的生物力学特性在骨科疾病的诊治中不容忽视。骨科生物力学具有跨学科性，涉及生物学、医学、物理学、工程学等多个领域。医生与工程师合作是实现骨科假体个性化定制及医疗创新的一大助力。

世界上没有两片一模一样的叶子，也没有两个病情完全相同的病人。面对不同病人和既定假体型号，医生只能修整假体或“削足适履”，导致有些病人的骨关节功能和健康受到一定影响。数字医学是发展个性化医疗的重要手段，有了3D打印技术后，定制式医疗器械不再是难题，病人接受个体化假体植入术后有望恢复正常功能，重建日常生活和工作能力。

3D打印骨科假体是“医工结合”的产物。如果医生不懂3D打印技术，就没有“快速原型”；如果工程师只懂3D打印，就不知道怎么在医疗上发挥作用。医工结合给医疗开辟了更加宽广的发展道路，还可以提高创新能力，促进科研成果临床转化。随着科技与医学的不断发展、跨学科融合的不断深入，医工结合会为更多病人提供抗击病魔的强大力量。

院士感言 智慧引航

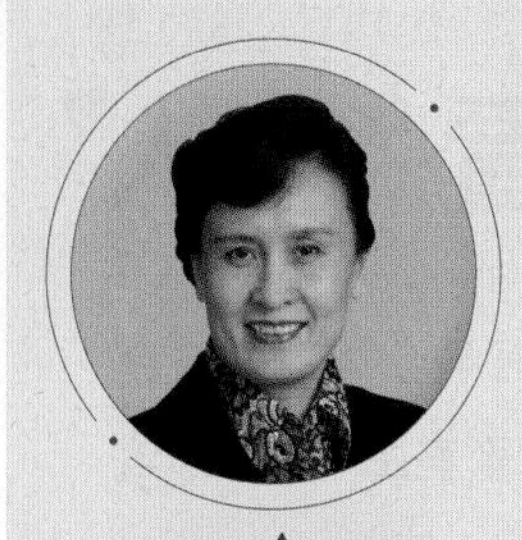

陈子江

破解生育困局，助力生殖健康

陈子江，中国科学院院士，山东大学讲席教授，山东大学妇儿与生殖健康研究院院长、主任医师，生殖医学与子代健康全国重点实验室首席科学家，国家辅助生殖与优生工程技术研究中心主任。

出生人口持续下降，不孕症发病率逐步上升，人口老龄化日趋明显，是我国面临的“生育困局”。生儿育女，是家事，也是国事。破解生育困局，妇产科工作者应该做些什么呢？那就是助力生殖健康！

首先，要做好科普宣传工作，防患于未然。要对青少年进行性教育，避免不必要的流产和生殖道感染。年龄是影响生育力的最重要因素，高龄生育会增加出生缺陷的发生率，因此要积极倡导适龄生育。

其次，要做好不孕症规范化诊治，指导优生优育。不孕症的治疗有多种方法，包括生活方式改变，促排卵、指导同房，中西医结合，宫、腹腔镜手术，辅助生殖，等等。医生会根据患者的病情制定合适的治疗方案。

辅助生殖技术主要包括人工授精和试管婴儿技术，能治疗 80% 的不孕症。按照胚胎处理方式不同，试管婴儿技术主要分为三代，但并不是一代比一代更“好”，而是适用人群不同，我们应该“量体裁衣”。通过辅助生殖技术出生的子代，总体上和自然受孕分娩的子代是一样健康的。

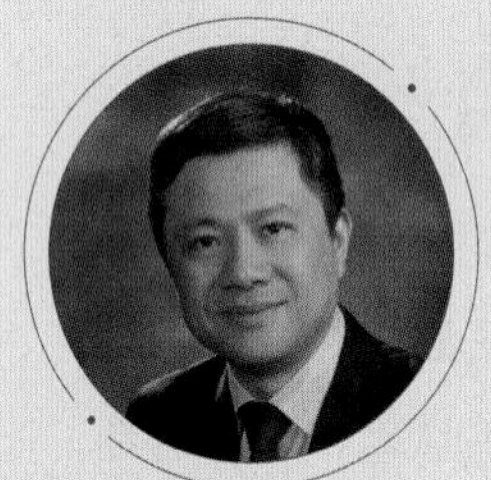

夏 强

让“新肝宝贝”健康、快乐地成长

夏强，中国工程院院士，上海交通大学医学院附属仁济医院院长、肝脏外科教授，中华医学会儿童器官移植专委会创始主委，中国医师协会器官移植医师分会儿童器官移植专委会创始主委，上海器官移植与免疫工程技术研究中心主任。

对终末期肝病患者而言，肝移植是唯一可能挽救生命的治疗手段。而在所有需要进行肝移植的患者中，有一类特殊人群尤其值得关注，那就是儿童。据统计，我国每年有 3000 ~ 5000 名婴幼儿由于各种先天性疾病导致终末期肝硬化，这些患儿若不进行肝移植，大多活不过 2 岁。

2006 年，上海交通大学医学院附属仁济医院肝脏外科成功完成了第一例儿童活体肝移植手术。20 年过去了，如今的仁济医院肝脏外科已经成为世界最大的儿童肝移植中心，年手术量连续 11 年位列全球第一；累计完成儿童肝移植手术 3300 余例，涵盖了 20 余种儿童肝脏及遗传代谢性疾病，年龄最小的肝移植患儿仅出生 58 天；手术时间从最初的 13 小时缩短至 5 ~ 6 小时；患儿术后 1 年、5 年生存率均居世界领先水平。2017 年，我国首次超越美国，成为全球开展儿童肝移植数量最多的国家。可以说，我国儿童肝移植事业正从“荒原”变为“沃土”。

对这些孩子而言，他们都有一个共同的名字——“新肝宝贝”。用肝移植让患儿焕发新生，让“新肝宝贝”们健康、快乐地成长，是我们的心愿，也是我们的使命。

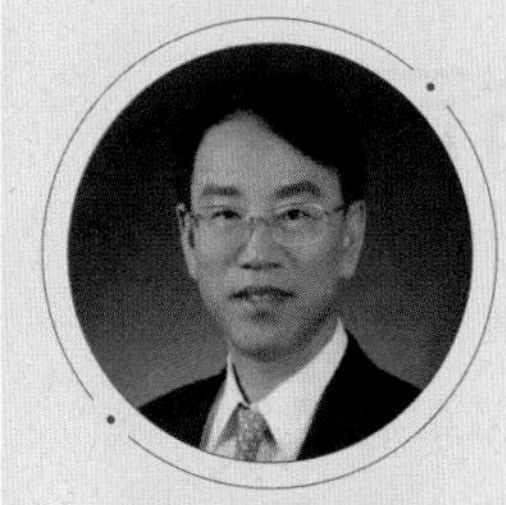
姜保国

创伤救治的“中国模式”

姜保国，中国工程院院士，国家创伤医学中心主任，“创伤救治与神经再生”教育部重点实验室主任，北京大学骨科学系主任、教授、主任医师、博士生导师，国家杰出青年基金获得者，国家973项目首席科学家。

创伤是45岁以下人群的第一位死亡原因。全球每年死于创伤的人数超过500万。创伤尤其是严重创伤患者的救治，是世界各国普遍面临的重大卫生问题。为使院前、院内的创伤救治流程畅通无阻，降低严重创伤的致死率、致残率，2006年，北京大学交通医学中心（现北京大学创伤医学中心）成立，创新性确立了“以综合医院为核心的闭环式区域性创伤救治体系”核心理念。这一创伤救治体系也被称为“一二三工程”：“一”是指在一个区域内，根据区域面积、人口数量及环境特点建立网格化的创伤救治系统；“二”是指在这个创伤救治系统内建立或加强“两个链接”，即院前救治系统与医院急诊科、急诊科与创伤救治专业团队的信息传递与共享；“三”是指提升三个团队（即院前急救团队、急诊科急救团队及创伤专科救治团队）的创伤救治能力。这一体系的建立，使原来创伤分段式救治转变成智能信息支撑下的三个团队同步救治，让伤者等医生会诊变成创伤救治的专业医生团队提前到达急诊室等待抢救伤员。

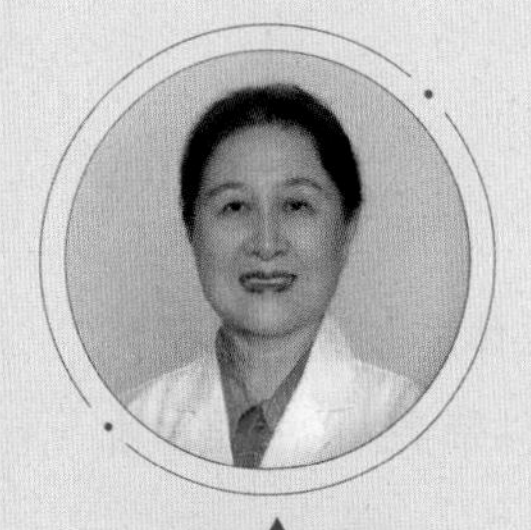
夏照帆

远离烧烫伤，“警钟长鸣”

夏照帆，烧伤外科学专家，中国工程院院士，海军军医大学第一附属医院烧伤外科教授、主任医师、博士生导师，全军烧伤研究所所长，中华医学会烧伤外科学分会前任主任委员。

烧伤（包括烫伤）是一种很常见的损伤，如果烧伤超过一定面积，达到一定深度，可引起全身性损害。据不完全统计，我国每年约有2600万人发生不同程度的烧伤；而一些轻度的、没有计入统计的烧伤人数就更多了。烧伤的发生是有季节性的，通常在冬季和夏季容易发生。比如，冬季烤火、使用电热产品取暖等，夏季穿着少、精神状态不集中、儿童暑期意外高发等，都容易引起烧伤。特别是儿童、老人、从事特殊工作者，如钢铁厂、水泥厂、鞭炮厂等工作人员，尤其要加强防护。

近些年发生电器、电子产品着火的事故较多。随着电器、电子产品的使用越来越广泛，一些使用时间久、老化的产品，使用时容易着火引发火灾。全社会都应该重视预防烧伤。相关部门应通过广泛宣传教育增强大家的防范意识；居委会、社会应多关心孤寡老人，采取有效的助老措施；家属应加强对老人和儿童的看护，有条件者安排专人照护；特殊工作施工人员应加强自我防护，施工单位应警钟长鸣；等等。尽量做好烧伤的防护工作，对个人、家庭乃至社会安全而言，都非常重要。

为健康呐“罕”：罕见病可防可控

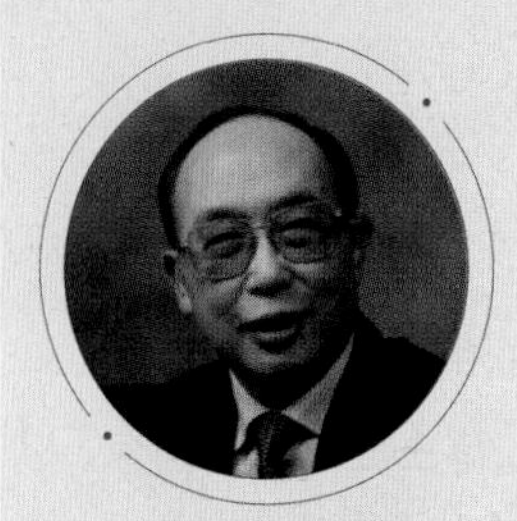
曾溢滔

曾溢滔，中国工程院院士，上海交通大学讲席教授。长期从事医学遗传学和分子胚胎学的基础和应用研究，发展了一整套遗传病分子诊断技术，率先在国内完成了多种常见遗传病的产前诊断，在基因诊断和血红蛋白病研究领域成果卓著。

我国将发病率 < 1/10 000 的疾病定义为罕见病。我国尚未有完整的罕见病流行病学调查研究，保守估计患者超过 2000 万人，每年新增患者超过 20 万人。50% 的患者在出生时或儿童期发病，其中 30% 的罕见病儿童于 5 岁前病逝，罕见病已成为我国 5 岁以下儿童的重要死因之一。

在所有罕见病中，约 80% 是由基因突变造成的遗传病，且主要为遗传性代谢缺陷病（如黏多糖贮积症等）。值得庆幸的是，遗传性代谢缺陷病是可防可控的。有生育计划的夫妇应进行孕前检查；有遗传病家族史或不良孕产史者须进行遗传病基因筛查，预判生育遗传病患儿的潜在风险，必要时借助基因检测技术筛选出健康胚胎进行移植。孕期，遵医嘱定期进行各项产检，谨慎用药；曾生育遗传病患儿的夫妇应通过产前诊断确定胎儿是否患病。宝宝出生后，医生应通过采集其外周血等手段，对早期干预可获得良好预后的遗传性疾病（如苯丙酮尿症、戈谢病等）进行筛查，发现问题后及时干预。

守中医之正，创医学之新

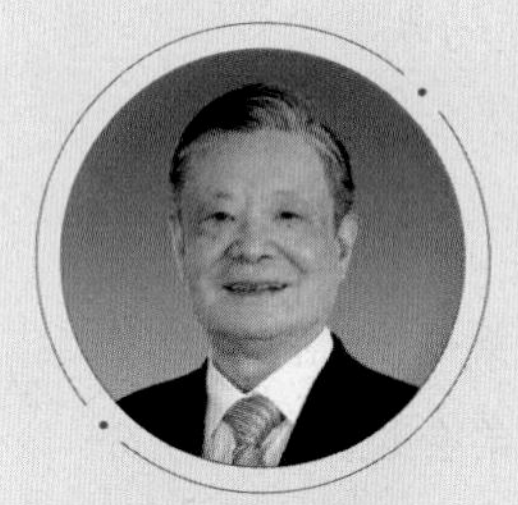
王 琦

王琦，中国工程院院士，国医大师，北京中医药大学国家中医体质与治未病研究院院长、王琦书院院长，国家中医药管理局重点学科中医体质学科带头人、中医体质辨识重点研究室主任。

中医药是推进健康中国建设的重要组成部分，包含着中华民族几千年的健康养生理念及实践经验，始终守护着人民健康。创新是中医的生命力，几千年来，创新这一内核驱动着中医药不断发展。但创新不能是无本之木、无源之水，只有守住“正”，才能创出“新”。原创思维是中医人必须坚守的“正”，是中医的魂，发掘经方精华是中医药守正创新的有效选择。中医的伟大之处不仅在于能够始终“以原创思维在时空中延续”，更在于与时俱进，能与西医协同攻关。

当下，中医药置身于质量强国与新一轮科技革命和产业变革之中，在现代科学技术高速发展的背景下，传统中医药要成为普世的、共识的认知，就要通过中医药人的努力，不断解读它的精髓，诠释它的科学内涵，用现代科学方法武装它，提高它的现代科学水平。现代信息技术手段将助力中医文化传播及创新。随着大数据、人工智能、互联网等信息技术的发展，中医药诊疗服务体系也将借助现代科技手段获得新的“智慧”。守中医之正、创医学之新，方能推动传统中医药不断走向现代化、专业化、产业化，让中医药走进更多寻常百姓家。

中国心脏健康膳食——更适合中国人的健康膳食

北京大学公共卫生学院教授　武阳丰

为减少不健康膳食的危害，国际上先后开发了多种健康膳食模式。但是，这些膳食模式因不符合我国居民的饮食喜好和习惯，在我国居民中推广有一定难度。中国心脏健康膳食是我国科学家遵循中餐文化特点，自主研发的一种有助于预防心血管疾病的膳食模式，现有鲁菜、粤菜、淮扬菜和川菜 4 个版本。这是长期以来第一个基于我国饮食情况开发的健康膳食模式。

中国心脏健康膳食要求脂肪提供的能量占总能量的 25% ~ 27%，蛋白质占 17% ~ 19%，碳水化合物占 55% ~ 60%；膳食纤维增加到每天 30 克；增加全谷物、蔬菜、水果、大豆、鱼和奶制品，减少精制谷物、肉类；食用油摄入量减少为每天 21 克，食盐减少为每天 4.6 克，且使用低钠盐。如果坚持采用中国心脏健康膳食，未来发生心血管病的可能性将大大降低。

"胡吃海喝"身体伤：科学饮食，呵护肠胃

北京协和医院临床营养科主任医师　于 康

问题 1：暴饮暴食，胃肠受累

对策：三餐规律，少食多餐，每餐吃到七八分饱即可；细嚼慢咽，避免进食过快。

问题 2：油脂过多，能量超标

对策：控制能量摄入量，少吃高糖、高脂肪食物；使用富含不饱和脂肪酸的植物油，每日食用油摄入量不超过 25 毫升；每日进食的肉类控制在 150 克以下，以瘦肉为主；荤素搭配。

问题 3：食盐偏多，口味过重

对策：选择醋、柠檬汁等相对健康的调味品；可多选择番茄、洋葱等本身具有一定风味的食物，减少对食盐的依赖。

问题 4：嘌呤过多，尿酸升高

对策：控制高嘌呤食物的摄入量。食用肉类时采用水煮的烹饪方式，弃汤食肉，可减少约 40% 的嘌呤摄入量。

问题 5：大量饮酒，损肝伤心

对策：能不饮酒，尽量不饮；如饮酒，应限量。

蛋白质含量，真是牛奶的"灵魂"吗

华东理工大学食品科学与工程系教授　刘少伟

牛奶蛋白质在人体内的消化率高达 90% 以上，是一种非常高效的优质蛋白质。但这并不意味着蛋白质含量越高的牛奶越好。首先，浓缩的牛奶通常也含有更多脂肪，不适合需要控制脂肪摄入量的人。其次，人体对蛋白质的吸收能力有限。如果牛奶摄入量不变，蛋白质含量增加，受消化能力限制，蛋白质的吸收率反而会下降。一些没有被消化、吸收的蛋白质会被肠道中的腐败菌利用，导致腐败菌大量繁殖，产生硫化氢等分解产物，引起肠道功能紊乱。第三，蛋白质含量高的牛奶往往价格比较高，性价比不一定高。

选对瑜伽垫，瑜伽更愉悦

上海交通大学体育系教授 王会儒

挑选瑜伽垫，需要关注以下因素：①瑜伽流派。可根据流派特色选择能更好辅助体式的瑜伽垫。②材质。不同材质的瑜伽垫各有优缺点，比如：热塑性弹性体（TPE）瑜伽垫弹性和防滑性好，但易受汗液腐蚀；丁腈橡胶（NBR）瑜伽垫质量轻、柔软度佳、耐磨，但防滑性差；橡胶瑜伽垫弹性、抓地性和防滑性能较好，但比较重，不方便携带；亚麻瑜伽垫防滑性、吸湿性和透气性强，但容易产生异味。③尺寸。一般选择6毫米厚的就可以了。若瑜伽垫太薄，在跪姿时容易导致膝关节疼痛；若瑜伽垫太厚，则容易影响身体平衡。④练习地点。如果在固定地点练习，不用考虑瑜伽垫的便携性，可以选择较重的。

运动消费走向“高精尖”

上海体育科学研究所研究员 刘 欣

国民对运动鞋服、健身器材等运动装备的消费热情持续攀升。数字化、信息化和AI（人工智能）技术的融合，正将运动装备推向一个全新的高度，使其不仅功能更强大，外观也更加时尚。

运动手环与手表 除运动监控功能外，还能提供许多健康监测功能，如体温、血氧、睡眠等。

运动器械 添置了运动器械的家庭就像是私人健身房，是追求快捷、高效锻炼者的好选择。

运动服饰 专业的运动服能提升运动舒适度和效率。例如，速干面料能迅速将汗水吸走并快速蒸发；高弹性面料能给运动者提供额外的支持力，保护肌肉。

运动课程 网上运动课程为居家运动者提供便捷，从内容到形式都在不断发展、创新，可以满足用户多样化的训练需求。

“卒”不及防？“中招”并非“意外”

上海交通大学医学院附属第一人民医院神经内科主任医师 吴云成

卒中，俗称中风，是脑血管在某一部位突然阻塞或破裂而引起的常见疾病，起病急、病情进展迅速，可导致肢体瘫痪、言语障碍、吞咽困难等症状，具有高致残率、高死亡率和高复发率的特点，给患者家庭和社会造成沉重的经济负担。

很多人认为，卒中是突然发生的，无法预知。殊不知，“隐患”其实早已存在。“三高”，即高血压、高血脂（血脂异常）、高血糖（糖尿病）是卒中的常见高危因素。很多人不知道自己有“三高”，或即使知道了也不重视。吸烟，酗酒，高盐、高糖、高脂饮食，熬夜，压力大，情绪激动等不良生活方式，均不利于心脑血管健康；超重和肥胖也会增加卒中的发病风险。很多年轻人认为，卒中只发生于老年人，自己不必担心。近年来，卒中的发病年龄有逐渐年轻化的趋势，这与年轻人常有的一些不良生活习惯，如熬夜、吸烟、喝酒、过度劳累、肥胖、高脂和高糖饮食等密切相关。

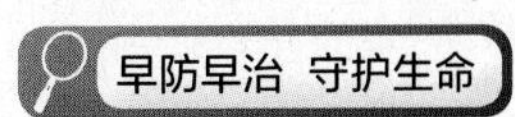

老年糖尿病管理三大关键

北京医院内分泌科　邓明群　郭立新（主任医师）

老年人各器官功能衰老，往往合并多种疾病、使用多种药物，老年糖尿病的管理具有复杂性和特殊性。

《中国老年糖尿病诊疗指南（2024年版）》对老年糖尿病的血糖管理路径进行了进一步细化和优化，同时强调三大关键：一是综合评估健康状态，个体化治疗。要对老年糖尿病患者进行健康状态（包括身体健康状态、心理健康状态、日常生活活动能力等）评估，制定个性化控糖方案。二是简约治疗理念。即尽量使用简单有效、低血糖风险低的降糖方案，避免方案复杂导致患者依从性变差，同时也尽量避免多重用药。三是去强化治疗策略。胰岛素治疗在老年患者中存在的主要问题包括低血糖风险、操作复杂等，去强化治疗意在强调尽量不使用胰岛素或使用简单的胰岛素方案。

当乙肝“遇上”脂肪肝

上海交通大学医学院附属新华医院消化内科主任医师　范建高

乙肝合并酒精性脂肪性肝病或代谢相关脂肪性肝病在临床上十分常见，腹型肥胖且经常过量饮酒的慢性乙肝患者在脂肪肝门诊比比皆是。与不合并乙肝病毒感染的脂肪肝患者相比，乙肝患者似乎更不耐受肥胖和糖脂代谢紊乱。同时，体重正常的“瘦人”脂肪肝在慢性乙肝和乙肝表面抗原阳性患者中很常见。

慢性乙肝病毒感染患者需要在医生指导下及时进行抗病毒治疗，做到应治尽治，以减少乙肝病毒对自身健康的影响，以及对密切接触的易感人群的潜在威胁。除抗病毒治疗外，乙肝患者还需要节制饮食、适当锻炼、戒烟限酒、慎重服用保健品和可能对肝功能有损伤的药物，以保持理想体重和腰围，避免在病毒性肝病基础上并发酒精性肝病、代谢相关脂肪性肝病等其他肝病。

老年人患戊肝，耽误不得

上海市黄浦区疾病预防控制中心副主任医师　王怡珺

戊肝是一种由戊肝病毒（HEV）导致的传染病。人群普遍易感，多见于50岁以上的中老年人。老年人如果感染了戊肝病毒，情况更不容乐观。

老年戊肝患者常有高胆红素血症和胆汁淤积，易发生重症黄疸型肝炎，可进展为急、慢性肝功能衰竭；如果患者合并肿瘤、冠心病、糖尿病、免疫功能低下等基础疾病，更易出现肝性脑病、肝肾综合征、消化道出血等严重并发症，病死率可高达25%以上。

治疗戊肝没有特效药物，主要采用对症治疗和支持治疗。老年戊肝患者的病情相对严重、复杂，在保证充分休息、清淡饮食、适当补充优质蛋白质等措施的基础上，辅以抗病毒、保肝退黄等药物治疗，同时密切监测病情变化，及时调整治疗方案，尽可能避免出现肝性脑病、肝肾综合征等并发症。

值得一提的是，戊肝属于我国法定报告的乙类传染病，患者需要隔离治疗，家人应做好防护措施。

月经紊乱：女性衰老的预警

上海交通大学医学院附属第六人民医院妇产科主任医师 陶敏芳

对女性而言，生殖衰老与中老年时期的健康状况密不可分。女性40岁后，应了解自己的月经状况、卵巢功能，做好应对绝经综合征的准备，积极防治。40岁后邻近月经周期长度变化达7天及以上，且在10个月经周期内重复出现，提示卵巢功能下降，进入绝经过渡期。除月经变化外，还可能出现潮热、出汗、睡眠障碍、抑郁、焦虑、乏力、骨痛等多种不适症状。

进入绝经过渡期的女性平均在4～5年后绝经。绝经后6年内为绝经早期，绝大多数女性会出现各种不适症状，程度一般比绝经前更严重，同时机体会发生一些“静悄悄”的改变，如骨量流失、血管硬化、代谢异常等。绝经6年以后为绝经晚期，多数女性新增泌尿生殖系统症状，骨质疏松症、高血压、冠心病、糖尿病、血脂异常、脑卒中等发病率快速上升。

绝经后，重视子宫内膜增厚

山东大学齐鲁医院妇产科教授 张师前

随着健康体检意识的提升，绝经后女性子宫内膜增厚的检出率增加。其中，部分女性有阴道流血症状，因担心子宫内膜癌的发生，大多会选择积极检查和治疗；部分女性无阴道流血症状，仅在体检时偶然发现。

对绝经后女性而言，如果妇科超声检查提示子宫内膜厚度超过5毫米，就属于“子宫内膜增厚”的范畴。若不合并阴道流血，多数是良性病变所致，子宫内膜癌占比很低（仅2%左右）。

绝经后女性被发现子宫内膜增厚，首先要明确诊断，查清原因，再行针对性治疗。恰当的诊断方法（经阴道超声、诊断性刮宫、宫腔镜下子宫内膜组织活检等）不仅能实现子宫内膜病变的尽早发现、及时诊治，还可以缓解患者的焦虑、紧张、恐慌情绪，甚至可以减少非必要的有创诊治，避免“小病大治”。

豆蔻少女为何无故晕倒

复旦大学附属儿科医院心内科副主任医师 储 晨

由自主神经介导的反射调节异常或自主神经功能障碍导致的晕厥是最常见的儿童晕厥类型。血管迷走性晕厥是儿童期最常见的自主神经介导性晕厥。该病的治疗和预防需要采取综合方案，包括以下几方面：①避免发作诱因，如长时间站立，体位突然变换，长跑后突然停下，精神紧张，等等；②及时识别并保护，如果在每次发作前均会出现头晕、恶心等先兆症状，可以留意自己的症状，一旦发生不适，及时调整体位、做好保护措施；③改善生活方式，保证饮水量和食盐摄入量适宜，适当运动；④家长可在家中帮助患儿进行自主神经功能训练，如直立训练、血管功能锻炼等；⑤药物治疗适用于发作比较频繁、发作时先兆症状不明显而不易预防，或者实施上述预防措施后仍有发作的患儿。

早防早治 守护生命

早发现、早干预，让听障儿童融入社会

复旦大学附属儿科医院耳鼻咽喉头颈外科主任医师 许政敏

儿童听力障碍分为感觉神经性、传导性及混合性，大多数患儿出生时就发病，部分为后天发病。儿童期是听觉言语发育的关键时期，如果没有及时发现和早期干预，听力残疾可导致儿童言语－语言发育障碍，并影响其情感、心理和社会交往等能力的发展，妨碍其正常学习和生活，给家庭和社会造成沉重负担。

不同年龄段儿童的听力障碍表现不一样。简而言之，儿童听力障碍主要表现为呼之不应、表达不清、回避社交等。如果孩子出现这些现象，家长应该引起重视，及时带孩子去医院就诊，确诊后应及早干预。干预方法包括药物治疗、中耳置管术、咽鼓管球囊扩张术、人工听骨植入术、人工耳蜗植入术及物理治疗等。同时，还要对患儿进行言语－语言康复训练，这样才能做到“聋而不哑”。

科学抗癌 综合施策

防早期肺癌复发：知己知彼，乘胜追击

同济大学附属上海市肺科医院副主任医师 鞠立霞

早期肺癌术后，患者可通过科学随访、尽早辅助治疗、改善生活方式等综合管理，预防复发、转移。

改善生活方式 戒烟戒酒，远离吸烟人群。增加室内通风，减少居室污染。保持营养均衡，多摄入富含维生素 A、β 胡萝卜素的食物，尤其是新鲜蔬菜和水果等。积极参加体育锻炼，增强免疫力。避免熬夜，保持充足睡眠，放松心情。

定期复查 应在术后 1 个月遵医嘱复查胸部 CT，并根据检测结果，每 3 ~ 6 个月复查肿瘤标记物和胸部 CT，直至术后 3 ~ 5 年。

术后辅助治疗 包括：①辅助化疗，微乳头亚型的 Ⅰ A 期肺腺癌患者可从中获益；②辅助靶向治疗，在不影响正常组织与细胞的情况下，使肿瘤细胞特异性死亡；③辅助免疫治疗，常用药主要为 PD-1/L1 抑制剂。

治疗肿瘤的“隐形刀”

复旦大学附属肿瘤医院教授 彭佳元 胡伟刚 章 真 孟志强

治疗肿瘤的手段日新月异，已不再局限于传统手术刀。随着科技进步，一系列看不见的“刀”逐渐崭露头角，如伽马刀、射波刀、速锋刀、康博刀、微波刀、射频刀、海扶刀等。它们以非侵入或微创方式精准消灭肿瘤细胞，为患者提供不同的治疗方案和选择。

治疗肿瘤的“隐形刀”并不是真正的刀，其实是一些高科技医疗设备，它们利用不同的能量形式来“消灭”肿瘤细胞。“隐形刀”主要分为两大类：一类利用高能放射线直接照射肿瘤组织，如伽马刀、光子刀、射波刀、速锋刀、托姆刀等，有一定的辐射；另一类是通过产生低温或高温的方式破坏肿瘤细胞，如微波刀、射频刀、康博刀、海扶刀等，没有辐射。

这些“隐形刀”各有其优势和不足，并非适用于所有患者。医生会根据肿瘤的类型、位置，以及患者的身体状况、经济能力等因素综合考虑，选择合适的个体化治疗方案。

肿瘤分化、分级、分期，你分得清吗

复旦大学附属中山医院病理科 王祥

肿瘤分化：描述肿瘤细胞与正常细胞的“差异度”。肿瘤细胞的形态或组织特征与正常细胞越接近，说明其分化得越好，称“高分化”；相反，肿瘤细胞与正常细胞的区别越大，说明其分化得越差，称“低分化”或“未分化”。

肿瘤分级：评估肿瘤的侵袭与转移能力。一般分为三级或四级，级别越高，肿瘤的恶性程度越高，侵袭转移的能力越强。低级别肿瘤往往生长缓慢，不易扩散到身体其他部位；高级别肿瘤通常生长较快，更易扩散到身体其他部位。

肿瘤分期：衡量病情进展情况与严重程度。TNM分期系统主要描述了肿瘤的3种重要信息，即原发肿瘤的范围和大小（T）、区域淋巴结是否转移（N）和是否存在远处转移（M）。TNM分期系统将肿瘤分为Ⅰ期、Ⅱ期、Ⅲ期和Ⅳ期。一般来说，Ⅰ期属于早期，Ⅱ、Ⅲ期属于进展期，Ⅳ期属于晚期。

扶正固本，御邪防癌

江苏省中医院肿瘤科主任医师 邹玺

对于“正气”一词，大家一定都不陌生。究竟什么是正气？很多人一知半解。中医学认为，正气是人体抵御外邪的能力，与健康息息相关。正气不足亦称正虚，与肿瘤关系密切。癌症是一种全身属虚、局部属实的病症。若人体正气不足，身体处于一种亚健康状态，则不能很好地抵御外界的邪气侵袭。邪气相当于致癌因素，若邪实正虚，致癌因素抢占上风，久而久之，邪气在局部聚集形成有形肿物，发展为癌；肿瘤形成后，又会耗伤人体气血，导致癌症进一步发展。正虚与癌症在一定程度上互为因果，形成恶性循环。

中医古代和近现代众多医家的实践经验告诉我们，“正虚”是癌症发生、发展的关键因素，“扶正固本”是预防癌症的首要手段。包括节制饮食、充足睡眠等健康生活方式，以及导引强身、中药泡脚、艾灸穴位、服用膏方、食疗药膳等中医养生方法，均有助于培本固元、扶正祛邪，进而防治肿瘤等疾病。

癌症会传染吗

上海交通大学医学院附属仁济医院肿瘤科副主任医师 夏青

癌细胞与正常细胞不同，具有无限制生长和扩散的能力。但是，这种生长和扩散是在患者体内进行的，而不是通过外部途径传播的。因此，癌细胞不会通过空气、食物、接触等方式直接传染给其他人。至于大家经常听说的“癌症转移”，是指癌细胞从原发部位扩散到身体其他部位，也是在患者体内发生的，而不是从一个人传染给另一个人。

癌症虽不会传染，但有“遗传倾向”，即具有某种家族性遗传基因的人，患某些癌症的概率确实要比普通人群高。比如：研究发现，20%～30%的肠癌患者有癌症家族史。

癌症虽不传染，但某些致癌因素会传染。比如：引起肝癌的乙肝病毒会传染，导致宫颈癌前病变的重要因素人乳头瘤病毒（HPV）会传染。

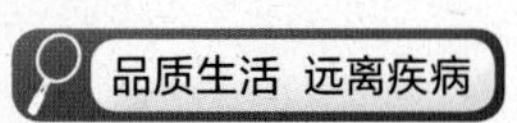

防盲，高度近视“必修课”

复旦大学附属眼耳鼻喉科医院眼科主任医师　周行涛

近视 600 度及以上称为高度近视。很多人对高度近视的认识仅停留于“近视度数深”“看东西模糊”等层面，并没有将其当作疾病来看待。其实，高度近视是一种不可忽视的“可防、可控、可治”的致盲性眼病。针对近视前期、低度近视期、中度近视期和高度近视期各阶段特征，采取个性化干预措施，可以最大限度地降低病理性高度近视的发生率。

近视前期防控重点是延缓近视发生：①培养良好的用眼习惯；②注意用眼时间；③增加户外活动时间。

低、中度近视期防控重点是控制近视进展速度：对已有近视进行积极矫正；角膜塑形镜、多焦点软性角膜接触镜、近视防控相关框架眼镜和低浓度阿托品具有一定程度的近视控制效果。

高度近视期防控重点是降低不可逆视觉损害：延续低、中度近视期的防控要点；若出现眼前黑影、闪光感或视力下降，须及时就医。

智齿蛀了，补还是拔

北京大学口腔医院颌面外科主任医师　崔念晖

牙齿发生龋坏后，大多数人的想法是“能保则保”，无论是补牙还是根管治疗，让牙齿有条“活路”总比拔了好，智齿也应如此。然而，医生对于龋坏智齿的态度却常常是“能拔则拔”，这是为何？

事实上，相比其他位置的龋病，智齿龋坏的治疗通常以拔除居多，主要有两个原因：①位置。如果智齿不能建立咬合关系、发挥正常生理功能，那么在发生龋坏后将其拔除并不可惜。②疗效。通常，龋齿位置越靠后，治疗难度越大。智齿位于口腔最深处，“补牙”等操作难度大。另外，智齿牙根变异多（如融合根或牙根出现弯曲等），内部髓腔和根管结构越复杂，根管治疗效果越差。因此，智齿龋坏，拔除不足惜。

夏季激光，“进行时”还是“禁行时”

复旦大学附属华山医院皮肤科主任医师　卢 忠

盛夏骄阳，衣裙翩然，正是秀出美丽的好时节。不少爱美人士将激光美容列入了愿望清单，但同时也有些疑问：听说夏季不适合激光治疗，容易发生感染与“反黑”，是真的吗？

其实，进行有创面的激光治疗后，患者在修复期间（一周内）避免大量出汗，并遵医嘱使用具有抗菌和促进修复作用的外用药，可减少感染风险。接受无创面激光治疗的患者，即使大量出汗，也鲜有感染的。

“反黑”的专业称谓为炎症后色素沉着，多发生于术后护理不当（如冷敷不完全、发生感染、过度日晒等）。夏季紫外线强烈，激光治疗后如果不注意防晒，确实比其他季节更容易发生炎症后色素沉着。防晒措施包括：①尽量避免登山、徒步等耗时长的户外活动；②外出时做好物理遮挡，如撑遮阳伞、戴帽子、戴防晒口罩等；③接受有创面激光治疗者可在掉痂后使用 SPF > 30、PA+++ 的防晒霜，做好化学防晒。

凶险的胸膜反应

上海交通大学医学院附属瑞金医院急诊科主任医师　盛慧球

胸膜反应是指因诊断或治疗胸部疾病而进行胸腔穿刺的过程中，出现的一系列生理和心理反应，包括头晕、心悸、胸闷、气短、胸痛、咳嗽、出汗、面色苍白、四肢发冷、血压下降、晕厥，甚至休克、心搏和呼吸骤停等，检查可发现胸膜炎症、胸腔积液。据文献报道，其发生率可高达 20%，在穿刺活检和穿刺定位操作中均有可能发生。

胸膜反应症状轻微者，经休息即可缓解；如果血压下降、晕厥，有潜在隐患，需要查找原因，进行相应治疗后也可缓解，不留后遗症；如果发生心搏、呼吸骤停，应即刻采取心肺复苏及后续治疗；如果经救治仍出现缺血缺氧性脑病等严重并发症，则预后不佳甚至死亡。

在疾病的诊疗过程中，有时难免需要进行一些有创检查，只要准备充分，规范操作，一般都是安全的。患者充分了解并积极配合，可减少不良反应的发生风险。

“要命”的犬咬伤

首都医科大学附属北京朝阳医院急诊外科主任医师　陈庆军

狂犬病是被犬咬伤后可能感染的一种疾病，病死率近 100%。正确、规范的暴露后预防处置可以使狂犬病几乎 100% 不发生。被可疑的犬咬伤后，必须牢记“三步走”：

第一步　尽快用肥皂水或清水充分清洗伤口，减少感染风险；及时至正规医疗机构就诊，由医务工作者规范处置伤口。

第二步　及时、按时接种疫苗，接种程序包括“5 针法”和“2—1—1 法”。

第三步　既往没有接种过狂犬病疫苗、狂犬病病毒暴露风险较高者，需要联合使用被动免疫制剂（主要包括马源、人源和基因重组的抗狂犬病免疫球蛋白）。被动免疫制剂按体重计算使用剂量，一次性足量注射，尽量于伤口处局部注射。

被猫抓伤，当心感染这种细菌

复旦大学附属华山医院感染科副主任医师　王新宇

猫抓病是感染一种名为汉塞巴尔通体的细菌后引起的。这种细菌存在于许多猫身上，不会使猫生病，但如果人被感染的猫抓伤或咬伤，或者被感染的跳蚤咬伤，就可能患病。感染巴尔通体的猫舔人的眼睛、嘴或皮肤开放性伤口，也可能造成人感染。

猫抓病可导致咬伤或抓伤处附近皮肤发红、肿胀，还可能引起发热、头痛、疲劳、胃口变差等，淋巴结肿胀可以出现在头部、颈部和手臂周围。病情严重的患者可能出现意识模糊、视觉问题和肝脏疾病等。如果出现这些症状，患者应尽快就医排查。

大家要避免接触来历不明的野猫，谨防被其咬伤或抓伤，与猫玩耍后应及时洗手。如果被猫咬伤或抓伤，应立即用流动的水和肥皂清洗。若发现家猫身上有跳蚤，应积极治疗。

流感季，要不要备抗病毒药

复旦大学附属中山医院呼吸内科主任医师　顾宇彤

患流感后，早期症状与感染其他经呼吸道传播的病毒（如新冠病毒、呼吸道合胞病毒）相似，都是以咳嗽、咯痰、发热为主要表现，很难区分。对大多数轻症患者而言，没必要区分，因为处理方式都差不多。对重症患者和高危人群而言，及早进行抗病毒治疗可减少并发症，降低病死率，缩短住院时间。

常用的抗流感病毒药物有奥司他韦、扎那米韦、帕拉米韦、玛巴洛沙韦等。家庭备药的好处是方便及时用药。目前，医院抗流感病毒药准备充分，在国内可以不备药。如果旅行，特别是出国旅行，可以备1盒奥司他韦或玛巴洛沙韦，同时最好备流感抗原检测试剂：如果检测结果阳性或密切接触流感患者后发热，可以用药；高危人群密切接触流感患者后，也可预防性使用。

认清药名中的“糖”

复旦大学附属华山医院药剂科主任药师　李中东

糖尿病患者往往对药名中带“糖”的药物有顾虑，担心使用后影响血糖。哪些药名中有“糖”？其中的“糖”到底是什么？

其实，有些药名中的“糖”对血糖没影响，如乳果糖口服溶液、果糖注射液、二磷酸果糖注射液、氨基葡萄糖胶囊、葡萄糖酸钙、葡萄糖酸锌颗粒剂、阿卡波糖片、伏格列波糖片、蔗糖铁注射液、木糖醇注射液等。

有些含“糖”的药对血糖可能有影响，糖尿病患者使用时要注意，如葡萄糖类注射液、转化糖注射液、硫糖铝片、糖浆剂（急支糖浆、感冒止咳糖浆、川贝枇杷糖浆、杏苏止咳糖浆、半夏止咳糖浆、咳速停糖浆、罗汉果止咳糖浆、羚贝止咳糖浆）等。

此外，有些药的名字中没“糖”字，但辅料中有糖，如蓝芩口服液、羧甲司坦口服液、小柴胡颗粒、感冒灵颗粒等，糖尿病患者使用这些药品时要慎重。

“网红处方”，隐患不少

上海交通大学医学院附属上海儿童医学中心呼吸科主任医师　殷勇

“网红处方”通常指在社交媒体上流行的非官方医疗建议或药物推荐，这些处方常因某些名人或“网红”的推荐而迅速走红。家长照搬“网红处方”自行给孩子用药的行为，忽视了医疗的个体化原则。即便是被普遍认为安全的药物，也可能因为每个人的具体健康状况、过敏史等差异而不适合某些人群，尤其是儿童。

所谓治疗肺炎支原体感染的“三件套”，或针对流感、新冠的抗病毒药物，它们可能在某些情况下有效，但不经过医生的诊断和建议就自行使用，可能会导致不必要的副作用，甚至出现耐药问题。一些家长依赖非正规渠道的医疗建议，可能会忽略孩子的实际健康状况，导致误诊或漏诊，比如将流感误认为普通感冒。不恰当的治疗不仅可能导致病情延误，还可能加重病情，甚至导致严重后果。

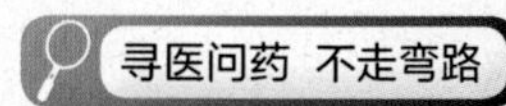

“管控”中药背后的故事

海军军医大学中医系中药方剂教研室教授　张慧卿

中药麻黄具有发汗解表、宣肺平喘、利水消肿的功效，主要用于治疗感冒、哮喘、肺炎等。“麻黄碱”是其主要有效成分之一。而“冰毒”的化学名为甲基苯丙胺，只比麻黄碱少一个氧原子，故又称“去氧麻黄碱”。通过简单的化学工艺就能将麻黄碱制备成具有成瘾性的冰毒。我国将其列入国家管制类易制毒化学品，将单位剂量麻黄碱类成分含量大于30毫克的复方制剂列入处方药管理。一般而言，药名中含有“麻”的感冒、咳嗽药，成分中多含有麻黄碱类成分，如氨麻美敏片。

此外，海洛因、大麻等毒品也与中药有“不解之缘”。罂粟壳入药可止咳、止泻、镇痛，目前我国对罂粟的管理非常严格，除药用、科研外一律禁止种植。我国原产大麻又称“火麻”，其种仁火麻仁是临床常用中药，含有微量四氢大麻酚，种植也受到一定限制。

“冰中式”，不苦却伤身

上海中医药大学中药学院教授　袁颖

中药汤剂往往“苦”得令人生畏。有人突发奇想：热美式咖啡比中药还苦，而冰美式就很爽口，那中药能否冰服？

冰服的确能减轻服药时的苦感，但中药并不适合冰服。一方面，冰服会降低药物的溶解度，沉淀物更多，影响有效成分发挥作用。存放于冰箱内的代煎中药，也应加热后再服用。另一方面，服药并不像喝咖啡那样小口品尝，大部分人都是快速喝完。乍然喝大量低温液体，容易刺激胃肠道，甚至引起胃肠痉挛，导致腹痛、腹泻等症状。消化系统、呼吸系统、心血管系统疾病患者更加不宜受冷饮刺激，以免加重病情。

总之，“冰中式”伤身。如果觉得中药太苦，可以将其放凉一些再喝，用吸管、服药后漱口等方法也可以减轻苦感。

医学知识 身体探秘

神奇的“白细胞战队”

首都医科大学附属北京佑安医院临床检验中心副研究员　赵丹彤

受体：敌情“探测器” 白细胞表面的受体能够与病原体的特定抗原（如细菌细胞壁上的多糖、病毒外壳上的蛋白等）结合，一旦发现病原体，白细胞便立即进入戒备状态。

白细胞的同伴们：传递情报，精诚协作 白细胞通过与其他免疫细胞直接或间接接触（如释放细胞因子等方式）建立联系。

战队构成：兵种多样，分工明确 白细胞分为粒细胞、单核细胞和淋巴细胞，前二者是战斗的核心力量。粒细胞通过吞噬和消化入侵的病原体，发挥防御作用；单核细胞可分化为吞噬细胞，吞噬并分解受损或死亡的细胞和病原体。

骨髓与淋巴器官：白细胞的大本营与训练场 当身体受到感染或病原体威胁时，骨髓中的造血干细胞会迅速分化为各种类型的白细胞，扩充作战部队的规模。此外，淋巴器官也积极发挥着免疫防御作用。PM

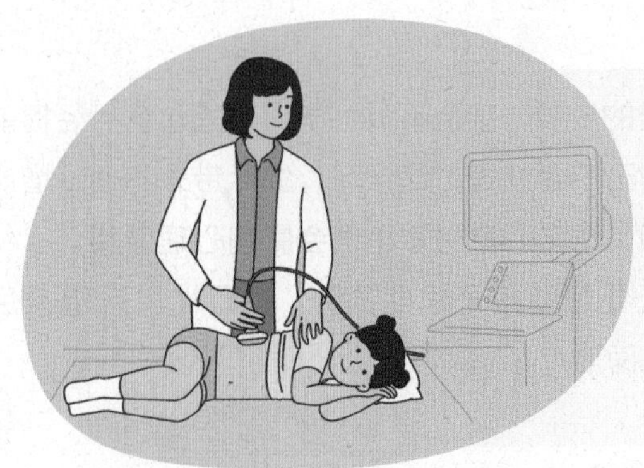

近年来，因乳房发育、阴毛早现、喉结突出，甚至月经来潮而到医院就诊的儿童越来越多，不少家长担心孩子是性早熟。在这些孩子中，确实不乏性早熟患儿，但性早熟有真假之别，真性的未必都要治疗，假性的也未必不需要治疗。究竟如何判断性早熟？孩子性早熟该怎么办？本期特邀山东第一医科大学附属省立医院儿科主任医师李桂梅教授解答关于性早熟的各种困惑。

发现性早熟，要“彻查”

本刊记者　蒋美琴
受访专家　李桂梅

真假性早熟

女孩在7.5岁前出现乳腺发育、阴毛等第二性征或10岁前月经来潮，男孩在9岁前出现睾丸增大、喉结突出等第二性征，称为性早熟。通常，性早熟可分为以下三类：

❶ **中枢性性早熟**　也称真性性早熟。其因下丘脑－垂体－性腺轴提前启动，导致促性腺激素释放增加，性器官提前发育。中枢性性早熟主要分为特发性和继发性两大类：前者为无明确病因的下丘脑－垂体－性腺轴提前启动，其中有一部分为基因突变所致；后者由下丘脑错构瘤、胶质瘤、蛛网膜囊肿等颅内病变导致，也有部分是外周性性早熟转化而来。

❷ **外周性性早熟**　也称假性性早熟。其因肾上腺、卵巢、睾丸等器官病变（如先天性肾上腺皮质增生症、生殖细胞瘤、男性化肾上腺皮质肿瘤、卵巢囊肿等），或外源性因素（如误服避孕药、含激素补品等）作用，导致性激素水平升高，第二性征提前出现，但下丘脑－垂体－性腺轴未启动。

❸ **部分性性早熟**　也称不完全性性早熟。其表现为单纯乳腺早发育、单纯阴毛早现等，患者往往症状较轻，部分可转化为中枢性性早熟，需要定期复查。

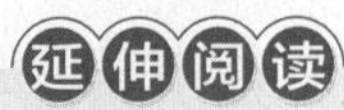

别把“小青春期”表现当作性早熟

有些家长发现，刚出生没几天的孩子有乳房隆起，甚至阴道流血等表现，以为孩子发育了。其实，这在医学上称为“小青春期”。因受母体激素影响及在出生后中断，部分婴儿的促性腺激素处于青春期早期水平，故而得名。女孩更容易出现小青春期，一般发生在女孩1岁前（可持续至2～3岁）、男孩半岁前，多表现为单纯乳房增大等，不是真正意义上的性早熟，不伴骨龄提前和生长加速。

性早熟影响的不只是身高

性早熟是指青春期发育过早出现。有些家长觉得，孩子只是发育提前了，没什么大不了，甚至认为没必要治疗。殊不知，性早熟给儿童带来的身心危害不容小觑。

❶ **影响终身高**　成年前每个生长时期对终身高（成年后身高）都是有“贡献”的，就像接力赛一样。一般而言，胎儿期贡献30%，婴儿期（出生后1年内）贡献15%，儿童期（1岁到青春期开始前）贡献40%，青春期贡献15%。性早熟会造成青春期过早开始，儿童期缩短。患儿刚开始长得很快，但随着骨骺提前闭合，身高停止增长，终身高会低于靶身高

（根据父母身高计算出的儿童成年身高，俗称“遗传身高”）。

❷ **影响心理健康** 过早出现第二性征及月经来潮等性发育表现会影响儿童心理健康。有些孩子会觉得自己跟别的小朋友不一样，走路不敢抬头，形成含胸走路的姿势，甚至不敢上学。有些儿童月经提前来潮，自己不会处理，给学习、生活带来不便，增加家庭负担。成年后身材矮小也会影响心理健康。

家长要帮助孩子早期预防，发现性早熟迹象后应积极就医治疗。

警惕性早熟危险因素

❶ **轻中度肥胖** 传统观念认为，孩子胖一点更壮实、更健康，但实际上，轻中度肥胖儿童容易出现性早熟。而过度肥胖往往是患某些综合征的表现，如普拉德－威利综合征、小儿库欣综合征等，患儿可出现性发育迟缓。

❷ **某些疾病** 有些孩子很小就出现性早熟症状，检查后发现是某些疾病所致，如家族性高睾酮血症、先天性肾上腺皮质增生症、原发性甲状腺功能减退症、下丘脑错构瘤、胶质瘤、生殖细胞瘤等。有些疾病看似与性早熟没关系，却是继发性性早熟的“罪魁祸首”，家长尤其要警惕。比如：先天性甲状腺功能减退症患儿，若长期未及时治疗，也会发生性早熟。家长如果发现孩子矮小、面容臃肿、严重便秘等症状，应及时就诊。

❸ **不良饮食、生活习惯** 晚上开灯睡觉会影响褪黑素分泌，而褪黑素对性腺轴有抑制作用，故长期开灯睡觉可能会造成性早熟。此外，给体质较弱的孩子胡乱进补，长期、过量食用或接触含激素的食品、保健品，有些孩子误服避孕药等，也可能导致性早熟。

特别提醒

家长要帮助孩子养成良好的生活习惯。儿童应保证充足睡眠，不要开灯睡觉；均衡饮食，尽量少吃鱼籽、蟹黄等食物，少吃油炸食品、少喝饮料；避免接触含激素的药品；等等。

别忽视性早熟的“蛛丝马迹”

孩子出现哪些症状要警惕性早熟可能？

❶ **乳腺发育** 这是女孩最常见的性早熟表现。主要表现为乳腺有小硬结、乳房隆起、乳晕颜色变深等。

❷ **毛发异常** 过早出现阴毛、腋毛等，汗毛变浓密，长出胡须。

❸ **喉结突出** 男孩喉结突出，可伴声音变粗。女孩若有雄激素升高，亦可出现。

❹ **生殖器发育** 女孩小阴唇肥厚、颜色变深，男孩睾丸增大。

❺ **月经、遗精** 女孩月经来潮，男孩遗精，是青春期发育后期的表现。

此外，性早熟的孩子往往伴身高、体重快速增长，饮食摄入量明显增加，男孩变得肩宽体壮，女孩

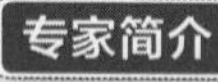

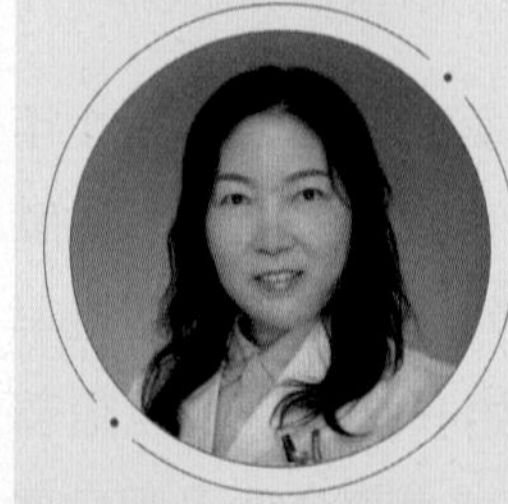

李桂梅 山东第一医科大学附属省立医院儿童内分泌首席专家、儿科主任医师、博士生导师，中国医师协会青春期健康与医学专业委员会常委，山东省研究型医院协会儿童内分泌遗传代谢分会主任委员。擅长诊治下丘脑综合征、垂体柄阻断综合征、矮小症、性早熟、糖尿病，以及其他儿童内分泌及罕见病等。

扫描二维码
听李桂梅教授说

出现皮下脂肪增多、骨盆变宽等。家长如果发现短期内孩子身高、体重等增长过快（正常情况下，儿童期每年身高增长5～7厘米），也要警惕性早熟，尽早带孩子到医院做检查。

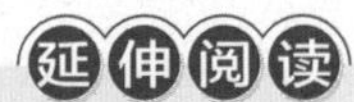

女孩内裤上出现黄色分泌物是性早熟吗

有些妈妈发现女孩内裤上出现黄色分泌物就非常担心，以为孩子性早熟了。出现这种情况有两种可能：一种是孩子确实发育了，分泌物增多；还有一种是感染，包括尿路感染、外阴炎等，尿液检查提示有白细胞，孩子还会有尿路刺激症状，如尿频、尿急、尿痛。

寻找病因，检查必不可少

结合患儿发病年龄和临床表现，可初步判断是否为性早熟。由于性早熟背后可能隐藏着多种疾病，而病因诊断对治疗方案的制定至关重要，故患儿需要做一系列检查。

❶ **家长应详细告知病史** 患儿初次就诊时，医生会详细询问病史，包括发病史和家族史。有些患儿因乳腺发育、阴道流血就诊，但检查后没有发现相关问题，后来妈妈才回忆起，自己有段时间因备孕使用雌激素药，常在搽药后搂着孩子睡觉。所以，家长要仔细回忆孩子有无误服或接触可能含激素的食品、药品等情况，并详细告知医生。有性早熟家族史的患儿，要警惕家族性高睾酮血症；有颅内手术史的患儿，要警惕继发性中枢性性早熟；等等。

❷ **遵医嘱接受必要的辅助检查** 除性激素、骨龄等检查外，医生还会要求患儿接受针对性早熟病因的一系列检查。比如：肝肾功能、甲状腺激素、肾上腺激素等检测，有助于排查可能导致性早熟的内分泌疾病；B超、磁共振等检查，有助于排查可能导致性早熟的颅内、肾上腺、卵巢等部位的病变。必要时，患儿还需要进行病理检查、基因检测等。医生会根据患儿的病史、查体结果等选择必要的检查项目，家长应在医生指导下帮助孩子完成相关检查。

性早熟并非都需要治疗

❶ **中枢性性早熟** 骨龄超前、预期身高不理想的患儿，需要进行药物治疗，如注射抑制发育的药物；骨龄明显超前、身材矮小的患儿，必要时可联合注射生长激素，俗称“双打”。骨龄没有超前、性早熟进展缓慢的患儿，可暂时不治疗，随访观察即可；如果在随访过程中发现进展加速（如四五岁开始乳腺发育，随访观察两三年没有明显变化，八九岁时骨龄突然明显超前，但身高与骨龄不平衡），需要药物治疗。继发性中枢性性早熟患儿，应针对原发病进行治疗。

❷ **外周性性早熟** 主要采用对症治疗措施。比如：卵巢囊肿患儿一般口服药物即可控制，必要时需手术治疗；先天性肾上腺皮质增生症患儿，需要使用氢化可的松等治疗原发病；甲状腺功能低下患儿，可口服左甲状腺素；等等。外源性因素引起的假性性早熟，一般不需要治疗，去除诱因后多能恢复正常。

❸ **部分性性早熟** 一般不必治疗，随访观察即可。

总之，医生会根据患儿具体病情制定合适的治疗方案，患儿只要尽早就诊并按医嘱规范治疗，一般都能获得较好疗效。PM

不一般的头皮血肿

上海交通大学医学院附属新华医院小儿神经外科　王晓强（副主任医师）管秀文

医生手记

“医生，我的孩子头上怎么长了个肿块？”诊室里，一对年轻父母焦急万分，向我们诉说着孩子的病情。“什么时候发现的？”我们问道。“孩子刚出生时我们就发现他的头上有个小‘鼓包’，当时医生说这个肿块会自行消退，我们便时不时地揉一揉它，但一个月过去了，肿块不仅没有消退，反而变得更大、更硬了，这可如何是好？”我们边安抚焦虑的父母，边对孩子进行触诊，并追问患儿的详细病史。原来，患儿母亲在分娩时使用了产钳助产，才造成了患儿头皮血肿。事实上，类似的场景在我们诊室里并不罕见。前来就诊的患儿家长非常困惑：为什么产检时一切正常，出生后却发现孩子的头上有肿块？头皮血肿是什么？会影响患儿智力发育吗？要治吗？怎么治？

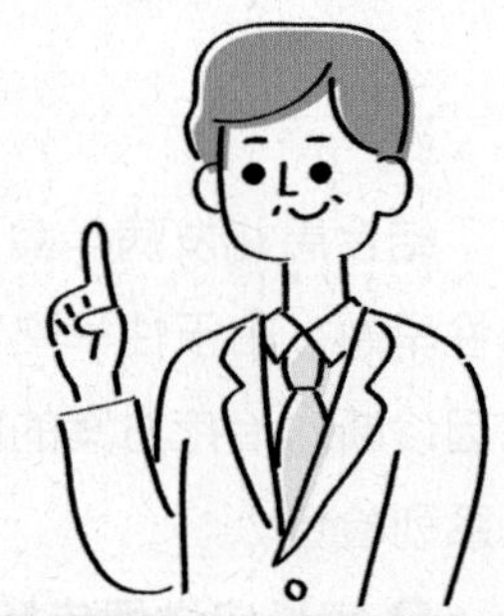

新生儿头皮血肿可能“硬化”

新生儿头皮血肿是产科较常见的产伤之一，主要发生在胎儿娩出过程中。由于外力作用在头部，造成头皮与颅骨之间血管破裂，血液蓄积于头皮与颅骨间，逐渐形成局部包块。通常，头皮血肿高出皮肤，边界清晰、大小不一、质地柔软，触之如充满水的囊肿。临床诊断过程中，医生会根据患儿的整体状况及血肿外观特征进行初步判断，并通过头颅B超或CT等影像学检查明确诊断。

一般而言，直径小于5厘米的头皮血肿可在2～3周内自行吸收；直径大于5厘米的头皮血肿自行吸收的可能性较小，长时间未吸收、消散者可能继发感染，甚至因颅骨发育不成熟而发生头皮血肿机化，即形成含有网状纤维素的血凝块。血肿机化包块质地较硬，可能影响颅脑血供，不利于患儿生长发育，严重者可发生血肿骨化，影响头型外观。

2周不缓解须就医

大多数新生儿头皮血肿在出生后2～3天出现。发现血肿后，家长首先要做的是仔细观察血肿及全身情况。头皮血肿较大、长期不消退，或出现发热、疼痛加剧、呕吐、行为模式异常改变等症状时，家长应及时带患儿就医。

直径小于5厘米的头皮血肿的最佳处置方式是等待其自行消散，家长不可反复揉搓血肿处，更不可擅自穿刺、放血，以免发生感染。出生2周后，头皮血肿无明显缩小者应及时就医。医生可能采取穿刺、切开等方法，将积血抽吸或引流出体外并加压包扎，加速康复、防止复发。明确发生血肿机化者应及时进行手术治疗，避免其对患儿颅骨发育造成影响。PM

生活实例

张老伯平时身体健康，但最近经常在清晨醒来时感到胸口憋闷及隐痛，数分钟后可缓解。邻居称其可能患了心绞痛，是血管“堵塞”造成的，须“疏通”血管才能缓解症状。然而，张老伯在做了冠脉造影检查后被告知冠状动脉未见明显狭窄。对此，张老伯非常困惑：既然血管没有阻塞，怎么会发生心绞痛呢？

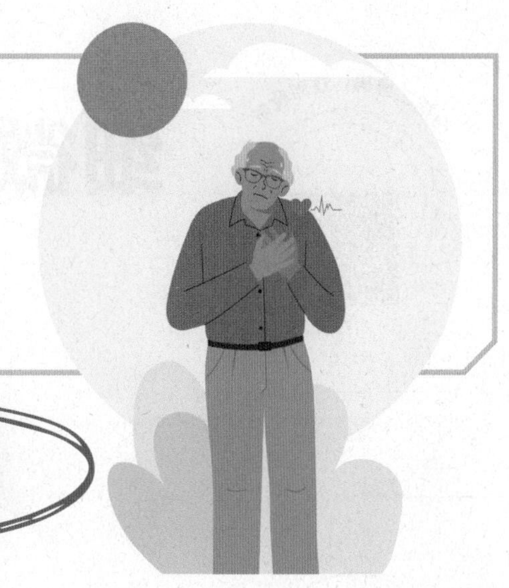

血管通畅的心绞痛

同济大学附属同济医院心内科主任医师　来 晏

冠脉痉挛也可导致心肌缺血

冠状动脉粥样硬化、狭窄是导致心绞痛的常见病因。但有调查显示，一部分接受冠状动脉造影检查的心绞痛患者并没有明显的血管狭窄。研究表明，冠状动脉痉挛是这部分患者发生心绞痛的重要原因之一。

冠状动脉痉挛者多见于中老年男性，以静息性胸痛为主要表现，多在寒冷刺激、大量吸烟、过量饮酒、情绪波动等条件下诱发。冠状动脉痉挛患者在胸痛发作时，其心电图可有一过性的缺血样改变（如ST段抬高、ST段压低或负向U波等）；症状缓解后，心电图检查结果可完全恢复正常。通常，有胸闷、胸痛等症状者宜进一步进行动态心电图、运动平板试验、放射性核素心肌显像等检查，以明确是否存在心肌缺血。检查发现典型心肌缺血证据，但冠状动脉CT、冠状动脉造影检查没有发现明显血管狭窄者，需要进行冠状动脉痉挛激发试验，以排除冠状动脉痉挛导致的心肌缺血。

特别提醒

引起心绞痛的原因很多，冠状动脉微循环障碍是另一种没有冠脉“堵塞”的冠状动脉疾病。另外，严重的心脏瓣膜狭窄、肥厚型心肌病等也会引起胸痛。

积极治疗，远离心血管事件

冠状动脉痉挛是否会造成心源性猝死？答案是肯定的。冠状动脉痉挛患者如果没有得到明确诊断和及时治疗，可使心血管事件（如心肌梗死、猝死等）的发生风险显著增加。具体治疗措施包括：

❶ 调整生活方式

患者须戒烟、戒酒，适量运动，规律作息，避免焦虑等负性情绪。

❷ 控制危险因素

高血压、血脂异常、高血糖等均可影响冠状动脉功能，患者须在医生指导下进行降压、调脂、降糖等治疗。

❸ 进行药物治疗

冠状动脉痉挛患者的药物治疗与冠状动脉狭窄患者有所不同，需要由医生根据病情制定个性化的用药策略，部分患者需要使用抑制血管痉挛的药物，如钙离子拮抗剂等。PM

细微之处，做“足”文章

山东省济南医院糖尿病诊疗中心主任医师　王建华

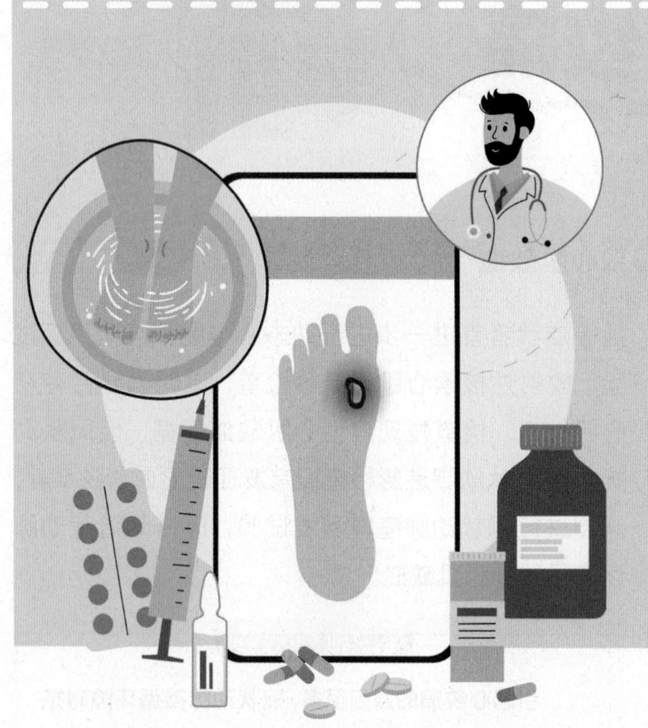

泡脚招来的横祸

刘大爷查出糖尿病有十多年了，但因为没啥症状，也就没太当回事，平常既不控制饮食，也不吃降糖药，血糖情况很不理想。最近两年，他先感觉手脚麻木、双下肢怕冷，之后开始出现“间歇性跛行”，走不了多远就出现小腿肌肉酸痛，必须停下来歇会儿，才能继续走。不久前的一天，刘大爷晚上用热水泡脚，由于他的感觉神经受损，对温度、疼痛不敏感，以至于脚上烫出了水疱都浑然不觉。之后，他用牙签挑破水疱，不料引起了局部感染，几天后感染就扩散到前脚掌并引起溃烂，经检查确诊患有“糖尿病足坏疽”。

糖尿病足是常见的糖尿病并发症，致残、致死率高，治疗难度大、耗时长、花费高。有资料显示，在截肢患者中，因糖尿病足而截肢的占四分之一以上。临床上，类似刘大爷这样的例子屡见不鲜。每年进入冬季后，因糖尿病足就医的患者明显增加。其中，因取暖不当造成的不在少数，有些是因为热水泡脚烫伤，有些则是被电暖器或热水袋烫伤。

为什么糖尿病足在冬季高发？首先是由于冬季气温低，寒冷刺激血管收缩，导致下肢缺血加重，容易引起足部皮肤干燥、皲裂；对糖尿病患者来说，脚上一个不起眼的小伤口也可能发生感染，形成溃疡。其次，为了御寒，人们习惯用热水袋暖脚或热水泡脚；糖尿病患者往往有不同程度的感觉神经病变，对温度及疼痛的感知迟钝，常在不知不觉中被烫伤。此外，足部畸形（如拇外翻）、外伤和感染等因素，也是诱发糖尿病足的重要原因。

冰冻三尺，非一日之寒。糖尿病足的发生不是一蹴而就的，患者往往存在病史长、血糖控制差、平日忽视足部检查等情况。糖尿病足固然可怕，但可以有效预防，除严格控制血糖、血压、血脂外，患者在日常生活中还要注意足部保护，尤其需要注意以下几个方面。

1 **每日检查足部**

患者每晚睡前应仔细检查双脚，趾缝也不能漏，查看是否有皮肤皲裂、红肿、擦伤、水疱、足癣、甲沟炎、胼胝、鸡眼等。一旦发现异常，应及时就医。

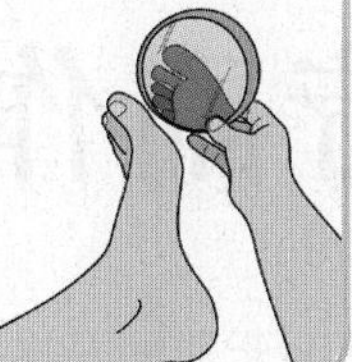

2 **用温水泡脚**

坚持每晚用温水泡脚，以促进足部血液循环。足部有伤口、感染的除外。水温以38～40℃为宜，可用手试温度或用温度计测温。泡脚时间不要太长，10～15分钟为宜。泡脚后，用柔软的毛巾擦干，特别是趾缝。糖尿病患者因自主神经病变而导致皮肤出汗减少，再加上冬季天气干燥，容易出现皮肤皲裂，泡脚后可适当涂抹润肤霜。

3 **精心修剪趾甲**

修剪趾甲方法不当容易伤及甲周组织而引起感染。修剪趾甲宜安排在泡脚后，此时趾甲软化，可避免修剪时趾甲劈裂。不要剪得太短，也不要削剪趾甲两端，以免伤及甲沟。如果不慎伤及皮肤，应立即去医院处理。

4 **修除胼胝、鸡眼**

胼胝俗称老茧，是导致足部溃疡的重要隐患，应及时修除。可先用温水泡脚，然后用砂纸磨去角化层。如有鸡眼，应请专科医生处理。

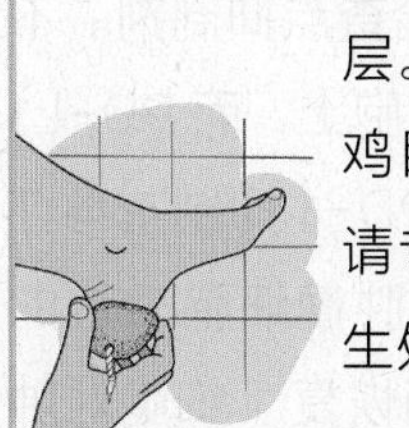

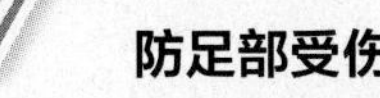

5 **选择合适鞋袜**

选择透气性、吸水性、保暖性俱佳的棉袜，不要穿有破洞或带补丁的袜子，袜口不能太紧，以免影响足部血液循环。袜子和鞋垫要经常换洗。鞋子应宽松、透气、合脚，不穿高跟鞋或鞋头过尖、过紧的鞋，以免挤压脚趾；鞋帮、鞋垫要软，鞋底要厚。买鞋时间最好选择中午，因为此时脚的大小比较适中。新买的鞋宜先试穿半小时，检查足部皮肤有无挤压或摩擦，若无问题，再逐步延长穿着时间。

6 **取暖方法得当**

注意足部保暖，穿厚棉袜、保暖的鞋。严禁用热水烫脚，也不能直接用热水袋、暖宝宝等焐脚或在火炉边烤脚，以免被烫伤。

7 **防足部受伤**

严禁赤脚走路。每次穿鞋前，仔细检查鞋内有无沙粒等异物，防止足部划伤或磕伤。

8 **经常活动下肢**

经常走动或按摩足部，以促进下肢血液循环。长期卧床的糖尿病患者应注意变换足部位置，以免足后跟长期受压，可加用柔软的足垫保护。

9 **戒烟**

吸烟的糖尿病患者发生糖尿病足的风险比非吸烟者高15倍。因此，糖尿病患者应戒烟。PM

专家提醒

千里之堤，溃于蚁穴。即便是很轻微的皮损，如果处理不当，也可能引起严重后果。糖尿病患者一定要高度重视足部护理，不放过任何微小的病变。一旦发现问题，应及时去医院处理，不要乱用偏方、乱涂药物，以免病情失控。

胆道肿瘤主要包括胆囊癌和胆管癌，胆管癌又包括肝内胆管癌和肝外胆管癌。在全球范围内，胆道肿瘤发病率位居消化道肿瘤第6位；近年来，我国胆道肿瘤发病率呈逐年上升趋势。胆道肿瘤病因复杂，异质性强，进展迅速，单一治疗手段效果有限。对早期胆道肿瘤，以外科手术为主，并结合放疗、化疗等综合治疗；对晚期胆道肿瘤，则以全身系统治疗为主，包括化疗、靶向治疗和免疫治疗等，单一手段疗效欠佳。近年来，以免疫治疗联合化疗为主的方案成为热门探索方向。需要注意的是，免疫治疗也有副作用，胆道肿瘤患者在接受免疫治疗期间应注意自我护理，以减少副作用，提高生活质量。

自我管理，应对免疫治疗副作用

海军军医大学第三附属医院生物治疗科　张红娟（副主任护师）　仇金荣（主任医师）

认识肿瘤免疫治疗

正常状态下，肿瘤细胞可被人体免疫系统识别，并加以清除，医学上称之为肿瘤免疫监视。若发生肿瘤基因突变、机体免疫功能低下等情况，肿瘤细胞可通过多种机制逃避免疫系统的识别和攻击，称为肿瘤免疫逃逸。在此过程中，肿瘤细胞会表达免疫检查点分子，以此来减弱免疫应答。其中，较为重要的免疫检查点分子是程序性死亡受体-配体（PD-L1），它能与人体内主要的免疫细胞——T细胞表面的PD-1（程序性死亡受体1）结合，从而抑制T细胞的免疫功能，使T细胞失去杀伤肿瘤细胞的作用。

目前，胆道肿瘤的免疫治疗药物主要是以PD-1（程序性死亡受体1）抑制剂、PD-L1（程序性死亡受体-配体1）抑制剂为主的免疫检查点抑制剂。不同的是，PD-1抑制剂作用在免疫细胞上，而PD-L1抑制剂作用在肿瘤细胞上。比如：PD-1抑制剂与T细胞表面的PD-1结合后，可解除肿瘤细胞表达的PD-L1对T细胞的抑制作用，从而恢复T细胞对肿瘤的杀伤功能。

免疫治疗也有副作用

与其他肿瘤治疗方法类似，免疫治疗也可能产生副作用。如果将人体比作一个大花园，手术治疗好比铲除一大片杂草及其周围的土壤，有时会对好的植物造成干扰，并残留一些杂草；化疗好比在整个花园中喷洒除草剂，未必能杀死所有杂草，还会损伤部分好的植物；放疗好比对杂草增强阳光照射，从而使其干枯，有时也会损伤一些好的植物；靶向治疗好比直接对杂草喷洒除草剂，有可能对花园造成一些破坏；免疫治疗好比往土壤里添加肥料，这种肥料能使土壤肥沃，还能帮助控制杂草，使花园恢复健康，但也可能对花园有损害。免疫治疗引起的副作用称为“免疫相关不良事件”，主要涉及皮肤、口腔黏膜、胃肠道、肝脏、呼吸道、关节等。胆道肿瘤患者在接受免疫治疗期间，应做好自我管理，防治相关副作用。

① 皮肤症状：皮疹（斑疹、丘疹、疱疹等）、皮肤瘙痒、反应性毛细血管增生症等。

【管理措施】穿宽松、透气的纯棉衣物；洗浴时水温不要过高，以温水为宜，洗浴后及时涂抹保湿剂；勤剪指甲，避免搔抓皮肤；注意防晒。如皮疹面积大于全身的10%，皮肤瘙痒广泛或剧烈，穿脱衣物、吃饭等日常活动受限，应及时就医。

② 口腔症状：口腔溃疡、疼痛、口干等。

【管理措施】保持口腔卫生，用软毛牙刷、无刺激牙膏刷牙；养成餐后及时清洁口腔的习惯；少食多餐，清淡软食，每天饮水2000~3000毫升。如出现口腔溃疡等症状，应及时就医。

③ 胃肠道症状：腹泻、大便带血或黏液、腹痛等。

【管理措施】保持肛周皮肤清洁，每次便后用柔软的卫生纸或湿厕纸擦拭，也可用温水清洗，以免肛周皮肤受损；减少高纤维、高脂肪、高糖食物，以及乳制品、刺激性食物（酒、咖啡等）和生冷食物的摄入。

对胃肠道副作用的早期诊断及处理非常重要：症状轻微者，可对症进行口服补液处理和胃肠动力抑制剂治疗；中度腹泻者需要排除感染因素，采用激素治疗；发生严重甚至危及生命的结肠炎者，应永久停用免疫治疗，采用激素醇或肿瘤坏死因子抑制剂治疗。如果每天腹泻4次以上，大便带血或黏液，发生剧烈腹痛，应及时就医。

④ 肝功能受损表现：丙氨酸转氨酶（ALT）、天冬氨酸转氨酶（AST）升高，胆红素升高，乏力。

【管理措施】定期监测肝功能；适当多吃富含维生素的食物，如新鲜水果和蔬菜；少吃高脂肪食物。如果ALT、AST高于正常值上限3倍，应及时治疗。

⑤ 免疫相关肺炎症状：咳嗽、咯痰、胸痛、呼吸困难等。

【管理措施】多喝水，保持咽喉湿润；保持室内空气新鲜；避免吸烟和吸二手烟，避免接触刺激性气体。老年人，以及哮喘、慢阻肺、心脏病患者应特别注意防范呼吸道副作用。如果出现以上呼吸道症状，应及时就医。

⑥ 内分泌系统副作用：主要表现为甲状腺功能异常（甲状腺功能减退、亢进和甲状腺炎）和急性垂体炎。

【管理措施】定期检测甲状腺功能、皮质醇、促肾上腺皮质激素。如果检查结果异常，或出现无法解释的乏力、毛发脱落、畏寒、抑郁、心悸、出汗、体重突然变化、头痛或视觉障碍等，要立即就医。

⑦ 关节症状：关节疼痛、肿胀，影响行走。

【管理措施】适当活动有助于增强体力、减轻疼痛，宜选择较为温和的锻炼方式，如瑜伽、太极拳、气功、游泳、散步等。活动前要热身，活动时应注意保护关节，防止跌倒。日常生活中变换体位（如起床、久坐后站立等）时，动作要慢。如果出现关节不适，应及时就医。

除上述副作用外，免疫治疗还可损伤神经系统、肾脏、心脏，引起尿量减少、血尿、脚踝水肿、肌无力、神经炎、脑炎、心悸、胸痛等症状。患者出现此类症状，也应立即就医。PM

专家提醒

治疗过程中遇到任何问题，患者及家属都应及时与医疗团队沟通，共同制定合适的治疗和护理计划。在抗癌的道路上，患者不是孤军奋战，专业治疗和社会支持是患者的坚强后盾。

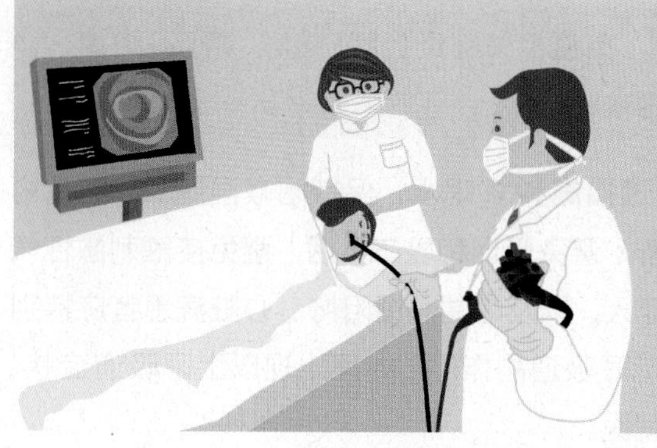

无论良性还是恶性，很多人生了肿瘤，希望能一切了之，免除后患，但又担心手术“伤身体”、有风险。近些年来，微创手术理念逐渐深入人心，随着内镜技术和器械的发展，内镜手术在肿瘤治疗中崭露头角。消化内镜（包括胃镜和肠镜等）可从人体自然腔道进入，到达肿瘤部位并将其剥离、剜除。比起腹腔镜、胸腔镜等微创手术，消化内镜手术无须“打孔”，体表无创伤。那是否所有消化道肿瘤都可选用这种更微创的手术方式？

消化道里挖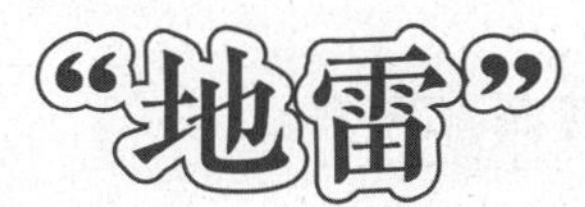

本刊记者　蒋美琴
受访专家　王 东

“超微创”手术，胃镜切除癌前病变

48岁的李先生做胃镜检查时，医生发现其胃体后壁有一个直径约2厘米的黏膜下病变。充分沟通后，医生为他进行了胃镜下黏膜下挖除术，术后病理检查提示为胃间质瘤。

现在腹腔镜微创手术技术已经很成熟，很多腹腔内肿瘤都可通过这一方式切除。但有些肿瘤位置“刁钻”，如胃后壁肿瘤、胰腺囊肿等，在胃的后方，手术器械穿过腹壁、大网膜后，还要将胃掀开甚至“翻个身”，医生才能看到肿瘤并将其切除。如果采用外科手术方式，路径较长、创伤较大、耗时较长，手术难度也高。消化内镜手术又称经自然腔道手术（NOTES），可通过口腔等进入消化道，直达肿瘤部位，精准切除病灶，手术路径短、创伤小、耗时少，术后体表不留瘢痕，被誉为“超微创手术”。

消化道管壁由内而外分为四层：黏膜层、黏膜下层、肌层和浆膜层（或外膜）。一般情况下，消化内镜手术主要适用于黏膜层、黏膜下层1/3以内的肿瘤，包括内镜下黏膜剥离术（ESD）和黏膜切除术（EMR）等，可完整保留肌层和浆膜层。内镜进入消化道后直达肿瘤部位，切开黏膜后将其剥离，然后夹闭黏膜层；或套扎后将其切除。目前，一些侵犯肌层的消化道肿瘤亦可通过内镜下黏膜下挖除术（ESE）、全层切除术（EFTR）治疗；有些管壁外的病变，也可在超声内镜（EUS）引导下治疗，包括穿刺引流、消融治疗等，甚至不需要麻醉，术后恢复快。

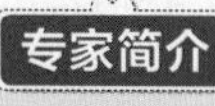

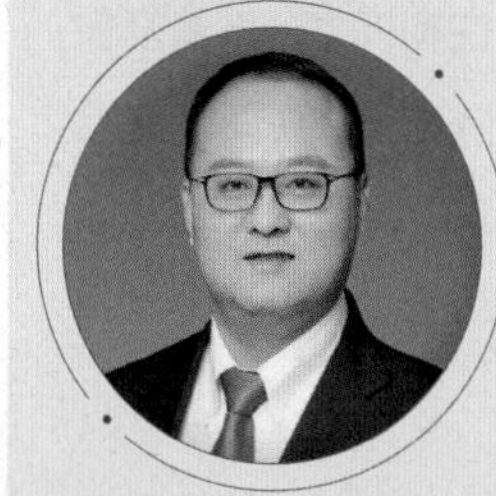

王 东　上海交通大学医学院附属第九人民医院消化内科主任、主任医师、教授、内镜中心主任，中华医学会消化内镜学分会内镜外科学组委员，中国中西医结合学会消化内镜专业委员会副主任委员，中国医药教育协会消化内镜专业委员会副主任委员。

延伸阅读

留在消化道里的钛夹何去何从

由于内镜手术无法进行丝线缝合操作，有时需要使用钛夹来夹闭手术切口。一般来说，钛夹会在数月后自行掉落，随大便排出；少数位置较深的钛夹可能在一两年后才掉落、排出。钛夹体积比瓜子还小，其材料对人体基本没有影响。患者不必过度担心，日常生活中不用太在意其存在。

“墙”里钻“隧道”，胃镜摘除食道肿瘤

32岁的金先生因吞咽受限到医院检查，医生发现其食管中段有肿瘤性病变，且凸向纵隔内。如果选择胸外科手术，需要剪断胸骨，打开纵隔，创伤很大，于是金先生选择了消化内镜手术。医生用胃镜在其肿瘤附近切开食管黏膜，钻入黏膜下层，在“隧道”中移行至肿瘤部位进行剥离，完全摘除肿瘤后夹闭切口。肿瘤大小约4×3厘米，术后病理检查诊断为食管平滑肌瘤。

如果食管肿瘤位于纵隔内，有时需要“开胸”，便于医生寻找病灶并切除，创伤很大，术后康复需要较长时间；即使采用胸腔镜微创手术，手术器械层层穿透胸壁，还要避开气管、主动脉等重要组织，才能找到病灶，手术难度高，有一定风险。胃镜可直接进入食管找到病灶，几乎不损伤周围组织，患者术后康复快。

经内镜黏膜下隧道肿瘤切除术（STER）是一种特殊的消化内镜手术方式，适用于消化道黏膜下肿瘤，包括侵犯肌层的肿瘤。内镜进入消化道到达肿瘤附近后，切开黏膜，在黏膜下层打一条“隧道”，通过“隧道”到达病灶部位后将其剥离，然后退出内镜，并将“隧道”入口夹闭。为何要大费周章地通过“隧道”摘除肿瘤？这是因为“隧道”中肿瘤暴露更清楚，周围组织分离更容易、精准，且可降低术后发生胸腔（包括纵隔）、腹腔渗漏的风险。

一次“刨”两个，肠镜切除不同部位肿瘤

56岁的张女士做肠镜检查时，医生发现其结肠和直肠分别有一个大小不足1厘米的肿瘤，采用内镜下黏膜切除术将其剜除。术后病理提示：一个为结肠脂肪瘤，一个为直肠神经内分泌肿瘤（NETs）。

如果肠道肿瘤不止一个，且位置相距较远，即使采用腹腔镜手术，创伤也不小。直肠位于盆腔内，其空间较小，若采用传统手术，视野较差；若采用腹腔镜手术，操作空间亦有限，特别是位置较低的肿瘤。肠镜经肛门进入直肠，途经乙状结肠、降结肠、横结肠、升结肠等，若条件允许，可一次性切除不同部位的多个病灶。

肠镜下息肉切除术已成为大家熟悉的内镜手术方式之一。其实不只是肠息肉，局限于黏膜层的肠道癌前病变一般均可通过肠镜切除。PM

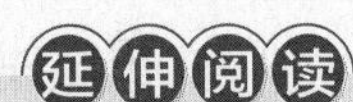

消化内镜术后多久可正常饮食

消化内镜手术可保留器官完整性，且不损伤其功能，患者术后康复快，生活质量不受影响。如果手术没有穿孔、不损伤肌层，一般禁食24小时即可；如果手术损伤肌层，需要禁食48小时。术后早期，患者可食用凉的流质食物，食物应无渣、无刺激性。一般而言，黏膜损伤完全康复需要2周左右，此后患者可恢复正常饮食，但不宜食用辛辣、刺激性食物，不宜饮酒。

消化道肿瘤发病率高，食管癌、胃癌、胰腺癌、结直肠癌均位列我国癌症发病率前十位。早期发现病变并及时治疗，可大大改善预后。消化内镜诊疗过程就像检修管道一样，不同种类的内镜可分别到达消化道各个角落进行“探查”，必要时挖除“地雷”，消除健康隐患。

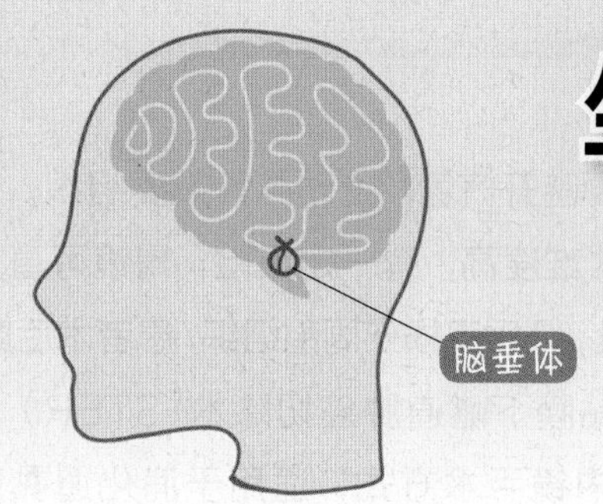

坐落脑底的激素“分发室”

同济大学附属第十人民医院神经内科副主任医师　周晓宇
绘图　曹 阳

在大脑深部、脑底中央，坐落着一间神秘的“分发室”，人称脑垂体。它安稳地藏身于一个叫“蝶鞍”的小窝里，体积只有一颗花生大小，重量不过0.5克左右，却掌控着人体数不清的重要生理功能，就像个兢兢业业的“管理员”，负责“分发”各种激素，以确保身体各部分正常运作。它有两个主要部门：腺垂体和神经垂体，肩负着不同的任务。

腺垂体：管控激素“生产线”

腺垂体是“生产车间”，负责制造和分泌7种激素，它们可调控身体多种生理活动。例如：生长激素可促进肌肉和骨骼发育，是“成长催化剂”；促甲状腺激素可指挥甲状腺产生足够的激素，以确保身体代谢速度正常，是“能量调控师”；促性腺激素可指挥卵巢或睾丸工作，确保性激素维持在正常水平，是“生育规划师”；等等。

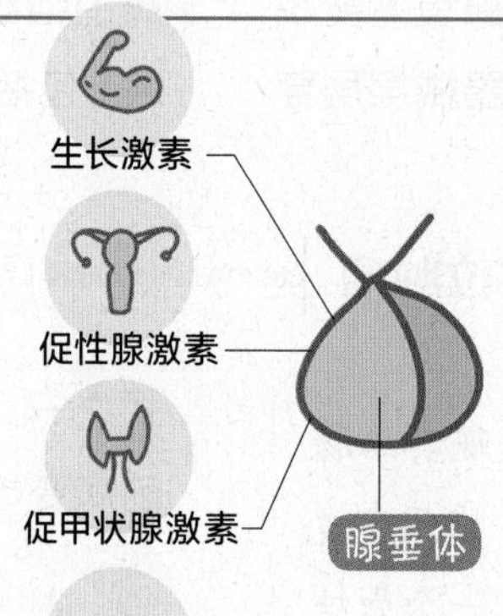

腺垂体的工作有条不紊，时刻根据大脑“总指挥”——下丘脑的命令，按照身体需求量，启动或关闭某种激素的生产线。

神经垂体：管理激素“仓库”

神经垂体是激素“仓库”的管理员，主要负责储存两种来自下丘脑的激素：抗利尿激素和催产素。这些激素并不是每天都会派上用场的，而是在身体需要时才会被释放出来。正如仓库管理员按需发放货物，以确保身体能迅速响应环境变化。

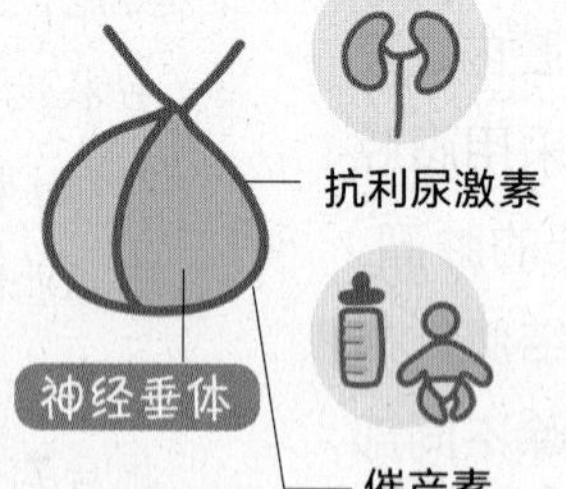

抗利尿激素是一位“水管工”，它的任务是调控人体水分平衡。当身体中的水分不足时，神经垂体会迅速释放抗利尿激素，告诉肾脏:“现在水资源紧张，赶紧少排点尿，多储存点水！”这样一来，身体就可避免脱水，保持正常的水分平衡。

催产素是一位“亲密专家”，负责调节人类情感和社会联系。它不仅在女性分娩时发挥重要作用，帮助子宫收缩,促进产程进展,还在母乳喂养时帮助乳汁排出。更有趣的是，催产素还能加强人与人之间的信任和情感联系，是构建亲密关系的幕后功臣。

总之，腺垂体和神经垂体这两个部门各司其职，共同维持着人体内分泌平衡。无论是在生长、代谢中，还是在情感、孕育中，它们都扮演着关键角色，为健康和幸福保驾护航。PM

反复"脂肪泻"，竟是过敏所致

华中科技大学同济医学院附属协和医院消化内科主任医师　任宏宇

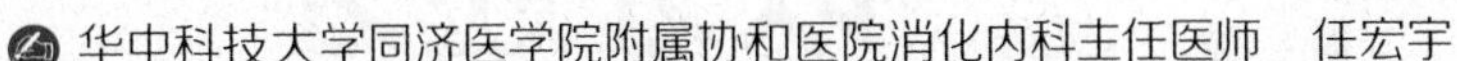

20多岁的殷女士近半年来经常腹泻，大便呈油脂状，她以为是饮食油腻所致，便不再食用明显含脂肪的食物，但腹泻并无改善，且体重逐渐下降10千克有余。近日，她出现恶心、呕吐、腹痛等症状，精神不振，明显影响工作和生活。殷女士担心得了"坏毛病"，于是到医院消化内科就诊。

这种腹泻不简单

我接诊后，安排殷女士先进行大便常规、血常规、肝肾功能、血糖、甲状腺功能等检查，以排除糖尿病、甲状腺功能亢进症。年轻女性腹泻、消瘦，患消化道肿瘤的风险不高，反而是这两种内分泌系统疾病更多见。

后来，殷女士的检查报告提示：大便中存在大量脂肪颗粒，其他指标基本正常。慢性脂肪泻可见于肝、胆、胰、小肠等多个器官的疾病，还需要进一步排查。我又让她进行了腹部B超检查，以及血淀粉酶、胰腺功能检测等，均提示正常。

饮食与腹泻关系可疑

排除了多种常见病后，目标逐渐缩小至胃肠道特殊疾病。我仔细询问病史得知，因听说麦片膳食纤维含量丰富、热量低，殷女士为控制体重，从半年前开始每日食用燕麦片，腹泻便是从那时开始的。

"我听说膳食纤维有通便作用，以为吃燕麦片后腹泻是正常的。"她解释。

听到燕麦这种食物，我马上想到一种可能，接着问："平时吃面食，会有什么反应吗？"

殷女士仔细想了想后回答："如果面食吃得比较多，也会腹泻、腹痛。"

这种情况很像过敏反应，我又安排她进行食物不耐受项目检测，胃、肠镜检查，并要求肠镜检查时增加小肠部位。

两项检查揭开真相

几天后，殷女士再次来到诊室，对检查结果很是困惑。原来，她对大麦类食物不耐受；胃、肠镜检查提示，胃、肠道并无炎症和肿瘤等病变，回肠末端的小肠可见黏膜褶皱变平、绒毛萎缩；病理检查提示小肠绒毛结构减少，隐窝肥厚，黏膜内炎细胞浸润。至此，根据患者症状、病史及检查结果，确诊为乳糜泻。我叮嘱殷女士停止进食燕麦、大麦、小麦等含麦胶类食物，后来她的病情逐渐缓解。PM

特别提醒

如果出现脂肪泻、体重下降，且发病与摄入面食有关，应排查乳糜泻。乳糜泻又称麦胶性肠病，是一种自身免疫性疾病。患者对麦胶蛋白过敏，引起小肠黏膜萎缩，脂肪吸收障碍，故而出现脂肪泻。久而久之，患者因营养吸收不良而体重下降、下肢水肿，可伴贫血、舌炎、口炎、末梢神经炎等。

曾有这样一则报道：一个年轻人的下颌第一磨牙因龋坏须拔除，其口内有多余的智齿，患者便来到医院就诊，想要在修复缺失牙的同时拔除智齿。不料，医生却建议他将欲拔除的智齿移植到缺牙处。移植后，这颗智齿不仅活了下来，还与口内其他牙齿一样发挥着咀嚼功能。相信大家不禁想问：牙齿还能移植吗？怎么移植？哪些智齿能“变废为宝”？

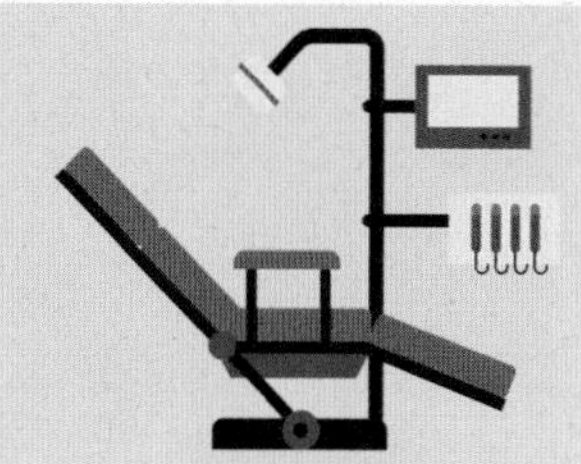

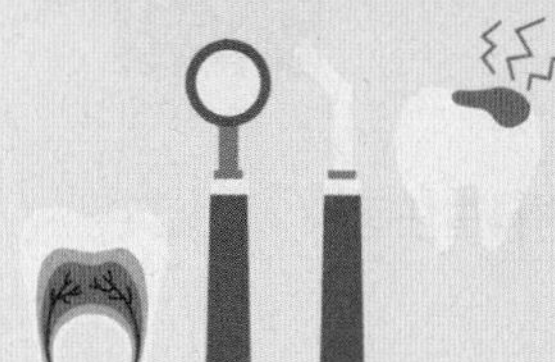

以牙还牙——自体牙移植

空军军医大学第三附属医院颌面外科　杨 霞　钟良燕　侯 锐（副主任医师）

阻生智齿，何去何从

智齿，又称第三磨牙，通常在18～25岁萌出，此时个体的生理与心理状态均趋于成熟，故得名智齿。伴随社会的持续进步与生活质量的显著提升，人们的饮食结构发生了较大改变，食物品种日趋精细，人的咀嚼能力逐渐降低，颌骨充分发育所需的刺激亦相应减少，使骨量相对于牙量而言显得有些“局促”，颌骨难以提供容纳全部恒牙的充足空间。而智齿作为最后萌出的牙齿，最容易遭遇生长受阻的情况，成为阻生智齿。它是指因受到相邻牙齿、骨骼或软组织阻碍，仅部分萌出或完全无法萌出的智齿。

与其他牙齿不同，阻生智齿的出现往往伴随着一系列烦恼，如易发生龋坏与局部炎症，表现为智齿的自发疼痛、冷热疼痛，或者磨牙后区肿痛，严重者还可发生智齿冠周炎，患者可有不同程度的全身症状。因此，有症状、发生病变或可能引起邻近组织产生症状和病变的阻生智齿，如发生龋坏、牙源性肿瘤、牙根吸收或牙周组织破坏等，均应拔除。此外，智齿可能是颞下颌关节紊乱病的诱因者，以及有正畸、正颌手术治疗需要者，也应予以拔除。

能正位萌出，形态、位置、咬合关系均正常，可行使正常功能的智齿，或者完全埋藏于骨内且无症状、与邻牙牙周不相通的阻生智齿，可暂时保留；因智齿位置不正导致邻牙发生无法治疗的龋坏、牙根吸收或牙周组织破坏时，可在保留智齿的同时拔除邻近患牙，同期或后期再将阻生智齿完整拔出，移植于邻牙或口腔内其他无法保留的患牙或缺失牙齿处。

“供”“需”双方需“达标”

自体牙移植是指将牙从一个位置移植到同一个体的另一位置，通常是将埋伏、阻生、错位或异位萌出的牙齿转移到其他需要拔牙部位或缺牙部位的牙槽窝内，或手术制备的牙槽窝内。其具有以下几点优势：①修复牙列缺损，恢复咀嚼功能；②获得健康的牙周膜、牙槽骨和牙龈；③治疗周期短，一般为2～3个月；④真实美观；⑤经济实惠。

哪些患者可以进行自体牙移植手术？首要条件是患者的患牙因残根、残冠、外伤、折裂、畸形或肿瘤等因素无法保留，需要进行拔除处理或已处于缺失状态。其次，作为供体的牙齿应保持健康状态但无实际功能，且牙根长度已形成2/3及以上，冠根的形态、大小要与受牙区域接近。同时，受牙区域要具备足够的间隙及牙槽骨骨量（容纳供牙的高度与宽度），确保供体牙齿能“落座”。最后，患者的整体健康状况应处于良好状态，无拔牙禁忌证。在所有自体牙的移植手术中，供牙以阻生智齿最常见。

移植前后，患者须知

在进行自体牙移植手术前，患者应接受全面的口外（包括颌面部、颞下颌关节及咀嚼肌）与口内（包括患牙及受牙区的状况、供牙及其所在区域）检查。此外，患者需要进行影像学检查，如根尖片、全口曲面体层片或锥形束 CT 等，从而精准评估牙根状态。具体手术步骤如下：

第一步	消毒与麻醉。依据患牙及供牙的具体位置，选用与拔牙手术相同的麻醉剂与局部麻醉方法。
第二步	拔除患牙。
第三步	拔出供牙。将供牙轻柔拔出后，迅速置于保存液中，并妥善处理拔牙创口。
第四步	供牙测量与评估。精确测量供牙的牙冠近远中径、颊舌径及牙根长度，拍摄照片，并记录牙根形态、发育状况及牙周膜的保存情况。
第五步	试植供牙。将供牙试植入受牙区的牙槽窝内，仔细观察两者的匹配程度。
第六步	受牙区牙槽窝预备。使用手机球钻或种植机等进行受牙区预备。若术前已制作了供牙的三维模型，可在预备过程中反复试植模型，寻找满意的植入位置。
第七步	正式移植供牙。将供牙准确植入受牙区的牙槽窝内，并根据其固位、稳定性、邻接关系及咬合状况，对牙槽窝进行必要的修整。
第八步	黏骨膜瓣修整与缝合。仔细修整并缝合黏骨膜瓣，确保周围牙龈组织与移植牙紧密贴合，促进愈合。
第九步	调𬌗与固定。反复检查并调磨咬合高点，确保无咬合干扰。采用缝线、树脂、纤维等固定装置，将移植牙与邻牙进行弹性固定。
第十步	术后影像学评估。手术完成后，立即进行影像学检查，观察移植牙牙根与受牙区牙槽窝的匹配情况，确保手术效果。

手术后，患者须口服抗菌药物 3 ~ 5 天，以预防感染；术后 1 周拆除缝线，并去除可能存在的咬合高点。其间，患者须保持口腔卫生，术后 4 ~ 6 周不使用移植牙咀嚼食物，并根据移植牙的愈合和稳定情况，决定拆除固定装置的时间（通常为术后 4 ~ 8 周）。

根管治疗，促进移植牙存活

牙髓状况对移植牙是否能长期存活至关重要，如果移植牙的牙根未发育完成，根尖孔尚未闭合，牙移植后实现血运重建的可能性就相对较高，这也是移植牙最理想的预后状况。但对于成人患者来说，移植牙的牙根通常已发育完毕，牙髓感染的可能性大，如果不及时进行根管治疗，移植后发生牙根炎性吸收或骨质粘连的概率较高。因此，在进行自体牙移植术后，医生一般会建议患者进行根管治疗，促进自体牙移植存活，并减少并发症发生风险。

在大家以往的认知中，需要做根管治疗的牙齿大都存在龋坏、根尖周炎等病变，去除病变后，健康的牙冠所剩无几，因此，根管治疗后常需制作牙冠，从而保护牙齿不发生折裂。但移植牙是健康的牙齿，根管治疗只需在牙齿表面去除少量牙体组织即可，故除特殊情况（移植牙牙冠小、位置低、总有食物嵌塞等）外，一般不需要对移植牙进行牙冠修复。PM

西安市科技局科普专项支持
（项目编号 24KPZT0027）

摇晃的红酒杯：颈动脉体瘤

上海市第一人民医院血管外科　丁庆伟　孟庆友（教授）

生活实例

36岁的小王体重超标，作息不规律。半年前，他偶然摸到自己脖子上有一个小肿物，由于没有不适症状，故未引起重视。随着时间的推移，肿物逐渐增大，小王感到问题严重了，连忙去医院就诊。经过一系列检查后，小王最终被确诊患有颈动脉体瘤，入院接受手术治疗后，于近期顺利康复出院。

医生的话

颈动脉体瘤通常位于颈总动脉的分叉处，在进行颈动脉CT造影检查时，造影剂逐渐进入肿瘤中，且在瘤体内不停翻滚，就像一个摇晃的盛满红酒的酒杯。

较为少见，易被误诊

颈动脉体瘤比较少见，发病率约为十万分之一，但在高风险人群（如肥胖者、吸烟者和高血压患者）中，发病率有所增加。病因目前尚不明确，可能与慢性缺氧有关。大多数颈动脉体瘤为良性肿瘤，约5%有恶变可能，手术切除是主要治疗方法。由于人们普遍对该病知之甚少，常误以为是甲状腺问题或淋巴结肿大，故该病的误诊率较高。

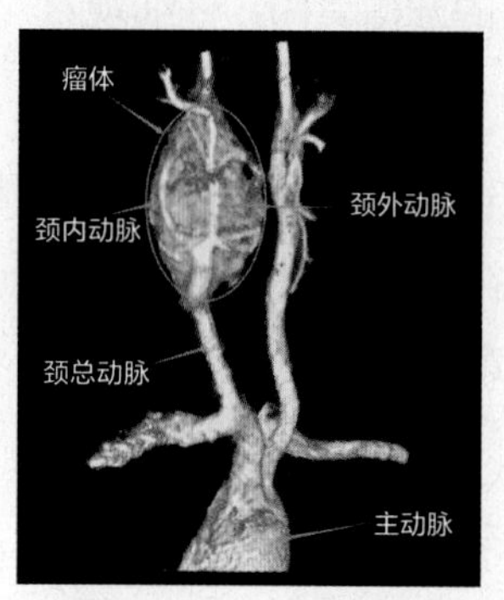

颈动脉体瘤CT血管成像（CTA，三维重建）

缓慢生长的颈部肿块

颈动脉体瘤最常见的临床表现是患者颈部出现缓慢生长的肿块。当肿瘤压迫或侵袭周围组织，影响到颈动脉、舌下神经、舌咽神经、迷走神经和交感神经时，患者可能会出现吞咽困难、饮水呛咳、头痛、声音嘶哑、晕厥、头晕、眩晕、耳鸣，甚至短暂性脑缺血发作或卒中等表现。

手术是主要治疗方法

该病以手术切除为主。颈动脉体瘤主要分三种类型：Ⅰ型，肿瘤体积较小，与颈动脉粘连少，主要位于颈动脉分叉内，手术切除较为简单；Ⅱ型，肿瘤体积较大，与颈动脉有一定粘连，部分包绕颈动脉，虽然可以手术切除，但可能需要临时进行颈动脉转流；Ⅲ型，肿瘤体积巨大，完全包裹颈动脉，切除肿块后需要重建颈内动脉和颈外动脉，还要注意保护神经，以防术后出现吞咽困难、声音嘶哑或脑神经麻痹等并发症。PM

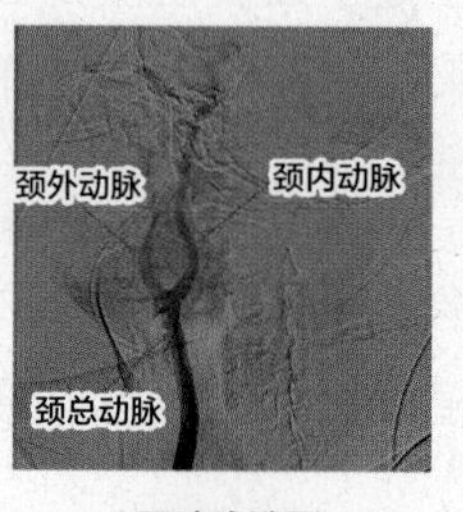

颈动脉造影（瘤体未显影）

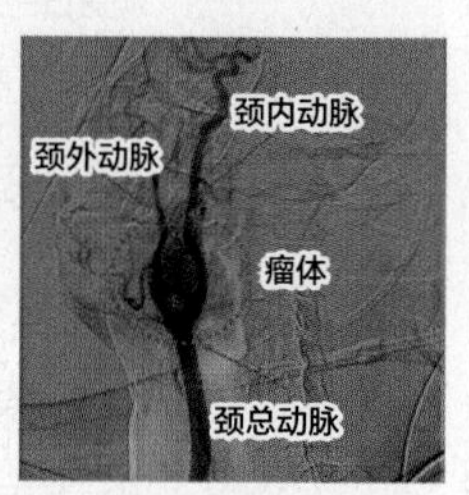

颈动脉造影（瘤体显影）

生活实例

张先生近几年工作繁忙，每天在电脑前久坐不起，还经常加班熬夜。近一年来，他常有排尿不爽的情况，表现为尿等待、尿线变细、尿后滴滴答答、夜尿次数增多等，且症状逐渐加重。一周前，张先生工作时突感小腹隐痛、尿意明显且憋不住，随即如厕，排尿时火辣辣的、有刺痛感。之后他的尿频、尿急症状明显加重，频繁跑厕所，但每次尿量很少，便到医院就诊。经检查发现，张先生患上了前列腺结石，并发前列腺炎及尿路感染。他不解：只听说过肾结石等尿路结石，前列腺结石是怎么回事？

鲜为人知的前列腺结石

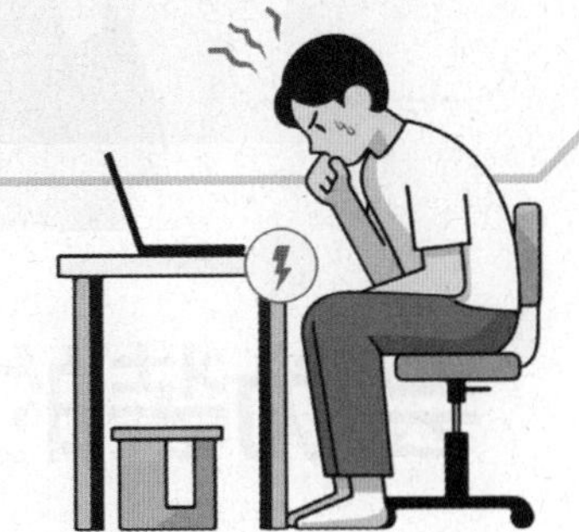

上海交通大学医学院附属第九人民医院黄浦分院泌尿外科副主任医师　尹 嵘
上海交通大学医学院附属第九人民医院泌尿外科主任医师　徐 斌

微小结石，危害不小

前列腺结石是其腺体内形成的硬结，主要由钙盐、磷酸盐、尿酸盐等无机盐类和前列腺液中的有机物质组成。通常前列腺结石较小，但在某些因素作用下可能增大，导致前列腺腺管淤堵，引起相关症状。

在前列腺结石早期，超声检查可见前列腺实质不均匀。病情发展至中期，会出现前列腺钙化，且钙化灶易发生感染，造成慢性前列腺炎反复发作，射精时精液量减少甚至无法排出。后期，超声检查可在前列腺内部发现强光点伴回声，此时已经形成结石。前列腺结石会逐渐增大，占据整个腺腔，合并炎症时会累及周围其他组织，如精囊、睾丸、膀胱等；严重者可形成脓肿，脓肿破溃后可形成瘘管，造成泌尿系统反复感染；青壮年患者会出现精子存活率降低，影响生育；中老年患者会出现排尿困难，甚至尿潴留。

慢性炎症是“祸首”

前列腺结石的形成是一个复杂的过程，通常涉及多个因素。最常见的是前列腺增生、慢性前列腺炎，其他原因还包括频繁放置导尿管、前列腺排空不畅等。如果前列腺炎症浸润腺体，大量白细胞阻塞腺管，导致腺泡扩张，使前列腺液在腺体内难以排出，前列腺液中的钙离子、磷酸盐和其他矿物质浓度就会升高，沉淀在腺泡内；如果合并前列腺增生，体积增大而压迫周围组织，会使无机盐更容易附着、缓慢结晶后沉积，形成结石。中老年男性的前列腺组织退变，尿路感染发生率高，可导致前列腺分泌物积聚，也会增加结石形成的风险。

此外，高钙、高草酸、高嘌呤饮食也可促进结石形成；糖尿病患者、长期坐立不动和尿液滞留（如憋尿）者也属于前列腺结石的高风险群体。

让结石“安分守己”

前列腺结石一般不需要治疗，定期复查即可；如果合并感染，可使用药物对症治疗，改善病情；如果结石较大，且反复发作，可手术治疗。患者平时应注意预防，以免病情加重或急性发作：减少高钙、高草酸（如菠菜、苋菜等）、高嘌呤食物的摄入，以减少结石形成风险；保持健康生活方式，膳食平衡，适当运动，避免久坐和过度劳累；定期进行前列腺检查，超声检查有助于早期发现结石，前列腺液检测可发现前列腺炎并判断其严重程度。

此外，定期进行前列腺按摩，可疏通前列腺腺管，有助于排出淤积的代谢产物，促进局部血液循环及前列腺组织修复，从而缓解症状，减轻疼痛。前列腺按摩方法因人而异，应在医生指导下进行。PM

生活实例

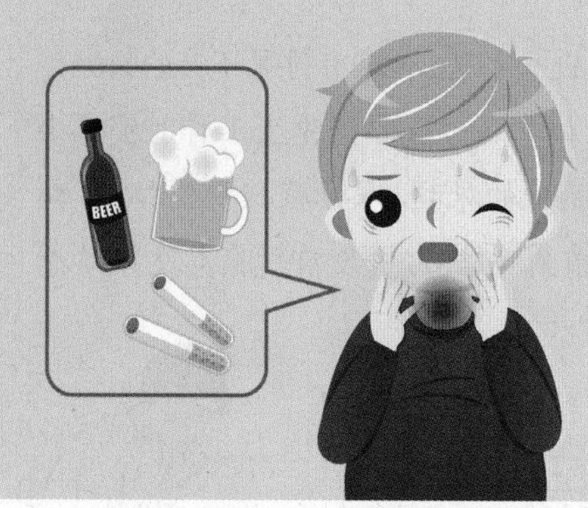

王老伯今年65岁，平时不注意口腔卫生，烟酒成瘾。近1个月，王老伯感到咽喉部疼痛、有异物感，以为是老毛病咽炎犯了，便自行服用抗菌药物治疗。但服药1周后，他的咽部刺激症状丝毫没有好转，在老伴的催促下，王老伯来到医院就诊。经喉镜、颈部增强CT和增强磁共振等检查发现，王老伯左侧扁桃体可见菜花样新生物，病理报告显示其为扁桃体鳞状细胞癌，且有颈部淋巴结转移可能。王老伯惊恐万分：只听说过扁桃体炎，竟不知道扁桃体还会生癌。

会伪装的扁桃体癌

复旦大学附属眼耳鼻喉科医院头颈外科
任恒磊　陶 磊（主任医师）

早期症状与扁桃体炎类似

扁桃体位于口咽部两侧的扁桃体窝内，左右各一，是人体的免疫器官。许多人都有过扁桃体肿大的经历。扁桃体癌素有“会伪装的癌症”之称，其症状与扁桃体炎有些相似。

早期扁桃体癌没有典型的临床表现，可仅表现为咽部异物感、咽部疼痛、口臭等症状。患者常以为自己患了“咽炎”“扁桃体炎”“牙周炎”等，延误了治疗。晚期扁桃体癌可表现为扁桃体区溃疡或菜花样新生物，表现为明显咽痛、耳部放射痛、痰中带血、言语含糊、张口困难、吞咽困难等症状。扁桃体癌易发生颈部淋巴结转移，部分患者以颈部包块为首发症状而明确诊断。因此，存在单侧扁桃体肿大、持续咽部不适、颈部包块等患者须提高警惕，及时就医。

手术治疗是首选

扁桃体癌尽管发病率不高，但却是口咽部最常见的恶性肿瘤之一，好发年龄为50～70岁，男性多于女性。长期局部炎症刺激是扁桃体癌发生的重要危险因素之一，如不注意口腔卫生、患牙周病、抽烟与饮酒等，可引起口咽部免疫环境紊乱，进而诱发扁桃体癌。此外，扁桃体癌的发生与感染人乳头瘤病毒（HPV，尤其是16、18、31等亚型）密切相关。

早期扁桃体癌采用手术或放射治疗，晚期扁桃体癌需要综合治疗。其中，手术是治疗扁桃体癌最有效的手段，主要包括颈部开放手术和经口手术。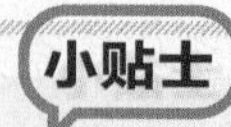

小贴士

如何预防扁桃体癌？

❶ 规律作息，保证营养均衡，增强免疫力。

❷ 注意口腔卫生，戒烟酒，避免进食辛辣等刺激性的食物。

❸ 尽量避免HPV感染。注意性生活卫生，注意经期卫生，在月经期和产褥期禁止性生活。值得注意的是，目前，美国食品药品管理局扩大了HPV疫苗适应证，批准其用于预防7种高危型HPV（16、18、31、33、45、52、58型）引起的口咽癌和其他头颈癌症。未来，接种HPV疫苗有望成为预防HPV相关扁桃体癌的重要手段。

感冒了，能不能全麻

咸阳市第一人民医院　代志明（副主任医师）　南晴

生活实例

一名54岁的女性因膝关节置换手术需要全身麻醉。手术前几天，她出现喉咙痛、流鼻涕、咳嗽、低热等感冒症状，因自觉症状轻微，未告知医生。手术当天，在麻醉诱导后，患者出现呼吸道痉挛、氧饱和度下降，医生紧急插管并给予吸氧支持治疗，手术被迫推迟。

感冒可能引发呼吸道高敏反应，此时若进行全身麻醉，可能出现严重并发症。如果在手术前感冒了，该怎么办？能否进行全身麻醉和手术？

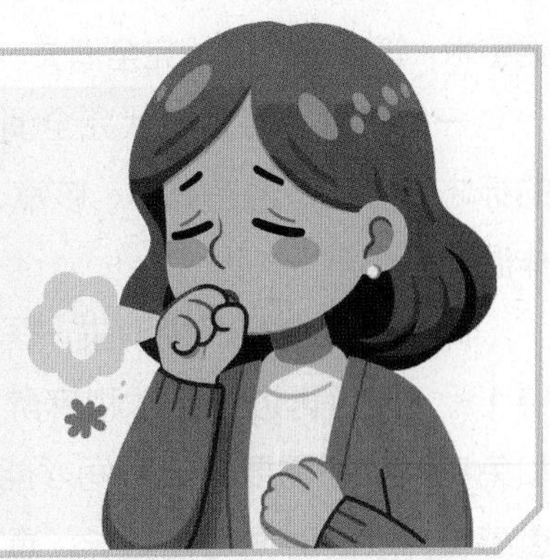

感冒时，身体发生了哪些变化

❶ 呼吸道功能改变

感冒影响呼吸道，包括鼻腔、咽喉、气管和支气管等部位，会引起呼吸道黏膜肿胀，使气道变狭窄。很多人感冒时出现鼻塞、咳嗽、咯痰等症状，是因为呼吸道分泌了大量黏液。感冒还会导致气道敏感性增加，使平时并不会刺激气道的冷空气也能引发剧烈咳嗽。这些对于全身麻醉来说，是潜在的危险因素，因为手术期间需要保持呼吸道通畅和稳定。

❷ 全身免疫系统激活

感冒时，身体免疫系统对抗入侵病毒和细菌，处于“战斗”状态，发热、疲倦、肌肉酸痛等症状都是免疫系统活跃的表现。这种全身性反应会使身体变得虚弱，精力不如平时充沛。

❸ 心肺负担增加

感冒尤其是重感冒时，患者会出现呼吸困难、发热等症状，心、肺负担加重。呼吸困难时，心脏需要加快跳动来为身体提供足够的血液，肺也需要更加努力地工作。儿童、老年人、慢性病患者感冒时，心、肺负担可能更重。

感冒时，全身麻醉有哪些危险

❶ 呼吸道问题增加全身麻醉风险

全身麻醉时，医生通常需要给患者插管，以维持呼吸道通畅。在感冒期间，由于呼吸道黏膜肿胀，插管难度可能增加。此外，感冒时呼吸道敏感性增强，插管和麻醉过程中的刺激可能导致患者咳嗽、喉痉挛，甚至引发气道梗阻，增加手术风险。

❷ 麻醉药抑制心肺功能

全身麻醉药物会抑制呼吸系统，使患者呼吸变慢、变浅，这对已经因感冒而受影响的肺功能来说，无疑是雪上加霜。如果患者心、肺功能受损严重，全身麻醉过程中的并发症风险将大大增加。

❸ 免疫系统应激反应影响术后康复

感冒时免疫系统处于活跃状态，特别是发热或全身疲惫患者，可能无法很好地度过术后康复期，可造成术后康复时间延长，感染风险增加。

感冒后，什么时候可以进行全身麻醉

在感冒期间，除非是紧急手术，否则一般宜推迟手术，等待感冒症状完全消失、身体恢复后再进行。

一般来说，感冒症状完全消失是可以进行麻醉的标志，包括不再有鼻塞、咳嗽、痰液增多等症状，体温恢复正常。

即使感冒症状已经消失，医生也会建议患者等待1～2周后再进行手术和麻醉，因为呼吸道黏膜和免疫系统还需要一定时间才能完全康复。如果是重感冒，康复时间可能更长，患者应与麻醉医生和手术医生保持沟通，确定最佳手术时间。

如何减少感冒对手术和麻醉的影响

❶ 提前做好预防工作

如果已经确定手术日期，患者应在手术前一段时间注意身体健康。尤其是在冬春季节，应勤洗手、避免接触感冒患者、保持室内空气流通，这些都是预防感冒的有效措施。

❷ 手术前咨询医生

如果在手术前几天感冒了，不要隐瞒病情或轻视感冒影响，一定要及时告知医生。医生会根据患者症状和手术紧急程度，来判断是否需要推迟手术。PM

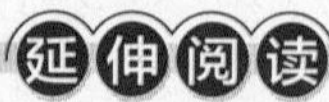

如果只是轻度感冒，患者没有出现发热、剧烈咳嗽等症状，可以进行局部麻醉。局部麻醉只会影响手术部位的感觉神经，不会对呼吸和心脏功能造成太大影响，风险较低。不过，即便是局部麻醉，术前还是需要医生进行详细评估，以确保安全。

前阵子，演员惠英红2个月内发生6处骨裂仍坚持拍戏的新闻报道一出，引发各界人士热议和众多影迷心疼。“骨裂”“6处”这两个字眼使大家产生不少困惑：骨裂是怎么回事？骨裂后还能自由行动吗？不会雪上加霜吗？

骨裂其实是一种特殊类型的骨折。有些患者还会在X线等影像检查报告上看到“压缩性骨折”“粉碎性骨折”“撕脱性骨折”等字眼。这些不同类型的骨折究竟有何区别？哪种更严重？

骨裂不要紧吗

骨折是指在外力（包括直接外力和间接外力）作用下骨骼结构发生变形，使骨的完整性和连续性遭到破坏。如果其完整性或连续性全部被破坏，称为完全性骨折；如果部分被破坏，称为不完全性骨折。从严格意义上讲，“骨裂”不是医学术语，应称“裂缝骨折”，可以理解为仅是骨皮质连续性的中断，骨骼结构基本完整，是一种轻微的不完全性骨折。

“轻伤不下火线”是老一辈工作者的常态，但必须提醒大家：骨裂也可能导致严重疼痛，甚至影响相邻关节，假如没有遵医嘱休息或采取必要的固定措施，可能进展为完全性骨折。比如伐木工人砍树，砍了一半去休息了，结果大风一吹，树木自行折断了。骨裂就类似树干被砍了一半，似乎能够维持站立，但若没有适当保护，再遭受其他外力作用，树木就会倒下。因此，骨裂后不宜“带伤上阵”，需要适当休息，避免涉及伤处的活动。

五花八门的骨折

上海交通大学医学院附属第六人民医院骨科-创伤外科 王驭恺 谢雪涛（主任医师）

粉碎性骨折有多可怕

骨折的分类方法有很多。根据影像学检查显示的骨折线形态，骨折可以分为横型骨折、短斜型骨折、长斜型骨折、螺旋形骨折、粉碎性骨折、多节段骨折、撕脱性骨折等，还可据此推测患者受伤时的受力方向、能量高低，对治疗方案的选择也有一定帮助。

乍一看到“粉碎性骨折”，很多人会非常担忧：都碎成粉了，还能修复吗？其实，粉碎性骨折是指骨质碎裂成3块及以上的完全性骨折，常见于高能量损伤，如车祸、挤压伤等，也可能是骨质疏松人群（如老人或绝经后女性）在较小外力作用下发生。一般需要手术治疗，将创面切开，取出小块碎骨后，使用器械固定，以促进康复。如果病情较轻，也可采用石膏、夹板等方式固定，无须手术。

撕脱性骨折很疼吗

撕脱性骨折是因肌肉或韧带突然猛烈收缩，牵拉其附着处的骨骼，导致部分骨质撕脱、分离，常发生于骨骼突起和粗隆部。这类骨折多为运动性损伤，常见于高强度对抗性运动，如篮球、足球等。受伤部位通常会快速充血、肿胀，疼痛剧烈，且影响活动。患者需要制动、休息，除药物对症治疗外，可使用石膏、支具等固定装置，以减少骨折端的活动。严重撕脱性骨折，可能需要手术治疗，切开复位后进行内固定。

儿童青枝骨折是怎么回事

青枝骨折多见于儿童，如同青嫩的枝条，折而不断。儿童处在生长发育期，相比成年人，其骨骼含有更多有机物和较少矿物质，骨膜也厚得多，因而更有弹性和韧性。遭受暴力时，儿童的骨骼容易发生部分折弯、扭曲而没有完全断裂的情况。由于儿童骨骼的重塑、自愈能力比成年人强，多数青枝骨折患儿可采取保守治疗方法，进行固定即可。

椎体压缩也会骨折吗

椎体压缩性骨折是脊椎受外力作用，椎体被压扁造成的骨折，可导致骨质断裂、相互嵌插。青壮年患者常因高处坠落、重物砸伤背部等引起；老年患者常因跌倒、轻微外伤，甚至搬重物或剧烈咳嗽等引起，且与骨质疏松密切相关。一般卧床休息即可，如果椎体压缩严重、患者疼痛剧烈或不宜长期卧床，可考虑手术治疗。特别提醒老年朋友：如果在某次弯腰活动后自觉腰背疼痛不缓解，要及时就医，排除椎体压缩性骨折的可能。PM

专家提醒 骨折类型五花八门，但治疗原则万变不离其宗——复位、固定，并尽早进行功能锻炼。通过科学运动强健骨骼和肌肉，有助于预防骨折。

螃蟹鳃里有“小虫”，能吃吗？

上海中医药大学附属龙华医院临床营养科主任医师　蔡骏

有新闻报道，一位杭州姑娘准备享用螃蟹大餐，打开蟹壳后，却看到蟹鳃上有密密麻麻的粉色“小虫”。她很好奇这是怎么回事，这样的螃蟹还能不能吃，便将这种情况发布到网上。有网友说，这些粉色“小虫”是寄生虫，一旦出现就说明螃蟹卫生条件不佳，不能食用；也有网友表示，只要将螃蟹蒸熟就能高温消毒，而且吃螃蟹一般不吃蟹鳃，因此没有安全隐患；还有网友说，这些粉色“小虫”其实是一种营养价值很高的水产品，对水质要求较高，螃蟹中有它说明品质较好……事实究竟如何呢？

粉色“小虫”，实为茗荷幼体

网友们热议的这种出现在螃蟹鳃里的粉色“小虫”其实并不是寄生虫，而是一种节肢动物的幼体，学名为茗荷，属节肢动物门、甲壳亚门、蔓足亚纲、茗荷目、茗荷科，又称鹅颈藤壶、佛脚、海佛手等。茗荷成体呈三角形贝壳状，长约3～5厘米，附着于海礁岩石和海洋漂浮物上，以海洋有机物的腐烂碎屑、浮游生物、动物身体上的碎屑等为食。

茗荷的繁殖能力强，成体产卵并在体内孵化后，向海水中释放无节幼体。这些长100～200微米的茗荷幼体可随海水在螃蟹呼吸时被吸入螃蟹鳃内，此后便附生于此。

附生茗荷幼体的螃蟹可以食用

附生在螃蟹鳃内的茗荷幼体靠少量被吸入螃蟹鳃内的食物碎屑生存，它们既不会像寄生虫那样吸取螃蟹体内的养分，也不会对人体产生不良影响。因此，附生茗荷幼体的螃蟹是可以放心食用的。

茗荷成体营养丰富，尤其是矿物质含量较高，且味道鲜甜，由于生活在海流交换较为频繁的岛屿礁石缝隙里，采集十分困难，故在欧洲被视为比较少见的海鲜食材，价格也较昂贵。茗荷不仅可食用，还可入药。中医认为，茗荷肉味咸、性平，归脾、胃、肾经，有补脾健胃、利水消肿的食疗功效，可用于辅助治疗脾胃虚弱、水肿等症。

不过，也没有必要因茗荷营养价值较高而专门选择附生茗荷幼体的螃蟹。由于螃蟹鳃内空间狭小，茗荷幼体长大的可能性很小，营养价值远不如成体茗荷。

吃螃蟹，这些细节更重要

吃螃蟹，要注意以下细节：彻底清洗干净，高温烹调，熟透后方可食用，避免食用未煮熟的螃蟹或醉（糟）蟹，以免感染寄生虫等病原体；去除含有较多泥沙和不易消化物质的蟹腮、蟹胃、蟹心、蟹肠等部分；肥胖、血脂异常者应少食胆固醇含量较高的蟹黄和蟹膏；螃蟹性寒，脾胃虚寒者、孕妇、儿童、过敏体质者应少食或慎食螃蟹，尤其应避免与西瓜、梨等寒凉性质的食物同食。PM

传说中的“绿色鱼子酱”——海葡萄

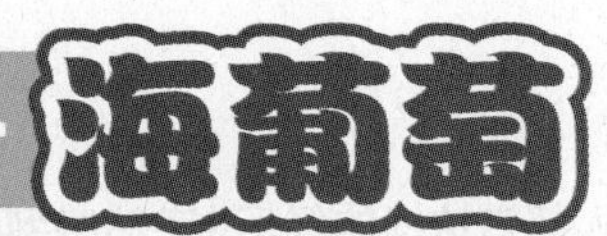

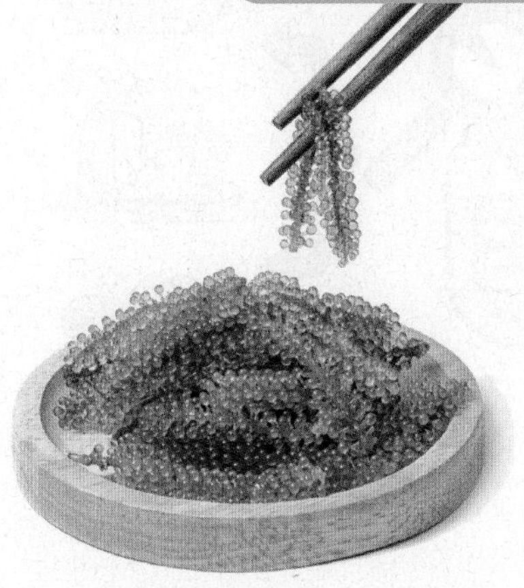

海南热带海洋学院食品科学与工程学院教授 胡亚芹

近来，一种形似葡萄的海产品——海葡萄在社交媒体和网购平台上受到越来越多人的关注。有商家将比较少见、新颖的海葡萄贴上“绿色鱼子酱”等标签进行营销，宣称其具有特殊的营养价值和保健作用。海葡萄究竟是什么？它的营养价值如何？真的有保健作用吗？

海葡萄：形似葡萄的单细胞海藻

海葡萄的学名为“长茎葡萄蕨藻”，是一种可食用的蕨藻属藻类。海葡萄的藻体可分为匍匐茎、直立枝和丝状假根三部分，球形小枝布满整个直立枝的主轴，使整个藻体像极了一串葡萄。非常神奇的是，一串海葡萄是一个多核的单个细胞，是常见海藻中较大的单细胞藻类，大部分在 2 米以内，最长可达 8 米。目前海葡萄的养殖技术已经非常成熟，我国青岛、海南等沿海地区都已有海葡萄养殖场。

营养丰富的“绿色鱼子酱”

海葡萄外形呈球形颗粒状，因外形与口感特别像鲑鱼籽，还具有海产品的咸鲜芳香，颇有鱼子酱的神韵，故被称为“绿色鱼子酱”。

海葡萄含有人体所需的多种氨基酸、维生素、膳食纤维，以及油酸、花生四烯酸等不饱和脂肪酸，且蛋白质含量也较高，营养价值很高，在日本、马来西亚、印度尼西亚、菲律宾等国有“长寿藻”的称号。

国内外研究发现，海葡萄含有一些生物活性物质，如蕨藻倍半萜等。倍半萜可抑制蛋白酪氨酸激酶活性，因而对缓解 2 型糖尿病有一定作用。也有研究发现，海葡萄提取物有一定的抗病毒、抗肿瘤活性；从海葡萄中分离的多糖，对巨噬细胞有免疫刺激活性；海葡萄中分离的寡糖具有一定的诱导癌细胞凋亡作用。当然，这些生物活性物质的功效不等同于食用海葡萄的功效，消费者应理性看待。

食用海葡萄，不宜加热

一般情况下，海葡萄以鲜食居多，不适合加热处理。因为热处理不仅容易破坏其中的生物活性物质，更重要的是还会使藻类细胞汁液流失、失去清脆的口感。

为保证海葡萄的清脆口感，同时方便贮存和运输，市面上常见的海葡萄都是食盐腌渍的半干品。腌渍海葡萄看起来比较干瘪，但只要用干净的水清洗几次，就可以除去盐分，使海葡萄恢复晶莹剔透、饱满脆挺的状态。食用海葡萄时，加一些酱油和食醋，口感会更加脆爽。PM

很多人都有这样的经历：突然感到腹痛，出现迫切的排便欲望，腹泻后疼痛就会缓解；突然感到腹部胀气，频繁排气；明明饮食中蔬菜、水果都不少，却也会“遭遇”便秘……这些症状很可能是肠易激综合征（IBS）的表现。虽然近年来它逐渐被越来越多的人知晓，但不少人仍对其存在一些困惑。

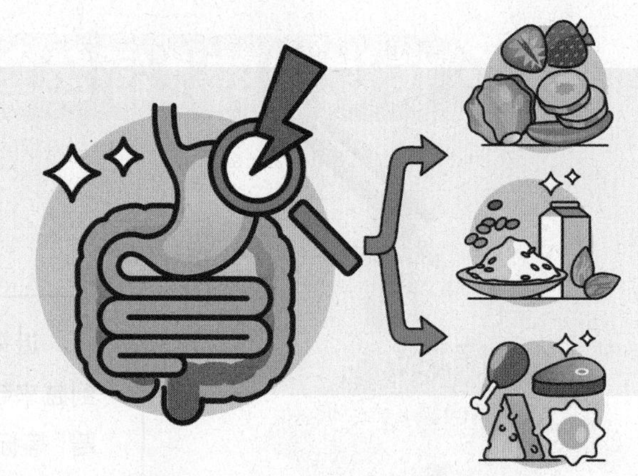

缓解肠易激综合征，

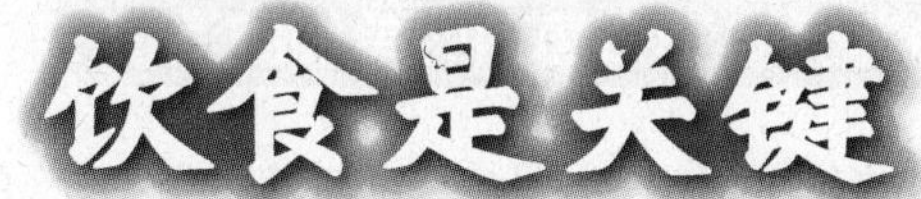

复旦大学附属中山医院营养科　吴沙莎　高　键（副主任营养师）

肠易激综合征，可能比你想象中普遍

肠易激综合征是一种常见的肠道功能紊乱性疾病，以腹痛或腹部不适为突出特点，主要症状包括腹痛、腹胀、腹部痉挛、腹泻或便秘、产气、便中有黏液等。除腹泻外，便秘也可能是肠易激综合征的表现。目前临床上将肠易激综合征分为 4 种不同的类型：便秘型（IBS-C）、腹泻型（IBS-D）、便秘和腹泻混合型（IBS-M）及未定型肠易激综合征（IBS-U）。

根据《2020 年中国肠易激综合征专家共识意见》，中国普通人群的肠易激综合征总体患病率为 1.4% ~ 11.5%，患者多为中青年人，且女性发病率略高于男性，但只有约 1/4 的患者前往医院就诊。

饮食不当是肠易激综合征的主要诱因

为什么会患上肠易激综合征呢？就目前的研究来看，尚未能得出明确的答案，但容易引起肠易激综合征的诱发因素比较明确。

饮食不当是导致肠易激综合征的主要因素，研究显示，有 84% 的患者出现肠易激综合征是因为饮食不当。如果本身有食物不耐受的情况，就有更大概率发生肠易激综合征。容易诱发肠易激综合征的食物一般含发酵性低聚糖，包括单糖、二糖和多元醇，它们被统称为高 FODMAP 食物。FODMAP 是可发酵（Fermentable）、低聚糖（Oligosaccharides）、二糖（Disaccharides）、单糖（Monosaccharides）及多元醇（Polyols）英文首字母的组合，它们是小肠不易吸收的短链碳水化合物和糖醇，进入结肠后会被细菌酵解，产生气体和水分，升高肠腔渗透压，易导致患者出现腹痛、腹胀、排气增多、肠鸣、腹泻等症状。常见的诱发食物包括巧克力、高脂肪食物、水果、豆类、卷心菜、花椰菜、牛奶及其制品、碳酸饮料等。

除饮食外，肠易激综合征还有以下诱发因素：

肠道感染	胃肠道的动力、微生物环境和健康程度是影响肠易激综合征发病率的重要因素。研究表明，肠道感染患者肠易激综合征的发病率比普通人群增加 4 倍。喜食辛辣等刺激性的食物、饮酒等饮食习惯，易引起肠道感染，也可能诱发肠易激综合征。
内分泌因素	我国肠易激综合征患者中，女性略多于男性，月经期间或月经前后的激素变化可能是肠易激综合征的诱因。
心理因素	40% ~ 60% 的肠易激综合征患者存在压力大、焦虑或抑郁的情况。肠易激综合征患者的心理状态会影响症状的严重程度。

缓解肠易激综合征，饮食干预效果或超过药物

《柳叶刀-胃肠病学与肝脏病学》2024年发表的一项研究发现，缓解肠易激综合征，饮食治疗可能比药物治疗更有效。该研究为随机对照试验，将294名患者分为3组，让他们分别接受低FODMAP饮食干预、低碳水化合物饮食干预和以改善胃肠症状为主的药物治疗，为期4周。结果显示，低FODMAP饮食组和低碳水化合物饮食组分别有76%和71%的患者症状缓解，而药物治疗组的症状缓解率为58%。在后续随访中，两个饮食干预组患者比药物组患者的后续胃肠症状更轻，说明饮食调整对肠易激综合征的改善有更长效的积极结果。相比药物治疗，饮食干预副作用少，更易坚持，也会带来更多健康益处。

缓解肠易激综合征，饮食有讲究

肠易激综合征患者应避免或少吃高FODMAP食物，多吃低FODMAP食物。其实，肠易激综合征患者可以选择的食物仍有很多，如以下几类：

- **谷物类** 无麸质面食、大米、燕麦、藜麦等。
- **水果类** 柑橘、葡萄、草莓、蓝莓、猕猴桃等。
- **蔬菜类** 胡萝卜、菠菜、甘蓝、生菜、黄瓜、番茄等。
- **乳制品** 零乳糖的乳制品、杏仁奶、硬奶酪等。
- **肉蛋鱼类** 没有特别限制。
- **脂肪类** 没有特别限制。

肠易激综合征患者需要在症状发作时进行特殊饮食控制，从食谱中严格剔除高FODMAP食物，通常需要坚持数周。此后，可以每次少量（约30克）加入一种高FODMAP食物。如果引发腹胀等症状，便减少这种食物的摄入量；如果没有引起不适，则尝试增加摄入量。这样可以逐渐筛选出那些对自己而言相对安全的高FODMAP食物。在尝试时，应尽可能丰富食物种类，避免出现营养不良。当病情进入无症状的稳定期，就不必长时间采用限制饮食。PM

专家提醒

肠易激综合征患者在使用低FODMAP饮食或其他治疗饮食时，应根据营养师或医生的指导，确保营养均衡，以免因饮食不当导致营养缺乏。除控制食物种类外，还应规律用餐，避免暴饮暴食或节食；保证每日饮水充足，减少酒和碳酸饮料摄入量。此外，一些研究发现，益生菌可以改善肠道菌群，缓解肠易激综合征，如乳酸菌和双歧杆菌等。患者可适当尝试补充。

草原之旅，警惕牧区传染病

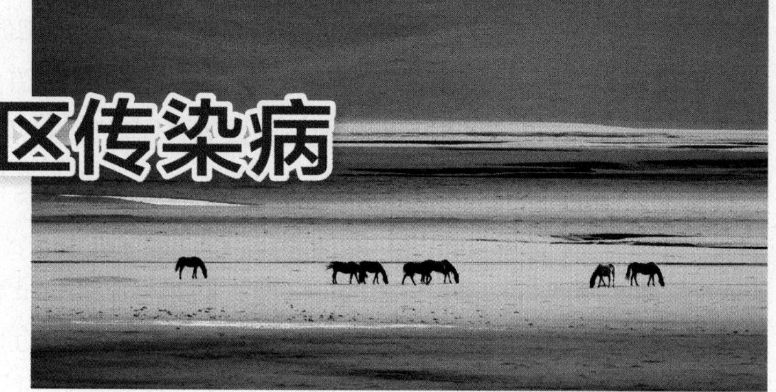

复旦大学附属华山医院感染科副主任医师　王新宇

生活实例

张先生一直向往中国西部的辽阔草原，前不久，他终于与家人前往某牧区，体验了一次难忘的旅行。他们欣赏了美丽的自然风光，住在牧民的毡房里，参与放牧活动，与牛羊进行亲密接触，还品尝了新鲜的牛奶和羊奶。然而回到家后，张先生开始出现持续发热、夜间多汗、背部疼痛等症状。经检查，他被诊断为布鲁菌病，这是一种通过接触动物或饮用未经消毒的乳制品传播的人兽共患病。

常见的牧区传染病

牧区旅游的兴起吸引了许多游客前往西部草原。然而，除观赏美丽的风景外，游览牧区还存在不少健康风险，一些特有的传染病在这些地区较为普遍，常见的有以下这些：

布鲁菌病

这是一种人畜共患病，主要通过接触感染布鲁菌的牲畜（如牛、羊、猪等）或饮用未经消毒的乳制品而感染。布鲁菌可以通过破损皮肤、眼睛黏膜及消化道侵入人体。感染者会出现发热、盗汗、关节和背部疼痛等症状，症状可反复发作，病程较长，严重者可影响生活质量。

Q 热

Q 热由贝纳柯克斯体——一种并不常见的细菌引起，通常通过吸入污染的空气感染。牧区牲畜的排泄物中常含有贝纳柯克斯体，尤其是在羊群分娩期间，细菌会大量散播，游客吸入被污染的空气后可能感染 Q 热。Q 热的症状与流感类似，包括高热、头痛、肌肉疼痛和乏力，严重者可发生肺炎或肝炎。

棘球蚴病

这是由细粒棘球绦虫或泡状棘球绦虫的幼虫引起的寄生虫病，主要感染人类的肝脏或肺部，并形成包虫囊肿。人类感染棘球蚴病通常是由于摄入了被犬类粪便污染的水或食物，犬类是绦虫的主要宿主。棘球蚴病的早期症状通常不明显，随着包虫囊肿增大，可能会引起肝区疼痛、黄疸等症状，严重时可能危及生命。

鼠疫

这是一种古老而危险的传染病，主要通过被感染的跳蚤叮咬或接触感染的动物传播。在牧区，尤其是接触草原上的啮齿动物（如土拨鼠等）时，鼠疫的传播风险增加。鼠疫的症状包括发热、淋巴结肿大。在某些情况下，肺鼠疫甚至可以通过飞沫在人与人之间传播。

牧区传染病如何传播

很多人可能会认为，只要不直接接触牛、羊等牲畜，就能避免感染牧区传染病。然而，情况并没有这么简单。牧区传染病的传播途径多种多样，除了直接接触动物外，游客还有可能通过其他途径感染这些疾病。以布鲁菌病为例，除直接接触感染的牲畜外，饮用未经消毒的乳制品也是一种重要的感染途径。因此，游客在牧区旅行时，避免饮用生鲜奶、不食用未彻底煮熟的奶制品是非常重要的预防措施。Q 热的传播途径更隐蔽，可通过空气中的气溶胶传播，游客只要经过牲畜活动的区域就有可能吸入被污染的空气而感染。棘球蚴病通过摄入被绦虫卵污染的水或食物而感染，即使不直接接触动物，饮用被污染的水源或食用未经清洗的野菜等都有可能带来感染风险。因此，游客在牧区旅游时，不仅需要避免与牲畜直接接触，还应注意饮食和饮水卫生，避免饮用生水，尽量食用彻底煮熟的食物，以降低感染风险。

有人问：接触牧区传染病的患者后，会发生感染吗？大多数牧区传染病，如布鲁菌病、Q 热和棘球蚴病不会在人与人之间传播，感染者在家中无须过度隔离。然而，鼠疫是例外，尤其在鼠疫发展为肺鼠疫的情况下，病原体可以通过飞沫在人群中传播，患者需要进行严格的隔离。

牧区旅游，防治传染病记心上

早期诊断和规范治疗是对待牧区传染病的正确方法，患者应遵循医生指导完成疗程，以防复发。通常，布鲁菌病患者可使用多西环素或利福平；Q 热患者可使用多西环素；棘球蚴病患者需要通过手术去除包虫囊肿，或使用驱虫药物缩小包虫囊肿；鼠疫患者须尽早使用抗生素，如链霉素或四环素，以降低死亡率。

在观赏牧区的辽阔草原、享受清新空气的同时，大家也应关注健康风险，并采取适当的预防措施，保障自身的健康安全。预防牧区传染病，游客需要注意以下几点：

1. **避免与牲畜直接接触**

   尤其是在牲畜分娩期间，避免接触羊、牛等，以及其分泌物和排泄物。

2. **注意饮食安全**

   不饮用生奶，避免食用未彻底煮熟的乳制品和肉类，尽量饮用瓶装水或经过处理的水。

3. **做好个人防护**

   在牧区活动时，尽量避免进入牲畜密集的区域，尤其是在风大的时候，以防吸入可能被污染的气溶胶。

4. **及时就医**

   在牧区旅游后出现持续发热、乏力等不适症状者，应及时就医，并告知医生自己曾到过牧区，以便进行针对性的检查和治疗。PM

专家寄语

通过了解牧区常见的传染病及其传播途径，并采取适当的预防措施，游客可以有效降低感染风险，保障自身健康安全。希望每位前往牧区的旅行者都能在观赏自然风光的同时，远离疾病困扰，获得安全愉快的旅行体验。做好防护不仅是对自己负责，也是对家人和社会负责。

露营用火，谨防一氧化碳中毒

上海市疾病预防控制中心副主任医师　李传奇

在绿野中吹着微风，听着鸟鸣、水声，观赏日出、日落，在帐篷中与好友、家人围炉享用火锅，是典型的露营场景。近年来，野外露营逐渐从小众走向大众视野，成为休闲旅游的当红选择，为居民假期近郊、短途出行提供了新体验。与此同时，由露营时燃烧炭火烧烤、煮火锅、取暖等造成的一氧化碳（CO）中毒事件屡见报道，值得大家关注与重视。

2021年12月，杭州市余杭区径山镇漂流景区内，一家三口在帐篷里烧炭取暖导致一氧化碳中毒，其中1名男子不幸死亡。2023年9月，四川省康定市5名游客夜晚在帐篷内烧炭取暖，导致5人一氧化碳中毒。2024年1月，山东省临沂市3人在帐篷内吃炭火火锅，陆续出现头晕、呕吐等症状，就医后被确诊为一氧化碳中毒。

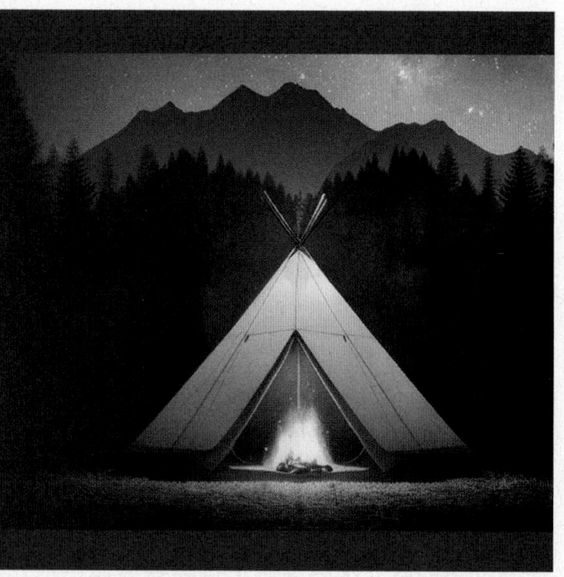

一氧化碳中毒——露营用火的“隐形杀手”

一氧化碳中毒俗称煤气中毒，是我国冬季最常见的急性中毒之一，占急性中毒死因的首位。发生一氧化碳中毒有3个条件：密闭的空间、燃料燃烧和足够的一氧化碳吸入时间。相对封闭的帐篷内部是一个典型的密闭空间，当人们使用炉具时，无论是气罐，还是柴火炉、酒精炉、煤炉，都会迅速消耗帐篷内的氧气。当氧气不足时，含碳物质就会由于不完全燃烧而产生一氧化碳，其在空气中累积到一定浓度后即可使人中毒。

一氧化碳是一种窒息性气体，一旦随着呼吸进入血液，就会迅速与血液中的血红蛋白结合，使其失去携带和运输氧气的能力，导致人体缺氧。整个中毒过程往往非常迅速，中毒者吸入一氧化碳初期会出现头晕、头痛、恶心、呕吐等症状，此时如果能及时脱离一氧化碳环境并吸入新鲜空气，症状可逐渐消失；但若继续吸入一氧化碳，则会发生四肢无力、意识障碍，失去自救或呼救能力，因而错失逃生机会。当周围的人发现时，中毒者往往已经因过量吸入一氧化碳而出现昏迷、脑缺氧等，如未得到及时抢救，最终会走向死亡。

更为可怕的是，一氧化碳是一种无色、无味、无臭、无刺激性的气体，吸入者在产生中毒症状前几乎无法察觉。当吸入高浓度一氧化碳时，一些人可能无明显中毒症状，当死亡来临时，中毒者毫无动静，甚至周围的同伴都毫不知情。一氧化碳不仅隐匿性强，而且“攻速”快、伤害大，可谓杀人于无形之中。

露营用火，掌握方法保安全

只要掌握正确的露营用火和取暖方法，一氧化碳中毒是可以避免的。

首先，最直接的办法是避免在帐篷内部使用炉具做饭或炭火取暖，从根源上避免一氧化碳产生。如因气温较低而不得不在帐篷内使用明火时，应确保帐篷处于良好的通风状态。

其次，选择露营装备时，选用自带排烟装置的柴火炉或煤炉，正确设置排烟管道，可有效将燃烧产生的有毒气体和颗粒物完全排放到帐篷外。需要提醒的是，使用此类设备需要具备一定的专业知识，并熟练掌握相关技能。

第三，露营时随火炉配置一个户外专用的一氧化碳报警器，它能像雷达一样侦测"隐形杀手"，让一氧化碳无所遁形。值得注意的是，报警器仅对一氧化碳浓度超标起到报警作用，无法减少或排放已经产生的一氧化碳。因此，即便设置了报警器，帐篷内仍要保持良好通风。

第四，如果炉具火焰熄灭不彻底，此时虽然没有火焰，但炉内的燃料仍可能处于"阴燃"状态，燃烧反应仍在继续发生，很可能继续产生一氧化碳。国内外均有因燃料"阴燃"导致一氧化碳中毒事件的报道。因此，将炉火熄灭后，如果继续将之放在帐篷内，要确定其完全熄灭，尤其是夜间入睡前。

第五，冬季户外露营时，应尽量使用R值(R值反映防潮垫防止热量散失到地面的能力，R值越高说明保暖性能越好)高的防潮垫，选择蓬松度和充绒度高的羽绒睡袋来提升保暖效果，还可在入睡时穿着羽绒衣、厚袜子，或使用暖水瓶、发热贴等。在条件允许的情况下，通过配置户外移动电源设备，为电磁炉、电热水壶、电取暖器等电器供电，以电能代替碳能取暖，有助于实现绿色露营、安全露营。

延伸阅读

在车内开空调睡觉，当心一氧化碳中毒

有些人露营时会选择在车厢里睡觉，关闭车门、车窗，并使用空调取暖。开着空调的情况下，汽车发动机仍在运转，车辆处于怠速状态。由于发动机低转速时活塞对混合气体吸入不足，汽油、柴油等燃料不完全燃烧，就会产生大量一氧化碳，并通过车辆发动机舱和底盘的空隙渗透进车厢。一氧化碳在封闭的车厢内逐渐蓄积，可能使人中毒。

发生一氧化碳中毒，及时处置莫慌张

发现自己或同伴发生一氧化碳中毒，应该如何自救、施救呢？首先，中毒者要迅速撤离中毒现场，转移到通风良好的露天开阔处，保持呼吸道通畅；同时注意保暖，因为寒冷刺激不仅会加重缺氧症状，还可能导致末梢循环障碍，进而诱发休克甚至死亡；保持安静休息，避免体力活动而加剧氧的消耗；有条件者应尽快吸氧。施救者应立刻拨打"120"急救电话，尽早将中毒者送医院治疗。

中毒症状较重者应优先被送至具备高压氧舱治疗设施的医院，及早接受高压氧治疗。

高压氧治疗不仅能提高中毒患者血液中物理溶解的氧量，大大减少机体对血红蛋白携氧的依赖性，从而迅速纠正低氧血症，还能促使血中碳氧血红蛋白迅速解离，使血红蛋白恢复正常的携氧功能。高压氧治疗还对急性一氧化碳中毒所致的各种并发症、后遗症及迟发性脑病均有明显的防治作用。PM

时尚新宠——飞盘运动

上海体育大学　姜崃崃　马海峰（教授）

近年来，人们常会在不经意间发现，小区的空地上、公园的草坪上、空旷的广场上、校园的操场上，随处可见人们奔跑着投递飞盘的身影。跳跃、投递，飞盘在空中划出抛物线；奔跑、飞扑，场上的人跑位接盘……飞盘运动正强势出圈，成为时尚运动新宠，在各种社交平台上的热度也一直较高。某研究机构发布的《年轻人潮流运动报告》显示，飞盘运动位居“年轻人喜爱的潮流运动”第一名。某社交平台发布的《2022年十大生活趋势》显示，飞盘相关的内容发布量同比增长6倍。在教育部印发的《义务教育课程方案和课程标准（2022年版）》中，“极限飞盘”（团队飞盘）作为“时尚运动类项目”入选“体育与健康课程标准”板块，被列入义务教育阶段课程。飞盘运动为何逐渐受到人们欢迎？

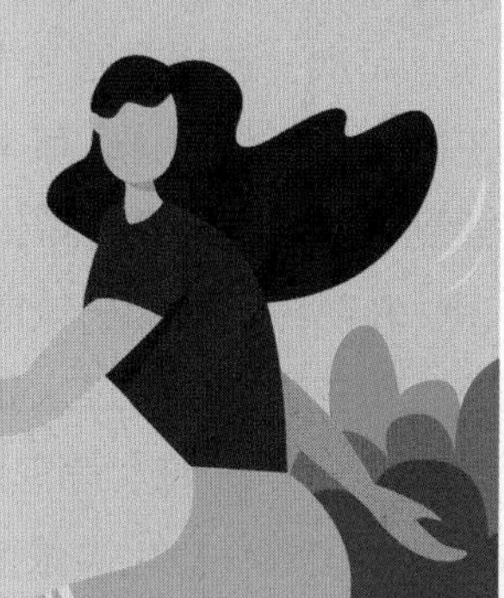

飞盘运动的“前世今生”

飞盘运动的发明最早可以追溯到20世纪50年代的美国，形成比赛性质的极限飞盘运动起源于1968年美国新泽西州的哥伦比亚高中，当时只是简单的比赛。

飞盘运动有很多种，目前我国最流行的飞盘比赛是极限飞盘比赛。成人赛制的比赛用飞盘质量为175克，直径为274毫米，高度为32毫米。正规的飞盘运动场地为长方形，长100米，宽37米。参赛队员一般为7人，两队男女队员数量相同即可。开赛前，双方运动员站在得分线上。防守方举手示意，在得到进攻方确认后，由防守方将飞盘投向进攻方，进攻方在接盘后展开进攻。进攻方可向任何方向传递飞盘给队友，选手在传递飞盘过程中不允许执盘跑动。进攻方在己方得分区内，接获队友的传递或截获对方的飞盘，即获得1分。一队得分后，双方交换进攻权，并交换场地。

当然，普通大众平时出于娱乐或锻炼目的而进行的飞盘运动不受场地、人数等规则的严格限制。

飞盘运动为何流行

1 参与“门槛”低

飞盘运动是一项公认的“低门槛”运动。首先，飞盘运动对参与者身体素质的要求较低，而且规则都非常简单，很容易被理解和接受。不论是刚上小学的低龄儿童还是有锻炼需求的老年人，都可以进行飞盘运动，可谓男女老少皆可尝试。其次，进行飞盘运动不需要专门的场地，一块空地就可以，器材也只需要一个价格不高的飞盘。这种低物质投入的属性，使其试错成本极低，可以吸引更多人参与。

2 锻炼效果的“性价比”高

飞盘运动是一项有氧运动和无氧运动相结合的运动，能锻炼身体的协调性、爆发力、肌肉耐力、心肺功能、动态视觉能力、手眼协调能力等。更重要的是，大部分情况下仅仅是简单的飞盘传接练习就能发挥促进身体健康的作用。飞盘的传递需要从髋关节到腰部、大臂带动小臂及手腕发力完成，因而可锻炼关节和肌肉，增强两者的协调性。接飞盘的人需要准确地判定飞盘的飞行速度、轨迹，并适时移动身体以更好的姿势接住飞盘，这对提升手眼协调能力、大脑处理能力及动态视觉能力均有一定的帮助。如果参与者水平较高或体能较好，还可以在飞盘运动中进行大量跑动，这对增强心肺功能和爆发力都是有益的。

3 避免对抗性损伤

在飞盘运动的投递飞盘和跑动中，禁止参与者身体接触是最大特点之一，这在同场竞技类运动项目中是非常罕见的。无接触规则可以避免参与者的挤压、碰撞等造成对抗性损伤，保证参与者的安全。

4 具有社交功能

飞盘运动的无身体接触规则使得异性可以同场参与，同时，趣味性和互动性的玩法增强了其社交属性。比如：在飞盘运动中，如果想让玩伴将飞盘传递给自己，就要大声告知；在团队配合、赛后复盘中，需要与其他参与者沟通，“社恐”者也不用担心没有话题；在运动结束后，队友可以一起庆祝……在运动过程中，原本素昧平生的参与者可以逐渐熟悉彼此，走向相识相知。一场飞盘活动能容纳几十人，且大多是生活方式类似的人，参与者更容易交到志同道合的朋友，在团队中获得归属感。

5 有助于放松心情

飞盘运动需要在空旷的户外进行，在户外的每一次奔跑、跳跃，都是缓解负面情绪的“良药”，尤其是在公园里、草地上进行飞盘运动，还能亲近自然，更有助于舒缓压力、放松心情。

玩飞盘，莫忽视运动损伤

虽然飞盘是一项低门槛的运动，但并不代表它完全没有运动风险。恰恰相反，飞盘运动因为门槛较低，吸引了大量身体素质较弱的人参与，这也导致因飞盘受伤的人群数量大增。

根据研究数据，进行飞盘运动时发生的损伤主要分为两种：一是劳损性损伤，二是与地面撞击造成的损伤。劳损性损伤主要发生于运动能力较弱者，这类人群在运动中或运动后易出现膝关节磨损、踝关节损伤等，主要原因是运动强度不合适，以及热身不充分。因此，参与飞盘运动时，应根据身体素质调整运动强度；运动开始前，应进行充分的热身运动。

与地面撞击造成的损伤主要发生在一种扑接动作后，当飞盘的飞行高度较低时，参与者需要在跑动中向前扑出，以接住飞盘。飞盘运动中这一特殊的技术动作被称为 lay out。完成这一动作时，参与者大部分情况下会向下撞击地面，容易发生损伤，严重时甚至可能发生锁骨断裂。此动作技术要求较高，飞盘业余爱好者不宜尝试。PM

空气净化器，真的净化空气了吗

上海市疾病预防控制中心
高级工程师 王凯

当今社会，随着工业化进程和城市化加速，空气质量成为人们日益关注的焦点。据世界卫生组织（WHO）2016年估计，全球约有90%的人生活在空气污染水平超过安全标准的环境中，其中尤以室内空气污染为甚。人们每天呼吸的室内空气中，除大家所熟知的颗粒物外，还隐藏着各种看不见摸不着的隐患，如甲醛、挥发性有机化合物（VOCs）、病毒和细菌等。这些室内空气污染物，轻则使人呼吸不畅，重则对人体健康构成威胁，引发呼吸系统疾病、心血管疾病甚至癌症。

空气净化器这个“帮手”能帮人们减少室内空气中的健康隐患。作为一种有效改善室内空气质量的设备，空气净化器近年来在我国得到了广泛应用。然而，空气净化器并非总能达到理想效果，如果人们选择或使用不当，不仅会降低设备的净化效果，有些劣质产品还可能释放有害物质，对健康造成危害。

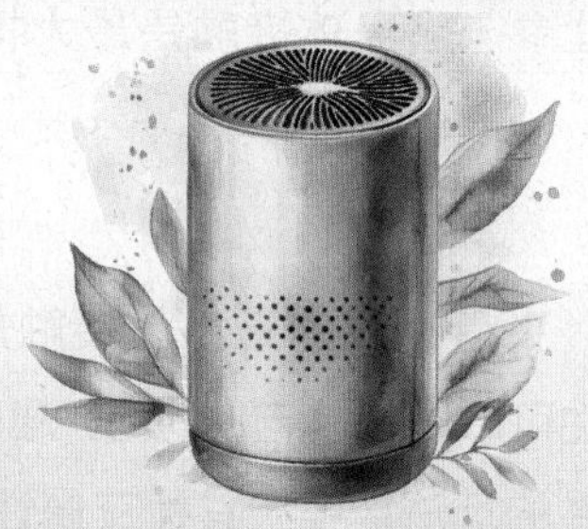

通常空气净化器主要由外壳、风扇、空气过滤器、控制系统、空气质量侦测系统等组成。它的工作原理主要为：当净化器正常启动后，其内置的风扇使室内空气循环流动并主动进入机箱内，含有污染物的空气通过机内的过滤器后，各种污染物被清除，而被净化后的空气通过出风口重新回到室内，如此循环。具体净化方式包括物理过滤、化学吸附、静电集尘、催化净化等多种技术。

随着大家对生活质量要求的提升，目前市售功能全面的空气净化器均配有活性炭过滤层，用于吸附有害气体和异味，可以让室内空气变得“像森林里一样清新”。此外，一些空气净化器还配备紫外线杀菌技术和负离子发生器，以进一步提升对有害微生物的净化效果，提升空气质量。

空气净化器选择或使用不当可产生危害

为确保空气净化器的质量，我国建立了相关产品标准，以规范市场，防止低效或有害产品的流通。例如，《中华人民共和国国家标准 空气净化器》（GB/T 18801—2022）规定了空气净化器的所有分类，以及产品在净化功效、减噪技术等方面的要求。

目前，一些空气过滤器仅仅是通过机械过滤或静电吸附去除固态大颗粒污染物，但并不能有效去除甲醛、VOCs等气态污染物；部分静电器还可能会产生臭氧等二次污染物。有些空气净化器虽然宣称自带活性炭滤料，但由于滤层较薄，活性炭用量很少，在吸附过程中很快就会饱和，从而失去功效。负离子净化器虽然在过滤颗粒物的同时能起到杀菌作用，但无法有效净化气态污染物，且会产生臭氧等二次污染物。光催化氧化净化方式具有催化剂性质稳定、运行成本低、不会吸附饱和、使用寿命长等优点，但由于居民生活的室内环境污染物浓度通常不会很高，且种类繁多，该技术目前在室内空气净化方面的应用还有待完善。消费者购买时要谨慎甄别，避免假冒伪劣产品。

此外，市面上大部分空气净化器采用活性炭技术，由于活性炭在日常环境中不可再生，如果长期不更换滤网，活性炭的吸附作用达到饱和，不仅会丧失净化效果，还会导致细菌等微生物在其表面大量繁殖，造成二次污染。

消费者只有在了解净化器性能的基础上，选择符合自己需求的合格产品，并科学合理使用，才能让它成为保护呼吸健康的"好朋友"。

选择空气净化器，考虑这几点

大家在选择空气净化器时，应结合自身需求、空间大小和产品性能等方面因素。

❶ **选择信誉品牌** 通过正规渠道购买知名品牌产品，避免"三无"产品，注意检查产品信息、检测报告结果与宣传的一致性。

❷ **按需选购** 根据使用场景（如雾霾严重区域、新装修房屋、病原体传播时期等），挑选侧重于清除不同污染物（如 $PM_{2.5}$ 等固态颗粒物、甲醛等有害物质、易传播的病原体等）的机型。

❸ **考虑 CADR 与适用面积** CADR 是"洁净空气量"的英文缩写，指空气净化器输出洁净空气的速率。通常 CADR 数值越大，说明产品去除空气中污染物的速度越快。"适用面积"是指空气净化器在 2.4 米层高的室内，至少去除 80% 以上颗粒污染物所能使用的最大面积。选购产品时，消费者不必一味追求高 CADR 值，一般通过标示的 CADR 值乘以 0.1，即可估算出该产品的适用面积。大家应在购买前充分了解使用场所的层高和面积，确保所选型号的适用面积与之匹配。

❹ **考虑 CCM** CCM 值反映空气累积净化量，即滤网从全新状态到失效状态，累计清除的颗粒物总质量，也称为滤网耐用程度。CCM 值越高的滤网净化性能越好。

❺ **关注能效与噪声指标** 选择高能效比和净化能效值的空气净化器，能实现节能减排。同时，有效控制噪声的产品使用体验更佳。

做好这几点，延长净化器寿命

在使用空气净化器的过程中，应遵循以下几点，以延长净化器的寿命，确保净化效果：

- 使用前详细阅读说明书，确保正确操作。
- 优化摆放位置，尽量将空气净化器置于房间中央，确保出风口无障碍，促进空气循环。
- 启动时先用最高风速快速净化，随后调整至适宜档位。
- 长时间使用时，勿忘适时通风换气，防止二氧化碳积聚；重度污染时保持门窗关闭，可间歇性地通风换气。
- 按时更换或清洗滤网，避免二次污染，替换滤网要购买原装正品。
- 长时间停用后，重启前应先检查空气净化器内壁清洁度及滤网状态，必要时进行清洁或更换。PM

并不是空气净化器用得越多，室内空气质量越好，通风也是提升室内空气质量至关重要的一环。应将通风与使用空气净化器相结合，自然通风有助于快速降低室内污染物浓度，尤其是在空气质量良好时，最好开窗通风；对无法充分通风的环境，空气净化器才是必要的补充措施。

如果家中有儿童、老年人、孕妇、过敏体质者等对空气质量敏感的特殊人群，更应注意合理选择和使用空气净化器，必要时可以咨询相关专业人士。

随着社会老龄化的加剧，老年人跌倒的发生率逐年攀升。跌倒不仅会导致骨折、脑外伤等严重后果，后续还可能削弱老年人的生活自理能力，甚至影响心理健康。事实上，预防跌倒可以从强化下肢力量入手，通过科学的锻炼，提高身体的平衡性和稳定性，将“摔倒”防于未然。

下肢锻炼，防“摔”于未然

同济大学附属养志康复医院脊髓损伤康复科　王 岳（副主任治疗师）　高大勇　李兆晖

力量训练

❶ 仰卧举腿

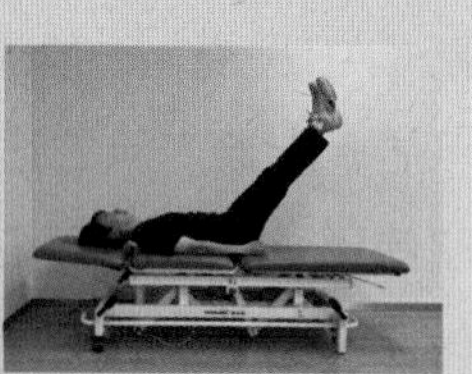

仰卧，双手自然放置于身体两侧，伸直双腿并缓慢抬起，直至与床面成90°角，再缓慢放下。此动作主要锻炼腹直肌、腹横肌等腹部核心肌群，通过反复收缩与伸展，可增强腹部肌肉力量，使腹部肌肉更为紧实。

❷ 提踵

双脚与肩同宽站立，手扶固定物以保持身体稳定，缓慢踮起脚跟将身体抬高，然后再缓慢放下。重复该动作可有效锻炼小腿后部的肌肉，提高站立和行走的稳定性。

❸ 胯下击掌

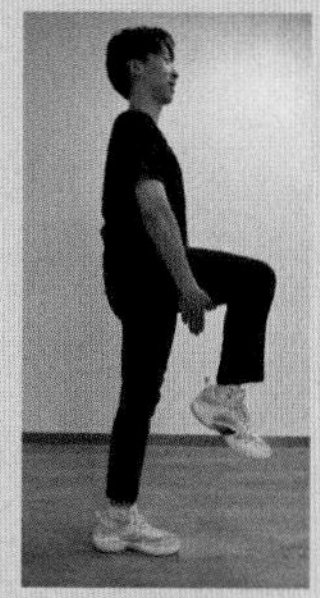

双脚自然分开站立，在微微跳起的同时，双腿交替，双手在胯下击掌，手臂配合摆动。该动作在锻炼腿部肌肉的同时，能提升身体的协调性和节奏感，促进身体各部分的协同运动。

❹ 扩胸交替勾腿

双脚与肩同宽站立，双手握拳进行扩胸运动，同时双腿交替勾起。此动作要求身体各部位协调配合，动作连贯且有节奏。通过扩胸和勾腿的组合动作，可同时锻炼胸部、腿部肌肉，增强身体的整体力量和协调性。

平衡与协调训练

❶ 原地踏步

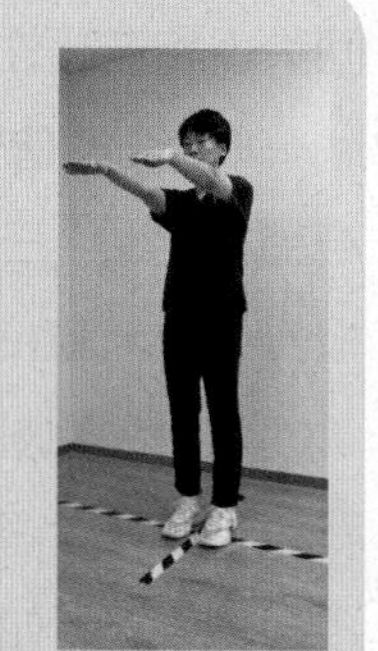

双脚原地踏步，双手前平举。先在睁眼状态下运动，之后再闭眼。通过对比两种状态下初始位置的差异，可评估并训练身体的平衡能力。睁眼踏步时，主要依靠视觉信息来维持平衡；闭眼踏步则更多地依赖本体感觉和内耳前庭系统。这种训练有助于提高身体在不同情况下的平衡感知和调节能力。

❷ 走直线

沿直线行走，通过改变两脚间距及睁眼闭眼方式来增加训练难度。例如，可先从正常间距开始行走，逐渐缩小间距，或者先睁眼走，再尝试闭眼走。

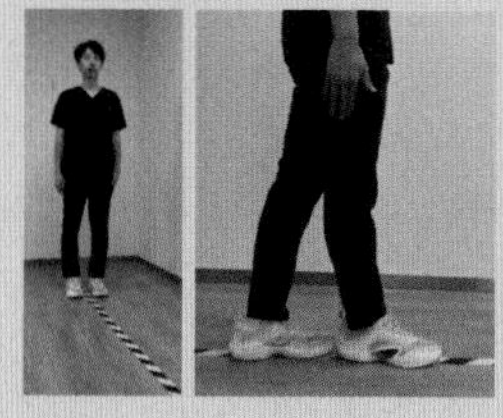

走直线训练能强化身体的平衡控制能力，提高下肢肌肉的协调运动能力，使老年人行走更加平稳、安全。

足底训练

赤足在不同质地的路面行走，如鹅卵石、沙地、草地等，可刺激足底的感觉神经末梢，增强足底感觉。这种训练有助于老年人提高对地面的感知能力，从而更好地调整身体姿势和步伐，预防跌倒。同时，足底感觉的增强还能促进神经系统对肌肉的控制，进一步提高身体的平衡和协调能力。PM

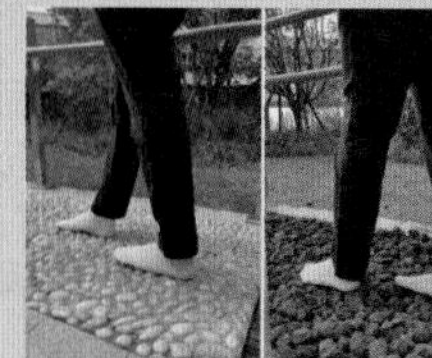

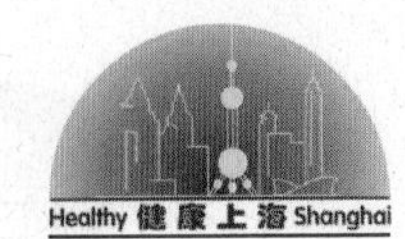

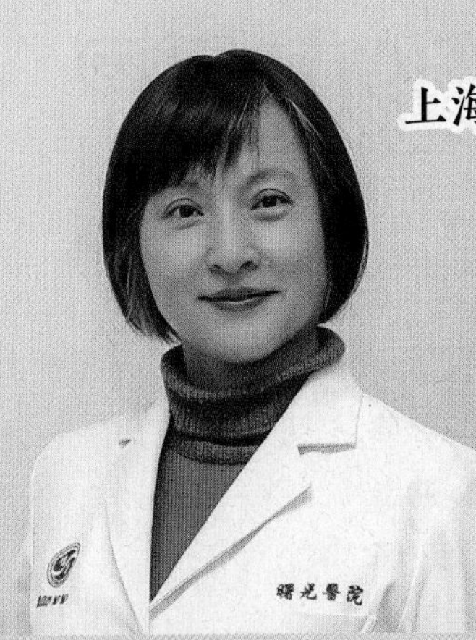

上海中医药大学附属曙光医院党委副书记郝微微：

让海派中医药文化深入民心

本刊记者　王丽云

医以济世，文以化人。作为中国历史最悠久的中医医院之一，上海中医药大学附属曙光医院中西合璧、守正创新、传承发展，让海派中医药文化深入民心。中医药是中华文明的瑰宝，强调整体观念和辨证论治，具有临床疗效确切、预防保健作用独特、治疗方式灵活等特点，注重"未病先防、既病防变"。上海中医药大学附属曙光医院从做好"科普队伍建设、科普内容创作、传播平台搭建、社区服务延伸"这四件事着手，构建中医学科独有的健康科普文化特色，打响了海派中医药文化健康促进品牌。在2022年、2023年"上海市医疗机构健康科普影响力排行榜"中，该院蝉联第7名；在2023年"上海市医务人员健康科普影响力排行榜50强"中，该院医生占7席。

建设科普队伍，提升科普能力

开展健康科普工作，建设科普人才队伍是首要任务。多年来，该院逐步建成了以国家中医药管理局科普巡讲团成员及上海市名中医领衔的首席讲师团，以非遗海派中医流派学科带头人组成的骨干讲师团，以及以青年医师为主的科普志愿者讲师团，并通过培训、比赛、实行激励机制等措施，不断挖掘科普新星、提升科普能力。在此过程中，标杆人物的引领很重要。该院心血管专业的主任医师崔松就是这样一位引领者。他深耕科普领域二十多年，获得诸多奖项，是很多市民、网民熟悉和喜爱的"明星专家"。作为上海市健康科普专家库召集人，他吸引了院内外众多医生加入健康科普队伍，并毫无保留地传授科普"秘籍"。

创作科普内容，彰显海派中医特色

该院始终坚持将海派中医与科普新知、中医治未病与养生理念深度融合，不断挖掘海派中医流派学术内涵，在创作优质科普图文、视频作品的同时，组织专家编著科普丛书、发布中医药科普共享课程，满足群众对中医健康科普知识的需求。相关成果获得上海市科技进步一等奖、上海科普教育创新奖一等奖、上海市健康教育精品课程等荣誉。

搭建传播平台，惠及更多群众

为了让更多人了解海派中医药知识和文化，该院不遗余力打造全媒体健康促进矩阵，变"独唱"为"合唱"。比如：持续优化官方微信公众号，开辟"海派中医说""主任说"等科普专栏，策划"曙光·节气""曙光·膏方""曙光·科普""诊疗一线"等专题；开通官方视频号，持续推送科普短视频；鼓励医务人员开通多平台科普账号；与各类媒体合作，共同打造科普专栏和科普节目；等等。

社区服务延伸，受到市民欢迎

近年来，该院依托"淮海+"区域党建，创新"科普集市"服务模式，以"中医药文化进社区、校园""申康科普周""曙光益诊室""冬令膏方养生节""海派中医公益学堂""岐黄惠民社区学习坊"等特色活动和课程为载体，将中医药文化送到市民身边，广受欢迎。例如：与上海市群众艺术馆联合开设的市民夜校相关课程，名额一经推出就被抢空。PM

掌控青春期的"情绪风暴"

海军军医大学第二附属医院医学心理科　王一浩

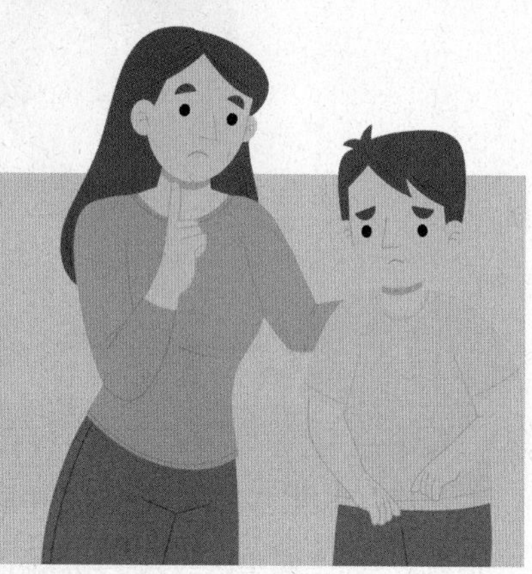

青春故事

15岁的初三男生小凯，最近脾气变得越来越大。一次，因为考试失利，他愤怒地把书本全部撕掉，扔在地上。回到家后，妈妈关心地问了几句，他立刻大发脾气，冲出房间，把自己锁在阳台上，妈妈不得已只能选择报警。小凯的家人既担心又不解：原本开朗的孩子怎么变得如此情绪化？小凯自己也很苦恼：常常觉得莫名烦躁，遇到一点小事就会失控，过后又会感到后悔和内疚。

青春期是人生的重要阶段，许多青少年感到难以控制自己的情绪，常常被愤怒、沮丧、焦虑等情绪包围。这是因为，在青春期，大脑仍处于发育阶段，尤其是负责理性思维和自我控制的前额皮质尚未完全成熟，而与情绪相关的边缘系统（如杏仁核）活跃度增高，容易使人做出情绪化反应，冲动行事。青少年该如何控制自己的情绪呢？家长又可以做些什么？

青少年，学习情绪管理方法

掌控情绪并非易事，但通过科学的方法和技巧，青少年可以学会更好地管理情绪，避免陷入负面情绪的循环。

❶ **情绪识别与觉察**　学会识别自己的情绪是管理情绪的第一步。当你感到愤怒、悲伤或焦虑时，尝试停下来问自己："我现在的情绪是什么？它是如何产生的？"写情绪日记是一个有效的方法，通过记录每天的情绪波动，可以更好地了解引发情绪的原因和模式。

❷ **深呼吸与放松技巧**　当情绪失控时，"121呼吸法"可以帮助平复，即1秒吸气、2秒屏息、1秒呼气。深呼吸能增加大脑中的氧含量，缓解紧张情绪。此外，渐进性肌肉放松、冥想和瑜伽等方法也有助于舒缓情绪，增强自我控制能力。

❸ **正念练习**　正念是一种专注于当下的心理练习，可以帮助青少年更好地管理压力和情绪。通过正念练习，青少年可以学会不被过去的后悔或未来的焦虑所困扰，进而更好地处理当前的情绪挑战。

❹ **社交支持**　青春期的情绪波动往往与社交环境密切相关。建立积极的人际关系、与朋友和家人交流情绪，是缓解情绪困扰的重要方式。父母、老师、心理咨询师等成年人也可以为青少年提供情绪支持与建议。

❺ **合理宣泄情绪**　运动、绘画、写作等方式都是良好的情绪表达渠道。运动不仅有助于释放情绪，还可以增加体内的内啡肽，让人感到愉悦和满足。

父母，引导而非控制

青春期的情绪波动不仅是青少年的困扰，也是家庭的挑战，父母应帮助孩子学会情绪管理。在此过程中，父母需要做到以下几点：

❶ **理解与耐心**　当青少年情绪波动时，父母的理解和耐心至关重要。责备和批评往往会加剧冲突，而冷静的沟通可以让孩子感受到支持和关爱。

❷ **创造安全的沟通环境**　青少年可能会因为害怕被责怪而不愿与父母分享内心感受，父母可以营造一个开放、安全的沟通氛围，鼓励孩子表达情绪。

❸ **以身作则**　父母的情绪管理能力对孩子有重要影响。通过示范如何有效应对压力和情绪，父母可以为孩子树立良好的榜样，帮助他们学会控制情绪。PM

近年来，一种名为City walk（城市漫步）的新型休闲、旅游方式逐渐走红，社交媒体上充满探索趣味的City walk笔记、短视频吸引了大量关注。如今，很多年轻人会特意在周末或旅途中安排一天的City walk行程。

城市漫步：在行走中愉悦身心

华东师范大学心理与认知科学学院　顾静　杨琳　李林（教授）

城市漫步起源于欧洲，通常是由几位志同道合的朋友，在向导的带领下，按照预先规划的路线，在城市中漫步。时至今日，这项活动已经演变为一种更加自由、随性的城市探索方式。人们可以选择步行或骑行，穿梭于城市的大街小巷，感受城市的风土人情和独特魅力。一名资深的城市漫步爱好者在谈到这种城市行走或漫步方式与逛街、“轧马路”的区别时，曾表示：“逛街是你走入了城市，而城市漫步是城市走入了你内心。”

城市漫步为何流行

以心理学的视角来看，城市漫步究竟为何走红？

首先，行走本身有益身心。研究显示，步行作为一种锻炼，对身心健康具有重要益处，尤其是在自然、绿色环境中步行，能帮助缓解抑郁、焦虑症状，增加积极情绪。漫步过程中，人们穿越城市绿地与公园，结合轻度体育活动和环境进行探索，获得了一种便捷的情绪调节方式。

其次，这项活动提供了在惯常中探索新奇的可能性，增强了人与环境的连接。城市是当代人生活的主要场域。然而，尽管每天身处其中，人们却常常忽视身边的美好与惊喜。通过城市漫步，人们可以放慢脚步，关注那些平时被忽视的街景、建筑、文化和历史，仿佛置身于一个全新的世界，获得脱离日常的更新体验。而对城市认知的更新，加深了人们与附近地域的接触和联系，有助于增强身份认同感，激发依恋情绪和幸福感。同时，根据注意力恢复理论，在新奇的环境中，人们的非自主注意力会被更多吸引，可以更容易地从认知疲劳中得到恢复。

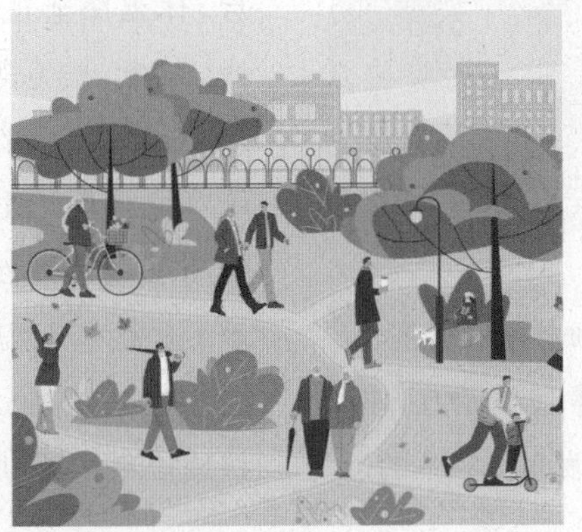

第三，城市漫步也是一种轻松的社交方式。与陌生、有趣的人一起边走边聊，在收获知识和灵感的同时，也使人们不受网络的约束，在现实世界中增强社会联系。

漫步城市，如何收获更多

决定开始一段城市漫步时，如何能使自己获得更多益处呢？或许自我决定理论能给大家一些参考。

第一步，把握行走的自主感。不必拘泥于“计划”，随性自主地选择漫步的时间、喜欢的路线，乘兴而行，自由漫步。

第二步，展现探索的能力感。尝试在漫步过程中自己导航、进行摄影创作、拍摄记录影像等，用各种有趣的方式积极探索城市的不同区域、不同侧面，挑战自己发现新知和美好的能力。

第三步，享受同行的关联感。与同行“搭子”充分互动和交流，分享彼此的感受和发现；走进人们真实生活的街区，给偶遇的路人和居民一个友好的示意或微笑，让愉快之行因人情味而更加温馨。

这个周末，不妨来一场说走就走的城市漫步！PM

儿童反复高热，元凶或是腺病毒

上海交通大学医学院附属儿童医院
呼吸科　殷荣　董晓艳（主任医师）

医生手记

5岁男孩冬冬在游乐园玩耍后次日出现发热症状，体温最高达39℃，口服退热药后，体温降至正常，但4小时后体温复升，无咳嗽、喘息、气促、发绀、皮疹、腹泻等症状。家长带冬冬到我院就诊，由于相关病原体检测提示肺炎支原体、腺病毒抗原、A型和B型流感病毒抗原均为阴性，我们考虑冬冬患呼吸道感染，血常规显示虽然白细胞不高，但中性粒细胞升高，C反应蛋白、血清淀粉样蛋白升高，提示细菌感染可能性大，予以抗生素静滴治疗。其后，冬冬仍有反复发热。3天后复查发现，冬冬的C反应蛋白、血清淀粉样蛋白大幅升高，比之前高数倍，胸部X线检查结果提示支气管炎。为进一步诊治，我们建议冬冬住院治疗。入院后，冬冬又做了一次呼吸道病原体核酸检测，发现腺病毒阳性。

女孩茜茜1岁多，因“发热5天，咳嗽3天”来我院就诊，无明显诱因，体温最高达39.7℃，口服退热药后，体温降至正常，但6～8小时后体温复升，无寒战、咳嗽、喘息等症状。家长带茜茜至社区医院就诊，血常规检查发现白细胞计数、C反应蛋白升高，予以抗生素口服。其后，茜茜仍反复发热，未见好转，并出现阵发性咳嗽，有痰不易咯出，遂至我院就诊，检查发现两肺有少许感染性病变。为进一步诊治，我们将其收入院。入院后，相关呼吸道病原体核酸检测发现，腺病毒阳性。

腺病毒感染是儿童呼吸道感染性疾病的常见原因，急性起病，反复高热，伴或不伴咳嗽等呼吸道症状，部分患儿有结膜充血、扁桃体白色分泌物等表现。轻症患儿可在门诊治疗，高热持续时间长、炎症指标高、出现肺炎等并发症的患儿，需要住院治疗。

腺病毒的“旅居史”和“传播链”

腺病毒是一种没有包膜的DNA病毒，已发现的基因型有100多种，其中人腺病毒有52种。一年四季都可引发感染，在人员密集、密闭、潮湿的环境中（如学校、游泳池等）可引起暴发流行。

腺病毒主要通过呼吸道飞沫传播，其次是接触传播（手接触被腺病毒污染的物体或表面后，触摸口、鼻或眼睛）、粪口传播（接触腺病毒感染者的粪便）。潜伏期2～21天，平均3～8天，潜伏期末至发病急性期的传染性最强。各年龄段人群均可感染腺病毒，特别是儿童、老年人及免疫功能低下者，有慢性基础疾病和免疫功能受损者容易发生重症。

儿童感染腺病毒，有哪些症状

腺病毒可感染人体不同部位，导致咽喉炎、支气管炎、肺炎、胃肠炎、心肌炎、肝炎、角结膜炎、脑膜炎、膀胱炎等，以呼吸道感染为主。感染部位和病情严重程度因腺病毒型别、患者年龄和基础健康状况不同而有所差异，免疫功能低下者可持续感染。

不同基因型腺病毒对机体不同组织、器官有趋向性，感染后可引起不同症状。例如：感染腺病毒 40 型、41 型的患者主要表现为腹泻，呈水样便或稀便，部分可伴随呕吐症状；腺病毒 D 型（包括 8、19、29、37 型）等主要引起结膜炎，患者起病急、进展快、症状重，主要表现为双眼充血、畏光、疼痛等，可伴发热、中耳炎、咽痛等全身症状；腺病毒 B 型（包括 3、7、11、14、55 型）、腺病毒 C 型（包括 1、2、5、6 型）和腺病毒 E 型（4 型）等主要引起呼吸道症状。

儿童呼吸道腺病毒感染早期无明显症状，潜伏期过后，主要表现为持续高热，体温多在 39℃以上，退热后很快复升，可伴咳嗽、喘息症状，呼吸困难多出现在起病后 3 ~ 5 天。部分患儿症状重，肺外并发症多。重症患儿易遗留闭塞性细支气管炎等疾病，这是目前造成婴幼儿残疾和死亡的重要原因之一。

如果患儿同时有发热、咽炎、结膜炎、颈部淋巴结炎等表现，称为咽结膜热。这也是腺病毒引起上呼吸道感染的特征性表现，一般由腺病毒 3 型、7 型感染引起。

治疗腺病毒感染，有哪些方法

目前尚无治疗腺病毒的特效药，抗病毒药物（如利巴韦林、阿昔洛韦、更昔洛韦等）对腺病毒疗效不确切，不推荐使用。

免疫功能正常的儿童感染腺病毒后，病情多呈自限性，一般以对症支持治疗为主，除使用布洛芬、对乙酰氨基酚等退热药外，一般不需要使用其他药物。重症患儿可能需要使用激素、丙种球蛋白等进行免疫调节治疗，并积极治疗并发症。合并细菌感染的患儿，可使用抗生素治疗。

预防感染，增强体质、注意卫生是关键

我国目前暂无针对腺病毒的疫苗，预防儿童腺病毒感染的主要措施有三点。

1 **增强体质**

家长应科学喂养，注意平衡膳食，保证孩子营养均衡，鼓励孩子参加户外运动，规律作息。

2 **注意卫生**

家长应教育孩子养成勤洗手、科学洗手的好习惯，不用脏手触摸眼、口、鼻。居室应勤开窗通风，保持空气流通。

3 **切断传播途径**

家长应避免带孩子去密闭的公共场所，以减少呼吸道感染的发生风险。需要注意的是，游泳池由于温暖、潮湿，湿度和温度很适合细菌繁殖和病毒传播（紫外线照射 30 分钟以上，或使用含氯消毒剂消毒，才能将腺病毒灭活），是腺病毒的重要传播场所之一，在腺病毒感染的高发季，家长应予以重视。PM

小贴士

腺病毒的检测方法包括核酸和抗原检测，一般采用鼻咽拭子，不需要抽血。核酸检测敏感性高，但检测费用较高、时间较长；抗原检测费用较低、检测时间短，但敏感性较核酸检测低，检测结果阴性不能完全排除腺病毒感染。因此，腺病毒抗原检测阴性的患儿若仍有反复高热，必要时可进行腺病毒核酸检测。

腺病毒感染亦可引起白细胞、C反应蛋白、血清淀粉样蛋白升高的情况，若患儿出现反复高热，使用抗生素治疗效果欠佳，应排查是否为腺病毒感染。

在儿童成长过程中，皮肤健康一直是家长关注的焦点之一。然而，由于对儿童皮肤生理特性不了解，以及对一些传统观念盲目遵循，许多家长在护理孩子皮肤时常陷入误区。

破除儿童皮肤健康的3个误区

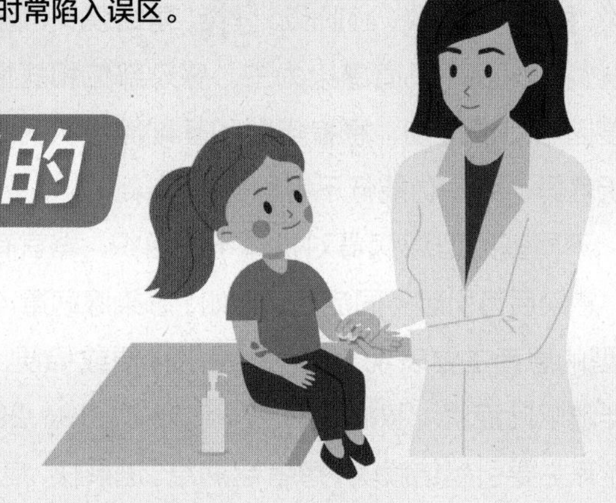

深圳市儿童医院皮肤科副主任医师　李建红

误区1：儿童皮肤比成人嫩，不需要补水与保湿，纯天然的就是最好的。

真相：儿童皮肤屏障功能较弱，易流失水分，更要做好补水与保湿工作。

儿童与成人皮肤存在差异，儿童皮肤屏障功能较弱，其角质层薄，保湿因子和脂质少，易流失水分、受伤害和感染。

因此，儿童（尤其是湿疹等患儿）需要使用保湿润肤类产品，通过补充脂质和保湿成分，延缓水分的流失。

误区2：儿童时期晒黑容易“白回来”，不防晒也没关系。

真相：儿童尤其应注意防晒，避免晒伤。

晒黑是皮肤受紫外线照射后产生的一系列生理反应，通常可因表皮“更新”和色素代谢而恢复原有肤色，肤色恢复的过程可能需要数周至数月，儿童和成人皆是如此。值得注意的是，儿童皮肤的角质层较成人薄，这使他们更易受到紫外线的伤害。因此，为保护儿童的皮肤健康，家长尤其须注意为孩子采取适当的防晒措施，如使用防晒霜、穿防晒衣和戴遮阳帽等，避免让孩子在紫外线最强的时间进行户外活动。

误区3：成人的化妆品可以给孩子使用。

真相：儿童使用化妆品的“门槛”比成人高。

儿童在参加舞台表演、舞蹈比赛等活动时，通常需要化妆。此时，大多数家长会给孩子使用自己的化妆品。但实际上，儿童皮肤健康更易受环境等外界因素影响，很多对成人皮肤无害的化学物质可能对儿童皮肤造成损伤。市面上的儿童彩妆品牌繁杂且监管不足，家长须谨慎挑选，避免使用含有铅、镉、酞酸盐、甲醇等化学物质的化妆品。孩子使用化妆品后出现红斑、瘙痒等不适时，应立即卸妆、清洗，必要时就医。PM

陶女士产后不久感冒了，她发现咳嗽时腹部鼓起一个“小球”，以为是小肠气，便到外科就诊。经过详细检查，医生发现陶女士的腹直肌间距增大，但没有筋膜缺损，了解病史后，诊断为“腹直肌分离”，建议进行康复训练。

产后小肠气？缘是腹直肌分离

复旦大学附属妇产科医院产科　毛路一　张庆英（主任医师）

两侧腹直肌会“分家”

腹直肌从胸骨剑突延伸到耻骨上缘，两侧腹直肌通过中间的腹白线连接。正常情况下，两侧腹直肌之间的距离不超过2厘米。在妊娠和分娩的影响下，腹白线被拉得又薄又宽，腹直肌就向两侧分离了。不过别担心，产后半年内，大多数产妇都能恢复如初。

超声检查可准确测量两侧腹直肌之间的距离，如果超过2厘米，即为腹直肌分离。腹直肌分离2～3厘米为轻度，3～5厘米为中度，超过5厘米为重度。产后42天，如果两侧腹直肌间距超过3厘米，可诊断为腹直肌分离。

产后当心腹部“凹沟”

腹直肌分离多见于妊娠后期至产后，子宫增大和激素改变使腹内压逐渐升高，腹部肌纤维被拉长、变形，起到支撑作用的韧带、筋膜和肌腱等组织变松弛，强度下降，产后才能缓慢恢复。另外，高龄、肥胖、糖尿病、多次分娩史、巨大胎儿、多胎妊娠、剖宫产、产褥恢复期负重运动等都会使腹直肌分离的发病风险增加。

腹直肌分离最明显的表现是腹部中间出现一条沟或凹陷，相关肌群容易受累，患者可能感到下腹和腰背部酸痛、乏力，还可能出现腰椎前凸、骨盆前倾，以及腹部突出、下垂，形象大打折扣，严重者盆底肌受影响，甚至出现腹壁疝。

有些“分离”要治疗

腹直肌分离是否需要治疗，取决于分离程度和症状。轻度分离不一定需要治疗，通过适当锻炼可康复；如果分离程度较重，或伴疼痛、消化不良等症状，就需要治疗了。

❶物理治疗　早期进行物理康复治疗可促进康复，如经皮神经肌肉电刺激治疗，可使肌肉被动收缩，增强其力量。产后6～8周是最佳窗口期。

❷腹部支撑带　佩戴腹部支撑带可提供额外支持，有助于减轻腹部压力，但不宜长久佩戴。

❸中医治疗　手法按摩、针灸等可改善腹直肌分离。

❹手术治疗　如果腹直肌分离严重或经6～12个月保守治疗仍未改善，伴腹部外形严重改变，并发腹壁疝、明显腹胀和腹痛，需要考虑手术治疗。通过手术修复腹白线、重新连接腹直肌，可恢复腹直肌正常功能。

康复训练助“归位”

适当运动可加强腹直肌和其他核心肌群力量，但不宜过早进行高强度腹部锻炼，如仰卧起坐、卷腹等，以免加重分离。在开始训练之前，最好咨询医生或物理治疗师，确保选择的锻炼方式适合自己，并从低强度开始，根据体能情况逐步增加强度。推荐以下三种简单易行的康复训练方法：

❶腹式呼吸　可锻炼腹横肌，增强腹部肌肉的协调性和力量。方法为：吸气时，尽量向外鼓肚子；呼气时，腹部慢慢收回。每次练习15～20分钟，每天3～5次。

❷臀桥训练　可增强腹部和臀部肌肉力量，提高腹部肌肉的稳定性和柔韧性。方法为：仰卧，双脚分开踩地略宽于间，双腿屈膝，腹部发力将臀部抬起与身体呈一直线，上背部支撑地面，呈拱桥形；保持2～3秒，放下臀部。每组10～20次，每天2组。

❸站姿收腹　双腿分开站立，臀部和上身紧贴墙面，做呼吸运动；吸气时收紧腹部，呼气时放松腹部。每组15次，每天做3～5组。PM

前不久，上海一位系统性红斑狼疮（SLE）患者在肾衰竭后决定赴瑞士安乐死的事件引发大众广泛关注。系统性红斑狼疮有那么可怕吗？

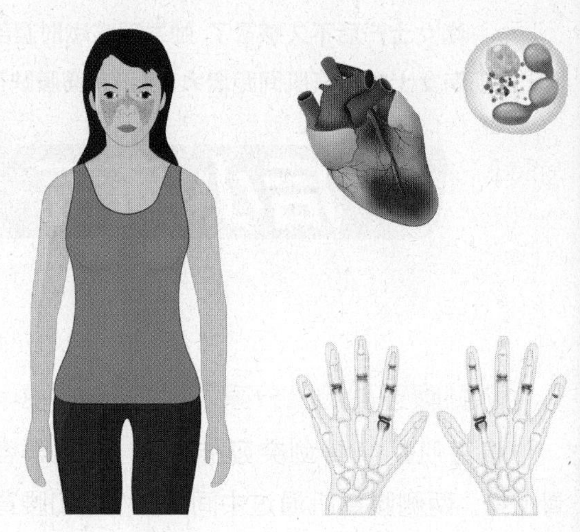

正确认识这匹“狼”

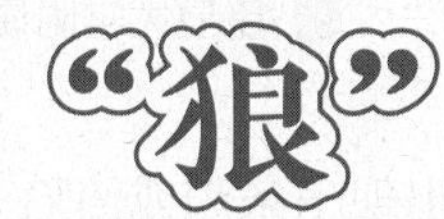

复旦大学附属华山医院风湿免疫科　宣丹旦　邹和建（主任医师）

不及时治疗，可危及生命

系统性红斑狼疮是一种自身免疫性疾病，好发于15～45岁女性，患者男女比例约为1：9，全球患病率为万分之三到万分之五。

系统性红斑狼疮之所以被称为“狼疮”，是因为其被发现时患者面部的皮疹形态类似狼咬伤后的疤痕。该病患者的皮疹好发于面颊部及鼻根处，看起来像一只蝴蝶，故又被称为“蝴蝶病”。很多人误以为它仅仅是一种皮肤病，其实它可累及全身各系统，如泌尿、血液、呼吸、运动、消化、神经系统等，不同系统、器官受累可出现不同的临床表现。

•全身症状	发热、疲乏、体重下降等。
•皮肤黏膜	蝶形红斑、盘状红斑、口腔溃疡等。
•骨骼肌肉	对称性多关节疼痛、肌肉痛等。
•肾脏	肾炎或肾病综合征，可表现为泡沫尿、水肿等。
•心脏	胸痛、心慌、气急、心动过速等。
•肺	咳嗽、胸痛、呼吸困难、咯血等。
•神经系统	头痛、癫痫发作、情绪改变等。
•胃肠道	顽固性腹痛、呕吐、腹泻或便秘等。
•血液系统	白细胞减少、贫血、血小板减少、淋巴结肿大等。
•其他	口干、眼干、肝功能损害等。

如果不及时干预，损害会进行性加重，最终导致脏器衰竭，严重时可危及生命。因此，早期诊断及治疗十分重要。

专家简介

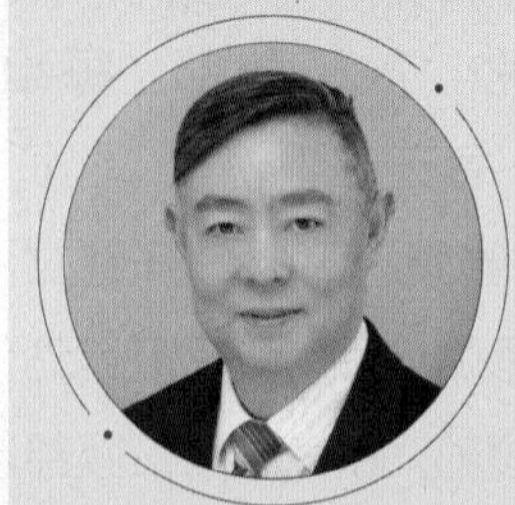

邹和建　复旦大学风湿免疫过敏性疾病研究中心主任、主任医师、教授、博士生导师，上海市医师协会风湿免疫科医师分会名誉会长，中国医师协会风湿免疫科医师分会痛风学组组长，海峡两岸医药卫生交流学会风湿免疫学分会痛风学组组长。

规范治疗，大多数病情可缓解

虽然系统性红斑狼疮目前不能根治，但无法根治不代表无法治疗，合理有效的治疗可使大多数患者达到病情缓解。与常见的内科疾病（如高血压、糖尿病等）一样，系统性红斑狼疮需要长期用药控制，主要治疗药物包括糖皮质激素、免疫抑制剂等。目前，一些靶向B细胞的生物制剂在其治疗中也取得了非常好的疗效；还有很多新型药物治疗方案正在进行临床试验，如CAR-T（嵌合抗原受体T细胞免疫治疗）让大家看到了治愈免疫性疾病的可能性。医生会根据每位患者的病情制订个体化的治疗方案。随着医学的发展，系统性红斑狼疮的治疗手段越来越多。目前大部分患者经过治疗后都可以稳定病情，过上正常的生活。

出现这些表现，要及时就诊

如果出现不明原因反复发热，面部尤其是面颊两侧及鼻根部出现红斑，伴有脱发、口腔溃疡、关节肿痛等，要警惕罹患系统性红斑狼疮的可能，至正规医院就诊，进行血常规、血沉、尿常规、肝肾功能、抗核抗体、抗双链DNA抗体、抗心磷脂抗体、抗β2糖蛋白抗体、狼疮抗凝物、补体等检查，明确诊断。

根据系统受累的表现，医生可能会建议患者进行B超、心脏彩超、CT、头颅磁共振、脑电图等辅助检查。

如果出现累及肾脏的表现，如蛋白尿、肢体水肿等，可能还需要进行肾脏穿刺检查，明确肾脏病变的类型，指导治疗。

发病机制复杂，不一定会遗传

系统性红斑狼疮的病因及发病机制十分复杂，目前仍未完全阐明。研究表明，其发病与遗传、内分泌（雌激素水平较高）、环境因素（如感染、紫外线照射、接触烟草等）及免疫异常都有关联。在这些因素共同作用下，身体里出现了一些攻击自身系统的抗体（自身抗体），把自己的器官误认为外界的“敌人”，攻打自己，从而造成多系统功能损伤。

虽然系统性红斑狼疮有一定的遗传倾向，但它并非单基因遗传病，而是多种因素共同作用的结果。

系统性红斑狼疮患者的后代可能会携带易感基因，但这并不意味着他们一定会发病。

病因不明确，无有效预防措施

系统性红斑狼疮的病因还不明确，所以目前没有有效的预防措施。不过，有家族史、已出现可疑症状或自身抗体，但尚未达到诊断标准者，发病风险更高，要注意避免诱发因素。比如：避免紫外线照射，做好防晒工作，出门可使用遮阳伞或遮阳帽；预防感染，注意手卫生，适时佩戴口罩；戒烟，避免烟草刺激；不使用含雌激素的保健品或护肤品。一些避孕药含有雌激素，高危人群使用前应与医生充分沟通。PM

专家寄语

随着对系统性红斑狼疮认识的深入及治疗方式的快速进展，患者的预后有了较大改观，十年生存率从20世纪50年代的63.2%上升到现在的95%。绝大多数患者的病情经过正规治疗可以控制，甚至完全缓解，因此患者要对自己和医生有充分的信心。遵医嘱服药，规律复诊，系统性红斑狼疮患者一定可以更好地控制病情，拥抱更美好的未来。

在快节奏的现代生活中，人们常因劳逸失度、饮食失节、心理压力过大等因素，出现食欲不振、免疫力低下等表现。不少人觉得自己体虚，常自行泡黄芪水、人参水等来补气。如何判断自己是否气虚？怎样选择适合自己的“补气水”呢？

“补气水”如何加料

海南医科大学中医学院　王 喆　宫爱民（教授）

是否气虚，如何判断

中国人的体质主要分为九种类型。研究发现，气虚质是疾病人群中分布最广的体质类型，在亚健康人群中，气虚质也是主要的偏颇体质类型和风险因素之一。气虚质者主要有以下特征表现：形体消瘦或偏胖，气短懒言，语声低微，精神不振，体倦乏力，食后腹胀，腰膝腿脚无力，活动易出汗，面色、舌色淡白，等等。

“百病生于气也”，气虚虽涉及五脏，但并非不可逆。气虚质的调补需遵循“虚则补之”“损者益之”的原则，可根据具体症状和个人体质选择适宜的中药。

参有不同，辨证用之

许多人在感到气虚、少气乏力时，选择用人参、西洋参等泡水。参类药中常见的人参、西洋参、党参、太子参，皆有补气作用，但其功效各有不同。

人参 古人对人参早有“补五脏”“大补元气”的认识，当出现神疲乏力、面色苍白、体虚喘咳、脾虚食少等症状时即可服用。人参效用虽广，却不适用于腹胀、便秘、舌苔黄厚及正常体质的人群。

西洋参 人参偏于助阳，西洋参偏于养阴。当出现动则气短、易出汗、五心烦热、口舌干燥等症状时，若想补而不燥，或不宜温补，均可选用西洋参。但怕冷、四肢不温、腹泻、脾胃虚寒的人不宜服用。

党参 党参药力和缓，虽效力不及人参，但临床常用“经济适用”的党参替代人参，适用于脾肺气虚、口燥咽干、烦热口渴的人群，患者常有乏力气短、面色萎黄、失眠多梦等症状。

太子参 太子参的效用介于西洋参与党参之间，但力量最薄，擅长健脾润肺，适合食欲不振、肺燥干咳、自汗口渴的人服用。与其他参类相比，太子参效果更安全，更适合小儿和青少年使用。

因人制宜，择药加料

除了参类药物以外，不少人还会用黄芪、白术、甘草、大枣等泡水喝，这些药物也各有功效。

黄芪 黄芪被誉为“补气之长”，常用于加强肌表气虚，防御邪气外犯，又能柔和脾胃、补肾通脉，提升中气下陷所致的脏器下垂，被称为“上中下、内外、三焦药”。体弱多病者和老年人选用黄芪，不失为安全的选择，但体内实邪偏盛，或阴虚火旺者仍需谨慎使用。

白术 白术偏于温燥，可帮助脾脏运化水湿，因此被称为补气健脾的“第一要药”。若有食少乏力、全身困倦、大便黏滞不爽、舌苔白腻的表现，便可用之。但其有燥湿功效，不适用于阴虚阳亢者。

炙甘草 炙甘草为常见的甘缓补气药。可与山药、大枣、蜂蜜、饴糖四味药合用，共奏甘温益气、缓急和中之效。但炙甘草不可长期、频繁使用，尤其孕妇需慎用，高血压、水肿人群应尽量避免使用。

适度调补，随症化裁

补益虽好，但适度用药更重要，否则便会成为身体的负担。补气讲究“通补”，即在补益药中配伍少量行气药，使气在体内流转顺畅。

若常心烦不眠、情绪郁闷，可适量加入芳香醒脾、疏肝解郁的百合、合欢花、梅花、玫瑰花等；若有黄稠痰，可加入清化热痰的菊花、金荞麦、金银花、连翘等；若有白痰或水样痰，可加入温化寒痰的药物，如苏子、炒莱菔子、化橘红等。PM

会“吐丝”的补肝肾药——菟丝子

安徽中医药大学第一附属医院制剂中心
朋汤义（教授） 耿 园

菟丝子为旋花科植物南方菟丝子或菟丝子的干燥成熟种子，在遇到水后会露出卷旋状的胚，形如吐丝，故又名吐丝子。主产于山东、内蒙古、甘肃、河北、安徽等地，常见于田边、山坡阳处，通常寄生于豆科、菊科、蒺藜科等多种植物上。

补脾、肾、肝之上品

自古以来，诸多医学典籍与本草著作中，关于菟丝子的记载颇为丰富。菟丝子入药始载于《神农本草经》，言其“味辛平，生山谷，续绝伤，补不足，益气力”，是常用的补益中药之一。《本草经疏》将其誉为“滋养脾、肾、肝三经不可或缺之良药”。菟丝子味辛、甘，性平，具有补益肝肾、固精缩尿、安胎、明目、止泻的功效；外用可消风祛斑。常用于肝肾不足所致腰膝酸软、阳痿遗精、遗尿尿频、肾虚胎漏、胎动不安、目昏耳鸣、脾肾虚泻。

由于菟丝子是寄生植物，广泛寄生于豆科、菊科、蒺藜科等植物上，其化学成分很大程度上受寄主植物影响。目前研究发现，菟丝子药材中的化学成分主要包括黄酮类、酚酸类、生物碱类、多糖类等物质。其主要活性成分为黄酮类化合物，具有保肝、抗炎、抗氧化、抗肿瘤、抗骨质疏松、增强免疫力等药理活性。现代药理研究发现，其可用于治疗少、弱精子症，以及肾病、皮肤病、卵巢早衰等。

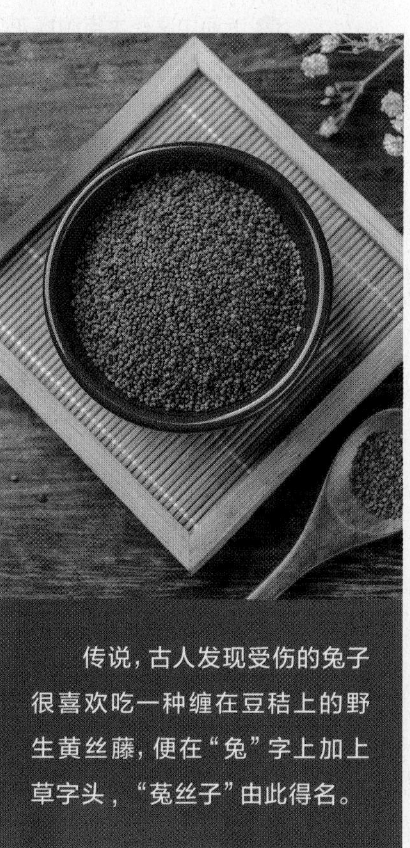

传说，古人发现受伤的兔子很喜欢吃一种缠在豆秸上的野生黄丝藤，便在“兔”字上加上草字头，“菟丝子”由此得名。

炮制方法多种多样

菟丝子作为种子类药材，其颗粒细小且质地坚硬，生品有效成分不易煎出，因此在临床应用中多以其炮制品入药。菟丝子的炮制方法多种多样，包括炒制、酒渍、酒煮、盐制、蒸制、制饼等方法。

炒制后的菟丝子能增强止泻作用，多用于脾肾虚泻；酒制品可增强菟丝子温补肾阳的作用，适用于肾阳虚证，同时还能使有效成分易于煎出，提高药效；盐炙法旨在增强菟丝子入肾的功效，可治阳痿遗精、肾之阴阳两虚。

用量及注意事项

菟丝子虽为平补之品，但偏于补阳，故阴虚火旺、大便燥结、小便短赤者不宜服用；妇女症见崩漏或妊娠期禁用。菟丝子正常用量为6～12克，辨证不明、配伍不当、超量用药等因素可能会引起恶心、呕吐、皮疹、胸闷等不良反应。患者应在医生辨证施治指导下使用，严格按照规定剂量，以确保安全。PM

有时，医生会告知患者服药过程中要注意忌口，比如要少吃辛辣、油腻、生冷等食物。生病时为什么要忌口？哪些食物不能吃？中医和现代医学所说的“忌口”，是一回事吗？

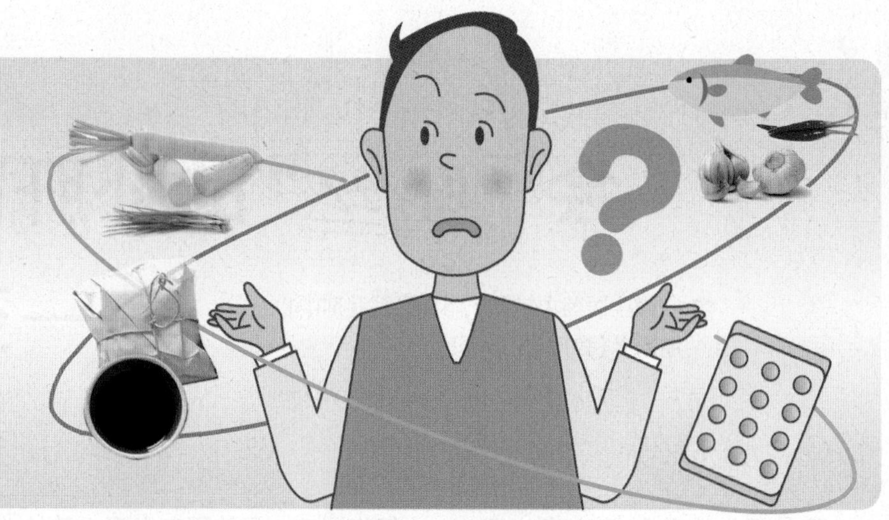

衷中参西谈“忌口”

上海中医药大学附属龙华医院　郁 超（主任医师）　李明智　林敬宇

什么是中医的忌口

《中医大辞典》记载，忌口是根据病情需要，要求患者忌食某些食物，又称饮食禁忌。此外，忌口还涵盖调节饮食习惯、切忌暴饮暴食等内容。

中医忌口有狭义和广义之分。狭义上，忌口通常被理解为“针对疾病和治疗的忌口”，如药食相忌，以及特殊生理阶段（如孕期、产后、哺乳期）时须注意饮食。广义上的中医忌口还包含更广泛的内容，其外延包括疾病忌口、药物忌口、辨体质忌口等，不仅忌食物相克，也忌饮食不节等一切不利于疾病、治疗、养生保健的饮食内容和方式。

不同情况，忌口有差异

古代医家将疾病应忌口的饮食分为六类，即生冷、黏滑、油腻、腥膻、辛辣、发物。对于不同的疾病，忌口程度和内容各异。依据所患疾病、所服药物、体质、性别、年龄、地理环境和气候等因素，忌口的内容有所不同。

患病忌口

胃肠疾病患者不宜食用生冷食物；油腻食物有损脾胃之健运，胃肠疾病、黄疸、感冒等患者皆应忌口；辛辣、刺激性食物易生痰动火、散气耗血，肝火旺盛者不宜食用。

体质忌口

若生活中不注重饮食忌口，机体功能便会发生紊乱。体质偏寒的人（比他人更怕冷、手脚易凉等），如果常食寒凉食物，会更伤阳气，导致畏寒肢冷、腹痛喜温、大便溏稀等内寒加重，应注意适当食用温热饮食，少吃寒凉之物；反之，体质偏热的人（比他人更怕热），常吃温热饮食，则会助热生火，出现“上火”症状，如口疮、牙痛、眼眵、便干、尿黄、身上长疖子等，应注意适当吃些偏凉性的食物，少吃辛辣、刺激、油腻食物。

服药忌口

一般来说，凡患热证、实证类（常有壮热烦躁、面红目赤、大便秘结等表现）患者服药时，应禁用或少食酒类、辛辣刺激类、鱼类、肉类等食物。酒、辣味食物助湿生热，鱼类和肉类有滋腻生热、生痰作用，食后助长病邪，使病情加重。寒证、虚证类（常有喜暖、腰酸无力、小便清长、大便稀溏等表现）患者在服用温补药物时，应少食或禁用苦瓜、西瓜、梨、柿等苦寒性食物。

当服用解表、透疹药时，宜少食生冷及酸味食物，因其有收敛作用，会影响药物解表、透疹功效。服用人参、党参及补中益气丸之类的补气药时，忌吃萝卜、莱菔子，因其具有消导的功能，一补一消，损耗乃至抵消了补气药物的功效。服泻下剂后，不宜进食生冷黏腻之物，以免影响脾胃的健运。

此外，中药方剂中的组成不同，在服用时需要注意的忌口也不同。服荆芥后忌食鱼蟹；服白术，忌食桃、李、大蒜；服土茯苓忌食茶叶；服黄连、桔梗、乌梅，忌食猪肉；服厚朴忌食炒豆；服鳖甲忌食苋菜；服地黄、首乌，忌食葱、蒜、萝卜；等等。

饮茶忌口

服中药期间一般不宜饮茶。茶性清凉泻火，凡服温补类、镇静催眠、宁心安神等药物前后，都不宜饮茶，更不能用茶水送服药物。但也有极少数方药例外，如川芎茶调散、菊花茶调散，服用时需用清茶调下，取茶叶苦凉之性，既可上清头目，又能制约风药的温燥与升散。

病愈忌口

病中饮食要关注食物的质和量。患者往往脾胃功能低下、食欲减退，不可强行进食。“不欲进食则忌强食”，若勉强进食或进食不易消化吸收的食物，不仅不能增强抗病能力，反而加重胃肠负担，不利于疾病康复。

病愈之初也要忌口，比如外感急性热病之后，禁肉食、多食。“食复”是指病愈之初饮食不节而致疾病复发。此时脾胃功能尚未完全恢复，邪气尚未全部祛除，饮食的种类和数量都应有所节制，量应从少到多，质宜从稀到稠，从进食易消化的食物到正常饮食。病后饮食调养须辨证，应根据疾病性质、体质禀赋忌口，不利于疾病康复的特定食物，则宜禁之。

忌口一说，中西不同

现代医学依据病理学、药学等理论指导，从微观角度出发，研究疾病的病因、病理，分析药物、食物的成分，精确计算食物各种化学成分的含量及其对人体的影响，把可能诱发疾病、加重病情、引起过敏性疾病复发、降低药效或产生不良反应、增加体内有毒物质的食物列入饮食禁忌。优点是具体明确、群体特征明显，针对性和规范性极强。如：明确指出心脑血管疾病患者忌食高胆固醇食物；痛风患者忌食高嘌呤食物；慢性胆囊炎、胆结石患者忌食油腻食物；肝病患者不宜饮酒；严重心力衰竭患者须限制钠盐摄入；蚕豆病患者体内缺乏某种酶，进食蚕豆就会发生溶血甚至危及生命，因此绝对禁食蚕豆；等等。

而中医确立忌口内容是基于食物对人体整体功能的影响，避免食物导致或加重人体阴阳偏盛偏衰，具有个体性显著，动态性、灵活性、模糊性强的特点。其不仅考虑到疾病和药物，还考虑到个人的体质、气候、地理，以及疾病证型等因素。

同一种病，可表现为不同的“证”。同病不同证的患者，往往有不同的忌口要求。如高血压病多为肝肾阴虚证，但也有脾肾阳虚，前者当忌辛温燥热，后者则忌寒凉生冷。现代医学则无此区别。PM

小儿肌性斜颈，推拿助康复

上海中医药大学附属龙华医院推拿科
副主任医师　王赛娜

生活实例

一天，李女士给女儿洗澡时，突然摸到她脖子上有一个小肿块，大吃一惊。再仔细回想，似乎孩子出生后，头就一直往一边歪。她很担心，连忙带孩子去医院就诊。医生检查后告诉李女士，孩子可能患有肌性斜颈（俗称“歪脖子”），幸亏发现得早，通过推拿等治疗可以康复。

什么是肌性斜颈

小儿肌性斜颈是指因一侧胸锁乳突肌痉挛导致面部向健侧旋转，头颈部向患侧倾斜的疾病。患儿主要表现为头歪，无法自如地转头，颈部侧屈、前屈、后伸等动作受限。大多数患儿在1月龄时，颈部两侧的肌肉已不对称，患侧可摸到质地硬的肿块，按压肿块时，患儿无异常哭闹表现（提示无压痛）。

治疗越早，效果越好

肌性斜颈的发生多与产伤有关。此外，胎位不正、羊水过少、脐带绕颈、遗传等因素，也可能导致小儿肌性斜颈。

发现孩子“歪脖子”后，不少家长抱有侥幸心理，认为随着年龄增加，孩子就会自然而然地恢复正常，问题不大。事实上，对于肌性斜颈患儿而言，早发现、早治疗非常重要。如果患儿未得到及时、有效的治疗，可能出现头面部不对称畸形（患侧脸短缩，双眼、双耳不在同一水平线）、颈部活动障碍，甚至出现代偿性脊柱侧弯，严重影响生活质量及身心健康。

治疗方式，根据情况选择

小儿肌性斜颈的治疗方法分为非手术治疗（即保守治疗）和手术治疗。治疗越早，恢复越好。1岁以下患儿可选择保守治疗，主要包括推拿治疗、运动治疗、物理治疗、药物治疗等。

推拿治疗　中医认为，小儿肌性斜颈属于“颈筋硬结”“筋伤”等范畴，推拿通过推揉、捏拿、牵拉扳颈等手法作用于患侧胸锁乳突肌局部及颈背面部相应穴位，达到温通气血、活血祛瘀、消肿散结、理筋通络的作用，可有效缓解肌肉痉挛，改善颈部活动功能，促进局部血液循环，预防胸锁乳突肌纤维化。

运动治疗　通过视、听、触觉引导患儿主动运动，加强颈部及周围肌群力量的训练，可以改善患侧胸锁乳突肌的紧张度，增加颈部活动度和周围相关肌群的力量。

物理治疗　如电刺激治疗、超声波治疗、红外线照射治疗等，能够促进局部血液循环，放松紧张的肌肉，从而改善症状。

对局部疼痛、僵硬、炎症等症状严重的患儿，可根据情况进行外用、口服、肌注相关药物（如镇痛剂、肌肉松弛剂和抗炎药等）缓解症状。若患儿年龄超过1岁，保守治疗效果不佳，可在医生指导下选择手术治疗。

居家推拿，提高治疗效果

除了在医院进行治疗外，家长也可在家里为孩子推拿。居家推拿与专业推拿不同：居家推拿手法相对简单易学，操作轻柔；专业推拿手法（如牵拉、扳颈等）操作难度大，技术要求高，不适合家长操作，以免发生意外。在进行周期性专业推拿手法治疗的同时，家长可配合居家推拿手法为患儿推拿，提高治疗效果。

居家推拿方法为：患儿平躺，头转向健侧，患处涂抹医用滑石粉或婴儿爽身粉；操作者一手将患儿头部托起，另一手用食、中、无名指在患儿颈部的肌肉挛缩处按揉3～5分钟，然后用拇指、食指和中指相对用力地拿捏患侧肌肉1～2分钟。两种手法交替进行，力度适中，总操作时间10～15分钟，每日1次。推拿手法可促进局部血液循环及淋巴回流，放松痉挛的胸锁乳突肌，从而起到消瘀散结的作用。

扫描二维码，观看视频

年龄较小的患儿颈部及肌肉较为松弛，推拿难度较低；年龄较大的患儿已有反抗力，推拿时常处于抵制状态，给治疗带来一定的困难。家长在操作时需注意手法轻柔、频率适宜，避免突然用力或用力过猛，以免导致肌肉损伤。斜颈较严重的患儿患侧颈部褶皱较多，家长应注意保持患儿颈部皮肤清爽干燥，以免发生湿疹、破损，影响手法治疗。

辅助治疗，改善斜颈

局部热敷 用温度合适的湿热毛巾热敷患处局部15～20分钟，每天1～2次。注意毛巾不可过热，以免烫伤患儿。热敷后应注意保持患儿颈部皮肤清爽干燥，以免局部皮肤出现湿疹、破损，影响后续治疗。

姿势纠正 在患儿仰卧位、俯卧位和坐位时，家长可以引导或帮助患儿将面部转向患侧，注意力量不可过大，以免损伤局部肌肉，甚至造成脊髓损伤。家长也可以选择在患侧进行喂养，促使患儿转头；或经常在患侧与患儿交流，促进其向患侧转头。发声、发光的玩具，以及电视机、平板电脑、故事机等画面和声音来源也应放置在患侧。

此外，注意使患儿保持正确的睡眠姿势也很重要。患儿宜采取头颈部中立位的平卧姿势，可利用枕头、米袋等道具固定在患儿两侧耳后枕部，帮助患儿的头部和脊柱保持在一条直线上，避免头部持续偏向一侧。PM

延伸阅读

斜颈原因众多，不可盲目推拿

需要特别注意的是，并非所有孩子的“歪脖子”现象都是肌性斜颈。颈椎发育存在异常，以及颈椎结核、肿瘤、炎症等多种情况，都有可能引起斜颈症状和局部肿块。在这些情况下，推拿治疗不但无法起到积极作用，反而可能会带来不良后果。此外，神经性斜颈、斜视、寰枢关节半脱位、落枕、颈部扭伤等状况也可能致使孩子出现歪头表现。因此，一旦家长发现孩子有歪头现象，务必及时带孩子前往医院就诊，进行相关检查。切不可盲目自行对孩子进行推拿，否则很可能延误病情，甚至引发不可预料的意外情况，给孩子的健康带来严重威胁。

上海市经信委创新医疗器械应用项目（23SHS05400-08）

子病及母，母病及子

安徽中医药大学中医学院教授　周雪梅

“子病及母，母病及子”是指根据中医五行相生理论描述的两种疾病传化途径。中医用五行来观察、描述和记录人体结构，阐述人体结构之间的复杂联系，认为木生火、火生土、土生金、金生水、水生木。“生”，即资生、助长、促进之意，“相生”是指五行之间有序地资生、促进等关系，称为“母子”关系。

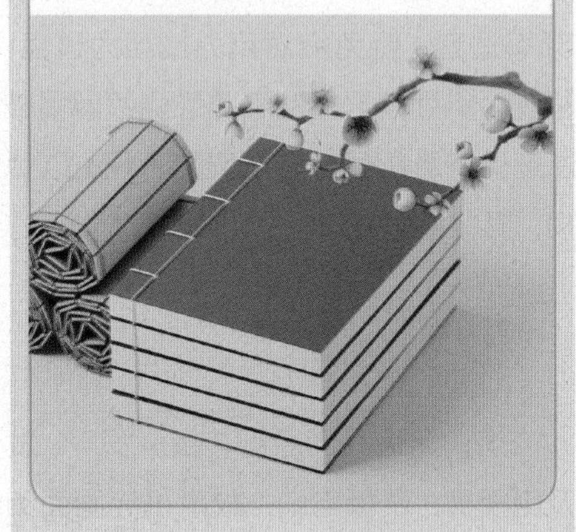

脏腑致病，并非孤立

“母病及子”指五行中的某一行异常，累及其子行，导致母子两行皆异常。如肾属水，肝属木，水生木，肾病及肝，就是母病及子：肾精不足，不能资助肝血，则导致肝肾精血亏虚；肾阴亏虚，累及肝阴，肝肾阴虚不能涵养肝木，则导致“水不涵木”。

“子病及母”指五行中的某一行异常，累及其母行，终致子母两行皆异常。如肝属木，心属火，木生火，心病及肝，就是子病及母：心血不足累及肝血亏虚，致心肝血虚证；心火旺盛引动肝火，形成心肝火旺证。

巧用联系，确定治法

临床常以“子病及母、母病及子”的关系确定治则治法。“虚则补其母”，如肝血不足的患者除了用补肝血的药物外，还可以补益肾精，以促使肝血的恢复。“实则泻其子”，如肝火旺盛的患者除了用清泻肝火的药物外，还可以清泻心火，以消除亢盛的肝火。

滋水涵木法

滋水涵木法，是滋肾阴以养肝阴的治法，适用于肾阴亏损而肝阴不足、肝阳上亢之证。如老年人肾阴亏虚，常见眼睛干涩、视物模糊，常用杞菊地黄丸来滋补肝肾；肾阴亏虚后常见急躁易怒、头晕耳鸣之肝阳上亢的症状，常用天麻钩藤饮来补肾平肝阳。

益火补土法

益火补土法，是温心阳以补脾阳的治法，适用于心阳衰微而致脾阳不振之证。心衰患者心阳亏虚不能温煦脾土，致脾阳亦衰，导致水湿内停引起心悸、脘腹痞胀、肢体沉重浮肿等。虽然表现为脾虚，但病本在心，以苓桂术甘汤益火补土、化气行水。

培土生金法

培土生金法，是健脾生气以补益肺气的治法，主要用于脾气虚衰，生气无源，以致肺气虚弱之证。久咳、痰较多时，通常认为脾气亏虚导致肺气不足，损伤脾胃，此时特别需要健脾化痰，常用六君子之类的健脾方。

金水相生法

金水相生法，是滋养肺肾的治法，主要用于肺肾两虚证。如慢阻肺患者，肺气亏虚日久，病及于肾，肾气不足，肾不纳气，则见喘息气促，动则尤甚；治疗时，当以补肺肾之气而平喘，常用金匮肾气丸为补肾基本方。

益木生火法

益木生火法，是补肝血以养心血的治法，主要用于治疗肝血不足，不能滋养心血，以致心肝血虚之证。如产后抑郁患者出现情绪消极、入睡困难等症状时，中医认为病位在心，心肝共同调和血脉、协调情志，此时常心肝同治，用酸枣仁汤合疏肝药物等疏肝养血方。PM

寒冷的冬天，心绞痛、心肌梗死等心血管事件的发生风险陡增，尤其是老年人及心血管病患者容易发生。家中常备心血管急救药，或许能在紧急时刻争取“生机”。

冬季，备好心血管病急救药

复旦大学附属中山医院急诊科副主任医师　沈 洪

认识心绞痛和心肌梗死

心绞痛 通常表现为胸部不适（如压迫感、紧缩感）或疼痛，疼痛可能向左肩、手臂、下颌或背部放射，甚至表现为牙痛。一般在剧烈活动、情绪激动或寒冷刺激时出现和加重，也可以无明显诱因，通常持续几分钟后缓解，一般不超过15分钟，若疼痛持续时间较长，则需要考虑心肌梗死。

心肌梗死 症状更加严重，患者可能感到持续胸痛，有压榨感、濒死感，伴出汗、恶心、呼吸急促等症状，服药后症状不能缓解。

硝酸甘油——冠心病患者的“救命药”

心绞痛发作时，硝酸甘油可快速扩张血管，帮助心脏恢复供血，使胸痛缓解。

【使用方法】心绞痛发作时，将硝酸甘油片放在舌下含服，一般1~3分钟能起效。如果症状没有缓解，5分钟后可再含一片；若15分钟后症状还未缓解，提示有心梗可能，患者应立即就医。目前，硝酸甘油还有喷雾剂型，直接喷在舌下，起效更快。

【注意事项】使用时尽量避免站立，可坐着或躺下，以免因头晕或低血压导致跌倒。定期检查药品有效期，及时更换。

速效救心丸——起效慢，也能救急

速效救心丸主要由川芎和冰片组成，有活血化瘀、行气止痛、开窍醒神等作用，常用于缓解心绞痛和胸闷。起效比硝酸甘油慢，但也能救急。

【使用方法】胸闷时，含服4～6粒，一天3次，一般几分钟内症状可好转。心绞痛发作时，每次10～15粒，将药丸咬碎后置于舌下含服。

【注意事项】速效救心丸不能替代硝酸甘油等急救药。如果患者症状比较严重或几分钟内没有好转，一定要赶紧就医。

丹参滴丸——温和的心血管“保护伞”

丹参滴丸通过促进血液循环、扩张血管来缓解心绞痛。对不适合使用硝酸甘油（如低血压、对硝酸甘油过敏、患闭角型青光眼、服用硝酸甘油后头痛等）的患者而言，丹参滴丸是个不错的选择。

【使用方法】胸痛时，取10～15粒丹参滴丸含服，通常10分钟内症状可缓解。

【注意事项】若心绞痛症状较严重，宜搭配其他急救药，并尽快就医。PM

延伸阅读

阿司匹林能阻止血小板聚集，是很多心血管病患者的常用药。在心梗早期，使用阿司匹林还可延缓血栓形成，有助于减轻心脏损害。在明确诊断后越早服用越好，方法为：用阿司匹林肠溶片300毫克（若每片100毫克，则服3片）嚼碎后服用，嚼服比吞服起效更快。同时，患者应在医生指导下联合使用替格瑞诺或氯吡格雷，协同发挥抗血小板聚集作用。

无论是硝酸甘油、阿司匹林等西药，还是速效救心丸、丹参滴丸等中成药，它们虽能帮助缓解症状，为患者去医院急救争取时间，但只能作为应急措施，不能替代及时检查和治疗。

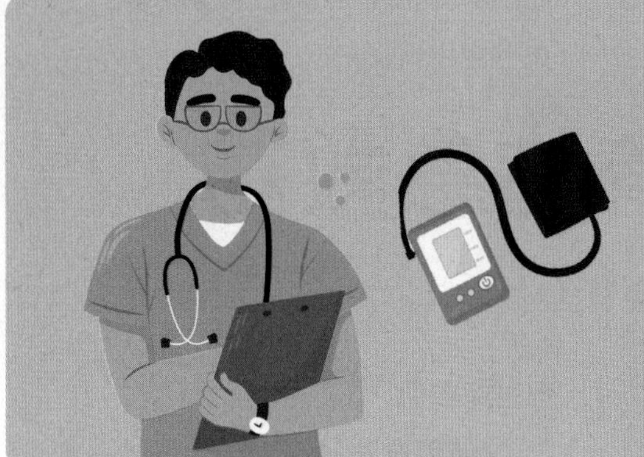

有研究表明，至少50%的手术患者是长期用药的“老病号”，尤其是老年患者，可能伴有糖尿病、高血压、血脂异常、冠心病等多种慢性疾病，需要长期使用多种药物。这些药物在手术前是否需要停用？停药会不会引发严重的撤药反应？继续用药会不会增加麻醉、手术风险？

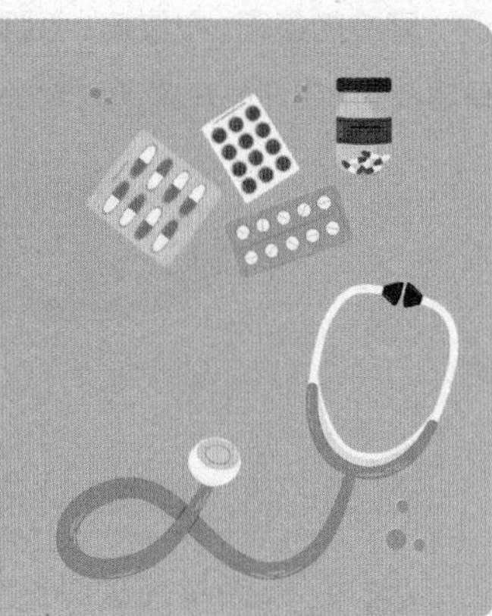

术前停药知多少

海军军医大学第一附属医院药学部　邓 敏　王 卓（主任药师）

衡量风险与收益

术前是否停药及停药多久，需要根据手术类型、患者身体情况等因素综合决定。一般需要考虑以下几个方面：

1 评估停药反应

如果突然停药会造成停药综合征或使原有疾病进展，则该药物应在围手术期继续使用，或在条件允许的情况下逐渐减量。

2 衡量用药对手术的影响

如果原有用药可能增加麻醉或手术并发症（如出血等）的发生风险，且短期内停药不会对原有疾病造成明显影响，该药物应在围手术期暂停使用。

3 衡量手术对用药的影响

如果可能会损害胃肠道功能或经口摄入受限而影响原有口服用药，则应考虑改为静脉给药、经皮给药或经黏膜给药等，继续用药。

4 判断何时恢复用药

当患者术后能够耐受经口摄入时，大部分药物都可以恢复使用，但可能增加出血或血栓栓塞风险的药物仍应慎重。

专家简介

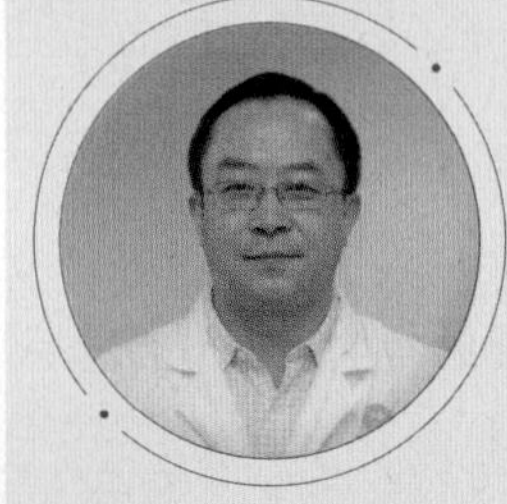

王 卓　海军军医大学第一附属医院药学部主任药师，中国药师协会治疗药物监测药师分会主任委员，中国人民解放军药学专业委员会医院临床药学研究分委会副主任委员，上海市医学会临床药学专科分会委员。

以抗凝药为例，由于围手术期（一般指术前5～7天至术后7～12天）继续使用抗凝药可增加术中出血风险，而停用则可导致血栓栓塞风险增加，因此，需要综合评估血栓栓塞风险及拟进行手术或操作的出血风险后，再决定是否停用抗凝药，以及停多久。

常用药的停用“策略”

外科手术前后，患者应遵医嘱用药，不能自行停药或增加用药时间。常用药物的围手术期管理要求如下：

抗血小板药

可能增加手术出血风险。一般来说，多数低出血风险手术（如牙科小手术、皮肤科小手术、眼科小手术）无须停用。对于高出血风险手术，使用阿司匹林、氯吡格雷者应于术前 5 ~ 7 天停药，于出血停止后 24 小时内尽快恢复术前用药；使用替格瑞洛者应于术前 3 ~ 5 天停药，待出血风险降低后恢复术前用药；使用双嘧达莫、西洛他唑者应于术前 2 ~ 3 天停药，待出血风险降低后恢复术前用药。

抗凝药

手术出血风险低危者无须停用华法林，其他患者应于术前 5 ~ 7 天停用华法林，并于术后 12 ~ 24 小时、止血彻底的前提下恢复术前用药。使用新型口服抗凝药（沙班类）和达比加群（肌酐清除率≥ 50 毫升 / 分）者，若拟行低、中出血风险手术，应于术前 2 天停药，术后 24 小时恢复术前用药；若拟行高出血风险手术，应于术前 3 天停药，术后 48 小时恢复术前用药。使用达比加群（肌酐清除率＜ 50 毫升 / 分）者，若拟行低、中出血风险手术，应于术前 2 天停药，术后 24 小时恢复术前用药；若拟行高出血风险手术，应于术前 4 天停药，术后 48 小时恢复术前用药。

降压药

可增加围手术期低血压的发生风险。使用血管紧张素转化酶抑制剂（如依那普利、培哚普利等）、血管紧张素Ⅱ受体阻滞剂（如缬沙坦、氯沙坦等）的患者，应在手术当日早晨停药，心力衰竭或控制不佳的高血压患者可不停药。使用复方制剂（如复方利血平等）的患者，应在术前 1 周停药，并换用其他降压药。

降糖药

可能增加围手术期低血糖的发生风险，在术后恢复正常饮食后，可恢复术前用药。使用双胍类（如二甲双胍等）、α－糖苷酶抑制剂（如阿卡波糖、伏格列波糖等）、磺脲类及非磺脲类胰岛素促泌剂（如格列吡嗪、格列齐特、格列本脲、瑞格列奈、那格列奈等）、噻唑烷二酮类（如吡格列酮、罗格列酮等）、胰高血糖素样肽－1 受体激动剂（如艾塞那肽、利拉鲁肽、司美格鲁肽、度拉糖肽等）的患者，应在手术当日停药，并改用胰岛素治疗。DPP－4 抑制剂（如西格列汀、阿格列汀、沙格列汀、利格列汀等）发生低血糖的风险低，围术期可以考虑继续服用。使用胰岛素的患者，一般宜在手术当天停用餐时胰岛素，并调整基础胰岛素剂量。

非甾体抗炎药

可能增加围手术期出血风险。使用阿司匹林、对乙酰氨基酚、吲哚美辛、双氯芬酸、塞来昔布者，术前应至少停药 3 天；使用布洛芬者可在术前 24 小时停药。术后出血风险减少时，可恢复术前用药。

关注疾病症状与不良反应

受围手术期病理、生理变化影响，停药或继续用药均可能使患者产生一系列不良反应。医生和药师会充分权衡利弊，综合考虑药物在围手术期继续使用的风险、术前停药导致疾病复发的风险，以及与麻醉药物或其他围手术期药物的相互作用等，再做出决策。在此期间，患者需要密切关注自身症状、药物不良反应等，如果出现疾病症状加重或不良反应，应立即告知医生，以便及时采取措施。PM

2024年总目录

2024年总目录

2024年总目录

【营养美食】

饮食风尚

饮食新知

食品安全

【品质生活】

预防

2024年总目录

【健康家庭】

2024年总目录

2024年总目录

岐黄医术

身边本草

杏林解语

【用药指南】

用药安全

家庭用药

【健康锦囊】

公示

根据《关于开展2024年第七版新闻记者证统一换发工作的通知》(沪新出〔2024〕51号)要求，《大众医学》杂志已对换证人员资格进行审核，现将我单位拟换证人员名单公示，公示期为2024年12月1日至2024年12月10日(共10天)。举报电话：021-53203112，接受社会监督。

拟换新闻记者证人员名单：贾永兴、黄薏、王丽云、蒋美琴、张磊、莫丹丹

《大众医学》编辑部

2024年12月1日

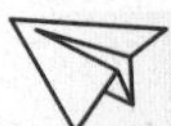

《大众医学》杂志投稿须知

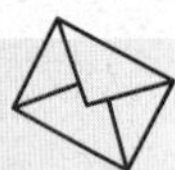

为规范投稿流程，提高稿件质量，激励各领域专业人员投身医学科普工作，本刊制定以下投稿须知，敬请留意：

❶ 本刊主要接受三甲医院副高及以上职称专家或与上述专家联合署名的科普稿件。

❷ 符合条件的作者可将稿件发送至本刊投稿邮箱：popularmedicine@sstp.cn，附单位、姓名、职称、联系方式。稿件应兼具科学性、通俗性、新颖性和可读性。

❸ 本刊仅接收原创、首发科普稿件，禁止一稿多投。

❹ 本刊一般自收到稿件两周内发送能否录用的通知。若未收到回复，可致电本刊编辑部查询。

❺ 未被录用的稿件可另行处理。

敬告读者

由于2025年度杂志订阅工作结束较晚，且2025年1月底为春节假期，故2025年1～3期杂志上市时间有所调整，敬请留意。

2025年1月刊：2025年1月10日

2025年2月刊：2025年2月10日

2025年3月刊：2025年3月5日

2025年4月刊：2025年4月1日

(恢复正常)

《大众医学》编辑部

敬告读者

每一个月，《大众医学》都会带给您权威、实用、最新的保健知识。出版前，每篇文章都经过严格审查和内容核实。我们刊出这些文章，并不是要取代看病就医，而是希望帮助大家开阔眼界，让自己更健康。由于个体差异，文章所介绍的医疗、保健手段并不适合每一位读者，尤其是在诊断或治疗疾病时。任何想法和尝试，您都应该和医生讨论，权衡利弊。

敬告作者

1. 稿件从发表之日起，其专有出版权、汇编权、网络传播权、翻译权和表演权即授予本刊，同时许可本刊转授第三方使用。本刊支付的稿费包含汇编图书稿费和信息网络传播的使用费。

2. 根据需要，本刊刊登的稿件(文、图、照片等)将在本刊或主办本刊的上海科学技术出版社的网站、微信公众号等平台上传播宣传。

3. 本刊作者保证来稿中没有侵犯他人著作权或其他权利的内容，并将对此承担责任。本刊为科普期刊，不刊登论文。

4. 对上述合作条件若有异议，请在来稿时声明，否则将视作同意。